JN449654

손과 상지의 기능 회복을 위한 스플린트 중재

:스플린트의 원리와 과정

ORTHOTIC INTERVENTION

for the Hand and Upper Extremity: *Splinting Principles and Process*

제3판

MaryLynn A. Jacobs, MBA, MS, OTR/L, CHT
Noelle M. Austin, MS, PT, CHT

대표역자 **송 보 경**

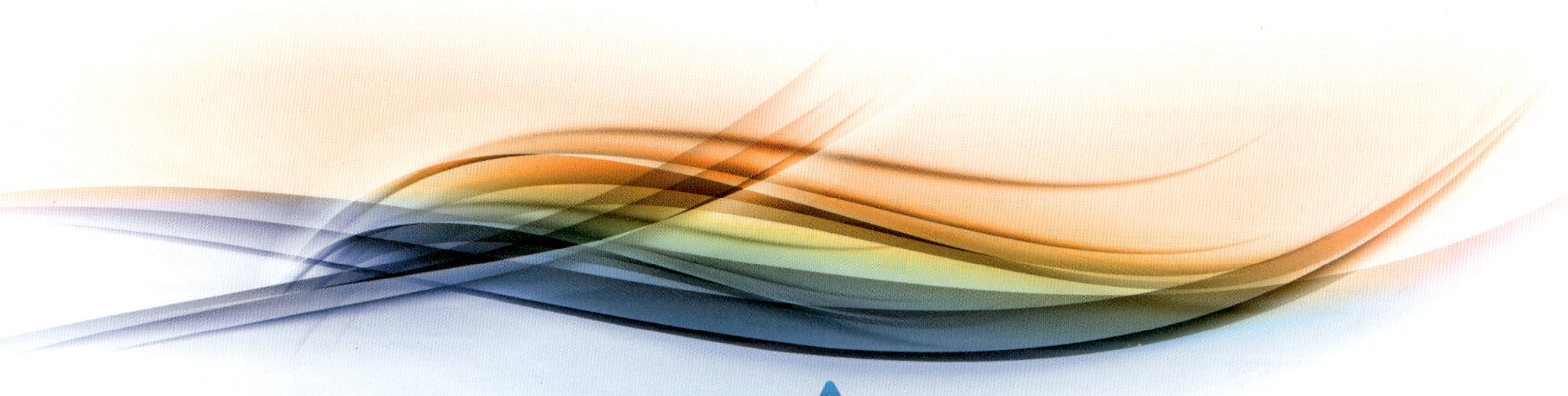

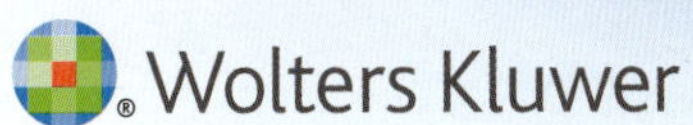

Philadelphia • Baltimore • New York • London
Buenos Aires • Hong Kong • Sydney • Tokyo

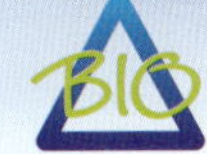

(주)바이오사이언스출판

손과 상지의 기능 회복을 위한 스플린트 중재
: 스플린트의 원리와 과정 제3판

초판 인쇄: 2024년 2월 27일
초판 발행: 2024년 3월 5일

저　자: MaryLynn A. Jacobs, Noelle M. Austin
역　자: 송보경, 강미영, 김기범, 김도희, 김선조, 김하나, 마성룡, 문지수, 박민종, 박신규, 양병일, 양서원, 이동욱, 이성애, 이　폴, 정원규, 정재훈, 정중우, 정혜진, 최종배, 최희선, 한소영

발행인: 문정구
발행처: (주)바이오사이언스출판
본　사: 10860 경기도 파주시 탄현면 국화향길 10-56, 1동
서울사무소: 06569 서울특별시 서초구 도구로 115, 3층(방배동)
전　화: (02)581-4057~8
팩　스: (02)581-4059
이메일: inquiry@biosciencepub.com
홈페이지: http://www.biobooks.co.kr
ISBN: 978-89-6824-150-5 93510

등록번호: 제22-3079호

값 38,000원

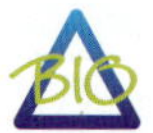
(주)바이오사이언스출판

헌신에 대한 감사

우리의 가족들과 우리가 수년 동안 치료해 온 모든 환자들에게, 그리고

주디 콜디츠(Judy C. Colditz, OT/L, CHT, FAOTA) 선생님께

위대한 의사이자 뛰어난 선생이고 헌신적인 지도자이자, 많은 이들의 멘토인 수부치료 전문가!

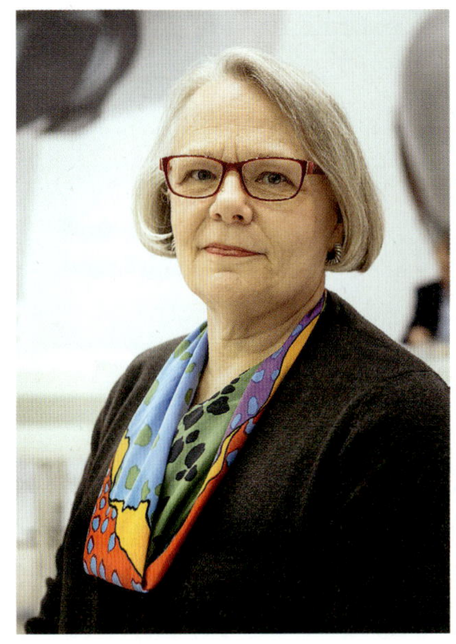

"배우면 가르쳐라!"
(When You Learn It, Teach It)

이는 Judy C. Colditz(이하 Judy)의 좌우명(motto)이다. 교육 현장에서 그녀와의 특별한 만남의 기회가 있거나 여러 논문, 간행물, 기사와 교육 영상에서 그녀를 만나게 된다면 그녀의 좌우명에 대한 의미를 이해할 수 있을 것이다. 그녀의 가르침은 언제나 열정과 의지가 넘쳐나고 깊이 있는 지식과 끊임없는 에너지로 가득 차 있다. Judy는 다양하고 전문적인 역량을 발휘하여 수부치료 분야에 많은 영향을 주었다. 구체적으로 그녀는 우리에게 내재근과 손등의 복잡성, 뻣뻣한 조직을 가동하도록 적용하는 캐스트 기술(CMMS)을 알려주었고 엄지손목손허리(CMC) 관절에 대한 지식의 깊이를 확장시켰다. Judy의 헌신은 임상 수부치료 영역을 뛰어넘어 수부치료 분야의 리더십으로 확대되었다. 그녀는 국제수부치료학회 연맹(International Federation of Societies of Hand Therapists, IFSHT)과 미국수부치료학회(American Society of Hand Therapists, ASHT)의 회장을 역임하였고 이를 통해 수부치료 정책형성과 정책의 진보를 이루어 내었다.

우리는 지속적인 학술지도와 지원 및 본 교재를 집필하는 데 있어 끊임없는 격려를 지원한 Judy의 헌신에 감사의 마음을 전한다. 또한 이번 제3판의 교재 전체에 펼쳐 있는 Judy의 다양한 임상핵심(Clinical Pearls)과 그녀가 운영하는 HandLab을 통해 세계적으로 알려진 임상핵심 시리즈에서 제시된 제작 지침서를 공유해 준 도움에 감사의 마음을 전한다.

Judy는 40년 이상의 수부치료 교육 과정을 통하여 우리 모두가 더 향상되고, 더 깊이 사고하며 기존의 방법이 아닌 다른 대안을 찾도록 독려하였고, 혁신적이고 지적인 발전을 이루도록 독려하였다.

우리의 미래 작업(수부)치료사들은 Judy의 이러한 활동을 통하여 계속적으로 많은 영감을 얻기를 바라며 아울러 "배우면 가르쳐라!"라는 그녀의 좌우명을 되새기며 지속적으로 발전하기를 기대한다."

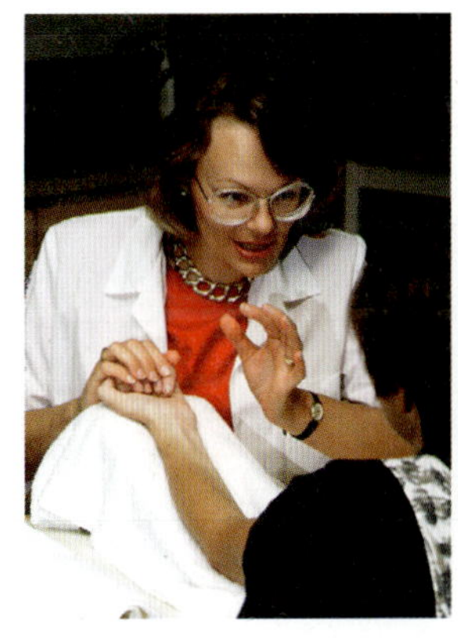

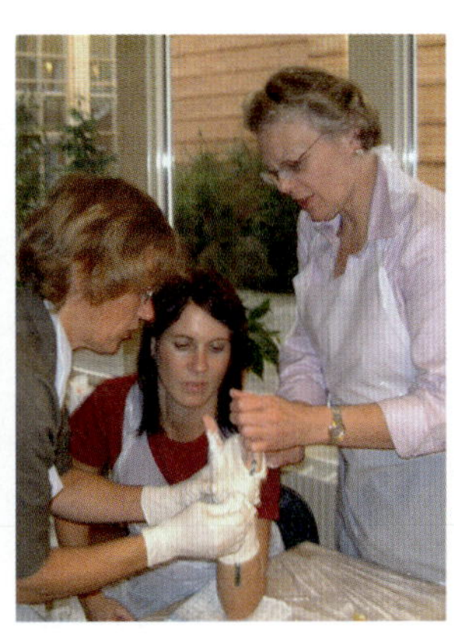

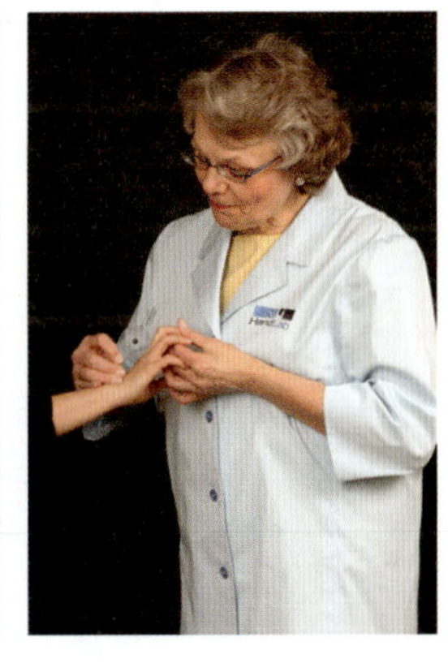

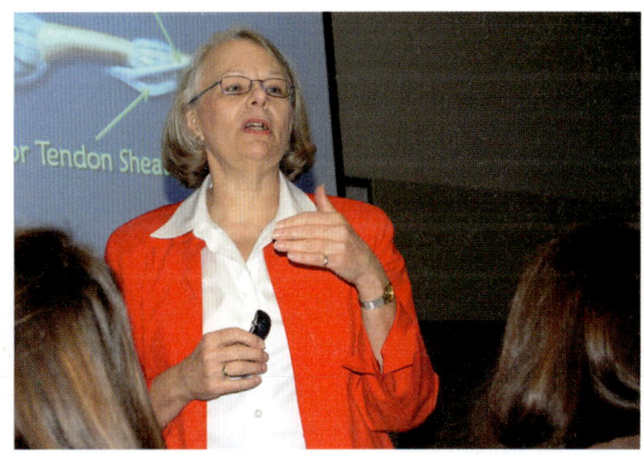

저자 소개

저자 **MaryLynn Jacobs**는 매사추세츠주 스프링필드(Springfield)에 위치한 Springfield College에서 재활의학 학사 학위(Bachelor of Science in Rehabilitation Medicine)를, 매사추세츠주 보스턴 대학교(Boston University)에서 작업치료 이학석사, 그리고 매사추세츠주 롱메도우(Longmeadow)에 있는 베이 패스 대학교(Bay Path University)에서 경영학 석사 학위를 받았다. 저자는 미국 공인 수부치료사(certified hand therapist, CHT)이다. 저자는 30년이상 대학, 임상 및 경영 전문 지식을 기반으로 진료, 산업, 병원, 가정건강관리 기관 및 소프트웨어 개발 회사에 자문하고 여러 곳의 수부치료 부서를 발전시켰다. 그리고 35년 넘게 미국 전역에서 수부 치료와 상지 스플린트 과정을 교육하고 있다. 저자는 LWW 출판사가 2003/2013/2021년도에 발행한 *Orthotic Intervention of the Hand and Upper Extremity, Splinting Principles and Process*를 공동편집, 저술하였다. 저자는 여러 학술지와 신문 기사를 통해 수부치료의 관한 연구를 기고하였고 2005년도에는 *Orthotics in the Management of Hand Dysfunction in Orthotics and Prosthetics in Rehabilitation*, 제2판, *Saunders/Elsevier*를 저술하였다. 저자는 매사추세츠주 Western에 큰 발자취를 남겼다. 개인치료실, 물리치료와 작업치료 회사인 "Attain Therapy + Fitness"를 공동 설립하였는데 이는 2015년에 "ATI Physical Therapy"와 합병되었고 현재 국제 수부치료 서비스(National Hand Therapy services)의 수석이사로 재직하고 있으며 "ATI Physical Therapy" 전반에 걸쳐 수부치료의 성장과 발전을 위하여 기여하고 있다. 저자는 미국 수부치료학회(American Society of Hand Therapists, ASHT)의 회원으로 전 ASHT 입법 및 환급 위원회 의장, 전 ASHT 실무 관리 위원회 의장으로 활동하였다. 저자는 매사추세츠주 스프링필드에 있는 Springfield College Board of Trustees의 이사로 여러 자문 위원회에 속해 있다.

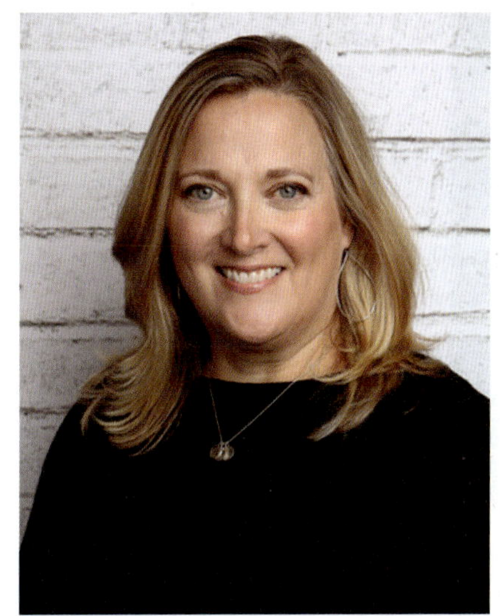

저자인 **Noelle M. Austin, MS, PT, CHT**는 코네티컷주 Hamden에 있는 Quinnipiac University에서 물리치료 학사 학위를 받았고 이후 코네티컷 주 Storrs에서 연합 보건 교육과 관련한 이학석사 학위를 취득하였다. 저자는 스플린트 제작에 대한 민간 임상 교육과 스플린트 개발과 관련된 컨설팅 서비스를 제공하는 CJ Education and Consulting, LLC를 소유하고 있다. 저자는 1996년 수부치료 인증 위원회(Hand Therapy Certification Commission)에서 공인 수부치료사(CHT)로 인증 후 2021년에 재인증을 받았다. 저자는 미국수부치료학회(American Society of Hand Therapists, ASHT)의 정회원으로 25년 이상 스플린트 제작에 관련한 학문을 가르쳐 왔다. 국내, 외 학술대회를 진행하는 것 외에도 정기 ASHT 회의, 주회의 및 수부치료 특수 관심 그룹에서 스플린트와 관련한 주제로 많은 발표를 했다. 저자는 30년 동안 수부치료 분야에서 일해 왔으며 최근에 Nashville TN 지역의 스타 물리치료(STAR Physical Therapy)의 직위를 부여받았다. 저자는 이전, 버지니아주 린치버그에 있는 OrthoVirginia와 코네티컷주 Hamden에 있는 ProPT에서 근무하였고 버지니아의 Lynchburg College와 코네티컷의 Sacred Heart University에서 물리치료 프로그램의 겸임 교수로 활동하면서 수부 해부학/운동학, 검사/중재 및 스플린트 제작에 대한 강의와 실습을 담당하였고 선임 임상 전문가로서 Kinetec USA에 컨설팅하여 Manosplint 열가소성 플라스틱 재료를 사용한 제품개발과 교육을 지원하였다. 저자는 LWW 출판사와 2003/2013/2021년도에 출판한 책, 상지 및 손 기능 회복을 위한 스플린트 중재: 스플린트 원리와 적용(*Orthotic Intervention for the Hand and Upper Extremity: Splinting Principles and Process*)의 공동 저자이자 공동 편집자이기도 하다. 저자는 2005/2011/2019년 FA Davis 출판사가 발행한 *Joint Structure and Function: A Comprehensive Analysis*(Levangie and Norkin) 4~6판에서 "Wrist and Hand Complex"를 저술하였다. 저자는 또한 Elsevier 출판사가 2007/2012년도에 발행한 *Orthotics and Prosthetics in Rehabilitation* 2,3판에서 "Orthotics in the Management of Hand Dysfunction"를 저술하였다.

서문

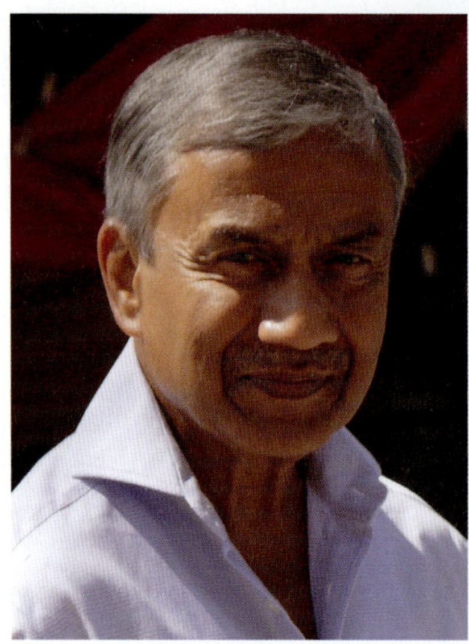

"손과 상지의 기능 회복을 위한 스플린트 중재 스플린트 원리와 적용"(제3판)의 서문을 통하여 본 교재의 출판에 대한 존경의 마음을 전한다.

본인은 2021년에 어느새 50년의 임상 활동에 접어 들게 되었다. 이러한 경험을 기반으로 본 교재는 물리치료사, 작업치료사, 수부치료사, 의사, 외과의 및 임상 간호사 전문가와 같은 의료 종사자에게 제공될 훌륭한 교재로 판단되며 아마도 관절염과 관련한 스플린트(orthotics)에 관한 내용을 포함한 두 번째 교재가 될 것이다. 수년 동안 본인은 저자인 MaryLynn Jacobs와 Noelle Austin을 존경해왔다. 이전 두 번의 출간과 그리고 제3판을 편집하는 데 있어 지칠 줄 모르고 활동하는 저자의 의지에 대하여 감사의 마음을 전한다. 이전에 출간된 책과 비교해 본다면 이번 3판은 모두 새롭게 개선되었다. 특히 교재 내용 중 과정을 단순화하고 혁신적인 스플린트의 처방, 제작 및 적용 기술 등을 확인할 수 있다.

작업치료사, 교육가, 행정가 및 연구원으로서 50년 동안 활동하면서 스플린트 적용에 대한 이해와 시간이 흐름에 따라 어떻게 크게 발전하였는지 목격하였다. 역사적으로, 제1차 세계대전 이후 스플린트는 주로 골절 후 고정에 사용되어 치유 조직에 대하여 휴식을 제공하거나 변형을 예방하였다. 수년에 걸쳐 해부학, 상처 치유 과정, 조직 공학(tissue engineering) 및 신체역학(biomechanics)에 대한 많은 이해와 함께, 스플린트 제작 및 적용은 인간 관절의 운동 복원에 있어 큰 효과를 주었다.

이번에 출간하는 제3판은 상지기능을 회복하는 데 필요한 모든 방법을 통한 실제적인 임상 추론을 제공한다. 본 교재는 환자를 위하여 스플린트를 처방하거나 제작하는 작업치료사와 의료 종사자에게 매우 가치가 있다고 판단된다. 본 교재와 스플린트 제작 처리 지침서에 제공된 광범위한 설명은 작업치료사에게 특정 스플린트 목표를 달성하기 위한 문제식별 및 근거기반 임상 추론에서 도움을 줄 것이다. 다양한 가동 스플린트의 단계별 그림과 지침을 통해 수부전문의와 의사는 맞춤 스플린트를 개별화하고 최고의 임상의 예후를 위하여 필요한 변경내용을 확인할 수 있을 것이다. 또한 본 교재에 포함된 모든 장은 의료제공자가 스플린트 처방 및 적용에 대한 올바른 판단을 내리는 데 도움을 줄 수 있다.

본 교재는 다양한 질환을 설명하고 있고 교재와 함께 제공되는 지침서는 의료 현장에서 근무하는 작업치료사에게 귀중한 자료가 될 것이다. 또한 본 교재는 해부학, 역학원리(mechanical principles), 정상 신체역학과 손상 후 변화된 신체역학(pathomechanics)의 특성을 정리하여 제공하고 있으며 관련 징후 및 예방 조치 등을 제시하고 있다. 그리고 전문가 핵심(expert pearls)과 환자 사례 연구를 제시하여 임상 추론 능력(clinical reasoning skills)을 향상시킬 것이다. 이러한 광범위한 접근 방식을 통하여 작업치료사는 자신의 임상추론을 의뢰한 수부전문의와 외과의에게 자신 있게 이를 제시하고 임상 중재에서 적용하는 다양한 기술을 활용하여 더 큰 인지도를 위해 수부치료를 홍보하고 발전시킬 수 있다.

본 교재는 동작 관련 스플린트(Relative Motion Orthoses) 및 의지에 대한 새로운 장이 추가되었다. 모든 스플린트의 설계에 대한 별도의 제작 과정을 설명하고 있고 전체를 컬러사진으로 제시하고 전문가가 공유하는 전문가 핵심(expert pearls) 등 많은 새롭게 고려된 내용이 추가되었다. 그리고 수부외과전문의의 의견, 특정 임상 진단, 교육용 비디오 및 스플린트 제작에 필요한 인쇄 가능한 패턴 설계, 개업이 필요한 치료사에 도움이 되는 질문과 답변 등을 제시하고 있다. 이러한 제3판의 추가내용은 모든 수준의 치료사에게 바람직한 자료로 판단된다. 그리고 교재를 읽고 제시된 많은 양의 참고 문헌을 탐색하는 것도 의심할 여지 없이 증거 기반 임상 실습환경에서 필요한 지식과 기술을 향상시키는 데 큰 도움이 될 것이다.

마지막으로 저자인 MaryLynn Jacobs와 Noelle Austin이 출간한 본 교재가 이 세대와 다음 세대의 임상중재를 개선하는 데 큰 도움이 될 것을 확신하며 본 교재를 출간함에 대한 수고와 노고에 존경을 표하고자 한다.

Shrikant J. Chinchalkar, MThO, BScOT, OTR, CHT, OTReg(ON)
Roth-McFarlane 수부 및 상지 센터(*Hand & Upper Limb Centre*)
St. Joseph's Health Care London
London, Ontario,
Canada

제2판 서문

수년 동안 스플린트에 관한 논문을 제시하고 이를 가르친 작업치료사로서 MaryLynn A. Jacobs와 Noelle Austin은 *Splinting the Hand and Upper Extremity: Principles and Process* 제1판을 수정, 보완하여 제2판 *Orthotic Intervention for the Hand and Upper Extremity: Splinting Principles and Process*라는 제목으로 향상되었다.

본 교재는 복잡하고, 기술 기반으로 실제적인 상지의 스플린트 중재의 세계로 들어가는 관문이다. 상지 손상 환자를 전문적으로 치료하려는 작업치료사는 기본적으로 해부학 원리, 조직치유 및 조직 완성법, 스플린트 설계에 적용되는 움직임 원리(mechanical principles), 스플린트를 능숙하게 수정하고 교정하는 방법을 학습하여 스플린트 중재에 필요한 광범위한 지식과 능력을 갖추어야 한다. 스플린트 도구 및 재료 취급, 스플린트 필요성과 설계를 평가하고 결정하는 방법. 이후 스플린트 중재 효과를 재평가할 뿐만 아니라 청구를 위한 설계, 제작, 맞춤, 조정 및 교육 등을 할 수 있어야 한다. 본 교재는 이 모든 정보와 그 이상의 정보를 독자에게 제공한다.

본 교재를 읽어야 하는 이유는 무엇인가?

본인은 병원에서 작업치료사들이 스프린트를 설계하고 설계 방법 방법을 제시하는 교재를 추천하려 하였지만 쉽지 않았다. 스플린트는 치료 접근법의 일부이며 치료사가 치료 결과에 어떻게 영향을 미칠 수 있는지와 병리학의 포괄적인 이해와 분리할 수 없다. 본 교재는 "방법"과 "적용 이유"를 결합하여 쉽게 이해할 수 있는 근거를 제시한다. 구조뿐만 아니라 치료의 전체 과정을 이해하려면 스플린트의 목적이 무엇인지 모든 치료사가 이해하여야 한다.

본 교재의 여러 가지 특징은 이 주제에 관하여 다른 교재와는 차이를 갖는다. 모든 스플린트는 저온 열가소성 플라스틱 재료로 만들어질 필요는 없고 캐스트, 테이프, 네오프렌을 사용하거나 조립식 스플린트 등을 사용하여 광범위한 환자의 특정 요구를 충족할 수 있어야 한다. 교재 전반에 포함된 "임상 핵심"(Clinical Pearls)은 치료의 효율성과 환자의 편안함을 높이기 위하여 임상에서 제시되는 힌트와 요령을 통하여 경험 많은 치료사의 통찰력을 확인할 수 있다.

시작점을 찾는 작업치료사를 위하여 "스플린트 제작" 섹션은 단계별 설계와 구성 절차를 제공하는 동시에 "특정 진단과 일부 대상자를 위한 스플린트 중재" 섹션에서는 특정 진단 문제의 중재를 위하여 적절한 스플린트 제작에 대한 더 깊은 통찰력을 제공한다. 각 장의 뒷부분에 있는 사례 연구는 특정 상황에 직접 적용하는 방법을 제시한다.

본 교재에 제시된 참고문헌을 통하여 스플린트 기술을 습득하는데 많은 도움이 될 것이다. 바쁜 병원 환경에서도 스플린트 기술을 연습하고 배울 시간이 부족하여 기술을 구축하고 유지하기 위한 혁신적인 방법과 자원을 찾아야 한다.

서문을 쓰게 된 이유는 무엇인가?

작업치료사로서 중재 과정의 일부로 환자를 위한 높은 수준의 스플린트 중재 기술을 개발하고 이를 유지하는 것은 매우 중요하다. 스플린트를 치료에 통합할 수 있는 의료영역은 우리뿐이다. 제가 추천하는 방법은 본 교재를 침대 옆과 치료하는 공간 옆에 두는 것이다. 비록 바쁜 환경이지만 매일 몇 개의 임상 핵심을 읽고 이를 임상 치료에 적용하고 자가 훈련 방법으로 동료 치료사에게 적용해 보지 않은 익숙하지 않은 스플린트를 만들어 보기를 제안한다. 그럼 매일 기술과 지식이 쌓여갈 것이다.

누가 알겠는가... 이러한 수고를 통해 언젠가 그대도 다음 세대를 위한 스플린트 중재와 이를 교재로 제시하여 기여하게 될런지!

Judy C. Colditz, OTR/L, CHT, FAOTA
HandLab
Raleigh, North Carolina
June 1, 2013

머리말

본 교재(제3판)는 교육 과정에서 많은 질문과 치료 방법을 문의했던 많은 작업치료사와 전공학생에게 영감을 얻어 제작 과정 지침서과 함께 내용을 보완하였다. 손과 상지의 질환에 대해 적용할 수 있는 전통적인 스플린트 제작과 캐스트 및 테이핑 관리 등에 관해 집대성한 교재가 필요하다는 요구가 많았다. 손과 상지를 치료하는 작업치료사는 대부분 스플린트를 제작하려는 경향이 있지만, 캐스트, 테이프, 네오프렌 또는 조립식 스플린트가 질환에 적절할 수 있다. 본 교재는 많은 상지 질환에 적용하는 스플린트를 설계하고 다양한 옵션을 선택하여 제작하는 데 필요한 토론 사항 및 지침서를 제공하는 데 있어서 독보적이다. 이는 기존의 교재와는 많은 차이가 있는 것이다. 본 교재는 재활 중재 기술과 외과적인 중재의 세부 사항을 탐구하지 않는다. 대신, 스플린트 설계 또는 근거 기반의 치료 절차를 위하여 다양한 질환의 정보를 제공하였다. 제3판에 기여한 저자의 서술 내용은 다음과 같다. **스플린트의 기초 개념(Concepts of Orthotic Fundamentals), 조직 치유(Tissue Healing), 기성품 스플린트(Prefabricated Orthoses), 테이핑 기법(Tapeing Techniques), 뻣뻣함(Stiffness), 운동선수(Arthritis), 굽힘근 힘줄 손상(Flexor Tendon Injuries), 말초신경 손상(Peripheral Nerve Injuries), 화상(Burns), 뮤지션(The Musician)과 손과 상지 이식(Hand and Upper Explantation Transplantation)** 그리고 추가된 장으로는 **동작 관련 스플린트(Relative Motion Orthoses), 상지 의지(Upper Extremity Prosthetics), 힘줄 및 신경 이식(Tendon and Nerve Transfers)** 등이다.

본 교재의 간단한 내용 요약 및 기능

본 교재는 크게 세 가지 섹션으로 나뉜다. **섹션 I** 에서는 **스플린트 제작(Orthotic Fabrication)**에 집중된다. 작업치료사가 스플린트에 대한 적절한 명명법, 상지 해부학, 조직 치유 과정의 이해 및 역학 원리에 대하여 구체적으로 이해하고 훌륭한 실무 지식을 가진다면 스플린트 제작에 대한 불신뢰를 제거할 수 있다. 섹션 I 에서는 스플린트를 계획하고 제작하는 데 필요한 기초지식을 제공한다. **1장**은 ASHT의 스플린트 수정된 명명법, 여러 종류의 스플린트, 사용되는 스플린트 중재의 목적을 제시하고 특히 **2장**에서는 스플린트의 적용과 관련된 골격 및 근육 및 신경해부학을 체계적으로 학습한다. **3장**은 조직 치유 단계, 치유에 영향을 미치는 요소, 특정 치유 단계와 스플린트를 선택하고 적용하는 데 있어 상관성을 설명하고 **4장**은 스플린트 설계, 제작과 관련한 기초적인 역학 용어와 개념을 정의한다. 그리고 예를 통하여 기본 원칙의 임상 관련성과 적용에 대해 논의한다. **5장**은 효과적인 스플린트 제작에 필요한 장비를 확인한다. **6장**에서는 추천된 스플린트의 설계, 진행 과정 스플린트 제작에 포한되는 많은 장비를 간략하게 설명한다. 또한 제작 과정에서 사용되는 사용지침서(Fabrication Process Manual)의 처리 과정의 개념을 소개한다.

섹션 II 에서는 신체 각 부위의 고정, 가동 또는 제한을 위한 **다양한 중재법**과 **선택적 방법(옵션)**을 설명한다. 시간의 제약, 금전적인 문제 또는 제작과정에서 사용되는 제품의 부족으로 인하여 열가소성 플라스틱 재료를 이용하여 스플린트를 제작하는 것이 항상 실용적이거나 적절하지 않을 수 있다. 섹션 II에 포함된 모든 장에서는 스플린트 제작의 대체 방법에 대한 정보를 제공한다. **7장**에서는 동작 관련 스플린트를 일상생활에 사용하는 방법을 제시하고 **8장**에서는 상지 의지에 대한 내용을 제시한다. **9장**에서는 기성품 스플린트의 사용과 관련된 편의성, 적용, 수정 및 보완에 대한 교육법을 포함한 고려 사항과 옵션을 설명한다. **10장**에서는 전통적인 운동 테이핑, McConnell 테이핑 및 탄력 테이핑에 대한 정보를 제공한다. 기술은 특정 지침과 여러 임상 사례와 연계하여 설명한다. **특정 질환 및 대상자를 위한 스플린트 중재**에 관련하여 **섹션 III**에서는 뻣뻣함(stiffness), 골절, 관절염, 폄근과 굽힘근의 힘줄 손상, 말초 신경 손상, 힘줄 및 신경이식(nerve transfers), 운동 선수, 성인 신경 기능 장애(adult neurologic dysfunction), 소아질환(pediatric patient), 화상, 뮤지션(musician) 및 상지 이식(upper extremity transplantation)에 대하여 깊이 있게 설명한다. 특정 주제에 대한 개요와 함께 일반적인 스플린트 중재와 고려 사항을 포함한다. 그리고 많은 장에서 정보를 명확히 하고 내용의 중복을 최소화하고자 이를 표로 제시하였다.

사례 연구와 검토

모든 장에 질문을 통하여 임상 추론을 촉진하고자 하였다. 그리고 교재에서 검토한 내용을 종합하여 정리하였다. 전문가 핵심(Expert Pearls)은 이번 교재에 새롭게 포함된 내용 중 하나로 개별 대상자의 중재에 대한 독특한 아이디어를 제공한다. 섹션 III에서 **MD 노트**와 **현장 메모**를 추가하여 수부수술/중재 내용에서 대안적인 관점을 얻을 수 있다. 제작 절차 지침서(*The Fabrication Process Manual*)는 직접 스플린트 제작을 위한 지침서이다. 이는 고정(**1장**), 가동(**2장**), 제한(**3장**), 비관절(**4장**) 스플린트를 다루는 4개의 장에서 제시된다.

각 장에서는 스플린트의 설계 그림과 사진이 포함되었으며 **임상 핵심(Clinical Pearls)** 및 특정 스플린트 적용되는 새로 추가된 **전문가 핵심(Expert Pearls)**이 포함되었다. 임상 핵심과 패턴 핵심은 전문가의 개인 경험과 관련이 있고 전문가 핵심은 수부치료 분야에서 활동하는 동료 전문가의 의견을 포함하였다. 이를 통해 비용 절감의 개선, 시간 효율성의 극대화의 통찰뿐 만 아니라 스플린트 제작과 수정에 대한 조언을 확인할 수 있나. 작업치료사가 맞춤형 스플린트를 제작할 수 없는 경우 이를 위하여 대체 설계 옵션이 필요하다. 이때 일반질환의 적용과 쉽게 적용되는 위치를 권장한다. 그러나 스플린트가 적용되는 질환과 위치는 여러 요소에 따라 달라질 수 있음을 인식하도록 한다. 예시된 스플린트 설계는 시각화하였고 사용하기 쉬운 패턴으로 제시하였다. 패턴 핵심(Pattern Pearls)에서는 임상 중재에 사용하는 스프린트 패턴 및 설계를 제공하였다. 작업치료사는 특정 환자의 요구에 따라 스플린트 패턴을 수정하도록 한다. 본 내용은 스플린트 제작을 위한 지침서로 개인의 창의력을 통하여 개별 대상자에게 맞게 맞추어주도록 한다. 핵심(pearls)에서 제시된 내용은 독창적이며 환자에게 개별적으로 적용된 내용일 수 있지만 이를 다른 사례에도 적용할 수 있을 것이다. 임상/패턴/전문가 핵심의 전체적인 목록은 작업치료사의 관심을 높이고자 교재의 책 앞부분에서 확인할 수 있다.

부록 A는 장비, 재료 및 조립식 스플린트를 제공하는 공급업체/자원 목록이고 **부록 B와 C**는 임상 환경에서 사용되는 양식을 제공하였다. 그리고 **찾아보기**를 통하여 스플린트의 통상적인 이름과 ASHT에서 제시된 스플린트 정보에 확인할 수 있다.

특징

- **학습 목표(Chapter Objectives):** 각 장의 시작부에서 독자들에게 해당 장의 자료를 안내하고 제공된 정보를 준비하도록 도움을 준다.
- **주요 용어(Key Terms):** 각 장의 시작 부분에 제시되고 스플린트 제작과 관련한 기본 용어의 이해를 위하여 용어 정의에도 소개된다.
- **자주 묻는 질문(FAQs):** 특정 대상자의 스플린트 제작과 중재 전략과 관련하여 작업치료사가 자주 묻는 질문을 서술한다.
- **MD 노트(MD Note):** 저명한 수부외과 전문의와 작업(수부)치료사 간의 중요한 협력 관계를 위하여 의사들의 의견을 제시하였다.
- **현장 메모(Field Notes):** 각 장의 내용의 고유한 관점을 강조하여 임상 전문가의 의견을 제시하였다.
- **사례 연구(Case Studies):** 각 장과 온라인을 통하여 임상 중재에 필요한 비판적 사고를 독려하고자 제시하였다.
- **전문가 핵심(Expert Pearls):** 독창적인 스플린트의 아이디어, 조언과 재료의 사용 등을 포함하여 전 세계의 많은 수부치료 전문가들이 공유해 준 내용들로, 교재 본문과 지침서에 모두 포함하였는데 Judy C. Colditz(OT/L, CHT, FAOTA)가 저술한 내용 중 엄선된 내용도 포함하였다.
- **임상 핵심(Clinical Pearls):** 주 교재와 지침서에 제시되고 환자의 효율성을 개선하거나 환자 개별성을 고려하여 스플린트 설계를 수정하거나 제작 과정의 변경법에 대한 조언을 확인할 수 있다.
- **복습 문제(Chapter Review Questions):** 교재의 각 장의 마지막 부분에 있는 복습문제 및 질문은 독자가 각 장에서 접한 정보를 복습하고 유지하는 데 도움이 된다.

본 교재는 상지 스플린트 중재를 위한 다양한 패턴 설계와 다양한 옵션을 제시한다. 비록 이러한 노력을 통하여 다양한 범주의 스플린트 중재를 문서화할 수 있고 다양한 옵션을 교재를 통하여 이해할 수 있다. 작업(수부)치료사는 매일 새로운 도전에 직면한다. 우리의 환자와 함께 우리 모두는 이전 지식을 바탕으로 새로운 것을 배워나간다. 본 교재는 치료사의 치료 기술과 창의성을 자극하고, 새로운 스플린트를 만들 수 있는 원리와 과정의 통합하는데 도움을 줄 것이다.

역자 소개

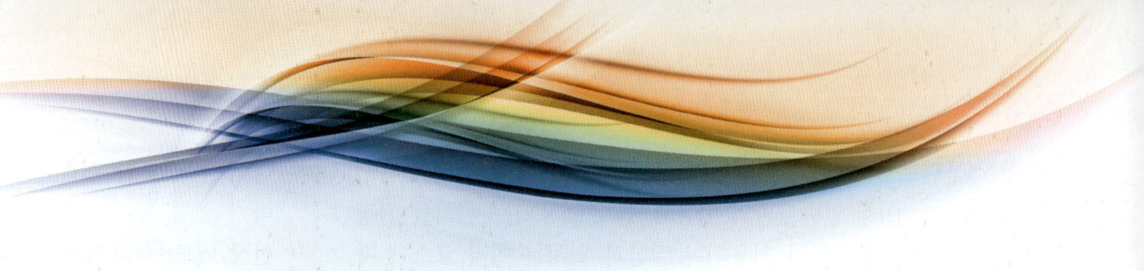

대표역자 송 보 경	강원대학교 작업치료학과
강 미 영	우송대학교 작업치료학과
김 기 범	참조은병원 작업치료실
김 도 희	국립교통재활병원 작업치료실
김 선 조	보바스기념병원 작업치료실
김 하 나	청담병원 작업치료실
마 성 룡	조선대학교 작업치료학과
문 지 수	보바스기념병원 작업치료실
박 민 종	㈜마인드허브
박 신 규	보바스기념병원 작업치료실
양 병 일	상지대학교 물리치료학과
양 서 원	한림대학교 보건과학대학원
이 동 욱	아랍에미리트 두바이 KOREHAB CLINIC 센소리엘 아동발달센터 & 아이성장연구소 보스턴대학교 대학원 작업치료학 박사과정
이 성 애	청담병원 작업치료실
이 폴	용인대학교 물리치료학과
정 원 규	경복대학교 작업치료학과
정 재 훈	보바스기념병원 작업치료실
정 중 우	상지대학교 작업치료학과
정 혜 진	보바스기념병원 작업치료실
최 종 배	조선대학교 작업치료학과
최 희 선	보바스기념병원 작업치료실
한 소 영	보바스기념병원 작업치료실

(가나다 순)

역자 머리말

1998년 한국수부치료학회(Korean Society of Hand Therapy, KSHT)의 전신인 한국 임상 손치료 연구회를 구성하여 수부치료에 관심이 많은 작업치료사들과 함께 수부치료(hand therapy)의 개념을 이해하고 다양한 수부 질환과 이에 대한 치료접근법을 공부하던 그때에 "스플린트의 설계와 제작방법"을 구체적으로 소개해 주었던 참으로 소중한 본 교재를 접하였던 그때를 회상합니다. 2003년 Lippincott William & Wikins 출판사, Marylynn Jacobs/Noelle Austin 의해 출간된 "Splinting The Hand and Upper Extremity: Principles and Process"는 수부치료를 공부했던 우리 회원 모두에게 참으로 소중했던 교재였습니다. 당시 관련 원서는 많았으나 대상 질환에 구체적으로 어떻게 적용해야 하는지를 제시한 서적은 매우 적었습니다. 본 교재는 실용성을 강조하면서 구체적으로 수부치료를 어떻게 접근해야 하는지, 그래서 많은 치료사에게 보다 쉽게 스플린트를 설계하고 제작해야 하는지 친절하게 안내하였던 훌륭한 교재로 기억됩니다. 어느새 시간이 흘러 20여 년이란 시간을 흐르는 사이, 본 교재는 제목을 새롭게 수정하고 내용도 과거보다 세련되고 풍부해져 우리에게 제3판으로 다가왔습니다. 다시 한번 끊임없는 노력과 열정으로 이렇게 멋진 교재로 업데이트한 저자들에게 감사의 마음을 표합니다. 실제로, 수부치료: 스플린트의 제작원리와 적용과 관련한 교재는 일부의 출판사에서 변역서로 출간되었지만 실무 중심, 임상추론과 문제해결 중심으로 제시한 서적은 매우 적습니다. 이러한 결과는 작업치료에서 많은 치료사와 전공 학생들에게 수부치료를 폭넓고 깊게 이해하는 데 많은 한계로 남는 아쉬움으로 남습니다. 20여 년간 한국수부치료학회에서 수부치료를 알리고 발전시키며 전문성을 인정받고자 노력한 본인에게 제3판의 번역서는 다시 한번 수부치료를 발전시키고 부흥하는데 또 다른 기회로 다가설 듯하여 가슴이 따스해짐을 느낍니다.

본 교재가 출간되기까지 수고하신 많은 선생님들이 계십니다. 일일히 이름을 나열하지 못해 죄송한 마음입니다. 먼저 강원대학교 대학원의 석, 박사 원생들과 졸업생, 그리고 작업치료 현장에 근무하면서 시간을 내어 함께 번역에 동참해주신 모든 선생님과 대학에서 교육과 연구에 몰두하면서도 기꺼이 번역에 참여해 주신 물리치료, 작업치료학과 교수님들께 감사드립니다. 또한 본 역서가 나올 수 있도록 지원해주신 배형진 과장님, 홍수희 팀장님, 김동현 부장님과 (주)바이오사이언스 출판사의 문정구 대표님께 무한한 감사를 전합니다. 마지막으로 본 역서의 간사로서 문제없이 역자 간의 조율과 업무를 도맡아 힘써주신 문지수 선생님에게도 다시금 감사의 마음을 표합니다.

언제나 새로운 분야를 개척하고 이를 우리의 전문영역으로 인정받는다는 것은 분명 어려운 일입니다. 비록 아직 많은 부분이 부족하지만 이러한 노력의 과정을 통해 손의 기능을 잃어버린 우리의 클라이언트의 회복과 이를 통해 우리 클라이언트의 삶의 질과 삶의 역할이 증진된다면 이 또한 큰 의미가 있을 것입니다. 마지막으로 척박한 이 땅에 수부치료의 씨앗을 뿌리시고 수고하신 손은교(미국명 페스코 손 메리) 선생님을 기억합니다. 수고에 다시금 감사드리며 그 마음 가슴에 담아 한국수부치료학회와 우리 모두는 계속해서 앞으로 나아가겠습니다. 많은 격려 부탁드립니다.

2024년 2월

역자대표

강원대학교 보건과학대학 작업치료학과 교수 송보경

차례

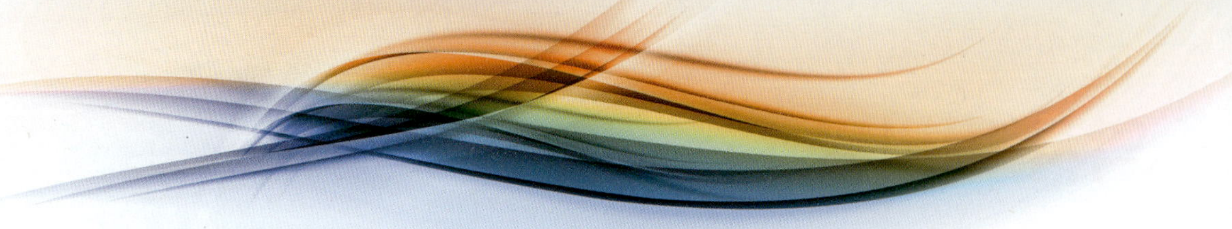

SECTION 1 스플린트 제작의 기초 Fundamentals of Orthotic Fabrication

SECTION 2 선택적 방법 Optional Methods

SECTION 3 개별 진단에 따른 스플린트 중재 Orthotic Intervention for Specific Diagnoses and Populations

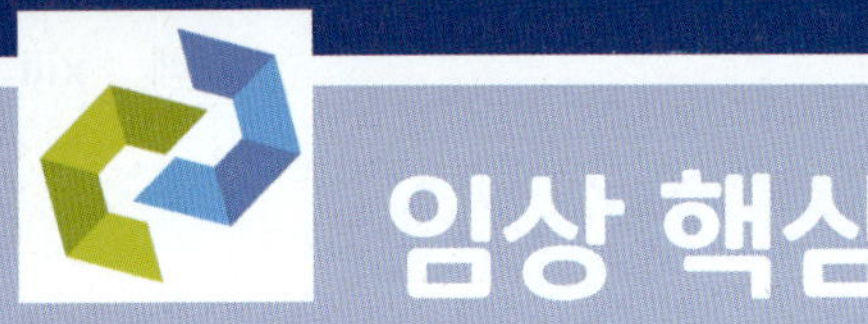

임상 핵심

전문가 핵심

15장 굽힘근 힘줄 손상

16장 말초신경 손상

18장 운동선수

19장 성인 환자의 신경학적 기능장애

20장 소아 환자

21장 화상

22장 뮤지션

SECTION 1

스플린트 제작의 기초

Fundamentals of Orthotic Fabrication

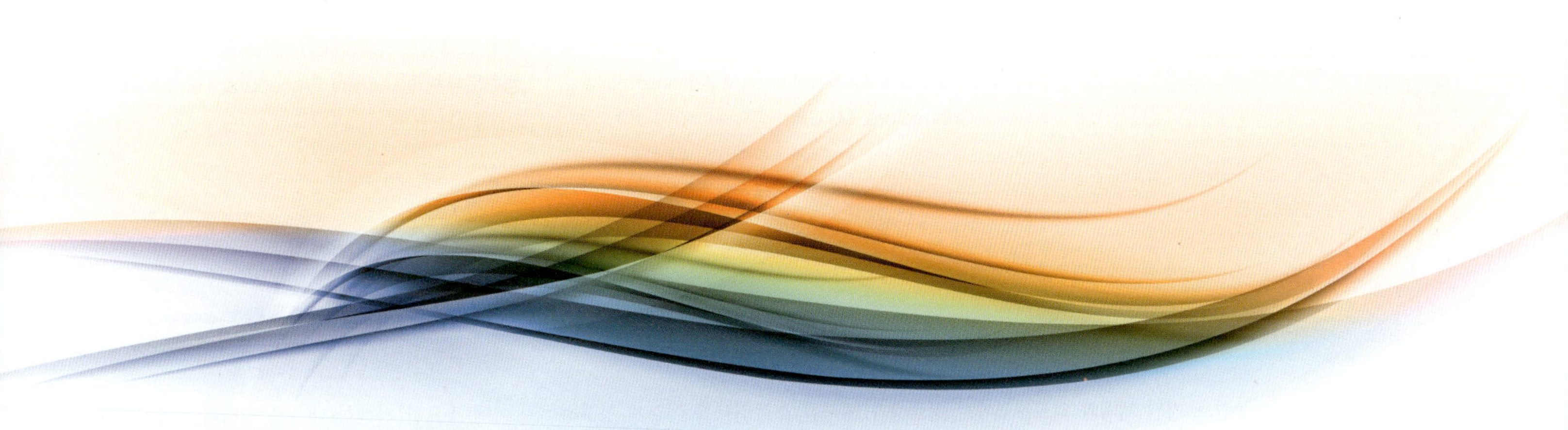

CHAPTER

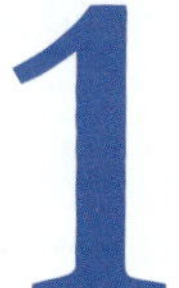

스플린트(보조기)의 기초 개념

Concepts of Orthotic Fundamentals[a]

MaryLynn A. Jacobs, MBA, MS, OTR/L, CHT
Marsha Lawrence, PT, DPT, CHT

학습 목표

이 장을 학습한 후 다음의 내용을 수행할 수 있다.

- 동료 작업치료사, 치료비를 지불하는 대상자 및 스플린트(orthoses)의 지원요소와 관련하여 소통을 위한 스플린트 표현에 사용되는 적절한 명명법을 이해한다.
- 환자에게 적용되는 최적의 스플린트의 선택을 위한 임상추론 과정을 이해한다.
- 고정(static), 가동(dynamic), 연속 고정(serial static) 고정 진행형(static progressive) 스플린트의 차이점과 용도의 적절성을 설명한다.
- 고정(immobilization), 가동(mobilization) 및 제한(restrictive) 스플린트를 사용하는 목표를 제시하고 적용되는 예를 설명한다.

주요 용어

L-코드(L-Code)
가동 스플린트(dynamic orthosis)
가동 스플린트(mobilization orthosis)
고정 스플린트(immobilization orthosis)
고정 스플린트(static orthosis)
고정 진행형 스플린트(static progressive orthosis)
공급자 등록, 체인 및 소유권 체계(Provider Enrollment, Chain and Ownership System, PECOS)
관절 스플린트(articular orthosis)
국가 공급업체 정보센터(National Supplier Clearinghouse, NSC)
기성품 스플린트(prefabricated orthosis)
내구성 의료 장비, 의지, 스플린트 및 지원용품(Durable Medical Equipment, Prosthetics, Orthotics, and Supplies, DMEPOS)
맞춤 제작(custom fabricated)
메디케어 및 메디케이드 서비스 센터(Centers for Medicare & Medicaid Services, CMS)
메디케어 행정 계약자(Medicare Administrative Contractors, MAC)
미국 수부치료사학회(American Society of Hand Therapists, ASHT)
비관절 스플린트(nonarticular orthosis)
수정(modifier)
수정된 스플린트 분류체계(Modified Orthosis Classification System, MOCS)
스플린트 분류체계(Splint Classification System, SCS)
연속 고정 스플린트(serial static orthosis)
제한 스플린트(restriction orthosis)
행위분류체계(Current Procedural Terminology, CPT)

---

[a]이번 장에서는 미국의 스플린트 지원 체계와 의료보험에서 치료사가 제작한 스플린트를 어떻게 청구하는지 이에 필요한 자세한 내용을 정리하여 제시하였다. 우리나라에서는 작업치료사의 업무범위 2차 개정 안에 팔 보조기 제작 및 팔 보조기 사용에 필요한 훈련을 업무 범위에 포함하고 있다. 이를 토대로 작업치료사는 의지보조기사와 별도로 손, 손목 및 발꿈치에 적용하는 맞춤형 스플린트를 개별 병원에서 직접 제작하여 환자들에게 제공할 수 있다. 기다 수가체계 및 기반 운영 체계는 한국수부치료학회에 의뢰하여 정보를 고유하기 바란다.

FAQ

메디케어에서는 스플린트 교체에 필요한 비용을 지불하나요?

메디케어 공급자 매뉴얼에는 메디케어 수혜자를 위한 DME 교체에 관한 특정한 정책이 있다. 특정한 항목으로 명시하지 않는 한, DMEPOS의 표준 유효 수명은 5년이다. 상지스플린트(limb orthoses)에는 이러한 예외 정책이 없지만 기본적으로 5년 착용에 대한 기대치가 있다. 의학적인 필요성을 확인하려면 담당의사의 의견이 필요하다.

분실, 수리가 불가능하거나 도난으로 인한 경우, 교체되는 스플린트는 이에 적합한 내용을 포함하거나 손실을 확인할 수 있는 내용을 포함하여 보험 청구서 또는 경찰 보고서와 같은 적절한 문서를 제출해야 하고 환자 진술서와 서명이 포함된 의료 문서도 있어야 한다.

스플린트에 포함되는 일부 부품을 교체하는 비용을 청구할 수 있나요?

L 코드 4210은 나사, 탄성, 리벳(rivert) 등과 같은 부속품은 특정 코드가 없는 스플린트 부품의 교체 비용을 청구하는 데 사용할 수 있다. 클레임에는 좌(LT), 우(RT) 및 RB(수리 항목의 구성 요소에 제공되는 DME의 일부 교체)와 같은 수정내용이 포함되어야 한다.

클레임에는 수리내용이 서술되어야 하고 서면으로 클레임으로 제출하는 경우 내용을 첨부해야 한다.

메디케어에서는 손가락 고리 스플린트(ring orthoses)를 지원하나요?

메디케어는 하루에 청구할 수 있는 손가락 고리 스플린트의 개수를 3개로, 손가락은 1개로 제한한다. 메디케어는 손가락마다 2개를 고리 스플린트를 몸쪽손가락사이[PIP] 및 먼쪽손가락사이[DIP]를 지원하지만 동일한 날짜에 청구할 수 없다. 이는 스플린트를 구성하는 재료(열가소성 플라스틱 재료와 금속 재료)에 관계없이 적용되고 상환 수수료는 어느 쪽이든 동일하다. 교체 비용은 같은 년 안에는 청구할 수 없으나 본 내용은 DME MAC 관할 구역에 따라 차이가 있다.

가정 간호 서비스를 받는 환자를 위하여 스플린트를 청구할 수 있나요?

인증된 가정 간호 계획의 보호 아래 개인에게 제공되는 서비스는 홈 헬스 에이전시(Home Health Agency)에 지불된다. 단계 II HCPCS 코드(L-코드)를 사용하여 청구되는 스플린트를 포함하는 DME는 통합된 청구에 포함되지 않는다. 그리고 치료사가 DME 메디케어 행정 계약자에게 직접 청구할 수 있다.

양측 모두에 착용하는 스플린트를 동시에 청구할 수 있나요?

가능하다. 코드는 수량에 "2"로 표시하고 동일한 청구 라인의 좌(LT), 우(RT)와 수정에 모두 표시하도록 한다.

메디케어에서는 동일한 사지(limb)에 2개의 스플린트를 지불할 수 있나요?

가능하다. 동일 부품의 동일한 코드가 아니라면 가능하며 예로 동일한 손가락에 2개의 손가락 링 스플린트가 가능하다.

캐스트 재료와 열가소성 플라스틱 재료는 무엇인가요?

캐스트 재료는 파리 석고(plaster of Paris) 또는 유리 섬유 등과 같은 재료로 인식된다.

열가소성 플라스틱 재료에는 Orficast 및 QuickCast와 같은 열가소성 테이프 형태도 포함된다. 제품명은 캐스트라는 단어를 사용하지만 속성은 열가소성 플라스틱 재료의 속성과 동일하다.

캐스트 재료 및 열가소성 테이프에 어떤 코드를 사용해야 하나요?

캐스트 재료 – 행위분류체계(CPT) 29000 시리즈.
열가소성 플라스틱 재료 / 테이프 – L-코드.

여러 부위를 수정하여 입력하거나 "새로운" 캐스트/스플린트를 입력할 때 작업치료사는 무엇을 고려하고 수행해야 하나요?

- 재료 비용: 열가소성 플라스틱 재료와 석고/유리 섬유 재료의 비교
- 코드 상환: L-코드와 CPT 코드가 상환되는지 확인한다.

- L-코드와 CPT 코드의 적용 범위가 어떻게 되는지 지역별 DME MAC에 문의해야 한다.
- 개인 개별 지불 대상자/플랜 보장이 가능한지 확인한다.
- 대상자의 재정책임이 무엇인지 확인한다(공동보험, 공동 부담금, DME 공제액 등).
- 이러한 서비스의 입력 방법에 대한 고용주 별 지침과 정책을 확인한다.
- 메디케어의 경우 CPT 코드(97760, 97763)에 대한 8분 규칙을 항상 준수한다.

소개 INTRODUCTION

상지 스플린트를 제작하려면 작업치료사의 창의적인 능력과 대상자의 손상, 수술 및 질병과 관련된 해부학, 신체역학, 생리학 및 상처 치유 원리에 대한 지식이 필요하다. 스플린트 설계와 제작은 작업치료사의 업무 중 가장 도전적이고 즐거운 요소 중 하나가 될 수 있다. 스플린트의 제작 과정을 확인하기에 앞서 작업치료사는 환자에게 가장 적합한 스플린트를 선택하기 위한 임상추론 과정(clinical reasoning process)에 대한 정확한 이해와 스플린트 재료를 조작하는 데 필요한 신체적인 기술을 배우고 인정된 표준 스플린트의 설명에도 익숙해야 한다.

그리고 이해 관계자 간의 일관된 의사소통 과정에서 이전 명칭에 대한 지역적, 역사적 차이는 많은 혼란을 일으켰는데 이를 위하여 사용되는 스플린트의 장치, 제작, 사용과 비용에 대한 이해와 표준화된 설명이 중요하다고 강조하였다. **미국 수부(손)치료사 학회(American Society of Hand Therapists, ASHT)**는 통일된 용어의 중요성을 인식하고 1992년에 스플린트를 점진적으로 더 세련된 범주로 그룹화하여 **스플린트 분류체계(Splint Classification System, SCS)**를 개발하였다(ASHT, 1992). 이러한 상세한 분류체계는 사지(extremity)에 가해지는 힘의 설계, 목적 및 방향을 통하여 명확하게 설명하였다. 하지만 불행히도, 이러한 체계는 금액을 지불하는 보험회사 등에게 채택되지 않았다. 2006년, ASHT는 상지의 맞춤 제작된 장치(스플린트)에 대한 코드를 체계화하고 **메디케어 및 메디케이드 서비스 센터(Centers for Medicare & Medicaid Services, CMS)**와 긴밀하게 협력하여 병원에서 실제로 사용하는 스플린트 설계와 코드를 정리하고자 L-코드를 만드는 테스크 포스(task force)팀을 구성하였다. 스플린트 용어는 수십 년 동안 의료계, 특히 치료 분야에서 사용되었다. 이를 체계화하는 데 있어 CMS에서는 스플린트를 골절이나 탈구 후 사용하는 캐스트를 유사 스플린트로 정의하였다. 스플린트에 대한 청구/입력은 다른 코드를 사용한다. **스플린트에 포함되는 보조장치**(*orthotic devices*) 용어는 2008년 **내구성 의료 장비, 의지, 스플린트 및 지원용품(Durable Medical Equipment, Prosthetics, Orthotics, and Supplies, DMEPOS)**은 **품질 표준화(Quality Standards)**의 매뉴얼에서 상환이 가능한 언어로 채택되었고(CMS, 2008) 최신 버전의 DMEPOS 매뉴얼에는 그대로 유지되었다(CMS, 2018).

명명법: 보조기와 스플린트
NOMENCLATURE: ORTHOSIS VERSUS SPLINT

정의 DEFINITION

스플린트 Orthosis

스플린트장치(Orthotic Devices): 약하거나 변형된 신체 일부를 지원하거나 질병이 있거나 손상된 신체 부위의 움직임을 제한 또는 제거하기 위한 목적으로 사용하는 단단하거나 및 중간 정도의 단단함을 가진 장치.

(CMS, 2008; Coverdale, 2012)

스플린트는 변형을 예방하거나 교정하고 신체 정렬을 유지하거나 개선하며 동작을 개선하거나 제한하며 궁극적으로 기능을 증진하는 데 사용된다.

- **Orthosis**는 명사로 *splint*라는 단어로도 사용된다.
- **Orthoses**는 복수 명사로 하나 이상의 스플린트 용어를 대체하는 데 사용한다.
- **Fabricating an orthosis**은 동사인 스플린트 과정(*splinting*)을 대신하여 사용된다.
- **Orthotic**는 형용사로 보조적인 장치, 보조적인 치료계획, 스플린트의 중재, 스플린트의 제작 또는 스플린트의 입력 등과 같이 스플린트 과학과 관련한 명사를 설명하는 데 사용한다.

(ASHT, 2009)

이러한 용어는 의료비 부담자, 환자 및 다른 의료인과의 의사소통과 의무기록에 사용될 수 있다. CMS는 **건강관리 절차 입력체계(Healthcare Common Procedure Coding System, HCPCS)** 단계 II 매뉴얼에 있는 L-코드를 사용하여 스플린트 장치(orthotic devices)를 표현할 수 있다. 기성품 스플린트에는 두 가지 범주의 코드를 포함되는데 지난 몇 년 간 코드가 추가되었다. CMS의 주도에 따라 코드는 의료비 부담자에게 채택된다. 9장에서는 기성품 스플린트와 이러한 제품을 입력하는 방법에 대하여 자세히 설명하고자 한다. 작업치료사와 의료비 부담자가 정해지고 추천 자가 스플린트를 주문할 때는 과거의 이름으로 사용한다(예: 엄지고정[thumb spica], 손목 콕업 스플린트[wrist cock-up] 등). 적절한 명명법으로 **스플린트(*orthosis*)**를 사용하고 일관성을 유지하고자 스플린트의 추천하는 대상자를 계속하여 교육하는 것은 작업치료사의 몫이다.

수년간의 일반화하는 도전과 과정
REGULATORY CHALLENGES OVER THE YEARS

2000년, 의지, 스플린트의 질적인 문제로 인하여 맞춤형으로 제작하는 스플린트의 우수성에 대한 기준을 정의하려는 시도가 있었다. 1935년 메디케어의 서비스를 관장하는 사회 보장법(Social Security Act, SSA)은 내용의 수정이 법적으로 의무화되면서 20년 동안 진행되었다(연방 관보). 이러한 수정 과정에 품질의 표준을 정의하고, 독립적인 인증 기관을 설립하였고 메디케어를 이용하는 대상자를 위한 스플린트와 의지의 제작, 분배하고 이를 제공할 수 있는 제공자의 자격과 시설을 구별하기 위한 요구 사항이 포함되었다. 추가된 새로운 규정을 어떻게 시행할지 결정하고자 위원회가 구성되었지만 합의에 이르지 못하고 해산되었다. 2009년은 작업치료사, 물리치료사 및 의지스플린트기사(orthotists and prosthetists)와 같은 직종에게는 품질 표준과 인증을 면제할 수 있는 권한을 부여하였다.

2017년 1월, CMS는 맞춤 제작 스플린트와 의지에 대한 지불 자격 요건을 명확하게 하는 제안 규칙(CMS-6012-P)을 발표하였다. 이 규정은 시설 및 제공자에 대한 요구 사항이 포함되었고 자격을 갖춘 제공자는 스플린트, 소아용 의지, 의지(prothesis)에 대하여 해당 주에서 면허를 취득하거나 두 조직 중 한 곳에서 의지, 스플린트사로 인증을 받아야 메디케어에서 보상을 받을 수 있도록 의무화하였다. 이로 인해 여러 전문 조직에서 규정에 이의를 제기하였고 이러한 노력으로 2017년 10월에 본 규정이 철회되었다(연방 관보).

작업치료사들은 안심하였지만, 인증 요건은 법으로 작용하였고 작업치료사와 물리치료사의 면제는 HHS 비서관의 재량에 달려 있었다. 작업치료사와 물리치료사는 스플린트를 안전하게 사용하고 효과적으로 설계, 제작, 장착하고 이를 교육할 수 있는 교육경력과 임상 추론, 임상경험 및 평가 능력을 갖추고 있었다. 교육 과정에는 스플린트 훈련(orthosis training), 해부학 지식(knowledge of anatomy), 신체역학(biomechanics), 운동학(kinesiology), 질병/손상 과정(외과적인 절차와 상처 치유와 생리학[wound healing physiology]), 손상/질병과 관련한 심리사회적 측면(psychosocial aspects of injury/disease)을 포함한다. 스플린트를 제작하고 맞춤하는 데 표준화하거나 인증된 방법은 없다. 미국의 모든 주에서 작업치료실행체계법(Occupational Therapy Practice Acts, OTPA)에서 스플린트를 언급하고 있지만 물리치료 실행체계법(Physical Therapists' Practice Acts, PTPA)에서 이를 언급하고 있는지 명확하지 않다. 작업치료사와 물리치료사 모두가 CMS에서 설정한 표준을 준수하고 의지, 스플린트를 제공하는 데 영향을 주는 법률과 규정을 준수해야 한다. 이번 장의 저자는 ASHT SCS와 현재 CMS **L-코드(L-Code)**를 사용하여 교재에서 조직 및 의사 결정을 안내하는 데 도움이 되는 단순 스플린트 분류체계는 이후 **수정된 스플린트 분류체계(Modified Orthosis Classification System, MOCS)**로 발전되었다. 확장된 ASHT SCS에 대한 포괄적이고 자세한 설명은 *Rehabilitation of the Hand*, Sixth Edition(Fess, 2011)에서 찾을 수 있다. 두 가지 체계를 결합한 이유는 다음과 같다. 치료사는 청구된 코드 설명자와 일치하는 문서를 포함하여 올바른 스플린트 입력의 책임이 있다. 이러한 입력에 대한 설명은 스플린트의 설계나 목적을 지정하기에 충분하지 않은 경우가 많아 의사 결정 과정을 위하여 보다 자세한 정보가 필요하다(표 1-1; 그림 1-1).

스플린트 개요
OVERVIEW OF ORTHOSIS CLASSIFICATION

이번 내용은 적절한 L-코드를 선택하도록 지원하고 전반에 걸쳐 일관성을 갖도록 하는데 목적이 있다.

CMS는 공개된 모든 L-코드에 대하여 상환하지 않고 의료비 부담자가 스플린트를 **선택하여(*selectively*)** 상환한다. CMS는 분기별로 각 코드에 대한 환급 비율을 표시하는 데 비율은 위치에 따라 차이가 있다. 의료비 부담자는 스플린트에 대하여 금액 범위를 자유롭게 설정할 수 있고 계획별 다른 상환 비율을 설정할 수 있다. 각 병원/의료기관은 개별 보험사와 체결한 계약을 준수하고 계약기간 동안 상호 합의된 금액을 수락한다. 환자는 가능한 한 서비스 제공에 앞서 보험회사에게 연락하여 본인부담의 내용을 확인하도록 한다.

L-코드의 올바른 선택
CHOOSING THE CORRECT L-CODE

작업치료사가 특정 스플린트에 대한 올바른 L-코드를 선택할 때 다음 내용을 확인하도록 한다.

맞춤형 스플린트 제작인가 또는 기성품 스플린트인가?

맞춤형 제작 스플린트는 특정 환자를 위해 설계된 스플린트로 측정, 변형, 절단, 조립 등의 과정이 포함된다. 조립식 또는 "기성품"에는 두 가지로 나뉜다. 범주: (1) 최소한의 조정이 필요한 조립식, (2) 전문가의 조정이 필요한 기성품.

기성품 스플린트는 개인에게 적용하는 데 **필요한 전문 지식(*expertise required*)**을 반영하기 위해 다양한 비율로 상환된다(자세한 내용은 9장 참조).

스플린트는 신체의 어느 부위에 적용되는가?

스플린트 코드는 적용되는 신체 부위를 기반으로 스플린트로 영향

표 1-1 **관련 용어 정의**

용어	정의
CMS	메디케어 및 메디케이드 서비스 센터(Centers for Medicare & Medicaid Services)는 메디케어 프로그램을 관리하고 메디케이드 및 기타 해당 프로그램을 관리하기 위하여 주 정부와 협력하는 미국 보건복지부 내 연방 기관.
CPT	행위분류체계(Current Procedural Terminology)
	이는 의사가 환자에게 제공할 수 있는 대부분의 업무와 서비스에 할당된 번호/코드를 나타낸다. 그리고 보험사가 결정한 상환 금액과 연결된다. HCPCS의 단계 II는 이러한 CPT 코드(예: 스플린트)에 포함되지 않은 제품, 소모품 및 기타 서비스를 식별하는 데 사용되는 표준화된 입력 체계이다. CPT 코드는 미국 의학 협회(AMA, 2018)에서 개발하여 제시되고 매년 개정된다.
DME	내구성 의료 장비(Durable Medical Equipment)
	삶의 질 향상을 위해 가정에서 사용되는 모든 의료 장비를 설명하는 데 사용되는 용어이다. 예로 보행기, 휠체어, 전동 스쿠터, 병원 침대 및 가정용 산소 장비가 있다. 임상가는 간혹 스플린트를 DME 장비라고 부른다. 그러나 적절한 용어는 DMEPOS이다.
DMEPOS	내구성 의료 장비, 의지, 스플린트 및 지원용품(Durable Medical Equipment, Prosthetics, Orthotics, and Supplies)
	메디케어는 의지, 스플린트 및 특정 지원용품(POS)도 지원하기 때문에 내구성 의료 장비를 종종 DMEPOS라고 부른다. 의지는 손이나 다리와 같이 신체일부의 손실을 대체할 수 있는 장치이다. 스플린트는 신체 일부를 고정, 가동 또는 제한하는 데 지원하는 장치이다.
HCPCS	의료 공통 절차 입력체계(Healthcare Common Procedure Coding System)
	효율적인 클레임 처리와 균일성을 보장하기 위하여 본질적으로 의학 유사 제품을 범주로 하여 분류하는 포괄적이고 표준화된 체계이다. 의사가 사무실에서 사용할 경우 DMEPOS과 같이 CPT 코드에 포함되지 않은 제품, 소모품 및 서비스를 식별하는 데 사용된다. 메디케어 및 보험사는 CPT 코드로 식별되지 않는 다양한 서비스 항목, 소모품과 장비를 지원하기 때문에 이러한 항목의 청구제출을 위하여 단계 II HCPCS 코드가 설정되어 있다.
L-코드	스플린트에 사용되는 신체 부위(S, 어깨; E, 팔꿈치; W, 손목; H, 손; F, 손가락)를 식별하고 스플린트를 의미하는 문자 O를 표시하여 스플린트를 설명한다. 또한 고정(비관절) 또는 가동(비틀림 관절 및 탄성 밴드 및 턴버클) 스플린트의 맞춤형, 기성품으로 제작되는지 표시한다. L-코드는 보험 회사와의 적절한 소통을 위한 맞춤형 또는 기성품 스플린트의 특정 설명과 연결된 번호이다.
MAC	메디케어 행정 계약자(Medicare Administrative Contractors)
	L-코드는 CMS에 직접 청구되지 않고 지역/관할 MAC을 통해 청구된다. 청구가능 한 지역은 크게 4개의 관할구역으로 분류한다.
수정 (Modifiers)	서비스를 명확히 하고 청구 대상의 정확성을 높이기 위하여 CPT 코드 끝에 추가된 코드이다. 수정은 절차 코드를 변경하지 않고 서비스를 변경할 수 있는 방법을 제공한다.
NPI	국가 제공자 식별 번호(National Provider Identification number)
	CMS에서 미국의 의료 서비스 제공자에게 발급한 10자리 교유 식별 번호이다. 메디케어 서비스에 필요한 구별로 의료 보험사를 비롯한 다른 지불자가 사용한다. 모든 의료 서비스 제공자와 시설은 모든 표준 거래를 사용하고자 NPI 번호를 부여받아야 한다. 스플린트 비용을 청구하려면 임상가 또는 의료기관에 번호가 있어야 한다.
NSC	국가 공급업체 정보센터(National Supplier Clearinghouse)
	NSC(DMEPOS) 번호에 대하여 DMEPOS 공급업체가 제출한 등록 신청서를 처리한다. 본 과정은 온라인으로 PECOS 등록을 통하여 진행된다.
PECOS	공급자 등록 체인 소유권 체계(Provider Enrollment Chain Ownership System)
	처음, DME 공급자가 NSC(DMEPOS) 번호에 등록하고, 기존 번호를 변경하며 정보를 업데이트하고(예: 새 공급자 추가), 신청 상태를 확인하거나 온라인으로 재등록할 수 있다. 메디케어 제공자가 되고자 하는 대상자는 PECOS를 통해 신청해야 한다. 또한 DMEPOS 공급업체로서 대상자가 PECOS에 등록되지 않으면 지불이 거부된다.

을 받는 신체 부분 또는 관절로 나누어진다. 상지 스플린트는 어깨(S), 팔꿈치(E), 손목(W), 손(H) 또는 손가락(F)을 포함 여부에 따라 코드화된다. 각 관절 또는 신체 부위는 해당하는 부위의 첫 글자로 표기된다. 예로 "SO"는 어깨 스플린트, "EO"는 팔꿈치 스플린트, "WHO"는 손목 및 손 스플린트 등으로 표기한다. 각 문자의 조합은 스플린트가 결합되는 구조로 결정된다(표 1-3 참조).

선택해야 할 CPT는 무엇인가? 가동 스플린트와 고정 스플린트를 구별하는 방법은 무엇인가?

CPT 매뉴얼에서는 다음과 같이 스플린트의 차이점을 설명한다.

1. 신체 일부 또는 관절이 없거나 단단한 형태로 설명한다.
2. 가동성: 스플린트가 관절의 움직임을 허용하거나 이익을 주는 경우에 스플린트의 영향을 받는 관절이 하나 이상 있음을 나타내는 "가동성, 이중 지원, 위치가 조정 가능한 잠금 관절, 가동 경첩, 회전력 없는 관절(nontorsion joints)"과 같은 용어로 설명된다.
3. 힘이 추가된 가동성: 관절에 힘이 추가된다면 "탄력 밴드, 스프링 또는 턴버클"이 적용될 수 있다.

스플린트를 착용하는 사지(extremity)는 어떻게 구별하는가?

치료된 사지를 구별하고자 수정은 청구서 양식의 측면에 지정하여 표사하는 것이 필요하다. 측면을 지정하는 것이 필요하다. RT는 오

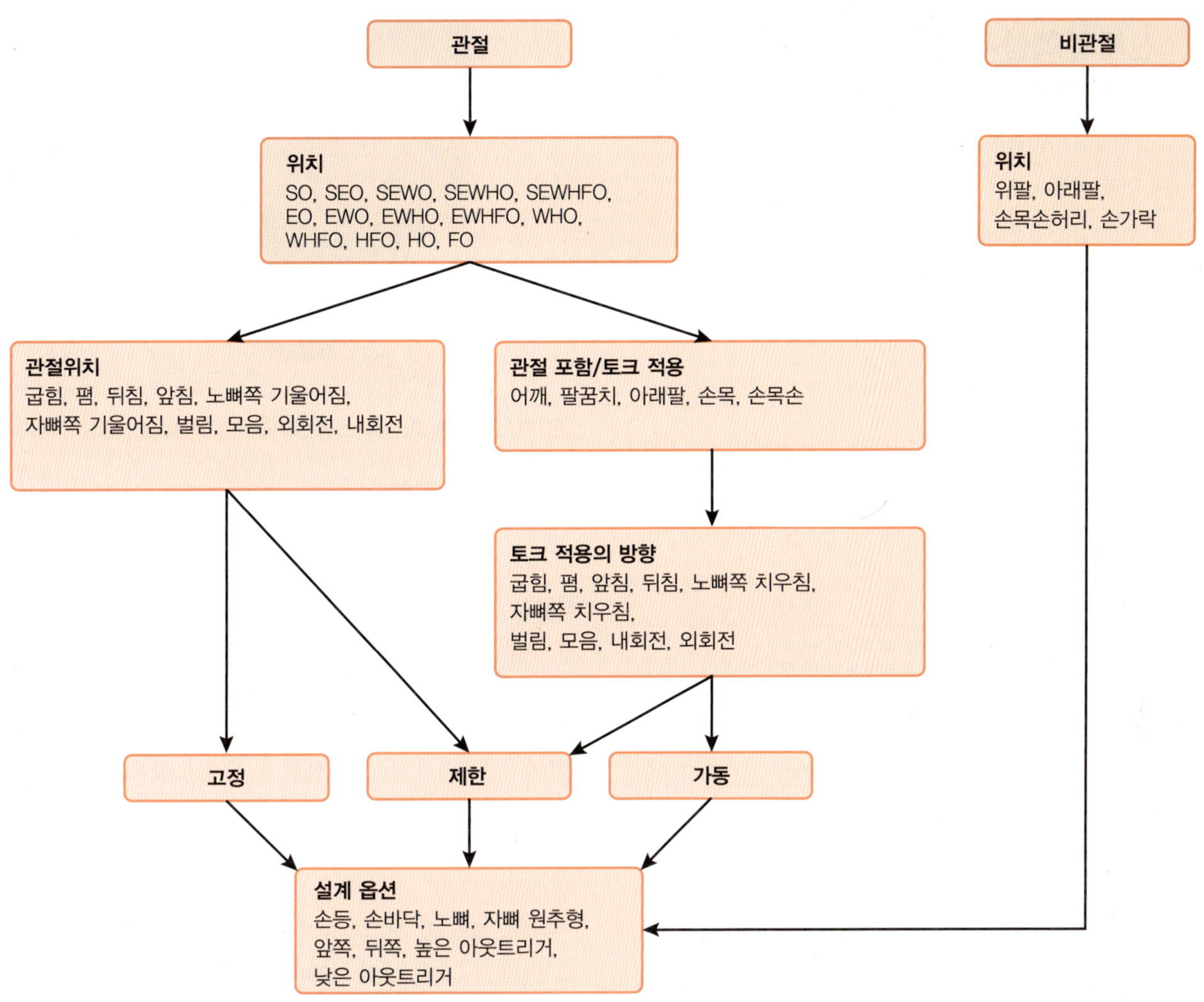

그림 1-1 **수정된 스플린트 분류체계(MOCS)를 제시.** 메디케어 및 메디케이드 서비스 센터(CMS)는 엄지손가락을 구별하여 신체 부위로 인식하지 않는다. 엄지손가락은 F로 분류하고 2번째, 가운데, 4번째와 5번째 손가락은 동일하게 분류한다.

른쪽 상지(upper extremity), LT는 왼쪽 상지, RTLT는 양측 모두에 적용된 스플린트를 뜻한다. 표 1-2는 특정 숫자를 지정하는 데 사용되는 수정을 나열하고 있다.

L-코드는 스플린트 평가, 재료 비용, 제작에 필요한 시간, 장착 및 방문 시 스플린트의 수정 및 보완 등이 포함된다. CPT의 평가 코드(작업치료사는 97165-97167, 물리치료사는 97161-97163)는 추가로 평가 과정이 치료 계획의 일부로 수행되는 경우 스플린트 제작/배포 시간에 입력되어야 한다.

의지, 스플린트 관리와 교육에 관한 코드는 의지, 스플린트의 수정, 교육 및 맞춤에 대한 추가 서비스를 설명하고 환급을 받는 데 사용할 수 있는 CPT 코드이다. 코드 97760은 훈련이 관습적으로 간주되는 것 이상으로 진행되거나 평가 및 맞춤이 추가로 필요할 경우 L-코드에 추가하여 **초기(*initial*)** 스플린트 제작 과정에 사용할 수 있다(CMS, 2018). 이 코드는 의사가 이전에 발급했거나

표 1-2 손가락 수정

왼손		오른손	
엄지	FA	엄지	F5
2번째 손가락	F1	2번째 손가락	F6
3번째 손가락	F2	3번째 손가락	F7
4번째 손가락	F3	4번째 손가락	F8
5번째 손가락	F4	5번째 손가락	F9

표 1-3 신체의 핵심 위치

SEWHFO	어깨, 팔꿈치, 손목, 손, 손가락/엄지 스플린트
SEWHO	어깨, 팔꿈치, 손목, 손 스플린트
SEO EWO	어깨, 팔꿈치, 손목 스플린트
EWHFO	팔꿈치, 손목, 손, 손가락/엄지 스플린트
EWHO	팔꿈치, 손목, 손 스플린트
WHFO	손목, 손, 손가락/엄지 스플린트
WHO	손목, 손 스플린트
HFO	손, 손가락/엄지 스플린트
SO	어깨 스플린트
EO	팔꿈치 스플린트
HO	손 스플린트
FO	손가락/엄지 스플린트

다른 제공자가 제작한 경우에도 작업치료사가 스플린트의 적합도를 평가하고 수정하는 데 사용할 수 있다. 이는 환자의 처음 면담으로 97760 코드를 사용할 수 있다. 하지만 이 CPT 코드는 사용, 관리를 위하여 필요한 기본 일상적인 교육에 사용되면 안 된다. 코드 사용 시 추가 교육이 필요한 이유와 교육에 수반되는 내용을 문서화해야 한다. 코드 97761은 의지 훈련을 위한 첫 번째 시간에 사용된다. 이후 방문에서 추가되는 의지, 스플린트 훈련과 수정이 필요한 경우 97763을 사용할 수 있다. 예로 환자가 교육을 위해 재방문한 경우, 의지 및 스플린트의 일부 변경으로 인한 수정은 97763은 적절한 코드가 된다. 의지, 스플린트의 관리와 교육 코드(97760, 97761, 97763)는 **시간(timed)** 코드로 이는 추가 서비스에 소요된

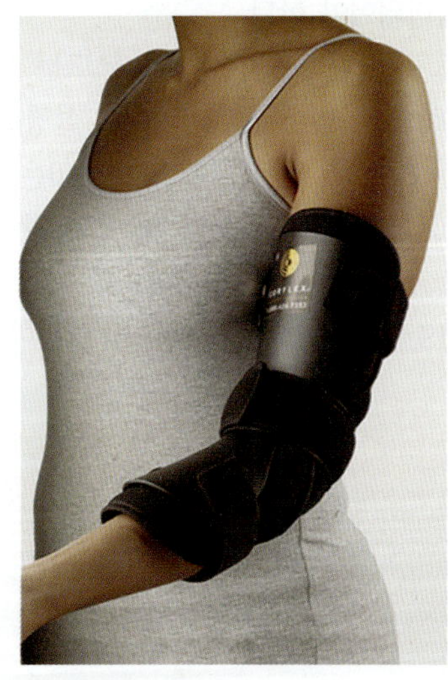

그림 1-2 **고정 기성품 스플린트(EO). L3762** EO, 고정, 비관절 고정식, 사전 제작된 부드러운 인터페이스 재료, 맞춤, 수정을 포함. 아래쪽 큐비탈터널 스플린트(Ventral Cubital Tunnel Splint)는 팔꿈치를 약간 구부린 위치에 위치시켜 큐비탈터널의 압박을 완화한다. (사진 제공: Corflex Inc(맨체스터, NH).)

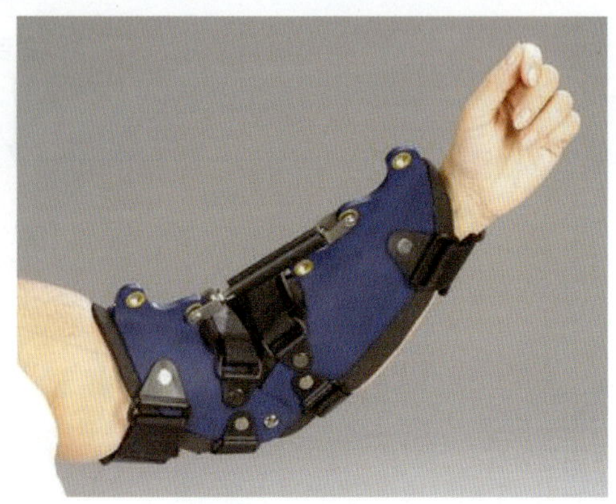

그림 1-3 **가동 기성품 스플린트(EO). L3760** EO, 관절의 위치 조절이 가능한 잠금 관절을 포함한다, 조립식이고 모든 유형의 맞춤 및 수정을 포함한다; 턴버클 팔꿈치 스플린트(Turnbuckle elbow orthosis). (사진 제공: Tiburon Medical Enterprise, Inc (San Jacinto, CA))

시간을 반영한다. 이러한 CPT 코드의 경우 작업치료사는 교육, 훈련, 지시 및 수정과 같은 제공된 서비스를 문서화해야 한다. 표에서는 코딩에 대한 예로 신체의 핵심 위치(표 1-3)와 해당 L-코드의 CMS 설명을 제시하고 있다. 그림 1-2~1-5에서는 해당 L-코드 설명(예: L3908)과 관련된 실제 숫자가 보여주고 있다.

작업치료사는 양측 먼쪽 노뼈 골절 진단을 받고 메디케어 적용 대상인 환자에 대하여 의뢰로 양측 손목 스플린트, 평가 및 치료가 처방되어, 서비스가 환자와의 첫 만남에서 수행된 경우, 치료사는 CMS에 직접 청구되는 평가 CPT 코드와 치료 CPT 코드를 입력할 수 있다. L-코드(예로 L3906)는 두 개의 스플린트가 제작된 것을 나타내기 위해 수정란에 RT 및 LT를 표시하여 청구된다. 이는 오른쪽과 왼쪽 상지에 적용된 스플린트를 의미한다. L-코드는 CMS에 직접 청구되지 않고 지역의 **메디케어 행정 계약자(Medicare Administrative Contractors, MAC)**를 통해 **국가 공급업체 정보센터(National Supplier Clearinghouse, NSC)**에 청구되며 제공

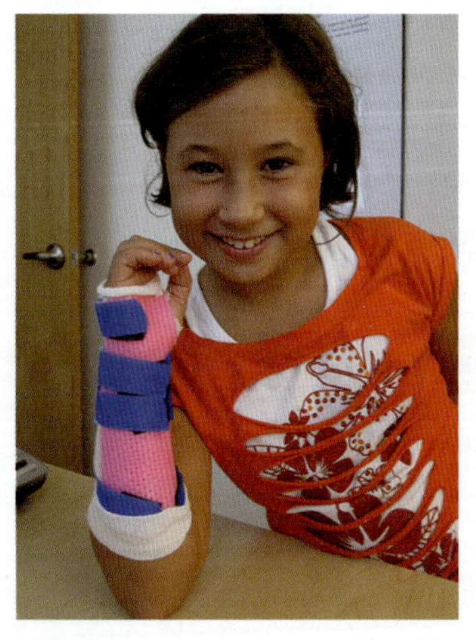

그림 1-4 **맞춤형 고정 스플린트(WHO).** 관절이 없는 **L3906** WHO는 부드러운 재질로 공간을 형성하고(인터페이스), 스트랩, 맞춤 제작, 수정 및 보완하여 제작하다.

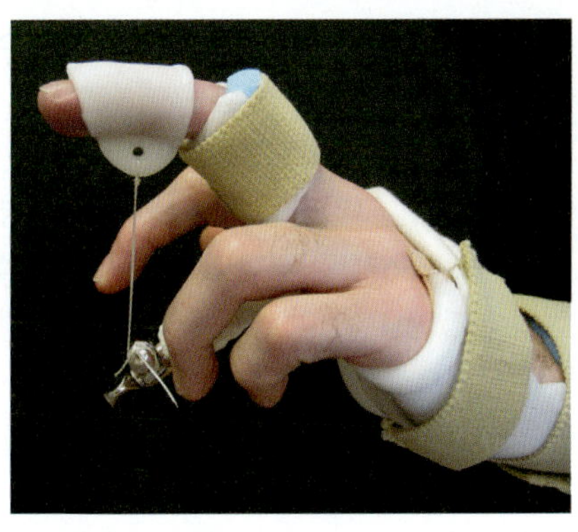

그림 1-5 **가동 맞춤형 스플린트(WHFO).** L3806 WHFO, 무회전관절(nontorsion joint), 턴버클, 탄성 밴드/스프링 중의 하나가 포함된 스플린트로 부드러운 인터페이스 재료, 트랩, 맞춤 제작, 수정보완 가능하다. Merit™ 에서 모든 구성 요소를 사용한다. WHFO, 손목, 손, 손가락 스플린트.

자는 DMEPOS 번호라고도 하는 공급업체 번호를 가지고 있어야 한다. 작업치료사는 **공급자 등록, 체인 및 소유권 체계(Provider Enrollment, Chain and Ownership System, PECOS)**를 통해 인터넷을 통해 이 DMEPOS 번호를 신청한다. 또한 작업치료사는 평가를 수행하고 평가에 의해 확인된 추가 서비스에 대한 치료 계획을 추가한다. 양측 손목 스플린트가 추천되었지만 평가를 수행하거나 평가 CPT 코드를 청구하지 않고 오른쪽 및 왼쪽 수정을 사용하여 WHO(L3906) 코드만 청구한다.

L-코드 사용의 문제
CHALLENGES IN THE USE OF L-CODES

L-코드 용어를 사용하는 데 있어 몇 가지 문제가 있다. 설계가 광대하여 모든 스플린트에 대해 고유한 코드 설명을 갖는 것은 불가능하다. 제작된 스플린트와 일치하는 코드를 찾을 수 없는 경우 가장 잘 설명하는 다른 코드를 선택한다. 이를 위해 명확하고 적절하며 세심하게 문서를 작성하여야 한다. 예로, 고정 스플린트를 여러 치료 과정에서 순차적으로 수정 보완하여 사용하는 고정 진행형(가동) 스플린트를 사용할 수 있는 코드는 없다. 이때 CPT 코드 97763은 고정 스플린트를 연속적으로 수정하여 사용할 때 적용할 수 있는데 이는 15분 단위로 시간 제한 코드로 간주된다. 메디케어에 청구되는 모든(***all***) 시간 코드와 일치하여 청구 자격을 얻으려면 수행된 서비스는 최소 8분 이상이 소요되어야 한다.

추가적으로 손허리뼈 골절에 사용할 수 있는 손 스플린트(HO) 또는 도르래를 이용하는 손가락 스플린트(FO)를 제외하고 비관절 스플린트를 설명하는 코드는 매우 제한적이다. 따라서 작업치료사가 위팔뼈 중간 부위 골절을 위하여 제작한 맞춤형 위팔 스플린트를 청구를 위하기 위하여 선택한 코드로 스플린트를 자세히 설명해야 하고 맞춤형 고정 스플린트 또는 L3671 어깨 스플린트(SO)를 선택할 수 있다. “이음새가 없는 어깨 관절 설계는 부드러운 재질의 인터페이스, 스트랩, 맞춤 제작, 수정보완이 포함된다”(HCPCS, 2019). 실제로 어깨 관절을 고정한다고 설명되어 있지만 자세한 설명이 부족하여 특정 코드 선택을 선택한 후 이에 대한 자세한 내용을 의료 기록으로 기록해 두어야 한다(그림 1-6).

스플린트는 동일한 L-코드를 사용하여 입력할 수 있지만 목표가 다를 수 있다. 이러한 목표를 문서화되지 않으면 스플린트가 거부될 가능성이 크다. 예로 굽힘 힘줄 재건(flexor tendon repair)을 위하여 적용된 WHFO와 파열(rupture)의 위험이 지난 힘줄을 재건(tendon repair)하고자 이를 점진적으로 늘리도록 설계된 WHFO가 있다. 두 가지 스플린트 모두 L3808로 입력되지만 신체 부위의 위치, 설계와 치료목표에 차이가 있다. 일반적으로 단일 사례에서 중복 코드가 거부되면 이의를 제기할 가능성이 크다. 따라서 적절한 문서화를 통하여 두 스플린트 간의 차이점을 설명하여 구별하는 것이 매우 중요하다. 이를 위해 서명된 사진이나 환자 기록에 완성된 스플린트의 사진을 포함할 것을 권장한다.

3판에서는 일반적인 이름으로 스플린트의 과거 명명법을 나타내어 CMS에서 제시한 용어를 채택하였는데 이번 판에서는 모든 편집자와 기고자 모두가 업무 과정에서 스플린트를 언급할 때 **통일된 용어**(*common names*)가 가장 중요하다고 판단하였다. 이 출판물의 편집자들과 기고자들은 우리의 이러한 작업의 모든 측면에서 스플린트를 언급할 때 통일된 용어가 가장 중요하다고 굳게 믿고 있다. 이번 장에서는 CMS 용어(WHO, SO 등)의 예와 그림 1-2, 그림 1-5를 통하여 설명된 스플린트의 해당 L-코드를 찾을 수 있다. 독자는 여기서 제시된 L-코드와 관련하여 이번 장에서만 논의되고 출판 시기에 제시된 내용은 언제든 변경될 수 있어 이를 유의해야 한

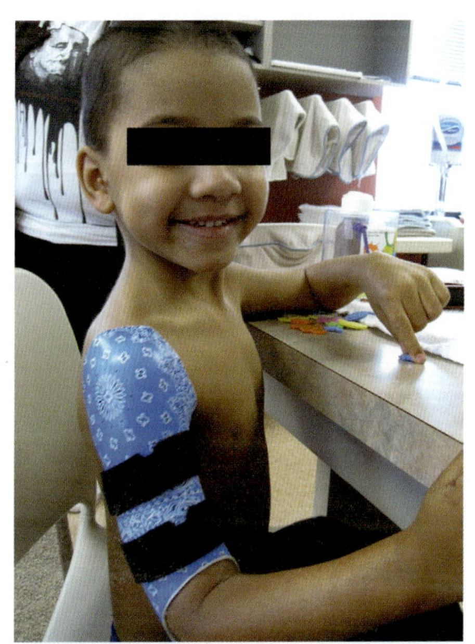

그림 1-6 **비관절 위팔 스플린트(SO).** 치유 과정에서 위팔뼈 골절을 안정화하고 보호하는 데 사용되는 위팔뼈 골절 스플린트. 비관절이라고 표시되지만 그림에 제시된 스플린트는 부분적으로 어깨 관절을 가로질러 제작한다. 가장 적절한 L-코드는 L3671이다

다. L-코드는 CMS에서 언제든지 변경할 수 있다. 개별 보험사 변경(CMS 포함)과 상환과 관련한 내용은 최신 정보를 확인하는 것이 중요하다. 그리고 기록을 통한 문서작업과 청구는 서로 중요한 관계로 이를 강화하는 것도 중요하다.

수정된 스플린트 분류체계의 요약
SUMMARY OF THE MODIFIED ORTHOSIS CLASSIFICATION SYSTEM

관절 및 비관절 스플린트
ARTICULAR AND NONARTICULAR ORTHOSES

스플린트는 크게 **관절(articular)**과 **비관절(nonarticular)**로 분류한다. 관절 스플린트는 하나 이상의 관절을 가로지른다. 비관절 스플린트는 치유되는 골격(예: 위팔뼈, 손허리뼈 또는 손가락뼈) 또는 연조직 구조(예: 손가락의 가로 도르래 또는 안쪽 또는 가쪽 위관절융기의 힘줄 접합부위)를 지원하고 보호한다. 비관절 스플린트에 비해 관절 스플린트는 수가 크지 않다(그림 1-7).

의뢰를 해석할 때 관절이 불필요하게 고정되지 않도록 관절 스플린트와 비관절 스플린트를 구분하는 적용하는 것이 대상자에게 이익을 줄 수 있다. 예로, 의뢰서에서 비관절의 단어가 **몸쪽 아래팔 고정 스플린트**(*proximal forearm immobilization orthosis*)에서 앞에 나오지 않으면 작업치료사는 팔꿈치 또는 손목이 설계 과정에서 포함된다고 가정할 수 있다. **비관절**(*nonarticular*)라는 단어를 추가하면 설명이 보다 구체적으로 제시된다. 여기서 스플린트의 패턴 섹션에서는 위치를 파악하는 데 도움이 되도록 관절 스플린트와 비관절 스플린트를 분리하고 있다. 스플린트(예: 손목 고정 스플린트 또는 WHO)의 이름에서 관절의 포함 여부를 나타내고 있기 때문에 추가적인 설명이 필요없다. 그러나 비관절 용어는 설명(예: 비관절 위팔 스플린트 또는 SO L3671 및 비관절 손허리뼈 스플린트 또는 HO L3919)에 표현되어 그림 1-6 및 1-7에서와 같이 명확하게 제시된다. 참고로 청구 목적으로 선택한 CMS 코드는 상환을 위해 스플린트를 설명하는 데 사용할 수 있는 최선의 선택이라 할 수 있다.

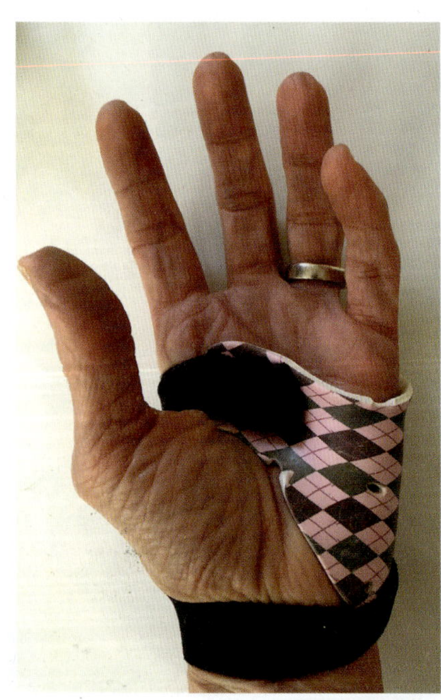

그림 1-7 **비관절 손 스플린트(Nonarticular hand orthosis, HO).** 손허리손가락 골절의 치료를 위한 손 고정 스플린트; 제작 동안 손바닥과 손등(volar-dorsal)의 특성을 통해 가해지는 압력은 뼈 조각의 이동을 최소화한다. 가장 적절한 L-코드는 L3919이다. (Kinetec®(Jackson, WI)에서 제공하는 열가소성 플라스틱 재료.)

위치 LOCATION

MOCS의 다음 단계에서 제시된 위치는 스플린트의 사용 목적에 따라 작용하는 관절, 관절 세트 또는 신체 부위를 나타낸다. 따라서 스플린트의 이름을 단순화하기 위해 여러 관절이 포함된 경우, 손에 심한 으깸 손상(crushing injury)을 당한 후 일반적으로 MOCS는 관절을 집단화한다. 예로 으깸 손상이 모든 손허리손가락(metacarpophalangeal, MCP)관절, 몸쪽손가락사이(proximal interphalangeal, PIP) 및 먼쪽손가락사이(distal interphalangeal, DIP)관절을 포함하는 경우 이에 대한 적절한 이름은 손과 손가락 고정 스플린트 또는 HFO이다. 으깸 손상으로 가운데 손가락(MF)의 3개 관절만 손상당한 경우 스플린트는 손가락 고정 스플린트 또는 FO로 설명된다.

비관절 스플린트(nonarticular orthoses)는 거의 같은 방식으로 설명되는데 예로 5번째 손허리손가락 골절을 고정하기 위해 사용되는 스플린트는 비관절 5번째 손허리손가락 스플린트 또는 HO(그림 1-7)로 설명된다. 유사하게, 최근의 굽힘 손가락 힘줄의 가로 도르래의 재건 후 이를 보호하는 데 사용되는 스플린트는 비관절 몸쪽 손가락 스플린트 또는 FO(그림 1-8)로 설명된다.

관절 포함/회전력(토크)의 적용
JOINT(S) INVOLVED/TORQUE APPLICATION

가동 스플린트(mobilization orthosis)는 인접한 관절의 안정성을 지

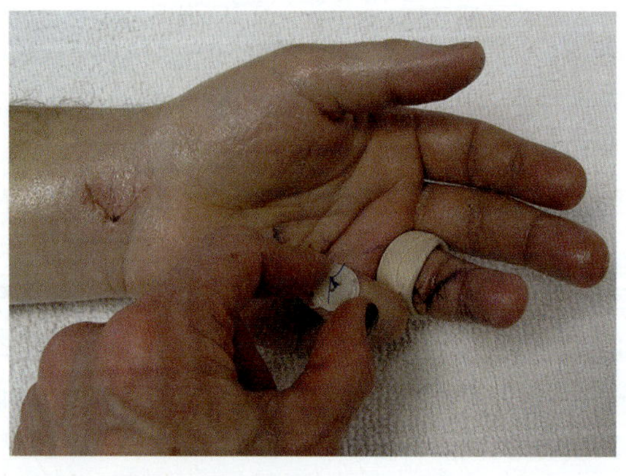

그림 1-8 **비관절 몸쪽손가락 스플린트(FO).** 전체를 감싸는 원주형 스플린트는 재건된 A2 가로 도르래(윤활집)를 보호한다.

원하거나 때때로 동일한 스플린트 내에서 한 방향 이상으로 가동한다. 스플린트가 관절을 가로지르는 신체 위치를 기록할 때 어떤 관절이 고정되고 어떤 관절에 토크(회전력, torque)가 가해지는지 확인하는 것이 중요하다. 예로 먼쪽 노뼈 골절 후에는 손허리손가락(MCP)관절의 추가 구축되는 것을 관리해야 한다. 손목은 지속적인 고정이 필요하지만 MCP는 그림 1-24에서 볼 수 있듯이 굽힘 가동이 도움이 된다. 따라서 스플린트는 WHFO(L3806)로 청구되고 문서에는 "손목 폄 고정, 손허리손가락 굽힘 가동 스플린트"로 표기된다. 가동 스플린트는 하나 이상의 관절에서 다른 방향으로 회전력을 적용할 수 있다. 예로 MCP의 확장과 손가락사이(IP)에서 굽힘 구축을 가진다면 이는 자신경 손상으로 인한 까마귀손 변형(claw hand deformity)으로 평가하여 관리해야 한다. 이러한 경우 관절의 회전력은 굽힘 방향으로 손허리손가락에 적용하고 동시에 확장 방향으로 손가락사이에 적용한다. 스플린트는 HFO(L3921)로 청구하고 5번째 손가락과 4번째 손가락(SF/RF) 손허리손가락관절 굽힘/손가락사이 관절 폄 가동 스플린트로 기록한다.

방향 DIRECTION

MOCS의 다음 단계인 **방향(direction)** 표시는 일차적으로 고정 스플린트에서 관절의 위치, 제한 스플린트에서의 관절 경계, 가동 스플린트에서는 회전력의 방향을 나타낸다. 방향표시는 스플린트의 정확한 제작에 중요한 정보로 제작에 앞서 작업치료사는 방향을 추가하기 전에 스플린트의 목적을 확인한다. 방향은 관절의 위치(고정 스플린트), 원하는 가동 방향(가동 스플린트) 또는 움직임이 차단되어야 하는 방향(제한 스플린트) 등에서 정의된다. 예로 RF PIP 폄 스플린트에서 방향을 추가하면 스플린트의 의도가 더욱 명확해지고 관절의 펴져야 함을 이해할 수 있다. **고정**, **가동** 또는 **제한**이라는 단어를 사용하여 "방향"을 제시하면 실제로 의미하는 내용을 이해는 명확한 정보가 된다. 이는 몸쪽 손가락사이 관절을 펴서 가동시키거나 폄으로써 몸쪽손가락 사이 관절을 고정화하거나, 일부를 제한하는 데 도움이 된다.

의도성: 고정, 가동 및 제한
INTENT: IMMOBILIZATION, MOBILIZATION, AND RESTRICTION

MOCS의 다음 단계인 의도성(intent)은 일반적으로 **고정(immobilization)**, **가동(mobilization)** 또는 **제한(restriction)** 스플린트의 전반적인 기능과 주요 목적을 나타내는 용어로 이를 스플린트의 목적을 추가하면 제작자가 요청한 내용을 더 명확하게 이해할 수 있다. 예로 RF PIP 폄 가동 스플린트의 처방은 제작자에게 RF의 PIP 관절이 펴지도록 힘이 가해야 하는 필요성을 알려준다. 또한 RF PIP 폄 고정 스플린트의 목적은 PIP 관절을 펴서 고정시키는 것이다. 마지막으로, RF PIP 폄 제한 스플린트는 PIP 관절의 완전한 폄을 제한하지만 능동적 굽힘은 허용한다. 이는 간혹 백조목 변형(swan-neck deformity)이 있는 손가락의 관리를 위해 종종 적용된다.

스플린트 패턴 섹션에서 추가 기능이 정의되어 있지만 가장 일반적인 목적에 따라 스플린트가 정리되어 있다. 예로, RF PIP 고정 스플린트는 제작 매뉴얼(원서로 지원)의 1장에서 설명되지만 RF PIP 폄 가동 스플린트(고정 연속 스플린트 설계)와 동일한 패턴으로 "추가 기능"이라는 제목을 참고하기 바란다. 본 교재에서 제공하는 참조 목록(cross-reference list)은 빠른 패턴 위치를 찾는 데 도움을 줄 수 있다.

설계의 설명 DESIGN DESCRIPTORS

설계의 설명은 스플린트 유형을 이해하는 데 도움을 주고 보조 수단으로 사용된다. 설계의 설명은 전 세계적으로 손(수부) 수술과 손(수부) 치료 전문가에게 널리 사용하는 비 MOCS 명명법(non-MOCS nomenclature)을 사용한다. 예로 **손목고정**(*gutter*), **엄지고정**(*spica*) **고정, 가동, 고정 진행형**(*static progressive*) 및 **연속 고정**(*serial static*) 등이다.

이러한 용어는 이번 장의 후반부에서 별도로 설명한다. MOCS에서 선택적으로 포함된 설계에 대한 설명은 스플린트 이름 뒤에 괄호로 표시하지만 본 교재에서는 독자의 비판적인 사고와 의사결정 과정을 위하여 이름의 시작 부분에 표시된다. 설명 용어는 다음과 같다.

- 손가락 기반(digit-based): 손가락에서 시작하여 손허리손가락 관절의 운동을 허용하고 먼쪽손가락까지 확장이 가능하다.
- 손 기반(hand-based): 손에서 시작하여 손목 움직임을 허용하고 먼쪽손가락까지 확장이 가능하다.
- 엄지 기반(thumb-based): 엄지손가락에서 시작하여 엄지손가락의 하나 이상의 관절과 연결된다.
- 아래팔 기반(forearm-based): 아래팔에서 시작하여 팔꿈치 전체의 움직임을 허용하고 먼쪽손가락까지 확장이 가능하다.
- 위팔 기반(arm-based): 위팔에서 시작되고 손목, 팔꿈치 또는 어깨 관절이 포함될 수 있다.
- 원주형(circumferential): 신체 일부의 전체를 둘레를 둘러싸는 것이다.
- 거터(gutter): 신체 일부의 노뼈 또는 자뼈의 일부분만 포함하는 형태이다.
- 노쪽: 신체 부위 중 노뼈 측을 통합한다.
- 자쪽: 신체 부위의 자뼈 측을 통합한다.
- 등쪽: 손 또는 아래팔의 등쪽면을 표현한다.
- 손바닥: 손이나 아래팔의 바닥면을 표현한다.
- 전방: 팔꿈치와 위팔의 전방면 표현한다.
- 후방: 팔꿈치와 위팔의 후방면 표현한다.

수정되지 않은 스플린트 분류체계의 명명법
NON-MODIFIED ORTHOSIS CLASSIFICATION SYSTEM NOMENCLATURE

널리 사용되는 고정, 연속 고정, 가동 및 고정 진행형의 용어는 MOCS에 포함되지 않는다. 본 용어는 작업치료사가 신체구조를 의도적으로 고정, 가동 또는 제한하기 위하여 연결된 설계의 선택한다. 선택 사항은 패턴 섹션의 있는 “일반이름(common names)”에 표시되어 있고 색인(index)에 나열되어 있다.

고정 스플린트 Static Orthoses

고정 스플린트(static orthoses)는 접촉면이 단단하고 관절을 가로질러 고정한다. 예로 관절의 움직임을 촉진하고자 다른 관절을 제한함으로써 가동성을 촉진하는 데 사용된다. 때론, 고정 스플린트는 위팔뼈나 손허리뼈과 같은 안정성, 보호 및 지원 기능하는 골격을 고정하지만 관절의 가동성에 직접적인 영향을 주지 않은 비관절로 간주된다. 고정 스플린트는 작업치료사가 제작하는 가장 일반적인 스플린트이다. 적용의 용이성이나 잠재적인 문제(potential issues)에서 이를 허용할 수 있을 때 가동 스플린트의 대안으로 사용할 수 있다(Riggs, Lyden, & Chung, 2011). 이에 대한 예로 노신경 손상을 지원하기 위하여 복잡한 가동 스플린트 대신 간단한 손목 고정 스플린트를 사용하는 것이다.

연속 고정 스플린트 Serial Static Orthoses

연속 고정 스플린트(serial static orthoses) 또는 캐스트는 신체 조직을 최대 길이로 유지하는 데 사용된다. 이는 원하는 교정 방향으로 연조직을 신장하고 교정 적응을 위하여 장기간 착용한다. 작업치료사는 연조직 또는 주위 근육 힘줄 단위가 길어진 상태로 유지하기 위하여 스플린트를 재형성되거나 새로 제작한다. 연속 고정 스플린트는 전체를 감싸는 원주형으로 제작하여 제거할 수 없도록 한다. 이러한 형태는 환자의 순응도를 높이고 스플린트가 쉽게 제거될 경우 발생할 수 있는 조직손상의 위험 없이 지속적으로 형태를 유지하여 도움을 준다(Brand & Thompson, 1993; Colditz, 2011a; Schultz-Johnson , 2003a).

가동 스플린트 Dynamic Orthoses

가동 스플린트(dynamic orthoses)는 수동적인 이득 또는 수동 보조 운동범위(passive-assisted range of motion, ROM)로 발생하는 조직에 가동력과 지원을 발생한다(Fess & Phillips, 1987; Glascow, Tooth, Fleming, & Peters, 2011). 가동 스플린트는 아웃트리거를 부착할 수 있고 조절된 가동력은 고무 밴드, 스프링, 네오프렌 또는 랩 형태의 탄력 요소를 사용하여 보조적인 역동성을 생성한다. 스플린트를 통해 생성된 가동력은 단축된 조직을 늘리고 수축할 수 있도록 지원한다(Schultz-Johnson, 1992, 2003b). 이를 통해 조직의 수축을 개선하고 조직의 신장을 위하여 더 나은 기회를 제공할 수 있다. 성숙이 완성되지 않은 흉터 조직은 가동 스플린트를 통하여 간헐적인 힘에 잘 반응할 수 있다(Colditz, 2011b; Glascow et al., 2011). 성숙하고 밀집도가 높은 흉터는 오랜 기간 동안 고정 지속적인 힘에 잘 반응하는 경향이 있다(Colditz, 2011b). 가동 스플린트는 당기는 선을 이용하여 능동 저항운동 방식으로도 사용할 수 있다.

고정 진행형 스플린트 Static Progressive Orthoses

고정 진행형 스플린트(static progressive orthoses)는 조직이 허용하는 최대의 관절범위(ROM)에서 단일 방향, 저부하 힘을 지원하여 가동성을 촉진한다. 고정 진행형 스플린트의 구조는 가동 스플린트와 유사하지만 나일론 줄, 스트랩 재료, 나사, 경첩, 턴버클 및 비탄성 테이프를 포함하는 다양한 비탄성 구성 요소를 사용하여 가동력을 전달한다(Sueoka & DeTemple, 2011). 일단 관절의 위치와 장력이 설정되면 스플린트를 통하여 조직의 탄성 한계를 초과한 과도한 힘을 지속적으로 지원하지 않는다(Schultz-Johnson, 1992, 2003a, 2003b). 주어지는 힘은 점진적인 조정을 통하여 수정할 수 있다. 일부 환자는 가동 적용보다 고정 진행형의 적용으로 효과적일 수 있다. 관절의 위치는 일정하지만 조직 긴장에 쉽게 적응하고 중력과 운동 영향을 덜 받기 때문이다(Colditz, 2011b; Schultz-Johnson, 1992, 1996 , 2002, 2003b).

중재의 목적과 스플린트의 기능
FUNCTION OF ORTHOSES AND OBJECTIVES FOR INTERVENTION

이번 내용은 가동 스플린트 중재에 대한 목적을 확인하고 고정, 가동 및 제한 스플린트에 대한 적절한 임상 적용의 예를 제공한다. 모든 스플린트를 단순히 분류할 수 없고 또한 목적이 항상 명확하지 않을 수도 있다. 스플린트의 중재에는 다양한 목적이 포함된다. 예로, 류마토이드 관절염 환자를 위한 손목/손 고정 스플린트(WHFO)는 염증이 발생한 관절을 고정하는 동시에 손허리손가락(MCP)관절의 자뼈 방향 치우침과 관절 주위의 변형을 최소화하기 위해 노뼈 방향으로 약간 위치하고 폄이 되도록 설계한다.

다음의 논의에서는 스플린트를 제작할 때 비판적인 사고가 얼마나 필요한지를 강조하기 위하여 일반적이고 상식적인 예를 제시한다. 경험이 많은 숙련된 작업치료사는 복잡한 손상을 관리하는 데 최상의 치료접근 방식을 결정하기 위한 많은 시행착오와 문제 해결이 필요하다는 것을 인식하고 있다.

고정 스플린트 IMMOBILIZATION ORTHOSES

고정 스플린트(immobilization orthosis)는 스플린트 중재에 가장 일반적이고 간단한 형태이지만 복잡한 손상에도 사용된다. 고정 스플린트는 적용관절의 움직임을 허용하지 않아 고정 스플린트로 간주된다. 고정 가동 스플린트 중 위팔 가동 스플린트(그림 1-6)와 같이 관절을 가로질러 고정(관절)하거나 신체구조를 안정화(비관절)하기 때문에 관절 또는 비관절로 간주된다(그림 1-6).

고정의 일반적인 목표는 다음과 같다.

- 손상 또는 과사용 후 증상을 완화하기 위하여 제공한다.
- 부종을 방지하는 적절한 자세를 제공하고 보호한다.
- 손의 기능적인 사용을 극대화하도록 도움을 준다.
- 연조직 단축을 방지하기 위해 조직의 길이를 유지한다.
- 손상된 조직이 치유되는 자세를 제공하고 수술 후 신체를 보호한다.
- 골절 후 자세유지 및 골절된 부위를 보호한다.
- 관절의 정렬을 지원하여 관절을 보호하고 개선한다.
- 움직임을 강화하기 위해 운동의 힘을 차단하거나 전달한다.
- 경직된 근육(spastic muscle)의 긴장과 수축을 감소한다.

이러한 목적과 가동 스플린트 중재의 예는 다음 과정에서 설명한다.

증상 완화 Provide Symptom Relief

고정 스플린트는 장기간의 기능활동이나 손상 후에 가능한 한 빨리 적용하면 통증을 완화할 수 있다. 손상을 가진 신체 구조 또는 피로를 가진 신체 구조는 안정되고 스트레스를 받지 않는 자세로 위치하여 통증에 영향을 주는 움직임을 최소화해야 한다(Callegari, Resende, & Filho, 2018). 스플린트는 초기에는 밤낮으로 착용하고 짧은 기간의 운동과 위생활동에서는 제거할 수 있다. 초기 증상이 가라앉은 후에는 스플린트의 사용을 줄이도록 한다. 따라서 스플린트는 부상의 위험을 예방하기 위해서 사용할 수 있다. 예로, 손목 염좌를 겪은 사람은 손목을 움직일 때 극심한 통증을 호소할 수 있다. 이때 손목 고정 스플린트(WHO 맞춤 또는 기성품)의 사용은 약 1개월간 또는 통증이 가라앉을 때까지 사용한다. 1개월이 지난 후에 수면 또는 위험한 활동에만 사용한다(그림 1-9).

예: 손목/손 고정 스플린트(WRIST/HAND IMMOBILIZATION ORTHOSIS, WHFO)(그림 1-9).

손목/엄지 고정 스플린트(WHFO)는 1번째 등쪽 부위의 염증과 통증을 감소하는 데 도움을 줄 수 있다. 손목 자뼈 방향의 움직임과 엄지손가락 굽힘을 동시에 방지하여 드퀘르뱅 힘줄활막염 (de Quervain's tenosynovitis)을 예방한다. 손목의 위치는 0°~5° 자뼈 방향과 중립에서 20° 폄으로 위치한다. 이 자세에서 짧은엄지폄근(EPB)과 긴엄지벌림근(APL)의 힘줄이 노뼈 붓돌기에서 나갈 때 노뼈에서 위치를 유지되도록 정렬을 지원한다(Eaton, 1992). 엄지 손목손허리(carpometacarpal, CMC)관절은 약간 벌린 상태로 위치하고 손허리손가락(MCP)관절은 약간 굽혀져 편안한 자세가 되도록 한다(그림 1-10). 일반적으로 스플린트는 3~4주 동안 하루종일 착용하고, 낮에 증상이 향상되면 밤에 착용하는 시간을 줄이도록 한다. 그럼에도 환자가 이러한 착용 자세에서 계속하여 통증을 호소하면 착용을 중지한다.

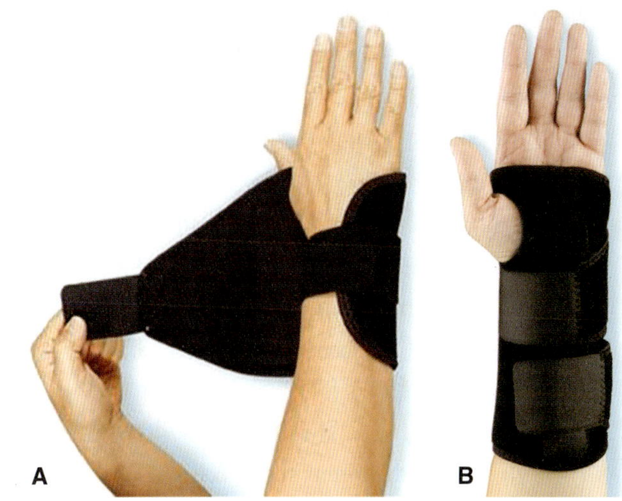

그림 1-9 **A 및 B, 손목/손 고정 스플린트(Wrist/hand immobilization orthosis, WHO).** 간단한 기성품 손목 스플린트는 맞춤형 설계가 타당하지 않거나 실현 가능하지 않을 때 손목의 통증을 완화하는 데 사용할 수 있다. 수정이 가능한 손바닥 지원 Modabber™ 손목 가동 스플린트도 있다. (사진 제공: Hely & Weber (Dallas, TX).)

예: 손목/엄지 고정 스플린트(WRIST/THUMB IMMOBILIZATION ORTHOSIS, WHFO)(그림 1-10).

부종이 발생하는 신체를 보호하고 자세를 취하기 Protect and Position Edematous Structures

부종은 종종 부상 후 제일 먼저 관찰 가능한 반응이지만 항상 먼저 해결되는 것은 아니다. 부종의 즉각적인 감소는 합병증을 최소화하고 적절한 조직치유를 촉진하는 데 중요하다(예: 관절주머니의 단

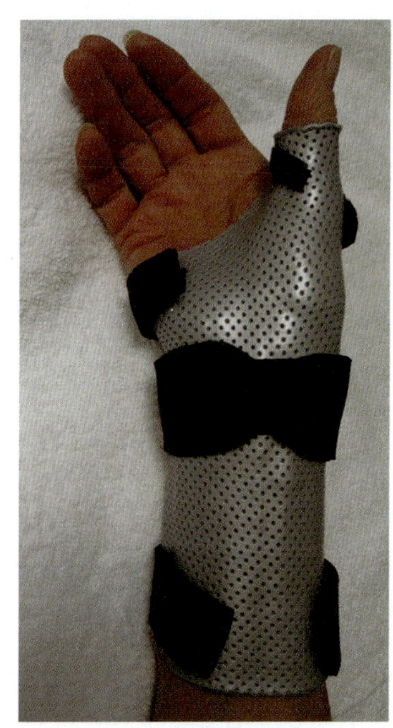

그림 1-10 **손목/엄지 고정 스플린트(Wrist/thumb immobilization orthosis, WHFO).** 엄지와 손목을 고정하면 급성 디캐르뱅 힘줄활막염(deQuervain's tenosynovitis)을 가진 환자의 통증을 완화할 수 있다.

축과 주위 인대의 단축은 관절과 연조직 구축으로 연결된다). 통증을 동반한 손의 부종은 스플린트를 적용하기 앞서 관련 손상을 고려하여 적용한다. 예로, 손가락 관절을 안전한 위치(MCP 굽힘, IP 폄)로 배치하고 상처나 고정 핀을 관리하면서 쉽게 착용하고 벗을 수 있으려면 가동 스플린트 제작 시 이를 고려해야 한다. 스플린트를 적용할 때 관절위치에 대한 주의력, 올림, 마사지, 랩으로 압박하기 및 주위 구조의 부드러운 능동 관절운동은 부종을 감소시키고 변형(예: MCP 폄 및 PIP 굽힘 구축) 예방에 도움을 준다.

압박붕대 또는 장갑(예: Coban™ 및 Isotoner® 장갑)은 부종을 감소하기 위하여 스플린트를 적용하기에 앞서 손에 착용하여 스플린트 효과를 보완할 수 있다. 그림 1-11C에서처럼 5번째 손가락의 얇은손가락굽힘근(flexor digitorum superficialis, FDS) 힘줄의 재건을 위하여 가벼운 튜브형 압박 스타킹을 적용하였다. 또한 수술 후 절개 부위에 스타킹은 거즈 붕대를 유지하는 데 도움이 되고(그림 1-11B) 부피가 적은 상처 부위를 만든다.

압박붕대를 착용하고 벗을 때 부주의로 인하여 치유하는 골격, 힘줄 또는 인대가 재손상이 발생하거나 유해한 자세로 변경되지 않도록 주의가 필요하다. 그리고 작업치료사는 사용할 스트랩의 유형과 위치를 고려한다. 부종 부위를 가로질러 배치한 좁은 스트랩으로 인하여 부종이 발생할 수 있고 피부 아래 위치하는 감각신경을 자극할 수 있다. 신체 부위를 감싸는 탄력 랩 또는 압박 장갑(compressive garment)(예: Ace™ 랩, 탄성 스타킹 또는 Coban™)로 스플린트를 먼쪽에서 몸쪽까지 잘 감싸 신체의 압력을 고르게 분산시키면 부종을 최소화하는 데 도움이 될 수 있다.

다른 부종 관리 방법과 가동 스플린트를 함께 사용하여 초기에 부종을 감소시킬 수 있다. 으깸 손상은 골격, 인대, 힘줄과 신경 중 하나 이상의 구조가 손상되는 복잡한 질환이다. 환자는 손상된 신체를 적절하게 위치하고 안정성을 지원하면서 보호하기 위해 단순한 손목/손/엄지 고정 스플린트를 초기 치유 단계에서 적용한다. 환자와 함께 하는 작업치료사는 최적의 관절 위치를 유지하고 노력해야 한다. 가장 중요한 목표 중 하나는 손의 변형 방지와 기능적인 자세(내재근 플러스 자세 또는 안전한 자세)를 유지하는 것이다(MCP 굽힘, IP 폄 및 엄지 손바닥 벌림 자세 유지). 이를 손상 후 조기에 달성되지 않으면 MCP 관절의 곁인대(collateral ligament) 단축과 PIP 관절 손바닥 판(volar plate)에 구축이 발생하고 이는 MCP 폄 및 PIP 굽힘 구축을 초래할 수 있다. 최적의 관절위치는 초기에 뻣뻣함, 통증과 부종으로 인하여 유지하기 어려울 수 있다. 지속적이고 편안한 관절운동과 함께 스플린트를 적용하고 통증과 상처 치유를 관찰하면서 스플린트를 계속적으로 수정, 보완한다(그림 1-11A).

예: 손목/손/엄지 고정 스플린트(WRIST/HAND/THUMB IMMOBILIZATION ORTHOSIS, WHFO)(그림 1-11).

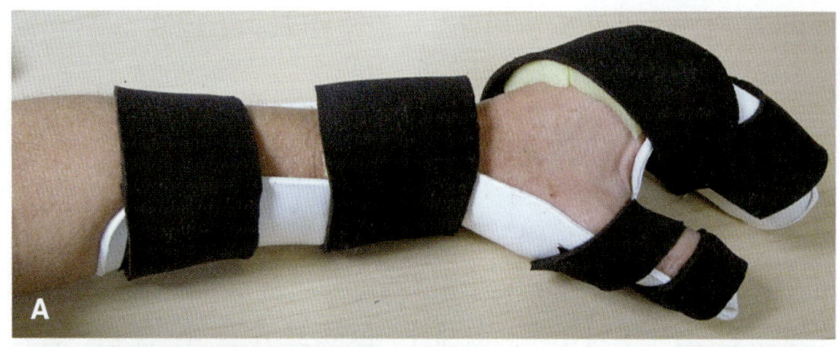

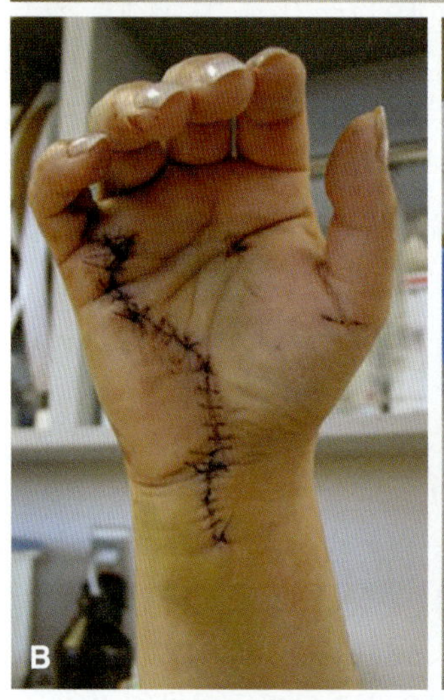

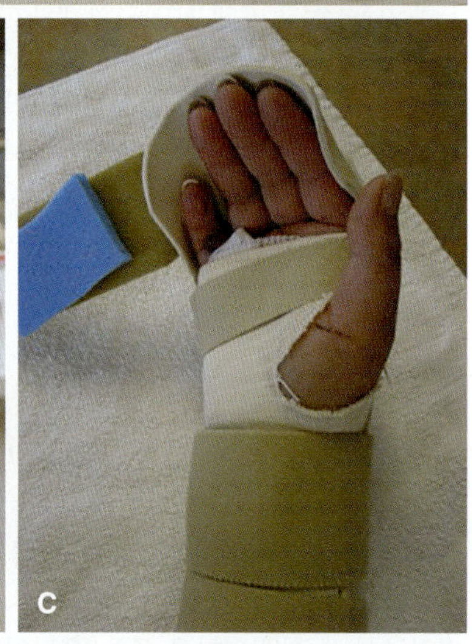

그림 1-11 **A~C, 손목/손/엄지 고정 스플린트(Wrist/hand/thumb immobilization orthosis, WHFO). A,** 전통적으로 "휴식 손 스플린트(resting hand splint)"로 명명된 스플린트는 안정성 지원, 적절한 자세 지원(MCP 굽힘, IP 폄, 엄지 손바닥 벌림) 및 으깸손상에 필요한 치유 환경을 제공한다. **B,** 수술 후 SF FDS 및 FDP 재건. **C, 손목/손 고정 스플린트(Wrist/hand immobilization orthosis, WHFO)** – 손등 설계. 스플린트 아래에 적용하는 탄력 스타킹은 절개 부위를 부드럽게 압박하고 수술 후 상처 소독을 하는 데 도움이 된다. 스토키네트의 탄력 특성은 수술 후 수동 관절운동이 가능한 사례에서 사용 가능하다.

기능적인 사용을 최대한 지원
Aid in Maximizing Functional Use

스플린트는 손상되거나 불안정한 신체 구조를 올바르게 위치하도록 하고 지원함으로써 기능을 향상시킬 수 있다. 낮 동안, 가볍고 지원이 가능한 기능적인 스플린트는 환자가 손을 사용하여 직업활동, 학업활동 또는 여가 활동을 수행하는 데 도움을 줄 수 있다. 그림 1-12A~D는 진행성 경피경화증 환자에게 작고 가벼운 가동 스플린트를 사용하여 어떻게 열쇠를 돌리는지를 보여준다. 스플린트는 최소한의 크기로 자세를 지원하도록 제작할 수 있다. 스플린트의 크기가 클수록 기능적인 사용을 방해할 가능성이 크다.

예: 2번째 손가락 노뼈 방향 스플린트(INDEX FINGER RADIAL DEVIATION ORTHOSIS, HFO)(그림 1-12).

손끝으로 집기를 시도할 때 아탈구와 통증을 보이는 엄지의 손목손허리(CMC)관절은 잘 만들어진 CMC 고정 스플린트를 사용하는 것이 도움이 된다(Colditz, 1995a; Sillem, Backman, Miller, & Li, 2011; Gil, Ebert, & Blanchard, 2019). 1번째 손허리뼈의 아랫

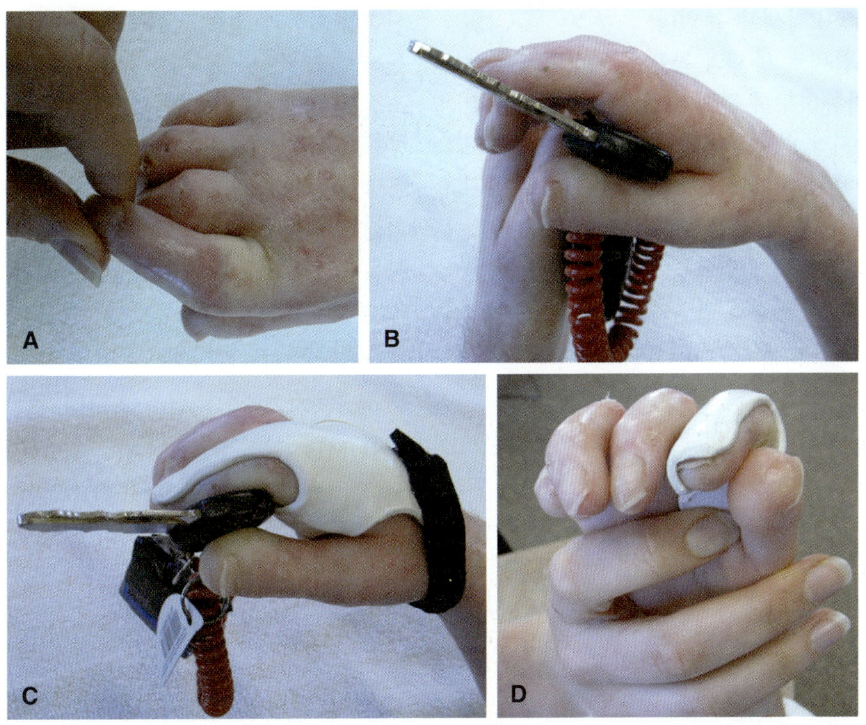

그림 1-12 A~D, **손가락 고정 스플린트(Digit immobilization orthosis, HFO).** A, 피부경화증 환자는 심한 MCP/PIP 관절의 불안정성과 2번째 손가락의 자뼈 방향의 변형으로 인하여 열쇠를 돌리기가 거의 불가능하다(B). C, 2번째 손가락을 중립으로 고정하는 작은 스플린트를 사용하여 엄지로 키를 고정하도록 기둥 역할을 지원한다. D, 접촉 감각 입력을 위하여 손바닥과 노뼈쪽을 열어두고 스플린트가 자뼈 부위를 잘 감싸도록 해야 한다.

부위와 CMC 관절을 지원하도록 잘 만들고 압력 분포에 주의를 기울이면 기능성과 편안함을 함께 얻을 수 있다. 이런 유형의 스플린트(단단한 또는 부드러운 재질)는 엄지의 CMC 관절에 어느 정도의 안정성을 제공하고 1번째 손허리뼈의 벌림과 같은 향상된 해부학적인 위치를 지원한다. 작은 가동 스플린트는 엄지를 사용하는 동안 통증을 완화하고 환자가 효과적으로 쥐고 집는 것을 가능하게 한다(그림 1-13A,B).

예: 엄지 손목손허리관절 고정 스플린트(THUMB CMC IMMOBILIZATION ORTHOSISHFO)(그림 1-13).

조직의 길이 유지 Maintain Tissue Length

스플린트를 적절한 시간 내에 신중하고 정확하게 적용한다면 조직 길이를 유지할 수 있다. 연조직의 구축은 다양한 원인으로 발생한다. 원인 중 하나는 신경의 손상으로 인하여 근육-힘줄의 불균형이 발생한다. 이를 치료하지 않고 방치하다면 불균형으로 인하여 힘줄

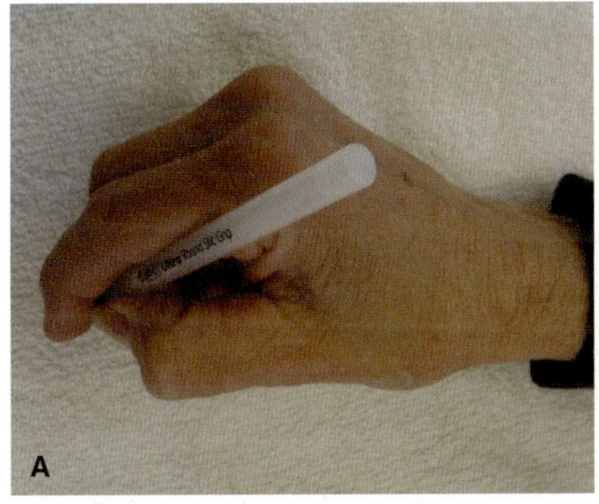

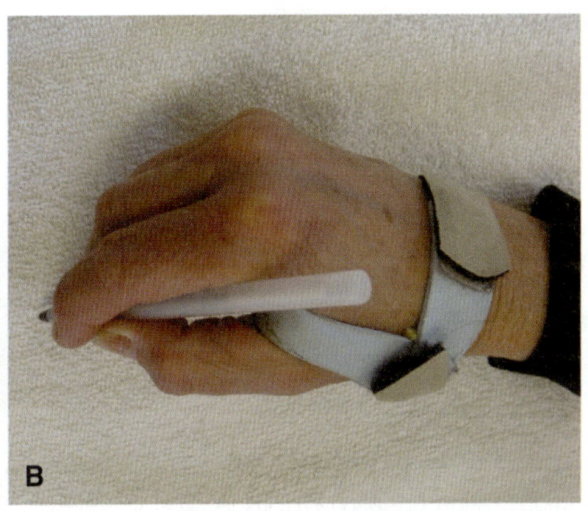

그림 1-13 A 및 B, **엄지 고정 스플린트(Thumb immobilization orthosis, HFO).** A, 스플린트를 적용하기 전에 엄지손가락의 위치를 확인한다. B, 글쓰기를 수행하는 동안 관절의 안정화를 위해 엄지 손목손허리(CMC)관절 고정 스플린트를 사용하고 있다. 작은 스플린트는 기능적인 과제활동을 지원하고자 첫 번째 CMC 관절의 아탈구를 방지하는 데 도움이 되도록 설계된 옵션 중 하나이다.

과 인대가 단축되어 관절 구축이 발생할 수 있다.

손상의 초기 단계에서 스플린트 중재의 목표는 조직의 단축을 억제하고 기능적인 사용을 가능하도록 관절의 위치를 배치하는 것이다. 흉터 조직의 성숙의 마지막 단계(3~6개월 또는 그 이상)에서의 목표는 조직 단축을 방지하기 위하여 조직을 최대 길이로 유지하는 것이다(Genova, Lester, & Walsh, 2010; McFarlane, 1997). 이 단계에서 스플린트는 조직의 길이에 영향을 주지 않지만 달성한 관절범위를 유지할 수 있다. 치료 과정과 가정에서 얻은 이득은 스플린트를 이용한 적절한 자세 안정과 운동의 균형있는 프로그램을 통하여 유지할 수 있다.

엄지의 모음 구축(adduction contractures)은 정중신경의 손상이나 정중신경의 재건(repair of the median nerve) 후에 발생할 수 있다. 이를 방지하기 위해서는 신경 재건 후에 가능한 한 빨리 스플린트를 제공해야 한다. 스플린트는 아래팔 기반으로 제작하는데 손목이 약간 굽혀지고 1번째 손갈퀴막 공간(web space)을 성형(molded)하고 엄지 IP 관절 주름까지 펴하여 제작한다. 제작 동안 엄지 MCP 관절의 자뼈 곁인대에 과도한 스트레스가 가해지지 않도록 주의한다. 스플린트 자세는 엄지를 최대 벌림으로 유지하여 가능한 모음 구축을 방지하는 동시에 신경의 재건 후에 치유 과정에서 발생한 단축과 위치를 수정, 보완한다(그림 1-14A). 손상된 신경의 회복과 손목 폄이 가능하면 손기반의 손목 고정 스플린트를 착용할 수 있다. 이는 1번째 손갈퀴막 공간(first web space)의 조직 길이를 유지하고자 밤 시간에 착용할 수 있다. 이는 손갈퀴막 공간의 구축을 방지하기 위한 또 다른 옵션으로 최대한 엄지를 손바닥 벌림으로 유지하고 신경 회복의 진행에 따라 인접 관절의 간헐적인 운동을 허용한다. 환자가 손상된 손으로 기능적인 과제를 사용하고자 시도할 때 이러한 손 기반 스플린트를 선택할 수 있다(그림 1-14B). 스플린트의 목표는 1번째 손갈퀴막 공간의 모음 구축을 방지하는 것이다.

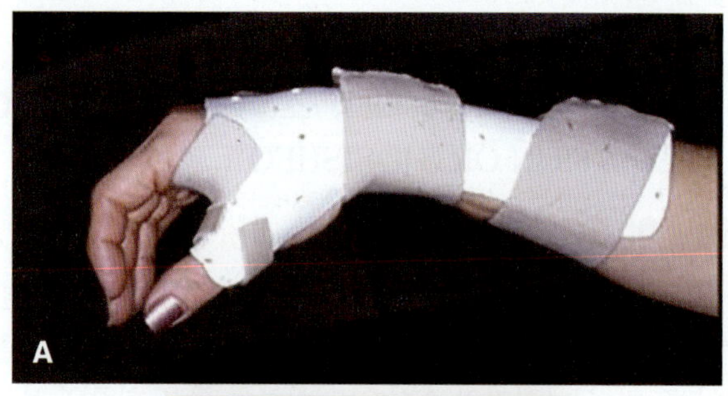

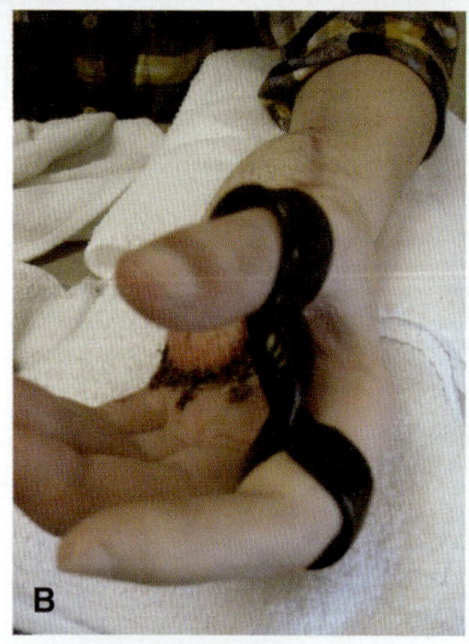

그림 1-14 **A 및 B, 손목/엄지 CMC 손바닥 벌림 고정 스플린트(Wrist/thumb CMC palmar abduction immobilization orthosis, WHFO). A,** 고정 스플린트는 정중 신경 손상 또는 재건 후 첫 번째 손갈퀴막 공간의 모음 구축을 방지하고자 사용한다. 표시처럼 손목과 첫 번째 손갈퀴막 공간을 함께 고려하여 제작한다. **B, 손바닥 벌림 스플린트(Palmar abduction orthosis, FO).** 이러한 스플린트는 기능적인 사용 또는 운동치료 과정에 손바닥 벌림을 유지하는 역할을 한다.

예: 손목/엄지 CMC 손바닥 벌림 고정 스플린트(WRIST/THUMB CMCPALMAR ABDUCTION IMMOBILIZATION ORTHOSIS, WHFO)(그림 1-14).

수술 절차와 손상된 치유조직의 보호
Protect Healing Structures and Surgical Procedures

작업치료사는 수술 후에 손상된 사지를 안정시키고 보호하기 위해 고정 스플린트의 제작을 요청받는다(그림 1-15A~E). 이는 복잡한 손상이나 외과적인 재건으로 인해 특정 위치에서 여러 신체 구조를 고정하도록 단순한 스플린트 또는 복합한 스플린트를 제작할 수 있다. 수술 후 스플린트 제작에 있어 적절한 스플린트 선택을 위하여 수부전문의와의 긴밀한 의사소통이 중요한다. 삼출물의 배수(drains), 상처, 고정 핀(external pins) 또는 피부 이식(skin grafts)이 있는 경우 이를 고려하여 스플린트를 제작한다. 수술 후의 다양한 요소, 통증 정도, 손상 후의 심리적 내용으로 수술 후 신체 부위에 스플린트를 제작하는 것에 어려움을 줄 수 있다.

뒤퓌트랑(Dupuytren) 구축 이완술 후 손 고정 스플린트(hand immobilization orthosis)를 사용하여 손의 안정성을 지원하고 편안함과 수술 부위를 보호할 수 있다. 이 스플린트는 부피가 큰 상처 부위를 제거한 후 손과 손가락에 상처 소독을 다시 시행하고 이후 상처 소독 부위에 스플린트를 제작한다. 환자는 스플린트를 벗고 작업치료사/수부외과전문의가 지시한 운동치료를 수행한다(그림 1-15A~C). 그림 1-15D,E처럼 외부적인 위험 요소를 피하고자 스플린트를 제작할 수 있다. 환자는 고정 핀과 상처 관리와 연계하여 스플린트 착용과 탈착 교육을 받는다.

예: 손/손가락 고정 스플린트(HAND/DIGIT IMMOBILIZATION ORTHOSIS, HFO)(그림 1-15).

골절 후 정렬 유지와 보호
Maintain and Protect Reduction of a Fracture

스플린트는 숙련된 치료사가 제작하고 이를 수부전문의가 감독할 때 골절 후 정렬을 유지하고 안정화할 수 있다. 환자에게 캐스트가 적합하지 않을 때 스플린트로 이를 대신할 수 있다. 열가소성 플라스틱 재료를 사용하여 손허리뼈 머리와 손가락뼈와 같은 작은 뼈의 세밀한 맞춤을 제공할 수 있는데 기존의 재료로는 섬세한 제작이

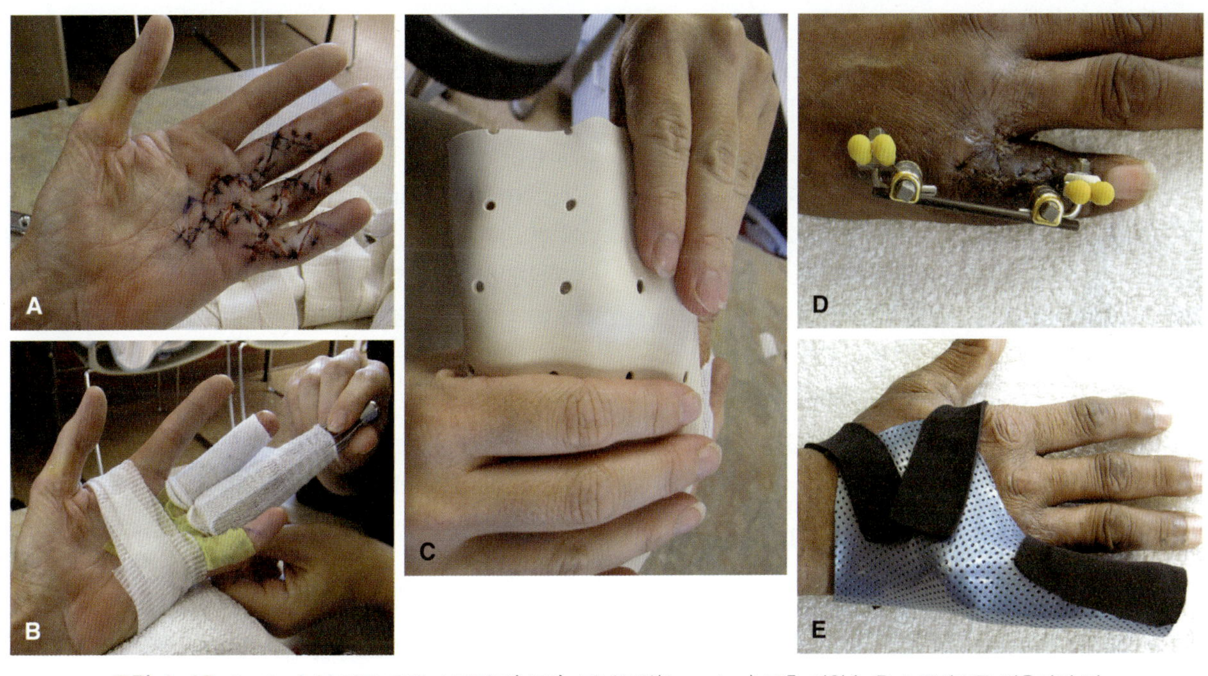

그림 1-15 **A~C, 손/손가락 고정 스플린트(HFO).** 뒤피트랑(Dupuytren) 구축 이완술 후 스플린트를 적용하여 폄을 안정화하고자 손허리손가락(MCP)과 손가락사이(IP)관절에 지원한다. **A,** 수술 후 상처소독 후에 적용된다. **B,** 상처소독 과정에 적용된다. **C,** 열가소성 플라스틱 재료를 사용하여 환자가 견딜 수 있는 범위의 손가락 폄 끝 범위에서 성형하여 상처소독이 가능하도록 제작한다. 손/손가락 보호 고정 스플린트(HFO). **D,** 5번째 몸쪽손가락 골절의 수술 후의 외부 고정. E, 취약한 부위를 보호하기 위하여 해당 부위를 직접 수정한 스플린트.

어렵다. 일부 환자는 캐스트보다는 가벼운 열가소성 플라스틱 재료로 제작되는 스플린트로 기능적인 손 사용을 지원할 수 있다.

일부의 5번째 손허리뼈 골절에 발생하는 안정 골절은 RF-SF MCP 고정 스플린트를 사용하여 효과적으로 치료할 수 있다(그림 1-16A~C). 이러한 유형의 스플린트는 치유 골절 치유 과정을 위하여 지속적인 정렬을 유지하고 골절 부위를 보호해준다. 길이가 유지된 위치에서 RF-SF MCP 곁인대를 유지하고 손목의 몸쪽과 먼쪽 관절의 관절범위를 허용하도록 지원한다. 그림 1-16A의 스플린트는 손상의 복합성으로 인하여 IP가 펴지도록 설계되었다. 일반적으로 4번째, 5번째 MCP 관절의 위치는 60° 굽힘되고 손목, PIP 및 DIP 관절은 다양하게 설정할 수 있다. 4,5번째 손허리뼈는 2,3번째 손허리뼈에 비해 가동성이 좋기 때문에 스플린트의 손 부위에서 2,3번째 손허리뼈 아랫부위를 지원하여 안정성을 향상시키기 때문에 이러한 내용을 고려하여 구입하도록 한다(Colditz, 2011a).

예: RF-SF MCP 굽힘 IP 폄 고정 스플린트(RF-SF MCP FLEXION IP EXTENSION IMMOBILIZATION ORTHOSIS, HFO)(그림 1-16).

관절의 정렬 보호 및 개선

Protect and Improve Joint Alignment

스플린트는 아탈구 또는 부정렬을 개선하고자 제작된다. 류마토이드 관절염과 같이 관절의 불안정성 또는 힘줄 파열은 적절한 관절의 움직임을 방해하여 기능 손실을 초래할 수 있다. 고정 스플린트는 안정성을 지원하고 조직 보호를 제공하기 위하여 제작된다. 또한 조직 치유 과정에 인대의 방향을 바꾸고 적절한 정렬을 지원한다(Beasley, 2011; Dell & Dell, 1996; Philips, 1995).

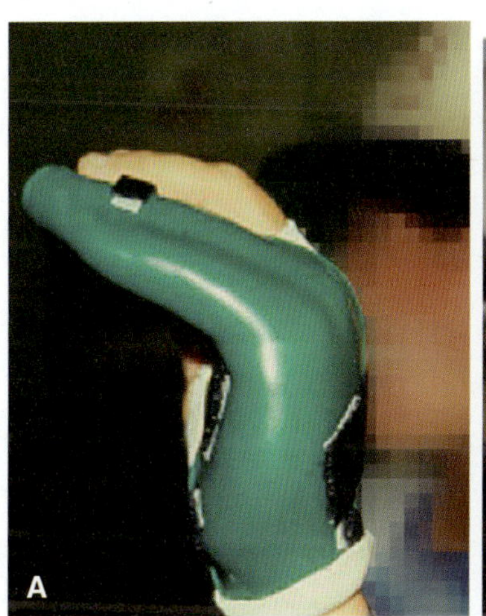

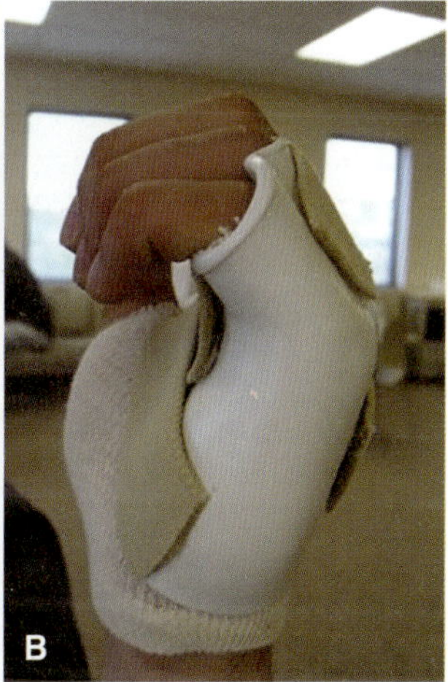

그림 1-16 **A 및 B, RF-SF MCP 굽힘/IP 폄 고정 스플린트(RF-SF MCP flexion/IP extension immobilization orthosis, HFO). A,** PIP 관절의 염좌가 동반된 5번째 손허리뼈 머리 부위 골절의 치료에 사용되는 스플린트. 조작 과정에서 스플린트는 뼈 조각의 이동을 최소화하기 위하여 손바닥-손등에 가해지는 압력을고려하여 제작한다. **B,** 5번째 손허리뼈 머리 부위 골절(권투 선수 골절)을 안정화하는데 사용되는 스플린트로 IP 관절의 동작은 허용한다.

관절염 환자는 밤에 편안하고 안정성을 지원하는 손목과 손 고정 스플린트를 착용할 수 있다. 이는 적절한 관절의 정렬을 유지하고 변형으로부터 보호하며 연조직의 구축을 예방하거나 최소화한다. 또한 손상과 연결된 큰 관절의 안정성을 지원하도록 제작할 뿐 아니라 전략적으로 부드러운 스트랩을 사용하여 손가락의 작은 관절의 변경을 예방하는 데 도움이 된다. 주의하지 않으면 관절 변형과 기능 제한이 쉽게 발생할 수 있어 교정된 관절의 위치를 확인하도록 한다. 그림 1-17A는 수술 전 MCP 관절의 아탈구와 자뼈 방향으로 기울진 정렬을 가진 환자의 사진이다. 그림 B와 C는 수술 후 변화된 관절의 정렬을 나타낸 사진이다. 관절염 환자는 간혹 휴식기와 안정성의 지원하고자 고정 스플린트를 필요로 한다(그림 1-17A~C).

예: 손목/손/손가락 고정 스플린트(WRIST/HAND/DIGIT IMMOBILIZATION ORTHOSIS, WHFO)(그림 1-17).

움직임의 힘을 제한 또는 전달

Block or Transfer the Power of Movement

개별 관절에 캐스트 또는 스플린트를 적용하여 동일한 운동면에서 다른 관절로의 운동성을 차단하거나 전달할 수 있다. 특정 관절에서 움직임을 차단함으로써, 움직임의 힘을 몸쪽 또는 먼쪽으로 전달된다. 이는 흉터 조직에서 힘줄이 활주하거나 뻣뻣한 관절의 움직임을 촉진할 때 유용하게 사용된다. 이러한 스플린트는 가정에서 운동 도구로써 손(수부)의 재활 과정에 자주 사용된다.

몸쪽손가락사이(PIP)관절의 움직임을 제한하기 위하여 사용되는 전체를 감싸는 원주형 스플린트 또는 캐스트는 먼쪽손가락사이(DIP)관절의 자유도를 자유롭게 하여 굽힘의 힘을 DIP 관절로 전달한다. 움직임을 제한하는 PIP 스플린트는 얕은 손가락 굽힘근(flexor digitorum superficialis, FDS)의 기능을 제거하고 깊은손가락굽힘근(flexor digitorum profundus, FDP)이 독립적으로 활동하여 먼 손가락뼈가 움직이도록 한다(그림 1-18A). DIP 관절에도 동일한 개념을 적용할 수 있다. DIP 관절이 폄 상태로 유지되면 굽힘의 힘이 PIP 관절로 전달된다(그림 1-18B). 다른 손가락을 폄 상태로 유지하면 스플린트가 FDP의 동작을 차단하고 FDS를 분리적으로 움직이는 데 도움이 된다. 운동의 힘을 차단하거나 전달하는 또 다른 좋은 예로는 동작 관련 스플린트(relative motion orthosis)가 있다(Hirth, Howell, & O'Brien, 2016). 동작 관련 굽힘 스플린트는 3번째 손가락의 능동 PIP 폄의 약화를 해결하는 데 사용된다. 인접한 손가락에 비해 가운데 3번째 손가락의 MCP 관절을 상대적으로 굽힘으로써 펴는 힘은 PIP 관절로 전달된다(그림 1-18C,D). 자세한 내용은 7장을 참조하기 바란다.

예: PIP 고정 스플린트(FO) 및 동작 관련 굽힘 스플린트(PIP IMMOBILIZATION ORTHOSIS[FO] and RELATIVE MOTION FLEXION ORTHOSIS[FO])(그림 1-18).

경직된 근육의 긴장도와 구축의 감소

Reduce Tone and Contracture of a Spastic Muscle

선행연구에서 경직된 근육의 긴장도를 억제하는 데 있어 스플린트의 일부 설계와 치료적인 접근법의 효과에 대하여 논란이 있다. 그

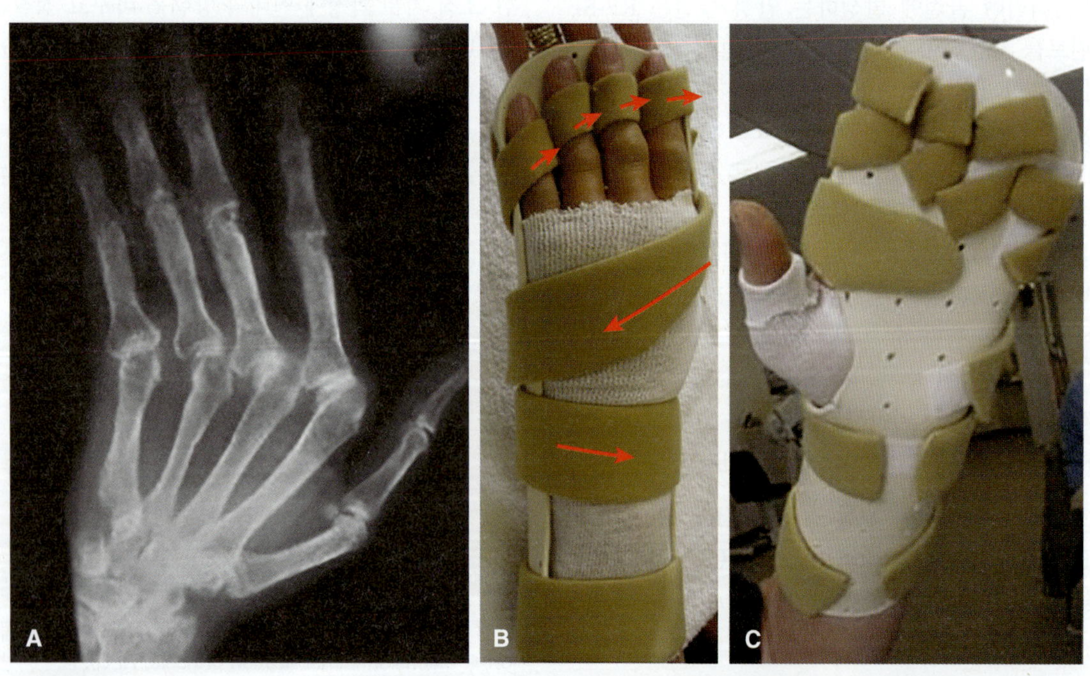

그림 1-17 A~C, 손목/손/손가락 고정 스플린트(Wrist/hand/digit immobilization orthosis, WHFO). A, 류마토이드 관절염 환자의 수술 전 사진. B, 전략적으로 사용된 스트랩을 포함하는 고정 스플린트는 수술 후 관절의 안정성을 지원하고 최적의 위치를 유지하도록 한다. C, 손바닥에서 관찰 – 손가락을 각각 고정할 수 있도록 열가소성 플라스틱 재료로 일부를 절단하여 스트랩과 연결하였다.

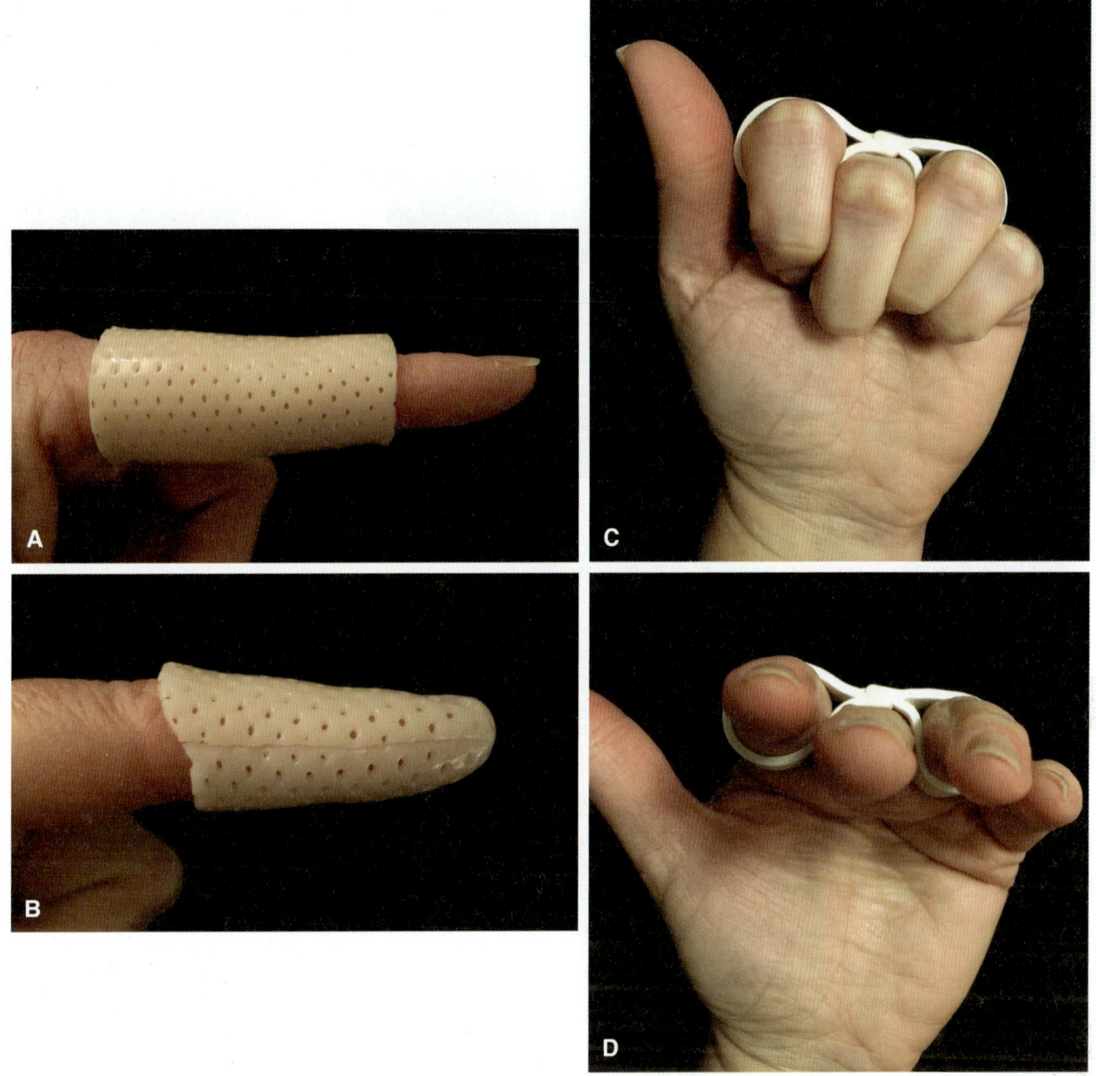

그림 1-18 A~D, A, **PIP 고정 스플린트(PIP immobilization orthosis, FO).** 전체를 감싸는 단순한 원통형 스플린트는 깊은손가락굽힘근(flexor digitorum profundus) 다른 근육과 분리하여 움직임을 촉진하는 데 사용할 수 있다. **B, DIP 고정 스플린트(DIP immobilization orthosis, FO). C 및 D. 3번째 손가락 동작 관련 폄 확장 스플린트(FO).** 모든 관절은 3번째 손가락(MF) MCP 관절의 운동범위에서 폄 자세에서 독립적인 운동을 할 수 있다.

러나 대부분의 작업치료사들은 초기 스플린트 중재를 통해 비정상적인 근긴장도를 감소하고 구축을 예방 또는 감소하며 피부 손상 예방에 도움이 된다고 판단한다(Botte, Kivirahk, & Kinoshita, 2011; Mathiowetz, Bolding, & Trombley, 1983; McPherson, 1981; Neuhaus, Ascher, & Coullon, 1981; Rose & Shah, 1987).

설계의 선택은 근긴장도의 범주, 구축의 특성 및 자세 등에 영향을 받는다. 스플린트를 제작하는데 2명의 치료사가 동원되는데 이는 스플린트를 제작하기 전에 수행되는 높아진 긴장도를 조절하는 기술이 필요하기 때문이다. 제작에 필요한 옵션이나 환자 자세와 관련한 자세한 내용은 19장을 참조하기 바란다. 상지(upper extremity)의 안정성과 정렬을 쉽게 지원하는 기성품 또는 미리 제작된 스플린트가 많다. 또한 혼자 거주하는 경우 다른 사람에게 의존하지 않고 스플린트를 착용하는데 용이한 선택사항도 있는데 이후 9장에서 많은 정보를 확인할 수 있다.

근긴장도의 증가로 인하여 발생하는 구축을 방지하고 이를 해결하기 위하여 스플린트를 제작하는 것은 어려운 과정이다. 단단한 원뿔형(hard cones) 손가락 스프레더(spreaders) 또는 네오프렌 스트랩(neoprene straps)과 같은 추가 재료를 사용하여 스플린트를 제작하여 손가락, 엄지과 손목의 위치를 효과적으로 지원할 수 있다 (그림 1-19).

예: 손목/손/엄지 고정 스플린트(WRIST/HAND/THUMB IMMOBILIZATION ORTHOSIS, WHFO) (그림 1-19).

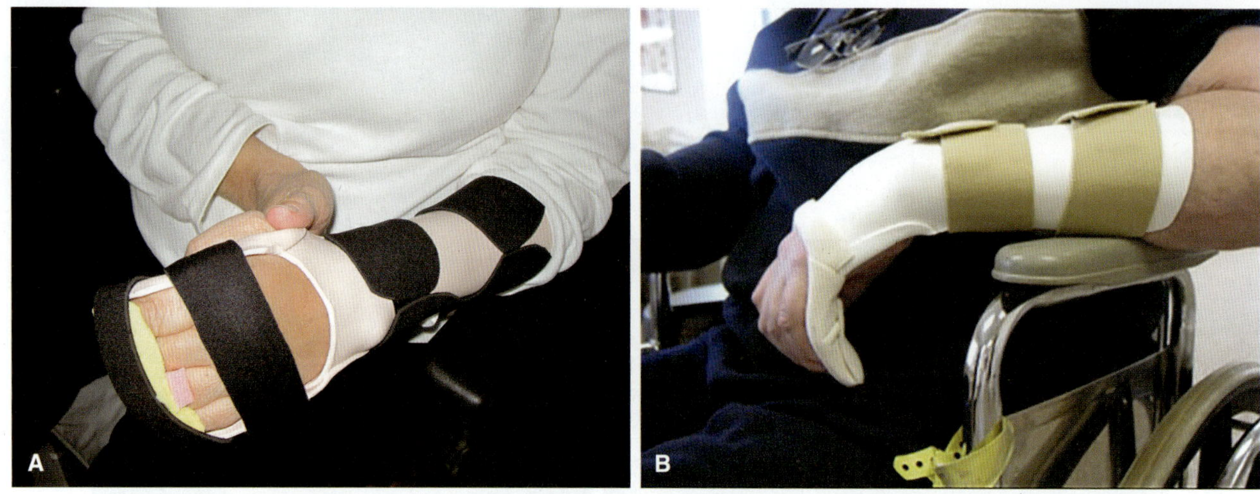

그림 1-19 **A 및 B, 손목/손 고정 스플린트(Wrist/hand immobilization orthosis, WHFO).** 손목/손 고정 스플린트(손바닥-손등적용)은 일반적으로 손목과 손의 높은 근긴강도를 관리하고 피부 손상을 예방하기 위하여 사용한다. 환자가 쉽게 적용할 수 있도록 설계한다. **A**, 등쪽; **B**, 옆쪽.

가동 스플린트 MOBILIZATION ORTHOSIS

가동 스플린트(mobilization orthoses)의 적용은 오랜 시간에 걸쳐 가해지는 장력을 조절하여 세포의 증식(proliferation)을 변화하는 생리학적인 이론에 근거한다. Brand 등은 치료 방법 중 서로 다른 형태의 가동 기술을 사용하여 이익을 줄 수 있다고 하였다(Bell-Krotoski, 1995; Bell-Krotoski & Breger-Stanton, 2011; Bell-Krotoski & Figarola, 1995; Brand & Thompson, 1993, Colditz, 1995b, Fess, 1995, 2011, Fess & McCollum, 1998, 꽃과 LaStayo, 1994, 2012, Glascow et al., 2011, Gyovai & Wright Howell, 1992, Rose6, 1992, Kro 샤, 1987; Tribuzi, 1995). 스플린트를 통한 조직의 가동화(mobilization) 효과는 조직을 늘리는 개념이 아니라 실제로 세포의 성장을 촉진하는 내용에 기반한다. 단축된 조직 세포의 성장을 자극하기 위해 조직의 길이를 변화한다. 이러한 길이변화에 대한 자극은 스플린트를 사용하여 일정한 외부 장력이 가하여 발생한다(Brand & Thompson, 1993; Krotoski, 2011). 살아있는 세포는 변화하는 장력을 인식하여 오래된 콜라겐 섬유를 흡수하고 적용된 장력 방향으로 새로운 콜라겐 세포로 교체된다.

조직 성장에 대한 개념은 귓불, 입술, 목과 같은 특정 신체 부위를 늘리는 것이 유행이라고 여겨지는 일부 아프리카 부족에서 입증되었다. 예로, 어린 아동의 귓불에 놓여진 작은 은못(small dowel)의 직경은 조직을 확장되고 새로운 크기에 따라 적용하여 연속적으로 증가한다(그림 1-20).

가동 스플린트를 제작하고 이를 계획하는 데 있는 많은 어려운 과정이 존재한다. 작업치료사는 어떤 유형의 가동 스플린트가 좋은 결과를 주는지 고려하여 이에 맞는 내용(가동, 연속 고정, 고정 진행형)을 적용한다. 초기 평가에서 수집된 개별 정보를 확인하여 통합한다. 예로 연령, 동기부여, 심리 상태, 연관된 외상 또는 질병, 직업 또는 직업 복구 요구도, 관절의 끝범위의 특성(부드러움, 단단함, 유연함), 손상 기간 또는 수술 후 경과 시간, 능동 또는 수동 관절운동범위(ROM) 및 기능활동 등이 의사 결정 과정에 도움을 준다. 예로, 오래 기간 동안 PIP 관절 굽힘 치밀 구축(dense contracture)을 가진 환자는 가동 스플린트보다 연속 고정 또는 고정 진행형 스플린트를 사용하는 것이 효과적이다. 연속 고정 또는 고정 진행형 스플린트는 일정 기간 동안 PIP 관절에 폄 상태를 유지시킬 수 있다. 가동 스플린트는 충분한 시간 동안 치밀 구축을 개선하기 위하여 충분한 힘을 제공하지 못한다(Bell-Krotoski & Breger-Stanton, 2011; Colditz, 2011b; Flowers, 2002; Schultz-Johnson, 2002).

가동 및 고정 진행형 스플린트는 가동력을 조직에 적용하는 데 있어 전달되는 방식에 차이가 있다. 두 가지 유형의 스플린트에서 발생하는 장력은 처음에는 작업치료사가 설정하지만 차후 환자가

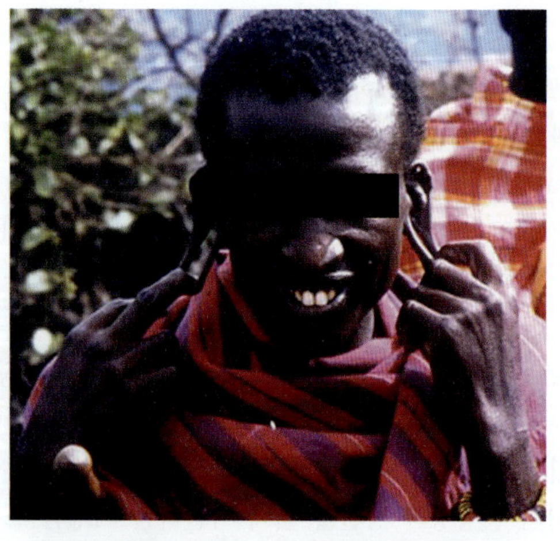

그림 1-20 아프리카 남성의 길게 늘어난 귓불은 귀마개를 평생 사용함으로 점진적으로 늘어난 결과이다.

이를 수정할 수 있다. 스플린트를 편안하게 착용하기 위하여 야간에 긴장도를 줄이고 치료 과정에서는 다시 긴장도를 높이도록 한다. 가동 스플린트에서, 마치 고무줄이 시간이 지남에 따라 탄성이 감소하듯 지속적인 장력으로 인하여 탄력의 특성 감소로 효과가 감소한다. 또한 중력으로 인하여 결합 조직(the bands)이 점진적으로 늘러나 가동력에 부정적인 영향을 줄 수 있다.

일반적으로 야간에는 가동 스플린트의 사용을 권장되지 않는다. 이러한 스플린트의 특성은 최대 허용 길이에 도달했을지라도 구조에 지속적인 장력을 전달하는 것이다. 대부분의 환자는 스플린트를 야간에 착용하여 발생하는 지속적인 신장을 견디지 못하고 결국 이를 제거한다(Schultz-Johnson, 1996, 2002, 2003b). 또한 가동 스플린트를 착용하고 수면을 취하는 것이 어색하고 번거로우며 스플린트에서 당겨지는 선(line)이 침구나 의복에 걸릴 가능성도 높다. 고정 진행형 스플린트와 연속 고정 스플린트를 적절하게 적용한다면 야간에 이를 착용할 수 있다. 이러한 스플린트는 최대 허용 길이 또는 최대 허용 길이에 근접하여 구조를 유지할 수 있고 그 이상의 길이를 넘지 않는다(Bell-Krotoski & Breger-Stanton, 2011; Schultz-Johnson, 1996).

환자는 위생활동, 능동 관절의 수행과 기능적인 과제활동을 수행할 때 가동 및 고정 진행형 스플린트를 모두 제거할 수 있다. 일반적으로 연속 고정 또는 캐스트는 제작 후 제거가 불가능하지만 이후 손상된 조직이 가해지는 장력에 적응하면 이를 수정할 수 있다. 일반적으로 스플린트는 3~6일 정도 적용한다. 일부 연속 고정 스플린트는 야간시간 내내 오랜시간 착용하지만 운동이나 휴식 때 이를 제거한다. 중앙 힘줄 손상(central tendon injury)으로 인한 PIP 굽힘 구축을 동반한 환자의 경우 한 방향으로 연속적인 신장이 필요한데 이때 제거가 가능한 스플린트는 최선이 아닐 수 있다. 스플린트를 제거하면 조직은 원래의 위치로 되돌아갈 수 있고 이전에 달성한 이익은 부분적으로 손실될 수 있다. 이러한 상황에서는 제거가 불가능한 전체를 감싸는 원주형 연속 고정 캐스트를 적용한다.

손에 가해지는 힘을 측정하고 이를 문서화해야 한다. 너무 큰 장력은 불편함을 주고 부종과 조직의 이상 반응을 유발할 수 있다. 반면에 너무 작은 장력은 비효과적일 수 있다. 다양한 집기근력측정기(force gauges)로 가동 스플린트로 가해지는 장력을 측정하여 기록한다(4장 참조). 손의 치유 과정에 조직이 이완되면서 힘이 줄어들 수 있어 측정을 통해 일정한 장력을 지원한다. 평가된 장력의 변수는 관찰과 임상 판단에 중요하고 이중 환자 교육이 가장 중요한다. MCP의 관절성형술 후 MCP 폄 가동 스플린트를 착용한 환자는 수부전문의가 의도한 단축된 조직을 신장하고자 하는 장력보다 훨씬 적은 장력을 필요로 한다(Fess, 2005; Jacobs & Austin, 2003, 2013). 이러한 정보를 환자 또는 가족에게 정확하게 전달하여야 하는데 그렇지 않으면 피해가 발생할 수 있다.

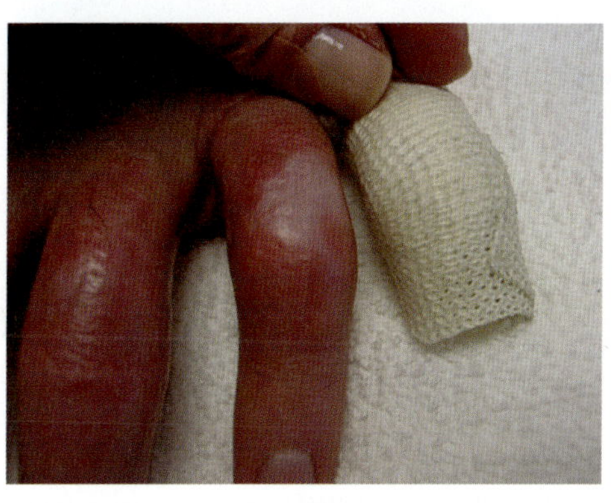

그림 1-21 연속 고정 PIP 폄 가동 캐스트는 PIP 관절의 등쪽에 너무 많은 힘으로 인하여 피부가 변화하는지 확인한다. 압박 부위가 제거되면 착용 시간을 점진적으로 늘리도록 한다.

스플린트를 착용하는 대상자는 과도한 장력의 징후를 창백한 피부, 통증, 무감각/얼얼함, 색 변화 등으로 감지하거나 약간의 불편함 또는 가벼운 신장 감각을 통해 확인할 수 있다(그림 1-21). 스플린트를 제거한 후 30분 동안 발적(redness)이 지속되면 장력/자세를 수정 보완한다. 짧은 시간 너무 많은 장력이 발생하면 연조직이 미세하게 찢어질 수 있다. 이는 순차적으로 세포 염증과 증식을 활성화하여 흉터 조직을 커지게 한다(Bell-Krotoski & Breger-Stanton, 2011; Brand & Thompson, 1993; Fess, 2005, 2011; Schultz-Johnson, 2002, 2003a, 2003b).

일반적으로 초기에는 1시간 정도 스플린트를 착용하는 것이 좋고 이후 불편함이나 조직 손상의 징후가 없으면 점전적으로 하루 1시간씩 착용 시간을 증가한다. 문제되는 징후가 나타나지 않았고 환자가 약간의 신장되는 감각을 감지하면 목표 시간에 도달할 때까지 이러한 방법을 계속 수행한다.

가동 스플린트의 일반적인 목표는 다음과 같다.

- 오래기간 지속적으로 치밀, 성숙한 흉터 조직을 재조직화한다.
- 연조직의 구축, 유착, 근힘줄의 단축을 늘리도록 한다.
- 수동 관절운동범위(ROM)를 증가한다.
- 관절 및 인대를 재정렬시키고 유지한다.
- 근력약화로 사라진 동작을 대체한다.
- 관절 가동성을 유지하고자 관절 내 골절의 재정렬 유지한다.
- 저항운동을 제공한다.

스플린트를 적용하는 목적과 예를 위한 논의는 다음 장에서 설명하도록 한다.

오래 지속된 치밀, 성숙한 흉터 조직의 재조직화
Remodel Long-standing, Dense, Mature Scar Tissue

연조직의 구축은 가동 스플린트를 사용하여 해결할 수 있다. 스플린트 유형의 선택은 뼈 유합 또는 신경혈관 상태, 흉터의 성숙도, 조직의 끝 느낌, 환자의 예상되는 순응도와 참여 수준과 같은 많

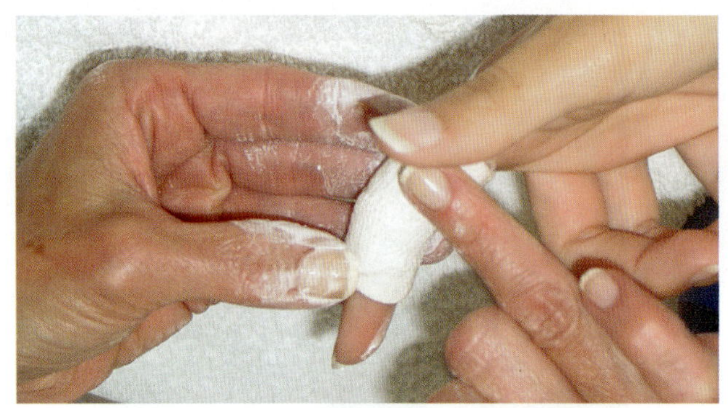

그림 1-22 **손가락 펌 가동 스플린트(Digit extension mobilization orthosis, FO).** 섬세하게 만들어진 캐스트(여기서는 파리 석고로 제작)를 적용하고 조직의 재조직화를 위하여 자주 변경한다. 연속 고정 캐스트는 PIP 관절 구축을 해결하는 데 효과적이다.

은 요인에 따라 변경될 수 있다. 성숙된 흉터는 연속 캐스트(serial casting), 고정 진행형 및 연속 고정 스플린트 제작에 잘 반응한다(Bell-Krotoski & Breger-Stanton, 2011; Schultz-Johnson, 1992, 2002, 2003a). 그리고 부드럽고 덜 성숙한 흉터는 적절한 움직임 원리를 적용하여 부드러운 가동력에 잘 반응할 수 있다(Fess, 2011; Fess & Phillips, 1987; Flowers & LaStayo, 1994, 2012). 뒤퓌트랑 구축과 관련된 연조직 구축과 섬유조직의 이차적인 구축은 스플린트의 가동화로 늘어나지 않는다.

오랫동안 치밀 PIP 굽힘 구축에 적용되는 전체를 감싸는 원통형 펌 가동 스플린트/캐스트는 단축된 조직을 늘리고 원하는 위치까지 길이를 유지하는 데 효과적이다(Colditz, 2011b). 스플린트를 적용하기에 앞서 사용되는 치료 기술(예: 온열, 초음파, 관절가동, 수동적인 신장 및 마사지)은 신장에 대한 조직의 반응을 준비하는 데 도움이 된다. 조직이 길어지거나 관절범위가 증가함에 따라 새로운 위치에서 관절의 안정성을 지원하기 위해 연속 고정 스플린트 또는 캐스트를 지원한다. 각각의 새로운 스플린트는 조직의 길이를 향상하여 재조직화하는 데 도움이 된다(그림 1-22). 캐스트 또는 스플린트는 구축이 해결될 때까지 개별 사용법과 조직반응에 따라 3~6일마다 조정된다(Flowers, 2002; Flowers & LaStayo, 1994, 2012; Glascow et al., 2011, 2012; Means, Saunders , & Graham, 2011). 많은 예시와 원리는 11장에서 설명된다.

예: PIP 펌 가동 스플린트(PIP EXTENSION MOBILIZATION ORTHOSIS, FO) (그림 1-22).

연조직 구축, 유착 및 근육힘줄 단축에 대한 신장
Elongate Soft Tissue Contractures, Adhesions, and Musculotendinous Tightness

스플린트를 통하여 구축을 해결하고 연조직을 신장시키는 다양한 요소를 기여요소를 가지고 있다. 이는 치료 전의 뻣뻣함의 질과 양적 내용, 중재, 진단, 발병일, 연령, 성별, 보험상태 및 가족 지원 등으로 설명된다(Glascow et al., 2011, 2012; Glascow, Wilton, & Tooth, 2003). 가동 스플린트의 제작은 흉터형성의 증식 단계에서 단축된 연조직을 늘리고 유착된 조직과 단단한 근육힘줄 조직을 늘리는 데 효과적인데 상처 치유 단계에서 적절하고 점진적으로 장력을 가하면 조직의 탄성을 향상시킬 수 있다(자세한 내용은 3장 참조하기 바란다). 일반적으로 스플린트를 적용하기 앞서 조직에 온열을 적용하고 신장하여 조직의 유연성을 준비하면 스플린트가 보다 효과적일 수 있다.

아래팔, 손목 및 손가락의 동작은 굽힘힘줄의 손상과 재건 후에 연조직의 유착으로 제한될 수 있다. 손목/손 펌 가동 스플린트는 아래팔 아래에 위치하는 외재근, 힘줄의 단축과 굽힘힘줄의 유착을 개선하고자 지원하는 치료내용 중 하나이다(그림 1-23). 고정 진행형 스플린트의 특성은 손목과 손가락의 관절범위에서 펌을 최대화하여 장력을 유지하여 아래팔에서 수축하는 연조직 구조에 세로 방향으로 힘을 가하는 것이다. 스플린트의 수정 및 보완은 조직 반응이 나타낼 때 진행한다. 이러한 유형의 스플린트는 위생 활동이나 능동 또는 수동 관절운동을 수행할 때 제거한다. 자세한 내용은 2장, 11장을 참조한다.

예: 손목/손 신전 가동 스플린트(WRIST/HAND EXTENSION MOBILIZATION ORTHOSIS, WHO) (그림 1-23).

수동 관절운동범위의 증가
Increase Passive Joint Range of Motion

스플린트의 제작은 뻣뻣한 관절의 수동적인 가동성(passive mobility)을 증가시키는 가장 효과적인 방법 중 하나이다. 뻣뻣한 관절의 수동 관절범위의 증가는 관절 끝에서 관절범위가 유지되는 시간과 비례한다(Colditz, 2011b; Flowers, 2002; Flowers & LaStayo, 1994, 2012; Schultz-Johnson, 2002). 연속 고정 및 고정 진행형 가동 스플린트는 이러한 목표를 효과적으로 달성할 수 있다(Schultz-Johnson, 1996). 두 가지 유형의 스플린트는 관절조직의 최대 끝 범위까지(중재 이전에 온열치료와 신장운동 진행) 적용하

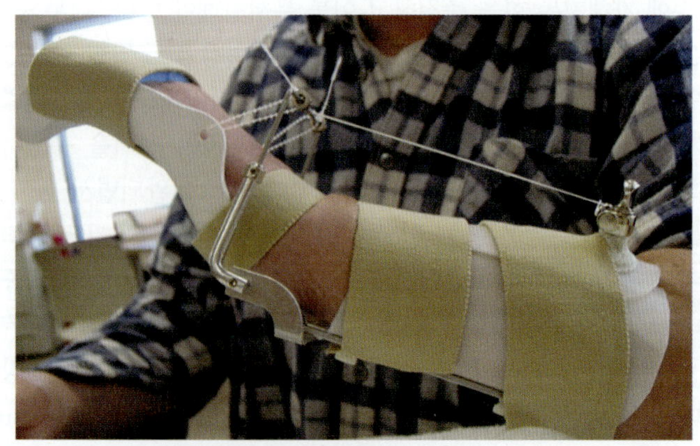

그림 1-23 **손목/손 펌 가동 스플린트(Wrist/hand extension mobilization orthosis, WHO).** Phoenix 손목 경첩, MERiT™ 고정 진행형 스플린트의 구성 요소과 간단한 부드러운 스트랩은 유착된 아래팔 아래에 사용하여 도움을 준다.

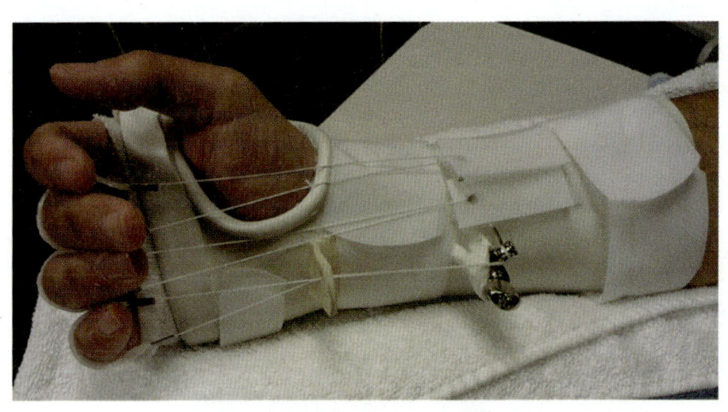

그림 1-24 **아래팔 기반 손허리손가락 MCP 관절 폄 가동 스플린트.** 고정 진행형 접근을 위하여 두 가지 서로 다른 방법을 사용하는 굽힘 가동 스플린트. 5번째 손가락에는 적용되는 고정 진행형 스플린트는 MERiT™의 구성 요소가 사용된다. 이는 심각한 폄 구축으로 인하여 선을 연결된 간단한 고리와덮개를 3, 4번째 손가락에 적용한다. 이는 곁인대 단축으로 인하여 손허리손가락(MCP)관절의 굽힘을 개선하는 데 사용하는 스플린트이다.

고 조직에서 길이 변화가 일어나 재배치를 허용할 때까지 유지된다(Glascow, Tooth, & Fleming, 2008). 환자가 편안하고 견딜 수 있는 자세로 적용한다.

MCP 굽힘 가동 스플린트는 MCP 관절의 수동 관절운동범위를 증가시키는 데 효과적이다. 이 스플린트는 손의 골격이나 연조직 손상 또는 캐스트로 고정한 후에 발생할 수 있는 MCP 곁인대의 단축을 해결하는 데 도움을 준다. MCP 관절에 굽힘력을 가하기 전에 뼈 유합(bony union), 신경혈관 상태(neurovascular status) 또는 힘줄 재건 강도 등과 같은 문제를 주치의에게 확인한다. 두 가지 다른 형태의 고정 진행형 스플린트를 통하여 MCP 관절의 단축에 굽힘력을 적용한다. 작업치료사는 스플린트의 먼쪽 손바닥 경계 부위가 먼쪽 손바닥 주름(distal palmar crease)을 덮지 않아 MCP에서 굽힘이 허용되는지 확인한다(그림 1-24).

예: 아래팔 기반 MCP 굴곡 가동 스플린트(FOREARM-BASED MCP FLEXION MOBILIZATION ORTHOSIS, WHFO) (그림 1-24).

관절 및 인대의 재정렬하고 유지하기
Realign and/or Maintain Joint and Ligament Profile

질병이나 손상으로 관절을 둘러싼 인대가 단축되거나 늘어나며 관절에서 아탈구나 탈구가 발생한다. 이러한 손상은 관절의 운동성에 변화를 주어 이러한 과정에서 환자는 통증을 경험하고, 손기능에 어려움이 발생하며 종종 통증을 보상할 다른 패턴을 만들기도 한다. MCP 관절성형술(arthroplasty)이나 폄근 힘줄의 균형 재조정(extensor tendon rebalancing)과 같은 외과적인 시술로 환자를 치료한다. 수술 후 작업치료사는 보호 자세를 지원하고자 가동 스플린트를 제작할 수 있다. 수술 후에 적용되는 스플린트는 관절-힘줄 정렬을 유지함으로써 치유 과정에서 손의 기능적인 능력을 증가시키고 이전의 사용한 보상동작과 변형을 감소시킬 수 있다.

MCP 폄 가동 스플린트는 MCP 관절성형술 후에 환자의 치료 과정에 자주 사용한다. 스플린트는 손목의 안정성을 지원하고, 약해진 손가락 폄근을 보조하기 위해 아웃트리거를 사용하여 재건된 관절에 과도한 스트레스를 방지한다(Swanson, 1995). 스플린트는 수술 과정에서 관절/주변 연조직의 완전과 주위 인대의 재건을 수행한 수부전문의와 상의한 후에 제작하도록 한다. 스플린트의 목적은 MCP 관절에 조절된 운동을 안내하고 안정성과 가동성의 적절한 균형으로 새로 구성된 단절을 재조직화하도록 지원하는 것이다(그림 1-25).

MCP 관절에 가해지는 힘은 노뼈 방향으로 기울어진 상태와 폄 상태에서 부드러운 능동 손가락 굽힘을 수행하는 데 문제가 없어야 한다. 스플린트에서 사용되는 힘은 단축된 연조직을 늘리는 데 사용되는 양보다 적다. 2번째 손가락(IF)의 MCP 관절에 있는 노뼈 곁인대의 재건은 MCP 인공관절 성형술에서 쉽게 볼 수 있다. 노뼈 쪽에 위치한 아웃트리거는 2번째 손가락(IF)의 엎침변형(pronation deformity)을 수정하고자 추가로 적용된다(Bell-Krotoski & Breger-Stanton, 2011; DeVore, Muhleman, & Sasarita, 1986; Philips, 1995). 자세한 내용은 13장을 참조하기 바란다.

예: 아래팔 기반 2, 3번째 손가락 MCP 폄 가동 스플린트(FOREARM-BASED IFMF MCP EXTENSION MOBILIZATION ORTHOSIS, WHFO) (그림 1-25).

근력 약화로 인한 변화된 동작의 대체
Substitute for Weak or Absent Motion

노신경 손상을 치료하기 위해 적용되는 스플린트는 수부재활 센터(Chapel Hill, NC)에서 처음 제작되었고 이후에 Colditz(1987)에 의해 설명되었다. 스플린트는 열가소성 플라스틱 재료로 제작되었고 아래팔 위쪽에서 손목 관절을 가로질러 각 구성 요소를 가지고 있

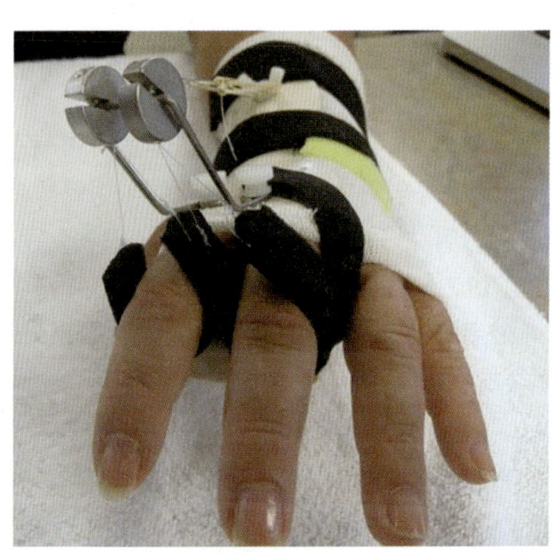

그림 1-25 **아래팔 기반 MCP 폄 가동 스플린트(Forearm-based MCP extension mobilization orthosis, WHFO).** 손목 MCP 폄 가동 스플린트는 2번째 손가락(IF)과 3번째 손가락(MF)의 MCP 관절성형술 후에 적용한다. 손가락걸이는 폄 동작을 약간 노뼈쪽으로 기울어진 MCP 관절의 정렬에서 이루어지도록 아웃트리거를 수정한다(피닉스 아웃트리거 체계[Phoenix Outrigger system]).

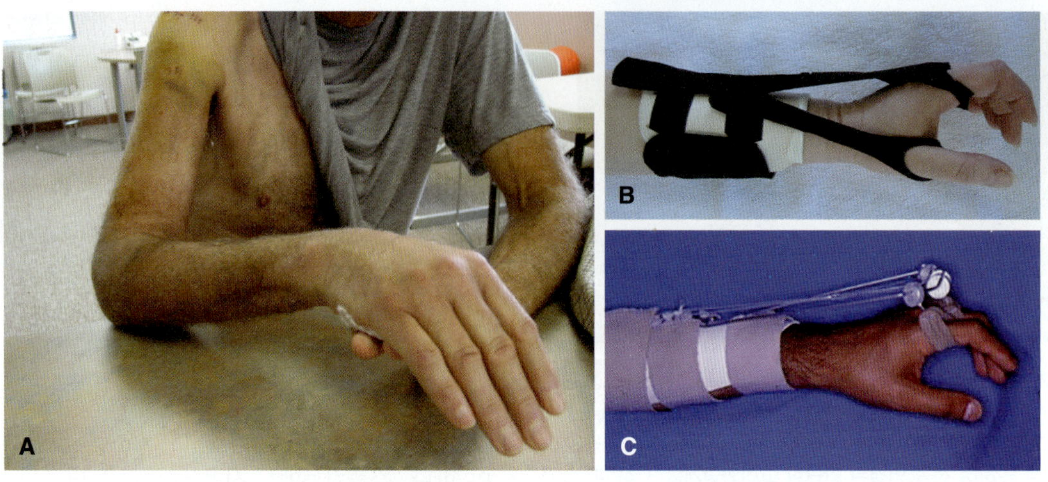

그림 1-26 **A~C, 손목/MCP 폄 가동 스플린트(Wrist/MCP extension mobilization orthosis, WHFO). A,** 노신경 손상이 있는 환자는 능동적인 손가락/엄지, 손목동작이 손실된다. **B,** 능동적인 폄 동작의 손실을 중재하고자 유형의 스플린트를 사용할 수 있다. 네오프렌(Neoprene)의 신축성을 통하여 개별 기능 활동이 가능하도록 장력을 조정할 수 있다. **C,** 피닉스 노신경 아웃트리거 키트(Phoenix Radial Nerve Outrigger Kit)는 기능적인 집기에서 수동적인 손목의 폄을 지원하고자 다른 옵션을 사용한다.

다. 아래팔 아래에서 몸쪽 손가락으로 고정 선을 사용하여 MCP 관절을 펴도록 한다. 스플린트는 능동적인 손가락 굽힘을 통하여 수동적인 손목 폄을 사용할 뿐만 아니라 능동적인 손목 굽힘을 통하여 수동적인 손가락 폄을 사용하여 힘줄작용(tenodesis action)을 촉진한다. 또한 기능적인 과제활동에 요구되는 가벼운 물체를 잡고 놓는 동작, 손가락을 펴고 유지하는 데 도움을 준다(그림 1-26A~C).

예: 손목 폄, MCP 굽힘/손목 굽힘, MCP 폄 교차 가동 스플린트(RECIPROCAL WRIST EXTENSION, MCP FLEXION/WRIST FLEXION, MCP EXTENSION MOBILIZATION ORTHOSIS, WHFO)(그림 1-26).

관절 내 골절 후 재정렬을 유지
Maintain Reduction of an Intra-articular Fracture

관찰 과정에서, 관절 내 골절 부위의 치유를 위하여 부드러운 견인력을 가하여 관절운동범위를 조절하면 골절의 정렬을 유지하고 치유의 촉진하며 관절 가동성을 유지하는 데 도움을 준다(Dennys, Hurst, & Cox, 1992; Schenck, 1986; Wong, 1995). 간혹 수술실이나 수술 후에 스플린트를 제작하는데 이는 수부전문의와 상의하여 긴밀하고 지속적인 의사소통을 통하여 경험많은 숙련된 치료사가 제작한다.

관절 내 PIP 골절은 스플린트를 제작할 때 외부 견인 장치를 선택해 관리할 수 있다. Schenck(1986)는 처음으로 견인 스플린트를 개발하였다. 수부외과전문의는 중간 손가락에 와이어(wire)를 수평으로 삽입하여 끝이 바깥으로 돌출되도록 수술한다. 와이어에 고무줄(rubber bands)이나 스프링(springs)를 고정하고자 이를 구부린 다음 스플린트 아래 테두리(hoop)를 부착한다. 일반적으로 고무줄 또는 스프링은 테두리를 따라 쉽게 미끄러질 수 있도록 알루미늄이나 열가소성 플라스틱 재료로 만든다. PIP 관절에서 테두리까지의 견인력은 시간당 또는 의사의 처방에 따라 특정 운동범위에서 움직이도록 조절한다. 완성된 스플린트는 골절 후 적절한 정렬과 힘 적용을 위하여 수부전문의의 확인이 필요하다(그림 1-27A). 이러한 방법은 MCP 관절과 같은 다른 관절에도 동일하게 적용할 수 있고 이는 Schenck의 연구에서 확인할 수 있다(그림 1-27B,C)(Dennys et al., 1992; Schenck, 1986; Wong, 1995). 자세한 내용은 12장을 참조하기 바란다.

예: 원형 견인(SCHENCK 설계) PIP 관절 내 가동 스플린트(CIRCULAR TRACTION (SCHENCK DESIGN) PIP INTRA-ARTICULAR MOBILIZATION ORTHOSIS, WHFO) 및 견인장치로 골절 후 치유 과정을 보호하기 위한 손가락 고정 스플린트(DIGIT IMMOBILIZATION ORTHOSIS TO PROTECT HEALING FRACTURE WITH TRACTION APPARATUS IN PLACE, HFO)(그림 1-27).

저항운동의 제공 Provide Resistance for Exercise

가동 스플린트는 환자의 움직임에 반대 방향으로 저항운동을 지원하는 스플린트로 적용된다. 이는 흉터에서 힘줄운동을 촉진하고, 특별히 손상된 근육의 인장강도(tensile strength)를 회복하고 유착된 힘줄에 대한 저항을 제공하는 유용한 방법이다.

FDS 또는 긴엄지굽힘근(flexor pollicis longus, FPL)에서처럼 유착된 힘줄에 저항운동은 흉터에서 힘줄의 활주운동을 촉진하고 강화 프로그램을 적용하여 긴장 강도를 높이는 데 기여할 수 있다. FDS의 미끄러짐(활주) 운동(glide)을 용이하게 하고자 스플린트는 MCP 관절을 폄 상태에서 DIP를 캐스트 또는 열가소성 플라스틱

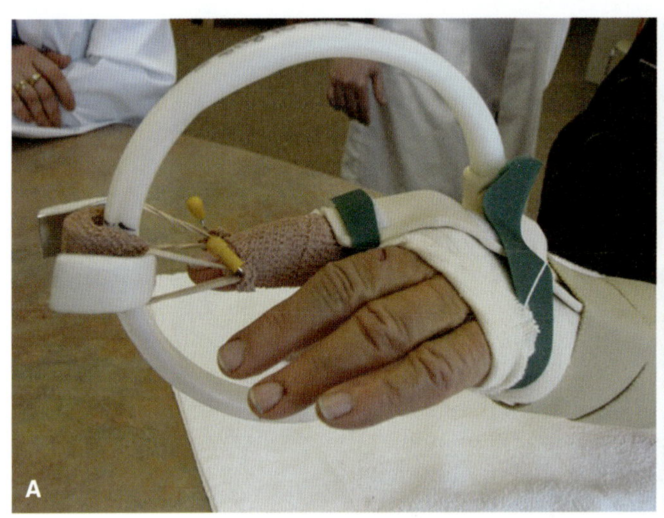

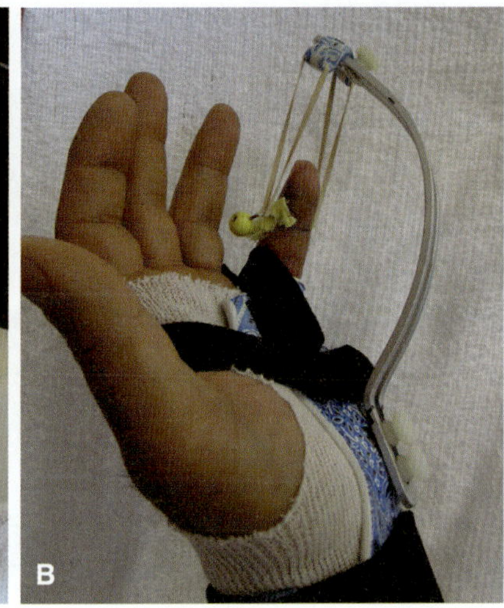

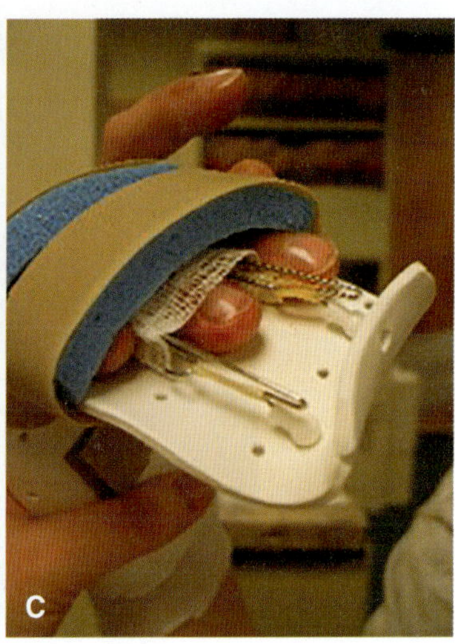

그림 1-27 **A~C, 관절 내 PIP 견인 가동 스플린트(Intra-articular PIP traction mobilization orthoses, WHFO).** **A,** 복잡관절을 관리하기 위한 기존의 Schenck 설계. **B,** 수정된 Schenck 설계는 PIP 관절을 보호하도록 조절된 수동 운동을 허용하면서 부드러운 견인과 골절 정렬을 유지하도록 한다. **C,** 고정 스플린트는 RF PIP 관절 내 골절의 안정화와 정렬을 위하여 기초형태로 사용됩니다.

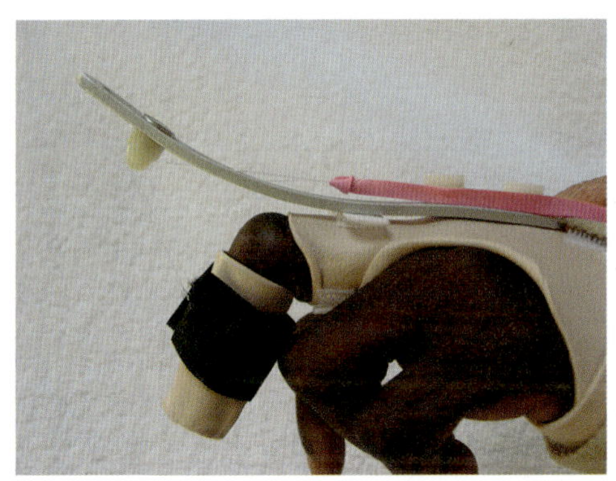

그림 1-28 **PIP 폄 가동 스플린트(PIP extension mobilization orthosis HFO).** PIP 폄 가동 스플린트는 유착된 얇은손가락굽힘근(flexor digitorum superficialis, FDS) 힘줄에 조절된 저항을 준다. DIP는 DIP 관절의 동작을 유도하고자 전체를 감싸는 작은 원주형 스플린트를 사용하여 폄을 유지한다. 스플린트의 사용 목적은 얇은손가락굽힘근 힘줄의 활주운동과 부드럽게 근력을 증가시키는 것이다. 손가락 조절 체계(Digitec System)를 가지고 있다.

재료를 통해 폄 상태를 유지한다. 그런 다음 DIP에 수행한 캐스트 중간 부분에 손가락걸이를 적용한다(그림 1-28). PIP 굽힘을 시도할 때 당기는 선에서 저항이 느껴지도록 한다.

예: PIP 폄 가동 스플린트(PIP EXTENSION MOBILIZATION ORTHOSIS, HFO)(그림 1-28).

제한 스플린트 RESTRICTION ORTHOSES

제한 스플린트(restriction orthoses)는 일부 특별한 관절의 가동성을 제한한다. 특히 요구 사항이 복합하거나 여러 손상을 가진 환자에게는 제작에 어려움이 있다. 고정 스플린트와 가동 스플린트는 관절운동의 일부를 제한하고 나머지 관절은 움직임이 자유로워 제한 스플린트의 유형으로 포함될 수 있다. 작업치료사는 창조적으로 한 관절을 완전히 고정하고 다른 관절을 부분적으로 움직이는 스플린트 제작을 요청받을 수 있다. 이때 작업치료사는 문제 해결 기술, 임상 판단, 비판적인 사고와 상처 치유 단계별 조직의 적용가능한 방법을 이해하여야 한다. 스플린트의 구조와 맞춤에 주의를 기울이는 것은 예상되는 움직임과 사지의 사용에 매우 중요하다.

제한 스플린트의 목표는 다음과 같다.

- 신경 손상 또는 재건 후에 움직임을 제한한다.
- 힘줄 부상 또는 재건 후에 움직임을 제한한다.
- 뼈와 인대 손상 또는 재건 후에 움직임을 제한한다.
- 관절의 안정성과 정렬을 제공하고 개선한다.
- 손의 기능적인 사용을 돕는다.

이러한 스플린트의 목적은 다음과 같으며 구체적인 예는 다음 장에 설명한다.

신경 손상 또는 재건 후의 움직임 제한
Limit Motion After Nerve Injury or Repair

제한 스플린트는 신경 손상으로 인한 손의 변형과 비정상적인 힘을 효과적으로 차단할 수 있다. 치유 과정의 신경 또는 신경 재지배(reinnervated nerve)에서 관절운동범위를 보호한 상태에서 활주운동을 할 수 있도록 지원한다. 재건된 부위의 긴장을 최소화하고 연조직의 유착 위험을 감소시키며 혈류량을 증가시키고 영양 환경을 개선한다. 16장에서 스플린트의 구체적인 설계 및 세부 사항을 설명한다.

제한 스플린트는 자신경 손상 후에 발생하는 4,5번째 손가락에서 발생하는 까마귀손 변형을 예방할 수 있다(그림 1-29A~C).

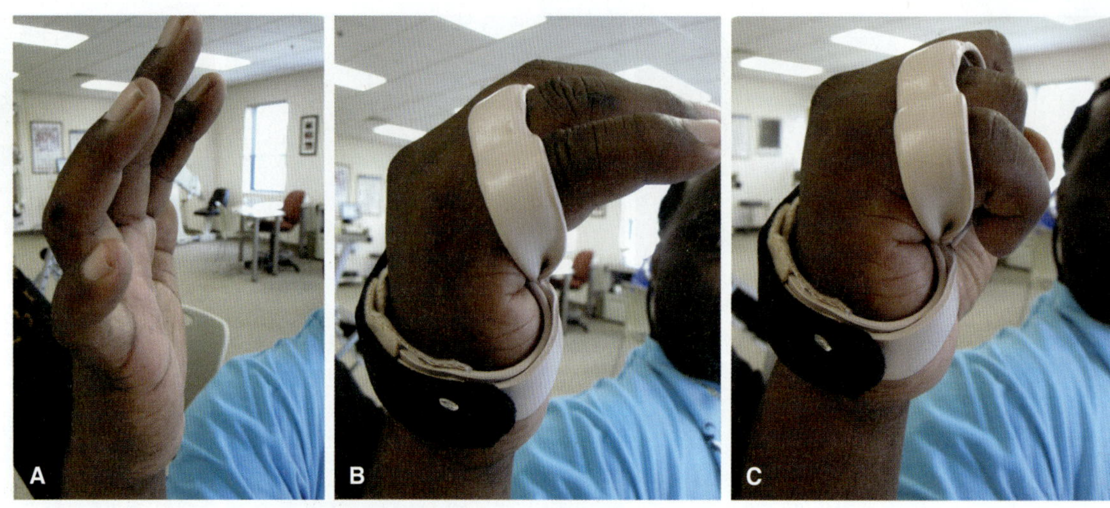

그림 1-29 **A~C, RF-SF MCP 폄 제한 스플린트(RF-SF MCP extension restriction orthosis, HFO).** 적은 자신경 손상 후 MCP 관절의 과도한 폄을 방지하고 IP 관절의 폄을 촉진한다. 일반적으로 신경 재생 과정에서 4번째와 5번째 MCP 관절은 기능활동을 최적화하고자 해 45°와 70° 굽힘에 위치하도 한다.
A, 까마귀 손 변형(subtle claw deformity), **B,** IP 폄, **C,** 복합한 손가락 굽힘.

이러한 스플린트는 몸쪽 손가락 등쪽에 잘 분산된 압력을 지원하고 외재 폄근(extrinsic extensors) 손가락의 등쪽 덮개 기전(dorsal hood mechanism)에서 힘 전달을 허용하여 MCP 관절의 폄 운동을 제한한다. 어느 정도 MCP 관절을 굽힘으로써 노신경-신경지배 근육인 외재폄근과 자신경이 지배하는 내재 근육에 지원하고 손가락 사이(IP)(PIP 및 DIP)관절의 폄을 지원한다. 이러한 자세는 스플린트의 지원 없이 자세잡기가 어려우며 이를 통해 물건을 잡고 놓기 등의 높은 수준의 기능적인 동작에 관여하는 폄근 힘줄을 지원한다.

예: RF-SF MCP 확장 제한 스플린트(RF-SF MCP EXTENSION RESTRICTION ORTHOSIS, HFO)(그림 1-29).

힘줄 손상 또는 재건 후에 움직임 제한
Limit Motion After Tendon Injury or Repair

연조직 손상 또는 외과적 재건 후에 조직의 치유를 촉진하고, 관절 구축을 예방하며 조직 길이를 유지하고, 유착 형성을 최소화하기 위하여 활주운동을 촉진하기 위해 제한된 운동이 필요하다. 이러한 유형의 손상에 적용되는 스플린트 중재에 대한 다양한 방법이 있는데 여기에서는 한 가지 방법만 설명된다. 다양한 힘줄 중재법에 대한 내용은 14장과 15장에서 설명한다.

영역 V, VII의 폄근의 힘줄 손상은 제한 스플린트로 중재할 수 있다(그림 1-30). 손목은 고정 폄(35°~45°) 자세로 유지하지만 MCP 관절은 고무줄로 견인을 사용하여 수동적으로 펴지도록 한다. 고무줄을 사용한 능동적인 MCP 굽힘은 피닉스 휠(Phoenix wheel)과 모노필라멘트를 사용하여 움직임을 제한(block)한다. 초기에 MCP 관절운동은 약 30° 또는 MD 방법에 따라 제한한다. 점차적으로 조직의 치유가 진행됨에 따라 제한된 동작 중 MCP 굽힘을 허용하여 조절한다. 일반적으로 힘줄 치유 과정에서 매주 1회 정도로 움직임 제한을 조절하도록 한다(Evans, 2011; Evans & Burkhalter, 1986; Thomas, Moutet, & Guinard, 1996). 이러한 유형의 스플린트는 유착 형성과 힘줄 파열의 위험이 적으며 최적의 치유를 위하여 초기에 발생하는 동작을 보호하고 힘줄운동을 촉진할 수 있다. 그러나 폄근 힘줄 치료에 적용되는 스플린트 및 동작 적용 방법에 대한 조합이 많은 편이다(Wong et al., 2017). 여기에는 고정, 가동 및 제한 스플린트를 포함하여 설명한다. 중재법은 지리적인 진료형태, 경험 수준, 환자 몰입도 및 환자 순응도 등을 포함하며 기타 다른 요인에도 요인에 의해 결정된다.

예: 손목 폄 고정, 손가락 폄 가동 스플린트(굽힘 제한 포

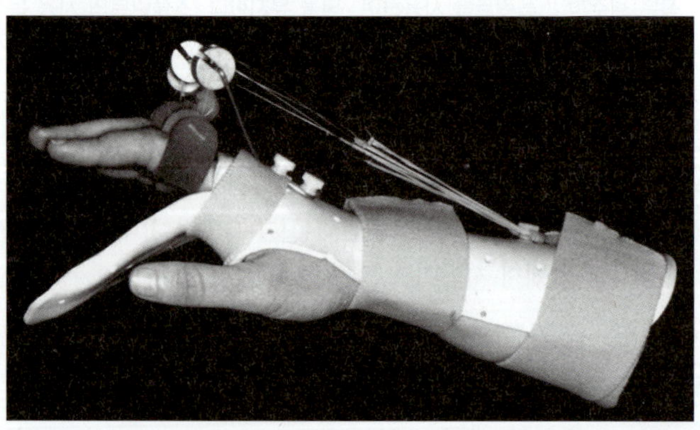

그림 1-30 **손목 폄 고정, MCP 폄 가동/굽힘 제한 스플린트(Wrist extension immobilization, MCP extension mobilization/flexion restriction, WHFO).** Phoenix 아웃트리거 키트를 사용한 제한 스플린트는 미리 결정된 범위까지 고정 MCP 굽힘을 제공하고 약간 폄된 상태로 손목을 고정한다. 환자는 손가락의 바닥쪽을 제한하면서 손가락을 능동적으로 굽힘하고 폄근 힘줄의 움직임을 수동적으로 지원한다. 고무줄을 이용한 가동력은 완전한 폄 상태로 손가락의 위치를 되돌릴 수 있다.

함)(WRIST EXTENSION IMMOBILIZATION, DIGIT EXTENSION MOBILIZATION ORTHOSIS, WHFO)(그림 1-30).

뼈-인대 손상 또는 재건 후 동작의 제한
Limit Motion After Bone-Ligament Injury or Repair

골절 후 고정 또는 외과적인 고정 이후에 제한된 관절운동범위를 허용하는 스플린트는 뼈의 성장, 인대의 치유, 관절 움직임 및 연조직/힘줄의 활주운동을 촉진하는 데 사용된다. 초기, 제한된 관절의 수는 수술 절차, 골절 후 탈구의 중증도, 인대의 손상 정도, 의사의 중재절차에 따라 차이가 있다. 작업치료사 또는 수부전문의는 허용할 수 있는 폄 또는 굽힘 동작의 크기와 정도를 관찰하고 치유가 진행됨에 따라 점진적으로 운동범위를 증가시킬 수 있다. 이러한 동작을 허용하거나 제한하는 방법은 손상 또는 재건 후의 손상된 조직치유를 촉진하고 힘줄의 유착을 최소화하는 데 도움이 된다(Blazer & Steinberg, 2000; Gallagher & Blackmore, 2011; Kadelbach, 2006; Schenck, 1986).

뒤쪽 팔꿈치 탈구 후에 완전범위로 폄의 완전범위를 제한하는 것은 다시 손상되는 것을 예방하는데 중요한 요소이다. 고정 또는 가동 스플린트는 팔꿈치의 측면 동작을 최소화하고 아래팔의 엎침(pronation)과 뒤침(supination) 동작을 감소시키며 팔꿈치 폄의 제한은 골절 후 탈구 정도와 필요한 위치에 따라 결정되어 아탈구를 방지한다. 손상된 구조의 치유 과정과 의사가 의견에 따라 자세가 변경될 수 있다. 조직의 치유가 진행됨에 따라 조심스럽게 허용되는 폄 동작을 증가하고 굽힘 구축의 위험을 최소화하기 위해 주의를 기울이도록 한다. 팔꿈치 폄 제한 스플린트를 적용함으로써 먼쪽 팔꿈치 스트랩을 제거하여 기능적으로 굽힘을 제한하지 않고 폄을 스플린트로 범위를 제한할 수 있다(그림 1-31A,B). 경첩 관절을 가진 폄 제한 스플린트(hinged extension restriction orthosis)는 아래팔과 위팔뼈를 감싸는 원주형 커프(circumferential cuff)를 사용하여 제작한다. 경첩 관절은 제한되지 않은 팔꿈치 굽힘을 허용하면서도 개별적으로 관절의 폄의 관절범위를 제한하도록 잠금장치를 가지고 있다(그림 1-31C). 폄 운동범위의 제한 정도는 수부전문의의 중재법에 의해 결정된다. 기타 많은 예와 정보는 제작 매뉴얼을 설명하는 3장을 확인하도록 한다.

예: 팔꿈치 폄 제한 스플린트(ELBOW EXTENSION RESTRICTION ORTHOSIS, EWHO)(그림 1-31).

관절 안정성과 정렬 제공 및 개선
Provide and Improve Joint Stability and Alignment

2-5번째 손가락(IF-SF) MCP 관절에서 자뼈 방향으로 기울어진 스플린트와 같은 제한 스플린트는 기능적인 과제활동을 가능하게 하면서 아탈구 및/또는 부정렬된 관절을 지원하고 개선된 해부학적 위치로 재정렬하는 데 도움을 준다. 이러한 제한 스플린트는 관절,

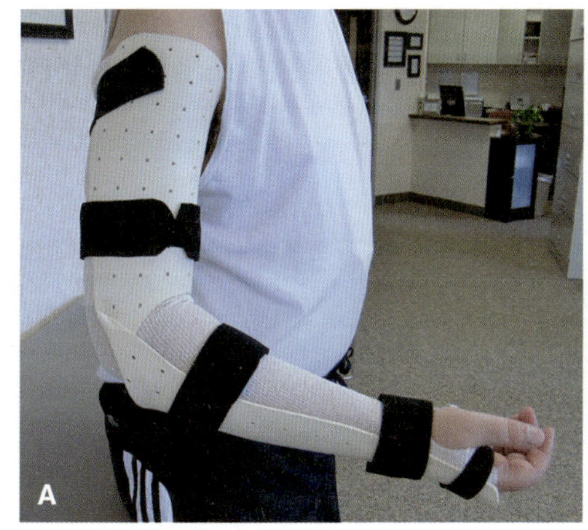

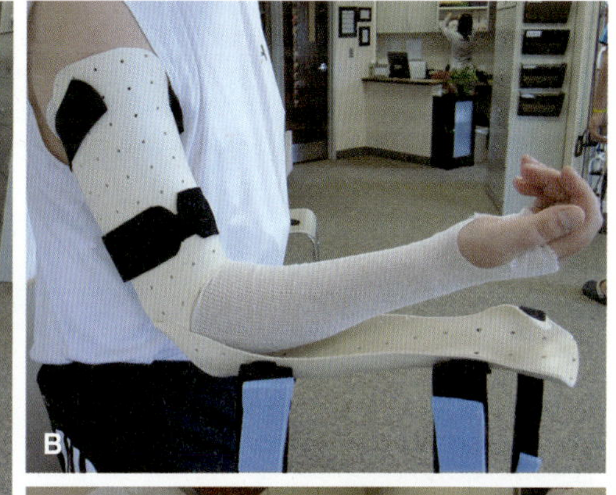

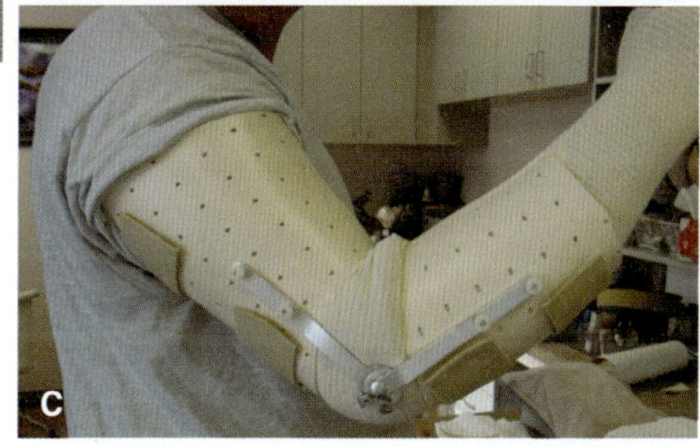

그림 1-31 A~C, **팔꿈치 폄 제한 스플린트(Elbow extension restriction orthoses)** A, 고정형(EWHO): 팔꿈치 폄 제한 스플린트의 먼쪽 스트랩이 제거되면 환자는 (B) 스플린트는 손목을 가쪽으로 밀어 팔꿈치를 구부릴 수 있다. C, 가동형(EO): 팔꿈치 폄 제한 스플린트(기계식으로 제한하는 Phoenix 팔꿈치 경첩 요소를 포함)는 팔꿈치 폄의 크기를 제한하지만 굽힘은 허용한다.

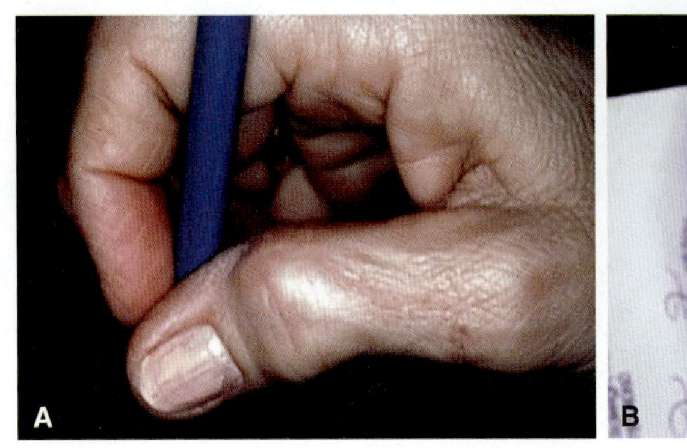
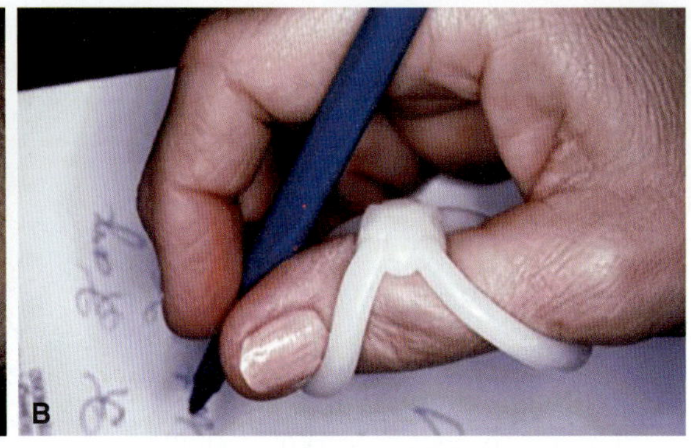

그림 1-32 A 및 B, **엄지 손가락사이(Thumb IP)관절의 노뼈 방향으로 기울어진 제한 스플린트(FO).** 엄지 손가락사이(IP)관절의 제한 스플린트는 불안정한 IP 관절에 안정성을 제공하고 관절을 보호한다. 스플린트는 손끝 집기로 가벼운 기능 활동을 수행할 수 있도록 노뼈 방향으로 기울어짐을 방지하고 IP 관절을 재정렬시킨다.

인대 및 힘줄의 과도한 스트레스를 가하는 움직임을 차단하거나 제한할 수 있다. 기능성 스플린트는 간혹 환자가 자연스럽게 손을 사용할 수 있도록 하여 통증과 부종을 제한하고 관절이나 연조직이 손상되지 않도록 한다.

작은 손등 엄지 손가락사이(IP)관절 스플린트는 류마토이드 관절염 환자에서 때때로 볼 수 있는 변형처럼 가쪽 IP 관절의 기울어짐 변형을 제한할 수 있다(그림 1-32A,B). 이는 몸쪽과 먼쪽 손가락을 재정렬하고 IP 관절의 재정렬로 기능적인 사용에 이익을 준다. 이러한 자세는 손끝잡기(pinch)에서 안정성을 크게 향상시킨다. 회전이나 미끄러짐이 문제가 되는 경우 엄지의 몸쪽 손가락에 적용된 스플린트의 몸쪽 부분을 탄력을 가진 스트랩을 적용한다(Terrono, Nalebuff, & Philips, 1995). 이러한 방식의 스플린트는 변형을 최소화하여 기능적인 손끝집기를 지원한다. 치료내용에는 연조직 구축, 내재근육과 곁인대 단축을 최소화하기 위하여 부드러운 관절운동을 포함되어야 한다. 자세한 내용은 13장을 참조하기 바란다.

예: 엄지 손가락사이(IP)관절 노뼈 기울어짐 제한 스플린트(THUMB IP RADIAL DEVIATION RESTRICTION ORTHOSIS, FO)(그림 1-32A,B).

손의 기능적인 사용을 지원
Assist in Functional Use of the Hand

스플린트는 손의 기능적인 사용을 위해 준비하고 지원하는 좋은 방법이다(Deshaies, 2008; Sillem et al., 2011). 부적합한 스플린트를 오랜 기간 착용하다면 부적절한 위치로 인하여 구축, 힘줄의 비기능적인 길이형성, 통증 및 지속적인 부종을 유발할 수 있다. 스플린트의 제작은 가능한 한 변형을 예방하면서 관절과 힘줄의 위치를 지원하여 사용하는데 이익을 얻도록 한다. 독립성의 핵심은 가능한 한 오랜시간 동안 기능을 유지하는 것이다.

무게가 가벼운 작은 스플린트는 백조목 변형(PIP 과폄, DIP 굽힘)을 관리하는 데 사용할 수 있다. 스플린트는 PIP 관절에 3점 압력원리를 적용하여 손가락 폄을 유지한다(그림 1-33A). PIP 관절의 몸쪽과 먼쪽에 적용된 등쪽 스플린트의 압력으로 관절의 폄을 제한하고 바닥쪽 압력은 관절을 직접 지원하는데 과도한 폄을 허용하지 않고 손가락의 굽힘은 유지된다(그림 1-33B). 중재는 손목과 손목과 관련되지 않은 관절을 위하여 내재근의 신장과 관절운동 프로그램이 포함된다. 환자는 작은 스플린트를 사용하여 집기 및 잡기 활동을 보다 안정성으로 수행할 수 있다. 이와 관련한 추가 정보와 내용은 임상핵심과 사례(clinical pearls and field)를 참조하기 바란다.

예: PIP 폄 제한 스플린트(PIP EXTENSION RESTRICTION ORTHOSIS, FO)(그림 1-33).

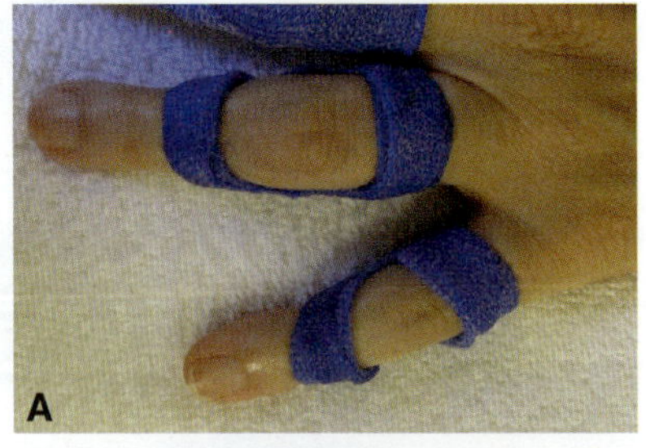
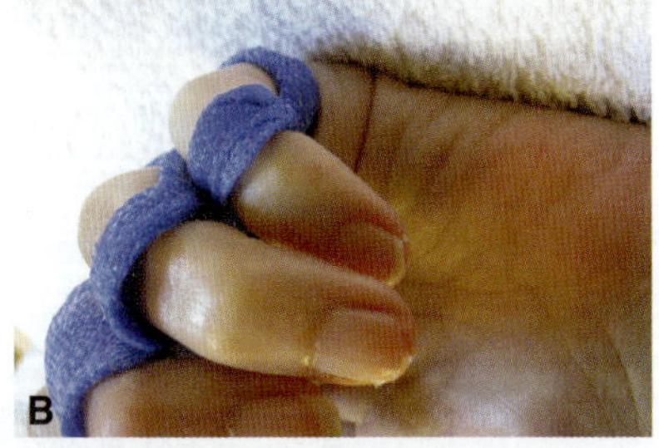

그림 1-33 **A 및 B, PIP 폄 제한 스플린트(PIP extension restriction orthosis, FO)** 손의 기능적인 사용 과정에서 백조 목 변형을 관리하기 위해 착용한다. **A,** 손가락 폄. **B,** 손가락 굽힘.

결론 CONCLUSION

이번 장에서는 상지 손상 환자를 치료하는 모든 작업치료사에게 중요하게 작용하는 스플린트 명명법에 대하여 설명하였다. 또한 다양한 스플린트의 실제 임상 사례를 제공하고 중재의 목표를 설명하며 스플린트에 관한 비용 청구 과정에서 필요한 L-코드 사용에 대한 실질적인 내용을 제공하였다. MOCS는 과거 명명법, CMS 입력체계와 미국수부치료사학회(ASHT)의 스플린트 분류체계의 일부를 결합하는 일련의 분석 단계를 통하여 스플린트를 정의하는 개념과 명확성을 제공하였다. 이러한 내용을 통해 모든 측면에서 스플린트를 언급할 때 통합된 용어를 사용하는 것이 매우 가장 중요하다고 생각된다.

손상된 사지를 위한 스플린트의 제작은 종합적인 재활 과정의 일부분이다. 성공적인 스플린트의 중재를 위하여 수부전문의는 환자(또는 가족, 간병인)의 순응에 대한 중요성을 이해하고 스플린트의 기능을 이해하도록 지원한다. 왜 환자가 스플린트를 착용해야 하는지 그 이유를 알도록 교육해야 한다. 스플린트는 착용하기 쉽고 적용하기 편리해야 하며 환자가 수용 가능한 미적인 외관을 가져야 한다. 스플린트는 환자의 생활 방식에 맞게 제작되어야 한다. 그렇지 않으면 오히려 부정적인 영향을 미칠 수 있다(Callinan, 2008; Deshaies, 2008; McKee & Rivard, 2004, 2011; Sandford, Barlow, & Lewis, 2008).

복습 문제 CHAPTER REVIEW QUESTIONS

1. 용어에 대한 설명:
   A. Orthotic
   B. Orthosis
   C. Orthoses
   D. Splint
2. L-코드란 무엇인가?
3. 고정, 가동의 제한 스플린트의 차이점은 무엇인가?
4. 비관절 스플린트(nonarticular orthosis)란 무엇인지 예로 설명해 보자.
5. 세 가지 기본 가동 접근법은 무엇이고 각각의 차이점은 무엇인가?
6. 수부전문의가 환자에게 가장 적합한 스플린트를 선택할 때 고려해야 할 사항은 무엇인가?
7. ***Splint***라는 단어를 없애고 ***Orthosis***라는 단어를 대체하는 것이 의학용어에서 왜 중요한가?

CHAPTER

2 해부학 원리 Anatomical Principles

Noelle M. Austin, MS, PT, CHT

학습 목표

이 장을 학습한 후 다음의 내용을 수행할 수 있다.

- 손과 상지의 정상적인 구조를 이해한다.
- 스플린트의 활 시스템을 구성하는 세 개의 활 이름과 제작된 스플린트 내에 이러한 활들의 중요성을 설명한다.
- 스플린트 적용과 관련된 주의 사항 및 환자의 교육이 어떻게 연관되는지 인지한다.
- 스플린트 적용 시 자극이 될 수 있는 있는 뼈 융기들과 얕은 신경들의 다양한 예를 학습한다.

주요 용어

겨드랑동맥, 겨드랑신경(axillary artery and nerve)
곁인대(collateral ligaments)
관절연골(articular cartilage)
관절주머니(articular capsule)
깊은손바닥동맥활(deep palmar arterial arch)
노동맥과 노신경(radial artery and nerve)
노손목관절(radiocarpal joint)
먼쪽손가락뼈사이관절(distal interphalangeal [DIP] joints)
먼쪽손바닥주름(distal palmar crease)
몸쪽과 먼쪽 가로활(proximal and distal transverse arch)
몸쪽과 먼쪽노자관절(proximal and distal radioulnar joint)
몸쪽손가락뼈사이관절(proximal interphalangeal[pip] joints)
몸쪽손바닥주름(proximal palmar crease)
봉우리빗장관절(acromioclavicular joint)
세로활(longitudinal arch)
손목손허리관절(carpometacarpal[CMC] joints)
손바닥주름(palmar creases)
손허리손가락관절(metacarpophalangeal[MCP] joints)
얕은 동맥과 정맥활(superficial arterial and venous arch)
엄지 손가락뼈사이관절(thumb interphalangeal [IP] joint)
오목위팔관절(glenohumeral joint)
위팔노관절과 위팔자관절(humeroradial and humeroulnar joint)
위팔동맥(brachial artery)
자동맥과 신경(ulnar artery and nerve)
정중신경(median nerve)
팔신경얼기(brachial plexus)

소개 INTRODUCTION

상지의 해부학적 구조는 뼈, 관절, 신경, 근육 및 혈관 구조의 복잡한 배열로 구성되어 있으며 광범위한 범위의 기능에 함께 작용된다. 수부전문의와 치료사의 효율적인 중재를 위해서는 손상과 질병에서 정상적인 것과 비정상적인 상태에서 어떻게 이러한 구조들이 함께 기능을 수행하는지 포괄적인 이해를 할 수 있어야 한다. 이번 장에서는 상지의 해부학적 구조에 초점을 맞춰 스플린트 중재와 어떠한 연관성이 있는지 서술하였다.

상지의 뼈와 관절들 THE BONES AND JOINTS OF THE UPPER EXTREMITY

상지의 골격 구조는 어깨 지지대의 몸쪽에서부터 손가락 관절들의 먼쪽까지로 정의할 수 있다(그림 2-1A~C). 뼈의 복잡한 배열은 각각 특정한 방향으로 관절을 움직일 수 있으며 공간상에서 손의 이동성과 기능을 수행할 수 있다. 따라서 상지를 구성하는 한 관절의 손상은 다른 관절이 정상적으로 기능을 수행하는데 영향을 미칠 수 있다(Calliet, 1994).

어깨가슴관절(scapulothoracic joint)을 제외하고 상지의 관절은 관절안(joint cavity), 뼈끝을 감싸는 **관절연골(articular cartilage)**, **윤활액(synovial fluid)**이 들어 있는 **관절주머니(articular capsule)**의 윤활관절(synovial joints)로 이루어져 있다(그림 2-2)(Moore, 2017; Moore, Agur, & Dalley, 2019). 윤활관절은 뼈 구성과 허용되는 움직임의 양에 따라 분류된다. 윤활관절의 각 유형은 상지에서 설명한다(그림 2-3A~F)(Moore, 2017; Moore et al., 2019). 인대는 관절주머니에서 나오는 두꺼운 결합조직으로 구성되어 관절

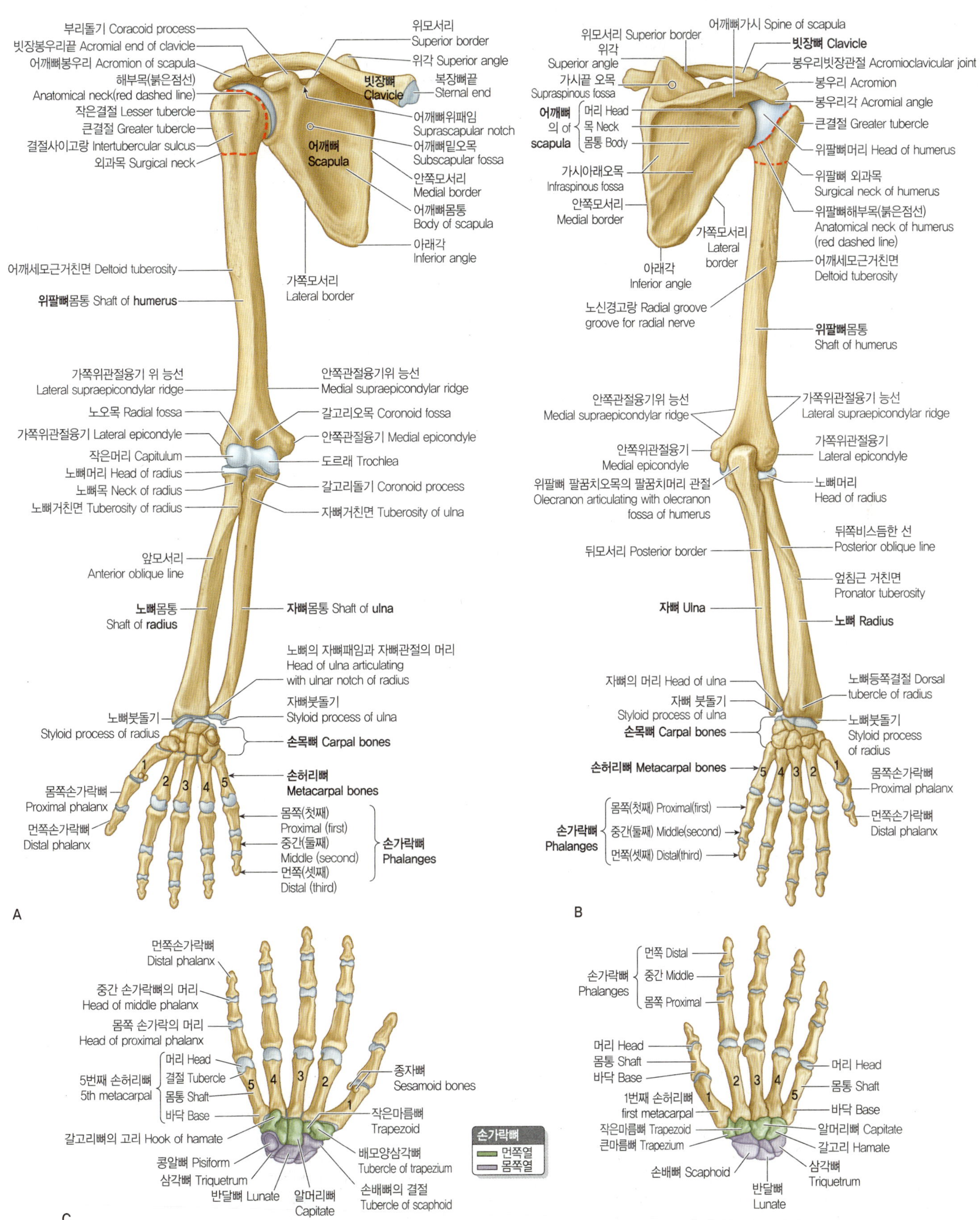

그림 2-1 상지의 뼈. A, 앞쪽면. B, 뒤쪽면. C, 앞쪽(손바닥)과 뒤쪽(손등)면: 손의 뼈

(Reprinted with permission from Moore, K. L., Agur, A. M., & Dalley, A. F.II. (2019). Moore's Essential clinical anatomy (6th ed.). Philadelphia, PA: Wolters Kluwer.)

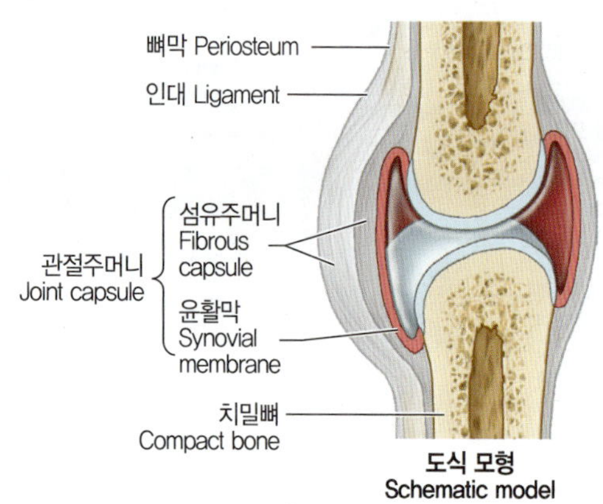

그림 2-2 **윤활관절(articulation)**에서 두 개의 뼈는 특징적인 관절안(윤활액을 포함)으로 분리되어 있지만 관절주머니(윤활막으로 둘러싸인 섬유주머니)로 연결되어 있다. 뼈의 지지면은 관절 연골로 덮여 있으며 윤활관절은 기능적으로 가장 흔하고 중요한 관절 유형이다. 윤활관절은 결합하는 뼈 사이에서 자유로운 움직임을 제공하며 팔다리의 거의 모든 관절의 형태이다. (Reprinted with permission from Moore, K. L., Agur, A. M., & Dalley, A. F.II. (2019). *Moore's Essential clinical anatomy* (6th ed.). Philadelphia, PA: Wolters Kluwer.)

에 안정성을 제공한다. 각 관절의 인대는 이 장의 전체 그림에서 확인할 수 있다.

어깨에서 먼쪽손가락사이(DIP)관절까지 환자의 문제는 어디에든지 나타날 수 있다. 이에 치료사는 이상적인 해부학적 정렬에 대한 이해가 필요하며 최대한 기능적 사용을 위해 자발적 참여 기회를 제공해야 한다. 치료사는 상지 구조가 정상과 비정상적인 상태에서 어떻게 작용하는지 이해해야 한다. 그리고 궁극적으로 치료사가 치료 시 최종 결과에 어떠한 영향을 미칠 수 있는지 알아야 한다.

어깨 THE SHOULDER

상지 몸쪽 부위인 어깨 복합체는 **복장빗장(sternoclavicular jont)**, **봉우리빗장관절(acromioclavicular jont)**, **어깨가슴(scapulothoracic jont)**, **오목위팔관절(glenohumeral joint)**을 포함한다. 이 세 관절은 몸통에 연결되어 사지의 기능에 영향을 미칠 수 있기에 이 장에서 논의한다. 복장빗장관절은 빗장뼈(clavicle)의 안쪽 끝과 복장

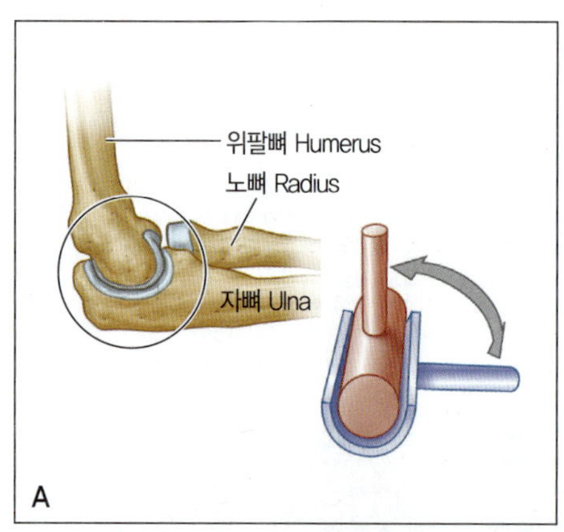

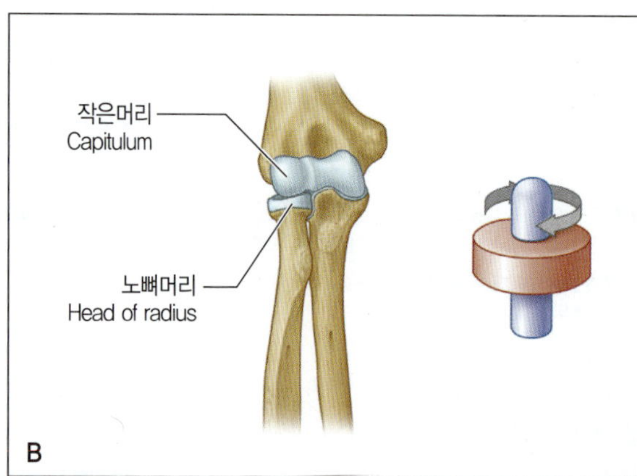

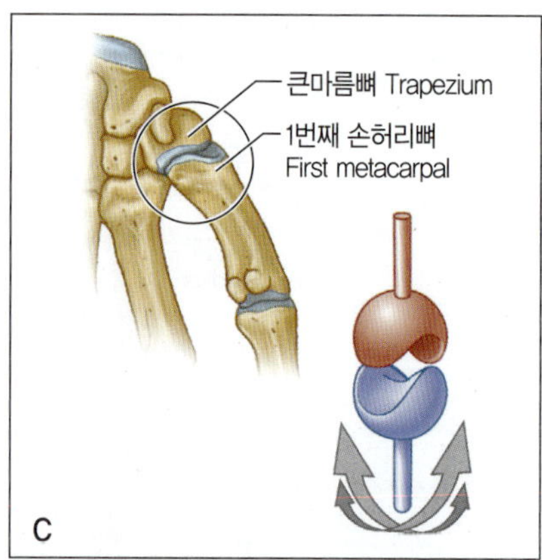

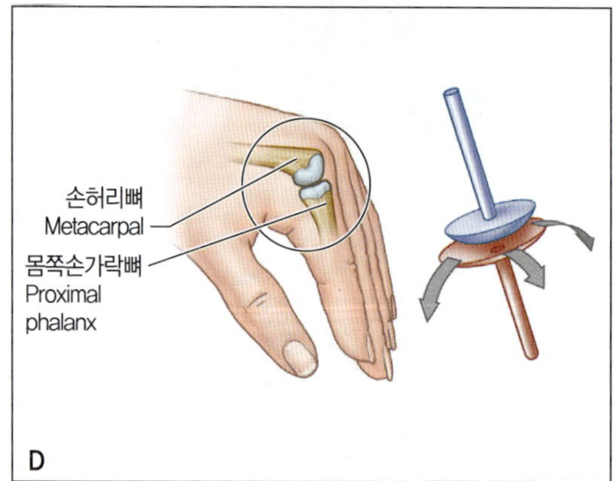

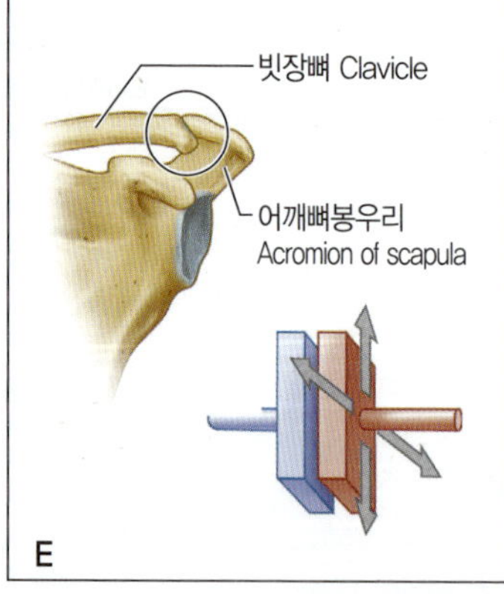

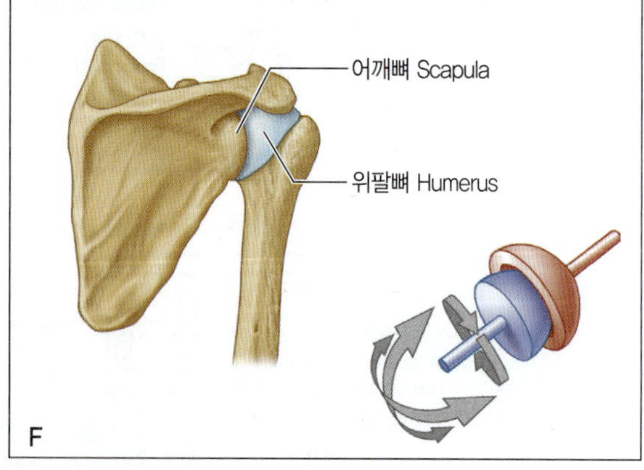

그림 2-3 **상지의 윤활관절 유형. A**, 위팔자관절과 같은 일축 경첩관절은 굽힘과 폄만 가능하다. **B**, 위팔노관절과 같은 일축성 관절은 회전을 허용한다. 한 뼈의 둥근 돌기는 다른 뼈의 인대성 소켓에 알맞게 되어있다. **C**, 큰마름뼈 손허리관절과 같은 이축성 안장관절의 한 뼈는 오목하고 다른 뼈는 볼록하다. **D**, 손허리손가락관절과 같은 이축성 타원관절은 굽힘과 폄, 벌림과 모음, 그리고 회전을 허용한다. **E**, 봉우리빗장관절과 같은 평면관절은 활주(gliding) 또는 미끄러짐(sliding) 움직임을 허용한다. **F**, 어깨관절과 같은 다축 절구관절(ball and soket joint)은 굽힘 및 폄, 벌림 및 모음, 안쪽 및 바깥쪽 돌림 및 휘돌림을 허용한다. 한 뼈의 둥근 머리는 다른 뼈의 오목한 부분에 맞게 된다. (Adapted with permission from Moore, K. L., Agur, A. M., & Dalley, A. F.II. (2019). *Moore's Essential clinical anatomy* (6th ed.). Philadelphia, PA: Wolters Kluwer.)

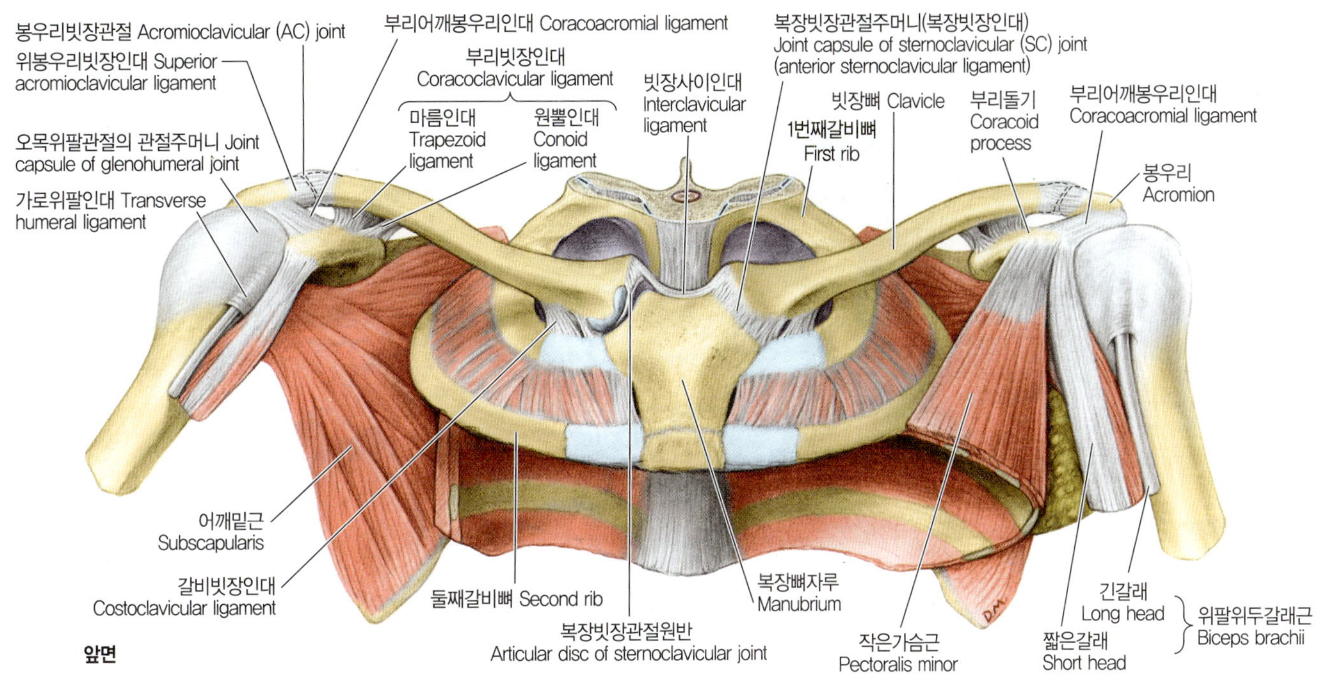

그림 2-4 복장빗장관절. 어깨이음구조(pectoral girdle)관절과 관련된 힘줄 및 인대 관절과 관련 힘줄 및 인대. (Reprinted with permission from Moore, K. L., Agur, A. M., & Dalley, A. F.II. (2019). *Moore's Essential clinical anatomy* (6th ed.). Philadelphia, PA: Wolters Kluwer.)

뼈자루(manubrium) 가쪽으로 구성된 **안장관절(saddle joint)**이다. 이 관절은 여러 방향으로 움직일 수 있다(그림 2-4)(Moore, 2017; Moore et al., 2019). 봉우리빗장관절은 빗장뼈의 가쪽 끝과 봉우리의 안쪽 봉우리에 의해 형성된 **평면관절(plane joint)**이다. 봉우리빗장관절 빗장뼈에서 봉우리의 회전과 앞뒤 움직임을 허용한다(그림 2-5)(Moore, 2017; Moore et al., 2019). 어깨뼈와 가슴 사이의 관절은 **거짓관절(pseudo joint**, false joint)로 간주된다. 이 거짓관절은 팔이 공간에서 움직일 때 어깨뼈가 가슴벽을 따라 미끄러지도록 한다(그림 2-6)(Kapandji, 1982). 오목위팔관절은 **볼과 소켓(ball-and-socket)** 배열로 어깨뼈의 오목(glenoid fossa)과 위팔뼈머리(head of the humerus) 사이의 관절에 의해 형성된다. 이 느슨한 구조는 높은 가동성을 제공하지만 동시에 불안정성을 초래한다. 관절은 팔이 폄과 굽힘, 벌림과 모음, 안쪽과 바깥돌림을 자유롭게 움직일 수 있게 해준다(그림 2-7A~D) (Kapandji, 1982; Moore,

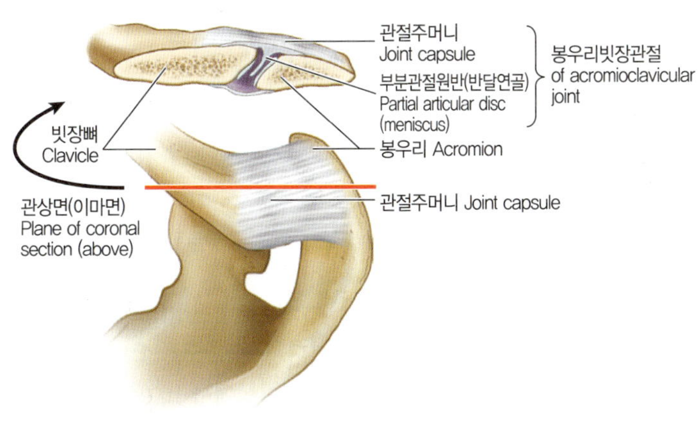

그림 2-5 봉우리빗장관절. 관절 주머니와 일부 관절원반. (Reprinted with permission from Moore, K. L., Agur, A. M., & Dalley, A. F.II. (2019). *Moore's Essential clinical anatomy* (6th ed.). Philadelphia, PA: Wolters Kluwer.)

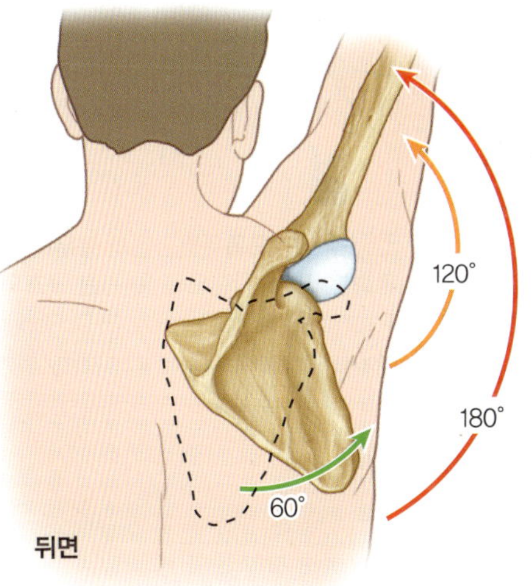

그림 2-6 어깨위팔 리듬. 어깨뼈와 위팔뼈의 1:2 움직임 비율. 팔이 180° 벌림될 때 어깨뼈의 회전에 의해 60°가 발생하고 어깨 관절에서 위팔뼈의 회전에 의해 120°가 발생한다. (Modified from Hamill, J., Knutzen, K. M., & Derrick, T. R. (2015). *Biomechanical basis of human movement* (4th ed.).)

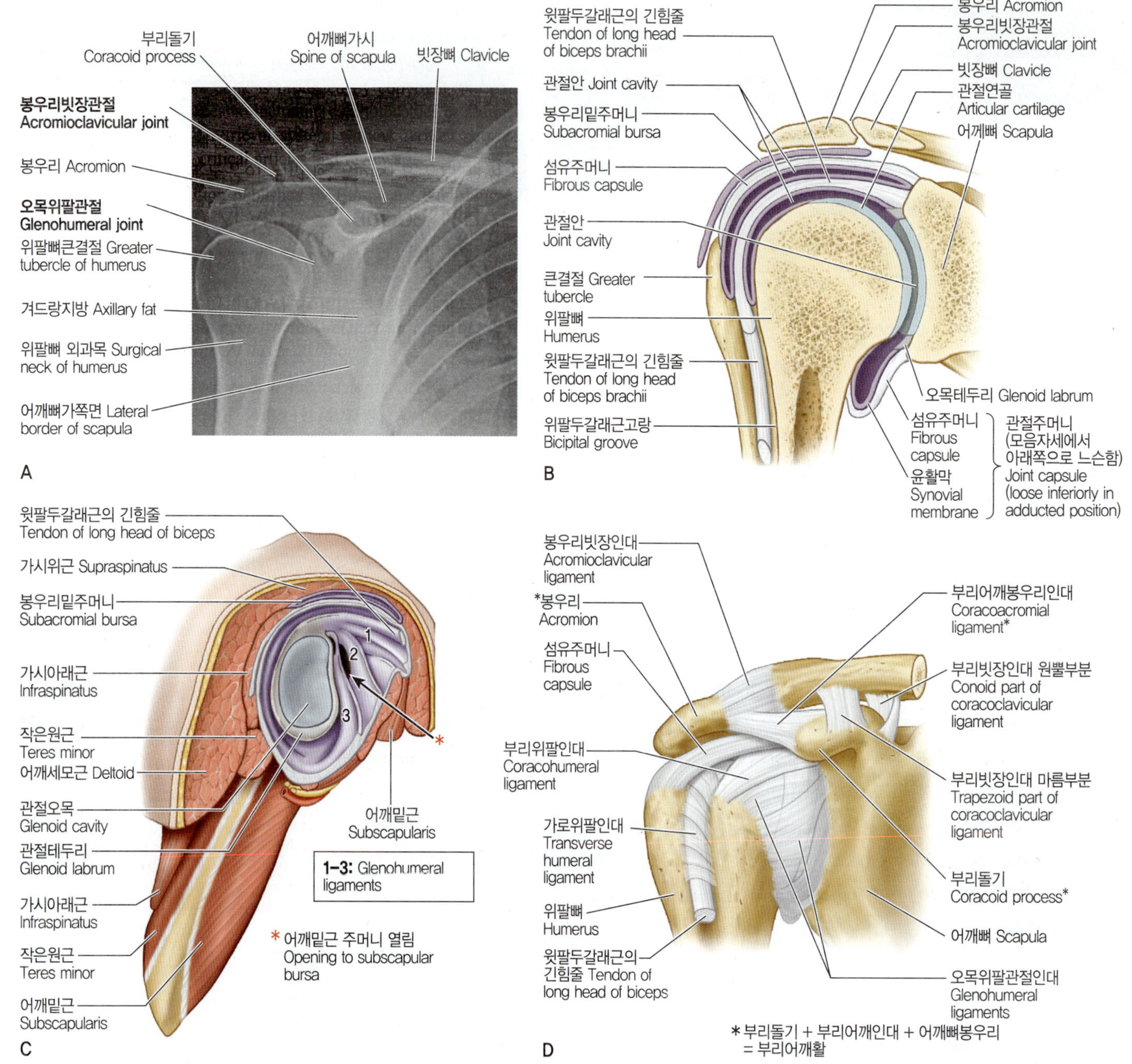

그림 2-7 **오목위팔관절과 봉우리빗장관절. A,** 전후방 방사선 사진. **B,** 오목위팔관절의 이마 절단면 **C,** 위팔뼈의 관절 분리 후 관절오목 및 관련 구조의 가쪽면. **D,** 인대의 앞쪽면. (A, Courtesy of Dr. E. Lansdown, University of, Toronto, Ontario, Canada. B–D, Reprinted with permission from Moore, K. L., Agur, A. M., & Dalley, A. F.II. (2019). *Moore's Essential clinical anatomy* (6th ed.). Philadelphia, PA: Wolters Kluwer.)

2017; Moore et al., 2019).

팔꿈치 THE ELBOW

팔꿈치관절(elbow joint)은 **위팔자관절(humeroulnar joint)**과 **위팔노관절(humeroradial joint)**로 구성된다(Moore, 2017; Moore et al., 2019). 위팔자관절은 몸쪽자뼈의 도르래패임과 먼쪽위팔뼈의 도르래로 구성된다. 위팔노관절은 노뼈의 머리와 먼쪽 위팔뼈의 머리로 구성된다. 팔꿈치관절은 일반적으로 **경첩관절(hinge joint)**로 구성되어 있으며 폄과 굽힘을 허용한다(그림 2-8A~E). 정상적으로 팔꿉관절의 가쪽듭이는 남성에서 5°, 여성에서 10°에서 15°로 관찰된다. 팔꿈치 스플린트를 제작할 때 아래팔 위치는 엎침되어 있어야 하며 치료사는 최적의 맞춤을 위해서 제작 과정에서 밖굽이의 각도를 디자인에 고려해야 한다.

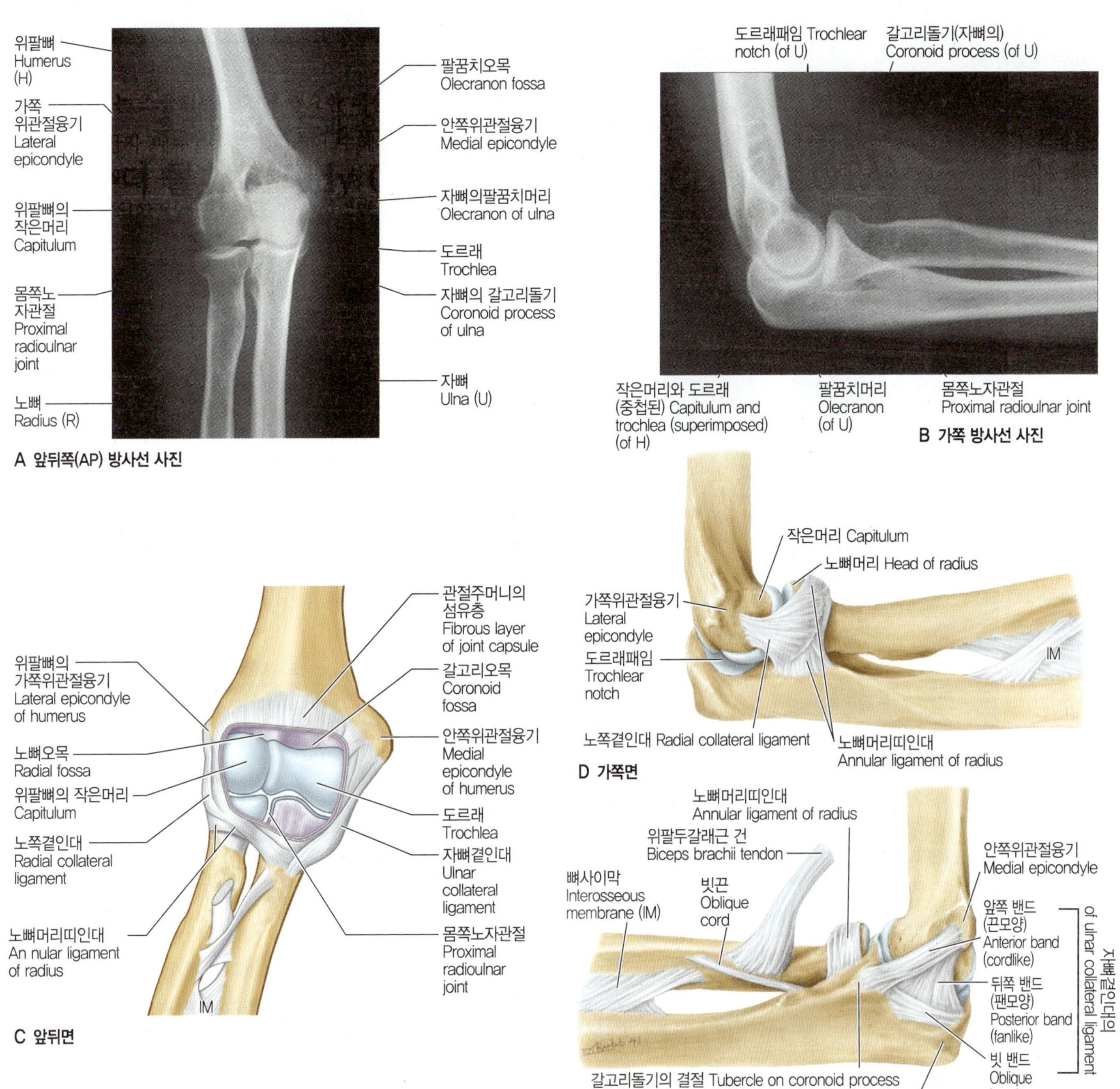

그림 2-8 **팔꿈치와 몸쪽노자관절. A,** 앞뒤 방사선 사진 **B,** 가쪽 방사선 사진. **C,** 관절면. 관절주머니의 얇은 면은 제거하였다. **D,** 가쪽 인대들. **E,** 안쪽 인대들. (A and B, Courtesy of Dr. E. Becker, University of Toronto, Ontario, Canada. C–E, Reprinted with permission from Moore, K. L., Agur, A. M., & Dalley, A. F.II. (2019). Moore's *Essential clinical anatomy* (6th ed.). Philadelphia, PA: Wolters Kluwer.)

아래팔 THE FOREARM

몸쪽노자관절(proximal radioulnar joint)은 노뼈의 머리와 자뼈의 노패임으로 구성된다. **먼쪽노자관절(distal radioulnar joint, DRUJ)**은 노뼈의 자뼈패임과 자뼈의 머리로 구성된다. 이 관절들은 둘 다 **중쇠관절(pivot joint)**이며 엎침과 뒤침을 하는 동안 자뼈는 노뼈의 회전을 허용한다(그림 2-9A~D)(Moore, 2017; Moore et al., 2019). 안정성은 고리인대 및 사각인대에 의해 몸쪽과 삼각섬유연골복합체(triangular fibrocartilage complex, TFCC)와 앞쪽과 뒤쪽 노자인대의 먼쪽에 의해 제공된다(Levangie, Norkin, Lewek, & 2019; Tubiana, Thomine, & Mackin, 1996). 뼈사이막은 노뼈로부터 자뼈까지 실제 섬유 방향 때문에 노뼈와 자뼈를 연결하는 데

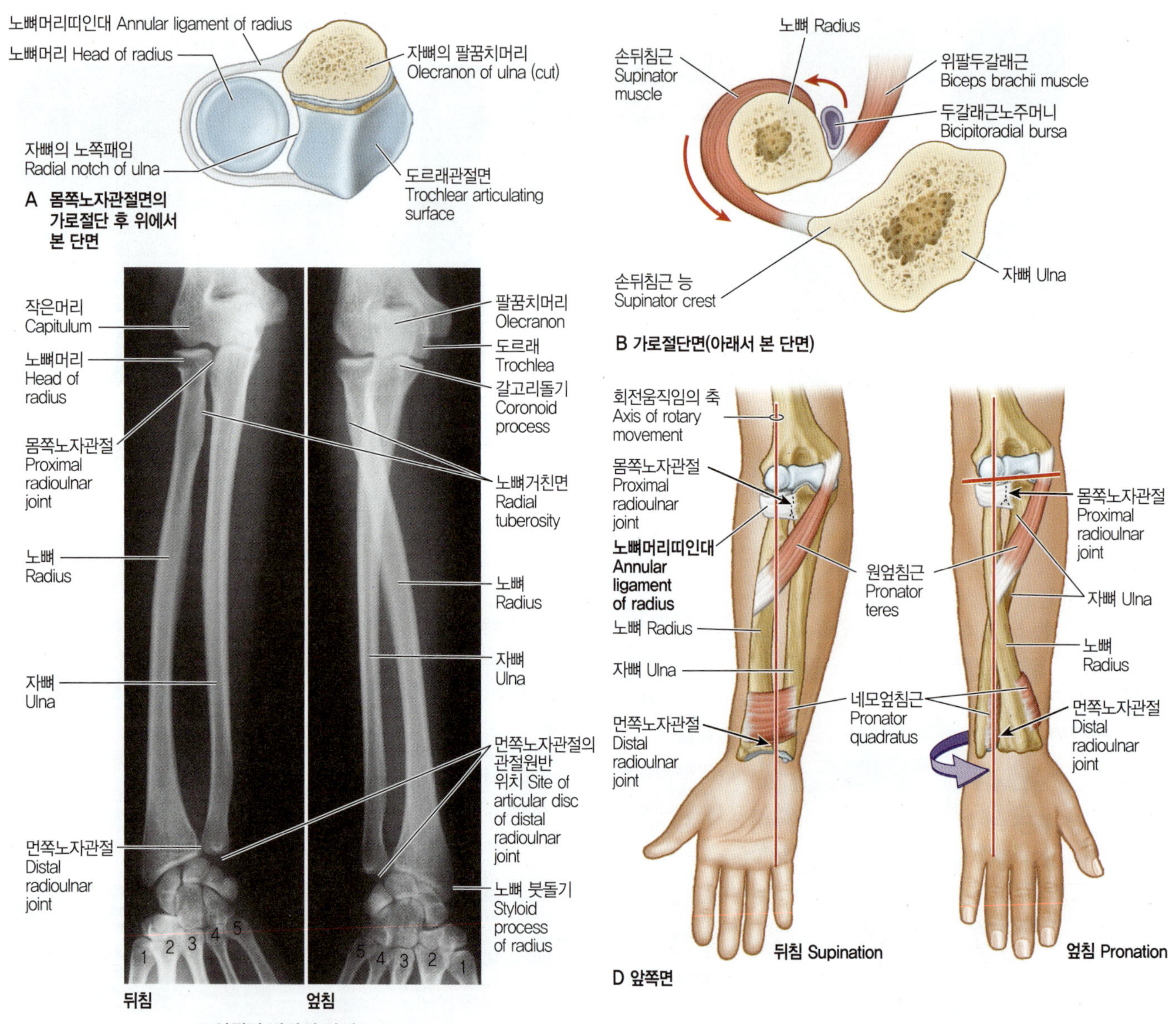

그림 2-9 **몸쪽과 먼쪽 노자관절 A,** 몸쪽노자관절. 노뼈의 머리는 고리 모양으로 형성된 인대에 의해 소켓 모양 안에서 회전된다. **B,** 위팔두갈래근과 뒤침근의 작용에 의해 뒤침되는 것을 보여준다. **C,** 방사선 촬영. **D,** 엎침과 뒤침은 노뼈와 자뼈의 위치이다. (A, B, and D, Reprinted with permission from Moore, K. L., Agur, A. M., & Dalley, A. F.Ⅱ. (2019). *Moore's Essential clinical anatomy* (6th ed.). Philadelphia, PA: Wolters Kluwer. C, Courtesy of Dr. J. Heslin, University of Toronto, Ontario, Canada.)

도움을 준다(Levangie et al., 2019). 아래팔 스플린트를 제작하는 치료사는 아래팔 스플린트를 제작하는 과정에서 아래팔을 회전할 때 발생하는 근육부피의 크기변화를 확인하고 스플린트 제작의 마지막 과정에서 아래팔의 회전시켜 적절한 착용감을 확인하도록 한다.

손목 THE WRIST

손목 복합체는 노손목관절(radiocarpal joint)과 손목뼈중간관절(midcarpal joint)로 구성되어 있다. **손목관절(radiocarpal joint)**은 먼쪽 노뼈와 손배뼈와 반달뼈 사이의 연결에 의해 구성된 **타원관절(condyloid joint)**이다. 손목뼈중간관질은 몸쪽 손목뼈(손배뼈, 반달뼈, 세모뼈, 콩알뼈)와 먼쪽 손목뼈(큰마름뼈, 작은마름뼈, 알머리뼈, 갈고리뼈)의 결합에 의해 형성되는 **평면관절(plane joint)**이다(Moore, 2017; Moore et al., 2019). 노뼈손목과 손목뼈중간관절들은 굽힘과 폄 및 노쪽, 자쪽 치우침과 약간의 회전을 허용한다(그림 2-10A~D; 표 2-1).

손 THE HAND

손가락의 **손목손허리(carpometacarpal[CMC] joint)관절**은 평면관절이다; 손목손허리관절은 2-3번째 손가락에서 최소한의 움직임을 제공하고 4-5번째 손가락까지는 더 많은 운동성을 제공한다

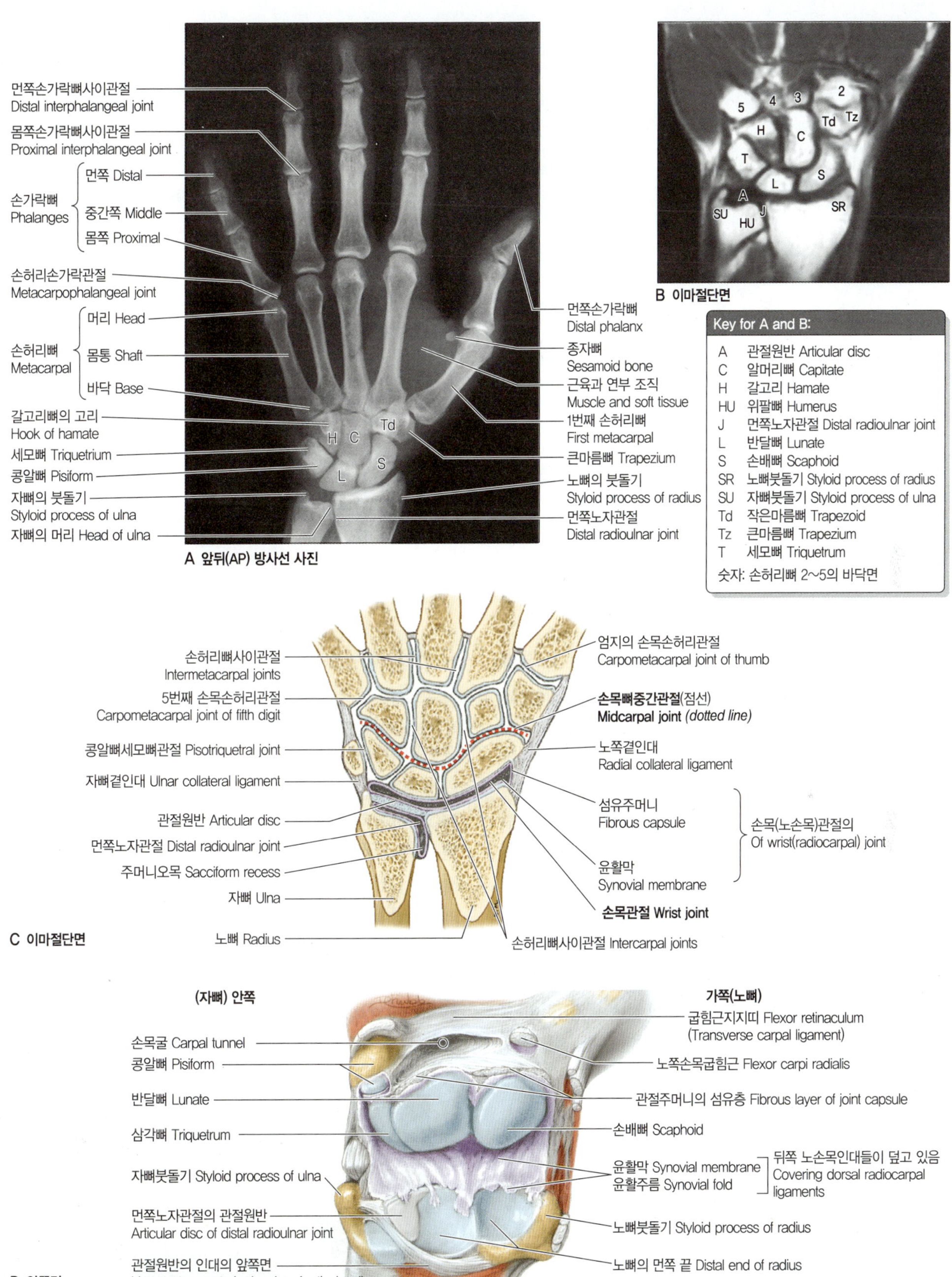

그림 2-10 **손목과 손가락관절들. A,** 방사선 촬영. **B,** 손가락의 이마면 MRI. **C,** 먼쪽 노뼈자뼈관절의 이마면 절단, 손목과 손목뼈사이관절. **D,** 해부. 손목을 앞쪽방향에서 개방 시 등쪽노손목인대가 경첩 작용 역할을 하는 것을 볼 수 있다. (Reprinted with permission from Moore, K. L., Agur, A. M., & Dalley, A. F.II. (2019). *Moore's Essential clinical anatomy* (6th ed.). Philadelphia, PA: Wolters Kluwer.)

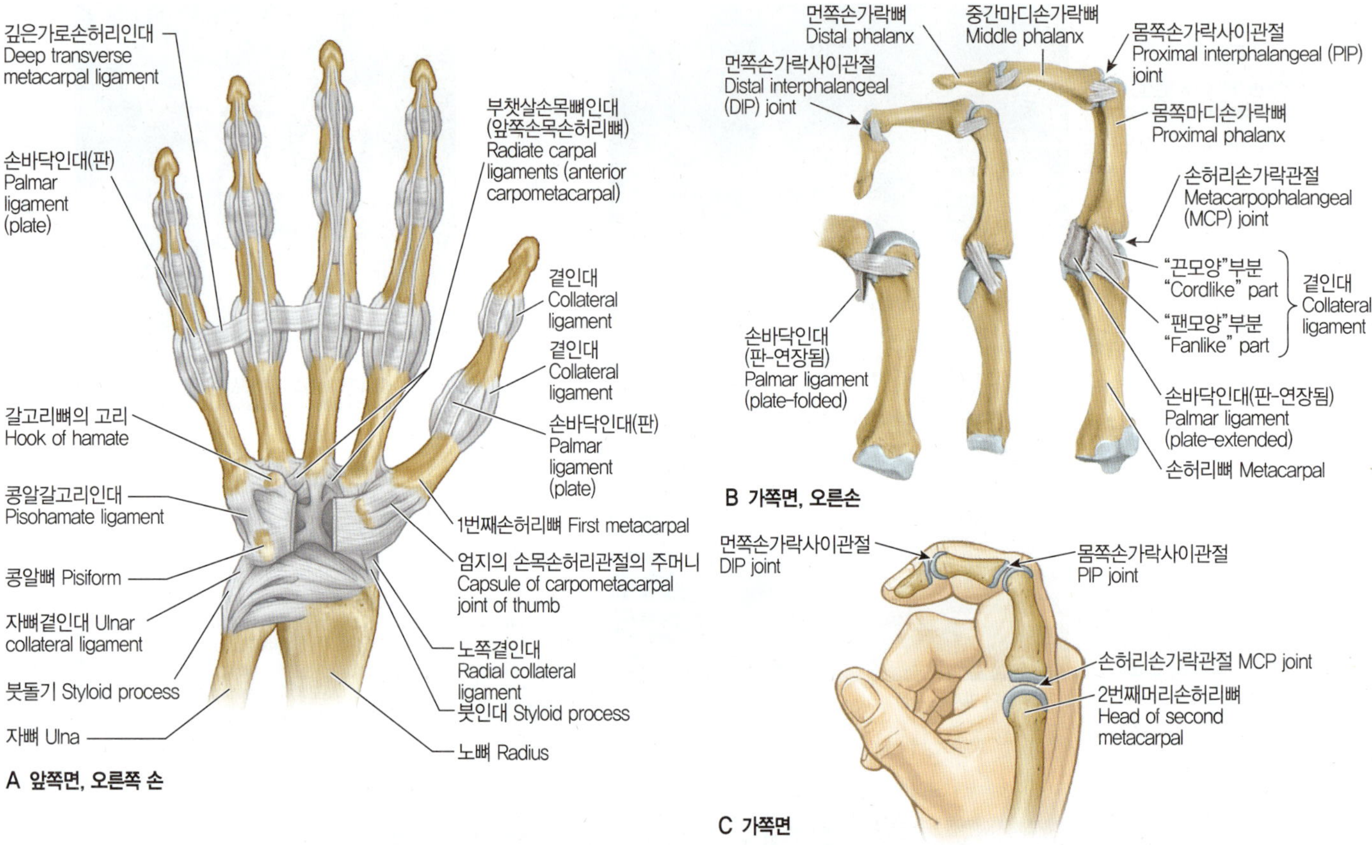

그림 2-11 손의 관절들. A, 손바닥인대들. **B,** MCP와 IP 관절들. 손바닥인대들(palmar ligaments) 손가락판(plates)은 MCP와 IP 관절 주머니 앞쪽면을 조절한다. **C.** 손가락관절들. (Reprinted with permission from Moore, K. L., Agur, A. M., & Dalley, A. F.II. (2019). *Moore's Essential clinical anatomy* (6th ed.). Philadelphia, PA: Wolters Kluwer.)

(Moore, 2017; Moore et al., 2019). 이러한 배열은 물체를 더 단단히 잡을 수 있도록 한다(그림 2-10A~C). 첫 번째 손허리뼈 바닥면과 큰마름뼈의 관절에 의해 형성되는 엄지의 손목손허리관절은 안장관절로 간주된다. 엄지의 손목손허리관절은 노뼈의 벌림과 모음, 손바닥의의 벌림과 모음 및 맞섬(opposition)을 허용한다(그림 2-10A~C)(Moore, 2017; Moore et al., 2019).

먼쪽손허리손가락관절(metacarpophalangeal[MCP] joint)은 손허리뼈 머리와 몸쪽 손가락 바닥면의 결합으로 구성된 융기관절이다(그림 2-11A~C; 표 2-2)(Moore, 2017)(Moore et al., 2019). 엄지의 손목손허리관절은 약간의 벌림과 회전을 허용하여 정교한 집기 기능을 향상시키는 특이한 능력을 지니고 있다(Fess & Philips, 1987).

몸쪽손가락뼈사이관절(proximal interphalangeal[PIP] joint), 먼쪽손가락뼈사이관절(distal interphalangeal[DIP] joint), 엄지 손가락뼈사이관절(thumb interphalangeal[IP] joint)은 경첩관절로 되어 있으며 단순히 굽힘과 폄 기능만 허락한다(그림 2-11A~C)(Moore, 2017; Moore et al., 2019). 치료사들은 손가락 스플린트를 제작 시 인대 구조에 가해지는 긴장을 고려해야 한다. 진단에 따라 목표는 변형을 예방하는 게 될 수 있다(MCP 굽힘/IP 폄). MCP 관절의 **곁인대(collateral ligament)**들은 굽힘 시 팽팽해지고 폄 시 느슨해지지만, 손바닥 판(palmar plate)은 반대로 된다(폄 시 팽팽함, 폄 시 느슨함). 따라서 MCP 관절은 이 인대들의 최대 길이 시 굽힘이 되며 단축 및 MCP 폄 구축을 예방할 수 있다(그림 2-11B,C)(Fess & Philips, 1987; Pratt, 2011a). 유사하게, 치료사들은 IP 관절은 손바닥판(volar plate)이 폄 시 팽팽해지고 굽힘 시 느슨해진다는 점을 기억해야 한다. 이상적으로 이러한 관절들은 PIP 굽힘 구축과 단축을 방지하기 위해 완전한 PIP 폄이 되도록 해야

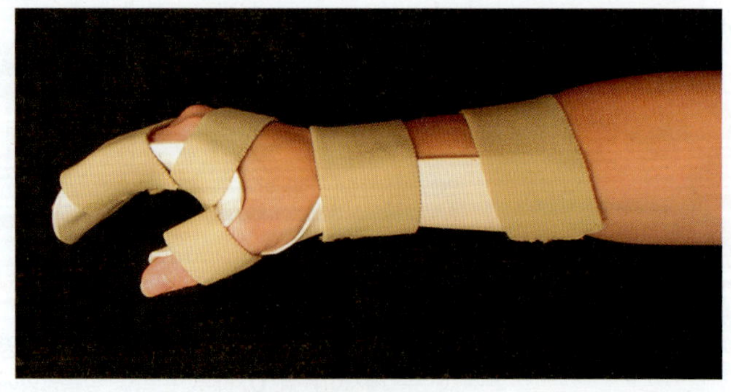

그림 2-12 변형방지 자세는 MCP 관절이 굽힘되고 IP 관절은 손바닥과 노뼈 벌림 사이 중간에서 CMC 관절의 폄 자세이다.

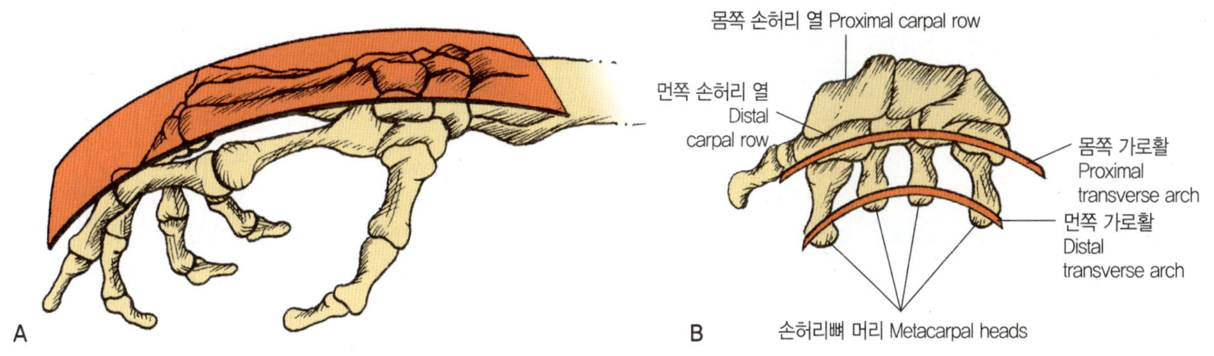

그림 2-13 A, 손의 세로활은 손가락열과 손목의 길이에 걸쳐 있다. B, 손의 몸쪽 및 먼쪽 가로활.

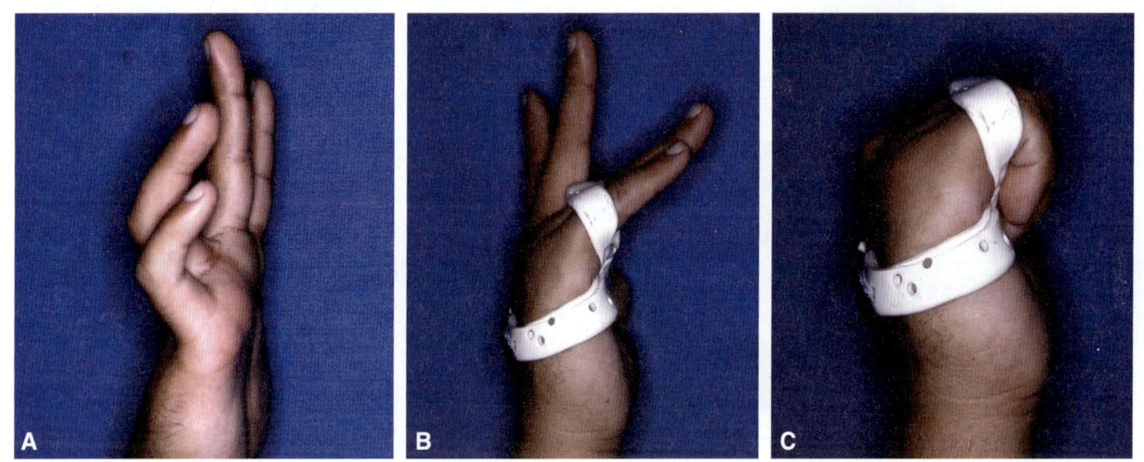

그림 2-14 A, 자신경 손상 후, 활 시스템은 상실된다. 능동 손가락 폄(B)과 능동 손가락 굽힘(C) 시 손허리손가락 MCP 폄을 제한하는 스플린트.

한다(그림 2-12).

손의 활 Arches of the Hand

뼈 구조는 손의 근육과 함께 스플린트의 형성과 유지에 기여한다(그림 2-13A,B)(Bowers & Tribuzi, 1992; Fess & Philips, 1987; Pratt, 2011a; Tubiana et al., 1996). **몸쪽 가로활(proximal transverse arch)**은 먼쪽 손목뼈 수준에서 단단하게 배열되어 있으며, 손목굴의 바닥을 형성한다. 이에 비해 **먼쪽 가로활(distal transverse arch)**및 **세로활(longitudinal arch)**은 움직임과 손의 깊이를 더해준다. 먼쪽 가로활은 손허리뼈 머리의 높이에 위치하며, 손이 다른 크기의 물체를 잡을 수 있는 능력을 제공한다. 4-5번째 손가락의 CMC 관절에서의 운동성은 운동활 때문에 가능하다. 세로활은 손목 높이에서 네 개의 말단 길이까지 연결된다. 이 고도의 운동성 활은 특정한 잡기 활동의 요구에 충족되도록 되어있다. 손목허리뼈 골절 후 스플린트 제작 시, 치료사는 CMC 관절의 이동성 차이를 이해해야 한다. 예를 들어, 5번째 손가락 손허리 골절은 안정성 및 골절의 고정을 위해 세 번째, 네 번째 손가락 손허리뼈도 같이 고정시켜야 한다.

손이 다치면 활 시스템이 손상되어 손 기능이 바뀔 수 있다. 예를 들어, 자신경 손상에 따른 고유 기능 상실(MCP 굽힘의 / IP 폄 활동)은 정상적인 활 시스템을 교란시켜 갈퀴손 변형(MCP 과폄/IP 굽힘)을 유발한다(그림 2-14A~C). 스플린트를 제작하는 데 있어 치료사들은 운동성과 안정성을 제공하기 위해 활을 확보해야만 하며, 이러한 요소를 고려하여 손 기능의 잠재력을 최대화해야만 한다. 또한 활을 고려한 알맞은 스플린트는 손의 스플린트 이동을 최소화하며 손에 외력이 가해질 때 가동되는 스플린트를 안정화시켜야만 한다(그림. 2-15A,B).

손의 주름 Creases of the Hand

손바닥 주름은 비교적 일관된 패턴으로 손 전체에 분포되어 있다(Bowers & Tribuzi, 1992; Fess & Philips, 1987; Pratt, 2011b). 이러한 주름은 기본 구조 및 관련 구조물의 기능과 직접적으로 연관이 있다. 스플린트를 손에 알맞게 적용하려면 치료사는 각 주름 아래에 있는 특정 관절을 인지해야 한다(그림 2-16). 치료사는 스플린트를 만들 때 주름에 경계로 기초하여 제작할 수 있다. 먼쪽 움직임을 허용하려면 스플린트 몸쪽의 주름을 덮지 않도록 제작한다(그림 2-17A~C). 예를 들어, 손목 스플린트는 허용된 손가락 가동범위를 허용하기 위해 **몸쪽손바닥주름(proximal palmar crease,**

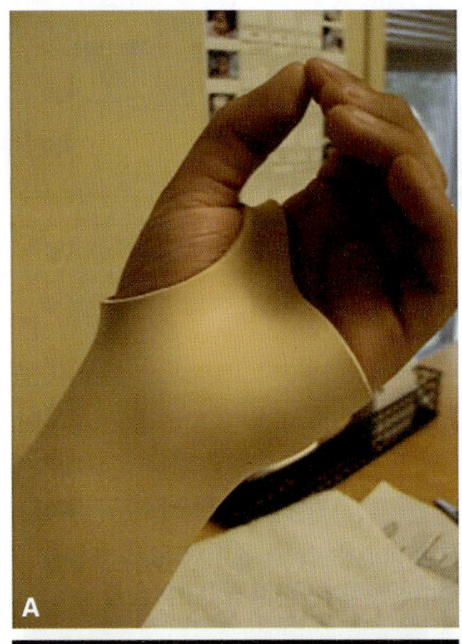

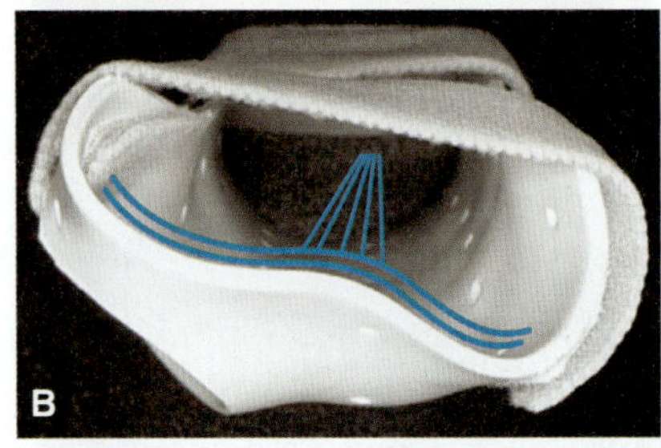

그림 2-15 A. 맞섬자세는 제작 과정에서 활을 형성하는 데 도움이 된다. B. 손목교정 스플린트는 편안함을 위해 가로, 세로활을 제작 과정 포함해야 한다.

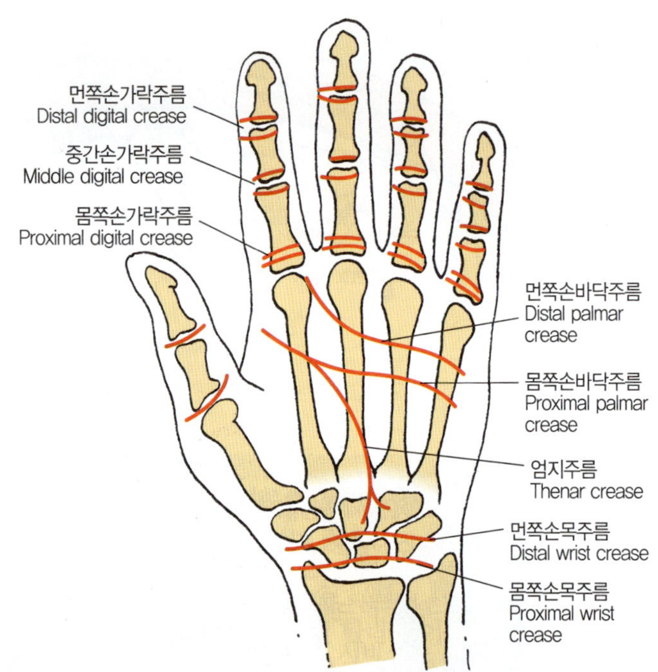

그림 2-16 손바닥 주름과 주름 아래 관절 사이의 관계.

PPC)과 **먼쪽손바닥주름(distal palmar crease, DPC)**을 배제해야 한다. (손목 위치를 유지하기 위해 스플린트는 손바닥에서 최대한 먼쪽으로 넓혀야 한다.) 손허리뼈 길이의 차이는 PPC와 DPC가 비스듬하게 형성되며 손바닥 손목 스플린트의 말단 가장자리에서 비스듬한 각도를 필요로 한다(그림 2-18A,B). 추가 고려 사항에는 각 환자의 개별 해부학적 특성을 인식하는 것이 중요하다. 예를 들어, 어떠한 환자는 손바닥의 노뼈 쪽에서 DPC를 제거하는 것이 MCP 관절의 완전한 움직임을 허용하기에 충분할 수 있지만 경우에 따라 스플린트의 완전한 움직임을 허용하기 위해 PPC를 제거해야 할 수도 있다.

스플린트의 시사점 ORTHOTIC IMPLICATIONS

스플린트를 제작할 때 상지 골격 전체에 존재하는 뼈 돌출부를 고려해야 한다(Fess & Philips, 1987; Pratt, 2011b). 뼈 돌출부는 물렁조직이 거의 없기 때문에 자극에 취약한 경향이 있다. 스플린트 재료 및/또는 스트랩으로 뼈 돌출부 영역에 압력을 가하는 것을 피하는 것은 매우 중요하며, 경고 신호와 관련하여 무엇을 주의해야 하

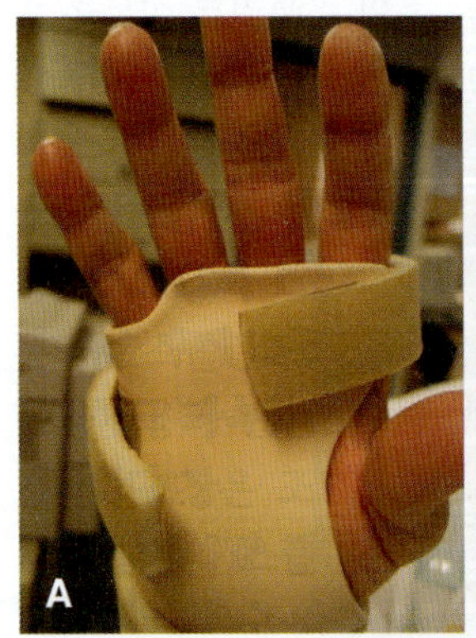

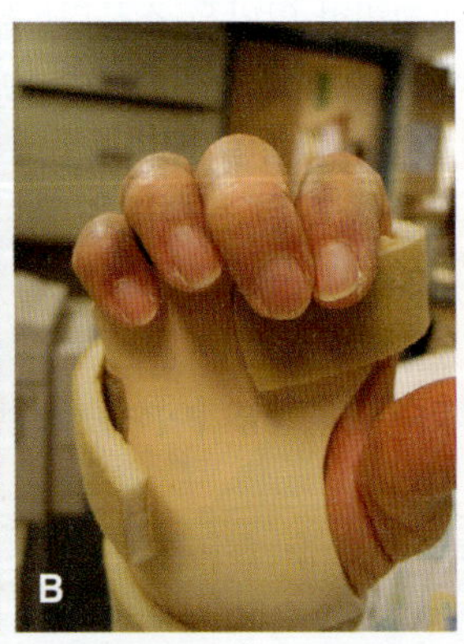

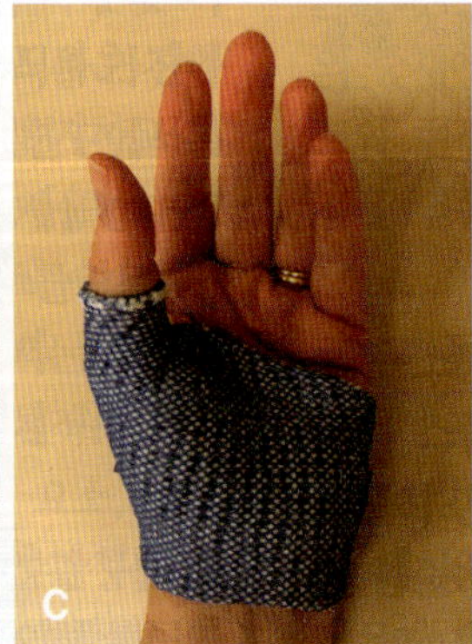

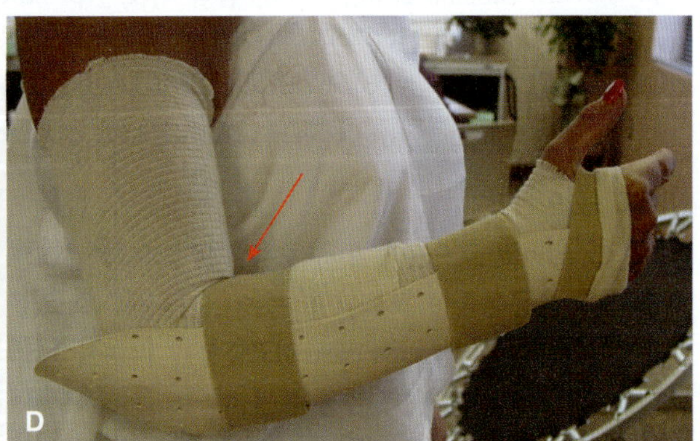

그림 2-17 A 및 B, MCP 폄 고정스플린트는 PIP 굽힘이 제한되지 않게 하기 위해 모든 손가락의 3번째 손가락 주름 영역을 제거해야 한다. 이 스플린트는 시상대 회복의 목적으로 사용할 수 있다. C, 엄지 MCP 고정 스플린트는 IP 관절 지점은 제거해야 한다. MCP의 완전 고정의 효과를 감소시키는 "과다한 제거"는 주의해야 한다. 이 스플린트는 X-Lite PLUS® 소재를 사용하여 제작되었다 D, 몸쪽 스트랩이 있는 팔꿈치 폄 제한 스플린트는 팔꿈치오목에서 먼쪽으로 연장되어 있다. 팔꿈치관절의 완전한 굽힘을 허용하지 않는다.

는지 환자에게 교육해야한다. 과도한 압력 신호는 다음과 같다.

- 통증
- 발적
- 피부 괴사(허혈로 인한 막힘)

고려해야 할 주요 돌출부는 다음과 같다(그림 2-19A~D).

- 빗장뼈
- 어깨뼈
- 봉우리
- 팔꿈치머리

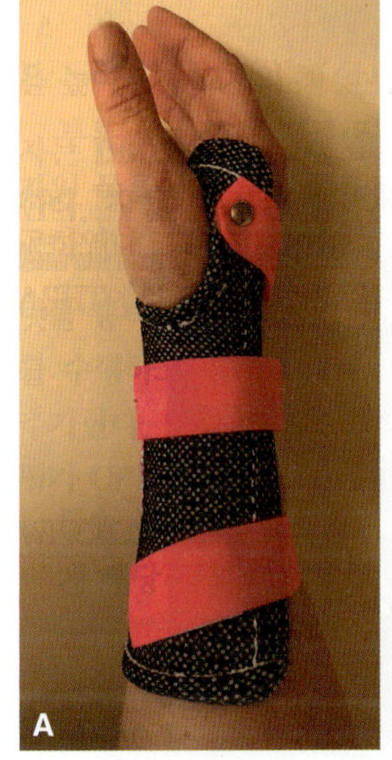

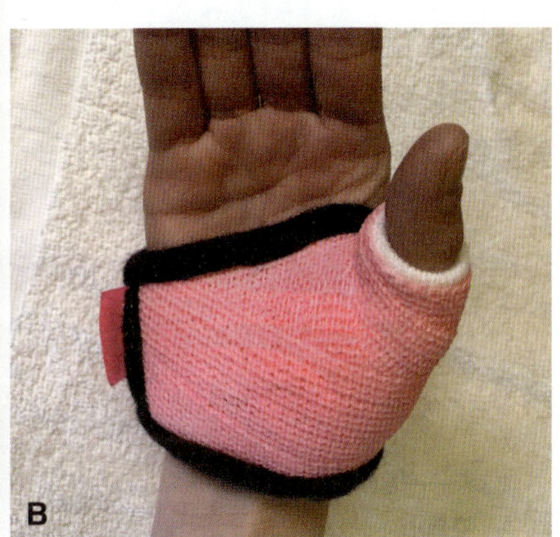

그림 2-18 **A,** 2번째 손가락 MCP 관절에서의 몸쪽손바닥주름(proximal palmar crease, PPC)을 덮은 손목 고정 스플린트는 완전한 굽힘을 방해한다. 이 스플린트는 X-Lite PLUS®를 사용하여 제작되었음. **B.** 엄지손가락 MCP 관절 고정 스플린트는 먼쪽손바닥주름(distal palmar crease, DPC)와 PPC를 덮지 않도록 제작하여 손가락 가동범위를 완전히 허용한다. 이 스플린트는 Delta-Cast® Conformable 재료를 사용하여 제작되었다.

- 안쪽 및 가쪽 위관절융기
- 자뼈 및 노뼈 붓돌기
- 첫 번째 손허리 기저부
- 등쪽 엄지 MCP 및 IP 관절
- 등쪽 MCP, PIP 및 DIP 관절
- 콩알뼈

임상 예 Clinical Example

압력이 가해지는 곳을 잘 분산되도록 성형된 스플린트는 위험 영역에 패딩(padding) 또는 플레어링(flaring) 과 같은 적절한 맞춤형을 제공함으로 앞서 언급한 합병증을 예방할 수 있다(그림 2-20A~G). 예를 들어, 손바닥 손목 지지대의 자뼈 경계를 성형할 때 치료사는 아래팔 회전 동작 동안 뼈가 딱딱한 스플린트 재료와 접촉하는 것을 방지하기 위해 자뼈 붓돌기에 인접한 모서리를 벌려야 한다.

상지의 신경과 근육들
NERVES AND MUSCLES OF THE UPPER EXTREMITY

상지의 신경들은 **팔신경얼기(brachial plexus)**로부터 기원한다(그림 2-21; 표 2-3)(Moore, 2017; Moore et al., 2019). 신경얼기는 위팔신경얼기를 통해 척수의 목척수 수준에서 시작하여 척수 신경 목척수 5번신경(C5)~가슴척수 1번(T1)의 척수신경의 앞쪽 가지까지 기여한다. 목척수 4번신경(C4)~가슴척수 2번신경(T2)으로부터 일부 기여하기도 한다. 이 5개의 신경뿌리들이 결합하여 **위, 중간, 아래의 몸통(superior, middle, and inferior trunks)**을 형성한다. 빗장뼈 뒤쪽에서 세 개의 몸통은 차례로 세 개의 앞쪽 부분과 세 개의 뒤쪽 부분으로 나뉜다. 이 갈래들은 **뒤쪽, 가쪽, 안쪽의 다발(posterior, lateral, and medial cords)**과 연관되어 있다. 이 다발들은 겨드랑 동맥과 관련되어 이름이 지어졌다. 이 갈래들은 말단 신경 가지들의 시작이다: **근육피부신경(musculocutaneous nerve)**, **겨드랑신경(axillary nerve)**, **노신경(radial nerve)**, **정중신**

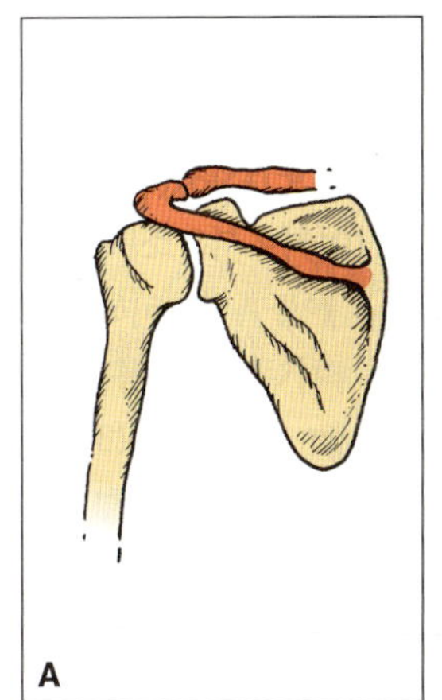

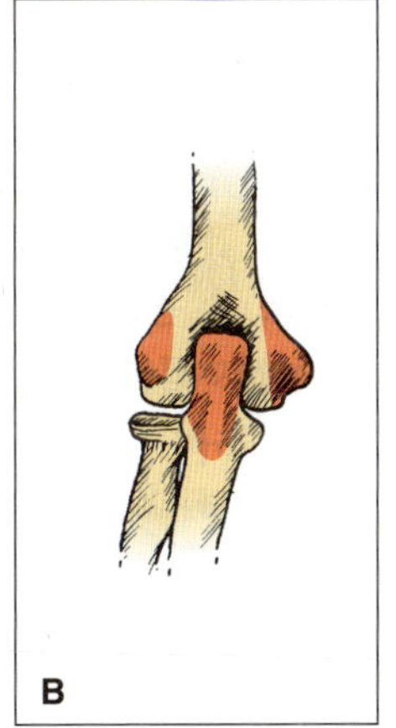

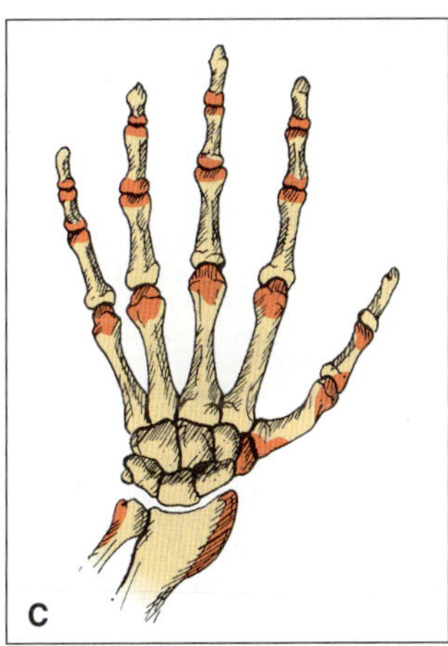

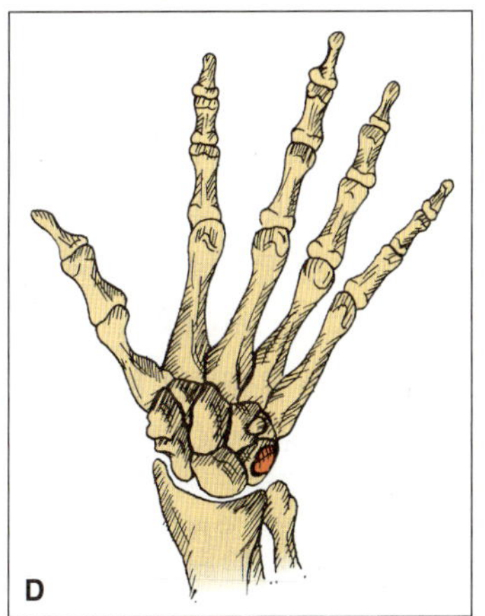

그림 2-19 어깨뼈의 뼈돌기(A), 팔꿈치(B), 등쪽 손목과 손(C), 손바닥 손목과 손(D)

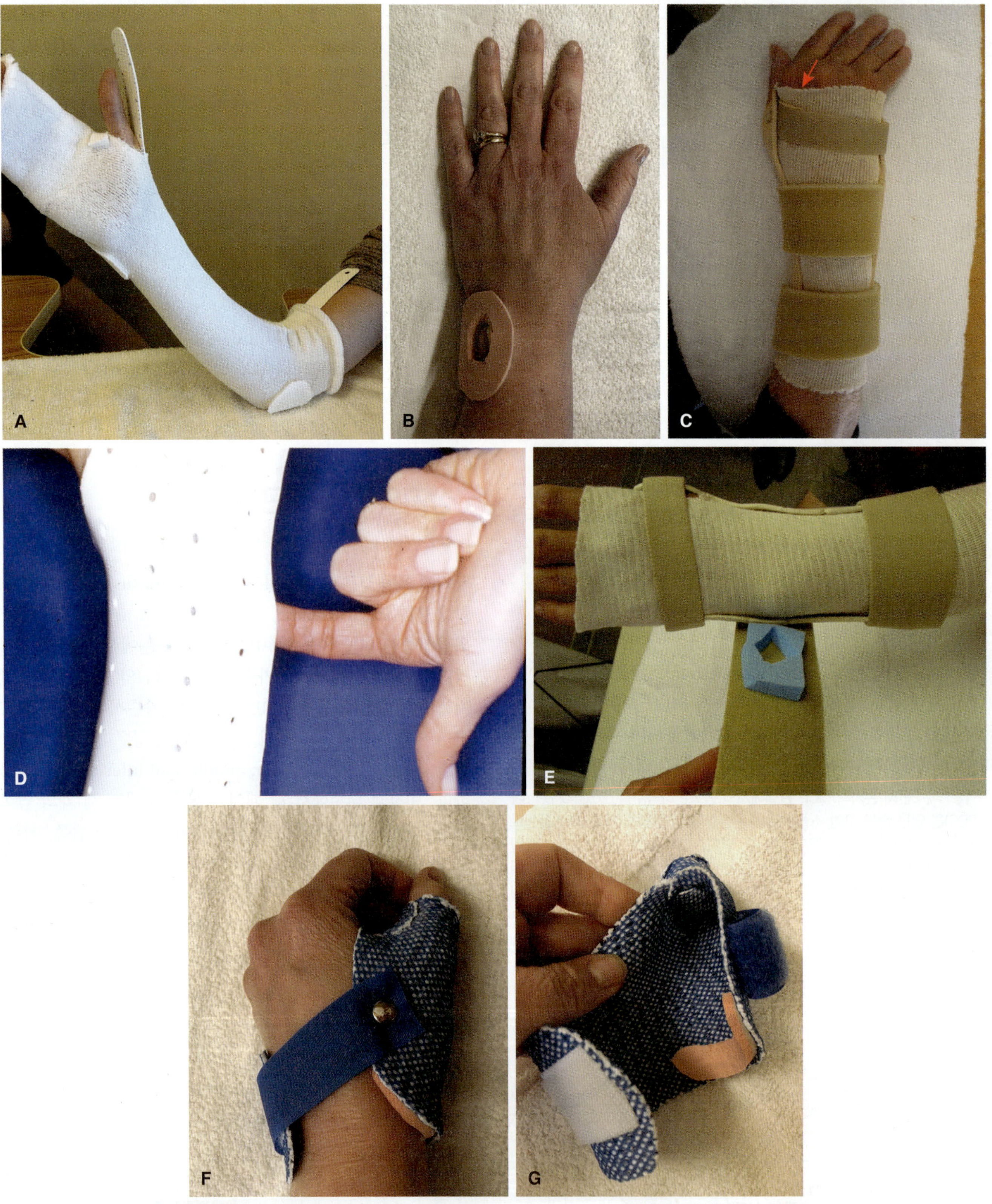

그림 2-20 **뼈 돌출부를 위한 조정. A,** Delta-Cast® Conformable 소재로 제작된 팔꿈치/손목 고정 스플린트 안쪽 위관절융기의 예비 패딩. **B,** 먼쪽 자뼈에서 도넛모양 예비패딩. X-Lite PLUS® 소재로 제작된 엄지 스플린트. **C,** 2번째 손가락 MCP 관절을 가로지르는 스트랩의 패딩. **D,** 손목 고정 스플린트의 먼쪽 자뼈에서 벌어지는 현상. **E,** 예민한 먼쪽 자뼈를 위한 도넛형 손목 스트랩 패딩. **F 및 G,** CMC 관절 고정 스플린트 바닥면에 부착된 폼 패딩.

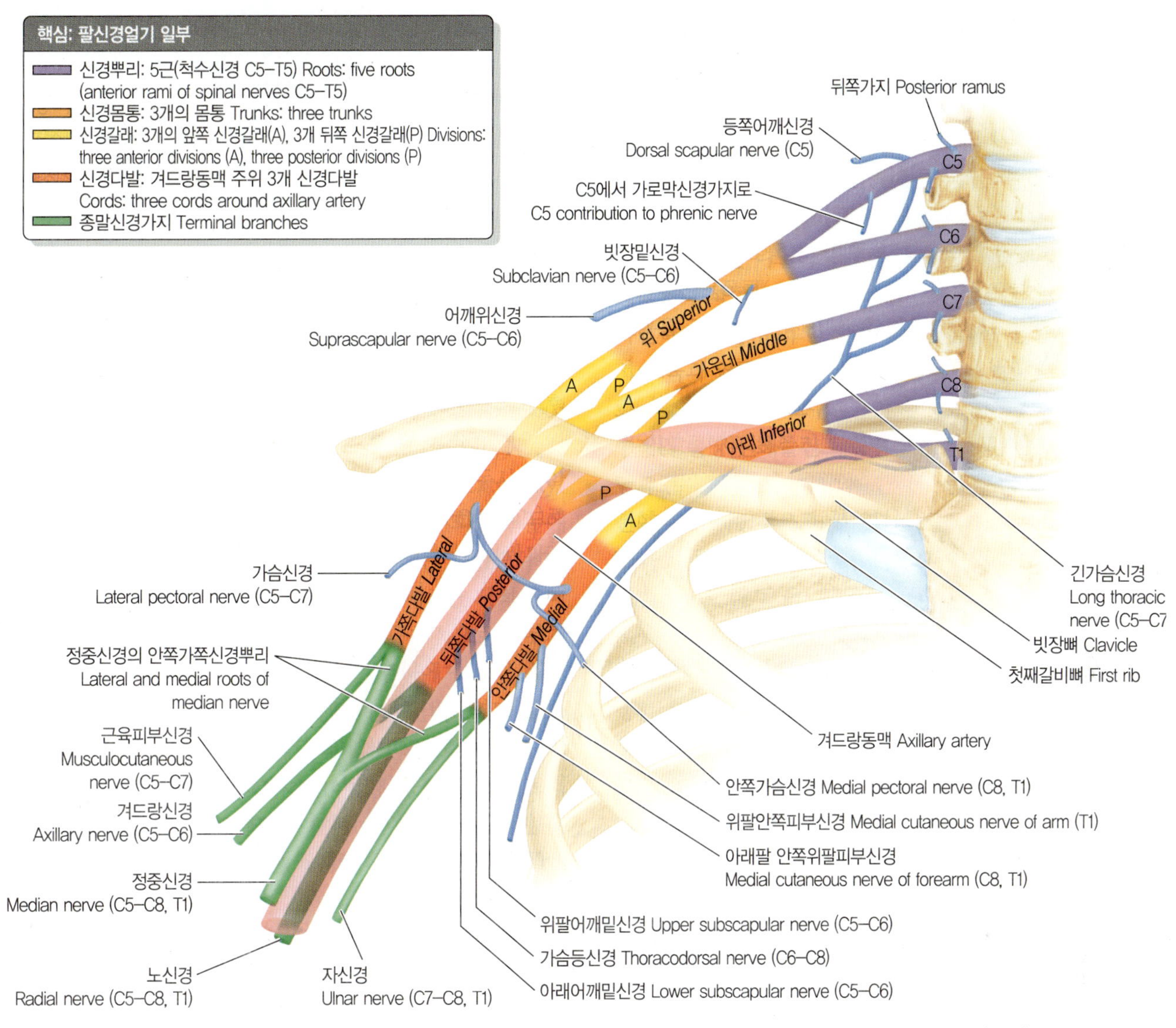

그림 2-21 **팔신경얼기.** (Reprinted with permission from Moore, K. L., Agur, A. M., & Dalley, A. F., II. (2019). *Moore's essential clinical anatomy* (6th ed.). Philadelphia, PA: Wolters Kluwer. Fig. 3.27.)

경(median nerve)과 **자신경(ulnar nerve)**. 그림 2-21과 표 2-3은 신경얼기 전체에 걸쳐 작은 가지의 개별적 기시를 보여준다.

각 말단 신경 가지는 상지를 가로질러 손 방향 쪽으로 특정 근육을 통과한다(그림 2-22A~E; 표 2-4)(Rayan, 1992; Spinner, 1995; Wolfe, Pederson, Kozin , & Cohen, 2016). (24장에는 경로, 신경 분포 및 압박 부위를 포함한 신경 해부학에 대한 자세한 설명이 포함되어 있다.) 일반적으로, 노신경은 팔꿈치, 아래팔, 손목과 손의 등쪽 폄근을 지배한다. 정중신경과 자신경은 손바닥 굽힘근육과 손의 내재근을 지배한다. 상지의 감각은 그림 2-22와 같이 다양한 피부 신경에 의해 제공된다. 각 신경의 개별 경로를 통해 신경이 근육 및 인대와 같은 다른 해부학적 구조에 의해 압박되기 쉬운 영역이 존재한다. 이러한 신경들은 또한 스플린트를 착용과 관련된 외부 힘에 의해서도 취약하다(열가소성, 스트랩).

치료사는 상지의 근육 및 피부 신경 분포에 대한 완벽한 이해와 함께 말초 신경 해부학에 대한 임상 지식이 있어야 한다. 표 2-5는 근육 부착, 신경 분포 및 동작을 나열하였으며 스플린트 제작 및 치료 중재에 대한 의사 결정을 내릴 때 참고할 수 있다. 아래팔 앞쪽 구역의 근육은 4개의 층으로 나뉜다(그림 2-23A~C). 손가락 굽힘근은 손에 들어갈 때 손목터널 영역을 통과한다(그림 2-23D). 뒤쪽 구획의 근육은 두 층으로 배열된다(그림 2-24A,B). 이들 외재 근육은 폄근 지지띠 내에서 구분되어 등쪽 손목을 가로지른다(그림 2-24C,D). 22장과 23장에서는 아래팔과 손의 근육 해부학에 대해 자세히 설명하도록 한다.

스플린트의 시사점 ORTHOTIC IMPLICATIONS

치료사는 스플린트를 제작하는 동안과 스트랩이나 가동성 요소를 적용할 때 얕은 신경의 압박을 피해야 한다(Fess & Philips, 1987). 뼈 돌출부에 관한 환자 교육과 치료사는 환자에게 신경 압박의 증

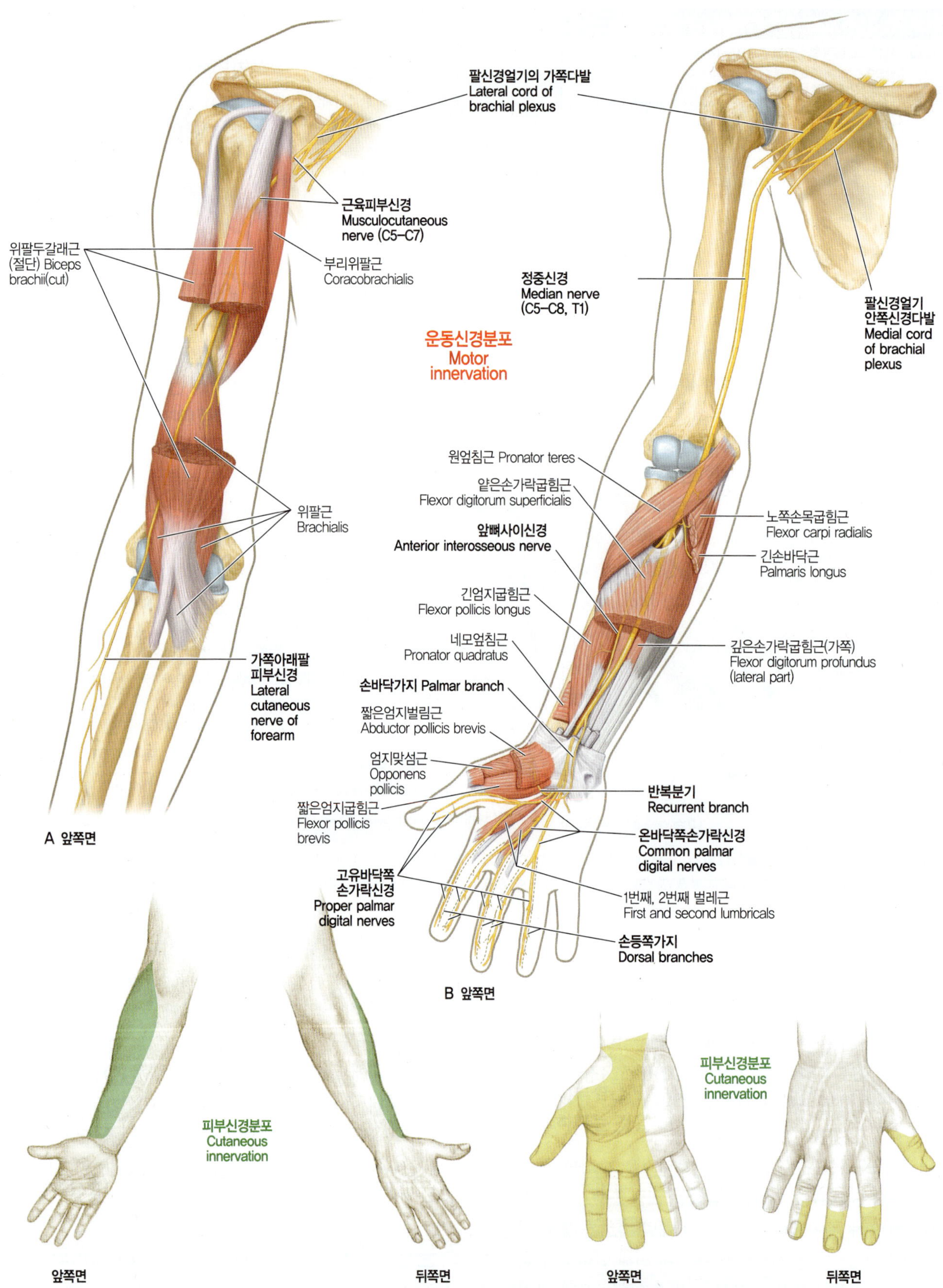

그림 2-22 상지의 말초신경에 대한 개요. A, 근육피부신경. **B,** 정중신경. **C,** 자신경 **D,** 노신경. (Reprinted with permission from Moore, K. L., Agur, A. M., & Dalley, A. F., II. (2019). *Moore's essential clinical anatomy* (6th ed.). Philadelphia, PA: Wolters Kluwer. Fig. 3.17)

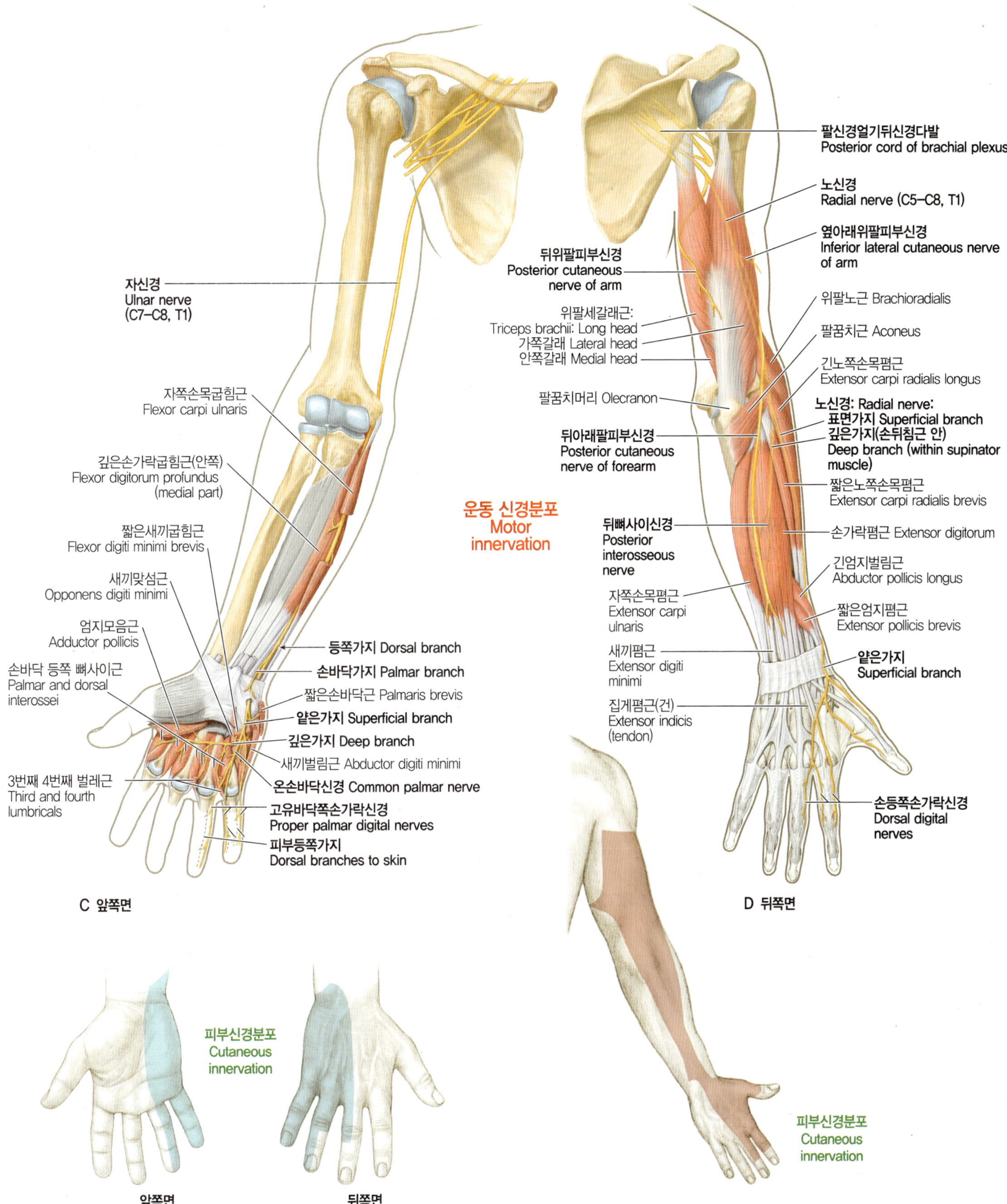

자신경
Ulnar nerve
(C7–C8, T1)
자쪽손목굽힘근
Flexor carpi ulnaris
깊은손가락굽힘근(안쪽)
Flexor digitorum profundus
(medial part)
짧은새끼굽힘근
Flexor digiti minimi brevis
새끼맞섬근
Opponens digiti minimi
엄지모음근
Adductor pollicis
손바닥 등쪽 뼈사이근
Palmar and dorsal
interossei
3번째 4번째 벌레근
Third and fourth
lumbricals
등쪽가지 Dorsal branch
손바닥가지 Palmar branch
짧은손바닥근 Palmaris brevis
얕은가지 Superficial branch
깊은가지 Deep branch
새끼벌림근 Abductor digiti minimi
온손바닥신경 Common palmar nerve
고유바닥쪽손가락신경
Proper palmar digital nerves
피부등쪽가지
Dorsal branches to skin
C 앞쪽면
운동 신경분포
Motor
innervation
팔신경얼기뒤신경다발
Posterior cord of brachial plexus
노신경
Radial nerve (C5–C8, T1)
옆아래위팔피부신경
Inferior lateral cutaneous nerve
of arm
뒤위팔피부신경
Posterior cutaneous
nerve of arm
위팔노근 Brachioradialis
위팔세갈래근:
Triceps brachii: Long head
가쪽갈래 Lateral head
안쪽갈래 Medial head
팔꿈치근 Aconeus
긴노쪽손목폄근
Extensor carpi radialis longus
팔꿈치머리 Olecranon
노신경: Radial nerve:
표면가지 Superficial branch
깊은가지(손뒤침근 안)
Deep branch (within supinator
muscle)
뒤아래팔피부신경
Posterior cutaneous
nerve of forearm
짧은노쪽손목폄근
Extensor carpi radialis brevis
뒤뼈사이신경
Posterior
interosseous
nerve
손가락폄근 Extensor digitorum
긴엄지벌림근
Abductor pollicis longus
자쪽손목폄근
Extensor carpi
ulnaris
짧은엄지폄근
Extensor pollicis brevis
새끼폄근
Extensor digiti
minimi
얕은가지
Superficial branch
집게폄근(건)
Extensor indicis
(tendon)
손등쪽손가락신경
Dorsal digital
nerves
D 뒤쪽면
피부신경분포
Cutaneous
innervation
앞쪽면
뒤쪽면
피부신경분포
Cutaneous
innervation

그림 2-22 **계속**

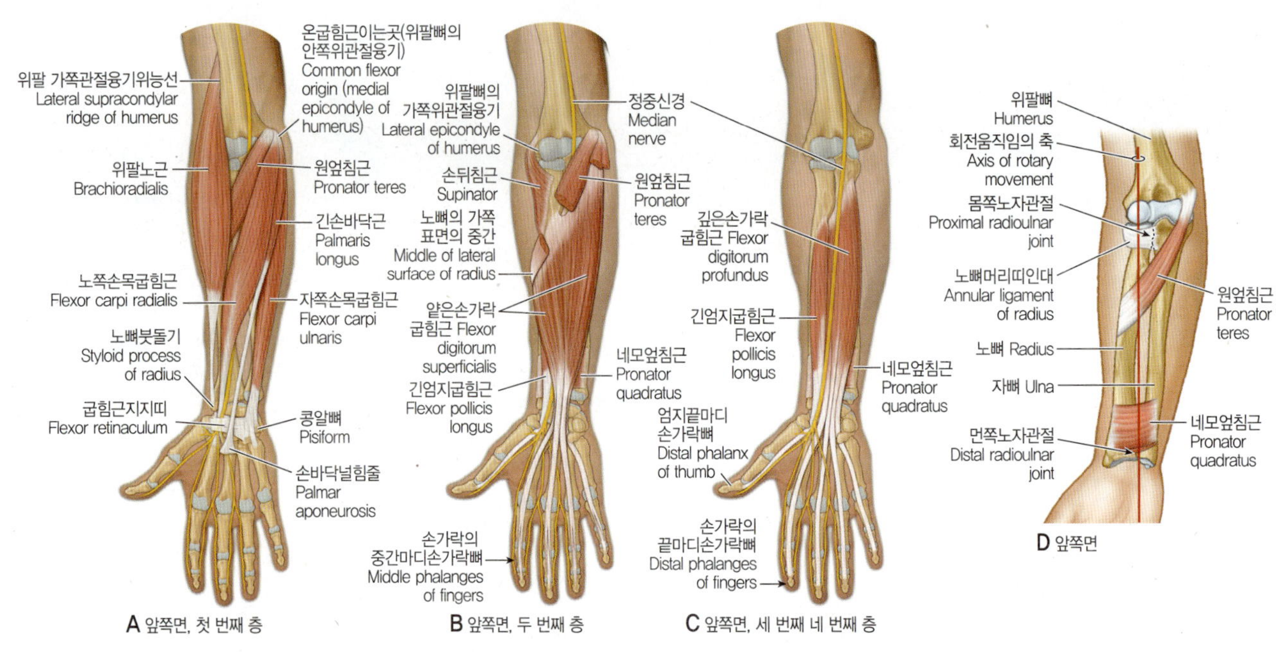

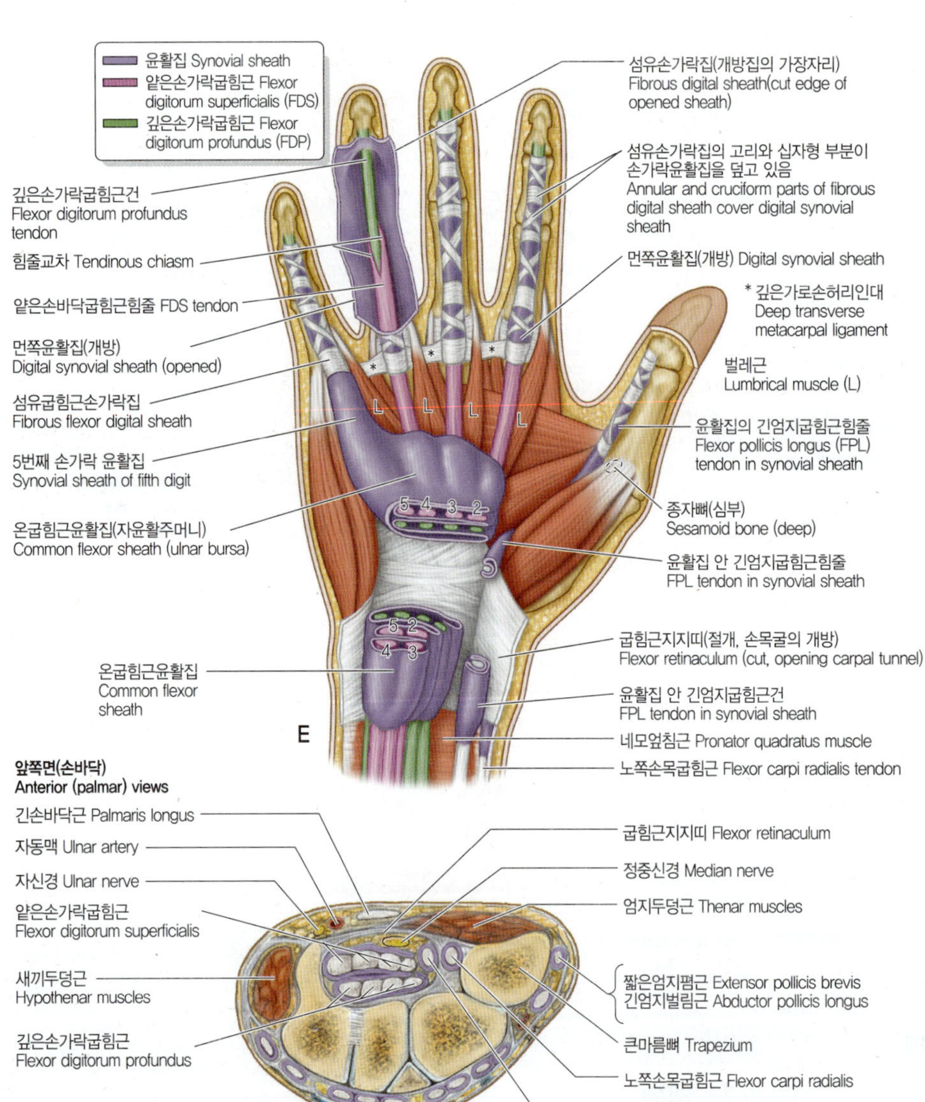

그림 2-23 **아래팔과 손 앞 영역의 근육 A,** 첫 번째 층. **B,** 두 번째 층. **C,** 세 번째 층. **D,** 네 번째 층. 1. 손목관절; 2. 손목손허리(CMC)관절; 3. 손허리손가락(MCP)관절; 4. 몸쪽손가락사이(PIP)관절; 5. 먼쪽손가락사이(DIP)관절. **E,** 손가락 1–5번째(보라)의 윤활집과 온굽힘근 윤활집의 절단면 **F,** 손목터널과 그 안에 구조물을 보여주는 손목의 가로절단면. (Reprinted with permission from Moore, K. L., Agur, A. M., & Dalley, A. F.II. (2019). *Moore's Essential clinical anatomy* (6th ed.). Philadelphia, PA: Wolters Kluwer.)

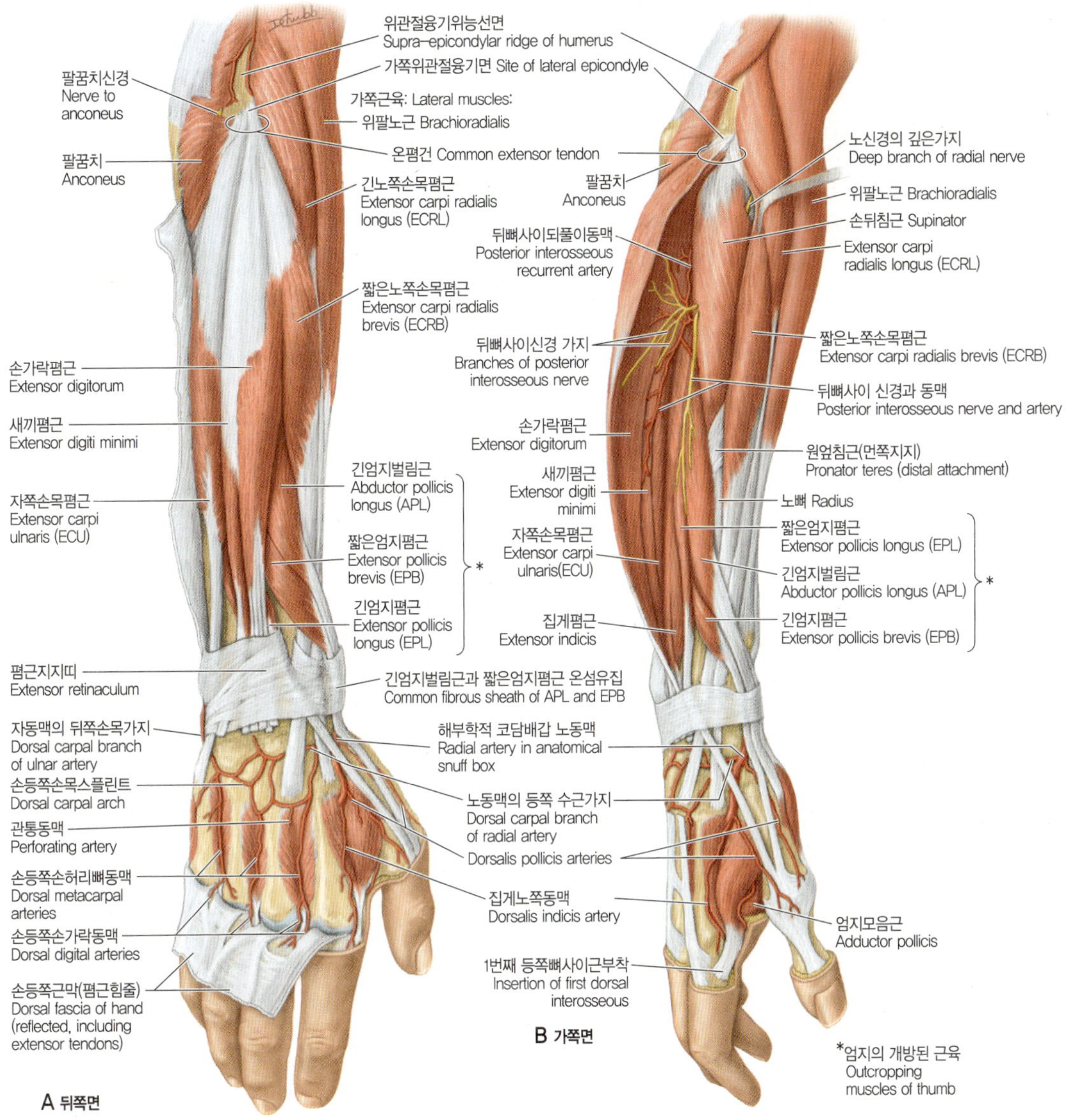

위관절융기위능선면
Supra-epicondylar ridge of humerus
가쪽위관절융기면 Site of lateral epicondyle
팔꿈치신경
Nerve to anconeus
가쪽근육: Lateral muscles:
위팔노근 Brachioradialis
온폄건 Common extensor tendon
팔꿈치
Anconeus
긴노쪽손목폄근
Extensor carpi radialis longus (ECRL)
짧은노쪽손목폄근
Extensor carpi radialis brevis (ECRB)
손가락폄근
Extensor digitorum
새끼폄근
Extensor digiti minimi
자쪽손목폄근
Extensor carpi ulnaris (ECU)
긴엄지벌림근
Abductor pollicis longus (APL)
짧은엄지폄근
Extensor pollicis brevis (EPB)
긴엄지폄근
Extensor pollicis longus (EPL)
*
폄근지지띠
Extensor retinaculum
긴엄지벌림근과 짧은엄지폄근 온섬유집
Common fibrous sheath of APL and EPB
자동맥의 뒤쪽손목가지
Dorsal carpal branch of ulnar artery
손등쪽손목스플린트
Dorsal carpal arch
관통동맥
Perforating artery
손등쪽손허리뼈동맥
Dorsal metacarpal arteries
손등쪽손가락동맥
Dorsal digital arteries
손등쪽근막(폄근힘줄)
Dorsal fascia of hand (reflected, including extensor tendons)
해부학적 코담배갑 노동맥
Radial artery in anatomical snuff box
노동맥의 등쪽 수근가지
Dorsal carpal branch of radial artery
Dorsalis pollicis arteries
집게노쪽동맥
Dorsalis indicis artery
1번째 등쪽뼈사이근부착
Insertion of first dorsal interosseous
A 뒤쪽면
노신경의 깊은가지
Deep branch of radial nerve
팔꿈치
Anconeus
위팔노근 Brachioradialis
손뒤침근 Supinator
Extensor carpi radialis longus (ECRL)
뒤뼈사이되돌이동맥
Posterior interosseous recurrent artery
짧은노쪽손목폄근
Extensor carpi radialis brevis (ECRB)
뒤뼈사이신경 가지
Branches of posterior interosseous nerve
뒤뼈사이 신경과 동맥
Posterior interosseous nerve and artery
손가락폄근
Extensor digitorum
원엎침근(먼쪽지지)
Pronator teres (distal attachment)
새끼폄근
Extensor digiti minimi
노뼈 Radius
자쪽손목폄근
Extensor carpi ulnaris(ECU)
짧은엄지폄근
Extensor pollicis longus (EPL)
긴엄지벌림근
Abductor pollicis longus (APL)
*
집게폄근
Extensor indicis
긴엄지폄근
Extensor pollicis brevis (EPB)
엄지모음근
Adductor pollicis
B 가쪽면
*엄지의 개방된 근육
Outcropping muscles of thumb

노뼈의 뒤쪽결절
Dorsal tubercle of radius
B단면의 면
Plane of section B
자뼈 Ulna
노뼈 Radius
D A에 표시된 수준에서 가로면의 아래쪽 관점
폄근지지띠
Extensor retinaculum
손등쪽뼈사이근
Dorsal interossei (1–4)
힘줄사이연결
Intertendinous connection
4
3
2
1
손바닥 인대 "후드" 고정 팽창
폄근확장
Extensor expansion ("hood" anchoring expansion to palmar ligament)
중앙띠 Median band
끝마디손가락뼈
Distal phalanx
C 뒤쪽면
A와 B 안에 윤활집 Synovial sheaths in A and B
자쪽손목폄근
Extensor carpi ulnaris
5번째 손가락 폄근
Extensor digiti minimi
손가락폄근과 2번째 손가락 폄근 Extensor digitorum and extensor indicis
긴엄지폄근
Extensor pollicis longus
긴노쪽손목폄근과 짧은노쪽손목폄근
Extensor carpi radialis longus and extensor carpi radialis brevis
긴엄지벌림근과 짧은엄지폄근
Abductor pollicis longus and extensor pollicis brevis

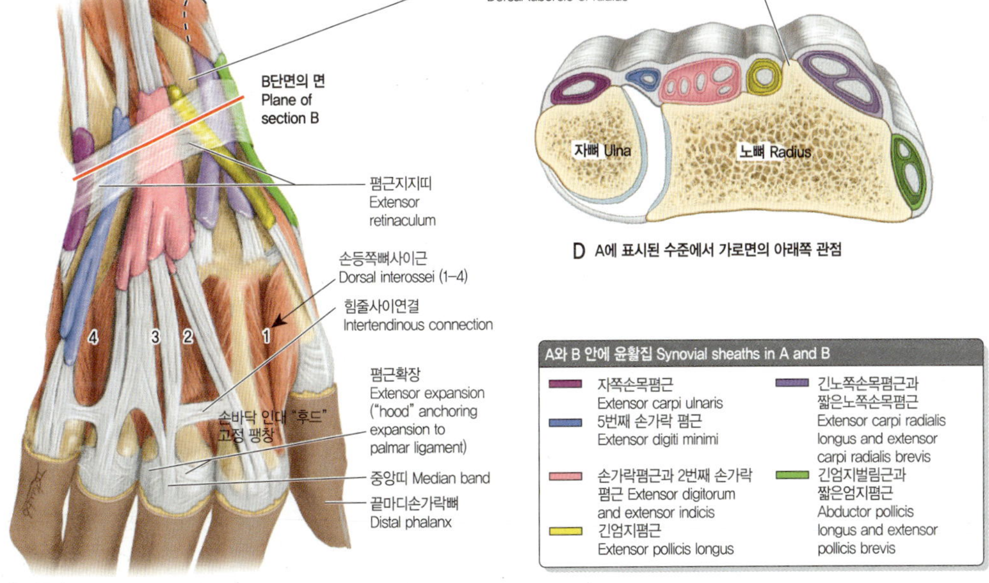

그림 2-24 **아래팔과 손의 뒤쪽 부분의 근육과 신경혈관 구조. A,** 얕은 해부. **B,** 깊은 해부. **C,** 먼쪽 아래팔과 손의 등 부분 폄 힘줄의 윤활액. **D,** 노뼈와 자뼈의 먼쪽의 말단을 통과하는 가로면에서 윤활집에 있는 폄 힘줄을 볼 수 있다. (Reprinted with permission from Moore, K. L., Agur, A. M., & Dalley, A. F.II. (2019). *Moore's Essential clinical anatomy* (6th ed.). Philadelphia, PA: Wolters Kluwer.)

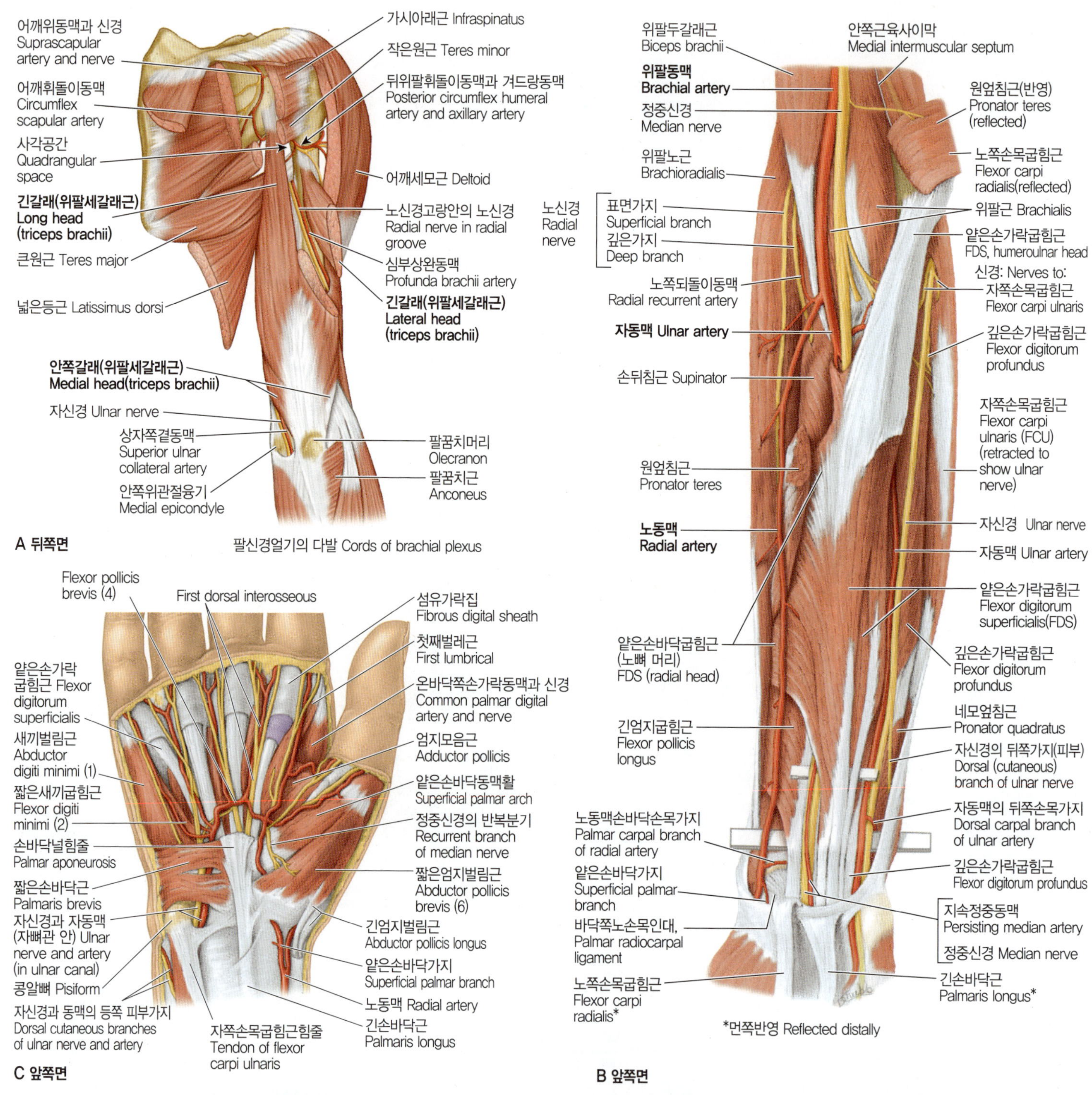

그림 2-25 **압박에 매우 취약한 위팔의 신경들. A,** 위팔. **B,** 팔꿈치/아래팔 영역. **C,** 손. (Adapted with permission from Moore, K. L., Agur, A. M., & Dalley, A. F.II. (2019). *Moore's Essential clinical anatomy* (6th ed.). Philadelphia, PA: Wolters Kluwer.)

상과 발생 시 대처 방법을 설명해야만 한다. 신경 자극의 증상은 다음과 같다.

- 무감각
- 감각 이상(따끔거림)
- 타는 듯한 느낌
- 운동 조절 변화
- 통증

환자가 다음과 같은 증상을 보일 때 스플린트를 수정하거나 스트랩의 조정이 필요하다. 이러한 문세에 대한 환자 교육은 장기적인 신경 손상을 예방하고 스플린트 착용 일정을 최대한 장기간 유지하는 열쇠가 된다. 환자는 과도한 증상을 유발하는 스플린트보다 편안한 스플린트를 착용하는 경향이 있다. 얕은 위치 때문에 압박에 취약한 특정 신경은 다음과 같다(그림 2-25A~C).

- 어깨위신경
- 겨드랑이신경
- 노뼈고랑의 노신경
- 큐비탈터널의 자신경
- 자신경의 얕은가지
- 노신경의 얕은가지
- 손목의 정중신경
- 손가락신경

임상 예 Clinical Example

스플린트를 제작할 때 치료사는 기초 해부학을 알고 있어야 하고 앞서 언급한 합병증을 예방하기 위해 잠재적인 신경 자극을 예상해야 한다. 스플린트 제작 시에는 패딩을 적용하고 스플린트 가장자리를 벌리고 적절한 너비의 스트랩과 손가락 걸이를 사용하여 압박에 취약한 부위에 압력을 분산시키는 것이 포함되어야 한다(그림 2-26A~D). 예를 들어, 굽힘 힘줄 손상을 입은 환자에게 등쪽 손목과 손 고정 스플린트를 적용할 때 치료사는 노뼈 신경의 얕은 가지가 노뼈 손목의 자극에 매우 민감하다는 것을 염두에 두어야 한다. 노신경은 등쪽으로 적용된 소재와 함께 손목을 구부린 자세에서도 자극을 받을 수 있다. 스플린트는 상시 착용해야만 한다. 치료사는 노신경의 경로를 따라 등쪽과 노쪽 아래팔의 과도한 압력이 가해지지 않도록 해야 한다. 피부 발적 징후나 손등쪽 마비 또는 감각 이상 호소 시 치료사는 적절한 중재가 반드시 필요하다. 스플린트의 수정 또는 조절 시 열가소성 플라스틱 재료를 사용하여 신경과 밀접한 부위는 벌리고, 압박 영역을 부드러운 폼이나 젤로 채우고, 문제가 되는 스플린트 영역을 제거해야 한다(그림 2-27A~C).

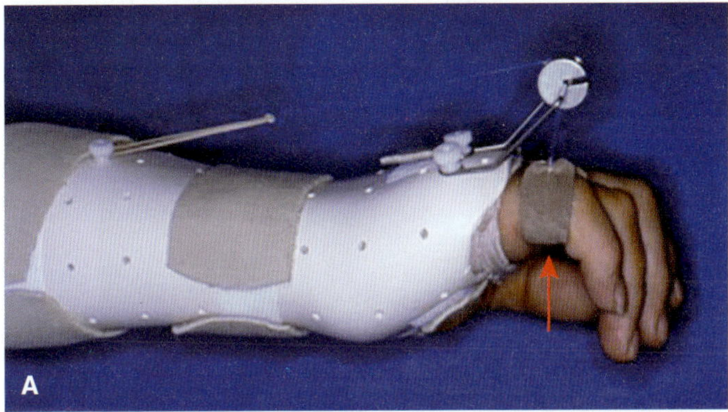

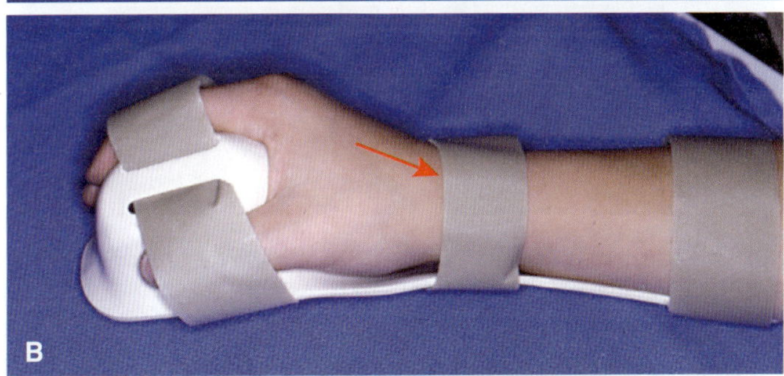

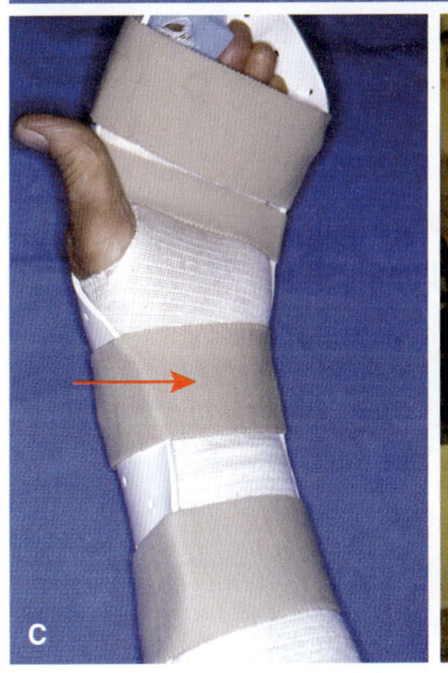

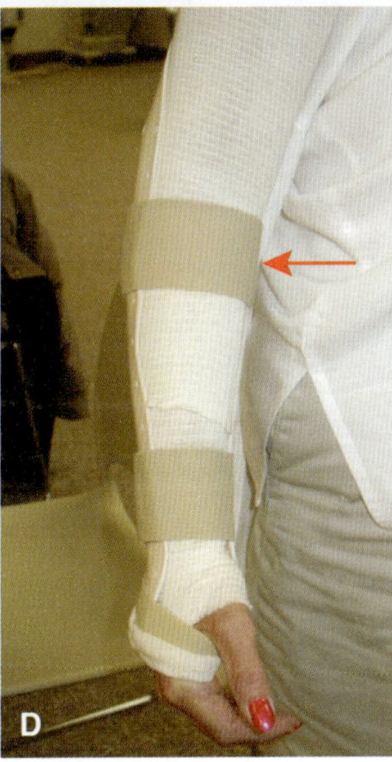

그림 2-26 **A,** MCP 폄가동 스플린트는 손가락 걸이(sling)로 손가락을 들어올리기 때문에 손가락 신경을 압박할 위험이 있다. **B.** 경직예방 스플린트의 손목 스트랩은 넓지도 부드럽지도 않다. **C.** 손목/손 가동제한 스플린트의 넓은 스트랩은 손목굽힘이 필요 시 너무 과도하게 묶게 되면 손목굴의 자신경을 압박할 수 있다. **D,** 아래팔 회전 제한 스플린트를 몸쪽에 스트랩으로 과하게 묶게 되면 손의 먼쪽에 이상감각과 함께 자신경의 압박이 발생할 수 있다.

상지의 혈관 공급
VASCULAR SUPPLY OF THE UPPER EXTREMITY

상지로의 혈액 공급은 팔다리 전체의 혈액 공급을 위해 몸쪽의 큰 혈관으로부터 나누어져 더 작은 혈관을 형성한다(그림 2-28; 표 2-6)(Moore, 2017; Moore et al., 2019). 어깨 부위에서 **겨드랑동맥(axillary artery)**은 첫 번째 갈비뼈의 경계에 있는 **빗장밑동맥(subclavian artery)**에서 시작된다. 겨드랑 동맥은 순차적으로 위팔동맥으로 연결되어 큰원근의 아래쪽 경계를 통과한다. **위팔동맥(brachial artery)**은 팔에 주요 혈액 공급을 제공한다. 팔오금(cubital fossa)의 아랫부분에서, 노뼈의 목 수준에서 위팔동맥이 분할되어 **노동맥(radial artery)**과 좀 더 큰 **자동맥(ulnar artery)**을 형성한다. 이 동맥들은 아래팔을 통해 손으로 내려가 **얕고 깊은 손바닥동맥활(superficial** and **deep palmar arterial arches)**을 형성한다. 자동맥은 주로 피부 얕은면의 활을 형성하는 반면, 노뼈동맥은 피부 깊은 면의 활을 형성한다. 얕은동맥활 및 깊은동맥활은 손에 순환을 제공하고 손가락 동맥으로 이뤄진다.

얕은정맥활 및 **깊은정맥활(deep venous arch)**은 얕은동맥활 및 깊은동맥활과 가까이 있다. 등쪽 손가락 정맥은 등쪽 손허리 정맥

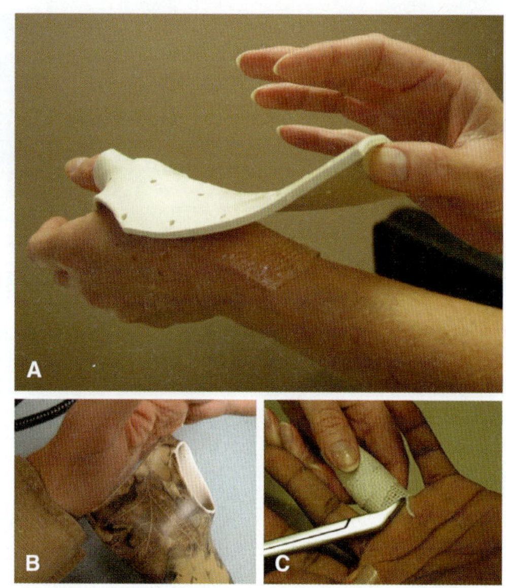

그림 2-27 **A.** 과민한 노신경을 보호하기 위해서 노뼈-기반 엄지 스플린트 아래 젤 충전재를 삽입한다. **B.** 치료사의 손바닥으로 스플린트의 먼쪽 가장자리를 "벌리고 부드럽게" 할 수 있다. **C.** 날카로운 모서리 부분으로부터 손가락 신경의 자극을 예방하기 위해서 PIP 관절 캐스트의 몸쪽부위를 다듬도록 한다.

으로 연결되어 등쪽 정맥 연결망을 형성한다. 이 연결망은 **노쪽피부정맥(cephalic vein)**과 바닥 정맥으로 계속된다(그림 2-29A,B). 치료사는 스플린트를 제작할 때 상지의 순환에 대해 잘 알고 있어야 한다. 특히 구조적 손상, 외과적 수술 또는 손상이 있는 환자의 경우 더욱 중요하다.

스플린트 시사점 ORTHOTIC IMPLICATIONS

스플린트, 스트랩, 캐스트 또는 부종 랩이 너무 세게 적용되면 조직으로의 순환이 손상될 수 있다(Fess & Philips, 1987). 치료사는 환자에게 혈류 장애의 징후에 대해 교육해야 한다.

- 색깔 변화(진한 빨강, 파랑 또는 희게)
- 온도 변화(차가움/추위 또는 극도의 따뜻함)
- 과도한 욱신거림

이러한 문제점이 나타나면 즉시 수정해야 한다. 스플린트 안에서 신체 부위의 위치와 관련하여 혈관 문제를 일으킬 수 있다. 예를 들어, 외과적 동맥 수술을 받은 환자의 경우 치료사는 수술 부위의 과도한 긴장도를 방지하기 위해 관절 부위를 조심히 다뤄야 한다.

임상 예 Clinical Example

원기둥형 스플린트, 랩 및 스트랩이 신체 부위의 혈류 방해를 유발할 수 있으므로 주의해서 적용해야 한다(그림 2-30A~C). 부종 반응은 부상, 수술 또는 둘 모두로 인한 외상 후 발생한다. 치료사들의 주요 목표 중 하나는 부종을 감소시켜 뻣뻣함과 유착 형성의 문제가 되는 후유증을 예방하는 것이다. 치료사는 일반적으로 부종

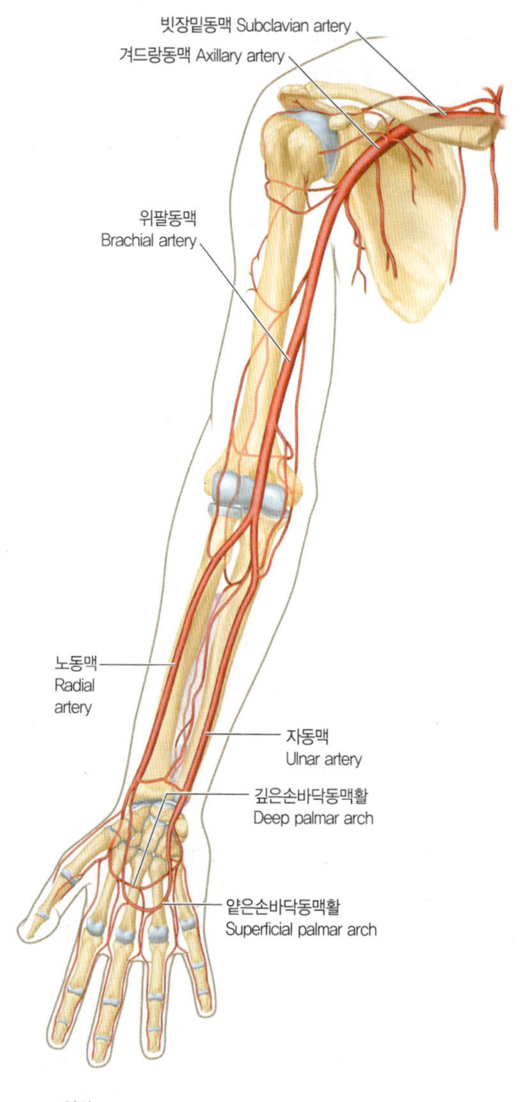

그림 2-28 **상지의 동맥 공급.** (Reprinted with permission from Moore, K. L., Agur, A. M., & Dalley, A. F., II. (2019). *Moore's essential clinical anatomy* (6th ed.). Philadelphia, PA: Wolters Kluwer. Fig. 3.13 (not images – just center drawing).)

관리를 위해 탄성있는 압축 제품을 사용한다. 이러한 것들을 사용 시에는 신중하게 적용되어야 하며, 환자에게 우려되는 모든 부작용에 대해 자세히 설명해야 한다. 간단히 랩의 장력을 조절하거나 착용을 간헐적 사용함으로 문제를 해결할 수 있다.

결론 CONCLUSION

손과 상지의 해부학은 상지를 기능적으로 사용하기 위해 뼈, 근육, 혈관과 기타 연부 조직들의 구조들의 상호 연관성을 이해해야 한다. 스플린트를 알맞게 적용하기 위해 치료사는 이러한 구조들이 스플린트와 어떻게 상호 연관되어 기능을 하는지 이해해야만 한다.

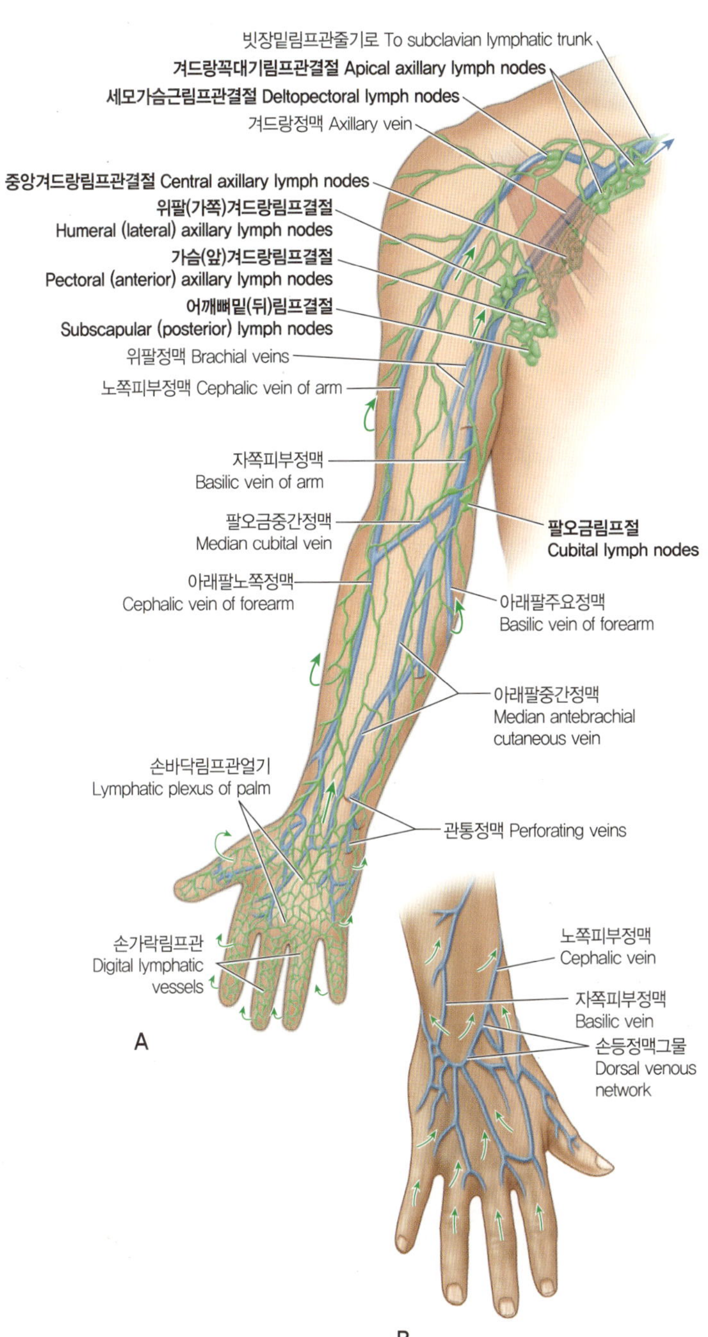

그림 2-29 상지의 얕은정맥 및 림프 배액(lymphatic drainage). A, 상지의 앞면(손바닥). **B,** 먼쪽 아래팔과 손의 손등면. 연두색 화살표, 림프절 얕은림프 배출. (Reprinted with permission from Moore, K. L., Agur, A. M., & Dalley, A. F., II. (2019). *Moore's essential clinical anatomy* (6th ed.). Philadelphia, PA: Wolters Kluwer. Fig. 3.11.)

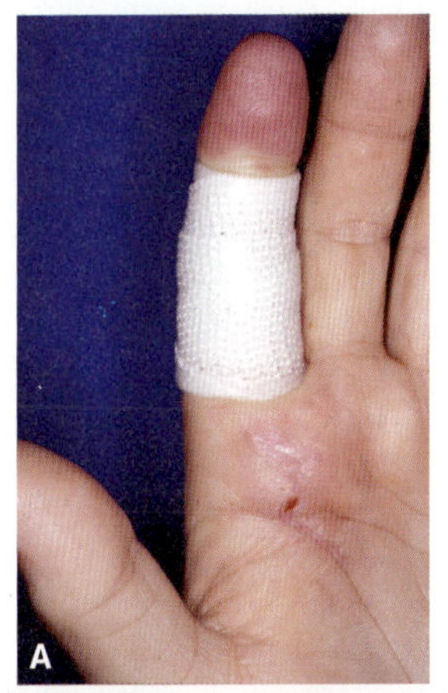

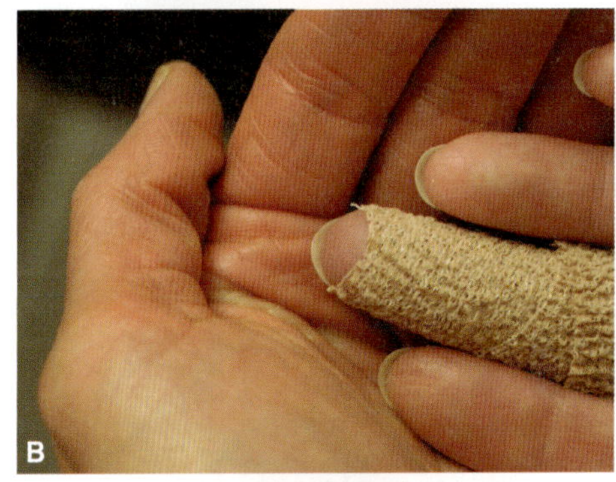

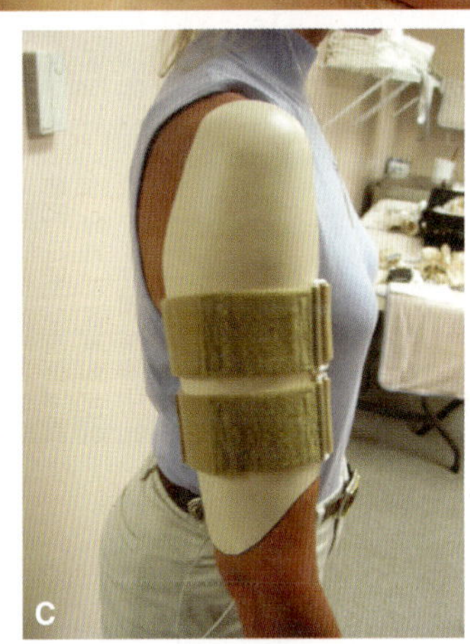

그림 2-30 A, 원주형 캐스트 착용 후 먼쪽 혈액공급의 과도한 압력은 손가락 끝의 색깔 변화를 발생시킨다. **B.** 신체 일부에 원주형 랩을 적용 시 환자를 집으로 보내기 전 처치실에서 혈관변화를 확인해야 하며 필요 시 즉시 조절을 해야 한다. **C.** 위팔뼈 스플린트처럼, 원주형 스플린트를 착용한 환자들에게는 신경혈관의 손상의 징후와 증상에 대해 교육해야 한다. 종종, 이러한 설계는 원주형 압력을 쉽게 조절할 수 있도록 바이밸프 또는 클램쉘 유형으로 설계하여 수정할 수 있다.

복습 문제 CHAPTER REVIEW QUESTIONS

1. 손에 있는 3개의 활은 무엇인가?
2. 스플린트 제작 과정 동안 손의 주름을 어떻게 활용해야 하는가?
3. 뼈 돌출부 부분들을 어떻게 중재해야 하는지 두 가지 기술을 설명하시오.
4. 신경 자극 징후는 무엇인가?
5. 치료사는 스플린트를 제작할 때 환자에게 어떠한 주의점을 교육해야 하는가?

표 2-1 손목과 손의 관절

관절	유형	관절면	관절주머니	인대	움직임	혈액공급	신경지배
손목(노손목, radiocarpal)	타원 윤활관절	노뼈 먼쪽 끝과 손허리뼈의 몸쪽 손목뼈(콩알뼈 제외)	관절주머니의 섬유층은 관절로 둘러싸여 있으며 손목뼈의 몸쪽 줄과 노뼈와 자뼈의 먼쪽 끝이 붙어 있다; 윤활막에 의해 연결됨	전방 및 후방 인대는 섬유질 캡슐을 강하게 연결됨; 자뼈곁인대는 세모뼈와 자뼈의 붓돌기에 부착됨; 노뼈곁인대는 노뼈와 손배뼈의 붓돌기에 부착	굽힘-폄, 벌림-모음, 회전	손등과 손바닥,손목 활들	
손목(손목뼈사이, intercarpal)	평면윤활관절	몸쪽 열의 손목뼈 사이; 먼쪽열의 손목뼈 사이관절들 손목뼈중간관절: 손목뼈의 몸쪽과 먼쪽열 사이 윤활관절 콩알뼈 관절: 콩알뼈와 세모뼈사이의 윤활관절	관절주머니의 섬유층이 관절을 둘러싸고 있다; 윤활막에 의해 연결됨; 콩알뼈는 다른 손목관절로부터 분리되어 있음.	손목뼈들은 앞쪽, 뒤쪽과 뼈사이인대	약간의 미끄러짐이 가능함: 손목뼈중간관절에서 손의 굽힘, 벌림이 발생함	등쪽과 손바닥 손목활	정중신경의 앞쪽뼈사이가지, 노신경의 뒤쪽뼈사이가지, 자신경의 등쪽깊은가지
손목손허리뼈(CMC)와 손허리뼈사이(CM)	평면윤활관절, 엄지의 CMC 관절은 제외(말안장 모양의 윤활관절)	각각 다른 손목뼈와 손허리뼈; 첫 번째 손허리뼈 바닥과 큰마름뼈 사이	관절주머니의 섬유층은 관절들로 둘러싸여 있다; 윤활막에 의해 안쪽면과 경계를 구분하고 있다.	앞쪽과 뒤쪽 그리고 뼈사이인대들에 의해 뼈가 융합됐다.	첫 번째 손가락은 CMC 관절의 굽힘과 폄, 벌림과 모음; 두 번째와 세 번째 손가락은 거의 움직임이 없음. 네 번째 손가락은 약간 움직이며; 다섯 번째 손가락은 매우 유동적이다.	등쪽과 손바닥 손허리 손목동맥과 깊은손목과 손바닥활	

Reprinted with permission from Moore, K. L., Agur, A. M., & Dalley, A. F.II. (2019). Moore's Essential clinical anatomy *(6th ed.). Philadelphia, PA: Wolters Kluwer.*

표 2-2 손가락의 관절들

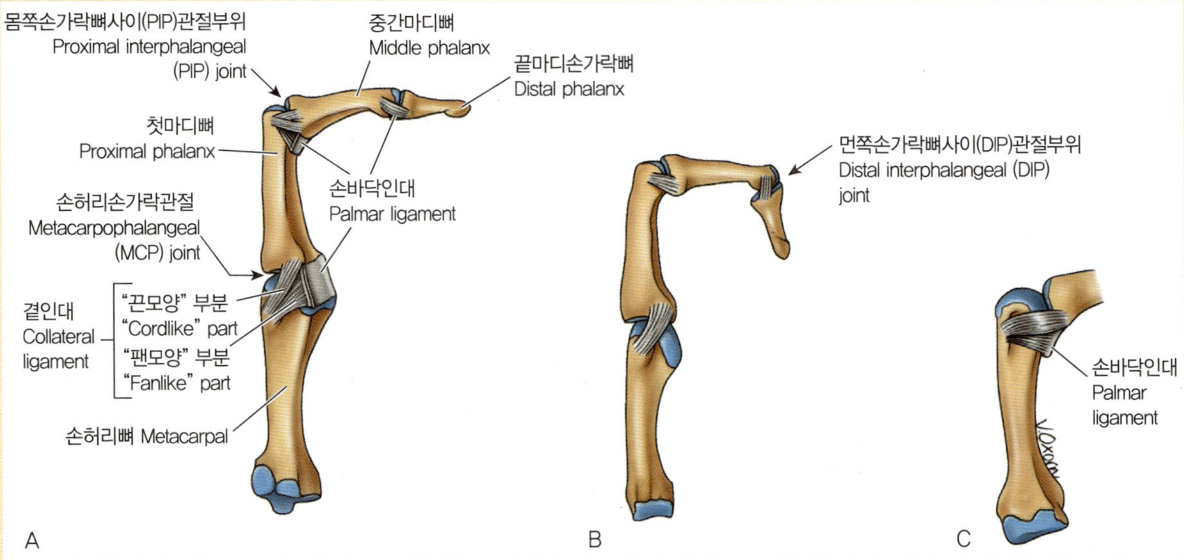

관절	유형	관절면	관절주머니	인대	움직임	혈액공급	신경지배
손허리손가락	타원윤활관절	몸쪽손가락의 바닥부분과 바닥부분과 손허리뼈의 머리	관절주머니의 섬유층이 각 관절을 둘러싸고 있다. 윤활막에의해 안쪽표면이 둘러져 있다.	강력한 손바닥인대들은 손가락뼈와 손허리뼈에 부착되어 있다; 깊은가로손허리인대들은 두 번째에서 다섯 번째 관절에 결합되어 있다; 곁인대는 손허리뼈의 머리에서 손가락뼈의 기저부로 연결되어 있다.	두 번째에서 다섯 번째 손가락의 굽힘-폄,모음-벌림 및 회전; 엄지손가락의 굽힘과 폄은 발생하지만 벌림과 모음은 제한됨	얕은손바닥활에서 올라가는 깊은손가락동맥들	자신경과 정중신경으로부터 파생되는 손가락신경들
손가락뼈사이	경첩윤활관절	먼쪽에 위치한 손가락의 바닥면과 손가락의 머리	섬유주머니는 각 관절들을 둘러싸고 있다; 활막에 의해 안쪽 표면은 느슨해져 있다.	융합된 손가락뼈들을 제외하고 손허리손가락관절들과 유사함	굽힘과 폄	손가락동맥들	자신경과 정중신경으로부터 파생되는 손가락신경들

Reprinted with permission from Moore, K. L., Agur, A. M., & Dalley, A. F.II. (2019). Moore's Essential clinical anatomy *(6th ed.). Philadelphia, PA: Wolters Kluwer*

표 2-3 팔신경얼기

신경	이는곳[a]	경로	신경지배조직
빗장위가지(supraclavicular Branches)			
등쪽어깨신경 (dorsal scapular)	C4 일부와 **C5**의 앞쪽 가지의 뒤쪽면	중간목갈비근 입구; 어깨올림근과 마름근까지 깊게 내려간다.	마름근; 때때로 어깨올림근 관여
긴가슴신경 (long thoracic)	**C5**, **C6**, C7의 앞쪽 가지의 뒤쪽면	중간목갈비근의 위 2개 가지; 목겨드랑관을 통과하여 지나감, C8에서 T1 앞가지까지 뒤쪽으로 내려감; 앞톱니근의 얕은 표면의 아래쪽으로 주행함.	앞톱니근
어깨위신경 (suprascapular)	윗몸통, **C5**, C6와 종종 C4에서 섬유를 받음	팔신경얼기보다 위에 있는 가쪽 목 영역(목의 뒤 삼각형)을 가로질러 가쪽으로 통과함; 그 후 어깨뼈패임을 통해 깊은가로어깨인대까지 통과한다.	가시위근과 가시아래근; 오목위(어깨)관절
빗장밑신경 (빗장하신경, subclavian nerve)	윗몸통, C5, **C6**와 종종 C4에서 섬유를 받음	빗장뼈 뒤에서 팔신경얼기와 빗장밑동맥의 앞쪽으로 내려감; 가끔 가로막신경에 더부뿌리와 연결됨	빗장밑근과 복장빗장관절(부가로막 뿌리는 가로막을 지배함)
빗장아래가지			
가쪽가슴신경	가쪽신경다발의 옆가지, C5, **C6**, C7에서 섬유를 받음	가슴근의 깊은 표면으로 들어가기 위해 갈비부리막을 통과함; *안쪽가슴신경으로 가는 교통가지는* 겨드랑동맥과 정맥의 앞쪽을 지나간다.	주로 큰가슴근이지만 일부 가쪽가슴신경섬유들은 안쪽가슴신경의 가지를 통해 작은가슴근을 통과한다.
근육피부신경	가쪽신경다발의 말단신경가지, C5–C7에서 섬유를 받음	부리위팔근을 통과하여 겨드랑이로 빠져나옴; 위팔두갈래근과 위팔근 사이로 내려와 둘 다 지배; *아래팔의 가쪽피부신경으로* 이어짐.	팔 앞쪽의 근육(부리위팔근, 위팔위두갈래근, 위팔근); 아래팔의 가쪽면 피부
정중신경	*정중신경의 가쪽뿌리는* 가쪽신경다발의 말단가지이다(C6, C7 섬유); 정중신경의 안쪽뿌리는 안쪽다발의 종말신경가지이다(C8, T1 섬유)	가쪽과 안쪽 뿌리가 합쳐져 겨드랑 동맥의 가쪽에서 정중신경을 형성한다; 위팔동맥은 인접한 팔을 통해 아래로 주행하고 신경은 동맥의 앞쪽을 가로질러 팔꿈치오목 안에서 안쪽으로 지나간다.	아래팔의 근육(자뼈손목굽힘근 및 깊은손가락굽힘근의 자뼈쪽 절반 제외); 손바닥의 엄지두덩의 반을 포함한 5개 내재근과 손바닥 피부
안쪽가슴신경	안쪽신경다발의 옆가지들은 C8, T1에서 섬유를 받음	겨드랑동맥과 정맥 사이를 통과함; 그 후 작은가슴근을 통과하여 큰가슴근의 깊은 표면으로 들어간다; 안쪽다발부터 *안쪽*이라고 부르지만 가쪽가슴신경의 가쪽에 위치한다.	작은가슴근과 큰가슴근의 복장갈비 부분
위팔의 정중신경		신경다발의 가장 작은 신경; 겨드랑이와 위팔정맥의 안쪽으로 주행한다; *갈비사이위팔신경*과 연결	팔의 안쪽면의 피부, 위팔뼈 안쪽관절융기의 먼쪽과 자뼈의 팔꿈치머리
아래팔의 정중피부신경		처음에는 자신경(혼동될 수 있음)과 함께 주행하지만 자쪽피부정맥과 함께 깊은근막을 뚫고 피부밑 조직으로 들어가 앞과 뒤가지로 나뉜다.	아래팔의 안쪽면 피부, 손목의 먼쪽 부위
자신경(ulnar)	안쪽다발의 큰종말신경가지들, C8, T1과 종종 C7에서 섬유를 받는다.	안쪽 팔로 내려감; 위팔뼈의 안쪽위관절융기 뒤쪽으로 통과함; 그 후 아래팔의 자뼈 쪽에서 손으로 내려감.	자쪽손목굽힘근과 깊은손가락굽힘근의 반(아래팔); 대부분 손의 내재근; 네 번째 손가락 축선에서 손의 안쪽 피부

표 2-3 팔신경얼기신경(계속)

1. 등쪽어깨신경 Dorsal scapular nerve
2. 어깨위신경 Suprascapular nerve
3. 빗장밑신경 Subclavian nerve
4. 긴가슴신경 Long thoracic nerve
5. 가쪽가슴근신경 Lateral pectoral nerve
6. 안쪽가슴근신경 Medial pectoral nerve
7. 위팔안쪽위팔피부신경 Medial cutaneous nerve of arm
8. 아래팔 안쪽위팔피부신경 Medial cutaneous nerve of foream
9. 위팔어깨밑신경 Upper subscapular nerve
10. 가슴등신경 Thoracodorsal nerve
11. 아래어깨밑신경 Lower subscapular nerve

AD: 앞쪽갈래 Anterior division
PD: 뒤쪽갈래 Posterior division

1–4: 빗장위신경가지 Supraclavicular branches
5–11: 빗장아래신경가지 Infraclavicular branches

신경	이는곳[a]	경로	신경지배조직
어깨밑신경(상부)	뒤쪽신경다발의 옆가지, **C5** 로부터 섬유가 이어짐	뒤쪽으로 통과하여 어깨밑근 아래로 통과함	어깨밑근의 윗부분
어깨밑신경(하부)	뒤쪽신경다발의 옆가지, **C6** 로부터 섬유가 이어짐	어깨밑동맥과 정맥까지 깊숙히 통과함	어깨밑근의 아래부분과 큰원근
가슴등신경	뒤쪽신경다발의 옆가지, C6, **C7**, C8로부터 섬유가 이어짐	위,아래 어깨밑신경 사이에서 기원하여 아래가쪽과 뒤쪽 겨드랑이벽을 따라 넓은등근의 끝까지 이어짐	넓은등근
겨드랑신경	뒤쪽신경다발의 종말신경가지, **C5**, C6로부터 섬유가 이어짐	겨드랑이오목에서 뒤쪽으로 빠져나가며, 뒤쪽 위팔휘돌이동맥의 어깨세모근[b]을 통해 통과함; *위가쪽위팔피부신경*으로 됨; 어깨세모근 안쪽 위팔뼈의 수술 목을 감는다.	위팔어깨(어깨) 관절; 작은원근과 어깨세모근; 위가쪽팔의 피부(어깨세모근 아래부분 위)
노신경	뒤쪽신경다발의 큰종말신경가지(신경총의 가장 큰가지), C5에서 T1으로부터 섬유가 이어짐	겨드랑이오목에서 뒤쪽으로 빠져나가며, 뒤쪽 위팔세갈래근의 가쪽 머리와 안쪽 머리 사이에 깊은위팔동맥이 있는 노뼈고랑에서 위팔뼈 뒤쪽으로 통과함; 가쪽근육사이막을 뚫고 지나감; *얕은*(피부)와 *깊은*(운동) *노신경*으로 나뉘어 팔오금 안으로 들어간다.	팔과 아래팔의 뒤부분의 모든 근육; 아래팔 뒤쪽 및 아래쪽 가쪽 피부, 손가락 4개의 가쪽 손등

Modified with permission from Moore, K. L., Agur, A. M., & Dalley, A. F.II. (2019). Moore's Essential clinical anatomy *(6th ed.). Philadelphia, PA: Wolters Kluwer.*
[a]볼드체는 신경의 주요 구성 요소를 나타낸다.
[b]어깨밑근, 위팔뼈의 머리 및 작은원근에 의해 위부분; 큰원근의 아래부분; 위팔세갈래근의 긴갈래의 안쪽부분; 부리위팔근의 가쪽과 위팔뼈의 외과적 목에 의해 경계를 이룬다.

표 2-4 팔신경얼기 신경

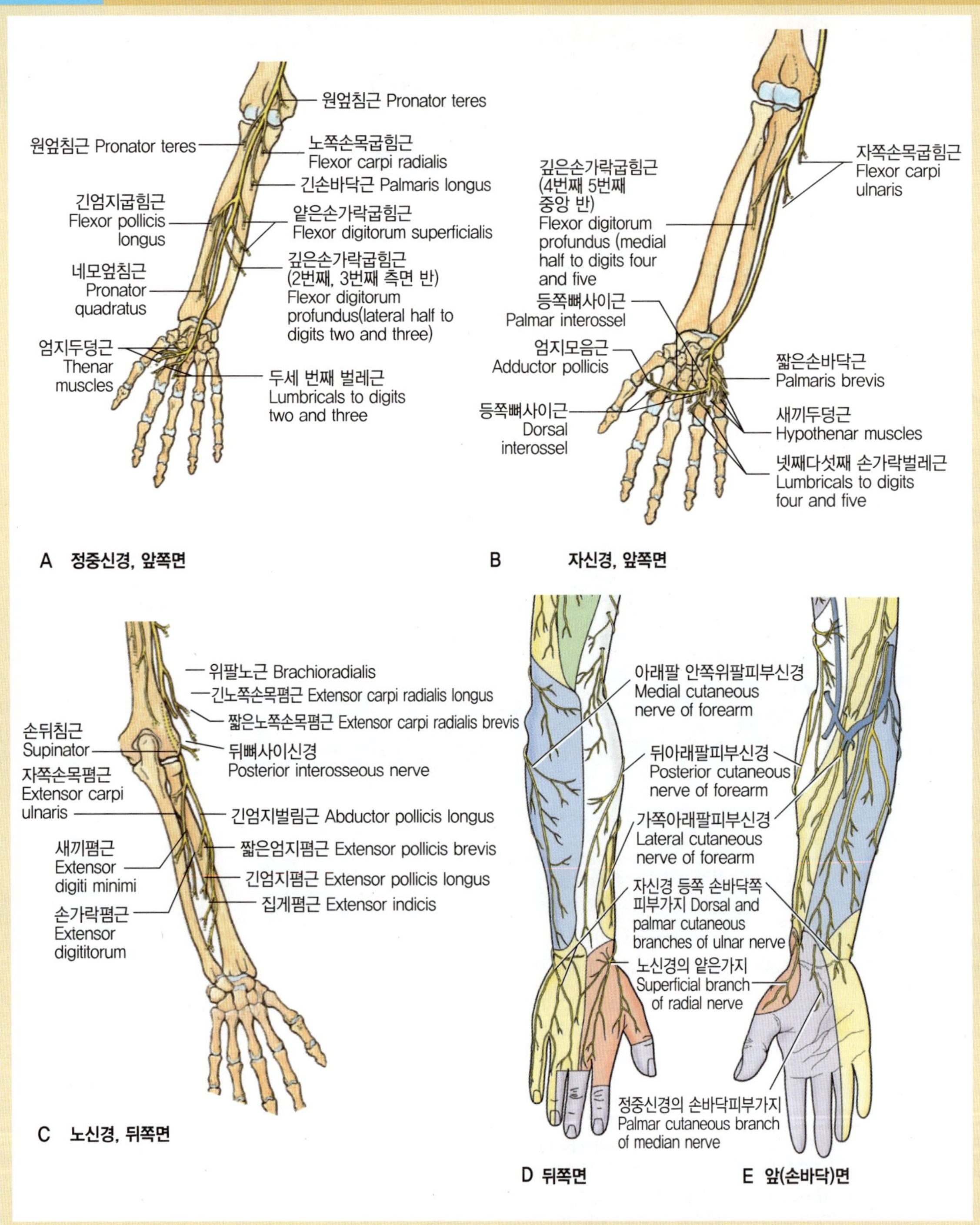

신경	이는곳	아래팔 경과
정중신경	안쪽다발에서 안쪽뿌리(C8,T1)와 정중신경(C6, C7, 위팔신경의 가쪽 다발로부터)의 가쪽뿌리의 결합에 의해	위팔동맥 안쪽에서 팔오금으로 들어간다; 엎침근의 머리 사이를 통과하여 빠져나간다; 얕은손가락굽힘근과 깊은손가락굽힘근 사이의 근막에서 아래로 내려간다; 손목굴을 통과하기 위해 굽힘근지지띠에서 긴손바닥근까지 깊숙히 내려간다.
앞뼈사이신경경	팔오금의 먼쪽 부분 안의 정중신경	뼈사이막의 앞쪽으로 내려와 깊은손가락굽힘근(FDP), 긴엄지굽힘(FPL), 네모엎침근 아래로 통과한다.

표 2-4 팔신경얼기 신경(계속)

신경	이는곳	아래팔 경로
정중신경의 손바닥 피부가지	아래팔 중간에서 먼쪽까지의 정중신경, 굽힘근지지띠의 몸쪽	손바닥 중앙의 피부까지 도달하기 위해 굽힘근지지띠에 얕은층을 통과
자신경	위팔신경얼기의 안쪽 다발의 큰 말단가지(C8, T1, 종종 C7에서 섬유 연결)	위팔뼈 안쪽위관절융기 뒤를 지나 자쪽손목굽힘근의 머리 사이를 통과하며 아래팔로 들어간다. 자쪽손목굽힘근(FCU)과 깊은손가락굽힘근(FDP) 사이에서 아래팔로 내려간다; 먼쪽 아래팔에서는 얇게 된다.
자신경의 손바닥 피부가지	아래팔의 중앙 부근의 자신경	자동맥의 앞쪽으로 내려감; 먼쪽 아래팔의 깊은 근막을 통과함; 피부밑 조직에서 손바닥 피부까지 이어지며 네 번째 손가락 축에 안쪽까지 이어진다.
자신경의 뒤피부가지	아래팔의 먼쪽 반에 있는 자신경	자뼈와 자쪽손목굽힘근 사이에서 뒤아래 방향으로 통과한다; 네 번재 손가락 축에서 안쪽 등쪽의 피부 공급을 위해 피부밑 조직으로 들어간다.
노신경	위팔신경얼기(C5–T1)의 뒤쪽 다발의 큰 말단가지	위팔노근과 위팔근 사이의 팔오금으로 들어간다; 앞쪽과 가쪽위관절융기는 말단의 얕은과 깊은 가지로 나뉜다.
아래팔의 뒤피부신경	노신경, 위팔뼈 뒤의 노신경고랑을 가로지르면서	위팔세갈래근의 가쪽 머리를 통과; 팔의 가쪽면과 아래팔의 뒷면을 따라 손목까지 내려간다.
노신경의 얕은가지	노신경의 감각말단가지, 팔오금 안에	위팔노근과 엎침근 사이에서 내려가며 뒤쪽에서 해부학적 코담배갑 위에서 네 번째 손가락의 축의 뒤가쪽의 피부로 연결된다.
노신경의 깊은가지/뒤쪽뼈사이신경	노신경의 운동말단가지, 팔오금 안에	깊은 가지는 노뼈의 목 주위를 감싸 팔꿈치 오금으로 빠져나간다; 손뒤침근을 통과하여 뒤쪽뼈사이신경이 아래팔 뒤쪽으로 지나가며; 동일한 이름의 동맥의 막으로 내려온다.
아래팔의 가쪽피부신경	근육가지에서 근육피부신경 말단으로 연결	위팔에서 위팔두갈래근의 가쪽으로 지나가며, 머리정맥과 함께 주행하며; 아래팔에서 손목까지 가쪽면을 따라 내려감
아래팔의 안쪽피부신경	C8과 T1 섬유에서 연결, 위팔신경얼기의 안쪽 다발	팔꿈치오목에서 몸쪽 바닥정맥과 함께 팔의 깊은 근막을 통과한다; 피부밑조직 안의 아래팔 안쪽면에서 손목으로 내려간다.

Modified with permission from Moore, K. L., Agur, A. M., & Dalley, A. F.II. (2019). Moore's Essential clinical anatomy *(6th ed.). Philadelphia, PA: Wolters Kluwer.*
FCU, flexor carpi ulnaris; FDP, flexor digitorum profundus; FPL, flexor pollicis longus.

표 2-5 팔의 근육

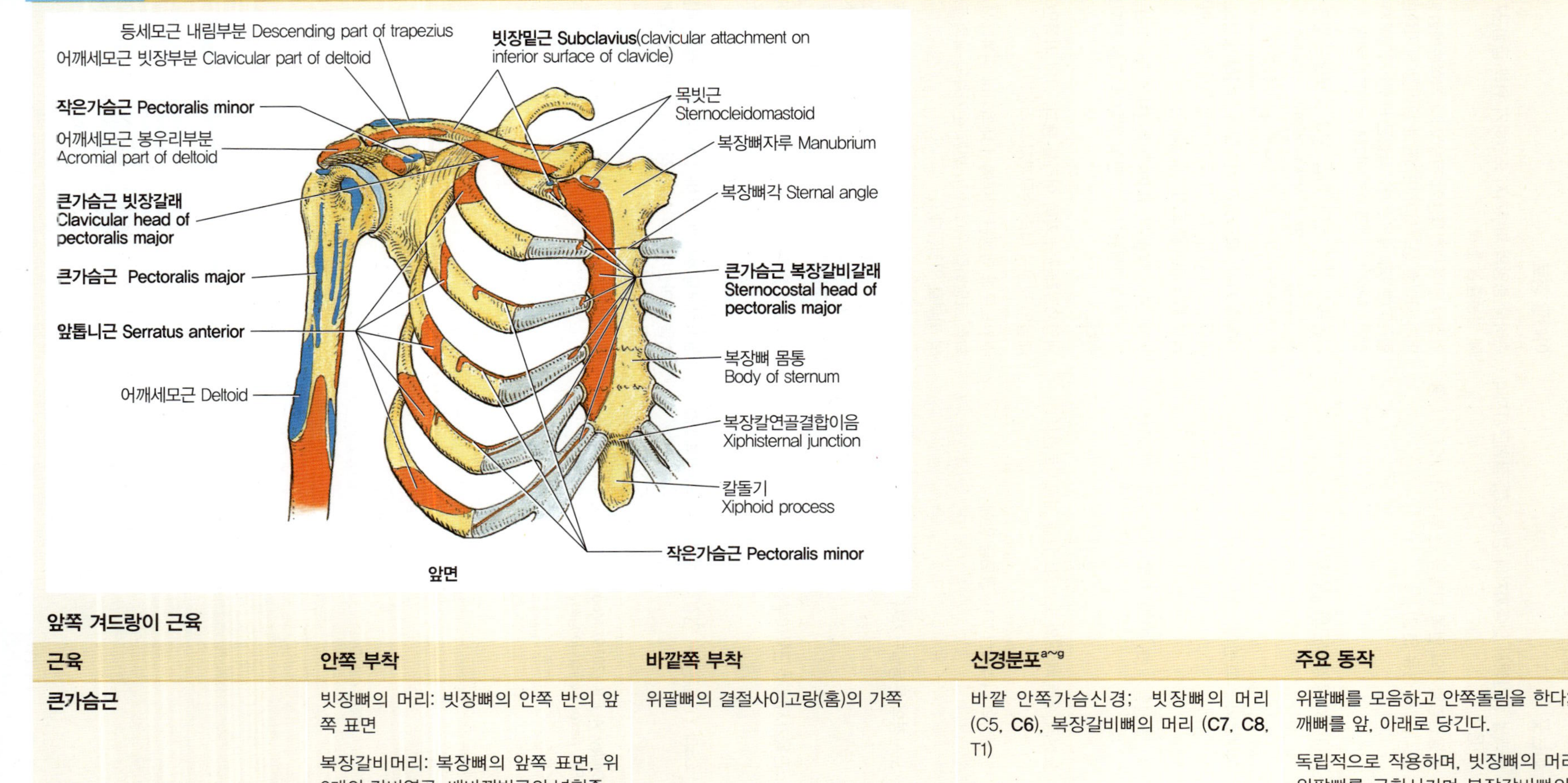

앞면

앞쪽 겨드랑이 근육

근육	안쪽 부착	바깥쪽 부착	신경분포[a~g]	주요 동작
큰가슴근	빗장뼈의 머리: 빗장뼈의 안쪽 반의 앞쪽 표면 복장갈비머리: 복장뼈의 앞쪽 표면, 위 6개의 갈비연골, 배바깥빗근의 널힘줄	위팔뼈의 결절사이고랑(홈)의 가쪽	바깥 안쪽가슴신경; 빗장뼈의 머리 (C5, **C6**), 복장갈비뼈의 머리 (**C7**, **C8**, T1)	위팔뼈를 모음하고 안쪽돌림을 한다; 어깨뼈를 앞, 아래로 당긴다. 독립적으로 작용하며, 빗장뼈의 머리는 위팔뼈를 굽힘시키며 복장갈비뼈의 머리는 위팔뼈를 폄시킨다.
작은가슴근	갈비연골 근처의 세 번째에서 다섯 번째 갈비뼈	어깨뼈 부리돌기의 안쪽과 위쪽면	안쪽가슴신경(C8, T1)	가슴벽에서 아래쪽과 앞쪽으로 당겨 어깨뼈를 안정화한다.
빗장밑	첫 번째 갈비뼈와 갈비연골의 접합부	빗장뼈 중간과 1/3의 아래 표면	빗장밑신경(**C5**, C6)	빗장뼈 고정과 내림
앞톱니근	제1~제8 갈비뼈의 가쪽의 바깥면	어깨뼈 안쪽면의 앞 표면	긴가슴신경(C5, **C6**, **C7**)	어깨뼈를 당기고 가슴벽에 고정함; 어깨뼈 회전

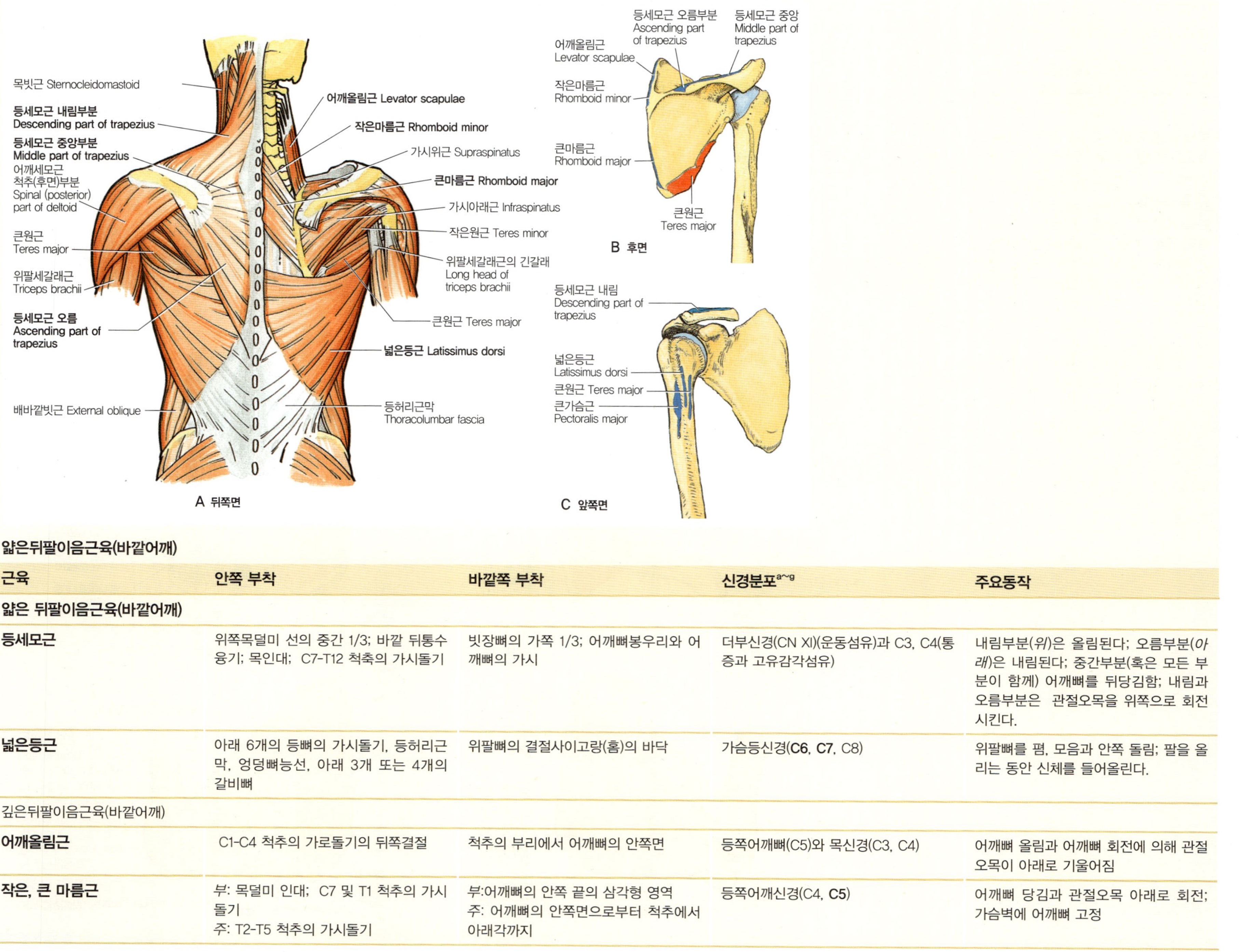

얇은뒤팔이음근육(바깥어깨)

근육	안쪽 부착	바깥쪽 부착	신경분포[a~g]	주요동작
얇은 뒤팔이음근육(바깥어깨)				
등세모근	위쪽목덜미 선의 중간 1/3; 바깥 뒤통수융기; 목인대; C7-T12 척축의 가시돌기	빗장뼈의 가쪽 1/3; 어깨뼈봉우리와 어깨뼈의 가시	더부신경(CN XI)(운동섬유)과 C3, C4(통증과 고유감각섬유)	내림부분(*위*)은 올림된다; 오름부분(*아래*)은 내림된다; 중간부분(혹은 모든 부분이 함께) 어깨뼈를 뒤당김함; 내림과 오름부분은 관절오목을 위쪽으로 회전시킨다.
넓은등근	아래 6개의 등뼈의 가시돌기, 등허리근막, 엉덩뼈능선, 아래 3개 또는 4개의 갈비뼈	위팔뼈의 결절사이고랑(홈)의 바닥	가슴등신경(**C6**, **C7**, C8)	위팔뼈를 폄, 모음과 안쪽 돌림; 팔을 올리는 동안 신체를 들어올린다.
깊은뒤팔이음근육(바깥어깨)				
어깨올림근	C1-C4 척추의 가로돌기의 뒤쪽결절	척추의 부리에서 어깨뼈의 안쪽면	등쪽어깨뼈(C5)와 목신경(C3, C4)	어깨뼈 올림과 어깨뼈 회전에 의해 관절오목이 아래로 기울어짐
작은, 큰 마름근	*부*: 목덜미 인대; C7 및 T1 척추의 가시돌기 *주*: T2-T5 척추의 가시돌기	*부*:어깨뼈의 안쪽 끝의 삼각형 영역 *주*: 어깨뼈의 안쪽면으로부터 척추에서 아래각까지	등쪽어깨신경(C4, **C5**)	어깨뼈 당김과 관절오목 아래로 회전; 가슴벽에 어깨뼈 고정

표 2-5 팔의 근육(계속)

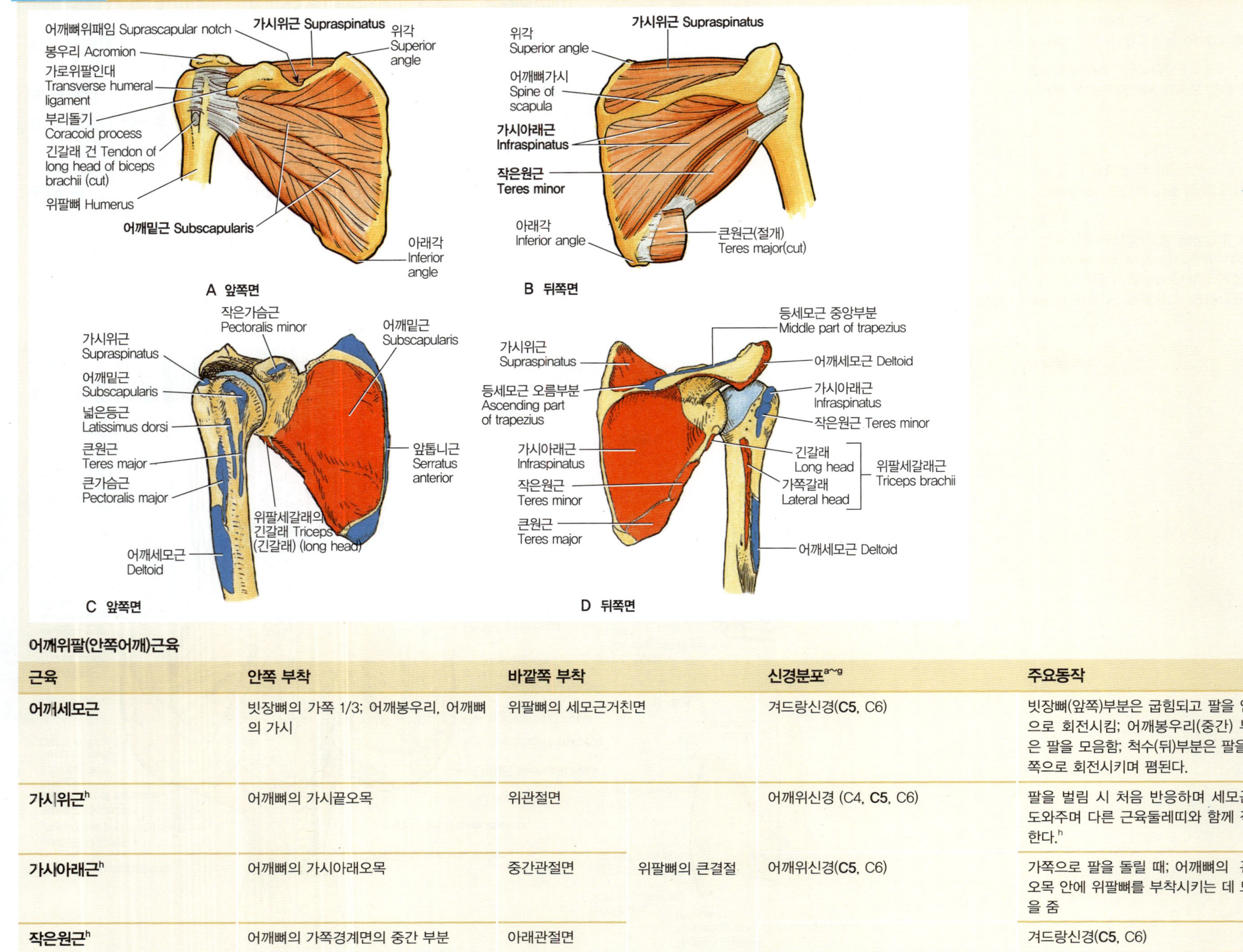

어깨위팔(안쪽어깨)근육

근육	안쪽 부착	바깥쪽 부착	신경분포[a~g]	주요동작
어깨세모근	빗장뼈의 가쪽 1/3; 어깨봉우리, 어깨뼈의 가시	위팔뼈의 세모근거친면	겨드랑신경(**C5**, C6)	빗장뼈(앞쪽)부분은 굽힘되고 팔을 안쪽으로 회전시킴; 어깨봉우리(중간) 부분은 팔을 모음함; 척수(뒤)부분은 팔을 가쪽으로 회전시키며 폄된다.
가시위근[h]	어깨뼈의 가시끝오목	위관절면	어깨위신경 (C4, **C5**, C6)	팔을 벌림 시 처음 반응하며 세모근을 도와주며 다른 근육둘레띠와 함께 작용한다.[h]
가시아래근[h]	어깨뼈의 가시아래오목	중간관절면 (위팔뼈의 큰결절)	어깨위신경(**C5**, C6)	가쪽으로 팔을 돌릴 때; 어깨뼈의 관절오목 안에 위팔뼈를 부착시키는 데 도움을 줌
작은원근[h]	어깨뼈의 가쪽경계면의 중간 부분	아래관절면		겨드랑신경(**C5**, C6)

큰원근	어깨뼈의 아래각 후면	위팔뼈 결절사이고랑 가장자리 안쪽	아래어깨밑신경(C5, **C6**)	안쪽으로 회전과 팔을 모음
어깨밑근[h]	어깨뼈밑오목(대부분 어깨뼈앞면)	위팔뼈작은결절	위아래어깨밑신경 (C5, **C6**, C7)	안쪽으로 회전과 팔을 모음; 관절오목에서 위팔뼈머리를 고정시켜준다.

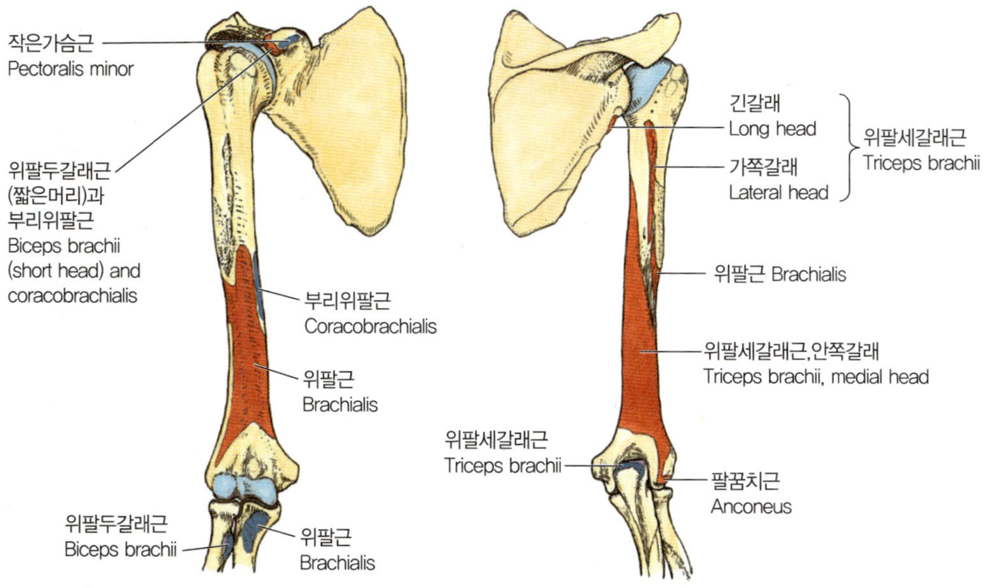

A 앞쪽면

B 뒤쪽면

팔의 근육

근육	안쪽 부착	바깥쪽 부착	신경분포[a~g]	주요동작
위팔두갈래근	*짧은갈래*: 어깨뼈의 부리돌기 끝 *긴갈래*: 어깨뼈의 관절위결절	아래팔의 노뼈거친면과 근막 위팔두갈래널힘줄을 경유	근육피부신경i(C5, **C6**)	아래팔 뒤침과 아래팔 굽힘시 뒤침 ; 팔 고정; 짧은갈래가 어깨탈구를 막음
위팔근	위팔뼈의 앞면 먼쪽 절반	부리돌기와 자뼈 거친면		모든자세에서 아래팔을 굴곡시킴
부리위팔근	어깨뼈의 부리돌기 끝	위팔뼈 안쪽표면의 3분의 1 중간	근육피부신경(C5, **C6**, C7)	어깨탈구를 막고 위팔의 굽힘과 모음을 도움
위팔세갈래근	*긴갈래*: 어깨뼈의관절아래결절 가쪽갈래: 위팔뼈의 뒷면, 노신경고랑 윗쪽 *안쪽갈래*: 위팔뼈 뒷면, 노신경고랑 아래쪽	자뼈 팔꿈치 끝 몸쪽과 아래팔의 근막	노신경(C6, **C7**, **C8**)	아래팔의 주된 폄근; 위팔의 긴갈래가 위팔을 펴고 위팔을 탈구되지 않게 고정시킴(벌리는 동작하는 동안)
팔꿈치근	위팔뼈 가쪽위관절융기	팔꿈치가쪽면과 자뼈 뒷면 상부	노신경(C7, C8, T1)	위팔세갈래근을 도와 팔꿈치를 펴는 것을 돕는다; 팔꿈치 고정, 엎침 동작하는 동안 자뼈를 벌림

(계속)

표 2-5 팔의 근육(계속)

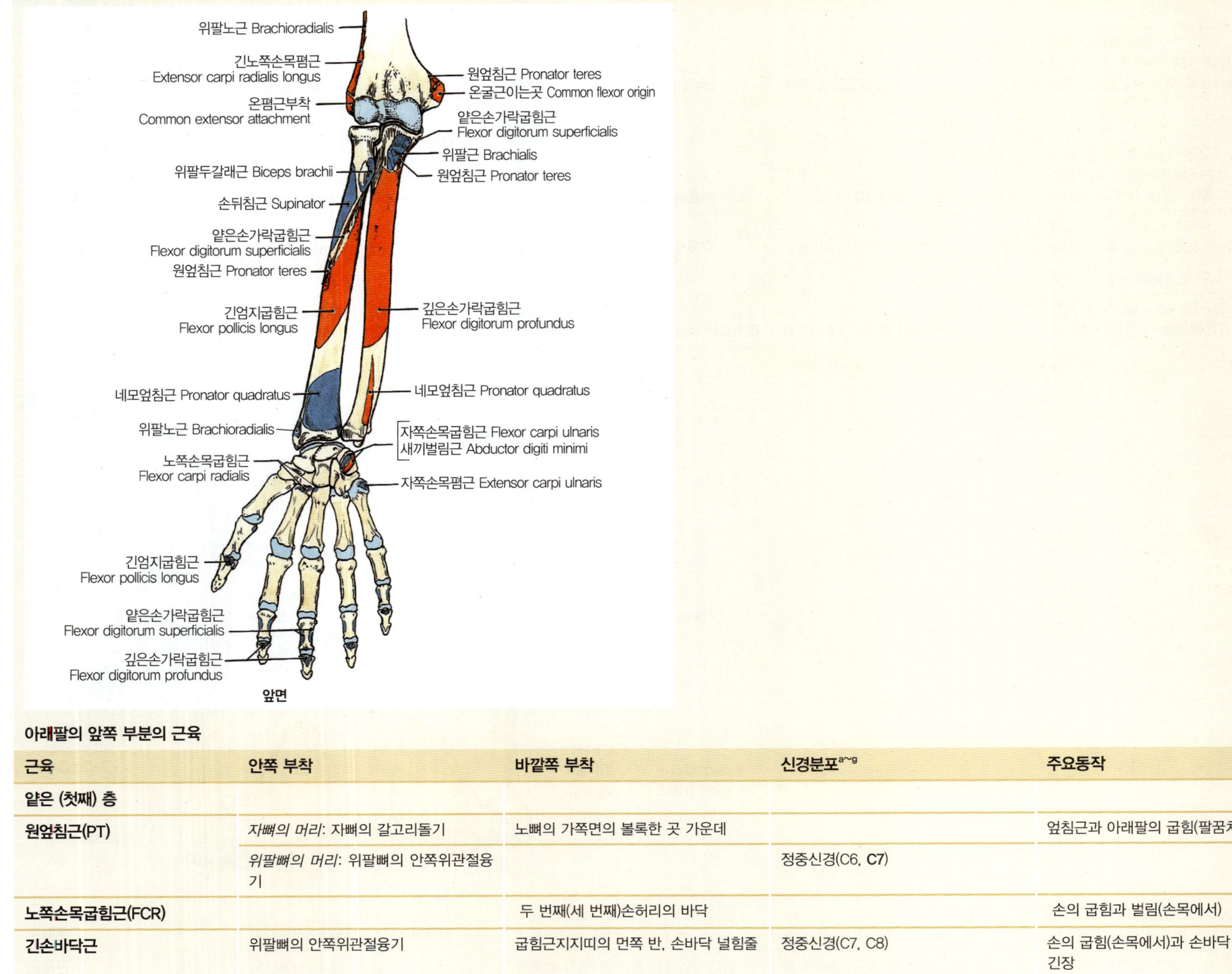

아래팔의 앞쪽 부분의 근육

근육	안쪽 부착	바깥쪽 부착	신경분포[a~g]	주요동작
얕은 (첫째) 층				
원엎침근(PT)	*자뼈의 머리*: 자뼈의 갈고리돌기	노뼈의 가쪽면의 볼록한 곳 가운데		엎침근과 아래팔의 굽힘(팔꿈치에서)
	위팔뼈의 머리: 위팔뼈의 안쪽위관절융기		정중신경(C6, **C7**)	
노쪽손목굽힘근(FCR)		두 번째(세 번째)손허리의 바닥		손의 굽힘과 벌림(손목에서)
긴손바닥근	위팔뼈의 안쪽위관절융기	굽힘근지지띠의 먼쪽 반, 손바닥 널힘줄	정중신경(C7, C8)	손의 굽힘(손목에서)과 손바닥 널힘줄 긴장

자쪽손목굽힘근(FCU) 위팔뼈 머리, 자뼈머리	팔꿈치머리 및 뒤쪽 경계(널힘줄을 통해)	콩알뼈, 갈고리뼈의 갈고리, 다섯째 손허리뼈	자신경(C7, **C8**)	손의 굽힘과 모음(손목에서)
중간(두 번째) 층				
얕은손가락굽힘근(FDS)	*위팔뼈머리*: 위팔뼈의 안쪽위관절융기와 자뼈의 갈고리돌기	네 개 손가락의 가운데 손가락뼈 몸체	정중신경(C7, C8, T1)	네 손가락의 몸쪽 손가락 관절을 구부린다; 더 강하게 작용하면 손허리손가락관절에서 몸쪽 손가락을 굽힘한다.
깊은(세 번째) 층				
깊은손가락굽힘근(FDP)	자뼈 및 뼈사이막의 앞안쪽 표면의 몸쪽 3/4	두 번째, 세 번째, 네 번째 및 다섯 번째 손가락의 손가락 끝 바닥면	바깥쪽 부분(2, 3번 손가락까지): 정중신경(C8, **T1**)(앞뼈사이신경 가지) 안쪽 부분(4, 5번 손가락까지): 자신경(**C8**, T1)	2–5번째 손가락의 먼쪽 손가락사이관절을 굽힘한다; 손목 굽힘에 도움
긴엄지굽힘근(FPL)	노뼈의 앞쪽과 인접한 뼈사이막	엄지손가락의 끝손가락뼈 바닥	정중신경(**C8**, T1)의 앞뼈사이신경	엄지 첫 번째 손가락을 굽힘
네모엎침근	자뼈 앞쪽의 먼쪽 1/4	노뼈의 앞쪽 표면의 끝 1/4		아래팔 엎침; 깊은 섬유는 노뼈와 자뼈를 함께 묶는다.
아래팔 뒤쪽 근육				
얕은 층				
위팔노근	위팔뼈 바깥쪽 위관절융기의 몸쪽 2/3	노뼈 붓돌기 몸쪽 끝의 측면	노신경(C5, **C6**, C7)	아래팔의 상대적으로 약한 굽힘, 아래팔이 엎침 중간 위치에 있을 때 최대
긴노쪽손목폄근	위팔뼈의 바깥쪽 위관절융기	두 번째 손허리뼈 바닥의 등쪽 측면	노신경(C6, C7)	손목 관절에서 손을 펴하고 벌림한다; 주먹을 움켜쥐는 동안 짧은노쪽손목폄근이 활성화된다.
짧은노쪽손목폄근	위팔뼈의 바깥쪽 위관절융기(공통 폄근이는곳)	세 번째 손허리벼 바닥의 등쪽 측면	노신겨의 깊은 가지(**C7**, C8)	
손가락폄근		네 번째 손가락 안쪽의 폄근 연장선	뒤뼈사이신경(**C7**, C8), 노신경의 깊은 가지 연속	주로 손허리손가락관절에서 안쪽 네 손가락을 폄하고, 이차적으로 손가락관절에서 폄한다.
새끼손가락폄근			손가락폄근의 연장	다섯째 손가락은 주로 손허리손가락관절에서, 이차적으로는 손가락사이관절에서 폄한다.
자쪽손목폄근	위팔뼈의 바깥쪽 위관절융기; 분리된 널힘줄을 통한 자뼈의 뒤쪽 경계	다섯 번째 손허리뼈 바닥의 등쪽 측면		손목 관절에서 손을 폄하고 모은다(주먹을 움켜쥐는 동안에도 활성화됨)
깊은 층				
뒤침근	위팔뼈의 바깥쪽 위관절융기; 노뼈 가쪽인대; 뒤침근 오목; 자뼈의 능선	노뼈의 몸쪽 1/3의 측면, 뒤쪽면 및 앞쪽면	노신경의 깊은 가지(C7, **C8**)	아래팔을 뒤침; 손바닥을 앞쪽 또는 위쪽으로 돌리기 위해 노뼈를 회전시킨다(팔꿈치가 구부러진 경우)

(계속)

표 2-5 팔의 근육(계속)

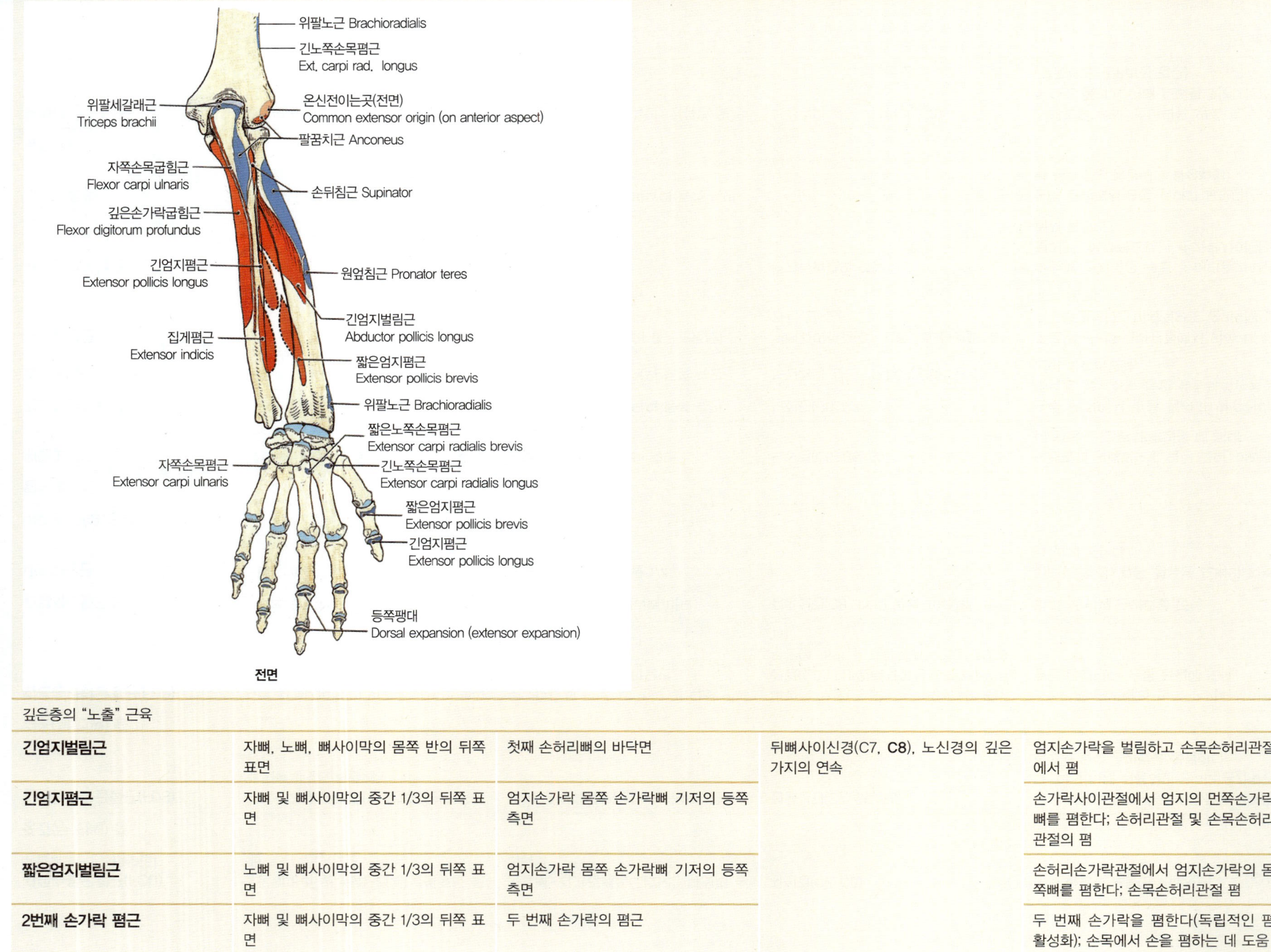

깊은층의 "노출" 근육				
긴엄지벌림근	자뼈, 노뼈, 뼈사이막의 몸쪽 반의 뒤쪽 표면	첫째 손허리뼈의 바닥면	뒤뼈사이신경(C7, **C8**), 노신경의 깊은 가지의 연속	엄지손가락을 벌림하고 손목손허리관절에서 폄
긴엄지폄근	자뼈 및 뼈사이막의 중간 1/3의 뒤쪽 표면	엄지손가락 몸쪽 손가락뼈 기저의 등쪽 측면		손가락사이관절에서 엄지의 먼쪽손가락뼈를 폄한다; 손허리관절 및 손목손허리관절의 폄
짧은엄지벌림근	노뼈 및 뼈사이막의 중간 1/3의 뒤쪽 표면	엄지손가락 몸쪽 손가락뼈 기저의 등쪽 측면		손허리손가락관절에서 엄지손가락의 몸쪽뼈를 폄한다; 손목손허리관절 폄
2번째 손가락 폄근	자뼈 및 뼈사이막의 중간 1/3의 뒤쪽 표면	두 번째 손가락의 폄근		두 번째 손가락을 폄한다(독립적인 폄 활성화); 손목에서 손을 폄하는 데 도움

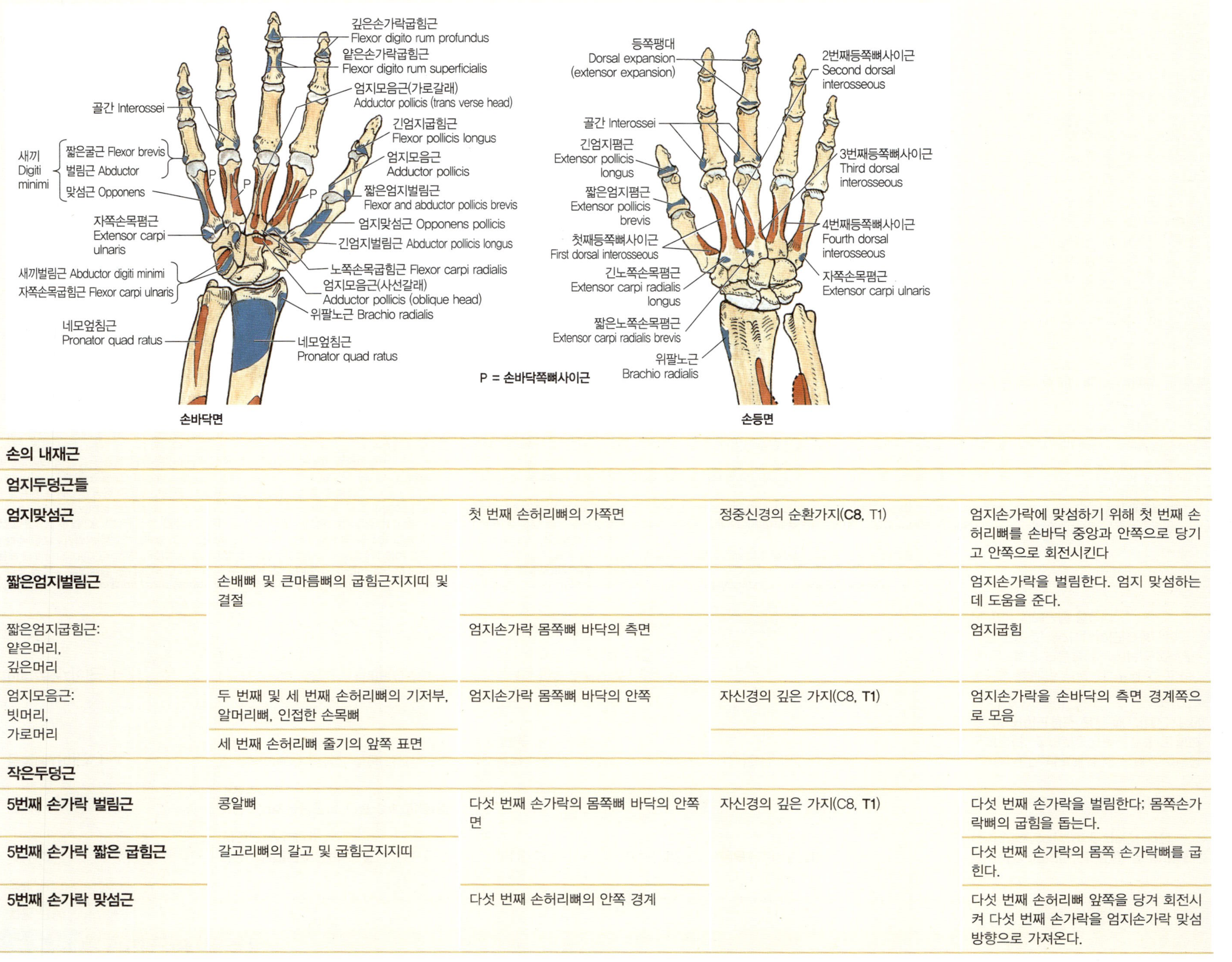

손의 내재근				
엄지두덩근들				
엄지맞섬근		첫 번째 손허리뼈의 가쪽면	정중신경의 순환가지(**C8**, T1)	엄지손가락에 맞섬하기 위해 첫 번째 손허리뼈를 손바닥 중앙과 안쪽으로 당기고 안쪽으로 회전시킨다
짧은엄지벌림근	손배뼈 및 큰마름뼈의 굽힘근지지띠 및 결절			엄지손가락을 벌림한다. 엄지 맞섬하는데 도움을 준다.
짧은엄지굽힘근: 얕은머리, 깊은머리		엄지손가락 몸쪽뼈 바닥의 측면		엄지굽힘
엄지모음근: 빗머리, 가로머리	두 번째 및 세 번째 손허리뼈의 기저부, 알머리뼈, 인접한 손목뼈 세 번째 손허리뼈 줄기의 앞쪽 표면	엄지손가락 몸쪽뼈 바닥의 안쪽	자신경의 깊은 가지(C8, **T1**)	엄지손가락을 손바닥의 측면 경계쪽으로 모음
작은두덩근				
5번째 손가락 벌림근	콩알뼈	다섯 번째 손가락의 몸쪽뼈 바닥의 안쪽면	자신경의 깊은 가지(C8, **T1**)	다섯 번째 손가락을 벌림한다; 몸쪽손가락뼈의 굽힘을 돕는다.
5번째 손가락 짧은 굽힘근	갈고리뼈의 갈고 및 굽힘근지지띠			다섯 번째 손가락의 몸쪽 손가락뼈를 굽힌다.
5번째 손가락 맞섬근		다섯 번째 손허리뼈의 안쪽 경계		다섯 번째 손허리뼈 앞쪽을 당겨 회전시켜 다섯 번째 손가락을 엄지손가락 맞섬 방향으로 가져온다.

(계속)

표 2-5 팔의 근육(계속)

짧은 근육				
널레근				
1에서 2	깊은손가락굽힘근의 가쪽 2개의 힘줄(반깃근육으로서)	두 번째에서 다섯 번째 손가락의 폄근의 측면	정중신경(C8, **T1**)	손허리손가락관절의 굽힘; 두 번째에서 다섯 번째 손가락의 손가락간 관절
3에서 4	깊은손가락굽힘근의 안쪽 3개 힘줄(깃근육으로)			
등쪽뼈사이근, 1–4	두 손허리뼈의 인접한 측면(깃근육근으로)	손가락뼈의 몸쪽 기저부; 두 번째에서 네 번째 손가락의 폄근	자신경의 깊은 가지(C8, **T1**)	축선에서 두 번째에서 네 번째 손가락을 벌림한다; 손허리손가락관절을 굽히고 손가락사이관절을 폄할 때 벌레근과 함께 작용
바닥쪽뼈사이근, 1–3	2번째, 4번째, 5번째 손허리벼의 손바닥 표면(반깃근육)	손가락뼈의 몸쪽 기저부; 두 번째, 네 번째 및 다섯 번째 손가락의 폄근		축선을 향해 두 번째, 네 번째, 다섯 번째 손가락을 모음한다; 손허리손가락관절을 굽히고, 손가락사이관절을 펴하는 데 있어 벌레근을 돕는다.

Moaified with permission from Moore, K. L., Agur, A. M., & Dalley, A. F.II. (2019). Moore's Essential clinical anatomy *(6th ed.). Philadelphia, PA: Wolters Kluwer.*

[a] 척수 분절 신경지배를 표시함(예: "C5, C6"은 어께밑근을 지배하는 신경이 척수의 5번째 및 6번째 목 분절에서 파생됨을 의미함).
굵게 표시된 숫자(C5)는 주요 분절의 신경지배를 의미함. 나열된 척수분절에서 하나 또는 그 이상의 손상될 때나 또는 이들로부터 발생되는 운동 신경뿌리의 손상은 관련된 근육의 마비를 초래한다.

[b] 척수 분절 신경지배를 표시함(예: "C6, C7, C8"은 넓은등근을 지배하는 신경이 척수의 6–8번째 목 분절에서 파생됨을 의미함).
굵게 표시된 숫자(C6, C7)는 주요 분절의 신경지배를 의미함. 나열된 척수분절에서 하나 또는 그 이상이 손상될 때나 또는 이들로부터 발생하는 운동 신경뿌리의 손상은 관련된 근육의 마비를 초래한다.

[c] 척수 분절 신경지배를 표시함(예: "C5, C6"은 어깨세모근을 지배하는 신경이 척수의 5번째 및 6번째 목 분절에서 파생됨을 의미함). 굵게 표시된 숫자(C5)는 주요 분절 신경지배를 의미함. 나열된 척수 분절 중 하나 또는 그 이상이 손상될 때나 이들로부터 발생하는 운동 신경뿌리의 손상은 관련된 근육의 마비를 초래한다.

[d] 척수 분절 신경분포를 표시함(예: "C5, C6"은 위팔두갈래근을 지배하는 신경이 척수의 5번째 및 6번째 목 분절에서 파생됨을 의미함). 굵게 표시된 숫자(C6)는 주요 분절 신경지배를 의미함. 나열된 척수 분절 중 하나 또는 그 이상이 손상될 때나 이들로부터 발생하는 운동 신경뿌리의 손상은 관련된 근육의 마비를 초래한다.

[e] 척수 분절 신경지배를 표시함(예: "C6, C7"은 원엎침근을 지배하는 신경이 척수의 6번째 및 7번째 목 분절에서 파생됨을 의미함). 굵게 표시된 숫자(C7)는 주요 분절 신경지배를 의미함. 나열된 척수 분절 중 하나 또는 그 이상이 손상될 때나 이들로부터 발생하는 운동 신경뿌리의 손상은 관련된 근육의 마비를 초래한다.

[f] 척수 분절 신경지배를 표시함(예: "C7, C8"은 짧은노쪽손목폄근을 지배하는 신경이 척수의 7번째 및 8번째 목 분절에서 파생됨을 의미함).
굵게 표시된 숫자(C7)는 주요 분절의 신경지배를 의미함. 나열된 척수분절에서 하나 또는 그 이상이 손상될 때나 또는 이들로부터 발생하는 운동 신경뿌리의 손상은 관련 근육의 마비를 초래한다.

[g] 척수 분절 신경지배를 표시함(예: "C8, T1"은 척수의 8번째 목 분절과 1번째 가슴 분절에서 파생된 엄지맞섬근을 지배하는 신경을 의미함). 굵게 표시된 숫자(C8)는 주요 분절 신경지배를 의미함. 나열된 척수 분절 중 하나 또는 그 이상이 손상될 때나 이들로부터 발생하는 운동 신경뿌리의 손상은 관련된 근육의 마비를 초래한다.

[h] 총칭하여 가시위근, 가시아래근, 작은원근, 어깨밑근을 돌림근띠(SITS) 근육이라고 한다. 위팔어깨관절의 움직임 동안 주요 기능은 어깨뼈의 관절오목에서 위팔뼈의 머리를 고정시키는 것이다.

[i] 위팔근의 가쪽면 부분 중 일부는 노신경의 가지에 의해 지배된다.

표 2-6 팔의 혈액공급

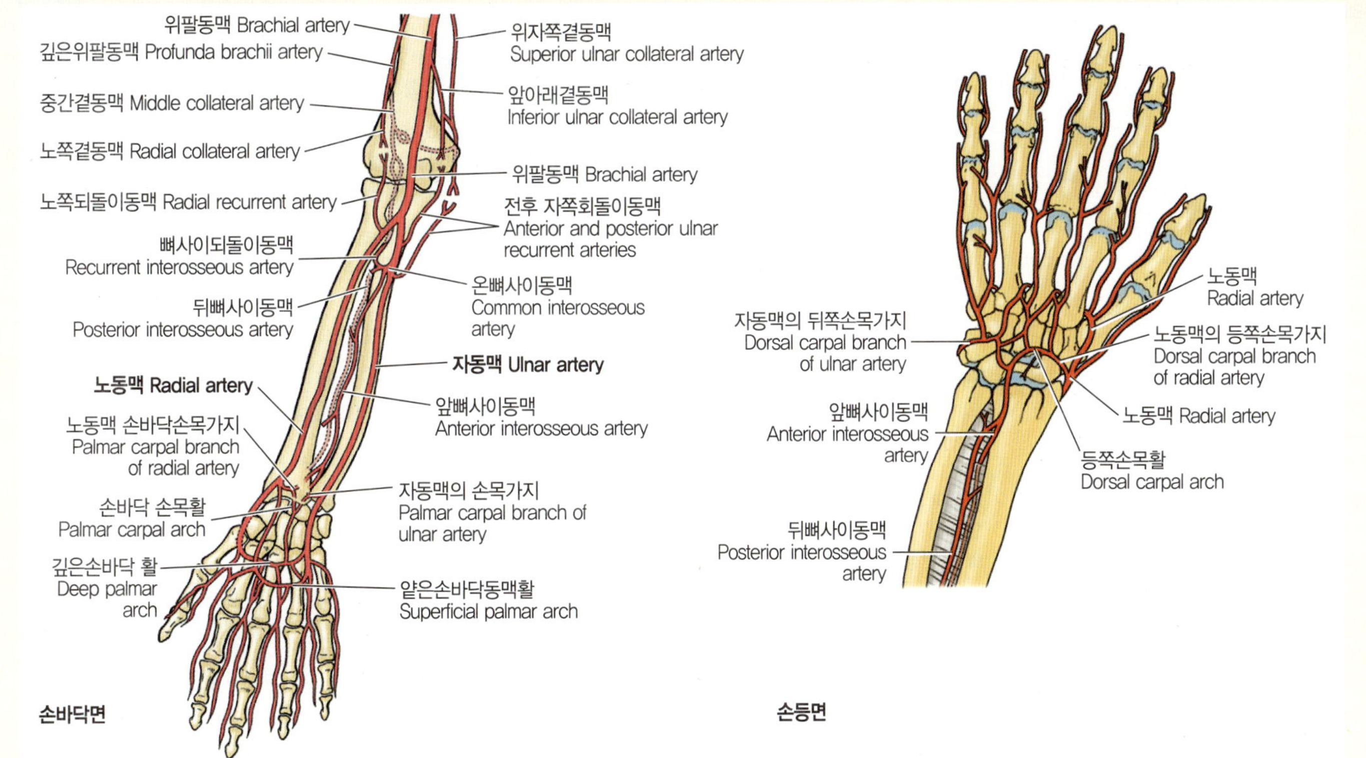

아래팔과 손목의 동맥들

동맥	이는곳	경로
자동맥(ulnar)	팔오금에서 위팔동맥의 더 큰 말단 가지	안쪽으로 내려간 다음, 표면의 원엎침근, 손바닥긴근, 얕은손가락굽힘근까지 직접 아래쪽으로 깊숙이 내려서 아래팔의 안쪽면에 도달한다. 손으로 들어가기 위해 가이온굴(Guyon canal)의 손목에서 굽힘근지지띠까지 표면을 통과한다.
앞되돌이노동맥 (anterior ulnar recurrent artery)	팔꿈치관절 바로 먼쪽에 있는 자동맥	위팔근과 원엎침근 사이를 위쪽으로 통과하여 둘 다 공급한다; 그런 다음 안쪽 위관절융기의 앞쪽에 있는 자뼈 아래부분 가쪽동맥으로 문합된다.
뒤되돌이자동맥 (posterior ulnar recurrent artery)	앞되돌이자동맥의 먼쪽 자동맥	위쪽으로, 안쪽 위관절융기 뒤쪽으로, 자뼈 굽힘근 힘줄 깊숙이 통과한다; 그런 다음 자뼈 가쪽 동맥으로 문합된다.
온뼈사이동맥(common interosseous)	팔오금 내 자동맥, 위팔동맥 분기점에서 먼쪽	가쪽 깊숙이 통과하여 앞쪽 및 뒤쪽 뼈사이동맥으로 분할되어 종료된다.
앞뼈사이동맥(anterior interosseous)	온뼈사이동맥의 말단 가지로서 노뼈와 자뼈 사이	뼈사이막의 앞쪽 측면에서 먼쪽으로 지나서 네모엎침근의 몸쪽 경계까지; 막을 관통하고 뼈사이막의 뒤쪽 측면에서 등쪽 손목활과 연결되도록 말단부로 계속된다.
뒤뼈사이동맥(posterior interosseous)		뼈사이되돌이동맥을 거쳐 뼈사이막의 뒤쪽 측면으로 이동한다; 얕은 폄근과 깊은 폄근 사이에서 먼쪽
뼈사이되돌이동맥(recurrent interosseous)	노뼈와 자뼈 사이의 뒤 뼈사이동맥	위쪽으로, 몸쪽노자관절의 뒤쪽에서 중간 가쪽동맥(팔의 깊은 동맥에서)으로 문합된다.
손바닥손목가지(palmar carpal branch)	아래팔 먼쪽의 자동맥	손목의 앞쪽 가쪽을 가로질러 깊은손가락굽힘근의 힘줄까지 이어져 노뼈동맥의 손바닥 손목 가지와 문합하여 **손바닥 손목** 활을 형성한다

(계속)

표 2-6 팔의 혈액공급(계속)

동맥	이는곳	경로
등쪽손목가지(dorsal carpal branch)	자동맥, 콩알뼈의 몸쪽	손목의 등쪽 표면을 가로질러 폄근 힘줄까지 깊숙이 통과 후 노동맥의 등쪽 손목가지와 문합하여 **손목 활의 등쪽**을 형성한다
노동맥(radial)	팔오금에서 위팔동맥의 더 작은 말단 가지	위팔노근의 덮개 아래에서 아래측으로 향한다; 아래팔의 먼쪽에서 노쪽 손목굽힘근 힘줄의 측면에 위치한다; 노뼈의 측면을 감고 해부학적 코담배갑의 바닥을 가로질러 첫 번째 등쪽뼈사이근을 관통한다.
되돌이노동맥(radial recurrent)	노동맥의 측면, 위팔동맥 분기점의 먼쪽	위팔노근과 위팔근 사이로 올라가 두 곳 모두(및 팔꿈치 관절)에 공급한다; 그런 다음 가쪽노동맥으로 문합(깊은 위팔동맥에서)한다.
손목손바닥가지(palmar carpal branch)	네모엎침근의 경계 끝 근처의 말단 노동맥	손목 앞쪽을 가로질러 굽힘근 힘줄까지 이어져 자동맥의 손바닥 손목가지와 결합하여 손바닥 손목 활을 형성한다.
손목등쪽가지(dorsal carpal branch)	코담배갑(snuff box)의 몸쪽에 있는 노동맥의 먼쪽	손목을 가로질러 안쪽으로 깊은 곳부터 엄지과 노쪽폄근 힘줄까지 이어지며, 자뼈 등쪽 손목뼈 가지와 함께 손목뼈의 뒤쪽 활을 형성한다.
손의 동맥(arteries of hand)		
얕은손바닥활(superficial palmar arch)	자동맥의 직접적인 연속; 활은 노동맥의 표면 가지 또는 가지와 다른 가지에 의해 측면에서 완성된다	손바닥 널힘줄에 대해 측면으로 깊게, 그리고 긴 굽힘근 힘줄에서 표면으로 곡선; 활의 곡선은 폄된 엄지의 끝쪽 경계 수준에서 손바닥을 가로질러 놓인다
깊은 손바닥동맥활(deep palmar arch)	노동맥의 직접적인 연속; 활은 자동맥의 깊은 가지에 의해 안쪽에서 완성된다	안쪽으로 구부러져 있고 깊거나 긴 굽힘 힘줄이 있다. 손허리뼈 바닥과 접촉
온손바닥동맥(common palmar digitals)	얕은손바닥활	벌레근의 먼쪽에서 손가락 공간까지 통과
고유바닥손가락동맥 (proper palmar digitals)	온손바닥손가락동맥들	둘째에서 다섯째 손가락의 측면을 따라 이동
으뜸엄지동맥(princeps pollicis)	손바닥으로 변하는 노동맥	첫 번째 손허리뼈의 손바닥면으로 내려간다; 손가락의 몸쪽 기저부에서 엄지의 측면을 따라 이어지는 두 가지로 나뉜다
집게노동맥(radialis indicis)	노동맥; 그러나 엄지으뜸동맥에서 발생할 수 있다	검지의 측면을 따라 말단부까지 전달
등쪽손목활동맥(dorsal carpal arch)	노동맥과 자동맥	손등의 근막 내 활
바닥손목활동맥(palmar carpal arch)	노동맥과 자동맥	손목 앞쪽의 활

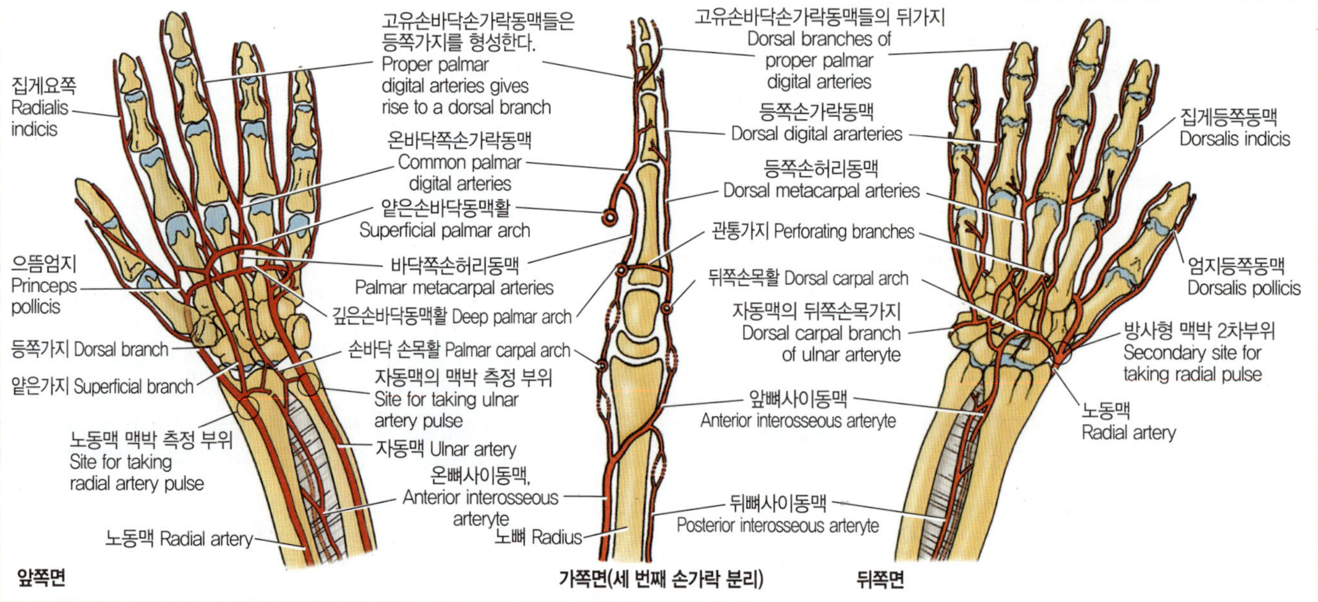

Modified with permission from Moore, K. L., Agur, A. M., & Dalley, A. F.II. (2019). Moore's Essential clinical anatomy *(6th ed.). Philadelphia, PA: Wolters Kluwer.*

CHAPTER

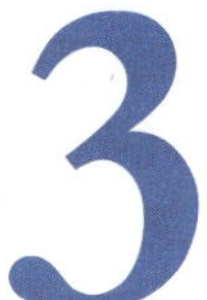

3 조직 치유 Tissue Healing[a]

Richard A. Bernstein, MD, FAAOS
Nancy Beaman, MBA, OTR/L, CHT

학습 목표

이 장을 학습한 후 다음의 내용을 수행할 수 있다.

- 조직 치유(tissue healing)의 3단계를 정의한다.
- 상처 치유의 각 단계에서 적용하기에 적합한 스플린트의 종류를 이해한다.
- 생활 방식 인자(lifestyle factors)가 환자의 치유 능력에 어떤 영향을 미칠 수 있는지 설명한다.
- 치유 조직의 관절 범위 고정, 제한 및 가동 각각에 대해 최소한 하나의 진단과 가장 적절한 스플린트 중재를 제공한다.
- 기존의 의학적 상태가 치유 과정에 미치는 영향을 인지한다.
- 스플린트 착용에 대한 예방사항에 관하여 환자 교육의 중요성에 대해 논의한다.

주요 용어

가소성 특성(plastic behavior)
감염(infections)
변형 예방 위치(antideformity position)
부종(edema)
뼈모세포(osteoblasts)
뼈파괴세포(osteoclasts)
섬유아세포(fibroblasts)
섬유형성증 및 증식기(fibroplasia and proliferative stage)
성숙 및 재형성 단계(maturation and remodeling stage)
염증 단계(inflammatory stage)
육아 조직(granulation tissue)
이차 지속(secondary intention)
인장 강도(tensile strength)
일차 봉합(primary closure)
점탄성 성질(viscoelastic properties)
조직 산소화(tissue oxygenation)
조직 재형성(tissue remodeling)
조직 치유의 단계(stages of tissue healing)
콜라겐 합성(coliagen synthesis)
탄성 특성(elastic behavior)
포식세포(macrophages)

소개 INTRODUCTION

연조직 치유(soft-tissue healing)에 관한 생물학은 손과 상지 장애의 치료에 가장 중요하다. 외상 수술을 받든 예정된 수술(elective surgery)을 받든, 관련된 생물학적 과정을 이해하는 것은 환자의 결과를 예측하는 데 중요하다. 외과의와 치료사 모두 조직이 손상에 어떻게 반응하는지 이해하고 상당 부분 예측해야 한다. 이러한 이해는 환자의 재활, 스플린트 사용, 방법(modality) 및 기능적 작업의 진행을 안내한다. **조직 치유의 단계(stages of tissue healing)**는 스플린트 중재 및 치료의 사용과 범위에 영향을 미친다. 치유 상처의 상태와 단계는 스플린트 선택, 제작 및 환자 사용의 세부 사항을 감독한다.

상처 치유의 단계 STAGES OF WOUND HEALING

조직 치유의 단계는 염증, 섬유형성(증식), 흉터(scar) 성숙(만성 단계 또는 재형성[remodeling])이다(그림 3-1). 손상에 대한 반응은 외상, 관련 손상 및 조직 오염의 심각성에 비례한다. 예를 들어, "깨끗한" 칼로 신경과 힘줄을 관통하는 날카로운 열상(lacerations)은 손가락을 으스러뜨리고 신경과 힘줄을 절단하는 50파운드의 압상(crushing)과는 급성 및 만성적으로 다르다. 날카로운 상처는 으깸 손상(crush injuries)보다 낫고, 오염된 것보다 깨끗한 상처가 더 낫다. 염증은 때때로 부정적인 의미를 갖지만 염증은 손상에 대한 필수 생물학적 반응이다. **포식세포(macrophage)**와 **뼈파괴세포(osteoclast)**와 같은 청소세포는 손상된 조직을 생물학적으로 제거하기 위해 해당 부위로 이동하고 염증 반응은 또한 **섬유아세포**

[a]이 장은 Steven Wenner, MD와 Ellen Smithline, RN이 작성한 제1판 장을 기반으로 한다.

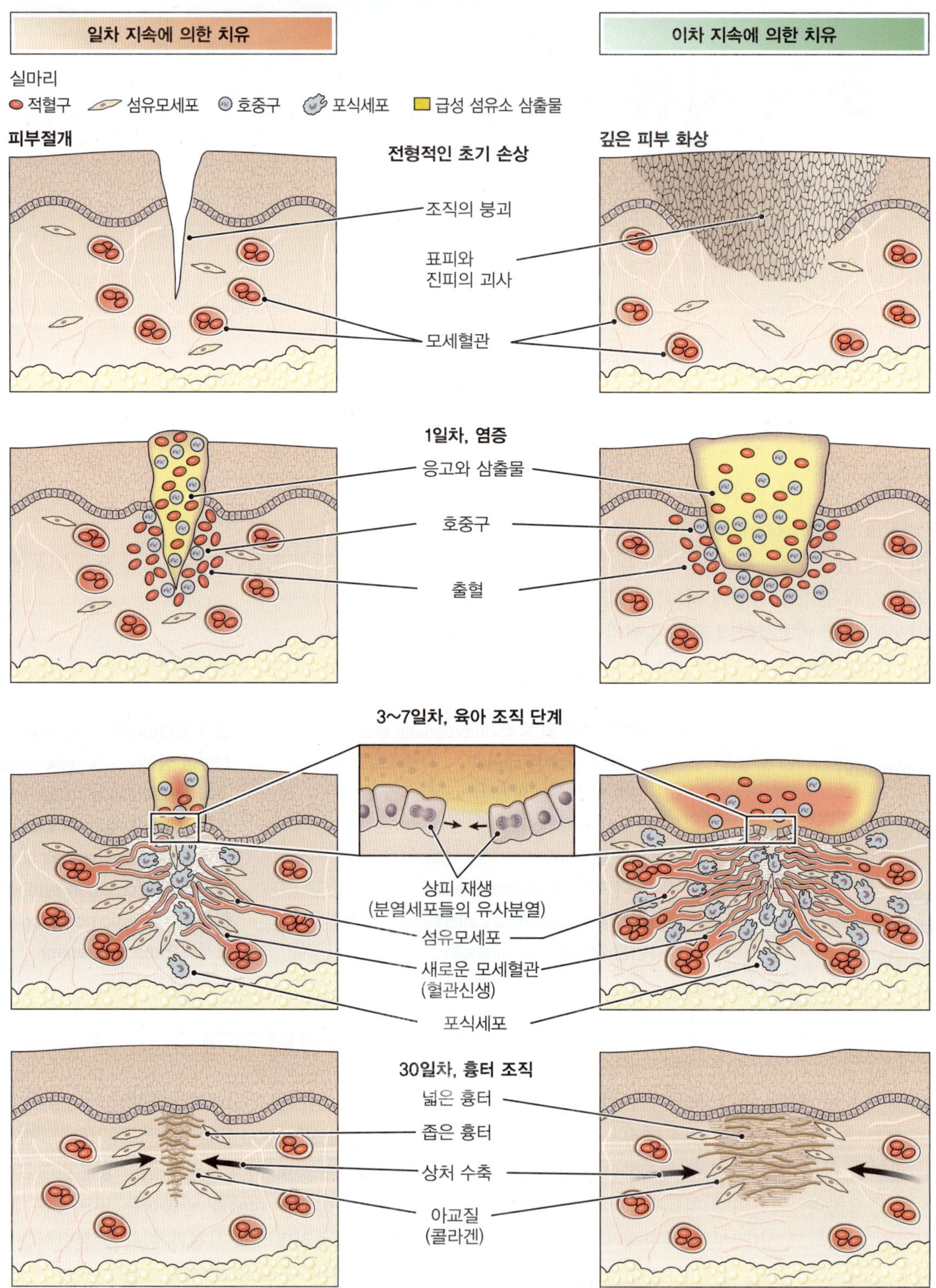

그림 3-1 **일차 및 이차 지속에 의한 치유.** 작고 좁은 상처는 일차 지속(**왼쪽**)에 의해 일반적으로 일주일 이내에 치유되고 작은 흉터(scar)를 남긴다. 큰 상처는 이차 지속에 의해 치유되고(**오른쪽**), 염증 조직이 더 많으며, 치유되는데 몇 주가 걸리며 더 큰 흉터를 남긴다. (Borrowed with permission from McConnell, T. H. (2007). *The nature of disease: Pathology for the health professions*. Philadelphia, PA: Lippincott Williams & Wilkins.)

(fibroblast) 및 **뼈모세포(osteoblast)**를 포함한 치유 세포를 가져온다.

조직 산소화(tissue oxygenation)는 상처 치유에 필수적이다. 산소는 혈액으로 운반되고 혈장에 용해되어 헤모글로빈에 결합된다. 생물학적 기능과 조직 과정은 적절한 조직 산소화에 의존하며, 이를 위해서는 적절한 혈류가 필요하다(Stotts & Wipke-Tevis, 1997). 스플린트 및 부종 관리 제품은 조직 환경을 안정화하고 적절한 혈류를 허용하며 동맥 유입 또는 정맥 유출을 방해하지 않도록 해야 한다.

염증 단계 INFLAMMATORY STAGE

첫 번째 단계인 염증 단계는 1주 미만 동안 지속되며 백혈구, 특히 포식세포의 유입과 국소적인 혈관 분포가 특징이다(그림 3-1). 이 청소세포(scavenger cells)는 감염(bacteria), 괴사 파편 및 이물질을 청소하는 데 도움이 된다. 부종은 손상, 혈관 분포 증가, 어느 정도의 정맥 울혈에 대한 신체의 염증 반응으로 인해 발생한다(Smith & Dean, 1998; Strickland, 1987, 2000). 이 단계에서는 운동보다 휴식이 더 중요하다. 고정 스플린트는 손상된 부분을 보호, 지지 및 안정시키는 데 유용하다(그림 3-2A~C). 정맥 울혈 때문에 올림(elevation)은 조직 울혈을 개선하는 데 도움이 될 수 있으며 스플린트는 뼈, 힘줄 또는 신경과 같은 외과적으로 복구된 구조에 대한 응력(stress)이나 긴장을 줄이는 데 도움이 된다. 스플린트는 이후의 기능 회복에 가장 좋은 위치에 손상된 부분을 유지해야 한다. 고전적으로 이것은 기능의 위치, **변형 예방 위치(antideformity position)**를 포함한다: 손허리손가락(metacarpophalangeal, MCP)관절 굽힘 및 몸쪽손가락사이(proximal interphalangeal, PIP)관절 폄과 함께 약간의 손목 폄(그림 3-3A 및 B). 이 자세는 MCP 관절의 곁인대(collateral ligament)와 PIP 관절의 손바닥판을 최대 장력으로 적용하여 이후에 운동을 방해할 수 있는 흉터 및 구축(contracture)을 예방하는 데 도움이 된다(MCP

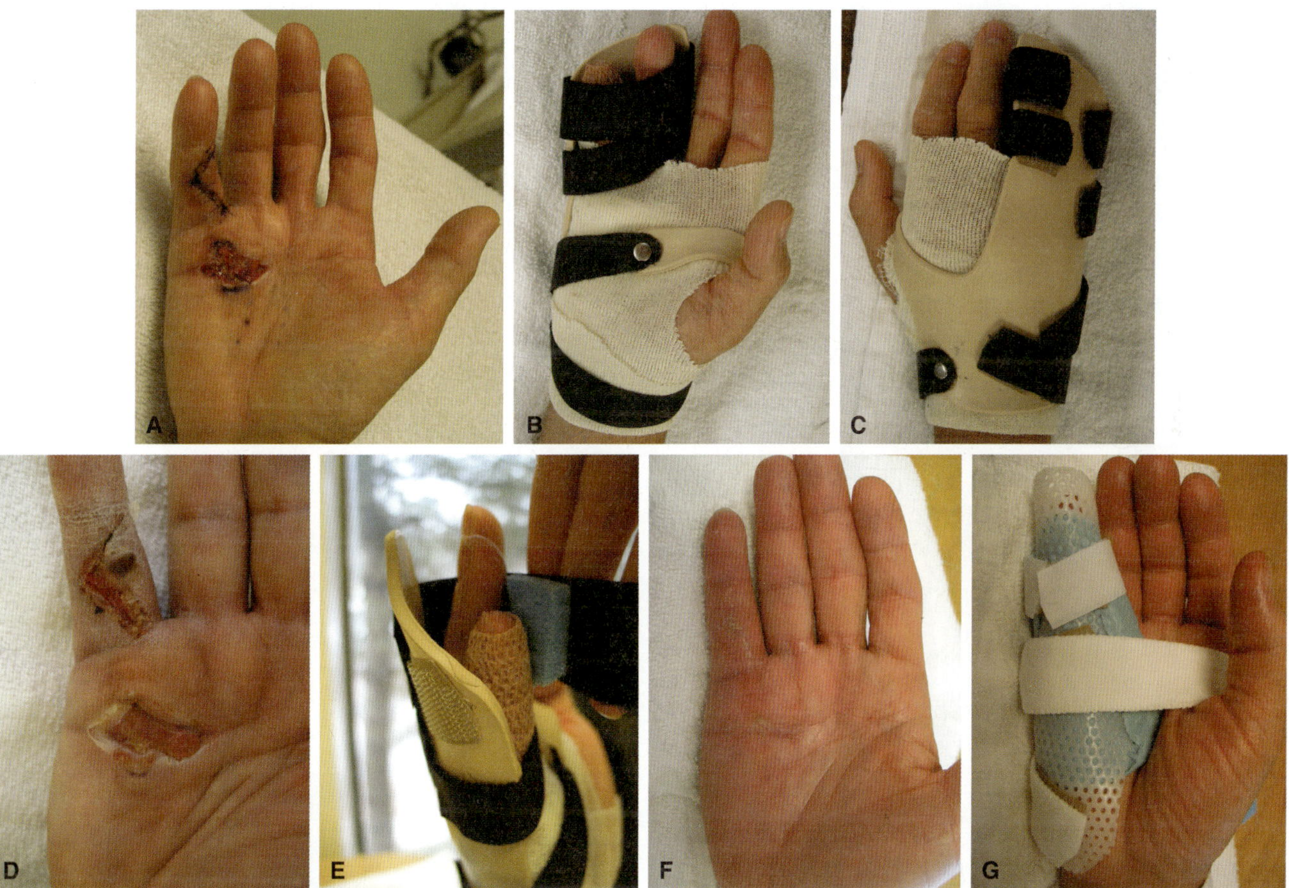

그림 3-2 A, 섬유소 침착 및 상처 기질의 초기 겔(gel) 형성을 특징으로 하는 치유의 염증 단계. 듀피트랑(Dupuytren) 이완술(release) 후 첫날, 봉합으로 손가락이 폐쇄된 피부를 확인하고 이차 지속에 의한 치유를 위해 손바닥을 개방해 두었다. **B 및 C,** 수술 후 손가락을 최대한 펌하기 위해 사용하는 손 기반 5번째 손가락 고정 스플린트. 부종을 조절하기 위해 탄력(elastic) 붕대를 사용한다. **D,** 콜라겐이 침착되어 상처에 힘을 주는 치유의 증식 단계. 그림은 수술 후 10일째이다. 봉합사를 제거하고 개방된 손바닥 부분이 아물기 시작하였다. **E,** 몸쪽손가락사이(PIP)관절에 부드러운 폄 스트레칭을 제공하기 위해 폼(foam)을 추가하여 수정된 스플린트, 굽힘 구축(contracture) 경향을 상쇄한다. **F,** 수술 후 6주에 흉터의 구조와 보전을 담당하는 콜라겐이 일반적으로 무작위로 형성될 때 나타나는 상처 성숙 단계. 완전한 상처 봉합을 확인한다. **G,** 흉터 관리를 위해 포함된 Elastomer™가 포함된 손바닥 스플린트; 추가 6개월 동안 밤에 사용한다.

폄 및 PIP 굽힘 구축의 위험). 이러한 연조직 구조를 최대 장력으로 위치시킴으로 일단 치료가 시작되면 조직의 단축(tightness)에 단축을 관리하도록 한다. 동시에 인접한 구조는 원치 않는 변형을 예방하고 기능으로의 신속한 복귀를 용이하게 하기 위해 적용되어야 한다(Smith & Dean, 1998).

섬유형성증 및 증식기

FIBROPLASIA AND PROLIFERATIVE STAGE

섬유형성증(fibroplasia)의 두 번째 단계는 손상 후 4~5일에 시작되어 2~6주 동안 지속된다(그림 3-1). 섬유아세포(fibroblasts)는 흉터에 들어가 궁극적으로 흉터 조직이 되는 콜라겐 합성을 시

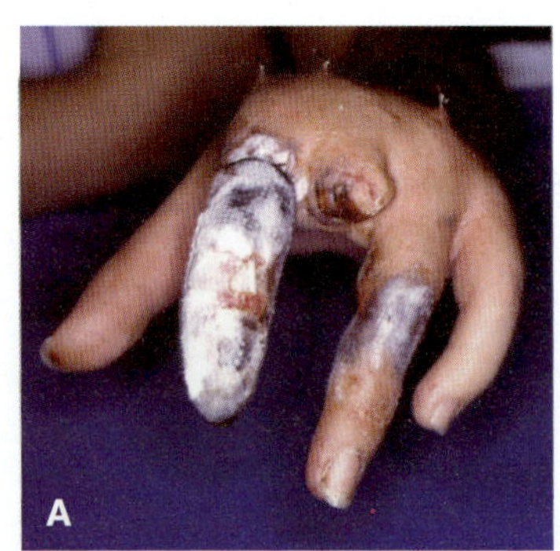

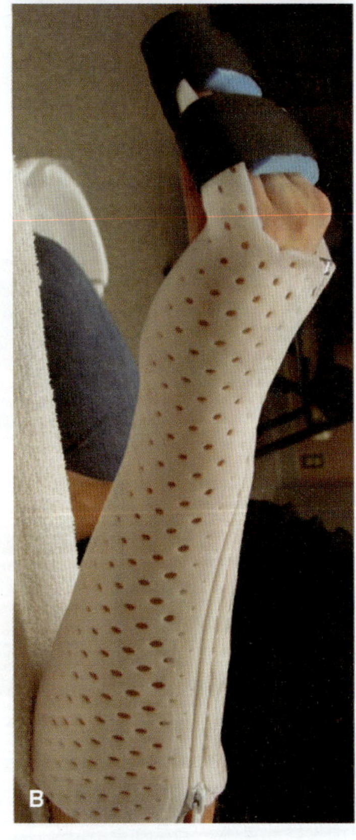

그림 3-3 A, 압박 손상으로 가운데 손가락이 절단되고 2번째 손가락과 3번째 손가락이 다시 이식되었다. B, 단순 고정 스플린트는 손목 폄, 손허리손가락(MCP)관절 굽힘, 손가락뼈사이 관절 폄 및 엄지 손바닥 벌림과 같은 관절에 안전한 위치를 제공함으로써 치유를 촉진한다.

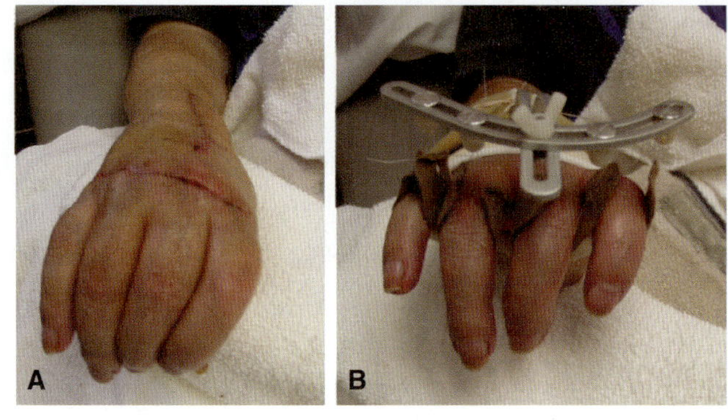

그림 3-4 A 및 B, 최적의 콜라겐 정렬을 촉진하기 위해 캡슐화 과정에서 가동 스플린트를 사용한 MCP 관절성형술(arthroplasty) 10일 후의 류마토이드 관절염(rheumatoid arthritis, RA) 환자. (Digitec Outrigger System, Performance Health, Warrenville, IL.)

작한다. 뼈가 스스로 재생되는 유일한 조직인 반면, 콜라겐 증식(collagen proliferation)은 긍정적인 측면에서 치유를 증가시키고 부정적인 측면에서 정상 조직을 방해한다. **육아 조직(granulation tissue)**은 적절한 혈관 신생 및 조직 산소 공급에 달려 있다. 섬유아세포 단계 초기에 고정화는 신생혈관을 허용하고 새로 침착된 미성숙 콜라겐 섬유를 보호하여 상처의 인장 강도 증가를 촉진한다. 3주에서 6주 사이에 세포질이 감소하고 세포외 기질(대부분 콜라겐)이 부피와 인장 강도 모두에서 증가한다(Smith & Dean, 1998; Strickland, 1987, 2000). 이 단계에서 적절하게 적용된 응력은 조직의 성장을 촉진할 수 있다(그림 3-2D 및 E). 조직의 탄력성과 외부 응력에 대한 반응성을 활용하는 가동 스플린트가 유용하다. 긍정적인 흉터 재형성을 촉진하기 위해 충분한 응력을 가하는 것과 추가 조직 손상을 유발할 수 있는 과도한 응력을 피하는 것 사이에 균형이 이루어져야 한다(그림 3-4A 및 B).

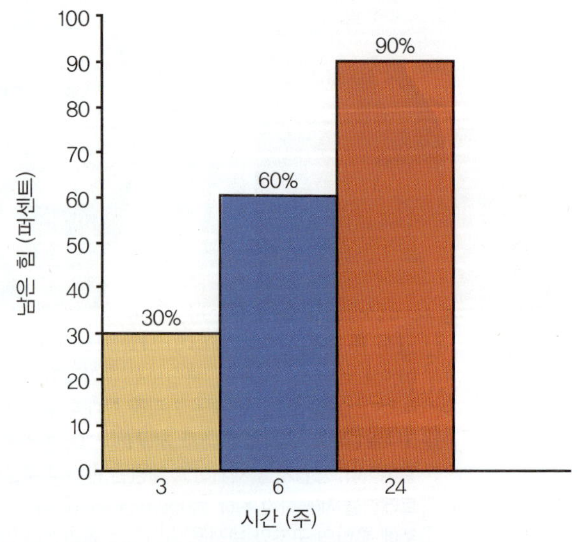

그림 3-5 3주, 6주 및 6개월의 인장 강도(tensile strength).

성숙 및 재형성 단계
MATURATION AND REMODELING STAGE

흉터 성숙 단계(그림 3-1) 동안 콜라겐 섬유가 더 잘 조직화되고 응력선을 따라 재형성되어 치유 중인 상처의 인장 강도가 향상된다. 단면적당 부하(load)를 **인장 강도(tensile strength)**라고 하며 **콜라겐 합성(collagen synthesis)**과 동일한 속도로 발생한다(Fess & McCollum, 1998; Strickland, 1987, 2000). 따라서 조직의 인장 강도를 이해하는 것은 스플린트 중재 및 치료의 결정 과정에 영향을 미친다(그림 3-2F 및 G). 뼈, 힘줄 및 신경 치유는 다양한 속도로 발생하며 프로토콜(치료절차법)에 영향을 미친다. 인장 강도는 3주에 30%, 6주에 60%, 6개월에 90%이다(그림 3-5). 따라서 재활 과정에서 스플린트 사용과 치료 적용법(regimen)은 조직 인자를 염두에 둘 필요가 있다(Kane, 1997). 굽힘근 힘줄의 인장 강도는 수술 후 첫 6주 동안 여전히 감소하지만 현재의 수술 기술로는 이 기간 동안 감독된 능동 프로토콜이 일반적으로 시작된다. 초기 힘줄 활주는 굽힘근육 힘줄 외피 내 흉터를 감소시킨다. (자세한 내용은 19장을 참조한다.)

흉터는 성숙 및 재형성 단계에서 부드러워지지만 수축하기도 하고 짧아진다. 손가락 끝 부분 절단과 같은 특정 상황에서는 상처 구축이 유리한 과정이다. 1cm 미만의 노출된 뼈가 없는 절단은 **이차 지속(secondary intention)**에 의해 유리하게 치유된다. 그러나 예를 들어 굽힘 주름(crease)에 수직 열상은 영구적이며 고통스러운 구축으로 이어질 수 있다. 단축(shortening)이 있으면 흉터의 탄력이 감소한다. 따라서 신장과 교정 스플린트는 원치 않는 구축을 예방하는 데 유용하다(그림 3-6A 및 B). 성숙기의 기간은 연령, 동반 질병(당뇨나 류마토이드 관절염[rheumatoid arthritis, RA]), 유전적 배경, 상처의 위치, 염증기의 길이와 강도를 비롯한 여러 인자에 따라 달라진다. 흉터 성숙은 지속적인 과정이며 재형성는 최대 1년 동안 발생할 수 있다(Smith & Dean, 1998; Strickland, 1987, 2000).

상처 치유의 단계는 유동 과정이며, 단계들이 암시하는 것처럼 반드시 분할되지는 않는다(그림 3-7). 치유 과정이 겹치는 것처럼 특정 스플린트를 사용하는 기간도 겹친다(그림 3-8). 예를 들어, 고정 스플린트는 치유 과정 전반에 걸쳐 제시될 수 있지만 일반적으로 염증 단계에서 더 많이 사용한다. 후속 단계에서 고정 스플린트는 특히 수면 중에 사용할 수 있으며 가동 스플린트는 후기 단계에

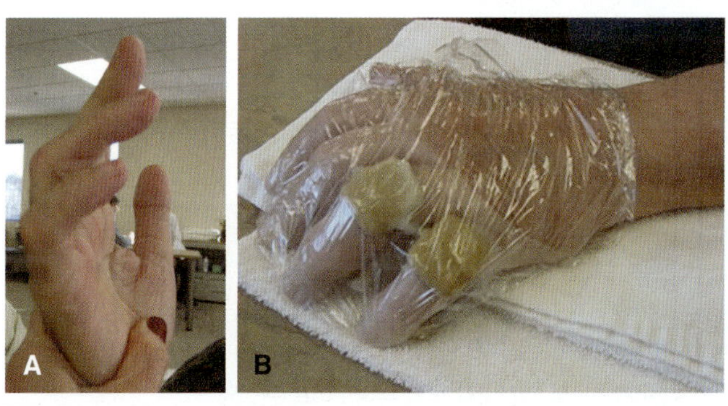

그림 3-6 A 및 B, 파라핀/열 적용과 함께 기성품(prefabricated)의 PIP 폄 가동 스플린트를 사용한 자뼈쪽 신경병증으로 인한 장기간 PIP 관절 굽힘 구축이 있는 환자. 이러한 관절의 사전 조건은 매뉴얼(manual) 치료 중재 전에 도움이 된다.

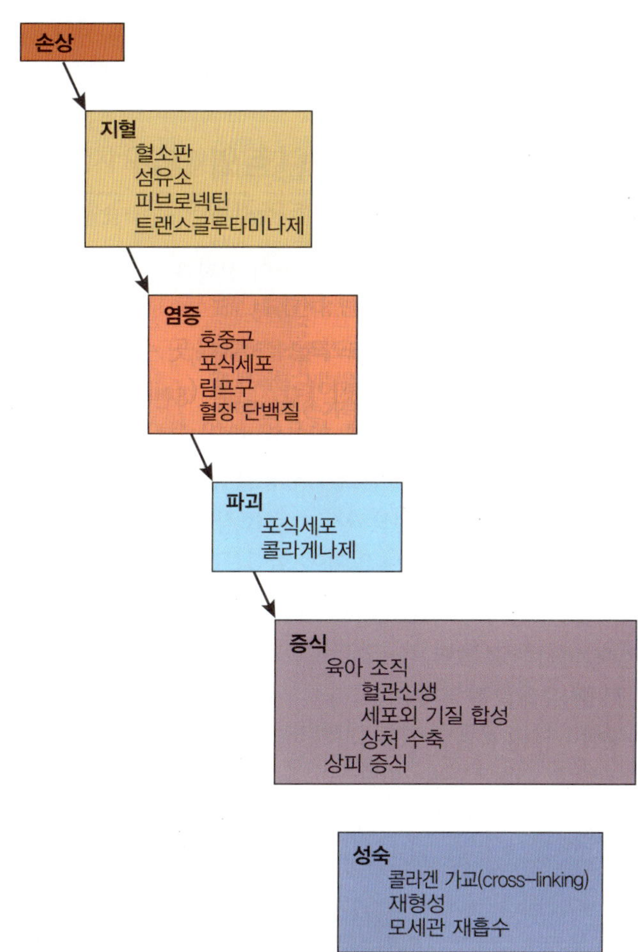

그림 3-7 **재건(repair) 연속 단계.** 재건은 일련의 사건으로 볼 수 있으며, 각 단계는 이전 단계를 완료하고 후속 단계를 시작한다. (Borrowed with permission from Rubin, E., & Farber, J. L. (1999). Pathology (3rd ed.). Philadelphia, PA: Lippincott Williams & Wilkins.)

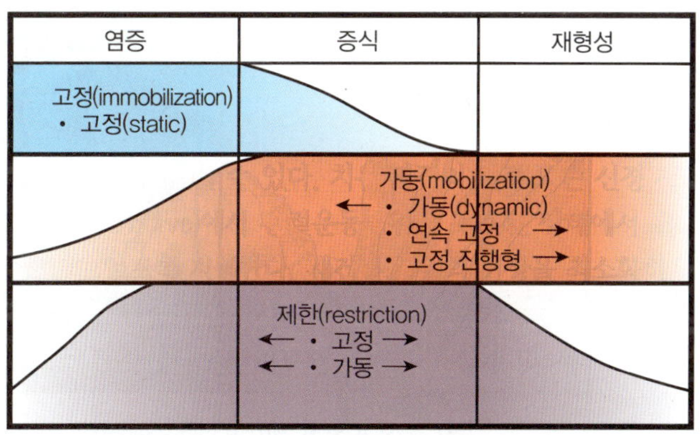

그림 3-8 환자의 스플린트 관리는 현재 치유 과정을 기반으로 해야 한다. 가장 일반적인 스플린트 중재(intervention)가 여기에 나와 있다. 그러나 특별한 조건에서는 이러한 지침(guidelines)에서 벗어나야 할 수 있다.

서 종종 사용된다(Colditz, 2011; Fess, Gettle, Phillips, & Janson, 2005).

조직 치유에 대한 스플린트의 효과
EFFECT OF ORTHOSES ON TISSUE HEALING

염증 및 초기 섬유아세포 단계 동안 뼈와 신경과 같은 특정 조직은 고정 스플린트로 가장 잘 관리된다. 보호는 운동보다 더 중요하다(그림 3-9A~D). 골절은 애벌뼈가 뼈를 안정시키기 시작할 때까지 보호가 필요하다. 미세 수술로 복구된 신경은 재건(복원, repair) 부위의 긴장 정도에 대한 수술 중 소견에 따라 보호가 필요하다. 부종이 가라앉으면 가동 스플린트가 사용될 수 있다. 흉터 재형성에 유리하게 영향을 미치는 정도까지 치유 조직에 응력을 가해야 하지만 조직을 더 손상시키지는 않아야 한다(그림 3-10A~E). 그러나 적절한 순간에는 생물학의 균형이 필요하다. 조직 외상의 정도, 지속적인 오염 또는 감염, 또는 면역 저하된 경우 염증 단계를 연장하고 치유를 지연시킬 수 있다.

건강한 치유 조직은 초기 치료의 이점을 누리고 지속적으로 가해지는 완만한 응력에 호의적으로 반응한다. 가동 스플린트가 적절하게 적용되고 잘 작동하면 부종과 통증이 감소하고 기능이 증가해야 한다. 그러나 섬유아세포 단계에서 가동 스플린트(가동형, 고정 진행형 또는 연속 고정[serial static])를 지나치게 공격적으로 사용하거나 초기에 사용하면 치유되는 조직이 손상되고 치유가 지연될 수 있다. 예를 들어, 불안정한 골절과 곁인대 파열은 반복적인 손상으로 인한 치유의 중단 가능성이 줄어들 때까지 능동 관절 가동범위(range of motion, ROM)와 동반된 가동 스플린트를 지연시켜야 하는 손상이다(Fess & McCollum, 1998; Strickland, 1987, 2000).

대부분의 조직은 일반적으로 인장 강도가 60%로 일반적인 경우 손상 후 약 6주에 안전하게 가할 수 있는 응력, 수준, 지속시간이 증가한다. 이 시점에서 흉터 성숙 또는 재형성 단계가 시작되며 연속 고정 스플린트 또는 고정 진행형 스플린트를 사용하는 것이 합리적이다(그림 3-11).

조직 재형성 TISSUE REMODELING

연조직은 특정 해부학적 범위 내에서 늘어나거나 줄어들 수 있는 **점탄성 성질(viscoelastic properties)**을 가지고 있다. 흉터 구축의 결과로 연조직이 단축된 경우 스플린트 및 캐스트(casting)는 단단한 조직을 늘리는 데 유용한 보조 도구이다. **조직 재형성(tissue remodeling)**은 일정 기간 동안 부드럽게 신장함으로써 유용하게 장려될 수 있으며, 가해진 힘에 대한 반응으로 세포 구조 및 정렬을 변경할 수 있다. 오래된 세포는 식세포 작용이 일어나고 새로운 세

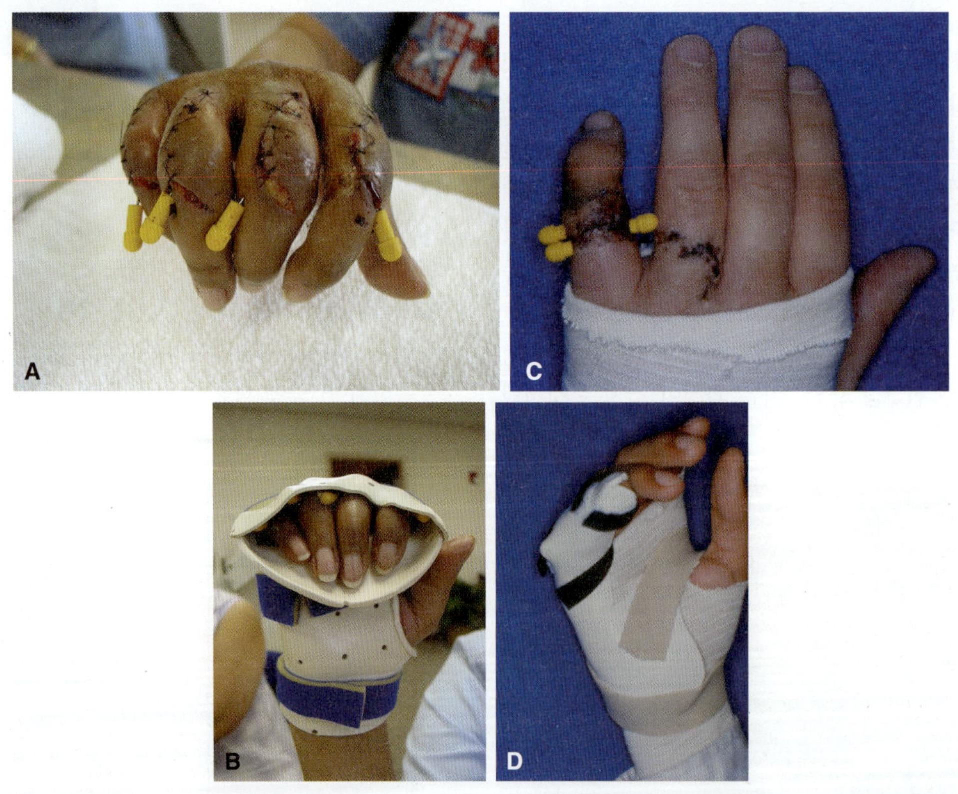

그림 3-9 **A 및 B**, 백조목 변형(swan-neck deformity)을 되돌리기 위한 PIP 관절 재건 2일 후의 류마토이드 관절염 환자: 휴식을 취하고 보호하는 데 사용되는 고정 스플린트. 곁인대 및 단축을 예방하기 위해 손허리손가락(MCP) 굽힘의 위치를 확인한다. **C 및 D**, 피부 고정 및 나머지 손가락에 대한 손 기반 보호 스플린트를 사용한 5번째 손가락의 분쇄 골절 수술 5일 후의 상태.

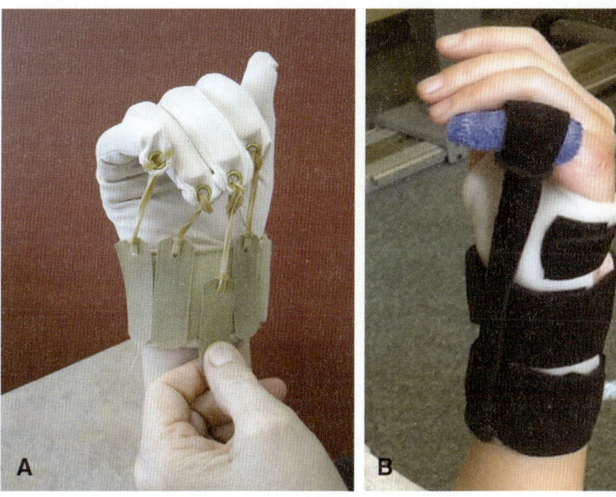

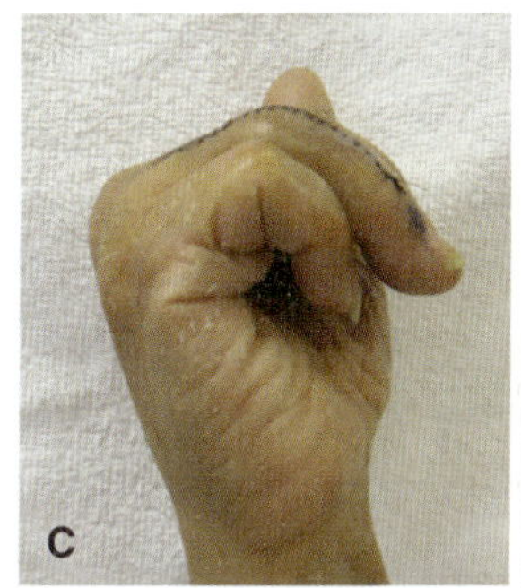

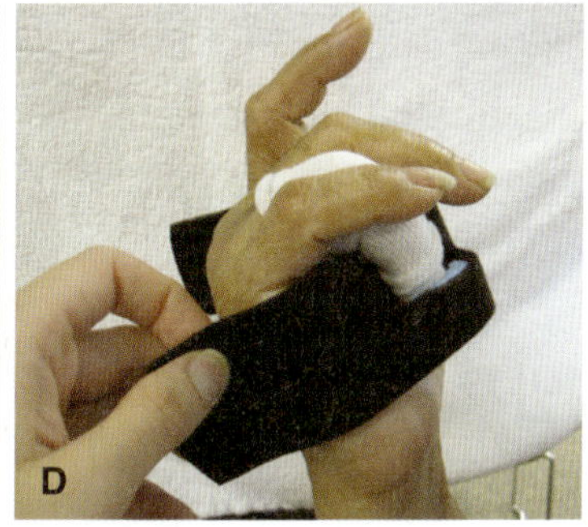

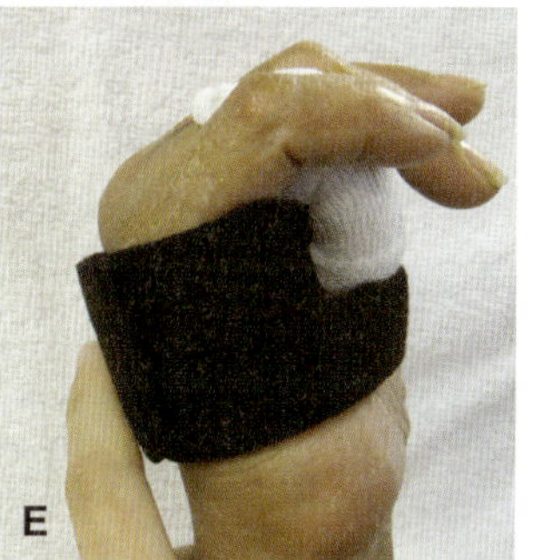

그림 3-10 A, 뻣뻣한 손가락에 부드러운 가동적 신장을 부여하기 위해 간단한 굽힘 장갑을 사용. B, 손목 고정 스플린트, Orficast® 및 네오프렌(neoprene)을 손가락 캐스트를 결합하여 PIP 굽힘 구축을 폄으로 가동시키면서 뻣뻣한 MCP 관절에 부드러운 굽힘력을 부여. C~E, 폄 힘줄 박리술 후 굽힘 응력(stress)을 부드럽게 유지하는 데 사용되는 4번째 손가락의 네오프렌 스트랩(strap).

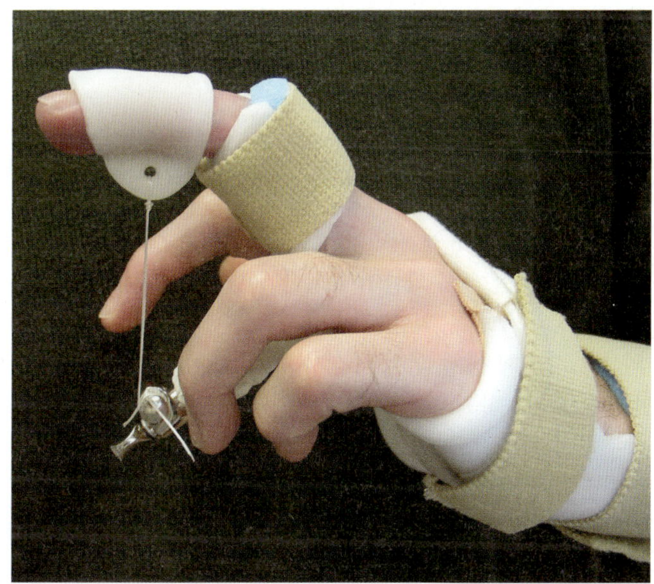

그림 3-11 첫 마디뼈 골절 후 8주 동안 사용한 가운데손가락의 PIP 굽힘 가동 스플린트(orthoses). MERIT™ 구성 요소는 고정 진행력을 제공한다. MERiT™의 연장된 아웃트리거(outrigger)에 주목하시오. 이를 통해 정확한 90° 각도의 힘(force) 적용이 가능하다(Performance Health).

포는 생성되어 장력 방향으로 향하게 된다. 재형성을 통해 이전에 수축된 조직의 길이가 증가한다. 이를 **탄성 특성(elastic behavior)** 라고 한다. 다른 한편으로, 탄력(elastic) 한계 이상으로 늘어나는 조직 섬유는 가소성 특성을 나타내며 찢어지거나 파열된다. 탄성 변형이 발생하면 효소 단백질이 세포에서 방출되고 더 많은 흉터가 생길 수 있다(Brand & Thompson, 1993)(그림 3-12).

임상 고려 사항 CLINICAL CONSIDERATIONS

손상된 조직을 재활하는 동안 목표는 더 이상의 조직 손상을 일으키지 않고 수축된 조직의 길이를 늘리는 것이다. 후자는 염증, 출혈 및 추가 흉터를 유발할 수 있다. 이것은 과도한 신장 프로그램이나 스플린트의 과도한 힘으로 인해 발생할 수 있다. 이러한 조직은 반응적이고, 뻣뻣하고, 통증을 유발하며 이전에 반사성 교감신경 영양장애(reflex sympathetic dystrophy, RSD)로 알려진 복합부위통증 증후군(complex regional pain syndrome, CRPS)과 같은 문제를 일으킬 수 있다(그림 3-13). Brand and Thompson(1993)은 조직이 더 오랜 시간 동안 견딜 수 있는 한계까지 신장된 상태로 유지되면 영구적인 재형성 및 장기화를 겪을 가능성이 더 높다고 언급

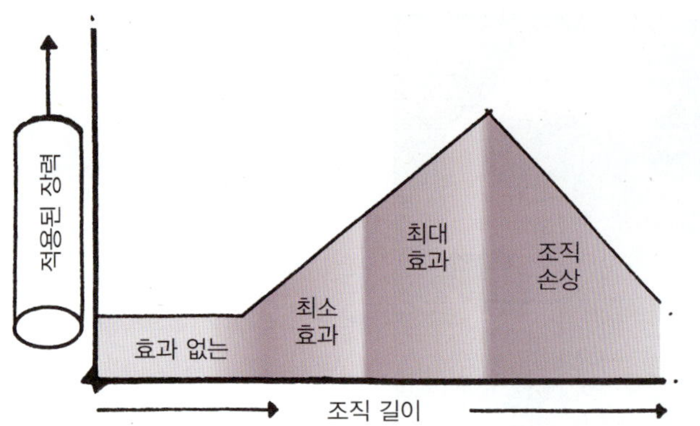

그림 3-12 조직의 탄성력(elastic) 및 가소성(plastic)을 나타내는 길이-장력 곡선.

했다. 가동 스플린트를 적용할 때, 짧은 시간 동안 장력(높은 응력)을 증가시키는 것보다 장기간 동안 견딜 수 있는 장력(낮은 응력)을 사용하는 것이 더 유용하다(Brand & Thompson, 1993; Fess, Gettle, Phillips, & Janson , 2005).

조직 치유에 영향을 미치는 상태 및 인자 CONDITIONS AND FACTORS THAT INFLUENCE TISSUE HEALING

조직 치유 및 재형성은 연조직 외상의 크기, 뼈 침범의 정도, 조직 오염 및 감염, 정맥 및 동맥 양쪽 모두의 혈관 손상을 비롯한 여러 인자의 영향을 받는다. 안정적인 뼈의 형태는 치유에 중요하다. 만약 뼈의 안정성을 달성하지 못하면 연조직 치유는 저하될 수 있다. 혈관 재생(revascularization)은 포식세포의 유입이 파편을 제거하도록 하고 증가된 조직 산소화(tissue oxygenation)는 세포 증식을 돕는다. 단단한 내부 고정은 불안정한 골절을 치료하는 최적의 기준이다. 이것은 뼈 치유를 허용하는 최고의 신체역학 구조(biomechanical construct)를 제공할 뿐만 아니라 연조직 외피에 대한 응력을 줄이는 데 도움이 된다. 플레이트(plates) 또는 나사(screws)가 가장 자주 사용된다. Kirschner wires(K-와이어)도 안정성을 제공할 수 있지만 동일한 단단한 기계적 구조는 아니다. 가장

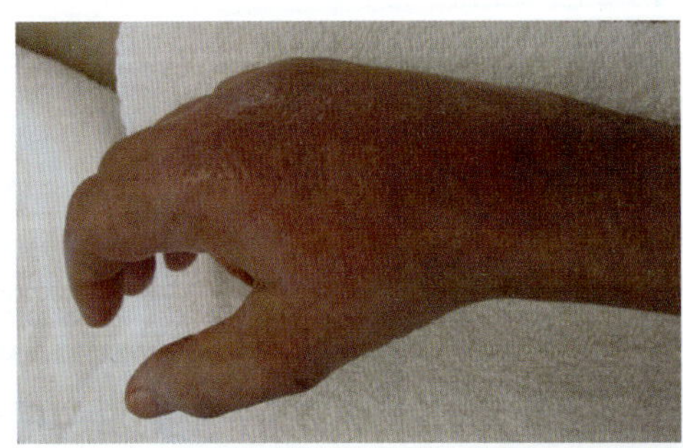

그림 3-13 손목터널 유리술(carpal tunnel release, CTR) 및 방아쇠 손가락 유리술(trigger finger release, TFR) 후 오른손은 과도한 과민성, 통증 및 종기를 동반하는 전형적인 복합부위 통증 증후군(complex regional pain syndrome, CRPS)을 나타낸다.

극한 상황에서는 외부 고정을 통해 임시 또는 지속적인 치료를 받을 수 있다.

일부 손상에는 보호 감각 상실로 이어질 수 있는 신경 손상이 포함된다. 스플린트가 적용되면 환자, 가족, 의료진 및 치료사는 스플린트로 인해 발생할 수 있는 피부 자극 또는 파손에 대해 관찰의 중요성을 이해해야 한다(그림 3-14A~F). 종종 환자는 스플린트의 피부 접촉을 완전히 인식하지 못하고 압박 부위가 생길 수 있다. 모든 발적, 홍반 또는 피부 손상 가능성이 있는 경우 궤양을 피하기 위해 즉시 해결해야 한다. 위험에 처한 환자의 경우 스플린트는 더 가벼워야 하고, 보호 패드(padding)가 포함되어 있거나, 위험에 처한 조직을 보호하는 데 도움이 되도록 부드러운 안감이 있는 재료로 만들어야 한다. 가장자리는 매끄럽고 날카롭거나 들쭉날쭉한 테두리는 피해야 한다. 넓고 부드럽고 전략적으로 적용된 스트랩은 스플린트-피부 경계면을 따라 전단력(shear) 및 압박 응력(compression stresses)을 최소화하는 데 도움이 될 수 있으며 혈관 기능 부전이 있는 개인에게 스플린트를 적용할 때 특히 중요하다.

나이 AGE

나이는 치유 과정에 큰 영향을 미친다. 환자가 젊을수록 관련된 조직이 합병증 없이 신속하게 치유될 가능성이 높다. 일반적으로 젊은 환자는 나이가 많은 환자보다 치유가 더 빨리 일어나고 관절가동범위(ROM)가 더 일찍 시작되기 때문에 보다 짧은 기간 동안 스플린트와 캐스트를 착용해야 한다. Stotts and Wipke-Tevis(1997)는 "태아 상처 치유는 사실상 흉터가 없다"고 언급하였다. 동반질병(comorbidity)도 나이가 들면서 증가한다. 당뇨, 혈관 기능 부전, 스테로이드 사용 및 관련 말초 신경병증은 나이가 들어감에 따라 증가하고 더 나쁜 회복 예후와 관련이 있다.

생활 방식 인자 LIFESTYLE FACTORS

영양물 섭취 Nutrition

식이 습관은 상처 치유에 지대한 영향을 미친다. 가장 단순한 수준에서 지방, 단백질, 탄수화물이 적절한 균형을 이루는 식단이 필수적이다. 열량 요구량은 외상 후에 극적으로 증가한다. 그러나 심각한 외상으로 인해 종종 환자의 식사 능력이 손상될 수 있다. 위장관이 제대로 기능하지 않으면 비경구 영양이 도움이 될 수 있다. 혈청 알부민 수치를 측정하면 환자의 영양 상태를 안내하는 데 도움이 되지만 고칼로리 보충제가 필요한 경우가 많다. 결핍된 식단은 체중 감소, 감염 위험 증가 및 부진한 상처 치유에 기여할 수 있다(Pinchocofsky-Devin, 1997). 마른 환자나 피하지방이 최소인 환자의 경우 부드러운 기성품(prefabricated) 스플린트나 네오프렌으로 만든 스플린트 사용을 고려한다. 스트랩은 특히 악액질이나 영양실조 환자의 경우 뼈의 융기(prominences)에서 멀리 떨어져야 한다.

흡연 Tobacco Use

니코틴은 강력한 혈관 수축제이며 피부로의 혈류를 제한하여 낮은 산소 수치를 생성하고 신체의 치유 능력을 현저하게 감소시킨다. 니코틴, 일산화탄소 및 시안화수소는 흡입되어 분명히 상처 치유를 지연시킨다(Jenson, 1991; Silverstein, 1992; Smith & Feske, 1996). 미세혈관 수준에서 니코틴은 혈액 점도와 혈소판 응집을 증가시킨다. 골수 수준에서 니코틴은 적혈구, 섬유아세포 및 포식세포(상처를 복구하는 데 필요한 세포 요소)의 형성을 감소시킨다. 흡연의 흡입 부산물인 일산화탄소는 산소보다 헤모글로빈에 대한 친화력이 300배나 높다. 헤모글로빈과 결합하면 산소 수송이 감소하여 조직 내 산소가 줄어든다. 이것은 상처 치유를 더디게 하는 직접적인 원인이 된다. 여러 가지 이유로 지표 손상에도 불구하고 치료사는 각 환자와 함께 지속적인 니코틴 사용이 치유율에 미치는 영향을 검토해야 한다(그림 3-15).

알코올 Alcohol Use

과도한 알코올 섭취는 면역 체계를 손상시키고 영양실조를 일으키며 간 손상을 유발할 수 있다(Rund, 1997). 영양실조(malnutrition)는 알코올 중독자에게 흔하다. 알부민과 단백질 수치가 감소하고 신체의 치유 능력이 심각하게 손상된다. 일반적으로 "DTs"로 알려진 진전 섬망(delirium tremens)은 갑작스러운 알코올 금단과 함께 발생할 수 있다. 스플린트는 특히 입원 환자 환경에서 구속이 필요한 경우 보호하고 조심스럽게 적용해야 한다. 담배 이용과 마찬가지로 환자 교육이 가장 중요하다.

의학적 상태 MEDICAL CONDITIONS

결합 조직 장애 및 전신 질병은 신체에 일반적인 영향을 미칠 뿐만 아니라 손상된 조직 산소화와 관련되어 국소 조직 치유를 지연시킬 수 있다(LeRoy, 1996). 이 장에서 언급한 모든 의학적 상태에서 스

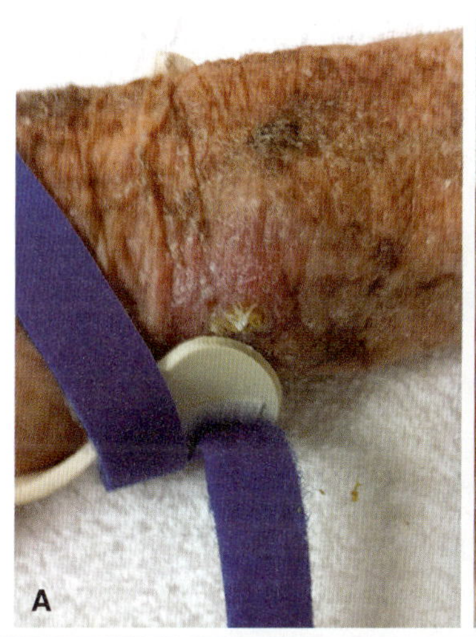
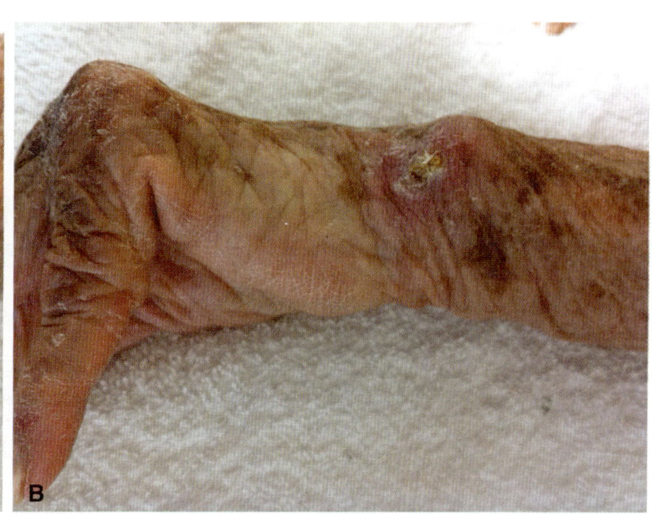
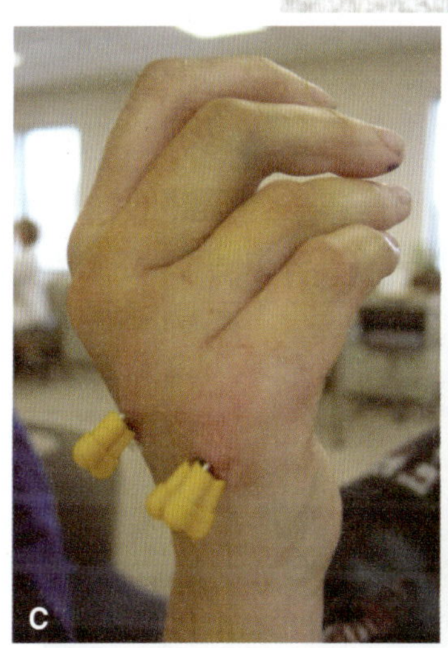
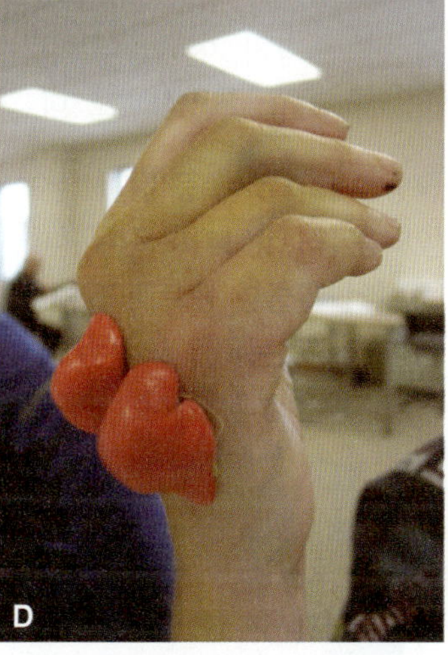
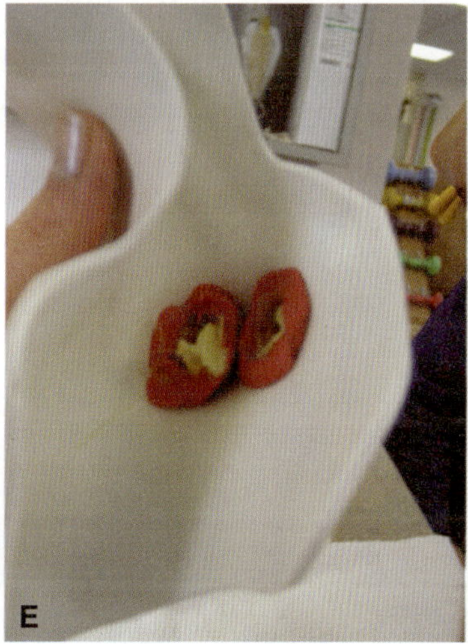
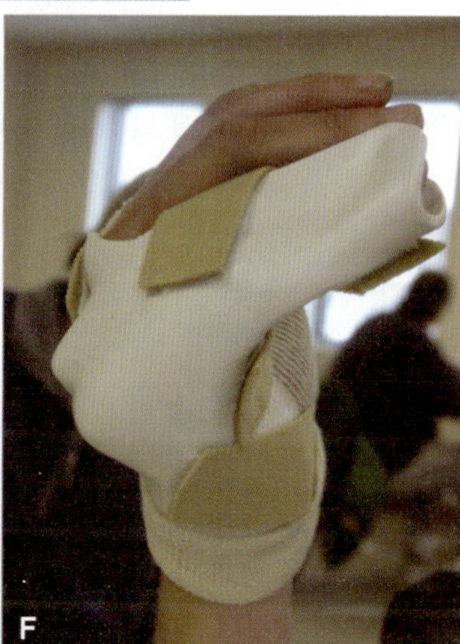

그림 3-14 A 및 B, 그림에 지시된 노인 환자의 피부에 문지르는 스플린트의 가장자리에서 먼쪽 자뼈의 피부 손상. C~F, 스플린트 성형 시 공간을 만들어 핀 부위나 자극 부위의 압력을 간단하게 완화할 수 있다. 이러한 사례의 경우 핀 위에 Xeroform을 사용하여 임시 "돔"을 적용하고 퍼티를 적용한 다음 Xeroform의 다른 가벼운 레이어를 덧씌워 공간을 만들었다. 그런 다음 열가소성 플라스틱 재료를 퍼티 위에 부드럽게 두르고 성형하여 손으로 제작한다. 일단 고정되면 퍼티 돔이 제거된다. (E) 끝으로 공간이 형성된다.

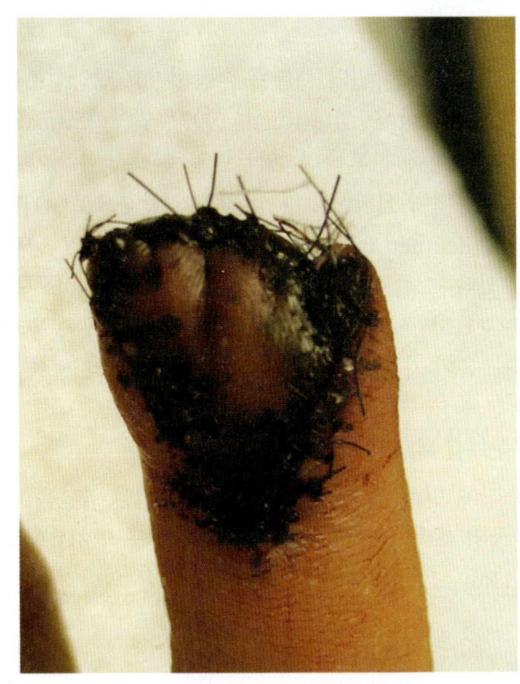

그림 3-15 담배를 많이 피우는 환자의 괴사성 피판(necrotic flap).

플린트 중재는 의학적 및 치료적 중재의 한 측면일 뿐이다. 조직 치유, 혈관 손상 또는 감각 장애에 영향을 미치는 의학적 상태를 가진 환자를 위해 스플린트를 제작할 때 치료사와 환자 모두 피부를 자주 검사해야 한다. 치료사는 발적이나 자극의 징후가 발생하는 즉시 스플린트를 조정하고 스트랩을 변경해야 한다. 영향을 받는 환자는 신경 및/또는 혈관 침범으로 인해 신체 부위의 스플린트의 불편함을 인식하지 못할 수 있다.

버거스 질환(폐색성 혈전혈관염) Buerger's Disease

폐색성 혈전혈관염(thromboangiitis obliterans)으로도 알려진 버거스 질환(Buerger's disease)은 담배 흡연과 관련된 손과 발의 중소동맥 및 정맥의 진행성 염증 및 혈전증을 특징으로 한다. 영향을 받는 개인은 종종 치유되지 않는 궤양을 앓는다. 동맥 및 정맥 폐쇄가 발생할 수 있다. 많은 버거스 질환 환자들이 높게 중독되어 있지만 금연이 가장 중요하다. 초기에는 치유되지 않는 궤양이 발생한다. 결과적으로 불행히도 괴저(괴사)는 일반적이다. 혈관 문제가 지속되면 이러한 개인은 질병이 진행되는 동안 절단을 겪어야 할 수 있다.

레이노 Raynaud's

레이노는 말단 혈관(digital arteries)의 경직 또는 폐색으로 인한 상태로, 손가락이 희고 무감각해진다(그림 3-16)(LeRoy, 1996). 레이노 증후군, 레이노병, 레이노 현상의 세 가지 다른 상태가 존재한다. 레이노 증후군은 면역 매개 염증성 관절염(arthritis)이나 자가면역 결합 조직 질병에 이차적으로 발생한다. 레이노병은 소견이 어느 쪽 상태와도 관련이 없을 때 주어지는 이름이다. 마지막으로 레이노 현상이라는 용어는 원인을 알 수 없을 때 사용한다. 초기에 환자는 냉동실에서 음식을 만지는 것과 같은 단순한 노출로 인해 냉감 민감성을 보고한다. 진행된 단계에서는 피부가 단단해지고 두꺼워지며 가죽처럼 될 수 있다. 굽힘 구축은 피부가 밑에 있는 피하조직에 단단히 결합되기 때문에 발생할 수 있다. 추운 온도와 자가면역 질병은 증상의 급작스러운 발병을 촉진하는 많은 인자 중 하나이다. 부드럽고 유연하며 보온에 기여하는 스플린트 재료(예: 네오프렌)는 이러한 환자에게 합리적인 옵션(option)이 될 수 있다.

전신 홍반성 루푸스 Systemic Lupus Erythematosus

전신 홍반성 루푸스(systemic lupus erythematosus, SLE)는 모든 주요 기관에 영향을 미칠 수 있는 자가면역 질병(autoimmune disease)이며 다양한 증상 과정과 함께 여성에게 더 우세하게 발생한다(LeRoy, 1996). 다른 자가면역질환과 마찬가지로 신체의 면역 체계가 신체의 정상 세포와 조직을 공격하여 염증과 조직 손상을 유발한다. 질병의 경과는 예측할 수 없지만, 특히 관절과 피부에 영향을 미치는 근골격계 증상이 일반적이다. 질병은 완화 기간과 균형을 이루는 질병의 주기적인 "발적"으로 증가하거나 감소할 수 있다. 질병 자체가 이 논의와 관련이 있을 뿐만 아니라 치료에도 해당된다. 암 치료에 일반적으로 사용되는 코르티코스테로이드, 면역억제제 및 약물은 종종 루푸스(lupus) 환자에게 사용된다. 이러한 약물은 면역 체계의 기능을 현저하게 지연시키고 치유를 방해한다.

당뇨 Diabetes

당뇨 환자는 스플린트를 치료하고 적용하기 가장 어려운 환자 그룹 중 하나일 수 있다. 환자는 일반적으로 인슐린 의존형 당뇨(insulin-dependent diabetes mellitus, IDDM)와 비인슐린 의존형 당뇨(non-insulin-dependent diabetes mellitus, NIDDM)로 분류된다. 전자는 훨씬 더 심각한 형태의 질병을 가지고 있으며 결과적으로 상처 치유가 더 어렵다(Davidson, 1999). 말초 신경병증(peripheral neuropathy)도 더 흔하여 보호 감각 상실로 이어진다.

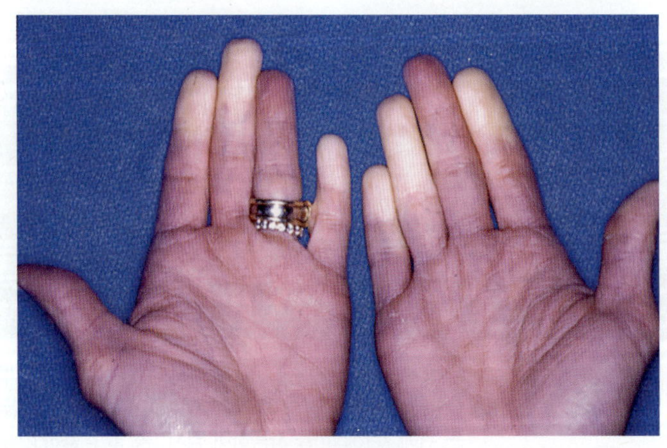

그림 3-16 추운 온도에 의해 유발되는 혈관 경직 장애인 레이노 증후군으로 인해 손가락이 하얗게 되는 것을 확인한다.

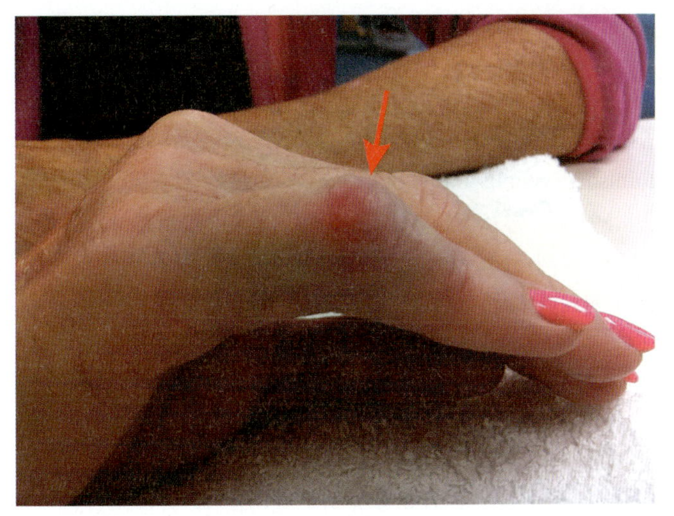

그림 3-17 스플린트의 압력으로 인한 PIP 관절 위의 붉은색 영역(빨간색 화살표). 환자는 당뇨성 신경병증 때문에 이 아픈 부위를 인지하지 못했고 지시에 따라 피부를 검사하지 않았다. 스플린트를 수정하지 않으면 피부가 손상될 수 있다.

지연된 상처 치유는 조직 허혈 및 신경병증을 기반으로 발생한다. 포도당 조절이 중요하다. 일반적으로 "취약한 당뇨 환자"로 알려진 혈당 조절이 어려운 개인은 합병증의 위험이 더 크다. 당뇨성 신경병증은 스플린트 제작의 세부 사항에 주의를 기울여야 한다. 환자는 보호 감각이 부족할 수 있다. 따라서 스플린트 압력은 눈에 띄지 않는 피부 손상을 유발할 수 있다(그림 3-17). 환자와 치료사가 압력과 발적의 초기 징후가 있는지 자주 정기적으로 해당 부위를 검사하는 것이 중요하다.

류마토이드 관절염(RA) Rheumatoid Arthritis

류마토이드 관절염(rheumatoid arthritis, RA)은 대부분의 주요 기관 시스템이 직간접적으로 영향을 받을 수 있지만 주로 윤활막 조직에 영향을 미치는 전신 면역 질환이다. 윤활막 조직은 일반적으로 관절과 힘줄을 둘러싸고 있으며 정상적인 상황에서는 조직 영양, 산소 공급 및 윤활을 돕는다. 류마토이드에서 자가면역 반응은 과도한 체액을 생성하는 활액 증식을 유발하고 섬유 조직 증식은 "지방층"을 형성할 수 있다. 비대성 윤활막에서 생성되는 파괴적인 효소는 관절연골, 인대 및 관절을 파괴할 수 있다. 작은 관절 침범의 발생률이 높기 때문에 손과 손목의 스플린트 제작이 일반적이다. 스플린트는 악화 기간 동안 염증이 있는 통증이 있는 관절을 보호할 뿐만 아니라 장기적으로 추가적인 관절 변형을 예방하는 중요한 역할을 한다(그림 3-18A~C). 지난 몇 년 동안 질병 조절제(예: 질병 조절 항류마토이드제[disease-modifying antirheumatic drugs, DMARD])의 사용이 번성하였다. 이러한 생물학적 제제의 사용은 RA 및 기타 많은 자가면역질환의 발달사를 크게 변화시켰다. 부작용 프로파일, 감염 위험 증가 및 상처 치유에 대한 가능한 영향에 대한 인식은 모두 중요한 고려 사항이다.

약리학적 치료에는 종종 치유를 지연시키는 약물이 포함된다. 예를 들어, 코르티코스테로이드는 치유하는 상처에서 인장 강도의 정상적인 발달을 억제하므로 치료 계획을 세울 때 이를 고려해야 한다. 코르티코스테로이드는 또한 자연 염증반응을 억제하며 환자는 감염 위험이 더 높다. 가능하면 얇고 가볍고 부드럽고 유연한 재료를 사용하여 스플린트를 제작해야 한다. 많은 환자들은 피부가 연약하고 스플린트와 피부의 경계면에서 추가적인 보호가 필요하다. 자세한 내용은 13장을 참조한다.

겸상 적혈구 질환(낫형 적혈구 질환) Sickle Cell Disease

겸상 적혈구 질환(낫형 적혈구 질환, sickle cell disease)은 소아기나 초기 성인기에 심한 통증, 중요한 장기 손상, 때때로 사망을 유발할 수 있는 유전성 혈액 질병군이다(Sickle Cell Disease Research Foundation, 2001). 기하학적으로 변형된 적혈구는 혈관을 쉽게 통과할 수 없어 응집효과를 발생시키고 산소가 조직에 도달하는 것을 방해한다. 이로 인해 심각한 통증과 장기 손상이 발생하며 상처 치유도 억제된다. 이러한 환자를 위해 제작된 스플린트는 주의해서 제작해야 한다. 혈관 흐름을 더욱 방해할 수 있는 스트랩 및 기타 재료는 조직을 압박해서는 안 된다.

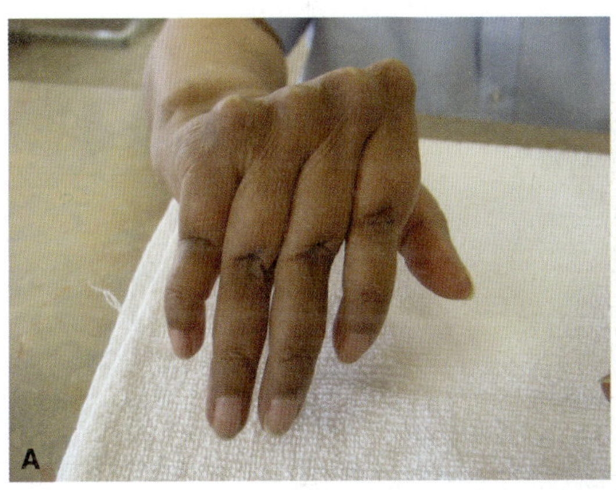

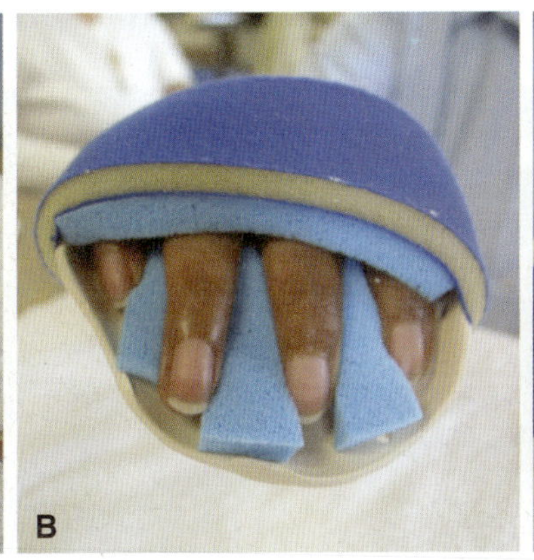

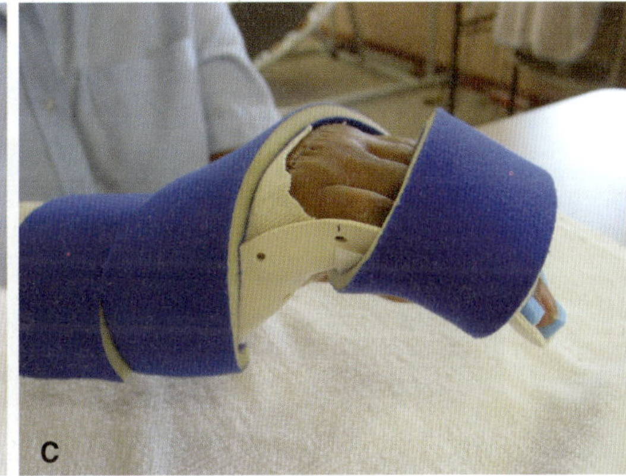

그림 3-18 **A,** 자뼈쪽 편위와 MCP 아탈구 변형이 있는 RA 환자 **B 및 C,** MCP 관절성형술 이후, 아래팔 기반 자뼈쪽 편위, MCP 폄 스플린트는 중립 위치에서 손허리손가락 재건을 지원한다.

말초 혈관 질환 Peripheral Vascular Disease

말초 혈관 질환(peripheral vascular disease, PVD) 환자는 조직 저산소증으로 인해 상처 치유 장애의 위험이 있다(그림 3-19A 및 B). 동맥 순환 및/또는 정맥 배액의 향상은 상처 치유를 개선한다. 따라서 스플린트 압박의 징후가 있으면 즉시 해결해야 한다. 스플린트 스트랩은 스플린트를 신체 부위에 고정할 수 있을 만큼 충분히 단단하게 고정해야 하지만 혈액 순환에 영향을 줄 정도로 꽉 조이지 않아야 한다. 특히 정맥 정체 질환이 있는 환자의 부종 조절은 매우 중요하다. 정맥 울혈은 조직의 산소 공급에 큰 변화를 줄 뿐만 아니라 부종의 상태에 따라 스플린트의 자극이나 느슨함을 유발할 수 있다.

의학적 치료 및 합병증

MEDICAL TREATMENT AND COMPLICATIONS

방사선 치료 Radiation Therapy

방사선 치료는 특정 암을 치료하거나 통제하는 데 극적인 이점이 있지만 이전에 건강했던 조직에도 손상을 줄 수 있다. 혈관 악화가 발생하여 조직에 저산소 환경이 생성된다. 방사선 치료의 부작용은 치료 후 몇 년이 지나야 명백해질 수 있다. 이러한 상처의 관리는 순환 장애로 인해 어렵다. 스플린트와 스트랩은 앞에서 설명한 이유로 방사선 치료 부위에 조심스럽게 적용해야 한다.

스테로이드 Steroids

코르티코스테로이드 사용은 상처 치유의 모든 과정을 손상시킬 수 있다. 이러한 약물은 치유 과정을 늦추기 때문에 감염 위험이 증가할 수 있지만 억제된 염증반응으로 인해 징후와 증상이 가려질 수 있다(Stotts & Wipke-Tevis, 1997). 만성 스테로이드를 사용하는 환자는 종종 피부가 얇아져 얇은 종이처럼 보이고 피부가 찢어지고 손상되기 쉽다. 치료사는 스테로이드 약물을 사용하는 환자에게 스플린트를 적용할 때 잠재적인 마찰 또는 압력 영역을 평가해야 한다. 담배 및 알코올과 같은 스테로이드는 치유 과정을 늦추고 피부 손상의 위험을 높인다. 매일 피부 검사, 시기 및 적절한 스플린트 수정으로 스테로이드 사용과 관련된 위험을 수용할 수 있다.

부종 Edema

부종(edema)은 종종 조직 울혈(tissue congestion), 정맥 배액 감소(diminished venous drainage), 모세혈관 혈류 감소로 인한 생리학적 반응이다(그림 3-20A 및 B). 사이질액(interstitial fluid)의 증가는 조직으로의 산소 확산을 감소시킬 수 있다. 부종은 치유 조직에 매뉴얼 치료나 스플린트 제작 중 지나치게 공격적인 조작으로 인해 발생할 수 있으며, 부종이 발생하는 경우 치료 프로토콜(치료절차법)을 수정해야 한다. 부종이 심한 부위에 가동 스플린트를 적용할 때는 주의가 필요하다(Fess et al., 2005). 더 공격적인 기술을 사용할 수 있을 정도로 충분히 가라앉을 때까지 부종 관리 기술/제품과 함께 고정 스플린트를 사용하여 휴식을 취하는 것은 부종에 더 나은 계획일 수 있다.

스플린트 적용 전에 부종을 줄이는 기술에는 팔 올리기(elevation), 마사지, 압박 의복(compression garments)(Isotoner® 장갑), 원주형 붕대(circumferential bandages)(Ace™ 또는 Coban™ 외장) 또는 탄력 치료 테이핑(taping) 적용법이 포함된다(그림 3-21A~H). 이들은 스플린트 아래에 착용할 수 있으며 창 부종(window edema, 스트랩 사이의 부종)을 예방하기 위해 스트랩을 수정할 수 있다(Villeco, 2012). 원주형 드레싱은 압력이 증가하는 특정 부위를 피하고 부종 조직을 점진적으로 제어할 수 있도록 낮 동안 주기적으로 다시 감싸야 한다. 그러나 너무 많은 압박은 동맥 혈류를 감소시켜 말단에 혈관 손상을 일으킬 수 있다. 압박 의복과 원주형 붕대(circumferential bandages)를 적용한 후 또는 적용하는 동안 순환을 모니터링해야 하며, 환자에게 동맥혈류 감소의 징후 및 증상(예: 어슴푸레하거나 푸른 손톱 밑, 무감각, 따끔거림 또는 차가움)에 대해 알려야 한다. 부종이 줄어들면 스플린트가 적절하게 맞도록 재성형해야 한다.

부종 자체는 ROM에 상당한 제한, 반응적, 뻣뻣함, 통증 및 부종성 조직은 운동을 허용하지 않는다. 치료 프로그램은 조직 항상성을 치유하도록 수정되어야 한다(Brand & Thompson, 1993). 손상 부위의 더 많은 휴식과 더 적은 운동이 일반적으로 적절하며 스

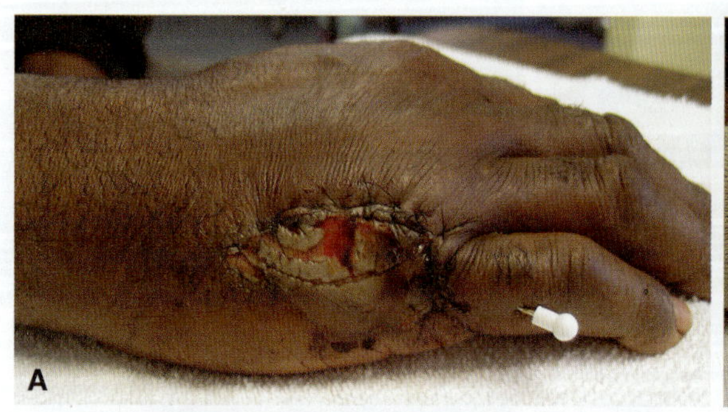

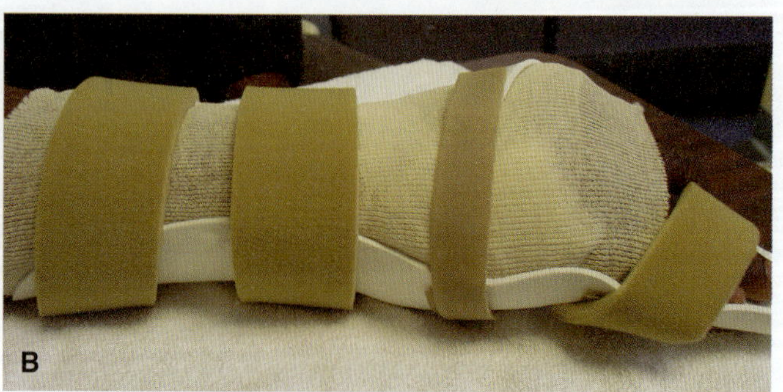

그림 3-19 A, 말초 혈관 질환(peripheral vascular disease, PVD)이 있는 이 환자의 MCP 골절에 대한 개방 교정 후 짓무름 및 느린 상처 치유로 인한 조직 파괴. B, 개방된 공간을 덮는 가벼운 상처소독 거즈가 있는 손목 및 4–5번째 손가락 고정 스플린트.

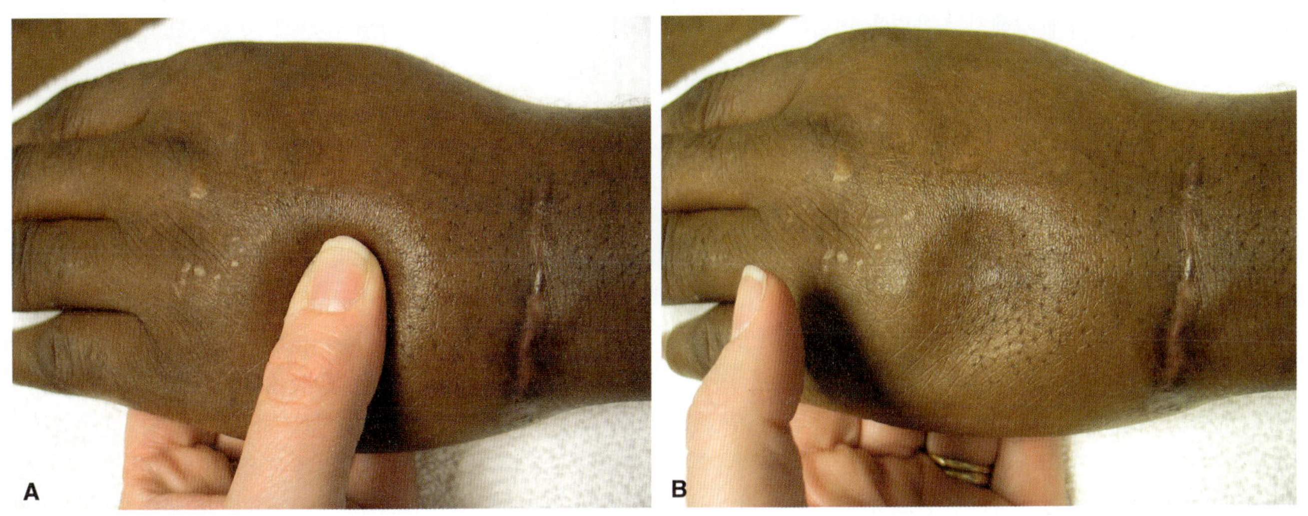

그림 3-20 A 및 B, 그림과 같이 움푹 들어간 부분이 남아 있는 것이 특징인 오목 부종.

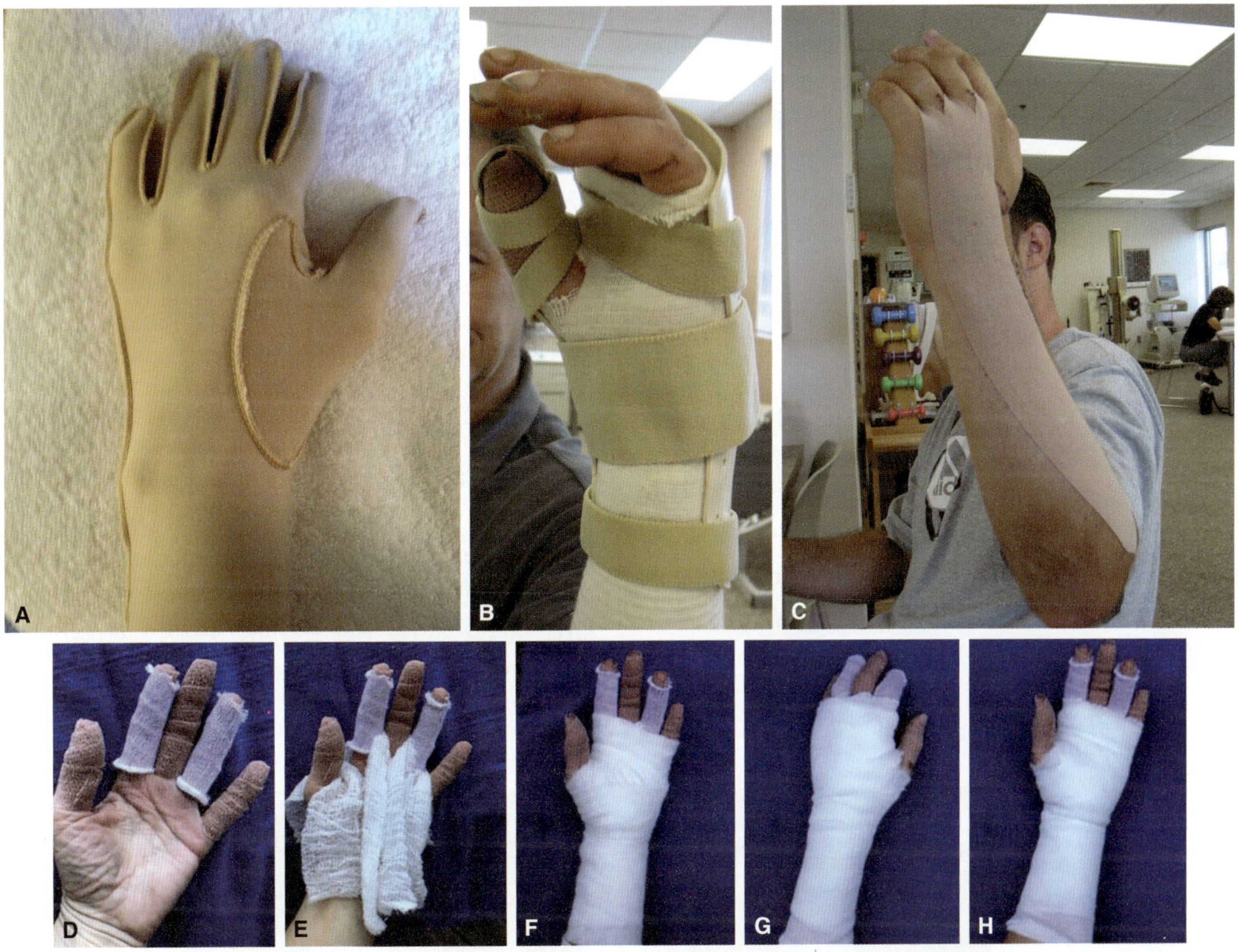

그림 3-21 부종 관리 기술을 포함하는 (A) 압박 장갑, (B) 엄지손가락용 Coban™ 및 탄력 스타킹 원주형 외장을 통한 압박, (C) 부종 조절을 위한 Kinesio® Tex 테이프. 부종을 줄이기 위해 Coban™을 사용하여 손가락을 감싸면서 작은 크기의 상처를 보호한다. D, Coban™은 말단에서 몸쪽까지 가볍게 감싼다. Tubegauz®는 손가락이 서로 달라붙는 것을 예방하고 움직임을 허용한다. E, 손가락 사이의 Kurlix™ 스트립(Strips). F, Kurlix™ 또는 캐스트 패드(padding)가 먼쪽에서 몸쪽까지 8자 모양으로 구성하여 적용한다. G 및 H, 스타키넷(stockinette)을 사용하여 상처소독 부위를 유지하고 가벼운 상처 소독은 또 다른 천으로 감도로 하여 처리한다. 이때 림프 기능에 저해되지 않도록 가볍게 적용하도록 한다.

플린트에 의해 치유하는 조직에 가해지는 응력을 면밀히 모니터링해야 한다.

감염 Infection

감염(infection)은 바이러스, 박테리아, 진균 또는 비정형 유기체와 같은 미생물에 의한 조직의 침입을 포함한다(Thompson & Taddonio, 1997). 감염은 산소 요구량을 증가시키고 부종 및 콜라겐 분해에 따른 조직으로의 산소 전달을 감소시킨다. 이러한 변화는 상처 치유의 염증 과정을 지속하고 가속화한다. 감염의 일반적인 징후에는 열감, 홍반, 화농성 및 상처 배액이 포함되지만 상처 변색, 부서지기 쉬운 육아 조직, 비율에 맞지 않는 통증 또는 압통, 상처 치유지연 등이 포함될 수도 있다. 감염된 조직은 상처 치유의 정상적인 과정를 방해하고 스플린트를 통한 고정은 운동을 감소시켜 결과적으로 감염을 치료하는 신체의 자연적인 능력을 돕는다. 스플린트는 상처 치료를 용이하게 하기 위해 적용 및 제거가 용이할 뿐만 아니라 개방된 영역의 접근 및 자유로운 배수를 허용하도록 주의 깊게 적용되어야 한다. 구멍이 난 열가소성(thermoplastic) 재료를 사용하여 상처소독 거즈가 있는 스플린트 아래에서 공기 교환을 증가시키는 것을 고려한다. 가장 심각한 감염 중 하나는 베타 용혈성 연쇄상 구균(beta-hemolytic streptococcus)이 조직을 침범할 때 생기는 괴사성 근막염(necrotizing fascitis)이다. 연조직에 가스의 징후가 있으면 긴급한 평가(evaluation)가 필요하다.

진공 음압 상처 봉합 Vacuum-Assisted Wound Closure

열린 상처 치료의 큰 발전은 일반적으로 "상처 진공 치료"라고 한다(Von Der Heyde & Evans, 2011; Webb, 2002). 수술로 괴사조직을 제거한 후에는 특별히 설계된 스펀지가 개방된 부위를 덮도록 윤곽이 잡혀 있다. 불침투성 덮개로 밀봉; 마지막으로 폐쇄된 시스템을 통해 음압이 적용된다. 흡입을 적용하면 삼출물, 장액 및 부종이 상처에서 제거되어 상처 과립화(wound granulation) 및 재상피화(reepithelialization)를 촉진한다. 이전에 회전 피판, 자유 피판 및 피부 이식이 필요한 상처는 이차 지속을 통해 치유가 이루어지기 때문에 추가 수술 없이 치료할 수 있는 경우가 많다. 적절하게 적용된 스플린트는 손상된 부위를 보호하고 건강한 육아 조직의 배액(drainage)과 성장을 가능하게 한다. 스플린트는 말단을 보호하고 흡입 장치가 꼬이지 않도록 해야 한다.

손의 온열 손상 Thermal Injuries to the Hand

등쪽 피부는 얇고 움직임이 크기 때문에 깊은 구조를 최소한으로 보호하지만 손가락의 굽힘과 폄은 허용한다. 이로 인해 폄 힘줄은 매우 위쪽이며 손등 화상(burn)으로 가장 많이 손상된 PIP 관절의 중심 슬립(central slip) 닿는곳(insertion)으로 손상에 매우 민감하다. 외재성(extrinsic) 힘줄, 내재근(intrinsic), 인대 및 관절의 조정 및 균형도 손등 손상으로 영향을 받을 수 있다. 손바닥쪽은 지방 조직에 두꺼운 층이 있어 더 깊은 구조에 더 많은 보호를 제공한다(Wolfe, Hotchkiss, Pederson, & Kozin, 2011).

화상은 열, 추위 또는 화학 물질로 인해 발생할 수 있다. 1도 화상은 물집 없이 피상적이며 빠르게 치유된다(보통 2~3일 이내에). 스플린트 착용은 필요하지 않는다. 표면 및 부분 두께와 함께 2도 화상(부분 화상)에는 단백질이 풍부한 액체가 채워진 수포가 있다(그림 3-22A 및 B). 깊은 부분 두께 2도 화상(부분 화상)은 물집이 나타나지 않으며 색이 창백하거나 홍반일 수 있다. 3도 화상은 진피 외부의 손상을 포함하며 손은 가죽 같은 창백하거나 갈색을 띤다. 4도는 힘줄과 뼈와 같은 더 깊은 구조에 심각한 손상을 나타낸다. 후자의 화상 분류는 스플린트 중재가 필요하다(Skirven, Osterman, Fedorczyk, & Amadio, 2011; Wolfe et al., 2011).

연조직 길이를 유지하기 위해 스플린트에서 손을 위치시키는 것과 마찬가지로 거상을 통한 즉각적인 부종 관리가 가장 중요하다. 손은 손목 폄, MCP 관절 굽힘, IP 관절 폄, 벌림 및 폄 시 엄지손가락의 "내재근 플러스(intrinsic plus)" 또는 "변형 예방(antideformity)" 자세로 있어야 한다(Beredjiklian & Bozentka, 2004; Skirven et al., 2011; Trumble, Rayan, Baratz, Budoff, & Slutsky, 2016; Weinzweig & Weinzweig, 2005; Wolfe et al., 2011). 이러한 환자를 위한 스플린트 중재에 대한 추가 정보는 21장을 참조한다.

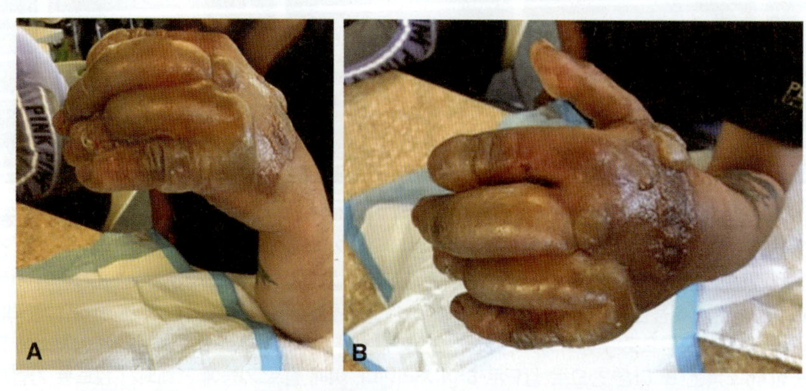

그림 3-22 A 및 B, 손등의 부분 2도 화상(부분 화상, partial thickness burn).

특정 조직을 위한 스플린트 적용
ORTHOTIC APPLICATION FOR SPECIFIC TISSUES

치료사와 외과의가 상태를 치료하고 교정하려면 관절 표면, 뼈, 인대, 관절주머니(capsule), 힘줄, 신경, 혈관, 피부 및 피부밑 조직과 같은 해부학적 구조의 통합성을 이해해야 한다. 스플린트 적용 종류(고정, 연속 고정, 고정 진행형 또는 가동), 스플린트 설계를 위한 기술적 고려 사항 및 사용되는 패턴은 조직 병리의 특성에 따라 다르다(Stricland, 1987, 2000).

피부 SKIN

상처는 일차적 또는 이차 지속에 의해 치유된다. **일차 봉합(primary closure)**의 경우 상처 가장자리가 해부학적으로 정렬되고 봉합사, "스테리 스트립(steri-strips)" 또는 피부 접착제로 고정될 때 상처 치유가 발생한다(그림 3-23A~E). 적절한 근사를 통해 콜라겐 합성은 가장자리를 함께 묶어 치유 곡선을 가속화한다.

이차 지속에 의한 치유는 상처가 안쪽에서 바깥쪽으로 닫히는 과정을 의미한다(그림 3-24A 및 B). 상처 기저부는 육아조직으로 채워진 다음 상피 세포로 덮여 있다. 이것이 일어날 때, 상처 가장자리는 폐쇄가 달성될 때까지 점차적으로 구심력으로 당겨진다. 이 방법은 상처가 오염되었거나 감염된 경우와 피부가 제대로 덮이지 않을 수 있는 경우에 선택할 수 있다. 이차 지속에 의한 상처 치유는 부분적, 표면적 손가락 끝 절단과 같이 이점이 있다(그림 3-25). 1cm 미만의 상처는 종종 이 기법으로 치료할 수 있다. 그것은 수술과 관련된 일반적인 위험뿐만 아니라 피부 이식편을 채취할 때 기증자 부위 이환율을 예방한다. 저자의 경험에 따르면 더 나은 재신경지배와 감각 회복, 및 종종 더 나은 미용적 외관을 허용한다. 이차 상처 치유는 McCash(1964)가 열린 손바닥 기술이라 칭한 뒤피트랑(Dupuytren) 근막 절제술에서 다시 시작되었다(그림 3-2). 가로 손바닥 절개는 병리학적 손바닥 근막을 제거하기 위해 만들어진 다음 수술이 끝날 때 열린 상태로 둔다. 이것은 혈종 형성, 장액종의 위험을 감소시키고 피부 이식의 필요성을 없애거나 수술 상처의 긴장을 풀어준다.

피부 이식(skin grafts)과 피부피판술(flaps)에서 생존을 보장하기 위해 특정 상처치료와 스플린트 적용 조치가 필요하다(Levin, 2011)(그림 3-26A~E). 부분 또는 전층 피부 이식은 초기에 주변 조직으로부터 확산에 의해 영양을 얻는다. 혈관화된 육아 조직은 기저부(bed)에서 피부 이식으로 들어가고 모세혈관은 봉합된 상처 가장자리로 들어가 살아 있는 피부로 통합된다. 외과적으로 적용된 스텐트, 드레싱 및 스플린트는 이식을 용이하게 하기 위해 이식 부위의 운동을 최소화해야 한다. 일반적으로 스플린트는 이식된 부위를 단단히 고정해야 한다. 인접 관절은 방해받지 않고 자유롭게 움직여야 인접 관절 뻣뻣함 및 관절 섬유증을 예방할 수 있다. 예를 들어, 듀피트랑 근막 절제술에 사용되는 피부 이식은 이식편의

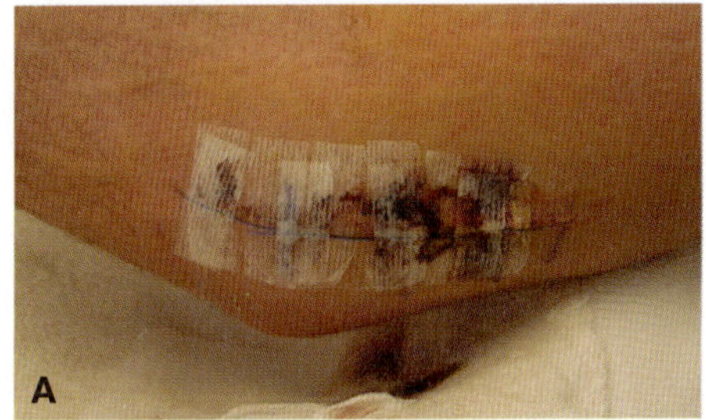

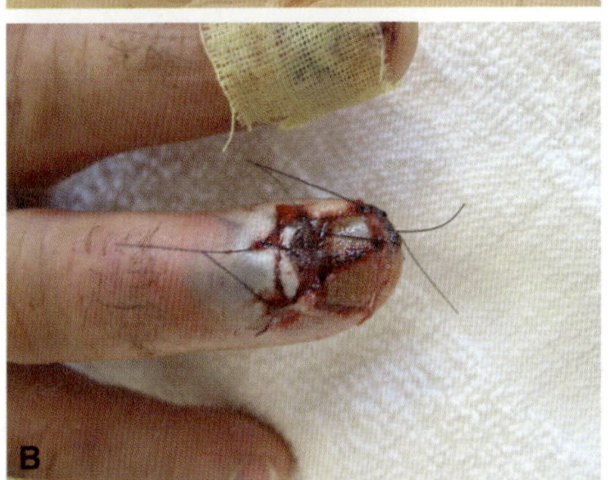

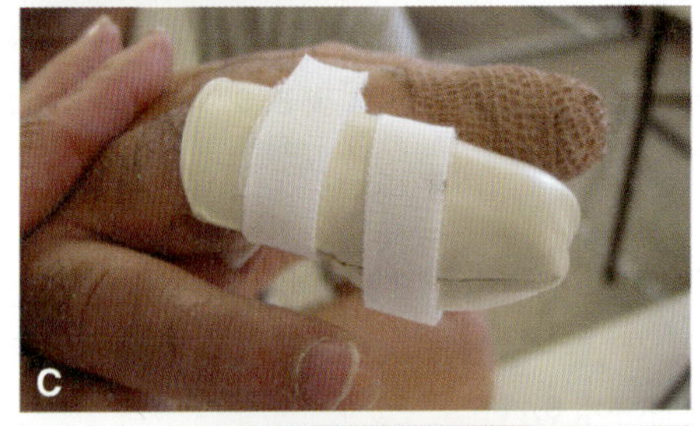

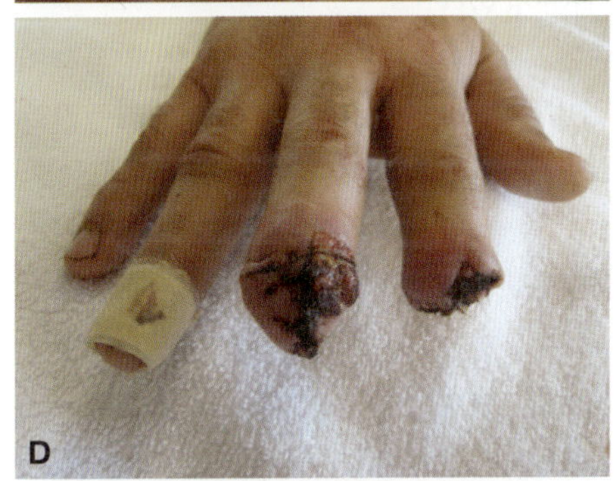

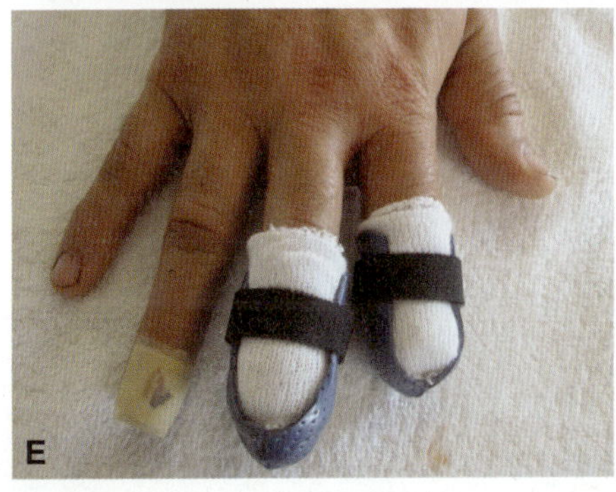

그림 3-23 A, 팔꿈치 자신경 이완 후 봉합사와 스테리스트립(steri-strips)을 사용한 신경 유리술. B 및 C, 봉합된 손톱 기저부(bed) 재건 및 보호 스플린트. D 및 E, 손가락의 부분 절단과 교정 및 보호 스플린트.

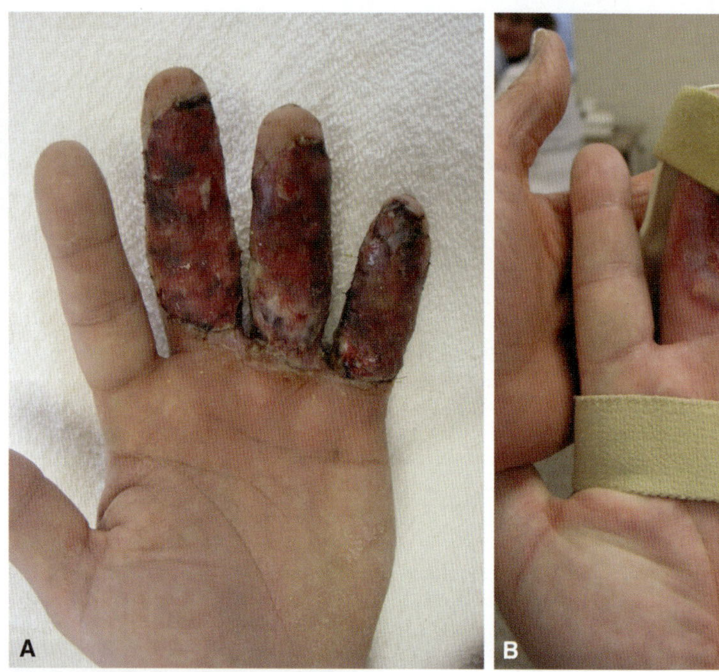

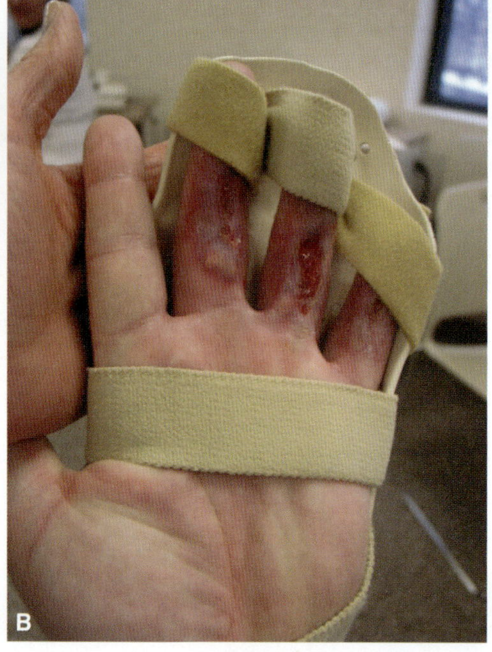

그림 3-24 A 및 B, 이차 지속에 의한 화상(burn) 손상 치유. 스플린트는 콜라겐 형성 동안 부드러운 폄 자세를 유지한다.

혈관 재생을 촉진하기 위해 고정되어야 하지만 원하는 수술 및 치료 결과를 얻으려면 유리술(release)의 일부로 풀린 인접 관절이 자유롭고 가동되어야 한다.

피부 및 연조직 피부밑은 동맥 유입 및 정맥 유출의 근원인 뿌리(pedicle)에 특별한 주의가 필요하다. 뿌리가 스플린트의 수술 부위 위치나 스트랩에 의해 손상되거나, 압축되거나, 꼬여서는 안 된다.

힘줄 TENDON

힘줄 치유는 내적 및 외적인 기여 때문에 발생한다(Gelberman, Khabie, & Cahill, 1991; Legrand, Kaufman, Long, & Fox, 2017; Lundborg & Rank, 1980; Lundborg, 1976; Lundborg, Holm, & Myrhage, 1980). 손상 부위를 직접 연결하는 세포에 의존하는 내적인 치유는 혈관 혈류에 의존한다. 손바닥의 몸쪽 활액으로부터의 혈류 및 먼쪽의 뼈 삽입; 및 활액(및 여기에 포함된 영양소)의 확산 (그림 3-27A~C). 이전에 한 시점에서 굽힘 힘줄 치유는 외부 섬유아세포 내 성장을 통해 발생하므로 단단한 고정이 필요하다고 믿어졌다. 그 결과 힘줄과 섬유 골관 사이의 조밀한 유착(adhesions)이 발생하였다. Lundborg(1976)는 굽힘 힘줄 치유는 힘줄 내 혈관 아케이드를 통해 본질적으로 발생한다는 것을 입증하였다. 비록 힘줄 활막액이 해부학적으로 도움이 되는 환경을 제공한다는 것은 의심할 여지가 없지만, 힘줄 외피로부터의 섬유아세포 내성장은 외부 유착이 없는 강한 힘줄 접합이라는 원하는 최종 결과에 역효과를 낳는다. 유착은 힘줄 손상 부위에 상처를 유발한다. 유착이 너무 두껍거나 탄력이 없으면 힘줄 활주를 제한하고 종종 힘줄박리술과 같은 추가 수술이 필요하다(Wang, 1998). 자세한 내용은 14장과 15장을 참조한다.

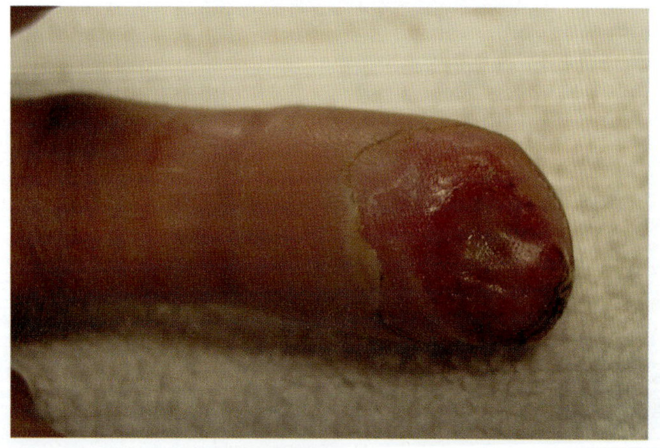

그림 3-25 이차 지속에 의한 손가락 끝 부분 절단 치유는 외과적인 재건(repair)에 비해 감각 결손이 적을 수 있다.

힘줄 치유의 단계는 염증성, 섬유아세포성, 재형성 등 다른 상처와 동일하며 시기도 앞서 설명한 것과 유사하다. 그러나 힘줄 활주를 치유하고 능동적인 손가락 운동을 치유해야 하는 결정적인 필요성과 치유의 본질은 외과의와 치료사에게 과제를 제시한다. 외과의는 최대 강도를 갖고 초기 동작을 허용하며 재건 부위의 부피를 최소화하여 미끄러짐(gliding)을 용이하게 재건해야 한다. 그런 다음 치료사는 섬유질관에서 힘줄의 미끄러짐을 확립하기 위해 초기 ROM 프로그램을 시작해야 한다. 스플린트는 먼쪽 움직임(digital motion)을 용이하게 하지만 새선에 대한 응력을 제한해야 한다

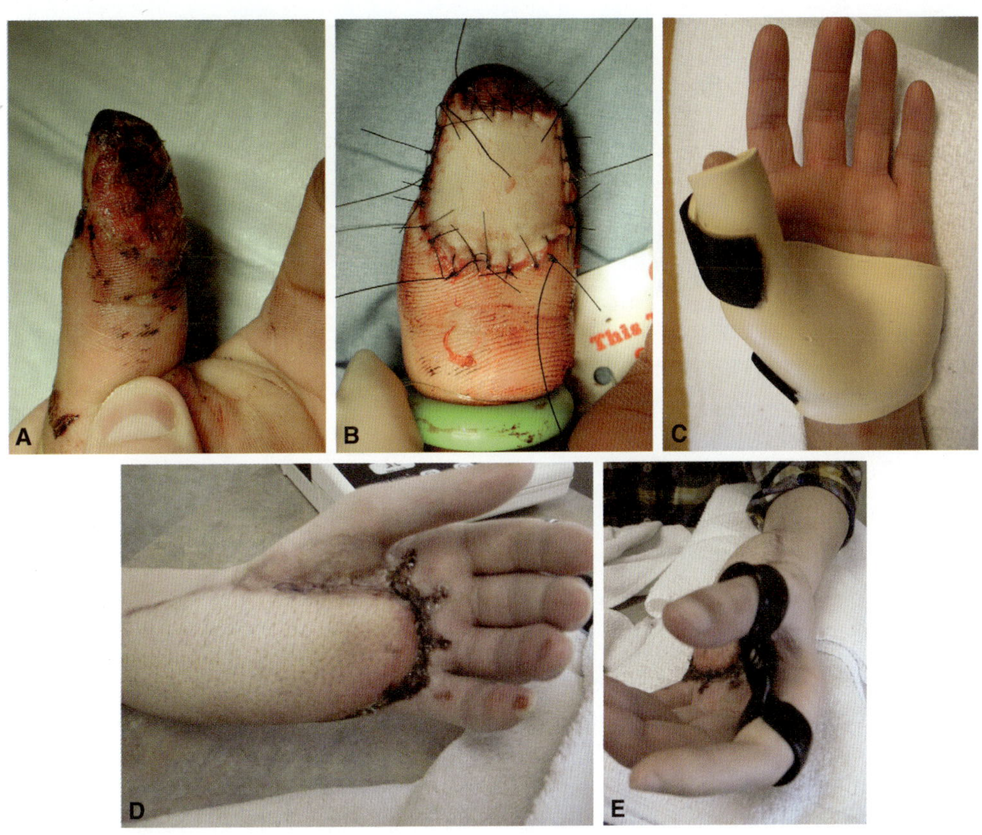

그림 3-26 A 및 B, 엄지손가락의 연조직 손실에 대한 적용 범위를 제공하기 위한 부분층 피부 이식(상지의 기증 부위). C, 외부 힘으로부터 이식편을 보호하기 위한 보호 엄지 고정 스플린트. D, 광범위한 화상 손상 후 먼쪽 아래팔/손바닥의 플랩 커버. E, 첫 번째 손 갈퀴막 공간(first web spacer) 구축을 예방하기 위한 엄지 손목손허리관절(carpometacarpal[CMC] joint) 고정 스플린트: 이 독특한 설계는 치유하는 피부밑(flap)에 접촉을 예방한다.

(Wang, 1998)(그림 3-28A~F). 재건 후 곧 가동화되는 힘줄은 점점 더 제한적인 유착으로 치유되고 더 빨리 더 큰 인장 강도를 달성하고 고정된 힘줄보다 더 나은 미끄러짐을 확립한다. 다양한 임상 연구는 이러한 유리한 재건의 생물학을 반영하며 이 장의 맥락을 벗어난다.

정확한 재활 프로그램은 외과의와 치료사의 경험, 손상의 특성, 힘줄 수복의 기술적 요인(복구의 완전성, 봉합 강도), 관련 손상의 존재 여부에 따라 다르다(Duran, Houser, Coleman, & Stover, 1978; Evans, 2012; Lister, Kleinert, Kutz, & Atasoy, 1977; Pettengil, 2005; Trumble et al., 2010). 한때 추세는 수정된 Duran 프로토콜(Duran protocol)(초기 수동 가동), 고무 밴드 유형 견인(초기 수동 가동)이 있는 Kleinert 유형 프로그램을 선호했지만 현재 추세는 고정 운동을 포함한 초기 능동 가동 프로토콜로 변화하고 있다(Duran et al., 1978; Evans, 2012; Lister et al., 1977; Pettengill, 2005; Trumble et al., 2010) 및 진정한 능동 운동(Chye et al., 2013; Gibson, Sobol, & Ahmed, 2017; Higgens & Lalonde, 2016; Neiduski & Powell, 2018; Starr, Snoddy, Hammond, & Seiler, 2013). 모든 상황에서 맞춤형 스플린트는 약간의 굽힘 또는 폄 프로토콜에 따라 교정, MCP 관절 굽힘 및 손목 위치를 보호해야 한다. Kleinert 프로토콜은 만드는 데 더 노동 집약적일 수 있으며 신체역학적으로 적절하게 적용된 밴드와 도르래(pulley)로 재건을 적절하게 보호하는 매우 정밀한 스플린트가 필요하다. 그러나 모든 프로토콜에 공통된 것은 초기 힘줄 윤활공간을 재설정하는 데 중점을 둔다. 지난 10년 동안 힘줄 수술의 상당한 발전이 있었다. 전통적으로 2가닥 코어 봉합사가 사용되었다. 현재의 경향과 연구는 위팔 뼈 수복이 있는 4가닥을 사용한다(Gibson et al., 2017; Starr et al., 2013). 재건 부위를 가로지르는 가닥의 수가 많을수록 재건의 초기 강도가 증가하여 치료사가 초기 과정에서 활성 힘줄 프로토콜을 시행할 수 있다. 딜레마는 얼마나 많은 코어 가닥이 최적인가 하는 것이다. 사람이 힘을 얻으려고 할 때 더 큰 봉합사 구경의 더 많은 수의 봉합사가 선호된다. 그러나 부정적인 결과는 첫째, 재건 부위를 가로지르는 가닥이 많을수록 치유에 사용할 수 있는 실제 힘줄의 단면적이 감소한다는 것이다. 둘째, 이론적으로 이물질이 많을수록 배막 흉터 조직이 증가하고 유착이 증가하며 미끄러짐이 나빠질 수 있다. 마지막으로, 봉합 기술(예: 맞물림)과 관련하여 상피 봉합사의 발전이 이루어졌다. 상피 봉합사는 두 가지 중요한 목적을 가지고 있다. 첫째, 재건된 힘줄을 "정돈"하여 부피를 최소화하고 미끄러짐을 돕는다. 둘째, 사용된 봉합사의 작

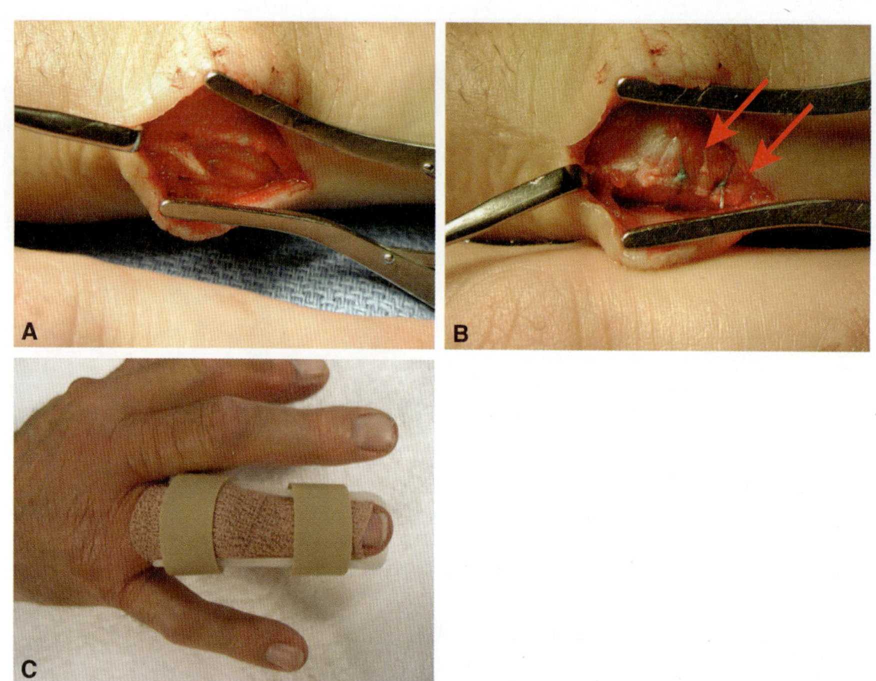

그림 3-27 **A 및 B**, 가쪽 PIP 관절에서 폄 기전(extensor mechanism)의 재건. **C**, 재활 초기 주간(week)에 적용한 손가락 고정 스플린트.

은 구경에도 불구하고 상당한 증가된 강도를 제공한다. 도르래 체계(pulley system)는 굽힘 힘줄 손상을 다룰 때 중요한 구성 요소이다. Doyle and Blythe(1977)는 A2 및 A4 도르래의 중요한 중요성을 보여주었지만 가능하면 모든 도르래를 보존하고 외과적으로 유발된 외상을 최소화해야 한다. 가능하면 도르래는 제자리에 놓아져야 한다. 그러나 현재 수술 기술은 도르래 유지 관리, 환기, 재건 또는 필요한 경우 재건을 강조한다. 이 장의 저자는 독자에게 이 책의 14장과 15장 또는 추가 정보를 위한 기타 외부 자료를 참조하도록 제안한다.

관절주변 연조직 PERIARTICULAR SOFT TISSUE

관절 뻣뻣함(joint stiffness)은 관절 표면, 주머니 및 인대 기관에 대한 직접적인 손상으로 인해 발생한다. 또는 이차적으로 부종, 흉터 형성 및 관절 주위의 연조직 및 관련 근육-힘줄 단위에 영향을 미치는 구축으로 인해 발생한다. 관절의 조화와 연조직 지지의 해부학적 회복과 부종의 제거는 이러한 관절 뻣뻣함을 예방하는 데 도움이 된다. 뻣뻣한 관절을 성공적으로 치료하려면 몇 가지 질문을 해결해야 한다. 첫째, 관절의 외상성 손상 정도는 어느 정도였으며 얼마나 잘 재건되었는지 확인한다. 특히 젊은 사람들의 단순 관절 골절은 종종 관절을 통한 최소 또는 비분쇄 손상을 수반한다. 대조적으로, 노인들은 재구성하기에 제거가 필요한 다발성 작은 조각으로 상당한 분쇄 골절이 될 수 있다. 골절은 어떻게 해결되었는지, 관절면은 얼마나 잘 치유되었는지, 적은 양의 변위가 비수술적으로 받아들여지고 치료되었는지, 마지막으로 수술적 치료가 필요한 경우 개방 또는 폐쇄되었는지 확인해야 한다. 폐쇄된 교정 기술(closed reduction techniques)을 사용하면 추가적인 연조직 손상이 줄어든다. 그러나 해부학적 회복이 가장 중요하다. 개방 치료는 일반적으로 힘줄, 인대 및 관절주머니 주위에 외과적 절개(및 후속 흉터)가 필요하다. 마지막으로 단단한 내부고정을 적용하였는지, 나사 또는 플레이트 고정은 일반적으로 재건부위를 더 잘 유지하였는지 확인한다. 그러나 보형물뿐만 아니라 연조직 박리도 흉터를 더 많이 만들 수 있다. 개방 교정술을 사용할 때 목표는 보다 적극적인 수술 후 재활 프로토콜을 허용하기 위해 단단한 안정성을 얻는 것이다. 그러나 일부 상황에서는 조각 크기 또는 골절 패턴이 도움이 되지 않으며 케이(K) 와이어 또는 봉합사가 사용될 수 있지만 동일한 기계적인 안정성을 갖지 않는다. 관절의 연조직 지지대, 특히 인대, 주머니, PIP 관절의 경우 손바닥판에 얼마나 많은 손상이 발생하였는지, 외상이 이러한 구조의 일부 또는 전부를 손상한 경우 폐쇄된 치료로 치유할 수 있는지, 아니면 수술을 받은 경우 골절을 치료하기 위해 외과적으로 개방되었거나 폐쇄 시 복구할 수 있는지, 안정성을 지원하는 근육 힘줄의 단위에 대한 외상의 정도와 수술적 치료의 정도는 어느 정도인지 확인하고 연조직의 초기 반응을 통하여 조직과 환자의 치료 반응을 예측하도록 한다. 또한 환자의 특성은 팀이 치료에 얼마나 공격적인지를 결정하는 중요한 요소로 작용한다. 재발성 염증은 비교적 적은 공격적인 접근을 요구할 수 있는 반면, 임상 상황에서 신속한 개선은 스플린트의 정확한 구성의 변경을 필요로 할 수 있다(그림 3-29A~D). 부종이 변하고 운동이 개선되고 방사선 사진에서 진행성 치유를 나타내면서 스플린트는 상태

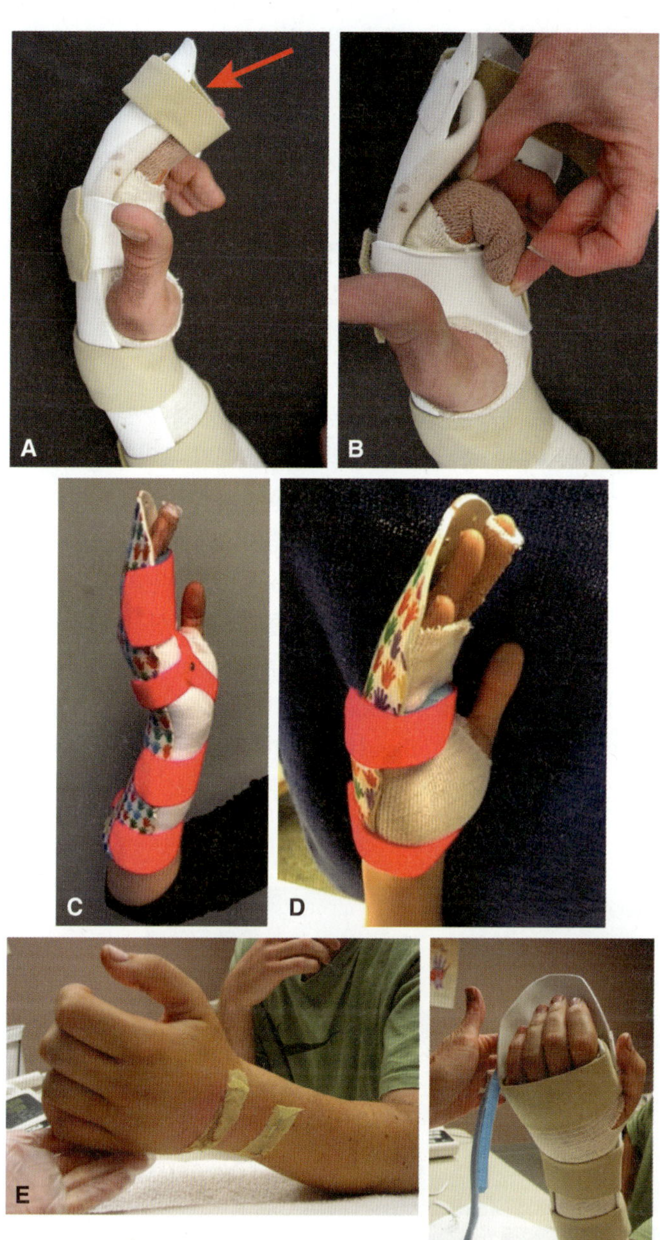

그림 3-28 **A 및 B,** 손목/손 고정 스플린트가 시행된 상태에서 집게손가락 굽힘근 힘줄 재건. 부종에 Coban™을 사용하고 스플린트에서 손의 위치를 더 잘 유지하기 위해 열가소성 플라스틱(thermoplastic) 재료에 손바닥 스트랩(고리 스트랩과 비교)을 사용한다. MCP 관절의 등쪽과 손가락 말단부에 열가소성 플라스틱 조각을 추가하여 손가락 스트랩이 굽힘 구축을 발생시키는 PIP 관절에서 부드러운 폄 신장을 부여할 수 있도록 한다. **C,** 진정한 능동 동작 프로토콜은 MCP가 30° 굽힘된 상태에서 손목을 최대 45° 폄 위치에 적용한다. **D,** Manchester 짧은 스플린트는 30° 굽힘에서 MCP를 사용하여 최대 45° 폄으로 손목 운동을 허용하고 진정한 능동 운동 프로토콜을 계속한다. **E 및 F,** 손목 수준의 폄근 힘줄 재건 및 운동을 위한 손가락뼈사이(interphalangeal, IP)관절 운동을 허용하는 제거 가능한 손 분절이 있는 손목/손 고정 스플린트.

변화를 수용하기 위해 빈번한 수정이 필요할 수 있다. 어떤 경우에는 수축된 인대가 그만큼 늘어날 것이다. 관절 운동의 추가 증가는 동심 관절 활주보다는 접이식-개방 효과의 결과일 수 있다(Brand & Thompson, 1993; Strickland, 1987, 2000).

일반적으로 발생하는 구축에는 팔꿈치 굽힘, 손목 굽힘, MCP 관절 폄, PIP 관절 굽힘 및 엄지 모음이 포함된다. 이러한 구축은 직접적인 관절 외상(예: 관절 내 골절), 관절주위 충돌, 염좌, 관절 표면 타박상(예: 손가락 끼임) 및 기타 부상의 결과일 수 있다. 그러나 구축은 부종, 부적절한 위치 지정 및 상지의 다른 부위 손상에 따른 연조직 구축으로 인해 이차적으로 발생할 수도 있다. 이러한 구축 및 기타 구축은 부종 조절, 운동 및 가동 스플린트(일반적으로 가동, 고정 진행 또는 연속형 고정) 적용을 포함하는 치료 프로그램에 반응할 수 있다(McKee, Hannah, & Prignac, 2012)(그림 3-30A~E). 때때로, 다발성 외상을 입은 환자에서 주요 장기 시스템 손상이 해결되는 동안 말단은 무시된다. 외상 환자에게 스플린트를 초기에 적용하면 구축을 최소화하고 향후 재활 중재의 필요성을 최소화하는 데 도움이 될 수 있다는 교육은 다른 의료 제공자에게 중요하다. 구축이 심하고 치료 및 스플린트 적용에 반응하지 않는 경우 외과적 유리술이 때때로 필요하며 그 후 스플린트를 사용한 치료 재개가 지시된다(Slade & Chou, 1998). 자세한 내용은 "뻣뻣함"에 대한 11장을 참조한다.

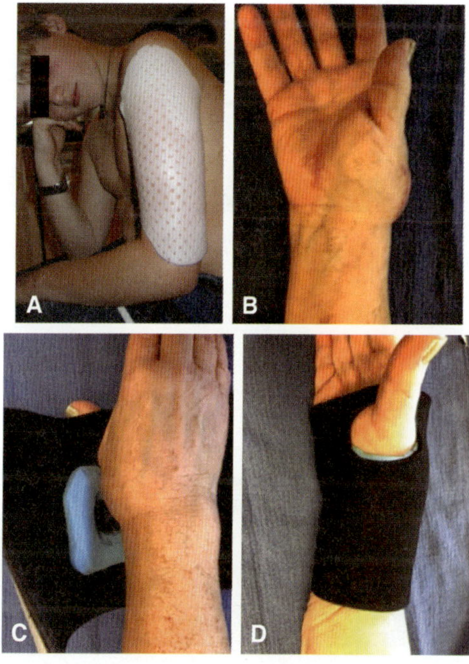

그림 3-29 **A,** 위팔뼈 골절 후 환자. 부종이 감소함에 따라 스플린트의 반복적인 재성형을 허용하기 위해 탄력 기반 재료가 선택되었다. **B,** CMC 근막 관절성형술 후 임플란트 탈장 및 반응성 활막염이 있는 환자. **C 및 D,** 네오프렌과 도넛 모양의 부드러운 접착식 지지 폼 조각이 염증이 있는 연조직을 위한 공간을 만드는 동시에 손상부위에 가볍고 부드러운 지지력을 제공한다.

뼈와 연골 BONE AND CARTILAGE

골절 치유는 다른 조직의 치유와 동일한 순서를 따른다(그림 3-31). 손상 시 염증, 부종, 출혈이 발생한다. 섬유아세포 과정은 파괴 부위에 인접한 뼈막 및 뼈막 기원으로부터 청소 뼈파괴세포 및 치유하는 뼈 조상 세포 모두의 이동에 의해 세포적으로 특징지어진다. 초기 염증 반응은 치유 연쇄과정에 중요하다. 항염증제는 척추 융합 모델에서 뼈 치유 및 융합 속도를 방해하는 것으로 나타났으므로 결과적으로 피해야 한다. 뼈모세포에 의해 침착된 콜라겐 기질은 결국 석회화된다. 발달 중인 가골(callus)은 흉터 성숙 과정에서 재형성되고 통제된 응력 적용에 반응한다. 뼈의 치유가 진행됨에 따라 외부 고정의 요구 사항이 변경된다. 비수술적으로 치료된 골절, 캐스트, 그 이후에 스플린트는 뼈를 보호하여 뼈가 굳을 수 있도록 한다(그림 3-32A~D). 치유가 진행됨에 따라 응력 및/또는 관절 가동성을 허용하는 것이 중요하므로 굳은살의 성숙과 재형성 동안 스플린트를 줄여야 한다(Slade & Chou, 1998). 스플린트는 일반적으로 부피가 덜하고 캐스트보다 윤곽을 더 정확하게 만들 수 있다. 골절과 함께 사용하면 주변 관절을 더 빠르고 더 완전하게 가동할 수 있다. 이것은 섬유증, 인대 및 구형 구축, 힘줄 유착을 수반하는 골절 부위, 먼쪽 상지 및 손가락 부종을 감소시킬 수 있다. 자세한 내용은 12장을 참조한다.

신경 NERVE

신경 손상은 상처 먼쪽과 몸쪽에서 짧은 거리 동안 축삭과 말이집의 변성(degeneration)을 초래한다(Wallerian 변성)(그림 3-33A~E). 신경 치유의 염증 과정에서 포식세포는 세포 파편을 제거한다. 그 후, 축삭 봉오리는 신경내관을 통해 몸쪽으로 이동하고, 섬유형성(증식) 과정이 진행됨에 따라 슈반세포가 축삭을 새로운 말이집으로 둘러싼다.

섬유아세포 과정 동안 인장력에 대한 신경 복구 보호가 중요하다. 외과의는 수술 중 주변 관절의 운동이 재건 부위의 장력에 미치는 영향을 관찰해야 한다. 이는 주변 관절의 수술 후 조기 재활 프로그램을 안내할 것이기 때문이다. 신경치료만 하였다면 3~4주 동안 그 부위를 고정시켰다. 그러나 Chao 등(2001)은 재건 부위에 과도한 긴장이 없으면 힘줄 재건 프로토콜과 함께 신경이 더 일찍 가동될 수 있음을 보여준다. 신경 이식술(nerve grafting techniques)의 발전은 긴장 상태에서 신경 재건에 대한 대안을 제공하였다. 신체 적합성 콜라겐 튜브(tubes)는 다양한 길이와 직경으로 제공되며 분절 신경 손실의 경우에 유용하다. 통로는 축삭 재생에 생물학적

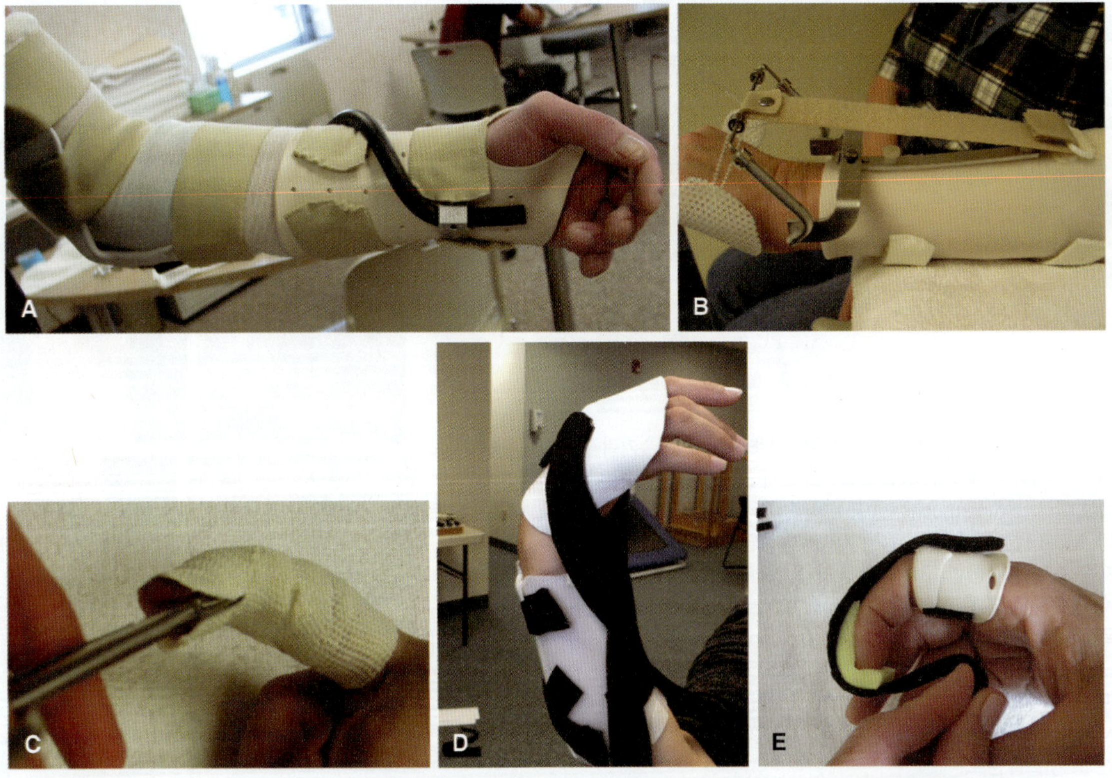

그림 3-30 가동 스플린트 종류: A, 가동 아래팔 뒤침(Rolyan® Dynamic Pronation/Supination Kit), (B) 고정 진행형 손목 폄(Phoenix Wrist Hinge), (C) 연속 고정(serial static) PIP 폄(QuickCast 2)(대부분 Performance Health를 통해 제공되는 제품), (D) 가동 구성 요소를 위한 네오프렌 스트래핑(strapping)을 사용한 손목 굽힘 가동화, (E) 손가락 기반의 부드러운 가동접근을 위한 네오프렌을 사용한 IP 굽힘 가동화.

으로 도움이 되는 환경을 제공한다. 경우에 따라 종아리, 등쪽, 뼈사이 또는 위팔피부신경에서 채취한 자가 신경 이식이나 신경 동종이식도 사용할 수 있다. Evans, Bain, Mackinnon, Makino, and Hunter(1991)의 연구에 따르면 실제로 신경 말단 사이에 5mm 간격을 두는 것이 혼합 신경 재건술에서 운동신경 섬유와 감각신경 섬유의 올바른 재정렬에 도움이 될 수 있다고 제안하였다. 자세한 내용은 16장을 참조한다.

결론 CONCLUSION

조직 치유의 순서에 대한 지식은 외과적 및 보존적 중재 방법과 시기를 이해하는 데 중요하다. 특정 스플린트의 시기적절한 사용을 포함하여 수부전문의와 치료사가 특정 치료 프로그램을 선택하는 것은 손상의 특성 및 재건, 치료에 사용된 기술, 조직 치유 과정, 치유 과정에 영향을 미칠 수 있는 인자 및 이전 치료 조치에 대한 조직의 반응에 따라 결정된다.

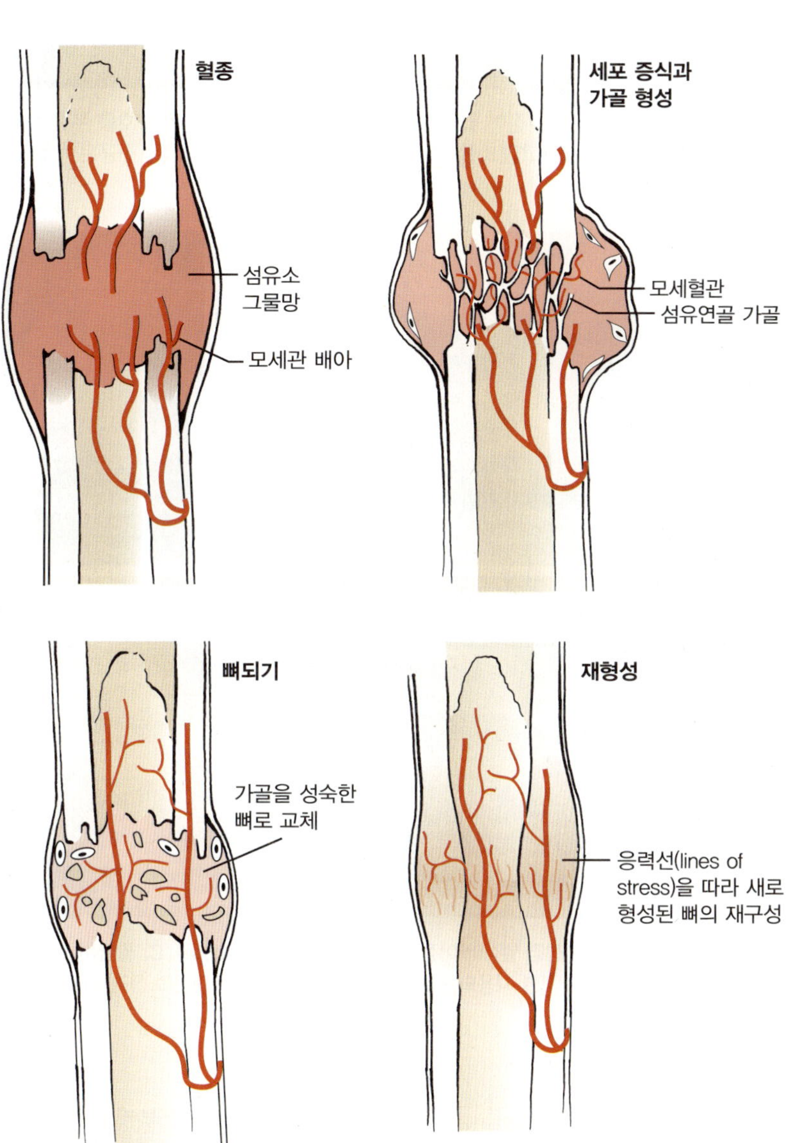

그림 3-31 **뼈의 치유 과정:** 혈종 과정은 후속 세포 침범에 필요한 섬유소 그물망과 모세관 배아를 제공한다. 세포 증식과 가골(callus)은 뼈모세포가 해당 부위로 들어가 뼈 조각을 연결하는 섬유연골 가골을 형성하는 과정을 나타낸다. 뼈되기 과정은 섬유연골 가골의 광물화를 포함하고 재형성 과정은 기계적 응력계를 따라 석화작용 뼈의 재구성을 포함한다. (Borrowed with permission from Porth, C. M. (2005). *Pathophysiology concepts of altered health states*(7th ed.). Philadelphia, PA: Lippincott Williams & Wilkins.)

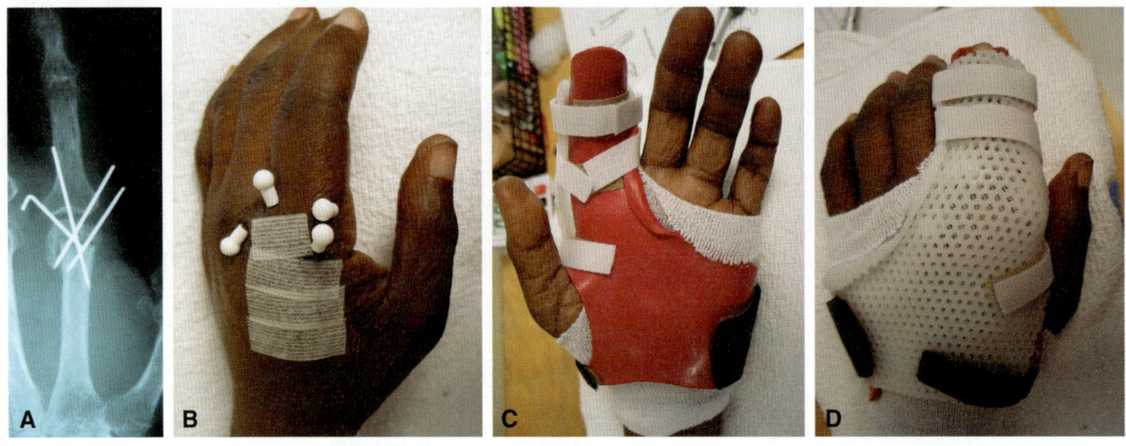

그림 3-32 **A 및 B,** 폐쇄된 교정 및 외부 고정이 있는 MCP 골절. **C 및 D,** 돌출된 핀 보호를 위한 등쪽 클램셸(clamshell) 부분에 있는 손 기반 2번째 손가락 고정 스플린트. 공기 교환을 허용하도록 선택된 천공된 등쪽 재료.

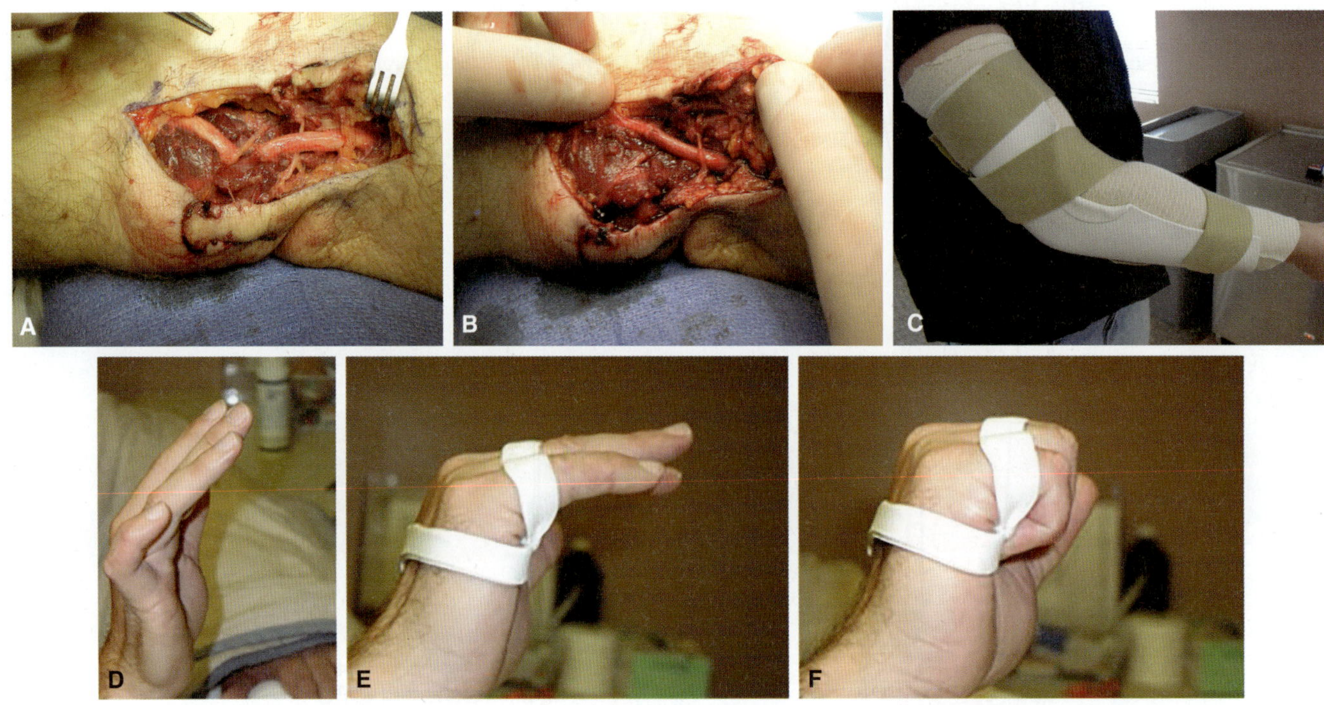

그림 3-33 **A 및 B,** 팔꿈치 높이에서 자신경 열상(베어짐, lacerations) 및 재건(repair). **C,** 팔꿈치 고정 스플린트의 수술 후 위치. **D~F,** 갈퀴손 변형이 명백해지면 사용되는 손 기반 스플린트, **(D)** 긴 폄근(노신경 지배)을 통해 완전한 기능적 굽힘 및 폄을 허용한다.

복습 문제 CHAPTER REVIEW QUESTIONS

1. 조직 치유(tissue healing)의 3단계는 무엇인가?
2. 변형 예방 위치의 중요성을 설명한다.
3. 손가락이 붓고 경직 증상을 보이는 환자에게 손목 골절 재건(repair) 2일 후에 즉시 손가락 가동 스플린트(orthoses)를 착용해야 하는 이유는 무엇인가?
4. 환자의 치유 능력에 부정적인 영향을 미칠 수 있는 인자는 무엇인가?
5. 당뇨, 류마토이드 관절염(rheumatoid arthritis, RA) 환자에게 스플린트를 사용할 때 예방해야 할 사항은 무엇인가?

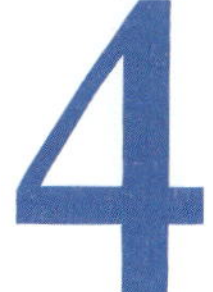

CHAPTER

4 역학 원리 Mechanical Principles

Gary P. Austin, PT, PhD, OCS, FAAOMPT, FAFS
MaryLynn A. Jacobs, MBA, MS, OTR/L, CHT

학습 목표

이 장을 학습한 후 다음의 내용을 수행할 수 있다.

- 상지 스플린트 적용과 관련된 역학(mechanics)의 기본 용어를 이해한다.
- 스플린트 제작과 관련된 다양한 유형의 힘과 응력(stress)을 이해한다.
- 동원력을 전달할 수 있는 다양한 방식을 확인한다.
- 세 가지 지레 체계(lever systems)와 스플린트의 설계 및 맞춤과 관련된 역학적 이득(mechanical advantage)의 용어를 설명한다.
- 주어진 상황에 가장 적합한 힘 전달 유형을 결정한다.
- 고정, 가동 스플린트의 적절한 맞춤과 기능을 평가한다.

주요 용어

굽힘력(bending)
낮은 형태의 아웃트리거 설계(low-profile designs)
높은 형태의 아웃트리거 설계(high-profile designs)
등급(magnitude)
마찰력(friction force)
받침점(fulcrum)
병진력(translational force)
비틀림(torsion)
선형 힘(linear force)
압력(pressure)
압축(compression)
역학적 이득(mechanical advantage)
응력(stress)
이력현상, 히스테리시스(hysteresis)
인장 응력(tensile stress)
저항 팔(resistance arm, RA)
적용 각도(angle of application)
전단 응력(shear stress)
제1형 지레(first-class lever)
제2형 지레(second-class lever)
제3형 지레(third-class lever)
지레(levers)
크리프(creep)
탄성력(elastic force)
토크(torque)
회전력(rotational force)
회전축(axis of rotation)
힘 팔(effort arm, EA)
힘의 모멘트(moment of force)

소개 INTRODUCTION

스플린트 중재는 특정 해부학적 구조에 의도적으로 외부 하중을 지원하여 내적 반력(internal reaction forces)으로 특정 신체 부위의 외부 하중으로서 사지 기능을 활성화하거나 회복하는 것이다. 역학은 구조에서 나타나는 힘의 영향(effects)을 설명하는 과학이다. 이상적으로 치료사는 스플린트의 설계 및 제작에 대한 모든 역학적인 개념을 통합할 수 있어야 한다. 하지만 이러한 역학 개념의 이해와 통합에서 역학 용어의 명확한 이해가 되지 않는다면 설계와 적용에 어려움을 가질 수 있다. 이 장에서는 두 가지 목적을 제시한다. 첫째, 스플린트의 설계와 제작에 대한 기초적인 역학적 용어와 개념을 정의한다. 둘째, 구체적인 사례를 통해 임상 적용의 연관성에 대해 이해한다.

힘 FORCE

치료사와 전공학생은 힘을 치료에 적용하기 때문에 힘의 개념을 명확하게 정의해야 한다. 힘은 움직임의 방향을 변경하거나 움직임을 정지시키거나 생성하는 데 있어 영향을 주는 요소이다(LeVeau, 1992). 힘은 다음 매개변수를 사용하여 설명할 수 있다.

- 성질(nature): 힘의 유형 또는 종류(예: 밀기 또는 당기기)
- 등급(magnitude): 영향력의 정도 또는 크기
- 적용 각도 또는 선(line or angle of application): 힘이 작용하는 방향이나 경로
- 적용점(point of application): 힘의 선이 작용하는 구조물의 위치

물체의 중심이 아닌 다른 지점에 불균형한 힘이 가해지면 물

체가 고정 축을 중심으로 회전된다. 이러한 힘을 **힘의 모멘트(moment of force)** 또는 **토크(torque)**라 한다. 토크에 대한 대표적인 예는 문고리를 아래로 당겨 문을 여는 것으로 문고리는 지렛대가 된다(그림 4-1A). 물체의 중심을 직접 통과하는 적용점의 힘은 직선 또는 곡선 경로를 따라 물체의 병진(translation)을 만들어낸다. 이것을 **선형 힘(linear force)**이라고 한다. 선형 힘의 예는 바닥을 따라 상자를 미는 모습이다(그림 4-1B). 스플린트 중재를 논의할 때 **회전력(rotational force)**을 핵심으로 볼 수도 있지만, 실제로 대부분의 동작은 회전과 **병진** 요소를 모두 포함한다.

스플린트는 힘의 원리에 근거하여 인체 구조물에서의 병진력과 회전력의 합을 기초로, 특정한 치료 목적을 위해 힘과 응력 체계에서 다양하게 적용된다. 따라서 응력과 응력 체계를 최적화하기 위해서는 올바르게 적용하여야 한다. 시각적으로는 두 가지 응력의 치료적 효과가 동일하게 보일지라도 실질적인 힘은 차이가 있을 수 있다. 이러한 경우 치료사는 더 큰 힘의 체계가 항상 높은 이익을 주지 않는다는 점을 이해해야 한다.

힘에는 다양한 형태나 유형이 존재하는데 구체적으로 스플린트 설계 및 제작에 가장 적합한 힘은 토크(힘의 모멘트), 탄성력, 마찰력 등이 있다.

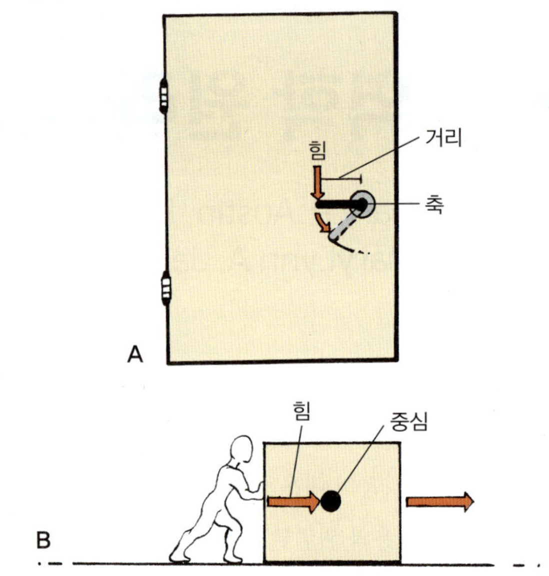

그림 4-1 A, 축에서 떨어진 거리에 힘이 가해지면 지레가 회전한다. B, 선형 힘이 박스의 중심을 통해 직접 적용되어 표면 전체에 평행 이동을 일으킨다.

토크 TORQUE

인체 대부분의 관절 구성은 **회전축(axis of rotation)** 중심의 분절이나 지레로 연결되어 구성된다. 즉, 인체의 몸쪽과 먼쪽 분절은 관절 축을 중심으로 회전한다. 이러한 구조를 통해 관절 축과 멀리 떨어져 있는 힘의 적용점은 회전이라는 관절 운동을 형성한다. 회전 운동은 토크로 전해지는 힘에 의하여 발생하거나 변화되고 정지될 수 있다. 토크 또는 힘의 모멘트는 축을 중심으로 지레를 회전시킨다.

토크의 크기(magnitude)는 두 가지 요소로 작용하는데 먼저 적용된 힘의 크기와 모멘트암(moment arm)이라 설명되는 회전축에서부터 힘의 적용점까지의 거리이다.

$$T = F \times d$$

구체적으로, T는 토크, F는 힘, d는 회전축에서 적용점까지의 수직 거리이다(그림 4-2A). 관절이나 축에 대한 토크는 힘이 가해지는 회전축으로부터의 거리(그림 4-2B)나 적용된 힘(그림 4-2C)의 크기에 의해 변화될 수 있기 때문에 주의해야 한다. 힘 및/또는 거리가 증가하면 토크가 증가한다. 즉, 토크는 힘과 거리에 정비례한다.

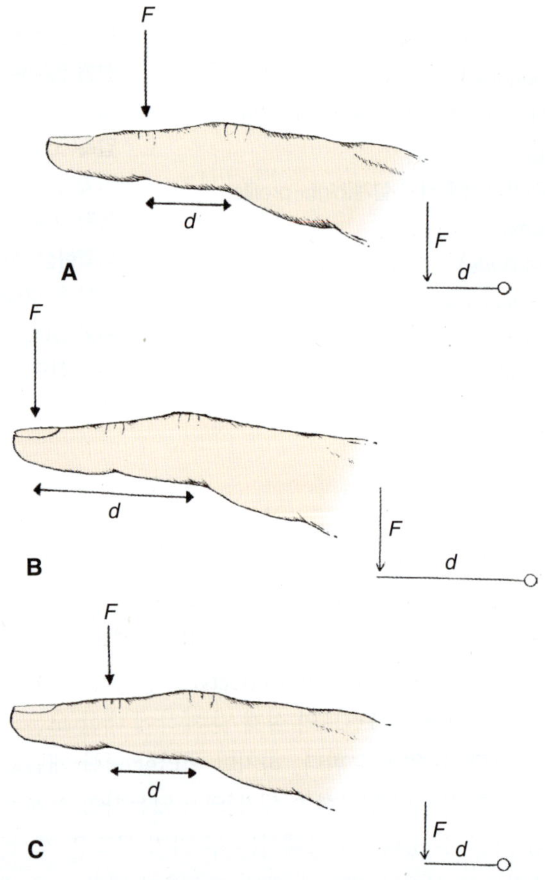

그림 4-2 토크(τ) 또는 힘의 모멘트는 힘(F)이 가해지는 회전축으로부터의 거리(d) 또는 적용된 힘의 크기 변화에 의해 영향을 받을 수 있다. **A,** $F = 5$, $d = 5$, $\tau = 25$. **B,** $F = 5$, $d = 10$, $\tau = 50$. **C,** $F = 3$, $d = 5$, $\tau = 15$.

지레 체계와 역학적 이득 LEVER SYSTEMS AND MECHANICAL ADVANTAGE

일반적으로 스플린트의 토크는 지레를 통해 관절에 적용된다. **지레(levers)**는 고정된 축을 중심으로 회전 운동을 만들어내기 위해 힘을 전달하는 단단한 구조물이다. 지레 체계는 **받침점(fulcrum)**

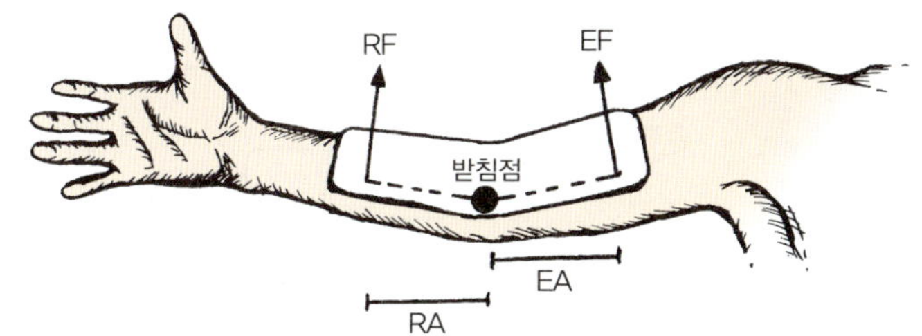

그림 4-3 앞쪽 팔꿈치 고정 스플린트에서 힘 팔(effort arm, EA)은 힘 점(effort force, EF)을 적용하는 스플린트의 몸쪽 부분이다. 저항 팔(resistance arm, RA)은 저항 점(resistance force, RF)을 적용하는 팔다리의 먼쪽 부분이다. 팔꿈치 관절 축에 작용하는 이러한 힘은 서로 반대되는 토크를 생성한다.

또는 고정 축과 두 개의 팔, 즉 **힘 팔(effort arm**, EA)과 **저항 팔(resistance arm**, RA)로 구성된다. 힘 팔(effort arm)은 지레와 구조물을 안정화하거나 동원하려는 힘 점(effort force, EF) 사이의 지레 부분이다. 일반적으로 스플린트 제작과 관련하여 받침점은 목표 관절의 해부학적 축이고, 힘 팔은 힘을 가하는 스플린트의 분절이며, RA는 힘에 저항하는 팔다리의 분절이다. 고정 축에 대해 작용하는 EF와 저항 점(resistance force, RF)은 받침점에 대해 반대 토크를 생성한다(그림 4-3).

지레 체계의 구성 요소는, 각각의 특징적인 **역학적 이득(mechanical advantage**, MA)이나 효율성에 따라 다양한 유형의 지레를 만들 수 있다. 지레 체계의 역학적 이점은 EA와 RA에서의 길이 관계 중심으로 정의된다.

$$MA = EA/ RA$$

지레 체계는 3가지 종류로 분류되고 3가지 관계요소를 가진다(그림 4-4A~C). **제1형 지레(first-class lever)** 체계의 예는 시소(seesaw), 가위, 플라이어(pliers), 쇠지렛대(crowbar)에서 확인할 수 있다. 받침점이 EA와 RA 사이에 있기 때문에 역학적 이득은 1보다 크거나 작거나 같을 수 있다. 일반적인 **제2형 지레(second-class lever)** 체계는 외바퀴 손수레(wheelbarrow)와 호두까기(nut cracker)에서 확인할 수 있다. 제2형 지레 체계의 역학적 이득은 힘 점과 받침점 사이에 저항 점이 있기 때문에 1보다 크다. **제3형 지레(third-class lever)** 체계의 예는 숟가락, 포크, 핀셋, 삽, 낚싯대에서 확인할 수 있다. 이러한 경우, 받침점과 저항 팔 사이에 힘 점이 적용된다. 따라서 EA이 RA보다 짧기 때문에 역학적 이득은 1보다 작다. 스플린트의 대부분은 제1형 지레 체계가 적용된다.

임상적 고려 사항 Clinical Considerations

스플린트에서의 지레 체계 목적은, 가장 효율적이고 효과적인 방식으로 목표한 구조물에 치료적인 응력을 전달하는 것이다. RA의 길이는 적용된 힘의 역학적 이득에 많은 영향을 준다. EA 또한 스플린트가 신체 부위에 맞춤되는 방식에 따라 역학적 이득에 영향을 줄 수 있다. EA와 RA는 접촉하는 구조물에 적합해야 하고 적절한 압력 분포를 위한 알맞은 표면적이 요구된다. 그리고 관절 위치에 따라 스플린트 압력 분포가 어떻게 달라지는지 확인해야 한다. 이것은 결국 스플린트의 기능적인 역할에 영향을 미칠 것이다(Cha, 2018). 관절이나 구조에 작용하는 힘의 순기능는 최적의 치료 효과와 최소한의 부정적인 효과이다. 힘 팔(effort arm, EA)이 저항 팔(resistance arm, RA)과 비교하여 적절히 분배되지 않으면 작용이 불편하고 효과가 미약할 수 있다. 치료사는 섬세한 스플린트 제작 기술을 바탕으로 기초적인 역학적 원리의 알맞은 적용을 통해 역학적 이득을 만들어야 한다.

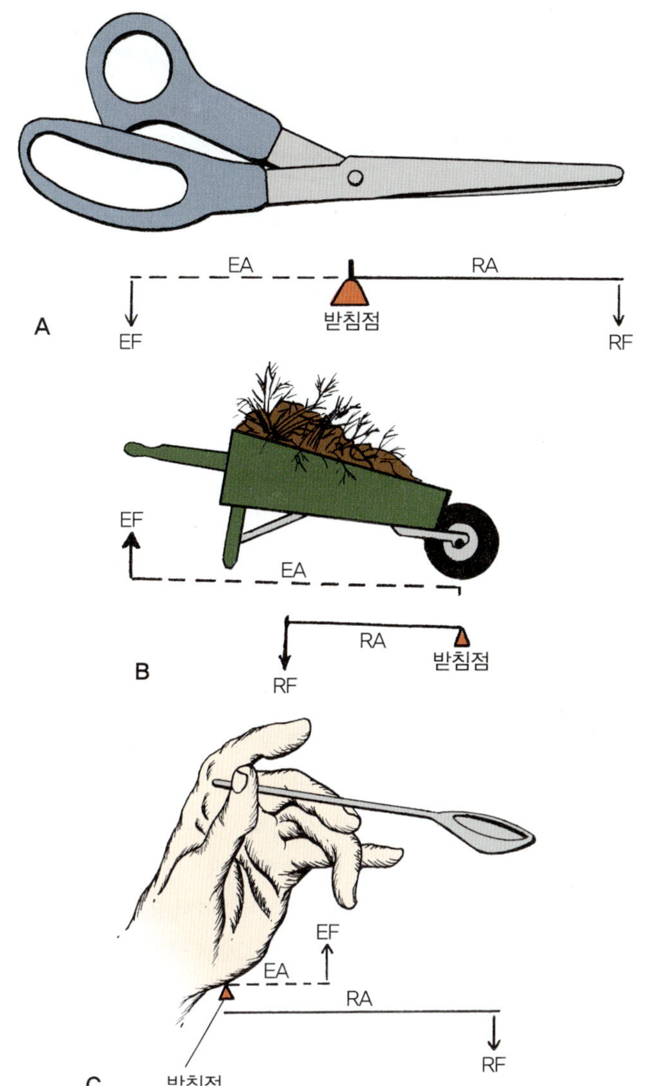

그림 4-4 **A**, 제1형 지레 체계. **B**, 제2형 지레 체계. **C**, 제3형 지레 체계. 힘 팔(effort arm, EA); 힘 점(effort force, EF); 저항 팔(resistance arm, RA); 저항 점(resistance force, RF)

- RA가 길수록 충분한 토크 생성에 필요한 힘이 감소한다(그림 4-5). 반대로 RA가 짧을수록 충분한 토크 생성에 더 많은 힘이 필요하다.
- EA는 스플린트에 길이와 깊이가 적절하게 통합되었을 때 가장

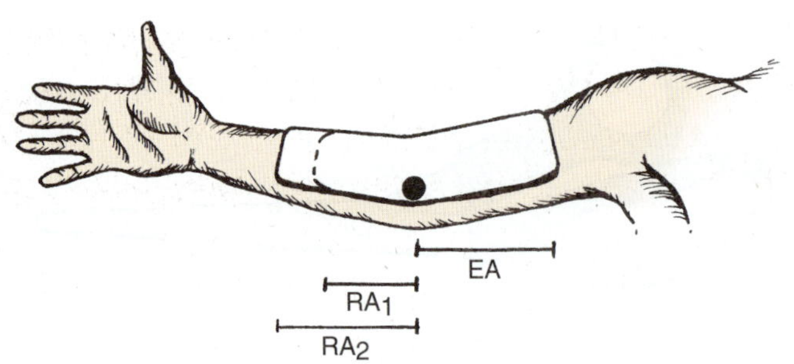

그림 4-5 RA_2이 길어지면 팔꿈치 관절 고정을 위한 토크 생성에 필요한 힘이 감소한다. RA_1이 짧아지면 팔꿈치 관절 고정을 위해 더욱 큰 힘이 필요하다.

편안해진다(그림 4-6A,B). 짧고 좁고 얕은 EA는 과도한 압력과 불편함을 생성할 수 있다. 잘 맞춤된 EA는 압력을 더 효과적으로 분산시킨다.

• RA를 통해 생성된 힘이 클수록 EA의 형태가 더 넓고 길어진다.

임상적 예로, 뻣뻣한 몸쪽손가락뼈사이(proximal interphalangeal, PIP)관절을 굽힘 방향으로 가동시키기 위한 스플린트 제작을 고려해 보자. EA(손바닥 몸쪽 손가락 측)은 폄 방향으로 제작된다. EA의 표면 접촉 면적이 적절한 길이, 둘레 및/또는 윤곽이 아닌 경우 국소적인 전단력 및 압축 응력이 발생하고 스플린트의 위치 이동 가능성이 발생할 수 있다(전단력 및 압축 응력은 이 장의 뒷부분에서 설명). 몸쪽 분절을 옮기거나 이동하면 RA는 PIP 관절의 회전축에 수직으로 당기는 각도를 제공할 수 없어서 RA가 중간마디뼈에 대한 슬링 위치에 영향을 줄 수 있다(그림 4-7A~C).

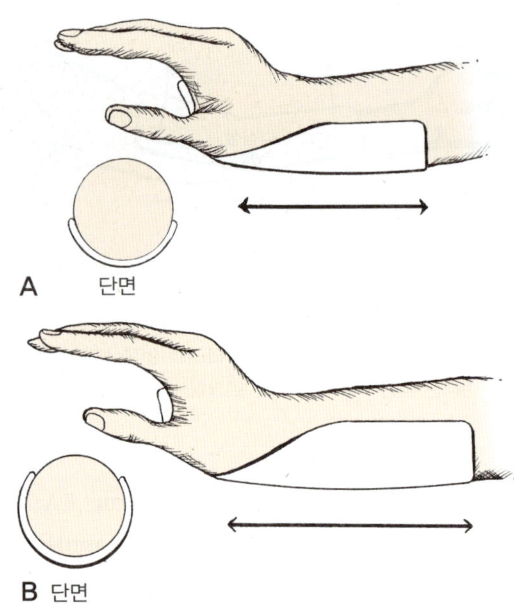

그림 4-6 A, 짧고 좁고 얕은 EA의 스플린트는 부적절한 압력 분포로 인해 불편함을 생성할 수 있다. B, 더 길고 더 넓고 더 깊은 EA의 스플린트는 압력을 적절하게 분산시켜 편안함을 증가시킨다. 스플린트의 깊이는 신체 부위 둘레의 2/3를 덮을 수 있어야 강도를 더할 뿐만 아니라 연부조직 압박의 위험 없이 스트랩을 적절히 배치할 수 있다.

적용 각도 ANGLE OF APPLICATION

토크나 힘의 모멘트에서 **적용 각도(angle of application)**는 스플린트의 올바른 설계와 제작을 위해 매우 중요하다. 이상적으로 힘은 지레와의 적용 각도가 90° 방향이 되도록 힘을 가해야 한다. 이렇게 하면 목표 분절에 전달하려는 힘이 의도한 방향으로 완전히 작용하기 때문에 외력의 치료 효과를 극대화할 수 있다. 힘이 목표 분절에 수직으로 가해지면 다른 방향으로는 힘이 전달되지 않는다(그림 4-8A~E). 그러나 90° 이외의 각도에서는 분절에 작용하는 힘의 일부가 원하는 궤적(압축 또는 장력)과 다른 방향으로 적용되어, 수직적인 힘의 효과뿐만 아니라 치료에 도움을 주는 토크를 감소시

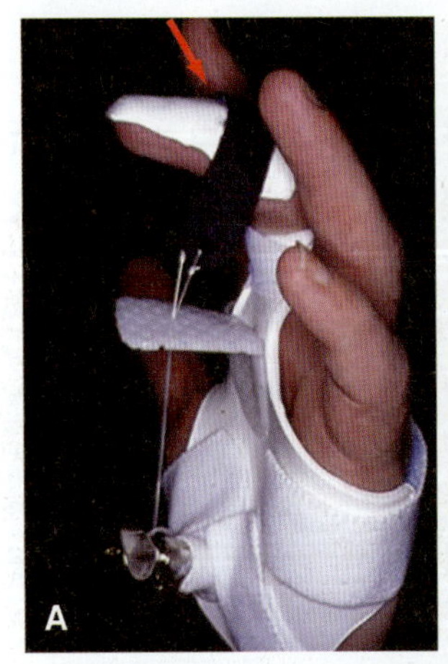
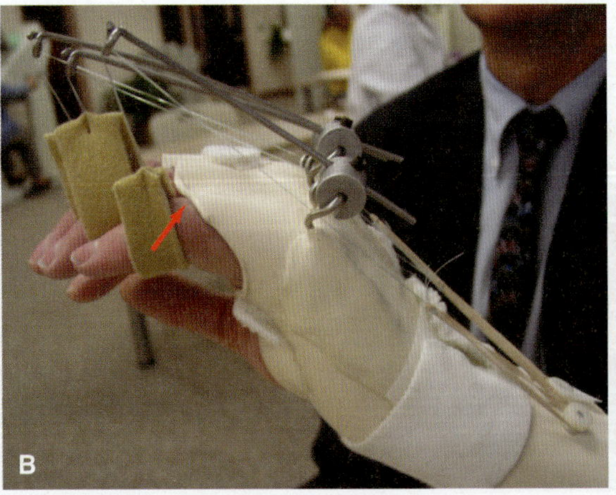
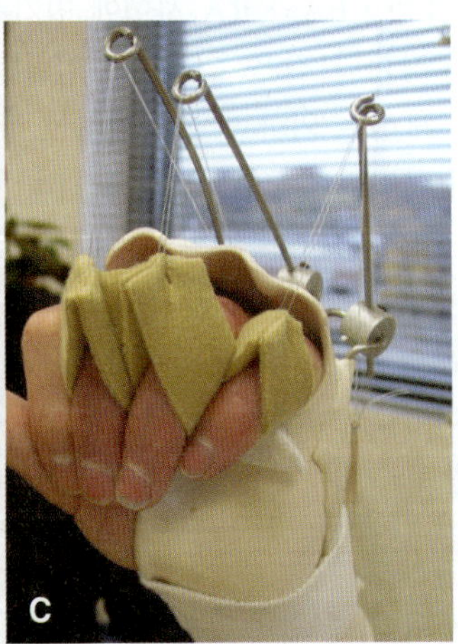

그림 4-7 A, 등쪽의 얇은 열가소성 "커프"는 적절한 길이와 둘레로 압력 분배에 도움을 주기 때문에 PIP 굽힘에 대한 고정 점진적인 힘을 가장 잘 유지할 수 있다.(MERiT™ 구성 요소, Performance Health, Warrenville, IL). B, 5번째 손가락(small-finger, SF) 표면의 등쪽/ 먼쪽 스플린트에서 전단 응력이 발생할 가능성이 있다. C, 그러나 손가락 굽힘 동안 스플린트의 몸쪽 부분은 손가락의 등쪽의 볼록/오목 특성을 고려하여 제작된다. 이러한 설계는 전단 응력을 적절히 분산시킨다(Rolyan® 조정 가능한 아웃트리거 키트, Performance Health).

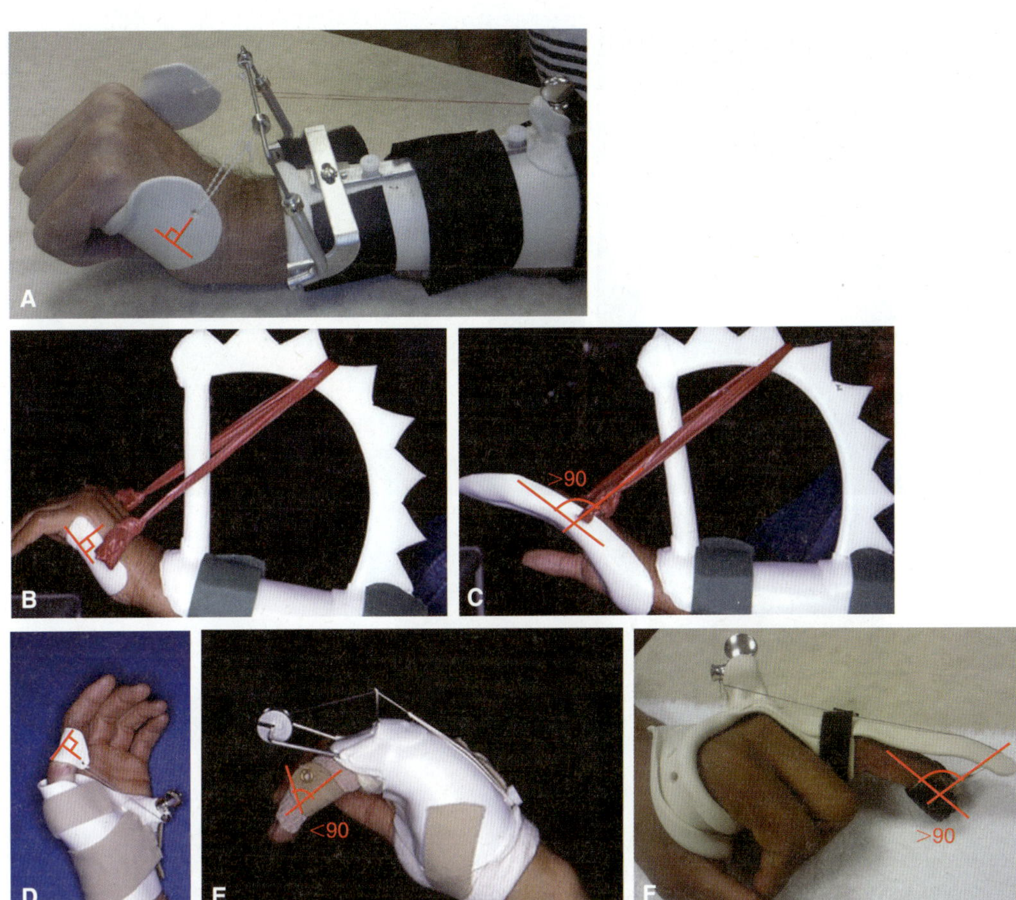

그림 4-8 A, 피닉스 손목 경첩(Phoenix Wrist Hinge)으로 최적의 90° 적용 각도를 보여주고 있다(Performance Health). B 및 C, "공룡 스플린트"라는 별명을 가진 맞춤 손목 폄 가동 스플린트를 90°에 가까운 각도로 적용한 모습이다. 완전한 90° 각도의 경우 TheraBand®는 한 부분을 몸쪽 방향으로 움직여야 한다(Performance Health). C, 손가락을 포함하도록 수정되었다. 압력은 MCP 관절의 경계에서 시작되는 당김 선을 따라 손바닥측 손 전체에 분산된다는 점에 유의한다. D, 엄지손가락 IP 굽힘 등쪽 스플린트(Splint-Tuner™; North Coast Medical, Morgan Hill, CA). E, 이 손 기반 PIP 폄 가동 스플린트(Phoenix Single Finger Outrigger, Performance Health)의 힘 적용 각도는 90°에 매우 근접한다. F, 손가락뼈사이(IP) 폄 스플린트의 힘 적용 각도가 90°보다 커서 슬링의 몸쪽 손바닥측 경계에 전단 응력이 발생하여 먼쪽 손가락에서 이동할 가능성이 있다(MERiT™ 구성 요소, Performance Health, Warrenville, IL).

킨다(그림 4-8F). 따라서 적용 각도가 90°보다 크거나 작으면 토크 적용의 유익한 효과를 최적화할 수 없으며 잠재적으로는 손상과 관련된 압축 및/또는 전단 응력이 발생한다. 또한 네오프렌과 같은 강성이 낮고 유연한 소재(nonrigid and forgiving materials)를 사용하여 부드러운 가동성을 부여할 수 있다. 네오프렌 및 네오프렌 유사 소재는 가벼운 관절 위치 지정(예: 노신경 마비) 또는 원하는 방향으로 부드럽게 힘을 전달하는 데 사용할 수 있다.

설계할 때 고려 사항 Design Considerations

일반형(General)

- 90°에 가까운 적용 각도를 위해서는 선형 가이드와 도르래를 사용하여 방향을 지정해야 한다(그림 4-9A~E).
- 주변 연부조직에 과도한 토크나 응력이 가해지지 않도록, 스플린트를 모든 각도에서 관찰하여 선의 당김이 손가락이나 팔다리의 중앙을 향하고 모든 평면에서 올바른 방향인지 확인해야 한다(그림 4-9B~G).
- 몇 가지 예외를 제외하고, 손가락 굽힘을 개선하기 위해 가동 스플린트를 사용할 때의 일반적인 경험 법칙은 다음과 같다. 손의 해부학적 구조에 따라 적용선이 손배뼈를 향해 수렴해야 한다. 이 방향이 스플린트 설계에 반영되지 않으면 손허리손가락(metacarpophalangeal, MCP)관절에 과도한 응력이 가해져 불편함이나 손상이 발생할 수 있다.
- Fess(1989, 2004)는 가동 스플린트의 구조를 고려할 때 한 손가락 굽힘 정렬과 여러 손가락 굽힘 정렬 구분에 대한 중요성을 설명하였다. 또 다른 연구자가 이 연구를 추가적으로 시행하기를 권장한다(Fess, 1989, 2004, 2011).
- 분리된 각각의 손가락 굽힘은 손목 관절의 중앙을 향해 수렴한다(그림 4-9C).

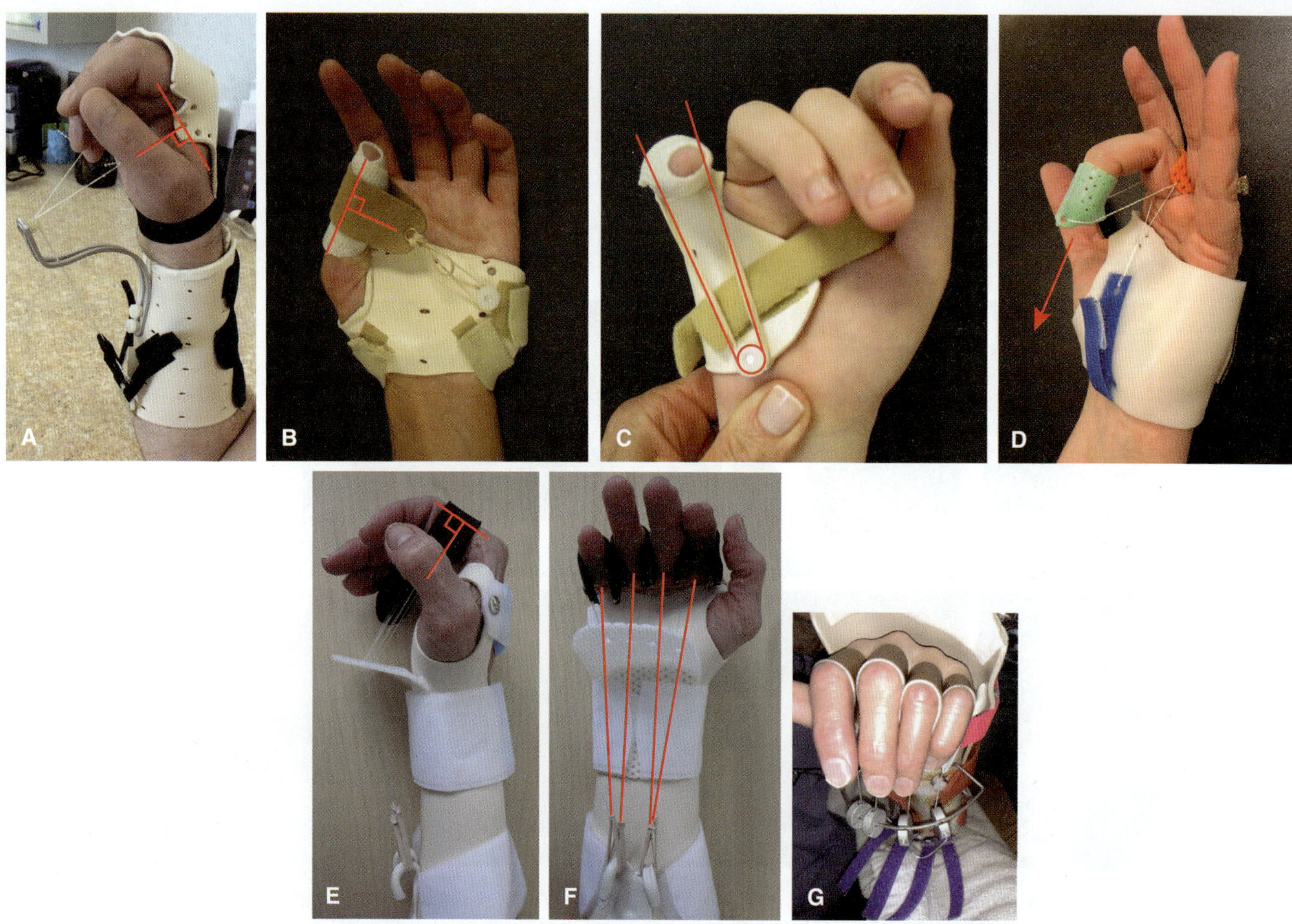

그림 4-9 A, 아래팔 기반 손목 굽힘 가동 스플린트의 90° 적용 각도의 측면도. 수정된 아웃트리거 및 나사식 플라스틱 선형 가이드는 손목가동범위를 향상시켜 스플린트 수정을 원활하게 한다(Base 2™ Outrigger Kit North Coast Medical). 열가소성 플라스틱 재료로 제작된 "커프"는 압력 분포를 위한 넓은 기반을 형성한다. B, 엄지 IP 관절에 원추형 스플린트를 적용하면 엄지 MCP(유효한 지레 팔)의 몸쪽 압력 분산에 도움이 되며 MCP 굽힘에 집중할 수 있도록 응력을 가할 수 있는 적절한 표면적(슬링)을 확보할 수 있다. C, 손바닥면에서 손목 중심을 향한 힘 적용 라인을 강조한 모습. D, 독립적인 3번째 손가락 복합 손가락뼈사이 굽힘 가동 스플린트를 사용하면 적용선의 수렴이 엄지/발배뼈의 기저부를 향한다. 기저면에서 열가소성 플라스틱 재료의 작은 부분을 "들어올려" 만든 창의적인 선형 가이드에 주목한다. E 및 F, 거의 90°에 가까운 힘 적용 각도를 갖는 이 MCP 굽힘 가동 스플린트의 방사상 보기(E). 타공이 있는 열가소성 플라스틱 재료 조각을 적용하여 선형 가이드로 사용하였는데, 이런 경우 움직임이 개선됨에 따라 당김 선을 쉽게 조정할 수 있다. F, 이는 각 손가락의 당김 선이 수렴하는 것을 보여준다. 치료사는 스플린트를 제작할 때 손가락의 자연스러운 굽힘 방향을 파악하고 이를 디자인에 반영하는 것이 중요하다. 손가락 굽힘의 자연스러운 방향을 인식하는 유사한 스플린트의 몸쪽 사진이다(G).

- 손가락을 동시에(simultaneous) 구부리는 동안 손가락 끝이 모여서 아래팔의 노뼈 중간 1/3을 향한다. 네 번째와 다섯 번째 손배뼈의 등쪽 회전은 자뼈 손가락의 세로축 정렬을 손배뼈 방향에서 자뼈 방향으로 변경한다.
- 예를 들어 MCP 관절 치환술이나 시상면 재건술 후에는 노뼈 또는 자뼈 방향으로 힘이 가해지는 경우가 있다(그림 4-10A~D). (이와 같은 특별한 경우를 제외하고, 적용선은 동원되는 뼈의 세로 축의 중앙에 위치해야 한다.)
- 이 장에서 설명하는 모든 스플린트는 탈착이 가능하다. 선행 연구에 따르면 탈착식 스플린트는 힘을 가한 상태에서도 효과적인 것으로 나타났다. 착탈은 세척, 조직 검사, 고정된 부분의 위치 변경을 위해 필수적이다(McVeigh et al., 2019).

높은 형태의 아웃트리거 설계(High-Profile Design)

- 수직 트리거가 **높은 형태의 아웃트리거 설계(high-profile designs)**의 가동 스플린트는 일반적으로 낮은 형태의 스플린트보다 최적의 90° 적용 각도를 유지하기 위해 더 적은 조정이 필요할 것이라고 가설하였지만, 이러한 가설에 의문이 제기되고 있다. 실제 90° 당김선으로부터의 편차는 동작의 정도가 증가할 때마다 약 1°씩 증가한다(Austin, Slamet, Cameron, & Austin,

2004). 관절 운동에서 큰 개선이 보이면 조정을 해야 하며, 그렇지 않으면 당김 선이 더 이상 90°에 있지 않게 된다. 당김 선이 90°에서 벗어나면 치료 교정력이 감소하고 가해진 힘의 위험한 전단 요소가 증가하게 된다(Austin et al., 2004).

- 스플린트의 크기로 인해 환자의 순응도가 떨어지는 경우가 종종 발생한다. 예를 들어 높은 형태의 아웃트리거 설계는 셔츠 소매에 팔을 끼워넣기 번거로울 수 있다.
- 높은 형태의 아웃트리거 설계를 사용할 때, 치료사는 부착 부위의 낮은 안정성을 고려하여 아웃트리거를 스플린트 베이스에 단단히 부착하도록 주의해야 한다.

낮은 형태의 아웃트리거 설계 (Low-Profile Design)

- 표면 트리거에 가까운 **낮은 형태의 아웃트리거 설계(low-profile designs)**를 사용하면 관절을 움직일 때 필요한 힘을 장시간 견디기 어려울 수 있다.
- 낮은 아웃트리거의 설계는 미용적으로 매력적일 수 있지만 섬세한 60° PIP 굽힘 구축을 가동할 때와 같이 더 큰 저항이 필요한 경우에는 높은 형태의 아웃트리거 설계가 더욱 적합할 수 있다. 이러한 상황에서는 관절 축에서 더 먼 거리에 힘이 적용되기 때문에 구축에 더 많은 토크를 생성하게 된다.
- 낮은 아웃트리거의 설계는 노신경 손상을 관리할 때와 같이 약하거나 부족한 근육 조직의 대체를 위해 탁월한 선택이 될 수 있다. 일반적으로 뻣뻣한 관절을 움직이고자 할 때보다 근육의 손실을 대체하기 위해 몸의 먼쪽 분절(일반적으로 손목 및 손목손허리관절)을 적절한 위치에 유지하는 데 필요한 토크가 더 적다. 이를 위해 최소한의 조정만 필요하며 낮은 아웃트리거 설계가 기능을 향상하는 데 적합할 수 있다.
- 모든 가동 스플린트는 최적의 90° 당김 각도를 유지하기 위해 주기적인 조정이 필요하지만, 많은 사람들은 높은 형태의 가동 스플린트가 낮은 형태의 가동 스플린트보다 아웃트리거를 자주 조정할 필요가 없을 것이라 추정한다. 그러나 90° 당김 선에서의 실제 편차는 낮은 형태 및 높은 형태의 장치 모두 매우 작으며, 목표 분절에 대한 최적의 90° 당김 선을 유지하기 위해 동일한 빈도로 조정해야 할 가능성이 높다고 가정하는 것이 좋다

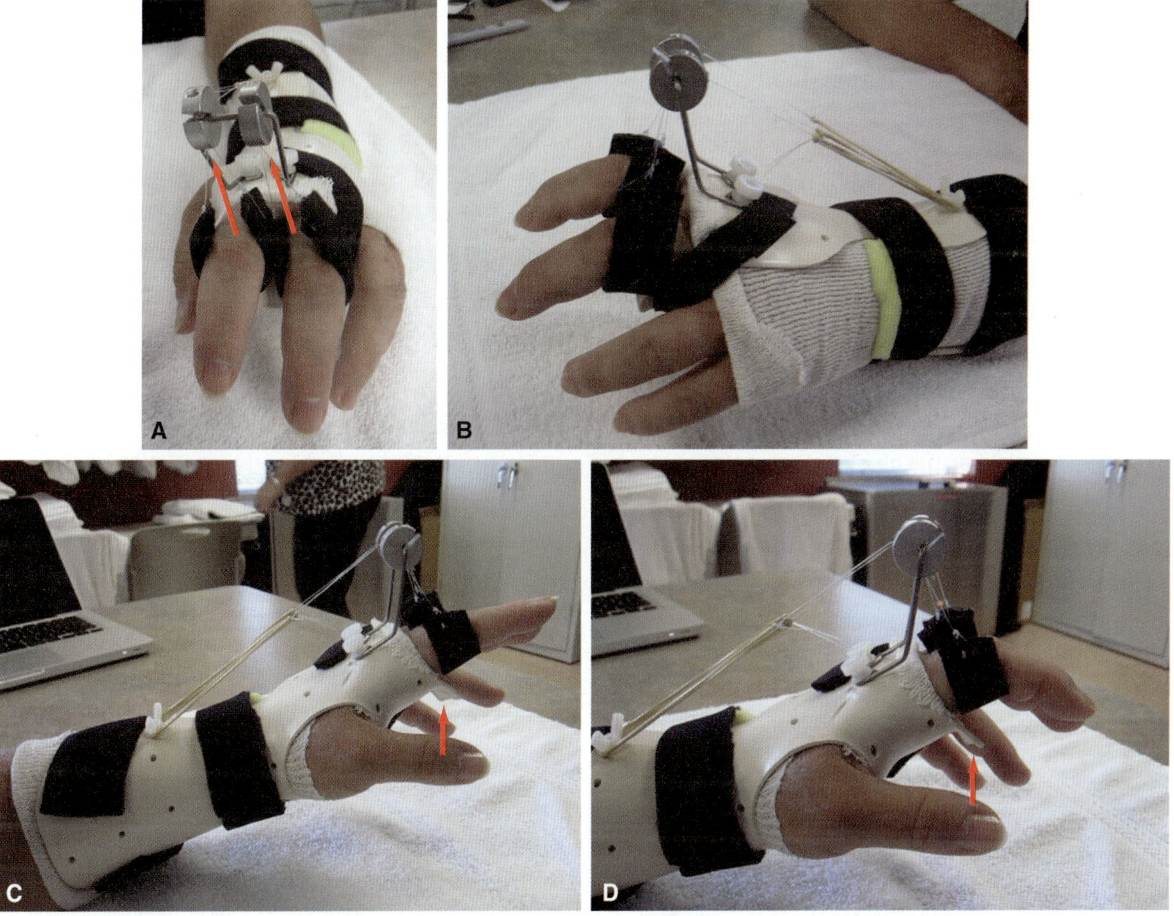

그림 4-10 **A~D,** 이러한 MCP 2번째 손가락(IF)/3번째 손가락(MF) 폄 가동 스플린트는 류마토이드 관절염의 젊은 환자에서 MCP 관절의 가쪽곁인대의 재건술과 실리콘 임플란트 인공 관절을 보호하기 위해 방사형으로 당겨진다. **C 및 D,** 본 스플린트(Phoenix Single Finger Outrigger, Performance Health)에 열가소성 플라스틱 재료를 추가하여 MCP 손가락 폄 및 손가락 굽힘의 방사형으로 제공하였다.

(Austin et al., 2004, 그림 2).

- 낮은 아웃트리거의 설계는 일상생활의 수행에 번거로움이 적고 헐렁한 옷 속에도 쉽게 감추어질 수 있다.
- 낮은 형태의 아웃트리거는 적용 각도가 짧기 때문에 구축 교정을 목적으로 착용할 때 정렬이 더 빠르게 변화될 수 있다(Fess, 2011).

탄성력 ELASTIC FORCE

탄성력(elastic force)은 적용된 신축성(stretch) 정도의 결과가 물체 또는 분절 움직임에 미치는 영향이다. 탄성력은 구조물의 뻣뻣함과 존재하는 변위의 양에 정비례한다. 구체적으로,

$$F = -k\Delta l$$

여기서 F는 탄성력(elastic force), k는 뻣뻣함(stiffness), Δl은 길이(lengh) 또는 변위(displacement)의 변화이다. 탄성력은 구조물의 뻣뻣함을 증가시키거나 변위 또는 신축성을 증가시켜 변화할 수 있다. 뻣뻣함은 생성되는 힘의 양과 적용된 신축성 사이의 관계이다.

$$-K = \frac{F}{\Delta l}$$

즉, 뻣뻣한 구조물은 적은 신축성에 대해 많은 양의 저항을 생성하는 반면 덜 뻣뻣한 구조물은 동일한 신축성에 거의 저항을 제공하지 않는다.

임상적으로 치료사가 조직 반응에 영향을 주기 위해 스플린트를 제작할 때에는 목표 조직과 스플린트 제작에 사용되는 신축성, 강성(rigidity), 적합성(conformability)과 같은 재료의 특성을 모두 숙지하여야 한다(자세한 내용은 5장 참조).

토크-각도 측정 Torque-Angle Measurement

탄성력 및 뻣뻣함의 개념은 외부 부하 생성에 사용되는 재료(예: 고무 밴드, 탄성 코드 및 스프링 코일)뿐만 아니라 팔다리의 내부 반력에도 적용된다. Brand와 Hollister(1993)가 제안한 토크-각도 측정에서는 토크를 여러 관절 각도에서 측정한다. 이러한 측정은 움직임 동안 특정 관절 각도에서의 저항의 크기를 치료사에게 제공할 수 있다. 예를 들어, 뻣뻣한 손은 "정상적인" 손과는 다른 각도에서 더 많은 저항이 나타난다.

임상적 고려 사항 Clinical Considerations

탄성력을 사용하여 뻣뻣한 구조물을 움직일 때 치료사는 임상 목표를 고려해야 한다. MCP 관절성형술 후 작은 크기의 관절 구축에 대한 가동성 증진이 목표가 되는지, 아니면 확장된 MCP 관절에서 안정성 증진이 목표가 되는지 고려해야 한다. 두 상황 모두 탄성력을 사용할 수 있지만 이러한 두 가지 목표를 달성하는 데 사용되는 힘과 재료의 양은 많은 차이가 있을 수 있다.

최근까지 특정 구조의 가동성과 탄성력 사이에서 이상적인 힘의 크기는 정확히 알려지지 않았다. 다만 힘의 양은 개별적인 내성(tolerance), 진단명, 조직 치유의 단계, 문제의 만성화, 구축의 정도, 구축의 밀도, 연령, 생활 방식 요인(흡연, 알코올 사용) 및 기타 건강 관련 문제와 관련하여 적용된다. 손의 작은 관절을 움직이기 위해서는 100~300g의 범위가 제안된 반면, 더 큰 구조물에는 더 높은 매개변수(350g 이상)가 효과적일 수 있다(Bell-Krotoski & Figarola, 1995; Brand & Hollister, 1993 ; Flowers & LaStay, 1994, 2012; Giurintano, 1995; Glasgow, Tooth, Fleming, & Hockey, 2012; Glasgow, Tooth, Fleming, & Peters, 2011). 300g의 추정치는 수축된 조직의 장력에 대한 내성이 아니라 피부의 단위 표면적당 허용량을 기준으로 한다. 따라서 대부분의 경우 피부 내성은 특정 표적 조직이 아니라 적절한 스플린트 장력을 결정할 때 제한 요소가 된다. "최적의 힘은 아직 계산되지 않았지만 조직에 가해지는 힘의 양은 수축되는 조직을 기준으로 결정해야 한다. 800g의 힘은 PIP 관절의 경우 스펙트럼에서 높은 편에 속할 수 있지만 팔꿈치나 어깨의 재조직화를 고려할 때에는 상대적으로 적은 양이다"(Bell-Krotoski & Figarola, 1995, p. 135).

치료사는 동원력의 효과를 결정할 때 대부분 장력에 대한 조직의 반응에 의존한다. 과도한 응력의 지표로는 부종, 피부 변색, 혈관 변화, 통증이 포함된다. 장력 측정기(예: Haldex 게이지)와 같은 도구를 사용하여 치료사는 가동 스플린트가 관련 부위에 가하는 장력의 양을 대략적으로 추정할 수 있다(그림 4-11A). 경우에 따라 네오프렌 또는 탄성 기반 고리와 같은 제품을 사용하여 동원력을 전달할 수 있다. 조직에 가해지는 장력은 관찰하기 어렵기 때문에 임상의 경험과 환자의 관찰 등이 중요하다(그림 4-11B,C). 치료사가 연부조직을 움직여 탄성력을 생성하기 위해 사용할 수 있는 몇 가지 일반적인 장치는 아래에서 설명된다.

고무 밴드(Rubber Bands)

고무 밴드의 길이와 두께는 가동 스플린트 제작에 사용될 때 효과를 결정한다. 더 얇은(좁은) 고무 밴드는 더 두꺼운 것보다 더 쉽게 늘어나는 경향이 있다(즉, 좁은 밴드가 덜 뻣뻣함). 라텍스와 고무로 만들어진 고무 밴드는 늘어났다가 이완되었다가 다시 늘어난 후에는(*stretched, relaxed, and then restretched*) 원래의 모양으로 돌아가지 않는다. 이러한 현상을 **이력현상(hysteresis)**이라고 한다.

고무줄을 일정하게 늘린 자세로 장시간(constant) 유지하면 결국 영구적인(permanent) 길이 변화가 발생한다. 고무 밴드의 구조가 영구적으로 변경될 수 있는데, 이를 **크리프(creep)**라 한다. 치료사는 고무 밴드가 스프링처럼 정확하게 작용하지 않고 스플린트를 착용함에 따라서 어느 정도의 이력현상과 크리프가 발생한다는 점을 이해해야 한다. 따라서 고무 밴드 효과에 대한 주의를 관찰하고 상태를 재평가해야 한다.

치료사는 고무 밴드의 특성(예: 두께, 길이, 니비)을 선택할 때 스플린트의 목적을 고려해야 한다. 예를 들어, 좁은 고무 밴드는

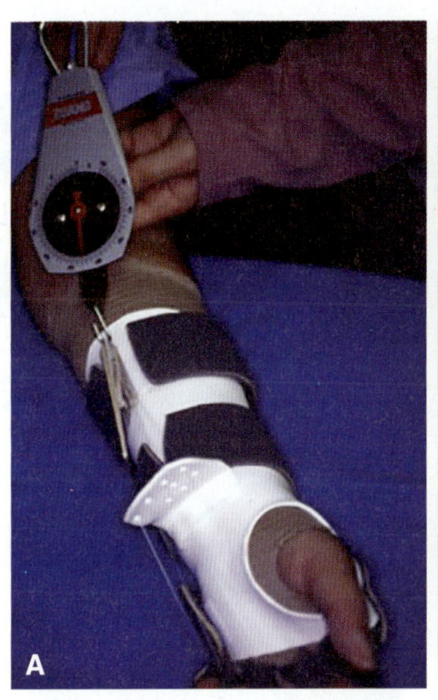

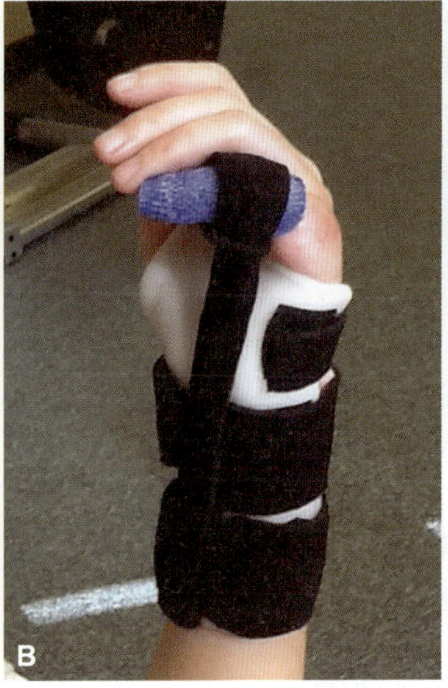

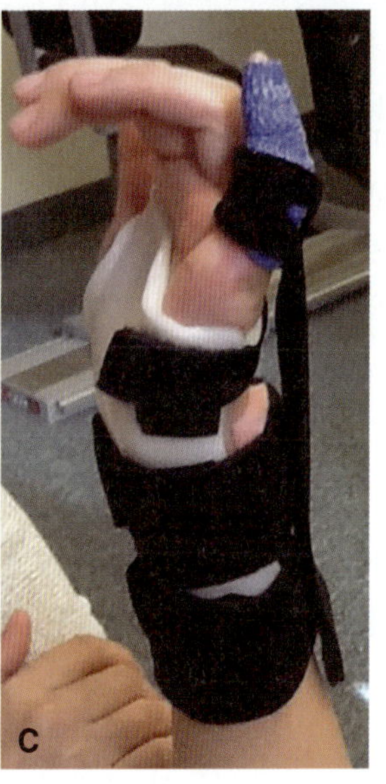

그림 4-11 **A,** 가동 스플린트에 적용된 장력 측정기는 목표 조직에 가해지는 대략적인 힘을 결정한다. **B 및 C,** 네오프렌은 다섯 번째 MCP 관절에 굽힘과 폄을 위해 사용된다. 이러한 재료를 사용할 때 가해지는 장력은 치료사의 역량, 환자 피드백 및 조직 모니터링/반응에 의존한다. 따라서 환자를 주의깊게 모니터링해야 한다.

조밀한 PIP 굽힘 구축을 가동하는 데 도움이 될 만큼 충분히 뻣뻣하지 않을 수 있지만 폄근 힘줄 봉합 후 확장된 PIP 관절을 유지하기 위해 적절한 힘을 생성할 수 있다.

둥근 고무줄을 이용하여 감싸기(Wrapped Elastic Cord)

둥근 고무줄을 이용하여 신체를 감싸게 되면 고무줄로 감싼 위에 얇은 층이 형성되어 저항감이나 뻣뻣한 특성을 제공할 수 있다. 고무줄을 감싸면 고무 밴드보다 뻣뻣한 관절의 움직임 생성에 필요한 신축성이 적으므로 주의해서 사용해야 한다.

스프링 코일(Spring Coils)

스프링 코일도 탄성력을 생성할 수 있다. 스프링 코일은 다양한 크기(직경 및 길이)로 제공되며, 다양한 정도의 저항을 제공한다. 코일의 성분, 뻣뻣함, 길이는 치료사가 관련 조직에 적합한 코일을 선택하는 데 도움이 된다. 스프링 코일은 고무 밴드와 비교하여 재료 파손이 거의 없고, 일정하게 제어된 힘을 만들어낸다. 그러나 고무 밴드보다 비용이 비싸고 쉽게 구할 수 없다는 단점이 있다.

네오프렌(Neoprene)

네오프렌은 조직에 동원력을 부여하는 효율적이고 비용 효율적인 수단으로 수년 동안 인기를 얻고 있다(그림 4-11B,C). 현재 네오프렌의 효과에 대한 임상적 증거는 부족하지만, 개별적인 임상 경험에 따르면 일부 환자에게는 합리적이고 효과적인 옵션이 될 수 있다. 많은 치료 서비스에 대한 비용이 상승하고 환급이 감소함에 따라, 병원에서 가동 스플린트 제작에 필요한 구성 요소(도르래, 아웃트리거)의 재고를 적절히 유지하는 데 많은 비용이 소요될 수 있다.

네오프렌의 탄성 특성을 기반으로, 이 소재는 기존의 고무 밴드나 감싸는 탄성 코드 대신 가동 스플린트를 제작할 때 "동적" 힘으로 사용할 수 있다. "네오프렌 소재로 만든 스플린트는 유연하다는 장점이 있으며 동시에 가동 스플린트로 제작할 수도 있다"(Punsola-Izard, Rouzaud, Thomas, Lluch, & Garcia-Elias, 2001). 경우에 따라 네오프렌은 번거롭고 비용이 많이 드는 기존의 아웃트리거를 효과적으로 대체할 수 있다. 또한 맞춤형 네오프렌 가동성은 낮은 형태의 스플린트를 위해 비용 효율적으로 쉽게 조절가능한 옵션을 제공할 수 있다. 치료사가 네오프렌을 사용할 때에는 안전하고 효과적인 힘의 적용을 보장하기 위해 주의를 기울여야 한다.

마찰력 FRICTION FORCE

마찰력(friction force)은 정지 마찰 또는 운동 마찰이라고도 하는 **병진력(translational force)**의 일종이다. 마찰은 두 표면 사이의 움직임에 반대하여 표면과 평행하게 작용한다. 마찰력(F_x)은 마찰 계수(μ)와 접촉력(F_c)에 비례한다.

$$F_x = \mu F_c$$

마찰 계수는 각 소재에 따라 다르다. 정지 상태에서 반대 마찰력은 정지 마찰력으로 분류되며 정지 마찰 계수(μ_s) 및 F_c에 따라 달라진다. 운동이 발생할 때 마찰은 운동 또는 움직이는 마찰로 분류되며 마찰 계수(μ_k)와 F_c에 따라 달라진다.

운동 또는 평형 상황에서 마찰은 (1) 재료에 특정한 마찰 계수와 (2) 접촉력의 양에 정비례한다. 따라서 치료사는 젤이나 거품을 묻힌 열가소성 재료 대신 매끄럽고 타공이 없는 열가소성 재료와 같이 마찰 계수가 낮은 소재를 사용하여 마찰을 최소화 할 수 있다.

또한 고무 밴드와 스트랩에서 발생하는 접촉력을 줄임으로써 마찰을 줄일 수 있다. 벗겨짐이나 물집과 같은 피부 자극이나 손상을 예방하기 위해 마찰은 최소화되어야 한다. 잠재적인 유해 마찰의 원인에는 스플린트 경계, 잘 맞지 않는 스트랩, 피부와 마찰되는 부착물(예: 나사못 또는 고무 밴드 기둥의 밑면), 관절 주름 너머로 확장되는 스플린트의 테두리 부위가 포함된다.

임상적 고려 사항 Clinical Considerations

스플린트가 피부를 따라 움직이는 것을 방지하기 위해 마찰이 필요할 수 있다. 이러한 경우 접촉력을 높이기 위해 스트랩을 적용하거나 얇은 끈이나 테이프(예: Microfoam™ Tape, Performance Health)로 안감을 대서 마찰을 증가시킬 수 있다.

예를 들어 손목 고정 스플린트는 환자가 손가락과 팔꿈치를 움직일 때 스플린트-피부 경계면을 따라 어느 정도 마찰을 유발하므로 약간의 스플린트의 이동이 불가피한 경우가 있다. 이러한 경우, 마찰력을 줄일 필요가 있다. 이러한 문제점은 면 스타킹, TubiGrip™ 또는 TubiPad®(Performance Health)과 같은 재료로 관련 부위를 덮으면 마찰력을 줄일 수 있다.

가동 이동 스플린트에 사용되는 도르래 시스템에는 저항력이라고 하는 마찰이 존재할 수 있다. 모노필라멘트 선이 선 가이드 또는 도르래를 통과할 때 접촉점이 마찰의 원인이 되어 스플린트에서 원치 않는 저항이 증가할 수 있다. 이는 모노필라멘트, 스플린트 선 또는 선 가이드 자체 마찰력의 결과일 수 있다(그림 4-12A~C). 이러한 장치 중 하나에 들어가는 모노필라멘트 선의 각도가 증가하면 마찰력의 크기가 증가한다.

대부분의 스플린트 제작 부품 제조업체는 이러한 문제를 해결하기 위해 노력하여 다양한 제품을 제시하고 있다. 예를 들어, Phoenix 아웃트리거에는 모노필라멘트 선이 통과하는 관모양의 플라스틱 삽입물이 있으며, Rolyan® 조정 가능한 아웃트리거는 선이 아웃트리거를 통과할 때 저항력을 줄이기 위해 완전히 둥글고 매끄럽게 제작하였다(추가 정보는 5장 참고한다). 치료사는 직접 선 가이드를 제작할 때 이러한 문제를 인지하여 경계를 매끄럽고 둥글게 다듬고 힘이 가해지는 각도를 주의 깊게 모니터링하여 마찰력을 최소화해야 한다.

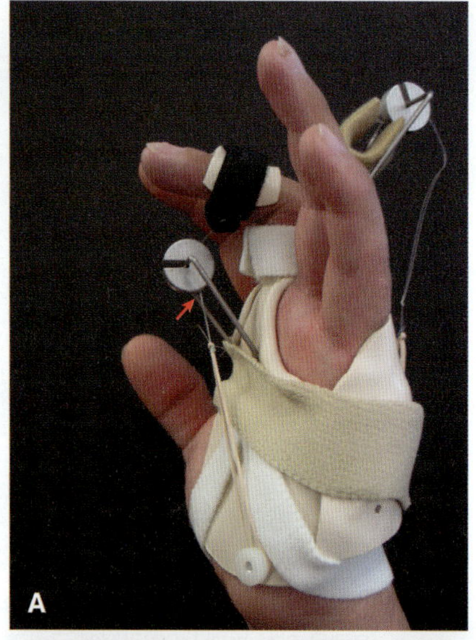

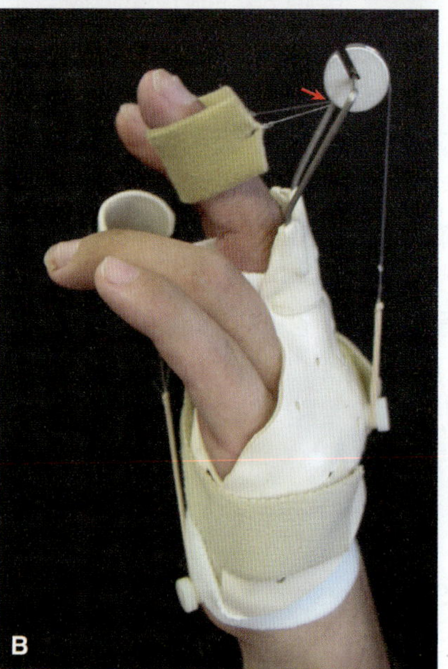

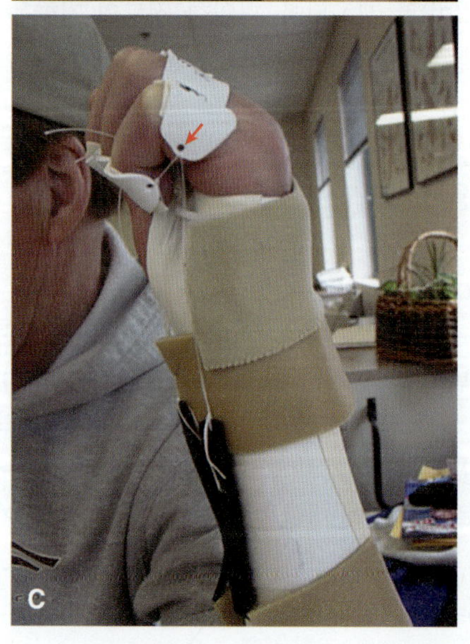

그림 4-12 **A~C,** 다양한 각도로 접근하는 모노필라멘트 선 가이드의 예. 접촉점과 마찰이 발생할 수 있는 부위에 유의한다: **A 및 B,** PIP 굽힘 및 폄의 결손을 해결하기 위해 조합 스플린트에 사용되는 Phoenix Outrigger Kit(Performance Health); 모노필라멘트가 휠과 만나는 지점에서 90° 미만의 당김 각도로 인해 발생하는 마찰에 유의한다. PIP 굽힘 및 폄 방식 모두에서 모노필라멘트는 휠을 통해 90° 각도로 미끄러지지 않으므로 나갈 때 끌림이 발생한다. **C,** 이러한 복합 굽힘 스플린트를 가이드하기 위해 제작된 맞춤형 열가소성 플라스틱 재료로 만든 아웃트리거.

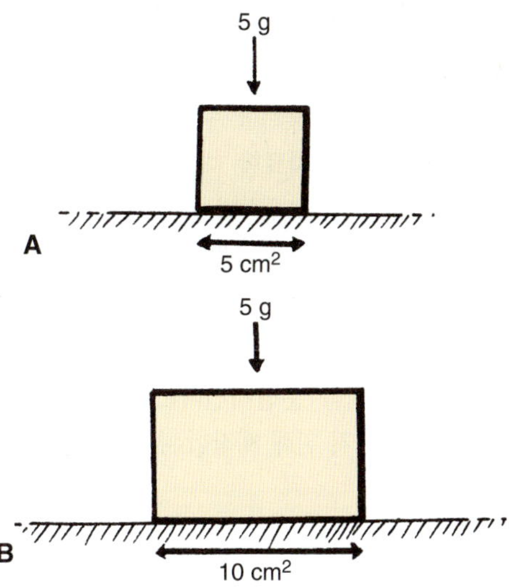

그림 4-13 서로 다른 크기의 면적에 5g 힘을 가하면 서로 다른 크기의 응력(g/cm²)이 발생할 수 있다. A, 작은 면적(5cm2): 응력 = 1g/cm². B, 넓은 면적(10cm²): 응력 = 0.5g/cm².

응력 STRESS

스플린트를 설계하고 제작할 때 치료사는 외부 힘에 의해 발생하는 **응력(stress)**을 이해해야 한다. 응력은 외부에서 가해지는 힘이나 모멘트에 의해 발생하는 변형에 대한 표면의 반응 또는 저항이라고 정의할 수 있다(Nordin & Frankel, 2001; Soderberg, 1986). 흔히 단순히 압력이라고도 하는 응력(σ)은 단위 면적(A)당 힘(F)의 양에 따라 설명된다. 구체적인 공식은 다음과 같다.

$$\sigma = \frac{F}{A}$$

따라서 응력은 F에 정비례하고 A에 반비례한다. 즉, 표면적에 가해지는 힘의 크기가 증가하거나 힘이 가해지는 면적이 감소하면 응력이 증가한다(그림 4-13A,B). 응력은 다양한 형태로 발생할 수 있으며, 가장 중요한 응력은 압축, 전단, 인장, 굽힘, 비틀림으로 표현된다.

압축 COMPRESSION

종종 단순히 **압력(pressure)**으로 잘못 언급되기도 하는 **압축(compression)**은 동일한 적용 선을 따라 서로 반대되는 부하가 서로를 밀어내는 응력의 특수한 경우이다(그림 4-14). 압축 응력(σ)은 부하의 수직 적용 각도로 구분된다. 일반적으로 압축은 압박 유형의 힘을 발생시켜 물체가 넓어지고 평평해진다(Nordin & Frankel, 2001). 압축 응력은 힘이 수직으로 가해지는 특성으로 인해 최대화된다. 특히 순수 압축에는 표면에 평행한 힘 구성 요소(전단으로 정의됨)가 없다. 압축은 수직력(F_{perp})에 비례하고 표면적에 반비례한다.

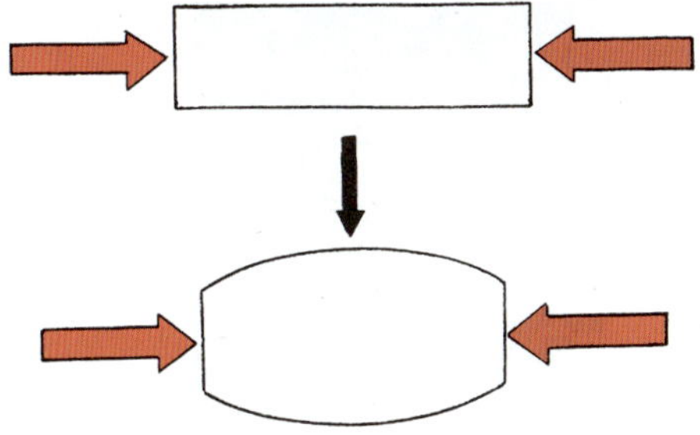

그림 4-14 압축 응력을 최대화하려면 수직으로 힘을 가해야 한다.

$$\sigma_c = \frac{F_{perp}}{A}$$

힘의 크기가 일정한 경우, 힘이 분산될 수 있는 표면적을 증가시켜 압축을 최소화할 수 있다. 일정한 표면적의 경우 수직력을 줄임으로써 압축을 감소시킬 수 있다.

임상에서의 고려 사항 Clinical Considerations

치료사는 충분한 길이, 깊이 및 윤곽으로 스플린트의 바닥면을 제작해야 한다. 스플린트 바닥면이 길면 역학적 이득이 클 뿐만 아니라 접촉면을 분산할 수 있는 표면적이 넓어진다. 더 넓고 깊은 스플린트 바닥면은 더욱 단단하고 전단 응력을 최소화하여 압력 분포를 최대화한다.

고정할 신체 부위의 모양, 윤곽 및 만곡에 대한 재료의 적합성을 최적화하면 압축 응력을 최소화할 수 있다. 노뼈나 자뼈 붓돌기 및 핀 부위와 같은 약한 부위를 세심하게 채우지 않으면 압축 응력이 증가하여 불편함, 핀 이동 가능성 및 미착용 가능성이 발생할 수 있다.

스트랩은 스플린트를 팔에 단단히 고정하기 위해 필요하지만 압축 응력의 원인이 될 수도 있다. 특히 스트랩 폭이 얕은 스플린트(둘레의 3/2 미만)와 함께 사용하면 스트랩이 접촉하는 연부조직에 높은 압박 응력이 발생할 수 있다. 이로 인해 불편하고 잘 맞지 않는 스플린트가 될 수 있다(그림 4-15A,B). 스트랩의 너비와 적합성을 높이면 더 넓은 표면적에 압축력이 분산되어 스플린트 이동을 최소화할 수 있다(그림 4-15C).

스플린트 경계는 스트랩이 지나가는 피부 표면과 같은 높이가 되도록 제작해야 한다. 스트랩은 스플린트의 양측 경계를 연결되지 않도록 주의해야 한다. 또한 피부에 가볍게 닿아야 한다. 예를 들어, 손바닥측 아래팔 스플린트 바닥면의 측면 경계는 아래팔 등쪽 높이에 위치해야 한다. 그런 다음 스트랩을 적용하여 등쪽 아래팔에 가볍게 얹는다. 앞에서 언급했듯이 스플린트의 측면 경계가 피부 등쪽 표면에 닿을 만큼 충분히 높게 올라오지 않으면 등쪽 피부와 바닥측 연부조직 구조를 감싸서 신경 혈관 압박, 스플린트 테두리에 대한 피부 협착, 착용자의 불편함을 유발할 수 있다.

스플린트의 양측 경계가 지나치게 높으면 스트랩 아래 피부 표

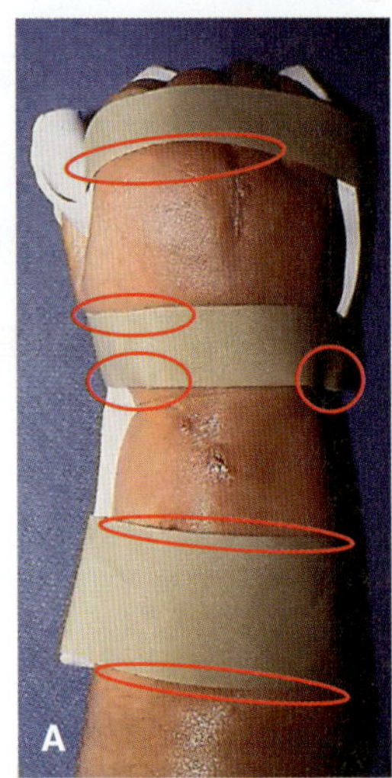

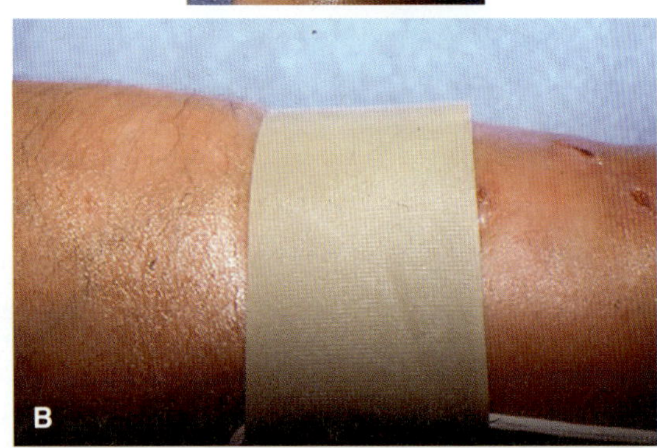

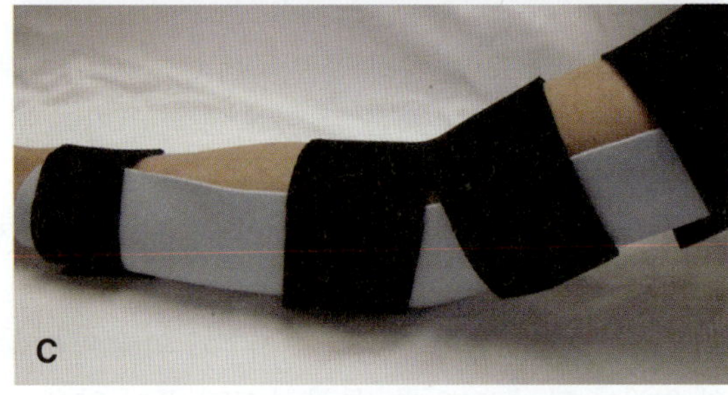

그림 4-15 A, 스트랩을 부적절하게 선택하고 배치하면 높고 불안정한 압축력과 전단력이 발생할 수 있다. 그림에서 제시된 스플린트의 경계는 손과 아래팔을 지지하기에 부적절하다(너무 낮음). 좁은 스트랩은 높은 압축 응력의 원인이기도 하다. B, 순응력의 측면도. C, 탄성 스트랩과 같은 기타 옵션은 힘을 분산시키고 환자에게 편안함을 더할 수 있다. 사진에서는 사용자의 주문에 맞추어 자른(custom cut) 네오프렌 스트랩을 보여준다. 이러한 스트랩은 앞쪽 팔꿈치 오목의 안정화를 허용하며 간단히 컷팅 가능하다.

면과 접촉하지 않아 스트랩이 "브리징(bridging)"을 유발할 수 있다. 이러한 유형의 폐쇄는 스플린트로 팔에 적절하게 고정하지 못한다. 스플린트 스트랩과 피부 사이에 너무 많은 공간이 남게 되어 고정된 부분이 원치 않게 움직일 수 있다(그림 4-16A~F).

치료사는 손가락 걸이와 고리도 압박 응력의 원인이 될 수 있음을 기억해야 한다. 스플린트 제작자는 몇 가지 기술을 사용하여 손가락(또는 슬링이나 루프에 있는 신체 부분)의 측면, 손등 또는 손바다 측면에 압박이 가해지지 않도록 할 수 있다. 슬링의 양쪽에 하나의 스플린트 선을 부착한 다음(두 개의 선) 풀리를 통과한 후 연결할 수 있다. 이렇게 하면 한 줄이 루프의 양쪽 끝을 통과할 때 발생하는 원주 방향 압박을 방지할 수 있으며, 이는 부종이나 신경혈관 문제가 있는 손가락을 치료할 때 중요한 고려 사항이 된다(그림 4-17A). 또는 열가소성 플라스틱 재료, 석고 또는 QuickCast로 제작된 윤곽이 잘 잡힌 커프를 손가락 걸이 아래에 지지대로 배치할 수 있다. 부드러운 손가락 걸이가 있는 열가소성 플라스틱 커프는 테두리를 피부에서 들어올리고 힘의 적용 면적을 늘려 손가락 걸이를 통해 가해지는 압박력을 분산시킨다(그림 4-17B). 원주형 커프는 압력 분포를 최대화하기 위해 제작할 수도 있다(그림 4-17C~E).

층밀리기, 전단 SHEAR

전단 응력(층밀리기 변형력, **shear stress**)은 표면에 평행하게 가해지는 힘으로 발생하며 물체가 표면을 따라 변형되거나 미끄러지는 경향을 만든다. 이는 두 가지의 평행한 반대 힘이 같은 평면(동일 평면)에 작용하지만 같은 선이 아닌 경우(비 일직성)와 두 개의 비스듬한 반대 힘이 같은 작용 지점을 공유하지만 평행하지도 않고 수직도 아닌 경우의 두 가지에서 발생할 수 있다(그림 4-18A,B). 첫 번째 경우에는 평행력으로 인해 전단 응력이 높고 수직력이 없는 경우 압축 응력은 무시할 수 있다. 적용 각도가 90°가 아닌 두 번째 경우에는 평행 성분(전단)과 수직 성분(압축)이 모두 존재한다. 측정하기 어렵지만 후자의 경우 전단량은 적용 각도를 통해 유추할 수 있다. 전단력은 적용각에 반비례하므로 각도가 0°에 가까워질수록(전자의 경우와 같이) 전단력이 우세해지고 수직이 될 수록 감소한다.

전단은 종종 압축, 장력 및 비틀림과 같은 다른 응력을 동반하는데 이는 아래팔을 회전하도록 착용하는 스플린트에서 확인할 수 있다. 또한 고정 또는 운동 마찰은 전단 응력에 대한 반력으로 존재할 수 있다. 고정 마찰이 높으면 피하 조직 계면에 높은 전단 응력이 전달될 수 있다. 예를 들어, 후방 팔꿈치 고정 스플린트의 스트랩이 비효율적일 경우 불편함으로 인해 금방 착용을 중단할 수 있다. 앞쪽 팔꿈치를 스플린트에 고정하기 위해 부드럽고 신축성 있는 스트랩 대신 1″ 일반 루프 스트랩을 비스듬하게 적용하면 루프 스트랩 경계가 피부를 따라 마찰될 수 있다. 스트랩은 직접적인 압축 응력(즉, 수직)을 가하는 대신 비스듬한 압축 응력을 가하고 스트랩이 통과하는 조직에 전단 응력을 생성한다(특히 높은 정적 마찰이 있는 경우)(그림 4-19A,B). 이러한 경우 치료사는 네오프렌으로 만든 부드러운 2인치 스트랩, Rolyan® SoftStrap®(Performance Health)과 같은 형태 또는 균일한 압박을 위해 스플린트의 전체 길이에 걸쳐 랩을 둘러싸는 방법을 고려해야 한다.

임상적 고려 사항 Clinical Considerations

치료사는 고르지 않거나 날카로운 스플린트의 경계를 매끄럽게 하

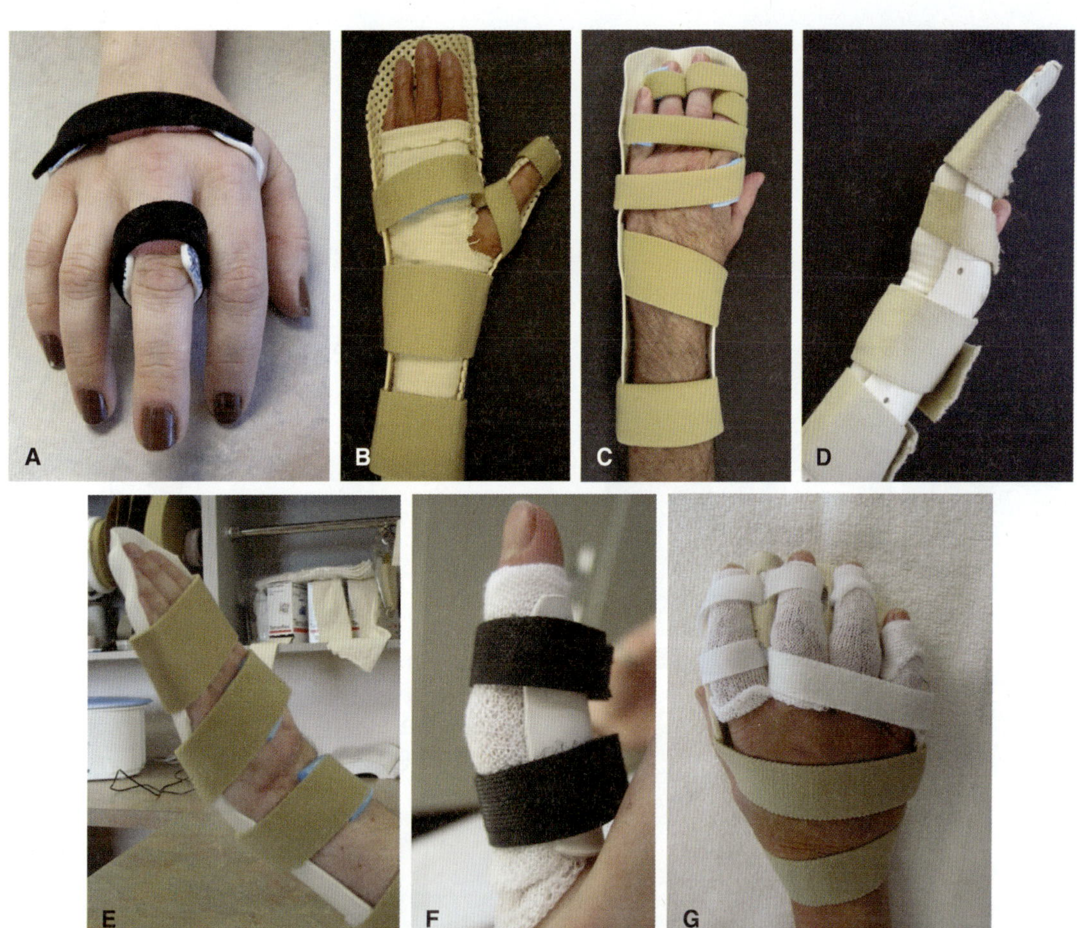

그림 4-16 A, 이러한 손 기반 3번째 손가락(MF) MCP 고정 스플린트의 유동적인 스트랩에 유의해야 한다. B, 스플린트 경계가 너무 넓으면 스트랩이 측면 경계 사이에 "떠다니는" 경향이 있고 피부에 거의 밀착되지 않아 의도하지 않은 움직임이 발생할 여지가 있다. 위 그림의 스트랩 너비는 적절하지만 스플린트의 경계가 너무 높아 손목과 아래팔을 장치에 제대로 고정할 수 없다. 여유 공간을 "흡수"하기 위해 스트랩과 피부 사이에 접착 폼을 사용해야 한다. C, 스플린트 경계를 조정할 수 없는 경우, 스플린트 안쪽의 낮은 지점에서 스트랩을 시작하는 것이 고정하려는 조직을 가로지르므로 스트랩의 효율성을 높일 수 있다. 이러한 기술은 류마토이드 관절염 환자에게 자주 나타나는 지그재그형 아래팔 및 손 변형을 관리하는 데 도움이 될 수 있기 때문에, 류마토이드 관절염 환자에게 자주 사용된다. D, 이 스플린트는 적절한 테두리 높이와 스트랩 배치를 보여준다. E, 스트랩이 낮은 경계에 인접한 피부와 "밀착"될 수 있는 가능성에 유의한다. 손목 스트랩의 폭이 좁고 "너무 가까운" 몸쪽에 위치하면 착용 시 불편함을 유발할 수 있다. F, 작은 PIP 확장형 고정 스플린트는 몸쪽 및 중간마디뼈를 부적절하게 지원하는 낮은 측면 경계로 제작되었다. 등쪽 스트랩은 손가락을 스플린트 안으로 밀어 넣어야 하므로 압축 응력이 발생하여 스트랩 사이에 부종("창 부종")이 생길 수 있다. G, 손가락의 비스듬한 계단식 배열을 수용하는 전략적으로 배치된 스트랩은 잘 맞는 스플린트에서 모든 차이를 만들 수 있다. 여기서 열가소성 플라스틱 소재는 손가락이 쉴 수 있는 "도랑"을 제공하도록 성형되어 위치 지정과 편안함을 돕는다.

거나, 굴리거나, 플레어(flare) 처리해야 한다. 이는 움직임이 발생하는 관절 주름 근처에서 특히 중요하다(예: MCP 관절이 자유롭게 움직일 수 있는 손목 고정 스플린트의 몸쪽 부위).

맞춤형 스플린트에 도움을 주기 위해 둘레 붕대나 랩을 사용할 때(예: 두 번째 손이 필요한 경우) 치료사는 너무 꽉 조이지 않도록 해야 한다. 붕대를 감는 과정에서 스플린트의 경계가 불가피하게 신체 부위 쪽으로 밀려 들어갈 수 있다. 이렇게 하면 테두리가 피부에서 멀어지기 어렵고 보조기-피부 경계면의 전체 길이에 걸쳐 전단 응력이 발생할 수 있다. 대체 옵션으로는 매우 가벼운 스타킹(비탄성) 또는 운동 트레이너가 운동 테이핑 아래에 자주 사용하는 프리랩/언더랩이 있다(그림 4-20A~C).

가동 스플린트를 제작할 때 치료사는 압축 및 전단 응력을 모두 고려해야 한다. 몸쪽 스플린트 바닥면에 부착된 가동력은 일반적으로 스플린트의 길이를 가로질러 의도한 관절(들)의 먼쪽에서 끝난다. 스플린트의 몸쪽 바닥면이 팔에 적절하게 고정되지 않은 경우 먼쪽 관절의 움직임으로 인해 원하지 않는 이동이 발생하거나 스플린트가 피부 위로 끌려가거나 전단될 수 있다. 전단 응력의 양은 사용된 재료의 마찰 계수와 적용 관절(들)의 변화에 필요한 힘

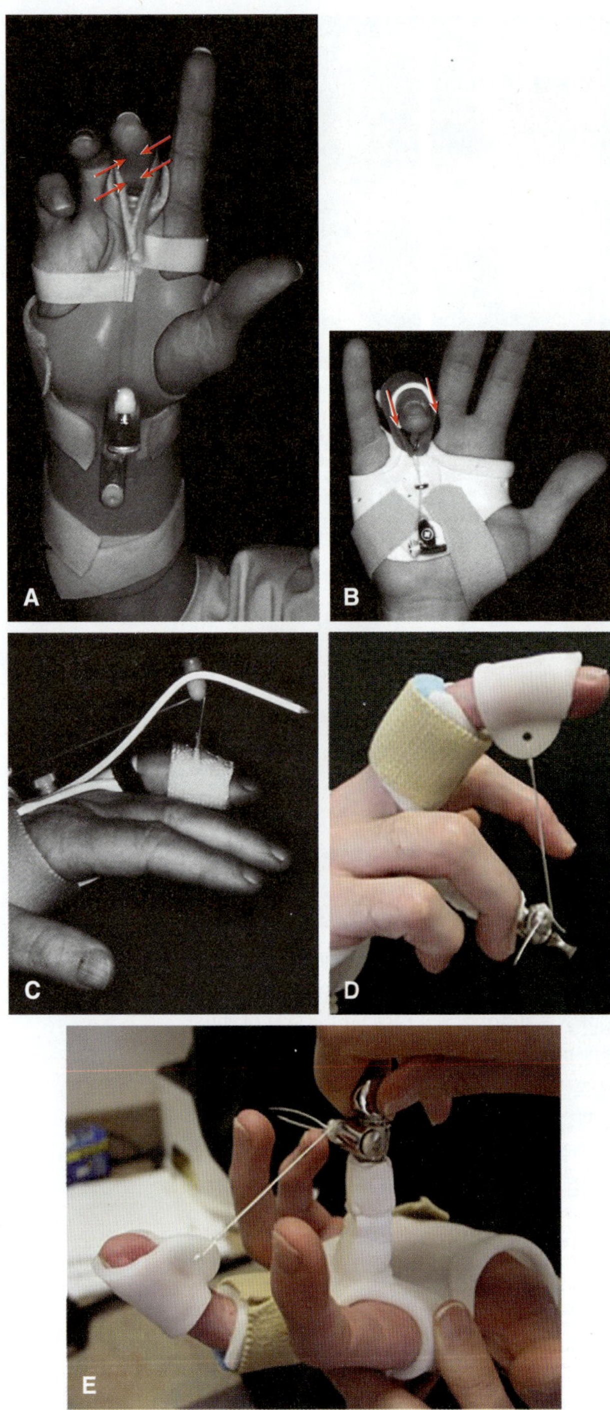

그림 4-17 A, 손가락의 등쪽과 측면을 따라 압축 응력을 생성하는 손가락의 손바닥 측면에서 수렴하는 하나의 모노필라멘트 선이 있는 아래팔 기반 PIP 굽힘 가동 스플린트. B, 중간마디뼈에 맞춤형 성형 열가소성 플라스틱 재료로 만든 걸이가 있는 손 기반 PIP 굽힘 가동 스플린트. 이러한 기술은 가동되는 부분에서 걸이 경계를 들어올려 손가락이나 엄지손가락의 측면 경계의 압축 감소에 사용할 수 있다. C, 원주형 걸이(circumferential sling)는 QuickCast 2(Performance Health)로 구성되고 모노필라멘트 선은 더 나은 압력 분포로 인해 원주형 걸이와 함께 고려하여 제작한다. D 및 E, 여기에 표시된 것과 같이 열가소성 플라스틱 재료로 만든걸이를 사용하여 표면적을 최대화하여 PIP 관절에 부드러운 굽힘 힘을 전달할 수 있다(Base 2™ Outrigger Kit 및 Splint-Tuner™, North Coast Medical). 올바른 적용 각도를 위하여 맞춤 아웃트리거 제작에 유의하도록 한다.

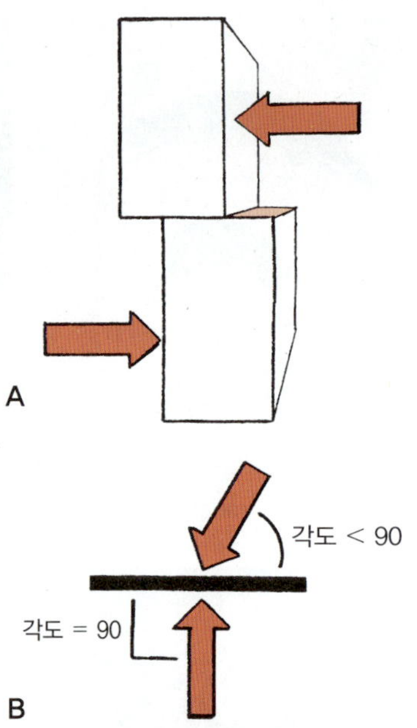

그림 4-18 전단 응력은 힘이 표면에 평행하게 가해진 결과로 두 개의 평행한 반대 힘이 동일한 평면(동일 평면)에 적용되지만 동일한 선(비공선)을 따르지 않을 때(A) 두 개의 비스듬한 반대 힘이 적용될 때 발생할 수 있다. 동일한 적용 지점을 공유하지만 평행하거나 수직하지 않는다(B).

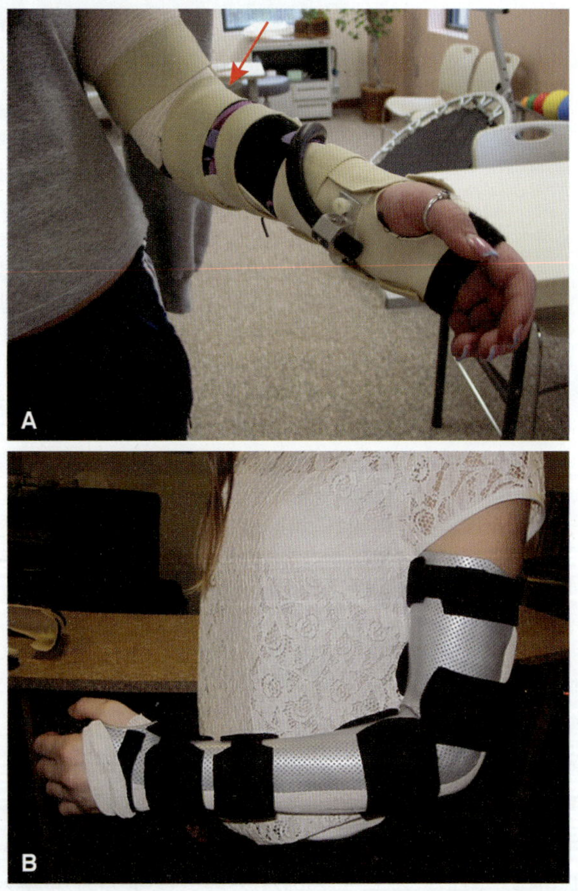

그림 4-19 A, 팔꿈치 주름의 몸쪽과 먼쪽에 위치한 2인치 스트랩은 아래 조직에 전단 및 압축 응력 분산에 도움이 된다(Rolyan® Dynamic Supination Pronation Kit, Performance Health). B, 부드러운 2인치 스트랩은 힘을 더 잘 분산시키고 앞쪽과 뒤쪽 모든 설계에서 환자의 편안함을 향상시킨다.

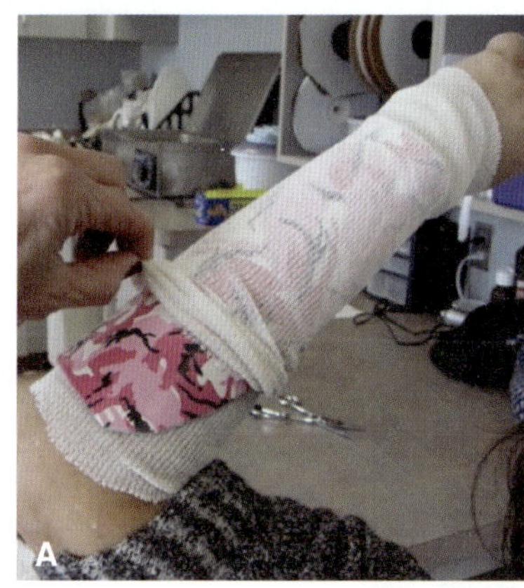

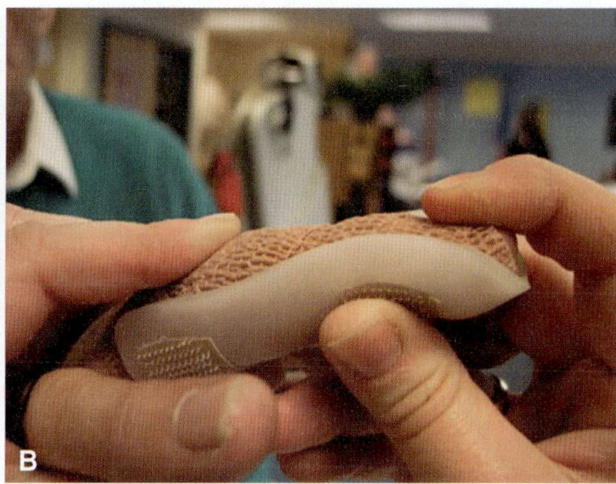

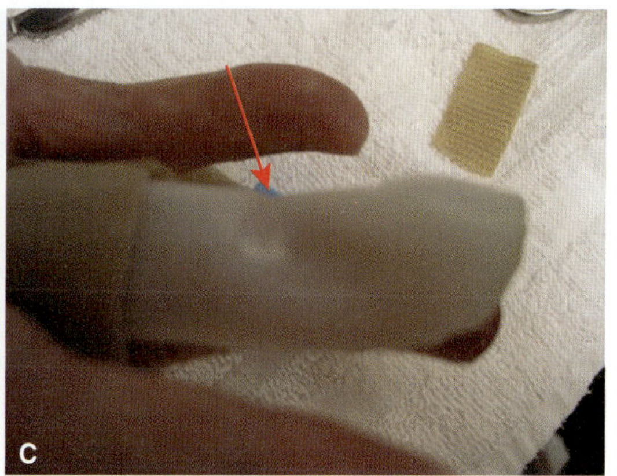

그림 4-20 **A,** 맞춤형 스플린트를 고정하기 위해 원주형 랩을 적용할 때 주의해야 한다. 랩을 조심스럽게 적용하지 않으면 경계에서 전단력이 발생할 수 있다. 이는 붕대로 인해 경계가 피부에 밀리지 않도록 랩 외부에 열가소성 플라스틱 재료의 작은 경계를 남겨두어 이를 최소화할 수 있다. 탄력 붕대로 스플린트를 가볍고 균일하게 감싼다. 다른 방법으로는 신체 부위에 재료를 고정하는 데 도움이 되는 비탄성 스타킹을 사용하는 것이다. 이는 재료의 경계에 과도한 응력을 일으키지 않는다. **B 및 C,** 스플린트 제작 시 손가락 위치도 주의해야 한다. 스플린트를 만드는 치료사는 맞춤 시 "가볍고 움직이는" 터치를 사용해야 한다. 그림에서 볼 수 있듯이 장기간 사용으로 인해 발생하는 압력은 해로울 수 있다.

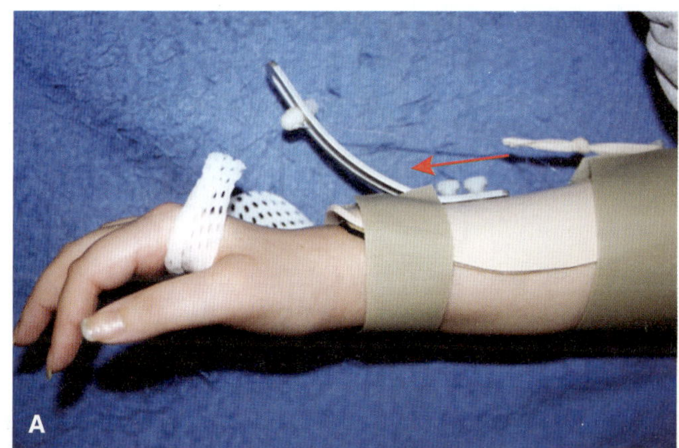

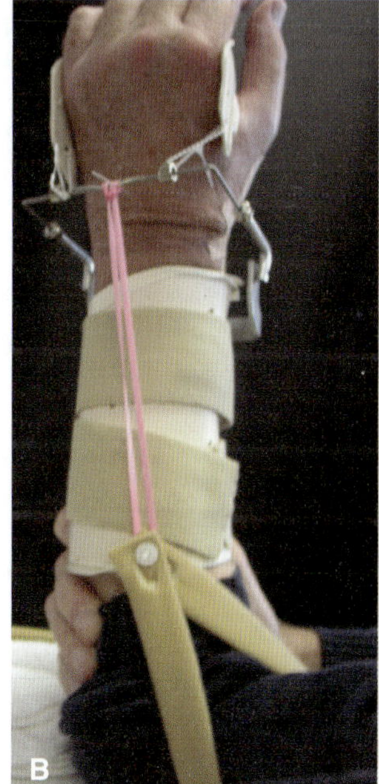

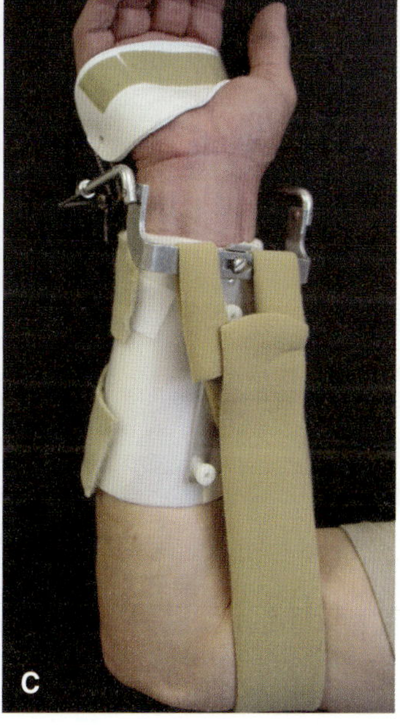

그림 4-21 **A,** 손가락 아웃트리거 시스템의 구성 요소를 사용하는 손목 폄 가동 스플린트(Performance Health). 이는 가동 접근 방식이다. 가동력이 스플린트 바닥면을 먼쪽으로 끌면서 전단 응력이 몸쪽으로 증가한다. 피부(몸쪽 및 먼쪽)의 자연스러운 움직임이 있으나, 이러한 이동성은 스플린트를 통해 생성된 힘과 스플린트가 적절하게 윤곽이 지정되고 고정되지 않은 경우 증가한다. 따라서 바닥면은 먼쪽으로 이동/ 전환할 수밖에 없다. 그러므로 잠재적인 전단 응력을 만드는 스트랩의 몸쪽 손바닥측 부분에 주목해야 한다. **B 및 C,** 이는 역동적인 힘을 사용하는 유사한 가동 스플린트이다. 이러한 몸쪽 스트랩 기술 중 하나를 고려해야 한다. 스트랩은 스플린트의 몸쪽 바닥면에서 팔꿈치 관절 위로 적용된다. 이러한 전략은 스플린트의 먼쪽 이동을 최소화할 수 있다.

의 방향과 양에 따라 달라진다(그림 4-21A~C).

가동 스플린트의 치료 효과는 가동 범위를 증가시켜 적용 각도를 90°에서 이동시키는 것이다(그림 4-8F). 걸이를 통한 적용 각도의 변경은 고르지 않은 당김을 생성하여 스플린트 바닥면의 몸쪽 부위와 걸이의 먼쪽 부위에서 전단 응력을 만들 수 있다. 환자는 불편함 때문에 스플린트 사용을 중단할 수 있다. 가동 스플린트의 사용으로 인해 조직이 급격하게 변하는 경우, 환자는 자주 병원을 방문하여 치료사가 스플린트 선을 적절하게 모니터링하고 필요에 따라 90°의 힘 적용 각도를 유지하도록 조정해야 한다. 시중에서 판매되는 아우트리거를 사용하면 간단하게 조정할 수 있다.

스플린트 바닥면은 적절한 길이와 둘레로 제작되어야 한다. 짧은 아래팔 기반 스플린트의 몸쪽 스플린트 경계는 환자가 먼쪽 방향으로 움직이려고 시도하기 때문에 아래팔 손바닥 측면이 회전할 가능성이 있으며, 이로 인해 몸쪽 스플린트 경계에서 전단 응력이 발생하고 표면 감각 신경과 피부에 자극이 발생할 수 있다(그림 4-22A~C).

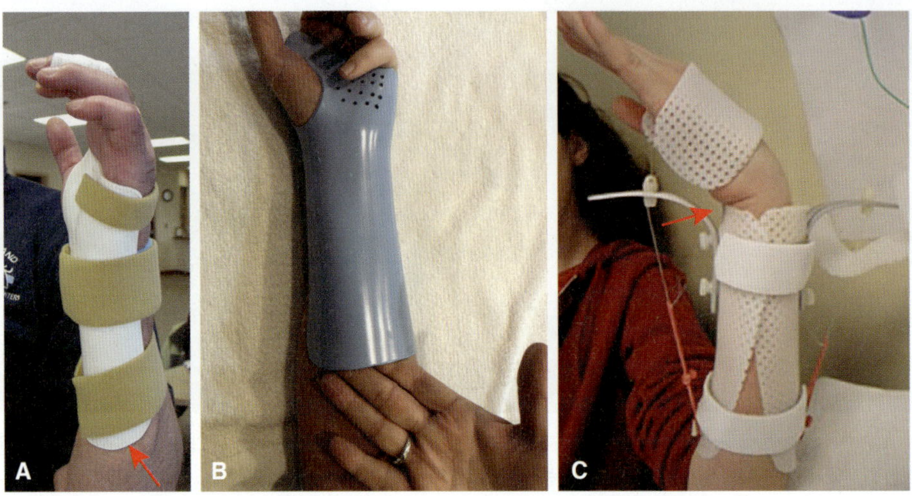

그림 4-22 A, 짧은 아래팔 기반 스플린트의 몸쪽 경계는 아래팔의 손바닥 측면에서 축을 두고 피부에 인접한다. B, 몸쪽 경계는 제작 과정에서 냉각될 때 피부에 밀착되지 않도록 벌려야 한다. C, 손목 굽힘 가동 스플린트의 손바닥측 먼쪽 경계는 굽힘 각도와 인접하여 불편함과 잠재적인 피부 손상을 유발한다.

인장 TENSILE

인장 응력(tensile stress)은 압축 응력과 본질적으로 반대이며 동일한 적용 라인을 따라 표면에서 반대 부하가 당겨지는 결과이다(그림 4-23). 인장 응력은 장력 및 산만이라고도 하며, 인장 응력이

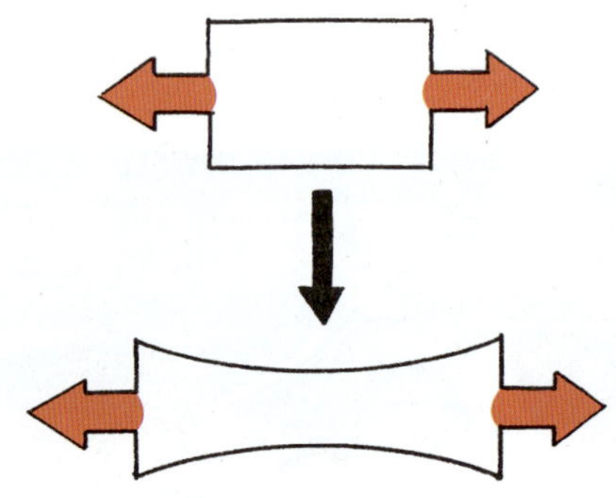

그림 4-23 인장 응력은 동일한 적용 라인을 따라 표면에서 당기는 반대 힘으로 인해 발생한다. 장력, 주의 분산, 신축성이라고도 한다.

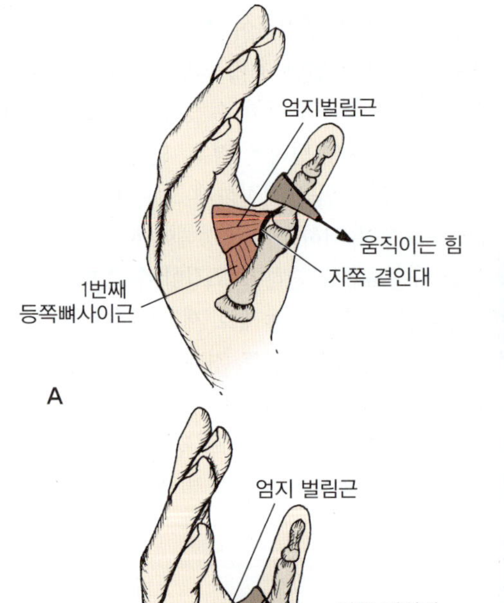

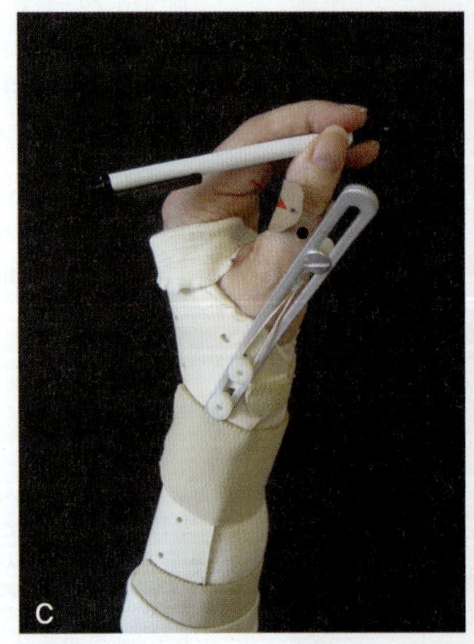

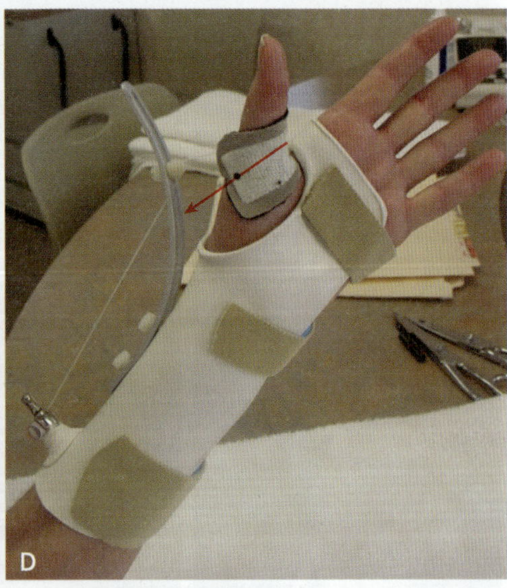

그림 4-24 A, 잘못 적용된 엄지 걸이는 엄지 MCP 관절의 안쪽곁인대에 응력이 작용하였다. B, A 올바르게 적용된 엄지 걸이는 첫 번째 등쪽뼈사이근과 엄지모음근을 동원한다. C, 여기에 표시된 부드러운 걸이는 환자와 글을 쓰는 동안 자쪽곁인대(ulnar collateral ligament, UCL)에 응력을 줄 것이다. D, 부드러운 스트랩과 QuickCast 2 소재(Performance Health)가 결합되어 편안한 걸이를 만든다. 초기에는 UCL 대신 첫 번째 손허리뼈 먼쪽 부분에 응력이 적용되도록 하고 이후 첫 번째 갈퀴막 공간과 UCL에 응력을 적용하도록 한다(Digitec Outrigger System, Performance Health).

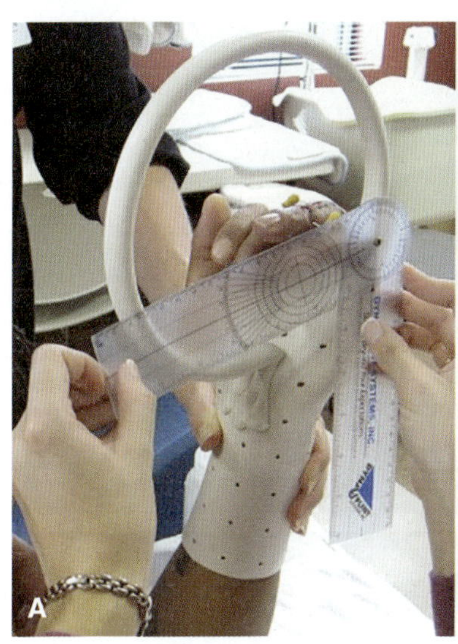

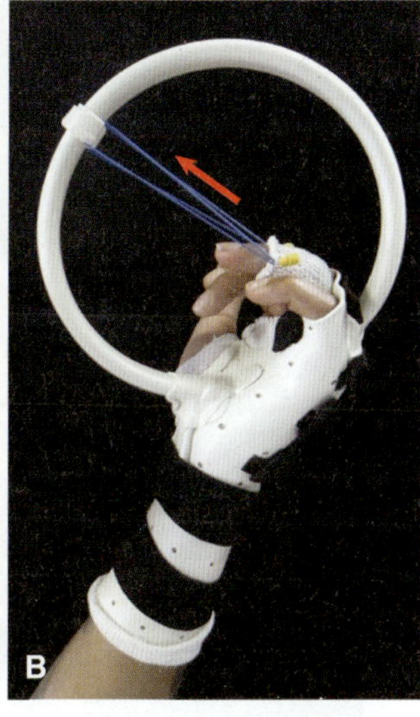

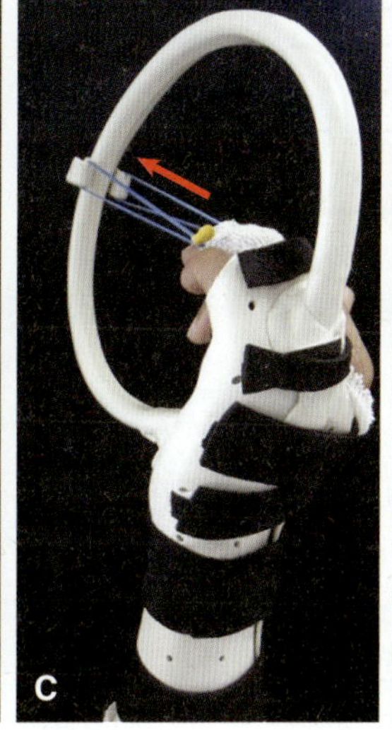

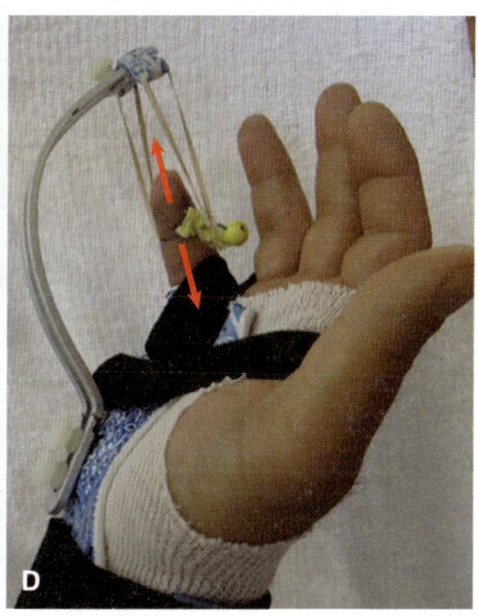

그림 4-25 A, 치료사가 중간마디뼈의 몸쪽 지점에서 "루프"의 당김 포인트까지의 거리를 측정하여 표시한다. B, 탄성 "고무 밴드" 당김 힘을 사용하여 완성된 설계. C, 고리에 부착 장치의 역할을 이해하기 위한 등쪽과 손바닥측 사진. 이 작은 장치는 범위 전체에 걸쳐 장력을 균일하게 유지하면서 각도를 부드럽고 부분적으로 변경하는 능력에서 중요한 역할을 한다. D, PIP 관절 내 스플린트의 변형. 중간마디뼈를 통해 외과적으로 배치된 수평 와이어에 부착된 고무 밴드의 수직 적용 라인에 주목한다. PIP 관절에 부드러운 장력을 가하여 인대 길이와 뼈대 정렬을 유지하면서 제한된 관절운동범위(사용된 Digitec Outrigger System의 구성 요소, Performance Health)를 관찰하는 기간 동안 제공한다.

가해지는 물체의 길어짐과 좁아짐에서 알 수 있듯이 늘어나는 현상을 초래한다. 압축과 마찬가지로 인장 응력은 힘이 표면에 수직으로 가해질 때 가장 크다. 따라서 인장 응력의 효과를 최적화하려면 인장력이 대상 표면에 90° 방향으로 가해져야 한다.

임상적 고려 사항 Clinical Considerations

엄지를 벌릴 목적으로 스플린트를 제작하는 경우 치료사는 인장 응력을 최적화하는 것이 어려울 수 있다. 첫마디뼈에 가해지는 힘은 단단한 첫 번째 등쪽 뼈사이근 또는 엄지모음근(엄지 갈퀴막)에 인장 응력을 전달하지 않는다. 오히려, 이는 엄지 MCP 관절의 안쪽곁인대에 과도한 응력를 생성할 수 있다. 치료사는 첫 번째 손허리뼈의 먼쪽 부분에 인장 응력을 직접 전달하는 스플린트를 제작할 때 주의가 필요하다. 걸이는 첫 번째 손허리뼈의 머리 둘레를 위치하고(잘 맞춤되지 않으면 갈퀴막 공간에 불편함을 유발할 수 있음) 적용 각도는 첫 번째 손허리뼈의 세로 축에서 90°를 향한다(그림 4-24A ~D).

인장 응력은 관절 가동성을 유지하면서 관절 내 골절 수준을 완화시키기 위해 사용할 수 있다. 치유되는 관절 내 골절 부위에 부드러운 당김 힘을 가하면 뼈 정렬을 유지하면서 치유를 촉진하여 관절운동범위 보존에 도움이 될 수 있다. 대표적인 예는 Schenck(1986)가 디자인한 원형 견인 PIP 관절 내 가동 스플린트이다. 외과 의사는 골절 부위에 인접한 뼈를 통해 와이어를 수평으로 배치하고 와이어 끝이 돌출되도록 한다. 와이어를 구부려 고무 밴드 또는 스프링을 배치하고 스플린트 바닥면에서 연장된 루프에 부착한다. 인장 응력은 고무 밴드 또는 스프링을 통해 와이어에서 루프로 전달된다. 루프는 운동 범위 전반에 걸쳐 일관된 응력을 유지하면서 운동범위의 부분적 변화를 허용한다. 이러한 스플린트는 수술 직후에 제작된다(그림 4-25A~D).

굽힘력과 비틀림 BENDING AND TORSION

압축, 전단 및 인장 응력은 두 가지 특정 조합으로 나타날 수 있다. **굽힘력(bending)**은 물체가 가로축을 중심으로 구부러질 때 인장, 압축 및 전단을 동시에 받는 방식으로 구조물에 부하를 가한다(그림 4-26). 압축은 구조물의 오목한 측면에서 발생하고 장력은 볼

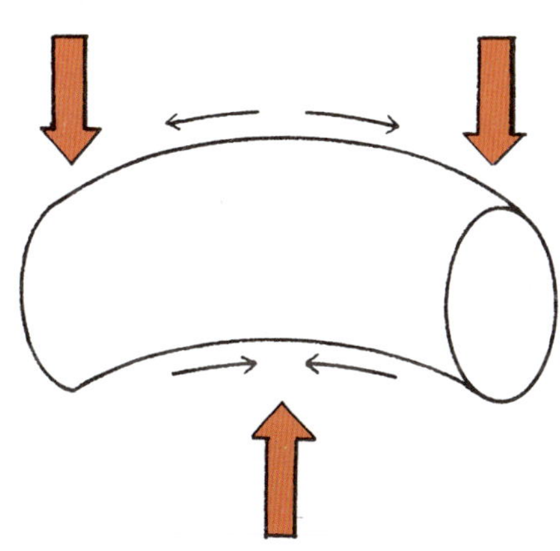

그림 4-26 굽힘력은 물체가 가로축을 중심으로 굽힘될 때 장력, 압축 및 전단을 동시에 받는 방식으로 힘을 적용한다.

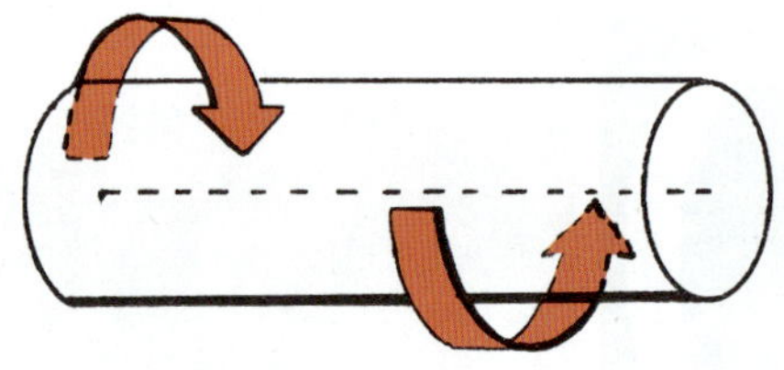

그림 4-27 회전 응력 또는 비틀림은 막대나 원기둥에 회전력이 가해지면 구조의 일부가 세로축을 중심으로 회전하면서 발생한다.

록한 측면에서 형성된다. 또한 굽힘을 생성하는 반대 평행력의 결과로 전단 응력이 발생한다(LeVeau, 1992). 굽힘 응력은 힘의 크기와 힘이 가해지는 가로축으로부터의 거리에 정비례한다.

비틀림(torsion)은 막대나 원기둥에 회전력이 가해져서 구조물의 일부가 세로축을 중심으로 회전할 때 발생하는 응력이다(그림 4-27)(Nordin & Frankel, 2001). 트위스팅(twisting)이라고도 하는 비틀림은 세로축에서 힘을 가하는 지점까지의 거리에 정비례한다. 더 큰 비틀림을 생성하려면 의도한 비틀림이 발생할 축에서 더 멀리 힘을 가한다. 비틀림은 압축, 전단 및 인장 응력을 동시에 발생시킨다.

임상적 고려 사항 Clinical Considerations

굽힘력(Bending)

굽힘 응력 효과의 임상적 예는 치료사가 팔꿈치 폄 구축을 신장시키기 위해 팔꿈치 굽힘 가동 스플린트를 적용하는 경우이다.

치료사는 팔꿈치의 앞쪽 측면을 따라 연부조직 구조에 압축 응력이 가해지는 동안, 팔꿈치 뒤쪽 측면을 따라 존재하는 인장 응력을 인식해야 한다(그림 4-28A~D). 스플린트 이동으로 인해 위팔뼈와 아래팔 커프의 피부-스플린트 경계면에서 전단 응력이 동시에 발생할 수 있다. 장치를 통해 가해지는 힘은 몸쪽 부분(위팔뼈 커프)을 팔꿈치 굽힘 방향으로 가동을 만든다. 이 과정에서 몸쪽 분절은 먼쪽 방향으로 이동하는 반면, 먼쪽 분절은 몸쪽 방향으로 이동하는 경향이 있다. 이러한 스플린트의 가동성은 스플린트-피부 경계면을 따라 전단 응력을 유발할 수 있다.

비틀림(Torsion)

비틀림 응력의 개념은 아래팔 회전을 위해 사용되는 엎침-뒤침 가동 스플린트(supination-pronation mobilization splint)에 의해 설명된다(Shah, Lopez, Escalante, & Green, 2002).

이러한 개념을 이해하기 위해 치료사는 먼저 아래팔 회전이 몸쪽 및 먼쪽 노자 관절(proximal and the distal radioulnar joints)의 동시적인 힘에 의해 생성됨을 이해해야 한다. 이러한 설계의 특성은 회전축인 아래팔 전체 길이를 따라 비틀림 응력을 부여한다. 따라서 스플린트 제작에는 적절한 스플린트 길이, 압력 분포 및 아래팔 전체에 대한 정확한 스플린트 맞춤 제작의 원칙이 매우 중요하다(그림 4-29A,B). 잠재적인 압력 지점에는 힘이 시작되고 종료되

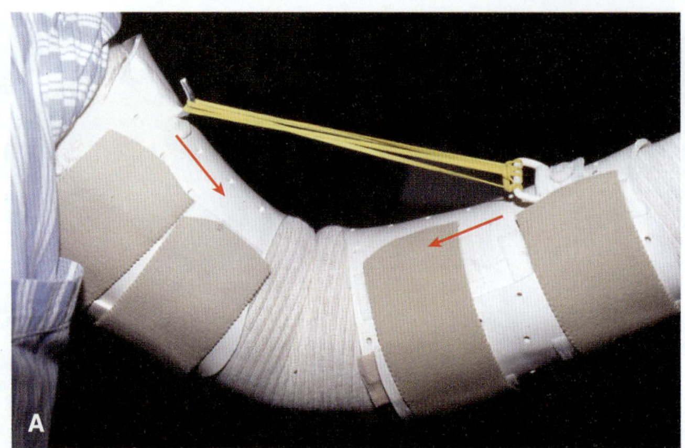

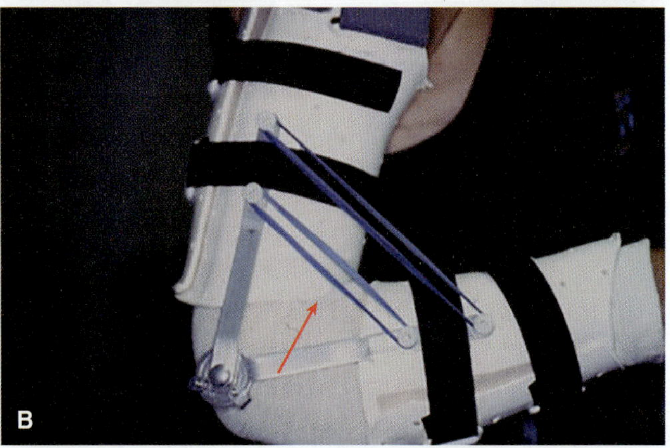

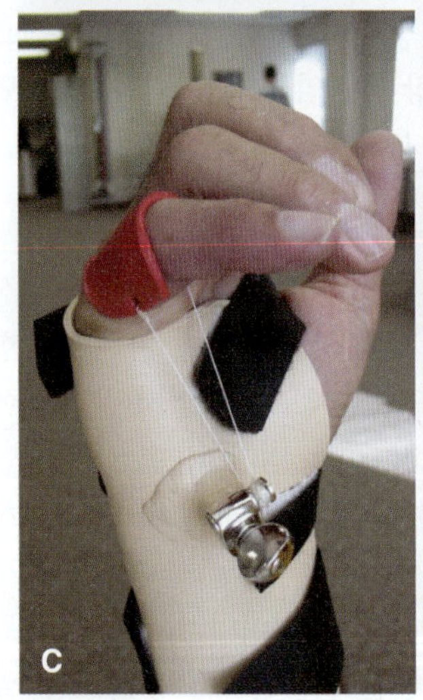

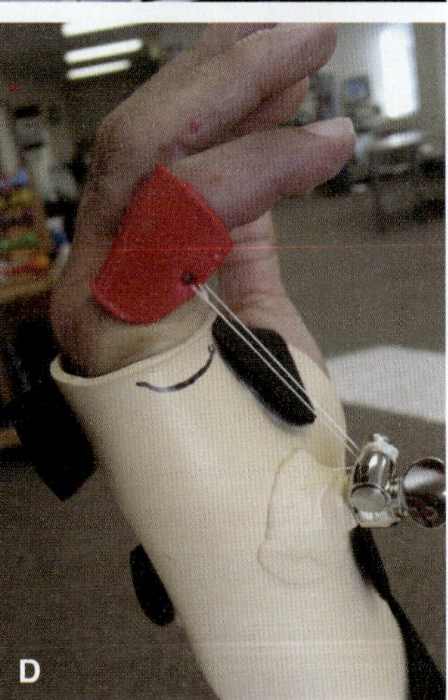

그림 4-28 A, 팔꿈치 굽힘 가동 스플린트는 굽힘 응력을 사용하여 팔꿈치 굽힘을 증가시킨다. B, 잘못된 힘. 앞쪽 팔꿈치 앞쪽 주름에 전단 응력에 주목한다. C, 굽힘 응력이 손바닥측 MCP에서 집중되는 SF MCP 굽힘 가동 스플린트. D, MCP 관절의 불편함 없는 굽힘을 위해 스플린트를 조정(검은색 선 참조)해야 한다(MERiT™ 구성 요소, Performance Health).

는 스플린트의 몸쪽 및 먼쪽(팔꿈치 및 손목 관절)을 포함한다. 이러한 스플린트를 사용하면 힘을 적용하는 동안 스플린트-피부 경계면에 필연적으로 압축 및 전단 응력과 인체에서 먼쪽 방향으로의 이동(선형 힘의 결과)이 나타난다. 이러한 유형의 스플린트 효과는 적절한 착용감에 달려 있기 때문에 치료사의 섬세한 모니터링과 환

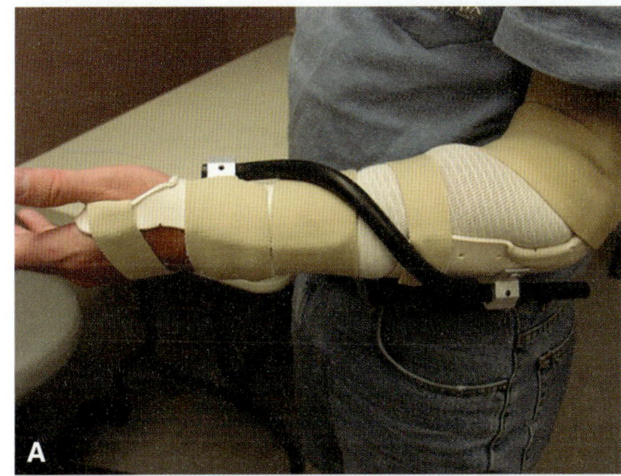

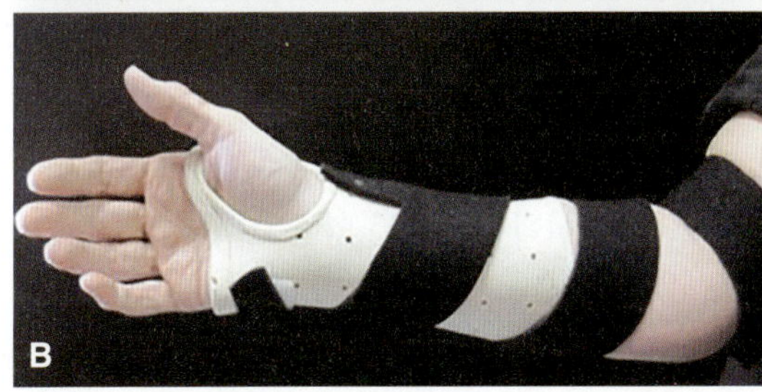

그림 4-29 **A,** 아래팔 엎침/뒤침 가동 스플린트는 회전 응력을 사용하여 아래팔의 뒤침을 증가시킨다(Rolyan® Dynamic Supination Pronation Kit, Performance Health). **B,** 네오프렌 스트랩으로 부드러운 탄성력을 사용하여 유사한 아래팔 엎침 힘을 가한다.

자 교육이 필요하다.

결론 CONCLUSION

스플린트는 특정 해부학적 구조의 내부 반력을 조절하기 위해 의도적인 외부 부하를 적용하여 팔의 기능을 향상 또는 회복시킨다.

이번 장에서는 스플린트의 설계 및 제작과 관련된 기본적인 역학적 용어와 개념을 정의하고 명확히 설명하였다. 또한 이러한 용어와 개념의 임상적 관련성을 구체적인 임상 사례에 비추어 논의하였다. 이상적인 치료사는 스플린트 설계와 제작에 필요한 모든 역학적 개념을 효과적으로 통합할 수 있어야 한다.

복습 문제 CHAPTER REVIEW QUESTIONS

1. 최적의 힘을 가하는 각도는 무엇이며, 스플린트에서 이 각도를 유지하기 위해 치료사는 어떻게 해야 하는가?
2. 압축 응력의 예와 그것이 스플린트 착용과 어떻게 관련되는지 설명하시오.
3. 스플린트를 최대한 길고 넓게 제작해야 하는 이유는 무엇인가?
4. 아웃트리거가 높은 형태와 낮은 형태를 설계하는 데 있어 차이점은 무엇인가?
5. 손목 고정 스플린트에서 마찰력이 발생할 수 있는 2가지 잠재적 영역을 설명하시오.
6. 신체 분절에 가동력을 부여하는 세 가지 방법을 설명하시오.

CHAPTER

5 스플린트 장비와 재료 Equipment and Materials

Noelle M. Austin, MS, PT, CHT

학습 목표

이 장을 학습한 후 다음의 내용을 수행할 수 있다.

- 스플린트 제작을 위해 의료기관에 있는 다양한 도구의 명칭을 안다.
- 다양한 열가소성 스플린트 재료 특성의 중요성과 이러한 특성이 최적의 스플린트 재료 선택에 미치는 영향을 이해한다.
- 다양한 종류의 스트래핑 및 안감/패딩 재료를 이해하고 적절하게 선택하는 방법을 이해한다.
- 가동 스플린트의 기본 구성 요소를 이해한다.

주요 용어

가열 팬(heating pans)
경첩(hinges)
고무 재료(rudder materials)
단단함(rigidity)
루프, 고리(loop)
몸쪽 부착 장치(proximal attachment device)
복원력(memory)
선 가이드(line guide)
선 지점(line stops)
선 커넥터(line connector)
선(lines)
손가락 걸이(finger sling)
손가락 고리(finger loops)
손가락끝 부착(fingertip attachment)
신장에 대한 저항(resistance to stretch)
아웃트리거 시스템(outtrigger systems)
안감 재료(lining material)
열 시간(heating time)
열선 총(heat guns)
유사 고무 재료(rudder-like materials)
작업 시간(working time)
저온 열가소성 플라스틱 스플린트 재료(low-temperature themoplastic orthotic materials)
적합성(conformability)
접착성(bonding)
타공 없는 스플린트 재질(nonperforated materials)
타공 있는 스플린트 재질(perforated materials)
탄성 재료(elastic material)
플라스틱 재료(plastic materials)
플라스틱과 고무 유사 재료의 조합(combination plastic and rubber-like materials)
핸드 드릴(hand drill)
후크(hook)

소개 INTRODUCTION

이 장에서는 스플린트 제작의 기초를 제시하고, 효과적이고 효율적인 스플린트를 만드는 데 필요한 장비와 재료의 검토를 포함하고 있다. 오늘날 의료 비용이 증가함에 따라 경제적인 면이 점점 더 중요해지고 있다. 따라서 치료사들은 재활 관련 제품의 사용과 구매하는 방식을 이에 맞춰 바꾸도록 강요받고 있다. 치료사들은 온라인으로 조사하고 신제품에 관한 자료를 영업 담당자와 소통하여 사용 방법에 대해 교육해야 한다. 이러한 조치는 치료사가 재정적으로 보다 신중한 결정을 내리는 데 도움이 될 수 있다. 치료사가 특정 항목을 조사하는 데 시간을 할애하면 일반적으로 더 저렴한 대체품을 찾을 수 있다. 불행히도 재활 제품 판매업체와의 계약으로 인해 일부 치료 세팅 시 주문에 제한이 있을 수 있고, 구매 옵션이 제한될 수 있다. 더 나은 이해와 결정을 얻기 위해 경영진과 소통하면서 이 주문 절차를 쉽게 할 수 있다. 스플린트 제작 기술과 방법의 끊임없는 혁신으로 인해 소비자는 제품을 구매할 때 차별적이어야 한다. 새로운 재료를 실험하고 공급업체에 피드백을 제공하면 사용 가능한 재활 제품의 긍정적인 변화를 촉진할 수 있다.

스플린트를 제작하기 전에 치료사는 필요한 장비, 도구, 재료 및 액세서리를 쉽게 접근할 수 있도록 해야 한다. 이러한 제품은 재활 관련 공급업체에서 구입할 수 있다(연락처 정보는 부록 A 참조). 환자에게 최상의 스플린트 옵션을 제공하려면 치료사는 현재 사용할 수 있는 것이 무엇인지 알고 있어야 한다. 치료사는 주요 재활 카탈로그와 제품 사용 방법을 보여주는 비디오 또는 기타 자료에 대한 링크가 포함된 웹사이트에 익숙해야 한다. 링크드인, 페이

스북, 인스타그램과 같은 소셜 미디어에서 아이디어를 공유하는 다른 치료사와 연결하는 방법은 물론 치료 기술을 시연하는 유투브 동영상도 있다. 또한 스플린트 및 또는 재활에 통합할 창의적인 아이디어와 제품을 찾기 위해 지역 상점과 취미용품 가게를 둘러보는 데 시간을 할애하여야 한다. 할인 상점은 스플린트 옵션과 기능적 운동 도구 모두에 대해 저렴한 옵션을 제공한다. 지속적인 교육과정에 참석할 때 치료사는 공급업체 부스를 방문하여 새롭거나 생소한 제품을 직접 체험할 수 있도록 노력해야 한다. 이러한 행동은 다양한 제품을 사용하는 치료사에게 유익할 수 있다. 각 공급업체에는 고유한 버전의 공통 재활 품목 및 동원 구성 요소 키트가 있음을 알고 있어야 한다. 공급업체는 경쟁업체와 동일한 제품 또는 매우 유사한 제품을 제공할 수 있지만 다른 이름으로 부를 수 있다. 다른 중요한 자원으로는 스플린트 제작에 대한 실용적인 정보와 사례 연구 형식으로 제시되는 동료 치료사의 독특한 아이디어를 제공하는 손 치료에 관한 저널이 있다.

필수장비 ESSENTIAL EQUIPMENT

이 섹션에서는 상지 스플린트를 효율적이고 효과적으로 제작하는 데 필요한 장비에 대해 설명하고 있다. 섹션 2에서 임상, 패턴 및 전문가 핵심은 특정 제품을 사용하는 방법에 대한 자세한 정보와 유용한 힌트를 제공하고 대안 및 비용 절감 전략을 제공한다.

열재료 HEATING SOURCES

열가소성 플라스틱 재료(thermoplastic materials)는 신체 부위에 제작되기 전에 부드러운 상태로 가열되어야 한다. 가열 팬(heating pans)과 열선 총(heat guns)은 스플린트 제작을 위해 재료를 따뜻하게 가열하는 가장 일반적인 수단을 제공한다. 가장 최근에 열가소성 플라스틱 재료를 완전히 가열하고 활성화하기 위해 물을 사용하지 않는 수단인 건열 오븐이 도입되었다(그림 5-1A).

가열 팬 Orthotic Heating Pans

이상적으로는 전용 **가열 팬(heating pans)**을 사용하여 재료를 가열한다. 하지만 사용할 수 없는 경우 전기 프라이팬으로도 가능하다. 가열 팬 안의 수질 오염 문제를 방지하기 위해 매일 제작이 끝날 때 물을 배수하고 팬을 완전히 말려야 한다. 팬의 바닥 표면을 보호하여 들러붙지 않게 함으로 코팅이 파손되거나 침전물이 달라붙는 것을 방지할 수 있다.

상업용 가열 팬은 대형 스플린트 재료를 수용할 수 있을 만큼 충분히 넓은 팬에서 소형 가정용 전기 프라이팬에 이르기까지 다양한 크기로 제공된다(그림 5-1B). 작은 팬은 세척이 쉽고(매일 비울 수 있음), 가열이 빠르며, 공간이 너무 많이 필요하지 않기 때문에 치료실에서 관리하기가 더 쉬울 수 있다. 각 유형의 스플린트 재료는 해당 재료의 특정 속성을 활용하기 위해 제조업체 사양에 따라 특정 온도로 가열되어야 한다(각 개별 제조업체에 권장 사항 확인). 그에 따라 수온을 조절해야 한다. 최신 팬 디자인 중 일부에는 열 조절기가 있다. 온도계는 재료를 가열하기 전에 온도를 확인하는 데 사용할 수도 있다. 가열코일의 위치에 따라 가열 팬 사용 시 재료가 고르지 않게 가열될 수 있으니 주의하여야 한다. 이때 가열 과정에서 팬 주위로 재료를 이동하여 재료가 고르지 않게 가열되는 것을 방지할 수 있다.

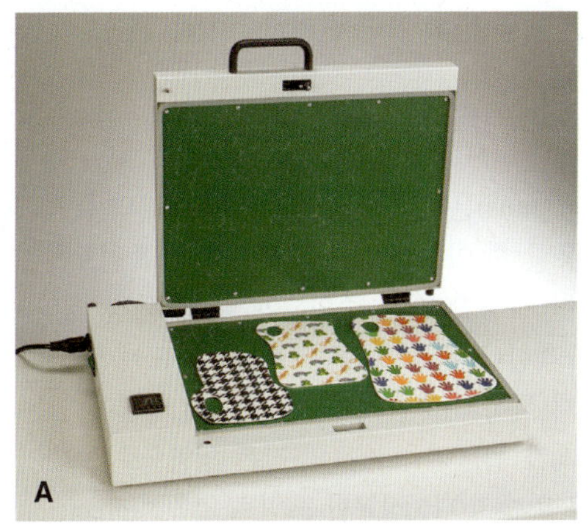

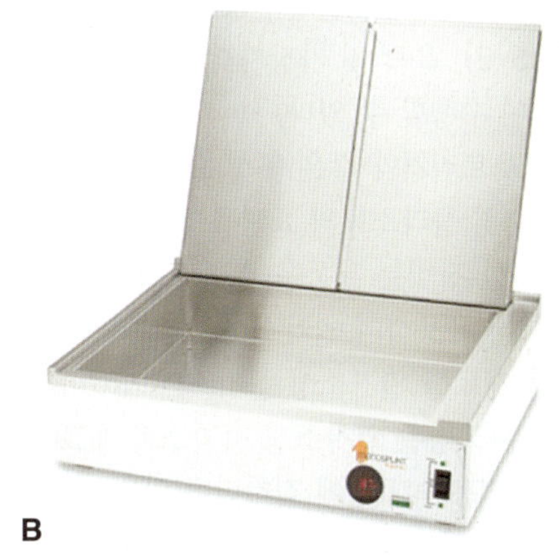

그림 5-1 **A**, 물을 사용하지 않는 위생적인 기술을 제공하는 건열 오븐; **B**, 대형 가열 팬(large heat pan). [사진 제공 Kinetec USA. (잭슨, 위스콘신)].

스플린트 재료가 팬의 바닥과 측면에 달라붙는 것을 방지하는 몇 가지 방법이 있다. 주걱을 사용하거나 액체 손 비누, 식기 세척액 또는 로션 한 방울을 물에 첨가하여 재료가 잘 움직이도록 유지하는 것을 포함한다. 또 다른 방법은 팬 바닥에 위치시킬 수 있는 철제 망을 사용하는 것이다. 이는 재료가 팬에 달라붙는 것을 방지할 뿐만 아니라 손의 화상을 방지하고 부드러워진 재료가 지나치게 늘어나는 것을 방지하며 가열된 재료를 물에서 제거하는 작업을 쉽게 할 수 있다. 하지만 철제 망은 열가소성 플라스틱 재료에 자국을 남길 수 있음을 기억해야 한다. 다른 방법은 팬 바닥에 종이 타월을 깔아 두는 것이다. 주걱은 팬에서 가열된 재료를 물에서 꺼낼 때 도움이 되고 재료의 자국을 방지한다. 오염을 방지하기 위해 물을 바꿀 때 액체 소독제를 추가하는 것을 고려해봐야 한다. 증류수를 사용하면 내부 금속 표면에 미네랄이 축적되는 것을 방지할 수 있다.

열선 총 Heat Guns

열선 총(heat guns)은 열가소성 플라스틱 재료의 특정 영역을 가열하는 데 사용할 수 있는 건열을 제공한다. 스플린트를 수정하기 위해 이 장비를 사용할 때는 주의해야 한다; 특정 영역의 우발적인 과열은 불규칙한 표면과 스플린트의 윤곽 또는 맞춤의 손실을 유발할 수 있다(특히 수축될 수 있는 메모리 성질이 있는 재료를 사용할 때 문제가 됨). 열을 재료의 작은 영역으로 보내기 위해 특수 노즐을 사용할 수 있다; 정교한 포인트 열총선(precision point heat gun)은 집중된 열원을 제공한다(North Coast Medical, Morgan Hill, CA)(그림 5-2). 윤곽 및 가장자리 마무리의 조그만 변경도 열선 총을 사용하여 수행할 수 있다.

열선 총은 아웃트리거와 같은 구성 요소를 적용할 때와 같이 접착을 위해 열가소성 플라스틱의 표면을 가열시켜 준비하는 데 사용할 수 있다. 이러한 장비는 부품을 스플린트에 적용하기 전에 부품을 가열할 때 특히 유용하여 열가소성 플라스틱에 내장될 수 있다. 또한 접착 후크 재료를 열가소성 플라스틱 재료에 접착하는 데 어려움이 있는 경우(코팅된 열가소성 플라스틱 재료를 사용할 때 일반적으로 문제), 적용하기 전에 접착력이 있을 정도로만 후크의 접착부분을 가열하면 강력하게 접착될 수 있다.

스플린트 도구 ORTHOTIC TOOLS

스플린트를 제작할 때는 고품질 도구를 사용하는 것은 매우 중요하다. 특정 작업에 적합하지 않은 도구를 사용하는 것은 비효율적일 수 있으며, 제작 절차가 더 어려워진다. 장기적으로 고품질 제품에 대한 초기 투자는 시간과 비용을 절약할 수 있다. 잘 관리된 도구는 교체의 필요성이 없으며 치료사가 반복적인 스트레스 부상을 예방하는 데 도움이 된다.

절단 장치 외에도 플라이어, 구멍 펀치, 핸드 드릴, 와이어 절단기 및 벤더가 필수 도구이다. 다른 많은 도구가 제작 절차를 더 쉽게 만드는 데 도움이 될 수 있다. 치료사는 여러 다른 도구와 제작 과정에서 사용되는 방법을 배우기 위해 재활 관련 카탈로그를 검색해야 한다. 아마존 또는 지역 내 관련 상점을 통해 더 저렴한 제품을 구할 수 있다.

절단 장치 Cutting Devices

열가소성 플라스틱은 특정 디자인을 위해 특정 모양이나 패턴으로 절단해야 하는 대형 시트로 가장 일반적으로 판매된다. 많은 유형의 절단 장치를 손 치료 카탈로그에서 찾을 수 있다. 가열되지 않은 재료를 절단할 때는 다용도 칼(utility knife)이나 튼튼한 가위를 사용해야 한다. 일부 유통업체는 시간을 절약하기 위해 사전 절단된 열가소성 플라스틱(이 장의 뒷부분에서 자세히 설명)을 제공하기에 열가소성 플라스틱을 절단할 필요가 없다. 미리 자른 형태는 물에서 데워지고 신체 부위에 제작될 준비가 되어 있다.

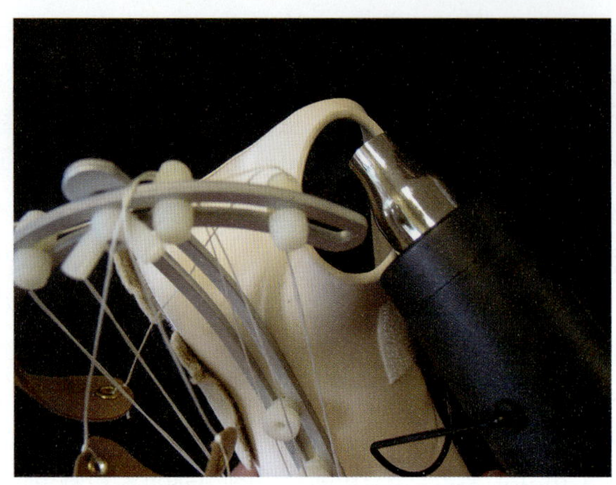

그림 5-2 손허리손가락관절(metacarpophalangea[MCP] joint) 굽힘 가동 스플린트(Base 2™ Outrigger Kit, North Coast Medical)에서 갈퀴막 공간을 조정하는 데 사용되는 Precision Point Heat Gun.

둔하고 부적절하게 선택된 가위를 사용하여 가열된 재료에서 스플린트 패턴을 잘라내는 것은 어려울 수 있다. 사용하기 편한 Gingher 가위(Performance Health Warrenville, IL)와 같은 고급 가위를 구매하는 것이 좋을 것이다(그림 5-3A). "열가소성 플라스틱 전용" 가위를 사용하면 조기에 날이 둔해지거나 접착제가 날에 달라붙어 나중에 가열된 열가소성 플라스틱에 가위 날이 달라붙는 것을 방지할 수 있다. 후크, 안감, 패딩과 같이 뒷면에 접착력이 있는 제품을 자르기 위해 더 저렴한 다른 가위를 사용하도록 한다. 특수 논스틱 가위는 접착제가 가위 날에 달라붙는 것을 최소화하기 위해 코팅되어 있다(Performance Health)(그림 5-3B). 접착제는 솔벤트, Goo Gone®, 소독용 알코올 또는 매니큐어 리무버를 사용하여 가위에서 제거할 수 있다. 날카롭고 매끄러운 모서리를 유지하려면 날을 자주 날카롭게 해야 한다; 연마 서비스에 대해 지역 관련 업종에 문의한다. 또한 날카로운 칼날은 무딘 가위를 사용할 때 반복적이고 강력한 힘으로 인해 발생할 수 있는 과사용 증후군으로부터 치료사를 보호하는 데 도움이 된다. 왼손잡이 가위는 병원에서 흔히 볼 수 있는 가위를 사용하는 것이 왼손잡이 사용자에게는 조작하기가 쉽지 않아 열가소성 플라스틱을 부드럽게 다듬는 데 어려움이 있기 때문에 온라인으로 신청하여 사용할 수 있다.

가위로 자를 때 여러 개의 불규칙한 날카로운 모서리를 유발하는 짧은 자르기 불편하고 보기 흉한 스플린트를 만들 수 있기에 **부드럽고 긴 획**을 사용하는 연습을 해야 한다.

또 다른 가위는 병원에서 유용할 수 있다. 수술 또는 상처 드레싱을 제거하는 붕대 가위에는 환자의 부상을 방지하기 위해 보호용 무딘 팁이 있다. 손가락 캐스트를 제거하도록 설계된 Mini Serial Cast Cutter Scissors(North Coast Medical)는 사용된 재료에 관계없이 손가락 굽힘 구축 방지를 위한 연속 주조 기술을 사용할 때 필수적이다(그림 5-3C). Mini Serial Cast Cutter Scissors(North Coast Medical)는 피부를 절단할 위험 없이 손가락 캐스트를 효과적으로 제거하는 안전한 방법을 제공한다. Joyce chen 가위는 정확한 트리밍 기술을 허용한다.

플라이어 Pliers

플라이어(pliers)는 절단을 포함한 다양한 제작 작업에 중요하다. 금속 부품, 아웃트리거용 벤딩 와이어, 소형 임베딩, 작은 구멍과 같은 구성 요소를 가열된 열가소성 플라스틱에 넣고, 빠른 리벳을

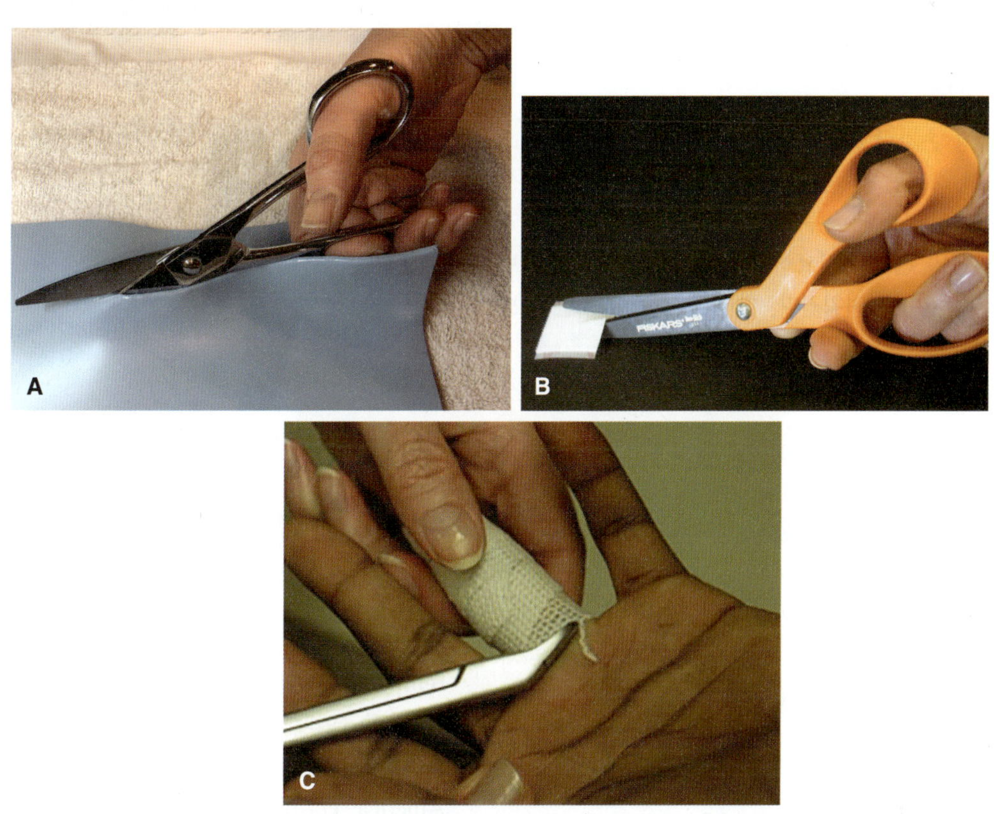

그림 5-3 A, 부드러운 절단면을 얻으려면 가위는 날카로워야 하고 재료는 Gingher 가위(Performance Health)여야 한다. B, 특수한 기능이 있는 붙지 않는 가위는 접착식 폼 제품을 트리밍한다(Performance Health). C, A Serial Cast Cutter Scissors는 일련의 고정 손가락 캐스트를 다듬는 데 사용된다(North Coast Medical).

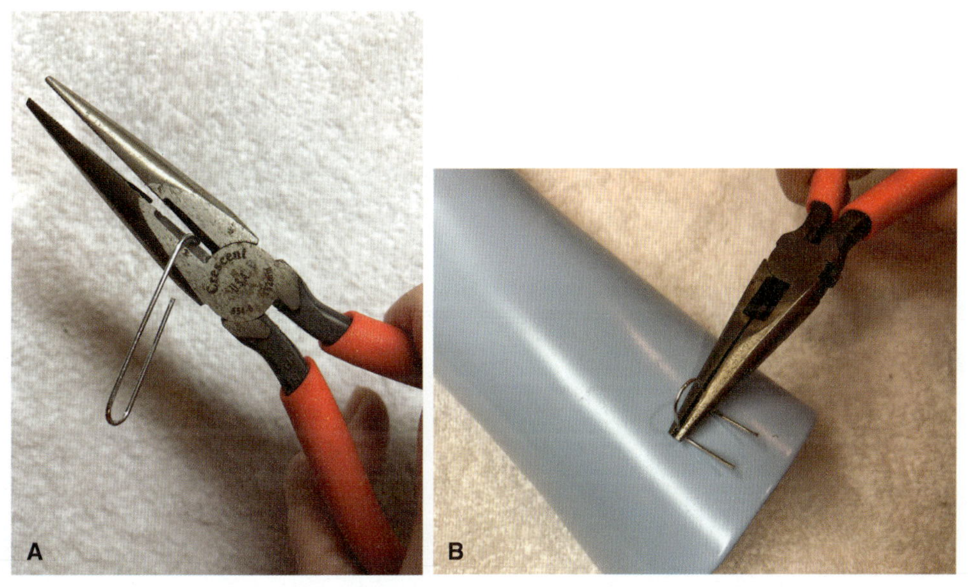

그림 5-4 무딘 노즈 플라이어는 와이어(A)를 구부려 수제 구성 요소를 만들고 열을 유지하고 열가소성 플라스틱(B)에 끼워 넣는 데 도움이 된다.

제자리에 설정하고, 구성 요소나 접착 고리를 열선 총으로 가열하여 유지한다(그림 5-4A,B). 다양한 유형의 플라이어가 다양한 스타일과 크기로 제공되지만 가장 일반적인 것은 무딘 플라이어와 니들 노즈 플라이어가 있다. 다양한 구성 요소를 조작하려면 두 가지 유형을 모두 병원에서 가지고 있어야 한다. 더 적은 힘으로 작동할 수 있도록 긴 핸들이 선호된다.

구멍 펀치 Hole Punches

스트래핑 또는 맞춤형 손가락 고리/걸이를 위한 열가소성 플라스틱에 구멍을 생성하고 스트랩 적용, 아웃트리거, 리벳 및 힌지 구성 요소를 위한 열가소성 플라스틱에 구멍을 펀칭하려면 다양한 구멍 크기를 가진 고품질 구멍 펀치가 필요하다(그림 5-5). 공구의 튜브가 둔해지면 구멍을 뚫기가 어려워진다. 따라서 교체 가능한 튜브가 있는 고하중 도구를 구입하는 것이 현명하다.

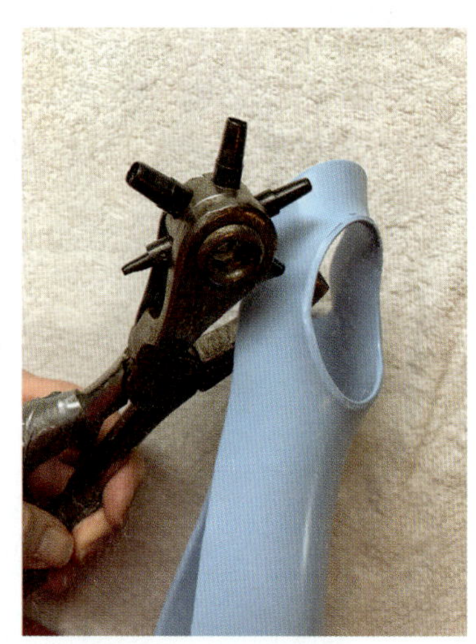

그림 5-5 구멍 펀치는 리벳 적용을 준비하기 위해 구멍을 만드는 데 사용된다.

핸드 드릴 Hand Drills

Dremel®(코드 또는 충전식 배터리 팩과 함께 사용 가능)과 같은 전동 **핸드 드릴(hand drills)**은 위팔뼈 및/또는 아래팔 커프에 팔꿈치 경첩을 적용하는 것과 같이 일반적으로 구멍 펀치가 도달할 수 없는 위치에 스플린트의 구멍을 만드는 데 사용할 수 있다(그림 5-6A). 이렇게 하면 송곳과 같은 날카로운 장치를 열선 총 위로 가열하여 구멍을 만드는 위험한 작업을 방지할 수 있다. 드릴을 사용하여 스플린트의 특정 부위에 맞춤형 구멍을 추가할 수 있으며, 이는 과도한 땀으로 인한 피부 침식 또는 발진을 예방하는 데 도움이 된다. 슬릿은 또한 개별 손가락의 맞춤형 스트래핑을 허용하기 위해 열가소성 플라스틱에 드릴로 뚫을 수 있다(그림 5-6B,C).

와이어 커터 및 벤더 Wire Cutters and Benders

와이어 커터(wire cutters) 및 벤더는 특정 해부학적 요구 사항에 맞게 아웃트리거를 사용자에게 맞춤형으로 제공할 수 있는 방법을 제공한다. 구성 요소 키트를 사용할 수 없거나 환자에게 적합하지 않은 경우 치료사는 원하는 효과를 만들기 위해 아웃트리거 와이어와 독창성을 사용하여 처음부터 스플린트를 제작해야 한다. 와이어를 구부림으로써 치료사는 수술 후 드레싱, 상처, 캐스트 또는 외부 핀이나 고정 장치를 제작하는 것과 같이 어려운 해부학적 구성이나 상황을 수용할 수 있는 맞춤형 스플린트를 만들 수 있다.

저온 열가소성 플라스틱 스플린트 재료 LOW-TEMPERATURE THERMOPLASTIC ORTHOTIC MATERIALS

다양한 유형의 **저온 열가소성 플라스틱 스플린트 재료(low-temperature thermoplastic orthotic materials)**는 다양한 재활 도구 공급업체(AliMed, Chesapeake Medical Products, DeRoyal Industries, Kinetec USA, North Coast Medical, Orfit Industries America, Performance Health)를 통해 구할 수 있다(연락처 정보는 표 5-1 참조). 많은 치료사들이 특정 스플린트에 적합한 재료를 선택하는 방법에 대해 혼란스러워한다. 하지만 불행히도 쉬운 대답은 없다. 일부 치료사는 한 가지 유형의 재료에 대해 배우고 그 재료를 사용하여 편안함 수준을 개발하고 모든 스플린트에 해당 재료를 활용한다. 또는 치료사의 제작 기술 개발을 제한할 수 있는 요소로 한두 가지 재료만을 구매할 수 있는 병원측의 문제로 제한될 수 있다. 다른 치료사들은 다양한 재료에 접근할 수 있고 제작 과정에서 선택할 수 있는 이점을 얻을 수 있다. 치료사는 주문할 재료를 선택할 때 임상 지식과 경험을 사용해야 한다. 종종 옵션을 분류하는

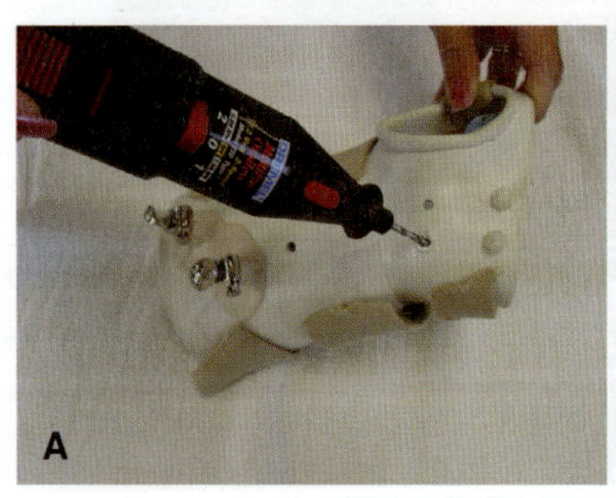
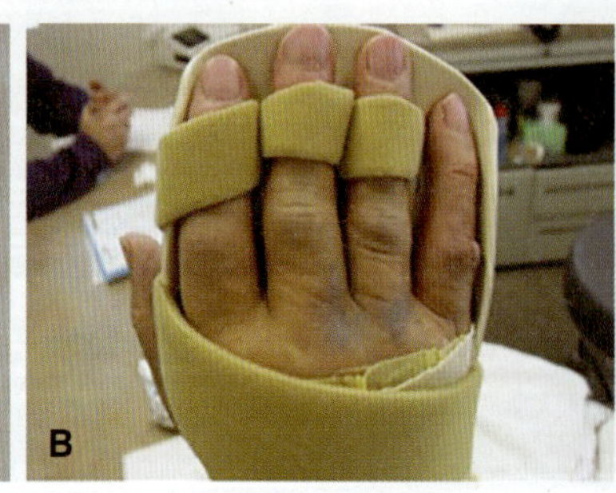
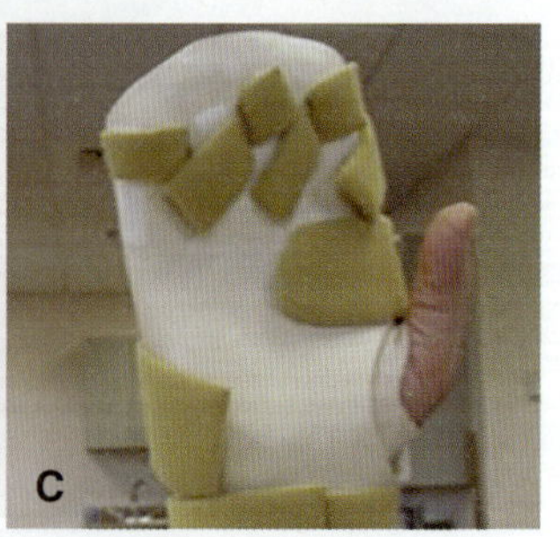

그림 5-6 Dremel®은 (A) 가동 스플린트에 구멍을 만들고 (B 및 C) 스트레핑 시스템을 사용자에 맞춰 재료의 슬릿을 절단하는 데 사용되었다.

표 5-1 열가소성 플라스틱 재료 유통 업체

AliMed
297 High Street, Dedham, MA 02026
800-225-2610
www.alimed.com

Chesapeake Medical Products
9629 Philadelphia Road, Suite 110, Baltimore, MD 21237
888-560-2674
www.chesapeakemedical.com

DeRoyal Industries
200 DeBusk Lane, Powell, TN 37849
800-251-9864
www.deroyal.com

Kinetec USA
W225N16708 Cedar Park Court, Jackson, WI 53037
262-677-1248
www.kinetecusa.com

North Coast Medical
18305 Sutter Blvd, Morgan Hill, CA 95037
800-821-9319
www.ncmedical.com

Orfit Industries America
810 Ford Drive, Norfolk, VA 23523
516-935-8500
www.orfit.com

Performance Health
28100 Torch Parkway, Suite 700, Warrenville, IL 60555
800-323-5547
www.performancehealth.com

것은 제품에 대해 더 많이 배우고 다른 재료를 시도하는 것을 두려워하지 않는다. 계획 단계에서 어떤 유형의 재료가 특정 스플린트 제작 분야에 가장 잘 처리되고 물리적 특징이 있는지 고려해야 한다. 주요 핸들링 특성에는 신장 및 메모리 성질에 대한 저항이 포함된다. 중요한 물리적 특성은 접착성, 두께 및 구멍/색상으로 구성된다. 이러한 요소를 미리 평가하면 특정 환자의 요구를 충족하는 스플린트의 성능이 향상된다.

단일 유형의 재료는 모든 스플린트 또는 모든 환자에게 적합하지 않다. 적절한 재료를 선택할 때 고려해야 할 많은 요소가 있다. 치료사는 각 재료의 고유한 특성(예: 순응성 및 신장에 대한 저항)을 인식하고 필요한 내구성 및 환기 측면에서 스플린트의 기능을 이해해야 한다. 또한 진단, 연령 측면에서 각 환자의 특정 부분을 인식하고 자신의 제작 기술과 경험의 한계를 인식해야 한다.

신입 치료사는 다른 재료를 사용하기 전에 몇 가지 유형의 재료를 사용하여 제작 시 편안함 수준을 개발해야 한다. 그러나 몇 가지 유형의 재료만 사용하는 데 익숙한 경험 많은 치료사는 다른 사용 가능한 재료를 실험하여 선택의 폭을 넓혀야 한다. 재료 옵션의 확장은 궁극적으로 환자에게 이익이 된다. 그러나 재료 선택은 가용성, 예산 제약 및 의사 선호도를 포함한 다른 요인에 의해 제한될 수도 있음을 기억해야 한다.

치료사가 다양한 스플린트 재료 옵션을 이해하기 시작하도록 돕기 위해 다음 섹션에서는 재료의 특성(예: 감김성[drapability] 및 재료의 신장에 대한 저항)을 설명하는 데 사용되는 용어를 소개하고 있다. 이후 섹션에서는 스플린트 재료(즉, 플라스틱 및 고무와 유사한 재료)의 일반적인 범주에 대해 설명하고 있다. 재료의 가용성이 자주 변경되기 때문에 특정 브랜드 이름은 깊이 조사되지 않았다; 현재 사용 가능 여부는 제조업체의 카탈로그 및 웹사이트를 참조하길 바란다. 치료사가 스플린트 재료의 특정 특성과 일반적인 범주를 이해한다면 거의 모든 공급업체에서 올바른 것을 선택할 수 있어야 한다.

일부 유통업체는 재료의 적합성을 설명하지만 다른 유통업체는 동일한 요소를 재료의 감김성 또는 성형성으로 표시한다. 이것은 어떤 재료를 사용할지 결정하려고 하는 치료사에게 혼란을 줄 수 있다. 열가소성 플라스틱 재료를 제공하는 가장 큰 두 회사인 North Coast Medical과 Performance Health는 모두 재료의 신장에 대한 저항성과 관련하여 열가소성 제품을 설명하여 어느 정도 비교할 수 있다. 사용된 설명 용어에 가변성이 있기 때문에 소규모 회사의 제품을 연관시키는 것이 더 어려울 수 있다. 다음 섹션에서는 명명법을 최대한 단순화하고 특정 스플린트 재료를 선택하는 데 도움이 되는 광범위한 개념과 핵심 사항을 제시하고 있다.

재료의 조작 특성 HANDLING CHARACTERISTICS

신장에 대한 순응성과 저항성
Conformability and Resistance to Stretch

특정 환자의 요구 사항을 충족시키기 위해 치료사는 다음을 수행해야 한다. 특정 스플린트에 대해 최적의 순응성과 신장에 대한 저항을 가진 재료를 선택한다. **적합성(conformability)** 또는 재료의 **감김성(drape)**은 가열된 재료가 잘 성형될 수 있고 신체 부위의 윤곽과 불규칙성을 포괄하는 환자 신체의 맞춤성을 생성할 수 있는 성질이다(North Coast Medical, 2019; Performance Health, 2018-2020). **신장에 대한 저항(resistance to stretch)**은 가열된 재료가 늘어나거나 당겨지는 것에 대응할 수 있는 정도이며 치료사에게 재료가 견딜 수 있는 정도에 대한 귀중한 정보를 제공한다(North Coast Medical, 2019; Performance Health, 2018-2020). 이러한 신장에 대한 저항은 일반적으로 순응도와 반비례한다(Breger Lee & Buford, 1992). 최소에서 최대까지 열가소성 플라스틱 재료의 신장에 대한 저항을 분류할 수 있다(그림 5-7A,B). 이 특성을 보여주기 위해 작은 재료 조각을 물에 완전히 가열하고 분리해 본다. 신장에 대한 저항은 순응성의 정도를 결정한다. 신장에 대한 저항이 클수록 재료가 적용될 때 순응성이 떨어진다. 신장에 대한 저항이 적기 때문에 적용하는 동안 더 많은 순응성과 윤곽이 나타난다. 다양한 회사의 열가소성 재료가 이 신장에 대한 저항이 구성되는 방법과

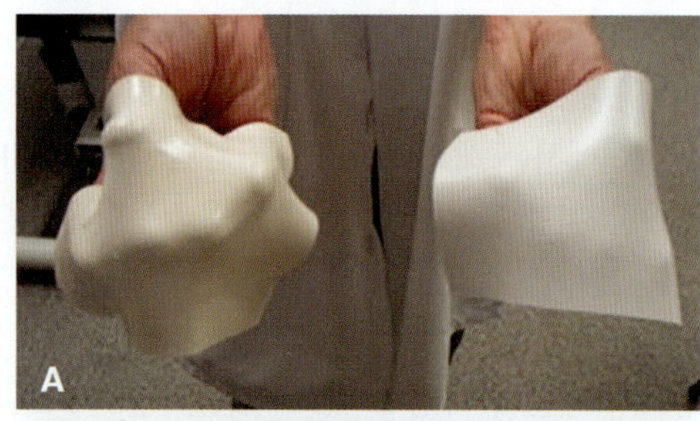

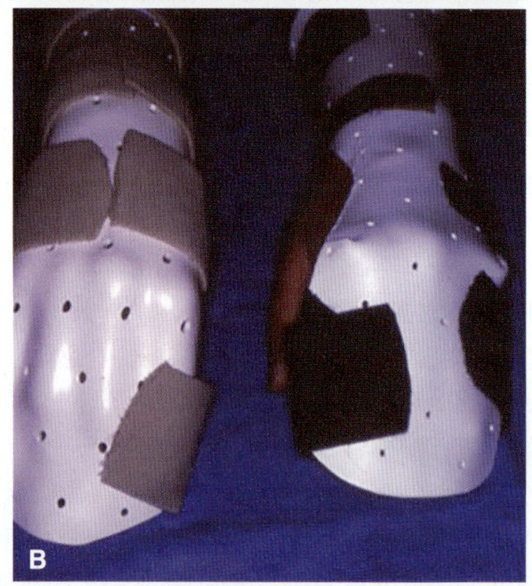

그림 5-7 **A 및 B,** 신장에 대한 저항 증명: 위쪽은 신장에 대한 저항이 가장 적은 재료이고 밑의 사진은 신장에 대한 저항이 최대인 재료 – 순응성의 차이를 확인하라.

재료에 대한 자세한 내용은 표 5-2를 참조하면 된다.

높은 순응성/신장에 대한 낮은 저항

- 정밀하게 형성된 스플린트를 얻기 위해 제작 과정에서 가벼운 재료의 조작(handling)이 필요하다(그림 5-8A).
- 중력은 스플린트 제작 과정에 도움이 되며 가장 잘 사용하게 된다(그림 5-8B).
- 제작 과정에서 조작이 거의 필요하지 않기 때문에 숙련된 치료사가 종종 재료를 선택한다.
- 최소한의 조작으로 환자에게 가장 잘 적용할 수 있기에 권장된다(예: 수술 후, 극심한 통증 또는 관절염이 있는 환자).
- 치료사가 환자의 편안함을 최대화하고 스플린트의 이동을 방지할 수 있기 때문에 작은 스플린트(예: 손가락과 손)에 권장된다.

낮은 순응성/신장에 대한 높은 저항

- 잘 맞는 스플린트를 얻기 위해서는 제작 과정에서 많은 핸들링이 필요하다.
- 중력의 도움으로 스플린트를 만들 수 없을 때 사용할 수 있다.
- 직접 해보는 방식으로 더 잘 조절할 수 있다고 느낄 수 있는 신입 치료사에게 편안하다.
- 원주형 감싸기(circumferential wraps)는 도와주는 사람 없이 제작하거나 중력에 반해 제작하거나 넓은 면적에 재료를 적용할 때 제작 공정을 돕는 데 사용할 수 있다. 이때 너무 세게 신체 부위를 감싸면 스플린트 부분이 신체를 파고들어 피부 자극을 유발할 수 있다(그림 5-9A).
- 더 큰 스플린트(예: 아래팔, 팔꿈치, 어깨)에 권장되며, 이 스플린트에는 밀착이 중요하지 않고 더 높은 수준의 제작 조절이 필요할 수 있다(그림 5-9B).

복원력 Memory

복원력(memory)은 재료가 일단 제작되고 다시 가열되면 원래 모양으로 돌아갈 수 있는 성질이다(North Coast Medical, 2019; Performance Health, 2018-2020). 이 복원력의 품질 범위는 100%에서 0%(복원력 없음)이다(그림 5-10A,B).

높은 복원력 재질

- 잦은 재제작이 필요한 스플린트(즉, 연속 고정 스플린트)를 제작할 때 권장한다. 재료가 재가열되면 원래 패턴의 모양으로 돌아가는 경향이 있다.
- 조직 상태의 변화를 수용하기 위해 새 스플린트를 만드는 대신 기존 스플린트를 개조하는 것이 비용 측면에서 효율적이다.
- 재질을 물에 다시 넣고 제작 과정에서 실수가 발생하면 다시 시작할 수 있기에 신입 치료사에게 권장된다.
- 제작된 스플린트는 완전히 고정될 때까지 환자 신체에서 제거하지 말아야 한다. 그렇지 않으면 원래 모양으로 돌아갈 것이다. 이것은 스플린트의 최종 맞춤을 변경할 수 있으며, 이는 특히 엄지 고정 스플린트에서와 같이 재료가 원주 방향으로 감쌀 때 적용 가능하다. 재료가 너무 빨리 제거되면 수축이 발생할 수 있으며 이로 인해 환자는 재질이 단단해지면서 스플린트를 착용하지 못할 수 있다.
- 어느 한 지점 가열을 위해 열선 총을 사용할 때 주의해야 한다. 융기부가 형성되어 스플린트의 편안함과 적합성에 부정적인 영향을 줄 수 있다.

단단함 Rigidity

단단함(rigidity)은 재료의 극한 강성, 강도 또는 성형 스플린트가 외력이 가해질 때 변형에 저항할 수 있는 정도를 말한다(North Coast Medical, 2019). 이 품질의 범위는 매우 강성에서 매우 유연한 것 까지 있다(그림 5-11A).

- 스플린트에 가해지는 잠재적인 힘이 상당할 경우(즉, 손에 과도한 힘을 가하는 건설 작업자의 손 스플린트) 고강성 재료를 사용하는 것이 좋다.
- 두꺼운 재료(3.2mm)가 얇은 재료보다 더 단단하다(1.6mm).
- 제작 과정에서 과도하게 늘어나면 스플린트의 약화된 부분이 생

표 5-2 열가소성 플라스틱 재료

업체명	신장에 대한 저항(신축성)				
	최소 정도	최소 정도~중간 정도	중간 정도	중간 정도~최대 정도	최대 정도
AliMed[a]	Multiform™		Multiform™ Clear Elastic		
Chesapeake[b]	Excel™	Infinity™	FiberForm™-Soft	Colours™	FiberForm™-Stiff
			Rebound™		Marque-Easy™
DeRoyal[c]	LMB Drape™		LMB Blend™		
Kinetec USA[d]		Manosplint® Arizona	Manosplint® Wisconsin	Manosplint® OhioManosplin	Manosplint® CarolinaNorth
North Coast Medical[e]	Clinic®	Encore™	Vanilla™	Omega Max™	Omega™ Plus
		Preferred®	Spectrum™	Solaris™	Omega™ Black
			Prism™		
Orfit[f]	Orfit® Flex NS		Orfit® Classic Soft		Orfit® Classic Stiff
			Orfit® NS Soft		Orfit® NS Stiff
			Orfit® Colors NS		Orfit® Eco
			Orfilight™		Orfibrace™ NS
			Orfit® Natural NS		
Performance Health[g]	Polyform™	Kay-Splint II™	Aquaplast™ ProDrape™-T	TAquaplast™ Original	Aquaplast™ Original Resilient™
		Polyflex II™	TailorSplint™	Aquaplast-T™	Aquaplast™-Resilient™T
		Orthoplast II™	Kay-Splint III™	Aquaplast T™ Watercolors™	Synergy™
		CuraDrape™		Ezeform™	San-Splint™

[a] *www.alimed.com.*
[b] *2019 brochure/catalog and www.chesapeakemedical.com.*
[c] *www.deroyal.com.*
[d] *2019 brochure/catalog and www.kinetecusa.com.*
[e] *2019 brochure/catalog and www.ncmedical.com.*
[f] *2019 brochure/catalog and www.orfit.com.*
[g] *2019 brochure/catalog and www.performancehealth.com.*

성되어 강도가 감소할 수 있다.

- 특정 진단(즉, 손허리뼈 골절)은 치유를 지원하기 위해 더 단단한 재료가 필요하다.
- 원주형 디자인은 재료가 얇더라도 손바닥 또는 손등 쪽 접근보다 더 단단한 지지를 제공해야 한다(그림 5-11B).

접착성 Bonding

접착성(bonding)은 재질이 가열되었을 때 스스로 접착하는 능력이다(North Coast Medical, 2019; Performance Health, 2018-2020). 접착성은 재질 표면의 코팅 존재를 말하며 원치 않는 접착을 방지하는 장벽 역할을 한다. 일부 재료는 이 코팅이 있거나 없는 상태로 제공되기에 주문하기 전에 특정 설명을 읽어야 한다. 병원에 이러한 열가소성 플라스틱이 있는 경우 코팅이 존재하는지 확인하고 그에 따라 라벨을 붙이기 위해 작은 조각으로 실험하는 것을 고려해

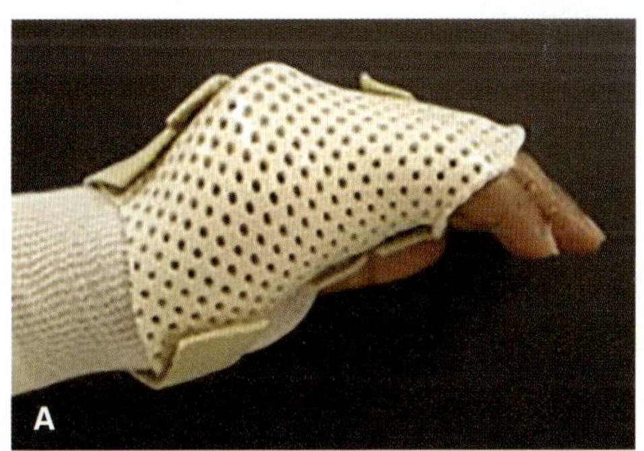

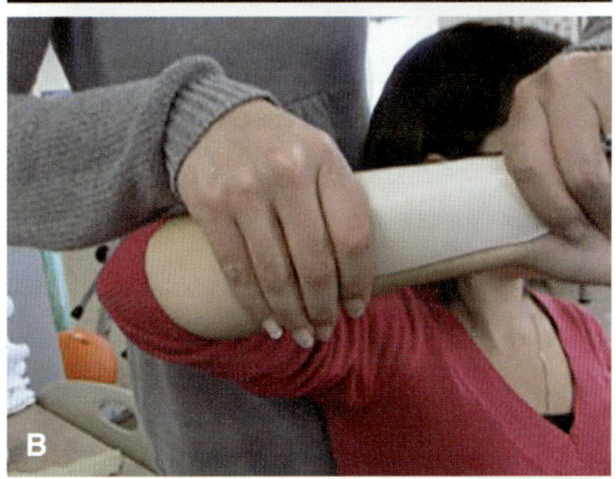

그림 5-8 A, 감김성이 뛰어난 소재로 은밀한 맞춤을 구현하였다. B, 아래팔 기반 자뻐 손목 스플린트는 중력의 도움으로 더 쉽게 제작된다.

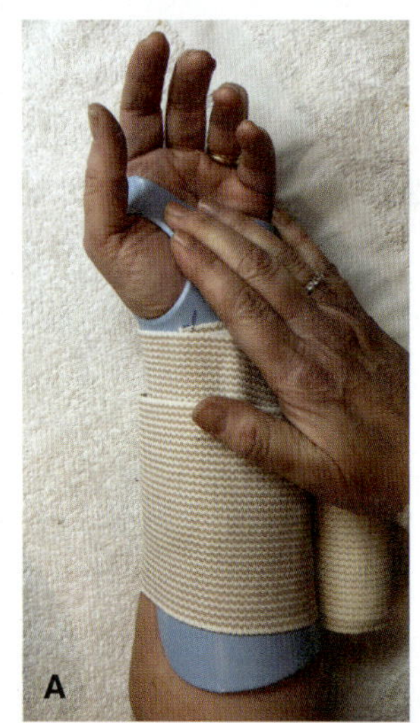
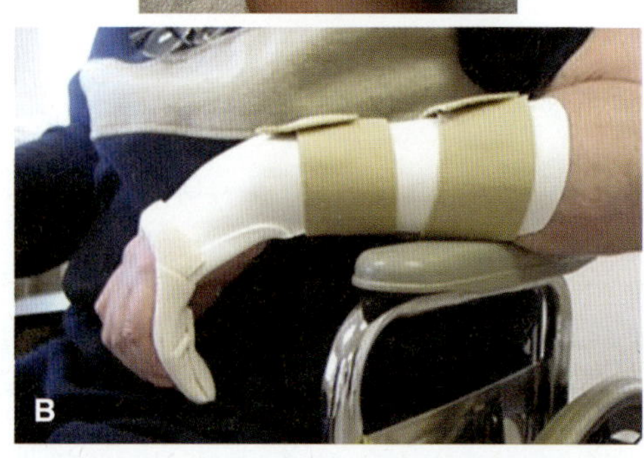

그림 5-9 A, 아래팔 기반 손목 스플린트는 먼쪽에 직접 배치할 수 있도록 원주형을 감싸서 랩으로 제작된다. B, 이 사진 속에 환자는 손목과 손가락 굽힘근의 긴장도가 높기 때문에 강성 재료를 사용하였다.

야 한다. 확실하지 않은 경우 코팅이 없다고 가정하고 의도하지 않은 접착을 방지하기 위해 다음 문장에 설명된 기술을 사용하여 재질들끼리 겹칠 때 주의해야 한다. 일부 제조업체는 Orfit 제품과 같

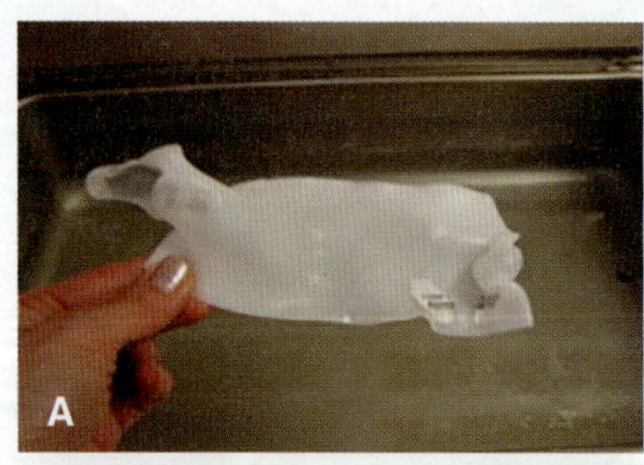
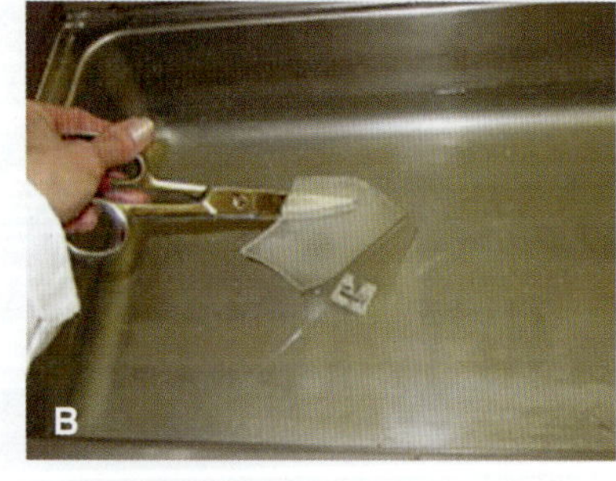

그림 5-10 재료 복원력 시연: 재료를 가열하고 늘린 다음(A), 다시 물에 가열했을 때 원래 모양으로 축소하였다(B).

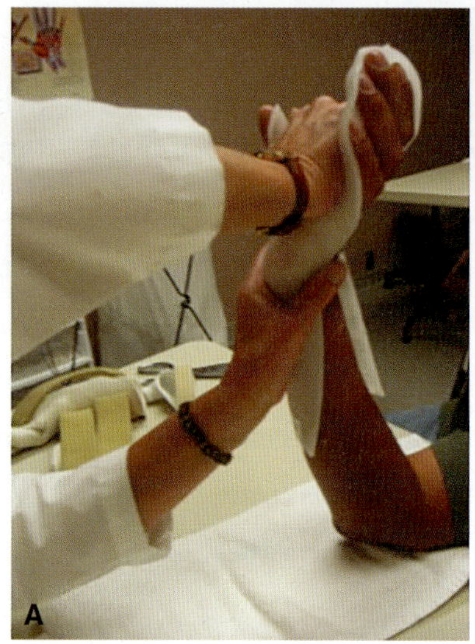
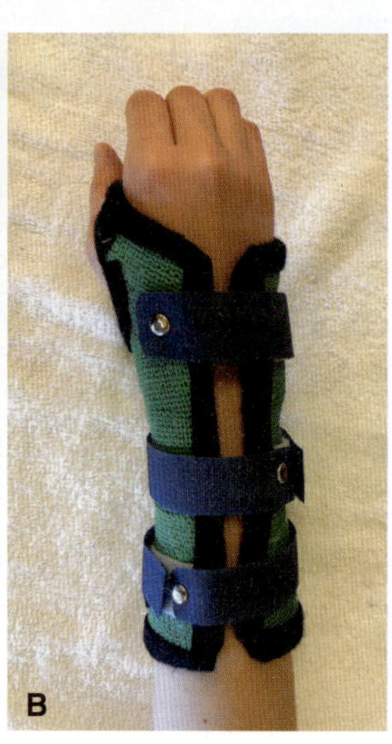

그림 5-11 A, 이러한 고정 손목 및 손가락 가동 스플린트와 같이 잠재적으로 높은 힘을 견뎌야 하는 스플린트를 제작할 때 단단한(두껍고 단단한) 재료를 선택해야 한다. B, Delta-Cast®(Essity)를 사용하여 제작된 손목 스플린트는 견고한 원주형 디자인을 제작할 수 있다.

이 재료를 가장 잘 처리하기 위한 특정 힌트를 제공한다. 표면 접착성을 줄이고 재료의 핸들링을 향상시키기 위해 가열하기 전에 열가소성 플라스틱 표면에 활석 가루를 문지르고 가열된 팬 물에 액체 비누를 첨가하는 것이 좋다.

- 코팅된 열가소성 플라스틱 재료는 과열되거나, 과도하게 늘어나거나, 긁히거나, 솔벤트(solvent)로 처리되지 않는 한 자체적으로 접착되지 않는다.
- 코팅된 열가소성 플라스틱 재료는 가열될 때 자체적으로 접착되지 않는다. 예를 들어, 이것은 엄지 스플린트를 제작할 때 도움이 되어 치료사가 쉽게 제거할 수 있는 트랩 도어를 만들 수 있다(그림 5-12A).
- 코팅된 재료는 두 개의 가열된 조각이 겹쳤을 때 일시적인 결합을 허용하여 제작 과정을 지원할 수 있다. 재료가 완전히 냉각되면 재료가 과도하게 늘어나지 않는 한 이 영역이 쉽게 뜯어질 수 있다.
- 코팅된 재료는 환자의 피부, 모발, 상처 드레싱에 잘 달라붙지 않는 경향이 있다. 일반적으로 세척도 더 쉽다.
- 코팅된 재료는 투과성이 적기 때문에 코팅되지 않은 재료보다 세척하기 쉽다. 이것은 장기간 스플린트를 사용해야 하는 환자에게 특히 도움이 된다. 냄새와 먼지가 덜 할 것이다.
- 코팅된 재료를 과도하게 늘리지 말아야 한다. 이는 코팅의 기능을 방해하고 재료가 부주의하게 재료 자체에 부착되도록 할 수 있기 때문이다.
- 코팅은 솔벤트로 제거하거나 다른 재료에 접착해야 하는 경우 에머리 보드(금속줄)/사포 또는 송곳/가위로 표면을 세게 긁어

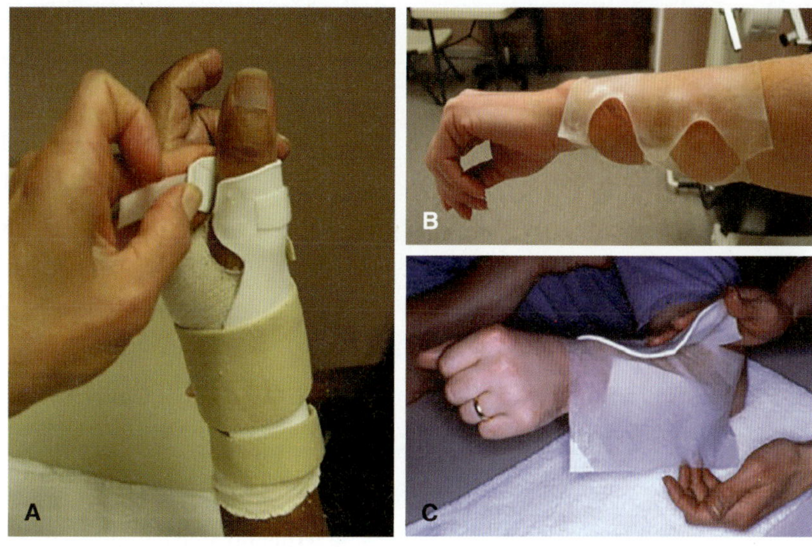

그림 5-12 A, 예를 들어, 연장된 IP 관절을 수용할 수 있도록 코팅된 재료는 겹친 부분이 바깥쪽으로 튀어나오도록 한다. B, 핀치-앤-팝 기법(pinch-and-pop technique)을 적용한 보호용 아래팔 고정 스플린트. 가장자리가 잘려 부드러운 테두리가 형성된다. C, 코팅되지 않은 재료 사이에 젖은 종이 타월을 두어 접착을 방지한다.

제거할 수 있다.

- 코팅되지 않은 재료는 두 부분이 완전히 가열되고 함께 압착될 때 자체적으로 달라붙는다. 이는 아웃트리거를 부착하거나 스플린트의 특정 영역을 보강하기 위해 추가로 재료를 사용하거나 붙일 때 때 특히 유용하다. 열선 총을 사용하여 열가소성 플라스틱을 약간 끈적하게 만들면 강한 접착력을 확보하는 데 도움이 될 수 있으며 두 부분이 완전히 건조되었는지 확인해야 한다.
- 드레싱과 피부에 달라붙는 것을 방지하기 위해 코팅되지 않은 재료로 제작할 때 드레싱 위에 스타킹 라이너(stockinette liner)를 사용하면 된다.
- 코팅된 재료를 사용할 수 없는 경우 접착을 방지하기 위해 두 개의 코팅되지 않은 재료 사이에 젖은 종이 타월이나 핸드 로션을 사용한다(그림 5-12B).

가열 및 작업 시간 Heating and Working Times

각 열가소성 플라스틱 재료에는 최적의 가열 온도(140°F~170°F 범위), 가열 시간(0.5~2분 범위) 및 작업 시간(1~7분 범위)이 있다. 특정 정보는 재료와 함께 제공되는 제조업체 카탈로그 및 문헌에서 찾을 수 있다(AliMed, 2019; Chesapeake Medical Products, 2019; DeRoyal Industries, 2019; Kinetec USA 2019; North Coast Medical, 2019; Orfit Industries America, 2019; Performance Health, 2018-2020). 작업 시간은 스플린트가 고정되기 전에 가열된 재료가 신체 부위에 제작될 수 있는 시간을 나타낸다.

- 모든 재료는 특정 패턴을 자르기 전에 부분적으로(약 30초 동안) 가열해야 한다. 가위나 주걱으로 가장자리를 들어 올리면 재료가 부분적으로 가열되어 약간 구부러져 중간 정도의 강도가 나타난다. 부분적인 가열은 단단한 재료의 강제 절단으로부터 치료사의 엄지손가락을 보호하게 해준다.
- 일부 재료는 따뜻한 상태에서 절단된 후 부드러운 마무리를 위해 자체 둥근 모서리를 제공하여 나중에 모서리 마무리가 필요하지 않는다.
- 큰 스플린트를 만들 때, 신입 치료사는 재료의 한쪽 가장자리를 잡고 다른 쪽 가장자리는 절단을 위해 부분적으로 가열할 수 있다. 이것은 치료사가 항상 재료의 조절을 유지할 수 있게 한다.
- 얇거나 구멍이 많이 뚫린 재료는 작업 시간이 더 짧고, 두껍고 단단한 재료는 작업 시간이 더 길다.
- 탄성 및 고무 같은 재료는 플라스틱 재료보다 작업 시간이 더 긴 경향이 있다.
- 신체 부위에서 재료를 너무 빨리 제거하지 말아야 한다. 그렇지 않으면 모양과 맞춤이 손실되어 스플린트에 버클링(기둥이 구부러지는 현상) 또는 융기가 형성될 수 있다.
- 작업 시간이 긴 재료는 신경학적 환자에게 일반적으로 발생하는 특정 위치에 여러 관절들이 필요한 복잡한 스플린트를 제작하는 경우 권장된다.
- 특정 자세를 장기간 유지하기 어려운 환자는 작업시간이 짧은 재료를 권장한다(소아 환자).
- 때때로 설정 및 작업 시간을 앞당길 필요가 있다(특히 통증이 있는 환자의 경우). 최종 맞춤이 변경될 수 있으므로 복원력이 있는 재료를 사용하여 이 작업을 수행할 수 없다.
- 얼음물에 적신 탄성 랩(elastic wrap)이나 냉동실에 보관된 TheraBand®(Performance Health)로 재료를 감싸 냉각을 가속화할 수 있다. 이 기술을 사용할 때는 주의해야 한다. 재료이 랩핑

으로 인해 가장자리가 피부 속으로 파고들면 자극을 유발할 수 있기 때문이다.

- 콜드 스프레이를 사용하거나 부분적으로 고정된 스플린트를 제거하고 흐르는 찬물에 넣어 냉각을 가속화할 수 있다. 콜드 스프레이 기술은 피부나 눈을 자극할 수 있으므로 환자에게서 멀리 떨어진 곳에서 해야 한다.
- 재료의 과열(물에 너무 오래 방치하거나 너무 뜨거운 물에 넣기)을 피해야 한다. 이는 재료의 특성을 변하게 하고 과신장, 얇아짐 및 재료 피로를 유발하여 결과적으로 완성된 스플린트의 강성을 감소시킬 수 있다. 제작하기 전에 테이블에서 재료를 식혀야 한다. 작업테이블을 차갑게 하면 냉각 과정이 빨라질 수 있다.
- 신체 부위에 적용하여 제작하기 전에 항상 재료에 남아 있는 물기를 완전히 말려야 한다.
- 재료를 환자의 신체 부위에 적용하기 전에 치료사의 피부에 먼저 접촉하여 재료의 온도를 확인한다.
- 감각 상실 또는 피부 과민증(보통 캐스트를 제거한 후 나타남)을 포함하여 감각과 관련이 있는 환자의 피부가 과열되거나 화상을 입지 않도록 각별히 주의해야 한다. 따라서 열을 최소화하기 위해 신체 부위에 스타키넷(stockinette)을 사용해야 한다.

물리적 특성 PHYSICAL CHARACTERISTICS

두께 Thickness

재료는 여러 두께로 제공되며 가장 일반적으로 1/16″(1.6mm), 3/32″(2.4mm) 및 1/8″(3.2mm) 두께가 많이 쓰인다(그림 5-13)(AliMed, 2019; DeRoyal Industries, 2019; Kinetec USA 2019; North Coast Medical, 2019; Performance Health, 2018-2020). 일반적으로 치료사는 모든 스플린트에 1/8″(3.2mm) 재료를 사용하는 습관을 갖지만 항상 필요한 것은 아니다. 치료사는 스플린트의 기능에 따라 특정 두께를 선택할 수 있다. 일반적으로 1/8″(3.2mm)은 위팔, 아래팔, 팔꿈치 및 손목 스플린트에 적합하다. 3/32″(2.4mm) 및 1/16″(1.6mm)은 손 스플린트와 어린이용 디자인에 적합하다. 가장 가볍고 부피가 작은 스플린트를 만들기 위해 치료사는 필요한 지지와 강성을 제공하는 가능한 가장 얇은 재료를 선택해야 한다. 이보다 더 두꺼운 재료는 더 단단한 지지를 제공하는 경향이 있다. 더 얇은 재료는 부피가 적고 가벼운 대안을 제공한다. 원주형 스플린트(circumferential orthoses)에 얇은 재료를 사용할 때 치료사가 윤곽을 이용하면 적절한 강성을 만들 수 있다. 예를 들어, 원주형 위팔 골절 스플린트(circumferential forearm fracture orthoses)는 기능을 방해할 수 있는 부피가 큰 스플린트를 생성하는 1/8″(3.2mm) 재료 대신 3/32″(2.4mm) 또는 1/16″(1.6mm) 재료로 가장 잘 만들 수 있다. 얇은 재료는 더 쉽게 자를 수 있어 치료사의 손에 가해지는 부담을 줄일 수 있다.

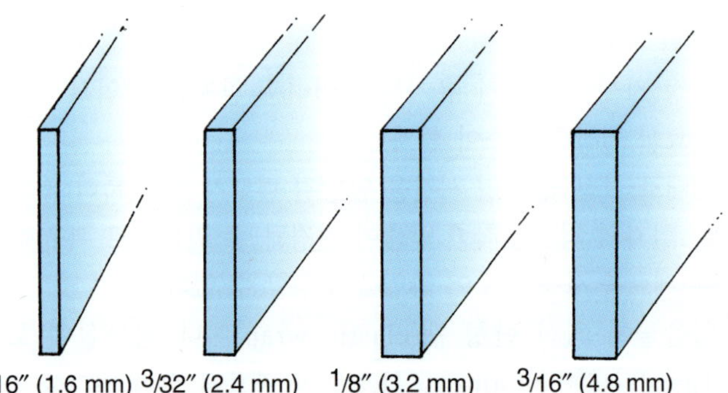

그림 5-13 다양한 두께의 재료

타공 Perforations

거의 모든 열가소성 플라스틱 재료의 두께와 재료 유형은 **타공 있는 형태(perforated)** 및 **타공 없는 형태(nonperforated forms)**로 제공된다. 구멍의 밀도는 1%에서 42% 사이일 수 있다(그림 5-14A~C)(Kinetec USA 2019; North Coast Medical, 2019; Performance Health, 2018-2020). 구멍이 있는 재료는 공기 교환

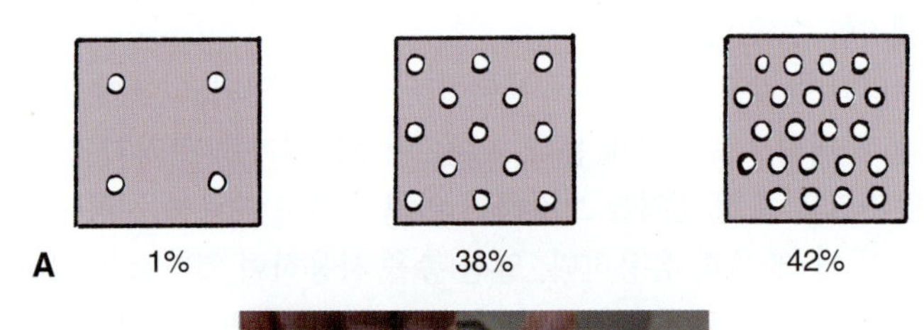

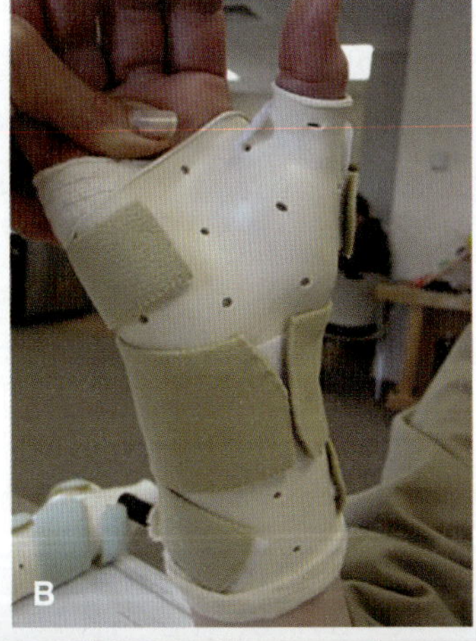

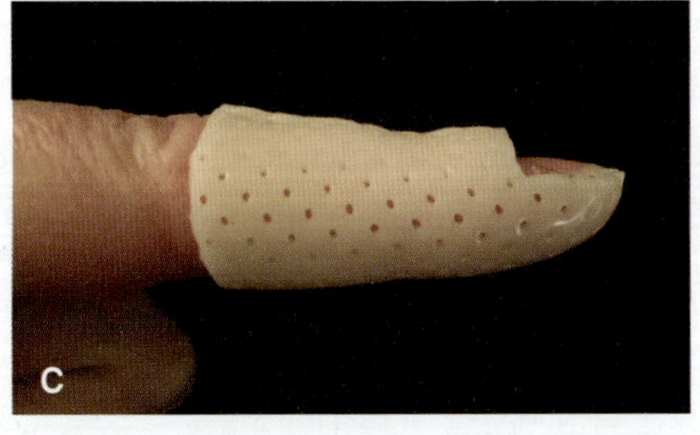

그림 5-14 A, 타공 밀도. B, 1% 타공 밀도는 손바닥의 짓무름을 줄이는 데 효과적일 수 있다. C, 손가락 스플린트의 11% 타공 밀도는 공기 환기를 허용하고 발한 문제를 예방할 수 있다.

을 허용하여 발진, 과도한 발한 및/또는 짓무름(maceration)과 같은 피부 문제의 발생률을 줄이는 데 도움이 된다(Breger Lee & Buford, 1991, 1992). 구멍이 있는 재료로 제작된 스플린트는 무게가 더 가볍고 유연하여 원주형 디자인으로 더 쉽게 착용/벗을 수 있다.

치료사는 환기가 증가된 가벼운 스플린트를 제공하는 것이 강성을 희생할 가치가 있는지 여부를 결정해야 한다. 스플린트가 적절한 양의 강성 또는 지지를 제공할 수 있도록 이러한 잠재적인 단점을 주의 깊게 평가해야 한다. 예를 들어, 골절을 지지하는 스플린트는 힘줄염(tendinitis)에 적용되는 것보다 더 단단한 지지가 필요하다. 대부분의 경우 원주형 디자인의 3/32″(2.4mm) 구멍이 있는 재료는 공기 환기를 허용하면서 먼쪽 노뼈 골절을 적절하게 지지할 수 있다.

구멍은 스플린트의 무게를 줄이는 데 도움이 되기 때문에 마모 순응도를 향상시킬 수 있다. 구멍이 있는 재료는 부드럽고 강화된 경계를 제공하기 위해 매우 얇은 재료(열가소성 플라스틱 또는 연한 라이너)로 가장자리를 처리해야 할 수 있다. 구멍이 늘어나 재료가 고르지 않게 얇아질 수 있으므로 가열된 구멍이 있는 재료를 과도하게 늘리지 말아야 한다.

색깔 Colors

스플린트 재료는 다양한 색상으로 제공된다. 밝은 색상은 스플린트에 대한 어린 환자의 적응을 최대화하거나 요양원 침대 시트 사이에서 빠르게 찾는 데 도움이 될 수 있다. 반면에 일부 환자는 색상이 자신과 자신의 상태에 맞지 않다고 느낄 수 있다. 이러한 경우 피부색이 더 적절한 선택이다. 검은색과 같은 더 어두운 색상

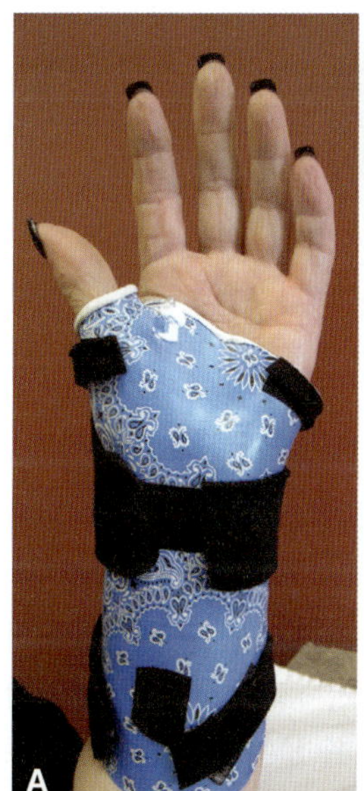

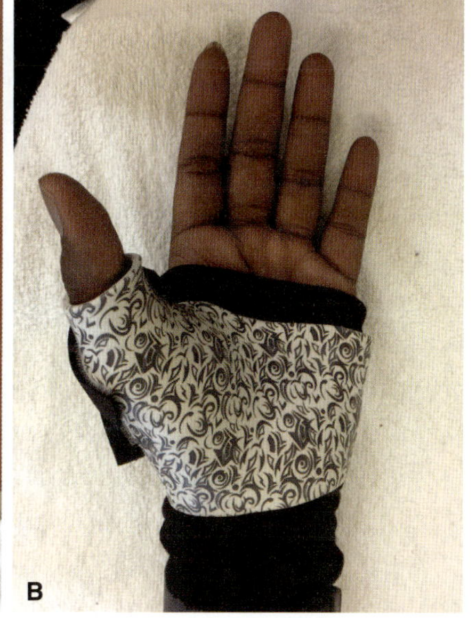

그림 5-15 **A,** 패턴 소재를 사용하여 제작된 손목 및 엄지 고정 스플린트: Rolyan®Imprints® Blue Bandana Polyform®(Performance Health). **B,** Kinetec USA의 맞춤형 인쇄물을 사용한 엄지 스플린트.

은 먼지를 숨기는 데 도움이 되며 산업 환경에서 일하거나 스플린트를 오랫동안 착용해야 하는 환자에게 적합하다. Performance Health는 열가소성 플라스틱의 한 면에 패턴을 포함하는 Rolyan® Imprints® 선을 제공하고 가장 최근에는 Kinetec USA가 스플린트 색깔을 개인에게 맞게 적용할 수 있도록 맞춤형 인쇄를 제공한다 (그림 5-15A,B). 치료사의 창의성에 추가되는 다양한 패턴이 있으며 추가로 환자가 직접 스플린트를 독특하게 만드는 것을 높이 평가한다.

카테고리 CATEGORIES

가장 일반적으로 사용되는 열가소성 플라스틱 재료는 다음 용어로 분류하고 설명할 수 있다: 플라스틱, 고무 또는 유사 고무, 플라스틱과 고무 유사 조합, 탄성(Performance Health, 2018-2020) 등이다. 이러한 그룹화는 치료사가 각 유형의 재료와 작업 가능한 특성을 파악하는 데 도움이 된다. 현재 선택 가능한 열가소성 플라스틱 재료는 표 5-1을 참조한다. 열가소성 플라스틱 재료는 전통적으로 18인치 × 24인치 시트로 판매된다. 그러나 일부 제조업체는 더 작은 사이즈로 재료를 판매하여 치료 기관에서 더 쉽게 보관하고 힘들게 절단할 필요가 없다. 배송 시 열가소성 플라스틱에 라벨을 붙이고 시트가 절단되는 동안 어떤 유형의 재료인지는 알 수 있다. 그렇지 않으면 제품을 사용하면서 어떤 종류의 재료가 남아 있는지 혼동될 수 있을 것이다.

플라스틱 Plastic

플라스틱 재료(plastic materials)는 일반적으로 순응성이 높고 신축성이 거의 없다(예: Clinic®, North Coast Medical; Polyform™, Performance Health; Multiform™, Alimed; Excel™, Chesapeake) (Breger Lee & Buford, 1992). 이러한 재료는 조절하기 어려울 수 있기 때문에 중력의 도움과 경험이 풍부한 치료사가 사용하는 것이 가장 좋을 것이다. 재료를 늘려서 스플린트 패턴을 약간 조정할 수 있는 기능은 더 나은 착용감을 보장하는 데 도움이 될 수 있다. 잘 제작되고 정밀한 맞춤이 필요한 작은 스플린트는 이러한 재료로 가장 잘 만들어진다(그림 5-16A). 플라스틱 재료는 핀이나 뼈 돌출부를 제작할 때 윤곽이 잘 잡힌다.

치료사는 제작 과정에서 너무 힘을 세게 주어 제작하는 경우 재료에 지문을 남길 수 있다. 부드럽고 가벼운 스트로크(strokes)로 부드럽게 처리하는 것이 이러한 재료로 작업하는 가장 좋은 방법이다. 플라스틱 재료의 과도한 스트레칭을 최소화하려면 플라스틱을 수직이 아닌 팬 그물에서 수평으로 꺼내야 한다. 플라스틱 재료는 재료의 순응성이 높기 때문에 신입 치료사에게 권장되지 않는다.

고무 또는 유사 고무 재료 Rubber or Rubber-like

고무(rubber) 또는 **유사 고무 재료(rubber-like materials)**는 높은 신축성으로 인해 순응성(conformability)을 감소하여 우수한

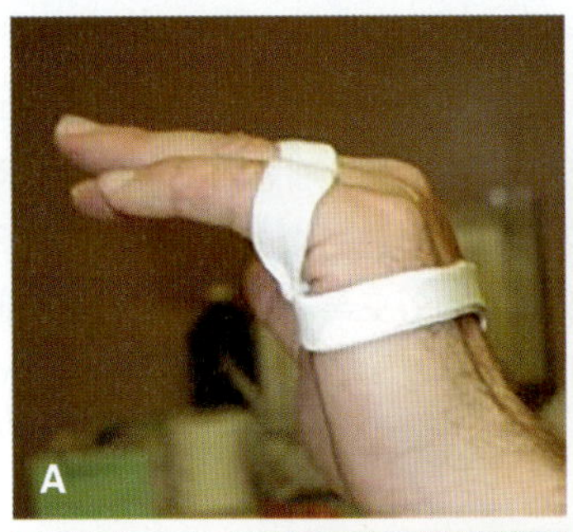
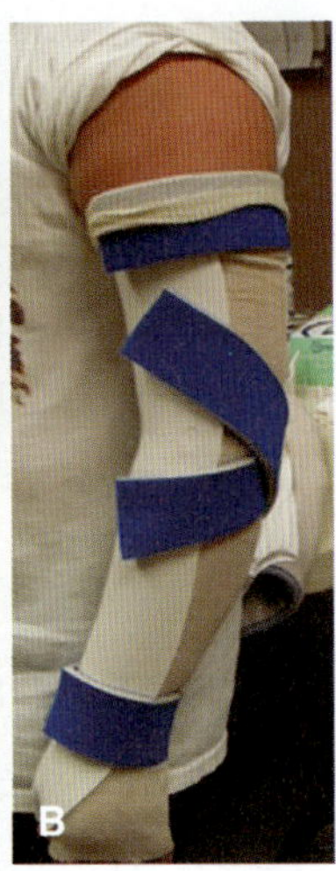
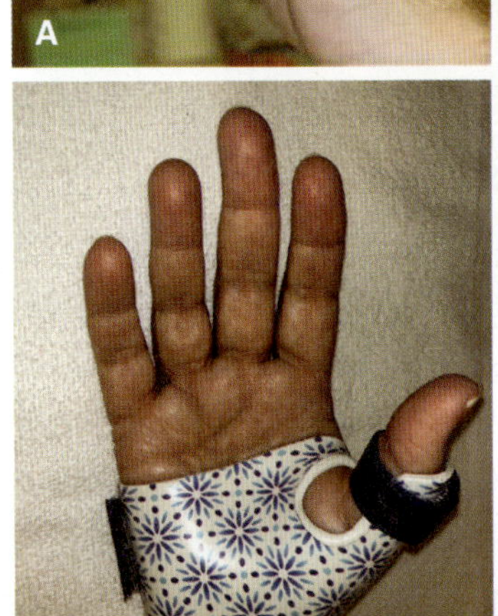

그림 5-16 **A,** 플라스틱 재료로 친밀한 착용감을 얻을 수 있다. 손가락뼈의 등쪽에서 얻은 등고선의 세부 사항을 기록해야 한다. **B,** 고무와 같은 재료는 덜 세부적으로 말단의 모양으로 성형하는 경향이 있다. **C,** 혼합된 재료는 성형과정에서 조절을 허용하지만 손의 틈새에 대한 윤곽을 형성한다(Manosplint® Wisconsin에 인쇄된 Kinetec USA 사용자 지정).

조절 수준을 제공한다(예: Manosplint® Carolina, Kinetec USA, Rolyan®Ezeform®, Performance Health, Omega™ Plus, North Coast Medical). 이러한 재료는 플라스틱 재료와 마찬가지로 윤곽을 형성하지 않다. 따라서 최종 맞춤은 덜 상세할 수 있다(그림 5-16B). 상처 드레싱 위에 착용하는 손목/손 고정 스플린트와 같이 정밀한 맞춤이 필요하지 않은 대형 스플린트는 이러한 재료로 만드는 것이 가장 좋다. 고무 소재는 최소한의 신장 또는 지문을 남길 수 있는 것에 대하여 상당한 수준의 조절을 제공한다. 신입 치료사는 반복적인 제작을 할 수 있기에 이러한 재료를 사용하기 쉽다는 것을 알 수 있다; 윤곽에 맞는 착용감을 얻으려면 적절한 핸들링이 필요하다. 재료의 부드러운 가장자리를 얻으려면 약간 따뜻할 때 고무 같은 재료를 자르면 된다.

플라스틱과 고무 유사 재료의 조합
Combination Plastic and Rubber-like

아마도 가장 다재다능한 제작 제품은 신축성이 중간 정도이거나 연속체의 중간에 있는 제품일 것이다. **플라스틱과 고무 유사 재료의 조합(combination plastic and rubber-like materials)**은 순응성과 신축성 측면에서 두 가지 장점을 모두 제공하는 경향이 있다(즉, Manosplint® Wisconsin, Kinetec USA; TailorSplint™, Performance Health; Preferred®, North Coast Medical). 이러한 "혼합된" 재료는 거의 모든 유형의 스플린트에 사용할 수 있으며 병원에서 다용도 재료로 탁월한 선택이다. 이러한 재료는 제작 과정에서 치료사가 어느 정도 조절할 수 있으며 환자의 윤곽에 맞게 제작된 스플린트를 만들 수 있다. 많은 치료사는 이 재료가 아래팔 및 손 기반 디자인(대형 및 소형)을 포함하여 다양한 스플린트에 유용하다고 생각한다(그림 5-16C). 특정 특성은 열가소성 플라스틱의 기본 특성과 고무 및 플라스틱 비율에 따라 다르다.

탄성 Elastic

모든 **탄성 재료(elastic materials)**는 다양한 정도의 신축성 저항을 가지며 어느 정도의 복원력을 가지고 있다(예: Aquaplast®, Performance Health; Manosplint174; 오하이오주, Kinetec USA; Prism™, 노스 코스트 의료; 및 Orfit 제품). 앞서 언급했듯이 이 특성은 조직의 변화를 수용하기 위해 스플린트의 빈번한 재수정이 필요한 상황에서 가장 잘 사용된다. 이러한 재료 중 일부는 코팅되지 않은 상태로 제공되므로 신체 부위에 부착할 수 있다. 이러한 특징은 두 번째 손 역할을 하여 정확하고 정밀한 맞춤을 달성하는 데 도움이 될 수 있다. 순응성과 신축성의 정도는 특정 재료의 화학적 특성에 따라 다르다. 가볍게 함께 붙이면 코팅된 탄성 재료가 스플린트가 고정되면 분리될 수 있는 일시적인 결합을 제공할 수 있다.

코팅된 탄성 재료는 스플린트가 고정되면 분리될 수 있는 임시적 결합을 제공할 수 있다. 이 기술은 중력의 도움 없이 제작할 때 도움이 될 수 있다(그림 5-16D). 대부분의 탄성 재료는 투명하게 변하기 때문에 완전히 가열되는 시기를 결정하는 것은 쉽다(불투명하게 변하는 일부 유색 탄성 재료 제외). 이 투명도는 잠재적인 자극이 발생할 수 있는 부분에 대해 시각화를 제공하고 제작 과정에서 이러한 점들을 수용할 수 있다. 치료사는 일반적으로 이러한 재료를 매우 다재다능한 것으로 간주하고 다수의 스플린트에서 성공적으로 사용한다.

탄성 재료에는 몇 가지 단점이 있다. 재료가 아직 약간 따뜻할 때 제작된 스플린트를 제거하면 재료가 계속 고정되어 더 조이거나 수축되고 최종 맞춤이 변경된다. 1/8″(3.2mm) 재료로 윤곽이 좋은 스플린트를 얻는 것은 설정 시간 동안 재료가 수축하는 경향이 있기 때문에 번거로울 수 있다. 탄성 재료는 플라스틱 재료보다 설정 시간이 더 길고 시간 효율성이 문제일 때 제작 시 힘들 수 있다. 또한 신입 치료사는 이러한 재료로 부드러운 가장자리를 만들기 어려울 수 있다. 재료가 따뜻할 때 패턴을 자르는 것과 함께 정확한 패턴 생성은 치료사가 더 부드러운 가장자리를 얻는 데 도움이 될 수 있다.

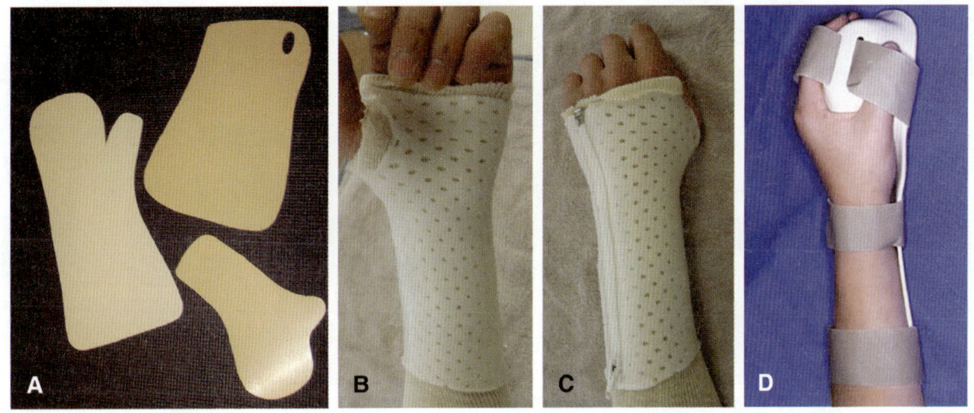

그림 5-17 A, 사전 절단 스플린트 재료. B 및 C, Rolyan® AquaForm™ 지퍼식 손목 스플린트(Performance Health). D, Preformed Rolyan® Neutral Position Hand Splint(Patterson Medical).

사전 절단 및 사전 제작 스플린트

Precut and Preformed Orthoses

미리 절단된 재료는 시간과 비용을 절약하고 재료 낭비를 줄이는 데 도움이 된다. 이러한 미리 절단된 형태는 대부분의 스플린트 제작 요구를 충족시키기 위해 다양한 재료 유형, 두께, 구멍 패턴, 색상 및 크기로 제공된다(그림 5-17A). 패턴을 만들고 자르는 데 필요한 시간을 줄일 수 있다.

Rolyan® AquaForm™ 지퍼 스플린트(Performance Healt) 및 Orfizip®Light(Orfit, Norfolk VA)는 봉합용 지퍼가 있는 열가소성 프리컷으로 치료사에게 다양한 진단을 처리할 수 있는 귀중한 옵션을 제공한다(그림 5-17B, C). 일반적으로 골절 및 가동 스플린트의 기초로 사용된다. 제작 팁을 포함한 더 구체적인 정보는 섹션 2를 참조하라.

미리 형성된 스플린트(특정 모양과 크기로 사전 제작)도 사용할 수 있다. 이들은 다양한 유형, 크기 및 재료로 제공된다(그림 5-17D). 일단 가열되면 이들 대부분은 맞춤형 핏을 제공하기 위해 수정될 수 있다. 이것은 스플린트를 처음부터 제작할 기술이나 시간이 없는 환경(예: 급성 치료 또는 재활 환경)에서 일반 스플린트를 제작하는 데 어려움을 겪는 치료사에게 훌륭한 옵션이 된다.

기타 Other

펠렛 형태(pellet form)의 열가소성 플라스틱 재료를 사용할 수 있다. 이것들은 일상생활활동과 함께 기능을 향상시키는 도구와 기구의 적응에 사용될 수 있다(그림 5-18A). 뜨거운 물 컵에 재료를 담그고 부드럽게 만든 다음 물건 주위를 제작하여 손잡이를 만든다. 현재 사용 가능한 다른 재료에는 라이닝된 재료(예: Manosplint® OhioF, Kinetec USA)(그림 5-18B), 메쉬 유형 열가소성 재료(예: X-Lite®, Allard USA)(그림 5-18C), 부드러운 제작이 필요한 스플린트의 경우 네오프렌(그림 5-18D) 등이 있다. 석고 제작 기술은 일부 형태의 스플린트 중재에 대한 옵션을 제공한다. 캐스트는 파리 석고(그림 5-18E), Delta-Cast® 캐스팅 테이프(Essity)(그림 5-18F), QuickCast 2(Performance Health)(그림 5-18G) 및 Orficast®(Orfit) 재료(그림 5-18H)를 사용한다(Colditz, 2002). McConnell 테이핑 방법, 탄성 치료 테이핑(Kinesio® Tex Tape)(10장 참조)(그림 5-18I)을 포함하여 다양한 테이핑 제품이 관절이나 신체 부위를 고정하거나 제한하기 위해 인기를 얻고 있다. 앞서 언급했듯이 치료사는 새로운 재료와 기술을 따라잡기 위해 부지런해야 한다.

추가 장비 ADDITIONAL EQUIPMENT

스트랩 재료 STRAPPING MATERIALS

스트랩은 스플린트를 신체 부위에 고정하는 데 사용된다. 스플린트가 의도한 목적을 수행하도록 하려면 스트랩을 적절하게 적용하는 것이 중요하다. 일반적으로 치료사는 환자에게 플라스틱 재료를 제작하고 윤곽에 맞는 착용감을 얻는 데 중점을 두며 적절한 스플린트 맞춤과 관련하여 스트랩의 중요성을 최소화하는 경향이 있다. 스트랩을 부주의하게 적용하면 궁극적으로 장치가 비효율적일 수 있다. 열가소성 플라스틱 재료와 마찬가지로 다양한 유형의 스트래핑 시스템을 사용할 수 있다. 치료사로서 우리는 특정한 상황에 대한 전통적인 **후크(hook**, 벨크로의 거친 부분)와 **루프(loop**, 벨크로 후크에 붙이는 부드러운 부분)를 넘어서서 다른 점들을 볼 수 있어야 한다. 첫째, 치료사는 스플린트 제작의 역학을 이해해야 한다. 스트랩이 넓을수록 힘이 더 잘 분산된다. 그러나 스트랩은 전체 동작을 방해할 정도로 넓어서는 안 된다. 좁은 끈은 잠재적으로 밑에 있는 연조직(soft tissue)의 발적과 자극을 유발할 수 있다. 뼈 부위에 스트랩을 적용할 때 폼을 사용하여 압력을 더 분산시키는 것을 고려해야 한다. 스플린트의 기계적 이점을 최대화하도록 주의해야 한다. 스트랩을 조일 때 스플린트의 길이를 참고해야 한다. 스플린트를 최적으로 제작할 수 있지만 스트래핑이 몸쪽 및 먼쪽 가장자

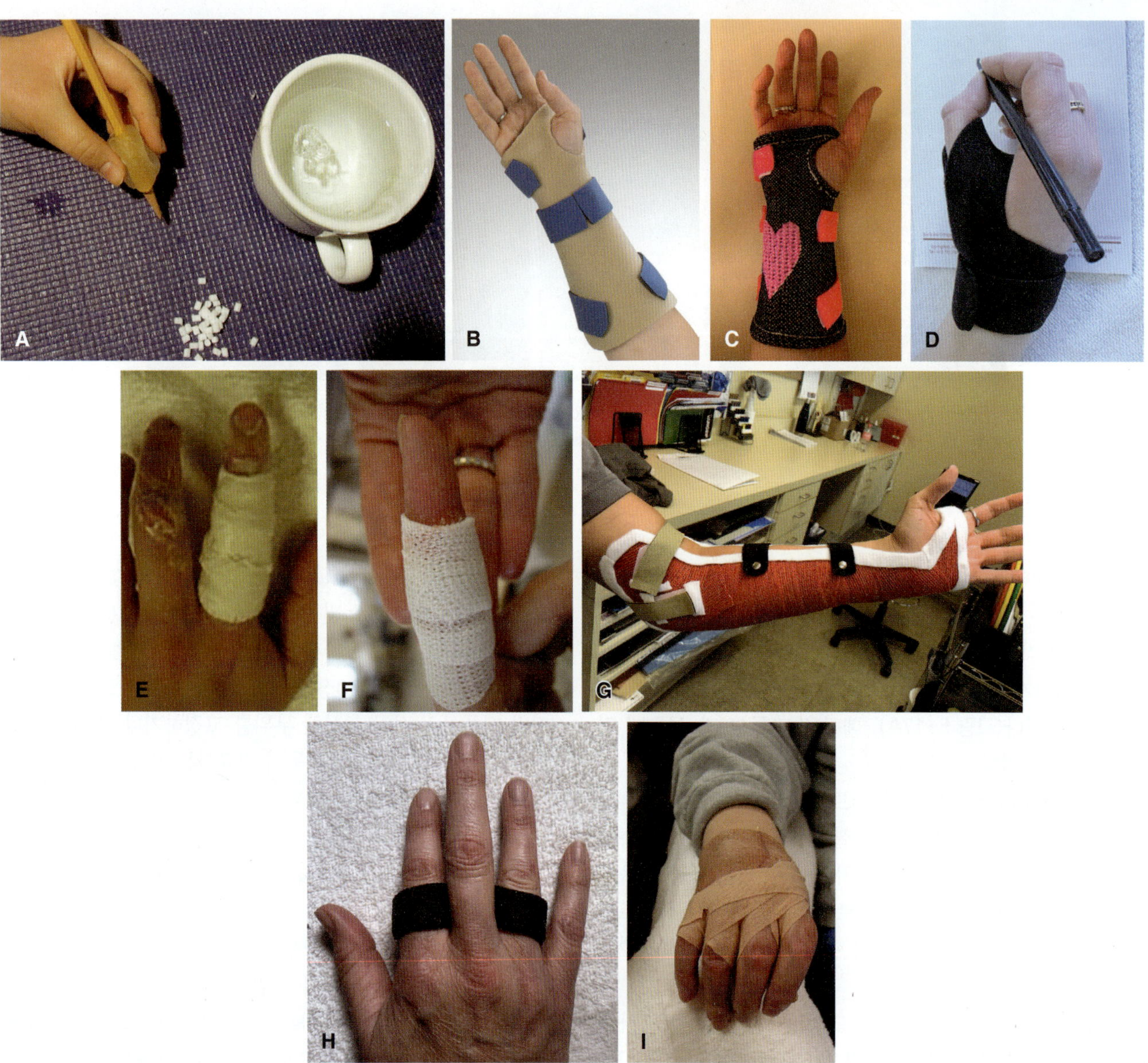

그림 5-18 **A,** 연필 그립을 형성하는 데 사용되는 Thermo-Pellet™(North Coast Medical). **B,** 패브릭라이닝(Fabric-lined OhioF)(Kinetec USA). **C,** 손목 스플린트에 사용된 X-Lite® PLUS(Allard USA). **D,** 기성품 네오프렌 손목손허리관절 제한 스플린트(custom neoprene carpometacarpal[CMC] restriction orthosis). PIP 관절 굽힘 구축(Performance Health)을 해결하기 위한 파리 석고**(E)** 및 QuickCast 2(Performance Health)**(F)**. **G,** 아래팔 회전을 방지하기 위해 긴 팔 스플린트를 만드는 Delta-Cast® 응용 프로그램(Essity). **H,** Orficast® 운동 스플린트(Orfit)에 사용되는 다목적 재료. **I,** Kinesio® Tex Tape는 MCP의 인공관절 치환술 후 MCP 관절이 자쪽 치우침되는 경향을 최소화하는 데 도움이 된다.

리에 고정되지 않으면 최상의 메커니즘이 실현되지 않을 수 있다.

스플린트를 신체 부위에 고정하는 가장 일반적인 방법은 고리형 스트랩을 사용하는 것이다. Velcro®는 가장 친숙한 브랜드 이름이다. 그러나 다른 버전을 사용할 수 있다. 일반적으로 뒷면에 접착력이 있는 후크 스트랩이 스플린트에 부착되고 루프 스트랩(부드러운)이 신체 부위를 감싼다. 후크와 루프 스트랩은 다양한 너비(1/2″~2″)와 색상으로 제공된다. 미리 절단된 스트랩은 편리하여 낭비를 줄이고 제작 과정을 단축할 수 있다. 접착식 후크 스트랩은 미리 절단된 길이로 제공되어 후크를 자르기 위한 가위가 끈적하지 않게 만들 수 있다. 많은 환자, 특히 어린이는 자신의 스트랩 색상을 선택하는 것을 즐긴다. 환자를 참여시키면 순응도를 최대화하는 데 도움이 된다. 후크를 스플린트에 부착하기 전에 후크를 가열하면 접착력이 증가하고 단단히 고정된다; 이것은 보호 코팅이 된 열가소성 플라스틱이 사용할 때 특히 유용한 기술이다.

후크 스트랩을 사용하여 원주형 루프 스트랩을 고정할 때 치료사는 후크를 하나 또는 두 개를 사용할지 결정해야 한다(그림

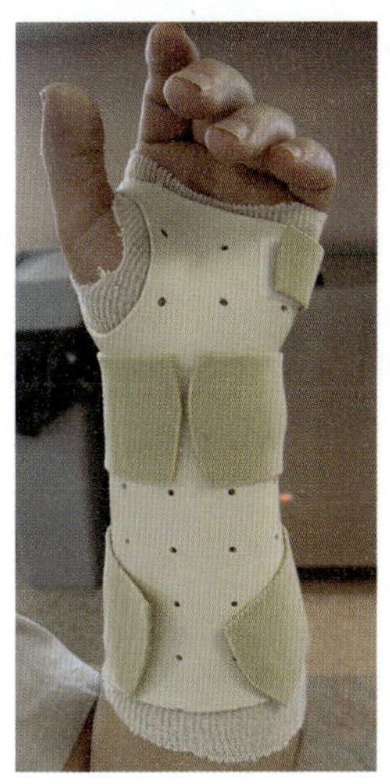

그림 5-19 뒷면에 접착력이 있는 후크 스트랩을 손목 스플린트에 부착하는 방법. 두 개의 별도 스트랩을 몸쪽에 사용하여 후크가 덮이지 않은 상태로 남아 옷에 걸리는 것을 방지한다.

5-19). 두 개의 작은 후크를 사용하는 단점은 스플린트의 반복적인 착용과 탈착으로 인해 떨어질 위험이 증가한다는 것이다. 그러나 신체 몸쪽에 스트랩을 적용할 때처럼 두 개의 후크는 부피가 큰 아래팔을 더 잘 수용할 수 있다. 하나의 더 긴 후크 재료 스트랩의 장점은 부착 표면적이 증가하여 스트랩이 스플린트에서 떨어질 가능성이 낮아진다는 것이다. 그러나 이 방법은 더 많은 후크와 루프 재료가 필요하므로 비용이 많이 들 수 있다. 후크를 완전히 덮을 수 있는 충분한 루프 스트랩을 허용하는 것을 잊으면 안 된다; 그렇지 않으면 후크가 옷과 침구에 달라붙을 수 있기 때문이다. 걸림 현상 및 우발적인 분리를 방지하기 위해 후크 및 루프 스트랩의 가장자리를 둥글게 처리한다. 또한 둥근 모서리는 미적으로 더 깔끔하다.

기존의 후크와 루프 재료 외에도 치료사는 탄성 루프를 사용하여 스플린트를 환자에게 단단히 고정할 수 있다. 부드러운 폼(soft form)도 이용 가능하다; 그들은 전통적인 후크와 루프보다 피부에 더 편안하게 작용할 수 있다. 이 재료는 팔다리의 윤곽에 잘 맞고 부종으로 인한 약간의 변형을 허용한다. 이 스트랩은 후크와 루프만큼 내구성이 강하지 않으므로 스플린트 비용이 증가할 수 있다. 특정 상황에서는 이러한 더 비싼 스트랩을 사용하는 것이 최선의 선택일 수 있다. 전문화된 스트래핑은 편안함과 기능면에서 유익할 수 있다. 예를 들어, 관절염 환자를 위한 스플린트를 제작할 때 Rolyan® SoftStrap® Strapping Material(Performance Health)과 같은 부드러운 스트랩이 최적의 선택일 수 있다(그림 5-20A). 이러한 재료는 기존 루프보다 "반복"이 적다; 스트랩을 뒤집기만 하면 두 배로 사용할 수 있다. 기능적 사용 중에 스플린트를 사용하는 환자의 경우 RStretch™(Performance Health) 또는 네오프렌 스트랩과 같은 탄성 루프를 선택하는 것이 도움이 될 수 있다(그림 5-20B). 이 신축성 있는 스트랩은 더 단단한 루프 소재보다 근육의 수축/이

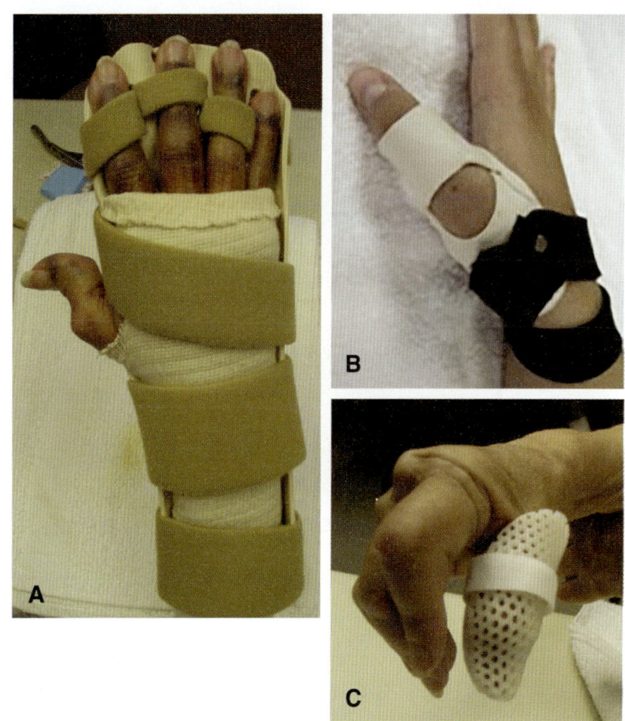

그림 5-20 A, 손목과 손가락을 고정하는 데 사용되는 Rolyan® SoftStrap®과 폄근 힘줄막절제술 후에 사용되는 손 고정 스플린트. B, 기능적 사용 중 이 손허리손가락관절 고정 스플린트(metacarpophalangeal immobilization orthosis)에서 근육 움직임을 수용하는 데 사용되는 네오프렌 스트랩. C, 엄지 스플린트에 사용되는 얇은 루프 스트랩.

완을 더 잘 수용한다. 네오프렌 스트랩은 시트에서 자르는 방법에 따라, 신축성을 제공할 수 있는지 여부에 따라 다양하다. 작은 손가락 스플린트를 적용할 때 RThin™(Performance Health) 루프 재료를 고려해보자. 손가락 사이의 부피를 최소화하기 때문이다(그림 5-20C).

하나의 스트랩에 결합된 후크와 루프 스트랩을 포함하여 많은 다른 스트래핑 시스템이 존재한다. 이 재료는 팔다리의 사용이 제한된 환자에게 적합하다. 어린이의 경우 스플린트를 활동적인 어린이에게 적절하게 고정하는 데 필요한 추가 강도를 제공하는 시스템을 사용할 수 있다(예: Dual-Lock® 고정 시스템, Performance Health). D-링과 버클은 장력을 조절하는 데 필요한 스트랩을 고정하기 위한 옵션이다. 이는 골절에 사용되는 원주형 스플린트에 특히 유용하다.

리벳을 사용하여 뒷면의 접착식 후크 스트랩이 스플린트의 스트랩 한쪽 끝을 영구적으로 고정할 수 있다. 구멍 펀치와 뭉툭한 플라이어만 있으면 이러한 리벳을 고정할 수 있다. 한쪽 끝을 리벳으로 고정하면 환자(어린이, 노인)가 스트랩을 잃어버리지 않도록 할 수도 있다(그림 5-21). 피부를 보호하기 위해 작은 안감이나 테이프로 리벳의 밑면을 덮어야 한다; 과도한 습기로 인해 녹이 발생할 수 있다.

치료사는 각 환자의 고유한 요구를 고려하여 스플린트용 스트

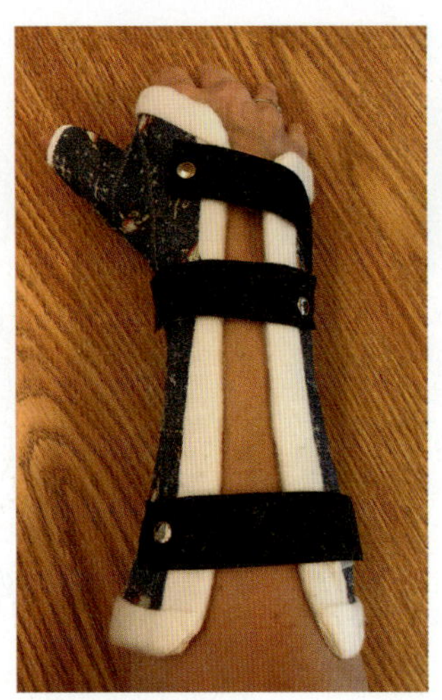

그림 5-21 Delta-Cast®(Essity)로 제작된 이 엄지 스플린트의 스트랩을 고정하기 위해 적용된 리벳.

래핑 시스템을 설계할 때 창의적이어야 한다. 예를 들어, 관절염이 심한 환자는 스플린트의 착용과 탈착을 용이하게 하기 위해 스트랩에 특수 루프를 사용하고 관절 정렬을 개선하는 데 도움이 되도록 스트랩을 전략적으로 배치할 수 있다. 스트랩의 적절한 적용에 관한 환자 교육은 필수적이다. 스플린트를 제자리에 놓고 휴대폰으로 사진을 찍는 것은 나중에 적절한 적용에 도움이 될 수 있다. 환자가 병원에서 스플린트를 착용하거나 벗도록 하여 스트랩이 적절하게 배치되었는지 확신할 수 있도록 해야 한다. 접착 후크는 루프 재료의 적절한 배치를 위한 "로드맵" 역할을 해야 한다. 스트랩의 번호를 매기는 것이 도움이 될 수 있다. 환자는 신경혈관 손상 및 뼈/물렁조직 자극과 같은 부적절한 적용과 관련된 잠재적인 문제를 알고 있어야 한다. 스트래핑은 스플린트를 제자리에 고정할 수 있을 만큼 꼭 맞아야 하지만 너무 조여서 조직에 자극을 주어서는 안 된다. 심각한 부종의 문제가 있고 스트랩 사이에 "부종"의 가능성이 있는 경우 부종이 가라앉는 동안 둘레를 감싸는 것이 도움이 될 수 있다. 적절한 스플린트 스트래핑은 일반적으로 열가소성 플라스틱 선택과 제작 공정 자체에 초점을 맞추는 것에 의해 가려진다. 스트래핑 선택은 스플린트 제작 과정에서 중요한 단계이며 효과와 최종 결과를 최대화하는 데 도움이 될 수 있다. 여러 옵션을 사용할 수 있으며 최적의 스트래핑 솔루션을 찾기 위해 비판적 사고를 해야 한다.

임상 및 패턴 형태의 유용한 힌트가 섹션 2 전체에 걸쳐 제공되어 특정 부위에 스트랩을 배치해야 하는 위치와 이유를 설명하고 있다. 스플린트에서 스트랩을 배치할 위치를 고려할 때 다음 일반 원칙을 염두에 두어야 한다.

- 더 넓은 스트랩은 좁은 것보다 더 나은 힘 분포를 제공한다(Bell-Krotoski & Breger-Stanton, 2011; Brand & Hollister, 1999; Fess, Gettle, Philips, & Janson, 2005). 압력 접촉 면적을 늘리면 물렁조직 자극을 방지하는 데 도움이 된다. 그러나 스트랩이 너무 넓어서 스플린트 영향을 받지 않는 관절의 가동 범위가 제한되어서는 안 된다.
- 접착식 폼을 스트랩과 함께 사용하여 뼈 부위의 불규칙한 압력 분포와 압통을 방지할 수 있다(그림 5-22A). 자뼈 붓돌기(styloid process)와 같은 뼈 부위를 가로질러 스트랩을 배치하면 고르지 않은 압력이 발생할 수 있다.
- 스트랩이 피부에 닿도록 하려면 신체 부위의 모양에 맞게 비스듬히 배치해야 한다. 예를 들어, 아래팔에 스트랩을 적용할 때 치료사는 신체 부위의 모양을 고려해야 한다. 이것은 특히 아래팔이 큰 환자에게 스플린트를 고정할 때 적용된다(그림 5-22B).
- 스트랩은 스플린트를 제자리에 단단히 고정할 수 있을 만큼 충분히 조여야 하지만 혈액 순환을 방해할 정도로 조이지 않아야 한다. 스트랩 경계선이 피부를 꼬집는 듯한 착용은 피부 표면 감각 신경을 자극할 수 있으므로 피해야 한다. 신경혈관 손상의 징후에 대해 환자를 교육하는 것은 필수적이다.
- 특정 부위에 스트랩을 고정하여 스플린트의 기계적 이점을 극대화하는 것을 기억해야 한다(Brand & Hollister, 1999; Fess et al., 2005). 예를 들어, 긴 팔 스플린트의 몸쪽 및 먼쪽 스트랩은 가능한 한 가장자리에 가깝게 배치해야 하며 중간 스트랩은 환자가 스플린트에서 구부러지는 것을 방지하기 위해 팔꿈치 축 주위에 부착되어야 한다(그림 5-22C).
- 문제가 있는 환자가 스플린트를 제거할 가능성을 줄이려면 둘레 붕대(circumferential bandage)를 사용하여 장치를 고정하거나(그림 5-22D) 손가락 스플린트 테이프로 충분할 수 있다(그림 5-22E).
- 스트랩으로 인해 창 부종(window edema, 스트랩 사이의 부종)이 발생한 경우 먼쪽에서 몸쪽으로 바이어스 컷 랩(bias-cut wrap, 바이어스에서 절단된 시중에서 구할 수 있는 비탄성 재료)을 적용하고 부종을 감소시킨다(그림 5-22F). 이 기술은 전체 영역에 걸쳐 보다 균일한 압력 분포를 제공한다. 부종이 가라앉으면 랩을 전통적인 후크와 루프 스트랩으로 교체할 수 있다.
- 부드러운 스트랩은 압력 분포를 개선하고 편안함을 높이며 부종 조절에 효과적일 수 있다. 환자는 항상 부종의 징후(특히 스트랩과 스트랩 사이), 혈관 손상, 감각 변화, 부적합한 착용이 있는지 관찰해야 한다. 스트랩을 적절하게 풀도록 지시해야 한다(그림 5-22G).
- 비용 절감을 위해 모든 제작 요구 사항을 충족해야 하는 1인치 접착 후크 구매를 고려하여야 한다. 환자들은 이 좁은 너비가 전체 후크를 덮을 수 있어 후크가 옷과 침구에 달라붙는 것을 방지한다는 점을 인정해야 한다.
- 시간을 절약하기 위해 가장 일반적인 길이로 미리 절단된 후크 탭을 준비해야 한다.

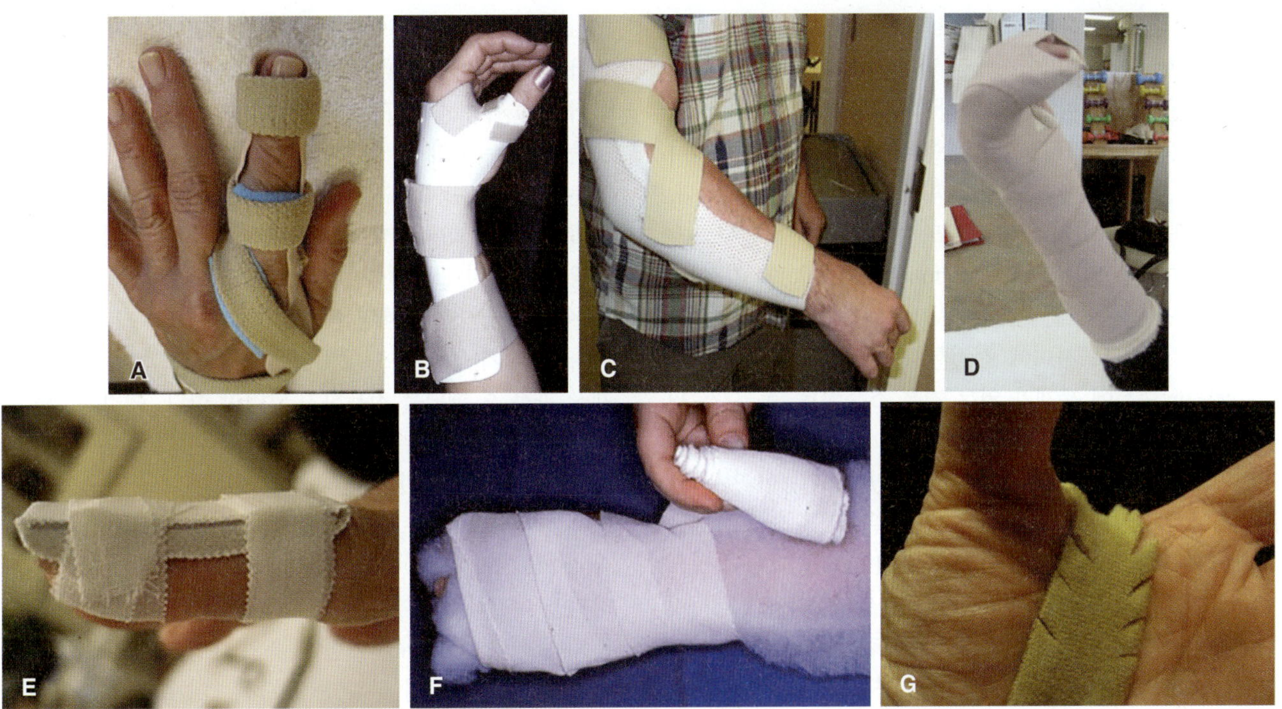

그림 5-22 A, 스트랩을 가로질러 등쪽으로 배치된 폼은 뼈 돌출부의 자극을 방지할 수 있다. B, 아래팔 근육 조직의 대부분을 수용하기 위해 몸쪽 스트랩의 각도를 확인한다. C, 팔꿈치를 최대한 고정하기 위해 몸쪽 및 먼쪽 스트랩 배치를 확인한다. D, 부종 변형으로 인해 전통적인 스트래핑이 적절하지 않은 급성 수술 후 환자에게 사용되는 탄성 랩. E, 운동용 테이프는 부피를 최소화하고 손가락 스플린트가 떨어지는 것을 방지하는 효과적인 방법이 될 수 있다. F, 바이어스 컷 랩은 심한 부종이 있는 환자를 위한 휴식 지지대를 고정한다. Dacron 안솜의 안감은 스플린트 내부의 건조한 환경을 유지하는 데 도움이 된다. G, 손갈퀴막 공간(web space)을 통한 맞춤형 스트래핑은 민감한 부위에서 일반적으로 발생하는 피부 자극 문제를 방지한다.

CHAPTER 5

- 여러 너비 주문을 최소화하려면 2인치 루프 스트랩을 재고로 유지하고 필요에 따라 잘라낸다.
- 나중에 사용할 수 있도록 루프 재료의 모든 스크랩을 보관해야 한다. 이렇게 하면 모든 루프 재료를 완전히 사용할 수 있다.
- 여러 색상을 주문하면 궁극적으로 스플린트 사용자가 선택 가능하고 스플린트 착용에 도움이 될 수 있다.

안감 및 패딩 재료 LINING AND PADDING MATERIALS

때때로 치료사는 편안함을 향상시키기 위해 **안감 재료(lining material)**로 스플린트 내부를 부분적으로 또는 완전히 감싸는 것이 좋다라고 생각하며, 특히 열가소성 플라스틱과 직접 접촉하여 자극을 받을 수 있는 얇고 민감한 피부를 가진 고령 환자의 경우가 그렇다(그림 5-23A,B). 씻을 수 없기 때문에 스플린트 내부에 영구적인 안감을 부착할 때는 신중해야 한다. 안감은 공기가 차단될 때 필연적으로 발생하는 땀으로 인해 종종 악취가 나고 변색된다. 장기간 습한 환경에 노출되면 피부가 손상될 수 있다. 발진, 침식 또는 실제 피부 괴사가 나타날 수 있다. 접착식 안감은 제거하기 어렵고 잦은 교체는 비용이 많이 들 수 있다. 패딩 및 안감 재료는 다양한 두께와 질감이 제공된다. 병원에서 재고 목록에 몇 개를 여유 있게 보관해야 한다.

스플린트 안감은 영구적이거나(한 면이 접착) 제거가 가능(스플린트 자체에서 완전히 분리됨)할 수 있다. 대부분의 스플린트의 경우, 영구적인 유형에서 문제가 될 수 있는 잠재적인 위생 문제를 피하기 위해 세척할 수 있는 제거 가능한 안감을 사용한다. 스플린트 안에 안감을 영구적으로 적용하면 편안함과 착용이 향상될 수 있는 특징을 가지고 있다. 이러한 경우 쉽게 제거하고 교체할 수 있는 제품(낮은 점착성)을 선택하는 것이 유리할 것이다. 과도한 수분(땀, 상처 삼출물 등으로 인한) 또는 피부 벗겨짐과 같은 가능한 위생 문제는 안감을 자주 교체하면 피할 수 있다. "닫힌 셀(closed cell)"(액체가 침투할 수 없고 청소하기 쉽지만 공기 교환을 허용하지 않음)과 "개방형 셀(open cell)"(액체를 흡수할 수 있음)인 안감을 선택하면 쉽게 청소할 수 있는 환경을 제공할 수 있다. 개방형 셀 제품은 통기성이 있어 과도한 수분을 흡수하여 영향을 받는 손에 잠재적으로 건강에 해로운 환경을 조성할 수 있다. OhioF는 영구적으로 부착된 세척 가능한 항균 직물 안감이 있는 Kinetec USA를 통해 제공되는 사전 안감 소재이다(그림 5-18B). 환자가 따뜻하고 습한 기후에서 항상 스플린트를 착용해야 할 때 과도한 수분은 일반적인 문제이다. 도움이 되는 옵션으로는 통기성을 높이기 위해 구멍이 있는 재료를 사용하거나(그림 5-22C) 피부와 열가소성 플라스틱 사이에 얇은 폴리에스테르 퀼팅 안솜(공예품 매장에서 구입 가능)을 사용하는 것이 있다. 탈착식 폴리에스터(Dacron) 안솜은 피부에서 수분을 효과적으로 흡수한다(그림 5-22F). 솜이나 거즈를 사용하지 말아야 한다. 습기가 피부에 남아 있을 수 있다. 안솜은 피부 문제를 예방하기 위해 적어도 매일 교체해야 한다.

탈착식 제품의 경우 면 스타키넷(cotton stockinette)이 가장 일반적이고 경제적인 제품이다. 이들은 제거, 세척 및 재사용이 가능하여 피부와 스플린트 사이에 적절한 공간을 제공한다. 환자가 내부의 과도한 수분에 문제가 있는 경우 스플린트, 폴리프로필렌 스토키네트는 옵션이다. 그것은 해당 신체 부위를 건조하게 유지하는 위킹 작용(수분을 흡수하는 작용)이 있다. 부종이 있는 환자의 경우 TubiGrip™ 또는 SurgiGrip®과 같은 탄성 슬리브 제공을 고려해야 한다(그림 5-23C)(Performance Health). 패딩이 필요한 경우 TubiPad®를 고려하라. 손가락 스플린트의 경우 면 스타킹(SurgiTube®) 또는 탄성 랩(Coban™ 또는 CoFlex®)을 안감으로 사용할 수 있다. 스플린트 디자인 내에 추가 공간을 허용하기 위해 제작 전에 해당 영역에 제품을 적용하는 것을 잊지 말아야 한다. 스플린트의 장기간 사용이 필요하거나 더 두꺼운 안감이 필요한 환자의 경우 내구성이 뛰어난 Terry-Net™ 안감이 최상의 선택일 수 있다(Performance Health). 엄지를 포함하는 안감은 엄지 스플린트 아래에 적용할 수 있다. 병원에서 재봉틀을 사용할 수 있는 경우 엄지손가락 부품을 스타키넷(stockinette)에 꿰맬 수 있다. 환자에게 매일 안감을 교체하고 손으로 씻고 자연 건조하도록 지시한다.

가능하면 스플린트 패딩 재료를 아껴서 사용해야 한다. 잘 제작되고 적절하게 맞는 스플린트는 일반적으로 패딩이 필요하지 않음을 기억해야 한다. 잘 제작된 스플린트는 대체할 수 없다; 따라서 제작 후 맞춤을 개선하기 위해 패딩을 적용하는 것은 적절하지 않다. 제작 후 패딩을 추가하면 스플린트 맞춤이 변경되고 인접 영역에 전단(shear) 및 압박 응력(compression stress)이 발생할 수 있다 (Brand & Hollister, 1999; Fess et al., 2005). 패딩 영역에 걸쳐 부피가 증가하면 압력이 증가할 수 있다. 반면, 스플린트의 패딩은 올바르게 사용하면 도움이 될 수 있다. 패딩은 과도한 압력이 뼈 돌출부 또는 표재성 신경과 같은 잠재적인 "통증점"을 생성할 수 있는 영역에 유용할 수 있다. 열가소성 플라스틱 재료에 패딩을 적용할 때 잠재적인 문제 영역을 예상하고 해당 영역을 사전에 미리 패딩해야 한다(그림 5-24A). 이 패딩 바로 위에 열가소성 플라스틱 재료로 제작하고 패딩을 형성된 스플린트로 다시 뒤집어 마무리한다. 환자가 압박감에 대해 불만을 가지고 병원을 방문하는 경우 제작 과정 후 패딩을 적용하지 말아야 한다. 이것은 스플린트의 이동을 일으켜 다른 부위에 다른 압력점을 생성할 수 있기 때문이다. 대신, 자극받은 부위를 미리 채우고 전체 스플린트를 가열/재제작해야 한다. 스플린트용 패딩을 선택할 때 치료사는 질감뿐만 아니라 두께도 고려해야 한다. 일반적으로 가능한 한 얇은 패딩을 선택하지만 여전히 해당 부위를 보호하기 위해 환자의 요구 사항을 충족해야 한다. 폼(form) 기반 제품의 대안으로 치료사는 특히 흉터가 있는 경우 민감한 부위를 보호하는 데 효과적인 젤 패딩을 찾을 수 있다(그림 5-24B). 패딩은 스플린트의 열가소성 부분뿐만 아니라 스트래핑 시스템에도 적용될 수 있다. 이는 스트랩이 잠재적인 "통증점" 중 하나를 통과할 때 특히 유용할 수 있다. 특정 영역의 스트랩에 통합된 패딩은 관절의 위치를 최적으로 지정하기 위해 부드러운 피드백을 제공하는 데 사용할 수 있다(그림 5-24C). 이것은 특히 손허리손가락(MCP)관절 굽힘/몸쪽손가락사이(PIP)관절 폄과 같은 변형예방 자세(antideformity position)로 고정할 때 유용하다. 몸쪽손가락사이(PIP)관절을 패딩하면 항변형 자세를 유지하는 데 도움이 될 수 있다. 패딩은 조직에 부드러운 스트레칭을 제공하여 관절 구축을 예방하거나 부드럽게 스트레칭하는 데 도움이 될 수 있다. 진단이 조직에 이러한 유형의 스트레스를 허용하는지 확인해야 한다. 병원에서 도움이 되는 대체 제품에는 Microfoam™ 테이프와 후크 수용 네오프렌(Performance Health)이 있다.

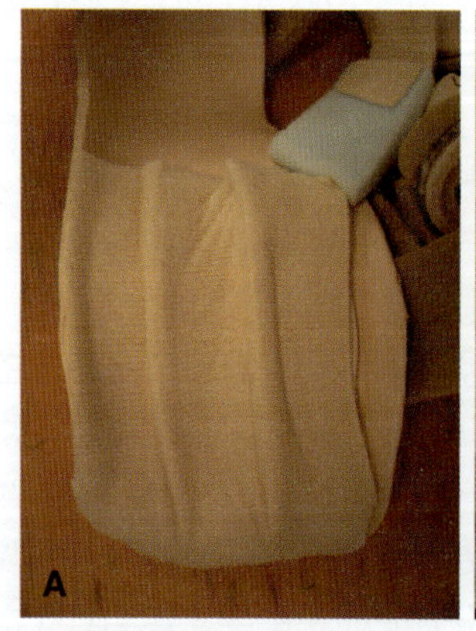

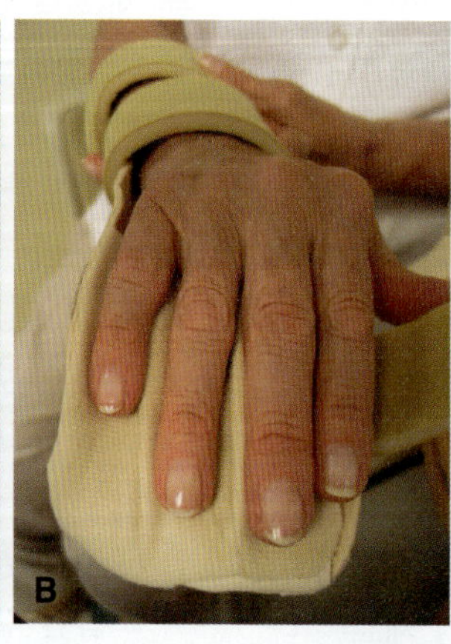

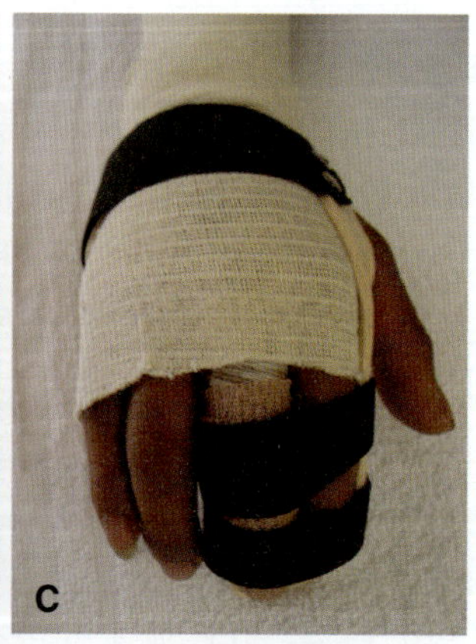

그림 5-23 A 및 B, 접착 폼 안감을 사용하여 개별 홈을 형성하고 손가락이 ㅗ 안에 들어갈 수 있도록 한다. C, 손/아래팔에 탈착식 탄성 슬리브를 사용하고 부종을 치료하기 위해 손가락 랩을 사용한다.

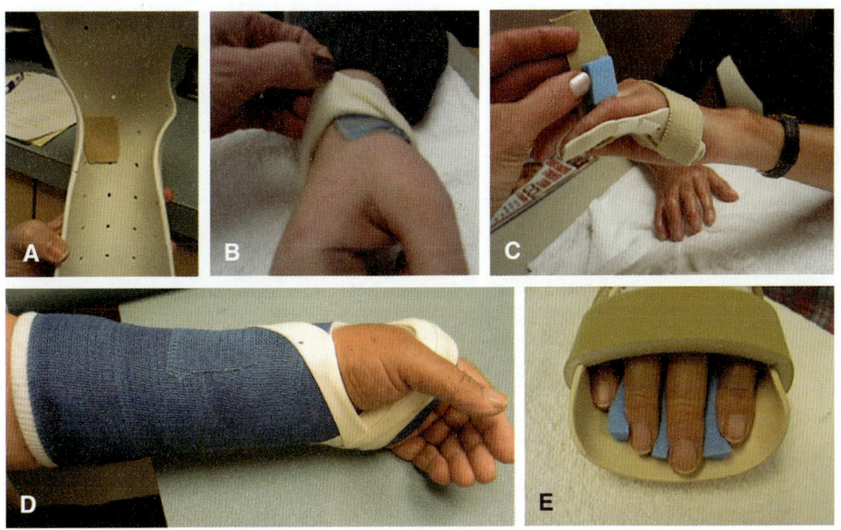

그림 5-24 A, 등쪽 손목과 손 스플린트를 성형하기 전에 패딩을 배치하여 먼쪽 자뼈(ulna)의 압력을 최소화한다. B, 과민성 노신경(radial nerve) 감각을 보호하는 데 사용되는 젤. C, 스트래핑에 부착된 폼은 확장 시 최적의 PIP 위치를 조정한다. D, 이 손목 캐스트의 안감에 사용되는 Microfoam™ 테이프. E, 폼은 관절염 환자가 밤에 착용할 수 있도록 손가락을 분리하기 위해 삼각형으로 절단되어 스플린트에 부착된 상태.

Microfoam™ 테이프는 스플린트의 특정 부위를 패드에 붙일 수 있는 저접착 폼 테이프로, 첫 번째 손갈퀴막 공간(web space) 주변에 매우 유용하다(그림 5-24D). 이 테이프는 스플린트 이동을 방지하는 데 도움이 될 수 있는 Dycem®과 유사한 미끄럼 방지 품질을 가지고 있다. 스플린트 내에 세로 스트랩을 적용한다. 네오프렌은 기존 패딩 재료의 대안으로 사용할 수 있다. 부드럽고 윤곽을 그리는 소재는 피부에 편안하다. 후크를 통해 스플린트 내에 부착하거나 제작 과정에서 코팅되지 않은 열가소성 플라스틱에 영구적으로 접착한다. 폼 조각(foam piece)은 또한 안정 스플린트에서 손가락 분리 역할을 할 수 있다(그림 5-24E).

흉터 관리 기술은 젤, Putty Elastomer™ 또는 Otoform™ 제품(Performance Health)을 사용하여 스플린트 디자인에 직접 통합할 수 있다. 젤은 시트 또는 패드로 제공된다(그림 5-24B). 스플린트의 범위 내에서 제품이 수용될 수 있도록 흉터와 제작된 스플린트 위에 가열된 재료를 만든다(그림 5-25). 이러한 제품은 흉터가 변화함에 따라 개선되어야 한다. 이때 스플린트는 치수의 이러한 변경을 조정하기 위해 다시 제작되어야 한다. 탄성 그룹의 것과 같이 빈번한 재가열에 도움이 되는 열가소성 플라스틱 재료를 사용하는 것이 최선의 선택일 것이다. 시중에 나와 있는 일부 재료에는 열가소성 재료에 라미네이팅된 젤 층이 있어 흉터 관리의 또 다른 수단을 제공한다(Silon-STS®, Performance Health).

구성 요소 COMPONENTS

이 섹션에서는 가동 스플린트(가동 또는 고정 진행형)를 제작하는 데 필요한 스플린트 구성 요소를 제공한다. 특정 시스템과 제작 지침은 섹션 2에 설명되어 있다. 스플린트 제작 기술과 제품에 대한 혁신이 빈번하기 때문에 최신 카탈로그와 저널을 읽고 시장에 나와 있는 정보를 파악하는 것이 중요하다.

아웃트리거 시스템 Outrigger Systems

스플린트의 아웃트리거 부분은 이동하는 힘을 가하기 위한 앵커 역할을 하는 스플린트에서 확장된 부분이다(그림 5-26A). **아웃트리거 시스템(outrigger systems)**은 치료사가 최적의 90° 당김 각도를 유지할 수 있도록 조정 가능한 장치여야 한다. 각 재활 카탈로그는 특정 치료 요구 사항을 충족하기 위해 수많은 아웃트리거 시스템을 제공한다(AliMed, 2019; North Coast Medical, 2019; Performance Health, 2018-2020)(전체 공급업체 목록은 부록 A 참조).

주어진 환자에게 가장 적절한 옵션을 결정하기 위해 치료사는 치료사의 선호도, 환자의 요구 사항 및 제품 가용성과 같은 많은 요소를 신중하게 고려해야 한다. 예를 들어, 손가락 폄 가동 스플

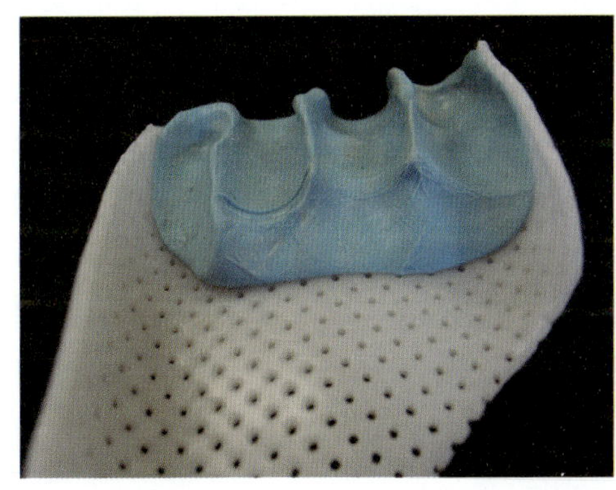

그림 5-25 이 손가락 또는 발가락 스플린트는 흉터 조직이 형성된 환자를 위해 통합된 흉터 틀을 가지고 있다.

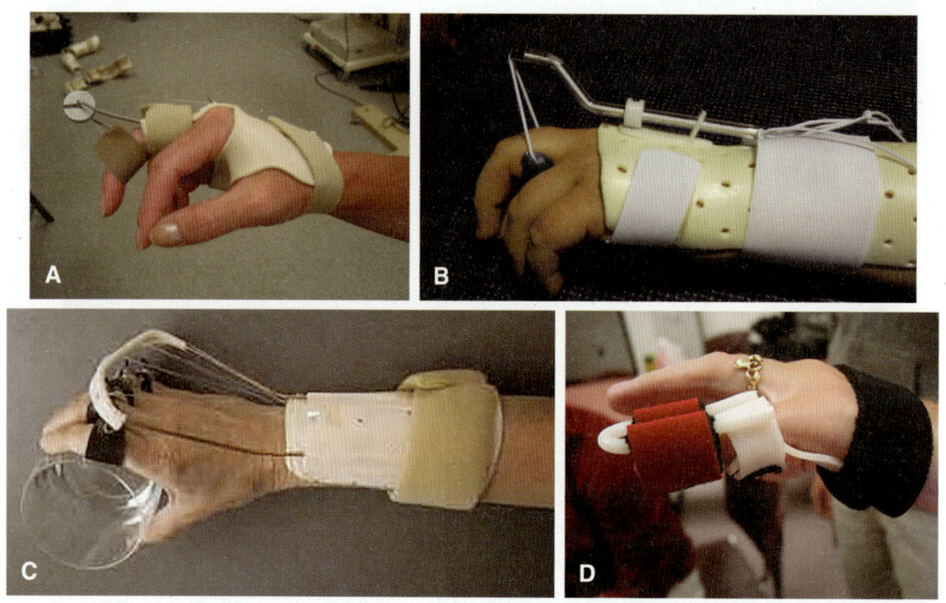

그림 5-26 아웃트리거: (A) Dorsal Rolyan® 조정 가능한 아웃트리거 키트가 있는 손 기반 PIP 가동 폄 스플린트(Performance Health)(C). MCP 가동 폄 스플린트(B) Orfitube™ 시스템(Orfit)과 (D) 도르래 시스템 및 Rolyan® Aquatubes®를 생성하기 위해 스크랩 열가소성 플라스틱 재료가 포함된 구부러진 와이어 그리고 가열된 아웃트리거로 성형된 Rolyan® Aquatubes(Performance Health).

린트가 필요한 환자에게 제시될 때 치료사는 사용할 디자인을 결정해야 한다: 손 또는 아래팔 기반; 단관절 적용 또는 다관절 적용; 맞춤형 또는 조립식; 및 고정 상태, 원주형 또는 가동 스플린트(Austin, Slamet, Cameron, & Austin, 2004)(그림 5-26B). 일반적으로 특정 시스템용 액세서리(선 가이드, 풀리, 몸쪽 부착 장치)를 별도로 구입하여 맞춤형 스플린트를 사용할 수 있다.

상용화된 아웃트리거 키트가 적절하지 않거나 사용할 수 없는 경우 아웃트리거는 와이어, 열가소성 플라스틱 또는 열가소성 튜브로 쉽게 만들 수 있다(자세한 내용은 섹션 2 참조)(그림 5-26C,D). 구리 또는 알루미늄 와이어는 펜치나 집게로 자르고 바이스, 펜치 또는 벤딩 바를 사용하여 구부릴 수 있다. 구멍이 있는 열가소성 플라스틱 재료의 작은 조각을 프레임에 제작하여 선이 미끄러질 수 있도록 할 수 있다. 열가소성 플라스틱 튜브는 따뜻한 물에서 부드러워지면 쉽게 아웃트리거 모양으로 만들 수 있다. 맞춤형 아웃트리거를 스플린트에 부착하려면 충분히 큰 열가소성 플라스틱 재료 조각을 사용하여 아웃트리거의 몸쪽 부분을 적절하게 덮는다. 아웃트리거가 높을수록 부착 부위가 덜 안정적이다. 스플린트에 부착하기 위한 적절한 몸쪽 길이를 제공해야 한다. 강한 결합을 형성하려면 솔벤트를 사용하여 재료의 코팅을 제거해야 한다. 사용 가능한 와이어나 튜브가 없는 경우 열가소성 플라스틱 재료를 가열하고 둥글게 말린 튜브를 만든 다음 아웃트리거로 만들 수 있다.

경첩 Hinges

재활 관련 카탈로그는 손목과 팔꿈치 관절을 다루기 위한 **경첩(hinges)** 부품을 제공한다. 경첩은 한 움직임 평면에서 움직임을 허용한다. 경첩은 매우 기능적이어서 다양한 스플린트 제작 요구를 충족시킨다(그림 5-27A). 경첩은 움직임을 방지하기 위해 잠겨 있을 때 정적 상황을 만들어 고정하며, 사용 가능한 움직임 범위의 일부를 차단하여 제한시키고, 관절이나 물렁조직 구조를 늘리기 위해 가동 구성 요소 또는 고정 구성 요소를 사용하여 움직임에 사용할 수 있다. 경첩은 움직임을 제한하는 가동 스플린트에 도움이 된다. 예를 들어, 가동 팔꿈치 굽힘 스플린트에서 경첩은 몸쪽 및 먼쪽 커

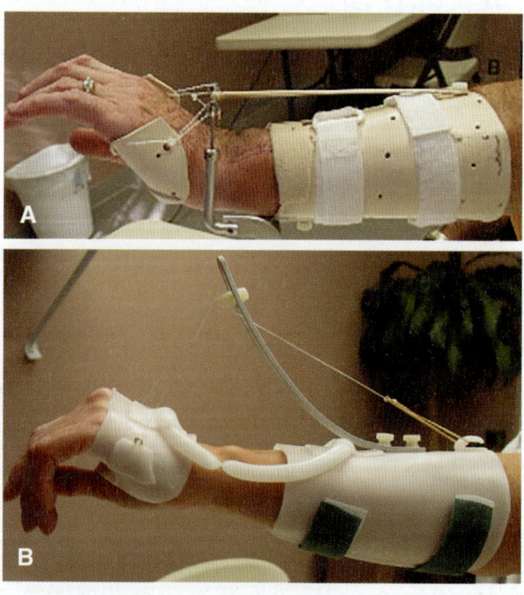

그림 5-27 가동 손목 폄 스플린트: (A) Phoenix 손목 경첩(Performance Health) 및 (B) Rolyan® Aquatubes®(Performance Health)를 사용하는 맞춤형 경첩. Digitec Outrigger System(Performance Health)도 표시됨.

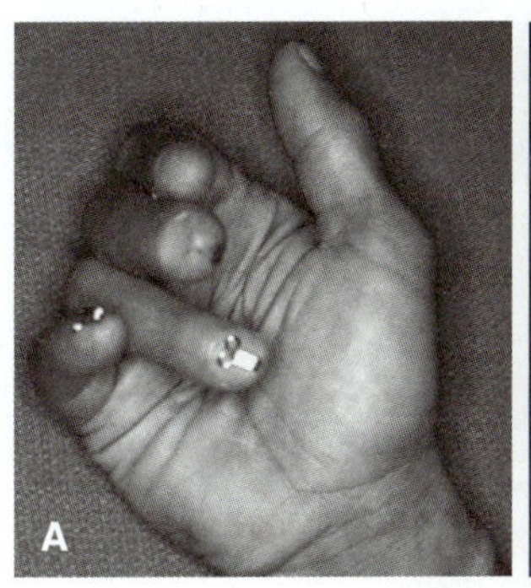
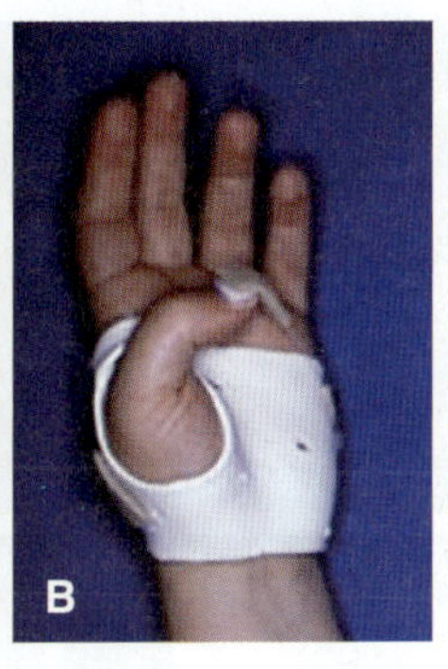
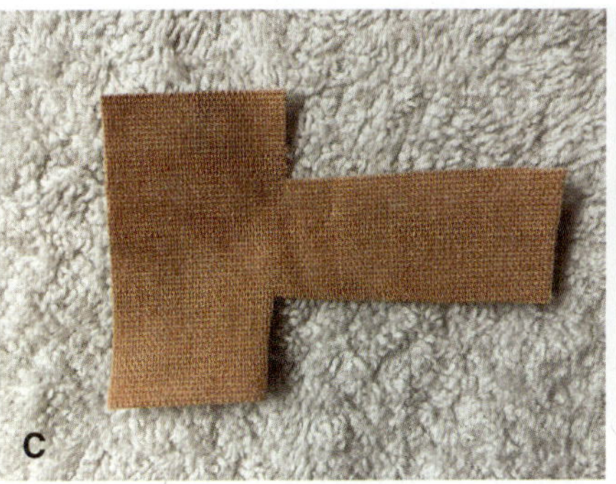
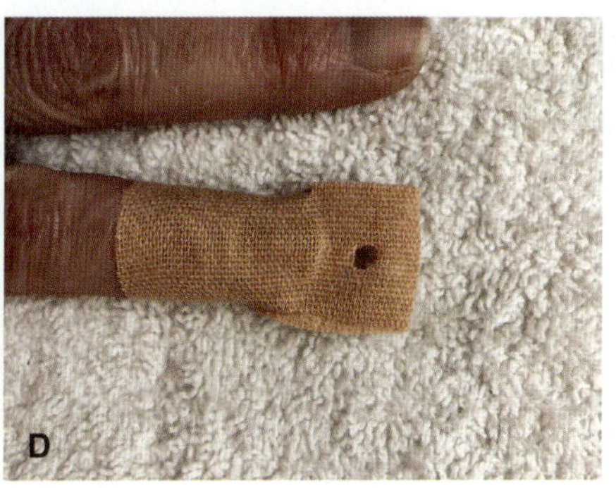

그림 5-28 동원력을 가하기 위한 손가락 끝 부착물에는 (A) 못에 접착된 드레스 후크와 (B) 못에 접착된 후크 재료가 포함된다. C 및 D, 강제 적용을 위해 손가락 끝을 포함하도록 맞춤 절단된 치료용 테이프.

프가 고무 밴드 견인에 의해 함께 당겨지는 것을 방지한다. 키트를 사용할 수 없는 경우 수작업으로 제작 시 플라스틱 튜브를 주름진 조각으로 만들거나 큰 리벳 또는 고무 밴드 기둥과 함께 두 조각의 열가소성 플라스틱 재료를 느슨하게 부착하여 만들 수 있다(Thomes & Thomes, 1999)(그림 5- 27B).

부속품 Accessories

손가락끝 부착(Fingertip Attachments)

손가락의 가동 스플린트는 종종 **손가락끝 부착(fingertip attachment)**을 통해 손끝에서 직접 힘을 가하는 방법이 필요하다. 사용 가능한 옵션에는 손톱 갈고리, 접착식 후크 및 랩온 후크가 포함된다(Trueman, 1998)(그림 5-28A,B). 손톱 후크와 뒷면에 접착력이 있는 후크는 손톱에 접착제를 사용하여 단단히 고정해야 한다. 손톱 표면이 단단히 접착되도록 준비하려면 에머리 보드(금속줄)로 긁은 다음 알코올로 닦는다. 장치는 매니큐어 리무버를 사용하여 분리된다. 제거 가능한 랩온 후크는 못을 방해하지 않고 동원력을 부착하는 수단을 제공한다. 미끄럼 방지 소재로 안감이 되어 있다. Kinesio® Tex Tape은 손톱에 선을 연결하는 수단을 만들기 위해 다듬을 수도 있다(그림 5-28C,D). 이러한 제품을 사용할 때 손가락의 신경 혈관 구조를 압박하지 않도록 주의해야 한다.

손가락 걸이와 고리(Finger Slings and Loops)

손가락 걸이(finger slings)와 **고리(loops)**는 스웨이드, 가죽, 부드러운 소재 등 다양한 소재로 구매할 수 있으며 취향에 따라 선택이 가능하다. 비용 절감을 위해 스트랩 재료인 스크랩을 사용하여 맞춤형 걸이와 고리를 만든다. 작은 손가락은 조립식 걸이에 맞추기가 어려울 수 있으며 일반적으로 길이와 너비 모두에 대한 수정이 필요하다. 걸이는 천의 각 끝에 자체 줄이 있는 열린 여물통 구조이다; 구조는 손가락을 수렴하거나 수렴하지 않을 수 있다. 고리는 천의 두 끝이 한 줄로 수렴되는 구조이다(그림 5-29A~C). 고리는 한 줄만 고정하면 되지만 걸이는 두 줄이 필요하기 때문에 적용이 더 쉽고 빠르다. 손가락 걸이와 고리를 적용할 때 손가락의 혈관이 손상되지 않도록 주의해야 한다. 걸이는 손가락에 가해지는 압축력을 감소시킨다. 순환 장애의 징후와 증상에 대해 환자에게 이야기해야 한다. 손가락의 압축 및 전단력을 최소화하기 위한 줄 부착 설계에 대한 자세한 내용은 4장을 참조하라(Bell-Krotoski & Breger-Stanton, 2011; Brand & Hollister, 1999; Fess et al., 2005). 열가소성 플라스틱 재료로 제작된 디지털 커프도 걸이 아래에 불필요한 힘을 가하는 것을 방지할 수 있다. 손목이나 팔꿈치를 위한 가동 스플린트를 설계할 때도 동일한 기계적 원리를 적용할 수 있다. 먼쪽 커프는 손가락 걸이 또는 고리와 유사하다(그림 5-27A,B).

선(Lines)

먼쪽 부착물을 몸쪽 연결부에 연결하는 고정 **선(lines)**은 비탄성

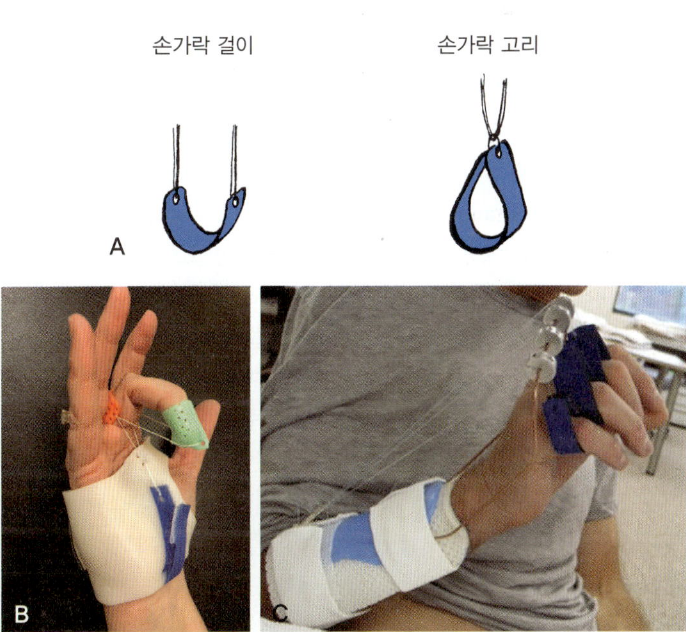

그림 5-29 A, 손가락 걸이 및 고리. (B) 수작업으로 가동 손가락 굽힘 스플린트에 사용되는 열가소성 플라스틱 재료와 (C) 노신경마비(radial nerve palsy) 스플린트의 스트랩으로 사용된 네오프렌 소프트 스트래핑 재료.

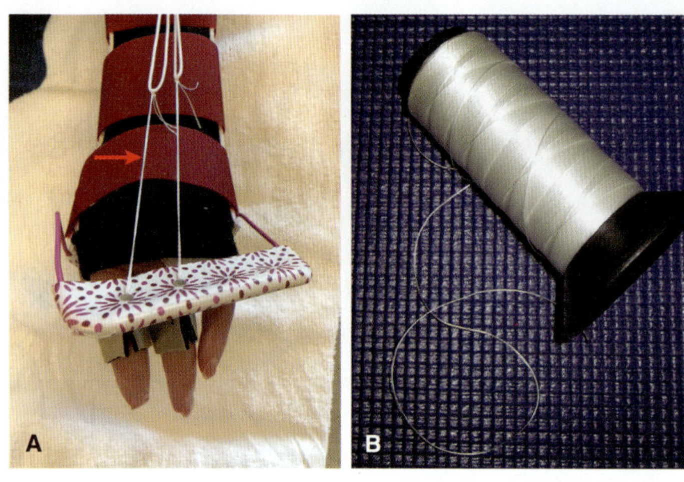

그림 5-30 A, 가동 손가락 폄 스플린트의 고정 선(static line)에 탄성을 가진 네오프렌 손가락 커프를 부착하였다. B, Nymo 줄이 감겨 있는 실패(Performance Health).

모노필라멘트 또는 나일론 코드를 사용하여 만들 수 있다(그림 5-30A). 이러한 재료는 끌어당김에 강한 선을 생성하며, 이는 라인 가이드 또는 도르래를 통해 미끄러질 때 특히 중요하다. 길이는 도르래를 통해 방해받지 않고 활주할 수 있을 만큼 충분해야 한다. 이 선은 비탄성이므로 고정 진행형 스플린트(static progressive orthoses) 제작에 효과적으로 사용할 수 있다(Schultz-Johnson, 2002a, 2002b). 전통적으로 낚싯줄은 치료사에 의해 사용되었다. 그러나 매끄러운 질감 때문에 매듭을 묶고 관리하기가 어려울 수 있다. Nymo 줄(Performance Health)은 매듭을 짓고 도르래 시스템을 안내할 때 다루기 더 쉬운 옵션을 제공한다(그림 5-30B).

선 가이드(Line Guides)

선 가이드(line guide) 또는 도르래는 치료사에게 힘의 방향을 변경할 수 있는 수단을 제공한다. 이상적으로 90°에서 적용 각도를 최대화하면 스플린트의 효과가 향상된다(Bell-Krotoski & Breger-Stanton, 2011; Brand & Hollister, 1999; Fess et al., 2005)(자세한 내용은 4장 참조). 시중에서 구할 수 있는 도르래에는 여러 유형이 있다(그림 5-31A,B). 치료사는 열가소성 플라스틱 재료에 스크랩 조각을 사용하여 선이 통과할 수 있도록 구멍을 뚫어 만들 수 있다. 구멍이 있는 재료는 사용자 친화적이다. 치료사는 기존의 많은 구멍 중에서 선택하여 당기는 각도를 쉽게 변경할 수 있다(그림 5-31C,D). 금속 구멍과 안전 핀은 더 많은 옵션을 제공한다; 도르래는 저렴하고 쉽게 구부리고 가열되고 열가소성 플라스틱 재료 위에 붙일 수 있다(그림 5-31E). 열가소성 플라스틱 튜브를 사용하여 선 가이드를 만들 수도 있다(그림 5-31F).

선 커넥터 및 지점(Line Connectors and Stops)

선 커넥터(line connectors)는 걸이 또는 동원력에 선을 부착하기

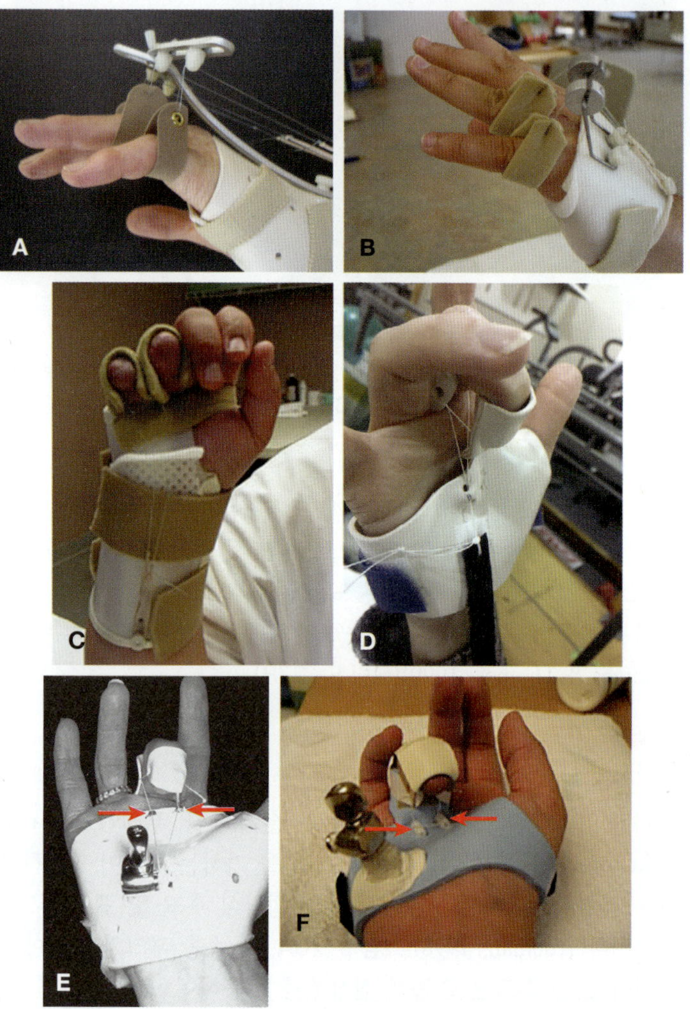

그림 5-31 도르래 시스템: (A) Digitec 아웃트리거 시스템은 조정 가능성이 높기 때문에 도르래 위치를 쉽게 수정할 수 있다(Performance Health). B, PIP 관절에 도르래가 있는 Phoenix® 조정 가능한 아웃트리거 키트; MCP 관절 위 손가락 폄근의 열상 후 MCP 폄 가동을 위한 스플린트. C, 구멍이 있는 열가소성 플라스틱의 스크랩을 사용한 수작업 도르래. D, 작은 구멍을 펀칭한 후 스플린트기의 몸쪽 부위를 가열하고 당겨서 고정된 점진적 손가락 굽힘 스플린트에서 선이 통과할 수 있도록 한다. E, 안전 핀을 구부리고 가열하고 열가소성 플라스틱 재료에 부착하여 고정 진행형에 대한 선 가이드 역할을 한다. F, Rolyan® Aquatubes®는 위의 버전과 유사한 스플린트(Splint-Tuner™, North Coast Medical)로 재료에 도르래를 부착하였다.

위한 매듭의 대안을 제공한다. 자주 풀리는 매듭을 매고 다시 매듭을 할 때 힘들지 않고 커넥터의 위치를 변경하여 치료사가 가동 스플린트의 장력을 쉽게 조정할 수 있도록 한다. 커넥터는 펜치로 간단히 압착된다.

선 지점(line stops)은 제한형 스플린트에서 허용되는 가동 범위를 제어하는 수단을 제공한다(그림 5-32). 정지는 원하는 동작 제한에 의해 결정된 특정 지점에서 선 가이드 또는 도르래에 근접한 선에 적용된다. 사용 가능한 범위를 변경하기 위해 제거하고 다시 적용할 수 있다. 테이프는 가동범위를 제한하기 위해 선에 사용할 수도 있다.

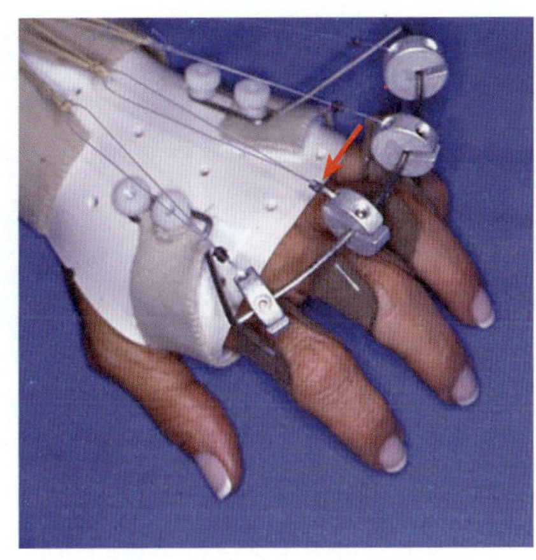

그림 5-32 폄근 힘줄을 재건(extensor tendon repair)할 때 선 지점을 가동 손가락 폄 스플린트와 함께 사용하여 MCP 굽힘을 제한할 수 있다(Phoenix Outrigger Kit, Performance Health).

가동력(Mobilization Forces)

치료사는 여러 가지 방법으로 신체 부위에 **가동력(mobilization force)**을 가할 수 있다. 가동 스플린트의 경우, 감긴 탄성 코드, 고무 밴드(그림 5-33A~C), 탄성 실, 탄성 루프, 네오프렌, 탄성 랩, 등급 스프링/코일 및 TheraBand®또는 TheraTubing® 제품

그림 5-33 역동 가동력: **A,** 감싼 탄성 코드의 스풀을 사용하면 가해지는 힘을 쉽게 수정할 수 있다. **B,** 가동 손목 폄 스플린트(wrist extension mobilization orthosis) – 최적의 90° 당기는 라인을 유지할 수 있도록 선택된 "공룡형태 디자인(dinosaur design)". **C,** 고무 밴드를 사용하여 굽힘력의 간단한 적용. **D,** 잠옷 고무줄(pajama elastics)이 있는 등쪽의 안전핀을 사용하여 굽힘 스트랩을 쉽게 만든다. **E,** 탄성 루프 재료는 PIP/DIP 스트랩을 만들기 위해 등쪽을 안정적 만든다. 손톱에 가해지는 스트레스를 완화하기 위해 폼을 사용한다. **F,** 네오프렌 소재의 스트랩은 가동 손가락 스플린트에서 최종 굽힘 신장을 제공한다. **G,** MCP 굽힘력을 전달하는 스프링 코일. **H,** 손가락에 일반적인 굽힘에 적용하기 위해 빠른 방법에 사용되는 탄성 랩. **I,** 가동 팔꿈치 굽힘 스플린트에 힘 적용을 위한 Thera-Tube®(Phoenix 팔꿈치 경첩, Patterson Medical).

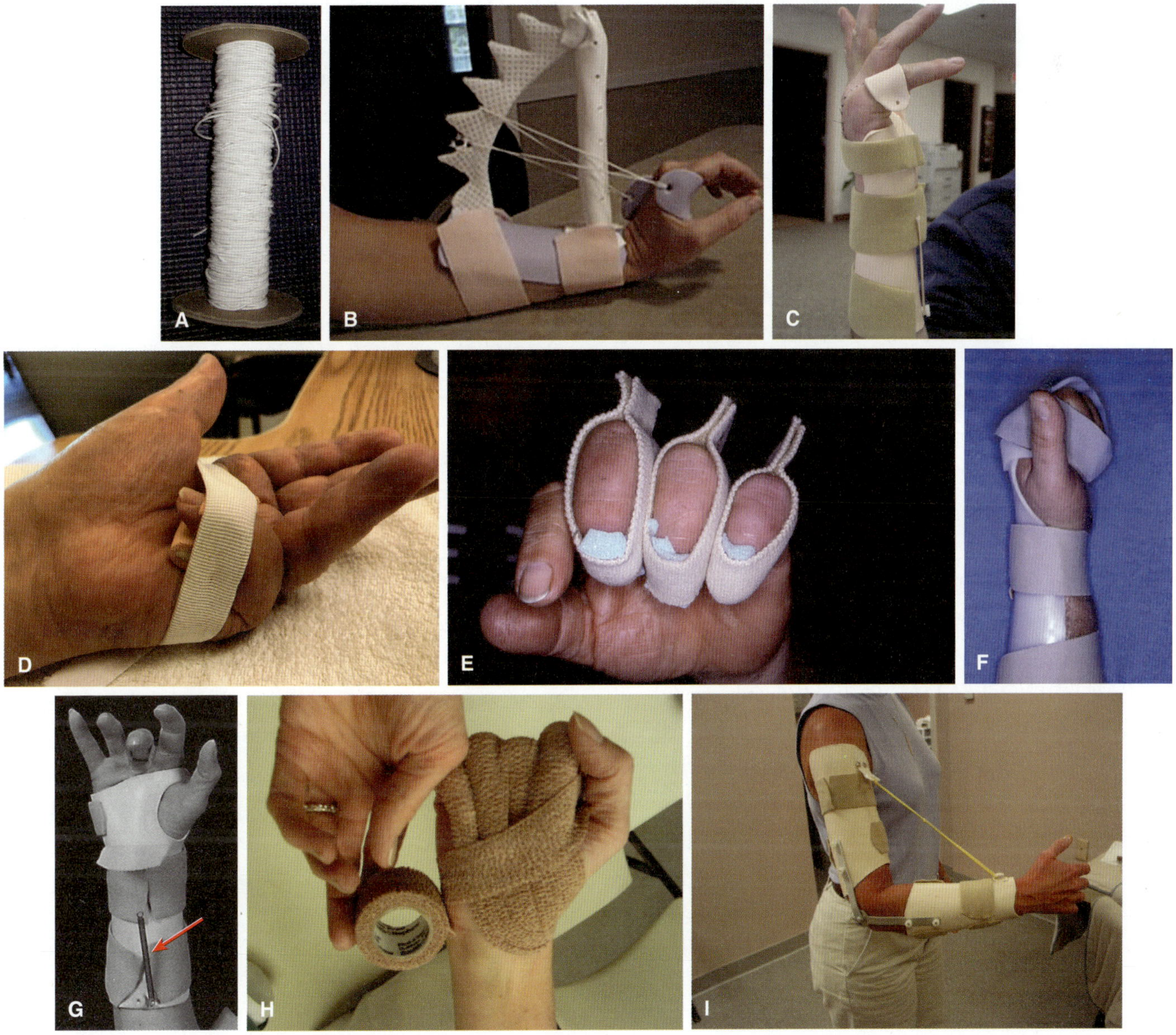

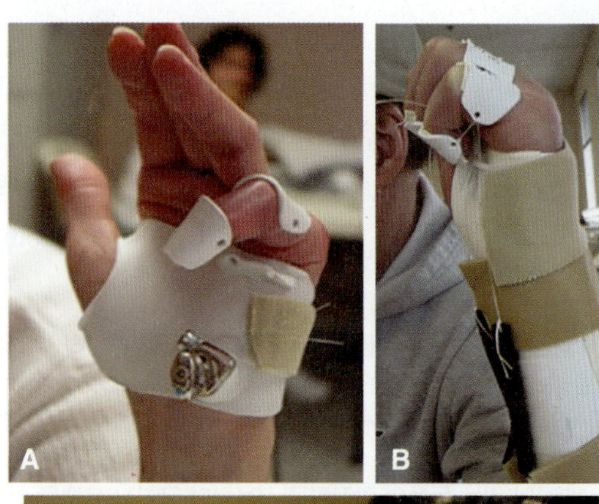
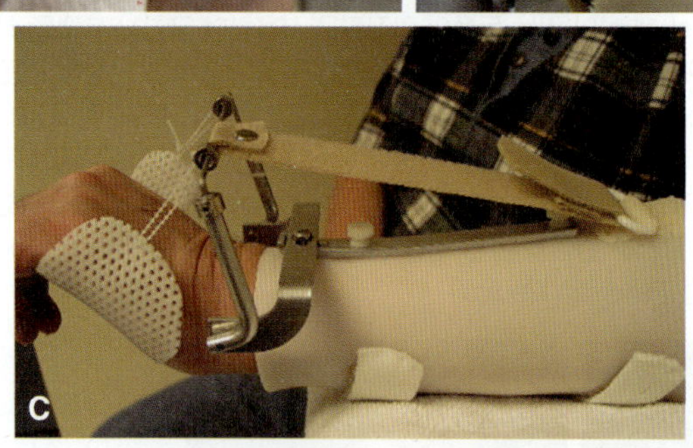

그림 5-34 고정 진행형 스플린트(static force application): A, MERiT™(Patterson Medical) 및 B, 수작업으로 제작한 고정 장력 조정을 허용하는 전통적인 후크와 루프. C, 후크와 루프는 손목 폄 결함을 해결하기 위해 조정 가능한 고정 진행형 힘을 제공한다. 환자가 쉽게 조정할 수 있도록 몸쪽 부위에서 D-링을 사용한다(Phoenix Wrist Hinge, Performance Health).

(Mildenberger, Amadio, & An, 1986)과 같은 신축성 있는 재료 중에서 선택하면 된다(그림 5-33D~I). 조직에 대한 정확한 힘 생성을 보장하기 위해 탄성 제품을 자주 교체해야 한다. 이러한 힘을 생성하는 구성 요소는 고정 선을 통해 말단에 연결될 수 있다. 슬링이 조직에 너무 공격적이지 않도록 힘이나 장력 게이지를 사용하여 적용된 힘을 측정하는 것을 고려해야 한다.

고정 진행형 스플린트(static progressive orthoses)는 가동력을 가하는 비탄성 수단을 사용한다. 이러한 고정된 힘을 제공하기 위해 턴버클(turnbuckles)을 만들 수 있다. MERiT™(Performance Health) 또는 Splint-Tuner™(North Coast Medical)와 같은 구성 요소는 다양한 스플린트에서 사용할 수 있는 조정 가능한 고정 힘 적용 수단을 제공한다(그림 5-34A). 엄지 나사(thumb screw)는 고정 장력을 점진적으로 변경하는 방법을 제공한다. 비용이 덜 드는 대안은 음악 제품 공급업체로부터 밴조 튜너(banjo tuner)를 구입하는 것이다. 수작업 옵션에는 더 큰 신축성을 부여하기 위해 점진적으로 변경할 수 있는 후크와 루프 소재의 사용이 포함된다. 루프 스트랩으로 쉽게 조정할 수 있다. 스트랩은 장력을 변경하기 위해 후크 재료의 다른 위치에 간단히 부착하면 된다(그림 5-34B). 디자인에 D-링을 사용하면 쉽게 조정할 수 있다(그림 5-34C).

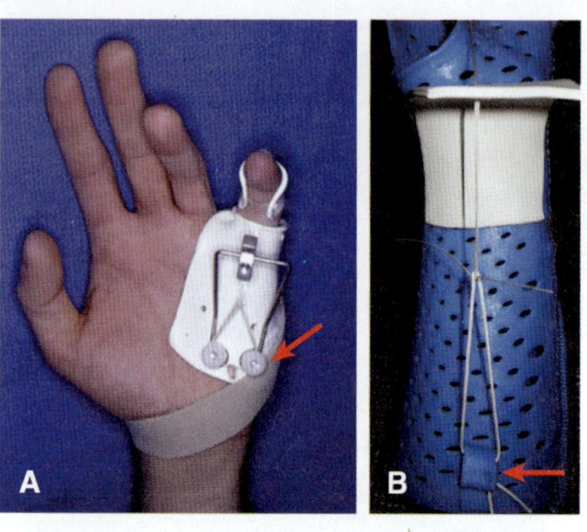

그림 5-35 A, 고무 밴드 기둥은 PIP 굽힘 스플린트(Phoenix Outrigger, Performance Health)를 위한 편리한 몸쪽 부착 장치 역할을 한다. B, 가동 손가락 굽힘 스플린트에 사용되는 스크랩 열플라스틱 재료로 만든 수작업 후크.

몸쪽 부착 장치(Proximal Attachment Devices)

먼쪽에서 가해진 가동 또는 고정적인 힘은 스플린트에 연결하기 위한 **몸쪽 부착 장치(proximal attachment device)**가 필요하다(그림 5-35A,B). 고무 밴드 포스트 또는 스크랩 열가소성 플라스틱 재료로 만든 후크로 가동적인 힘을 지원할 수 있다. 앞에서 언급한 것처럼 조정 가능한 장치를 사용하여 고정 진행형의 힘을 확보할 수 있다.

결론 CONCLUSION

치료사는 환자에게 가장 효과적인 스플린트 중재를 제공하기 위해 현재 사용 가능한 장비와 재료를 파악하는 것이 필수적이다. 스플린트 제작에 필요한 지식과 기술을 갖춘 치료사는 이 지식 기반을 창의적으로 혼합하여 가장 적절한 스플린트를 제작함으로써 각 환자의 개별 요구에 대응할 수 있다.

복습 문제 CHAPTER REVIEW QUESTIONS

1. 스플린트 제작에서 좋은 가위를 사용하는 것이 왜 그렇게 중요한가?
2. 스플린트 제작을 위해 병원이나 관련 시설에서 도움이 되는 다른 도구는 무엇인가?
3. 신장에 대한 저항이라는 용어(resistance to stretch)를 설명하고 이것이 다양한 유형의 열가소성 플라스틱 재료와 어떻게 관련되는지 설명한다.
4. 스플린트에서 패딩이나 안감 재료는 언제 사용하는 것이 적절한가?
5. 사용 가능한 새로운 구성 요소 시스템을 파악하는 가장 좋은 방법은 무엇인가?

CHAPTER

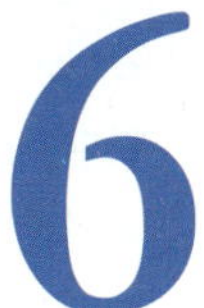

6 제작 과정 Fabrication Process

Noelle M. Austin, MS, PT, CHT*

학습 목표

이 장을 학습한 후 다음의 내용을 수행할 수 있다.

- 치료사와 의사간 의사소통의 중요성을 인식한다.
- 전반적으로 상지에서 수행되는 다양한 평가방법의 이름을 숙지하고 설명한다.
- 근거기반치료(evidence-based practice, EBP)의 중요성을 인식한다.
- 스플린트 제작을 위한 PROCSS 과정을 이해한다.
- 스플린트 중재에 포함된 역할과 의미를 이해하고 나아가 스플린트 치료계획과 검사 결과의 통합 접근을 이해한다.
- 다양한 이론적 틀(frame of referecne, FOR)을 확인하고, 이론적 틀(FOR)이 스플린트 적용에 어떤 영향을 미치는지 확인한다.

주요 용어

PROCESS
관절측정기(goniometers)
근거기반치료(evidence-based practice)
상지 기능 지수(Upper Limb Functional Index, ULFI)
숫자 등급 척도(numerical rating scale, NRS)
시각 아날로그 척도(visual analog scale, VAS)
신체 작업치료 접근법(bio-occupational approach)
악력계(grip dynanometers)
부종측정기(volumeter)
이론적 틀(frames of reference)
인간, 환경, 작업 모델(Person, Environment, Occupation[PEO] Model)
재활 접근법(rehabilitative approach)
집기근력측정기(pinch gauges)
팔, 어깨, 손의 장애(Disabilities of the Arm, Shoulder, and Hand, DASH)

소개 INTRODUCTION

이번 장에서는 환자에게 적용되는 스플린트를 주제로 의사의 처방을 받아 진행하는 스플린트 제작 과정을 설명한다. 논의되는 내용은 의사로부터 받는 정보를 포함하여 상지를 검사하고 결과를 해석하며 적절한 중재 계획을 세우는 과정을 포함한다. 그리고 스플린트 제작에 필요한 특별한 접근법을 구체적으로 소개하고자 한다. 또한 머리글자 **PROCESS**를 사용하여 독자들에게 스플린트 제작에 필요한 체계적인 방법을 제공하고, 쉽게 이해하여 제작에 참여할 수 있도록 스플린트별로 간단하게 서술하였다. 이와 같은 형식은 독자들이 PROCESS 개념에 익숙해지도록 하는 데 대단히 중요하다.

의뢰 REFERRAL

일반적으로 의사는 치료사에게 환자의 스플린트 제작이나 치료를 의뢰한다. 가능하다면 의뢰 내용은 아래의 정보를 충분히 포함해야 한다.

- 환자 이름
- 진단명과 외과적 수술
- 손상날짜와 수술날짜
- 금기 사항
- 스플린트 설명서
  - 목적(예: 고정)
  - 형태(예: 신체 부위를 받쳐주는 고정용 스플린트)
  - 필요한 관절 자세(예: 기형방지 자세: 손목 30편, 손허리손가

*이번 장에 참여한 저자의 소개: Gary P. Austin, PT, PhD, OCS, FAAOMPT, FAFS; Gail Dadio, OTD, MHSc, OTR/L, CHT, CLT; Pat McKee, MSc, OT Reg (Ont), OT(C).

락관절 40굽힘, 몸쪽손가락뼈사이관절과 먼쪽손가락뼈사이 관절 범위 0°)

- 목표(예: 힘줄치료)
- 스케줄 정리(예: 목욕과 운동시간 이외 모든 시간)

환자의 수술 기록을 별도로 복사해 놓으면 크게 도움이 되는데, 이는 다양한 시술로 인하여 특별한 자세로 보호가 필요한 특별한 경우에 더욱 그러하다. 어떤 신체 구조물이 손상되었고 어떻게 치유되었는지 이해하는 것은 수술 후 재활과 스플린트 관리에 대한 접근법을 결정하는 데 도움이 된다. 방사선 영상이나 다른 특별한 검사(예: 자기공명영상[magnetic resonance imaging, MRI] 컴퓨터단층촬영[computed tomography, CT] 및 신경전도 검사[nerve conduction velocity])들은 환자의 진단과 상태를 파악하는 데 많은 도움이 된다.

치료사가 환자를 평가하기 전에 항상 검사 결과나 수술 기록을 볼 수 있는 것은 아니지만, 이는 치료에 앞서 환자의 진단뿐 아니라 처방된 중재를 완전히 이해하기 위해 반드시 필요한 과정이다. 만약 궁금한 사항이 있다면, 처방을 명확히 확인하기 위해 주저없이 의사에게 확인하도록 한다. 의심이 드는 경우라면 중재 방향은 보수적으로 결정한다; 스플린트는 수부외과전문의와 상의 하에 언제든 수정하도록 한다.

이상적으로 치료사들은 주치의들과 끈끈한 관계를 형성하도록 노력해야 한다. 의사마다 치료적으로 접근하는 자신만의 철학을 갖고 있다는 점을 인정해야 한다. 의뢰된 자료를 통하여 효율적으로 소통하는 일은 성숙된 존중감과 신뢰가 충만한 전문적인 관계를 만든다. 의사들은 치료사와 사려깊은 소통이 가능할수록 전화에 응답하거나 요구에 부응하기 쉽다. 항상 의사와 대화하기 전에 질문과 관심사를 정리해 놓는 것이 좋다; 의사의 시간은 가치있지만 때론 제한적이다. 의사에게 주어진 시간에 맞도록 재치있게 질문한다면 치료사가 제시하는 기술에 이해를 돕고 이를 통해 환자에게 최적의 치료를 제공할 수 있다.

때론, 일반적인 의뢰를 통해 치료사가 직접 제작하는 스플린트를 선택해야 하는 재량권이 주어지기도 한다. 치료사들은 환자에게 가장 적절한 기구를 제공하는 과정에서 임상 기술에 대한 도전을 받는다. 환자의 상태가 좋아지면, 스플린트의 요구 사항은 대부분 변경되기 쉬어 변화화는 상황에 맞게 의사의 새로운 처방과 진료를 확인하고 이에 맞도록 치료 기록지를 정리하도록 해야 한다.

검사 EXAMINATION

검사는 모든 중요한 개념과 치료 중재를 위한 기초를 제공하는데 모든 환자에게 가장 최적의 스플린트를 제공할 수 있도록 맞는 검사를 진행하도록 한다. 부록B에서는 상지를 평가하는 항목을 평가지 형태로 제시하였다. 스플린트 제작은 반복적이고 기계적인 중재(rote intervention)로 접근할 수 없다. 개별 환자는 개별적인 사례로 접근해야 하고 치료사는 비슷한 진단명을 가진 두 환자라도 스플린트나 재활을 유사하게 적용할 수 없다는 점을 인식해야 한다. 1차로 환자가 병원 방문을 통해 진료를 진행하면, 치료사는 최소한 간략하게라도 전반적인 검사를 수행해야 한다. 치료사는 환자가 가장 흥미로운 내용을 결정하도록 모든 관련된 정보를 모으고 통합하는데, 이러한 과정은 치료사에게 도전이 된다.

검사 과정에서, 치료사는 환자와 적절한 관계를 형성할 뿐 아니라 준수해야 하는 내용이나 환자의 동기 부여 등에 대한 정보를 확인할 수 있다. 손상 부위에 대한 편안한 자세를 기록하고 환자가 얼마나 자유롭게 사지를 사용하고 움직일 수 있는지 확인한다. 편측무시가 있다면 장기간 미사용을 방지하기 위해 이른 시기에 증상을 정리하는 것이 필수이다. 반대로 휴식이나 신체 사용에 제한이 필요한 경우 환자가 지나치게 열정적이라면 이에 대한 주의와 별도의 정보를 줄 필요가 있다. 진단에 대하여 예방적인 조치 사항이 필요한 환자라면 완벽한 검사가 필요가 없음을 이해한다. 예로 여러 부위의 굽힘근 힘줄 재건술(flexor tendon repairs)을 시행한 이후에는 관절운동범위와 근력 검사가 적절하지 않고 치료 과정에서 검사가 이루어짐을 설명해야 한다.

이번 장에서는 치료사가 스플린트를 적용할 때 중요한 요소가 되는 환자의 검사 과정에 대한 주관적이고 객관적인 정보를 간략하게 확인하고자 한다. 그리고 상지재활에 사용할 평가 내용의 좀 더 깊은 정보를 이번 장에서 제공하고자 한다.

주관적인 정보 SUBJECTIVE INFORMATION

나이 Age

유아기, 아동기, 청년기, 중년기 및 노년기마다 스플린트 제작 접근

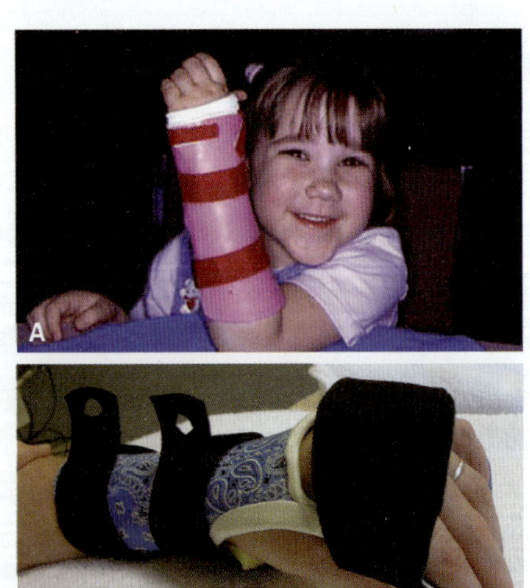

그림 6-1 **A.** 소아용 손등 기반 손목과 손 고정 스플린트(dorsal wrist and hand immobilization orthosis)는 엄지 골절에 사용된다. **B.** 독립적으로 착용이 가능하도록 손목과 손 고정 스플린트(wrist and hand immobilization orthosis)를 적용할 때 어떻게 손등 위로 부드러운 스트랩이 사용되는지 확인한다.

그림 6-2 부엌에서 사용하는 도구의 손잡이 부분을 크게 만들면 요리할 때 손가락관절에 과도한 힘을 줄일 수 있다.

방법이 다르기 때문에, 치료사는 환자의 나이를 고려해야 한다. 예를 들어, 유아에게 스플린트를 적용할 때에는 위험하거나 잠재적으로 헐거워질 수 있는 작은 부분도 남기지 않는 것이 중요하다. 보통 얇은 3/32인치(2.4mm)나 1/16인치(1.6mm)의 열가소성 플라스틱 재료로 작은 손에 충분한 힘을 제공할 수 있다. 소아환자에게 스플린트를 설계할 때에 단단하면서 제거 가능한 스트랩이 유리하다는 점을 기억하도록 한다. 사춘기에 들어선 청소년은 개인의 취향에 맞게 색상이나 장식이 있는 스플린트가 제공된다면 착용규칙을 잘 준수할 수도 있다(그림 6-1A). 20장에서는 소아환자에게 맞는 특별한 정보가 제공된다.

일반적으로 청결하게 관리하기 쉽고 강하면서 내구성 높은 스플린트 재료는 젊은 운동선수들이 선택하는 데 적당하다. 파손이 잘 되거나 예민한 피부를 가진 노인에게는 가볍고 구멍이 있는 스플린트 재료를 선택하는 것이 좋다. 노인용 스트랩은 쉽고 독립적으로 탈부착이 가능해야 하고 피부나 돌출 부위에 자연스럽게 감기는 부드러운 스트랩 재질이 착용에 중요한 기준이 된다(그림 6-1bB).

우세손 Hand Dominance

우세손(hand dominance)은 특히 환자의 기능적인 요구도를 고려할 때 중요하다. 환자는 스플린트의 제한점을 보상하기 위해 일상생활활동을 수정할 수 있는 지시 사항이나 특별한 훈련을 요구할 수도 있다. 스플린트의 적응은 스플린트를 제작하고 착용하는 동안 우세손의 기능이 유지될 수 있도록 스플린트를 착용하면서 도구나 식기를 사용하도록 지원한다(그림 6-2).

과거 병력 Past Medical History

관련 없는 의학 상태나 현재의 상지 진단에 영향을 미칠 수 있는 과거 병력에 따라 고려 사항이 결정된다. 그리고 이전의 수술내용이나 면역 과민 반응으로 나타나는 알러지 등도 확인하도록 한다. 손상 부위에 대한 이전의 손상이나 수술에 대해서도 확인한다. 환

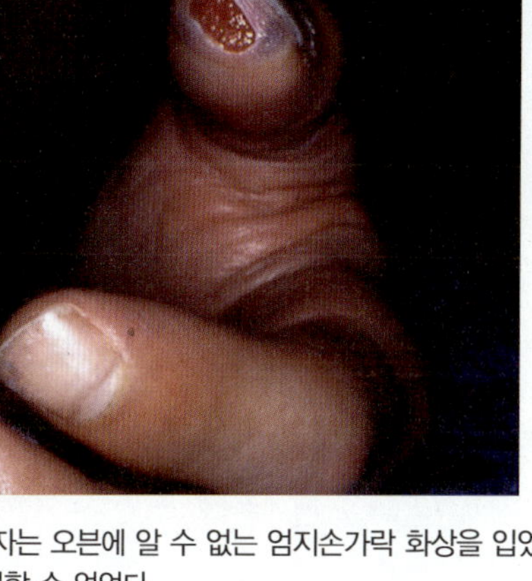

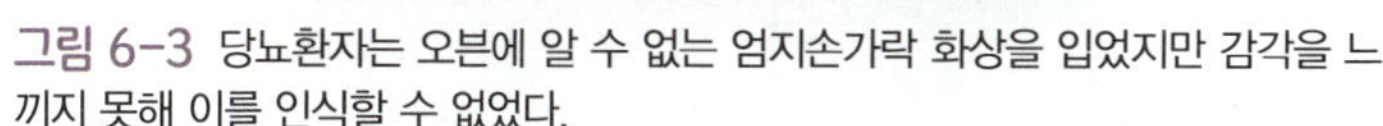

그림 6-3 당뇨환자는 오븐에 알 수 없는 엄지손가락 화상을 입었지만 감각을 느끼지 못해 이를 인식할 수 없었다.

자의 현재 상태와 약에 대한 정보는 의무기록으로 확인한다. 예를 들어, 당뇨가 있는 환자는 혈액순환이 감소하여 시간이 갈수록 지속적인 치료가 필요하거나, 감각 기능의 변화로 통증을 더 느낄 수 있다(그림 6-3). 이러한 환자의 특성을 고려하여 열가소성 플라스틱 재료와 스트랩에 놓여진 환자의 피부 상태를 자주 확인하도록 하여 감염에 노출되는 않도록 한다. 3장에서는 일부 특별 질환의 치유 과정에서 어떠한 요소가 많은 영향을 주는지 확인할 수 있다. 마지막으로 의학적인 문제가 상지의 상태에 많은 영향을 줄 수 있음을 이해하도록 한다. 의학적인 병력을 확인한 후 이후 진행되는 검사를 통해 환자의 상태를 추가적으로 확인할 수 있다(Goodman, 2010).

현재 상태의 병력 History of Present Condition

환자에게 현재 병력에 관해 질문할 때에는 증상의 시작, 손상원인, 이전 치료 중재, 수술병력과 수술 후 관리 같은 내용을 포함한다. 이러한 정보는 치료사가 가장 효과적으로 환자를 치료하는 방법을 결정하는 데 도움이 된다. 인터뷰를 통하여 치료사는 치료에 필요한 옵션을 선택할 수 있다. 치료사는 스플린트가 단지 치료 과정의 한 부분이며, 운동이나 환자 교육 같은 다른 최선의 방법이 필요하다는 것을 깨달아야 한다. 예를 들어, 보수적으로 관리하는 손목터널증후군(carpal tunnel syndrome) 환자는 수면 중 손목을 중립자세(neutral position)로 놓는 스플린트로 효과를 볼 수도 있다. 그러나 만약 환자가 인간공학적인 작업공간을 만드는 것처럼 상호보완적인 생활방식으로 변화하지 못하면, 증후군의 증상이 문제로 남기 쉽다. 몸통과 가까운 신체 부위 문제를 철저히 검사하는 것은 목이나 어깨영역에서 시작된 증상이 몸과 먼 부위의 진단과 겹치거나 상관성이 있을 수 있기 때문에 필수적인 요소이다(Yung & Asavasopon, 2010).

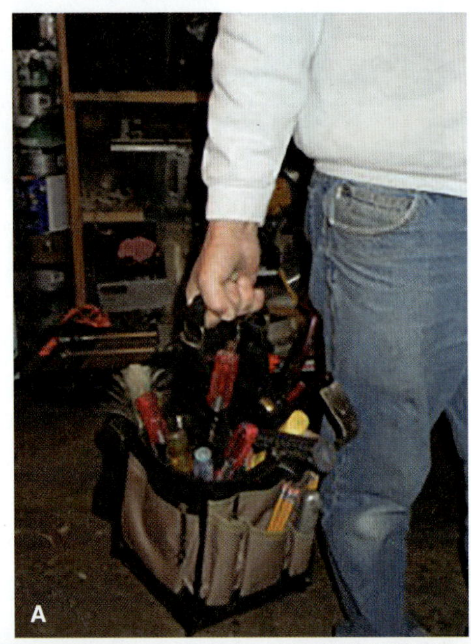

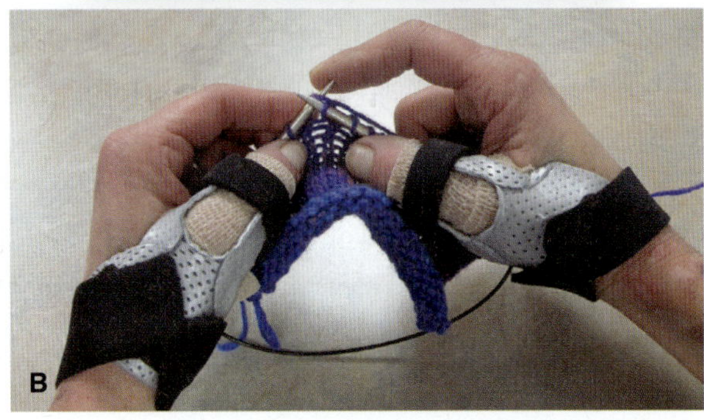

그림 6-4 A, 구체적으로 환자의 직업에 적절한 과제활동을 논의하는 것은 환자 자신의 직업(work)으로 안전하게 복귀하는 데 반드시 필요하다. B, 환자는 골관절염으로 인하여 MCP 관절을 고정하는 스플린트를 착용한 후 양손과제를 수행하고 있다.

사회활동 및 직업관련 자료 SOCIAL AND VOCATIONAL HISTORY

집과 가정의 환경은 재활프로그램을 수행하는 환자의 능력에 영향을 준다. 가정(가족구성원이나 다른 보호자로부터)에서 제공되는 환자의 도움의 정도가 어떠한지, 스플린트를 독립적으로 채우고 벗는 능력이나 가정프로그램과 활동의 제한을 가지면서 따라오는 환자의 능력에 대하여 질문을 하고자 할 때 연관성을 가진다. 예를 들어, 환자가 혼자 3명의 자녀를 돌보면서 하루종일 스플린트를 착용한다고 가정한다면, 환자는 스플린트의 제약으로 과제 수행에 있어 기능적인 사용이 어려울 수 있다. 따라서 치료사는 환자를 진단만으로 파악하지 말고 환자의 기능활동을 기반으로 문제점을 파악해야 한다. 뼈와 연조직 치유에 영향을 미칠 수 있기 때문에 흡연 및 음주 여부를 확인해야 한다. 일반적으로 이러한 요소는 일반적인 건강상태와도 관련된다.

환자의 직업과 관련한 과제활동 및 환경에 대하여 인터뷰를 진행하면서 특히 업무를 진행하면서 스플린트를 착용하는지 필요하지 않은지를 확인하는 것도 중요하다(그림 6-4A). 만약 환자가 기능성에 대한 요구도가 있다면 스플린트의 재료나 설계를 수정하기도 한다. 예를 들어, 1/8인치(3.2mm)의 두꺼운 스플린트 재료는 노동강도가 높은 곳에서 일하는 환자에게 가장 적절한 선택으로 업무에서 최대 기능이 허용하도록 제작해야 한다. 환자의 흥미있는 여가활동들을 고려할 때도 마찬가지로 적용하도록 한다(그림 6-4B). 예를 들어, 환자가 운동경기에 참여한다면, 경기진행에 문제가 되지 없도록 스플린트의 재료를 고려하여 경기활동에 특화시켜야 한다. 스플린트에 적용하는 패드는 압박에 의한 손상을 방지하기 위하여 제공하도록 한다.

객관적인 정보 OBJECTIVE INFORMATION

기능 단계 Functional Level

현재 환자의 기능적 단계를 논의할 때 환자의 삶에 어떤 손상이나 수술이 어떠한 영향을 주었는지 확인하는 것이 중요하다. 세부 병력뿐 아니라, 손의 기민성이나 협응기능을 확인하는 표준화된 검사는 기능적인 수행력을 평가하는 데 도움이 될 수 있다(Apfel, 1990; Jebson, Taylor, Trieschmann, Trotter, & Howard, 1969; McPhee, 1987; Smith, 1973; Tiffin & Asher, 1948; Totten & Flinn-Wagner, 1992). 특별한 과제를 완성하기 위해 기능적인 능력의 단계를 확인하는(예: 도움이 필요없음. 최소, 중도, 최대 도움이나 수행할 수 없음) 간단한 설문지는 정보를 얻을 수 있는 또 다른 방법이다. 이러한 검사 자료는 치료사가 기능적인 목표를 세우고 진행 정도를 기록하는 데 의미가 있다. **팔, 어깨, 손의 장애(Disabilities of the Arm, Shoulder, and Hand, DASH)**와 **상지 기능 지수(Upper Limb Functional Index, ULFI)**는 환자의 기능 단계를 평가하는 일반적인 설문 형식의 검사이다(Baltzer, Novak, & McCabe, 2014; Cox, Spaulding, & Kramer, 2006; Gabel, Michener, Burkett, & Neller, 2006; Gabel, Yelland, Melloh, & Burkett, 2009; Lehman, Sindhu, Shechtman, Romero, & Velozo, 2010).

기민성(dexterity)은 일상생활활동과 관련된 과제를 완성하기 위해 손을 이용하는 기술 또는 능력을 말한다. 기민성 단계를 확인하기 위해 Jebsen Taylor Hand Function Test, Purdue Pegboard Test, Nine Hole Peg Test, Minnesota Rate of Manipulation Test, Crawford Small Parts Dexterity test, O'connor Pegboard Test를 포함한 다양한 검사들을 사용할 수 있다(Desrosiers, Hébert, Bravo, & Dutil, 1995; Fess, 2011; Mathiowetz, Weber, Kashman, & Volland, 1985). 기민성과 협응능력을 확인하는 검사들은 환자의 능력과 개인에 맞게 선택할 수 있다.

기능적인 목표를 세우는 데 있어 환자를 중심에 두어 이를 설정하도록 한다. 치료 계획에서 개인의 목표를 통합하는 과정은 환자가 중재 과정에 지켜야 하는 준수 사항(compliance)을 최대로 조절하는 좋은 방법이다. 예를 들면, 환자는 방아쇠 손가락 증상을 겪고 난 후 피아노 연주를 할 수 없어 좌절할 수도 있다. 좌절감을 이겨내고 설정된 목표를 통화여 환자가 다시 피아노를 성공적으로 연주하기 위해서는 치료 과정에서의 준수 사항을 잘 따르도록 해야 한다.

그리고 환자가 스플린트를 착용하는 동안 스플린트가 제한하는 요소가 무엇인지 정확히 이해시켜야 한다. 예를 들면, 폄 힘줄 재건이 시술된 환자는 항상 고정이 필요하기 때문에 치료 초기에는 손을 사용할 수 없다. 이러한 경우 목욕이나 옷입기, 신발 신기 같은 과제에서 도움이 필요하다. 치료사는 외과적인 수술을 시행한 후의 수술수위의 파열이나 약화가 진행될 수 있는 상황을 줄이고 준수사항을 최대로 지킬 수 있도록 환자의 진단, 외과적 처치, 스플린트를 포함한 중재 프로그램과 관련된 금기 사항이나 위험요소를 철저하게 논의해야 한다.

치료사는 일상생활의 독립성과 기능을 증진시킬 수 있는 방법을 제공할 수 있다. 손잡이를 크게 만든(build-up) 수저를 사용하는 간단한 수정 방법은 관절염 환자의 손에 발생하는 과도한 스트레스나 통증을 경감시킨다. 이와 같은 수정 방법은 스플린트를 사용하면서 동시에 사용될 수 있고, 개인의 특별한 과제를 수행하는데 필요한 옵션을 추가할 수 있다. 예를 들면, 실린더 모양의 폼 재질, 고무나 열가소성 재료 등을 이용하여 필기도구의 손잡이 부분을 수정하기도 한다.

통증 Pain

치료사는 통증의 질, 정도 및 신체 부위를 통하여 환자의 통증을 평가한다(Chapman, Schimek, Colpitts, Gerlach, & Dong, 1985; Echternach, 1993; Melzack, 1975; Schultz-Johnson, 1988a). 정도(degree)의 변화는 크기로 결정할 수 있다: 보통 0점(통증이 없는 상태)에서 10점(통증이 가장 심하게 느껴지는 상태)으로 평가되는 척도로 **시각 아날로그 척도(visual analog scale, VAS)** 또는 **숫자 등급 척도(numerical rating scale, NRS)**를 사용한다. 상지 그림에 통증이 나타나는 곳을 표시하면 위치를 파악하는 데 도움이 되고 이를 통해 스플린트 착용에 있어 움직이는 부위에 통증이 발생하지 않도록 확인한다. 과도한 가동성은 통증을 악화시키거나 부종을 증가시킬 수도 있다. 만약 환자에게 가동 스플린트가 적용되었다면, 주치의와 연락하여 어떤 관련성이 있는지 확인하도록 한다. 간혹 며칠이 지나고 난 후 가동성에 적용되어 염증이 감소하면서 차이를 보이기도 한다. 또한 통증은 제작할 스플린트의 재료를 선택하는 데 영향을 준다. 감김성이 좋은 스플린트 재료는 손으로 조작할 필요가 없이 착용감을 좋게 할 수 있다. 통증을 감소하기 위하여 종종 사용되는 경피신경 전기자극치료기(transcutaneous electrical nerve stimulation, TENS)를 스플린트에 집어넣어 제작할 수도 있다.

CHAPTER 6

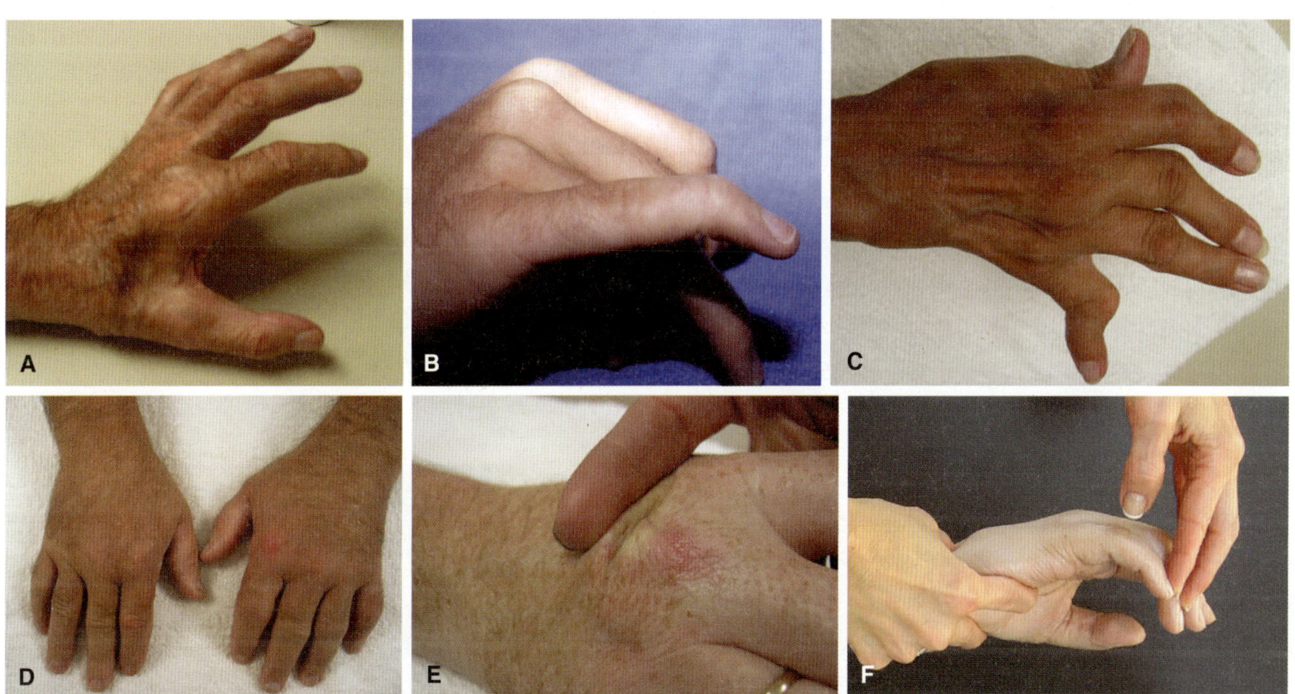

그림 6-5 A, 팔꿈치 부위의 지속적인 자신경 압박으로 인하여 첫 번째 등쪽뼈사이근(dorsal interossei) 위축이 나타날 수 있다. B, 손가락 힘줄 손끝의 기능저하로 기능이 저하되어 먼쪽 DIP 관절에서 굽힘이 확인된다. C, 심각한 손가락관절 변형 – 가능하다면 사진을 찍어 이를 기록한다. D, 2번째 MCP 관절의 발적, 부종, PIP 관절의 구부러짐이 확인된다. E, 상처부위를 촉지하여 조직의 유착을 확인한다. F, 조직의 길이를 유지하는 데 부드러운 수동관절운동을 사용한다.

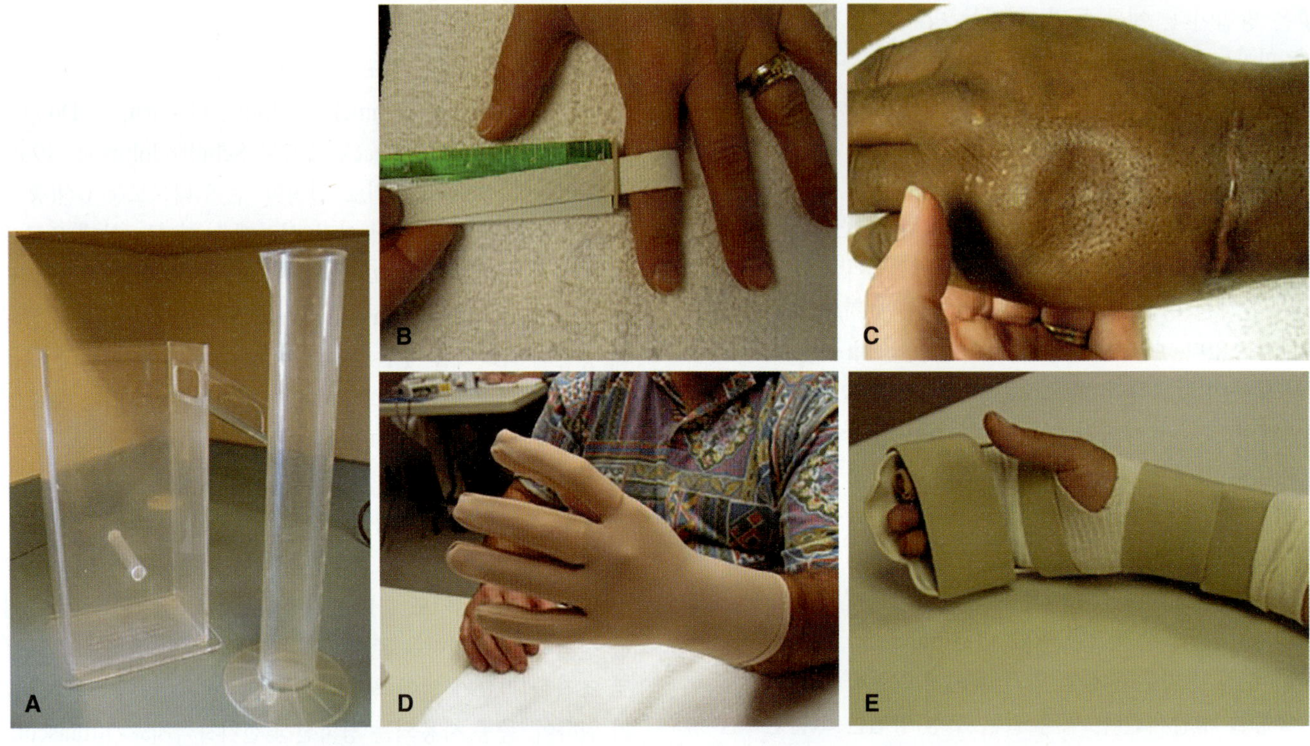

그림 6-6 A, 부종측정기(volumeter)로 부종을 측정하고 비손상측과 손상측을 함께 비교하여 평가한다 B, 손가락의 둘레를 측정한다. C, 폄근 힘줄 재건술을 시행한 후 손의 등쪽에서 부종을 확인한다. 부종 평가는 압박 장갑을 사용할 때도 측정하도록 한다. D, 손가락 둘레를 탄력있는 천으로 감싸거나 몸쪽에 튜브 모양의 탄력붕대를 사용하기도 한다.

시각 점검과 촉지 Visual Inspection and Palpation

시각 점검을 통하여 손상부위의 크기, 부종, 기형, 위축, 흉터 또는 상처를 확인할 수 있다(Rayan & Ackelman, 2011)(그림 6-5A~D). 시각 점검을 기반으로 부드럽게 손상된 신체를 촉지하는데 중심부로부터 먼 영역으로 검사를 시작한다(그림 6-5E,F). 어떤 임상 상황에서는 신체를 촉지하는 과정이 필요하지 않을 수도 있다. 만약 그렇다면, 동시에 두 사지를 모두 확인해서 비교하도록 한다. 이러한 방법은 검사자의 손으로 직접 상호작용하면서 부드럽고 자신감 있게 진행하여 환자와의 관계형성을 이룰 수 있다. 추가적으로 손의 움직임과 자세 및 환자의 치료 동기 및 재활 의지도 확인해야 한다.

부종 Edema

가능하다면 지속적으로 피부의 부피와 순환을 측정하면서 부종을 확인해야 한다. 사지의 부피를 측정하는데 **부종측정기(volumeter)**를 사용하거나 줄자를 이용하여 신체의 둘레를 측정할 수 있다(그림 6-6A,B)(Brand & Wood, 1977; Lavelle, 2015; Schultz-Johnson, 1988b; Villeco, 2011). 치료사는 부종의 질적 상태(예: 오목형성[pitting], 비대[brawny]) 및 부종 위치를 구체적으로 설명한다. 급성기나 수술 직후 사지가 치유되는 초기 과정에 부종에 대한 중재가 자주 논의된다(그림 6-6C). 부종은 신체 가동훈련, 자세를 유지해 주는 스플린트, 압박의복(장갑, 고무랩, 소매), 손상위치를 심장보다 높게 유지하기, 얼음찜질 등을 이용하여 감소시킬 수 있다(그림 6-6D,E)(Villeco, 2012).

오히려 스플린트를 사용한 후에 부종이 증가할 수도 있는데, 특히 가동 스플린트에서 적용할 때 빈번하게 발생한다. 그리고 지속적이고 반복적으로 부종을 평가하면 조직이 치료와 스플린트에 어떻게 견디고 있는지 확인할 수 있다. 만약 사지에 부종이 생겨서 증상이 재발한다면, 치료 접근법을 바꾸도록 한다. 예를 들어, 만약 가동 스플린트의 적용으로 부종이 증가하였다면, 며칠간 스플린트를 착용하지 않거나 고정법을 수정하도록 한다. 이후 부종이 감소되면, 조심스럽게 가동 스플린트를 적용하면서 부종의 증가 여부를 관찰하도록 한다.

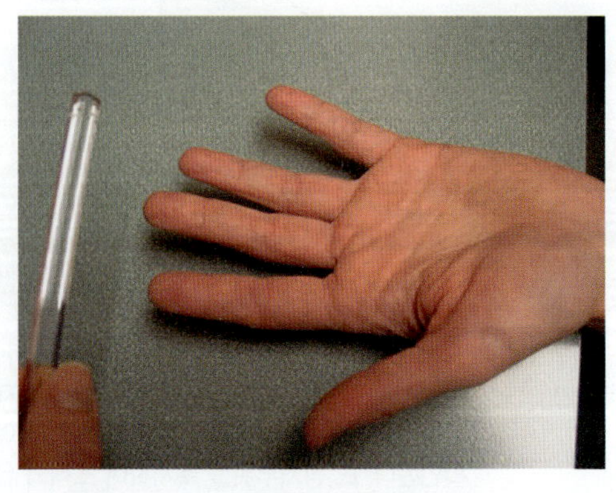

그림 6-7 모노필라멘트 세트(Monofilament set)

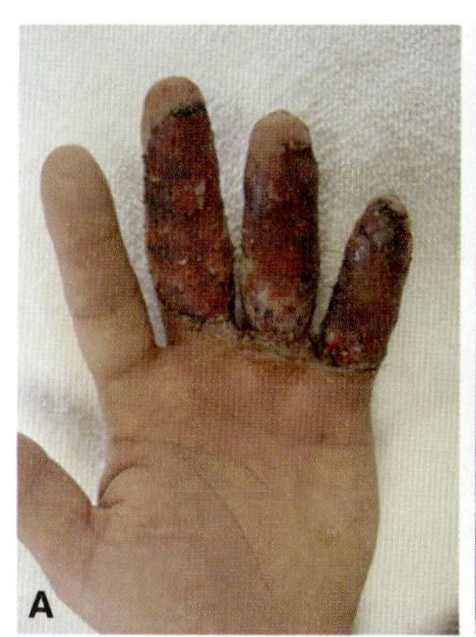
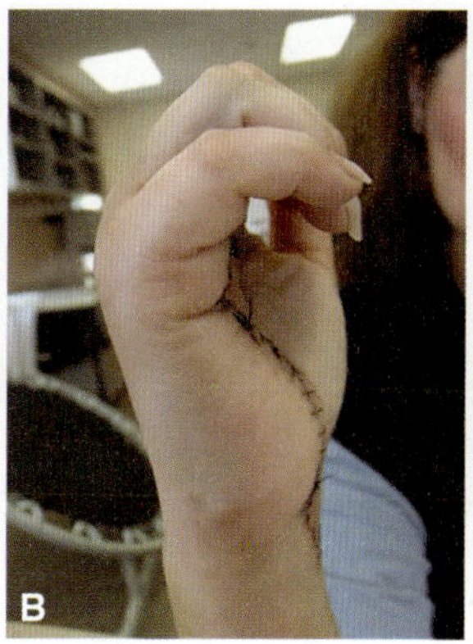
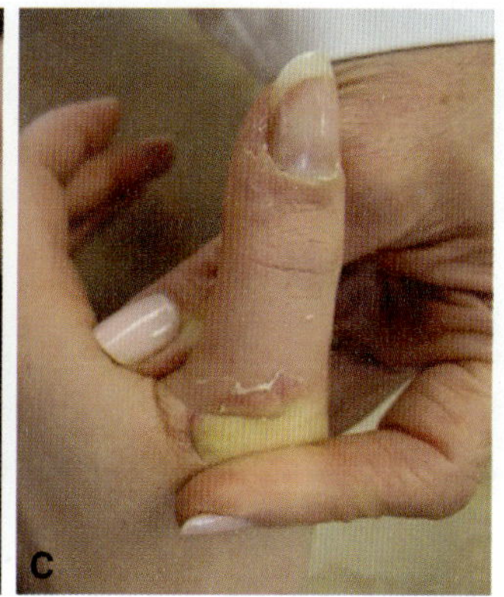

그림 6-8 A, 염증 단계: 화상 상처. B, 섬유증식 단계: 힘줄 제거술 후의 절개부분 치유. C, 상처 성숙 단계: 상처부위의 유착에 주의한다.

부종이 자주 발생하면 스플린트를 고정하는 스트랩의 종류와 방법을 고려한다. 두 붕대 사이에 일어나는 창 형태(window-type)의 부종은 사지주변을 둘러싸는 것을 피하거나, 스플린트 아래 압박보호대(sleeve)를 적용하도록 한다. 신체를 둘러싼 랩(예: Coban™ 또는 Ace™ wraps)은 부종이 있는 사지에 압박을 주면서 먼쪽에서 몸쪽으로 이를 적용하도록 한다. 원주형 스플린트는 부종이 있는 사지에 조심스레 사용되어야 한다; 만약 너무 작으면 스플린트에 적용된 먼쪽 부위에서 부종이 발생하여 문제가 될 수도 있다. 몇 가지 사례의 스플린트는 부종을 감소시키는 데 도움을 주기도 한다.

감각 Sensibility

감각(sensibility) 평가는 상지 검사에 필수요소이다(Bell-Krotoski, 2011; Bell- Krotoski, Weinstein, & Weinstein, 1993; Callahan, 1995; Dellon, 1981; Jerosch-Herald, 2015; Moberg, 1958; Novak, Mackinnon, Williams, & Kelly, 1992; Tan, 1992). 모노필라멘트 검사(monofilament examination)와 두점 식별검사(two-point discrimination testing)는 감각을 평가하는 가장 일반적인 방법이다(그림 6-7). 역치검사로 불리는 모노필라멘트 검사는 검사영역에 크기가 다른 필라멘트로 압력을 가하여 검사를 시행한다(Bell-Krotoski & Tomancik, 1987). 두점식별검사는 신경분포 밀도를 검사하는 것으로, 특정한 위치의 피부에 두 개의 자극을 주었을 때 자극을 구별하는 능력을 평가한다(Dellon, 1978; Dellon, Mackinnon, & Crosby, 1987; Mackinnon & Dellon, 1985). 만약 환자의 감각 신경에 문제가 없다고 판단되면, 가벼운 접촉으로 확인하는 빠른 검사를 진행한다.

치료사는 환자에게 잘 맞는 스플린트를 제공하고 조직에 자극이 되지 않도록 감각의 손상 여부를 확인해야 한다. 감각 손상 영역에 발생되는 압박을 분산시키기 위하여 모든 노력을 기울여야 한다. 치료사는 감각이 손상된 사지에 스플린트를 적용할 때 환자에게 주의 사항을 알려주어야 한다. 저림 감각이 있거나 감각이상을 호소한다면 즉시 이를 확인하도록 한다. 그런 경우 완벽한 감각 피드백을 느끼지 못하기 때문에, 환자에게 과도한 압박을 확인할 수 있도록 손상된 사지에 시각 검사를 자주 수행한다.

연조직과 상처의 상태 Soft Tissue and Wound Status

치료사는 연조직과 상처의 상태를 평가하도록 한다. 상처나 외과적 절개를 기록하고 측정한 내용과 특징을 정량화한다(Evans, 1991; McCulloch & Kloth, 1990; Von Der Heyde & Evans, 2011)(그림 6-8A~C). 디지털사진은 상처 부위의 변화를 확인할 수 있는 방법으로 스플린트의 지속적으로 착용으로 인한 과도한 땀의 배출은 상처부위의 짓무름, 발진 등의 다양한 피부 문제가 개인마다 발생할 수 있다. 이때 구멍이 있는 스플린트 재료를 사용하면 재료와 피부 사이에 공기순환이 가능하여 상처 보호에 도움이 된다.

치료사는 소독 부위, 정형외과에서 사용하는 고정 핀(pins)이나 외부 고정기(external fixators) 위에 스플린트를 제작할 때 창의력이 필요하다. 노출된 핀 위에 바로 스플린트 재료를 사용하여 제작하는 데 있어 감김성이 좋은 재질을 사용하거나 착용하는 스플린트의 형태에 맞게 재료를 선택하도록 한다. 흉터 주위가 민감한 경우에는 젤 라인이 삽입되어 있는 재질을 이용할 수 있다. 흉터에는 젤이나 Otoform™ 같은 흉터 용 재료를 사용하여 패드로 사용한다.

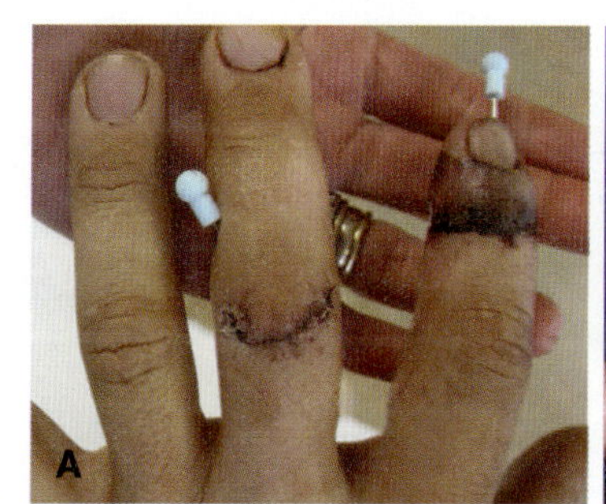
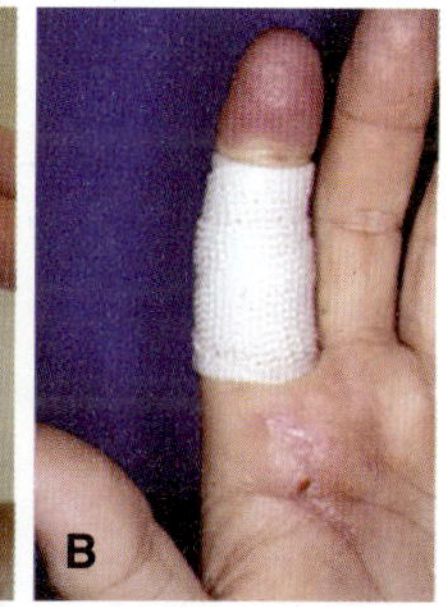

그림 6-9 A, DIP 관절의 개방성 탈구를 위한 핀 고정과 말단힘줄 혈관 조직의 외과적인 재건. B, 손가락을 감싸는 원주형 스플린트를 사용할 경우 욱신거림이나 색상 및 온도변화를 관찰해야 한다.

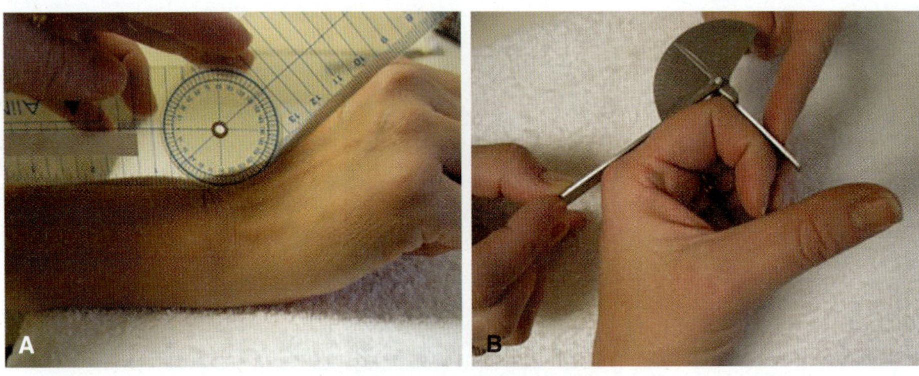

그림 6-10 A, 중간 크기의 관절측정기(goniometer)를 이용한 손목과 팔꿈치 관절 측정. B, 손가락 작은 관절을 측정할 때에는 작은 손가락용 관절측정기를 사용한다.

혈관분포도 Vascularity

사지의 혈관분포를 파악하기 위해 상처가 있는 부위와 그렇지 않은 부위의 색상이나 온도 차이를 기록해야 한다. 교감신경 반응의 변화는 피부의 색상과 온도 변화를 나타낸다. 혈관구조의 손상이나 외과수술로 인한 혈관구조가 변화되면 혈관평가는 매우 중요하다(Ashbell, Kutz, & Kleinert, 1967; Levinsohn, Gordon, & Sessler, 1991)(그림 6-9A). 꽉 끼는 스플린트, 스트랩 또는 손가락 걸이는 혈액순환을 악화시켜 피부의 색상이나 온도를 변화시킨다(그림 6-9B). 넓은 스트랩이나 손가락 걸이는 힘이 가해지는 부위의 면적을 넓혀 손상 부위의 압력을 없애주어야 한다(Brand & Hollister, 1999; Fess, Gettle, Philips, & Janson, 2005). 4장에서 혈관기능에 대한 개념에 대하여 자세히 설명하였다.

신체를 감싸는 원주형 설계는 혈관 압박이 생길 수 있어 혈관 재건을 실시한 환자에게는 최고의 선택이 아닐 수 있다. 원주형 스플린트는 부종의 변화에 대응할만한 충분한 공간을 갖고 있지 않기 때문에, 부종이 증가할 경우 장치 내부 압력이 높아져 혈액순환 능력이 제한될 수 있다.

관절가동범위 Range of Motion

관절측정기(goniometers)는 능동, 수동 가동범위를 측정하는 데 사용된다(그림 6-10A,B)(Boone et al., 1978; Cambridge-Keeling, 1995; Dadio & Nolan, 2018; Gibson, 2015; Hamilton &

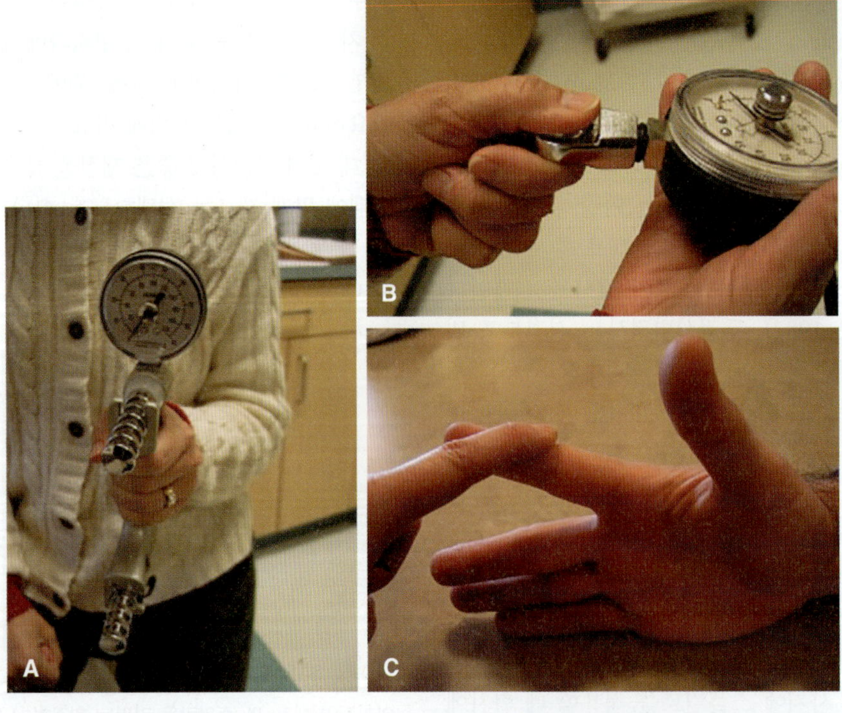

그림 6-11 A, 징악력검사(Grip dynamomter) B, 손가락 십기 근력검사(Pinch dynamometer) C, 첫 번째 등쪽 뼈사이근육 도수근력검사(MMT).

Lachenbruch, 1969). 능동 관절가동범위는 환자가 스스로 움직이는 의지나 능력에 대한 정보를 제공한다. 이를 위해 실제적인 근육 힘줄의 관절상태와 연조직에 대한 상태를 파악하는 것이 중요하다(예: 힘줄 유착, 힘줄의 연속성과 신경분포). 관절의 뻣뻣함과 근육 힘줄의 긴장은 수동 관절운동범위를 통해 평가할 수 있다.

관절운동범위를 지속적으로 평가하는 과정은 조직의 길이를 변화하는 가동 스플린트를 적용할 때 반드시 필요하다. 관절운동범위를 확인하는 과정은 스플린트 중재에 대한 전,후를 평가하거나 결과를 확인하는 방법이다. 예를 들어, 몸쪽손가락뼈사이관절 가동 폄 스플린트(dynamic PIP extension orthosis)를 사용하는데 이점이 없다면, 치료사는 지속적으로 고정하는 치료 접근이 필요하거나 낮과 밤 모두 스플린트를 사용하는 것을 고려해야 한다. 관절운동범위를 측정할 때 손목에 고정한 부목이 먼쪽까지 길게 위치하여 손허리손가락관절 가동범위를 제한할 때, 관절의 뻣뻣함이 발생할 수 있다.

힘, 근력 Strength

악력계(grip dynamomoters), **집기근력측정기(pinch gauges)**와 도수근력검사(manual muscle testing, MMT)는 근육기능과 신경지배를 평가하는 방법이다(그림 6-11A~C)(Bechtol, 1954; Fournier & Bourbonnais, 2015; Hislop & Montgomery, 2007; Kendall, McCreary, & Provance, 2005; Mathiowetz, Volland, Kashman, & Weber, 1985; Mathiowetz, Weber, Volland, & Kashman, 1984; Schectman & Sindhu, 2015; Schmidt & Toews, 1970). 집기검사는 세 가지로 평가된다; 가쪽 집기(lateral pinch) 또는 열쇠집기(key pinch), 3점 집기 또는 세 손가락 집기(3 point 또는 3-jaw chuck), 그리고 엄지와 2번째 손가락을 이용한 손끝 집기(thumb tip to index finger tip[tip pinch])(그림 6-12A~F) (Casanova & Grunert, 1989). 손의 근력 변화는 계속해서 치료를 지속해야 하는지를 판단하는 데 도움이 된다. 반복적인 악력검사는 치료사의 노력한 정도를 확인하는 데에도 도움이 된다(Shechtman, Guiterrez,

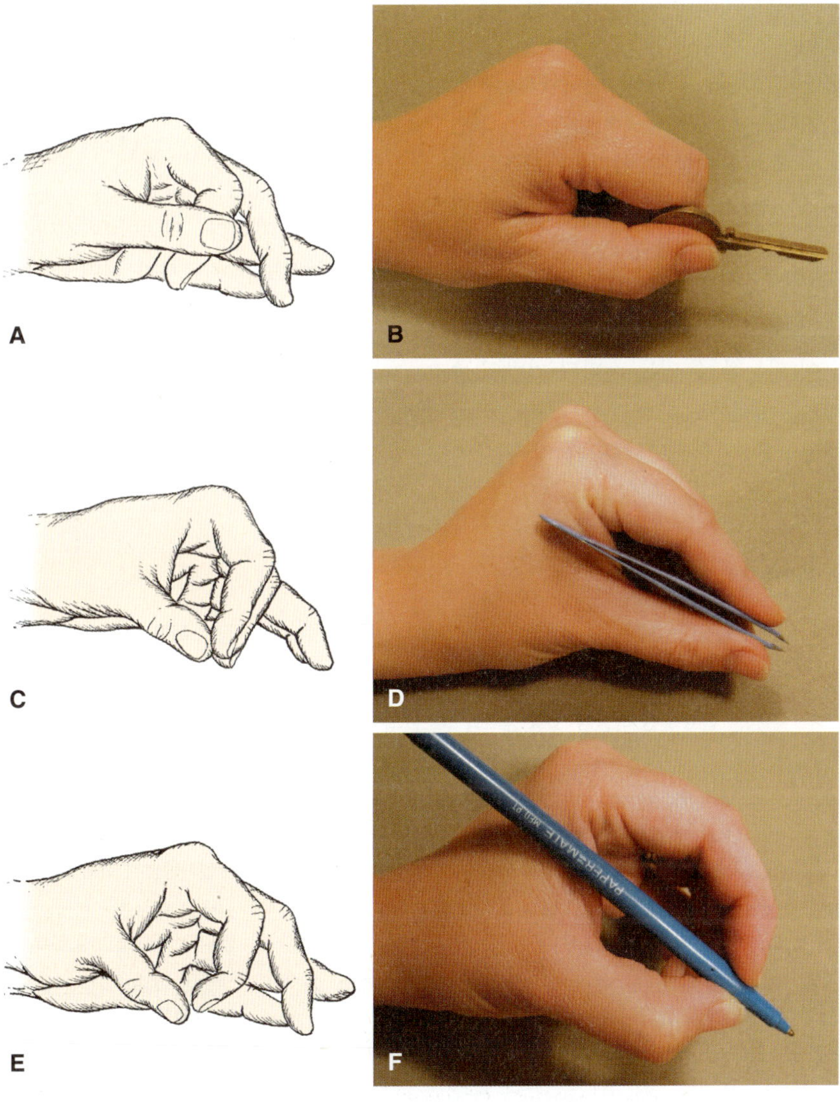

그림 6-12 손가락 쥐기의 세 가지 형태: 가쪽 집기(A와 E), 3점 집기(B와 C), 엄지검지 손끝 집기(C와 D)

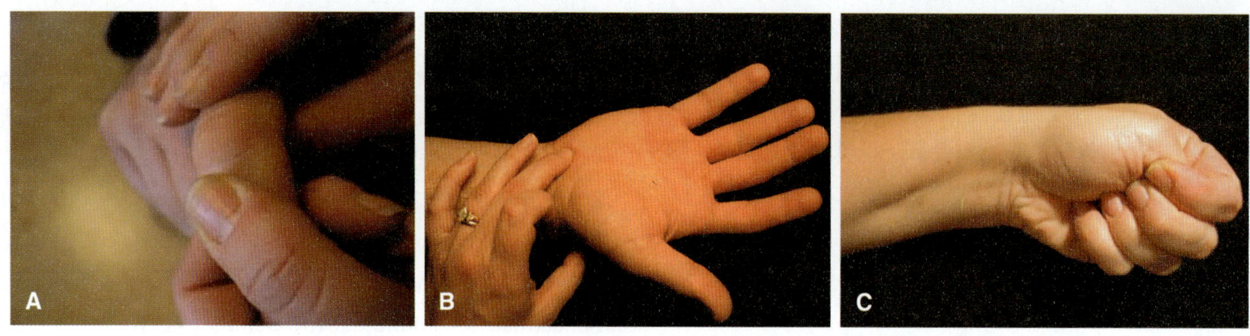

그림 6-13 A, PIP 관절의 가동 검사. B, 손목터널증후군에 사용되는 팔렌검사로 정중신경이 지나는 부위를 톡톡 두드렸을 때 먼쪽의 반사통이 나타나면 양성반응이다. C, 핀클레스테인(finklestein) 검사는 디퀘르뱅 힘줄활액막염(deQuervain tenosynovitis)에 시행한다.

& Kokendofer, 2005; Sindhu, Shechtman, & Veazie, 2012).

근력 검사는 진단과 치유 과정에 따라 많은 사례에서 제한될 수 있다. 예를 들어, 팔꿈치 굽힘 근력 검사는 수술 후 즉시 파열의 위험이 높기 때문에 두갈래근 힘줄의 재건 후에 치유 단계에서 수행하지 않는다. 힘은 점진적인 저항운동이 가능해지면 의사의 처방을 통해 안전하게 평가할 수 있다.

MMT는 신경손상 회복을 확인하는 수단이 된다(Dadio & Nolan, 2018; Kendall et al., 2005). 신경의 근육지배가 향상되면 환자는 높은 환자에게 향상된 근력을 확인할 수 있다(0에서 5점 사이). 근력이 이전보다 향상된다면 치료와 스플린트 중재계획이 변경될 수 있다. 예를 들어, 손목 폄근을 지배하는 자신경에 마비가 발생한 환자는 적용된 스플린트가 수정되어야 한다. 이는 기존의 스플린트로 손목을 더 이상 조절할 필요가 없기 때문이며 근력을 다시 획득하는 동안 손목 폄근이 기능할 수 있는 손바닥 기반의 중간손허리관절 폄 가동 스플린트를 선택하도록 한다.

운동용 스플린트는 단계별로 나누어진 고무밴드나 잘 싸여진 고무줄, 탄성이 있는 실, 등급별 스프링, 세라밴드(TheraBand®) 또는 TheraTubing® 제품을 사용하여 움직임에 저항을 제공할 수 있다. 환자는 필요한 근육들만 선택하여 근력을 강화하는 방법으로 스플린트를 이용할 수 있다. 유착된 힘줄 치유가 필요한 환자의 경우라면 저항을 더 높여 상처가 있는 조직 주변으로 힘줄의 미끄러짐이 증가하도록 도움을 줄 수 있다.

특수검사 Special Testing

특수검사는 특별한 진단이 있는 경우에 실시한다(Rayan & Ackelman, 2011)(그림 6-13A~C). 모든 검사가 모든 환자에게 필요한 것은 아니다. 의뢰받은 진단뿐 아니라 이전에 실시한 검사를 확인해 보면 치료사가 어떤 특수검사를 완료해야 하는지 알 수 있다. 예를 들어, 손목터널증후군을 진단받은 환자에게는 팔렌검사(Phalen test, 60초 동안 손목 굽힘자세), 티넬검사(Tinel test, 손바닥쪽 손목 부위를 두드림), 그리고 덜칸 압박검사(Durkan compression test, 손바닥쪽 손목위 직접압박)가 특수검사에 해당된다(Rayan & Ackelman, 2011). 그리고 검사를 철저히 하고자 하

표 6-1 목표설정을 위한 접근 방법

치료 문제점	단기 목표(2~3주)	장기 목표(1~2개월)
절개 부위가 치료되고 있음	절개 부위 치유	부드럽고 움직임이 자유로워진 상처 부위
손의 심각한 부종	물병을 잡고 물을 마실 수 있을 정도의 최소한의 부종	손과 손목에 부종이 없어 씻거나 머리를 말릴 때 손을 사용하는 데 불편함이 없음
통증 단계: 2[a]	통증 단계: 1	통증 단계: 0
손목과 손가락의 관절가동범위가 감소됨	지폐나 돈, 수표에 사인할 만큼 손목가동범위는 75%, 손가락 관절가동범위는 정상범위로 증가	컴퓨터 프로그래머 정도의 직업으로 회복할 수 있을 만큼 정상 관절가동범위 회복
장악력과 집기의 근력이 감소됨	고기를 썰거나 음식을 스스로 먹을 정도의 능력이 되는 악력 5 lb, 손가락쥐기 2 lb 정도로 증가	차에서 식료품을 들어올려 집으로 이동할 수 있을 정도로 정상범위 장악력의 75% 회복
일상생활활동(ADLs)[b]을 완벽하게 수행하기 어려움	최소한의 수정으로 자조활동을 독립적으로 수행하고, 안전하게 직장으로 돌아갈 수 있을만큼 운전이 가능	재발의 위험없이 스스로와 가족을 돌볼 만큼 집안청소나 어려운 요리를 포함한 모든 가사업무를 완전하게 기능적인 독립성을 가짐

[a]0~10점 점수분포도에서.
[b]자기관리, 운전, 요리와 청소 포함.

려면 어깨와 목에 원인이 될 만한 요인이 있는지 확인해 보도록 한다.

문제해결과 목표 설정

PROBLEM-SOLVING AND GOAL SETTING

검사로 확인된 결과와 환자 인터뷰로 통합된 정보를 통해, 치료사는 치료 목표를 설정할 수 있다. 치료사들은 스플린트 중재가 문제를 해결하는 방법 중 하나임을 이해하여야 한다. 치료사는 먼저 주요 문제점을 나열하도록 한다. 표 6-1은 손목터널 증후군 환자에게 수술 후 1주가 지난 후에 환자의 주요 문제점과 치료 목표를 서술하고 있다.

각 문제에 따라 단기, 장기 목표를 설정하도록 한다. 표 6-1처럼 단순 예시라 할지라도 적절한 치료 계획을 세우는 일은 모든 환자에게 필요하다. 비판적인 사고 과정은 치료사가 검사에서 발견한 내용을 조직화하고, 치료 중재를 계획하는 데 중요하다. 치료사는 문제점을 순위별로 정리한다. 다양한 손상을 가진 환자는 치료를 통해 회복할 수 있다. 치료의 우선순위를 정하는 것은 (때론 하기 어려운 일이지만) 매우 중요한 필수 사항이다. 문제점과 중재는 서로 연관되어 있다. 예를 들어, 일반적으로 환자의 부종이 성공적

상자 6-1 근거기반치료와 스플린트 중재

Contribution by Gary P. Austin, PT, PhD, OCS, FAFS, FAAOMPT
Professor and Chair, School of Physical Therapy
Belmont University, Nashville, TN

근거기반치료(evidence-based practice, EBP)는 현재 헬스케어산업의 중요한 개념으로 지배적인 임상 의사결정 패러다임이 되었다. 불행하게도 이 용어는 과용, 오용되거나 오해될만한 주관성을 담고 있다. 헬스케어 제공자와 소비자는 모두 무엇이 EBP인지 이해하는 것이 중요하다. 연구에 따르면 "직관, 비체계적인 임상경험, 병태생리학적 이유는 임상 의사결정에는 불충분하다고 보고되었다"(Guyatt & Rennie, 2002). 전통적으로 EBP는 "개인 돌봄에 필요한 의사를 결정하기 위하여 현존하는 최고의 근거를 양심적이고, 분명하며, 신중하게 사용하는 것으로 정의된다. 이는 체계적인 문헌으로부터 가장 유용한 외부 임상 근거로 개인의 임상 전문지식을 통합하는 개념이다"(Sackett, Rosenberg, Gray, Haynes, & Richardson, 1996). 대중적인 신념과 반대로, EBP는 권위적이고 제한적이며 비효율적이지도 이상적이지도 않는 임상 치료와 전문지식(개인에 적합한/환자에게 특수화된; 평생동안/일을 하는 동안; 자기 관리된 '문제기반의; 비용대비 효과적인; 시간 효율적인)에 의해 지도되는 것이다.

EBP의 세 가지 주제(column)는 다음과 같다. (1) 환자 개인의 가치, 선호와 기대; (2) 개인의 임상 전문지식; (3) 임상 근거. 근거기반의 임상 의사결정에는 의사가 모든 정보의 타당성과 중요성을 평가하고, 각 환자의 고유한 가치, 선호, 기대 범위 내에서 차후의 결정이 무엇인지 확인하는 것이 필요하다. 협력하는 의사결정은 환자와 의사에게 긍정적인 영향(Elwyn et al., 2004; Towie, Godolphin, Grams, & Lamarre, 2006), adherence(Wilson et al., 2010)과 결과(Godolphin, 2009; Mulley, Trimble, & Elwyn, 2012; Stiggelbout et al., 2012)를 가져온다고 알려져 있다. 임상 전문지식은 경험과 치료를 통한 임상적인 숙련도와 판단력을 습득하는 것으로 정의될 수 있으며, 부분적으로는 "영향력 있고 효율적인 진단에 의한 것으로 설명되거나 좀 더 사려깊이 확인하고 환자를 관리하기 위한 임상적인 결정을 위해 환자의 고충을 털어놓는 일, 환자의 권리, 선호도를 배려있게 사용하는 내용으로 설명된다"(Sackett et al., 1996). 임상 전문가들은 유용한 증거가 유의미한지 결정할 수 있고 의사 결정을 위해 환자 개인의 가치와 선호도를 근거로 이러한 정보를 포함시킬 수 있다. 임상 근거는 의사가 환자 개인의 시나리오를 이해할 수 있는 의미있는 유용한 정보이다. 근거는 다양한 원천으로부터 오며, 다양한 형태로 다양한 힘을 갖고 있다. 의사는 임상근거를 알고자 해야 하고, 잘 만들어진 예로 무작위대조연구(radomized controlled trails, RCT)와 같은 질 높은 연구에 근거한 정보를 근거로 사용해야 한다. 우리는 종종 가장 유용한 근거를 제공해야 하는 데 있어 근거가 약한 형태의 근거를 사용하는지 확인해야 한다. 의사들이 약한 근거에 의존하다면 근거로 사용하지 못하거나 오히려 치료중재를 실행하는 데 위험이 발생할 수 있다. 따라서 의사들은 질 높은 정보를 활용하여 약한 근거를 대체하거나 강력한 근거를 제공하는 높은 수준의 연구를 확인해야 한다. 모든 형태의 임상 근거는 이전의 임상 검사와 치료중재 모두 무효화시킬 수도 있어서, 획기적인 것이나 새로운 것, 좀 더 영향력있고 정확하며 효과적인 안전한 기술들을 적용하는 법을 알려야 한다(Sackett et al., 1996). 임상 근거가 임상 치료나 임상전문가에 의해 알려지기도 하지만 개인의 임상 전문지식을 대체하지는 못한다. 궁극적으로, 임상 치료 지침은 의사에게 가장 좋은 근거의 원천이 된다. 수부치료사에게 유용할만한 다양한 임상 치료 지침이 있지만, 근거에 기반한 것들은 많지 않아 많은 자료를 바탕으로 수부치료와 상지 스플린트와 관련된 가장 유용한 정보를 종합, 통합해야 한다(MacDermid, 2004; Szabo & MacDermid, 2009).

환자 중심의 임상 전문가는 사실상 고유한 환자의 가치를 기반으로 가장 유용한 임상 정보를 효과적으로 통합한다. 고유한 환자의 가치는 환자마다 유사한 관리 방법이 아니라 개인의 가치와 상황 안에서 매우 변동스런 개별적인 요소를 반영하는 것이다. 근거는 필요하지만 환자 개인의 효율적이고 영향력 있는 관리를 위해서는 전적으로 불충분하다.

저자는 상자 6-1에서처럼 임상 전문지식과 가장 유용하고 가장 동시대적인 근거를 통합하고자 하였다. 이를 통해 독자들은 발전하는 임상 전문지식을 알릴 뿐 아니라 본문 저자들의 근거를 보충하기 위해 가장 현대적이고 유용한 근거가 남도록 많이 노력해야 한다.

으로 감소되었다면, 관절운동범위도 향상될 수 있다.

문제점을 우선순위 별로 나열하고 난 후, 치료사들은 단기, 장기 목표를 설정하도로 한다. 예를 들어, 가동 스플린트를 적용할 때 치료사는 한 주 안에 도달할 수 있는 합리적인 단기 관절가동범위 증진을 위한 목표를 세우고 치료 일정과 프로그램을 따르도록 환자를 격려한다. 환자의 단기 목표가 달성될 때마다 새로운 목표를 세우도록 한다. 앞서 언급된 것처럼, 환자에게 적절하게 제시된 목표와 치료시기의 통합 과정을 치료라고 설명할 수 있다.

치료 중재는 역동적인 과정이지만 치료사의 입장에서만 생각하다면 창의력이 제한되는 한계를 갖는다. 치료사는 확인된 평가 결과를 해석하고 이를 적절하게 해석하는데 시간이 요구되어 문제점의 우선순위와 치료 진행 과정이 언제든 바뀔 수 있다는 점을 인식하고 이를 위하여 완벽하게, 모든 문제점을 기록하도록 한다. 그러나 하나의 치료 방법으로 모든 결함을 만족시킬 수 있다는 생각은 비현실적이어서 포괄적인 치료계획을 세우고 이를 계획하는데 스플린트의 사용 유무도 고려하도록 한다. 치료사는 환자 개인이 희망하는 바에 따라 가장 좋은 치료 방법을 고안해낼 수 있도록 지식과 경험을 바탕으로 비판적인 추론 기술을 사용해야 한다. 환자가 클리닉(clinic)으로 돌아올 때마다 치료사는 치료 관리 차원에서 치료부위에 있는지 확인하고자 재평가를 실시한다. 임상경험과 EBP 통합은 종합적인 치료 계획을 수행하는 데 중요하다. 중재기술에 관한 결정은 제공되는 서비스가 타당하도록 가능한 가장 훌륭한 체계연구를 바탕으로 진행된다. 상자 6-1은 스플린트 중재와 관련된 근거기반치료에 대한 개괄적인 내용을 안내하고 있다.

작업치료와 관련하여, **이론적 틀(frames of reference, FOR)**은 이론과 실제 사이의 연계성을 제공한다. 수부 치료의 특수성에 따른 스플린트 중재는 신체역학 및 재활의 틀을 포함한다(Radomski & Trombley, 2013). 이러한 FOR은 수부치료 분야와 차후의 스플린트 중재하는 데 도움을 준다. 또한 치료사에게 이론에 기반한 치료 근거를 제공한다. 작업치료사는 환자를 위해 최대한 기능적인 능력을 회복시키는 것을 목표로 이러한 중재 방법을 적용한다. 신체역학 접근은 관절운동범위, 근력과 지구력의 결손으로 나타내는 움직임, 근력, 자세와 관련한 물리적인 원리를 포함한다. **재활 접근법(rehabilitative approach)**은 환자가 환경변화와 신체적응을 포함하여 가능한 독립적인 삶으로 되돌아가도록 하는 데 초점을 둔다. 상자 6-2는 치료를 적용함에 있어 세부적인 이론적인 접근과 내용을 포함한다.

능숙한 치료사는 두 명의 환자를 동일한 방법으로 접근하지 않는다. 치료사는 조직상태의 변화에 따라 치료를 변경하고 환자의 개별적 요소와 요구에 맞추어 중재를 진행한다. 예를 들어, 조직의 치유 단계를 고려하여 치료사는 이 단계에 가장 적절한 스플린트를 적용하도록 한다. 환자가 한 주 동안 착용한 가장 적절한 스플린트가 한 달 또는 그 이상의 기간에도 최고의 선택이라고는 할 수 없다. 일반적으로 고정 스플린트는 급성기 손상 부위의 안정을 위하여 필요하다. 치유 이후 단계가 되면 가동 스플린트 같은 좀 더 공격적인 접근법을 제공하기도 한다. 3장에서 좀 더 세부적인 내용을 확인하도록 한다. 스플린트 제작을 위해 McKee와 Rivard(2011b)가 묘사한 환자 중심의 **신체 작업치료 접근법(bio-occupational approach)**의 적용은 해당 조직의 특별한 생체적 요구뿐만 아니라 환자의 고유한 요구도를 잘 인식하는 것을 포함한다. 이 접근법은 손상 조직의 치유에 적당한 환경이 제공되면서 환자가 최대한 기능적으로 사용할 수 있도록 작업수행을 허용하는 기능적인 스플린트로 귀결된다. 상자 6-3은 스플린트 제작을 위한 고유한 접근에 필요한 주요 개념의 중요한 임상 예시를 보여준다.

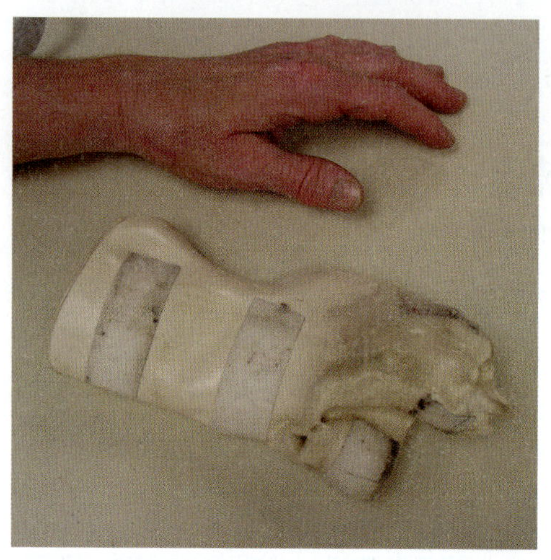

그림 6-14 뜨거운 자동차 위에 몇 시간 노출되어 납작해진 스플린트.

환자 교육과 금지 사항
PATIENT EDUCATION AND PRECAUTIONS

스플린트에 대한 환자 교육은 이를 사용하면서 최대 이익을 얻을 수 있는 필수 조건이다. 상자 6-4에서는 예를 통하여 환자 교육에 대한 교재를 제시하고 있다. 환자 교육 과정에서 20~30분 동안 스플린트를 직접 착용해 보면서 스플린트를 통하여 발생하는 즉각적인 문제를 확인할 수 있다. 환자는 스플린트의 착용 목적을 이해해야 하는데, 이는 진단과 치료 접근법을 이해하는 것과 관련이 있다. 환자와 보호자는 스플린트를 어떻게 착용하고 벗는지, 장치를 착용하면서 기대하는 것이나 확인되는 것, 그리고 언제 얼마나 오랫동안 스플린트를 착용해야 하는지 배우도록 한다. 휴대폰에 스플린트 착용 사진을 찍어놓으면 이후에 집으로 돌아간 후에 도움을 받을 수 있다. 스플린트 착용 유무에 맞는 활동 허용범위를 명백하게 정리해 주어야 한다. 환자가 피부 발적이나 피부 자극, 혈액 순환 문제 및 신경압박 등의 부작용이 나타나는지 관찰하도록 교육한다. 보호자 교육 업무는 의무적으로 수행하는데 특히 인지기능 및 신체 손상을 동반한 아동과 노인에게 스플린트를 제공할 때 더욱 그러하다.

상자 6-2 스플린트 중재와 작업치료: 이론적 틀

Contribution by Gail Dadio, OTD, MHSc, OTR/L, CHT, CLT
Hand Therapist
Connecticut Orthopedics, Milford, CT
Part time Faculty, School of Health Sciences
Quinnipiac University, Hamden, CT

재활적 접근에서 스플린트 중재를 고려할 때, 환자의 작업 요구도(occupationa needs)가 고려되어야 한다. 작업은 인간이 의미있는 시간을 사용하고 개인을 위해 목적을 갖는 활동을 말한다. 작업은 "인생의 능동적인 과정: 인생의 시작부터 끝까지, 우리의 작업은 스스로와 타인을 살피는 능동적인 과정이 전부인, 즐기는 삶, 삶 전반에 걸쳐 사회적으로 살고 경제적으로 생산적인 활동을 하는 과정"(Boyt Schell, Gillen, Scaffa, & Cohn, 2013, p. 3)을 모두 포함한다. 작업치료 실무에는 작업을 정의하는 다음 8가지 영역이 있다.

- 일상생활활동
- 복잡한 일상생활활동
- 교육
- 일
- 놀이
- 여가
- 사회 참여
- 수면

환자가 어떻게 시간을 보내고, 사회에 어떤 영향력을 갖고 있고 어떤 작업에 속해있는지 이해하는 일은 치료사가 환자를 위해 유용하고 기능적인 스플린트를 만드는 중재계획을 세우는데 도움이 된다. 또한 손이 다친 환자를 치료하는 경우라면, 재활접근방법도 작업적 수행 접근법과 결합될 수도 있다. 작업 수행 또는 **인간, 환경, 작업 모델(Person, Environment, Occupation [PEO] Model)**은 치료사가 환자의 기능 단계, 환자의 작업, 환자 인생의 어떤 환경을 이해하도록 도움을 주는 이론적인 틀이 된다(Strong et al., 1999). 이러한 모델에서 나타나는 세 가지 하위항목의 중복된 내용은 스플린트를 제작하는 데 대단히 중요하다. PEO 모델은 수부치료사가 스플린트를 이용해 어떻게 환자의 기능적인 능력을 변화시킬지 결정하도록 돕는데, 이는 환자의 작업에 영향을 주고, 궁극적으로는 환경 안에서 스플린트가 작업 수행에 전반적인 영향을 미친다. 이러한 요소들을 분석하는 체계적인 접근법이 스플린트의 치료적 가치를 평가하고 스플린트의 특수성을 결정할 수 있도록 돕는다. 예를 들어, 손목골절 후 직업에 복귀하고자 하는 노동자는 작업하는 동안 손목의 안정성 지원과 보호를 위해 미리 제작된 손목 스플린트를 적용한다. 반면에 여가생활로 돌아가기 위한 퇴행성 관절염이 약간 있는 노인여성 환자의 경우 뜨개질 활동을 하는 동안 손가락의 안정성을 지원할 수 있는 엄지 스플린트가 더 큰 이점을 갖는다.

스플린트 맞춤을 포함한 작업치료 업무와 결합된 재활접근법과 PEO 접근법은 선택된 환경 안에서 의미있는 작업으로 성공적인 결과를 유지할 수 있도록 치료사와 환자 사이의 상호관계를 만들어준다(Stromg et al., 1999). 이러한 협력을 기반한 환자 중심 접근은 치료사가 스플린트 맞춤이나 훈련에 적합한 치료사의 치료 목표를 성립하고 촉진하는 환자의 경험과 지식을 포함한다(Boyt Schell et al., 2013). "영향력 있는 치료는 곧 치료사와 환자 사이의 높은 관계성이다"(Boyt Schell et al., 2013, p. 133).

스플린트 제작을 위한 환자 평가 과정에서 환자의 작업영역뿐 아니라 환자의 수행 기술도 확인해야 한다. 환자의 감각, 운동, 인지기능과 대화기술을 포함하며 스플린트를 만드는 데 준수해야 하는 모두 내용을 포함한다. 또한 환자가 희망하는 과제를 수행하는 동안 손과 상지가 완벽하게 기능적으로 움직일 수 있도록 특수한 스플린트와 연관된 활동 요구도를 평가해야 한다. 평가 과정에서는 적절한 스플린트를 만들기 위해 환자의 가치나 신념 같은 개인적인 요소들이 존중되어야 한다. 왜냐하면 치료사들은 스플린트를 이용한 작업에 필요한 환자의 동기에 영향을 주는 저변의 요소들을 확인하는 전체적인 치료 중재를 제공하기 때문이다(American Occupational Therapy Association [AOTA], 2008).

"작업치료수행체계의 범위와 과정(Occupational Therapy Practice Framework: Domain And Process; OTPF-DP)"은 환자의 재활에 영향을 미칠만한 수행 패턴을 정의한다(AOTA, 2008). 습관(habits), 반복된 일상(routines), 역할(roles) 그리고 의례적인 일(rituals)과 같은 수행 패턴은 스플린트 사용에 영향을 줄 수 있다. 예를 들어, 아이를 양육하는 엄마의 역할은 신체손상이나 장애로 완전히 무너지거나 변화할 수도 있다; 따라서 치료사는 적절한 스플린트를 결정할 때 스플린트를 착용함으로써 발생하는 역할의 변화를 평가하고 이를 고려해야 한다(Boyt Schell et al., 2013).

맥락에 따른 영향력(contextual influences) 또한 OTPF-DP의 일부이다. 맥락(contexts)은 환자의 수행에 영향을 줄 만한 환자 주변과 밀접한 관련이 있는 조건들을 말한다(AOTA, 2008). 이러한 영향력은 문화적, 개인적, 시간적, 신체적, 시각적, 사회적인 내용을 포함한다. 예를 들어, 문화적인 영향력을 자세히 설명한다면, 스플린트를 착용한 채로 자기를 소개하면서 악수를 할 수 없다면 문화적으로 환자에게 영향을 줄 것이다. 개인적인 영향력 때문에 스플린트를 착용한 상태로 자신의 직업으로 복귀가 어려울 수도 있다. 이는 사람마다 사회 경제적 위치에 영향을 미칠 수 있어 스플린트를 착용하는 스케줄을 준수하기 어렵게 한다. 시각적인 영향력은 스플린트를 준수하는데 영향을 받을만한 또 다른 요소이다. 문자 보내기 같은 소셜미디어가 중시되는 오늘날 환경에서는 환자 손에 착용한 스플린트 때문에 의사소통 능력이 문제가 발생하면 환자에게 맥락적으로 영향을 줄 수 있다.

스플린트를 제작하는 업무는 평가, 치료중재와 결과를 포함한다. 환자의 진단명, 관련된 내용, 작업수행을 포함한 작업 프로파일을 확인하는 일이 필요하다(AOTA, 2008). 착용방법, 주의 사항, 관리 방법 같은 치료중재계획은 스플린트를 시행하기 전에 반드시 환자의 의견을 확인하도록 한다. 스플린트를 성공적으로 사용하게 되면 환자의 삶의 전반에서 종합적인 건강과 참여를 도울 수 있다(AOTA, 2008).

상자 6-3 신체 작업치료 접근법

Contribution by Pat McKee, M.Sc., OT Reg. (Ont.), OT(C)
Associate Professor Emeritus, Department of Occupational Science and Occupational Therapy
University of Toronto, Toronto, Canada

29세 대학원생인 수지는 "항상 손의 관절 문제를 갖고 있었다". 그녀는 우세손인 오른손의 엄지두덩과 2번째 손허리뼈가 만드는 엄지 갈퀴막 공간 사이로 퍼지는 손목손허리(CMC)관절의 통증으로 키보드를 치거나 운전, 병따기, 지하철 손잡이를 잡거나 펜으로 글씨쓰기와 같은 과제를 수행하는 데 어려움이 있었다.

그녀는 엄지 손목손허리(CMC)관절, 손허리손가락(MCP)관절을 안정시키고 손가락사이(IP)관절의 폄을 제한하는 맞춤형 네오프렌과 저온 열가소성 플라스틱 재료로 구성된 엄지 스플린트를 제작하였다. 통증을 경감시키기 위해 충분히 안정되도록 고정시키고, 손목손허리(CMC)관절과 손허리손가락(MCP)관절의 가동성을 허용할 수 있도록 늘어나는 고리가 달린 네오프렌 스트랩으로 제작되었다(그림 6B-1A~C). 그녀는 스플린트를 착용하고서 통증없이 환측 손으로만 자신의 컴퓨터를 잡아 들 수 있다는 사실을 알게 되었다.

그녀는 처음으로 스플린트를 착용하고 장악력이 32kg, 스플린트를 착용하지 않고 28kg로 측정되었고 정상측 손은 38kg 근력 잡기가 가능하였다. 4개월 후 잡기 근력은 스플린트 없이 37kg까지 증가하였다. 그리고 초기 측면 집기 근력은 7.5kg에서 4개월 후에는 스플린트 착용없이 8.5kg까지 증가하였다. 그녀의 통증범위는 5/10에서 1/10으로 감소하였고 스플린트 중재를 통하여 4개월 후 6.5/10에서 0.25/10으로 감소하였다.

그녀는 한 달 동안 가끔식 스플린트를 착용하였고, 점차적으로 스플린트 착용을 줄여나갔으며 차후 손을 통한 푸시업 활동에서만 이를 착용하였다. 4개월 후 그녀는 손의 근력이 증가하고 통증은 감소하였으며 스플린트가 착용없이 체중이 지원되는 활동을 수행하였다. 또한 어떤 신체활동에서도 어려움이 확인되지 않았다. 가장 주목할 부분은 생활 전반에 걸쳐 통증으로 인한 좌절감이나 신체 활동의 제한으로 나타난 감정적인 요소의 변화이다.

그녀는, 스플린트를 착용한 지 4개월 후에 "스플린트는 즉시 나의 많은 신체 기능을 회복시켜 줄 수 있고 통증없이 배드민턴, 농구, 요가, 필라테스 등에 같은 많은 여가활동을 수행할 수 있다고 인식하지 못하였다. 이러한 활동으로 나는 35파운드나 몸무게가 감소된 것을 확인하였다. 이러한 변화는 내의 활동 범위를 선택할 수 있는 동기를 부여해줄 뿐 아니라 성공적인 삶의 변화를 위한 많은 기회를 제공하였다"라고 고백하였다.

이러한 환자의 긍정적인 결과는 환자 중심의 신체 작업치료 접근법(Mckee & Rivard, 2011b)의 성공적인 예로 (1) 개인의 생물학적(해부학적이고 생리학적인)인 요구도와 (2) 사람에게 중요하고 의미있는 활동에 참여할 수 있는 요소들이 포함되어 있다는 것을 의미한다. 이러한 접근법은 스플린트가 조직의 영양상태, 길이, 근력, 가동성과 안정성 등을 고려한 신체기능과 구조를 최적화하고자 이를 미리 제작되거나 맞춤형으로 적용하는 보조장치라는 이해에서부터 출발한다(McKee & Rivard, 2011b, p. 1569).

"신체기능과 구조" 및 "활동과 참여"는 세계보건기구(WHO, 2002) 산하 국제 기능, 장애, 건강 분류(International Classification of Functioning, Disability and Health, ICF)의 핵심 개념이다. 16개의 안내 원칙이 내용에 추가되어 신체 작업치료 접근법(bio-occupational orthotic approach)의 근거를 명백하게 제시하고 있다(Mckee & Rivard, 2011a, 2011b)(표 6B-1 참조).

환자중심으로 진행하기: 담당 치료사는 그녀의 나이, 인지, 애정, 신체상태, 환경, 활동요구도 및 문화를 포함한 고유 요소를 고려하여 전인적인 관점으로 접근하였다. 치료사는 환자를 평가하고, 그녀에게 맞는 치료중재를 적용하고 관찰하였고 수정 과정에 환자의 특성을 포함하였다.

심리사회적 요소 고려하기: 담당 치료사는 그녀에게 맞춤형 스플린트를 제작하였지만 초기에 불편함이 발견되었다. 이러한 요소는 그녀에게 부정적인 경험으로 감정적인 문제가 될 수 있어 이를 고려하도록 하였다.

신체기능과 구조 최적화하기: 이러한 목표는 스플린트를 통하여 손상

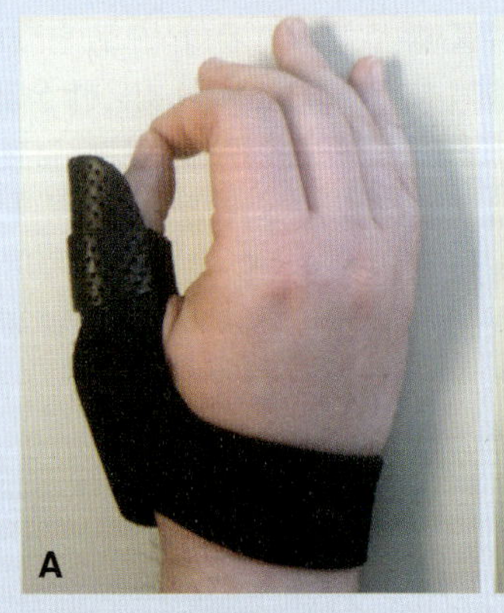

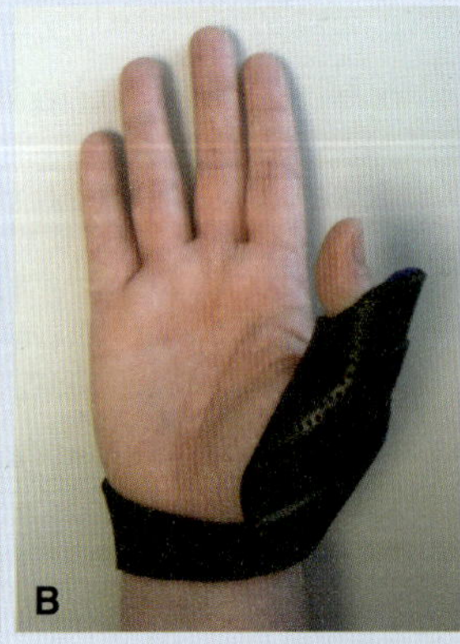

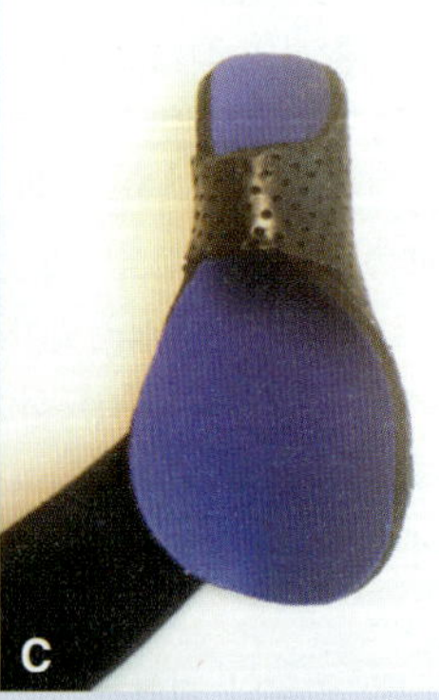

그림 6B-1 1/16인치 저온 열가소성 플라스틱 재료와 1/16인치 네오프렌으로 만들어진 네오프렌 기반 스트랩(hook-receptive neoprene strap)을 이용한 엄지 손허리손가락관절 안정 스플린트와 손가락사이관절 폄 제한 스플린트. 엄지 손가락사이관절의 굽힘은 제한하지 않도록 하였다. A, 손등쪽 사진, B, 손바닥쪽 사진, C, 스플린트의 네오프렌을 댄 쪽 모습.

표 6B-1 신체 작업치료 접근법

1. 환자중심으로 진행하기
2. 심리사회적 요소를 고려하기
3. 신체기능과 구조를 최적화하기
4. 활동과 참여 가능하게 하기
5. 환경적 요소 고려하기
6. 잘 제작하기
7. 관찰하고 수정하기
8. 유용성 최적화시키기
9. 선택권 제공하기
10. 최적의 편안함 제공하기
11. 손해 최소화시키기
12. 예쁘게 만들기
13. 최적의 편리함 제공하기
14. 덜 사용하는 것이 더 좋은 접근법
15. 환자/보호자에게 종합적인 교육 제공하기
16. 결과 평가하기

From McKee, P., & Rivard, A. (2011a). Biopsychosocial approach to orthotic intervention. Journal of Hand Therapy, *24(2), 155-163 and McKee, P., & Rivard, A. (2011b). Foundations of orthotic intervention. In Skirven T., Osterman L. E., Fedorczyk J., & Amadio P. (Eds.),* Rehabilitation of the hand and upper extremity *(6th ed., pp. 1565-1580). Philadelphia, PA: Elsevier.*

된 신체기능에 초점을 두는 것으로 ICF의 신체기능 및 구조와 관련된다. 그녀에게 제작된 스플린트는 엄지손가락에 있는 손목손허리(CMC)관절과 손허리손가락(MCP)관절을 안정시켜 느슨한 관절 주변 구조물을 재흡수하도록 촉진하였다. 이후 통증이 줄었고, 관절 안정성이 향상되었으며, 손의 근력과 기능이 증진되었다.

활동과 참여 가능하게 하기: 이러한 목표는 ICF의 활동 및 참여와 관련 있다. 수지에게는 손의 통증과 감소한 장악력이 과제 수행을 어렵게 하는 원인이 되었다. 스플린트를 통해 즉시 통증의 두려움없이 과제를 수행할 수 있었고 시간이 지나면서 가치있는 여가생활과 건강증진활동을 회복할수 있었다.

환경 요소 고려하기: 수지의 환경적인 요소를 고려하는 것은 ICF의 또 다른 중요 구성 요소로 그녀의 신체적이고 사회적인 환경을 포함한다.

스플린트를 적합하게 제작하기: 저온 열가소성 스플린트 재료에 네오프렌이 안정적으로 결합된 스플린트는 잘 늘어나는 네오프렌 스트랩을 달아 손목 관절의 운동성과 엄지 손가락사이 관절 굽힘을 제한하지 않도록 설계되었다.

관찰하고 수정하기: 진행 중인 평가를 확인하는 동시에 스플린트가 신체학적이고 기능적/작업적인 목표를 가지고 환자/보호자와 협력하는지 관찰한다. 이는 환자가 스플린트 착용 여부를 확인하는 데 도움이 된다. 만약 위의 내용이 확인할 수 없다면 확인이 어려운 이유를 살펴본다. 구체적으로 그녀는 4, 5번 손가락의 저림을 호소하였고 손목 콩알뼈 부위에서 통증이 있었다. 그리고 치료사는 수지가 스플린트 착용할 때 이를 이를 기반으로 관찰하였는데 스플린트 스트랩의 조여짐이 관찰되어 이를 느슨하게 하고 콩알뼈에 압박이 가해지지 않도록 스트랩을 다시 감도록 교육하였다.

사용 가능성을 최적화하기: 수지가 스플린트의 사용 가능성을 높이기 위하여 다음의 질문으로 확인한다. 적용된 스플린트가 기능적으로 유용한가? 협력적인 접근법으로 수지의 스플린트 사용을 최적화시켜 착용 중 발생되는 어떤 불편함보다 이점이 크다는 사실을 발견하였다. 또한 착용하기와 청결관리가 쉬워졌다.

선택권 제공하기: 개인은 선택권을 제공받았을 때 자신이 어딘가에 속해 있고, 존중받는다고 느낀다. 수지는 저온 열가소성 스플린트 재료 및 네오프렌의 색상과 특성을 확인하고 이를 선택하는 과정을 포함하였다.

최적화된 편안함: 불편한 스플린트는 사용이 불편하여 편안하게 착용할 요소를 증진시켜야 한다. 치료사는 네오프렌을 표면에 부착하고 늘어나는 네오프렌 스트랩을 통하여 스플린트를 착용하는 데 있어 편안함을 최적화하였다.

신체손상을 최소화하기: 스플린트 치료 중재 과정은 궁극적으로 개인의 생활에 긍정적으로 기여한다. 만약 스플린트 착용으로 의도했던 결과에 미치지 못했다면 신체의 손상을 최소화시켜야 한다. 특별히 피부 손상, 혈액순환의 감소 또는 신경압박 등에 문제가 발생하지 않도록 한다. 치료사는 수지에게 과도한 압박이나 부적절한 네오프렌 스트랩 위치로 발생하는 신체손상을 예방하도록 지속적인 관찰을 실시하였다.

예쁘게 만들기: 스플린트는 타인에게 보여주는 옷 같은 개인 환경의 한 부분이다. 그리고 개인적으로 스플린트를 제작하는 치료사의 전문성을 대변하고 보여줄 수 있는 기회로 환자에게 표준을 반영해야 하는 치료 중재의 생산물이다. 수지에게 적용된 스플린트의 미용성은 착용에 차이점을 줄수 있어 이를 통해 착용의 가용성을 높일 수 있었다. 미용성을 극대화시키기 위한 노력을 시간의 소비로 여겨서는 안 된다. 만약 미용성이 확보되지 않아 환자가 스플린트를 착용하지 않는다면, 오히려 시간이 낭비되는 것이다.

최적의 편리함 제공하기: 수지에게 적용된 스플린트의 장점 중 하나는 기능적으로 최적의 편리함을 가지고 있는 것이다. 구체적으로 착용이 쉽고 청결하게 관리되며 네오프렌과 스트랩이 안전하게 붙어 최적의 편리함을 제공하고 있다.

덜 사용하는 것이 더 좋은 접근법: 수지에게 적용된 스플린트는 얇은 열가소성 스플린트 재료를 사용하고 1.6mm의 네오프렌을 통하여 손목 스트랩으로 사용하여 관절가동성에 불필요한 요소를 제한하도록 최소한의 재료를 사용하는 설계로 구성되었다.

환자/보호자에게 종합적인 교육 제공하기: 유용성을 최대화시키기 위해 환자나 보호자는 스플린트 사용의 이유에 대해 완전히 이해해야 하는데, 스플린트를 착용했을 때 어떻게 착용하고 적용할지, 어떻게 관리할지 언제 어떻게 치료사를 만나는지, 환자의 피드백이나 요구 사항을 반기는 보험 등에 관한 내용이 포함된다. 수지에게는 안내서에 구체적인 지시 사항을 제시하여 교육하였다. 구체적으로 스플린트를 어떻게 착용하고 벗는지 스트랩을 어떻게 사용하는지 연습하도록 하였다.

결과 평가하기: 결과를 평가하는 것은 (1) 지속적인 프로그램 발전을 위해 스플린트 과정을 평가하기 위한 스플린트 치료사의 기초적이고 전문적인 책임감을 수행하는 업무이고 (2) 신체적이고 기능적인 목표가 성취되었는지 정도를 확인하는 일이다. 치료사는 장악력의 변화, 통증과 활동의 어려움 정도를 평가하였다.

스플린트는 착용감이 편안하고 적절한 재질로 만들어져야 하며, 감정적으로 즐겁고, 사용하기 편리해야 한다. 착용법에 있어 여유로운 안내 원칙을 적용함으로써 편안함, 미용성, 편리함, 유용성이 향상되는 것이 좋다. 관찰하고 수정하면서 결과를 평가하는 일은 스플린트의 효율성에 대한 근거를 확인하고, 지속적으로 실무 안내를 향상시키면서 이루어지는 스플린트의 유용성을 보증하는 과정에서 반드시 필요한 단계이다.

환자와 함께 사려깊게 설계한 스플린트는 통증을 낮추고, 관절의 안정성을 제공하며, 필요한 조직을 보호하고, 가치있는 활동과 참여를 가능하게 함으로써 활동 방식의 차이를 만들 수 있다. 이러한 과정은 결국 신체적이고 감정적인 행복감을 향상시킬 수 있다.

상자 6-4 환자를 위한 교육 안내문

본인의 스플린트를 관리하고 사용하기

스플린트는 ____________ 으로 당신에게 맞춤으로 만들어졌습니다.
스플린트의 목적은 __________________을 위한 것입니다.
스플린트는 ________________ 착용해야 합니다.

- 환자께서 다음 내용에 주목하고 있다면 치료사에게도 알려주셔야 합니다.
  - 통증의 증가
  - 부종의 변화: 일반적인 상황이나 스트랩 사이에서
  - 손가락 탈구나 온도변화
  - 압력에 의해 발생하는 국소적인 발적(뼈 돌출 부위 끝이나 위에)
  - 손이나 손가락에 나타나는 저림이나 쑤시는듯한 통증
  - 피부 자극 영역 (발진, 가려움, 얼룩)
- 스트랩을 너무 강하게 매지 마세요. 단단하게 매야 하지만 너무 강하게 조여서 통증 및 부종을 유발해서는 안 됩니다. 하루 종일 착용하세요.
- 스플린트를 착용한 손에 땀이 많이 나는 경우, 스플린트 안쪽에 스타키넷을 착용하세요.

가장 중요한 것: 치료사와 의사에 의해 처방받은 일정대로 스플린트를 착용하기

만약 하루 종일 스플린트를 착용하지 않아도 된다면 다음을 기억하세요.

- 스플린트는 열(라디에이터, 오븐, 차 상부 태양열이 닿는 곳)에서 먼 곳에 위치하세요
- 당신의 스플린트는 비누/온수로 닦거나 알코올/소독솜으로 문질러 관리가 가능합니다. 스플린트를 착용하기 전에는 스플린트를 잘 닦고 건조시켰는지 확인하세요.
- 스트랩이나 소매부분은 손으로 닦고 공기에 건조시킵니다.
- 스플린트를 스스로 수정하지 않습니다.

어떤 질문이나 필요한게 있다면, 스플린트를 만들어준 치료사에게 전화하세요. 가능하지 않다면 담당 주치의에게 연락하세요.

치료사 : ______________________ 전화: __________________

스플린트를 잘 관리하는 방법 중 하나는 이를 위생적으로 관리하고 최대로 기능을 확보하는 것이다. 환자는 물과 비누를 이용하여 스플린트를 온수로 씻거나 알코올을 이용하여 스플린트를 문질러 세척해야 하는데, 경우에 따라 이때 스트랩을 교체하도록 한다. 만약 스플린트가 뜨거운 환경에 노출된다면 스플린트가 녹거나 이로 인해 형태가 변화될 수 있다. 따라서 환자는 스플린트를 스토브, 라디에이터, 벽난로 및 직접적인 태양광에 노출(예: 자동차 대시보드)에 노출되지 않도록 멀리 보관하도록 한다(그림 6-14). 치료사는 환자와 보호자에게 어떠한 문제가 발생하거나 관련한 질문이 있으면 클리닉에 연락할 수 있도록 이와 관련한 안내 문서를 배포하도록 한다.

일반적으로 스플린트의 내구성 및 관련 지시 사항을 확인하고자 병원에 내원하는 일정을 계획한다. 만약 환자가 재진료를 받으러 오기 어렵다면 스플린트 착용에 있어 불편함이나 효용성에 대하여 기록할 수 없다. 아마도 의사로부터 제작된 스플린트가 불편함을 확인 못하여 환자를 오히려 불편하게 하고 상태를 악화시켜 스플린트를 착용하지 않는다는 연락을 받는 일만큼 안타까운 일은 없다. 만약 환자가 멀리 살기 때문에 후속조치를 위하여 치료실을 방문하기가 어렵다면, 치료사는 환자에게 전화를 걸어 구두로 피드백을 주거나, 가능하다면 환자의 집 근처의 병원이나 치료실에 방문하도록 독려하고 지원하도록 한다.

스플린트 가격과 보험 보상

ORTHOSIS PRICING AND INSURANCE REIMBURSEMENT

스플린트 제작에 대한 보험은 특수한 보험 이력에 따라 다르고 개인 특성에 따라 보험계약이 체결된다. 환자는 보험의 범위를 파악하고 보상 이익을 설명받기 위해 보험 담당자와 연락하여 정보와 용기를 얻는다. 스플린트의 가격은 보험 회사와 개인상환 정책에 따라 차이가 있다. 일반적으로 통용되는 시스템은 없지만 각 보험 회사마다 제시하는 몇 가지 상환 방식에 기초하여 결정한다. 스플린트의 가격은 제작기간, 저온 열가소성 플라스틱 재료, 스트랩, 가동 라인, 패드 및 스타키넷 등의 포함 여부에 따라 결정된다.

스플린트 중재 과정에서의 비용의 발생은 치료사를 보다 신중

하게 만든다. 환자에게는 적절한 치료를 지원하되 좀 더 값싼 비용 옵션이 제공되어야 한다. 예를 들면, 미리 제작된 스플린트는 의료기 매장이나 지방 약국에서 구매하게 되는데 주문제작된 손목 스플린트와 동일한 목적으로 제공될 수 있다. 캐스트는 열가소성 재료로 만든 스플린트에 비해 값싼 옵션이 될 수 있다. 가정에서 직접 제작된 가동 스플린트에 적용되는 와이어, 아웃트리거 및 열가소성 재료로 구성된 스플린트는 기존 회사에서 출시된 스플린트 키트보다 비용이 저렴할 수 있다. 임상 전문가 핵심(clinical expert pearls)에서는 여러 상황에 맞게 비용을 절감하는 방법을 제안하여 스플린트의 가격을 줄이는 방법을 제시하였다. 치료사는 치료 서비스에 대한 배상을 촉진하고 최대치로 끌어올리기 위하여 보험 회사의 직원을 교육하고 긍정적인 상황을 만드는 데 앞장서도록 한다. 더 많은 정보는 교재 1장에서 확인하도록 한다.

스플린트 제작 과정
ORTHOTIC FABRICATION PROCESS

교재 1장에서는 스플린트의 목적(고정, 가동성, 제한)을 설명하였고 손가락, 손, 아래팔, 위팔 등의 신체 부위를 적용하는 스플린트의 내용을 정리하였다. 예를 들어, 1장에서는 손목을 고정하는 손목 고정 스플린트는 고정 형태와 아래팔 기반으로 초점을 두어 이를 설명하였다. 각 스플린트의 설명은 일반적인 이름, 변경 적용가능한 옵션내용, 1차적인 기능, 부가기능 및 일반적인 진단과 적용가능한 자세 등을 포함하고 있다. 치료사는 항상 자세를 결정하기 위해 전문의와 상의해야 한다. 마지막으로 제작 과정은 “PPROCESS” 개념을 사용하여 각 스플린트에 맞게 상세히 설명하였다.

PROCESS

PROCESS의 구성방식은, 스플린트 제작을 위해 조직화된 체계적인 접근법이다. PROCESS 머리 글자는 다음과 같이 정의된다.

P—패턴 만들기 Pattern creation

R—패턴 정리하기 Refine pattern

O—제작에 적용되는 재료 옵션 Options for materials

C—재료 자르기와 가열하기 Cut and geat

E—성형 과정에서의 맞춤 평가하기 Evaluate fit while modling

S—스트랩 제작 및 포함요소 Strapping and components

S—완성된 스플린트 점검 및 확인 Survey completed orthosis

각 스플린트의 제작 단계는 이러한 7개의 과정으로 진행되는데 각 단계는 논의된 개별 스플린트에 맞는 고유한 정보를 나열하여 구성한다. 모든 스플린트에 적용하는 기본 원칙과 종합적인 내용은 부록을 통해 확인할 수 있다. 스플린트를 제작할 때 제작 내용을 쉽게 찾을 수 있도록 미리 표시하여 사용하고 스플린트를 제작할 때 보편적으로 제작하는 방법을 숙지하도록 한다. 치료사가 스플린트를 제작할 때 관련 서적으로 표시하여 확인한 후 제작하여도 무방하다. 원서 섹션 2에서는 치료사의 제작의 이해도를 높일 수 있도록 관련 사진과 스플린트 패턴을 동시에 제시하였다.

임상과 패턴 핵심(clinical and pattern pearls)은 원서 섹션 2에 나누어 설명하고 있다. 원서 섹션 2의 내용에서는 임상 적용에 있어 효과적이었다고 판단한 개별 스플린트의 제작 과정과 창의적인 방법들을 제시하고 있다. 이러한 방법을 통해 스플린트 제작에 응용할 수 있다. 실제로 다양한 환자에 적합한 사용할 수 있는 스플린트의 제작 방법을 제시하고 있는 교재는 그리 많지 않다. 치료사는 이러한 방법을 적용하여 방법을 환자의 특별한 요구도에 맞게 개별적으로 적용하도록 한다. 스플린트의 패턴을 만들거나 성형(molding)을 위해 적당한 자세를 취하기가 어려운 환자에게 스플린트를 적용해야 하는 경우라면, 치료사는 환자에게 수정 방법을 사용하도록 한다. 예를 들면, 굽힘근 힘줄재건 수술 후 스플린트의 제작하고자 수술받은 손을 책상 위에 편평하게 올려놓고 패턴을 그리는 자세는 회복하는 힘줄이 약해지거나 파열될 수 있기 때문에 사용하지 않도록 한다. 이를 위한 다른 방법으로는, 반대쪽 건강한 손에 스플린트 패턴을 그리도록 한다. 필요한 경우 맞춤 패턴을 건측을 이용하는데, 손상된 사지의 불필요한 움직임을 없앨 수 있다. 환자가 침대에 눕거나 팔을 지원하는 받침대를 사용한다거나 다른 치료사로부터 보조를 받는 방법들도 있다.

다음은 제작한 스플린트에 필요한 일반 지시 사항이다.

스플린트 패턴 만들기(그림 6-15A) Pattern Creation (Fig. 6-15A)

- 의사로부터 환자에게 제작할 스플린트를 의뢰받는다.
- 상지 검사를 시행한다.
- 제작에 필요한 스플린트 형태에 필요한 내용을 확인한다.
- 스플린트마다 종이타월을 이용해 패턴을 만들고 자른다. 정확하게 만들기 위해서 패턴 위에 신체의 해부학적 위치를 확인한다.

패턴 개선하기 Refine Pattern

- 환자의 사지 위에 (또는 필요하다면 건측 상지에) 패턴을 대고 잘 맞는지 확인한다
- 추가 사항(늘이거나 제거할 부분)이 필요한 곳을 표시한다.

스플린트 재질 옵션 Options for Material

- 저온 열가소성 재료나 스트랩을 사용하는 재질의 특성을 결정한다.
- 스플린트 전용 표시 연필이나 펜을 사용하여 저온 열가소성 재료 위에 패턴을 옮겨 그린다.

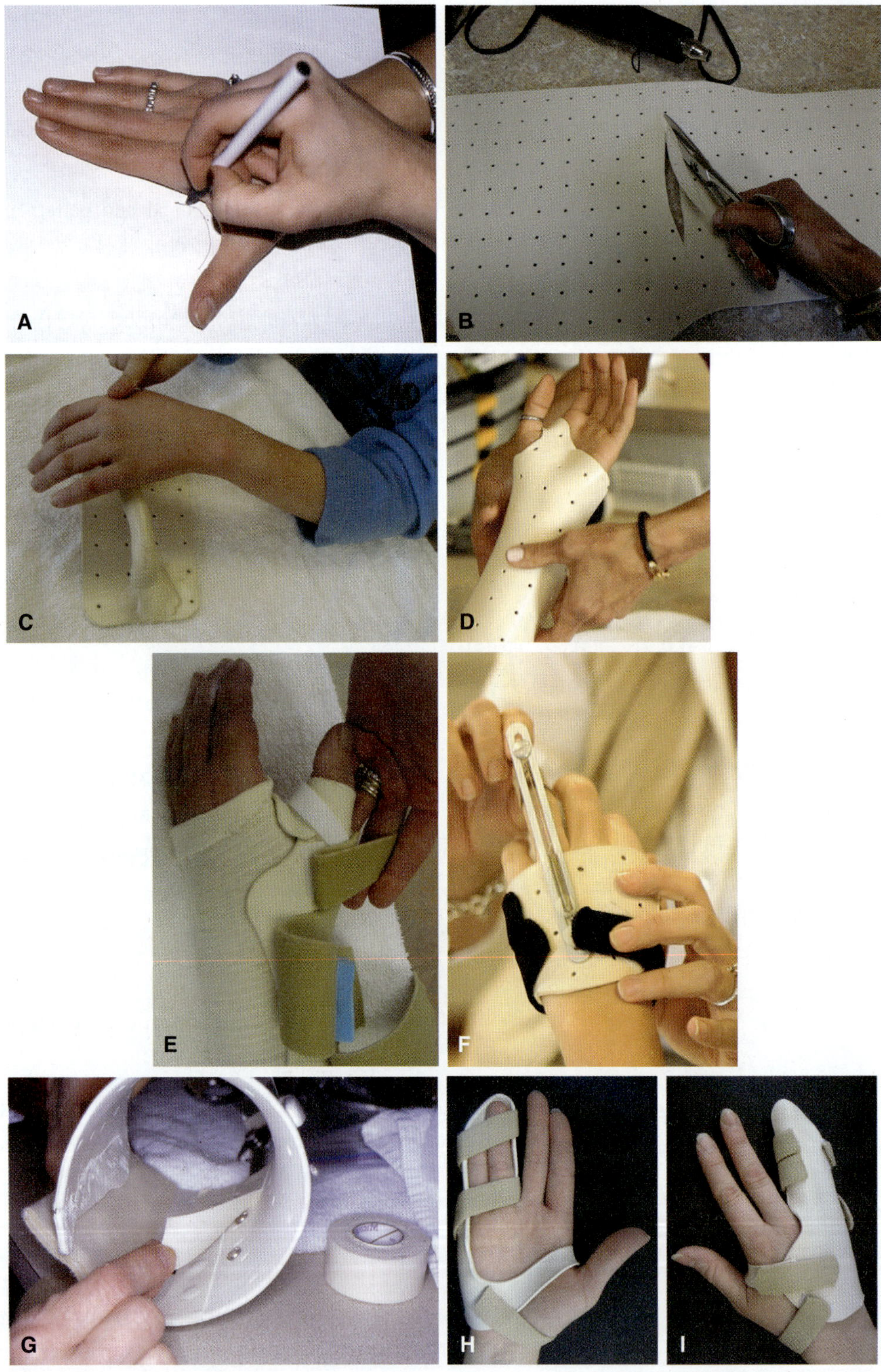

그림 6-15 스플린트 제작 과정: A, 종이타월에 패턴을 그린다. B, 저온 열가소성 플라스틱 재료에 그려진 패턴을 맞게 재료를 자른다. C, 환자의 신체를 중력을 제거한 자세로 제작한다. D, 손가락의 가동성을 허용할 수 있도록 주름이 눈에 보이도록 재료를 성형한다. E, 패드를 사용하여 편안한 착용감을 지원한 후 스트랩을 감는다. F, 가동 스플린트는 아웃트리거를 이용하여 손가락이 움직이도록 조작 시스템을 적용한다. G, 가동 스플린트의 안쪽에 테이프를 이용하여 나사 부분을 감싸도록 한다. H,I, 고정 스플린트가 완성된 후 손바닥, 손등 모습, 인접한 관절의 가동성과 스트랩 위치를 확인하도록 한다.

자르고 열 가하기(그림 6-15B,C)
Cut and Heat (Fig. 6-15B,C)

- 패턴에 따라 자를만큼 저온 열가소성 플라스틱 재료가 부드러워질 때까지 부분적으로 열을 가하고 자른다.
- 원하는 위치에 환자의 상지를 원하는 위치에 놓고, 적당한 온도로 저온 열가소성 재료에 열을 가한다.
- 스플린트를 성형하기 전 골격이 튀어나와 압박의 위험이 있는 부위에서는 위험할 수 있는 부위에 패드를 댄다.
- 스플린트에 완전히 열이 가해지면 물기를 제거하고, 환자에게 적용하기 전 피부에 닿을 만한지 온도를 확인한다.

성형하면서 맞춤을 확인하고 평가하기(그림 6-15D)
Evaluate Fit while Molding (Fig. 6-15D)

- 스플린트를 제작하면서 다음을 기억해야 한다.
  - 언제든 가능한 중력을 이용한다
  - 손안에 포함된 활(arch)의 형태가 적절한지 확인한다.
  - 적절한 길이와 크기를 제공한다.
  - 열가소성 플라스틱 재료를 부드럽게 조작하기
- 손톱 끝이나 펜으로 끝을 약간 잘라내면서 표시된 스플린트 부분을 조심스럽게 자른다.
- 설계된 패턴으로 마무리한다.

스트랩과 구성 요소들(그림6-15E~G)
Strapping and Components (Fig. 6-15E-G)

- 팔에 착용하는 스플린트가 안전할 수 있는 최적의 방법을 확인한다.
- 스트랩의 적당한 크기를 정하고, 최적의 자세를 만들 수 있는 중요 스트랩의 형태를 고려한다.
- 환자의 팔 위에 스플린트를 놓고 적당한 위치에 스트랩을 고정한다.
- 고정 스플린스 위에 가동이 가능한 관절이나 아웃트리거와 같은 특수 구성품을 부착한다.

완성된 스플린트 점검하기(그림 6-15H,I)
Survey Completed Orthosis (Fig. 6-15H,I)

- 스플린트의 각이 진 부분을 바깥 방향으로 벌어지게 하고 날카로운 끝부분을 부드럽게 처리한다. 이러한 방법은 따뜻한 물에 1~2mm 정도 되는 끝부분만 담가 놓은 후 수정하도록 한다.
- 스트랩 끝을 둥그렇게 자른다.
- 환자에게 스플린트의 목적, 경고 사항, 관리 방법과, 스플린트 착용 스케줄을 안내하는 안내서를 제공한다.
- 적절하다면 스플린트를 착용하고 기능적으로 사용하는 방법과 진단에 맞는 운동 방법을 교육한다.
- 독립적으로 스플린트를 입고 벗을 수 있는지 확인한다. 환자에게 착용사진을 제공하다면 보다 유용할 수 있다.
- 스타키넷, 스트랩 등과 같은 스플린트에 적용된 내용을 교체할 수 있도록 관련 정보를 제공한다.
- 스플린트를 재평가하고 수정할 수 있도록 사후관리를 위한 방문 일정을 계획하도록 한다.

결론 CONCLUSION

이번 장에서는 스플린트 중재 과정의 전체적인 정보를 설명하였다. 의사로부터 스플린트를 의뢰받고 이를 제작하고 완성하기까지 치료사는 포괄적인 검사와 특별한 치료 중재에 대해 임상적인 결정을 내리기 위한 필요 정보를 수집하는 과정이 필요하다. 치료사는 조직이 치유되는 시기를 확인하면서 어떻게 손상없이 치료와 스플린트 중재가 적절히 적용될지 인식해야 한다. 그리고 환자와 의료진 사이에 효과적인 의사소통이 이루어지면 환자의 결과를 극대화하는 데 도움이 될 수 있다.

복습 문제 CHAPTER REVIEW QUESTIONS

1. 의사의 의뢰 내용에 포함되어야 할 내용은 무엇인가?
2. 환자의 병력을 확인하는 것이 스플린트 중재 과정에서 중요한 이유는 무엇인가?
3. 환자의 통증을 측정할 수 있는 방법은 무엇인가?
4. EBP를 간략히 설명하고 스플린트 중재 과정과 어떠한 관련성이 있는가?
5. 이번 장에 설명된 스플린트 제작 과정에서 제시된 "PROCESS"가 무엇인지 정리하시오.

SECTION 2

선택적 방법
Optional Methods

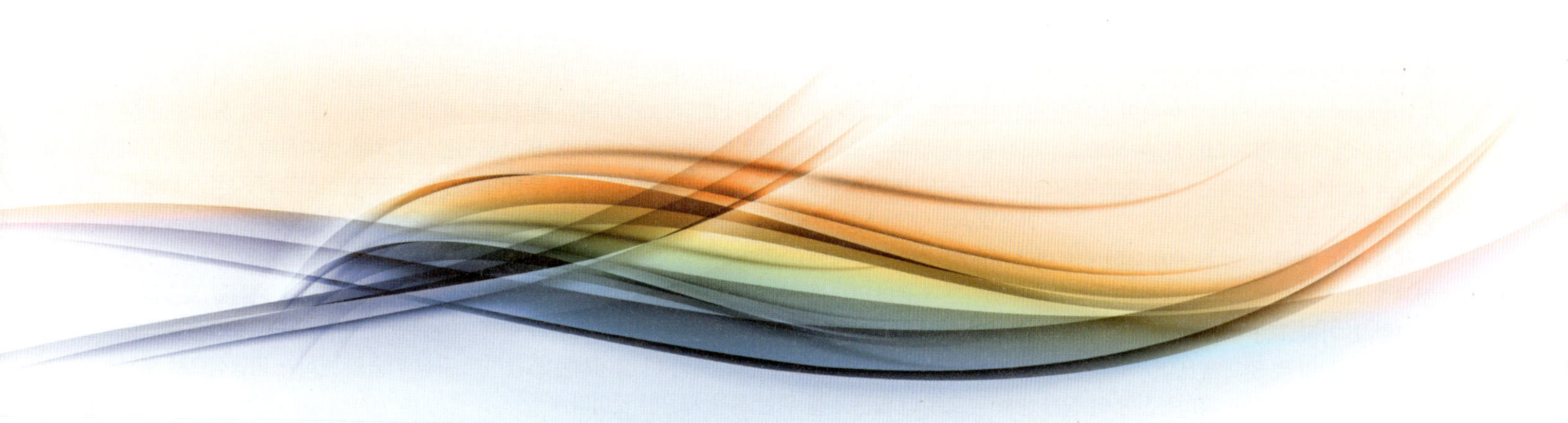

CHAPTER

7 동작 관련 스플린트 Relative Motion Orthoses

Julianne Wright Howell, PT, MS, CHT
Melissa Hirth, B (OT), MSc (OT –Hand & Upper Limb Rehab)

학습 목표

이 장을 학습한 후 다음의 내용을 수행할 수 있다.

- 동작 관련 개념을 이해하고 설명한다.
- 동작 관련의 맥락에서 사용되는 단어 "쿼드리가 효과"를 이해한다.
- 폄 동작 관련과 굽힘 동작 관련 개념을 구별하고 이해한다.
- 동작 관련 스플린트 제작에 필요한 과정을 이해한다.
- 동작 관련 스플린트가 조기능동동작을 권장하는 이유를 이해한다.
- 동작 관련 스플린트는 보호, 운동 또는 적응과의 연관성을 이해한다.

주요 용어

가쪽띠 손상과 재건(sagittal band injury/repair)
굽힘 동작 관련 스플린트(relative motion flexion[RMF] orthosis)
급성과 만성 단추구멍 변형(acute and chronic boutonniere deformity)
동작 관련 개념(relative motion concept)
손 IV–VII 구역 폄 힘줄 재건(zones IV–VII extensor tendon repair of the fingers)
조기능동동작(early active motion, EAM)
쿼드리가 효과(quadriga effect)
폄 동작 관련 스플린트(relative motion extension[RME] orthosis)

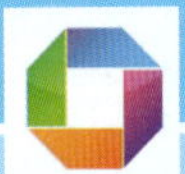

MD 노트

Wyndell H. Merritt, MD, FACS
Virginia

쿼드리가(quadriga)는 로마인들이 네 마리의 말을 제어하기 위해 길이가 같은 네 개의 고삐가 달린 이륜 전차에 붙인 이름이다. "쿼드리가 효과"는 베르단(Merritt & Howell, 2020)이 손가락 먼쪽 절단 시 긴손가락폄근 힘줄이 깊은손가락굽힘근에 봉합되어 손상되지 않은 인접한 손가락의 굽힘 손실을 유발하는 경우 발생하는 합병증에 초점을 맞춘 은유로 만든 용어이다. 이것은 다친 깊은손가락굽힘근(예를 들어 고삐)의 상대적 단축으로 손상받지 않은 다른 손가락의 깊은손가락굽힘근의 추가 수축이 제한되기 때문이다. 이러한 해부학적 사실은 Howell과 Hirth가 요약하고 분류하였으며, 이로 인해 다양한 손 장애에 유리하게 사용될 수 있다. 이 스플린트 개념은 손허리손가락(MCP)관절 위치를 변경하여 손가락 힘줄의 장력을 제어하는 개념과는 다른 것으로 강한 외부 근육의 변형을 활용한다는 것이다. 결과적으로 부상이나 수술 직후 안전하고 즉각적인 능동적인 움직임과 손의 기능적 사용이 가능하다. 이 장에서는 병적 상태의 뚜렷한 개선과 재활기간 동안 손기능을 허용하고, 집중적인 손 치료의 필요성을 줄이며, 빠른 직업 복귀에 대해 검토한다. 저자는 임상응용 적용이 증가하는 것을 인지하고 이를 '보호, 운동, 적응'으로 분류하며, 이 모든 것은 일상생활 중에 치료가 발생한다는 이점이 있다고 말한다. 저자는 기본 개념을 잃지 않고 이 움직이는 대상의 기술 변형에 중점을 맞추라고 권고한다. 가장 최근 추가된 '보호적' 활용은 **급성과 만성 단추구멍 변형**(boutonniere deformity)과 함께 사용되었고, 이는 가장 어려운 폄근 힘줄 장애의 관리 및 결과에 있어 패러다임 전환의 가능성이 있는 것으로 보인다. 또한 이 장에서는 스플린트 구성 기술의 변화가 종합적으로 설명되어 있다. 잘 쓰여지고 흥미진진한 이 장을 통해 앞으로 더 많은 것을 위한 틀을 제공할 것이다.

자주 묻는 질문

어떤 손허리손가락관절(MCP joint) 위치가 어떤 조건에 가장 적합한지 어떻게 기억하나요?

손 IV-VII 구역 폄 힘줄과 가쪽띠는 MCP 관절의 폄에 좋다. MCP 관절의 굽힘은 단추구멍 변형 및 손가락 중심 폄힘줄 재건에 좋다. 아직 확실하지 않는가? 폄 동작 관련(relative motion extension, RME) 또는 굽힘 동작 관련(relative motion flexion, RMF) 연필 검사를 사용하여 충분히 고려하도록 한다.

손가락폄근(EDC), 2번째 손가락폄근(EIP) 및 5번째 손가락폄근(EDM) 힘줄을 재건할 때 동작 관련 스플린트를 사용해야 하나요?

"쿼드리가 효과"를 활용하기 위해서는 적어도 하나의 온전한 폄 힘줄이 필요하므로 대답은 "아니오"이다. 고려해야 할 다른 조기능동동작(early active motion, EAM) 접근법으로는 MCP 관절은 차단되고 IP 관절을 자유롭게 이동할 수 있는 노리치 방식(Norwich regimen)이 있다(Norwich, Slater/Bynum). 수동적인 움직임 접근이 가능하다면, 가동 아웃트리거(outrigger)는 유용하게 사용될 수 있다(Evans).

수부외과전문의나 관련 의사들에게 동작 관련 스플린트를 사용하도록 설득하려면 어떻게 해야 하나요?

이러한 토론 준비를 하기 위해, 긴 폄근 힘줄 재건 후 폄 동작 관련을 사용할 수 있다는 증거로 설득할 수 있다. 범위 검토(ref SR)에서 인용된 참조와 함께 이러한 증거의 훌륭한 요약 및 기타 동작 관련 움직임의 용도를 찾을 수 있다. "폄 동작 관련(RME)/굽힘 동작 관련(RMF) 연필 검사"를 사용하거나 수부외과전문의/동료에게 동작 관련 스플린트 제작을 보여주는 것은 훌륭한 시각 자료이다.

소개 INTRODUCTION

동작 관련 개념은 여러 힘줄에 의해 공유된 근육 사이에 존재하는 관계에 의존한다. 손가락 폄근(extensor digitorum communis, EDC)과 깊은손가락굽힘근(flexor digitorum profundus, FDP)은 인접한 손허리손가락(metacarpophalangeal, MCP)관절에 각도를 변경하면 폄근과 굽힘근의 힘줄 사이의 관계가 변경되는 근육들이다. 예를 들어, 2번째 손가락의 MCP 관절이 3번째 손가락의 MCP 관절보다 더 큰 폄 또는 굽힘에 위치할 때 3번째 손가락에 영향을 미치는 '**쿼드리가 효과(quadriga effect)**'가 부과된다(Merritt & Howell, 2020). 동작 관련의 맥락에서, '쿼드리가 효과'는 공통근육을 공유하는 힘줄(예를 들어, 깊은손가락굽힘근) 사이에서 생성되는 길이 차이가 힘줄운동과 근육 힘 생성을 감소시킨다는 점에서 이익을 준다. '쿼드리가 효과'에 대한 철저한 이해와 동작 관련 스플린트를 사용하는 것이 동작 관련 스플린트로 많은 조건을 성공적으로 관리하는 데 가장 중요하다. 동작 관련 스플린트는 고정적이고 손가락 기반인 두 가지 스플린트 설계로 구성된다. **폄 동작 관련 스플린트(relative motion extension[RME] orthosis)**는 관련 MCP 관절을 더 크게 폄 시킨다(그림 7-1A,B). **굽힘 동작 관련 스플린트(relative motion flexion[RMF] orthosis)**는 관련 MCP 관절을 더 많이 굽힘 위치시킨다(그림 7-2A,B). 폄 동작 관련 스플린트는 손가락 폄근(EDC)과 가쪽띠에 '쿼드리가 효과'가 부과되고, 굽힘 동작 관련 스플린트는 깊은손가락굽힘근(FDP)과 벌레근에 '쿼드리가 효과'를 부과한다(Merritt & Howell, 2020). 비록 동작 관련 스플린트가 광범위한 능동적인 손가락 움직임을 허용하지만, 적어도 15°~20°의 움직임 끝 범위가 제한된다. 이러한 이유로 폄 동작 관련 스플린트와 굽힘 동작 관련 스플린트는 **움직임 및 제한** 기능을 모두 수행하는 고정 손가락 스플린트이다(1장 참조).

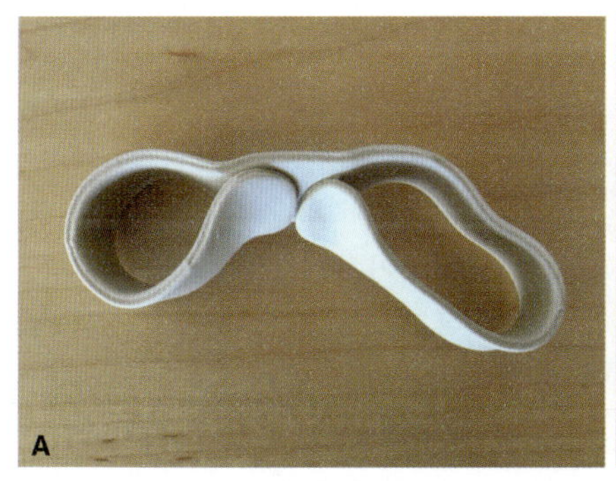

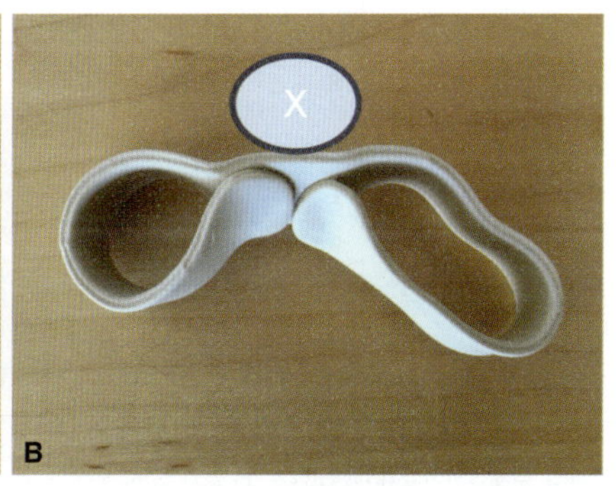

그림 7-1 **A 및 B**, 왼손 3번째 손가락을 위한 폄 동작 관련 4-손가락 '자체 보안' 디자인(X).

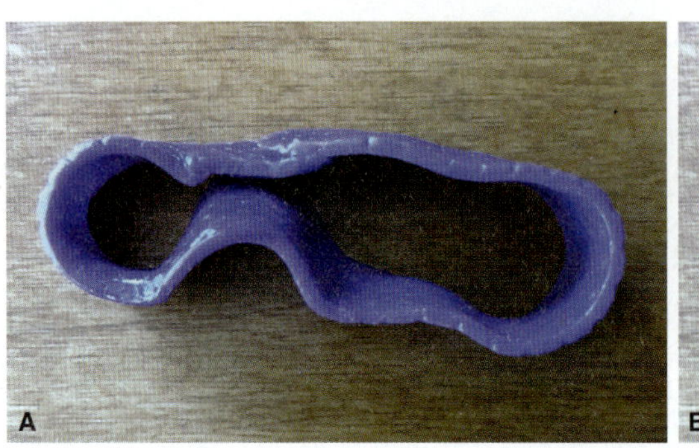

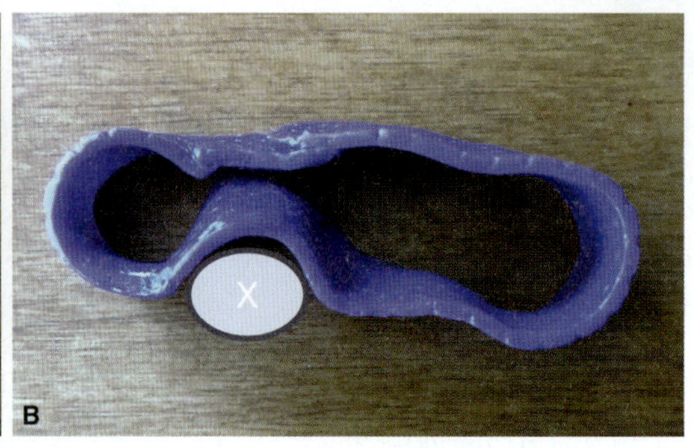

그림 7-2 A 및 B, 오른손 4번째 손가락을 위한 굽힘 동작 관련 4-손가락 '자체 보안'하여 설계됨(X).

일반적인 진단에 대한 문헌 요약
LITERATURE SUMMARY OF COMMON DIAGNOSES

동작 관련 개념의 첫 번째 적용은 **손 IV-VII 구역 폄 힘줄 재건 (zones IV-VII and sagittal band repairs)**과 폄 동작 관련 스플린트를 사용한 가쪽띠 재건에 사용되었다(Howell, Merritt, & Robinson, 2005; Merritt, 2014; Merritt et al., 2000; Rosenblum & Robinson, 1986). 굽힘 동작 관련 스플린트는 최근 급성 및 만성 단추구멍 변형을 관리하고 수술 후 손 III 구역 중앙 슬립의 재건을 위해 도입되었다(Hirth, Howell, & O'Brien, 2016; Merritt & Howell, 2020). 오늘날에는 동작 관련 스플린트를 위한 다른 응용프로그램이 있으며, 그 중 가장 일반적인 응용프로그램은 표 7-1에 나열되어 있다(Hirth et al., 2016). 동작 관련 스플린트는 단순하고, 저렴하며, 제작이 용이하고, 초기 능동적인 동작과 함께 사용할 경우 즉각적인 손기능 사용과 빠른 직업 복귀를 지원한다(Hirth et al., 2016; Rosenblum & Robinson, 1986).

표 7-1 동작 관련 스플린트에 대한 일반적인 임상 적응증

스플린트 범주	폄 동작 관련 스플린트	굽힘 동작 관련 스플린트
보호	• 폄 힘줄 손상 손 IV-VII 구역 • 급성과 만성 가쪽띠 손상/재건 • MCP 관절 관절성형술 • 힘줄 전이술 • 손등 피부 이식 • 방아쇠 손가락 • 손 통증	• 급성과 만성 • 단추구멍 변형 • 중앙 슬립 열상 • 굽힘 힘줄 손상 • 말단 신경 손상 • 내재근 손상 • PIP 관절 관절성형술 • 손 통증
운동	• 능동적인 힘줄처짐 회복 • IP 굽힘 회복	• 능동적인 힘줄지연 회복 • IP 폄 회복 • MCP 굽힘 회복
적응	• MCP 정렬/류마토이드 관절염 개선 불균형 • 방아쇠 손가락 • 손 통증	• MCP 정렬/류마토이드 관절염 개선 • 자신경 마비 • 손 통증

손가락뼈사이(IP)관절, 손허리손가락(MCP)관절, 몸쪽손가락뼈사이(PIP)관절, 폄 동작 관련(RME), 굽힘 동작 관련(RMF).

손 IV-VII 구역 긴 폄근
ZONE IV-VII LONG EXTENSOR TENDON

관련 동작은 손 V-VI 구역 폄 힘줄 재건이 있는 **조기능동동작 (early active motion, EAM)**이 안전하고 실용적이라는 생각을 제시한다(Rosenblum & Robinson, 1986). EAM에 대한 아이디어를 확장하면서, 동작 관련 접근법은 2번째 손가락 폄근(extensors indicis proprius), 5번째 손가락 폄근(extensors digiti minimi)과 손 IV-VII 구역, 손가락폄근(EDC) 재건을 위해 즉각적인 조절된 능동운동(immediate controlled active motion, ICAM)으로 이름이 변경되었다(Howell et al., 2005). 여러 개의 힘줄이 있는 단일 근육은 손가락폄근(EDC)과 깊은손가락굽힘근(FDP)과는 달리, 독립적인 긴 폄근은 그렇지 않다. 그러나 폄 동작 관련 스플린트는 효과가 입증되었는데, 아마도 독립적인 폄근 힘줄 이동이 일반적인 폄근 힘줄의 운동과 일치하고 모든 근육 내 및 힘줄 접합부 연결을 공유하기 때문이다(Elliott & McGrouther, 1986; Leijnse, Carter, Gupta, & McCabe, 2008).

동작 관련 접근법(ICAM)에는 폄 동작 관련 스플린트와 사용자에게 맞춘 고정식 또는 사전에 제작된 손목-손 스플린트로 2개를 필요로 한다(WHO) (Howell et al., 2005; Howell & Peck, 2013). 손 V-VI 구역 재건 후 관리에 폄 동작 관련 스플린트만 사용할 수 있다는 연구 결과들이 있다(Burns, Derby, & Neumeister, 2013; Collocott et al., 2020; Hirth et al., 2011; Svens, Ames, Burford, & Caplash, 2015).

폄 동작 관련 스플린트 전용 접근방식을 사용할 경우, 최소 한 달 동안 주간 활동 시 손목과 손가락이 동시에 굽힘되지 않도록 하는 지침과 함께 밤새 손목-손-손가락 고정술(WHFO)/손 제한 스플린트를 추가하였다(Collocott et al., 2020; Hirth et al., 2011). 다른 이들은 접합부 힘줄(손 IV와 V 구역)의 먼쪽을 재건하기 위해 폄 동작 관련 접근법을 제한했으며, 힘줄 접합부위(juncturae tendinum)(손 VI 구역)에 근접한 폄근 및 5번째 손가락폄근(EDM) 재건을 위해 두 가지 직교 접근법(폄 동작 관련 스플린트와 WHO)

을 구현하였다(Svens et al., 2015). 그러나 이러한 추가 사항의 이점은 입증되지 않았다(Hirth et al., 2016).

두 종류의 스플린트 접근법(RME과 WHFO)을 사용할 때 뻣뻣함이 문제가 되는 경우, 폄 동작 관련 스플린트를 착용한 상태에서 수술 후 2~3주 사이에 손목의 짧은 둥근 활 움직임이 된 후 설명된 대로 손목과 손가락의 동시 굽힘을 진행할 수 있다.

현재의 근거는 치료사에게 손 V 구역 재건 관리에 폄 동작 관련 스플린트 전용 접근법의 사용이 안전하며, 손 IV 구역과 VI에만 폄 동작 관련 스플린트를 사용하는 것에 대해서는 설득력이 있지만 불완전하며 VII 구역에만 폄 동작 관련 스플린트를 사용하는 것에 대한 근거가 없다(Burns et al., 2013; Collocott et al., 2020; Hirth et al., 2011; Hirth et al., 2016; Izadpanah et al., 2015; Svens et al., 2015; Turner, 2015). 원래 관련 손가락의 MCP 관절에 대한 상대적인 각도 차이는 25°내지 30°의 더 큰 폄의 경우, 현재 이 상대적인 폄의 각도는 손 IV-VII 구역에서 폄근 힘줄 재건의 경우 15° 내지 20°이다(Hirth et al., 2016). 두 각도 모두 안전하다는 것이 입증되었으며, 힘줄 파열은 보고되지 않았다(Merritt & Howell, 2020). 상대적인 움직임으로 개입을 구현하기 위해서는 '쿼드리가 효과'가 필요함으로 **적어도 하나의 손가락폄근(EDC), 2번째 손가락폄근(EIP) 및 5번째 손가락폄근(EDM)이 온전해야 한다.** 폄 동작 관련 스플린트을 통한 조기능동동작(EAM)으로 시작은 힘줄 재건 후 3일에서 11일 사이에 다양하며, 나중에 시작하는 경우 최적의 결과보다 좋지 않을 수 있다(Hirth et al., 2016). 일반적으로 EAM과 관련 운동과의 조합은 처음부터 손을 기능적으로 사용하기 때문에 집중적인 손 치료 필요없이 "아주 좋은" 모든 능동 움직임 결과를 만들 수 있다(Hirth et al., 2016; Merritt & Howell, 2020). 풀타임(하루 종일) 스플린트 착용기간은 4주에서 6주 사이로 다양하며, 대부분의 임상의는 스플린트 착용시간을 점진적으로 줄이다가 스플린트를 갑자기 중단한다(Hirth et al., 2016). 폄 동작 관련 스플린트가 제작되면 가벼운 자기관리활동에 즉각적인 기능적 손 사용이 가능하고 수술 후 3~6주경에 중간업무로 진행되며, 6~8주 후에는 스플린트가 없는 손 사용으로 돌아간다(Hirth et al., 2016). 스플린트를 업무 과제 수행 중에 착용할 수 있는지 여부를 포함하여 많은 요인이 작업 복귀에 영향을 미치는 것으로 이해된다. 그러나 보고된 가장 빠른 작업 복귀시간은 재건 후 1일에서 21일 사이 등 각기 다르다(Collocott et al., 2020; Hirth et al., 2016).

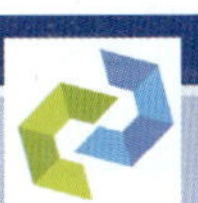

임상 핵심 7-1

진단 세부 사항

손 IV-VII 구역 재건 후 적어도 하나의 손가락폄근(EDC), 2번째 손가락 폄근(EIP), 5번째 손가락 폄근(EDM)이 온전해야 동작 관련 개념을 안전하게 사용할 수 있다.

사례 7-1

긴 폄근 힘줄 손상(보호용 스플린트)

34세의 가구 제작자인 LE는 판금 조작 작업 중 오른손 등쪽에 손상을 입었다. 외과적인 재건은 4번째 손가락과 5번째 손가락의 V 구역에 있는 손가락폄근(EDC) 힘줄과 5번째 손가락의 손허리손가락(MCP)관절 캡슐이다. 수술 3일 후, LE는 손 치료를 통해 4번째 손가락과 5번째 손가락이 2번째 손가락과 3번째 손가락의 MCP 관절보다 더 큰 폄을 유지하는 폄 동작 관련 스플린트를 제작하였다(그림 7-3). 스플린트는 하루 종일 4주 동안 착용했으며, 스플린트를 착용한 상태에서 규정된 운동은 능동적인 복합 손가락 굽힘, 폄, 후크 주먹이 포함되었다. 손등 부종은 부상의 심각성을 고려하여 부드러운 마사지로 관리하였다. LE는 그의 동료들이 설치된 캐비닛을 만지거나 마무리를 돕는 것과 같은 가벼움-중간 정도의 작업에 손을 사용할 수 있도록 허락을 받고 수정된 작업에 복귀하였다. 수술 4주 후, 스플린트는 야간착용이 중단되었고, 풀타임 근무로 변경되었기 때문에 "무거운" 업무를 수행할 때 착용되었다. 부종이 가라앉았고, 그의 손가락 관절범위는 최소한으로 제한되었다. 2주 전에 주어진 복합 능동 손가락 폄과 MCP 관절 굽힘에 초점을 맞춘 운동으로, 부상 전 수준으로 운동범위가 회복되었다. 수술 8주 후, LE는 퇴원했고, 스플린트는 더 이상 '과중한' 작업 활동에 필요하지 않았다.

급성과 만성 가쪽띠 손상과 재건

ACUTE AND CHRONIC SAGITTAL BAND INJURY AND REPAIR

MCP 관절의 능동적인 폄은 손 IV-V 구역에서 가쪽띠(sagittal band)의 표면과 깊은 섬유(deep and superficial fibers)에 의해 MCP 관절의 가운데 위치에 유지되는 긴 폄근 힘줄(long extensor tendon)의 역할 때문에 가능하다. 가쪽띠, 손바닥판(volar plate), 굽힘힘줄집(flexor tendon sheath), 몸쪽 고리활차(proximal annular pulley), 손허리뼈사이인대(intermetacarpal ligaments)에 의해 형성된 '고리'의 파괴는 손가락 굽힘 동안 손허리뼈 사이에서 긴 폄근 힘

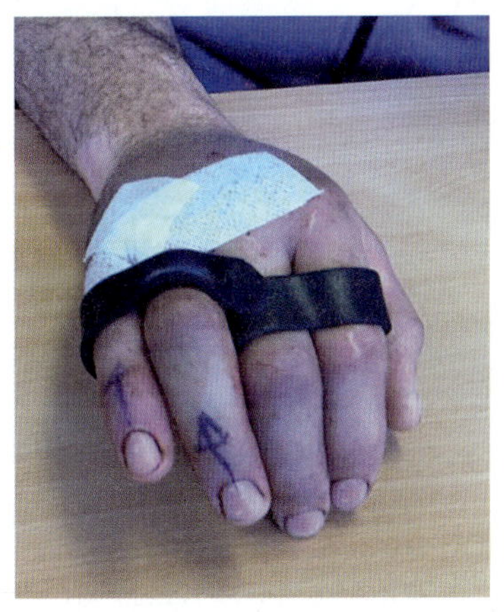

그림 7-3 사례 7-1: 4번째 손가락과 5번째 손가락의 긴 폄근 힘줄 재건을 위한 폄 관련 동작.

사례 7-2
가쪽띠 손상(보호용과 적응용 스플린트)

염증성 관절염을 앓고 있는 물리치료사 SB(30세)는 3번째 손가락 MCP 관절의 진행성 통증과 잡기 시 힘줄에서 '탁탁' 소리가 난 후에 치료를 시작하였다. 스플린트를 착용하고 3개월이 지나도 증상이 호전되지 않아 실망한 환자에게 외과적 의견이 제시되었다(4주 동안 손 스플린트를 풀타임으로 착용하고, 이후에는 MCP 관절이 차단되고 IP 관절이 자유로운 손바닥 고정 손 기반 스플린트 착용). 2번째 손치료 상담 때 수술은 '보류'되었다.

SB는 치료사에게 이전 스플린트가 손기능을 방해하고 피부에 자극을 줬다고 호소하였다. 국소 MCP 관절액 삼출, 손등쪽 압통, 손가락폄근(EDC) 힘줄의 자쪽 아탈구가 간혹 끊어지는 것으로 관찰되었고, 10일간 폄 동작 관련 스플린트 착용을 권장되었다. 3-손가락 스플린트는 올핏캐스트(Orficast™)로 제작되었고, '폄 동작 관련 연필 테스트'에 의해 결정된 폄 관련 MCP 관절의 각도와 잡기 중 손가락이 자쪽 이동을 방지하기 위해 자쪽 차단이 추가되었다(그림 7-4A). 폄 동작 관련 스플린트는 낮에 착용하고, 아프면 밤에는 휴식손 스플린트를 착용하였다. 10일 후 돌아온 SB는 업무 활동이나 힘든 잡기 시 스플린트의 지원이 부족하다고 보고하였다. 두 번째로 제작한 자쪽 방향으로 3-손가락 폄 관련 동작 스플린트는 더 높은 프로파일 또는 더 큰 MCP 관절로 제작되었다(그림 7-4B). 3주 후, SB는 더 높은 프로파일에 만족하였지만 체육관과 다른 스포츠 활동을 위해 또 다른 스플린트가 만들어질 수 있는지 의뢰하였다. 세 번째 폄 관련 동작 스플린트가 제작되었는데, 이번에는 더 큰 안정성을 위해 4번째 손가락을 추가하는 4-손가락 설계이다(그림 7-4C). 스플린트를 착용하지 않을 때 수정된 잡기 방법을 배우고(그림 7-4D) 올바른 "보호용" 스플린트를 착용함으로써 SB는 가쪽띠 손상을 3개월 이내에 해결할 수 있었다.

줄이 탈구나 아탈구 또는 중앙에서 벗어나게 한다. 힘줄 탈구는 종종 고통스럽거나, 일시적인 것일 수 있으며, 위치를 조정하기 위해 손가락을 수동적으로 들어 올려 폄으로 되돌려야 한다. 폄 동작 관련 스플린트는 가쪽띠 재건 및 부상을 관리하는 데 유용한 도구이다(Catalano et al., 2006; Merritt, 2014; Merritt & Howell, 2020; Merritt et al., 2000; Peelman, Markiewitz, Kiefhaber, & Stern, 2015). MCP 관절 폄의 가장 효과적인 각도에 대하여 다양한 의견이 있다. 일부 연구에서는 25~30°가 MCP 관절의 폄에 효과적이라고 하였으며, 다른 연구에서는 능동 움직임 시 통증을 제거하고 힘줄 아탈구를 최소화하기 위해 최적의 각도로 스플린트를 제작한다고 하였다(Catalano et al., 2006; Hirth et al., 2016; Merritt & Howell, 2020; Peelman et al., 2015). 치료하는 동안 손상되거나 찢어진 가쪽띠를 보호하기 위해, 스플린트는 최소 6~8주 동안 하루 종일 착용하며, 수술하지 않을 경우 2~4주 정도 더 착용할 수 있다. 물론 이러한 치료일정은 길어질 수 있고, 특히 스플린트를 제거할 때 통증이 증가할 경우 더욱 그렇다(Hirth et al., 2016; Merritt & Howell, 2020). 비수술적 관리에 대한 증거는 많지 않지만, 초기에 개입할수록 더 나은 결과를 얻을 수 있다는 데 의견이 일치한다(Catalano et al., 2006; Peelman et al., 2015).

급성과 만성 단추구멍 변형
ACUTE AND CHRONIC BOUTONNIERE DEFORMITY

> 단추구멍 변형(boutonniere deformity)의 최선의 치료는 조기 진단을 통한 변형을 피하는 것이다.
>
> W.H. Merritt (2014)

동작 관련 개념의 가장 최근 적용은 굽힘 동작 관련 스플린트를 사용하는 단추구멍 변형에 대한 것이다. 적절한 조건에서, 굽힘 관련동작의 위치는 긴 폄근(long extensor)과 그 가쪽 슬립(lateral

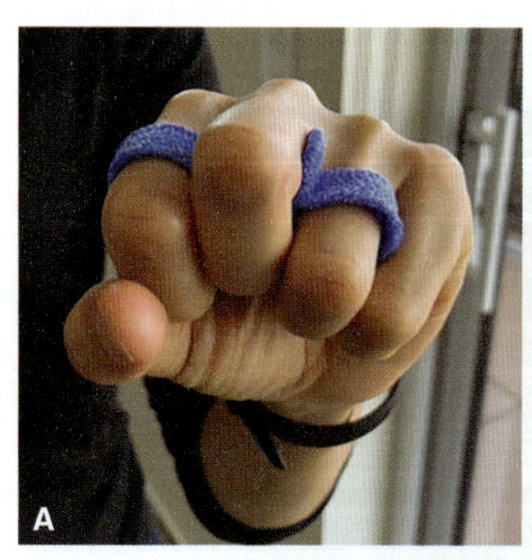
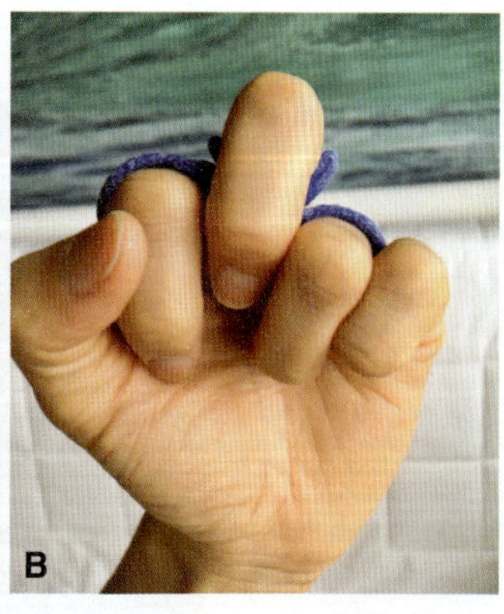
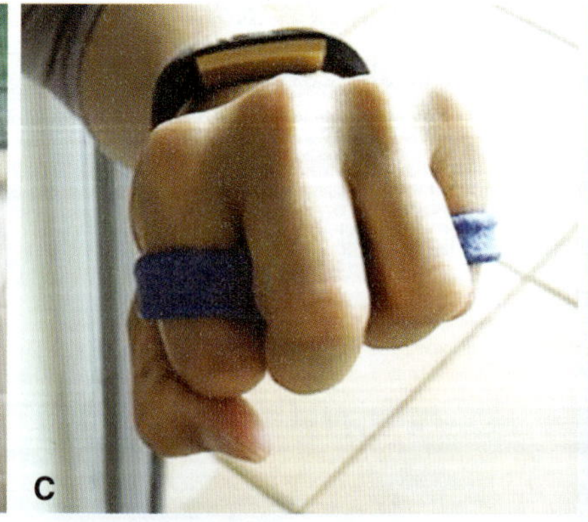
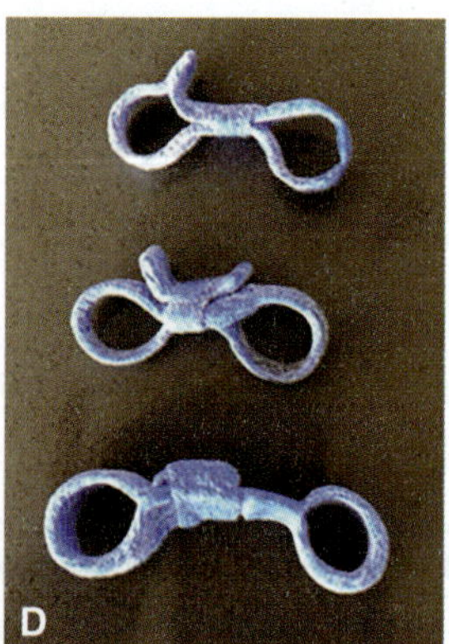

그림 7-4 A~D, 사례 7-2: 3번째 손가락을 위한 3가지 다른 폄 관련 동작; (A) 자쪽 차단이 있는 3-손가락 낮은 프로파일(모양), (B) 자쪽 차단이 있는 3-손가락 높은 프로파일, (C) 안정성 향상을 위한 4-손가락, (D) 낮은 프로파일, 높은프로파일, 스프츠/체육관 '적응적' 폄 동작 관련 스플린트의 비교. (가쪽띠 손상 사례 보고서 및 사진 Lynne Feehan, PhD, PT, CHT. 제공)

slips)의 긴장(장력)을 회복하고 손가락굽힘근(profundus)과 벌레근(lumbricals)을 이완시키는 동시에 유익한 '쿼드리가 효과(quadriga effect)'를 허용한다. 따라서 손가락 움직임이 활발해지면 윈스로 다이아몬드의 역동 운동성(the dynamics of Winslow's Diamond)이 작용하여 단추구멍 변형을 교정한다(Merritt & Howell, 2020). 손상된 손가락의 MCP 관절을 보다 상대적인 굽힘에 놓았을 때 발생하는 일련의 연결 사슬 내용에 대하여 자세히 살펴보도록 한다. 이 연결 사슬은 가쪽띠에 있는 벌레근의 손바닥 방향 당김을 완화하는 것으로 시작하여 내재근의 감각입력 및 폄근 관련한 가쪽 슬립을 통하여 손가락뼈사이(IP)관절의 폄을 허용한다. 이는 이후 MCP 관절의 굽힘이 가능하도록 충분한 장력이 생성된다. 다음으로 굽힘 동작 관련 자세는 윈슬로 다이아몬드의 역동 운동성에 영향을 준다(Merritt & Howell, 2020). 이러한 영향은 정상조건에서 이러한 운동성을 검토함으로써 더 잘 이해될 수 있다. 일반적으로 손가락폄근(EDC) 힘줄이 이완되는 동안 능동 몸쪽손가락뼈사이관절굽힘 중에 '다이아몬드'가 분리되고 넓어지고, PIP 관절을 펴기 위해 내재근과 손가락폄근(EDC) 근육이 수축하면서, '다이아몬드'는 등쪽과 중앙으로 아슬아슬한 방식으로 재배치된다(Merritt & Howell, 2020; Winslow, 1732). PIP 관절 손상 후, 다이아몬드의 정상적인 운동성은 중단되고 고전적인 단추구멍 변형을 초래한다. 그러나 PIP 관절을 수동적으로 굽혀 굽힘 동작 관련 스플린트에 위치하고 능동적인 움직임이 추가되면 가쪽 밴드/슬립(lateral bands/slips)은 PIP 관절을 폄할 때 다시 등쪽 및 안쪽으로 재배치된다(Merritt & Howell, 2020). 이러한 반응은 자신경 마비에서 볼 수 있는 반응과 유사하며, 등쪽막힘스플린트(dorsal blocking splint)가 관련된 손가락의 MCP 관절을 더 굽힘에 위치시켜 고유 기능이 없을 때 외재근인 긴폄근의 가쪽 슬립을 통해 IP 관절을 확장하는 것을 가능하게 한다. 중앙슬립, 폄근 후드, 삼각인대가 완전히 붕괴가 있을 때 굽힘 동작 관련 스플린트는 가쪽 밴드 위치가 보정 가능한 유사한 방식으로 지원되면 이러한 영향을 받은 MCP 관절은 손가락의 능동가동범위 동안 최소 15° ~20° 더 많은 굽혀져 손가락폄근(EDC)의 느슨함(slack)을 복원할 수 있다. 중요한 것은, 굽힘 동작 관련 스플린트가 착용되면, 이러한 유익한 '쿼드리가 효과'는 광범위한 손가락운동을 통해 지속된다는 것이다(Merritt & Howell, 2020).

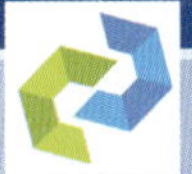

임상 핵심 7-2

능동적인 PIP 폄 최적화

굽힘 동작 관련 스플린트는 PIP 관절 폄을 장려하여 단추구멍 변형을 방지한다.

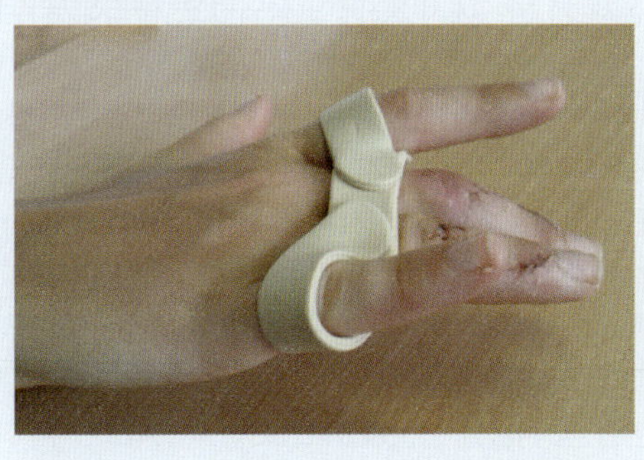

급성 단추구멍 변형 ACUTE BOUTONNIERE DEFORMITY

이는 동작 관련 개념의 가장 최신 응용프로그램이지만 굽힘 동작 관련된 급성 및 만성 단추구멍 변형을 관리하는 데 있어 대체로 경험으로 기반으로 한다. 단추구멍 변형이 예방 또는 해결되거나 진행될 가능성은 정확한 진단에 의존된다. 굽힘힘줄활막염(flexor tenosynovitis), 손바닥판(volar plate), 도르래 부상(pulley injuries)과 같은 변형의 원인이 될 수 있는 다른 요인들은 배제한다(Merritt & Howell, 2020). 더군다나, 변형을 피하기 위해 환자가 굽힘 동작 관련 스플린트를 풀타임으로 착용하는 의미를 이해하고, 최소 6주(급성) 동안 또는 무기한(만성) '적응' 스플린트를 착용하도록 하는 것이 중요하다. 굽힘 동작 관련 스플린트를 사용하는 이상적인 환자는 수동 폄 동작의 전 범위에서 적어도 20° 정도의 몸쪽뼈사이관절(PIP)이 움직일 수 있는 환자가 대상이다. 환자의 PIP 관절이 유연하지 않거나 굽힘 동작 관련 스플린트보다 먼저 굽힘구조를 해결하기 위해 가동 캐이프너가 필요하다(Merritt & Howell, 2020; Merritt et al., 2000). Merritt은 PIP 관절이 최대폄으로부터 20° 이내로 수동적으로 교정될 수 있을 때 급성 손상 직후 굽힘 동작 관련 스플린트를 적용하고 정상 동작을 개선하는데 최소 6주 이상의 지속적인 착용이 필요하다고 보고하였다(Merritt & Howell, 2020). 마찬가지로 관절이 완전한 폄이 될 때까지 20° 이내로 수동적으로 교정될 수 있지만, 먼쪽손가락사이(DIP)관절의 과도한 폄이 될 경우, 굽힘 동작 관련 스플린트와 손등기반손가락 스플린트를 결합하여 외재근/내재근 균형이 회복될 때까지 DIP 관절 폄을 차단한

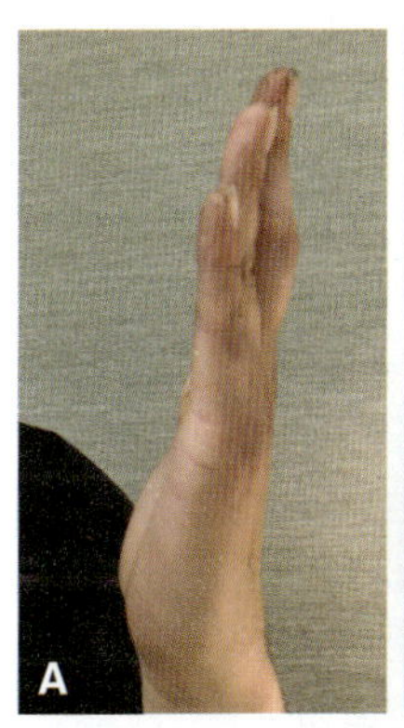
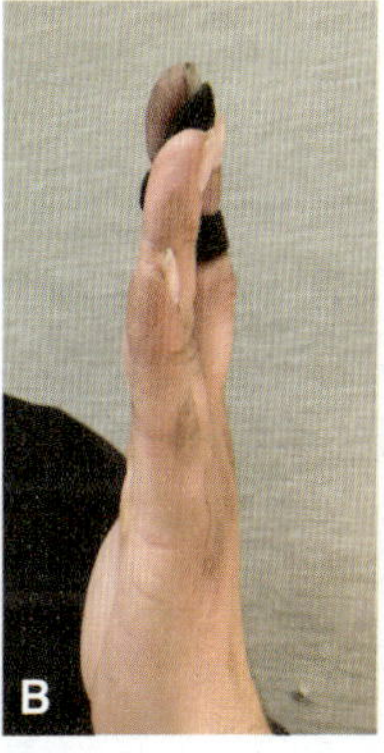
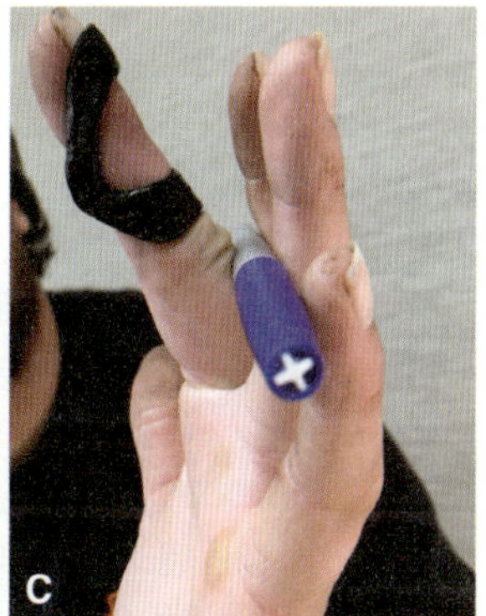

그림 7-5 A~C. 3번째 손가락의 급성 단추구멍 변형: (A) 외재근/내재근 힘의 불균형으로 인한 DIP 관절 과도한 폄 시 능동적인 폄 지연, (B) DIP 관절의 과도한 폄을 차단하는 스플린트는 능동적인 PIP 관절 과도한 폄 지연을 불완전하게 지원한다. (C) '연필 검사'로 재조정한 힘을 사용하여 시뮬레이션한 굽힘 관련 동작을 시행한다.

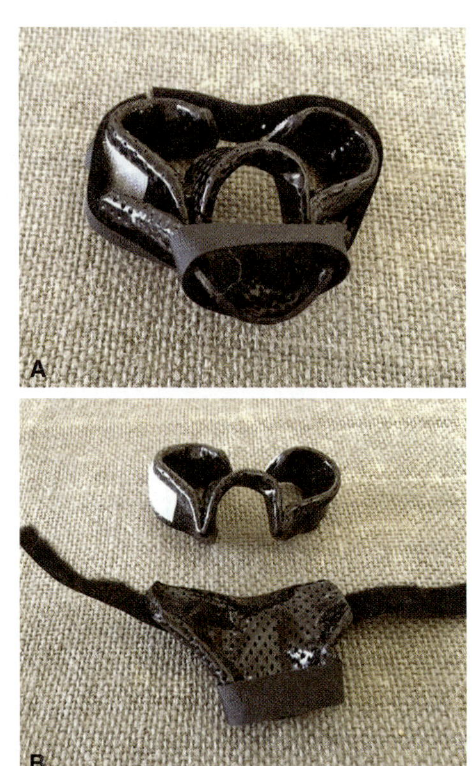

그림 7-6 A~B, 3번째 손가락에 대한 3-손가락 굽힘 동작 관련 스플린트: (A) 손바닥 동작을 지원하는 작은 활 부착물을 PIP 관절의 굽힘을 제한하고, (B) 부착물은 더 능동적인 PIP 관절 굽힘이 나타나면 제거하거나 수정할 수 있다.

다(Merritt & Howell, 2020) (그림 7-5A~C). 급성 또는 만성적인 PIP 관절 손상에서 능동 PIP 폄 지연이 25° 이상 있지만, 완전 폄으로부터 20° 이내로 관절이 수동적으로 교정될 수 있을 때마다, 저자 JWH는 굽힘 동작 관련 스플린트에 동작을 지원하는 작은 활모양(SAM) 부착을 추가하여 완전 능동 폄으로부터 20° 이하에서 PIP 관절 굽힘을 차단하였다(Merritt & Howell, 2020)(그림 7-6A,B). 윈슬로 다이아몬드의 운동적인 요구 사항을 파악하여, 능동 PIP 관절 폄이 개선됨에 따라 허용되는 능동 PIP 관절 굽힘의 양은 순차적으로 증가시켜 동작을 지원하는 작은 활모양 부착을 수정할

사례 7-3
급성 단추구멍 변형(보호용 스플린트)

30세의 AB는 몇 주 전에 농구를 하다가 손가락을 다쳐 바로 멍이 들어 부어올랐다고 한다. AB는 의사로부터 골절이 없다고 통보받았고 일주일 동안 손가락에 얼음과 버디 테이프를 붙이도록 지시받았다. 1주일 동안 그것을 한 후 AB의 PIP 관절을 곧게 펴는 능력이 악화된 것을 확인한 후 수부(손)치료를 받았다. PIP 관절은 타박상을 입었고 관절 등쪽 촉진 시 약간 부드러웠고, 능동 PIP 관절 폄은 전범위에서 20°, 수동에서 10° 정도 부족하였다. '굽힘 동작 관련 연필잡기 검사' 자세에서 능동적인 PIP 관절 폄은 여러 번 시도해야 했지만 능동 PIP 관절 폄은 그녀의 수동 폄과 일치하였다. 남아 있는 부종으로 수동/능동 DIP 관절 움직임이 45°로 제한되었다. 환자의 정확한 병력에 따라, 남아 있는 등쪽 관절의 압통(부드러운 성질)과 연필 검사의 결과는 치료사에게 단추구멍 변형으로 진행되는 것에 대해 우려하였다. 그녀는 낮에는 굽힘 동작 관련 스플린트를 사용하고 밤에는 압박붕대를 사용할 것을 권고하였다. 굽힘 동작 관련 스플린트를 착용한 지 2주 후, 전범위의 능동적인 PIP 관절 폄이 달성되었고, DIP 관절 굽힘은 정상화되었지만, 일부 국소 PIP 관절의 부드러움은 지속되었다. AB는 2주 동안 같은 중재를 계속 받기로 동의하였다. 2주 후, AB는 굽힘 동작 관련 스플린트 없이 완전한 PIP 관절 폄과 국소 부위 관절 압통이 없었다. AB는 한 달 더 운동하는 동안 손가락을 보호할 수 있는 버디 테이프를 착용하는 조건으로 퇴원을 진행하였다.

사례 7-4
만성 단추구멍 변형(보호와 적응 스플린트)

오른손 5번째 손가락이 끼인 폐쇄성 부상을 당한 지 3개월 만에 퇴직한 CB(65세)는 구부러지고 통증을 가진 손가락을 치료하러 수부외과전문의에게 진료를 의뢰하였다. 평가 결과 MCP와 먼쪽손가락뼈사이(DIP) 관절의 보상적 과한 폄과 70° 고정된 PIP 관절의 굽힘 구조를 가진 만성 단추구멍 변형을 확인하였다. 적절한 외과적인 중재를 찾지 못하자, 그 수축 문제를 해결하기 위한 치료에 대한 소개가 이루어졌다. 또한 단추구멍 변형의 만성화로 인해 최소 4개월의 치료가 필요하다고 통보받았다.

PIP 관절의 구축을 감소시키기 위해 캐스트를 선택하였고, 5번째 손가락 MCP 관절의 과도한 폄을 차단하기 위해 캐스트 위에 낮 동안 굽힘 동작 관련 스플린트를 착용하였다. 굽힘 동작 관련 스플린트의 목적은 깊은손가락굽힘근(FDP)/벌레근을 이완시키고 외재근/내재근의 균형을 회복하기 위해 '쿼드리가 효과'를 이용하는 것이었다. 4주 후 능동 움직임은 전체 PIP 관절의 폄이 70°에서 45°, 수동 움직임은 30°로 개선되었다. 뻣뻣한 DIP 관절은 캐스트 밖으로 유지하면 수동/능동 운동이 지원되어 총 능동 굽힘이 25° 개선되었다.

이러한 중재가 2주(총 6주) 더 지속되어 완전한 수동적인 PIP 관절 폄이 이루어졌고, 굽힘 동작 관련 스플린트가 있는 상태에서 완전한 능동적인 폄이 35°가 되었다. 이러한 IP 관절 움직임 개선으로 캐스트는 중단되었고 PIP 관절의 35° 굽힘 제한 SAM을 할 수 있도록 수정된 굽힘 동작 관련 스플린트가 제작되었다. 스플린트를 현장에 둔 상태에서 하루 종일 능동 및 수동적인 PIP 관절 폄이 권장되었고, 야간에는 열가소성 플라스틱 재료로 제작된 PIP 관절 폄 고정 스플린트를 착용하였다. 10일 후 능동 PIP 관절 폄은 전체 폄에서 30°로 개선되었으며, 능동 폄이 손실되지 않을 경우 SAM 움직임이 10일마다 증가하였다. 16주 후 능동 폄은 전체 폄 범위에서 30°에 안정되었고, 중립에서 수동 폄은 안정되었으며, 능동 PIP 관절 굽힘은 70°로 관찰되었다(그림 7-8A,B).

CB의 결과에 수부외과전문의는 수술로 비술적인 결과를 만들지 못할 것으로 판단하였다. CB는 굽힘 동작 관련 스플린트 착용을 "적응적"으로 자율 관리하기로 하였고 환자는 2-손가락 디자인을 요청하여 치료사는 이것이 버디스트랩에 가깝고 3-손가락이나 4-손가락 디자인과 같은 효과를 제공하지 않을 것이라고 설명했지만, CB는 이를 시험해 보자고 주장하였다. 이후 2-손가락 스트랩을 사용한 지 3개월 후에 환자는 CB는 PIP 관절 폄 기능을 상실하였다(그림 7-9A,B).

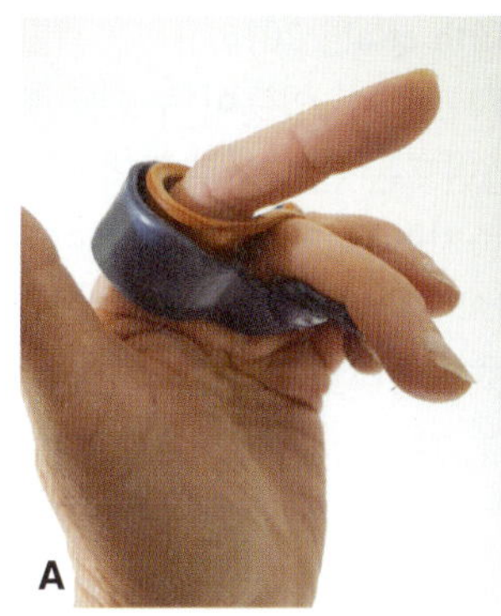

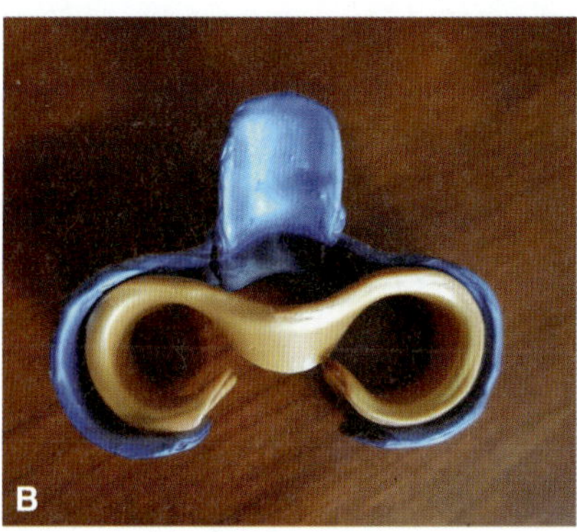

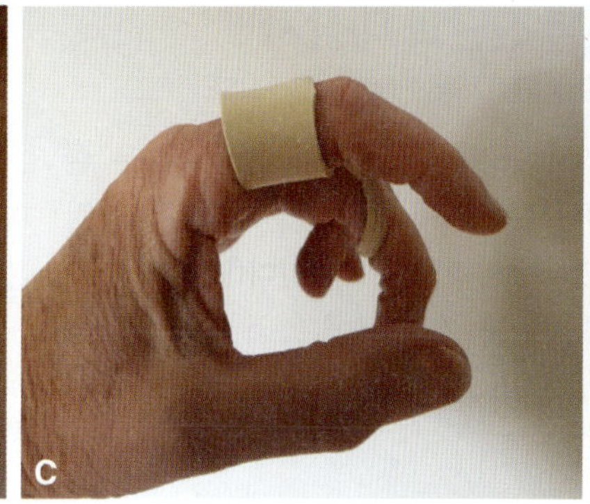

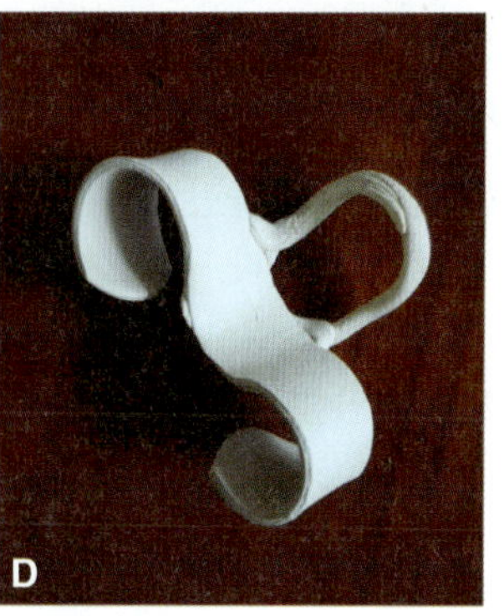

그림 7-7 **A 및 B**, 굽힘 동작 관련 3번째 손가락(금색 스플린트). PIP 관절 굽힘을 제한하기 위한 손바닥의 동작을 지원하는 작은 활 부착(파란색 스플린트). **C 및 D**, 굽힘을 제한하기 위해 부착된 링을 소용돌이 모양으로 대체 가능한 설계. (Orthoses design: courtesy of Gwendolyn van Strien, LPT, MSc.)

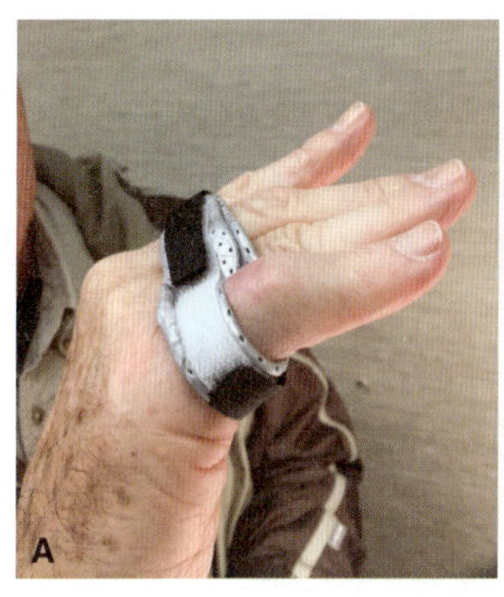

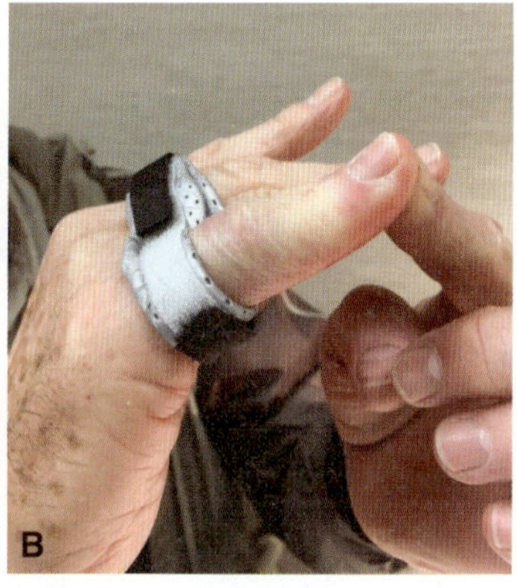

그림 7-8 **A 및 B**, 사례 7-4: 5번째 손가락 만성 단추구멍 변형을 위한 굽힘 동작 관련 3-손가락 설계. **A**, 능동적인 폄을 보여주고 **B**, 수동적인 폄을 보여준다.

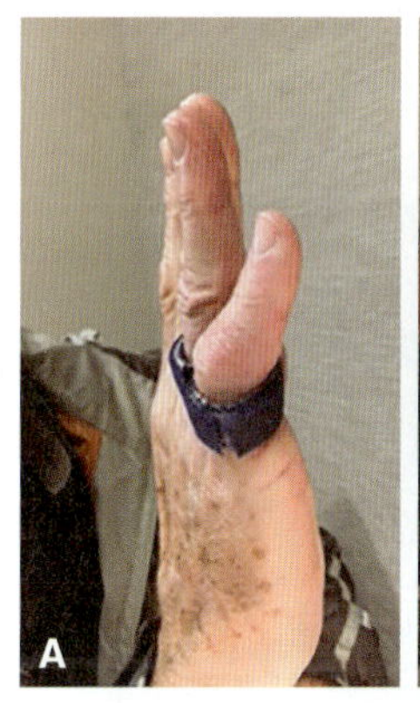

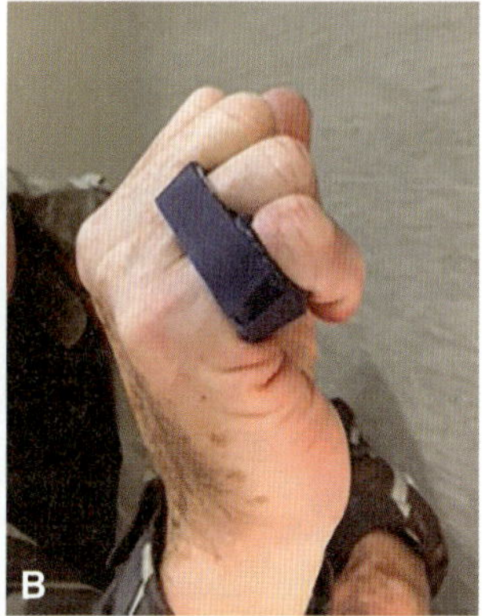

그림 7-9 **A 및 B**, 사례 7-4: 5번째 손가락에서 내재근/외재근의 균형을 유지하지 못한 "적응(adaptive)" 2-손가락 굽힘 동작 관련 스플린트. **A**, MCP 관절의 과한 폄을 너무 많이 보여주고 **B**, PIP 관절의 굽힘이 너무 심하다; PIP 관절의 폄이 손실되었다.

수 있다(굽힘 동작 관련 스플린트가 있는 상태에서). 기술(매커니즘)이 복원되면, 최소 6주 이상의 풀타임 착용이 권장된다(Merritt & Howell, 2020). 다른 이들은 그림 7-7A,B 및 사례연구에서 볼 수 있는 동작을 지원하는 작은 활모양 기능을 가진 굽힘 동작과 관련한 설계를 제시할 수 있다(Johnson, Swanson, & Manolopoulos, 2019). 일반적으로 손가락관절의 과운동성 환자는 물렁조직 치유가 안정되도록 굽힘 동작 관련 스플린트를 더 오래 착용해야 할 수 있다. 어떤 사람들에게는 낮에 굽힘 동작 관련 스플린트를 착용하는 것보다 밤에 PIP 폄 스플린트를 사용하는 것이 더 편안할 수 있다(Merritt & Howell, 2020).

만성 단추구멍 변형 CHRONIC BOUTONNIERE DEFORMITY

역사적으로 만성 단추구멍 변형에 대한 비외과적 관리는 일관되지 않은 결과와 반복적인 변형을 가진 연속적인 캐스팅과 장기간 고정화로 구성되어 있다(Merritt & Howell, 2020). 수부외과전문의들조차 어떤 수술이 최선인지, 수술로 손가락 기능이 조금이라도 향상되는지에 대한 의견이 엇갈리고 있는 난제이다(To & Watson, 2011). 단추구멍 변형 재구성 후 '우수한' 결과는 20° 또는 그 이하의 능동적인 PIP 관절의 폄 지연으로 정의된다. 또한 능동적인 지연이 30° 이하인 경우 외과적 재구성은 권장하지 않는다(Steichen et al., 1982). 결과적으로, 환자들은 다양한 기능적 기대치를 가진 만성 변형을 위하여 수부치료를 시행하였다. 다른 관점에서 접근한다면, 환자들은 수부치료가 외과적인 수술보다 더 가치가 있을 수 있다. 이러한 아이디어를 설명하기 위해 고정-수동 PIP 관절의 굽힘 구조를 교정하는 것만으로 기능적 기대를 가질 수 있지만 굽힘 동작 관련 스플린트 착용에 관심이 없는 경우도 있다. 다른 경우, 굽힘 동작 관련 스플린트는 30° 이하의 능동 폄 지연(extension lag)을 하기 위하여 스플린트의 착용 없이 능동적 45° PIP 관절 폄 지연(extension lag)으로 변환하기 위하여 오랜 시간 적용(adaptively)되는 개념으로 착용할 수 있다. 이는 변형의 점진적인 개선을 촉진하는 것으로 해석된다. 또 다른 범주에서 PIP 관절의 수동적인 폄과 DIP 관절의 굽힘의 유연성을 해결한 후 단추구멍 변형을 교정하는데 필요한 외과적인 재구성을 위한 '적절한 상태'를 준비할 수 있다.

최선의 사용을 위한 개별 진단과 대상자
PATIENT POPULATION AND DIAGNOSIS FOR BEST USE

동작 관련 스플린트에 대한 임상응용(clinical applications)은 끝이 없는 듯하다. 이러한 스플린트가 사용된 수많은 질환은 동작과 관련한 많은 내용을 문헌고찰에서 확인할 수 있다(Hirth et al., 2016). 임상응용이 광범위하고 다양하기 때문에 스플린트의 '보호(protective)', '운동(exercise)', '적응(adaptive)' 기능에 기반한 분류 체계 검토가 저자에 의해 제안되었다(Hirth et al., 2016).

동작 관련 '보호' 스플린트는 이름에서 알 수 있듯이 구조를 보호하고 치유한다. 동작 관련 '운동' 스플린트는 손가락 관절의 뻣뻣한 문제를 해결하기 위해 능동적인 힘줄지연(tendon lag)이나 이동된 힘에 기여하는 내재근/외재근의 힘의 균형을 재조정하는 것을 목표로 시행된다. 반면 동작 관련 '적응' 스플린트는 손의 기능이나 모습을 개선하기 위해 근육의 힘 그리고/또는 손가락 정렬의 균형

임상 핵심 7-3

4-손가락 디자인

4-손가락 디자인은 3-손가락 디자인보다 많은 안정성을 제공한다. 개념상 다친 손가락은 펴거나 굽히는 지지대/고리가 재건되어야 한다. 균형있게 설계된 4-손가락 디자인 변화는 2번째 손가락과 5번째 손가락의 손상 관리에 사용된다. 2번째 손가락과 5번째 손가락을 상대적인 MCP 관절의 폄과 굽힘에 위치시키면 이러한 관절위치가 더 안정되고 과도한 움직임이 있는 주변 손가락을 제한하여 스플린트가 손에서 더 잘 유지된다(A 및 B). '불균형' 디자인은 상대적으로 굽히거나 폄된 위치의 손상 주변 하나만 포함된다(C~E). 일반적으로, '보호' 스플린트의 안정성과 편안함은 디자인 설계에 인접한 부상이 없는 손가락을 추가하는 것만으로 개선이 될 수 있다; 도움이 되는 조건에서는 가쪽띠 손상과 몸쪽 손가락 골절과 함께 폄근 힘줄의 재건이 포함된다.

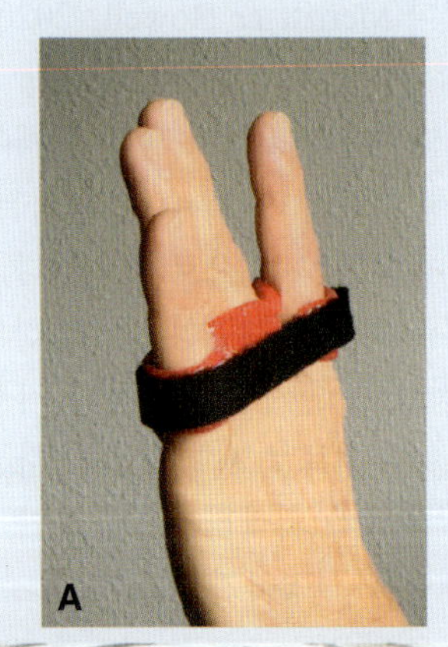

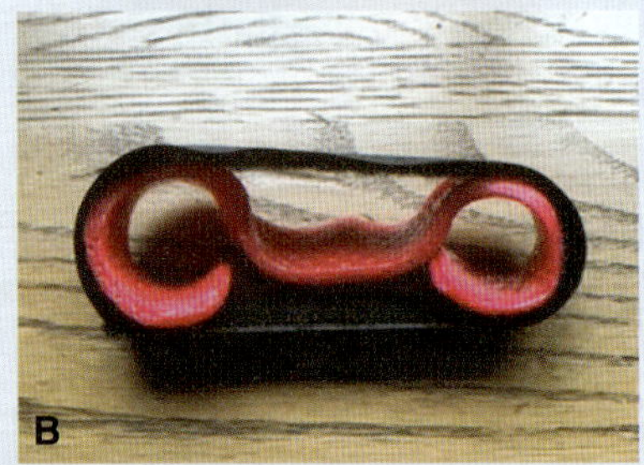

A 및 B. 2번째 손가락과 또는 5번째 손가락을 위한 후크와 루프 폄 동작 관련 '균형' 옵션 열린 4-손가락 루프 설계.

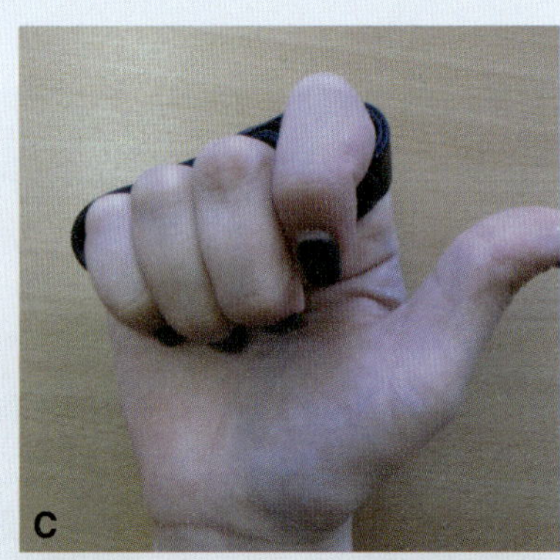

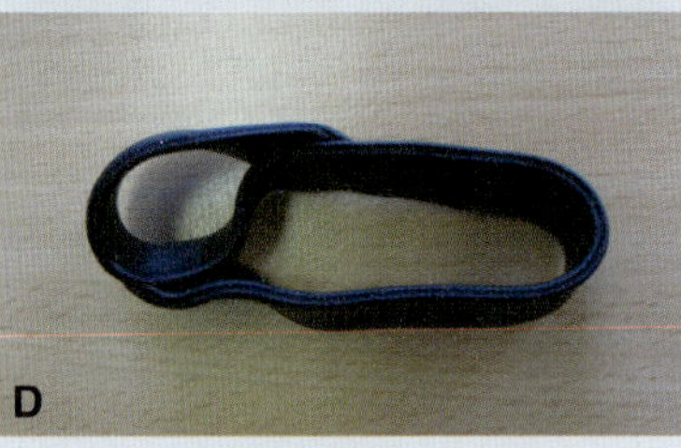

2번째 손가락을 위한 '자체 보안' 폄 동작 관련 '비균형' 옵션.

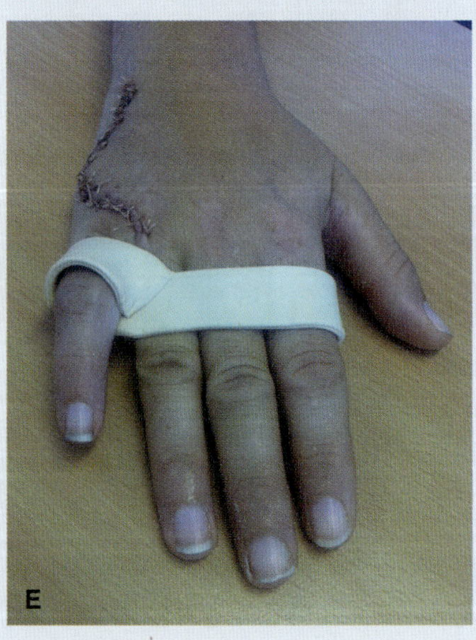

5번째 손가락을 위한 '사제 보안(고정)' 폄 동작 관련 '비균형' 옵션.

을 재조정하는 데 사용된다. 표 7-1은 동작 관련 스플린트가 의미있는 질환의 내용을 제공하는데 차후 동작 관련 개념에 대한 추가 용도가 개발될 것으로 예상할 수 있다.

동작 관련 스플린트의 제작 개념
FABRICATION CONCEPTS FOR RELATIVE MOTION ORTHOSES

폄 또는 굽힘 관련 각도
DEGREE OF RELATIVE EXTENSION OR FLEXION

동작 관련 스플린트 설계에 필수적인 것은 영향을 받은 손가락의 MCP 관절과 영향을 받지 않은 손가락의 MCP 관절 사이에 요구되는 '상대적인(relative)' 각도의 차이를 유지하는 능력이다. 보호 스플린트(protective orthosis)에 대한 '다른 MCP 관절의 관련된 각도'의 권장은 관리되는 상태에 따라 다르다. 일반적으로 손 IV-VII 구역 폄 힘줄 재건을 관리할 때 15°~20°의 관련된 MCP 관절의 폄 정도 차이가 필요하다. 제안된 가쪽띠 손상에 대한 상대적인 각도는 25°~30°이지만 가장 좋은 각도는 통증이 없고 손가락폄근(EDC)의 아탈구를 없거나/최소화하는 각도이다(Merritt & Howell, 2020). 단추구멍 변형(boutonniere deformity) 관리는 현재 20°~35°에서 상대적인 차이를 제안하고 있지만, 의도되는 반응을 달성하도록 조정할 수 있다(Merritt & Howell, 2020). '운동' 스플린트(exercise orthosis)로서, 상대적인 MCP 관절의 굽힘 또는 폄의 차이가 원하는 결과를 달성하는 것만큼 중요하지 않다. 상당히 자주 '적응' 스플린트(adaptive orthosis)를 제작할 때 치료사는 다양한 MCP 관절 위치와 동작 관련 스플린트 설계를 통해 비교함으로써 어떤 것이 손 기능에 대한 요구를 가장 잘 충족시키는지 결정해야 한다.

손가락이 포함된 스플린트 디자인
FINGERS INCLUDED IN THE ORTHOTIC DESIGN

3-4 손가락 동작 관련 스플린트 설계 효과에 대한 비교 연구는 제시되지 않고 있다. 4-손가락 스플린트 설계는 폄근, 3-손가락 스플린트 설계는 가쪽띠 손상 복원 관리에 자주 사용된다(Hirth et al., 2016). 4-손가락 스플린트 설계는 더 큰 안정성을 원하거나 연약한 피부의 **손갈퀴막 공간(webspace)** 자극을 제한한다. 3-손가락 스플린트 설계는 2번째 손가락을 이용한 가쪽집기나 타이핑 활동과 같은 손가락을 자유롭게 이용할 수 있다.

스플린트 재료 제안 ORTHOTIC MATERIAL SUGGESTIONS

열가소성 플라스틱 재료는 보다 단단한 성질에 의존하여 '보호' 동작 관련 스플린트를 제작할 때 선호되는 반면, 네오프렌과 같은 부드러운 물질은 '운동'과 '적응' 스플린트에 잘 작용한다.

움직이는 동안 원하는 수준의 상대적인 MCP 관절의 각도가 유지되는 한, 실질적으로 열가소성 플라스틱 또는 올핏케스트 (Orficast®) 제품을 사용할 수 있다. 치료사의 선호도와 기술 수준은 일반적으로 열가소성 플라스틱의 선택에 영향을 미치며, 어떤 치료사는 1.6mm(1/16μs) 미세 구멍 열가소성 플라스틱 재료를 선호하지만, 다른 치료사는 기술적으로 제작이 더 쉬운 3.2mm(3/32μs) 열가소성 플라스틱 재료를 사용하는 것이 더 편할 수 있다. 환자가 스플린트를 착용하고 샤워를 할 경우 고체 열가소성 수지를 선택하는 것은 고체 열가소성 플라스틱 재료를 건조하기 더 쉽기 때문이고, 손가락 사이사이에 구멍이 뚫린 열가소성 플라스틱 재료를 선택하는 것은 더운 날씨 또는 가볍고 부피가 적은 스플린트가 필요할 때 선호될 수 있다.

스트랩 옵션 STRAPPING OPTIONS

"자체-보안" 스플린트 설계 옵션은 스트랩이 필요하지 않고, 종종 고체 3.2mm 열가소성 플라스틱 재료로 제작된다(그림 7-10A,B). 엄밀히 말하면 이러한 설계는 샤워 후 한 손으로 말리기 쉽다는 장점이 추가되어 제작에 용이하고, 잃어버릴 스트랩이 없거나 옷에 걸칠 수 있는 고정장치가 없다. "후크와 루프" 스트랩은 어떤 두 개의 열가소성 플라스틱 재료로 제작할 수 있는 "개방형 루프"의 스플린트 설계가 필요하다. 이러한 설계는 커진 손가락뼈사이(IP)관절이나 손가락의 부종에 대한 조절을 위한 장점으로 기술적으로 제작이 용이하고, 부종이 가라앉으면 스트랩으로 꽉 잡을 수 있다(그림 7-6A,B). 물론 스플린트를 개별적으로 제작한 경우, 후크와 루프 또는 열가소성 플라스틱 재료의 색상 선택이 가능할 때, 프로그램을 최적화될 수 있다.

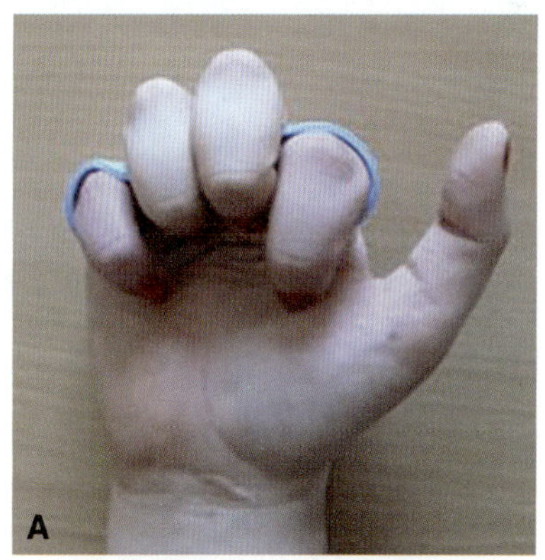
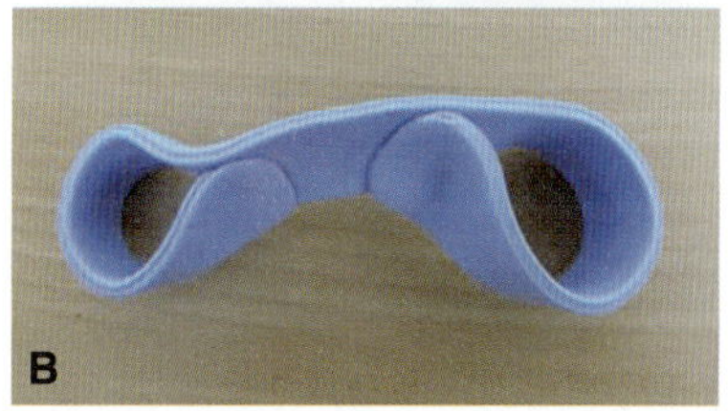

그림 7-10 **A 및 B,** 자체 보안 옵션, 폄 관련 동작을 위한 3번째 손가락, 4번째 손가락 또는 2번째 손가락과 5번째 손가락 굽힘 관련 동작의 "균형" 접근법. 폄 동작 관련의 경우 스플린트의 가로활 설계와 3번째 손가락, 4번째 손가락에 대한 '얇은' 지지대에 주목하도록 한다.

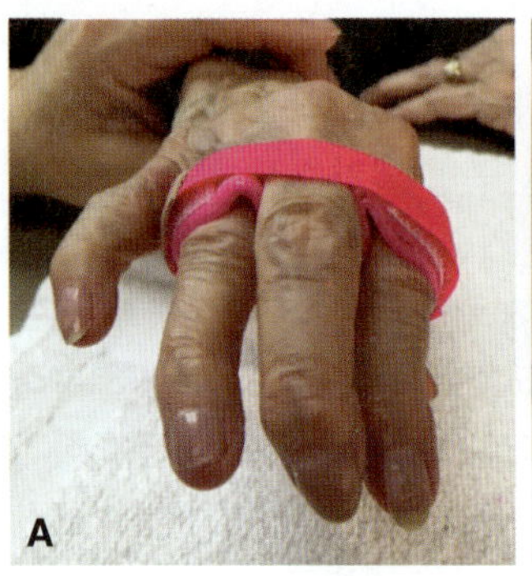
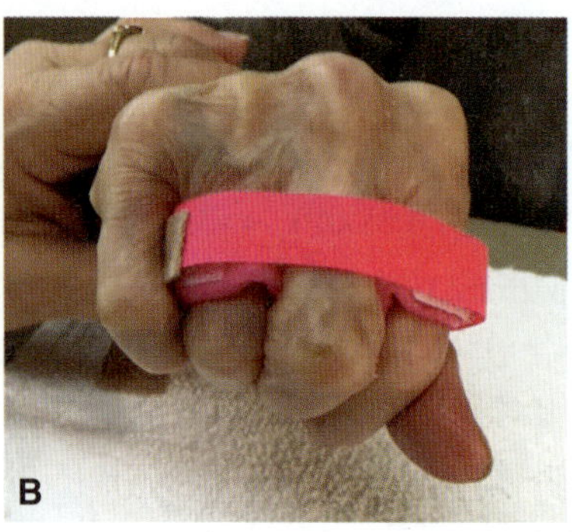

그림 7-11 A 및 B, 3번째 손가락의 자뼈 방향 시상띠 찢김의 가쪽 안정성을 지원하기 위한 깊고/더 적합한 폄 관련 동작의 3-손가락 스플린트 설계. 열가소성 플라스틱 재료로 3번째 손가락을 잡아주는 것에 주목하도록 한다.

임상 핵심 7-4

자세잡기

제작이 용이하도록 환자에게 자신이 다친 손가락을 원하는 동작 관련 자세로 잡도록 한다(A).

스플린트를 제작하기 전에 연필을 사용하여 폄 관련 동작과 굽힘 관련 동작의 위치를 확인하도록한다(B).

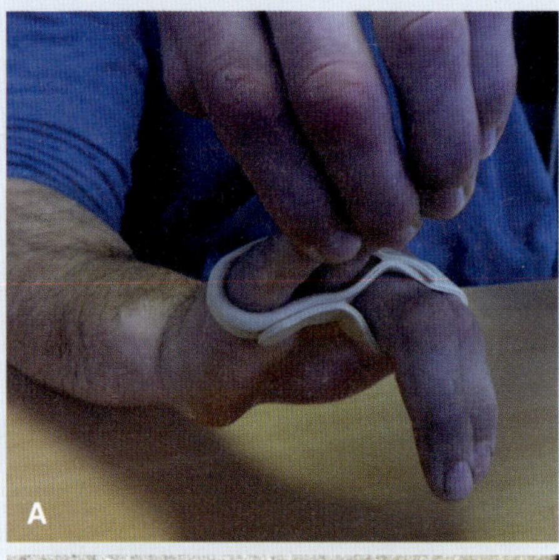
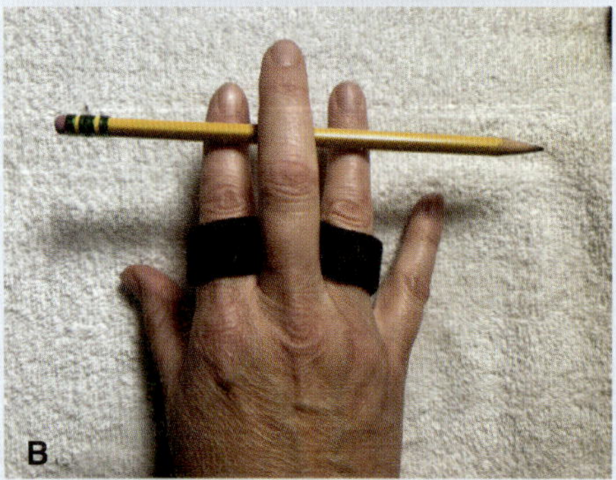

지지대 설계(얕은 또는 깊은)

TROUGH DESIGN (SHALLOW OR DEEP)

얕은 홈으로 운동 관련 스플린트를 제작함으로써, MCP 관절의 더 좋은 굽힘과 폄의 범위를 기술적으로 쉽게 제공할 수 있고 잠재적으로 연약한 피부 주변은 열가소성 플라스틱 재료로 인해 변할 가능성이 적다(그림 7-11A,B). 받침대(trough)는 그에 맞게 짜여 있어서 조금 까다롭지만, 가쪽띠 손상 또는 재건을 관리할 때 더 많은 부분의 지원을 제공할 수 있다.

스플린트 제작의 설명

INSTRUCTION FOR ORTHOTIC FABRICATION

폭 약 1.5cm, 길이 약 25cm의 열가소성 플라스틱 스트립(strip)으로 시작한다. **폄 동작 관련**(*RME*) 스플린트는 열가소성 플라스틱 재료를 다친 손가락의 손바닥 표면에 놓고, **굽힘 동작 관련**(*RMF*) 스플린트는 열가소성 플라스틱 재료를 다친 손가락의 손등 표면에 놓는다. 손허리뼈의 가로활(transverse arch)을 유지하는 것이 중요하다. 열가소성 플라스틱 재료로 몸쪽 손가락 주위를 만드는 동안 손이 "납작"해지지 않도록 주의한다. "자체 보안(self-secured)" 설계의 경우, 열가소성 플라스틱 재료를 자체 안으로 밀어 넣는다. "열린 고리 모양"의 스플린트 경우, 가장 바깥쪽 반경 1번째 손가락 및 5번째 손가락 부분에 열가소성 플라스틱 재료를 성형하고, 끝을 둥글게 자른 다음, 후크와 루프 잠금장치(fastenings)를 추가한다.

운동 고려 사항 EXERCISE CONSIDERATIONS

운동의 요구도(exercise recommendations)는 동작 관련 스플린트가 처방된 임상조건, 임상평가 결과 및 중재에 대한 환자의 반응에 따라 달라진다. 폄 동작 관련 스플린트에서 기능적 손사용만으로는 힘줄 이탈(tendon excursion)이나 힘줄 수술 후 관절의 뻣뻣함(joint stiffness) 문제를 충분히 해결할 수 없다. 수술 후 처음 몇 주 동안 몇 가지 기본 운동을 추가하면 예상되는 결과를 보장할 수 있다. 그림 7-12A~C에 표시된 바와 같이 스플린트를 사용하여 수행

사례 7-5

ROM 범위 개선의 '운동'을 위한 동작 관련 스플린트

48세의 마케팅 매니저인 EO는 오른손 두 번째 손허리뼈 골절상을 입었다. 손상은 그의 개가 갑자기 다른 개에게 달려들었을 때 일어났고, 목줄이 그의 손을 짓눌렀다. EO는 부상 5일 후에 열가소성 플라스틱 재료로 제작한 스플린트를 사용하여 치료를 실시하였다. 2번째 손가락과 3번째 손가락의 MCP 관절은 70° 굽힘으로 고정하고 IP 관절은 자유롭게 움직일 수 있도록 손-손가락골절 스플린트(hand-finger fracture orthosis, HFO)가 제작되었다. 스플린트를 착용하는 동안 가벼운 기능적 손 사용이 권상되었고, 능동적인 복합 손가락 굽힘 운동을 위해 스플린트를 매

일 여러 번 제거하였다. 부상 4주 후 스플린트를 착용하지 않았지만 2번째 손가락 MCP 관절운동은 반대쪽 MCP 관절운동이 0°/85°인 것에 비해, 완전한 능동적인 폄 범위(중립적인 폄 기능)로부터 10°가 부족하고 능동/수동 굽힘은 75°로 약간 제한되었다. EO는 능동, 수동적인 운동범위로 구성된 가정운동프로그램을 진행하였다. 2주 후 치료검토 결과 MCP 관절이 중립으로 확장되었지만, MCP 굽힘은 변화가 없는 것으로 나타났다. EO는 MCP 관절의 뻣뻣함과 함께 팽팽한(짧은) 감각(tight sensation)이 그를 괴롭혔다고 보고하였다. 굽힘 동작 관련 스플린트는 다른 세 손가락에 비해 30° 굽힘 MCP 관절의 2번째 손가락에 제작되었다. 환자는 기능적으로 손을 사용하는 동안 "운동" 스플린트를 착용하라는 조언을 받았다. 스플린트의 2가지 목표는 그의 "2번째 손가락의 폄 습관" 자세를 줄이고 다른 손가락이 만들어 내는 굽힘의 힘을 이용하여 2번째 손가락의 MCP 관절을 가로질러 저부하 수동 굽힘 힘을 적용하는 것이다. 규정대로 2주 동안 굽힘 동작 관련 스플린트를 착용한 후, EO는 반대쪽 손가락과 같은 동작으로 돌아왔고, 이후 굽힘 동작 관련 스플린트는 중단되었고, 행복하게 퇴원하였다.

할 수 있는 권장 연습에는 복합적인 능동 손가락 폄, 복합적은 능동 손가락 굽힘 및 후크 주먹잡기(hook fist)가 포함된다. 손가락 운동 동안 손가락폄근(EDC) 힘줄이 중앙 집중화된 상태로 유지되는 한 가쪽띠 손상 또는 재건 후 폄 동작 관련 스플린트를 착용할 때 동일한 운동을 수행할 수 있다.

굽힘 동작 관련 스플린트를 사용하여 단추구멍 변형이나 중앙슬립 재건을 관리할 때, 윈슬로 다이아몬드의 역동적인 운동성과 '쿼드리가 효과'가 능동적인 움직임으로 활성화된다. 끝 범위 PIP 관절 폄을 얻는 것이 문제인 경우, "위치 및 유지(place and hold)" PIP 관절 폄 연습을 추가하도록 한다. 가쪽 밴드의 먼쪽 이탈(distal excursion, 이동)이나 뻣뻣함이 있는 경우 DIP 관절의 분리된 수능/능동 굽힘을 수행하는 동안 환자가 PIP 관절을 폄 상태로 유지하도록 한다.

'운동' 스플린트는 환자가 하루 종일 스플린트를 착용하고 기능적으로 손을 사용할 때 운동이 일어나기 때문에 치료사가 스플린트의 목적을 고려할 것을 요구한다. 스플린트를 제작하기 전에, 시뮬

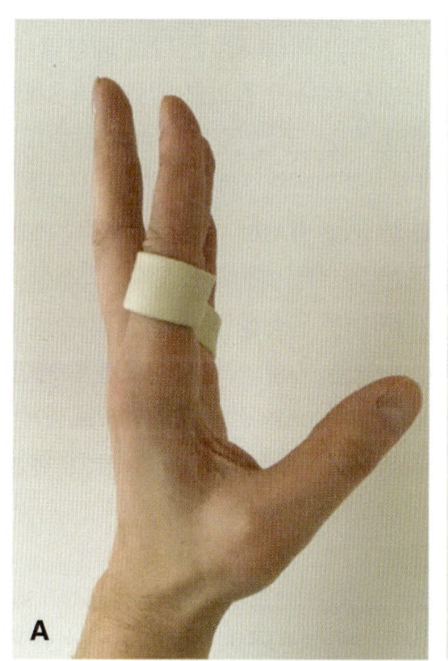

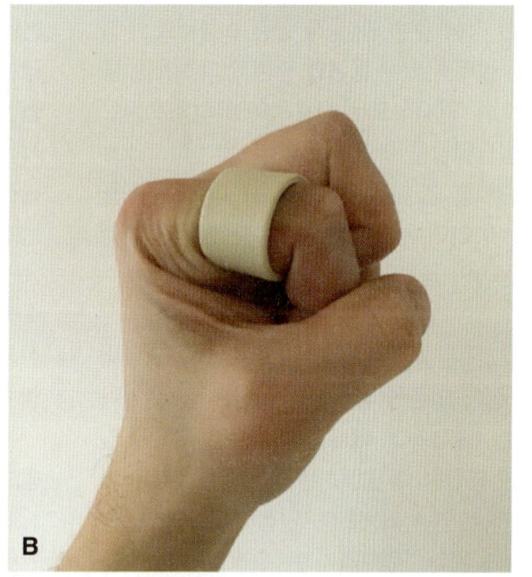

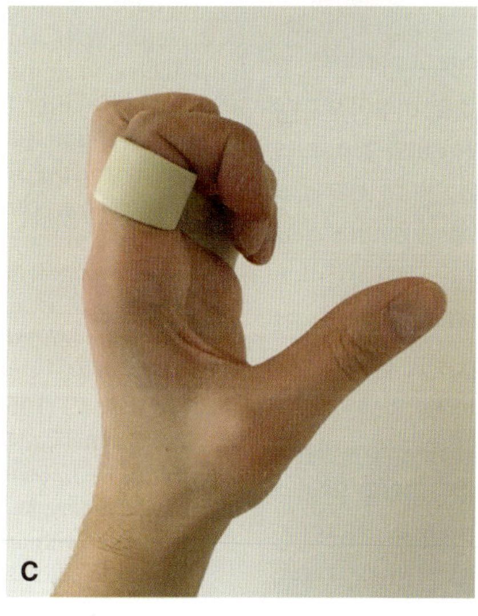

그림 7-12 A~C, 능동적인 운동; (A) 복합 손가락 폄, (B) 복합 손가락 굽힘, (C) 후크 (주먹)잡기.

레이션 된 '동작 관련 연필 검사(relative motion pencil test)'는 스플린트가 환자의 목표를 충족하고 있는지 확인할 수 있는 좋은 기회이다(Howell, 2016; Merritt & Howell, 2020). 뻣뻣한 PIP 관절에서 지연된 폄을 해결하거나 폄을 장려하기 위해 굽힘 동작 관련 스플린트를 시도해 본다. PIP 관절 굽힘을 개선하기 위해 폄 동작 관련 스플린트는 MCP 관절 움직임을 차단하거나 제한하고, 굽힘을 인접한 손가락에 의해 보조되는 뻣뻣한 PIP 관절로 전달한다. 동작 관련 운동 스플린트는 환자가 적절한 동작 관련 스플린트를 선택했을 때 일반적인 손사용과 함께 운동을 하는 동안 스플린트를 착용한다면 매우 실용적일 수 있다. 적응 스플린트를 착용하는 동작 관련 스플린트는 일반적으로 운동프로그램을 필요로 하지 않는데, 이는 스플린트가 외관이나 정렬을 개선하는 데 사용되기 때문이다.

결론 CONCLUSION

경험이 많은 치료사는 손가락 기반의 스플린트를 사용하여 영향을 받은 MCP 관절을 상대적으로 더 많은 굽힘 또는 폄에 위치시키고, 보호, 운동, 적응의 방식으로 다양한 손 상태를 관리하기 위해 동작 관련 개념을 활용한다. 쉽게 만들어진 스플린트는 일반적으로 열가소성 플라스틱 재료로 만들어지고, 설계가 단순하며 안전한 손

현장 메모

Wyndell H. Merritt, MD, FACS
Virginia

경력이 많은 외과의사는 느린 수용을 경험한 두 가지 주목할 만 한 손 수술관리 진보가 있었다; '광범위한 각성' 수술[1]과 '동작 관련 스플린트'[2,3] 이는 첫 번째가 두 번째를 입증에 설득력 있는 증거와 관련 있다.[4] 예를 들어, 매우 약한 6-0 나일론 봉합을 일시적으로 사용하여 에피네프린으로 국소 마취 하에서 긴 폄근힘줄열상을 복구하는 경우, 혀 날(tongue blade)에서 폄 동작 관련 스플린트를 폄 대비 15° 에서 20° 더 크게 시뮬레이션한 동안 완전한 능동 폄 및 거의 완전한 굽힘으로 온전한 상태를 쉽게 볼 수 있다. 이를 통해 능동적인 움직임과 기능적인 손을 사용할 수 있으며 유착을 방지할 수 있다.

동작 관련 개념은 인접한 MCP 관절 사이의 관계를 변화시킴으로써 달성되는 아래팔의 강한 근육 힘에 의존한다는 점에서 다른 한 손가락 스플린트 기술과는 다르다. 이는 1960년대[5] 베르단이 절단면을 통해 깊은손가락굽힘근을 손가락폄근에 봉합할 때 발생하는 합병증을 설명하기 위해 만든 용어인 '쿼드리가 효과'로 인해 가능하다. 인접해 있는 부상 없는 손가락을 완전히 굽힐 수 없게 된다. "쿼드리가"는 그리스와 함께 올림픽에서 사용된 이륜 전차의 로마식 이름으로, 전차병과 같은 길이 고삐가 네 마리의 말을 조종한다. 이 비유에서 마차 근육으로 손가락폄근, 깊은손가락굽힘근, 벌레근들이 고삐로 비유된 4개의 힘줄로 이루어진 근육이다. 이러한 해부학적 사실은 Howell과 Hirth가 설명한 바와 같이 다양한 조건에서 힘줄(고정)의 장력을 증가시키거나 감소시키는 데 사용될 수 있다. 연구자는 동작 관련 개념의 사용을 매우 교묘하게 3가지 범주로 세분화한다; 보호 스플린트, 운동 스플린트, 적응 스플린트. 지금까지의 가장 큰 경험은 보호 스플린트이다. Howell, Hirth와 O'Brien의 375의 사례 연구의 고찰을 통하여 긴폄근 재건(long extensor repair)과 급성기 시상밴드 파열(acute sagittal band rupture)에서 확실한 이익을 얻을 수 있다고 입증하였고 이러한 관리법으로 파열이나 만성통증증후군의 유병률이 낮아지고 관절운동범위의 회복과 작업 복귀[6]에서 향상된 결과를 얻을 수 있다. 단추구멍 변형에서 보호 스플린트의 사용은 과거보다는 최근의 정보를 사용하겠지만, 외과의사는 급성 및 만성 단추구멍 변형에서 사용을 매우 권장한다. 이는 이전에 PIP 고정화가 장기화되었던 만성 단추구멍 변형의 관리의 패러다임 전환을 예상할 수 있다. 덜 심각한 만성 단추구멍 변형에서 우수한 결과를 얻었는데 3개월 동안 중립에서 45° 이하의 굽힘 변형이 있는 굽힘 동작 관련 스플린트를 사용한 후 6주 동안 굽힘 동작 관련 스플린트를 사용한 후 급성 단추구멍을 재건하였다. 뻣뻣한 PIP 관절과 변형을 방지하기 위한 적응적 스플린트에 이러한 기법을 사용하는 운동은 빠르게 발전하고 있다. 이러한 기술의 장점은 스플린트를 하는 동안, 환자들은 일상생활 중 그들의 손을 사용하고 기능을 유지하면서 지속적인 사용을 통해 스스로 치료를 수행한다. 이는 형식적인 치료에 대한 헌신을 줄여야 하는 간단한 개념으로 언젠가는 화상 및 류마토이드 관절염 환자의 손가락 변형을 예방하는 데 유용할 수 있다.

참고문헌

1. Lalonde, D. H. (2016). Extensor tendon repair of the finger. In *Wide awake hand surgery* (chap. 35, p. 209). CRC Press, Taylor & Francis Group.
2. Merritt, W. H., Howell, J. W., Tune, R., Saunders, S., & Hardy, M. (2000). Achieving immediate active motion by using the relative motion splinting after long extensor repair and sagittal band ruptures with tendon subluxation. *Operative Techniques in Plastic and Reconstructive Surgery*, *7*, 31-37.
3. Hirth, M. J., Howell, J. W., & O'Brien, L. (2016). Relative motion orthoses in the management of various hand conditions: A scoping review. *Journal of Hand Therapy*, *29*, 405-432.
4. Merritt, W. H. (2014). Relative motion splint: Active motion after extensor tendon injury and repair. *Journal of Hand Surgery*, *39*, 1187-1194.
5. Verdan, C. (1960). Syndrome of the quadriga. *Surgical Clinics of North America*, *40*, 425-426.
6. Hirth, M. J., Bennett, K., Mah, E., Farrow, H. C., Cavallo, A. V., Ritz, M., & Findlay, M. W. (2011). Early return to work and improved range of motion with immobilization splinting for zones V and VI extensor tendon repairs. *Hand Therapy*, *16*, 86-94.

기능을 권장한다. 동작 관련 스플린트의 장기 사용자로서, Howell과 Hirth는 동작 관련 스플린트의 임상 사용에 대한 조작, 근거 및 뒷받침하는 많은 근거를 제시하였다.

복습 문제 CHAPTER REVIEW QUESTIONS

1. 참 또는 거짓. 동작 관련 개념은 단일 근육이 공유하는 여러 힘줄의 이동(excursion)에 영향을 미치도록 MCP 관절을 위치시킴으로써 생성된 관계에 기초한다.
2. "쿼드리가 효과"에 의해 영향을 받는 것으로 입증된 근육-힘줄 단위는 다음 중 어느 것을 포함하는가? 해당되는 항목을 모두 선택하십시오.
   a. (a) 얕은손가락굽힘근(flexor digitorum superficialis), (b) 손가락폄근(extensor digitorum communis), (c) 5번째 손가락 폄근(extensor digiti minimi), (d) 2번째 손가락 폄근(indicis), (e) 벌레근, (f) 깊은손가락굽힘근(flexor digitorum profundus)
3. 굽힘 동작 관련 스플린트 제작 중 열가소성 플라스틱 재료는 (a) 손등 또는 (b) 손바닥 중 어떤 표면에 배치되는가?
4. 개별 진단을 관리하기 위한 MCP 관절 위치와 관련 각도가 일치된 것을 고르시오. (해당되는 항목을 모두 선택하시오.)

각도	조건
a. 25°~30°	1. 손 IV-VII 폄근의 손상
b. 15°~20°	2. 단추구멍 변형
c. 20°~35°	3. 가쪽띠 손상 또는 재건
d. 원하는 효과를 낼 수 있는 최적의 각도	4. 유착으로 인한 능동적인 힘줄 지연

5. 참 또는 거짓. 경험이 많은 치료사는 굽힘 동작 관련(RMF) 스플린트를 사용하기 전에, 먼저 단추구멍 변형이 의심되는 20° 이상의 PIP 관절 수동적인 구축을 연속적으로 제작하여 구축률(contracture)을 줄일 것을 제안한다.
6. 폄 동작 관련(RME)를 사용할 때 영향을 받는 MCP 관절은 어떤 상대적인 자세로 위치하는가?

CHAPTER 7

CHAPTER

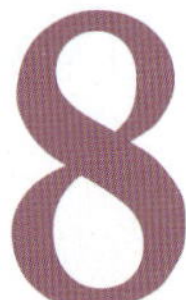

8 상지 의지 Upper Extremity Prosthetics

Debra Ann Latour, OTD, MEd, OTR/L

학습 목표

이 장을 학습한 후 다음의 내용을 수행할 수 있다.

- 기능과 관련된 상지 절단 수준을 다양하게 구분한다.
- 다양한 상지 의지의 장단점을 포함한 특성을 확인한다.
- 치료 중재의 예시를 통해 중재법을 이해한다.
- 후천적 상지의 상실이나 선천적 차이가 있는 대상자 개개인이 2차적인 신체적, 심리사회적인 질환으로 어떻게 발전되는 그 이유를 설명한다.

주요 용어

3D 프린트 장치(3D-printed device)
고리 탄성체(hook elastics)
과사용 증후군(overuse syndrome)
구성 요소(componentry)
말단 장치(terminal device, TD)
무선 주파수 식별(radio-frequency identification, RFID)
뼈 통합(osseointegration)
상지 손실이나 차이(upper limb loss or difference, ULL/D)
생체되먹임(biofeedback)
소켓(socket)
수동 기능적 미용 장치(passive functional aesthetic device)
수의적 닫힘(voluntary-closing, V-C)
수의적 열림(voluntary-opening, V-O)
신체 동력 의지(body-powered prosthesis)
어깨뼈 피부 앵커 기술(scapular cutaneous anchor technology)
외부 동력 의지(externally powered prosthesis)
의지(prosthosis)
잔존사지(residual limb)
전극(electrodes)
전문가 간 협동 훈련(interprofessional)
특정 활동별 장치(activity-specific devices)
패턴 인식(pattern recognition)
표적 근육 재신경(targeted muscle reinnervation, TMR)
하니스(harness)
하이브리드(혼합) 의지(hybrid prosthesis)
환상 감각(phantom sensation)
환상통(phantom pain)

자주 묻는 질문

의지를 만드는 데 시간이 얼마나 걸리나요?

평가시점부터 최종적이고 확실한 의지가 배달될 때까지는 몇 달이 걸릴 수도 있다. 이 대기시간의 상당 부분은 보험인가 때문이다. 의지는 각 개인을 위해 맞춤 제작되며 제작시간은 손실 수준과 사용되는 구성 요소에 따라 며칠에서 몇 주 내에 완료될 수 있다.

언제부터 치료를 시작하는 것이 도움이 되나요?

치료는 가능한 일찍 시작해야 한다. 의지 처방에 대한 치료 입력은 고객에 대한 정보와 의지 기술에 대한 최선의 선택을 결정하고 보상의 필요성을 정당화하는 데 도움이 될 수 있는 생활 방식, 책임 및 학습과 같은 관련하여 도움이 된다.

의지가 부러졌을 때 어떻게 해야 하나요?

의지보조기사에게 즉시 알린다!

3D 의지는 왜 이렇게 가격이 비싼가요?

의지 부품은 제품 연구, 개발 및 지적재산 보호의 보이지 않는 비용이 책정되는 다른 의료기기와 같다. AM 제품에 사용되는 재료는 깨지기 쉽고 견고하지 않은 경우가 많아 3차원 프린트 기술과 비교하기에는 부적절하다. 대부분 2주 이내에 교체해야 한다. 상대적으로 신체 동력 의지는 사소한 수리로도 몇 년 심지어 몇십 년 동안 지속될 수 있다.

의지가 자연스러운 손 기능을 대체할 수 있을까요?

아니오, 그것은 자연스러운 손과 같은 기능은 아니지만 많은 기능을 제공할 것이다. 연습하면 움직임은 부드럽고 거의 힘이 들지 않게 된다.

사회적 기능은 무엇을 의미하나요?

우리는 많은 사회적 기능을 위해 손을 사용한다. 예를 들어, 우리가 말할 때 우리는 제스처를 취한다. 우리는 악수나 포옹으로 서로를 맞이한다. 우리의 사회적 존재의 상당부분은 우리가 공공장소에서 어떻게 기능하는가와 관련이 있다. 가장 흔한 사회적 활동 중 하나는 먹는 것을 포함하기 때문에, 스스로 음식을 제공하고, 음식을 자르고, 음료를 따를 수 있는 것은 사회적 기능의 한 형태이다.

의지가 사람의 일부분처럼 느껴진 적이 있나요? 사용자는 어떻게 의지를 구현하나요?

그렇다, 그것은 사용자 자신에 대한 인식에 통합될 수 있다. 시간과 신뢰가 필요한 복잡한 과정이다. 나는 종종 의지가 사람을 알아가는 것과 같다는 비유를 사용한다. 처음 만났을 때 아는 사이가 될 수 있지만 우리는 서로를 "알고" 있지 않다. 시간이 흐를수록 우리는 서로 더 친숙해지고, 우정이 생길 것이다. 더 많은 시간과 경험이 있다면 우리는 가장 친한 친구가 될 수 있다. 의지를 가지고, 우리는 의지를 알고, 의지가 어떻게 작동하는지, 그리고 의지가 우리에게 어떻게 도움이 되는지 이해해야 한다. 우리는 그것을 관리하는 법을 배운다. 시간이 지남에 따라, 우리는 그것을 소중하게 여기고 신뢰하기 시작한다. 바라건대, 그것은 어느 순간 우리의 일부가 되고 우리는 우리의 몸과 기능에서 그것의 존재와 동일시하여 우리의 "친구"가 된다.

소개: 의지 재활이란 무엇인가?
INTRODUCTION: WHAT IS PROSTHETIC REHABILITATION?

의지 재활은 많은 요소를 포함하며 의지 기술의 성공적인 사용에 필수적인 훈련에 국한되지 않는다. 개인이 팔다리를 잃었든 선천적인 차이를 가지고 태어났든 간에, 우리는 의지를 사용하는 것을 고려하기 쉽다. 일반적인 오해로는 다음과 같은 것들이 있다.

- 의지 훈련은 사용자에게 기기를 전달하는 것으로 시작한다.
- 의지는 맞춤식 소켓이 있지만, 다른 구성품들은 "시판 제품"과 유사한 표준이다.
- 상지 손실이나 선천적 차이가 있는 사람은 다른 상지 부상이나 질환과 동일한 재활 경로를 따른다.

치료사는 모집단의 제시, 다양한 기술 및 치료 단계를 포함하는 의지 재활의 많은 측면에 대해 명확하게 이해할 필요가 있다 (Latour & Vacek, 2019). 이 전문 분야에서 사용되는 주요 용어의 정의는 상자 8-1을 참조한다. 의지 훈련은 일반적으로 전문가 간 협업(interprofessional collaboration)으로 이루어지며 기술이 전달되기 훨씬 전에 시작된다. 사지 상실 또는 사지 차이가 있는 대상자는 기능 활동과 관련하여 이를 성공적으로 조절하고 적용하기 위하여 의지가 전달되기 전에 이를 준비해야 한다. 의지는 일반적으로 아래팔, 위팔, 관절 기전, 말단 장치 및 의지를 형성하기 위한 하니스 등과 같은 다른 구성 요소와 연결하는 맞춤형 소켓으로 구성된다(그림 8-1A~D). 각 의지는 사용자를 위해 개별적으로 제작된다. 장치 준비에는 다음이 포함된다.

- 다양한 기술 옵션에 대한 교육
- 소켓, 하니스 및 의지 무게 및 길이를 견딜 수 있도록 잔여 사지 준비
- 적응 전략 개발

사지 손실/차이가 있는 대상자 개인마다 사지 손실 수준이 비슷할 수 있지만 다르게 나타난다. 모든 구성 요소를 포함한 관련 기술 선택 시 및 다양한 관리 단계에서 개인의 요소를 고려해야 한다.

상자 8-1 의지 핵심 용어의 정의

특정 활동별 장치(activity-specific devices): 기능 또는 기능 유형을 위한 말단 장치이며, 종종 일상생활활동, 일 및 여가 활동을 지향한다.

생체되먹임(biofeedback): 특정 근육 기능을 조절하는 방법을 배우는 훈련 기술; 의지의 근전 제어(myoelectric control)를 개발하는 데 사용된다.

신체 동력 의지(body-powered prosthesis): 몸의 움직임에 의해 제어되거나 작동되는 의지이다.

구성 요소(componentry): 의지를 제작하는 데 사용되는 요소.

전극(electrodes): 근전기(muscle electricity)가 의지 기술을 제어하기 위해 전달되는 전도체.

외부 동력 의지(externally powered prosthesis:): 신체 밖에서 제어되거나 작동되는 의지; 근전기 의지(myoelectric prosthesis)라고도 한다.

하니스(harness): 의지를 매달거나 제어하는 데 사용되는 스트랩.

고리 탄성체(hook elastics): 신체 동력 의지의 수의적 열림 말단 장치를 제어하는 데 사용되는 탄성 밴드.

하이브리드 의지(hybrid prosthesis): 신체와 신체 외부에 의해 제어되거나 동력되는 혼합 구성 요소가 있는 의지이다.

전문가 간 협동 훈련(interprofessional): 환자/고객에게 최적화된 치료를 제공하기 위해 협력하고 지식, 기술 및 경험을 제공하는 다양한 분야의 개별 실무자 그룹을 말한다.

뼈 통합(osseointegration:): 인간의 뼈와 티타늄 기반 인공 임플란트의 표면이 만나는 구조적 연결.

과사용 증후군(overuse syndrome): 상지 후천적 상실 또는 선천적 차이가 있는 사람들 사이에서 발생하는 반대쪽 부상에 대한 유형으로, 반복적인 움직임이나 어색한 자세에 의해 발생한다. 반복적인 긴장 손상(repetitive strain injury, RSI)이라고도 한다. 증상으로는 부종, 통증, 관절의 쇠약 등이 있다.

수동 기능적 미용 장치(passive functional aesthetic device): 손처럼 보이는 고정 의지; 기능에는 안정화, 지원 및 사회적 작업이 포함된다.

패턴 인식(pattern recognition): 제어하려면 가능한 의지 이동에 해당하는 일련의 근전기 신호가 필요하며, 제어 시스템을 측정하고 이를 기록하는 데 사용한다.

환상통(phantom pain): 없는 신체 부위로부터 오는 것처럼 느껴지는 통증; 한때는 심리적인 것으로 믿었지만, 이제는 이러한 감각이 실제이고 척수와 뇌에서 비롯된다는 것을 인식한다.

환상 감각(phantom sensation): 절단되거나 없어진 사지가 여전히 부착되어 있는 느낌.

의지(prosthesis, px): 신체의 누락된 부분을 교체하거나 보강하는 인공 장치.

의지(prosthosis): 기능 상실/장애가 있는 사지를 위한 품질 및 기능에 접근하는 하이브리드 장치.

무선 주파수 식별(radio-frequency identification, RFID): 일반적으로 RFID 판독기와 태그를 포함하는 무선통신의 한 유형이다. 태그는 메모리에 저장된 정보를 가지고 있으며, 리더는 (안테나를 사용하여) 이 정보를 읽을 수 있다.

잔존사지(residual limb): 선천적 차이의 잔존사지 또는 절단 후의 잔존사지.

소켓(socket): 신체와 접촉하는 의지 장치의 부분.

어깨뼈 피부 앵커 기술(scapular cutaneous anchor technology): 기존 하니스의 대안.

표적근육재신경(targeted muscle renervation, TMR): 절단된 팔다리의 잔여신경이 새로운 근육표적을 재신경화하기 위해 전달되는 외과적 절차.

말단 장치(terminal device, TD): 손의 기능을 대체하는 상지 의지의 구성 요소. 터미널 장치에는 많은 유형이 있다. 고정 또는 가동 장치일 수 있으며, 자발적 개방 및/또는 자발적 폐쇄 조치에 액세스할 수 있다.

3D 프린트 장치(3D-printed device): 컴퓨터 보조 제조(computer-aided manufacturing, CAM)로 제작된 의지와 유사한 3차원 장치. 적층 제조라고도 한다.

수의적 닫힘(voluntary-closing, V-C): 개방된 위치에 있는 말단 장치. 사용자가 장치를 닫으려면 작동해야 한다.

수의적 열림(voluntary-opening, V-O): 닫힘 위치에 있는 말단 장치. 사용자가 장치를 열려면 작동해야 한다.

전문가 간 협동 훈련 협업 관행이란 무엇인가?

WHAT IS MEANT BY INTERPROFESSIONAL COLLABORATIVE PRACTICE?

전문가간 협력(interprofessional, IP) 치료에 대한 목표는 고객중심 진료를 제공하기 위해 통합된 고품질 팀 중심의 의료 전문가를 개발하는 것이다(Nash, Fabius, Skoufalos, Clarke, & Horowitz, 2016). **상지 손실이나 차이(upper limb loss or difference, ULL/D)**가 있는 개인을 치료하는 팀은 그 사람에 대한 지식을 가지고 있어야 하며 다양한 상지 의지 기술을 이해해야 성공이 가능하다.

팀 구성원은 상지 손실 및 손상인 사람과 가족 구성원, 의사, 의지보조기사, 수부치료사(작업 또는 물리치료사), 외과의사, 사례 관리자 또는 생명 관리 계획자, 심리학자 및 보험자/보상 출처를 포함한 고객으로 구성된다(Sheehan & Gondo, 2014; Wijdenes, Brouers, & Van Der Sluis, 2016). IP 팀 접근 방식은 전문 지식과 경험을 결합하여 구성원들이 개인에게 최대한의 독립성을 홍보하기 위해 협력적으로 일한다. 치료의 일차적인 목표는 개인에게 독립성을 되찾을 수 있는 적절한 도구와 기술을 제공하는 것이다. 상지 재활의 가장 좋은 결과는 IP 협업과 통신을 포함한다(Sheehan & Gondo, 2014; Wijdenes et al., 2016).

현대적이고 새로운 기술을 반영하는 전문 교육은 비용이 많이 들고 접근하기 어려운 경우가 많다. 일부 제조업체에서 직접 교육

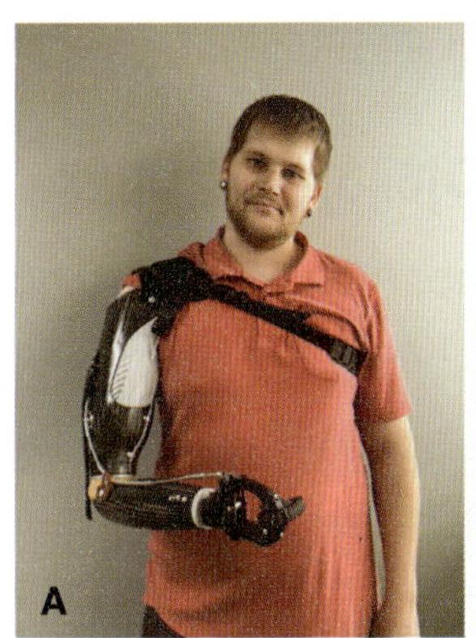
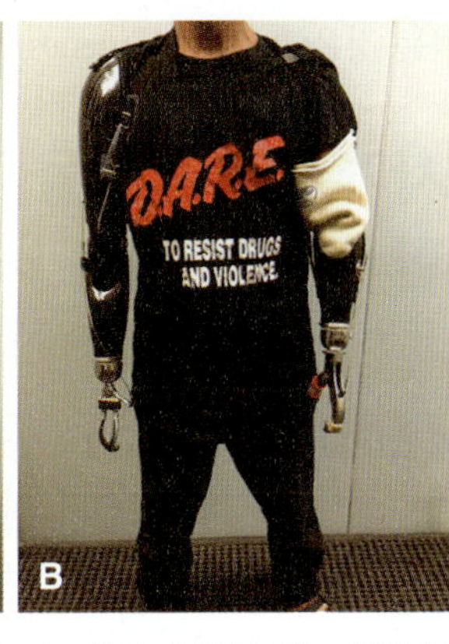

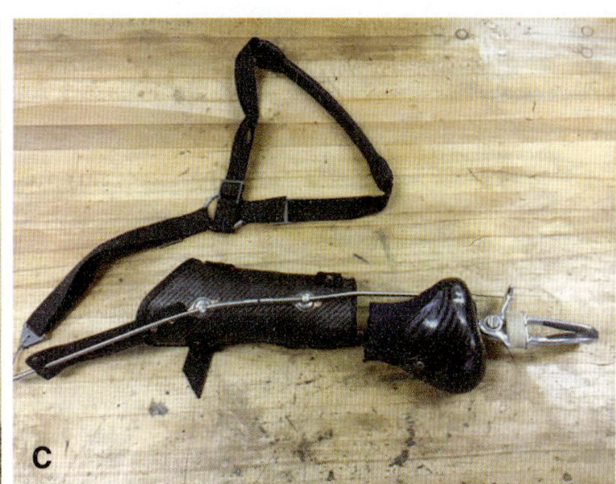
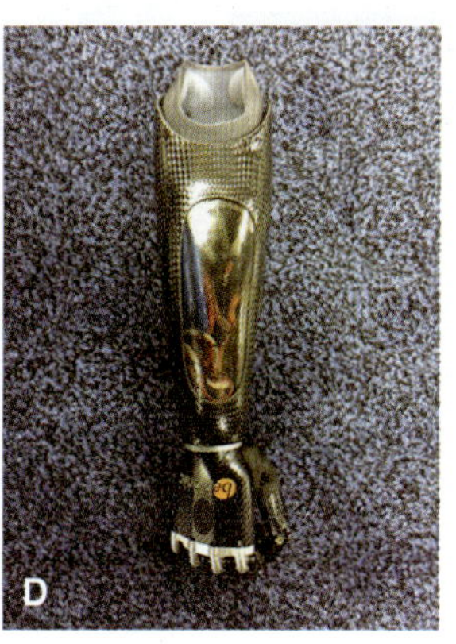

그림 8-1 A, 한쪽 손실이 있는 사용자의 신체 동력 의지. 의지는 독일 Ottobock ErgoArm, Fillauer Quick Disconnect Wrist(필라우어, LLC)가 있다. 그리고 어깨 안장과 가슴 스트랩이 있는 ToughWare V2P™ 자발적 열림 고리(JMS, Napteno, NJ). B, 이 환자는 신체 동력으로 작동하는 기술을 사용한다. 오른쪽 팔꿈치 이완 의지에는 팔꿈치 관절, 손목 굽힘 장치 및 임의 개방 말단 장치가 있다. 왼쪽 아래팔 수준 의지에는 손목 굽힘 장치와 임의 폐쇄 말단 장치(필라우어 400HD 엘보, 시에라 손목 굽힘 장치, 오른쪽 고리로는 필라우어 SS-555, 왼쪽 고리로는 TRS 그립 2S)가 있다. C, 이 의지는 제어하기 위해 케이블에 부착된 9자형 하니스를 특징으로 한다. 아래팔은 잔여 신체(residual limb)의 독특한 손목 모양을 수용하기 위한 맞춤 설계이다. 먼쪽 측면의 가장자리(필라우어 5xa 임의 개방 고리). D, 이것은 저자의 아래팔 수준 외부 동력 의지로서, 내부 구성 요소를 볼 수 있는 창으로 제작되었다(COAPT 패턴 인식 제어 기능이 있는 Ottobock becobionic hand [Duderstadt, 독일]).

과정 및 지원을 받을 수 있으며, 직업과 같은 지속적인 교육 장소에서도 교육 과정을 이용할 수 있다. Therapy.com과 MedBridge Education.com. 한 손이나 발을 사용하는 적응 전략과 보조 장치뿐만 아니라 의지 훈련과 관련된 정보는 개인이 자신의 최대 수준의 독립성을 촉진하는 방법에 영향을 미칠 수 있다.

전문 케어 SPECIALIZED CARE

상지 손실 및 선천적 장애를 가진 대상자는 전문적인 치료가 필요하며, 절단과 같은 질환을 담당하는 실무자는 기술, 절단의 특성 및 역동적인 협력에 대하여 많은 지식을 가져야 한다. 상자 8-2는 상지 의지 및 관련 훈련을 위해 의지보조기사 및 치료사를 선택할 때 고객과 실무자가 고려해야 할 질문에 대한 통찰력을 제공한다.

저자는 상지 손실 및 선천적 장애를 전문으로 하는 선도적인 의지보조기사들을 인터뷰했는데 "의지 재활에 종사하는 치료사들이 무엇을 알고, 어떻게 했으면 좋겠느냐"는 질문에 의지보조기사들은 일반적인 운동보다는 고객에게 의미 있고 개인화된 기능 활동에 더 많은 시간을 할애하는 것은 물론 더 나은 의사소통이 자산이 될 것이라고 응답하였다. 몇몇 의지보조기사는 자세, 균형, 보상 자세에 대한 인식을 개선하는 것이 특히 낙상과 관련이 있기 때문에 중요하다고 응답하였는데 전략에는 상지 의지를 착용하든 하지 않든 안전하게 넘어지는 방법이 포함되어야 한다. 다른 의지보조기사는 보다 목적 적합한 결과 측정치를 사용하여 조사결과를 보고하고 기술 및 훈련과 관련된 보상을 위한 자금에 접근하는 데 도움이 될 것이라고 언급하였다. 대부분 지역사회 치료사와의 관계를 발전시키는 것은 특히 수부 치료 평가가 의지에게도 도움이 될 수 있는 의

상자 8-2 실무자에게 질문하기

의지보조기사에게 물어볼 것

미국 면허인증 위원회(American Board for Certification, ABC)의 면허를 소지하고 있는가?
상지 의지 기술에 대한 현재 최소 5년의 경험이 있는가?
지난 1년 동안 상지 손실/차이가 있는 10명 이상의 사람에게 적합한 적이 있는가?
지난 2년 동안 어떤 유형의 외부 동력 의지를 착용했는지 명시할 수 있는가?
상지 손실/차이에 대한 광범위한 경험을 가진 치료사와 공동으로 작업하는가?
(고객이) 다른 고객과 대화하여 귀하가 제공하는 의료 서비스에 대한 의지 경험에 대해 논의할 수 있도록 준비하는가?
의지 부품 제조업체로부터 교육 및 인증을 받았는가?

수부치료사에게 물어볼 것

상지 의지 기술에 대한 현재 최소 5년의 경험이 있는가?
지난 1년 동안 상지 손실/차이가 있는 사람과 함께 일한 적이 있는가?
지난 2년 동안 당신의 중재 동안 당신의 고객이 어떤 유형의 외부 동력 의지를 사용했는지 명시할 수 있는가?
상지 손실/차이에 대한 광범위한 경험이 있는 의지보조기사와 공동으로 작업하는가?
(고객이) 다른 고객과 대화하여 귀하가 제공하는 의료 서비스에 대한 의지 경험에 대해 논의할 수 있도록 준비하는가?
당신은 의지 재활을 위한 지속적인 교육에 참여하는가?
이 분야에 정통한 다른 치료사의 상담이나 멘토링을 받을 수 있는가?
의지 부품 제조업체로부터 교육 및 인증을 받았는가?

상자 8-3 검사와 측정

기능, 제어	만족도 목록	고통, 삶의 질
근전기 제어용량의 평가	소아 절단 의지 프로젝트: 의지 만족도 목록(PSI)	팔, 어깨 및 손 측정의 장애(DASH, 빠른 DASH)
보조 손 평가(AHA)	OPUS-UEFS 만족도 하위 테스트 재활 연구소(현 셜리 라이언 능력 연구소)	피자 홀리스틱 웰니스 평가(PHWA).
환자(AM-ULA) 및 Brief-AMULA를 위한 활동 측정	인공 상지 기능 지수(PUFI)	SF-36
박스 및 블록 검사(BBT) 및 BBT 수정	트리니티 절단 및 의지 경험 척도(TAPES)	
젭슨 테일러 손 기능 평가(JTHF)	McGann 클라이언트 피드백 양식(MCFF)	
OPUS-상단 기능 상태(UEFS)		
인공 상지 기능 지수(PUFI)		
손 평가 절차(SHAP)		
한쪽 팔꿈치 아래 테스트(U-BET)		
뉴브런즈윅 대학교 의족기능시험(UNB)		

뢰인에 대한 많은 정보를 제공하기 때문에 도움이 될 것이라고 말하였다. 특정 상지 평가 및 측정에 대한 자료는 상자 8-3을 참조한다.

의지보조기사와 수부치료사의 역할

The Role of the Prosthetist and Hand Therapist

의지보조기사의 역할은 잘 맞는 의지를 제공하는 것이고, 수부치료사의 역할은 개인이 자신의 기기의 독립적인 사용자가 되도록 돕는 것이다. 치료사는 또한 제공할 가장 적절한 기술을 결정하는 데 도움을 줄 수 있으며, 고객이 기기 특징을 용인할 수 있도록 준비하고 고객이 기술에 대한 현실적인 기대치를 개발할 수 있도록 도울 수 있다(Wijdenes et al., 2016). 불행하게도 소수의 의료 제공자만이 상지의 손실 및 손상을 가진 사람의 재활에 대한 광범위한 지식을 가지고 있으며, 대부분의 치료사들은 상지절단 환자를 거의 만나지 않는다(Corathers & Janczewski, 2006). 높은 생산성 요구, 빠르게 발전하는 신기술, 그리고 끊임없이 변화하는 보상 요구 사항 때문에, 치료 전문가들이 현대 의지 기술과 수술 개입에 대해 계속 정보를 얻는 것은 어렵다(Wijdenes et al., 2016).

치료사가 의지 재활을 이해하는 것이 왜 중요한 것인가? WHY IS PROSTHETIC REHABILITATION IMPORTANT FOR THE THERAPIST TO UNDERSTAND?

이 질문에 답하기 위해서, 그것은 숫자 때문이다! 현재, 약 200만 명의 미국인들이 사지를 잃거나 차이를 보이며 살고 있다. 미국에서는 매년 약 185,000건의 절단 수술이 발생하고 있다. 하지 절단 환자는 상지 손실(upper limb loss, ULL) 환자보다 1:4의 비율로 많다(Amputee-Collition, n.d.). 손목에 새로운 상지 절단을 경험하는 미국인은 약 2,000명이다(Ziegler-Graham, MacKenzie, Ephraim, Travison, & Brookmeyer, 2008). 아래팔 수준(transradial level, TR)에서 상지 한쪽을 잃는 것은 두 번째로 흔한 절단이다.

가장 일반적인 상지 손실(ULL)은 하나 이상의 손가락의 부분 절단이다. 불행하게도, 부분적인 손 절단 수술을 받은 많은 사람들은 후속 조치 때문에 잃었고 많은 사람들은 의지 기술을 받지 못하였다. 박식한 수부치료사는 기능과 삶의 질에 영향을 미칠 수 있는 의지 옵션을 대중에게 알릴 수 있다.

문헌에 따르면 절단 환자의 75%가 **의지(prostheses)**을 사용하지만(Nielsen, 2002), 의지에 대한 거부반응이 자주 나타난다. 거절의 주된 이유로는 편안한 착용감과 의지 훈련(Atkins, 2014)에 대한 접근성이 있다. 불편하거나 무겁거나 착용자가 기기 사용을 위해 적절하게 준비 및 훈련을 받지 않은 경우 의지를 폐기할 수 있다(Atkins, 2014). 대부분의 의지 기술은 신체상과 미용을 개선할 뿐만 아니라 의미 있는 기능 활동에 대한 참여를 회복하는 데 도움이 된다(Williams, 2011).

의지 사용은 또한 반대쪽 사지를 사용함으로써 이차적인 상태를 피하는 데 도움이 될 수 있다(Ostlie, Franklin, Skjeldal, Scrondal, & Magnus, 2011). 상지 손실이나 차이(ULL/D)를 가진 사람은 영향을 받지 않은 쪽의 과도한 사용으로 인해 추가적인 손상을 경험할 위험이 있다. 한쪽 상지 손실이나 차이(ULL/D)를 가진 개인에서 영향을 받지 않는 팔의 기능에 영향을 미치는 통증과 근골격계 장애가 잘 문서화되어 있다(Burger & Vidmar, 2015; Jones & Davidson, 1999; Ostlie et al., 2011). Gambrell(2008)은 **과사용 증후군(overuse syndrome)**의 발병을 예방하기 위한 모든 팀원의 중요한 책임에 주목한 문헌을 검토하고 고객에게 과사용의 발생 가능한 위험과 그 영향을 제한하는 방법에 대해 교육하는 실무자의 책임을 강조하였다(Gambrell, 2008).

인구 건강 POPULATION HEALTH

증가하는 인구와 전문 지식의 필요성 외에도, 인구 건강 접근법(population health approach)의 아이디어는 보증된다. 상지 손실 및 손상을 경험한 많은 사람들은 의료 전문가로부터 이러한 장치에 대한 정보를 거의 또는 전혀 받지 못하였다고 보고하였다(Ampute-Colition, n.d.). 현대의 표준 의료는 종종 심리사회적 중재를 배제하지만 신체적, 정신적 건강에 영향을 미치는 이차적 조건을 다루어야 한다.

인구 건강 접근법은 건강, 웰빙, 장애 또는 추가 장애 예방의 목표를 촉진하고 고객을 교육하고 유익한 변화를 촉진하는 의미 있는 노력에 참여시키고 궁극적으로 그들에게 권한을 부여하는 것을 포함하는 다양한 건강 행동 변화 모델을 촉진한다. 이러한 개념은 신체 및 정신 건강에 영향을 미치고 더 건강한 결과에 힘을 실어주는 개입 옵션과 2차 조건의 가능성을 이해하기 위해 의지 재활과 잘 일치한다.

후천성 사지 상실과 선천성 차이의 원인은 무엇인가? WHAT ARE THE CAUSES OF ACQUIRED LIMB LOSS AND CONGENITAL DIFFERENCE?

사지 결손의 원인은 다양하다. 어린이들 사이에서 사지 결손의 주요 원인은 선천성 이상이며, 질병과 외상과 관련된 비율이 더 낮다. 선천적 차이를 일으키는 원인은 대체로 알려져 있지 않지만, 혈관 기능부전이나 혈관계 문제에 이상이 생긴다는 것이 일반적인 생각이다. 성인 인구 중 상지 손실의 69%는 전쟁으로 인한 외상으로 인한 것이다(Dillingham, Pezin, MacKenzie, 2002). 다른 원인으로는 질병(27%)이 있으며, 성인 상지 손실의 4%만이 선천적 차이로 인한 것이다. 주로 혈관 장애의 증가로 인해 2050년까지 사지 상실을 겪는 사람들의 수가 두 배 이상 증가할 것으로 예상된다(Dillingham et al., 2002; Zigler-Graham et al., 2008).

손실/차이의 정도가 기능과 만족도에 영향을 미치는가? DOES THE LEVEL OF LOSS/DIFFERENCE HAVE AN IMPACT ON FUNCTION AND SATISFACTION?

현재 용어는 해부학적 용어로 절단 수준을 설명한다. 관절 수준(손목, 팔꿈치 또는 어깨)에서의 상실은 이단(population health approach)이라고 하며, 두 관절 사이의 중간 수준의 상실은 아래팔 수준(transradial, TR) 또는 위팔 수준(transhumeral, TH)과 같은 횡단이라고 한다. 그림 8-2는 기술 구성 요소에 대한 가능한 처방과 함께 사지 결손 수준을 보여준다. 절단 수준은 기능 상실과 직접적으로 관련이 있다. 보다 근접한 수준에서 손실이 발생하면 더 많은 기술이 필요하다. 즉, 기기가 훨씬 더 많은 무게를 지탱해야 하며 각 구성 요소에는 제어와 전원이 필요하다. 이 장치가 없다면, 손실이 더 큰 사람은 남은 것, 또는 **잔존사지(residual limb)** 즉 남은 팔다리로 더 적은 일을 할 수 있을 것이다. 먼쪽 손실이 더 크면 사지에 더 큰 기능적 능력이 남아 있을 수 있다. 필요한 **구성 요소(componentry)**가 적기 때문에 장치의 무게가 줄어들 것이고 따라서 제어 및 전력 공급 기술이 줄어들 것이다(Williams, 2011). 중량은 또한 사용하기로 선택한 기술의 유형과 모든 특징에 따라 달라진다.

관절 이단 JOINT DISARTICULATIONS

더 중요한 것은 어깨, 팔꿈치 또는 손목을 통한 관절 이단이다. 이러한 수준은 특정 관절 기능을 제공하고 관여하지 않는 쪽에 대칭을 허용하는 구성 요소와 일치해야 하는 과제를 제시한다. 예를 들어, 팔꿈치의(팔꿈치 가까이) 잔여 사지를 절단하는 경우, 의수 팔꿈치 구성 요소를 위한 공간이 충분하지 않다. 의지 장치나 관절 부위가 반대쪽과 비대칭적으로 보일 가능성이 있다. 이 경우 반대쪽 팔다리보다 몇 인치 낮은 의수 팔꿈치를 가질 수 있다. 수준에 관계없이 의지는 잃어버린 움직임을 보완하는 데 도움이 되지만, 제한은 항상 남아 있을 것이다.

두 손을 가진 개인과 TH와 TR에서 각각 한쪽과 다른 한쪽의 상지 손실(ULL)을 가진 두 개인이 수행하는 나이프와 포크를 사용하여 음식을 자르는 단계를 고려한다. 위팔 수준의 손실이 있는 사람은 고정 위치에서 관절을 고정하기 위해 잠금 팔꿈치 기전이 있는 의지를 사용해야 할 가능성이 높으며, 아래팔 손실이 있는 사람은 기능을 위해 자연스러운 팔꿈치 움직임에 접근할 수 있다. 또한 말단 장치의 유형은 도구의 위치 및 파악에 영향을 미친다. 말단 장치의 수의적 열림에서 포크의 위치를 확인하려면 그림 8-3A,B를 참고하도록 한다.

횡단 손실 TRANSSECTIONAL LOSS

위팔 수준(TH) 손실이 있는 사람은 팔꿈치를 구부려 놓고 잠근 후, **말단 장치(TD)**를 건측손으로 손바닥을 위로 수동으로 회전시켜야 한다. 사용자는 일반적으로 온전한 손으로 수동으로 조작하는 굽힘과 폄을 허용하는 손목 기술을 사용할 수 있다. 반대로, 아래팔 수준(TR) 손실이 있는 대상자는 완전한 어깨와 팔꿈치 기능을 보여줄 수 있고 아래팔의 움직임이 있으며 일상생활활동(ADLs)을 수행할 수 있다. 팔꿈치를 구부리고 펴는 능력, 그리고 아래팔의 움직임에 접근할 수 있는 능력은 이점을 제공한다. 절단 수준은 의지의 사용과 상관없이 기능에 영향을 준다고 판단된다.

환상 감각 및 환상통 PHANTOM SENSATION AND PHANTOM PAIN

절단 수술을 받은 사람들은 종종 **환상 감각(phantom sensation)**과/또는 **환상통(phantom pain)**을 경험한다. 환상 감각 및 환상통증이 예상되고 정상임을 확인하는 것이 중요하다. 환상 감각은 개인이 존재하지 않는 팔다리가 여전히 존재하는 것처럼 느낄 때 발생하며 얼얼한 감각처럼 느껴질 수 있다. **환상 감각**은 시간이 지남

처방 가이드

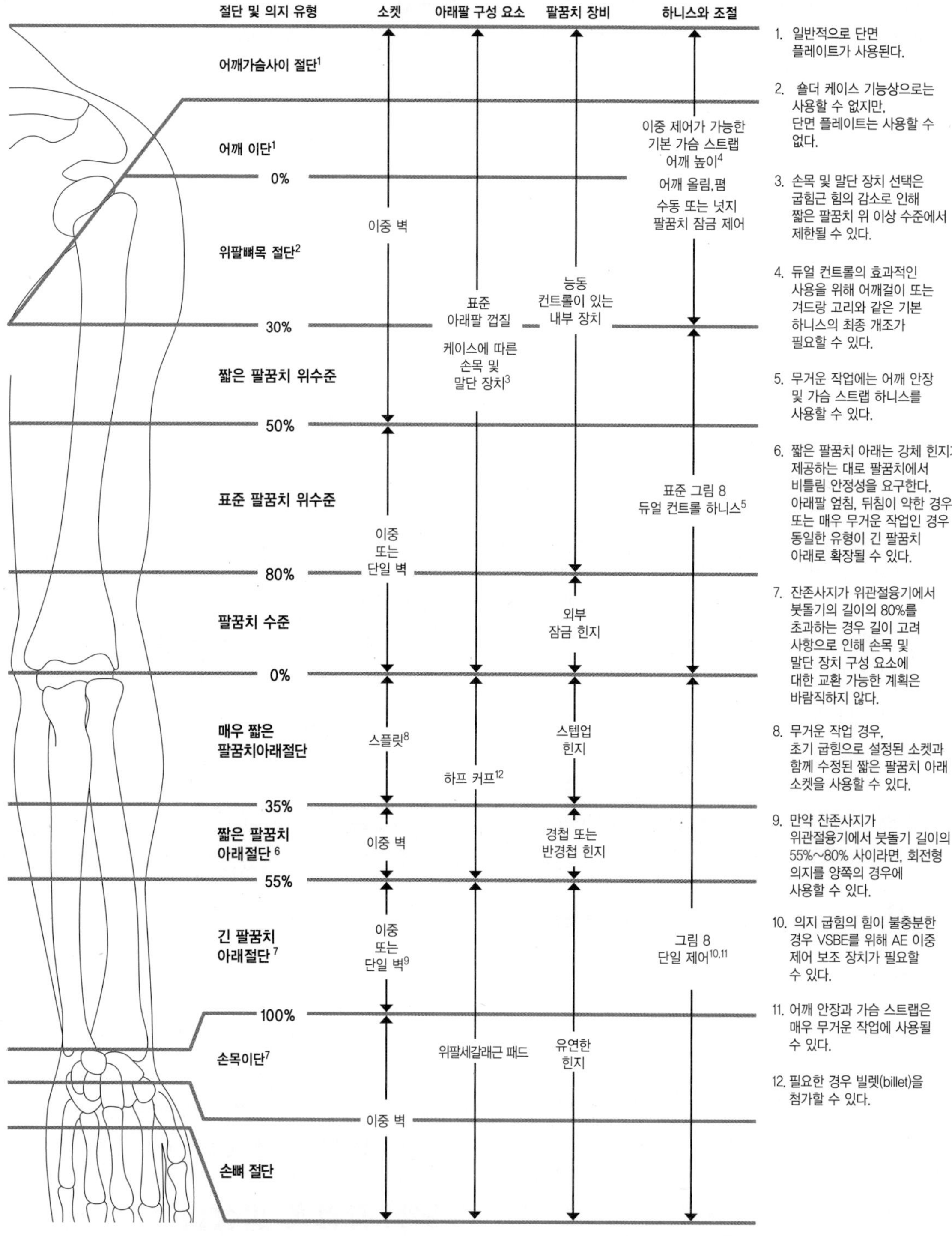

그림 8-2 분절 손실 설명자가 포함된 처방 가이드는 치료사가 손실 수준에 따라 의지 중재를 위한 적절한 선택을 하도록 안내하는 데 도움이 된다. (Table Courtesy of Fillauer, LLC. Chattanooga, TN.)

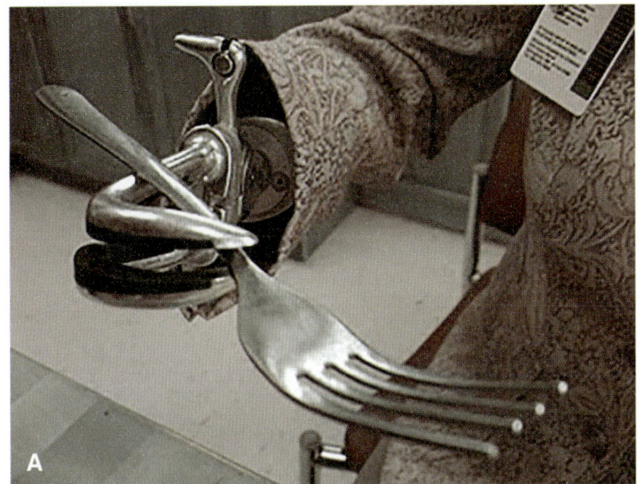

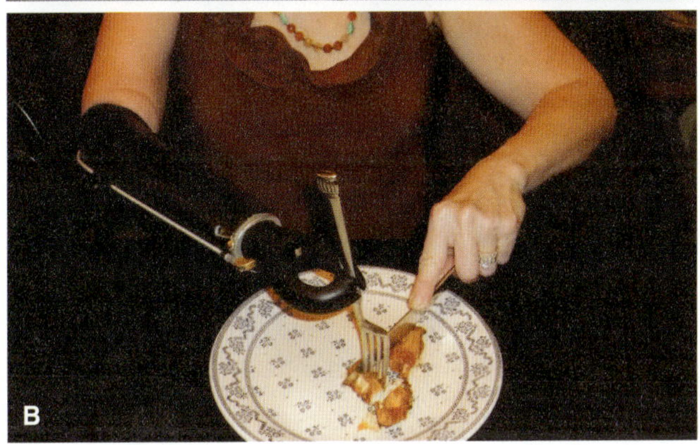

그림 8-3 A, 말단 장치의 수의적 열림에서의 포크 위치(Fillauer, LLC. Chattanooga, TN.) B, 말단 장치 수의적 닫힘(TRS Prosthetics, Boulder, CO). 이러한 말단 장치의 적절한 사용 교육을 통해 기능이 크게 향상된다.

에 따라 감소한다. **환상통**은 환상 감각과 다르며 잘 이해되지 않는다. 일반적으로 사람은 절단 후 곧 환상통을 겪지만 시간이 지남에 따라 고통은 줄어들 것이다. 절단 수술을 받은 사람의 약 80%가 환상통을 경험한다(Amputee-Collition, n.d.). 환상통을 감소시킬 수 있는 중재에는 의지의 사용, 둔감화, 거울 치료, 약물, 신경 차단, 가상 현실 활동이 포함된다. 또 다른 옵션은 이 장의 후반부에서 논의되는 표적 근육 중재이다.

의지 기술의 구성 요소는 무엇이며 그 기능은 무엇인가? WHAT ARE THE COMPONENTS TO PROSTHETIC TECHNOLOGY AND WHAT IS THEIR FUNCTION?

의지 재활의 단계를 탐구하기 전에, 기술 자체를 완전히 이해하고, 그것이 무엇을 할 수 있는지 감사하며, 실무자와 고객 모두에게 현실적인 기대를 품는 것이 중요하다. 비록 의지가 기술적으로 누락된 해부학을 대체하는 것이지만, 하나의 장치로는 인간의 자연 상지가 제공하는 기능, 신뢰성 및 미적 품질을 복제할 수 없다(Atlas of Amputations and Limb Deficiencies, 2004, 2016).

의지 기술 및 기능
PROSTHETIC TECHNOLOGY AND FUNCTIONAL ABILITY

의지 기술은 기능적인 능력을 향상시킬 수 있다. 많은 사람들에게 의지는 "도구"로 여겨지지만, 의지가 자신의 신체 일부라는 인식에 동화되는 구현의 관점이 있다(Murray, 2005, 2009). 의지가 도구이건 자아에 대한 인식이건 간에, 성공적인 통합은 현실적인 기대, 개인적 동기부여, 전문화된 훈련의 조합에 달려 있다(Bouwsema, Van Der Sluis, & Bongers, 2014).

각 유형의 의지는 서로 다른 출처에서 제조된 다양한 구성 요소들로 제작된다. 이러한 구성 요소 중 일부는 다른 제조업체에서 만든 것과 잘 일치할 수 있지만, 일부 구성 요소는 동일한 제조업체에서 만든 기술로만 작동한다. 숙련된 의지보조기사는 이러한 한계와 기회에 대해 잘 알고 있다. 의지보조기사는 각 개인에 맞는 장치를 만들 때 이러한 요소들을 고려하도록 한다. 표 8-1에는 각 의지 옵션의 기본 특징, 장점 및 단점이 요약되어 있다.

소켓 THE SOCKET

소켓은 사용자의 남은 팔다리에 밀착되기 때문에 아마도 의지에서 가장 중요한 구성 요소일 것이다. 이것은 의지와 개인의 신체 사이의 연결을 확립하고, 사용자가 물체와의 "접촉"(진동과 같은 정보)을 받아 그들의 특징 중 일부(질감, 무게, 크기 등)를 식별한다. 의지 연구자는 뼈의 돌출부와 민감한 부위를 수용하도록 수정하여 잔여 사지의 정확한 틀로 소켓을 제작한다. 탄소 흑연, 유연한 열가소성 플라스틱, 실리콘 등의 소재는 편안하고 가볍고 내구성이 뛰어난 소켓을 만드는 데 사용된다(Smith, Michael, & Bowker, 2004; Krajbich & Potter, 2016). 일반적으로, 최종 장치가 전달되기 전에 여러 개의 소켓이 시제품으로 제작되고 시험된다. 이를 통해 마모 허용성과 허용도를 높이고 잔여 사지의 형성을 용이하게 한다. 그림 8-4는 의지의 소켓을 나타낸다.

안장 THE LINERS

상지손실 및 손상을 가진 일부 환자는 의지의 편안함 및/또는 서스펜션을 제공하는 안장을 사용한다. 안장은 양말일 수도 있고 실리콘과 같은 재료로 제작될 수도 있다. 일부 안장에는 그림 8-5와 같이 의지를 잔여 팔다리에 고정하기 위한 핀 잠금 시스템(pin-lock system)이 포함되어 있다. 어떤 사람들은 안장이나 양말을 착용하지 않는 "Skin fit" 소켓을 선호한다.

하니스들 THE HARNESS

하니스는 의지를 매달고 의지를 작동시키기 위해 신체로부터 동력을 포착한다(Smith et al., 2004). 신체 동력 의지(body-powered prosthesis)는 항상 하니스를 착용해야 하지만, 대부분의 사용자들은 하니스를 착용하는 불편함에 대해 불평하고 있으며 이는 의지를

표 8-1 의지 옵션의 특징 그리고 장점과 단점

의지 옵션	장점	단점
의지 없음	• 완전한 자체 인식 및 감각 유지 • 기술이 손상된 경우 능력 • 의지 기술에 대한 비용 없음	• 제한된 기능 능력 • 양손과제 작업을 수행하기 어려움 • 보조 장치의 필요성 • 오명, 불편한 사회 상황에 기여할 수 있다 • 오랜 기간 편측(long-term unilateral)으로 상지(upper limb (UL)를 사용, 적응 또는 보상 전략으로 인한 2차 조건
수동적 의지	• 경량 • 최소(있는 경우) 하니스 • 케이블 없음 • 낮은 유지 보수 • 고정 기능: 지원, 안정화, 푸시, 유형 • 일반적으로 사회적 기능, 미적 외관을 제공하는 손	• 이해 없음 • 양손과제 작업을 수행하기 어려움 • 변색되기 쉽다 • 견고하지 않음 • 일반적으로 시각적 접근을 방해하는 손은 "투박함"일 수 있다
활동별 의지	• 경량 • 최소(있는 경우) 하니스 • 케이블 없음 • 고정 기능: 지지, 안정, 밀기, 당기기, 회전, 잡을 수 있음 • 빠른 연결 끊기 • 교차 기능 목적 • 튼튼함 • 유지 보수 및 비용 절감	• 광범위한 기능에 대한 관련성 제한 • 말단 장치 변경 필요 • 미적으로 매력적이지 않을 수 있음
신체 동력 의지	• 견고한 구조 및 기능 • 유지 보수 및 비용 절감 • 손쉬운 수리 접근 • 고유감각 • 강한 장악력(V-C) • 효율적이고 인체공학적이며 직관적인 작동(V-C) • 고리를 사용하여 미세한 모터 고정에 접근 • 쉽게 배상 가능	• 제한적/불편한 하니스 • 미학적으로 제한됨 • 하니스로 인한 기능적 작업 영역 제한 • 제한된 장악력(V-O) • 수의적 열림 개방 저항 • 손으로 제한된 시각적 접근
외부 동력 의지	• 덜 제한적인 작업 영역 • 미적 표현과 관련된 사회적 기능 • 장악력 증가 • 하니스의 부재 또는 제한적 사용 • 편안함 향상 • 현대적 매력 • 교환 가능한 구성 요소	• 배터리 유지 관리 • 중량 증가 • 견고하지 않음 • 습기, 먼지, 적당한 활동 등으로 인한 손상에 취약함 • 비용 증가 • 재충전 전 배터리 수명 • 배상 곤란

Adapted from Latour, D., & Vacek, K. (2019). Introduction to splinting: A clinical reasoning and problem-solving approach (p. 465). St. Louis, MO: Elsevier Inc.
참고: 의지 기술은 각 사용자를 위해 고유하게 제작된다. 소켓은 개인의 잔여 사지를 수용하도록 맞춤 제작됩니다. 구성 요소의 선택은 개인의 요구, 프레젠테이션과 관련하여 선택된다.

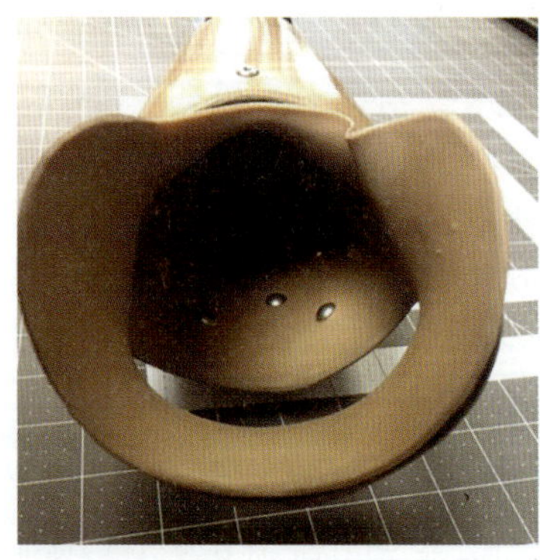

그림 8-4 부드러운 실리콘 재질로 만들어진 외부 동력 의지 소켓은 의족에서 필수적인 부분이다. 왜냐하면 소켓은 잔여 부분과 의지 자체 사이의 접점이기 때문이다. 잔여 사지에 장착하는 방법은 환자의 사용 및 순응에 큰 영향을 미친다. 따라서 장착 및 훈련 시 압력 및 힘 분배가 집중되어야 한다.

포기하는 이유 중 하나이다. 가장 일반적인 유형의 하니스에는 8자형, 9자형 및 가슴끈(그림 8-6A~C)이 있다.

8자형 하니스(그림 8-6A)는 일반적으로 후방 상부 팔을 지지하는 위팔세갈래근 커프(triceps cuff)를 포함한다. 하니스 자체는 어깨 위, 등을 가로질러 그리고 반대쪽 어깨 아래를 통과한다(Smith et al., 2004).

9자형 하니스(그림 8-6B)는 위팔세갈래근 커프를 생략하고, 하니스는 사지의 등쪽을 따라 이동한 다음 등을 가로질러 반대쪽 어깨까지 이동한다. 8자형과 9자형의 하니스 시스템은 모두 일반적으로 불편하고 무감각과 신경 압축을 유발할 수 있는 축삭고리를 건측에 가지고 있어 사용자가 과사용 문제에 훨씬 더 취약하다(Smith et al., 2004; Krajbich & Potter, 2016).

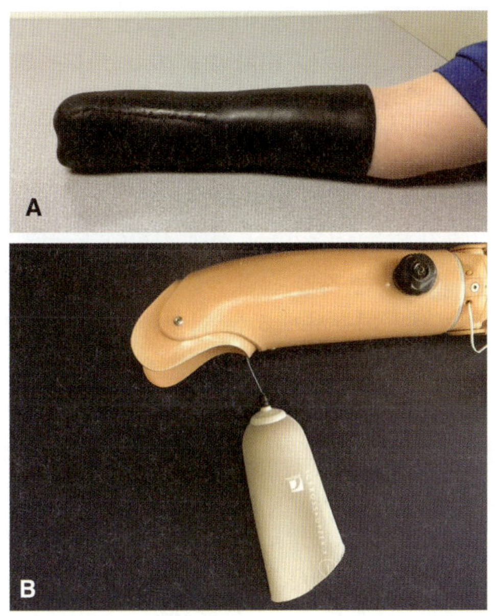

그림 8-5 A, 의지 장치의 적절한 장착 및 기능에 중요한 역할을 하는 맞춤 실리콘 안장(뉴욕 미들타운 핸드스프링 임상 서비스에서 제조한 맞춤 안장). B, 핀 잠금 안장이 있는 의지(Iceross® Upper-X 라이너, 캐나다 오수르)는 잔여 안장에 의지를 매달 수 있는 다른 방법을 제공한다.

흉부 스트랩(chest strap)(그림 8-6C)은 대체 하니스 방법을 제공한다. 이것은 등을 가로질러, 반대쪽 겨드랑이 아래, 그리고 가슴을 가로질러 이동한다. 하니스 및 옵션에 대한 자세한 내용은 이 장의 의지 섹션에서 확인할 수 있다.

케이블 THE CABLE

이 케이블은 신체 움직임으로부터 동력에 접근하여 기계적인 의지로 말단 장치를 활성화하는 데 도움이 된다. 케이블은 하니스에서 덮개를 통해 말단 장치 또는 팔꿈치까지 연결된다(Krajbich & Potter, 2016). 케이블은 종종 끊어지기 때문에 교체해야 한다. 많은 의지보조기사들은 쉽고 적시에 수리할 수 있도록 사용자에게 몇 개의 예비 케이블을 제공한다. 케이블 및 케이블 옵션에 대한 자세한 내용은 신체 동력 의지 섹션(그림 8-7)을 참조하라.

말단 장치 THE TERMINAL DEVICE

말단 장치(terminal device, TD)는 먼쪽 구성 요소이며, 가장 자주 손 또는 실용적 고리의 형태로 나타난다. 활동별 말단 장치는 도구처럼 보이거나 사용자가 지정된 작업을 수행하거나 활동에 참여할 수 있는 고유한 특징을 가질 수 있다(그림 8-8).

팔꿈치 구성 요소 ELBOW COMPONENTS

팔꿈치 구성 요소는 굽힘과 폄을 제공하며 차체 또는 외부 전원을 사용할 수 있다. 신체 동력 옵션은 작동하기 위해 어깨 으쓱 또는 전방 굽힘이 필요할 수 있으며, 다른 한 손으로 수동으로 작동하는

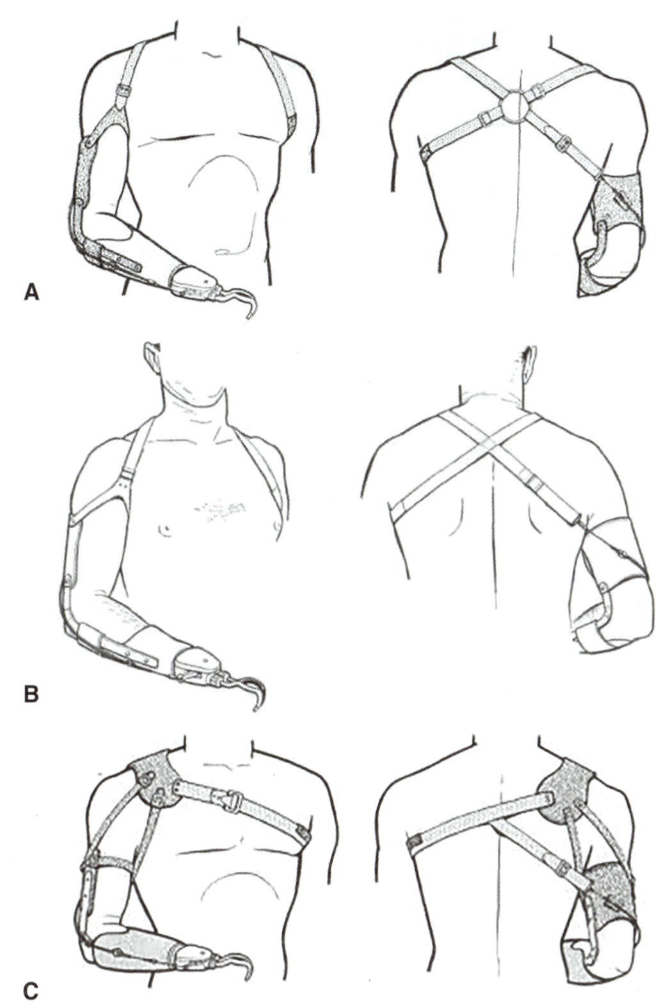

그림 8-6 A, 그림 8자형 설계 및 (B) 그림 9자형 설계. C, 이 이미지는 흉부 하니스 스트랩 설계를 보여준다. (www.oandplibrary.org에서 검색됨.)

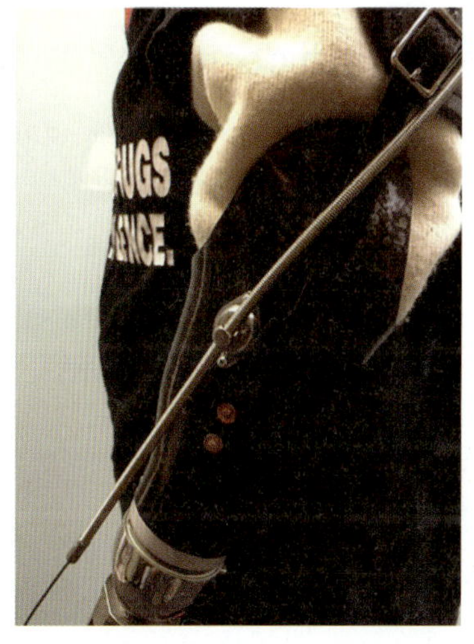

그림 8-7 아래팔 손실 환자를 위한 케이블 및 아래팔 의지; 장치의 케이블 위치와 위팔세갈래근 커프에 근접하게 이동할 때 주의한다. 이를 통해 팔꿈치 움직임을 방해하지 않고 말단 장치를 작동할 수 있다.

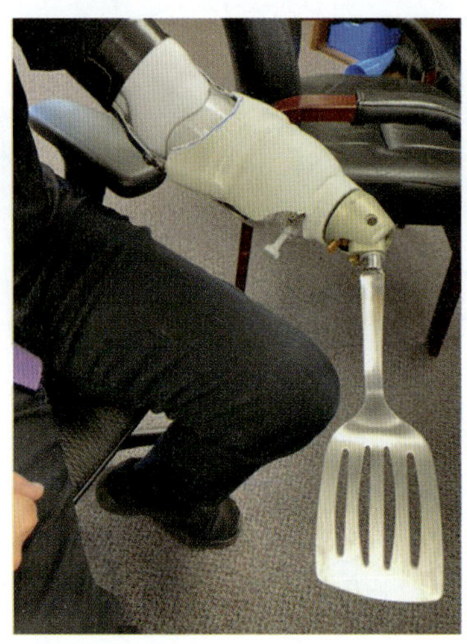

그림 8-8 활동별 말단 장치가 있는 프로토타입 의지(prototype prosthesis)(텍사스 보조 장치, 주걱 말단 장치가 있는 N-Abler V™ 손목 장치, TX, Brazoria).

풀 스위치 또는 잠금 기전이 있을 수 있다. 전기 옵션은 더 효율적이고 덜 부자연스러운 움직임을 제공할 수 있지만, 이러한 구성 요소들은 의지에 무게를 더한다.

어깨 구성 요소 SHOULDER COMPONENTS

어깨 관절은 신체 동력 및 근전기 제어에도 사용할 수 있지만, 제공되는 움직임은 전방 굽힘/폄 및 안쪽/바깥 돌림에 국한된다. 신체 동력 기술은 팔꿈치 쿡찌르기 전환(nudge switch) 또는 어깨뼈 운동에 의해 제어된다. 팔꿈치 기술과 유사하게, 전기 어깨는 본질적인 제어를 제공할 수 있지만 의지에 상당한 무게를 더할 것이다. 누적적으로, 어깨 이단 또는 어깨 가슴사이 절단(forequarter)을 가진 사람을 위한 **외부 동력 의지(externally powered prosthesis)**의 무게는 5에서 10파운드일 수 있다.

의지 옵션 PROSTHETIC OPTIONS

상지 손실 및 손상을 가진 사람을 위한 의지 옵션은 6가지 일반적인 범주가 있다. 옵션은 다음과 같다.

1. 의지 없음
2. **수동 기능적 미용 의지(passive functional aesthetic)**
3. **개별 활동 의지(activity-specific prosthesis)**
4. 케이블 동력 의지
5. 근전기 센서 및 특수 스위치가 있는 외부 동력, 전기 제어 의지
6. 다양한 유형의 조정기를 결합할 수 있는 **하이브리드 의지(hybrid prosthesis)**

사용되거나 사용되지 않는 의지의 유형에 관계없이 수용은 통합 사용과 기능 성공의 핵심 요소이다. 수용은 팔다리가 없는 수준, 현실적인 기능 기대치, 소켓과 하니스 편안함, 의지보조기사 제공자의 자신감, 그리고 지식이 풍부한 수부치료사에 대한 접근과 관련이 있다. 기술의 미용 또는 미적 외관은 대부분의 사용자에게 덜 완화적인 요소로 보인다(Stark, 2020).

의지 없음 NO PROSTHESIS

의지를 착용하지 않는 것은 항상 선택 사항이다. 상지 손실 및 손상을 가진 각 사용자는 자가 관리, 식사 준비 및 가정 관리 작업에서 독립적인 기능을 가능하게 하는 적응 전략과 보조 장치에 대해 교육을 받아야 한다. 어떤 사람들에게는 의지를 착용하지 않는 것이 최선일 수도 있고 유일한 선택일 수도 있다. 환자가 잔여 사지 과민성, 연부조직 유착, 과도한 흉터를 보이는 경우 의지를 견딜 수 없을 수 있다(Meier & Atkins, 2004). 의지를 사용하지 않는 다른 이유로는 제한된 유용성, 무게, 그리고 잔여 사지와 소켓의 불편함이 포함된다(Hill et al., 2009; Wright, 2009; McFarland, Hubbard Winkler, Heinmann, & Esquenazi, 2010).

장점은 의지를 착용하지 않았을 때 이점은 고유감각 입력(그림 8-9)을 포함한다. 단점으로는 제한된 기능 능력, 양손과제의 어려움, 그리고 반대측 사지의 과사용 증후군, 신경 포착 또는 혈관 손상의 발생 가능성이 있다(Jones & Davidson, 1999) (Gambrell, 2008; Ostlie et al., 2011). 일부 사람들이 의지를 착용하지 않는 이유는 여러 가지가 있을 수 있지만, 더 일반적인 이유 중 일부는 다음과 같다.

- 인공 삽입물 옵션에 대해 잘못 알고 있다.
- 의지 기술이나 훈련으로 부정적인 사전 경험
- 자금이 부족하다 또는 지원 보험 승인 부족
- 최적의 의지 적합성과 과민성 감소를 위한 수술 받기를 꺼린다 (Amputee-Collition, n.d.)

수동 기능적 미용 의지 PASSIVE FUNCTIONAL AESTHETIC PROSTHESIS

수동 기능적 미용 의지는 자연스러운 손이나 손가락처럼 보이지만 본질적으로 정적인 장치이다. 부분적인 손 상실이 있는 사람의 경

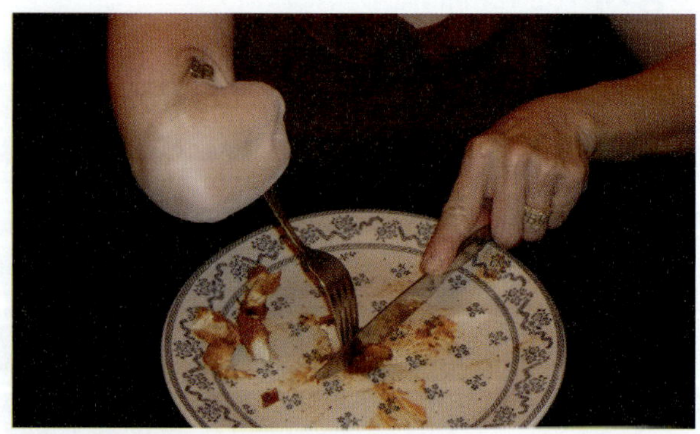

그림 8-9 음식을 자르는 직업은 의지 없이 수행된다.

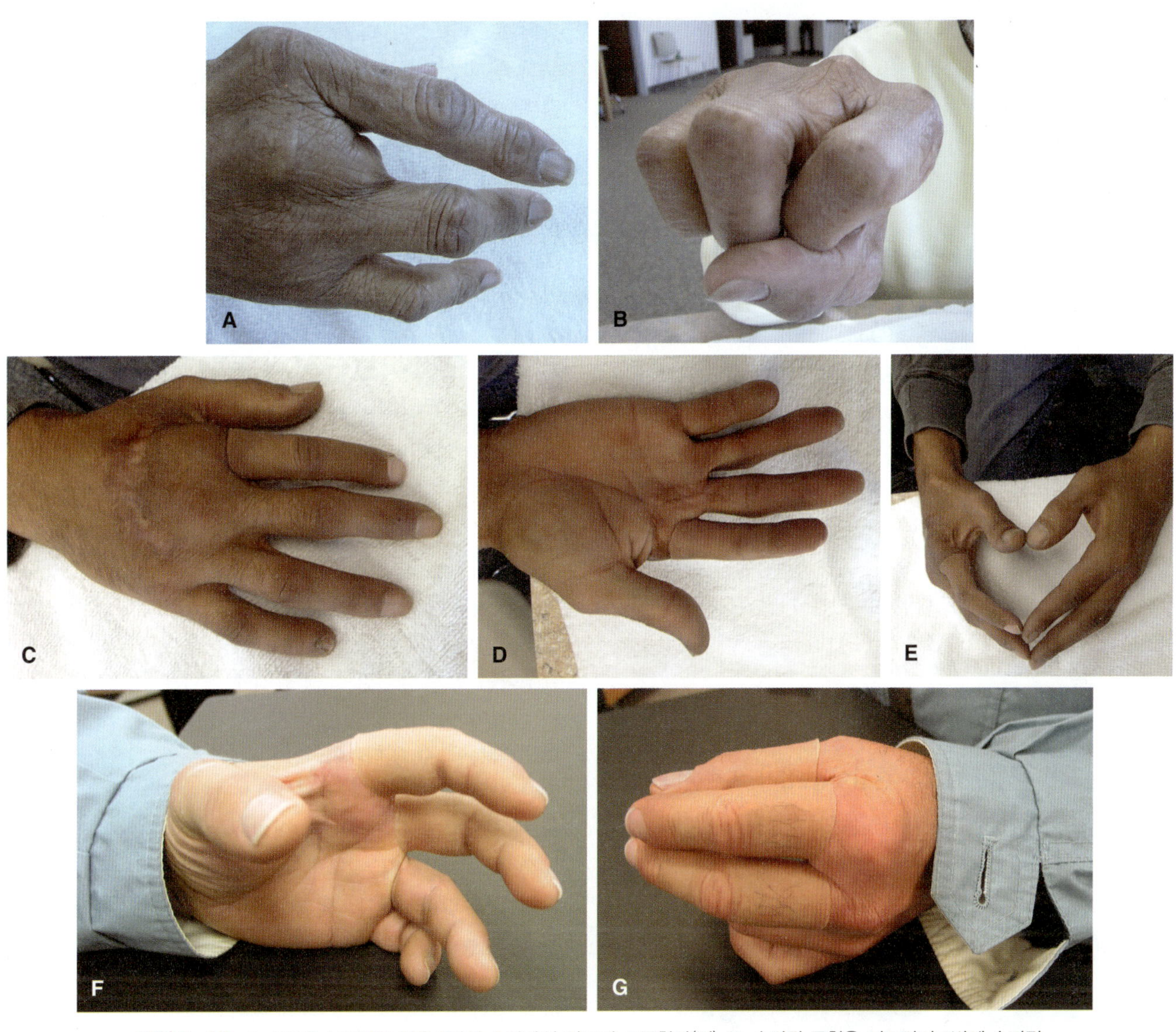

그림 8-10 A, 3번째 손가락을 잃은 2번째 손가락의 이동에 주목한다(폄). B, 손가락 굽힘을 시도하면 2번째 손가락의 노뼈 방향 곁인대에 무리를 느낄 수 있으며, 시간이 지남에 따라 2번째 손가락 MCP 관절이 불안정해지고 불편해진다. C, 수동적 심미적 기능적 손가락, 손등 보기; PIP 관절의 등쪽 주름 및 인접한 손가락과 근접하게 일치하도록 손톱까지의 세부 사항을 메모한다; (D) 손바닥 보기. E, 손가락의 기능적 움직임은 다음과 같이 표시된다. 사용자가 "하트 핸드(heart hands)"를 만들고 있다. F 및 G, 엄지손가락, 2번째, 3번째 손가락의 손실을 보상하기 위해 여러 개의 미용 의지가 가벼운 기능적 쥐기 및 놓기에 사용된다. 미용 의지는 또한 손의 미용적 외관을 개선하는 데 도움을 준다(고화질 실리콘 복원, 의지 아트웍스 LLC. 딩만스 페리, PA).

우 수동 의지는 팔꿈치, 아래팔 및 손목의 움직임을 유지했기 때문에 팔꿈치 말단에 대한 일반적인 선택 사항이 될 수 있다. 수동적 심미적 손가락의 예는 그림 8-10에서 볼 수 있다. 이 의지는 다른 다른 손가락과 섞여서 잃어버린 부분 손가락을 덜 뚜렷하게 만들기 때문에 사회적 기능을 제공한다. 이는 또한 남아 있는 신체형태(residual anatomy)의 기능을 보존할 수 있어 더 이상 점유하지 않는 공간으로의 이동을 최소화할 수 있다(그림 8-10A~G).

수동 기능적 미용 말단 장치(passive functional aesthetic terminal device)는 위팔 수준, 어깨 또는 어깨가슴사이 수준과 같이 몸쪽상실이 더 많은 사람을 위한 하이브리드 의지의 구성 요소일 수 있다.

이러한 말단 장치들은 미적으로 보일 수 있지만 지원, 안정화, 물체 밀기 및 사회적 기능을 제공하는 것과 같은 어느 정도의 기능을 제공한다. 또한 그림 8-9의 손가락은 음식물 절단하는 작업을 의지 없이 수행되고 있다. 수동 의지는 타이핑, 가벼운 물체(문서 또는 문서) 운반 또는 자동차 기어 변속 작동과 같은 활동을 보조하도록 조정될 수 있는 전기자(기어 와이어)가 장착될 수 있다. 수동손 의지(passive hand prosthesis)는 대칭성, 체중을 지탱하고 중간선에 접근할 수 있기 때문에 생후 4개월 정도의 유아를 위한 첫 번째 의지로 종종 사용된다. 수동적 기능적 미용 의지(passive functional aesthetic prosthesis)는 경량화, 최소(있는 경우) 하니스팅, 케이블 부족, 자연스러운 외관 및 낮은 유지보수를 포함하여 많은 이점을 가지고 있다. 단점으로는 능동적인 쥐기의 부족과 일부 두 가지 수동 작업을 수행하는 데 어려움이 있다(McFarland 등, 2010).

개별 활동 의지 ACTIVITY-SPECIFIC PROSTHESIS

많은 사람들은 개별적으로 활동에 참여하거나 특정한 일을 완수할 수 있는 것에 관심이 있다. 때때로 치료사는 특정 기능을 수행하기 위해 커프 또는 기존 말단 장치에 부착할 수 있는 열가소성 플라스틱 또는 기타 재료로 도구를 제작할 수 있다. 때로는 특정 말단 장치 또는 보다 개별화된/정밀한 적응을 얻기 위해 의지보조기사와의 협업이 필요할 수 있다. 개별 활동에 필요한 상지 의지 기술은 일반적으로 정적이다. 말단 장치는 손목에 부착되며, 이 기능이 식사, 개인위생과 같은 개인 관리 작업, 요리, 목공 및 원예와 같은 도구 작업 및 다양한 여가 활동을 포함할 수 있는 개별 활동을 수행할 수 있도록 한다(TRS, n.d)(그림 8-11A~C).

교차 기능 Crossover Functionality

일부 장치에는 "교차(crossover)" 기능이 있다. 예를 들어, 쇼핑 카트, 유모차 또는 잔디 깎는 기계의 손잡이를 잡기 위해 사용되는 장치 또는 자전거 타기 위한 장치 또한 사용될 수 있으므로, 기능적 외피 기술(functional envelope of the technology)을 향상시킬 수 있다. 표 8-2는 교차 기능을 제공하는 특정 장치를 검토한다(TRS, n.d.). 활동별 장치는 종종 견고하고 가벼우며 빠른 출시를 제공한다. 특정 활동별 의지는 일반적으로 하니스 또는 케이블이 필요하지 않으며 유지관리가 적게 필요하다. 개별 활동 의지(activity-specific prosthesis)는 안장(그림 8-5B) 또는 네오프렌 슬리브의 핀 잠금 스타일로 매달릴 수 있다.

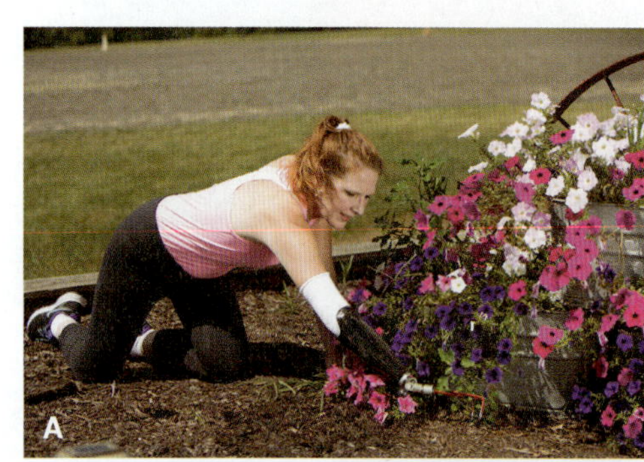
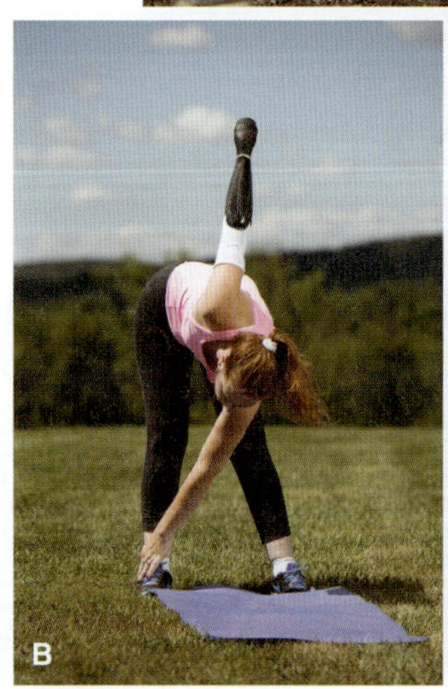
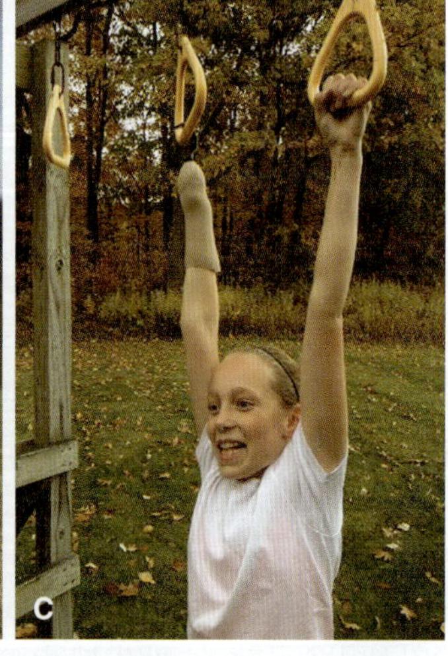

그림 8-11 A~C, 기능적 외피를 묘사하는 활동별 의지(텍사스 보조 장치, N-Abler II™ 손목 장치, 핸드 컬티베이터 말단 장치, TX)

케이블 드라이브—신체 동력 의지 CABLE DRIVE—BODY-POWERED PROSTHESIS

신체 동력 의지(body-powered prosthesis)는 비교적 가볍지만 강한 장치로 이해력을 제공한다. 그림 8-12A~C는 부분적인 손 상실을 가진 사람을 위한 신체 작동 의지 기술의 예를 보여준다. 이러한 기술은 자기관리, 가정관리, 업무 및 여가를 위한 커뮤니티 탐색에 필요한 다양한 활동을 수행할 수 있는 기능을 제공할 수 있다.

몸쪽 손실이 더 많은 사람의 경우 일반적으로 반대쪽 어깨에서 발생하는 신체 움직임 말단 장치에 동력을 공급한다. 더 높은 수준의 손실이 있는 개인의 팔꿈치 기능은 관련된 사지의 어깨 으쓱에 의해 작동될 수 있다. 이러한 움직임은 케이블에 장력을 발생시켜 말단 장치를 열거나 닫는다(그림 8-13).

케이블은 말단 장치에서 의지의 먼쪽 측면에 부착되고, 팔꿈치 가쪽에서 안정화되는 덮개를 통해 이동하며, 하니스에 부착된다. 신체 동력 말단 장치는 외관이 실용적이거나 손 모양일 수 있지만, 둘 다 기능을 제공한다. 치료사는 상지 손실 및 손상을 가진 대상자에게 하니스 유형, 케이블, 팔꿈치 단위, 손목 단위, 말단 장치와 같은 기본 구성 요소의 이름을 교육한다.

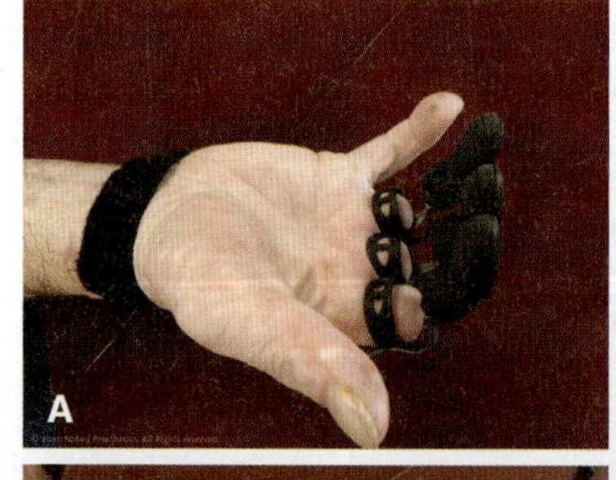
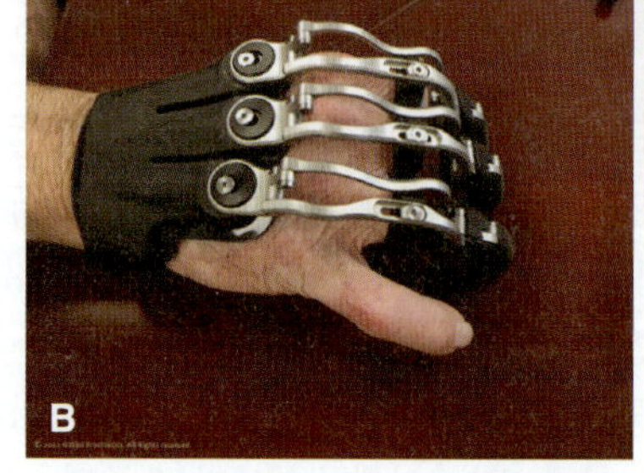
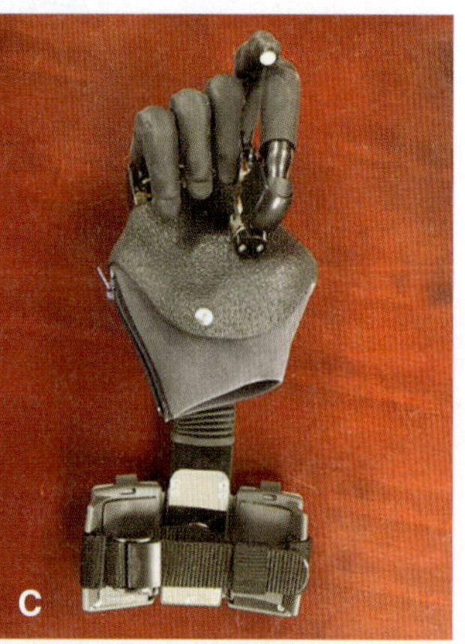

그림 8-12 A 및 B, 신체 작동 부분 핸드 장치(Naked Prostitics MCPDrivers™). C, 외부 동력 부분 핸드(i-Digits™ Quantum-Osur, 캐나다 Osur).

표 8-2 **교차 기능(crossover function)이 있는 개별 활동 의지 장치**

장치	활동	TRS 기본 설계 사용	크로스오버
기준 시리즈(Crossover Function)	• 소형에서 중형 직경의 손잡이를 잡는다. • 피벗을 통해 스티어링, 제어력 향상	• 자전거 타기(도로 및 평지)	• 밀기/당기기 • 쓸기/갈기 • 조정하기(steering)
드래곤(Dragon)	• "도넛 구멍"을 통해 폴드 스타일 관리 핸들을 고정할 수 있다. • 개체와 느슨하게 상호 작용한다. • 자유로운 이동 허용	• 무술	• 집안관리 • 재산관리 • 등반 오르기 • 조정하기
나선(Helix)	• 성형, 고성능 폴리우레탄, "DNA" 헬리컬 형상 • 짧은 원통형 또는 긴 원통형 핸들 그립의 제어에서 손을 잡는 동작을 반복한다. • 고유한 힘과 유연성, "반사", 에너지 수집, 저장 및 방출 작용으로 손과 팔뚝처럼 "느낌"	• 직업-직업용 의지	• 특히 라크로스(lacrosse), 하키(얼음, 거리 및 필드), 긁기, 삽질, 정원 도구와 같은 긴 손잡이 또는 "막대"를 사용하는 개별 활동에 유용하다. 소형 정원 도구와 더불어 냉각수 호스 제어 • 발견되지 않은 많은 "용도"
ISHI 와 F-ISHI	• 조정 가능한 그립 • 스트랩으로 안정적이고 안전하다.	양궁 낚시	몸단장(grooming) 손잡이가 있는 물체(handled objects) 잡기
멀티 D(Multi-D)	• 조정 가능한 그립 • 스트랩으로 안정적이고 안전하다. • 더 큰 • 더욱 견고함	• 다목적	• 집안관리 • 마당작업 • 손잡이가 큰 물체를 잡기 • 바다 낚시
스윙어(Swinger)	물체와의 느슨한 인터페이스로 자유로운 이동 가능	체조	운반 등산 조정하기 낚시
랩터(Raptor)	교체 가능한 쿠션 및 비마모 용도를 위한 보호 팁과 표면에 대한 더 큰 마찰 제어 기능을 갖춘 고강도 대형 "#7" 모양의 티타늄 리프팅 및 지지 단자 장치. 독특한 피벗 동작으로 리프팅, 서포트, 클라이밍 등의 다재다능성 향상	실내외 암벽 등반 및 체육관 등반	무거운 짐을 들어 올리고 운반하고 싶은 작업. 리프팅 베니어 목재, 패널 등의 취급

TRS 의지소에서 재인쇄되었다. (2019). TRS 고성능 의지 제품 카탈로그. https://www.trsprosthetics.com/wp-content/uploads/2019/01/WebCatalog-JANUARY2019.pdf에서 검색하였다.

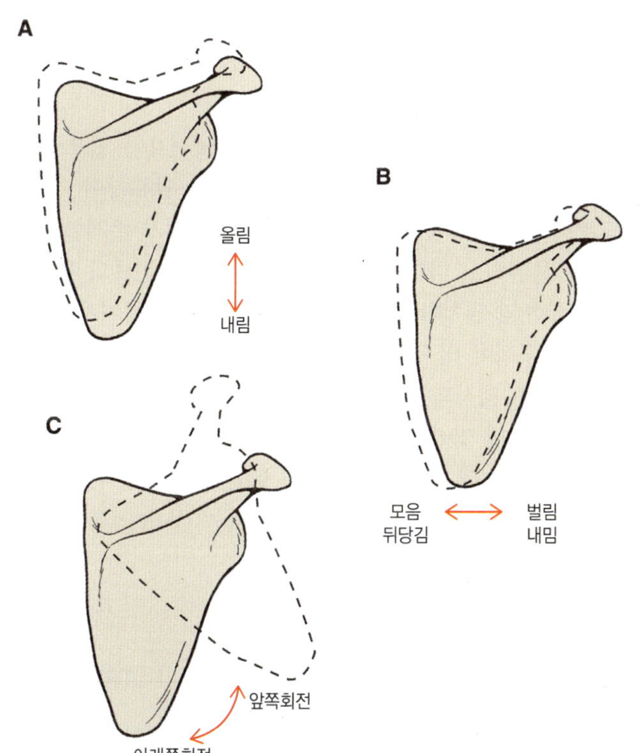

신체 동력 의지의 장점은 동력 접근성, 강력한 기능 및 구성, 유지 보수 및 수리 비용 감소, 고유감각 입력 증가 등이다. 단점에는 많은 사람에게 제한적이고 불편한 하니스(종종 포기 원인)가 포함될 수 있다. 정중선을 가로질러 반대쪽 어깨 주위에 닿을 내리기 때문에 신경에 걸릴 가능성이 있다. 게다가, 하니스는 옷을 잡아당겨, 왜곡된 미적 외관을 주고, 기능적 외피를 제한한다. 신체 동력 말단 장치는 일반적으로 외부 동력 의지보다 무게가 덜 나가는데, 이는 근전기 신호를 작동하고 장치에 전원을 공급할 수 있는 제어 및 배터리 기술이 부족하기 때문이다.

하니스 설계에 관계없이 흉곽출구(thoracic outlet)에 충돌하거나 과도한 힘을 가하지 않고 말단 장치를 작동할 수 있을 만큼 충분히 안전해야 하지만 어깨를 포함한 팔의 편안함과 자유로운 이동이 허용되어야 한다. 장기간 착용하고 부적절하게 착용하면 불편함이나 물리적 손상이 발생할 수 있다. 하니스는 기능적 외피(functional

그림 8-13 터미널 장치에 힘을 전달하는 데 사용되는 신체 동작 어깨뼈 (A) 올림/내림; (B) 벌림/모음; (C) 앞쪽/아래쪽 회전. (Hamill, J., K., Derrick, T. (2015). *Biomechanical basis of human movement* (4th ed.). Philadelphia, PA: Wolters Kluwer)

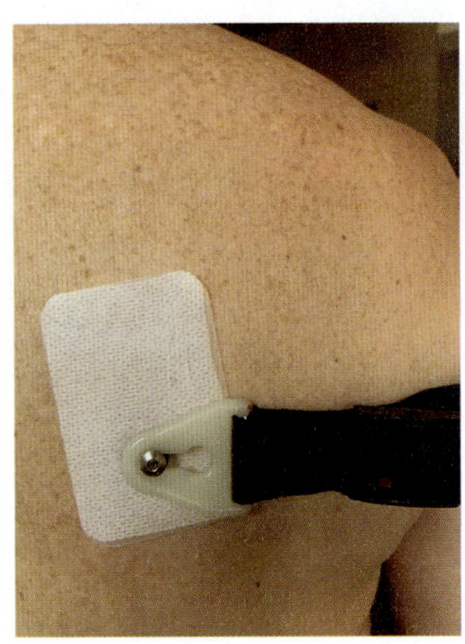

그림 8-14 위팔 수준 의지에 연결된 날개뼈 피부 앵커.

envelope)를 제한한다. 정중선에서 작업할 수 있는 사용자 앞 공간뿐만 아니라 뒤쪽(앞치마 묶기 등)까지 도달하여 말단 장치를 작동시킬 수 있다. 신체 동력 의지를 사용하면 주로 제한적인 하니스 때문에 머리 위, 등 뒤, 그리고 땅 근처로 기능을 제한할 수 있다. 사용자가 말단 장치를 작동하기 위해 하니스의 안정성을 위해 멀쩡한 상지의 위치를 고려하고 작업 완료를 위해 해당 상지의 움직임에 접근해야 하기 때문에, 반대쪽 하니스에는 전략적 운동 계획이 필요하다(Atkins & Meier, 2011; Krajbich & Potter, 2016).

전통적인 하니스링의 대안으로는 **어깨뼈 피부 앵커 기술(scapular cutaneous anchor technology)**이 있다(Latour, 2016). 이 간단한 기술은 의료용 저알레르기 테이프를 사용하여 등에 부착하여 의지를 제어하기 위한 사지 손실/차이와 같은 쪽의 어깨뼈 동력에 접근하여 반대쪽 겨드랑이의 불편함을 제거한다(그림 8-14). 이것은 머리 위, 허리, 등 뒤, 그리고 땅 가까이에서 기능을 허용함으로써 기능적 외피를 증가시킨다. 이 기술은 동력과 제어가 일방적으로 발생하기 때문에 보다 직관적인 운동 계획을 가능하게 한다.

하니스 및 케이블이 함께 작동하여 위팔뼈 굽힘을 사용하여 기계적인 의지를 활성화한다(Krajbich & Potter, 2016). 말단 장치는 손이나 고리 중 하나의 먼쪽 구성 요소이다. 대부분의 신체 동력 의지는 세 손가락 집기(palmar pinch) 패턴으로 여닫는다. 의지 고리는 말단 장치의 위치에 따라 측면 또는 손끝 집기(tip pinch) 패턴으로 고정된다.

수의적 열림 및 수의적 닫힘 시스템
Voluntary-Opening and Voluntary-Closing Systems

손과 고리는 **수의적 열림(voluntary-opening, V-O)**과 **수의적 닫힘(voluntary-closing, V-C)**의 두 가지 제어 시스템에서 사용할 수 있다. 이들은 동일한 제어 시스템을 사용하는 한 상호 교환이 가능하다.

수의적 열림(V-O)

수의적 열림 장치는 닫힌 위치에 있으며 사용자는 **고리 탄성체(hook elastics)**의 저항에 대해 개방 작업을 한다. 이 닫힘은 제어 장치를 느슨하게 하고 탄성 밴드가 개방된 말단 장치를 닫힘 위치로 당길 수 있게 함으로써 달성된다. 수의적 열림 기술을 사용한 쥐기 강도는 사용되는 탄성 밴드의 수에 따라 달라진다. 각각의 탄성 밴드는 대략 1에서 1.5파운드의 힘과 같다. 그러나 사용자는 반대쪽 어깨를 앵커로 사용하여 말단 장치를 열기 위해 이 힘에 대항하여 작업해야 한다.

수의적 닫힘

수의적 닫힘 장치는 열림 위치에 배치되며, 이는 자연스러운 손과 유사한 정지 위치이다. 사용자는 장치를 닫는 작업을 하며 어린이의 손을 잡기 위해 가볍게 잡거나 핸드백을 잡기 위해 더 강하게 잡든 원하는 그립 강도를 조절할 수 있다. 지속적인 닫힘을 위해 에너지를 절약하는 잠금 시스템을 설치할 수 있다. V-C 시스템은 사용자에게 기능 접근에 대한 부하를 덜 주지만 그립 강도가 증가하기 때문에 더 높은 효율성을 제공하는 것으로 보인다. V-O 및 V-C 장치의 기능을 모두 통합한 새로운 기술이 등장하고 있다.

모든 말단 장치는 장단점이 있다. 손 말단 장치는 미적으로 더 보기 좋게 보일 수 있지만 4번째, 5번째 손가락은 움직이지 않는다. 손은 부피가 크고, 시야가 가려져 기능을 해치고, 청결 유지가 더 어렵다. 고리 말단 장치(hook TD)는 부피가 덜 크고, 미세운동을 성공적으로 허용할 수 있고, 시각적 입력에 접근할 수 있으며, 내구성이 더 높다. 다만 손 같은 말단 장치보다는 미적 매력이 떨어질 수 있다.

말단 장갑

손 말단 장치(hand TDs)는 화장용 커버인 글러브를 필요로 한다. 장갑은 라텍스 또는 실리콘 재질로 제작되며 탈부착이 가능하고 교체도 가능하다. 두 종류의 장갑 사이에는 차이가 존재한다. 라텍스 장갑은 튼튼하고 다양한 색상으로 나온다. 글러브의 음영은 사용자의 피부톤과 일치한다. 라텍스 장갑은 쉽게 얼룩지지만 실리콘 장갑보다 내구성이 더 강하다. 실리콘 장갑은 사용자 개개인의 특징에 맞게 맞춤 제작되었다. 하지만 라텍스 장갑보다 더 비싸고 깨지기 쉬우며 쉽게 찢어진다. 절단 수술을 받은 사람들은 일반적으로 실리콘 글러브가 실물처럼 생겼기 때문에 선호한다. 이러한 장갑은 더 비싸고, 이를 위한 자금을 조달하는 것은 어려울 수 있다(그림 8-15).

외부 동력 의지
EXTERNALLY POWERED PROSTHESIS (MYOELECTRIC)

근전기 의지리고도 불리는 외부 동력 의지(externally powered prosthesis)는 또 다른 의지 옵션이다. 이 장치는 잔존사지(residual

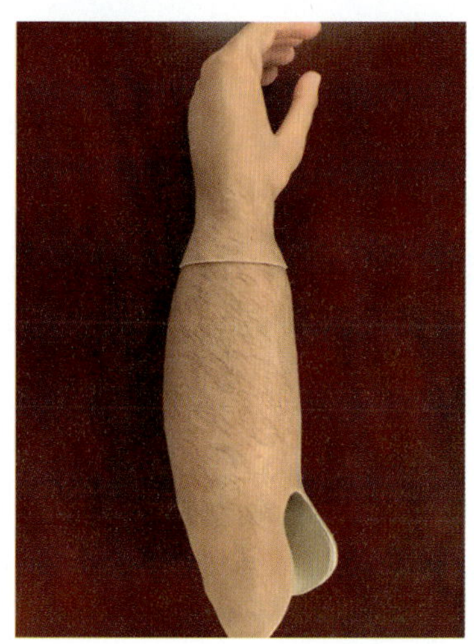

그림 8-15 수동적 미용 장갑이 장착된 의지(i-Limb®Quantum-Osur, 손으로 고화질 Livingskin™실리콘 장갑 및 아래팔 피부로 덮인, 캐나다 Osur).

limb)의 근육에서 전송된 근전도(electromyographic, EMG) 신호로 작동한다. 근전기 의지의 유익한 특징으로는 무한한 작업 영역, 기능적 미적 복원, 악력 증가, 하니스 제거, 편안함 증가, 상호 교환 가능한 구성 요소 및 개별화된 맞춤 제작이 있다. 가능한 경우 근전기 조절을 사용하지만, 말단 장치 및 새로운 외부 제어와 관련하여 비용 문제(reimbursement challenges)가 발생한다(Corbett, Perreault, & Kuiken, 2011). 근전기 의지의 단점은 무게, 비용, 유지 보수 및 손상 위험을 포함한다. 외부 동력 의지는 소켓, 아래팔 덮개(residual limb), **전극(electrodes)**, 배터리, 장갑, 말단 장치 등 다양한 구성 요소로 구성된다(그림 8-16).

대부분의 근전기 의지 장치는 하니스(harness)를 필요로 하지 않는다. 그러나 전극과 근육 신호의 접촉을 맞추고 유지하는 것이 어렵거나 체중 감소 또는 높은 수준의 손실과 같은 다른 요인으로 인해 소켓이 느슨한 경우, 하니스 시스템이 필요하다. 하니스 시스템이 제거되거나 최소화되기 때문에 기능적인 작업 영역은 신체 동력 의지에 비해 머리 위, 등 뒤, 지면 근처까지 확장된다. 어깨뼈 피부 앵커를 전극과 안장 변환기(linear transducers)를 고정하는 데도 사용할 수 있다. 이는 기능적 외피(functional envelope)를 제한하지

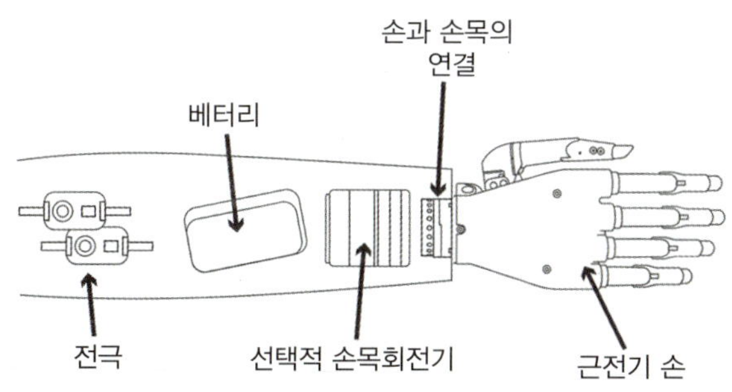

그림 8-16 이 다이어그램은 외부 동력 의지의 구성 요소를 보여준다. (사진제공: Ossur Touch Solutions, Ossur, Canada.)

않기 때문에 설득력 있는 옵션일 수 있다(Latour, 2016).

외부에서 동력되는 인공 소켓은 EMG 신호를 감지하는 유연한 소켓의 벽에 장착된 전극을 포함하고 있기 때문에 독특하다. EMG 신호는 의지의 모터를 자극하여 원하는 운동을 생성한다. 상지 손실 및 손상을 사용하는 고객을 위한 의지 기술은 지난 10년 동안 주로 구성 요소, 소켓 제작, 장착 기술, 서스펜션 시스템 및 전원 및 전자 제어 소스와 관련하여 극적으로 변화하였다(Esquenazi, Meier, & Sears, 2002). 제어 시스템은 팀 협업을 통해 결정된다. **패턴 인식(pattern recognition)** 및 **무선 주파수 식별(radio-frequency identification)**뿐만 아니라 단일 또는 이중 위치 제어 시스템도 사용할 수 있다.

단일 위치 시스템(single-site system)은 환자가 전극 위치에 대해 두 개의 분리된 근육과 반대되는 근육의 제어를 구별하고 분리할 수 없는 경우에 사용된다. 이는 어린 자녀와 같이 이중 위치 시스템(dual-site system)을 인지적으로 제어할 수 없는 환자나 새로운 사용자에게 유용할 수 있다(Bouwsema et al., 2014; Browers et al., 2014; Egermann, Kasten, & Thomsen, 2008).

두 개의 분리된 근육 수축에 의해 활성화되는 이중 위치 제어 시스템(dual-site control system)이 단일 위치 시스템보다 선호된다. 전극은 안장에 내장되어 접촉, 지지 및 편안함을 제공할 수 있다. 다른 대부분의 경우, 양말은 근육과 전극 사이의 연결을 방해하기 때문에 신지 않는다. 근육은 팔과 손을 움직이기 위해 자연스럽게 함께 일하는 경향이 있다; 근육은 독특한 방식으로 근전기(myoelectricity)라고 불리는 작은 양의 전기 활동을 생성해서 수축한다.

패턴 인식 Pattern Recognition

전기적 활동의 패턴은 각 움직임마다 고유하며 피부 표면에 배치된 전극에 의해 감지된다. 상지의 손실이나 차이가 있는 경우, 잔여 근육은 이러한 신호 패턴을 생성할 수 있다. 특수 소프트웨어는 신호를 해석하여 의지의 팔과 손의 움직임을 제어한다. 명령 신호는 각 사용자에게 고유하고 직관적일 수 있으며, 이 기술은 여러 의지 운동을 보다 효율적이고 정확하게 제어할 수 있다. 패턴 인식은 해석하기 위해 여러 개의 근전기 신호에 접근할 수 있을 때 가장 잘 작동하므로 전극 배치는 기존의 단일 또는 이중 위치 의지와 같지 않다. 이 시스템은 전극 반구 접점(electrode dome contacts, 원격 전극)과 단일 와이어 배열을 사용하여 8개의 근전기 신호를 읽을 수 있다. 패턴 인식은 현재 손목에 가까운 수준에서 상지 손실 및 손상을 가진 개인에 의해 사용되는 소켓 및 이해 제어 시스템 내에서 좋은 피부-전극 접촉이 필요하다.

무선 주파수 식별 Radio-Frequency Identification

일부 외부 전원 말단 장치는 무선주파수식별(radio-frequency identification, RFID)이라고 알려진 무선 통신을 사용하여 제어할

수 있다. 이 시스템에는 RFID 판독기와 태그가 포함된다. 태그에는 메모리에 저장된 정보가 있으며, 리더는 이 정보를 해석할 수 있다. 각 태그는 특정 쥐기 패턴으로 프로그래밍되며 사용자가 특정 쥐기를 사용할 위치에 전략적으로 배치된다. 이 시스템은 다중 연결 말단 장치와 잘 작동한다.

외부 동력 말단 장치는 손과 고리형태(hand and hook presentations)로 사용할 수 있으며, V-O 또는 V-C일 수 있다. 표준 근전기 손은 세 손가락 집기가 있는 기본 개폐 기능을 제공한다. 신체 동력 손의지처럼 4번째와 5번째 손가락은 움직이지 않는다. 전동 고리(electric hooks)는 다양한 스타일과 구성으로 제공된다. 일부 제조업체는 보호대를 제공하지만 이러한 장치의 대부분은 방수 기능이 없다. 외부 동력 말단 장치(externally powered TDs)는 열림 범위가 넓어 더 큰 크기의 물체를 잡을 수 있다. 기능적 작업 영역에는 머리 위, 등 뒤 및 지면 근처가 포함된다. 다중 관절 손은 기술의 흥미로운 발전이며 더 많은 관절과 함께 더 많은 쥐기 패턴에 접근할 수 있다. 이 손은 전통적인 제어 시스템과 패턴 인식 및 RFID 제어 시스템을 통합한다.

배터리 The Battery

배터리는 외부 동력 의지에 에너지를 공급한다. 리튬 폴리머 전지는 니켈 카드뮴 전지보다 훨씬 가볍고, 훨씬 작으며, 30% 더 많은 저장 용량을 제공한다. 이러한 개선은 외부 동력 의지의 기능에 영향을 주었다.

하이브리드 의지 HYBRID PROSTHESIS

때때로 상지 손실이나 차이(ULL/D)를 가진 사람은 신체 동력과 외부 전원, 수동적 또는 활동별 구성 요소의 조합으로 구성된 기기를 사용할 수 있다. 이것은 다수의 관절과 조정기가 필요한 높은 수준의 상실을 가진 사람들에게 더 흔하게 나타난다. 예를 들어, 위팔 수준 손실이 있는 대상자가 근전기 말단 장치가 있는 신체 동력식 또는 수동 작동식 팔꿈치 시스템을 사용하는 것은 드문 일이 아니다.

새로운 기술 EMERGING TECHNOLOGIES

새로운 기술은 의지 장치 사용자의 성능 및 기능 결과에 영향을 미치고 있다. 그러한 개입 중 하나는 뼈 통합(osseointegration)이다.

뼈 통합 OSSEOINTEGRATION

뼈 통합(osseointegration)은 "뼈와 종종 티타늄을 기반으로 한 합성 임플란트의 표면이 만나는 접점에서 이루어지는 구조적 연결"로 정의되는 수술 절차이다. 기본적으로, 핀은 뼈의 끝에 이식되고 피부를 통해 연장되어 의지에 고정된다(그림 8-17). 뼈 통합 의지를 사용하면 전반적인 일상생활활동(ADL)이 증가하고 장애에 대한 인식이 개선되는 것으로 보고되었다(Banda, Castillo, & Velz, 2020). 뼈 통합 의지는 의지의 일상적인 사용에 대한 내구성과 제어를 추가로 증가시키고 상지 가동 범위를 향상시키는 것으로 보고되었다(Banda et al., 2020).

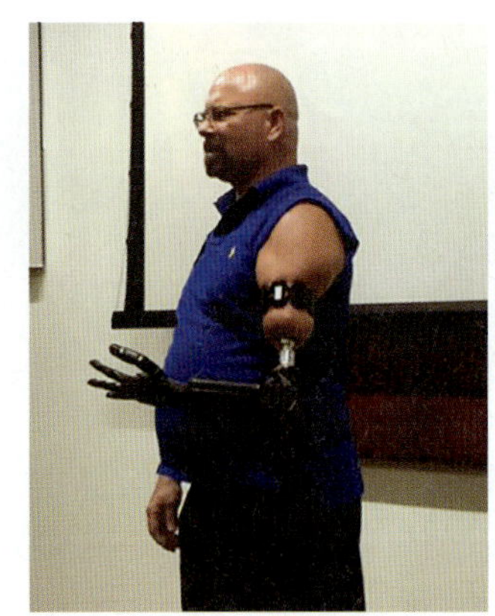

그림 8-17 골격 통합 환자 — 현탁 핀은 뼈에 외과적으로 이식된다. 일단 치유되면, 의지 그것과 통합되도록 제작될 수 있다.

표적 근육 재신경 TARGETED MUSCLE REINNERVATION

표적 근육 재신경(targeted muscle reinnervation, TMR)은 절단된 사지의 잔여 신경이 다른 방법으로 기능을 잃은 새로운 근육 표적들을 재신경화하기 위해 전달되는 혁신적인 외과 수술이다. 이 절차의 결과는 패턴 인식과 잘 작동하며 여러 관절과 TD에서 상지 의지 제어를 개선할 수 있다(Cheesborough, Smith, Kuiken, & Dumanian, 2015).

손 이식 TRANSPLANTS OF HANDS

발가락에서 엄지손가락까지 이식과 마찬가지로 **손 이식(transplants of hands)**은 일부 환자들에게 의지 사용의 효과적인 대안으로 제시된다(Atkins, 2014). 절차와 결과를 조사하는 현재 연구는 전세계적으로 진행 중이다.

부분 손 옵션 PARTIAL HAND OPTIONS

부분 손 옵션은 새로운 기술로 빠르게 발전하였다. 실리콘 복원은 수십 년 동안 가능했지만, 기계 손가락(그림 8-12B)(예: Naked Prostitics, Olympia, WA)과 외부 동력식 손가락(그림 8-12C)(예: i-Digits™, Osur America) 모두 주목을 받고 있다.

3D 프린팅 기술/3차원 인쇄 3D-PRINTED TECHNOLOGY/ADDITIVE MANUFACTURING

3D 프린팅 기술(3D-printed technology) 또는 **3차원 인쇄(additive manufacturing, AM)**는 많은 장단점을 가지고 있으며, 비용 절감과 설계에서 생산까지의 시간 단축으로 인해 전통적인 제조 공정을

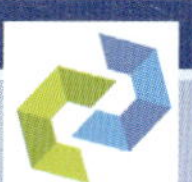

임상 핵심 8-1

엄지손가락 드라이버(thumb driver)™, 네이키드 의지

JY는 왼쪽 비우세손의 엄지손가락, 2번째, 3번째 손가락(A)을 외상성 절단한 63세 남성이다. 그의 부상은 가구 제작자로서의 일을 수행하던 중 직장에서 발생하였다. 수술과 광범위한 치료 후에, JY는 의지 기술에 대한 평가를 받았고 결국 그가 모든 일상생활활동과 업무 관련 과제(B와 C)를 수행할 수 있는 장치를 장착하였다.

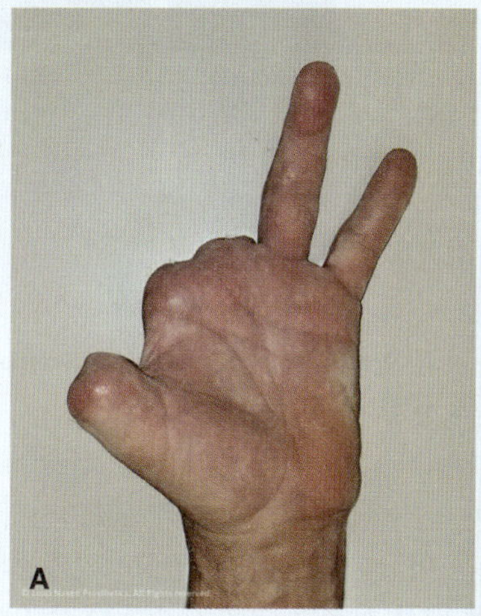

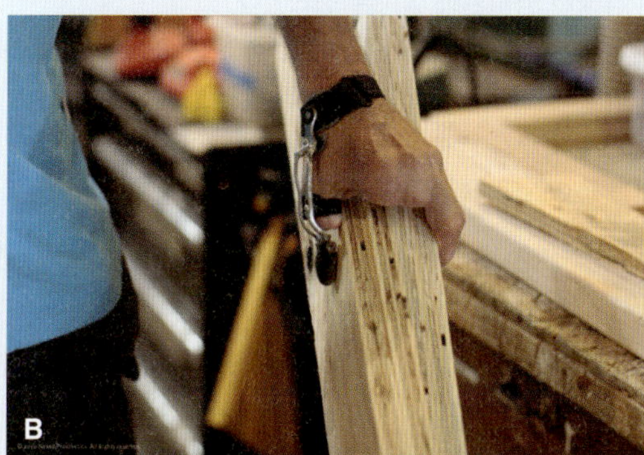

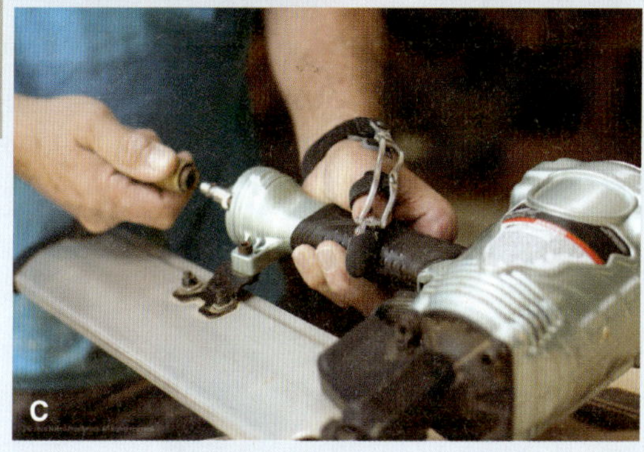

A, 부상 후 6개월이 지난 의지 장착 및 훈련 준비. **B,** 엄지손가락의 맞섬과 힘이 회복되는 것을 주목한다. **C,** 장치(엄지 드라이버™, Naked Prostitics, Olympia, WA)는 남은 엄지손가락에 매달려 동력된다. MCP 관절 굽힘을 직관적으로 인공 DIP 관절에서 변환하는 기전이 사용된다. (사진제공: Naked Prostitics, Olympia, WA.)

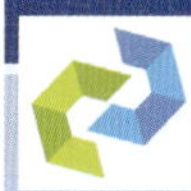

임상 핵심 8-2

MCPDriver™, 네이키드 의지

NH는 5개의 몸쪽 손가락 절단 된 26세의 남자이다. 그의 부상은 용접공으로서 그 일에서 일어났다. 강철 롤러를 작동하는 동안 그의 두 손이 기계 안으로 빨려 들어가면서 양손에 심한 으깨짐과 이단이 발생하였다. 그는 한 달 동안 병원에서 피부 이식, 왼손 관절 융합, 오른손 다섯 손가락 이식 수술 등 수십 차례의 수술을 받았다. 그러나 몇 달간의 치료 후에, NH는 예상을 뛰어넘어 그의 잔여 손가락에서 약간의 기능과 운동 범위를 되찾았다. 광범위한 수술과 치료를 받은 후, 그는 건강해졌고 오른손을 위한 손 의지의 사용에 대해 훈련을 받았다(MCPDriver™, Naked Prostitics). NH는 이제 쥐기 및 물체 조작뿐만 아니라 자동차 배선 작업과 같은 미세 운동 기술(B)에 그의 장치를 사용한다.

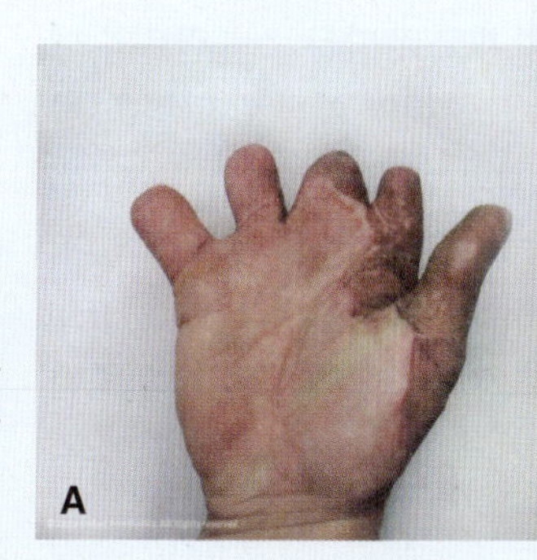

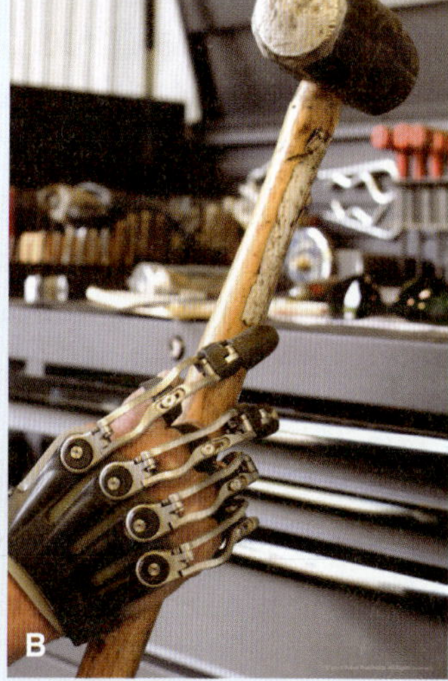

A, 부상 후 8개월이 지난 환자이다. **B,** NH는 IF-SFIP 의지를 착용하고 있다. 손가락사이(IP)관절에 가해지는 동력은 손허리손가락(MCP)관절의 잔해에 대한 온전한 근육 구조를 통해 생성된다. (CP2A, 사진 제공: Naked Prostitics, Olympia, WA. CP2B, MCPDriver™, 사진 제공: Naked Prostitics, Olympia, WA)

임상 핵심 8-3

몸쪽손가락사이 드라이버(PIP driver)™, 네이키드 의지

JB는 28세의 손가락 절단 환자이며, 2017년 손가락 중간마디뼈에서 2번째 손가락의 절반을 잃고 건측 손의 다른 세 손가락에 부상을 입었다(A). 절단된 것은 산업 작업 환경에서 경비원이 실종된 결과였다. 그녀의 목표는 다시 일터로 돌아가서 악기와 게임을 포함한 주요 취미활동을 수행하는 것이다. 그녀는 2번째 손가락의 몸쪽손가락사이(PIP)관절(PIPDriver™, Naked Prosthetics)로 가루를 입힌 의지를 착용하였다. 그녀는 부상 전과 마찬가지로 더블 베이스와 색소폰 연주로 복귀할 수 있었다(B).

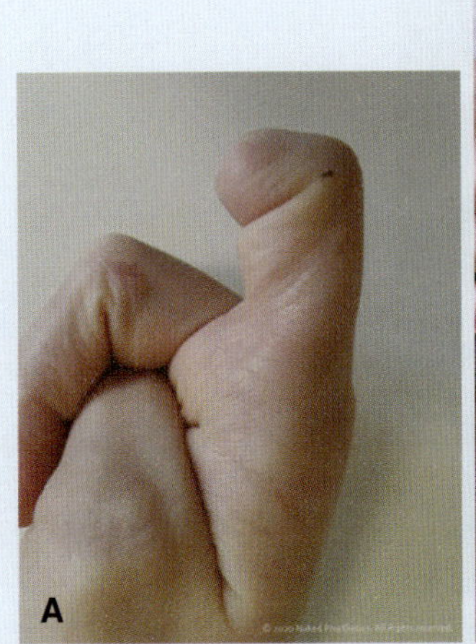

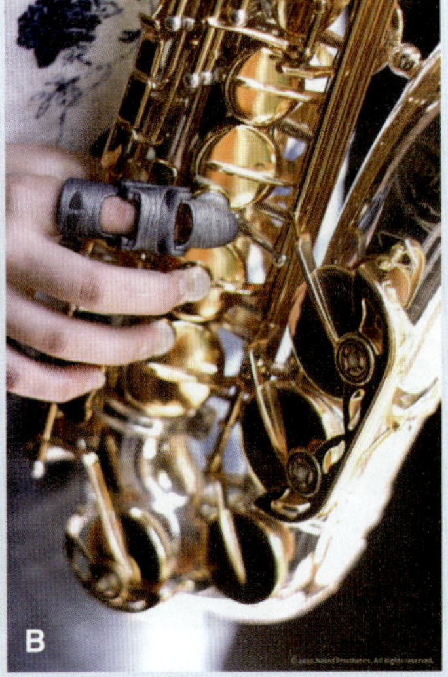

A, JB 부상. **B**, 악기를 연주하는 JB.
(사진제공: Naked Prosthetics, Olympia, WA.)

"방해(disturbed)"시켰기 때문에 이를 "파괴적(disruptive)"이라는 말로 대체하기도 한다. 3D 프린팅 공정의 절차는 열, 첨가제 바인더 또는 광중합법을 사용하여 재료의 단일 레이어를 결합하는 첨가제 제조를 사용한 다음 부품을 3차원으로 만든다(Patterson, Salatin, Janson, Salinas, & Mullins, 2020).

3D 프린팅 기술은 의지를 설계하고 이를 제품으로 제조하는 데 사용된다. 3D 스캐너는 측정 및 설계 공정에서, 3D 프린터는 실제 제조 공정에서 사용된다(Mehmet, Ismail, Harun, & Cigdem, 2020). 3D 기술은 열가소성 플라스틱 재료로 만든 스플린트의 대안으로 수부 치료와 환자 맞춤형 적응 장비의 개발로 탄력을 받고 있다. 그러나 의지학 분야에서는 회의적인 시각이 있다. 이 기술은 의지 제공자와 사용자에게 지장을 주는 것으로 확인되었다. 의지 구성 요소는 미국 식품의약국(United States Food and Drug Administration, FDA) 이 승인한 의료 장비이며, 국가 전문 인증뿐만 아니라 학술 및 임상 준비의 혹독한 과정을 거친 의지학자에 의해 사용자에게 적합하다.

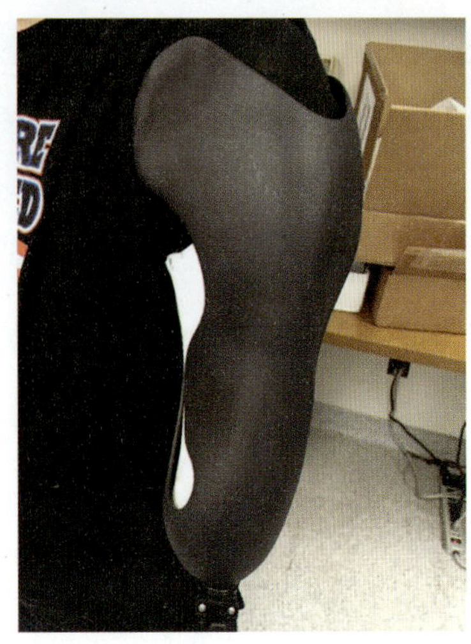

그림 8-18 맞춤형 3D 프린팅 장치(뉴욕주 미들타운의 핸드스프링 임상 서비스에서 맞춤 제작).

3D 프린팅 장치가 항상 의지보조기사에 의해 제작되거나 맞추는 것은 아니다. 치료사는 일상생활활동의 수행과 관련된 특정 사용법에 대한 사용자 교육을 수행할 수 있다. 시술자는 장치의 장착 상태를 점검하고 기능을 검사해야 한다. 또한 환자에게 독립적인 착용과 벗기, 기기 관리, 피부 검사와 같은 문제에 대해 조언하고 상담해야 한다. 장착 또는 기능에 문제가 있을 경우 즉시 장치의 제작자에게 연락해야 합니다. 치료사는 장치의 특징에 따라 의지 훈련과 유사한 다른 훈련 전략을 활용할 수 있다(Baschuk, 2016)(그림 8-18).

의지 PROSTHOSIS

의지(prosthosis)는 편마비(hemiplegia)와 같이 기능을 상실하거나 손상된 팔다리를 위한 스플린트와 의지의 특성과 기능을 가진 하이브리드 장치의 일종이다. 이러한 장치는 스플린트처럼 손발의 안정성을 지원하고 적절한 자세를 취하도록 도와준다. 하지만 쥐기를 제공하는 말단 장치와 같은 기능은 아직 부족한 실정이다.

관리 단계는 무엇인가?
WHAT ARE THE PHASES OF CARE?

치료 평가와 중재의 초점은 의미 있는 작업에 대한 환자의 기능 및 참여 능력과 관련이 있다(AOTA, 2014). 치료사들은 의지 기술이 전달되기 전, 의지 재활 과정 전반에 걸쳐 환자와 함께 일한다. 적절한 치료를 받지 않으면 의지 사용의 이점이 제한되고 개인이 사용을 포기할 수 있다(Bouwsema et al., 2014; Browers et al., 2014). 의지 재활은 점진적이며, 기본적인 일상생활활동(basic ADLs)과 도구적 일상생활활동(instrumental ADLs)을 해결하기 위한 관용, 기술 및 기능적 응용을 구축하도록 설계된 단계와 함께 두손 활동 동안 의지의 사용을 통합한다. 여기에는 의지뿐만 아니

표 8-3 의지 재활 및 중재 초점의 단계

단계	초점
수술 전	• 팀이 계획을 수립한다. • 고객에게 기대치를 교육한다. • 적응형 장비 제공 • 편측 전략 실행
절단 수술 및 상처 치유	• 수술 • 잔여 사지 길이 결정 • 상처 관리 • 붕대 • 통증 조절
급성 수술 후	• 통증 조절 • 동작 범위, 수축 방지 • 상처 치유 • 정서적 지원 • 환상 감각/통증 해결 • 우세손 전이 • 일상생활활동에 대한 적응 전략(ADL)
처방전	• 사지 수축 및 형상화 • 근력 강화 • 통제감각 함양성 • 현실적인 기대
처방 및 제작	• 의지 옵션 고려 • 의지 생체되먹임, 시뮬레이터를 위한 연습 및 준비 • 의지가 배달된다.
의지 훈련 단계	• 의지맞춤과 훈련 • 잔여 사지의 둔감화 • 일방적 독립 • 고객에게 의지 조절 등에 대한 교육
지역사회 통합	• 환경, 문맥과 관련된 목적 있는 활동 • 의미 있는 활동 및 직업 참여 • 양손 활동
직업재활	• 환경, 문맥과 관련된 목적 있는 활동 • 의미 있는 활동 및 직업 참여 • 양손 활동
후속 조치	• 환경, 문맥와 관련된 목적 있는 활동 • 의미 있는 활동 및 직업 참여 • 양손 활동

라 잔여 사지의 적절한 관리와 위생에 대한 고객의 교육도 포함된다. 치료는 의지의 기능적 사용을 촉진하기 위해 재활 과정 초기에 시작하는 것이 중요하다(Meier & Atkins, 2004). 표 8-3은 이러한 단계의 검토를 제공한다.

의지 재활은 평가 단계와 중재 단계로 분류된다(표 8-3). 각 단계에는 평가해야 할 특정 항목과 함께 해결해야 할 일반적인 영역이 포함되지만 중복되는 영역은 존재한다. 이러한 단계를 지침서로 활용하는데 이중 가장 중요한 것은 환자 개개인의 요구를 해결하는 것이다.

다음은 단계를 포함한다.

- 수술 전
- 절단 수술 및 상처 치유
- 급성 수술 후
- 처방전
- 처방 및 제작
- 의지 훈련 단계
- 지역사회 통합
- 직업재활
- 지속적인 기술 습득을 위한 지원(follow-up for continued skill refinement)

수술 전 단계 PREOPERATIVE PHASE

평가 및 중재 과정은 절단 전에 시작될 수 있다. 전문가간(IP) 전문 헬스케어팀이 계획을 수립하고 고객과 가족에게 수술 절차와 재활 과정을 교육해 현실적인 기대치를 보장한다. 치료사는 손의 우세성을 평가하고 적응 장비의 필요성을 판단한다. 환자는 결국 일상생활활동과 함께 그들의 의지를 사용할 것이기 때문에 보조적이다. 장치는 제한적으로 제공된다. 왜냐하면 그것이 의지 사용으로의 전환을 방해할 수 있기 때문이다. 연구팀은 후천성 상지 손실을 가진 대상자들에게 이후 경험할 수 있는 환상통과 환상감각에 대하여 설명한다.

절단 수술 및 상처 치유 단계 AMPUTATION SURGERY AND DRESSING PHASE

외과의사들은 수술 전과 수술 중에 팔다리의 남은 길이를 결정하지만, 그들은 종종 최적의 기능적 결과를 위해 의지보조기사 및 치료사와 상담할 것이다. 많은 과거의 사지 절제술은 최대 길이를 보존했지만, 관절에서 절단이 발생할 경우 기능적으로 최상의 결과를 방해할 수 있다. 정형외과전문의는 연부조직으로 먼쪽 뼈를 덮는 근형성 상처 폐쇄(myoplastic wound closure)를 마무리하고 이후 적절한 상처 치유를 진행하여 통증 조절을 돕도록 한다.

급성 수술 후 단계 ACUTE POSTSURGICAL PHASE

통증 관리, 상처 치유 및 동작 범위 유지가 수술 후 주요 목표이다. 치료에는 종종 상처 관리, 부종 조절, 사지 형상화(limb shaping), 구축 예방, 감각둔감화(desensitization) 및 한 손 사용을 가르친다(그림 8-19A~E). 환상 감각과 환상통에 대한 논의와 개입이 진행 중이다. 기능성 활동, 순한 마사지, 의지복, 피부전기신경자극기(transcutaneous electric nerve stimulation, TENS) 등이 도움이 된다. 치료사들이 환자들이 절단 수술에 적응할 수 있도록 돕기 때문에 환자와 가족에 대한 정서적 지원은 필수적이다.

처방전 단계 PREPROSTHETIC PHASE

이 단계에서의 주요 목표는 남은 사지(residual limb)를 계속해

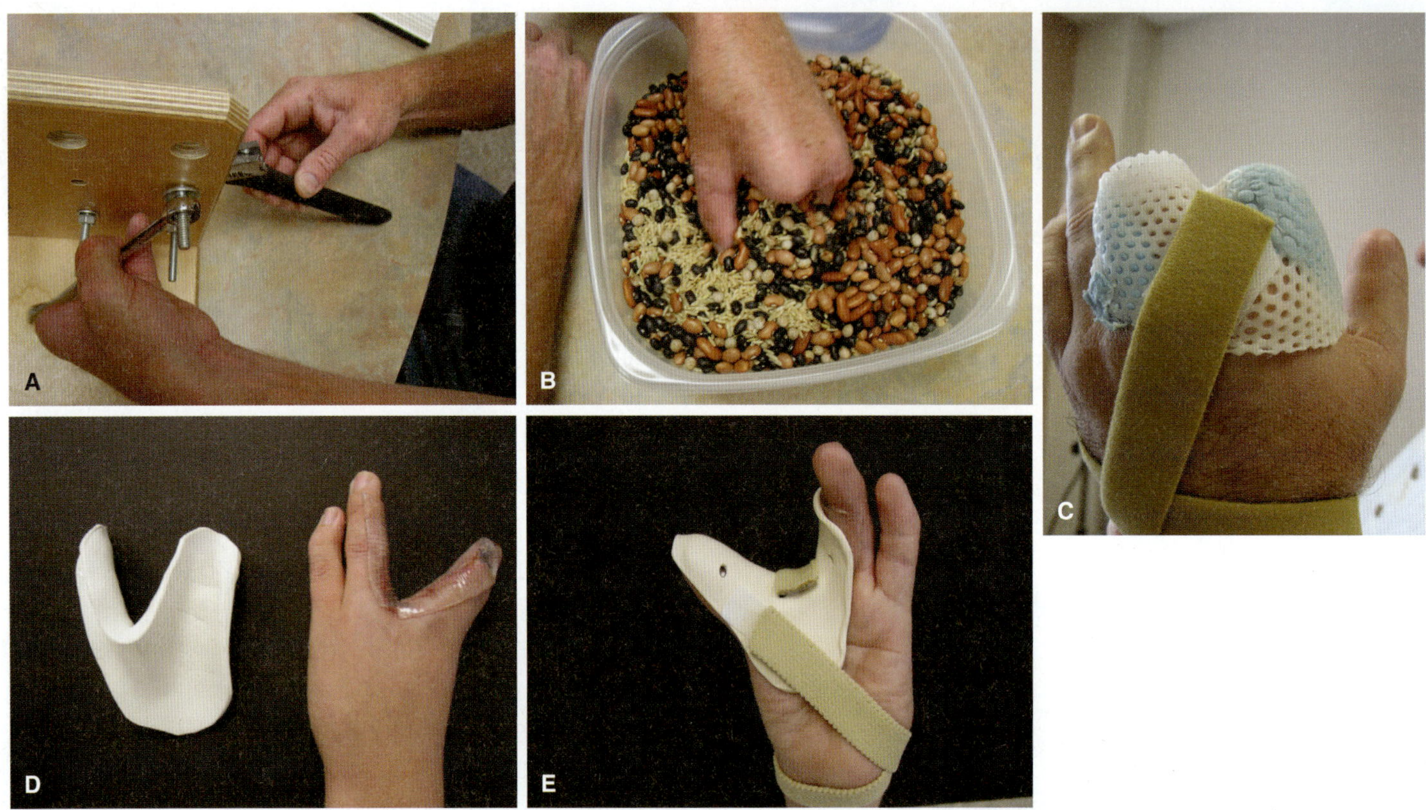

그림 8-19 A, 장치를 장착하기 전에 기능 활동을 통해 모든 내재 및 외재 근육을 강화한다. B, 감각둔감화(desensitization) 기술은 의지 적용 부위를 준비하는 데 매우 유용할 수 있다. C, 흉터 재형성을 돕고 의지 평가에 대비해 손갈퀴막 공간을 유지하기 위하여 스플린트 안에 사용되는 엘라스토머(elastomer). D 및 E, 기능적인 손 의지를 계획할 때 과민성을 지원하고 넓은 손갈퀴막 공간을 유지하기 위해 실리콘 젤 슬리브와 기형술을 사용한다.

서 형성하고, 근육의 힘을 증가시키며, 기능과 손상된 감각을 회복하는 것이다. 사지모양(limb shaping)은 압박 의복(compression garments)과 수축기(shrinkers)를 통해 이루어진다. 잔여사지 부종은 잔존 사지를 8자 패턴으로 감싸서 관리할 수도 있다. 의지에 가장 잘 맞도록 잔여 사지의 적절한 모양을 보장하기 위해 가능한 한 압박 의복이나 랩을 착용해야 한다. 부피(volume)를 줄이기 위한 다른 중재로는 올림(elevation)과 역행 마사지(retrograde massage)를 사용할 수 있다. 치료사는 소켓의 착용감과 편안함에 직접적인 영향을 미치기 때문에 부종 관리의 중요성을 강화해야 한다(Davidson, Jones, Cornet, & Cittarelli, 2002).

치료사는 환자와 가족이 기술과 그것을 사용하는 훈련에 대한 현실적인 기대를 확인하도록 교육해야 한다. 상지 손실(ULL)을 가진 사람들은 그들이 이전의 독립 수준에서 모든 활동을 수행할 것이고 의지가 자연적인 손과 같은 방식으로 기능할 것이라고 가정할 수 있다. 치료사는 인공 장치가 자연적인 팔과 그 능력을 대체하는 것이 아니라, 양손 활동 중에 물체를 안정시키고 지지하며 고정하는 데 도움을 줄 것을 권장해야 한다. 시간이 지남에 따라, 사용자는 인공 팔을 구체화하고 신체의 연장선으로서 신체 구조에 통합될 수 있다. 치료사들은 현실적인 기대를 더욱 확인하기 위해 의지 시뮬레이터를 사용할 수 있다.

의지의 처방과 제작 단계

PROSTHETIC PRESCRIPTION AND FABRICATION PHASE

팀은 고객의 요구와 상황에 가장 적합한 의지의 유형을 결정하기 위해 고객과 협력한다. 의지를 착용하기 전 기간은 상지손실 및 손상을 가진 대상자가 의지 장치의 탐사를 시작할 때 시작된다. 이 단계는 의지 배달 후 마무리되며 의지 훈련과 겹친다.

의지 훈련 단계 PROSTHETIC TRAINING PHASE

의지 훈련 단계에서, 치료사들은 수술 후 초기 단계부터 계속되는 모든 문제들을 다룬다. 환자는 일반적으로 소켓의 장착 및 수정과 시제품 장치의 개발을 위해 의지보조기사를 자주 방문한다. 치료의 추가적인 목표에는 인공 의지를 착용하고 시뮬레이터 기술을 사용하여 일상 활동에 독립적으로 사용할 수 있도록 개인이 준비하는 것이 포함된다. 이러한 방식으로, 개인은 장치의 무게와 길이, 소켓과 하니스의 느낌 및 구성 요소의 기능적 작동에 익숙해질 수 있다(Latour, 2016). 이를 통해 환자는 의지와 의지가 기능에 미치는 영향에 대한 현실적인 기대를 개발할 수 있다. 치료사는 감각둔감화

상자 8-4 일반적인 양손 활동

가장 일반적인 상호 활동

휴대폰 사용
칫솔에 치약을 짜는 활동
신발끈을 매는 활동
분리형 고정 장치, 특히 지퍼 및 버튼 관리
포크와 나이프를 사용하여 음식을 자르는 활동
컨테이너 열기
주머니나 지갑에서 꺼내는 것을 포함한 지갑 관리 및 통화/카드 추출
쓰레기 봉투를 꽉 묶는 활동
가위, 해머, 스크루드라이버 또는 드릴과 같은 휴대용 도구의 사용
차량운전 활동

채소/과일 껍질을 벗기고 자르는 활동
빗자루, 갈퀴 또는 삽과 같은 긴 손잡이의 도구 관리
쓰레기통에 비닐봉지/라이너를 넣은 활동
용기에서 가득 찬 쓰레기 봉투를 제거하는 활동
싱크대에서 접시 닦기
수건으로 접시 닦기
빨래를 정리하는 활동
식료품 카트 등을 미는 활동(유영차, 휠 손수레).
스포츠, 악기, 비디오 또는 카드 게임 활동
포니테일을 만드는 활동

(desensitization), 운동범위 유지, 구축 제거, 일방적 독립성 외에도 생체되먹임(biofeedback) 및 가상 활동(virtual activities)을 이용한 전극 배치 및 훈련에도 참여할 수 있다.

환자는 의지 전달 후 최대의 성공을 위해 눕기, 서기, 앉기 등 다양한 자세로 근육 수축 연습을 할 필요가 있다. 잘 맞고 잘 작동하는 장치를 개발하기 위해서는 의지보조기사와의 협업과 지속적인 의사소통이 중요하다(Latour, 2016).

양쪽 상지 손실 및 손상을 가진 대상자는 개인마다 고유한 과제를 안고 있다. 개인의 표현은 비대칭적일 수 있으며, 다른 기술이 사용되거나 기술이 사용되지 않을 수 있다. 특히 높은 수준의 (어깨 탈구 등) 양쪽의 손실이나 차이가 있는 많은 사람들은 손재주가 좋은 작업을 수행하기 위해 발가락을 사용하는 것을 선호한다. 환자는 착용 및 벗기기 전략, 스위치 작동, 배터리 교체, 의지 관리, 피부 검사 등을 교육받는다.

지역사회 통합, 직업 재활 및 후속조치

COMMUNITY INTEGRATION, VOCATIONAL REHABILITATION, AND FOLLOW-UP PHASES

지역사회 통합, 직업재활, 사후관리의 3단계는 목적있는 활동과 사회적 기능을 포함하는 의미있는 직업기반 활동에 대한 참여로 구성된다. 이러한 단계는 숙련도를 향한 기술 개발, 새로운 방법의 탐구 및 새로운 니즈의 발견과 겹치지만 점진적이다. 하나의 의지가 손의 전체 기능을 제공하지 못하기 때문에 이때는 다른 기기를 추구하는 것이 일반적이다. 치료의 주된 초점은 직업 수행을 위한 양측 활동을 포함해야 한다. 상자 8-4는 양자 간 과제의 예를 나열한다(McFarland et al., 2010).

절단수술 받은 환자의 심리적, 사회적 문제

PSYCHOLOGICAL AND SOCIAL ISSUES OF CLIENTS WITH AMPUTATIONS

심리 및/또는 사회적 문제는 재활 과정 내내 그리고 그 이후에 언제든지 발생할 수 있다. 필요에 따라 전문가에게 적절한 소개를 하는 것도 중요하지만, 실무자들이 격려와 지원을 제공하는 것도 마찬가지로 중요하다. Davidson(2002)은 상지 손실 및 손상을 가진 대상자는 자신의 "사회적인 요소(social worlds)"를 다루는 것이 신체적인 요소(physical worlds)보다 훨씬 더 어렵다고 말한다. 일반적인 이슈는 가족, 친구, 동료, 그리고 중요한 다른 사람들과의 관계와 낯선 사람들과 공공 장소에서 어색한 사회적 상황을 다루는 데 초점을 맞춘다. 구체적인 문제로는 분노나 분노, 외상 후 스트레스, 신체 이미지 우려, 전체감 상실, 사회적 고립, 성적 활동 감소, 우울증이 포함될 수 있다. Murray(2005, 2009)는 심리사회적, 정서적 건강의 중요성을 강조하였고 Sheehan과 Gondo(2014)는 이러한 절단 환자에 대하여 행동적 건강 문제가 종종 간과되고 다루어지지 않는다고 보고하였다.

가족 역학관계는 구성원이 사지 상실이나 차이를 경험할 때 바뀔 가능성이 높다. 가족은 하나의 단위로 기능하기 때문에 상지 손실 및 손상은 모든 구성원에게 다른 방식으로 영향을 미친다. 두려움과 불안은 때때로 압도적일 수 있다. 가족 구성원들은 그 개인이 자신의 바뀐 몸에 어떻게 적응할지에 대해 걱정할 수 있다. 친밀감과 의존성에 대한 문제는 일반적인 관심사이다. 치료사는 절단 수술을 받은 사람과 그 또는 그녀의 파트너 사이의 연결을 장려해야 한다.

아동을 위한 상지 의지 중재

UPPER EXTREMITY PROSTHETIC INTERVENTION FOR CHILDREN

아동에게 의지를 착용시키는 것은 정상적인 발달을 유지하고 보존하기 위해 필요한 것으로 여겨진다. 균형을 잡고, 안정성을 지원하고 몸통을 안정시키기 위해 손이 직접적으로 관련된 초기 운동 총량은 4개월에서 6개월 사이에 아동에게 나타난다(Cronin & Mandich, 2005; Shaperman, Landsberger, & Setoguchi, 2003). Hanson과 Mandacina(2003)는 의지의 조기 맞춤은 아동이 이를 즉시 받아들이는 것이라고 상관성이 있다고 보고하였다. 의지를 받을 수 있는 가장 유익한 연령 범위는 2개월에서 2년이다(Bouwsema et al., 2014; Egermann et al., 2008; Huinink, Bouwsema, Plettenburg, van der Sluis, & Bongers, 2016; Stark, 2001). 어린

상자 8-5 제조업체 리소스

제조자	웹사이트
COAPT	https://www.coaptengineering.com
COVVI	https://www.covvi.com
College Park Industries	https://www.college-park.com
Fillauer	https://www.fillauer.com
Infinite Biomedical Technologies	https://www.i-biomed.com
Liberating Technologies	http://www.liberatingtech.com
Motion Control	https://www.utaharm.com
Naked Prosthetics	https://www.npdevices.com/
Open Bionics	https://openbionics.com
Ossur	https://www.ossur.com/americas
OttoBock	https://www.ottobockus.com
Pillet	https://www.pillet.com
Steeper	https://www.steepergroup.com/
TASKA	http://www.taskaprosthetics.com/
Texas Assistive Devices	https://www.n-abler.org
Therapeutic Recreational Systems (TRS)	https://www.trsprosthetics.com
TouchBionics	https://www.touchbionics.com

상자 8-6 인구자원

자원	웹사이트
Amplitude	https://livingwithamplitude.com/
Amputee Coalition	https://www.amputee-coalition.org/
Amputee Empowerment Partners	http://www.empoweringamputees.org/
Association of Children's Prosthetic and Orthotic Clinics	https://www.acpoc.org/
Camp No Limits	https://nolimitsfoundation.org/
Handsmart	https://handsmartgroup.org/
Helping Hands Foundation	http://helpinghandsgroup.org/
Infinitec	http://www.infinitec.org
International Child Amputee Network	http://child-amputee.net/
Lucky Fin Project	https://luckyfinproject.org/
Single-Handed Solutions	http://singlehandedsolutions.blogspot.com/
Skills for Life	http://enhancingskillsforlife.org/

나이에 의지를 착용하고 정기적으로 의지를 착용하는 아동은 일상 활동에서 자발적인 사용을 보여준다.

나이가 들수록 의지를 수동적으로 사용하거나 사용을 완전히 거부하는 경향이 있다. 조기 맞춤은 의지와 양손 활동을 통합하도록 장려한다. 아동은 인공 의지를 사용하여 정중선을 넘고, 공간에서 손 위치를 잡고, 양쪽 과제를 잡고, 정중선으로 손을 가져가야 하는 발달 관련 활동을 연습한다(Bouwsema et al., 2014; Egermann et al., 2008; Huinink et al., 2016).

가족의 참여는 의지를 수용하는 열쇠로 구성원은 의지의 관리 및 사용 이해를 포함하여 의지의 모든 측면에 참여해야 한다. 많은 부모들과 형제자매들은 이러한 인식을 발전시키기 위해 의지 시뮬레이터를 사용할 수 있다. 가족은 초기 및 일관된 의지 사용의 중요성과 이점, 그리고 기술 개발을 위한 치료의 이점에 대해 교육받아야 한다(Atkins & Meier, 2011; Bouwsema et al., 2014; Egermann et al., 2008).

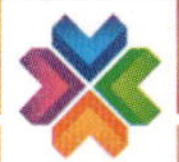

현장 메모: 일반 정보 - 3D 인쇄

Mary Matthews- Brownell OTR/L, MHA, CHT, PTA, CLT
Washington

왜 3D로 스플린트를 복제해야 하는가?

3D 프린팅으로 스플린트를 만드는 것을 고려해 본 적이 있는가? 다양한 요인에 따라, 고객을 위한 3D 프린팅은 기존의 3D 프린팅보다 몇 가지 큰 이점을 제공할 수 있다. 이러한 이점은 다음과 같다.

- 디지털 디자인 파일을 통해 완벽하게 반복 가능한 디자인
- 다양한 재료 선택 가능(색상, 경량, 천공, 내구성)

현재 단점은 스플린트를 필수 소프트웨어를 디지털 3D 모델링하는 데 필요한 기술이다. 이러한 기술은 일반적으로 치료사의 진료소에서 찾아볼 수 없다. 이 기술은 아직 초기 단계이며, 이 노트의 날짜까지 디지털 3D 모델링 기술이 없는 개인이 사용하기 위한 상지 또는 상지 디자인 소프트웨어는 없다.

3D 모델을 얻으려면 어떻게 해야 하나?

저자의 경험에서, 인터넷에서 볼 수 있는 3D 프린팅 스포츠 스플린트에서 엔지니어/디자이너는 스플린트를 설계하는 치료사와 함께 작업한다. 디지털 디자인을 만들기 위해서는 몇 가지 접근법이 있다.

- 3D 스캔은 환자가 사용하는 스플린트를 직접 스캔하여 디지털 3D 모델을 만들어 직접 환자의 상지 위에서 자동으로 제작할 수 있다(수동 프로세스와 유사).
- 수동으로 열가소성 플라스틱 재료로 만든 스플린트를 3D로 스캔한다. 이 접근 방식에서, 디지털 3D 모델은 경계선을 매끄럽게 하거나 두께를 추가 또는 제거하여 정확한 크기와 두께를 계산할 수 있는 설계 소프트웨어를 사용하여 수정이 가능하다. 디지털 설계는 소프트웨어에서 스테레오 리소그래피(stereolithography, STL)라는 일종의 PDF 파일로 전환하는 플랫폼 3D 모델로 전달된다.

3D 프린팅은 어떻게 작동하나?

STL 파일이 3D 프린터 소프트웨어(MS Word의 인쇄 대화 상자처럼)에 저장되고 이후 소프트웨어에서는 프린터가 시작되기 전에 해당 프린터의 디자인을 인쇄하기 위한 특정 설정이 완료되며 3D 프린터는 자동으로 실행된다(보는 것은 재미있지만). 3D 프린터는 많은 얇은 재료 층을 서로 겹쳐서 작동한다. 각각의 재료층은 설계할 수 있는 무한한 수의 생성된 모양을 허용하는 서로 다른 2D 프로파일을 가질 수 있다.

사용 가능한 재료는 무엇인가?

대부분의 3D 프린터는 플라스틱으로 물체를 만들고 스플린트의 경우 스플린트를 만드는 재료를 선택한다. 사용할 수 있는 플라스틱 재료의 종류는 매우 다양하며, 일부 3D 프린터는 한 물체에서 다른 재료를 결합할 수 있다. 이를 통해 하나의 스플린트에서 단단하고 유연한 플라스틱을 사용할 수도 있고, 각각 다른 유형의 플라스틱으로 만든 별도의 3D 프린팅 부품으로 두 부분으로 된 스플린트를 만들 수도 있다.

3D 프린터로 인쇄된 스플린트가 어떻게 열가소성 플라스틱 재료로 만든 스플린트와 손 치료를 보완하는가?

현재 열가소성 플라스틱 재료를 사용하여 치료사는 필요한 정확한 사양에 따라 재료를 제작하고 성형할 수 있다. 이 작업이 완료되면 사용자 지정 열가소성 플라스틱 재료로 만든 맞춤형 스플린트를 스캔하여 3D 스플린트를 만든다. 이 작업은 3D 프린터를 스캔하고 사용하는 데 지식이 있는 재활 엔지니어 및 의지보조기사의 도움을 받아 수행된다. 3D 스플린트는 정확하게 복제된다. 맞춤형 열가소성 재료로 만든 스플린트는 아마도 더 가볍고, 화려하고, 더 내구성이 있지만 이를 분실되거나 손상되었을 때, 정확하게 복제될 수 있다! 또한 이 프로세스의 STL 파일에서 치료사가 측정값을 변경할 수 있으며, 이는 재활 엔지니어의 협력과 인증된 수부치료사의 기술로 수행된다. 수부치료사는 측정에 필요한 변경이 있을 수 있는 이유를 이해한다. 예를 들어 관절이나 힘줄 재건을 보호하고 기능적 독립성으로 돌아가는 것이 궁극적인 목표이다.

3D 예: 만성 신경통(nerve pain) 보호

작은 손가락 절단 후 만성 신경통으로 인해 환자의 지배적인 오른손에 대한 보호 장치를 보여준다(그림 8-FN1A). 교합술이 시행되면, 이 환자는 육체 노동의 고통을 받지 않고 할 수 있다. 스플린트를 착용하면 오른손의 근육 경련이 완화되어 엄지손가락, 2–3번째 손가락을 사용하여 물체를 잡을 수 있었다. 열가소성 플라스틱 재료로 만든 최초의 맞춤형 스플린트의 과도한 사용으로 인해 빠르게 마모되었다(그림 8-FN1B). 그의 작업적인 특성으로 그는 자신의 작업을 수행할 수 있는 유일한 방법이라고 판단하여 정확하게 스플린트 설계를 복제해 줄 것을 요청하였다. 대부분의 노련한 수부치료사들은 스플린트를 복제하는 것이 거의 불가능하다는 것을 증명할 수 있다. 항상 몇 가지 작은 분산 정도와 착용 시간이 필요하다. 따라서 원래의 열가소성 플라스틱 디자인의 3D 파일 시스템을

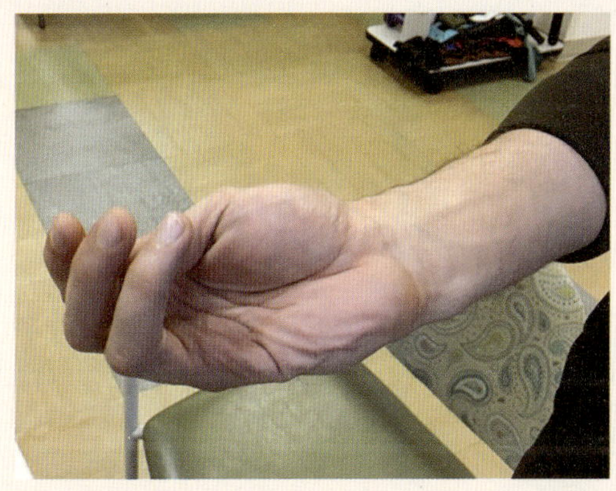

그림 8-FN1A 스플린트가 없는 환자의 손–5번째 손가락의 손실과 위로 올라간 절개를 보여주고 있다. 엄지두덩 근육(thenar musculature)과 작은두덩 근육(thenar and hypothenar musculature)의 경련은 손의 기능을 제한하고 통증을 준다.

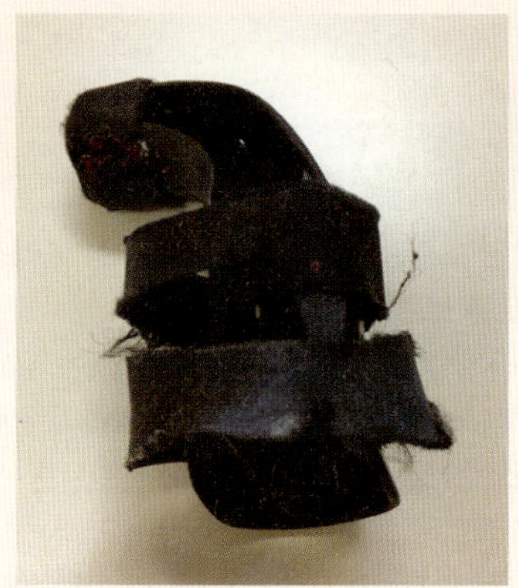

그림 8-FN1B 열가소성 플라스틱 재료로 만든 최초의 맞춤형 스플린트.

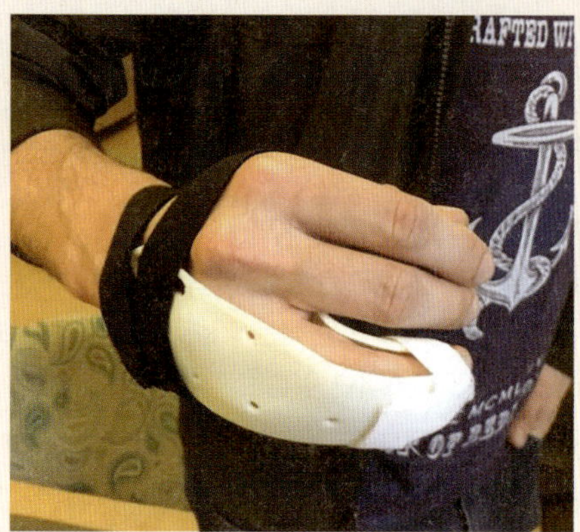

그림 8-FN1C 3D 내구성 옵션.

통해 그가 착용하고 있던 스플린트를 쉽게 복제할 수 있는 3D 내구성 옵션이 개발되었다(그림 8-FN1C).

참고문헌

Structure Occipital Scanner. (2019, June 28). Obtained June 28, 2019, from https://structure.io/structure- sensor

Demers, L., Weiss- Lambrou, R., & Ska, B. (1996). Development of the Quebec User Evaluation of Satisfaction with assistive Technology (QUEST). *Assistive Technology: The Official Journal of RESNA*, 8(1), 3-13.

Asanovic, I., Millward, H., & Lewis, A. (2019). Development of a 3D scan posturecorrection procedure to facilitate the direct- digital splinting approach. *Virtual and Physical Prototyping*, 14(1), 92-103.

Pyatt, C., Kelly, S., Paterson, A. M., Bibb, R., & Sinclair, M. (2018). Giving patients what they want: Proposing additive manufacture as a method to design and fabricate wrist splints. In Rennie, A. E. W. (Ed.), *Rapid design prototyping and manufacture*, TBC Lancaster University. https://dspace.lboro.ac.uk/2134/35154

Harte, D., & Paterson, A. M. (2018). The fastest field sport in the world: A case report on 3- D printed hurling gloves to help prevent injury. *Journal of Hand Therapy*, 31(3), 398-410. https://dspace.lboro.ac.uk/2134/25781

Short introduction of the Curatio 3D hand scanner developed by Vectory3 and TU Delft. https://www.tudelft.nl/en/ide/research/research- labs/applied- labs/3d- handscanner/https://youtu.be/saZ- X20j128

Kelly, S., Paterson, A. M., & Bibb, R. J. (2016). A review of wrist splint designs for Additive Manufacture. In Rennie, A. E. (Ed.), Rapid Design Prototyping and Manufacture Conference, Design School, Loughborough University, pp. 29- 39.

현장 메모: 손 치료의 3D 프린팅

MRita M. Patterson, PhD
Texas
Ben Salatin, MS
New Mexico
Robin Janson, OTD, MS, OTR, CHT
Indiana
Sandra P. Salinas, OTR, CHT
Florida
Maria Josette S. Mullins, PT, DPT
Florida

감산 제조는 원하는 모양이 될 때까지 나무, 금속 또는 플라스틱 조각에서 재료를 제거하는 공정이다. 반면, 첨가제 제조(3D 프린팅)는 열, 첨가제 바인더 또는 광중합(photo polymerization)을 이용하여 재료의 개별 층을 결합하는 공정이다. 현대의 3D 프린팅은 저해상도 거친 부품과 긴 제조 시간에서 발전해 왔다. 현재 3D 프린팅 기능에는 금속에서 플라스틱, 생물학적 재료에 이르기까지 다양한 재료의 사용과 여러 재료를 사용하는 장치의 제작 능력이 포함된다. 한 번 이 기술은 COVID-19 팬데믹으로 인해 여러 애플리케이션이 구현되면서 이미 보여지듯이 의료에 계속해서 혁명을 일으킬 것이다.

손 치료의 경우, 이 기술은 온라인 저장소에서 많은 3D 설계를 다운로드할 수 있고 사용자 지정이 거의 필요하지 않기 때문에 보조 장치, 치료 장비, 정형외과, 교정기 구성 요소(예: 아웃트리거) 및 해부학적 모델의 개발에 도움이 될 수 있다.

모든 기술과 마찬가지로 3D 프린팅은 더욱 쉽고 효율적이며, 진료소 및 병원에서 주류가 될 간단하고 비용 효율적인 치료 솔루션을 제공할 것으로 예상된다.

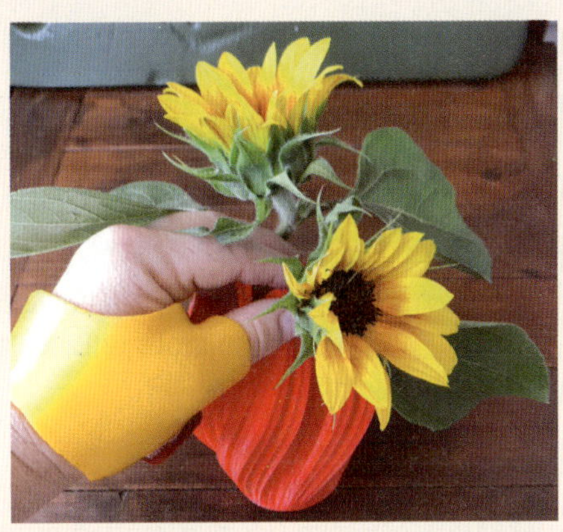

그림 8-FN2A 스캔에서 생성된 3D 프린터 손 기반 짧은 엄지 고정 스플린트. 스캔 과정에는 환자의 손 형태를 스캔하여 얻은 다음 손가락을 다시 스캔하도록 한다. 이러한 과정이 완료되면, 컴퓨터 프로그램을 통해 3D 프린트를 진행한다. 제작 시간은 4시간 정도 소요된다. (사진 크레딧: 로빈 잰슨. 벤자민 살라틴의 디지털 모델 스캔 파일 제공)

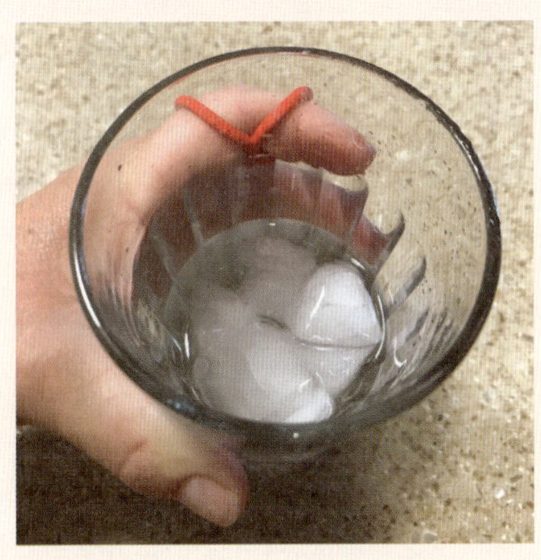

그림 8-FN2B 팅커카드(tinkercad) 3D 프로그램으로 설계된 백조목 변형을 위한 스플린트.. 손가락 측정을 기반으로 두 개의 토러스 모양(torus shapes)으로 설정한 후에 부분적으로 겹쳐서 8자 모양을 만드는 3D 소프트웨어를 사용한다. 스플린트는 3D 프린터를 이용하여 평평하게 만들고(약 7분 소요) 뜨거운 물에 가열하여 부드럽게 만든 후 착용한다. 이러한 제작법의 재료 비용은 0.10센트 미만이며 다양한 색상으로 인쇄할 수 있다(사진 크레딧: 로빈 잰슨).

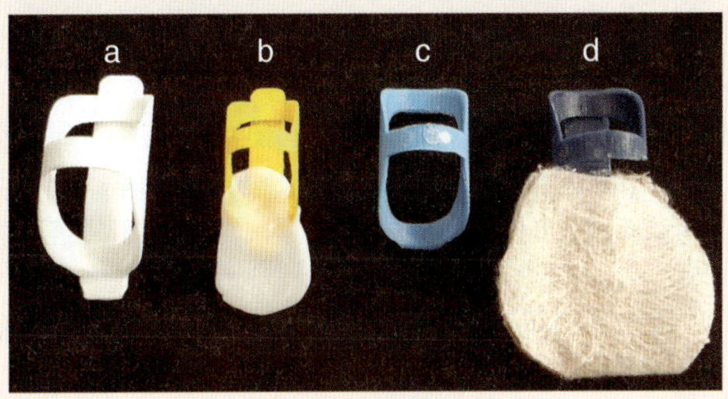

그림 8-FN2C 3D 프린트를 사용하여 제작된 PIP 관절의 폄을 제한하는 스플린트의 다양한 사례. (a) 흰색 원본 모델, (b) 노란색 소아 모델, (c) 밝은 파란색 성인 모델 및 (d) 방아쇠 손가락 변경을 위한 스플린트(모델은 핀 셰이프의 "bisquit"에 의한).

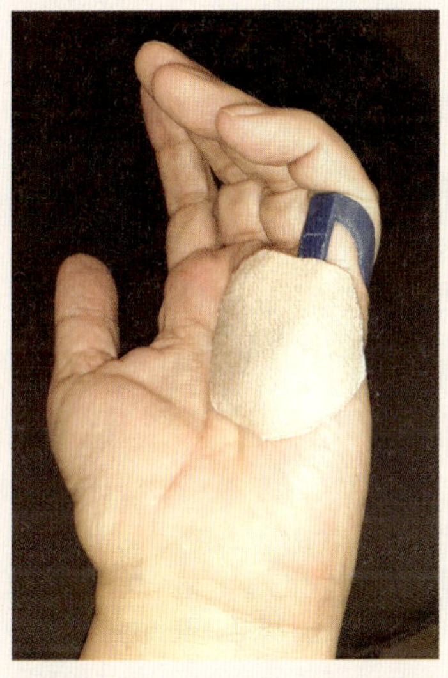

그림 8-FN2D 손바닥에 두더지 가죽(moleskin)을 덮붙여 방아쇠 손가락 변경 예방 스플린트를 제작한다.

사례 연구 섹션

사례 연구 RB

여기에 제시된 사례 연구는 교육 지침으로만 제공된다. 치료와 교정 절차는 외과의사마다, 그리고 치료사마다 크게 다르다. 치료사는 추천하는 의사 및 동료와 함께 바람직한 치료법과 적절한 교정학적 개입을 정의하기 위해 확인해야 한다.

RB는 부상 당시 28세의 청년으로 약혼녀와 두 딸(10년, 5년)과 함께 2층 아파트에서 살고 있다. 그는 가구 운반원으로 고용되었고, 업무와 관련된 자동차 사고에 휘말려 전복된 박스 트럭의 승객이었다. RB는 의식을 잃었고, 30분 동안 구출이 진행되었다. 차량에서 분리되었을 때, 그는 오른쪽 우세 팔꿈치의 절단, 극심한 출혈, 양쪽 폐 타박상, 왼쪽 무릎뼈 상처, 오른쪽 수막 파열, 양쪽 깊은 정맥 혈전, 그리고 골반, 왼쪽 대퇴골, 왼쪽 몸쪽 종아리뼈, 그리고 경추 1번을 포함한 다중 골절이 발생하였다. 응급 치료에서 대규모 수혈, 상처 치유, 오른쪽 팔꿈치 아래를 절단하고 이를 봉합하는 수술이 진행되었다. 재활병원에서는 하지 운동 범위, 강화, 지구력 훈련 및 기능적인 보행을 위하여 집중적인 물리치료가 시행되었다. 손 치료의 목표는 상처 치유, 잔존 사지 형성, 탈감각민감화, 운동범위, 일상생활활동 등으로 자기관리와 우세손 변화에 초점을 맞췄다. RB는 4주 후에 퇴원되었고, 왼쪽 다리의 움직임 범위가 제한되었지만, 짧은 거리에서 로프스트랜드 목발로 걸을 수 있었다. 그는 또한 휠체어를 사용했는데, 주로 발로 그것을 추진하였다.

의지 기술 상담

RB와 약혼자는 부상 후 12주 동안 의지보조기사, 수부치료사, 간호사 케이스 관리자와 협력하여 상담을 진행하였다. 상담 전까지 RB는 무기력하고 쉽게 산만해 보였지만 상담을 통해 더욱 활기차고 상담에 몰입하는 모습을 보였다. 그는 7/10으로 묘사된 통증으로 인해 가바펜틴을 포함한 약물을 복용하고 있으며, 환상통(8/10)과 환상 감각도 있다고 보고하였다. 보조기사는 RB와 약혼녀에게 절단부위 수준에 적용할 수 있는 다양한 의지 기술을 보여주고 팔꿈치 탈구에 대하여 설명하였다. RB의 절단부위가 관절에서 발생했기 때문에 팔꿈치 움직임에 대한 구성 요소 옵션은 왼쪽 상지에 비해 사지 길이의 대칭성으로 제한되었다. 신체 및 외부 동력 의지의 예로는 다양한 말단 장치(TD)가 있다. 의지보조기사와 수부치료사는 자연스런 손의 완전한 기능을 대체하는 기술에 대한 기대와는 달리 이러한 장치의 "도구" 특성을 강조하면서 각 장치와 시스템의 기능적 특성으로 제시되었다. 그들은 보형물을 맞추는 과정과 최적의 기능적 결과를 위해 잘 맞는 소켓의 중요성을 설명하였다.

의지보조기사는 부드러운 Alpha Classic® 라이너를 장착하여 압박감과 서스펜션의 느낌을 확인하였고, RB는 불만 없이 전체 세션을 견딜 수 있었다. RB는 의지와 관련한 질문을 하였고 환자는 제시된 모든 정보를 이해하는 것처럼 보였다. 그는 현재 자신의 한계와 가족에 대한 의존을 극복하고픈 내용을 목표로 제시하였다. 초기의 손 치료 평가에서 절단부위는 매우 길고 잘 치유되었고 절단 모양도 정상이었다; 그러나 촘촘한 흉터와 흉터 조직 주변의 감각 과민성이 확인되었다. RB는 어깨가 뻣뻣해 보였지만 부상과 수술의 고정화로 인한 근력이나 ROM에 큰 제한을 보이지 않았다. 절단부위를 촉진한 결과 구전 제어를 위해 이두와 삼두근의 적절한 자발적 수축을 보여주었다. 전체적으로 전극 배치를 위한 정확하고 최적의 위치에 붙일 수 있다고 판단하였다. RB는 자가 관리 및 가정 관리 ADL을 완료하기 위해 다양한 수준의 지원이 필요하였다. 그는 일을 완수하기 위해 비우세손인 왼손을 사용하고 있었고, 미세한 움직임과 지구력에서 부적절한 자세를 보였다. RB는 모든 일상생활활동 및 여가 활동(예: 요리, 농구, 아이들과 함께하는 아이디어 게임)에서 완전히 독립적인 활동을 희망하였다.

초기 중재

위팔뼈의 길이는 모든 동력식 팔꿈치와 일부 하이브리드 팔꿈치의 구성 요소 선택에 영향을 준다. 따라서 최소한 하이브리드 본체/외부 동력식 모델에서는 외부 관절의 일부 선택 사항만 사용하거나 여러 말단 장치와 활동별 말단 장치가 있는 신체 동력 시스템도 유용할 수 있다. 외부 동력 시스템은 여러 종류의 말단 장치로 쥐기 가능성과 전기적 손목 회전을 극대화할 수 있다. 의지 착용에 앞서 RB는 단단부 모양과 상처가 단단해 지도록 치유하고 우세손을 왼쪽으로 변경하기, 근 지구력 및 에너지 보존/관절 보호법 훈련, 감각둔감화훈련, 연부조직에 대한 지속적인 훈련 등의 손 치료를 진행하였다.

장기적인 계획으로 RB가 독립적인 기능을 용이하게 하기 위해 여러 개의 의지를 사용하여 도움을 받도록 하는 것이다. 신체 동력 장치를 성공적으로 사용한다면 환자는 외부 동력 장치와 활동별 장치의 이점을 모두 얻을 수 있을 것이다. 이러한 과정은 고객 및 팀(의사, 커뮤니티 핸드 테라피, 사례 관리자)의 의견을 수렴하여 추진할 수 있다.

의지 기술의 제공 1

RB는 5일 동안 의지보조기사 및 수부치료사의 협력적 개입을 통해 자신의 신체 동력 의지를 신속하게 전달하기 위해 상담 후 6주 동안 기술 제공이 추진되었다(그림 8-20A,B). 그의 의지에는 팔꿈치 관절 기능을 제공하는 외부 잠금이 있었고 왼쪽 상지와 길이가 대칭이었다. V-C 및 V-O 말단 장치 및 고리를 포함하여 다양한 활동을 지원하였다.

의지보조기사 및 수부치료사와의 초기 훈련에는 다음의 내용이 포함되었다.

1. 의지를 관리하는 교육
2. 내구성을 강화하기 위한 점진적인 착용 일정 제공
3. 기술을 독립적으로 착용하고 분리하기 위한 지시, 시연 및 연습
4. 굽힘과 폄을 위해 팔꿈치 조절을 작동시키기 위한 지침, 시연 및 연습
5. 반복적인 기술 훈련과 기본 기능을 통해 다양한 말단 장치를 제어하기 위한 지침, 시연 및 연습 그리고 다양한 위치와 높이에서 작업하기
6. 공공 장소에서의 사회적 기능과 어색한 상황에서의 관리 능력 확인하기

팀은 고객의 진행 상황에 대해 의사, 사례 관리자 및 지역사회 수부치료사 담당자와 소통하고 지속적인 치료 계획과 권고 사항을 제시하였다. 그는 의지 지원팀에 도움을 받겠지만 치료 계획에 따라 독립성을 위한 기능과제 완성기술을 획득하기 위하여 지역사회에서 지속적인 중재를 받

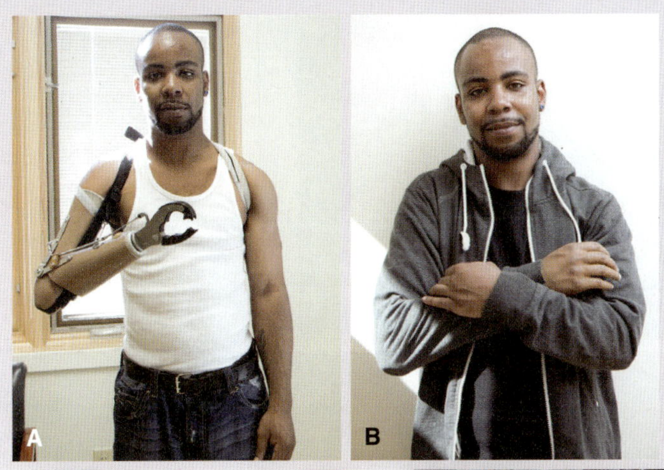

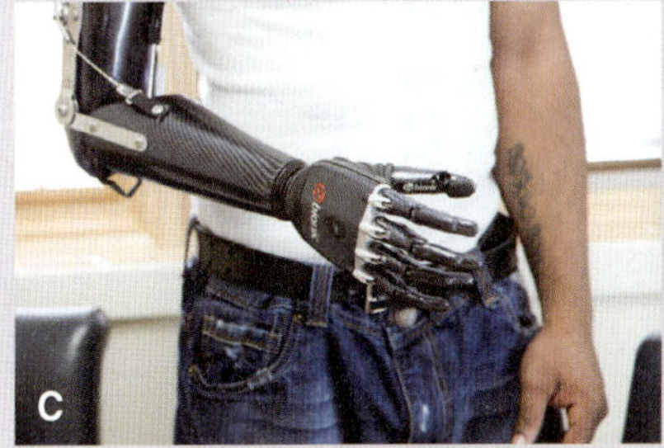

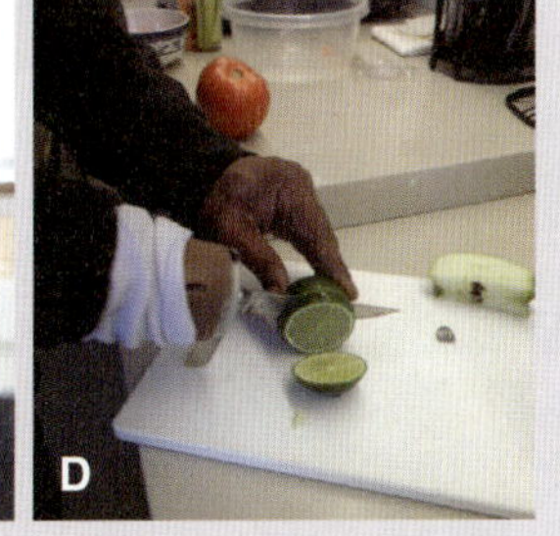

그림 8-20 **A,** 수의적 닫힘 말단 장치(필라우어 외부 잠금 팔꿈치 관절, Fillauer Quick Disconnect Wrist 유닛 및 TRS Grip 2 수의적 닫힘 말단 장치)가 있는 신체 동력 팔꿈치 탈구 의지. **B,** 수동 기능적 미용 말단 장치를 포함하는 팔꿈치 탈구 의지(Prostetic ArtWorks). 오른손의 외관에 주의하시오. **C,** 다중 관절 말단 장치를 포함하는 하이브리드 의지. 표시된 것은 모션 컨트롤 전기 손목 회전 장치(Fillauer LLC, 채터누가, TN)와 오토복 베바이오닉 핸드(독일 더더슈타트)가 있는 Fillauer 외부 잠금식 팔꿈치 관절이다. **D,** 활동별 말단 장치가 있는 차체 동력 팔꿈치 탈구 의지(텍사스 보조 장치 패링 나이프 단자 장치, 텍사스주 브라조리아).

을 것이다.

의지 기술 상담 및 기술 이행 2

RB는 8개월 후 공동 의지 팀의 후속 조치와 다음 단계를 결정하기 위해 의견을 나누었다. RB는 하루에 약 8시간에서 10시간 동안 매일 자신의 기기를 적극적으로 착용하고 사용하였다. 그는 대부분의 자기 관리 업무와 많은 가정 관리 업무에 독립적이다. 그는 직업 훈련 프로그램에 참석하기를 원하지만, 현재 기술은 타이핑, 전화 사용, 도구 조작과 같은 일부 두 가지 수동 미세 운동 작업에 제한적이다. 평가 및 전체 팀의 고려에 따라, RB는 외부 잠금이 팔꿈치에 있고 말단 장치를 위한 외부 동력 다중 관절 손이 있는 하이브리드 의지를 받게 된다. 중재에 앞서 기존의 근신호를 더욱 발전시키고 장치의 가중치에 대한 내성을 구축하기 위한 생체되먹임이 포함된다.

RB는 5일 기간 동안 의지보조기사 및 수부치료사의 공동 개입을 통해 하이브리드 동력 의지의 신속한 전달을 위한 상담 2주 후 6주 후에 관찰되었다(그림 8-20C). 이 장치와 관련된 초기 협업 교육에는 의지 관리 교육, 내성을 강화하기 위한 점진적인 착용 일정, 기술을 독립적으로 수행하고 벗기 위한 지침, 시연 및 연습이 포함되었다. 다양한 위치와 다양한 높이에서 반복적인 기술 훈련과 기본 기능 작업을 통해 말단 장치를 제어하기 위한 지침, 시연 및 실습 그리고 사회적 기능 기술을 개발하고 지역사회, 교육 및 작업 환경에서 어색한 상황을 관리하기 위한 광범위한 토론과 연습을 진행하였다.

의지 기술 상담 및 기술 이행 3

RB는 후속 조치와 다음 단계를 결정하기 위해 1년 후에 공동 의지 팀에 제시하였다. 그는 고용을 확보하지 못했지만, 그는 그의 파트너가 일할 수 있도록 아이들을 돌보고, 그의 지리적 지역의 사지 손실의 날에 발표자로 절단 수술 받은 사람들의 연합에서 자원봉사를 하며 새로 얻은 상지를 잃은 사람들에게 동료 지원을 제공한다. 그는 계속해서 그의 두 의지로부터 가치를 찾지만 관여하고 싶어한다. 운동, 요리(특히 바비큐), 그리고 아이들과 스포츠를 할 수 있는 것이 더 중요하다.

그는 여가 활동에 크로스오버 기능을 허용하는 다양한 말단 장치를 갖춘 활동별 의지를 전달하기 위한 상담 후 약 4주 후에 목격되었다(그림 8-20D). RB는 이러한 장치의 관리, 장치의 탈부착 및 해제 능력, 말단 장치를 전환하고 다른 시간에 사용할 수 있는 능력을 교육받았다.

사례 연구 MT

MT는 부상 당시 30세였던 젊은 여성으로 활기찬 대도시 고층 아파트에서 혼자 살았다. 그녀는 사모펀드의 선임 보좌관으로 고용되었다. 불행하게도, 그녀는 업무와 관련된 보트 사고로 부상을 입었고, 이로 인해 비우세손이 후천적으로 손실되었다. MT는 사고 후 재접합 수술을 위하여 병원으로 이송되었으나, 불행히도 거부반응이 일어났고 3일 후 외과의사들은 위팔 수준에서 사지를 절단하였다. 그녀는 몇 번의 수술 후 3주차 초에 퇴원하였다. 부모님과 여동생은 그녀의 집에서 처음 몇 주 동안 함께 있기로 결정하였다. MT는 상처 치유, 부종 조절, 한 손으로 일상생활활동을 수행할 수 있는 훈련과 보조 장치를 사용할 수 있도록 외래로 손 치료를 진행하였다.

초기 중재 계획

환자는 케이스 매니저와 수부치료사가 이끄는 병원 팀과 외상 후 3주간 의지보조기사와 상담을 함으로써 의지 기술에 대한 교육을 시작하였다. 의지보조기사는 손실 수준과 관련된 다양한 의지 기술을 보여주었고, 각각의 통제 방법, 이점, 그리고 도전들에 대해 설명하였다. 의지보조기사와 수부치료사는 자연 손의 완전한 기능을 대체하는 기술에 대한 기대와는 달리 이러한 장치의 "도구" 특성을 강조하면서 각 장치와 시스템의 기능적 특성을 검토하였다. 그들은 의지를 맞추는 과정과 최적의 기능적 결과를 위한 잘 맞는 소켓의 중요성을 설명하였다.

MT의 첫 번째 팀 미팅은 그녀가 부상을 당한 지 두 달 후에 병원과 지역 사회 의사들뿐만 아니라 그녀의 가족을 포함하였다. 그것은 그녀가 기능적인 수동적 미용 장치와 외부동력 다중 관절 손으로부터 가장 많은 이익을 얻을 것으로 결정되었다. 수동적인 장치는 사회적 기능과 물체를 타이핑, 지지, 안정화 및 밀어내는 고정 능력을 제공할 것이다. 관절형 손

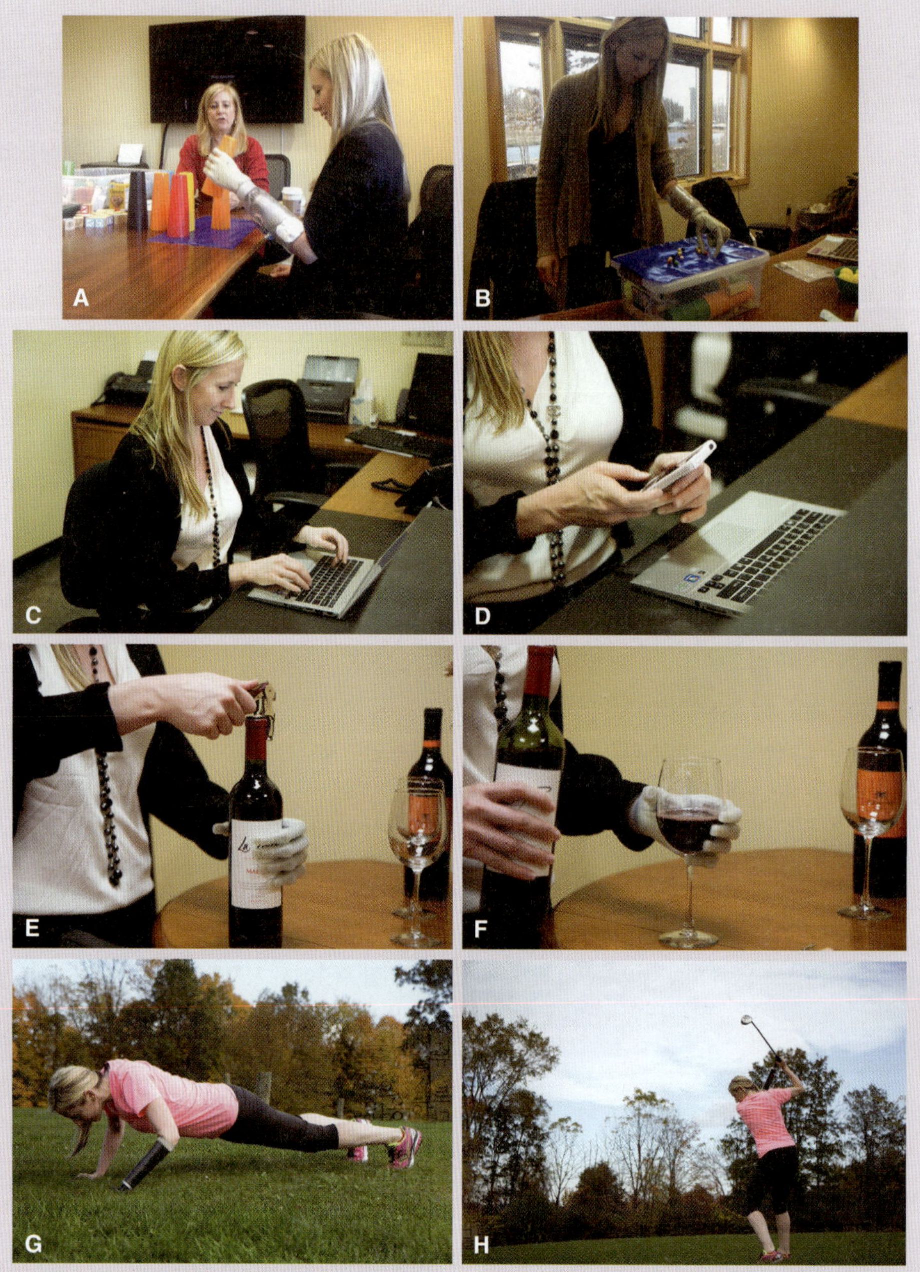

그림 8-21 A, 다중 관절 말단 장치를 갖춘 외부 동력 위팔 수준 의지를 사용한 반복 기술 훈련 연습(i-Limb® Quantum-Osur, 캐나다 Osur). B, 이러한 기술 훈련으로 환자는 다중 관절 말단 장치가 있는 외부 동력 위팔 수준 의지를 원활하게 사용할 수 있다. C, 수동적 미용 기능 말단 장치(Livingskin™)가 있는 의지를 사용하여 타이핑하는 "에서"가 여기에 제시되고 있다. D, 수동적 미용 기능 말단 장치를 갖춘 아래팔 수준 의지를 이용한 휴대폰 관리 E, 다관절 말단 장치가 있는 외부 동력 위팔 수준 의지를 이용한 와인 병 개봉. F, 다관절 말단 장치가 있는 외부 동력 위팔수준 의지를 사용하여 와인 잔을 잡을 수 있다. G, 활동별 말단 장치(TRS Shroom Tumbler Terminal Device)를 구비한 아래팔 수준 의지를 이용한 팔굽혀펴기 수행 H, 활동별 말단 장치(TRS EAGLE FLEX 단말 장치, Fillauer LLC, Chatanouga, TN)가 있는 아래팔 수준 의지를 이용한 골프.

은 자기 관리, 가정 관리 및 업무 관련 작업을 위한 많은 이중 매뉴얼 활동에서 도움이 될 것이다. MT는 탈감각, 중심근육 강화 및 개선된 제어 및 지구력을 위한 EMG 신호를 운동하기 위한 바이오 피드백을 통해 보철을 준비하기 위해 진행 중인 손 치료로부터 이익을 얻을 것이 분명해졌다.

의지 기술 상담 및 기술 이전 1

MT는 사고 후 3개월 동안 집중적인 의지훈련과 기술 이전을 진행하였다. 그녀는 의지 관리 교육을 포함한 두 프로토타입 장치 모두에 대해 의지보조기사와 수부치료사로부터 초기 의지 교육을 받았다; 내성을 쌓기 위한 점진적 착용 일정; 기술을 독립적으로 착용하고 벗기 위한 지시, 시연 및 연습; 제어하기 위한 지시, 시연 및 연습. 다양한 위치와 다른 높이에 있는 반복적인 기술 훈련과 기본 기능 작업을 통한 다중 연결 말단 장치의 조작 그리고 사회 기능 기술을 개발하고 지역사회, 교육 및 작업 환경에서 어색한 상황을 관리하기 위한 광범위한 토론과 연습을 수행하였다(그림 8-21A-F).

MT는 적합성과 기능을 결정하고 수정에 대한 권장 사항을 제시하기 위해 이러한 시제품 장치를 4주 동안 집으로 가져갔다. 이 기간 동안, 그녀는 기술 훈련과 기능 훈련을 더 연습하기 위해 외래 진료과에서 손 치료에 참여하였다. 그녀는 그 달 말에 시제품 장치를 영구적인 상태로 바꾸기 위해 그 의지보조기사를 만났다.

의지 기술 상담 및 기술 이전 2

MT는 10개월 후 공동 의지팀의 후속 조치와 다음 단계를 결정하기 위해 목격되었다. 그녀는 하루에 약 10시간에서 12시간 동안 매일 기기를 착용하고 활발하게 사용하였다. MT는 주로 고객을 만날 때 수동적인 미용 의지를 사용하였는데 이유는 사회적인 측면을 고려하여 고객에게 초점을 두었기 때문이다. 그녀는 집에서 외부 전원 장치를 사용하였다. 자기관리, 대부분의 가정관리 업무, 그리고 쇼핑과 은행과 같은 지역사회 생활 활동은 가능하였지만 현재 기술은 MT가 이전에 즐겼던 요가, 필라테스, 카약, 그리고 자전거와 같은 여가 활동에서는 불행히도 이를 적응하지 못하였다. 팀은 MT가 추가적인 이점을 얻을 것이라고 확신하였고 이를 위해 여가 활동에 크로스오버 기능을 가진 다양한 말단 장치가 있는 활동별 의지의 전달을 위한 상담을 실시하고 4주 후에 이를 확인하도록 하였다(그림 8-21G, H). MT는 이러한 장치를 관리하고, 장치를 분리하고, 말단 장치를 전환하고, 다른 작업 중에 사용하도록 교육받았다.

의지 기술 상담 및 기술 이전 3

MT는 부상을 당한 시점으로부터 약 4년 후에 최근의 활동을 확인하였다. 그녀는 자신의 모든 의지 기술을 적극적으로 사용하고 있으며 일부 장치의 수리 및 교체가 진행되었다. 그녀는 이전의 모든 활동을 재개하였고 계속해서 풀타임으로 일하고 있었으며, 결혼을 계획하고 있는데 결혼생활을 위해 착용할 대체 수동 기능 미용 장치가 필요하다는 의견을 피력하였다.

결론 CONCLUSION

이 장은 상지를 잃거나 선천적으로 차이가 있는 사람들을 위해 손과 상지를 위한 의지 중재에 대한 개요를 독자에게 제공하기 위한 것이다. 이 장에서는 현재 사용 가능한 의지의 유형과 기능 사용과 사회 통합에 필요한 구성 요소를 검토하였다. 이 장에 대한 신중한 연구를 통해 독자는 이 환자 모집단을 적절히 평가하고 훈련하고 안내하는 데 필요한 지식의 깊이에 대한 이해를 얻어야 한다. 자세한 내용은 시술자(상자 8-5)와 환자(상자 8-6) 모두를 위한 자료를 참고하도록 한다.

복습 문제 CHAPTER REVIEW QUESTIONS

1. 의지의 세 가지 기본 구성 요소는 무엇인가?
2. 어떤 단계에서 의지 개입을 고려해야 하는가?
3. 소켓 착용이 사용자의 의지 기능 성공에 중요한 이유는 무엇인가?
4. 의지 거부에 대한 세 가지 이유를 말하시오.
5. 의지 기술 제어의 새로운 혁신 중 하나를 설명한다.

승인 ACKNOWLEDGMENTS

매사추세츠주 스프링필드 웨스턴뉴잉글랜드대 작업치료학과 대학원 조교이자 OTD 대학원생인 낸시 방 도움에 감사의 마음을 전한다. 이 장의 대부분의 이미지는 핸드스프링 임상 서비스와 싱글 핸드 솔루션, LLC에서 제공되었다.

CHAPTER

9 기성품 스플린트 Prefabricated Orthoses[a]

Jamie McMillan, OTR, CHT

학습 목표

이 장을 학습한 후 다음의 내용을 수행할 수 있다.

- 다수의 상지 진단을 다루는 데 사용할 수 있는 다양한 기성품 스플린트를 올바르게 인지한다.
- 기성품 스플린트와 맞춤형 스플린트 중에서 선택할 때 고려해야 할 요소를 이해한다.
- 특정 환자의 요구를 해결하기 위해 기성품 스플린트를 맞춤화하기 위한 수정 방법의 예시를 제공한다.
- 기성품 스플린트를 제공(판매)하는 다양한 회사를 확인한다.

주요 용어

가동 그리고 고정 진행형 스플린트(dynamic and static progressive orthoses)

기성품 스플린트(prefabricated orthoses)

연속형 수동 운동 기구(continuous passive motion[CPM] machine)

소개 INTRODUCTION

의료 서비스는 유동적이며 끊임없이 변화한다. 치료사로서 우리는 그러한 변화를 기꺼이 인식하고 그 과정에서 필요한 조정을 해야 한다. 최근 몇 년 동안 상당히 변화된 진료 영역 중 하나는 스플린트이다. 이 장에서는 기성품 스플린트의 옵션과 관련된 변화와 발전, 그리고 치료 설비에서 어떻게 적용되는지에 대해 구체적으로 논의할 것이다. 배상금 환급액이 변경되면서 생산성은 매우 신중하게 조사되며 문서화도 더욱 복잡해졌다. 그와 동시에 더 적은 수의 캐스트(cast)를 사용하고 작은 움직임에도 빠르게 움직일 수 있는 등 스플린트 제작의 프로토콜도 진화하고 있다. 마지막으로 돈을 지불하는 보험회사는 그들이 무엇을 보상할 것인지 그리고 무엇을 보상하지 않을 것인지에 대해 훨씬 더 까다로워지고 공제액은 증가하고 환자들은 훨씬 더 많은 현금 지출을 경험하고 있다. 이러한 상황으로 인해 수부 치료사들에게 있어 기성품 스플린트가 새로운 주제가 되었다. 따라서 개인적 선호 여부와 관계없이 기성품 스플린트가 수부 치료의 실무에서 점점 더 널리 퍼지고 있는 것에 이의를 제기하기는 어렵다.

이번 장에서는 **기성품 스플린트(prefabricated orthoses)**의 사용과 관련된 고려 사항을 간략히 설명하고 이러한 스플린트의 가용성과 적용에 대해 교육을 받은 소비자가 되는 방법에 대해 설명하고 일반적으로 사용되고 있는 스플린트에 대해서도 알아 본다. 또한 기성품 스플린트는 때로는 의도한 용도와 다르게 창의적으로 사용될 수 있는데 이러한 대체 용도에 대한 제안도 제공한다.

적합한 스플린트에 대한 고려 사항 CONSIDERATIONS FOR FITTING ORTHOSES

맞춤형 또는 기성품 스플린트를 선택하기 전에 고려해야 할 사항이 몇 가지 있다. 일부 치료사들은 스플린트 제작을 가끔씩만 하기 때문에 처방된 스플린트를 만드는 기술이 없거나 스플린트 제작에 시간을 효율적으로 사용하지 못할 수 있어 때로는 치료사의 기술이 기성품 스플린트 사용을 결정하는 요소가 될 수 있다. 또한 치료사가 일하는 환경에 따라 스플린트를 선택할 수도 있다. 가정 의료 환경에서 일하는 사람들은 맞춤형 스플린트 제작에 필요한 장비가 없기 때문에 기성품 스플린트를 솔루션으로 선택할 것이다. 그리고 다음 요인들이 환자에게 가장 적합한 스플린트를 선택하기 위한 의사 결정 과정에 영향을 미칠 수 있다.

[a]이 장은 Janet Cope, MS, CAS, OTR/L이 작성한 제1판과 Rebecca Harris, MS, OTR/L, CHT가 작성한 제2판을 기반으로 한다.

- 진단의 세부 사항
- 환자의 요구와 선호도
- 시간의 제약
- 재료의 적절성 및 가용성
- 착용의 용이성
- 비용의 효율성

진단의 세부 사항 SPECIFICS OF THE DIAGNOSIS

환자의 요구를 평가할 때 가장 적합한 솔루션이 무엇인지 고려해야 한다. 따라서 치료사는 환자의 진단과 현재 상태를 명확하게 이해해야 한다. 환자의 손에 골절과 함께 열린 상처, 심한 통증을 동반한 부종이 있는지? 환자가 외부 고정 장비(external fixator), 핀(pin) 또는 다른 외부 장비를 사용하고 있는지? 환자의 흉터 관리를 위해 특별히 주의해야 할 사항이 있는지? 특정 상황에서는 맞춤형 스플린트 제작이 필요하지만, 보통의 경우 기성품 스플린트가 더 나은 선택일 수 있다. 또 환자에게 단단한 고정이 필요한지? 아니면 가벼운 지지로도 충분한지? 예를 들어, 류마토이드 관절염 환자는 낮에는 손가락의 자측 치우침(ulnar deviation)을 최소화하기 위해 기성품 네오프렌(neoprene) 스플린트를 사용하고 밤에는 맞춤형 열가소성 안정 스플린트(thermoplastic resting orthosis)를 사용할 수도 있다(Dell & Dell, 1996).

환자의 요구와 선호도 PATIENT NEEDS AND PREFERENCES

치료사와 환자는 최적의 결과를 위해 안전하고 합리적인 스플린트 사용을 결정해야 한다. "스플린트(splint) 착용에 있어 부족한 순응도는 임상의의 일반적인 불만 사항이며, 부분적으로는 처방의 관행적 과정으로 인해 기인한 것일 수 있다"(Pagnotta, Korner-Bitensky, Mazer, Baron, & Wood-Dauphinee, 2005). 환자에게 스플린트가 아무리 많이 필요하더라도 이론적 근거와 잠재적 결과 및 합병증을 이해시키는 데 시간을 할애하지 않는 한 환자는 일상생활을 지속적으로 방해하는 스플린트를 착용하려 하지 않을 것이다. 따라서 환자를 교육하고 치료 계획에 참여하도록 하는 것이 대체적으로 환자의 순응도를 높인다.

치료사는 환자에게 필요한 것과 요구 사항을 고려해야 한다. 기성품 스플린트의 재고가 없는 경우 환자는 스플린트를 주문할 때까지 기다릴 수 있는지? 환자가 어떤 보험에 가입되어 있는지? 스플린트가 가려지는지? 환자의 잠재적 책임은 무엇인지? 등 가정과 직장 환경 모두에서 환자의 요구 사항을 고려해야 한다. 예를 들어, 육체 노동자의 경우 직장에서는 쉽게 세척이 가능한 단단한 스플린트가 필요할 수 있지만, 가정에서는 부드러운 기성품 스플린트가 더 편안할 수 있다. 또 몇 가지 다른 고려 사항은 나이, 인지 상태, 피부 상태와 현재 또는 이전에 발생했던 기타 병력 등이 있다. 마지막으로 스플린트가 불편하거나 "보기 안 좋은" 경우 환자의 순응도에 영향을 미칠 수 있기 때문에 스플린트의 미관과 편안함을 고려해야 한다.

시간의 제약 TIME CONSTRAINTS

시간은 조직과 치료사 모두에게 중요한 요소가 될 수 있다. 오늘날 치료사의 환자 담당 건수 증가는 치료사가 각각의 환자와 함께 할 수 있는 시간에 영향을 미친다. 따라서 치료사는 기성품 스플린트와 비교하여 맞춤형 스플린트의 필요성과 이점을 평가해야 한다. 치료사는 기성품 스플린트를 사용하고 남은 시간을 중재와 스플린트 사용에 대한 설명 및 교육을 수행하는 데 사용하는 것과 환자와 대면할 수 있는 시간을 제한하는 맞춤형 스플린트를 제작하는 것 중 어느 것이 적합하고 유익한 것인지 판단해야 한다.

재료의 적절성 및 가용성
APPROPRIATENESS AND AVAILABILITY OF THE MATERIAL

기성품 스플린트의 유형이나 맞춤형 스플린트를 제작하는 데 사용되는 재료는 사용하는 환자의 편안함, 조직 치유, 지지 또는 고정의 수준에 영향을 줄 수 있다. 편안한 착용감은 중요한 문제이며 일관된 착용 패턴과 직접적인 영향이 있다(Rossi, 1988). 돌출된 뼈 구조를 가진 환자는 불편함을 유발하지 않는 부드럽거나 중간 강도(semirigid)의 재료로 제작된 스플린트가 더 편안할 수 있다. 따라서 열가소성 플라스틱 재료는 단단하므로 지속적으로 착용해야 하는 경우 불편할 수 있다.

열가소성 플라스틱 재료는 환자가 물이나 흙 등에 손을 자주 넣어야 하는 경우 사용하기에 가장 적합한 소재일 수 있다. 열가소성 플라스틱 재료는 세척이 쉽고 대부분의 직물 기반의 소재보다 습기를 잘 견디지만, 고체 열가소성 플라스틱 재료를 사용했을 때 땀이나 습기로 인해 피부 조직의 짓무름이 발생하기 쉬운 환자가 있다. 이러한 환자에게는 흡수성과 통기성이 좋은 직물 기반의 스플린트가 더 적합할 수 있다.

전성 금속(malleable metal, 변형이 쉬운 금속) 부속품 있는 기성품 스플린트는 간단하게 조정할 수 있다. 조정을 위한 장비가 필요하지 않고 필요하다면 환자의 침대 옆이나 가정에서도 스플린트를 수정할 수 있다. 불가능할 수도 있지만 열가소성 플라스틱 재료로 스플린트를 제작할 때 성형하는 동안 환자의 적절한 자세가 필요하다.

착용의 용이성 EASE OF APPLICATION

환자가 독립적으로 스플린트를 착용하기 쉽게 하는 것은 스플린트 중재 계획을 개발할 때 고려해야 할 중요한 요소이다. 치료사는 환자의 요구 사항에 대해 가장 간단한 솔루션을 결정해야 한다. 기성품 손가락 폄 가동 스플린트(digit extension mobilization orthosis)는 복잡한 맞춤형 스플린트보다 환자에게 더 쉽게 적용할 수 있는 반면, 고정 캐스트(static casting)는 그 외의 환자들에게 가장 간단한 솔루션일 수 있다.

환자에게 다양한 스플린트로 해결해야 하는 여러 손상(예: 다발성 관절 구축 또는 부상)이 있는 경우 이러한 문제를 우선적으로 고려해야 한다. 치료사는 환자를 위한 스플린트를 계획할 때 실행 가능성을 고려해야 한다. 예를 들어, 도와줄 사람이 없는 1인 가구인 사람은 장비를 독립적으로 입고 벗을 수 있어야 한다. 또한 치유가 필요한 환부를 고정하는 것이 가장 중요하다고 생각할 수 있지만 환자에게는 기능의 증가가 더 중요한 요소로 생각될 수 있다. 환자의 목표를 이루기 위한 솔루션을 고려할 때 이러한 요소들의 균형을 맞추는 것이 필수적이다.

비용의 효율성 COST-EFFECTIVENESS

환자의 요구를 평가할 때 치료사는 모든 비용과 관련된 변수를 고려해야 한다. 스플린트는 단기간 동안 착용할 예정인지 아니면 더 영구적으로 착용해야 할 것인지? 환자의 보험이 기성품 또는 맞춤형 스플린트를 지불할 수 있는지? 보험 회사는 두 가지 유형의 스플린트를 모두 커버할 수도 있고 커버하지 않을 수도 있다. 두 장비 중 하나에 대해 환자가 부담할 수 있는 장비는 무엇인지? 상황에 따라 기성품 스플린트가 치료의 질을 떨어뜨리지 않으면서 환자에게 더 저렴한 치료 방법일 수 있다. 환자에게 선택 사항에 대해 교육하고 이러한 의사 결정 과정에 환자의 의견을 포함하는 것이 적절하다. 또 경우에 따라 환자가 낮과 밤에 교대로 착용하는 여러 개의 스플린트가 필요할 수 있다. 이러한 스플린트 중 일부는 맞춤 제작될 수 있고 일부는 기성품으로 제작될 수 있다.

정보에 입각한 의사결정 EDUCATED DECISION-MAKING

환자의 스플린트를 선택할 때마다 정보에 입각한 결정을 내려야 한다. 거의 모든 상황에 사용할 수 있는 다양한 재료, 부품 및 기성품 스플린트가 있다. 사용 가능한 모든 기성품 스플린트를 파악하는 것은 어렵지만 정보를 얻을 수 있는 방법은 여러 가지가 있다.

새로운 트렌드를 따라잡기 위해 치료사는 효과적인 스플린트 중재에 대한 강의 및 실습을 포함한 상지 스플린트에 대한 학술모임에 지속적으로 참석할 수 있다. 대규모 컨퍼런스에서는 치료사들이 새로운 재료와 기성품 스플린트를 탐색할 수 있는 공급업체 부스가 있는 경우가 많다. 이러한 행사를 통해 치료사들은 스플린트를 착용해보고 제조업체로부터 직접 정보를 얻을 수 있다. 공급업체는 서비스 교육을 제공하고, 제품 샘플을 제공하며, 환자의 문제 해결을 돕고자 한다. 회사 대표는 종종 사업적인 측면에서 장비를 납품할 때 치료사들과 상의한다. 그들은 새로운 제품 개발과 기존 제품의 개선에 필수적이다. 회사는 전국의 치료사와 함께 일하면서 트렌드에 대한 귀중한 정보와 유용한 힌트를 수집하고 배운 팁을 기꺼이 공유한다.

카탈로그와 웹사이트는 스플린트 선택, 맞춤(fitting) 및 치료 중재에 관한 방대한 양의 정보를 제공하기도 한다. 또한 자주 업데이트되므로 치료사가 치료 동향을 파악할 수 있다. 공급업체에 대한 정보는 부록 A를 참조한다.

또한 치료사는 치료와 수술 관련 논문을 통해 스플린트 적용에 대한 의사결정 이면의 이론적 근거를 더 잘 이해할 수 있다. 모든 환자를 치료할 수 있는 다양한 치료 옵션이 있다. 한 환자에게 좋은 치료법이 다음 환자에게는 이상적이지 않은 치료법일 수 있다. 예를 들어, 맞춤형 스플린트는 신체역학적인 문제를 해결할 수 있지만 피부상태 또는 편안함을 유지하는 영역에서 환자에게 문제를 일으킬 수 있다(Rossi, 1988). 많은 스플린트 관련 문제에 대한 해결책은 최근 문헌을 검토하여 찾을 수 있다.

상지용 기성품 스플린트 PREFABRICATED ORTHOSES FOR THE UPPER EXTREMITY

이 섹션은 다양한 기성품 스플린트의 리뷰를 제공하며, 상지에서 스플린트를 적용할 위치에 따라 구성되어 있다. 각 신체 부위에 대해 다양한 기성품 스플린트를 비교 및 제시하며 스플린트 착용 시 나타날 수 있는 문제를 강조한다. 여기서 모든 기성품 스플린트를 다루지는 않으며 일반적으로 사용되는 기성품 스플린트를 다루고 있다. **고정 진행형 스플린트(static progressive orthoses)**, **가동 스플린트(dynamic orthoses)** 및 **연속형 수동 운동 기구(continuous passive motion[CPM] machines)**는 별도의 섹션에 설명되어 있다.

어깨 및 상지 스플린트 SHOULDER AND UPPER ARM ORTHOSES

일반적으로 기성품 스플린트를 사용해 치료하는 어깨와 상지의 질환은 빗장뼈, 어깨뼈 및 위팔뼈의 골절, 위팔뼈머리 탈구 또는 아탈구, 돌림근띠 손상 및 외과적 수술 이후이다. 이러한 기성품 스플린트의 유형은 빗장뼈 스플린트(clavicle orthoses), 어깨걸이(sling), 어깨 고정 스플린트(shoulder immobilization orthoses), 상지 골절 스플린트(upper limb fracture orthoses) 등 다양한 설계의 어깨 스플린트(shoulder orthoses, SO)가 있다.

빗장뼈 스플린트 Clavicle Orthoses

그림 9-1과 같은 빗장뼈 스플린트는 대부분의 스플린트 공급업체에서 제공받을 수 있다. 일부 업체에서는 소아용 크기도 보유하고 있다. 빗장뼈 스플린트를 환자에게 착용할 때 핵심적으로 평가해야 할 부분은 겨드랑이를 부분의 적절한 착용 여부이다. 스트랩은 완충재가 적절하게 적용되어 팔신경얼기와 동맥을 과도하게 압박하지 않아야 한다. 또한 느슨하게 착용하면 목뼈의 구부러진 자세를 유발하고 빗장뼈에 적절한 안정성을 제공하지 못한다. 환자는 목

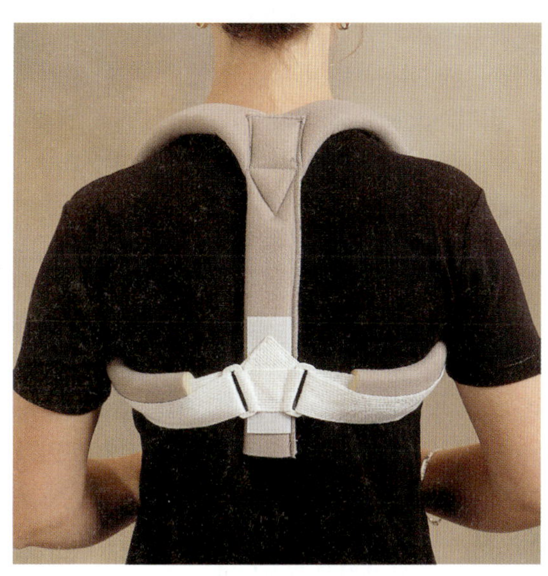

그림 9-1 Rolyan® 빗장뼈 자세 지지대(clavicle posture support). 빗장뼈 스플린트를 착용한 후 20분 동안 환자를 관찰하여 적절하게 적용되었는지 확인해야 한다. 신경혈관 압박의 징후(마비, 따끔거림, 차가움 또는 사지의 통증)가 있는지 관찰하고 필요에 따라 재조정해야 한다. (사진 제공: Performance Health, Warrenville, IL.)

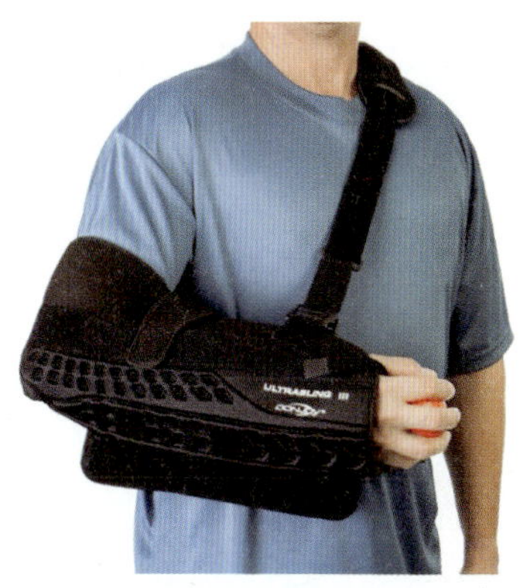

그림 9-2 어깨를 고정하는 Don Joy® Ultrasling® III 는 돌림근띠 수술, 관절주머니 이동술(capsular shift), 방카르트 재건술(bankart repair), 오목위팔관절 탈구/아탈구 및 연조직 수술/염좌를 위해 사용된다. 회전 방지 스트랩 후크는 팔을 중립 위치에 단단히 고정하여 안쪽돌림을 방지한다. (사진 제공: DJO® Global, Dallas, TX.)

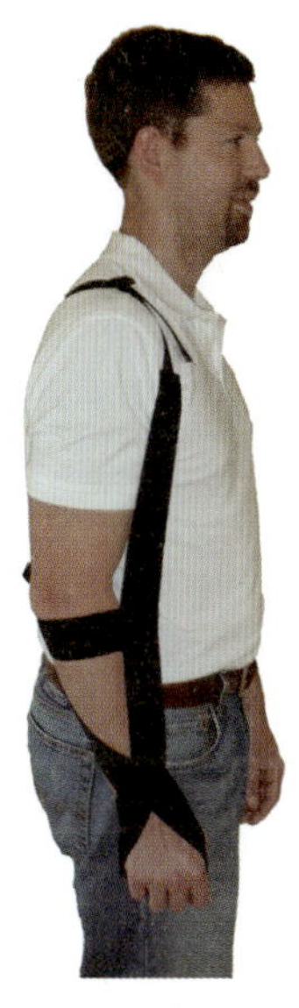

그림 9-3 GivMohr® 어깨걸이는 이완성 상지(flaccid upper extremity)를 위한 자세 고정 장비이다. 어깨걸이 적용은 걸을 수 있는 사람을 대상으로 한다. 이 어깨걸이는 작업치료사 Victoria Givler와 물리치료사 Paul Mohr가 공동 개발하였다. (사진 제공: GivMohr® Corporation, Albuquerque, NM.)

뼈와 등뼈에 올바른 자세를 유지하면서 어깨가 편안해야 한다. 어깨걸이(sling)/어깨 고정 스플린트(shoulder immobilizer)도 빗장뼈의 골절 관리에 사용될 수 있으며, 스플린트 선택에 대해 담당의와 논의 할 필요가 있다.

어깨걸이/어깨 고정 스플린트 Sling/Shoulder Immobilizer

일반적으로 사용되는 많은 어깨걸이와 어깨 고정 스플린트는 디자인이 매우 유사하다. 주요 차이점으로 어깨걸이는 어깨/목을 가로질러 손상된 팔/어깨를 위쪽으로 지지하는 단일 스트랩으로 구성된다는 것이다. 어깨 고정 스플린트는 팔이 몸에서 멀어지는 것을 방지하기 위해 허리를 감싸는 스트랩으로 추가 고정하여 어깨걸이와 동일한 안정효과를 제공한다.

치료(예: 돌림근띠, 관절, 인대, 뼈, 신경혈관 및 기타 어깨 수술 등)를 위해 어깨 주변부 구조를 안정화하는 다양한 어깨걸이와 어깨 고정 스플린트가 있다. 수술 후 치료를 위한 프로토콜은 어깨 고정 스플린트와 함께 그림 9-2와 같이 벌림 베개(abduction pillow)를 착용하여 오목위팔관절을 원하는 위치에 배치한다. 위팔뼈의 금이 가는 정도의 안정성 골절(stable fracture)이 있는 환자는 팔의 지지와 편안함을 위해 어깨걸이를 착용할 수 있다. 적절한 운동을 하기 위해 착용하는 시간을 규칙적으로 조절해야 한다(Colditz, 1995). 또한 편마비 환자의 어깨를 지지하고 적절한 위치에 놓이도록 설계된 편마비 환자용 팔걸이(arm sling)는 편마비 또는 위팔뼈머리의 아탈구가 있는 환자에게 권장된다. 편마비환자용 팔걸이에는 여러 형태가 있다. 그중 GivMohr ®Sling(GivMohr® Corporation, Albuquerque, NM)은 어깨의 아탈구 감소와 함께 고유 감각 입력을 제공할 수 있도록 보완된 모델이다(Dieruf, Poole, Gregory, Rodriguez, & Spizman, 2005)(그림 9-3). 치료사는 어깨걸이를 사용하는 환자를 주의 깊게 관찰하고 손상된 상지를 운동시켜 상지 먼쪽의 부종과 경직 등의 합병증을 예방해야 한다.

손 수술을 받은 환자도 치료 초기 단계에서 상지를 보호하고 자세를 편안하게 하기 위해 간단한 어깨걸이를 사용할 수도 있다(그림 9-4). 적절한 어깨걸이 선택은 환자의 진단에 달려 있다. 손 수술을 받은 환자의 교육은 낮은 위치에 있는 손의 부종, 경직 등의 잠재적인 부작용을 최소화하는 데 필요하다. 그렇기 때문에 몸쪽 관절의 과도한 경직(경직된 팔꿈치 또는 오십견)을 예방하기 위해 적절한 운동을 정기적으로 수행해야 하며, 목뼈 관절의 추가적인

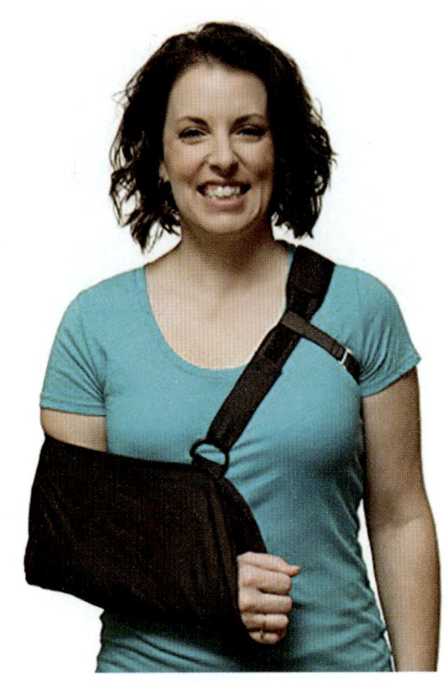

그림 9-4 목에 걸지 않는 팔걸이(Off-Your-Neck Arm Sling)는 상지 전체를 편안하게 한다. 특허 출원 중인 목 부담 경감 스트랩(Neck Relief Strap)이 있어 목의 불편함과 불필요한 긴장을 완화한다. (사진 제공: RangeMaster® Shoulder Therapy, Spokane, WA.)

질환이 발생하는 것을 예방하기 위해 가끔씩 어깨걸이(sling)를 제거하는 것이 필요하다.

위팔뼈 골절 스플린트 Humeral Fracture Orthoses

기성품 위팔뼈 골절 스플린트는 팔꿈치 움직임을 허용하면서 골절된 위팔뼈를 안정화하는 데 사용되며, 팔의 골절부 주변 연조직을 압박하여 움직임을 제한함으로써 골절부의 치유를 촉진한다. 적절한 치료 효과를 위해서 위팔뼈 주변을 감싸는 스플린트의 플라스틱과 스트랩이 단단히 고정되어 있어야 한다. 그림 9-5는 어깨와 팔꿈치의 움직임을 허용하는 비관절 설계로 위팔뼈 중간부 골절시 사용될 수 있다(Sarmiento & Latta, 2006). 일부 경우에 어깨세모근 위까지 올라오는 어깨 보호대가 포함된 디자인도 있다.

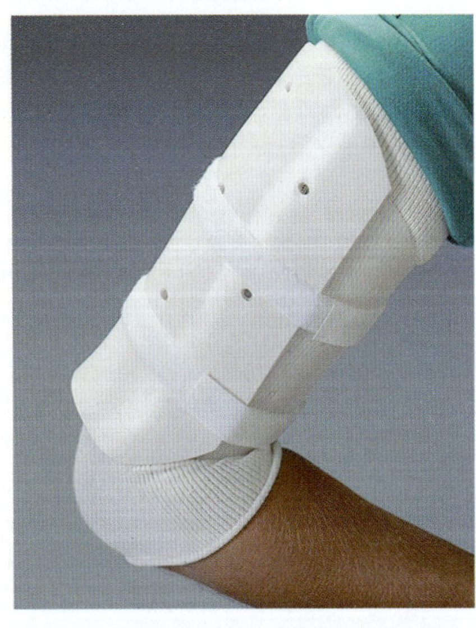

그림 9-5 Rolyan®의 위팔뼈를 감싸는 기성품 스플린트(Circumferential Preformed Humerus Brace)는 팔꿈치와 아래팔의 움직임을 허용하는 동시에 골절부에 대한 고정 및 안정성을 제공한다. (사진 제공: Performance Health, Warrenville, IL.)

팔꿈치와 아래팔 스플린트
ELBOW AND FOREARM ORTHOSES

팔꿈치는 뼈의 돌출부와 얕은 신경이 강한 근육으로 둘러싸여 있기 때문에 적절한 편한 자세를 취하는 것이 복잡하고 어려운 관절이다. 사용 가능한 기성품 팔꿈치 스플린트(elbow orthoses, EO)에는 보호대/슬리브, 몸쪽 아래팔 스플린트(대항력 스플린트, counterforce brace), 경첩식 팔꿈치 스플린트 및 팔꿈치 고정 스플린트가 포함된다. 몸쪽, 먼쪽 노자관절 모두에 영향을 미치는 엎침/뒤침 스플린트도 이 섹션에 포함된다.

팔꿈치 보호대와 슬리브 Elbow Protector/Sleeve

팔꿈치 보호대는 다양한 적응증에 사용할 수 있지만 일반적으로 팔꿈치 터널 증후군(자신경병증) 또는 점액낭염 환자의 수술 전후에 사용된다. 보호대와 슬리브를 사용 가능한 경우로는 실리콘 젤 패드를 삽입하여 충격/진동을 줄이고 가벼운 압박과 충격으로부터 보호하는 데 도움이 된다(그림 9-6). 네오프렌 압박 슬리브는 가벼운 압박, 보온 및 안정성을 지원하여 자신경병증, 근육 염좌 또는 팔꿈치 관절염을 치료하는 데 사용할 수 있다(그림 9-7). 슬리브는 꼭 맞아야 하지만 신경학적 증상(저림, 통증 또는 말단부 무감각)을 증가시키거나 유도할 정도로 너무 조여서는 안 된다.

몸쪽 아래팔 스플린트(대항력 스플린트)
Proximal Forearm Orthosis (Counterforce Brace)

팔꿈치 안쪽 가쪽 통증/위관절융기염(epicondylosis)을 치료하는 데 자주 사용되는 대항력 스플린트에는 그림 9-8A와 같은 다양한 옵션이 있다. 대부분의 팔꿈치 스플린트는 팔꿈치의 안쪽 가쪽 위관절융기에서 아래팔 근육으로 받침점을 변경하기 위해 아래팔 근

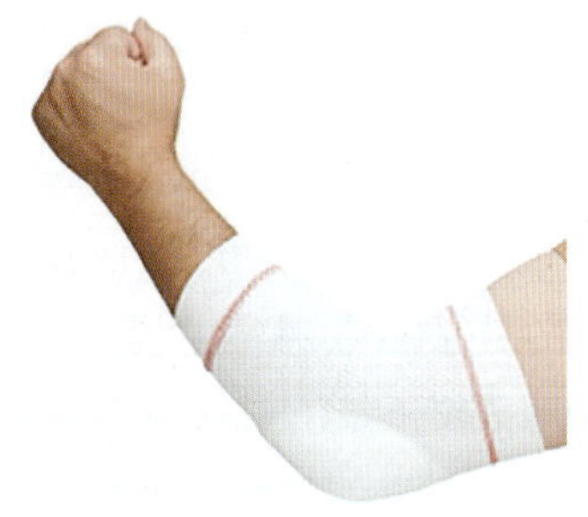

그림 9-6 Norco™의 팔꿈치/발꿈치 보호대(elbow/heel protector)와 같은 팔꿈치 보호대를 환자에게 적용하려고 할 때 보호대를 정확하게 위치시켜야 한다는 점을 염두에 두고 환자의 팔꿈치 인쪽 주름을 기준으로 둘레를 정확히 측정해야 한다. (사진 제공: North Coast Medical, Morgan Hill, CA.)

육에 압박을 주는 형태로 구성된다(Anderson & Rutt, 1992). 이것은 안쪽 가쪽 위관절융기에서 직접 힘을 받기보다 스플린트를 착용한 아래팔 근육에서 부담을 경감시켜 안쪽 가쪽 위관절융기의 근육 부착점이 치유될 수 있도록 하고, 근 수축을 도와 통증을 줄일 수 있게 한다. 가쪽 팔꿈치 통증/위관절융기염이 있는 환자를 치료할 때는 가쪽 위관절융기에서 약 두 손가락 너비만큼 아래의 아래팔의 폄근 위에 패드를 적용해야 하며, 팔꿈치를 펴고 환자에게 주먹을 꽉 쥐게 한 다음 스트랩을 단단히 고정한다. 스플린트를 적절히 조절하기 위해서 환자가 주먹 쥐기, 손목 폄, 팔꿈치 굽힘 동작을 취해보고 통증이나 불편한 곳이 있는지 확인한다. 노신경(radial nerve)은 압박에 취약하기 때문에 환자가 스트랩을 너무 단단히 고정해 노쪽 터널(radial tunnel)이 압박되지 않도록 주의해야 한다(Aulicino, 1995; Kleinert & Mehta, 1996). 그러므로 노쪽 손등의 노쪽 터널 부위의 통증을 포함하는 압박 징후에 대해 교육할 필요가 있다. 가쪽 팔꿈치 통증/위관절융기염 치료를 위해 설계된 다양한 스트랩과 슬리브의 패드를 움직여 안쪽 아래팔 근육에 압력을 가함으로써 안쪽 팔꿈치 통증/위관절융기염 치료에도 사용할 수 있다. 이처럼 일부 슬리브와 스트랩은 안쪽 및 가쪽 팔꿈치 통증/위관절융기염을 진단받은 환자를 치료하는 데 사용할 수 있다. 그림 9-3 B,C는 폄근과 굽힘근에 동시에 압박을 적용하도록 설계되어 있다.

경첩식 팔꿈치 스플린트 Hinged Elbow Orthoses

기성품 경첩식 스플린트는 한 방향 또는 양방향으로 관절가동범위(range of motion, ROM)를 제한하거나 어느 한 방향으로의 움직임을 제한하는 데 사용할 수 있다(그림 9-9). 예를 들어, 먼쪽 위팔두갈래근의 힘줄 수술 이후 환자를 치료할 때 초기에 스플린트를 잠가서 팔꿈치 굽힘을 허용하고 폄 움직임을 제한할 수 있으며, 이로써 수술한 힘줄의 장력이 발생하는 것을 방지할 수 있다. 치료가 진행됨에 따라 팔꿈치 폄 움직임 제한 범위를 수정하여 점진적으로 더 큰 범위의 팔꿈치 폄 움직임을 허용할 수 있다. 경첩식 팔꿈치 스플린트는 굽힘/폄 움직임을 허용하면서 팔꿈치의 안쪽 가

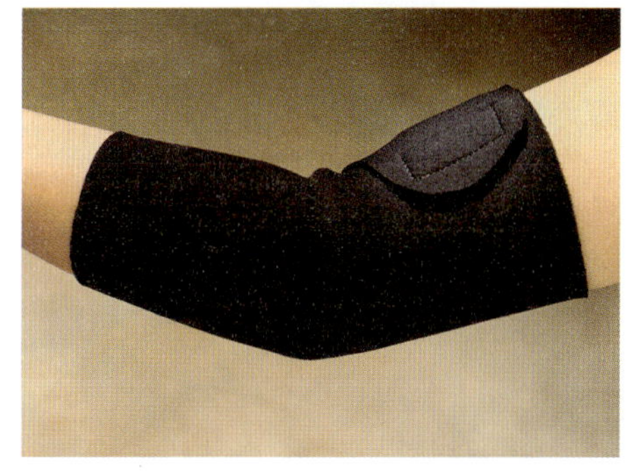

그림 9-7 Comfort Cool®의 팔꿈치 보호대(Open Elbow Support)와 같은 스플린트를 적용한 후 짧은 시간 동안 환자를 관찰하면서 마비 및 따끔거림과 같은 신경학적 증상을 관찰한다. (사진 제공: North Coast Medical, Morgan Hill, CA.)

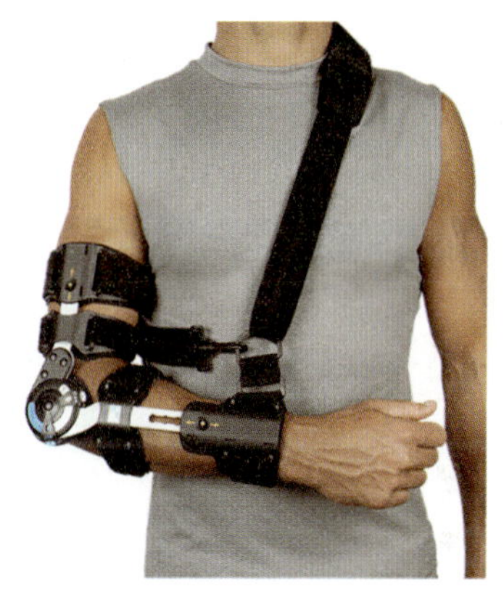

그림 9-9 Innovator X® Post-Op Elbow는 수술 후 안정성을 지원하기 위한 가장 사용자 친화적인 경첩 중 하나를 사용하여 환자의 만족도와 순응도를 높일 수 있다. (사진 제공: Össur® Americas, Inc., Reykjavik, Iceland.)

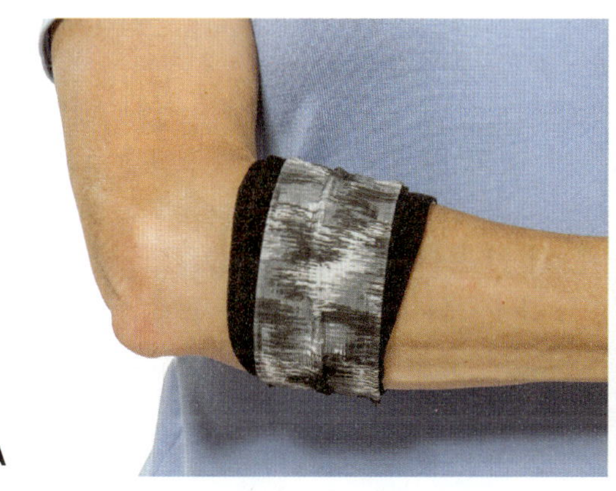

A

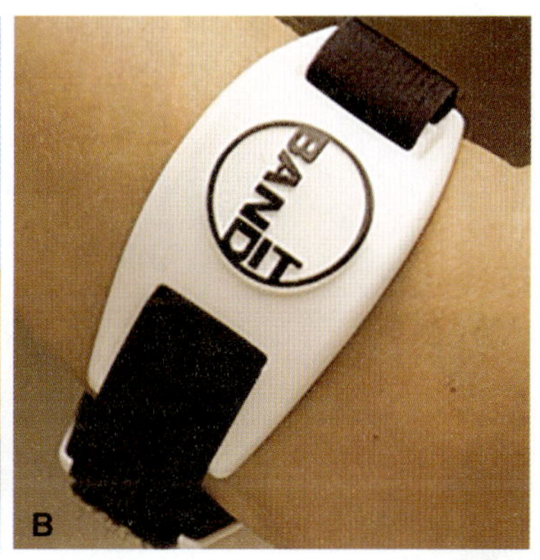

B

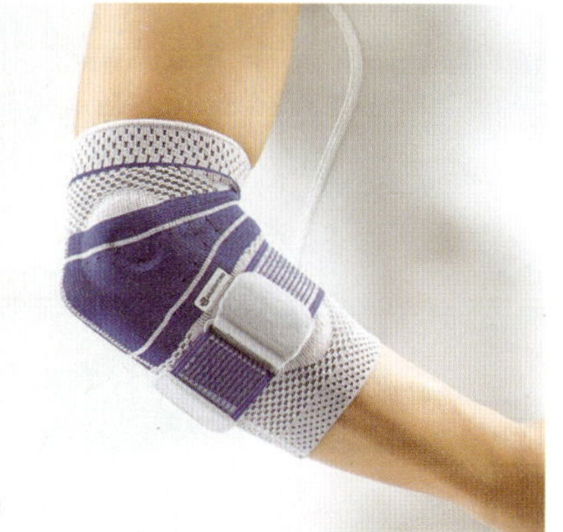

C

그림 9-8 A, Elbow POP™ Splint는 환자의 편안함을 필요에 따라 적용되는 압박의 양을 조정할 수 있다. (사진 제공: 3-Point Products®, Stevensville, MD.) B, The BandIT® 테니스 엘보 스트랩은 안쪽 또는 가쪽 위관절융기염 치료에 유용하다. 스플린트는 굽힘근, 폄근 및 뒤침근을 압박하고 혈액순환을 방해하지 않으면서 움직임을 허용한다. (사진 제공: North Coast Medical.) C, 사용자 친화적인 EpiTrain® 팔꿈치 슬리브는 압박형 팔꿈치 슬리브와 테니스 팔꿈치 보호대의 장점을 결합한 스플린트이다. (사진 제공: Bauerfeind® USA, Inc., Atlanta, GA.)

쪽에 안정성을 제공하기 위해 일반적으로 사용된다. 부상 회복 후 스포츠로 복귀하는 운동선수들에게 자주 사용되는 과도한 폄 방지 스트랩이 포함된 다양한 경첩형 팔꿈치 스플린트가 있다.

팔꿈치 고정 스플린트 Elbow Immobilization Orthoses

기성품 팔꿈치 스플린트는 팔꿈치 관절을 고정하기 위해 사용할 수 있다. 수면 자세는 오랫동안 팔꿈치 터널 증후군에 대한 보존적 치료의 필수 요소로 간주되어 왔다. 그러나 그 효과는 팔꿈치 자세와 환자의 순응도에 달려 있다(Shah, Calfee, Gelberman, & Goldfarb, 2013). 장기간(예: 수면 중) 팔꿈치가 과도하게 굽힘되지 않도록 하면 신경(nerve)의 긴장과 염증이 감소한다. 시중에는 팔꿈치를 고정하시키는 다양한 기성품 스플린트가 있다(그림 9-10A). 팔꿈치 고정 스플린트는 탈구, 골절 및 관절염 등의 적응증에 적용할 수 있지만 이외에도 여러 질환에 적용할 수 있다. Tiny Cast-Away™(Hely & Weber®, Dallas, TX)(그림 9-10B)는 단단한 스플린트이지만 어린이 환자에게도 적합한 부드러운 재료로 만들어졌으며 캐스트보다 위생적 관리가 쉽다. 맞춤 제작 스플린트도 이러한 환자들에게 좋은 해결책이기는 하지만 열가소성 플라스틱 재료를 성형하는 동안 어린이가 적절한 자세로 오랜 시간 동안 유지하는 것은 어렵기 때문에 제작시 고려 사항이 된다.

엎침/뒤침 스플린트 Supination/Pronation Orthoses

아래팔 회전 움직임의 고정은 일반적으로 설탕 집게(sugar-tong) 또는 뮌스터(muenster) 유형의 스플린트를 사용한다. MTC Fracture Brace™(Hely & Weber®)는 엎침/뒤침을 고정하면서 팔꿈치의 기능적 관절가동범위를 허용하는 기성품 스플린트이다(그림 9-11). 스플린트는 팔꿈치와 아래팔 부분으로 구성되며 치료사는 진단에 따라 아래팔의 고정 위치를 선택할 수 있다. 맞춤형으로 제작하려면 상당한 시간이 소요될 수 있고 대형 열가소성 플라스틱이 필요하며 성형 작업이 어려울 수 있다.

맞춤형으로 제작해야 하는 엎침/뒤침 스플린트의 대안으로 TAP(tone and positioning) 스플린트가 있다. Comfort Cool® 엎침/뒤침 스플린트(North Coast Medical, Morgan Hill CA)는 손의 기

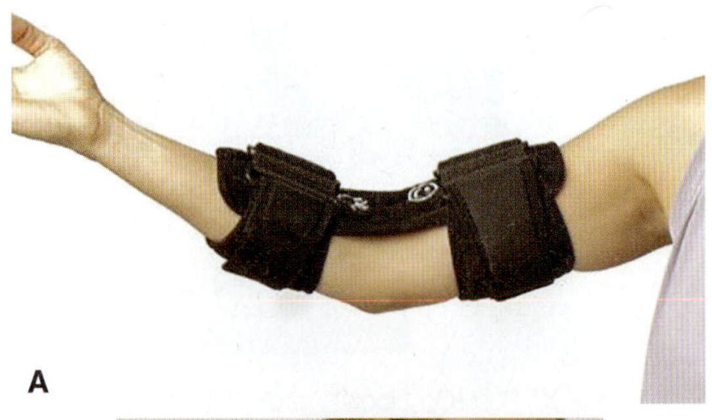

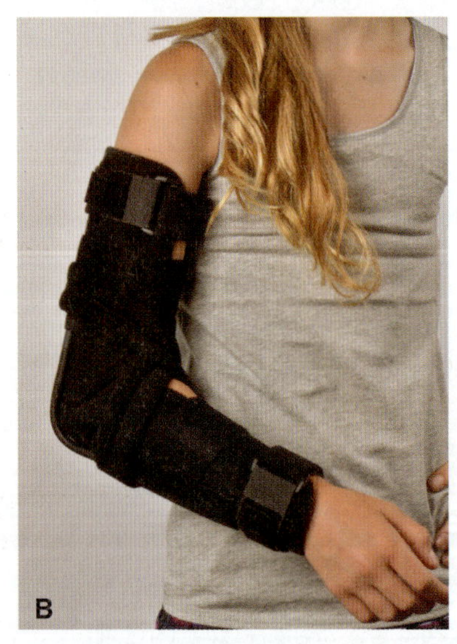

그림 9-10 A, Cubital Comfort™ 스플린트는 자신경을 따라 압력을 피하는 동시에 팔꿈치를 원하는 위치에서 고정하도록 설계된 스플린트이다. B, Tiny Cast-Away™는 캐스드(cast)를 대체하거나 캐스드 제거 이후에 사용할 수 있도록 설계된 소아용 팔꿈치 고정 스플린트이다. (사진 제공: Hely & Weber®, Dallas, TX.)

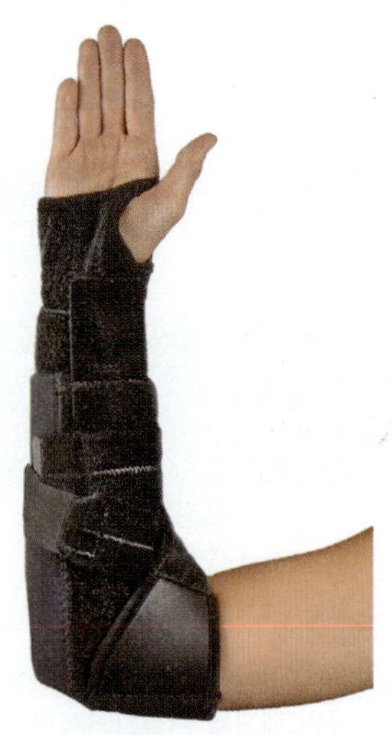

그림 9-11 MTC Fracture Brace™는 아래팔 회전을 고정하는 데 사용되는 스플린트이다. 일반적으로 삼각 섬유 연골 복합체(triangular fibro cartilage complex, TFCC) 손상/수술, 자뼈 단축 수술 후, 먼쪽 노자관절(distal radio ulnar joint, DRUJ)의 기타 진단에 사용된다. (사진 제공: Hely & Weber®, Dallas, TX.)

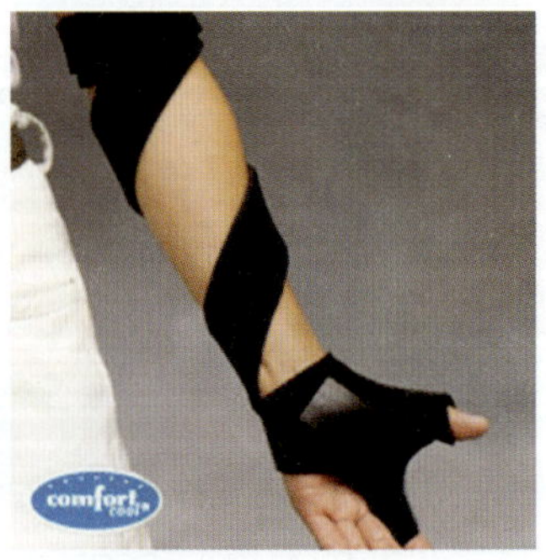

그림 9-12 Comfort Cool® Pronation-Supination Splint는 네오프렌으로 만들어졌으며 모든 연령대의 환자에게 적용된다. 네오프렌 스트랩은 구성품으로 포함된 징깁을 사용하거나 열가소성 플라스틱 재료로 맞춤 제작한 손목 보호대와 함께 사용할 수 있다. (사진 제공: North Coast Medical, Morgan Hill, CA.)

능적 자세를 회복하는 데 도움이 되도록 부드럽고 낮은 부하의 엎침 또는 뒤침 방향으로의 스트레칭을 제공한다(그림 9-12). 이 스플린트는 원래 신경학적 질환이 있는 환자를 위해 개발되었지만 아래팔과 손목 조직의 밀도가 낮은 경우(부드러운 끝 느낌, soft-end feel) 엎침 또는 뒤침 움직임을 용이하게 하는 데 도움이 될 수 있다. 이러한 스플린트는 딱딱한 끝 느낌(hard-end feel)이나 오랜 기간 관절가동범위에 제한이 있는 환자에게 적용하기 어렵다.

손목 스플린트 WRIST ORTHOSES

손목은 여러 관절로 구성되어 여러 방향으로 움직일 수 있어 제대로 지지하기가 어려울 수 있다. 스플린트의 목적이 움직임 고정인 경우 모든 운동면(planes of motion)에서 손목을 적절히 지지하는 것이 필수적이다. 손목 질환을 치료하는 데 사용되는 기성품 스플린트는 손목 관절을 가로질러 손가락을 자유로이 움직일 수 있는 손목-손 스플린트(wrist hand orthoses, WHO)와 손목 관절을 가로지르며 하나 이상의 손가락을 포함하는 손목-손-손가락 스플린트(wrist hand finger orthoses, WHFO)가 있다.

손목 손 스플린트 Wrist Hand Orthoses

기성품 손목-손 스플린트(WHO)를 환자에게 맞출 때 손갈퀴막 공간(web space)의 편안함과 먼쪽 손바닥 주름/엄지 두덩의 여유공간 등 고려해야 할 몇 가지 문제가 있다. 스플린트가 움직이지 않도록 몸쪽 아래팔 부분의 스플린트 사이즈가 적절해야 하며, 손목이 적절한 위치에 있어야 한다.

잡기 및 집기 활동을 제한없이 하기 위해서는 적절한 여유 공간이 필요하며, 환자는 손목 지지대의 끝 부분에서 제한없이 모든 손가락을 완전하고 편안하게 구부릴 수 있어야 한다. 이러한 장비를 장착할 때 적절한 길이로 적용하지 않으면 손목이 적절하게 고정되지 않을 수 있다. 아래팔이 두껍거나 손목이 얇은 환자는 손목 스플린트가 고정되지 않고 움직일 수 있는 문제가 발생할 수 있다. Titan Wrist™ 레이싱(lacing) 손목 스플린트(Hely & Weber®)는 이와 같은 기성품 손목 스플린트와 관련된 일반적인 문제를 해결할 수 있는 손목 스플린트이다. 이 스플린트는 손갈퀴 공간의 스트랩이 완충 처리되어 있고 윤곽이 잡혀 있으며, 조절이 가능하다. 또한 그림 9-13과 같이 스플린트 사이즈 조절이 가능한 스트랩이 있어 뛰어난 착용감을 제공한다. 이러한 기성품 스플린트를 사용하더라도 환자에게 적절한 안정성을 제공할 수 없는 경우에는 맞춤형 스플린트 제작이 필요할 수 있다.

기성품 스플린트를 적용할 때 환자에게 착용한 상태에서 손목의 실제 위치를 확인하고 진단에 따라 적절하게 조정해야 한다. 예를 들어, 손목 염좌가 있는 환자는 일반적으로 손목이 편안한 자세를 위해 취하도록 하는 반면, 먼쪽 자뼈 골절이 있는 환자는 손목을 20°~30° 폄 상태로 위치하도록 적용해야 한다. 환자에게 필요한 범위를 적용할 수 없는 경우 전성 금속(malleable metal, 변형이 쉬운 금속) 또는 열가소성 플라스틱 재료를 포함하는 기성품 스플린트를 사용해 환자의 손목 관절가동범위에 맞게 수정할 수 있다.

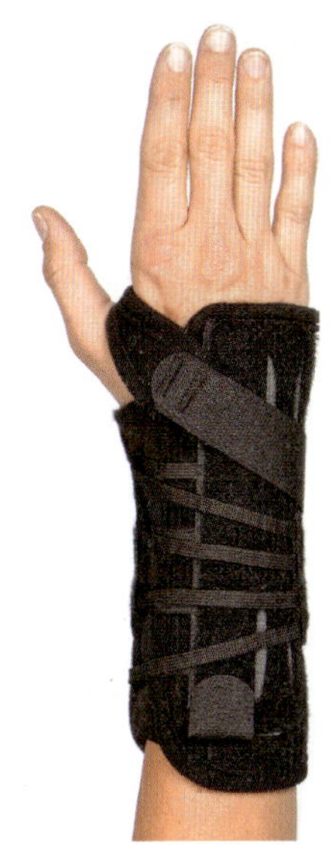

그림 9-13 Titan Wrist™ 레이싱(Lacing) 손목 스플린트는 사이즈와 고정 강도를 조절할 수 있어 각 환자에 맞게 사용자 정의할 수 있다. (사진 제공: Hely & Weber®, Dallas, TX.)

손목터널 증후군(Carpal Tunnel Syndrome)

기성품 손바닥 손목 스플린트(volar wrist support)는 일반적으로 손목터널 증후군 환자에게 보존적 치료 방법으로 처방된다(Keith et al., 2009). 스플린트는 손목터널에 최대 공간을 제공하고 정중

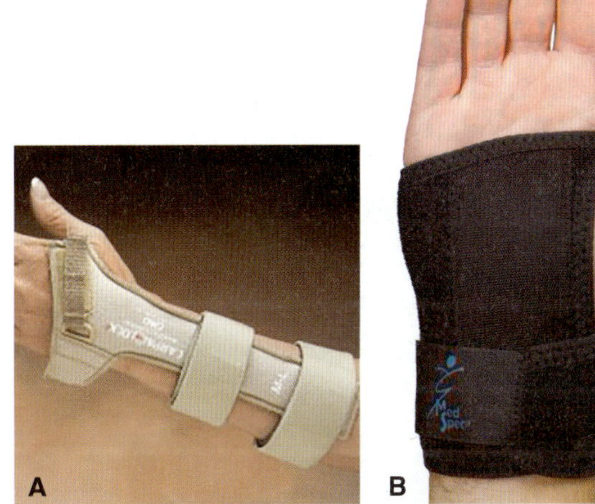

그림 9-14 A, The Carpal Lock® 등쪽 손목 스플린트(dorsal-based wrist orthosis)는 손목을 중립 자세로 위치시키고 손가락 전체의 움직임을 허용한다. (사진 제공: North Coast Medical, Morgan Hill, CA.) B, GelFlex® 손목 스플린트(wrist orthosis)는 수술한 환자의 흉터 관리에 이상적인 디자인으로 구성되어 있다. (사진 제공: Medical Specialties, Inc., Charlotte, NC.)

신경의 압박을 줄이기 위해 손목은 중립 위치에 고정되어야 한다(Brininger et al., 2007)(그림 9-14A).

Med Spec GelFlex®의 손목 스플린트(Medical Specialties, Inc., Charlotte, NC)는 수술 후 흉터 과민증이 있는 환자를 위해 수술 부위에 압박을 최소화할 수 있도록 젤 패드가 삽입되어 있다(그림 9-14B). 젤은 흉터 회복을 돕는 의료용 미네랄 오일로 만들어졌으며 수술 부위의 과도한 움직임을 예방하기 위해 손바닥에 부드러운 피드백을 제공한다.

관절염(Arthritis)

손바닥-손목 스플린트(그림 9-15)는 손가락 움직임을 허용하는 스플린트이며, 손목에 관절염이 있는 환자의 손목 관절을 쉬게 하는 수단으로 자주 처방된다. 손목 스플린트가 효과적이긴 하지만 스플린트 착용에 대한 환자의 순응도는 상대적으로 낮다(Pagnotta, et al., 2005). 환자에게 손목 스플린트(기성품, 맞춤형 모두) 착용 순응도에 영향을 미치는 요인은 착용감, 활동 방해, 외관, 비용, 움직임의 자유 감소 등이 있다.

관절염 환자를 치료할 때 치료사는 환자의 요구에 가장 적합한 치료법을 결정하는 데 도움이 되도록 모든 관련 문제와 목표를 명확하게 정의해야 한다(자세한 내용은 13장을 참고한다). 일부 환자는 다한증이 있어 가볍고 통기성이 좋은 직물 스플린트를 선호하는 반면 어떤 환자는 해당 부위를 따뜻하게 유지하는데 도움이 되는 스플린트를 찾는다. 일을 하거나 신체 활동이 많은 환자는 제한이 가장 적은 스플린트를 선호하는 경향이 있는데 이러한 환자는 낮 동안 손허리손가락(metacarpophalangeal, MCP)관절의 안정성을 위해 적용한 스플린트의 착용을 견딜 수 없기 때문에 잠자는 동안 손을 편안하게 위치시키기 위한 손목-손-손가락 스플린트(wrist hand finger orthoses, WHFO)를 사용할 수 있다(그림 9-16).

자쪽 손목 통증(Ulnar-Sided Wrist Pain)

자쪽 손목 통증은 뼈, 연골, 인대 또는 힘줄의 부상으로 인해 발생할 수 있는 일반적인 문제이다. 일반적인 원인으로는 골절, 삼각 섬유 연골 복합체(triangular fibrocartilage complex, TFCC) 손상 또는 자뼈 충돌 증후군 등이 있다. 진단이 어려울 수 있으므로 자뼈쪽 손목 통증을 치료하는 것은 어려울 수 있다. 최근 몇 년 동안 이 문제를 구체적으로 해결하기 위해 그림 9-17A~C 와 같은 여러 스

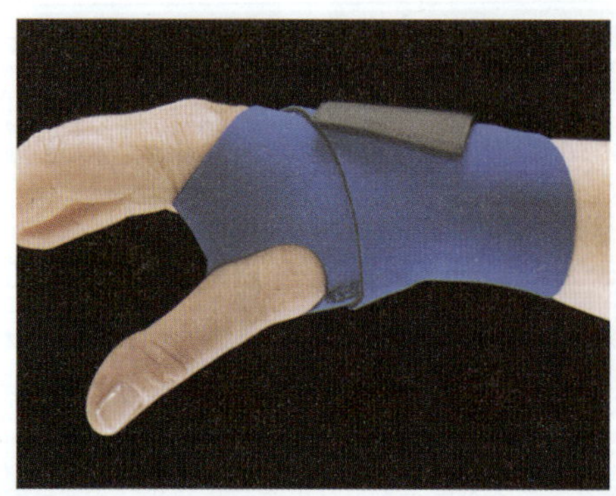

그림 9-15 AliMed®의 네오프렌 손목/손목 보호대(Neoprene Wrist/Hand Wrap)의 엄지손가락 구멍은 기워로 간단히 다듬어 쉽게 조절할 수 있다. (사진 제공: AliMed®, Dedham, MA.)

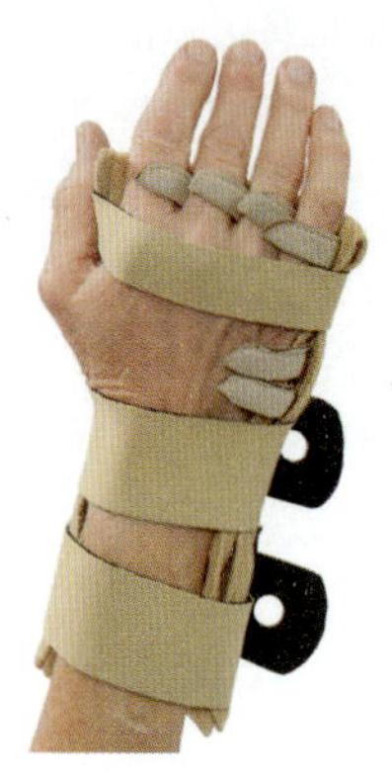

그림 9-16 Comforter™ Splint라 불리는 아래팔 기반 스플린트(forearm-based dynamic orthosis)는 패드가 추가되어 있으며 이는 야간 사용을 위한 것이다. 대상 환자에는 관절염이나 신경학적 기능 장애가 있는 환자에게 적용된다. (사진 제공: 3-Point Products®, Stevensville, MD.)

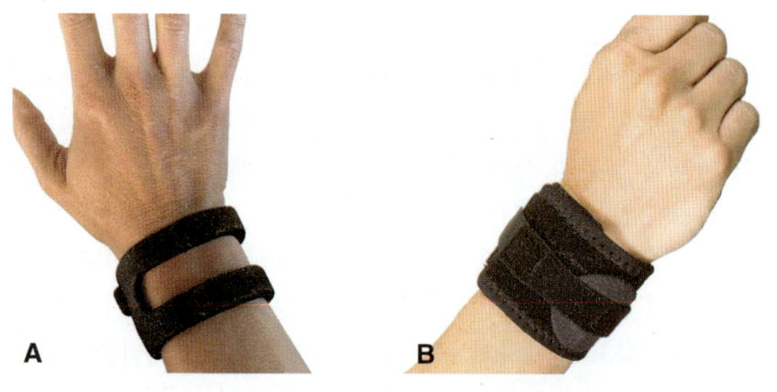

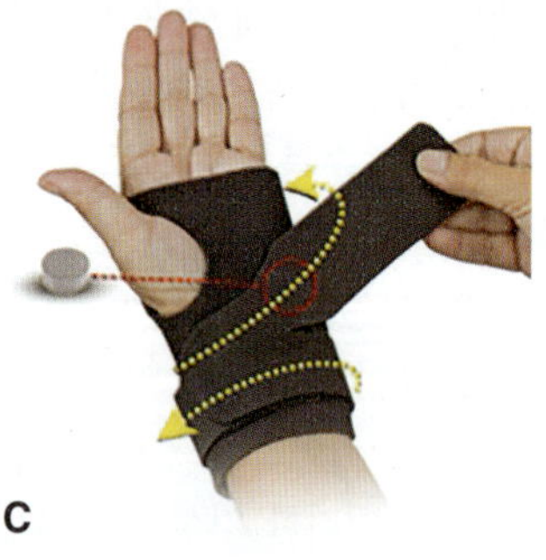

그림 9-17 **A,** WristWidget®은 삼각 섬유 연골 복합체(TFCC) 파열로 인한 자쪽 손목 통증을 해결하도록 설계되었다. 삼각 섬유 연골 복합체의 부상이 의심되는 경우 체중 부하 검사를 수행하면 부상의 범위를 확인하고 중재 계획을 수립하는 데 도움이 될 수 있다. (사진 제공: WristWidget®.) **B,** "Squeeze" 자뼈 압박 스트랩(ulnar compression wrap)은 스트랩의 지혈대(과도한 압박) 효과를 피하기 위한 초점 압박을 통해 자뼈쪽 손목 통증을 치료한다. (사진 제공: Hely & Weber®, Dallas, TX.) **C,** Comfort Cool® Ulnar Booster™는 특히 자뼈쪽 손목 통증과 손목뼈 중간의 불안정성(midcarpal instability)이 있는 사람들을 위한 것으로 자뼈 붓돌기를 누르는 동안 손목뼈를 재성렬하고 안정시키도록 설계한다. (사진 제공: North Coast Medical, Morgan Hill, CA.)

플린트가 개발되었다.

손목-손-손가락 스플린트(WHFO)
Wrist Hand Finger Orthoses

손목-손-손가락 스플린트(wrist hand finger orthoses, WHFO)는 환자에게 주간 또는 야간에 적용할 수 있다. 손목-손-손가락 스플린트(WHFO)의 기준에 충족하는 스플린트로 안정 스플린트, 고정 스플린트 및 아래팔 기반 가동 장갑(forearm-based dynamic glove)이 포함된다.

휴식 손 스플린트(Resting Hand Orthoses)

관절염, 화상, 신경 마비, 으깸 손상 및 경직과 같은 진단을 받은 환자의 치료에 사용할 수 있는 여러 가지 디자인이 있다. 접근법으로는 손바닥(volar), 손등(dorsal) 또는 원주형(circumferential) 형태가 있으며, 경직된 근육에 부드럽고 지속적인 스트레칭을 제공하는 소프트 버전과 단단한 플라스틱으로 고정하는 스플린트가 있다(Wallen & O'Flaherty, 1990). 손목-손-손가락 스플린트(WHFO)의 예로 SaeboStretch(Saebo Inc., Charlotte, NC) 스플린트는 경도에서 중등도의 증가된 근긴장도를 가진 환자에게 사용되는 유연한(잘 구부러지는) 기성품 스플린트이다(그림 9-18A). 어린이 환자의 기능적 사용 감소, 근긴장도 증가 및 구축과 같은 문제를 해결하기 위해 Comfy™의 스플린트(Lenjoy Medical Engineering, Inc., Gardena, CA)는 수분 흡수가 잘 되는 안감에 여러 색상을 입히는 등 다양한 옵션을 제공한다(그림 9-18B). Benik Corporation W-700 시리즈(Benik, Silverdale, WA)는 노신경 마비 환자에게 최소한으로 설계되어 손목 또는 손가락의 안정성을 지원하기 위한 여러 옵션을 제공한다(그림 9-18C). 신경학적 손상과 관련된 환자에 대한 자세한 내용은 16장을 참조한다.

고정 스플린트(Immobilizing Orthoses)

그림 9-19A,B와 같은 아래팔 기반 엄지 스플린트(forearm-based thumb orthoses)는 손목손허리(carpometacarpal, CMC)관절 성형술, 드퀘르벵병(DeQuervain's)과 골절 치료와 같은 진단을 받은 환자를 위한 고정 스플린트로 자주 사용된다. 고정 스플린트는 최소 옵션으로 설계된 스플린트부터 특정 환자의 요구를 충족시키는 다

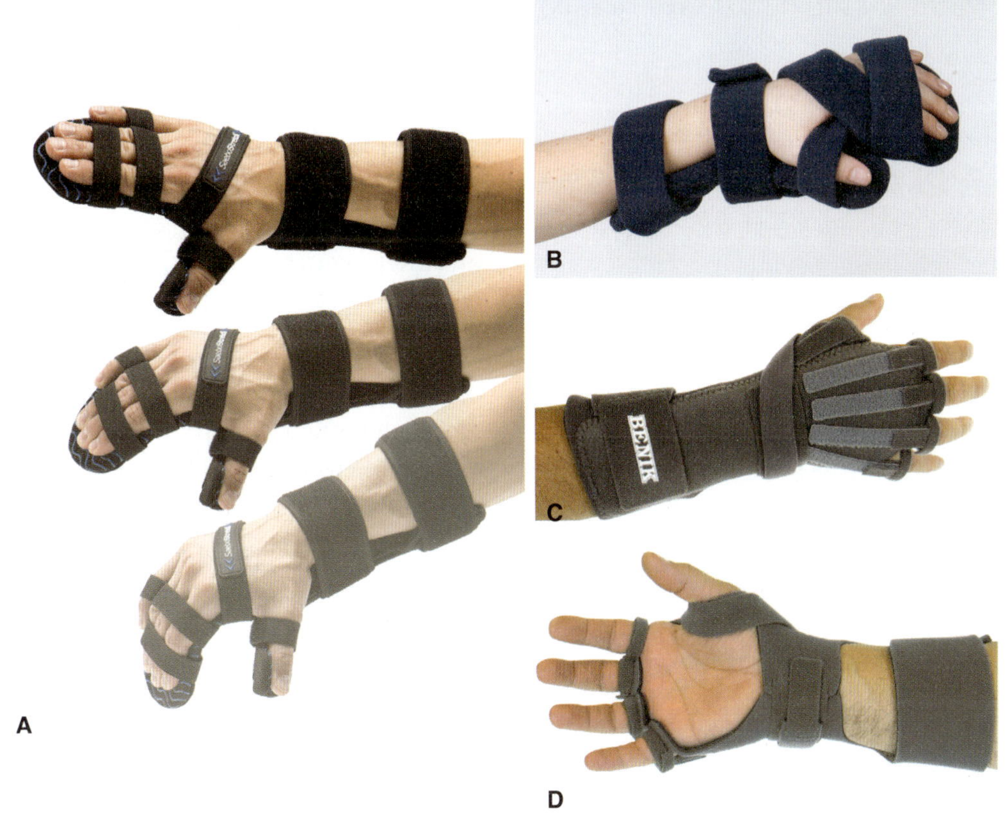

그림 9-18 **A,** SaeboStretch는 경도 또는 중등도의 경직과 같은 신경학적 질환이 있는 환자에게 권장된다. (사진 제공: Saebo, Inc., Charlotte, NC.) **B,** 손가락 분리대가 있는 Comfy™휴식 손 스플린트(Resting Hand Orthosis)는 세척이 용이하고 손에 맞추기 위해 쉽게 수정할 수 있도록 설계되어 있다. 엄지와 손등 기반(dorsal-based) 디자인을 포함하여 많은 옵션을 사용할 수 있다. (사진 제공: Comfy Splints, Gardena, CA.) **C 및 D,** The Benik W711 노신경 스플린트(Radial Nerve Splint)는 장기적인 스플린트 적용이 필요한 환자에게 유용한 아래팔 기반 스플린트이다. 이러한 스플린트는 손목에 적용이 필요하지 않은 환자를 위한 손 기반 디자인으로도 제공된다. (사진 제공: Benik Corporation, Silverdale, WA.)

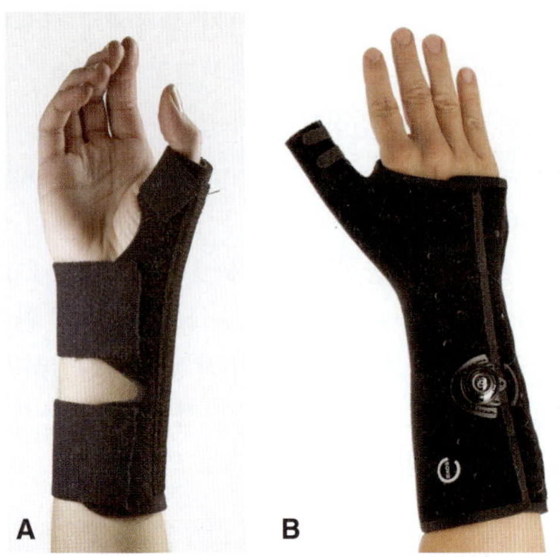

그림 9-19 **A,** Target Hitchhiker 엄지 스플린트(Thumb Orthosis)는 손목과 엄지의 손허리뼈와 손목손허리관절을 고정시키면서 손가락뼈사이관절의 움직임을 허용한다. (사진 제공: Corflex®, Manchester, NH.) **B,** EXOS®(DJO® Global에서 배포)의 긴 엄지 스피카 골절 스플린트(Long Thumb Spica Fracture Brace)는 석고 붕대 또는 원주형 스플린트의 대안으로 사용된다. 이러한 기성품 스플린트는 사전에 절단된 형태를 건조 가열하고 직접 성형하여 환자에게 맞춤형으로 제공할 수 있다. BOA®의 독특한 폐쇄형 시스템은 환자의 부종과 착용의 편안함을 위해 압박 정도를 조절할 수 있다. 스플린트는 재료의 특성으로 인해 피부 손상의 위험 없이 목욕 또는 수영 중에 세척하거나 착용할 수 있다. (사진 제공: DJO® Global, Dallas, TX.)

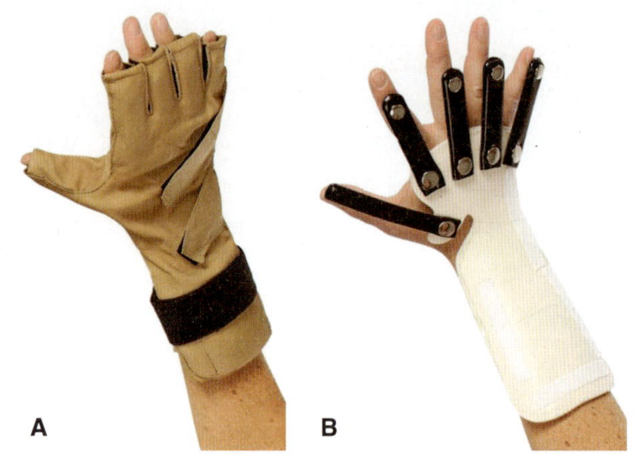

그림 9-20 **A 및 B,** AliMed®의 Robinson 아래팔 기반 노신경 스플린트(Forearm-Based Radial Nerve Splint)는 최소한의 설계와 저렴한 가격으로 다양한 옵션을 제공한다. (사진 제공: AliMed®, Dedham, MA.)

양한 기능을 갖춘 보다 실질적인 옵션으로 사용할 수 있는 스플린트까지 다양한 기성품 옵션이 있다. 또한 아래팔 기반의 노뼈 또는 자뼈 쪽의 거터(홈이 파인) 스타일 스플린트는 손허리뼈 골절 치료에 자주 사용된다.

가동 장갑(Dynamic Gloves)

말초신경 손상이 있는 환자에게 적용하는 그림 9-20A,B의 Robinson InRigger Gloves(AliMed®, Dedham, MA)는 손의 기능을 위해 전체 손가락 굽힘 움직임을 허용하면서 손목과 손가락의 폄 동작을 유도한다.

손-손가락 스플린트 HAND FINGER ORTHOSES

치료사는 의학적으로 치료에 필요한 손 기능 제한과 손의 기능적 사용 사이에서 균형을 맞추는 데 많은 어려움에 직면할 수 있다. 일부 기성품 손-손가락 스플린트(hand finger orthoses, HFO)에는 고정 스플린트, 엄지 제한(thumb restictors), 자쪽 치우침(ulnar deviation) 스플린트가 포함된다.

고정 스플린트 Immobilization Orthoses

환자의 엄지손가락이나 다른 손가락들을 단단히 고정해야 하는 경우가 있는데 이를 위한 다양한 기성품 또는 미리 성형된 고정 스플린트가 있다.

엄지는 손 기능의 약 40%를 담당한다(Swanson & de Groot Swanson, 1990). 그렇기 때문에 환자의 엄지를 안정화할 때 치료사는 물건을 잡거나, 집거나, 물건을 고정하거나 또는 감각 정보를 필요로 하는 모든 작업에 엄지가 관여한다는 것을 고려해야 한다(King, 1992). 치료사는 엄지손가락에 적절한 위치와 안정성을 제공하는 동시에 편안하고 기능적인 기성품 또는 맞춤형 스플린트를 찾는 데 어려움을 겪을 수 있다. 통증이 있는 손목손허리(CMC)관절은 집기 또는 잡기 움직임을 제한하고 손 기능을 손상시킬 수 있다. 손목손허리관절에서 뼈관절염에 대한 이상적인 스플린트는 엄지손가락을 벌림 위치에서 관절을 안정화하고 모음 움직임을 제한하며 손가락뼈사이(interphalangeal, IP)관절에서 완전한 굽힘 움직임을 허용하는 스플린트이다(Melvin, 1995). 그림 9-21A,B의 Push® MetaGrip®(BraceLab, Raleigh, NC)은 손목손허리관절을 고정하고 움직임을 보조한다. 이러한 장비는 조절이 가능하고 내구성이 뛰어나며 다양한 크기로 제공되고 세탁기로 세척할 수 있으며 열에도 형태가 변하지 않는다(Colditz & Koekebakker, 2010)(그림 9-21A,B).

EXOS® 손 기반 자뼈 거터 스플린트(Hand-Based Ulnar Gutter Brace, DJO® Global, Dallas, TX)(그림 9-21C)는 네 번째 또는 다섯 번째 손가락의 손허리손가락뼈(metacarpals) 또는 몸쪽 손가락뼈 골절 시 사용된다. 이 스플린트는 맞춤형으로 제공하도록 설계되었으며 제작자가 네 번째, 다섯 번째 손가락의 손허리손가락(MCP)관절을 최대 70°까지 굽힘 움직임이 가능하도록 한다.

엄지 제한 스플린트 Thumb Restriction Orthoses

네오프렌 엄지 스플린트(기성품 또는 맞춤형)는 엄지손가락에 보온 효과와 안정성을 제공할 수 있다. 손목손허리관절의 관절염을 위한 맞춤형 열가소성 스플린트는 안정된 위치에서 엄지 관절을 고정시키는 데 매우 효과적이다. 하지만 이러한 스플린트는 정상적인 손 기능을 방해할 수 있고 뼈 돌출부 피부의 불편감을 만들 수

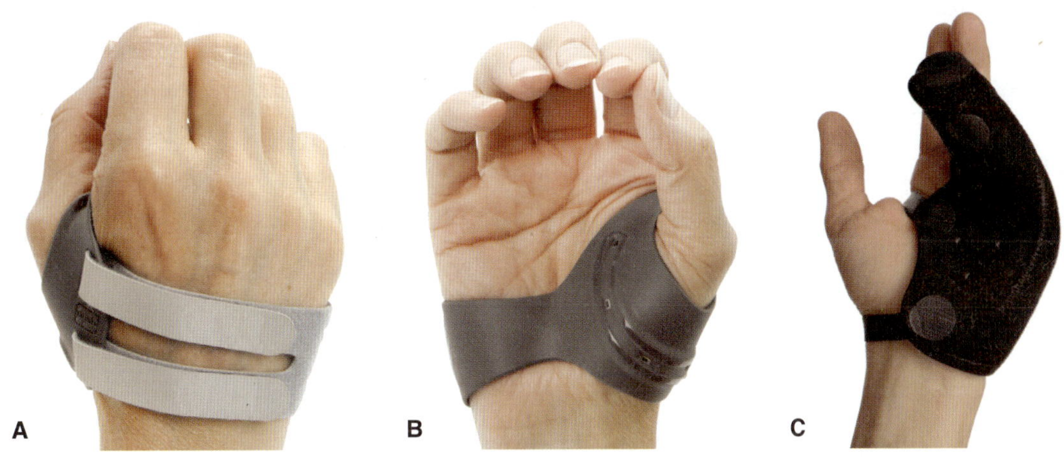

그림 9-21 **A 및 B,** The Push® MetaGrip®은 최적의 CMC 관절 위치를 제공하면서 엄지손가락을 포함한 손 기능을 최대한 허용한다. 알루미늄 보강부는 환자에 맞게 조절할 수 있다. (사진 제공: BraceLab, Raleigh, NC.) **C,** EXOS® 손 기반 자뼈 거터 스플린트(Hand-Based Ulnar Gutter Brace)는 열을 사용하여 성형하고 맞춤 제작이 가능한 스플린트이다. (사진 제공: DJO® Global)

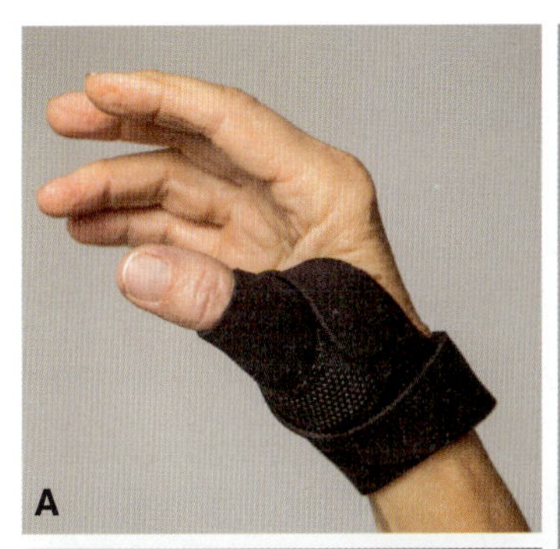

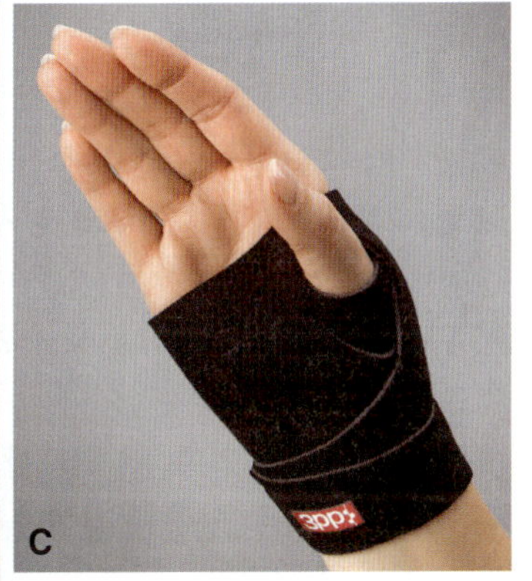

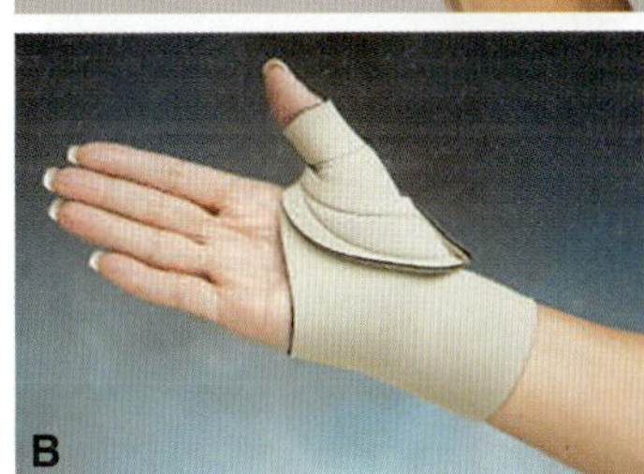

그림 9-22 **A,** CMC Controller Plus™는 통증 완화 및 위치 조정에 대한 하이브리드 접근 방식이다. 변형 가능한 보강제가 손허리뼈 머리를 안정성을 지원하고 보조 스트랩을 사용하여 쉽게 적용할 수 있다. (사진 제공: Hely & Weber®, Dallas, TX.) **B,** Comfort Cool® 엄지 손목손허리 고정(Thumb CMC Restriction) 스플린트의 네오프렌 소재는 관절의 온열 효과와 부드러운 안정성을 지원하고 보호를 제공한다. 디자인의 형태는 CMC 관절의 견고한 안정성을 제공하기 위해 성형 가능한 열가소성 플라스틱 재료가 부속으로 포함되어 있다. (사진 제공: North Coast Medical, Morgan Hill, CA.) **C,** 3pp® ThumSling® NP는 엄지손가락의 안정성과 압박 정도를 조절 가능하며 손목을 포함한 더 긴 형태도 사용할 수 있다. (사진 제공: 3-Point Products®, Stevensville, MD.)

있다. 때문에 환자들이 스플린트가 불편해 일상생활에 지장을 준다고 호소할 수 있다. 그림 9-22A의 CMC Controller Plus™(Hely & Weber®)는 손허리뼈 머리를 들어올리는데 도움이 되는 작은 알루미늄 보강부와 손허리뼈 하단부를 고정하는 스트랩을 사용하여 손갈퀴막 공간(web space)을 개방하고 손목손허리 관절염에서 발생하는 변형에 대응하도록 설계되었다. 그림 9-22B의 Comfort Cool®(North Coast Medical)의 엄지 손목손허리 고정 스플린트(Thumb CMC Restriction Splint)는 관절 불안정성과 관절염을 포함한 손목손허리관절의 기능 장애에 일반적으로 사용되는 기능적인 스플린트이다. 이러한 스플린트는 손목손허리관절의 견고한 안정성을 제공하기 위해 성형 가능한 열가소성 플라스틱 재료가 포함된 형태가 있다. 그림 9-22C의 3pp ® ThumSling NP(3-Point Products®, Stevensville, MD)는 약간의 움직임을 허용하면서도 손목손허리관절을 안정화할 수 있도록 설계되었다.

손허리손가락관절의 치우침 스플린트

MCP Joint Deviation Orthoses

치료사는 류마토이드 관절염(rheumatoid arthritis)을 동반한 환자를 면밀히 관찰하고 손목 무너짐(carpal collapse)의 진행을 늦추고 그에 따른 손허리손가락관절의 자쪽 치우침을 늦추기 위한 지원 장비를 사용해야 한다(Dell & Dell, 1996). 자쪽 치우침이 있는 환자

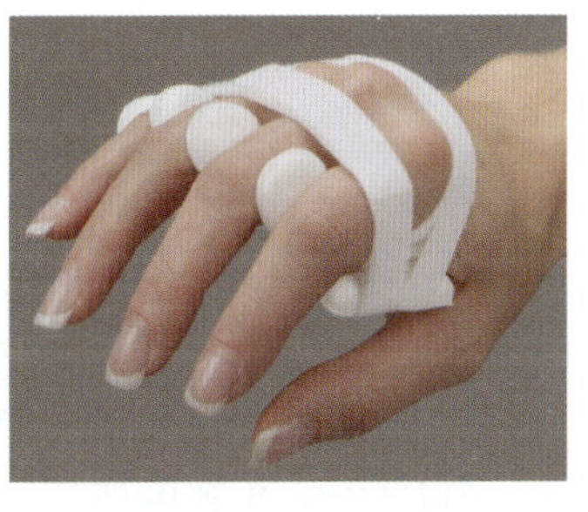

그림 9-23 LMB Soft Core 자쪽 치우침 스플린트(Ulnar Deviation Splint)는 손가락 펌 움직임 시 MCP 관절의 안정성을 지원하고 노쪽 치우침을 방지하기 위해 착용하여 환자가 기능적 잡기 활동을 더 잘 수행할 수 있도록 한다. (사진 제공: DeRoyal®, Powell, TN.)

는 자쪽 치우침 스플린트를 사용하는 것이 도움이 될 수 있다(그림 9-23). 이러한 환자들에게 제안할 수 있는 다양한 형태의 기성품 스플린트는 이 책의 13장에서 확인할 수 있다.

손가락 스플린트 FINGER ORTHOSES

손가락에 발생하는 다양한 질환을 해결하는 데 사용할 수 있는 여러 가지 기성품 손가락 스플린트가 있다. 기성품 손가락 스플린트는 관절이 없거나 링 타입인 고정형과 관절의 비틀림이 없는 스프링 타입의 가동형의 두 가지 범주로 구분된다.

몸쪽/먼쪽 손가락뼈사이관절 고정 스플린트 PIP/DIP Joint Immobilization Orthoses

고정이 필요한 손가락의 일반적인 손상은 단추구멍 변형(boutonniere deformity) 또는 손가락 중심 힘줄(중간 손가락뼈 바닥부에 있는 폄근의 일부 구조)의 손상이다(Palchik et al., 1990). Aronowitz와 Leddy(1998)는 급성 단추구멍 변형이 있는 환자에게 몸쪽손가락뼈사이관절을 폄위치에 고정하고 먼쪽손가락뼈사이관절을 움직일 수 있도록 하는 스플린트를 사용하여 치료하였다. 단추구멍 변형 교정을 위해서 Oval-8®(3-Point Products®)과 SilverRing™의 단추구멍 스플린트(Silver Ring Splint Company, Charlottesville, VA)를 사용할 수 있으며 장기적인 사용을 위해 보다 심미적인 솔루션으로 사용할 수 있다(그림 9-24A,C). 스플린트 적용을 통해 몸쪽손가락뼈사이관절이 폄 상태로 수동적으로 유지해 가쪽띠(lateral band)의 최적화된 해부학적 위치를 제공하며 이것은 먼쪽손가락뼈사이관절의 능동적, 수동적 관절운동을 용이하게 한다.

백조목 변형(swan-neck deformity)은 몸쪽손가락뼈사이관절의 과다폄(hyperextension)과 먼쪽손가락뼈사이관절의 굽힘은 몸쪽손가락뼈사이관절에 류마토이드 관절염 또는 만성 손바닥 판(volar plate) 손상이 있는 환자에게서 흔히 볼 수 있다. 스플린트는 일반적으로 고정 스플린트를 적용하며 몸쪽손가락뼈사이관절의 완전한 굽힘은 허용하고 과다폄을 방지하는 것을 목표로 한다. 이러한 스플린트는 몸쪽손가락뼈사이관절이 과다폄 될 때 가쪽 띠가 손등 쪽으로 미끄러지며 "딱" 소리와 동시에 통증이 발생하는 것을 방지한다. 3-Point Products®의 Oval-8®(그림 9-24B)과 Silver Ring Company의 SilverRing™ 백조목 스플린트(그림 9-24D)는 이러 만성 변형으로부터 손가락의 기능을 최대화할 수 있도록 한다.

먼쪽 손가락뼈에 부착된 먼쪽 힘줄의 파열로 발생하는 망치 손가락 변형(mallet finger)은 먼쪽손가락뼈사이관절을 단단하게 펴시킬 수 있는 스플린트가 필요하다. 치료의 목표는 먼쪽손가락뼈사이관절을 6주에서 8주 동안 고정시켜 상처를 아물게 하도록 하는 것이다(Alexy & De Carlo, 1988). 치료사와 의사는 치료를 함에 있어 먼쪽손가락뼈사이관절을 고정하는 기간 동안 피부 통합성을 유지하는 것이다. 기성품으로는 그림 9-25A,B와 같은 Auerbach 망치 손가락 스플린트(Hely & Weber®)와 Stax 스플린트(North Coast Medical)가 있다. Auerbach 망치 손가락 스플린트는 손바닥, 또는 손등 쪽으로 착용할 수 있으며, 고정용 보강제는 변형할 수 있어 위치를 조정할 수 있다. Stax 스플린트의 장점은 투명한 플라스틱으로 되어 있어 손가락의 피부상태를 확인할 수 있다는 것이다. 제한 사항으로는 먼쪽손가락뼈사이관절의 위치에 맞춰 스플린트의 위치를 변경할 수 없다는 것이다. Garberman, Diao, Peimer(1994)는 손상된 손가락이 6~10주 동안 폄 상태로 계속 고정되어 있는

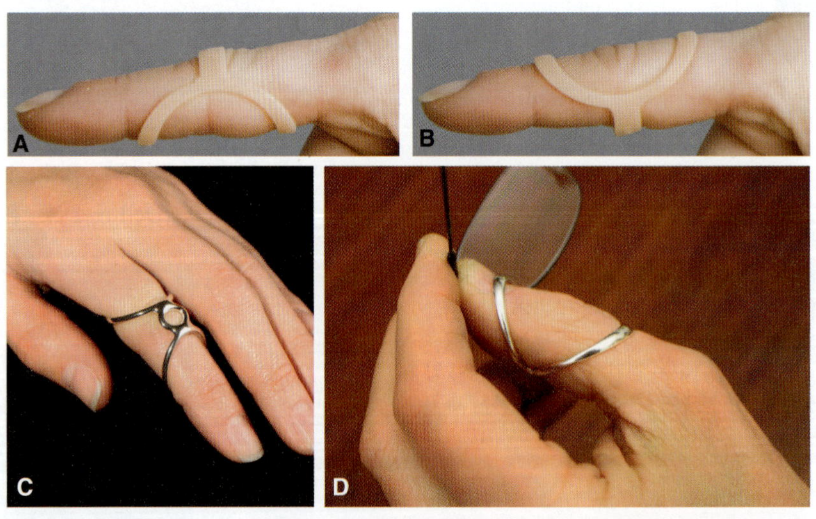

그림 9-24 A 및 B, Oval-8® 손가락 스플린트는 보다 만성적인 단추구멍 변형(A) 또는 백조목 변형(B)의 치료에 사용할 수 있다. 스플린트는 다양한 크기로 제공되며 열총선으로 수정할 수 있다. (사진 제공: 3-Point Products®, Stevensville, MD.) C, SilverRing™ 단추구멍 스플린트는 굽힘, 기울어짐 및 과다폄을 차단한다. D, SilverRing™ 백조 목 스플린트는 과다폄을 차단하는 동시에 기능을 위한 손가락 굽힘을 허용한다. (사진 제공: Silver Ring Splint Company.)

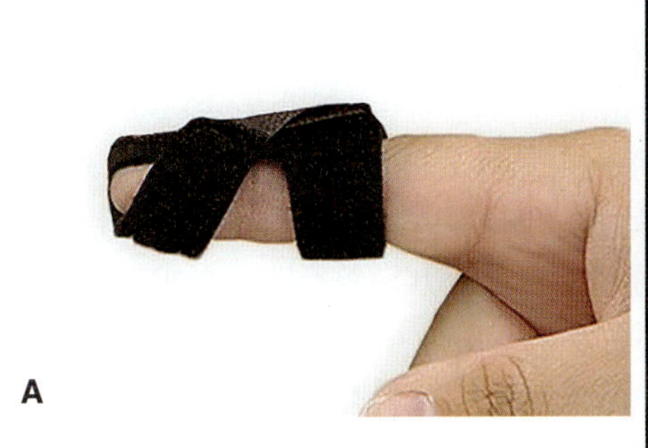

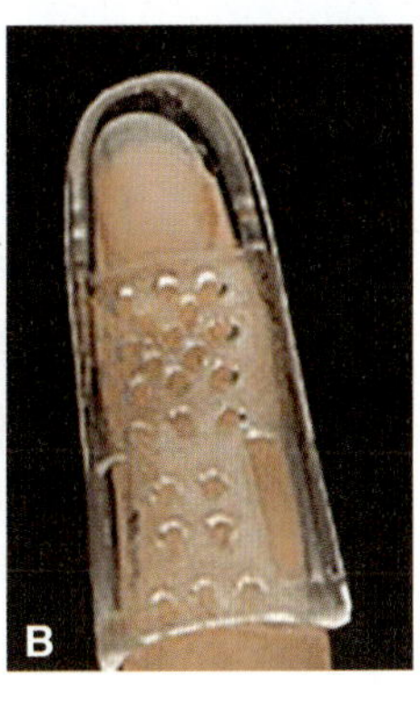

그림 9-25 **A,** Auerbach 망치 손가락 스플린트는 세 가지 길이로 제공되며 먼쪽손가락뼈사이관절 고정의 모든 측면에 사용할 수 있다. (사진 제공: Hely & Weber®, Dallas, TX.) **B,** The Open-Air™ Stax 손가락 스플린트는 구멍이 뚫려 있어 공기 순환을 허용하고 조직 침식 가능성을 줄인다. (사진 제공: North Coast Medical, Morgan Hill, CA.)

것이 중요하며, 고정을 위해 사용하는 스플린트의 유형은 치료 결과에 있어 중요하지 않다고 언급하였다. AlumoFoam® 스플린트는 많은 사람들이 망치 손가락 변형 치료를 위한 방법으로 사용할 수 있다. 하지만 환자 증상의 다양성으로 인해 맞춤 제작 스플린트가 일부 환자에게는 적절한 방법일 수 있다.

몸쪽/먼쪽 가동 스플린트: 연속 고정과 고정 진행형 (PIP/DIP Mobilization Orthosis: Dynamic and Static Progressive)

몸쪽손가락뼈사이관절 굽힘 구축을 해결하는 데 사용할 수 있는 다양한 손가락 기반 스프링 부하(가동) 몸쪽손가락뼈사이관절 폄 가동 스플린트가 있다. 그림 9-26A의 LMB 스프링 손가락 폄 스플린트(DeRoyal® Industries, Powell, TN)는 이러한 일반적인 스플린트 중 하나이다. 이 스플린트는 길이가 다양하고 인접 관절에 과도한 부하가 가해지지 않도록 관찰하면서 스플린트를 올바르게 장착해야 한다.

AliMed®의 가동 손가락 폄근 튜브™(AliMed®)와 같은 손가락 폄 네오프렌 보호대는 몸쪽손가락뼈사이관절 구축을 가진 환자 중 부드러운 끝 느낌(soft-end feel)이 있는 환자를 치료하는 데 사용할 수도 있다(그림 9-26B). 환자는 네오프렌 소재를 착용함으로써 발생하는 열이 관절 경직, 통증 및 근육 경련을 감소시키는 동시에 조직 확장성과 혈액 흐름을 증가시킬 수 있기 때문에 보호대의 착용을 더 오래 견딜 수 있다(Michlovitz, 1990). 하지만 땀이 과도하게 나면 피부에 짓무름이 발생할 수 있으므로 환자에게 피부를 관리할 수 있도록 교육해야 한다(Clark, 1997).

또 다른 몸쪽손가락뼈사이관절 가동 스플린트로는 스프링 코일을 통해 가동적인 힘을 제공하는 Bunnell™의 안전핀 스플린트(Tiburon Medical Enterprises)가 있다(그림 9-26C). Rolyan® SofStretch 코일 폄 스플린트(Capener)(Performance Health)는 수술 후 단추구멍 변형과 몸쪽손가락뼈사이관절 굽힘 구축의 치료에도 사용할 수 있다(그림 9-26D)(Capener, 1967; Colditz, 1990; Iselin, 1997; Prossers, 1996). Prosser(1996)의 연구에서 환자들은 Capener 스플린트가 작업 중에 착용하기 쉽다고 보고하였는데 환자들은 편안하고 눈에 잘 띄지 않는 스플린트를 사용할 가능성이 높기 때문에 스플린트를 더 오랜 시간 착용할 수 있다. 착용 시간이 길수록 몸쪽손가락뼈사이관절의 굽힘 구축을 치료하는 데 도

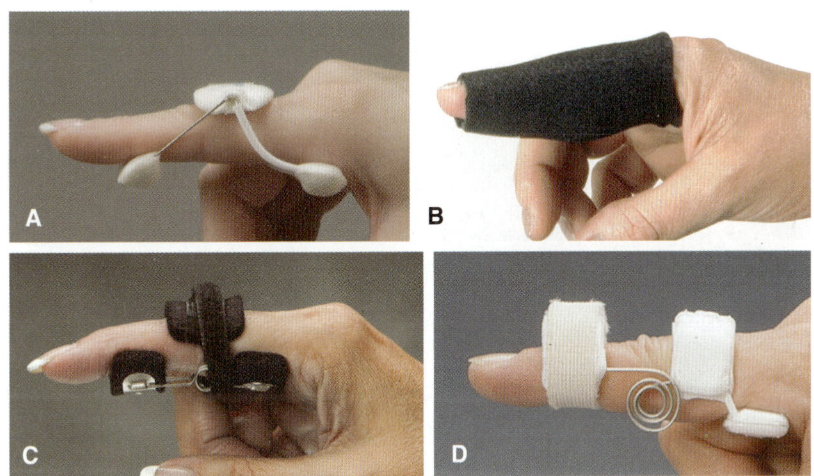

그림 9-26 **A,** LMB 스프링 손가락 폄 스플린트는 PIP 관절에 더 많은 힘(스플린트를 곧게 폄) 또는 더 적은 힘(패드를 함께 쥐기)을 제공하도록 조절할 수 있다. 측면의 와이어는 부종에 대응하기 위해 약간 당겨질 수도 있다. (사진 제공: DeRoyal®, Powell, TN). **B,** AliMed®의 가동 손가락 폄근 튜브™는 네오프렌으로 만들어졌으며 PIP 관절 폄 시 적은 부하를 가한다. 바나나처럼 생긴 이 보호대는 착용이 쉬우며 다양한 크기로 제공된다. (사진 제공: AliMed®, Dedham, MA.) **C,** The Bunnell™의 안전핀 스플린트는 PIP 관절의 굽힘 구축을 해결하는 데 사용할 수 있다. (사진 제공: Tiburon Medical Enterprise, Inc., San Jacinto, CA.) **D,** Rolyan®의 Sof-Stretch 코일 폄 스플린트(Capener)를 사용하여 PIP 관절을 폄시킬 수 있다. (사진 제공: Performance Health, Warrenville, IL.)

움이 되므로 스플린트를 착용하는 시간은 매우 중요한 요소이다(Flowers & LaStayo, 1994; Prosser, 1996).

공급 SUPPLIES

수부(손)에 사용하는 제품을 제조하는 다양한 공급업체가 있다. 여기서는 다양한 기성품 스플린트와 공급업체를 소개하도록 한다.

Coban™과 CoFlex®(Performance Health)와 같은 탄성 랩을 사용하여 손가락의 제한된 수동적 굽힘을 해결할 수도 있다. 이 재사용 가능한 랩은 자체 접착력이 뛰어나 쉽게 적용할 수 있고 고정 및 재사용이 용이하다. 2~4인치의 롤은 손가락 전체 움직임에 제한이 있는 경우 모든 손가락을 굽혀 감싸는 데 유용하게 사용된다. 1인치 롤은 손가락의 개별적인 스트레칭을 필요로 할 때 가장 자주 사용된다. 더 얇은 랩은 손가락의 스트레칭에 도움이 되는데 이는 왁스가 손가락에 쉽게 스며들도록 하여 파라핀에 적용하는 데 용이하다. 두꺼운 랩은 붓고 아픈 손가락을 지탱해주기 때문에 부드러운 부종을 감싸는 데 가장 적합하다.

몸쪽/먼쪽 손가락뼈사이관절에 동시에 또는 개별적인 굽힘 스트레칭을 제공하기 위한 몸쪽/먼쪽 손가락뼈사이 관절의 굽힘 랩은 많은 회사에서 제조 및 판매하고 있다(그림 9-27A,B). 그러나 치료사는 조절 가능한 고리 형태의 3/4인치 정도의 탄성이 있는 옷감으로 간단하게 제작할 수 있다. 고리를 더 단단하게 만들고 더 강한 스트레칭 효과를 주기 위해 바느질, 스테이플러 사용 또는 안전핀으로 고정함으로써 쉽게 장력을 증가시킬 수 있다.

그림 9-27C와 같은 굽힘 장갑은 대부분의 수부(손) 치료를 하는 병원에서 볼 수 있는 주요 재료이다. 뻣뻣한 손가락에 굽힘 방향으로 힘이 가해질 때 손목이 구부러지는 것을 방지하기 위해 손등 쪽에 손목 지지대와 함께 사용할 수 있다. 환자는 손쉽게 장갑을 착용하고 독립적으로 편안한 스트레칭 수준으로 장갑을 조절할 수 있다. 가동 스트레칭에 반응하지 않는 환자에 대해 고무 밴드를 고정 라인으로 교체하여 가해지는 힘을 고정 진행형으로 변환하여 장갑을 환자에 맞게 변형할 수 있다.

진동, 추위, 접촉 스트레스 또는 반복적인 작업 활동으로부터 손을 보호하는 데 사용되는 손가락이 짧은 작업용 장갑, 자전거용 장갑, 웨이트 트레이닝 장갑 등 다양한 종류의 장갑이 있다(그림 9-28A). 휠체어를 자주 사용하는 사람들은 손의 마모를 줄이고 잡는 능력을 높이기 위해 손바닥에 패드가 달린 장갑을 착용한다.

손등 또는 손바닥에 심각한 흉터가 있는 환자의 경우, Bio-Form®의 압박 장갑(North Coast Medical)가 부종 및 비대흉터를 조절하는 데 도움이 될 수 있다(그림 9-28B). 이 장갑은 손가락 끝이 열려 있거나 열려 있지 않은 상태에서 사용할 수 있으므로 혈액 흐름을 확인하거나 감각 입력의 기회를 제공할 수 있다. 흉터 관리만을 위해 전체 안감이 실리콘으로 된 장갑을 사용할 수도 있다. 부종의 경우 대부분 의료 공급업체에서 Isotoner®의 장갑과 같은 다양한 압박 장갑을 구입할 수 있다.

버디 스트랩은 대부분의 주요 의료 공급업체에서 다양한 형태로 쉽게 구할 수 있으며 골절, 탈구, 염좌 및 폄근 힘줄 손상을 포함한 많은 손가락 손상을 치료하는 데 사용된다(그림 9-29)(Alexy & De Carlo, 1988). 이러한 스트랩은 기성품 또는 맞춤형 제작이 가능하여 다양한 손가락 사이즈에 맞게 쉽게 조절할 수 있다.

AlumoFoam®의 스플린트는 다양한 크기와 형태로 제공되며 다양한 적응증에 대해 빠르게 손가락을 고정할 수 있다. 재료는 가볍

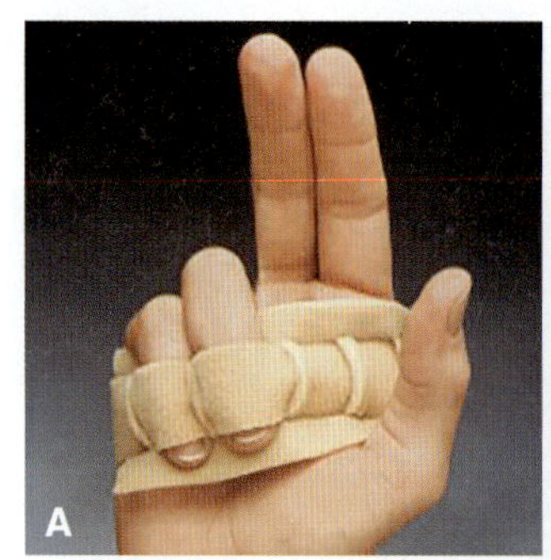

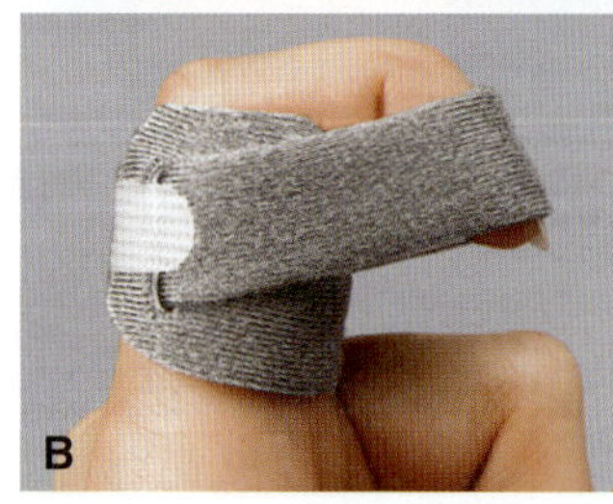

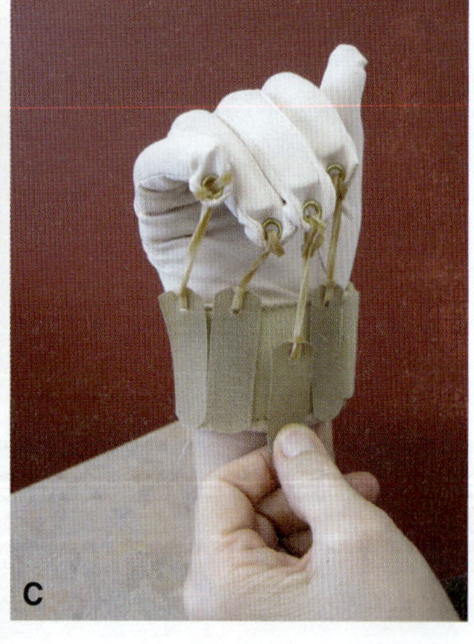

그림 9-27 A, Norco™의 Cinch 스트랩은 MCP 관절과 PIP 관절의 결함으로 인해 움직임 제한이 있는 환자에게 굽힘 스트레칭을 제공한다. (사진 제공: North Coast Medical, Morgan Hill, CA.) B, 3pp®의 Final 굽힘 랩™은 또한 손가락 폄 구축에 적용하는 데 사용이 간편하고 조절 가능하며 유연하고 편안한 소재로 되어 있다. 이러한 보호대는 다른 문제에도 사용할 수 있다. (사진 제공: 3-Point Products®, Stevensville, MD.) C, 손가락 굽힘 장갑은 고무 밴드를 통해 MCP, PIP 및 DIP 관절에 역동적인 견인력을 제공하여 손가락 및 엄지손가락의 굽힘 스트레칭을 제공한다.

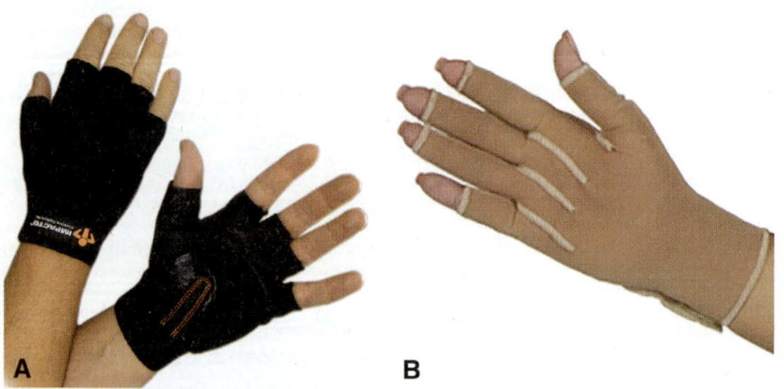

그림 9-28 A, Impacto®의 장갑은 다양한 크기와 길이로 제공된다. 손바닥에 패드를 채우고 손가락을 완전히 구부리는 것을 방지하여 방아쇠 손가락을 관리하는 환자에게 종종 도움이 된다. (사진 제공: Impacto, Ontario, Canada.) B, The Bio-Form®의 압박 장갑은 부종을 줄이고 흉터 조직을 압박하며 혈관을 관찰할 수 있다. (사진 제공: North Coast Medical, Morgan Hill, CA.)

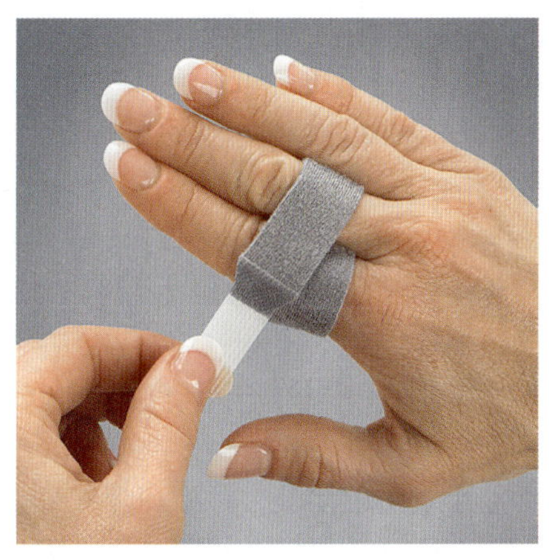

그림 9-29 3pp®의 Buddy Loops®는 고정 스플린트를 사용하다 쉽게 변경하기 위해 일반적으로 사용되는 기성품 버디 스트랩의 하나이다. (사진 제공: 3-Point Products®, Stevensville, MD.)

고 견고하여 원하는 고정 위치를 맞추기 위해 구부리거나 변형할 수 있으며 적당한 크기로 자르고 탄력있는 붕대나 테이프로 고정하기만 하면 된다. 이러한 스플린트는 손가락 골절, 염좌, 베인 상처, 손가락 끝과 손톱 아래 손상, 망치 손가락 변형에 가장 일반적으로 사용된다.

다른 장비 OTHER DEVICES

연속형 수동 운동 기구 CONTINUOUS PASSIVE MOTION MACHINES

연속형 수동 운동 기구(CPM)는 수술 또는 외상 후 재활의 초기 단계에서 사용될 수 있다. 조기 재활의 목표는 통증 조절, 부종/염증 감소, 특정 운동면에서 수동 관절가동범위를 제공하는 동시에 손상/치유된 조직을 보호하는 것이다. 연속형 수동 운동 기구는 설정된 관절가동범위에 따라 관절을 움직인다. 정확한 범위는 개인마다 다르지만 대부분의 경우 관절가동범위는 시간이 지남에 따라 증가한다. 이 섹션은 연속형 수동 운동 기구를 활용할 수 있는 상지의 각 관절별로 구성되어 있다.

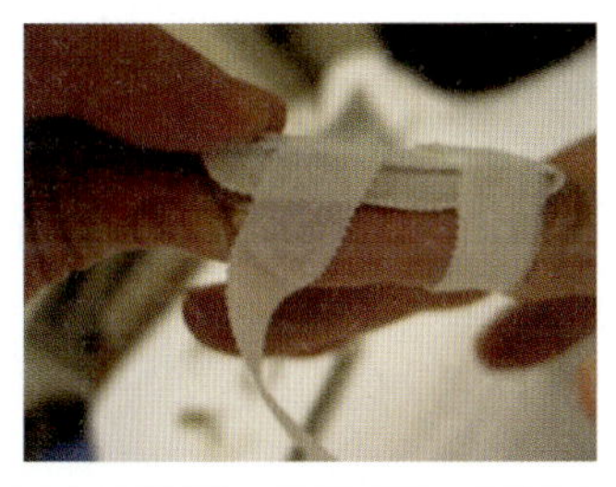

그림 9-30 테이프로 고정된 AlumoFoam®. 테이프를 손바닥 손가락 끝에 비스듬히 붙인 다음 장비의 등쪽을 교차시키면 압력이 최대한 분산되고 말단의 힘줄이 치유되는 동안 먼쪽 손가락뼈가 폄 상태로 고정된다.

어깨 Shoulder

어깨 CPM은 관절과 연조직의 구축을 방지하기 위해 수술 후 어깨를 치료하는 데 사용될 수 있다. Optiflex®의 S 어깨 연속형 수동 운동 기구(Chattanooga, Vista, CA)는 양측 상지에 사용할 수 있으며 환자를 위해 데이터를 저장하는 메모리 칩 카드가 있다.

팔꿈치 Elbow

팔꿈치 CPM은 관절가동범위를 증가시키고 관절 구축을 예방하거나 통증을 줄이는 데 사용할 수 있다. Artromot™의 E2 콤팩트 팔꿈치 연속형 수동 운동 기구(Chattanooga)는 팔꿈치의 해부학적 움직임을 제공하고 환자의 편안함과 순응도를 향상시킨다. 이 기구는 팔꿈치 굽힘과 폄, 아래팔의 엎침과 뒤침의 최대 관절가동범위 제한을 해결할 수 있다.

손목 Wrist

손목 CPM은 노뼈손목관절에서 관절가동범위를 증가시키는 데 사용될 수 있다. JACE™의 W550 Wrist(JACE™ Systems, Cherry Hill, NJ)(그림 9-31)는 손목 관절가동범위 전체를 수행할 수 있는 가볍고 휴대 가능한 연속형 수동 운동 기구이다. 이 기구는 치료 세션이 시작될 때 제한된 관절가동범위로 움직여 손목을 "워밍업"하고 시간이 지남에 따라 설정된 전체 관절가동범위로 천천히 증가한다.

손/손가락 Hand Finger

CPM은 상지의 다양한 부상의 일반적인 합병증인 뻣뻣한 부종성 손가락을 가진 환자를 치료하는 데 사용할 수 있다. 연속형 수동 운동 기구는 손가락 전체에 걸쳐 부드러운 관절가동범위를 가능하게 하는 데 사용할 수 있으며 특정 관절의 움직임을 증가시키는 데 사용할 수 있다. 이러한 기구를 적용할 때 먼쪽손가락뼈사이관절이 최대 굽힘 움직임을 하는 것은 어려운 일이다. 또한 손상되지 않은

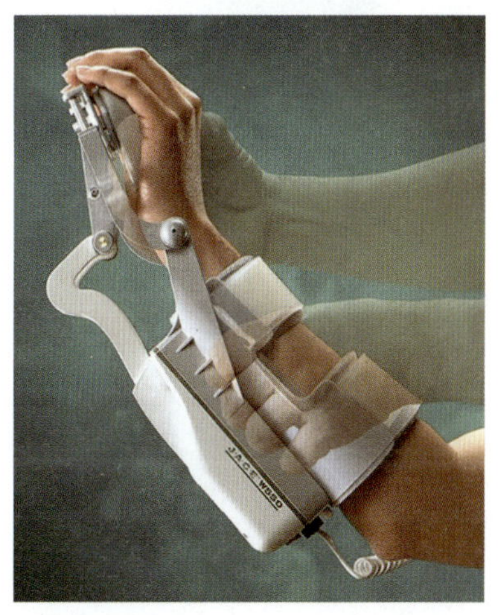

그림 9-31 JACE™ W550 손목 연속형 수동 운동 기구(CPM)를 사용시 장력 및 시간을 설정하여 끝범위의 스트레칭을 조절할 수 있다. (사진 제공: JACE™ Systems, Cherry Hill, NJ.)

관절의 보상작용으로 인해 목표 관절에 가해지는 힘을 감소시킬 수 있다. 예를 들어, 뻣뻣한 몸쪽손가락뼈사이관절에 적용할 때 손허리손가락 관절은 과다굽힘될 수 있으며, 몸쪽손가락뼈사이관절의 스트레칭을 방해할 수 있다. 벡터1(Lantz Medical)은 각 손가락에 대한 개별적인 관절가동범위와 전체적인 손가락 관절가동범위를 포함하는 손/손가락 연속형 수동 운동 기구(CPM)(그림 9-32)이다. 손에 화상을 입은 환자의 재활을 위한 초기 목표는 회복된 연조직의 범위와 손허리손가락관절에서 "능동 관절가동범위운동의 빠른 진행"이 포함된다(Barillo et al., 1997). 손허리손가락관절을 70° 이상 구부릴 수 없는 화상 환자와 약물 부작용으로 인해 능동적으로 손가락을 구부릴 수 없는 환자는 하루 중 4~8시간 동안 연속형 수동 운동 기구(CPM)를 사용할 수 있다. 치료사는 연속형 수동 운동 기구(CPM)의 사용을 주의 깊게 관찰해야 하며 설정을 자주 확인해야 한다.

고정 진행형과 가동 장비

STATIC PROGRESSIVE AND DYNAMIC DEVICES

관절이 장기간의 고정되거나 외상 후에 관절을 둘러싼 결합 조직이 단축되어 관절 구축이 발생할 수 있다. 일반적인 관절가동범위 회복이 치료만으로 이루어지지 않을 때 관절가동범위 끝 범위의 스트레칭이 효과적인 해결책이 될 수 있다. 고정 진행형과 가동 장비는 조직을 영구적으로 신장하기 위해 끝 범위에서 단축된 결합 조직에 낮은 강도와 장기적인 스트레칭을 제공하도록 설계되었다. 두 가지 치료 기술 모두 단축된 결합 조직을 영구적으로 늘리고 관절 기능을 복원하는 데 사용된다. 고정 진행형과 가동 장비는 일반적 치료와 함께 사용할 때 가장 효과적이다. 그들은 각기 다른 접근법과 프로토콜로 이루어져 있지만 관절 조직의 영구적인 리모델링이라는 공통된 최종 목표를 갖고 있다. 여기서는 상지의 각 관절에 대해 널리 사용되는 고정 진행형 스플린트와 가동 스플린트에 대해 설명한다. 자세한 내용은 11장을 참조한다.

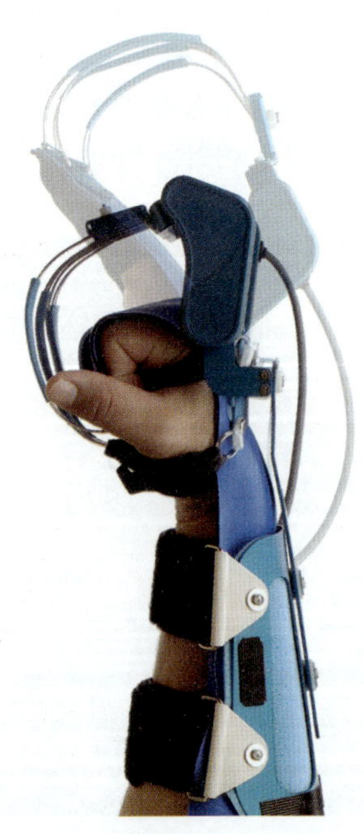

그림 9-32 벡터 1 손 연속형 수동 운동 기구는 각 손가락을 개별적으로 적용하기 쉽도록 설계되어 있다. 기구는 착용이 쉬우며 가볍고 조작이 쉽다. (사진 제공: Lantz Medical, Indianapolis, IN.)

고정 진행형 스트레칭은 비탄력적인 구성 요소를 사용하여 조직을 스트레칭하고 관절가동범위의 끝 범위에서 일정한 길이로 유지하여 스트레스-이완 부하를 가하는 것을 포함한다. 조직 저항력은 시간이 지남에 따라 감소하고 치료 과정 내내 힘이 점진적으로 증가하여 조직을 신장시킨다. 가동 장비는 단축된 조직을 신장하기 위해 장기간에 걸쳐 관절가동범위의 범위에서 관절에 일정하고 낮은 부하의 스트레칭을 적용하기 위해 탄성 또는 스프링 부하 장력을 사용한다. 연조직은 장기적인 힘에 반응하고 변형된다. 이를 크리프(creep)라고 한다(Schwartz, 2016).

업계의 선두업체인 Joint Active Systems®(JAS®)(Effingham, IL)에 따르면, 발표된 수많은 연구에서 고정 진행형 스트레칭 장비를 사용하여 최적의 결과를 얻기 위해서는 하루 3회 30분 세션의 프로토콜이 필요하다고 한다. 또 가동 장비에 대한 권장 착용 프로토콜은 하루에 3시간에서 12시간까지 연속적으로 사용할 수 있다. 궁극적으로 각 장비의 착용 시간은 치료사가 개별적인 필요성과 치료에 대한 반응에 기초하여 각각의 환자에게 맞게 적용해야 한다.

특정 환자에게 가장 도움이 되는 가동 장비를 선택할 때 여러 가지 요소를 고려해야 한다. 환자의 순응도, 통증 내성, 독립적인 착용/탈의 및 적응 등의 요소가 어떤 장비가 가장 적합한지에 영향을 줄 수 있다. 수정된 일주일 검사(Modified Weeks Test)를 사용하는 것은 처방할 스플린트의 유형을 결정하는 객관적인 방법이다. 먼저, 해당 관절의 수동 관절가동범위 측정이 수행된다. 그런 다음 15~20분 동안 따뜻하게 한 후 관절을 손으로 또는 기계적으로 움직인다. 이후 수동 관절가동범위를 재측정한다. 약 10°가 증가되면 가동 스플린트를 선택하고, 증가된 범위가 5° 이하이면 고정 진행형 장비를 선택한다(Flowers, 1994).

어깨 Shoulder

스트레스 이완 및 고정 진행형 스트레칭은 유착성 관절낭염 및 어깨 경직을 초래하는 기타 손상에 대해 비수술적으로 관절가동범위를 회복하는 데 사용할 수 있다. 물리 치료에 비해 고정 진행형 스트레칭 스플린트를 사용한 경우 관절가동범위의 모든 면에서 상당한 개선이 이루어졌다(Ibrahim et al., 2012). Stat-A-Dyne Shoulder(Lantz Medical)는 전체 어깨의 바깥돌림/안쪽돌림 및 벌림/모음 관절가동범위에서 고정 또는 가동 스트레칭을 수행할 수 있다.

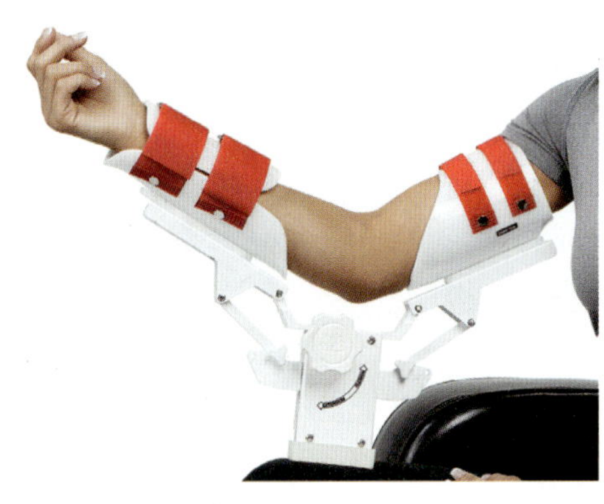

그림 9-33 JAS®의 SPS Elbow는 팔꿈치의 굽힘 또는 폄 구축을 해결하는 데 사용할 수 있다. 환자는 이러한 스플린트를 쉽게 착용하고 스트레칭이 느껴질 때까지 장력을 조절할 수 있다. (사진 제공: Joint Active Systems®, Effingham, IL.)

팔꿈치/아래팔 Elbow/Forearm

팔꿈치의 골절 및 탈구로 인한 경직은 조직을 바로잡는 힘을 제공하는 다양한 기성품 고정 진행형과 가동 팔꿈치 스플린트로 치료할 수 있다. 팔꿈치 폄 또는 굽힘 Dynasplint® System(Dynasplint® Systems, Severna Park, MD)과 Progress™ 팔꿈치 경첩 스플린트(North Coast Medical, Morgan Hill, CA)와 같은 장비에는 팔꿈치 몸쪽, 먼쪽 모두 변형이 쉬운 금속 부착물이 있는 네오프렌 또는 폼 커프(foam cuff)가 있다. 이러한 스플린트는 유연하고 편안하며 붕대가 줄어들거나 부종이 있을 때 환자가 쉽게 조정할 수 있다. 환자는 이러한 유형의 스플린트를 수면 또는 간헐적인 주간 사용을 위해 부드러운 스트레칭을 제공하도록 부하를 조정한 상태로 착용할 수 있다. 장기간에 걸쳐 부드러운 스트레칭을 적용하면 조직 신장이 향상되고 조직 길이가 영구적으로 늘어난다(Bonutti, Windau, Ables, & Miller, 1994). 관절가동범위를 유지하기 위해 스플린트는 원하는 경우 관절가동범위의 끝 범위에서 잠글 수 있다. Dynasplint®의 시스템은 이러한 스플린트를 어린이 및 유아용 크기와 성인용 크기로 제공하며 폄 굽힘을 위한 별도의 장비가 필요하다.

JAS®는 단일 장비에서 아래팔의 엎침과 뒤침의 제한을 치료하는 데 사용할 수 있는 고정 진행형 스플린트를 개발하였다. 마찬가지로, JAS®는 팔꿈치 굽힘과 폄 구축을 모두 다루는 별도의 장비를 가지고 있다(그림 9-33). 이 장비에는 다양한 길이에 맞게 조절할 수 있는 몸쪽/먼쪽 커프와 팔꿈치머리(olecranon) 중앙에 부하 조절이 가능한 경첩이 있다. C5-C6의 척수 손상을 입은 환자는 팔꿈치 굽힘 구축이 자주 발생하며 이러한 유형의 스플린트가 도움이 될 수 있다. Mackie 팔꿈치 스플린트(Ortho Innovations, Rochester, MN)는 동일한 장비에서 굽힘 또는 폄 시 고정 진행형 스트레칭을 제공한다. Lantz Medical(Indianapolis, IN)의 Stat-A-Dyne™ ESP는 고정 진행형 또는 가동 접근법을 통해 하나의 장비에서 팔꿈치의 굽힘/폄 및 엎침/뒤침 관절가동범위의 제한을 해결할 수 있다.

손목 Wrist

기성품 가동 및 고정 진행형 손목 스플린트는 일반적으로 손목 관절가동범위를 증진시키기 위해 처방된다. JAS®의 SPS Wrist(Joint Active Systems)는 손목의 굽힘과 폄 움직임을 증진시키도록 설계되었다. Static-Pro®의 손목 스플린트(DeRoyal®)는 손목 굽힘 및 폄 움직임에 대한 대안을 제공한다(그림 9-34A). Dynasplint®의 시스템은 또한 손목 폄 및 굽힘을 위한 가동 손목 스플린트를 성인 및 소아용으로 제공한다(그림 9-34B).

손/손가락 Hand Finger

다양한 기성품 고정 진행형 및 가동 손가락 스플린트를 사용하여 경직을 해결할 수 있다(자세한 내용은 11장 참조). 몸쪽손가락뼈사이관절의 전체 관절가동범위는 손 기능에 필수적이다. 따라서 가동 및 고정 진행형 몸쪽손가락뼈사이관절 스플린트는 병원에서 일반적으로 사용된다. 관절의 폄 기능 손상은 물체를 놓는 기능, 큰 물체를 잡기 위해 손가락을 펴거나 손바닥을 펴고 잔돈을 모아 집는 기능이 제한될 수 있고 이러한 관절의 굽힘 기능 손상은 물건을 잡거나 악수하는 능력을 심각하게 제한할 수 있다(Prosser, 1996). Stat-ADyne® 손목-손-손가락 스플린트(wrist hand finger orthoses, WHFO)는 손목과 손가락의 폄과 굽힘 모두에서 전체 관절가동범위를 제공한다(Lantz Medical)(그림 9-35A,B). 다른 몸쪽 손가락

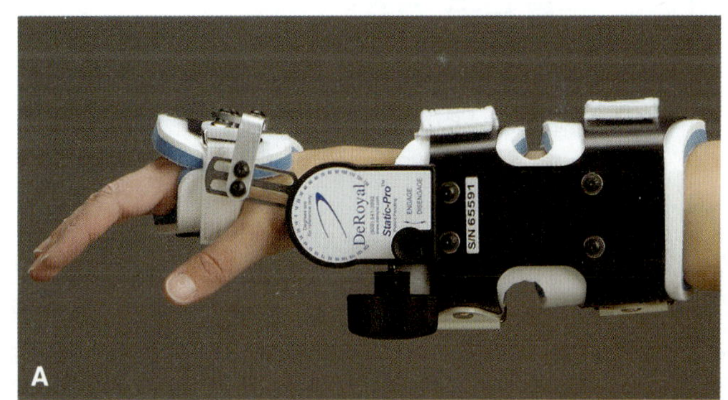

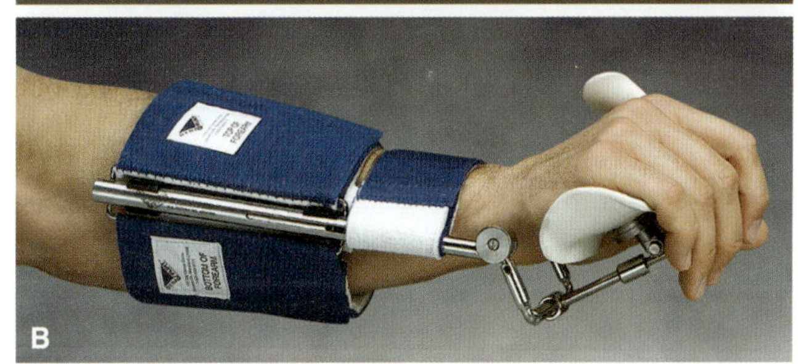

그림 9-34 **A,** Static-Pro®의 Wrist는 관절의 끝 범위에서 고정 진행형 스트레칭을 제공한다. (사진 제공: DeRoyal®, Powell, TN.) **B,** 이 가동 손목 폄 스플린트(Dynamic Wrist Extension Splint)는 한 방향으로만 스트레칭을 제공한다. 여러 부위의 경직을 해결하려면 장치가 여러 개 필요하다. 이러한 유닛들은 대여하거나 구입할 수 있다. (사진 제공: Dynasplint® Systems, Inc., Severna Park, MD.)

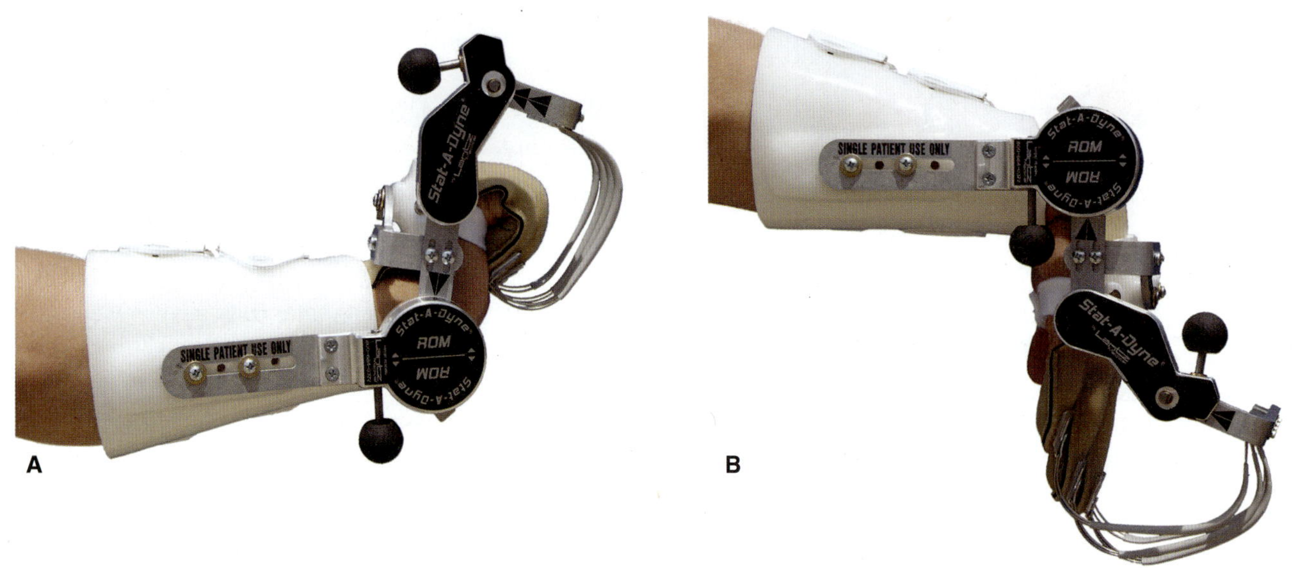

그림 9-35 **A 및 B,** Stat-A-Dyne™ 손목-손-손가락 스플린트(wrist hand finger orthoses, WHFO)는 치료사가 손목과 손가락을 적절하게 위치시켜 늘어난 조직을 분리할 수 있는 기능을 제공한다. 또한 이러한 장비는 그림과 같이 기능적인 잡기 및 놓기 패턴으로 시너지 효과를 낼 수 있다. (사진 제공: Lantz Medical, Indianapolis, IN.)

뼈사이 관절 가동 장비에는 Dynasplint®의 시스템 몸쪽손가락뼈사이관절 폄 장비 및 JAS®의 EZ Finger(단일 장비 내에서 폄 및 굽힘 제공)(Joint Active Systems®)가 있다.

기성품 스플린트 적용
PREFABRICATED ORTHOSES ADAPTATIONS

사용 가능한 스플린트 재료, 구성 요소 및 기성품 옵션에 대한 모든 정보를 파악하는 것은 어렵지만 흥미로운 일이다. 치료사는 환자의 요구를 가장 잘 충족시키기 위해 사용 가능한 모든 자원을 사용할 수 있어야 한다. 때로는 원래 의도했던 것과 다른 목적으로 기성품 스플린트를 개조할 수 있다. 표 9-1은 기성품 스플린트를 사용하는 몇 가지 창의적인 방법을 제안한다.

표 9-1 기성품 스플린트의 창의적인 사용

기성품 스플린트	사용 목적	사용 확대	적용	
MTC 골절 스플린트™ (Photo courtesy of Hely & Weber®)	아래팔 회전 고정	고정 진행형 스플린트	관절가동범위 손상을 해결하기 위해 엎침 또는 뒤침의 끝 범위에서 아래팔을 고정한다.	

(계속)

표 9-1 기성품 스플린트의 창의적인 사용(계속)

기성품 스플린트	사용 목적	사용 확대	적용	
손목 스플린트	손목 지지	노신경 마비 또는 손허리손가락관절 경직에 대해 손가락 가동 기반으로 작용한다.	관련된 손가락의 몸쪽 손가락뼈 주변에 손가락 고리를 추가하여 손등 쪽에 후크를 달아 손가락 폄 기능의 손상을 해결 – 노신경 마비(A), 손허리손가락 관절에 부족한 수동 굽힘 움직임을 해결하기 위해 손바닥쪽으로 후크를 부착 – 손허리손가락 폄 구축(B)	A B
손바닥에 패드가 있는 작업용 장갑(또는 손바닥 패드가 있는 자전거/역도 장갑)	손에 가해지는 충격과 진동 감소	방아쇠 손가락의 손허리손가락 굽힘을 감소(A1 도르래 영역의 충격 감소)	환자는 손가락의 굽힘을 예방하기 위해 잠을 잘 때 그리고 낮 동안 도구를 사용하기 위해 장갑을 착용한다.	
3M Coban™의 자체 접착 랩(Performance Health)	부종 조절	손가락 굽힘 스트레칭	각각의 손가락 또는 주먹을 쥔 위치에서 적용한다. (손을 감싼 다음 파라핀을 사용하여 스트레칭과 온열 요법을 결합할 수 있다.)	
손가락 굽힘 장갑(North Coast Medical) 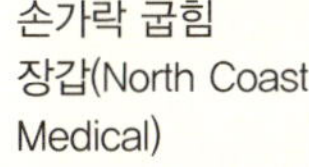	가동 견인(고무 밴드)을 통한 손가락 굽힘 스트레칭	고정 진행형 접근법(고정 선)을 통한 손가락 굽힘 스트레칭	고무 밴드를 제거하고 고정 선/고리 스트랩으로 교체(고리를 몸쪽으로 부착)하면 원하는 길이로 조절할 수 있다.	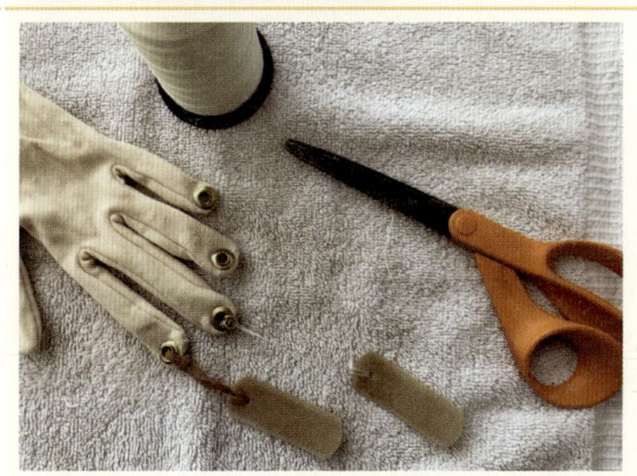

표 9-1 기성품 스플린트의 창의적인 사용(계속)

기성품 스플린트	사용 목적	사용 확대	적용
Isotoner®의 장갑(A) (또는 대체 용도로 일반 정원용 장갑 사용(B)) (Performance Health)	부종 감소	손목의 보상적 굽힘을 방지하기 위한 굽힘 가동 장갑 (손바닥 손목 스플린트와 함께 사용할 수 있음)	장갑의 손가락 끝에 구멍을 뚫고 고무 밴드(가동) 또는 고정 라인/고리 스트랩(고정 진행형)을 부착하여 굽히는 힘을 적용한다. 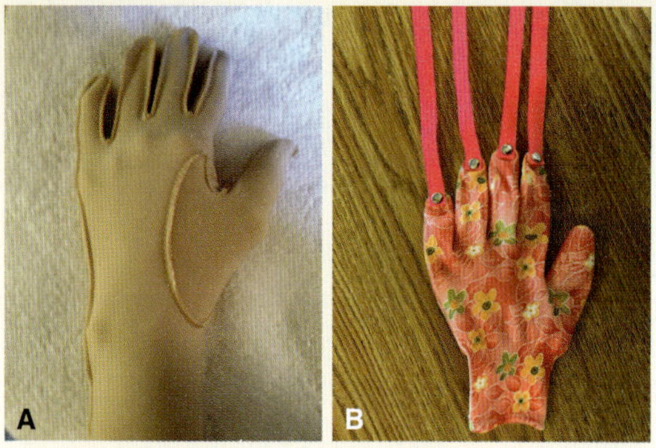
몸쪽손가락뼈사이관절 폄 가동 스플린트 (Reverse finger knuckle bender) (Performance Health)	몸쪽손가락뼈사이 관절의 폄	깊은 손가락 굽힘근 또는 긴 엄지손가락 굽힘근 저항 운동 도구	스플린트를 먼쪽 손가락뼈로 이동하고 환자에게 고무 밴드의 저항을 통해 능동적으로 당기도록 지시하고 그에 따라 저항을 조절한다. 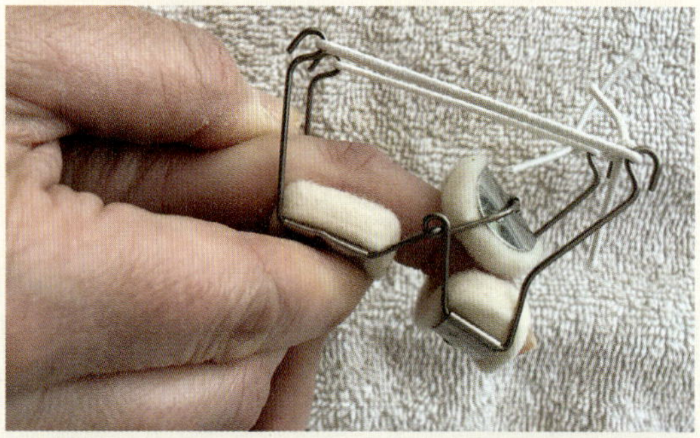
LMB 스프링 손가락 폄 스플린트 (DeRoyal®)	몸쪽손가락뼈사이 관절의 폄	손가락 폄 증진	스트레칭과 온열 효과를 결합하기 위해 파라핀/핫팩과 함께 사용한다. 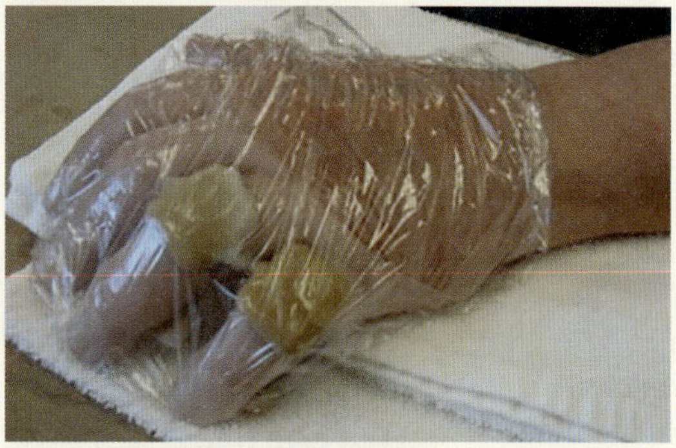
가동 손가락 폄근 튜브™(Alimed®)	몸쪽손가락뼈사이 관절 폄	몸쪽손가락뼈사이 관절 폄 증가	손바닥에 열가소성 플라스틱 재료로 부속을 추가한다. 피부에 직접 닿게 하거나 튜브의 바깥쪽에 부착할 수 있다. 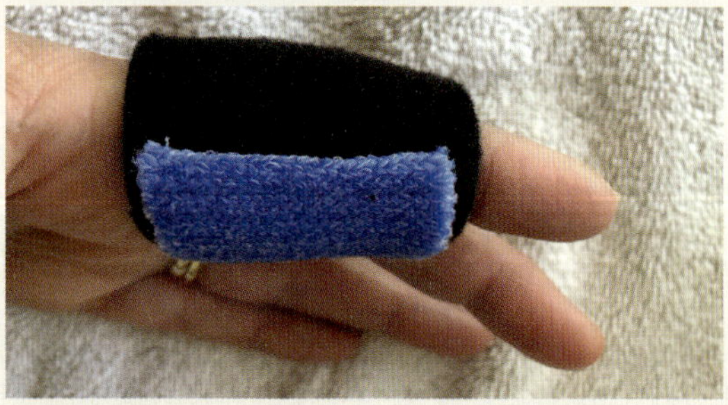
Oval-8®의 손가락 스플린트(3-Point Products®)	몸쪽손가락뼈사이 관절 폄	먼쪽손가락뼈사이 관절 굽힘 분리	먼쪽손가락뼈사이관절의 간섭을 줄이고 깊은 손가락 굽힘근의 움직임을 제어하는 운동 차단 기법으로 사용한다. 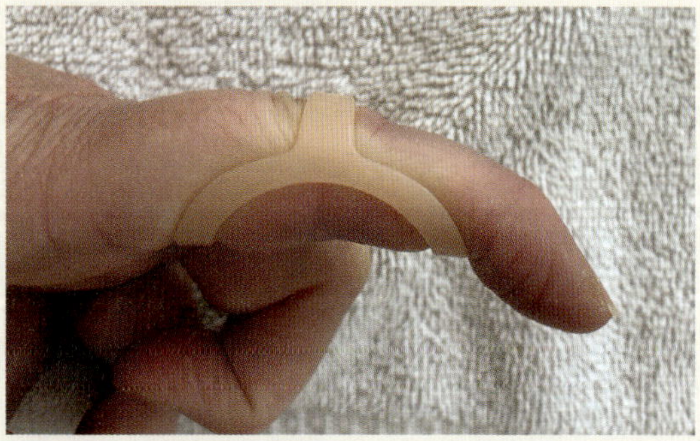

A B

(계속)

표 9-2 기성품 스플린트의 창의적인 사용(계속)

기성품 스플린트	사용 목적	사용 확대	적용	
라텍스 장갑	개인 보호 장비	손가락 굽힘 스트레칭	손가락 한개의 끝부분을 잘라내고 먼쪽/몸쪽 손가락뼈 주위에 고리형태로 적용하여 끝 범위에 스트레칭을 적용한다.	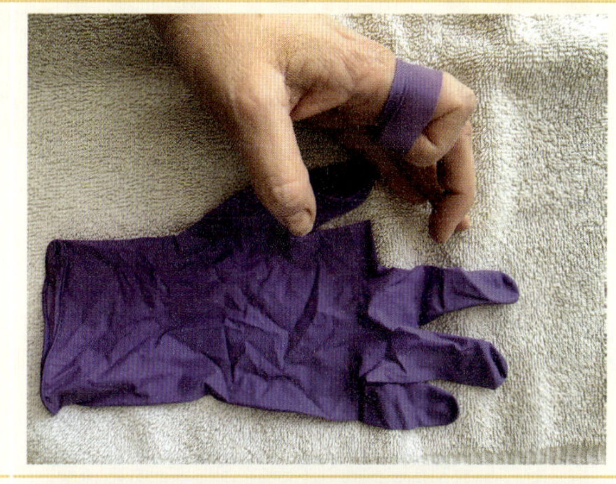
Rolyan 손가락 슬리브(Performance Health)	부종 감소	스트랩의 대안으로 기존 스트랩 사용시 발생하는 "부종"을 방지하는 데 도움이 될 수 있다.	스플린트를 적용할 수 있도록 손가락에 적절한 압박을 제공하는 크기를 선택한다.	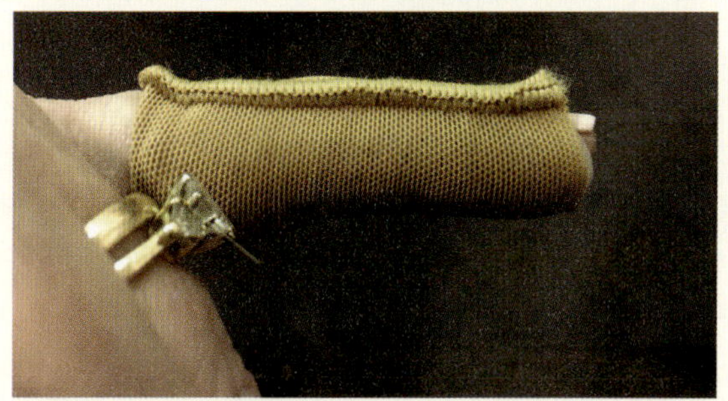
Silipad™의 손가락 보호대(Digital Cap (North Coast Medical))	흉터 관리	스트랩의 대안으로 기존 스트랩 사용시 발생하는 "부종"을 방지하는 데 도움이 될 수 있다.	스플린트를 적용할 수 있도록 손가락에 적절한 압박을 제공하는 크기를 선택한다.	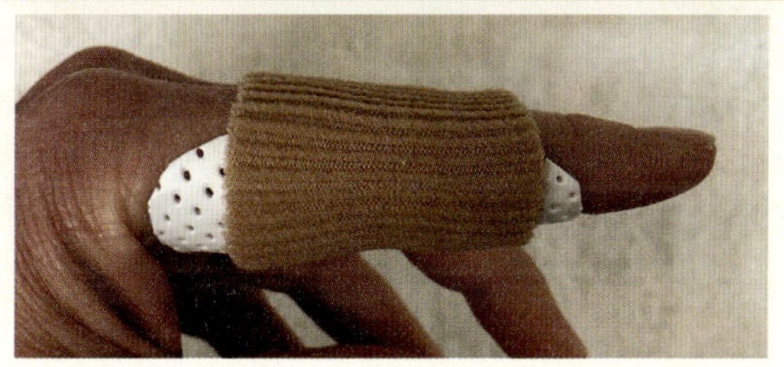

결론 CONCLUSION

기성품 스플린트는 상지 치료에서 필수적인 역할을 한다. 치료사는 각 환자를 신중하게 평가한 다음 어떤 유형의 스플린트가 가장 적합한지 결정해야 한다. 어떤 스플린트를 사용할지 결정할 때, 치료사는 신체역학적 목표, 특정 진단의 치료 요건, 그리고 가장 중요한 환자의 목표를 고려해야 한다. 때로는 맞춤형 스플린트가 필요하지만 때로는 기성품 스플린트가 더 나은 선택이 될 수 있다.

복습 문제 CHAPTER REVIEW QUESTIONS

1. 기성품 또는 맞춤형 스플린트 중 하나를 선택할 때 고려해야 할 요소는 무엇인가?
2. 특정 환자의 요구를 충족하기 위해 기성품 스플린트를 수정할 수 있는 예를 들어보시오.
3. 기성품 스플린트에 가장 적합한 진단은 무엇인가? 적합하지 않은 것은 무엇인가?
4. 치료사는 어떻게 다양한 종류의 사용가능한 기성품 스플린트에 대해 모두 알 수 있나?
5. 기성품 가동 스플린트 두 가지와 그 기능, 장점 및 단점을 제시하시오.

CHAPTER

10 테이핑 기법 Taping Techniques[a]

Kimberly Gross, MEd, OTR/L, CHT, CKTP, CDTI

학습 목표

이 장을 학습한 후 다음의 내용을 수행할 수 있다.

- 치료에 일반적으로 사용되는 테이프의 특성을 구분한다.
- 대중적인 테이핑 방법인 운동용 테이핑, McConnell 테이핑, 탄력 치료용 테이핑(이전에는 키네지오 테이핑 방법으로 알려짐) 및 가동 테이핑을 이해한다.
- 일반적으로 테이프를 사용할 때 발생하는 부상을 열거한다.
- 테이핑 용도와 테이프 유형의 특정 목표 간의 유사점과 차이점을 기술한다.
- 테이핑 기법별 주의 사항과 금기 사항을 이해한다.

주요 용어

8자 모양 또는 잠금 스트립(figure-8 or locking strip)
McConnell 테이핑(McConnell taping)
"I", "Y", "X", FAN 및 단추구멍 절단("I," "Y," "X," FAN, and buttonhole cuts)
가동 테이핑(dynamic taping)
교정 기법(correction technique)
반동, 복원력(recoil)
스프레이 접착제(spray adherent)
앵커, 고정(anchor)
언더테이프(undertapes)
운동용 테이핑(athletic taping)
키네지오 테이핑(Kinesiology taping)
탄력 치료용 테이핑(elastic therapeutic taping)
페이퍼오프(paper-off)
프리랩(prewraps)

소개 INTRODUCTION

치료 테이핑은 안전한 운동범위(ROM)를 제공함으로 순응도, 기능, 조직회복의 질을 향상시킴으로 급성기 시기 조직치유 시간을 단축하는 데 좋은 옵션 중 하나이다(Cyr & Ross, 1998). 스포츠 의학 및 경기 훈련에서부터 프로 운동선수 및 올림픽 경기장에 이르기까지 부종과 관련된 통증 감소, 조기 보호 활동 복귀(early protected return to activity)를 위해 스트래칭 및 흉터 개선에 효과적으로 사용되었다(Ewalt, 2010; Hilfrank, 1991; Ozer, Senbursa, Baltaci, & Hayran, 2009; Atkinson, McKenna, Barnett, McGrath, & Rudd, 2005; Niessen, Spauwen, Robinson, Fidler, & Kon, 1998; Reiffel, 1995). 테이핑은 단단한 보호장치가 필요한 조건에는 적용할 수 없지만 보호된 가동성을 허용하거나 신경근 재훈련을 위한 회복에 사용될 수 있다(Bennell, Duncan, & Cowan, 2006; Hsu, Chen, Lin, Wang, & Shih, 2009; Jaraczewska & Long, 2006; McConnell, Donnelly, Hamner, Dunne, & Besier, 2011; McConnell & McIntosh, 2009; Ozer et al., 2009; Salsich, Brechter, Farwell, & Powers, 2002; Yasukawa, Patel, & Sisung, 2006). 치료 목적의 테이핑은 종합적인 재활 프로그램의 보완책으로 사용되어야 한다. 테이핑은 치료효과를 극대화하기 위해선 대상자나 가족에게 방법을 알려주는 것이 효율적이다. 이 장에 설명한 기술을 적절하게 사용하려면 정식 교육을 수료하여 적용하는 것이 바람직하다.

테이핑 소재 TAPING MATERIALS

시장에는 다양한 유형의 비탄성(단단함) 및 **탄력 치료용 테이프**(**elastic therapeutic tapes**, 탄성 특성, 접착 특성 및 반동 기능이 있는 테이프)가 있으며 각각 다른 특성 및 기능, 적응증이 있다(표 10-1). 이번 장에서는 **운동용 테이핑(athletic taping)** 및

[a]이 장은 Ruth Coopee OTR/L, CHT, CLT, LMT가 작성한 제1판 및 제2판 장을 기반으로 한다.

표 10-1 일반적으로 사용되는 재료 및 기능

스킨 터프너 (Skin toughener) 접착 스프레이 (Adhesive spray)	테이핑 전 패드 또는 스프레이 방식으로 피부에 도포하여 피부에 테이프의 접착력을 높이고 화학적 자극을 줄인다. 터프너에는 수렴제가 추가되었다. 이러한 제품은 장기간 사용하면 자극이 될 수 있다.
언더테이프 (Undertape)	스포츠 테이프로 사용되는 테이프는 뒷면에 접착력이 없는 비탄성 재료이다. 또한 피부나 뼈 부위를 보호하고 피부 물집과 상처를 방지하는 가벼운 패딩 역할을 한다.
프리랩(Prewrap)	접착 백킹이 없다는 점을 제외하고 언더테이프와 유사하다. 미세하고 다공성인 폴리에스테르 폼 소재로 구성되어 있으며 윤곽에 맞게 약간 늘어나는 효과가 있다. 피부와 뼈 부위에 더 많은 패딩을 제공하지만 피부 접촉을 높이기 위해 스프레이 접착제가 필요하다.
접착 테이프 (Adhesive tape)	인치당 수직 섬유 수로 평가. 인장 강도 및 중량과 관련이 있다(1/2″, 10″, 1 1/2″ 및 2″ 폭). 종종 "화이트 테이프", 산화아연 또는 린넨 테이프라고도 한다. 탄성이 없으며 관절 지지력과 고정력이 높다.
키네지오 테이프 (Kinesiology tape)	관절 및 기능적 근육 지지대에서 동작이 제어 가능한 탄성 스트레치의 비율에 따라 다르며, 탄성 스트레치 또는 복원력의 백분율로 평가된다. 운동선수들 사이에서 이 방법의 인기가 높아짐에 따라 제품 선택의 폭이 넓어졌으며 일부 제품은 탄성 복원력이 더 커졌다. 이들 제품은 젊고 건강한 운동선수를 대상으로 하기 때문에 주의해야 한다. 복원력이 클수록 피부에 가해지는 전단력을 증가시키고 물집이 생기거나 조직이 손상될 수 있다.
가동 테이프 (Dynamic tape)	신체역학을 개선하여 운동 패턴 수정, 조직 부하 수정, 통증 감소 및 기능 향상을 목표로 하는 고반동 탄성 테이프

McConnell 테이핑(McConnell taping)을 포함한 비탄성 테이프와 **키네지오 테이핑(Kinesiology taping**, 초기에 Kinesio 테이핑 방법으로 알려짐) 및 **가동 테이핑(Dynamic taping**, 그림 10-1)에 대한 테이핑 방법 및 응용 기법을 간략하게 제시한다. 탄력 치료용 테이프의 급속한 확대로 독자는 신제품을 사용하는 것이 좋다. 표 10-2에 이러한 테이핑 방법을 비교하고 특징을 요약하였다. 대상자에게 가장 적절한 치료 선택을 하려면 테이프의 유사점과 차이점을 알아두어야 한다. 이러한 테이프는 Coban™, **프리랩(prewrap)** 또는 **언더테이프(undertape)**와 같이 피부에 직접 부착되지 않는 붕대 또는 점착성 랩과 혼동해서는 안 된다.

테이핑 주의 사항 TAPING PRECAUTIONS

모든 접착제는 위험이 따른다. 이러한 위험은 작지만 부상 위험을 줄이기 위해 알아야 할 몇 가지 일반적인 예방 조치가 있다.

- 얇고 연약한 피부를 가진 대상자에게 테이프 사용은 피한다.
- 혈관 손상이 있는 대상자는 둘러싸는 테이프를 붙이면 안 된다.
- 베인 상처 또는 열린 상처(open wounds) 위에 테이핑을 피한다.
- 햇빛 화상 또는 제거할 때 통증을 유발하는 피부 상태의 부위는 테이핑을 피한다.

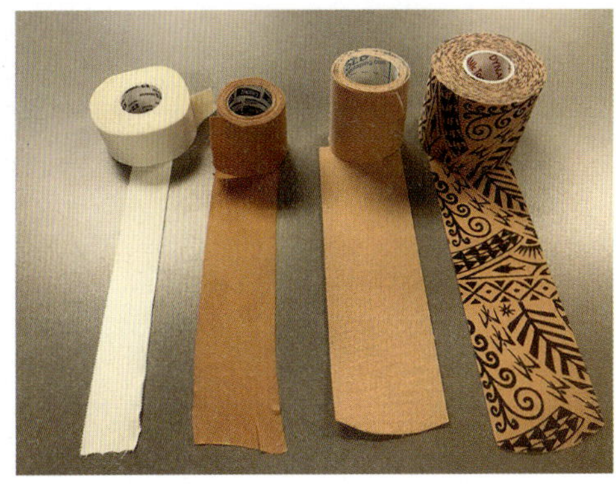

그림 10-1 **테이프 비교.** 운동용 테이프, McConnell 테이프, 탄력 치료용(키네지오) 테이프, 가동 테이프.

- 인지 장애가 있는 아동환자는 테이프 사용 및 관리에 대한 이해를 평가해야 한다.
- 감각이 둔한 피부나 당뇨병성 신경병증이 있는 대상자는 특별히 고려해야 한다.

운동용 테이핑 ATHLETIC TAPING

일반 원칙 GENERAL PRINCIPLES

Dr. Virgil Gibney 운동 훈련은 1888년에 시작되었고 곧이어 1893년 Dr. Virgil Gibney에 의해 운동용 테이프가 발명되었다. 그는 관절 전체에 테이핑할 때 교차 패턴을 이용하는 운동용 테이프 "Gibney Basketweave 기법"(그림 10-2)이라는 용어를 만들었다(Wilkerson, 2002). 운동용 테이핑의 주요 기능은 특정 관절 구조를 제한하거나 고정하면서 어느 정도 능동적인 동작을 가능하게 한다(Arnheim & Prentice, 2000; Austin, Gwynn-Brett, & Marshall, 1994). 안정성을 위해 관절에 여러 겹의 비탄성 접착 테이프를 사용한다. 비탄성 접착 테이프는 부상에 도움이 되고 부상당한 조직에 응력을 가하는 힘을 제한하는 데 유용하다. 운동용 테이프는 또한 힘줄 운동을 제한하고 조직을 이완시켜 약해진 근육을 지지하고 보호할 수 있다. 적용 기법에 따라 운동용 테이핑은 치유 조직에 최소에서 중간 정도로 제한하는 동시에 보호된 치유를 위해 관절운동이 가능하다. 급성으로 손상된 관절 구조를 감싸면 압축 및 활성 근육 펌핑(pumping)을 통해 부종 조절을 돕는다. 운동용 테이프는 견고하고 지지력이 있는 특성 때문에 장시간 사용을 고려해야 한다(Arnheim & Prentice, 2000).

운동용 테이핑의 목표 GOALS OF ATHLETIC TAPING

- 약해진 관절의 안정성을 지지하고 보호한다.
- 위험한 동작을 제한하고 움직임을 돕는다.
- 통증 없이 기능적으로 움직이기 위한 점진적인 방법을 제공한다.
- 부상 부위를 움직일 수 있어 혈액순환과 치유를 개선한다.

표 10-2 **비교 차트**

방법	운동용(athletic)	McConnell	키네지오(Kinesiology)	가동
재료	접착 스프레이 Prewrap(예: M-Wrap by Mueller) 패딩 접착 테이프	언더테이프(예: Cover-Roll®) Brown 접착 테이프(예: Leuko-tape®)	(다수의 브랜드) Kinesio® Tex 테이프 Balance Tex 테이프 KT 테이프 PerformTex 테이프 Rock 테이프	가동 테이프 접착 스프레이
평가	근육 관절 연조직	구조 정렬 및 기능 장애 신체역학 분석	근육, 연조직 및 근막 기능 장애 및 병리와의 관계 분석	근육, 연조직, 근육수축강도, 신경 기능, 관절 신체역학 분석
설명	관절 부상 인대 부상 등급 1-3 근육 부상 견고하면서도 유연한 보호	자세 교정 근육 재훈련 관절 정렬	흉터 및 연조직 수정 근막 통증 완화 부종 감소 근육 지지 및 재교육 관절 지지(교정) 자세 교정 순환 증가	관절 정렬 약한 근육을 돕는 힘 운동 패턴 수정 근육 부하 흡수 통증 감소
기법/방법론	치유 조직에 점진적으로 지지 및 고정을 제공하고 활동에 계속 참여할 수 있도록 하며 재손상을 방지한다.	정상적인 정적 및 동적 기능 신체역학을 재훈련하고 회복하기 위해 연조직을 수동적으로 재배치하고 뼈 구조가 적절하게 정렬하도록 "유지"한다.	기능적 신체역학을 수정하고 통증을 감소시키면서 연조직, 근막 및 근육 긴장에 영향을 미치고 피부와 근육의 신경 감각 및 생리학적 메커니즘을 촉진하는 데 사용되는 탄성 테이프	신체역학적으로 높은 복원력 재료를 사용하여 부하를 관리하고, 움직임을 돕거나 저항을 제공하고, 관절 위치를 개선함으로써 조직 부하를 관리한다. 통증 완화의 신경 생리학적 효과.
장점	치유 구조 지지 최대화	매우 약한 구조를 지지하고 전체 동작 범위를 허용한다.	근막 통증 및 연조직 손상 치료에 대한 유연한 접근으로 전체 동작 범위 허용	최적의 근육 및 조직 기능을 위한 외부 부하 관리 제공
단점	테이프 외상 및 자극 최대 안정성을 지지하기 위해 교체하고 자주 확인해야 함 대상자의 거짓 의존성	테이프 외상 및 자극 테이프를 당기면 운동 시 "통증"이 나타날 수 있다. 3등급 부상에 적합하지 않음	복잡성 테이프 알레르기 단단한 고정이 필요한 부상에는 적합하지 않다.	복잡성 테이프 알레르기 부적절한 테이핑 적용 시 기계적 자극을 일으킬 수 있음 연약한 피부에는 적합하지 않음

- 부종 관리를 돕는다.
- 부상 및 근육 위축을 방지한다.
- 급성 부상을 입은 관절의 운동 감각 인식을 향상시킨다.
- 조기에 기능 회복을 가능하게 한다.

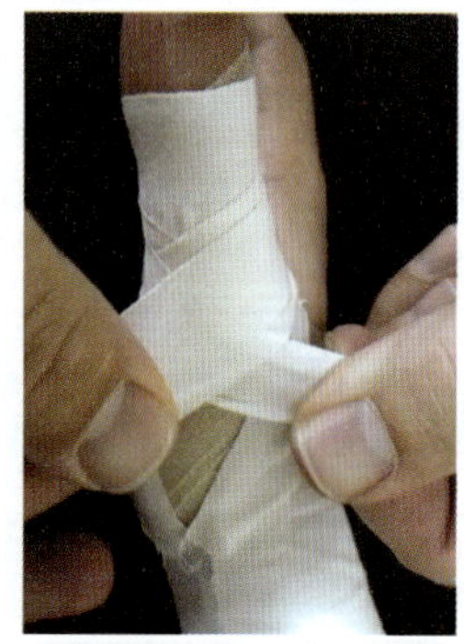

그림 10-2 운동용 테이프를 사용한 기브니 바스켓 위브 디자인(Gibney Basketweave design).

용도 INDICATIONS FOR USE

운동용 테이핑(athletic taping)은 비용은 경제적이며 인대 파열 또는 파열로 인한 염좌(sprains), 좌상(strains), 아탈구(subluxations) 및 탈구 치료에 가장 자주 사용되며 단방향 또는 다방향 불안정성에 사용된다(Ewalt, 2010; Kaneko & Takasaki, 1996; Ozer et al., 2009). 의학적 평가를 통해 테이핑 적용이 필요하다고 판단되면 테이핑은 견고하게 안정성을 지지하고 최대한 연조직을 보호해야 한다. 이 기법은 아급성 손상에 대한 관리에 특히 효과적이다.

기법 TECHNIQUE

테이프를 사용하는 방식에 따라 관절 전체에 허용되는 이동성의 정도가 결정된다. 표 10-3에는 운동용 테이핑에 적용되는 일반적인 기술 및 방법을 열거하였다(Arnheim & Prentice, 2000; Austin et al., 1994). 피부의 기름, 땀, 머리카락 및 오래된 접착제를 제거해야 한다. **스프레이 접착제(spray adherent)** 또는 피부 터프너는 테

표 10-3 운동용 테이핑의 사용된 기술 및 방법

앵커, 고정(Anchor)	손상 부위의 몸쪽 및 먼쪽에 적용된 테이프의 원주 부분은 테이프 스트립 끝을 부착하기 위한 베이스를 형성한다. 근육 확대 공간이 필요한 경우 탄성 테이프를 사용할 수 있다.
스티럽(Stirrup)	가쪽면 안정성을 위해 사용되는 U자형 비탄성 테이프 루프(발목 또는 손목손허리뼈[CMC]관절)
수직 스트립(Vertical strip)	테이프가 먼쪽에서 몸쪽으로 이동하면서 부착될 때 장력이 가해진다. 관절압박과 근막의 테이핑을 통해 손상을 받은 관절의 안정성을 높일 수 있다.
"버터플라이(Butterfly)" 또는 체크 레인(check rein)	여러 개의 테이프 스트립이 관절의 꼭대기에 대해 서로 비스듬히 사용하여 단방향 또는 다방향 평면(X 또는 스타)에서 움직임을 제한한다. 손가락의 외전을 방지하기 위해 변형된 이 기술은 인접 손가락에 앵커와 함께 적용한다. 앵커 사이의 테이프는 저절로 꼬여 움직이는 제한하는 "레인"을 만든다.
로크(Lock)	주요 지지 지점에서 증가된 장력에서 스무스 롤을 사용하고 관절 안정성을 강화하면서도 기능적 운동이 보호된다(그림-8 지지 지점에서 교차 지점 포함).
8자 모양 또는 잠금 스트립(locking strip)	테이핑을 완료하고 개방 영역과 테이프 스트립 끝을 덮는 데 사용하여 안정성 향상
커버링 상태에서 클로즈업(Closing up (in) Cover-up)	테이프 스트립은 모든 개방 영역을 덮고 테이핑 작업을 완료하기 위해 사용한다. 이것은 내구성을 높이고 국소 부종으로 인한 물집과 수축을 방지하기 위해 적용 범위가 일관적이다.
스트립 방법(Strip method)	한 앵커에서 다른 앵커까지 장력을 매우 제어하면서 테이프 한 스트립을 특정 방향으로 놓는다.
스무스 롤 방법(Smooth roll method)	하나의 연속적인 중단 없는 테이프 사용을 의미한다. 조인트 로크와 동일한 앵커에서 시작하고 끝날 수 있다.

이프 자극제로부터 피부를 보호하고 미세한 층을 형성하여 테이프의 접착 품질을 높이는 데 사용할 수 있다. 접착력이 강한 운동용 테이프로 인한 피부 손상을 방지하기 위해 피부에 프리랩(prewrap)을 사용한다(그림 10-3). 이러한 프리랩(예: M-Wrap by Mueller, Prairie du Sac, WI)은 다공성이며 부드럽고 가벼운 질감이 있으며 테이프를 붙이기 전에 털을 면도할 필요가 있다. 또한 뼈 돌출부, 연약한 피부 주름 또는 표재성 신경 및 동맥을 보호하기 위해 사용할 수도 있다. 테이프 앵커는 그림 10-4A와 같이 테이핑되는 관절의 전방 및 먼쪽에 사용한다.

관절의 안정성이 잘 제공되고 움직임 응력(movement stress)을 받지 않는 곳에 위치시킨다. 부상 정도에 따라 대상 관절은 해부학적 중립 위치에 테이프로 감거나 느슨하게 테이핑하여 치유 구조에 대한 움직임 응력을 제한한다. 안정성 지지 및 관절 제한 정도는 부상 정도에 따라 결정되며 테이핑 시 적용되는 기법과 장력에 의해 이루어진다(그림 10-4B). 테이핑이 완료되면 적절하게 관절의 움직임에 제한이 있는지 확인해야 한다. 통증이 없어야 한다. 순환

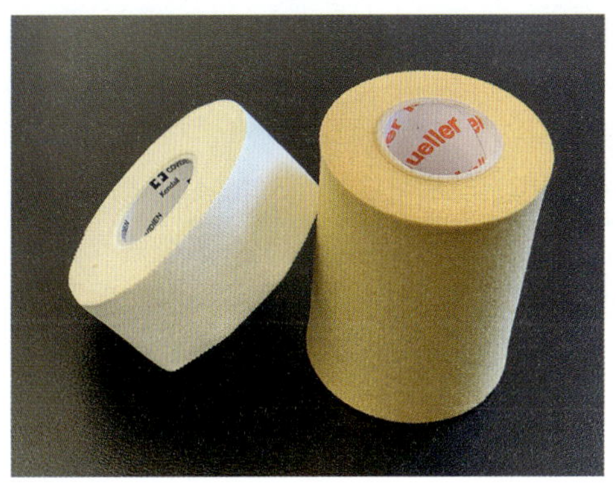

그림 10-3 사전 랩 및 운동용 테이프.

또는 림프 기능의 폐색이나 손상이 없는지 확인하기 위해 말단에 대한 평가와 주변 조직 평가를 검사에 포함시켜야 한다(그림 10-4C). 테이프는 특정한 상황에 사용하거나 최대 5일까지 사용할 수 있다. 테이핑은 점진적으로 느슨해지기 때문에 관절에 고정이 약해지지 않도록 않도록 정기적으로 확인해야 한다.

가능하면 대상자에게 테이프를 사용하는 방법을 가르쳐야 한다. 또한 테이프는 특정 상황에만 사용할 수 있으며 자주 테이프를 붙일 필요가 있다. 운동용 테이프와 프리랩은 저렴하며 약국이나 온라인에서 구입할 수 있다(그림 10-3). 대상자 지침에는 적절한 지지와 교체시기를 보장하기 위한 주기적인 평가 지침이 포함되어야 한다. 대상자는 통증이 더 심해지거나 혈관 이상 징후가 있는 경우 즉시 테이프를 제거해야 한다. 운동용 테이핑은 재료의 품질, 적용된 특정 기법, 테이프에 가해지는 장력, 움직임을 제한하는 층수에 따라 고정, 지지 및/또는 제한을 할 수 있다. 이 점을 염두에 두면 개인의 요구 사항과 진단에 따라 맞춤화할 수 있다.

피부가 손상되거나 우발적으로 찢어지지 않도록 항상 주의해서 테이프를 제거해야 한다. 끝이 뭉툭한 붕대 가위로 테이프 아래에 터널을 만들어 부상 부위의 반대쪽에 사용하여 피부에서 테이프를 천천히 떼어낸다. 털이 자라는 방향에 따라 피부 표면에 평행하게 테이프를 당기면서 노출된 피부를 눌러 테이프를 천천히 자르고 부드럽게 떼어낸다. 테이프를 당기면 피부가 찢어지고 피하 출혈이 발생할 수 있으므로 테이프를 당기지 않는다. 접착제, 만성적인 또는 테이프 자극으로 인한 피부손상을 방지하려면 피부에 대한 면밀한 검사 및 평가가 필수적이다. 반대로 열을 가한 후 조직 부피가 감소하여 지지력이 감소할 수 있다.

주의 사항 PRECAUTIONS

- 사용한 후 순환 및 테이프 성능 검사를 확인해야 한다.
- 테이핑 중간에 피부를 검사하여 궤양, 물집형성, 발진 등의 피부 손상 가능성을 확인해야 하며 이러한 징후가 눈에 띄면 테이핑을 잠시 중단하거나 중지해야 한다.
- 찰과상, 물집, 열상 또는 베인 부위에 테이프를 붙이지 않는다.

- 질병, 얼음찜질 또는 부종으로 인한 감각저하가 나타나면 조직 반응이 떨어지고 테이핑 중에 통증 감각이 변하여 부상을 초래할 수 있다.
- 특히 아급성기에는 테이핑 전에 얼음이나 열을 사용하지 않는다. 얼음 도포로 인한 간질 조직 부피 감소로 조직이 따뜻해짐에 따라 테이프가 점진적으로 조여질 수 있다. 반대로 열이 가해진 후 조직 부피가 감소하여 지지력이 감소할 수 있다.
- 잘못 사용하면 부상을 악화시키거나 부상을 입을 수 있다.

유용한 힌트 HELPFUL HINTS

- 안정화되거나 보호될 위치에 있는 관절에 부착한다.
- 분리를 방지하기 위해 아래에 있는 테이프 스트립의 너비의 절반 이상을 겹친다.
- 연속하여 감지 않도록 한다. 관절 주위를 한 바퀴만 돌린 다음 찢는다. 연속적으로 테이핑을 감으면 장력을 증가시키고 수축을 야기한다.
- 각 스트립을 피부에 붙일 때 매끄럽게 성형하여 신체의 자연스러운 윤곽을 따라 테이핑을 감는다. 너무 무겁고 뻣뻣한 테이프를 사용하면 동작이 더 어렵다.

임상 핵심 10-1

제작 중 프리랩(prewrap) 사용

프리랩은 스플린트 제작 중에 연약한 피부, 과민성 피부를 보호하거나 패딩(padding)을 제자리에 고정하는 데 사용할 수 있다. 코팅이 된 이 열가소성 플라스틱 재료는 포장재에 달라붙지 않는다. 이것은 재료에서 범프(bump)를 만들기 위해 제작 중 뼈 돌출부를 패딩하는 좋은 옵션이다.

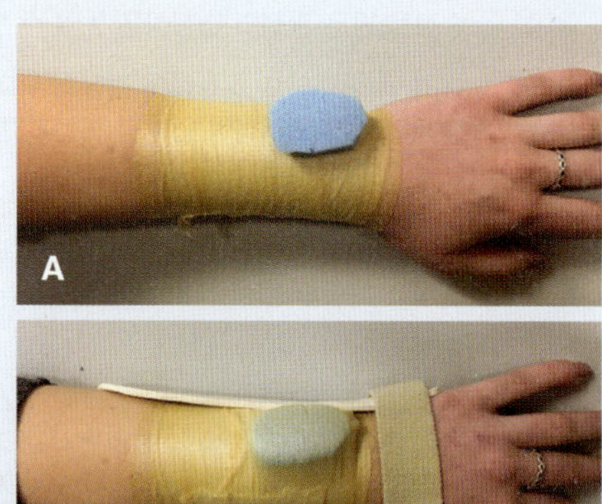

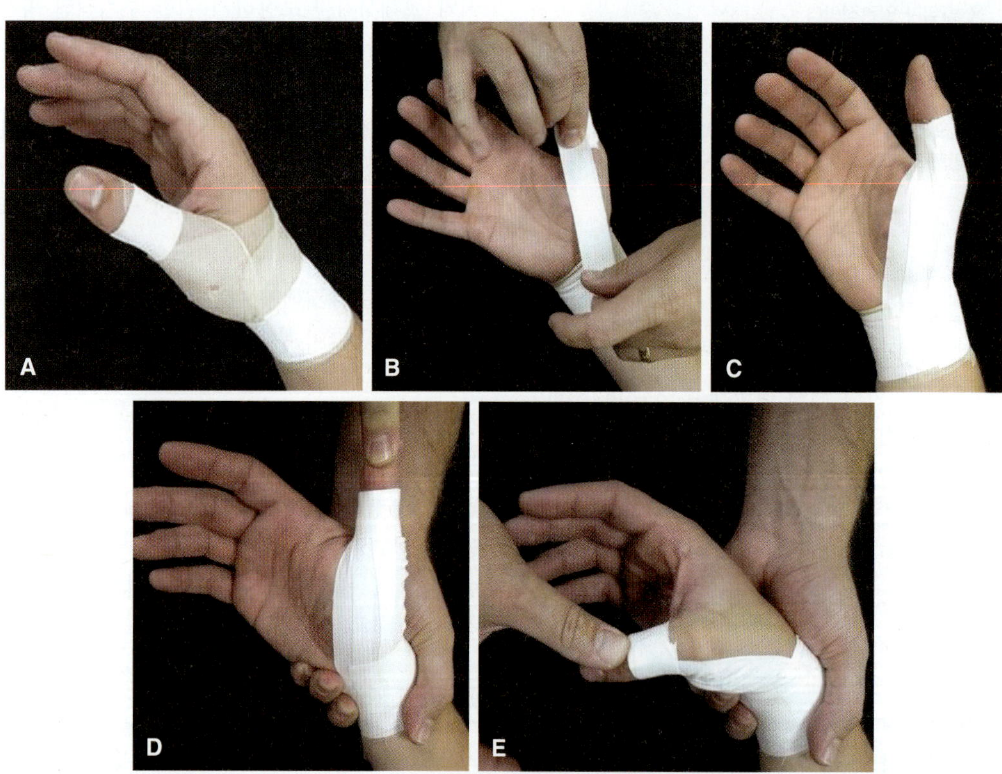

그림 10-4 **과폄(hyperextension)으로 인하여 손상을 당했을 때의 운동용 테이핑 방법. A,** 프리랩(prewarb)과 앵커 스트랩(anchor strips)을 주의를 기울여야 하는 곳에 적용시킨다. 단 신경조직과 혈관이 압박되지 않도록 해야 한다. **B,** 손허리손가락(metacarpophalangeal, MCP)관절을 원하는 MCP 굽힘의 각도로 유지하면서 몸쪽 앵커(anchor)에서 먼쪽 앵커(anchor) 방향으로 다양한 스트립(multiple strips)을 부착한다. **C,** 엥커 스트립을 몸쪽 및 먼쪽 테두리에 추가한다. **D,** 폄 동작에 제한이 있는지 확인한다. **E,** 마지막 테이핑에서 MCP 관절 굽힘이 제한되지 않는지 확인한다.

- 최대 조절은 (1) 테이프에 가해지는 장력의 양(탄성 테이프인 경우) 및 (2) 기존의 비탄성 테이프를 사용하는 경우 관절의 위치에 따라 조절한다.
- 열이나 냉기를 가한 직후에 테이프를 붙이지 말고 조직이 정상 온도로 돌아올 때까지 기다린다.

운동용 테이핑의 임상 예
CLINICAL EXAMPLES OF ATHLETIC TAPING

엄지 MCP 관절의 과폄 부상
Thumb MCP Joint Hyperextension Injury

운동용 테이핑은 엄지손가락 손바닥판(volar plate) 염좌 또는 과폄 손상(그림 10-4A~E)에 사용하여 MCP 관절이 여전히 구부러지도록 하면서 MCP의 과폄(hyperextension)을 방지할 수 있다. 테이핑 후 굽힘이 제한되지 않으면서 엄지 MCP 폄이 적절히 제한되는지 확인한다(그림 10-4D). 또는 엄지손가락 MCP를 둘러싸고 있는 손바닥판과 인대의 경우 이 테이핑 절차 중에 손상된 구조에 과도한 스트레스를 주지 않도록 해야 한다. 앵커에서 먼 부위의 혈관 변화에 주의하면서 테이핑의 자가 평가를 할 수 있도록 지시한다. 간격, 느슨해짐 또는 혈관 변화가 관찰되면 환자는 테이프를 교체해야 한다. 환자는 통증, 무감각 또는 혈관 변화가 있는 경우 즉시 테이프를 제거해야 한다. 테이프는 환자의 활동 수준에 따라 2~3일 안에 교체해야 한다. 스트립을 배치할 때 테이프 스트립을 겹쳐서 틈이 생기지 않도록 한다.

손목 염좌 및 불안정 Wrist Sprain and Instability

손목 안정성 테이핑에 필요한 재료는 1 1/2″~2″ 폭의 흰색 접착제 또는 린넨 테이프(linen tape)와 프리랩이다(그림 10-5A~G). 추가 지원이 필요한 경우 봉합하기 전에 등쪽 X 테이핑을 사용할 수 있다. 테이핑 후 적절한 적용 및 동작 제한을 확인한다. 더 많은 안정성이 필요한 구조를 최대한 보호하기 위해 필요에 따라 추가로 테이프를 사용한다. 테이프 압박은 장력을 가해 지지력을 제공하지만 피부나 혈관 구조에 영향을 줄 정도로 조여서는 안 된다. 테이핑 사이 또는 필요하면 손목을 보호하기 위해 예비 스플린트(backup orthosis)가 필요할 수 있다.

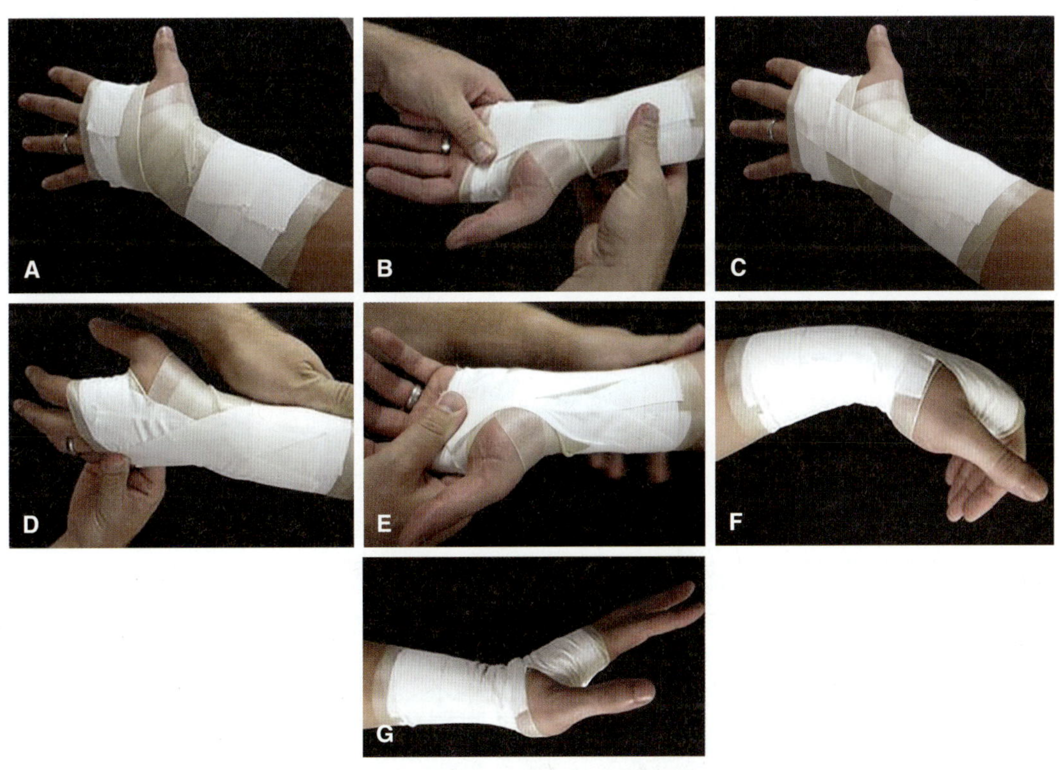

그림 10-5 **손목 불안정 및 염좌가 있을 때의 운동용 테이핑. A,** 아래팔을 보호하기 위해 원을 그리며 언더테이프나 프리랩을 적용한다. 아래팔 몸쪽 주변과 손허리뼈에 흰색 테이프 앵커(white tape anchors)를 감아준다. 피부는 접착제 스프레이나 프리 패드(prep pad)로 추가적으로 보호해준다. **B 및 C,** 손목을 중립 위치로 놓고 (특이사항이 없다면) 흰색 띠 테이프를 먼쪽 앵커에서 몸쪽 앵커까지 앞면과 뒷면 모두 건을 따라 부착한다. 더 많은 폄 동작에 제한, 안정성을 지원하기 위하여 또 다른 스트립을 자뼈 세로면을 따라 겹치고, 평행하게 부착해준다. **D,** 먼쪽 앵커(앞면 그리고 뒷면)에서 2개의 스트립을 힘줄을 따라 부착하여 손목의 노뼈면을 X자로 지원한다. **E,** 자뼈면 부위와 앞면에서 이 과정을 반복한다. X 지지대의 위치를 참고한다. (움직임을 제한하기 위해 추가적인 X 지지대는 추가될 수 있다.) 먼쪽 부위를 고정하기 위해 상단 앵커 스트립(anchor strip)을 적용하여 테이핑을 한다. 원을 그리며 스트립을 겹쳐 적용한 후 팔뚝을 감싸고, 먼쪽에서 몸쪽으로 이동한다. **F 및 G,** 최종 테이핑 수행 시 굽힘 및 폄에 제한이 있는지 주의한다.

McCONNELL 테이핑 McCONNELL TAPING

일반 원리 GENERAL PRINCIPLES

1984년 호주의 물리치료사 Jenny McConnell이 개발한 이 테이핑 방법은 슬개넙다리(patellofemoral) 통증을 관리하고자 처음 사용되었다(Bennell et al., 2006; Derasari, Brindle, Alter, & Sheehan, 2010; Pfeiffer et al., 2004; Salsich et al., 2002; Tremain, 1996). 이후 척추와 상지를 포함하여 적용 및 치료기법을 확대하였다(McConnell et al., 2011; McConnell & McIntosh, 2009). McConnell 기법은 광범위한 근육 평가, 개별 신체역학 및 자세 분석을 포함한다. 이를 통해 잘못된 운동 패턴과 관련한 구조적인 부정적인 정렬을 치료하는 종합적인 재활 프로그램을 적용하고 이러한 테이프 기법은 신체를 재훈련하는 데 도움을 준다. McConnell 테이핑은 정상적인 움직임을 제한하는 것이 아니라 적절한 관절 정렬, 근육 기능 및 신체역학을 촉진하기 위하여 사용한다.

McCONNELL 테이핑의 목표 GOALS OF McCONNELL TAPING

- 보다 나은 관절의 정렬을 유지시킨다.
- 주위 인대의 역할을 지원하여 관절의 안정성을 향상시킨다.
- 단축된 관절이나 근육을 지원하여 관절의 방향을 수정한다.
- 약해지거나 늘어난 근육의 수축 능력을 촉진한다
- 연조직의 길이와 긴장의 균형을 유지하여 근육 재교육 훈련을 개선한다.
- 안정성과 역동적인 신경근 재교육 훈련을 지원한다.

사용 적응증 INDICATIONS FOR USE

McConnell 테이핑은 근막을 직접 제어하고 개선된 근육 동원 및 신경근을 재교육 훈련을 하는 데 있어 적절한 형태학적인 정렬을 적용한다. 적절한 길이 장력의 관계와 운동조절에 필요한 내용을 다시 조정하는 데 중점을 두고 효과를 극대화하기 위하여 질환의 특성과 이를 분석하는 요소를 중요시한다. McConnell 테이핑은 아탈구, 단방향 또는 여러 방향에서의 불안정성, 충돌, 부상 또는 수술 후 신경근 재교육 훈련, 과도한 사용 및 비효율적인 정렬을 교정하는 데 적용된다(Bennell et al., 2006; Derasari et al., 2010; McConnell et al., 2011; McConnell & McIntosh, 2009; Pfeiffer et al., 2004; Salsich et al., 2002; Tremain, 1996).

적용 기술 TECHNIQUE

본 테이핑 기법을 적용하기에 앞서 철저한 평가를 통하여 병리학적 기전과 이를 교정하는 최선의 방법을 결정하도록 한다. 본 테이핑 기법은 재료에 포함된 강도와 내구성으로 이용하여 기술에 적용된다. 일차로 Cover-Roll®과 같은 흰색 접착 테이프를 장력이 발생하지 않도록 하여 피부에 부착한다(그림 10-6A). 그리고 Leukotape® 이름으로 판매되는 갈색의 접착 테이프는 보호 역할로 사용된다(그림 10-6B). 언더테이프(undertape)는 전단력으로부터 피부를 보호하고 McConnell 테이프의 강한 접착력을 유지하는 데 매우 중요하게 작용한다.

수직 스트립 패턴(vertical strip pattern)으로 테이핑하면 근육 조직과 근막을 조절할 수 있어 이를 적절하게 사용한다면 통증이 정상적인 움직임에 제한이 없이 통증을 감소시킬 수 있다. 따라서 통증 없이 운동을 수행하고자 할 때 운동 전에 테이핑을 완료하도록 한다. 테이프의 적용은 주변 근막을 사용하여 관절을 교정하고 장력이 없는 위치로 유지시킨다. 단축 조직을 치료하거나 과민성 근육을 억제하기 위해 근육의 중간부위 또는 단축 조직에 다양한 방향으로 신장되도록 적용하는 것을 목표로 테이프를 사용하여 근육과 근막에 압축 신장력을 제공하면서 측면 신장력을 발생시키고 늘어나거나 약화된 근육이나 근막을 당겨 섬유조직을 수동적으로 단축시킨다. 이러한 접근은 효과적인 몸감각 되먹임을 통해 과도한 신장을 방지한다. McConnell 테이프를 사용하기에 앞서 관절과 골격의 정렬을 위하여 적용 가능한 위치로 손의 위치를 수동으로 조

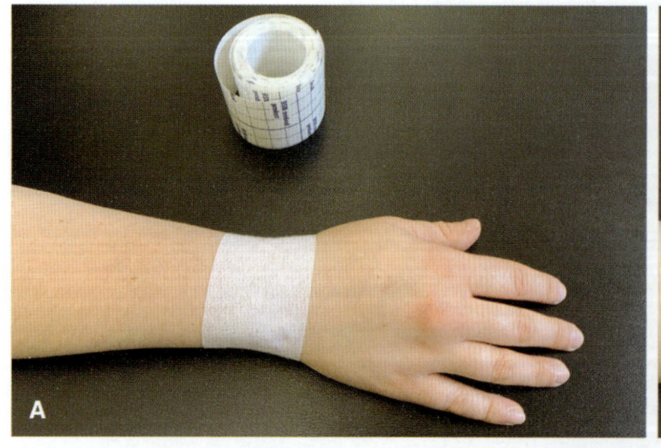

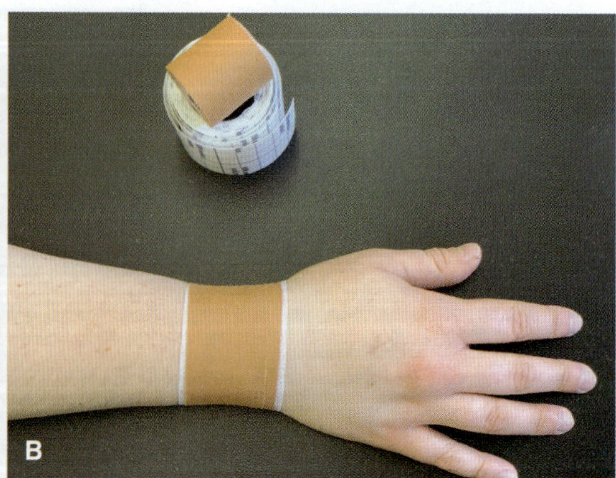

그림 10-6 **언더테이프. A.** 언더테이프는 McConnell 테이프를 적용하기 전에 먼저 붙인다. **B,** McConnell 테이핑은 McConnell 테이프의 강한 접착력으로부터 피부를 보호해주기 위해 언더테이프와 함께 적용한다.

정한 후 테이프로 신체를 적절한 위치로 유지시켜 신경근 및 자세 재훈련을 돕도록 한다. 1~3일까지 테이프를 사용한 후 교체할 수 있는데 앞에서 설명한 대로 운동용 테이프를 제거한 이후에 피부를 평가하고 피부를 깨끗이 세척하도록 한다.

주의 사항 PRECAUTIONS

테이프가 강한 장력을 가하지 않도록 주의해야 하는데 이는 적용한 조직 및 인접 조직까지 전단력을 생성할 수 있기 때문이다. 어깨에 테이프를 적용할 때 팔신경 얼기(brachial plexus)가 위팔뼈에 압박되지 않도록 주의한다. 통증이 발생할 경우 이를 바로 개선하고 통증이 감소되도록 조치하고 만약 통증이 증가되면 테이프를 즉시 제거하도록 한다. 이러한 문제를 해결하기 위하여 공인된 전문가에게 교육을 통하여 기술의 효율성과 숙련도를 증진한다.

유용한 힌트 HELPFUL HINTS

- 스킨 터프너는 피부 자극을 줄이는 데 도움이 될 수 있다.
- 테이프를 적용하여 증상이 개선되어야 한다.
- 대상자의 상태에 변화가 없다면 사용을 중지하도록 한다.

McCONNELL 테이핑의 임상 예 CLINICAL EXAMPLES OF McCONNELL TAPING

어깨 아탈구 Shoulder Subluxation

어깨 아탈구를 개선하고자 테이프를 적용할 때(그림 10-7A,B) 어깨위팔관절(scapulohumeral joint)의 재정렬을 목표로 실시한다. 필요한 경우 스프레이 부착제 또는 스킨 터프너를 사용하여 피부 자극을 방지한다. 어깨의 McConnell 테이핑은 팔의 무게를 지탱하는 근육의 상태에 따라 자극이 높아질 수 있다. 이러한 테이프 기법은 다방향 불안정성을 다루지 않고 뇌혈관 사고(CVA)를 겪은 대상자에서 흔히 볼 수 있는 전방 아탈구만을 다룬다. 수직 스트립은 팔의 무게를 안정화시키고 위팔뼈를 위로 들어올리는 역할을 하며, 가로 스트립은 위팔오목(glenoid)에서 위팔머리(humeral head)를 지원하여 전방인대를 강화하는 역할을 한다. 수직 테이프를 붙일 때 피부에 추가적으로 응력을 줄 수 있어 바로 당기지 않도록 한다. 대신에 피부와 평행하게 움직이고 느슨한 부분을 부드럽게 잡아당겨 과도한 장력이 발생하는지 가장자리의 피부를 관찰하도록 한다. 만약 통증이나 감각이상의 문제가 발생하면 즉시 테이프를 제거하도록 한다. 본 테이프 기법은 대상자의 연령, 전반적인 의학적 상태, 진단 및 피부 상태에 따라 3~4일 동안 유지할 수 있다. 여기에 나타낸 기법은 적절하지 않을 수 있으며 무거운 사지 또는 2cm 이상의 큰 아탈구에 대한 슬링이나 외부 지지 장치를 대체하지 않는다.

모든 대상자의 손상된 어깨에 탄성이 없는 테이프(nonelastic tape)를 사용할 때에는 주의가 필요하다. 과도한 힘과 압력은 관절 및 연조직 관절과 연조직의 구조를 유지하는 데 부정적일 수 있다. 본 기법은 외적인 안정성을 제공하고 주변 인대와 관절의 손상 또는 늘어짐을 방지하기 위한 근육 강화 프로그램과 결합하여 사용한다. 어깨 아탈구를 위한 McConnell 기법은 테이프 스트립이 수직 캡슐 지원(perpendicular capsular support)을 형성하기 때문에 전방 불안정성에 효과적이어서 어깨 봉우리아래 충돌(subacromial impingement)을 일으킬 수 있는 위쪽의 압박력(upward compressive forces)을 최소화하고자 짧은 수직 스트립을 사용할 수 있다.

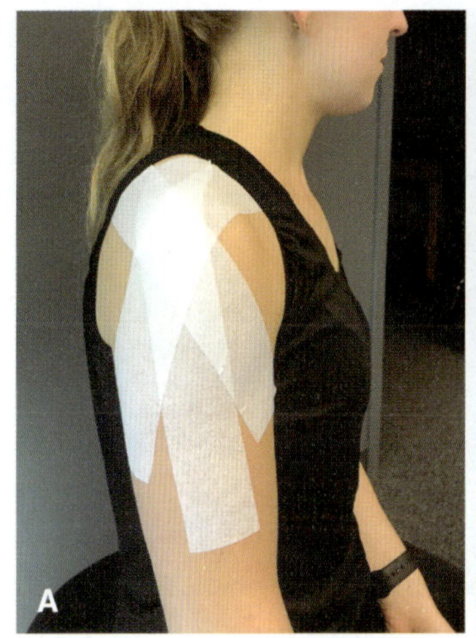

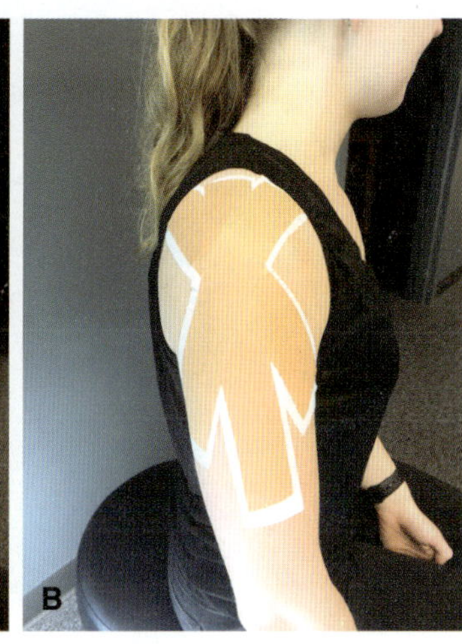

그림 10-7 **어깨 아탈구를 위한 McConnell 테이핑. A,** 어깨삼각근(deltoid) 몸쪽에서 먼 위치까지 진행하고 어깨뼈의 안쪽에서 바깥쪽으로 위팔 면에 수직 언더테이프를 부착한다. 앞뒤로 어깨삼각근을 따라 언더테이프를 부착한다. **B,** 언더테이프 위에 갈색 접착 테이프를 붙일 때 수치 헤드가 안정되도록 작업테이프를 붙이면서 작업테이프를 붙이고 작업하지 않는 손을 사용하여 위팔뼈머리에 가깝게 한다.

가쪽 위관절융기염(외측상과염) Lateral Epicondylitis

가쪽 위관절융기염은 McConnell 테이프 기법으로 치료할 수 있고 필요한 경우 스프레이 접착제 또는 스킨 터프너를 사용하여 피부 자극을 방지한다(그림 10-8A). 기법에 사용되는 재료로는 갈색 중량 접착 테이프와 1인치 스트립의 언더테이프 등이다. 본 기법은 다이아몬드 언로딩(unloading) 패턴을 사용하여 가쪽 위관절융기의 먼쪽에서 근막과 연조직을 제한한다(그림 10-8B). 대상자는 테이핑을 실시한 후 통증의 감소 또는 완화를 경험할 수 있다. 테이핑은 교체가 필요하기 전에 2~3일 동안 사용 가능하다. 제거할 경우 피부 접촉 및 자극을 방지하기 위하여 언더테이프에 접착 테이프가 잘 유지되어야 한다. 가쪽 위관절융기염에 적용된 테이프 기법은 위팔의 폄근에 초점을 맞추어 적용하고 이후 상지의 종합적인 스트레칭 및 근력 강화 프로그램과 결합하도록 한다. 테이프를 부착할 때 위 방향으로 당기지 말고 피부와 평행하게 근막(fascia)을 유지하도록 접촉한다. 테이핑이 완료되면 가쪽 위관절융기 위쪽 피부의 이동과 주름을 확인할 수 있다.

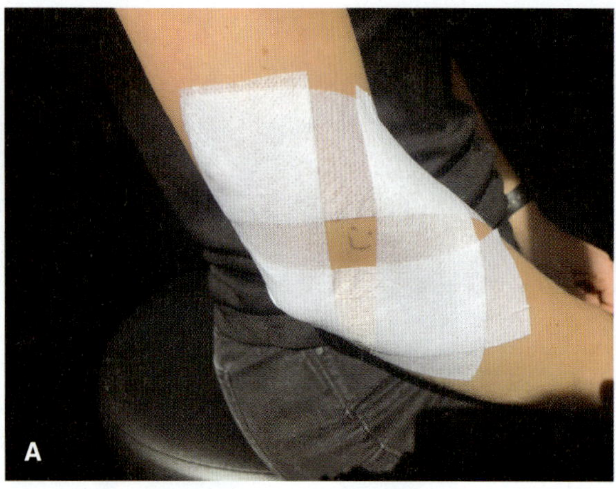
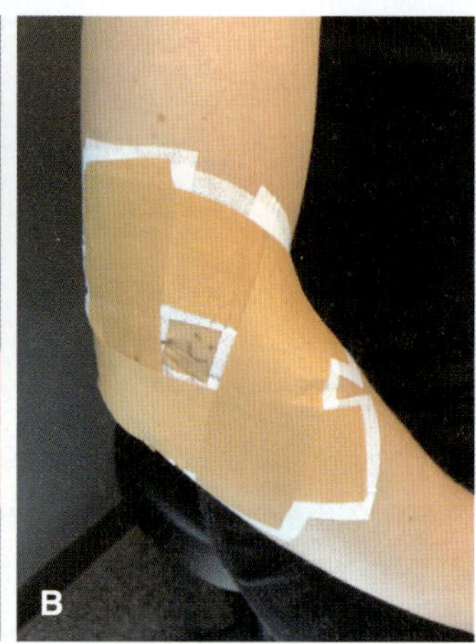

그림 10-8 **가쪽 위관절융기염에 대한 McConnell 테이핑(오른쪽 팔꿈치, 측면 방향)** **A**, 통증 부위를(마커로 표시) 둘러싸는 다이아몬드 형태로 언더테이프를 부착한다. **B**, 아래꼭지에서 시작하여 다이아몬드의 아래 앞부분에 갈색 테이프를 부착한다. 다이아몬드의 앞쪽 꼭지에 부착하고 언더테이프를 따라서 근막 윗부분과 앞부분을 늘려준다. 이 과정을 반복하고 테이프를 다이아몬드 아래쪽 뒤쪽방향으로 부착해준다. 가쪽(epicondyle)의 부담을 덜어주는 다이아몬드 패턴을 완성하기 위해 앞쪽 위가쪽면에 마지막 테이프를 부착한다.

탄력 치료용 테이프 기법
ELASTIC THERAPEUTIC TAPE

일반 원칙 GENERAL PRINCIPLES

탄력 치료용 테이프(elastic therapeutic taping, ETT) 기법은 치료 개입을 위해 신체에 적용되는 탄성 특성을 갖는 모든 테이프를 포괄하는 광범위한 용어이다. 탄력 치료용 테이프는 탄성의 특성을 가지고 피부에 직접 붙일 수 있는 접착제 및 접착하여 잡아주는 기능을 가진다. 코반(Coban™)은 신축성과 자체 접착력으로 인해 ETT로 간주될 수 있지만 피부에 접착되지 않아 일반적으로 상처 소독용으로 간주되기도 한다. 키네지오 테이프는 가장 널리 사용되며 대부분의 급성, 만성의 정형외과 질환과 복합적인 질환에 효과적이다. 일반적으로 ETT는 잘못된 자세 습관, 아탈구, 염좌, 충돌 증후군, 복합 부위 통증 증후군, 섬유 근육통, 과사용, 부종, 흉터 유착 및 근육 기능 장애로 인한 손상 조직 치료에 사용된다(González-Iglesias, Fernández- de- Las- Peñas, Cleland, Huijbregts, & Del Rosario Gutiérrez-Vega, 2009; Hsu et al., 2009; Jaraczewska & Long, 2006; Kalichman, Vered, & Volchek, 2010; Kase, Wallis, & Kase, 2003; Kase, Hashimotom, & Okane, 1996; Kaya, Zinnuroglu, & Tugcu, 2011; Liu, Chen, Lin, Huang, & Sun, 2007; Murray & Husk, 2001; Paoloni et al., 2011; Schneider, Rhea, & Bay, 2010; Slupik, Dwornick, Bialoszewshi, & Zych, 2007; Thelen, Dauber, & Stoneman, 2008; Yasukawa ea al., 2006). 이번 장의 뒷부분에서 논의할 가동 테이프는 가장 최근에 개발된 ETT로 피부에 밀착되는 높은 탄성 반동력을 가지고 있어 스프링과 같은 반동력을 만들어 손상된 조직에 가해지는 하중을 감소시킨다. 다음 부분에 키네지오 테이프와 가동 테이프의 적용법과 용도에 대하여 설명하고자 한다.

탄력 치료용 테이핑—키네지오 테이프
ELASTIC THERAPEUTIC TAPING—KINESIOLOGY TAPE

일반 원칙 GENERAL PRINCIPLES

초기 운동 치료에 적용된 키네지오 테이프(Kinesiotape)는 1973년 일본 카이로프랙틱 의사 Kenso Kase에 의해 개발되었다. Kase 박사는 미국에서 카이로프랙틱(chiropractic)을 교육받은 후에 일본으로 돌아와 재활 및 치료의학 분야에서 전문적으로 활약하였다. 외상으로 인한 연조직 치료의 보존적 관리에 흥미를 가지고 연조직의

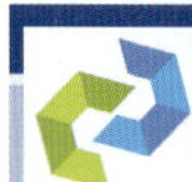

임상 핵심 10-2

관절 위치를 위한 테이핑

키네지오 테이프는 관절 정렬을 수동으로 수정하거나 보조하는 데 사용할 수 있다. 키네지오 테이프는 인대 손상 후 먼쪽손가락뼈사이(distal interphalangeal, DIP)관절을 정상적으로 재정렬하는 데 도움을 준다. 아래의 사진처럼 치료사는 테이프 위에 손가락 스플린트를 제작하여 양손을 사용하도록 돕는다.

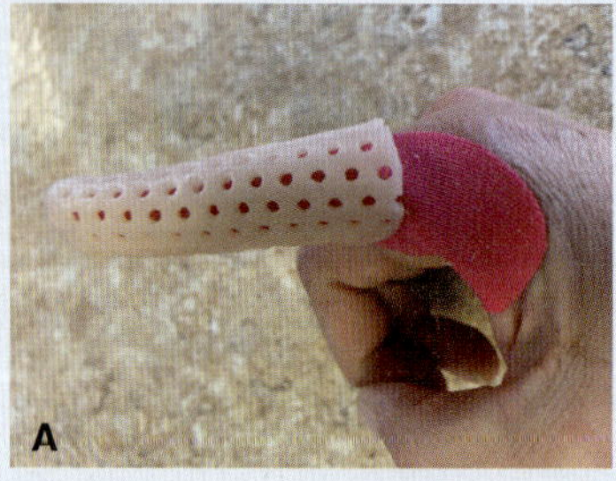

키네지오 테이프는 치유 과정에서 스플린트나 석고 붕대 위에 관절을 배치하는 데 사용할 수 있다.

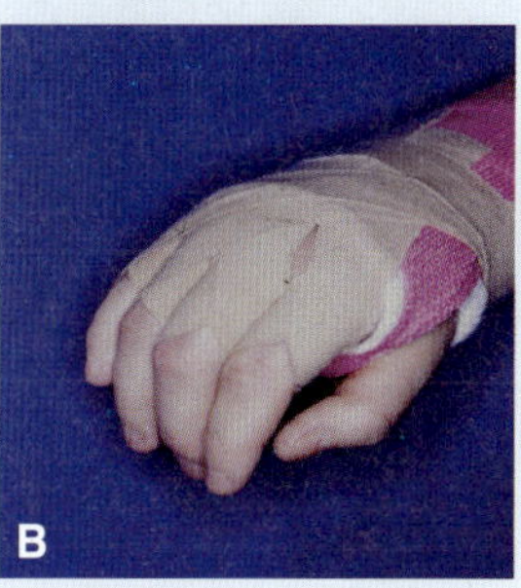

임상 핵심 10-3

가동을 지원하는 테이프 기법

키네지오 테이프는 노신경(radial nerve) 손상 후 펴진 손목과 손가락에 가동 스플린트의 효과를 돕고자 50% 신장하여 적용하도록 한다. 이러한 테이프의 적용은 잠재적인 전단력(shearing force)을 감소하고 스플린트의 먼쪽 이동을 감소하여 손목/손가락의 폄 가동 스플린트 기능을 지원한다.

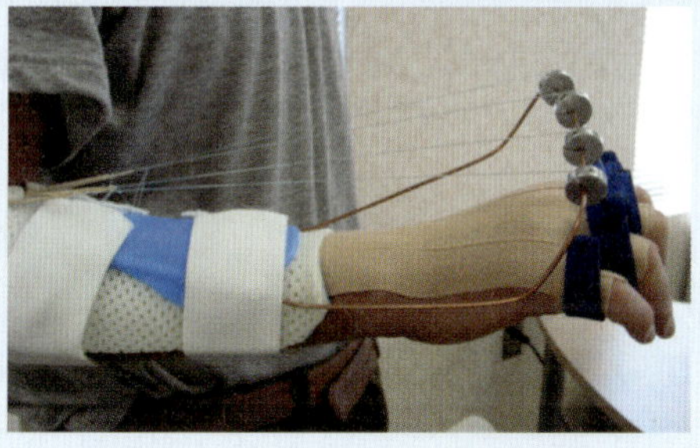

임상 핵심 10-4

키네지오 테이프를 사용하여 움직이기

근막 이완, 연조직 및 흉터 가동(scar mobilization), 림프 배액을 돕기 위해 키네지오 테이프를 잘라서 탭(tab)으로 사용한다. 탭은 2.5cm(1인치) 정도 반으로 접은 후 1자 형태로 잘라서 사용한다. 피부에 테이프를 붙일 때 붙이는 부위를 늘리지 않고 부착한다. 환자는 탭을 잡고 밑에 있는 조직을 움직이도록 한다.

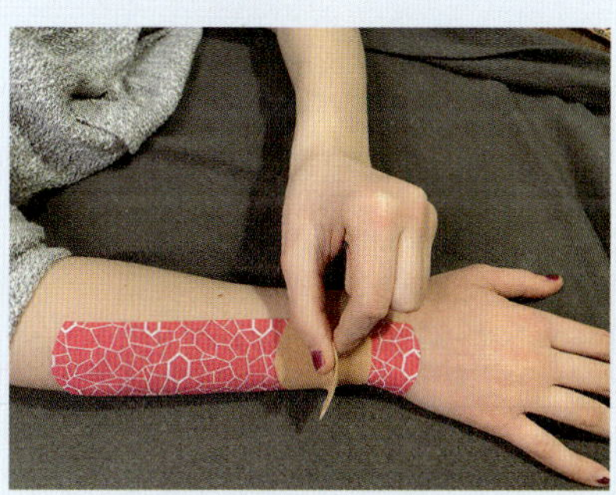

회복을 돕고자 스포츠 테이프를 사용하였다. 뻣뻣한 키네지오 테이프에 만족하지 않고 근육, 근막 및 피부의 유연성과 함께 작용하여 치유를 촉진하는 탄성 테이프를 개발하였다. 키네지오 테이프의 개발로 테이프는 치료사, 의사, 운동 트레이너, 척추교정사, 고등학교와 대학의 운동코치, 프로 운동선수 및 일반 대중이 사용하는 치료 개입의 주된 재료로 발전하였다.

키네지오 테이프의 목표
GOALS OF KINESIOLOGY TAPE

- 피부와 근육의 통증 및 이상 감각을 감소시킨다.
- 부종과 염증을 줄인다.
- 세부적인 손상과 관련하여 근긴장도와 근막의 비정상적인 요소를 정상화한다.
- 추가효과로 과도한 신장을 예방하고 근피로도를 감소하여 운동 과정에서 약해진 근육을 지원한다.
- 짧아진 근육의 구축이나 근경련을 감소시킨다.
- 관절범위를 개선한다.
- 근육 및 고유감각 되먹임을 제공한한다.
- 잘못된 관절의 정렬을 교정하기 위해 근육의 균형을 재형성한다.
- 재활 과정에서 정상적인 관절의 정렬상태를 지원한다.
- 운동 또는 일상생활활동(ADL)에서 부상을 예방한다.
- 적절한 자세와 신체정렬에 대한 운동감각의 인식을 향상시킨다.
- 혈액순환을 증진한다.

용도 INDICATIONS FOR USE

적절한 테이프의 적용은 운동용 테이프와 McConnell 테이프와 같은 접착 테이프는 연조직의 움직임을 제한하지 않고 오히려 피부의 움직임에 의존하여 다양한 효과를 준다. 테이프를 늘려 붙이면 피부에 주름이 생기고 **반동(recoil)**이 생겨 틈새 공간이 늘어나고 혈관, 림프, 연조직, 관절 및 근육 기능 장애에 대한 대하여 여러 가지 전신 효과를 보인다(Kaya et al., 2011; Shim, Lee, & Lee, 2003). 병리학, 근육 생리학 및 운동 생리학과의 관계에 대한 철저하고 포괄적인 이해는 이러한 형태의 테이핑 성공에 필수적이다. 근육, 근막, 연조직 연속성 및 구조 평가를 완료하여 병리의 원인을 결정한다.

테이프의 탄성 반동은 약한 근육을 돕고 전체 관절 범위를 촉진하는 데 사용한다(그림 10-10). 테이프로 감싼 피부와 연조직의 움직임은 림프와 혈류를 촉진하는 마사지 효과를 만들어내고(Shim et al., 2003), 기계수용기에 대한 압력을 감소시켜 통증과 부종을 감소시킨다. 피부에 위치한 감각수용기는 또한 오름 감각 또는 내림 운동 신경로에 작용하여 통증을 줄이고 골지힘줄기관(Golgi tendon organ, GTO) 입력을 통한 근긴장의 조절을 돕는다(Leonard, 1998). 또한 테이프의 적용은 특별히 피부의 감각수용기, 부종과 순환을 위한 림프의 운동성, 근긴장도의 조절 또는 관절의 지원에 도움을 준다. 고급 응용 기술인 **교정 기법(correction** technique)을 사용하여 표적하는 인대조직을 지원할 수 있다. 테이프를 사용할 때 중앙 부분은 75%로 늘린 후 적용하는 관절과 인대 부위에 일직선으로 붙이도록 한다. 이러한 방법은 테이프의 탄성 성질로 근막이 테이프 중앙으로 당겨지는 데 도움을 준다.

제품 개발 PRODUCT VARIATIONS

키네지오 테이프는 지난 10년 동안 방송에 많이 소개되었고 이로인해 상업성이 크게 증가하였다. 특히 키네지오 테이프는 부상 복구와 부상 예방을 위하여 프로 운동선수가 사용하였고 이러한 과정에서의 방송 노출 증가는 제조사로 하여금 더 높은 탄성 반동, 특수 인쇄, 접착 패턴 및 더 강력한 접착제를 사용하여 테이프를 개발하고 생산을 확대하였다(그림 10-9). 제조사 별로 테이프를 비교하고자 할 때에는 장력(Selva et al., 2019), 접착력(Matheus, Zile, Matheus, Lemos, Carregaro, Shimano, 2017), 파열 전 최대 연신율(Boonkerd & Limroongreungrat, 2016)), 반동력, 지속력(tenacity)(Selva, Pardoners, Aquado, Montava, Gil-Santos, Barrios, 2019) 및 접착력(Matheus et al., 2017) 등에서 차이를 보일 수 있다. 테이프 제조사 별로 테이프 특성을 정확히 이해하려면 더 많은 정보가 필요하다. 따라서 이를 대상자에게 추천하고자 할 때 브랜드 속성에 익숙해지는 것이 중요하고 모든 치료 과정에 공인된 강사에게 교육을 받고 환자에게 테이프 적용할 때 임상 판단 기술을 통하여 적용하는 것이 바람직하다.

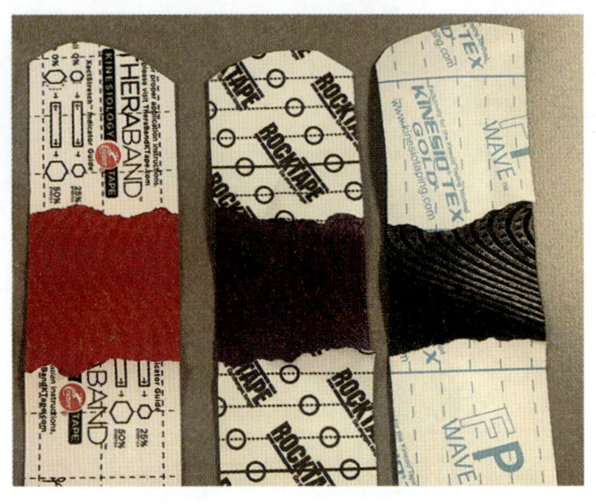

그림 10-9 **다양한 키네지오 테이프 제조사.** Kinesiotape, Rock 테이프 및 Theraband 브랜드. 접착제와 뒷면의 다양한 패턴에 주목하시오. 인쇄된 뒷면에는 1/2인치 또는 1인치 증분으로 절단 가이드라인이 있다.

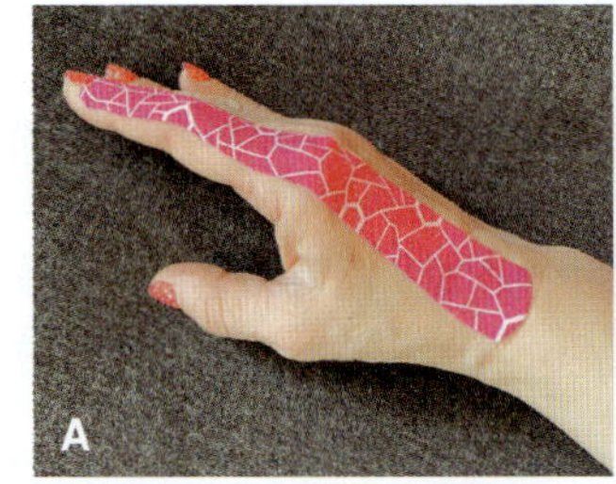
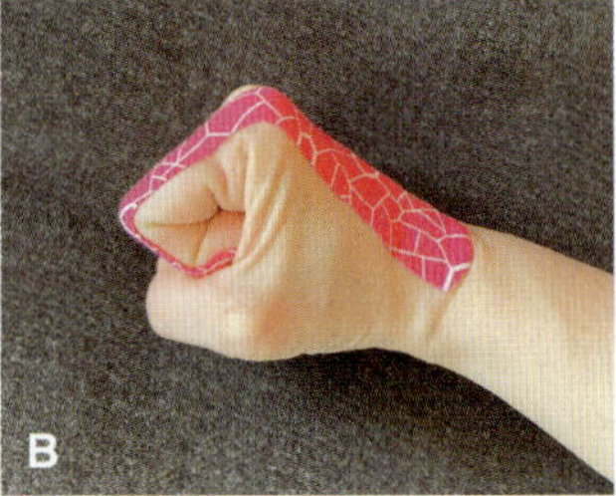

그림 10-10 **A,** 그림의 대상자는 2번째 손가락을 펴기 위해 키네지오 테이프를 붙였다. **B,** 대상자는 여전히 2번째 손가락을 완전히 구부릴 수 있다.

대상자 교육 PATIENT EDUCATION

테이프 기법은 재활 프로그램을 보완하는 데 사용할 수 있고 만성 질환이나 개별적인 관리상태에서 이를 사용하기 위하여 환자, 가족 또는 환자를 관리하는 간병인에게 이 적용법을 교육할 수 있다(Jaraczewska & Long, 2006; Yasukawa et al., 2006)(그림 10-10A,B). 가쪽 위관절융기염(lateral epicondylitis)은 키네지오 테이핑 효과를 볼 수 있는 흔한 만성 질환이다. Kinesio taping

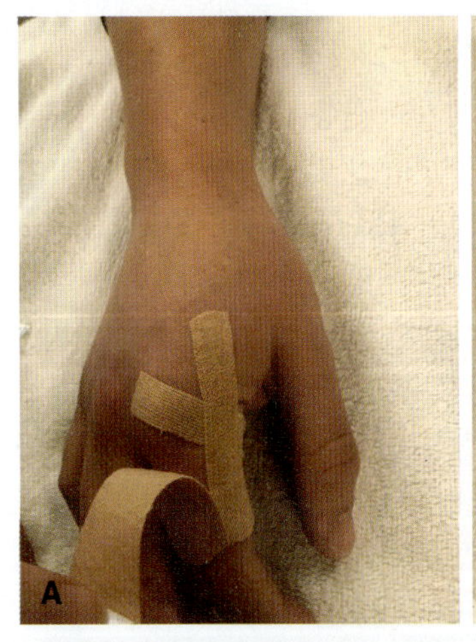
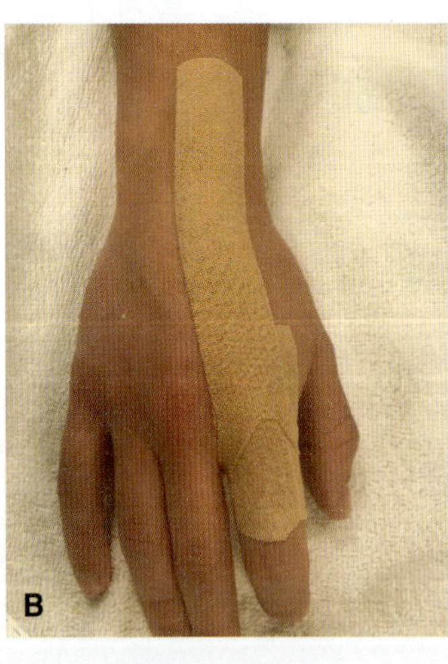
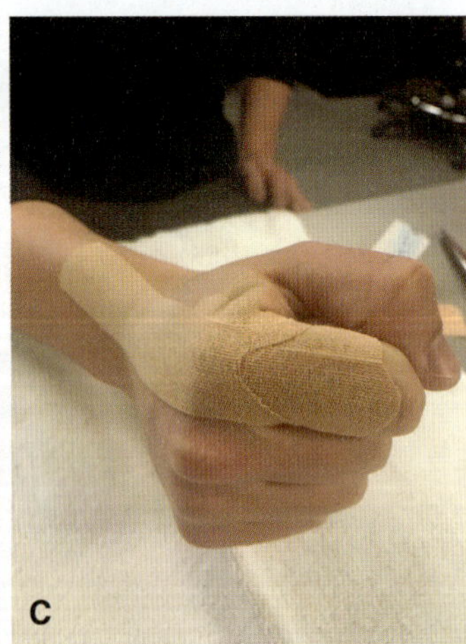

그림 10-11 **폄근 아탈구가 발생할 때 적용하는 테이프 기법.** 26세 남성으로 스노우 보드를 타다가 악화된 자쪽손목폄근(ECU)에 아탈구가 발생하였다. 맞춤형 스플린트를 제작하였지만 너무 제한적이고 다루기가 힘들며 스플린트가 장갑이 맞지 않았다. **A,** 먼저 2개의 1/2인치 1자형 스트립이 가쪽 인대와 MCP 관절의 시상밴드(sagittal band)를 안정화하도록 50%로 붙인다. **B.** 1인치 1자형 스트립을 폄근힘줄을 따라 25% 적용하였지만 약간 아탈구가 관찰되어 이를 위해 두 번째 1인치 크기로 1자형으로 절단하여 폄근 힘줄을 따라 단추구멍 앵커(buttonhole anchor)로 보강하였다. **C,** 환자는 아탈구 없이 완전히 구부릴 수 있고 장갑 안으로 손을 넣을 수 있으며 자기 스스로 테이프 기법을 적용할 수 있다. 이후 시행착오와 끈기로 창조적인 테이핑을 통해 성공적인 치료 중재로 이어질 수 있을 것이다.

Association, Rock Tape, KT Tape, Theraband, Youtube 등의 관련 기관과 온라인에서는 일반 진단에 사용할 수 있는 테이핑 기법과 적용방법을 확인할 수 있다. 일부 만성 질환은 대상자와 증상에 적합한 테이핑 방법을 찾기 위해 창의성과 끈기가 필요하다(그림 10-11A~C). 테이핑 기법을 통해 신체 목표를 유지하면서 테이핑 패턴이 단순하고 재현 가능하며 편안하다는 것을 대상자에게 교육하는 것이 중요하다.

- 대상자 또는 간병인에게 사용법, 주문 정보 및 키네지오 테이프 관리 방법에 대한 구두 및 서면 지침을 제공한다.
- 이해 수준에 따라 지시내용을 수정한다.
- 대부분의 키네지오 테이프에는 테이프 뒷면에 미리 인쇄된 1/2 인치에서 1인치 섹션 범위의 섹션이 있다. 가정용 테이프의 적정 길이를 측정하는 데 사용할 수 있다.
- 제공자는 테이프 당김의 양에 특히 주의하고 고정점에서는 신장률을 적용하지 않고 적절하게 혼자 테이프를 붙이는 방법을 보여주어야 한다. 더 나은 결과를 위해 테이프를 과도하게 늘리는 경향이 있지만 이는 정확하지 않으므로 설명해야 한다.
- 대상자가 병원을 떠나기 전에 테이핑 기법을 보여주도록 한다.
- 가려움증, 통증 증가 또는 발진이 나타나는 경우 테이프를 제거하고 키네지오 테이프의 주의 사항을 교육한다.

테이프의 속성과 적용 기술

PROPERTIES OF TAPE AND TECHNIQUE OF APPLICATION

탄성 테이프의 올바른 사용은 피부의 표면 근막 구조에 영향을 미치고 외력이 없는 조직에 리프팅 효과를 발생시켜 피부와 근육 사이의 압력을 감소시키고 림프 배출을 개선하고 부종을 감소시킨다(Kase et al., 2003). 정상적인 움직임 과정에서 피부의 기계수용기에 낮은 역치값으로 인한 지속적인 촉각 자극이 발생할 수 있다(Murray & Husk, 2001). 이는 근육을 자극하고 통증을 감소시키며 신경근 재교육을 위한 고유감각(proprioception)을 향상시킨다. 그리고 테이프의 탄성 반동은 근 약화에 도움이 되고 근피로도를 감소시킨다. 테이프의 두께와 무게는 피부와 거의 동일하고 안정길이에서 최대 140%까지 길게 늘어날 수 있다(Halseth, McChesney, DeBeliso, Vaughn, & Lien, 2004). 테이프는 면직물로 만들고 보호나 약물의 효과는 없다. 아크릴 열 활성화 접착제는 땀과 공기가 통과할 수 있도록 구멍이 있는 패턴으로 구성된다. 테이프는 2″ 및 3″의 크기로 제품화되고 다양한 색상과 디자인으로 상품화되어 있다. 대부분의 테이프는 가벼운 파라핀 스프레이 코팅을 사용하여 방수가 가능하나 땀이나 물에 노출되었을 때 마모 시간이 증가된다. 테이프는 최대 4일 동안 또는 대상자의 피부 상태와 신체 사용 부위에 따라 더 오래 착용할 수 있고 테이프를 붙인 상태에서 샤워도 가능하다. 손가락, 엄지손가락 및 손바닥은 부분적으로 물과 기타 액체에 노출되어 장기간 접착이 어렵고 접착을 위해 스프레이 접착제가 필요할 수 있다. 붙일 때 테이프 가장자리가 말리지 않도록 주의해야 하고 테이프 가장자리를 둥글게 하여 부착을 용이하게 한다. 물에 노출된 후 테이프의 수분을 흡수하기 위해 마른 천, 타월이나 종이 타월로 테이프를 두드려서 테이프를 건조시킨다. 키네지오 테이프에 사용되는 구체적인 테이핑 기법과 방법(표 10-4)은 치료할 표적 근막과 조직에 따라 결정되므로 철저한 평가가 이루어져야 한다. 2인치 폭의 테이프의 "Y" 및 "I" 형태 컷이 가장 일반적이다. 'X', '단추구멍', '부채' 컷도 각각 고유한 기능이 있어 이

표 10-4 키네지오 테이핑에 적용된 기법 및 방법

"I" 또는 단일 스트립 컷	교정 기법에서 또는 회전을 위해 관절 전체의 모든 근육에 사용할 수 있다. 근육의 중심을 따라 붙인다. 10 폭은 작은 근육에 사용한다.	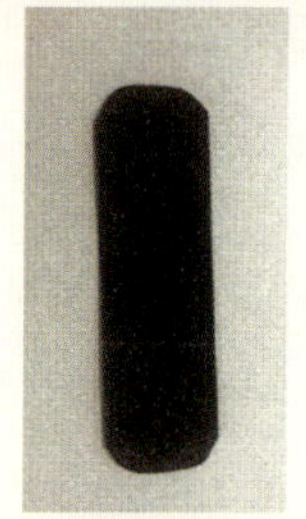
"Y" 컷	여러 개 또는 큰 근육 배를 둘러싸는 데 사용한다. 글자의 밑부분은 앵커로 사용한다. 끝이나 꼬리 부분의 분리는 조직 사이의 장력을 변화시키고 들어올리면 림프 흐름을 증가시키는 데 도움이 된다.	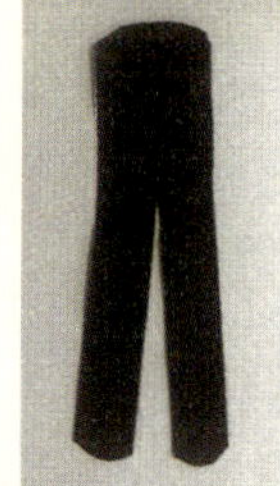
"X" 컷	능형근(rhomboidal-shaped muscle) 치료나 교정 기법에서 관절을 안정화하는 데 사용한다.	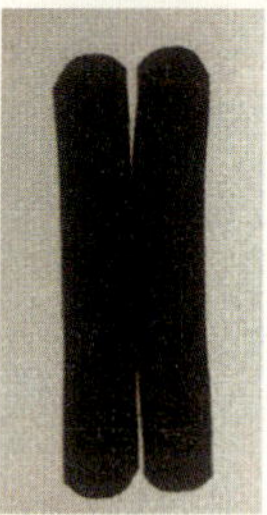
"부채" 컷	주로 부종 감소에 사용한다. 앵커는 림프가 배출되기를 원하는 당기는 지점이 된다.	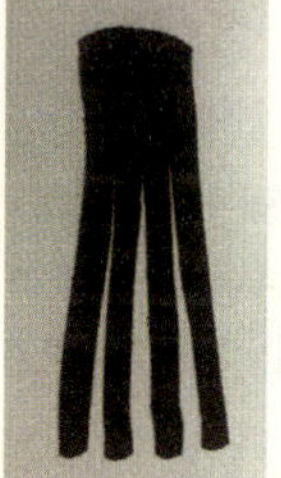
"단추구멍" 컷	롤링을 방지하기 위해 팔뚝 테이핑의 앵커로 사용한다. 가쪽 위관절융기염 테이핑에 설명한 범위와 부분적인 경우 운동 또는 붕대 테이프를 사용하여 짧은 단부를 고정할 수 있다.	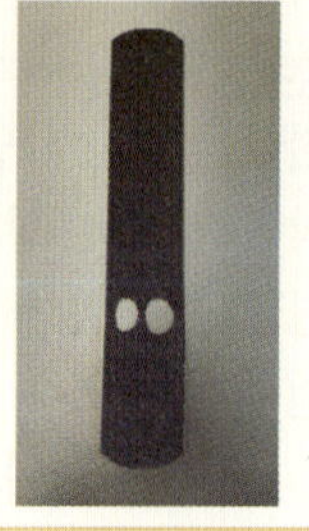

표 10-5 고정 테이프 장력

장력	설명	
장력 없음	테이프의 앵커나 끝 부분에 "당김"이 없어야 한다. 림프계를 자극하기 위해 매우 약한 신축성이 필요하다. 부종 및 림프부종에 팬 컷과 함께 사용할 수 있다.	장력이 75%~100%인 중간에 비해 0% 신장률이 있는 앵커 끝의 시각적 변화를 확인한다.
10%~25%	"Pull-off" 페이퍼 신장률은 근육 테이핑에 가장 효과적인 장력이다.	
25%~50%	늘어나지 않는 피부에 테이프를 붙이면 테이프가 약간 늘어날 수 있다(예: 관절 운동에 따른 관절 구축[joint contracture]).	
50%~75%	테이프는 "교정" 기법(즉, 접착 흉터)을 사용할 때만 모든 탄성 신장력이 제거된 상태에서 테이프를 붙인다.	

를 확인하도록 한다. 표 10-5는 키네지오 테이프협회에서 설명하는 적절한 테이프 장력을 나타낸 것이다. 대부분의 키네지오 테이프는 종이 뒷면에서 10%에서 25%의 신축성을 가진다. **페이퍼오프(paper-off)**는 테이프를 피부에 붙일 때 종이 뒷면을 잡아당기는 것을 말한다(그림 10-12A). 병리와 관련된 조직은 최적의 결과를 위해 장력 가이드라인에 따라 테이프로 감아야 한다.

적용 방향(즉, 원점에서 삽입 또는 삽입에서 원점)은 테이프 효과가 지속되는 것으로 확인되었다(Lemos et al., 2018; Choi & Lee, 2018; Serrao et al., 2016). 테이프 방법을 연구할 때 동일한 진단에 대한 다양한 성공적인 테이핑 기법을 찾아볼 수 있다. 해부학적 지식, 대상자의 증상에 대한 경청, 테이프 특성 및 기능에 대한 철저한 평가 및 이해를 끝마치면 혁신적이고 성공적인 테이핑 전문가가 될 수 있다.

사용 후 테이프를 문질러 열에 민감한 접착제를 활성화한다. 테이프는 가는 털에 붙일 수 있지만 더 거친 털은 가위로 짧게 자르거나 제거해야 한다(그림 10-12B). 접착제를 활성화하기 위해 문지른 후에는 테이프를 다시 붙일 수 없다. 최상의 접착력을 위해 격렬한 활동을 하기 20~30분 전에 발한을 더 잘 견디도록 붙여야 한다. 테이프를 촉촉한 조직 부위, 손바닥 또는 접착제를 더 두껍게 발라야 하는 지성 피부에 붙이는 경우를 제외하고 붙이기 전에 접착 스프레이를 사용할 필요가 없다. 훈련과 땀을 많이 흘리는 선수와 수상 선수는 테이프를 붙이기 전에 접착 스프레이를 사용하면 도움이 될 수 있다.

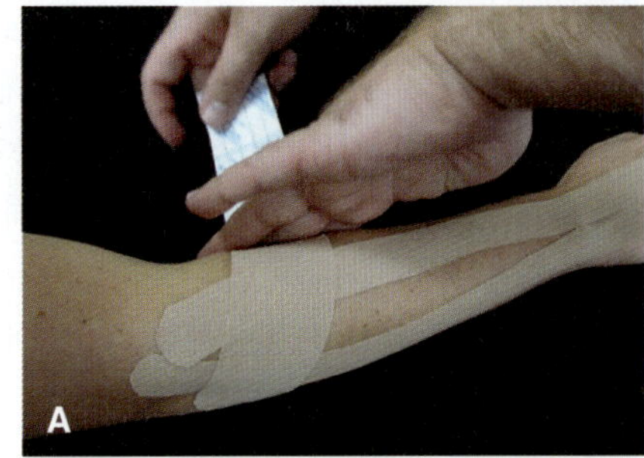

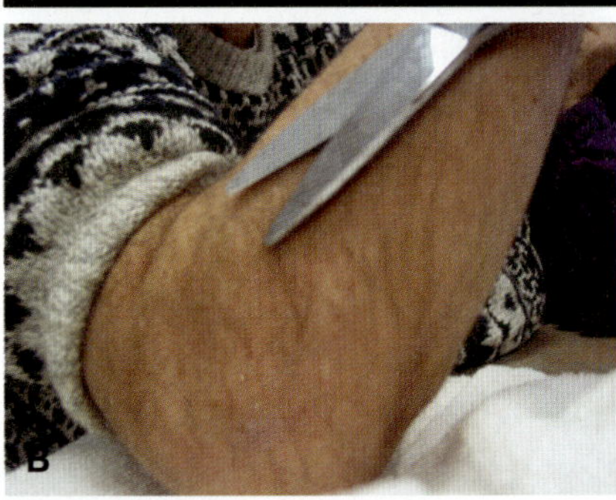

그림 10-12 **A**, 테이프를 떼어내려면, 한쪽 손으로 테이프를 떼어내고, 다른 한 손으로 테이프를 피부에 부착한다. 테이프는 테이프 배킹(paper backing) 부분에 20%~25% 길이로 이 기술을 사용한다. **B**, 테이프를 붙이기 전에 피부의 털을 자르면 테이프를 쉽게 제거할 수 있다.

테이프를 제거하려면 전단부에서 시작하여 모발 성장 방향으로 이동하면서 말단부에서 작업하는 것이 가장 좋다. 테이프를 롤링하면서 세게 브러싱하는 것이 감각수용기를 과도하게 자극하고 불편함을 줄이는 데 가장 효과적이다. 피부의 외상을 줄이기 위해 얇고 점성이 있는 오일(예: 올리브 오일)을 문지르고 테이프에 흡수시키면 제거하기 전에 접착제를 느슨하게 할 수 있다.

주의 사항 PRECAUTIONS

- 테이프를 과도하게 늘리지 않는다. 교정 테이핑만 50% 이상 늘어나야 한다.
- 잘 붙이면 통증이 감소하고, 잘못 붙이면 통증이 심해진다.
- 접착제 알레르기가 있는 경우 테이프를 붙이지 않는다. 접착제에 민감하다고 보고하는 대상자를 위해 피부 테스트를 수행할 수 있다(그림 10-13).
- 피부 보호막 또는 스프레이 접착제를 바르면 자극을 예방할 수 있다.
- 테이프를 붙이기 전에 접착제에 약간의 열(예: 헤어드라이어)을 가하면 접착제가 활성화되어 손바닥과 같은 어려운 부위에 접착력이 증가한다. 작은 세포 파편이 접착을 제한하기 때문에 이 기법은 테이프를 다시 부착하는 데 효과적이지 않다.
- 테이핑 중간에 증상이 바뀔 수 있으므로 처음에 붙이기 전에 평가하고 붙이기 전에 항상 재평가한다. 대상자의 변화와 개별적 필요에 따라 한 치료법에서 다른 치료법으로 테이핑을 변경하는 것은 일반적이다.

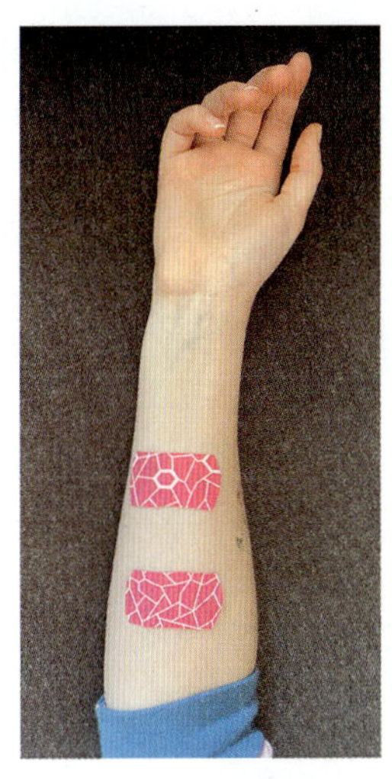

그림 10-13 **알레르기 피부 검사.** 테이프 회사는 다양한 접착제 조성물을 사용한다. 클라이언트가 한 브랜드에서 벗어나지 않은 경우 모든 브랜드가 사용하기에 안전하다 가정하지 않는다. 접착제에 대한 알레르기 반응은 수포형 발진 또는 두드러기로 나타난다. 피부가 더 민감한 경향이 있는 아래팔 앞부분에 약 1~2인치 길이의 테이프 두 개를 부착. 과한 길이는 발진이 생길 수 있으니 적절한 길이로 사용한다. 대상자에게 부착 후 4~6시간 후에 첫 번째 조각을 제거하도록 하고, 반응이 없으면 24시간 후에 두 번째 조각을 제거한다. 시술 중 가려움증이나 통증이 발생하면 즉시 모든 테이프를 제거하도록 한다.

- 최적의 결과를 얻으려면 경험이 풍부한 공인 강사로부터 정식 교육을 받는 것이 좋다.

유용한 힌트 HELPFUL HINTS

- 조직의 최대 길이를 확인하기 위하여 테이프를 붙이기 전에 관절 범위를 통해 움직여 확인한다.
- 오일이나 로션을 깨끗이 닦고 완전히 건조시킨다.
- 팔뚝 털이 길거나 거친 경우 접착력을 유지하기 위해 면도하거나 다듬어야 할 수 있다. 테이프를 붙일 부분만 면도한다(그림 10-12B).
- 몸이 중립 위치에 있는 동안 긴장 없이 테이프의 앵커를 단단히(최소 1″) 부착한다. 장력이 없는 테이프의 양쪽 끝에 앵커가 있어야 한다.
- 테이프를 매끄럽게 하기 전에 잘 배치한다. 끝이 들리지 않도록 중앙에서 바깥쪽으로 작업한다.
- 테이프의 가장자리를 둥글게 하여 옷에 걸리지 않도록 한다. 문질러 마찰열을 만들어 고정한다.
- 집에서 잘 붙이기 위해 전화로 사진/비디오 촬영을 고려한다.

키네지오 테이핑 임상 예 CLINICAL EXAMPLES OF KINESIO TAPING

가쪽 위관절융기염(외측상과염) Lateral Epicondylitis

가쪽 위관절융기염에 대한 키네지오 테이핑은 테이프를 아래팔의 폄근에 붙이고 과사용된 뒤침근(supinator)을 보조하여 단단한 아래팔의 폄근을 치료한다(그림 10-14A~C). 이러한 기법은 폄근을 위한 2인치 폭의 Y 컷 테이프와 뒤침근을 위한 "I" 컷이 필요하다. 1½″에서 2″ 끝단은 가쪽 위관절융기의 몸쪽과 등쪽 손목 위의 먼쪽에서 안전한 앵커를 제공하는 데 필요하다. 이것은 가쪽 위관절융기염에 일반적인 테이핑 방법이지만 몇 가지 다른 응용 패턴이 존재한다. 대상자는 빠른 증상 개선을 경험해야 한다.

망치 손가락 Mallet Finger

장력은 치유 단계에 따라 달라질 수 있다. 예리한 망치 손가락(mallet finger)을 고정해야 한다. 탄력 치료용 테이프(그림 10-15A,B)는 단단한 스플린트에서 떼어낼 때 좋다. 적당한 장력으로 시작하고 치유상태에 따라 이후 테이프의 장력을 줄인다. 키네지오 테이프는 수술 후 망치 회복에 사용할 수 있다. 먼쪽손가락사이(DIP)관절을 가로지르는 흉터 가동 기법으로도 기능한다. 치유의 안정성과 치유 구조를 효과적으로 보호하기 위해 가해지는 적절한 장력을 평가하기 위해서는 임상적 판단이 필요하다.

드퀘르벵의 힘줄활막염 DeQuervain's Tenosynovitis

드퀘르벵의 힘줄활막염(DeQuervain's tenosynovitis)(그림 10-16A~D)에 대한 키네지오 테이핑의 표적근은 염증이 있는 짧은엄

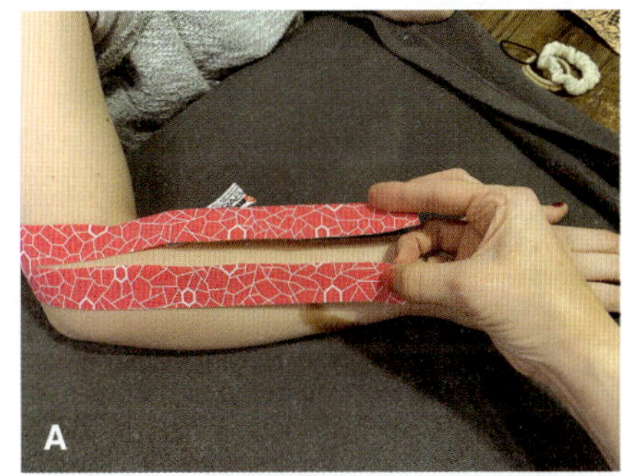

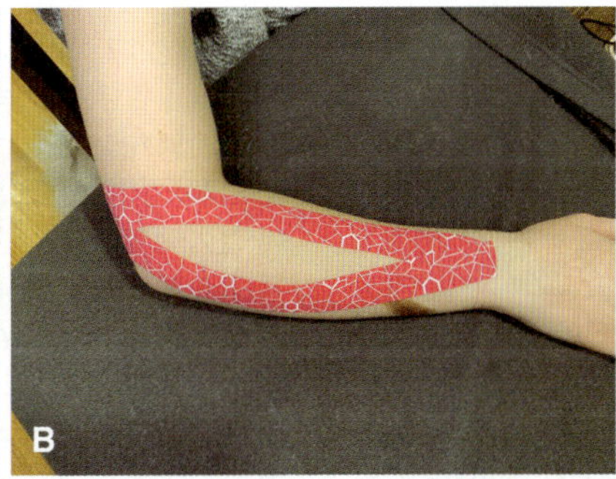

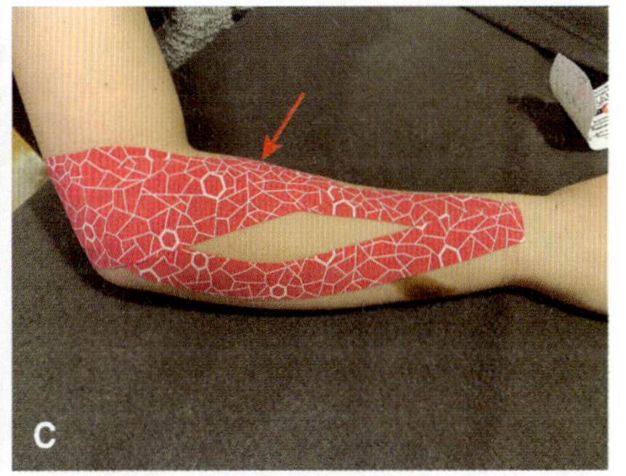

그림 10-14 **가쪽 위관절융기염에 대한 탄력 치료용 테이핑. A,** 가쪽 융기(lateral epicondyle)에서 손목까지 테이프의 길이를 측정한다. 앵커를 위해 1~2인치를 남겨두고 Y 패턴으로 자른다.외측 상과 바로 몸쪽에 앵커를 적용한다. **B,** 손목 등쪽 부분에 앵커 먼쪽이 있는 폄근의 경계를 따라 종이를 떼어낸다. **C,** 뒤침근으로 두 번째 조각 길이를 측정한다. 테이프의 첫 번째 조각 바로 근처에 테이프를 고정한다. 뒤침근을 넘어 25% 길이로 종이를 벗긴다.

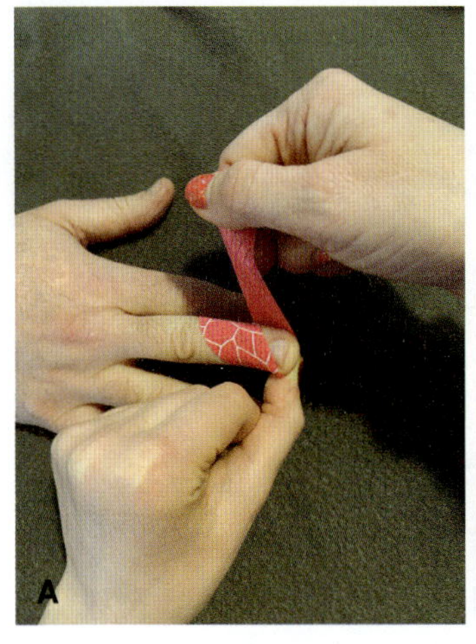

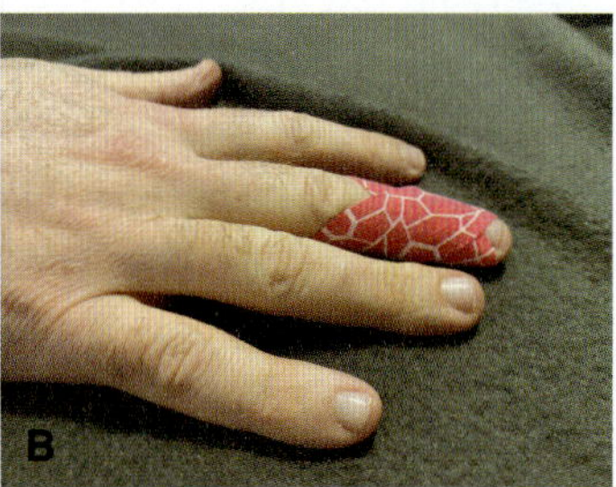

그림 10-15 **망치 손가락(mallet finger)을 위한 탄력 치료용 테이핑. A,** 먼쪽 손가락뼈에 테이프를 고정한다. **B,** PIP 관절의 움직임을 방해하지 않도록 십자형 패턴으로 등쪽 DIP 관절 위로 테이프를 신장률을 75% 당기고 손가락의 가쪽과 안쪽에 테이프를 고정한다. 인장 강도는 테이프를 진행함에 따라 감소시킨다.

지폄근(extensor pollicis brevis)과 긴엄지벌림근(abductor pollicis longus)이다. 지지띠인대(retinacular ligament) 테이핑은 교정 기술을 적용하여 첫 번째 등쪽 구획과 손목손허리(CMC)관절 위의 피부와 근막을 들어올려 부종을 줄이고 혈관 흐름을 개선한다. 필요한 테이프는 엄지손가락의 손가락뼈사이(IP)관절에서 엄지손가락 벌림근의 이는 곳(origin)까지 측정한 2인치 폭의 Y자형 테이프인 2인치 폭의 I자형 테이프이다. 엄지손가락을 감싸는 부분을 강화해야 하는 경우가 많다. 이때 대상자에게 반창고나 코반(Coban)과 같은 탄성 랩을 사용할 수 있다. 이러한 테이핑 기법은 노신경의 감각

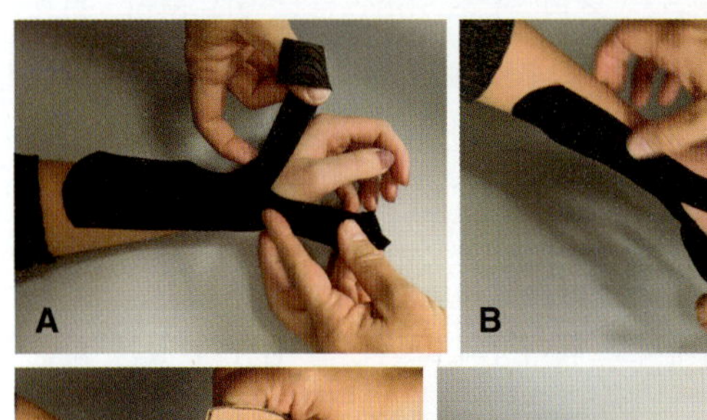

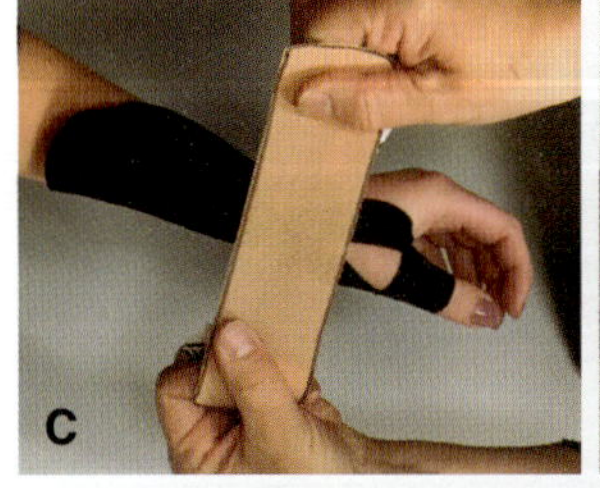

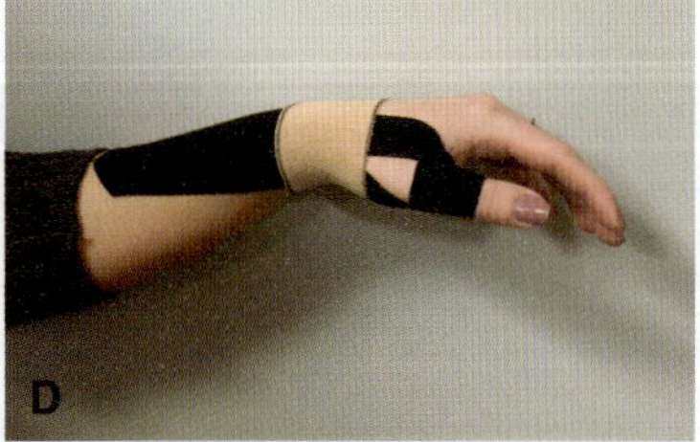

그림 10-16 **드퀘르벵의 힘줄활막염을 위한 탄력 치료용 테이핑. A,** 두 개의 1인치 "I" 컷을 약 5인치 길이로 자른다. MCP 관절의 손바닥면에서 늘어나지 않은 첫 번째 조각을 고정한다. CMC 위로 신장률을 25%로 당겨 MCP 관절을 감싼다. **B,** 엄지손가락에 혈관이 막히는 것을 방지하기 위해 테이프 앵커가 늘어나지 않도록 특히 주의하면서 MCP 관절 주위에서 반대 방향으로 반복한다. **C,** 손목 둘레의 약 3/4에 해당하는 테이프의 2인치 섹션을 자른다. 손목의 등쪽 자뼈 쪽에 테이프를 고정한다. 가장 통증이 있는 부위에서 신장률을 50%로 늘리고 종이를 떼어내고 마지막 1인치는 늘어나지 않게 고정한다. **D,** 테이핑 완료.

신경 증상을 완화하는 데 효과적이고 지지띠인대의 "리프팅 스트립"을 사용하여 손목손허리관절을 돕고 통증 및 관련 부종을 줄일 수 있다.

부종 관리 Edema Management

부종 관리를 위한 키네지오 테이핑의 대상 조직은 림프 흐름을 억제하는 단단한 굽힘근과 폄근이다(그림 10-17A). 정상 활동 중에 근막의 움직임은 림프 배출을 도와 압력감소 및 림프 배출로 인한 공간의 교정을 이끈다. 이론상으로, 테이프를 과도하게 펴진 피부

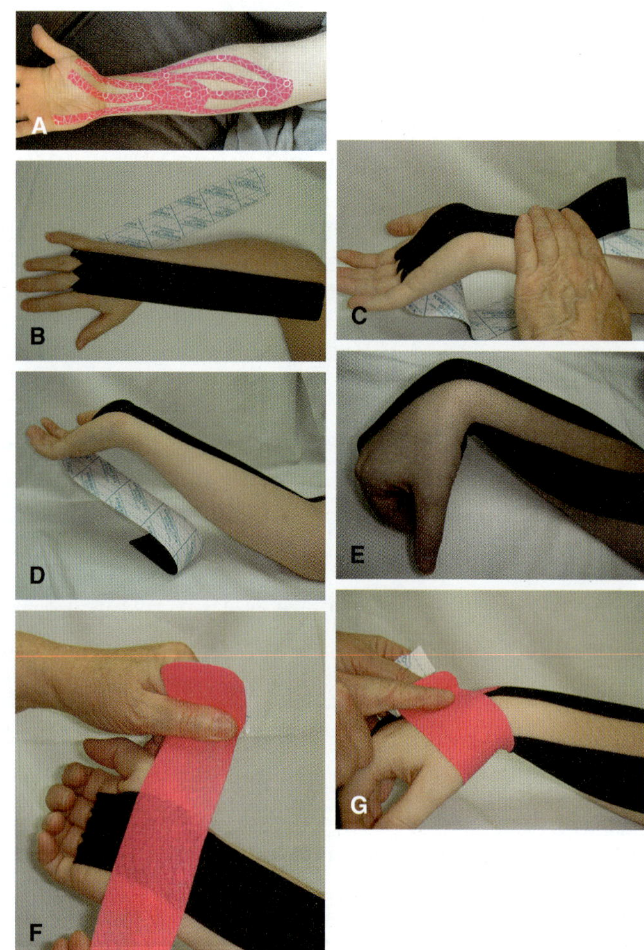

그림 10-17 **부종 관리를 위한 탄력 치료용 테이핑. A,** 이러한 테이핑에는 "팬" 컷이 필요하다. 부종이 전체적이면 아래팔의 손바닥면과 손등면에 테이프를 붙인다. 앵커(절단되지 않은 부분)는 늘어나지 않아야 한다. 꼬리 부분은 5%~10% 늘어나야 한다. 테이프는 림프계 순환에 따라 주요 배출 부위(눈밑샘 또는 겨드랑이 결절)에서 끝나야 한다. 부드러운 리프팅 및 마사지 효과를 만들어 림프계를 자극한다. 배출 라인을 따라 필요에 따라 여러 조각을 사용한다. **B, 대체 부종 관리 기법:** 3번째 손가락과 4번째 손가락을 통해 단추구멍 컷 테이프를 놓는다. **C,** 손목이 최대한 펴진 상태에서 손바닥 표면에 테이프를 손목에 붙인다. **D,** 위팔뼈 안쪽위관절융기에서 끝나는 굽힘근 위에 테이프를 붙인다. **E,** 손목을 최대로 구부린다. 위팔뼈 가쪽위관절융기에서 끝나는 손, 손목 및 폄근의 배쪽면에 테이프를 붙인다. **F,** 손목을 중력보조폄(gravity assisted extension) 상태에 놓고 첫 번째 테이핑에 수직으로 교정 테이프(전체 신장률)를 붙인다. **G,** 그 다음 손목을 굽히고 원주 제한을 방지하기 위해 등쪽 스트립의 가장자리에 신장 장력 없이 테이프를 붙인다.

에 붙이면 탄성 반동이 나타나 결합 조직 섬유가 들어올려진다. 이것은 개선된 림프 이동성에 기여하고 이차적으로 기본 구조에 대한 압력을 감소시켜 통증을 줄이는 데 도움이 될 수 있다. 착용 시 가동 운동을 하는 동안 테이프의 신축성은 혈류를 증가시키고 부종을 감소시켜 연부조직 마사지와 같은 기능을 할 수 있고 부종 감소를 위해 여러 기법을 적용할 수 있다. 그림 10-17A는 부채꼴 형태로 절단한 2인치 길이의 테이프를 사용하는 기법으로 수술 후 통증과 부종 치료에 효과적이지만 급성 치유 조직을 다룰 때는 주의해야 한다. 피부의 움직임과 마사지를 통해 림프관 순환을 개선하기 때문에 테이핑을 활동적인 동작에만 적용한다. 그림 10-17B~G에 나타낸 기법은 부종 관리를 위한 또 다른 인기 있는 테이핑 패턴이다.

흉터 관리 Scar Management

흉터 관리에서 키네지오 테이핑의 대상 조직(그림 10-18A~D)은 유착 흉터 또는 MCP 관절의 배면 또는 노뼈 붓돌기(radial styloid area) 부위와 같이 유착 위험이 있는 절개 부위이다. 유착 흉터에 테이프를 붙이면 피부와 밑에 있는 연부조직이 고정되거나 유착되는 구조에서 부드럽게 "들어올리거나" 가볍게 "당길" 수 있다. 이러한 테이핑은 유착을 방지하는 데에도 사용할 수 있다. 기존의 X 패턴은 지퍼 기술을 사용하여 다른 당김 라인으로 조직을 미끄러지게 할 수 있다. 테이프를 붙인 상태로 유지하면 정상적인 활동 중에 테이프 아래 근막의 움직임이 약한 전단 응력을 만들어 조직이 매끄럽게 글라이딩하는 데 도움이 될 수 있다. 이것은 테이프가 탄력성을 가지고 있어 이를 응용하여 수정 기법으로 적용한다. 단지 급성 치유 조직 또는 연약한 피부를 가진 대상자에게 사용할 때는 주의해야 한다.

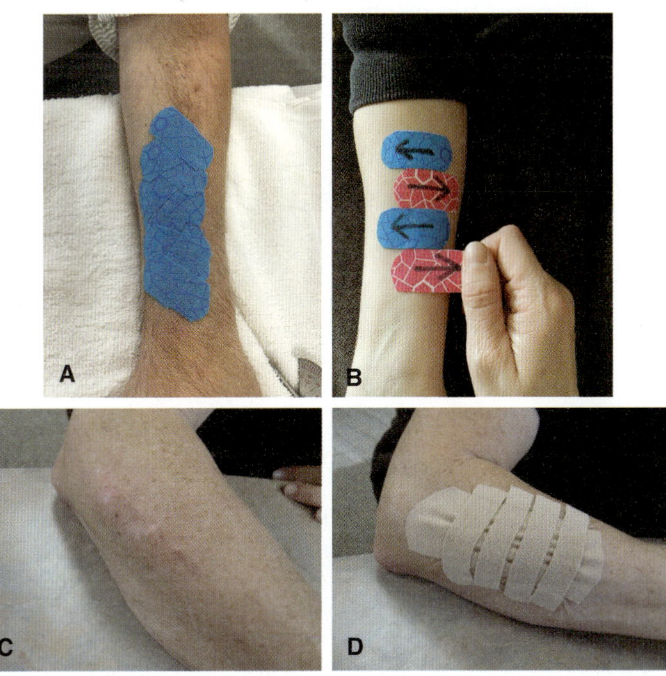

그림 10-18 **유착 흉터를 위한 테이핑.** **A,** 흉터를 십자형으로 신장률 50%로 잡아당기는 기존의 X 패턴. **B,** 흉터의 교차 마찰을 일으키기 위해 반대 방향으로 측면 당김을 교대로 한다. **C,** 유착 수술 흉터. **D,** 연부조직 이동성을 개선하기 위해 조직에 다양한 장력을 제공하여 스트립 배치를 변경하였다.

손목손허리 뼈관절염 Carpometacarpal Osteoarthritis

본 테이핑은 주로 손목, 손목손허리관절 및 엄지의 노뼈를 지원하여 CMC 뼈관절염(OA)에도 사용될 수 있다(그림 10-19A~D). 이 테이핑은 엄지 통증(texting thumb), 노뼈측 손목 통증 및 MCP 관절 불안정과 함께 나타나는 증상을 치료하는 데도 유용하다. 테이프 길이와 방향은 현재 나타나는 증상에 따라 조정할 수 있다. 노쪽손목폄근의 무결성을 고려하여 테이프를 과도하게 잡아당겨 등쪽 노신경의 감각신경이 자극을 받지 않도록 주의한다.

탄력 치료용 테이핑—신체역학적 테이핑/가동 테이프 ELASTIC THERAPEUTIC TAPING—BIOMECHANICAL TAPING/DYNAMIC TAPE

일반 원칙 GENERAL PRINCIPLES

가동 테이프(dynamic tape, 그림 10-20)는 2010년 호주의 근골격

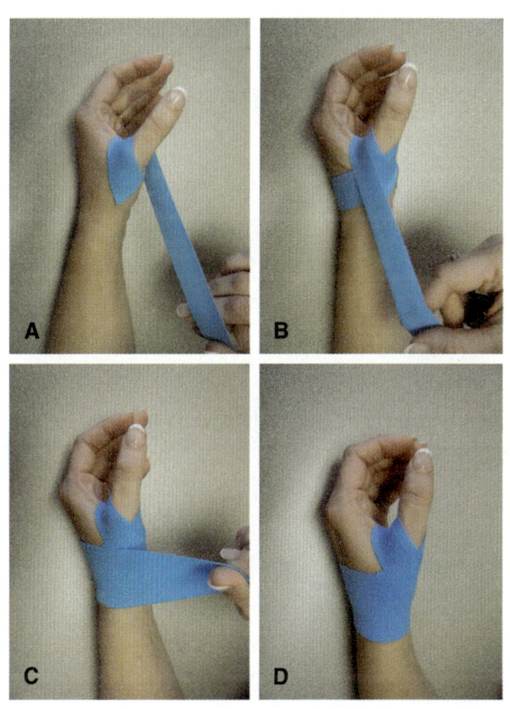

그림 10-19 **첫 번째 CMC 골관절염을 위한 테이핑.** 시작하려면 길이가 약 4인치인 1인치 "I" 컷 2개와 5인치 길이의 2인치 1자형 컷 1개를 절단한다. **A,** 늘리지 않고 엄지 MCP 관절의 노뼈(radius) 경계에서 첫 번째 1인치 1자형 컷을 고정한다. 손목 등쪽에 MCP 관절 주위에 25% 신장률을 적용한다. **B,** 두 번째 1인치 "I" 컷은 MCP 관절의 방사형 측면에 사용한 앵커로 MCP 관절 주위를 손바닥면쪽으로 감싸고 MCP 관절을 고정한 상태에서 반대 방향으로 랩핑한다. **C,** 2인치 조각은 당기지 않고 노뼈 붓돌기에 고정한다. 첫 번째 CMC 관절에 25% 신장률을 적용하고 대상자에게 지혈대가 형성되는 것을 방지하기 위해 끝 부분에서 늘리지 않고 손목 주위에서 종이를 떼어낸다. **D,** 테이핑을 끝마친 후 첫 번째 CMC 및 MCP 관절의 안정성을 지원하는 느낌이 있어야 증상을 완화시킬 수 있다.

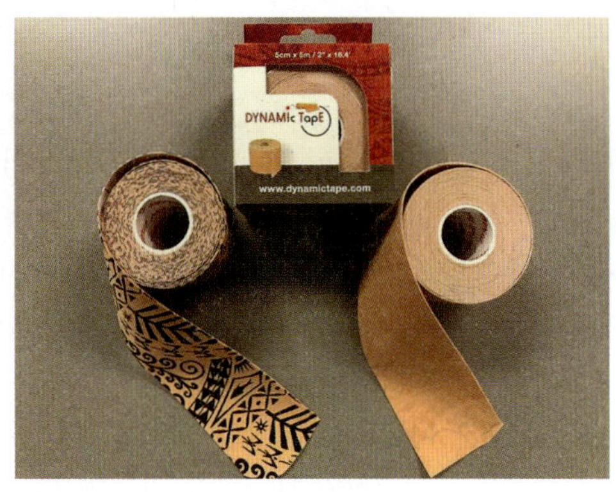

그림 10-20 가동 테이프 재료.

물리치료사 Ryan Kendrick, MPhtySt, BPhty에 의해 개발되었다. Kendrick은 높은 레벨의 운동선수와 함께 일하는 것을 전문으로 하며 일반적으로 근육과 힘줄 조직에 가해지는 과도한 부하로 인해 부상이 지속된다는 사실을 확인하였다. 조직이 부하 요구를 제어할 수 없으면 부상을 입는다. Kendrick은 부하 요구를 외부적으로 관리하기 위해 제품을 실험하기 시작하였고 조직 회복 및 통증 관리를 위해 위치, 움직임 및 조직 부하를 최적화하는 이론을 제시하였다(Kendrick 인터뷰, 2019). 그는 근육 조직의 부하를 줄이기 위해 피부에 묶는 테라밴드(Thera band), 탄성 밴드 및 자전거 타이어와 같은 고반동 재료로 실험하였고 조직의 부하를 줄이는 이 기법으로 성공한 그는 조직의 부하 감소를 위해 높은 반동과 감속 효과가 있는 low-profile 테이프 개발을 진행하였다.

가동 테이프는 2인치 또는 3인치 폭이 있고 테이프에 타투 패턴이 인쇄되어 있으며 라텍스가 없고 나일론/라이크라 혼방으로 구성된 접착면과 비접착면이 있는 테이프는 고무 밴드 또는 번지 코드와 유사한 특성이 있고 끝점이 없는 4방향 신축성을 가진다. 운동 사슬(kinetic chain)에 외력을 가하는 강한 반동력이 있고 늘릴수록 반동이 강해진다. 예를 들어, 번지 점퍼가 낙하를 시작하면 반동력이 형성됨에 따라 내려가는 길에 감속하고 하중을 흡수하고 힘이 운동 사슬에 다시 주입될 때 반대 방향으로 스프링 백이 발생한다. 에너지가 사용되면 점퍼가 다시 떨어지기 시작하고 주기가 반복된다. 가동 테이프는 운동을 감속하고 하중을 흡수하며 에너지를 다시 운동 사슬로 전달하는 동일한 특성을 갖고 있다. 표 10-6에서

표 10-6 가동 테이프 특성

	컬러	특성	사용
Dynamic Tape Original	베이지 색상의 블랙 패턴	가장 일반적으로 사용 저항과 반동 양호 손상, 과부하 또는 피로한 조직의 작업 감소 약하거나 결핍된 근육 기능을 위한 기능적 도움	근육힘줄 단위 신경 손상 또는 약화 후 기능적 근육 테이핑 긴 다관절 테이핑
Dynamic Tape Original	베이지 색상의 베이지 패턴	더 민감한 피부에 바람직 반동이 약간 적음 밝은 피부 톤을 위해 더 섬세함	더 적은 반동을 원하는 경우 위와 동일
Dynamic Tape ECO	블랙 색상의 회색 패턴	재활용 플라스틱 병으로 만든 DT 오리지널보다 더 적은 반동과 더 큰 저항 확실한 저항과 최소한의 운동 제공	인대 테이핑 안정성 테이핑 1회 관절 사용 관절 위치조정 테이핑

가동 테이프 옵션 및 특성에 대해 설명하였다.

가동 테이프는 주로 신체역학적인 특성에 적용되지만 통증 관리와 관련하여 일부 긍정적인 효과가 있다. 통증은 통증 인식에 영향을 미치는 내부 및 외부 요인으로 인해 매우 주관적이다. 환경적, 유전적, 사회적, 문화적, 심리사회적, 생물학적 요인은 모두 개인의 통증 인식에 기여한다(Moayedi & Davis, 2013). 조직 손상은 경미한 수준부터 심각한 수준까지, 통증이 없는 수준부터 고통스러운 수준까지 다양하다(McNeil & Penderson, 2016). 통증은 해부학적 구조의 감각 정보, 신경계 처리 및 심리 사회적 요인 간의 복잡한 상호 작용으로 인해 발생한다. 이러한 요인 때문에 동일한 해부학적 손상이 통증 인식에 큰 차이를 보일 수 있다. 가동 테이프는 주로 신경생리학적 치료로 사용되지는 않지만 피부 접촉 시 긍정적인 신경생리학적인 효과를 보여주었으므로 테이핑 후 대상자를 평가할 때 사용 효과를 고려해야 한다. 통증이나 불편함이 심해지면 즉시 테이프를 제거하도록 한다.

용도 INDICATIONS FOR USE

신체역학적인 측면에서 테이프는 신경 손상으로 인해 근육 수축이 제한될 때 통증없이 사용될 수 있다. 예를 들어, 노신경 마비 또는 힘줄 회복 또는 이식 후 약화는 손목 및/또는 손가락 폄이 약해지거나 소실되는 원인이 된다. 대상자는 힘을 가하는 동안 테이프를 구부릴 수 있고 그 다음에 폄을 도우면서 다시 튀어오르는 스프링백(spring back) 현상이 발생한다(그림 10-21). 가동 테이프는 또한 표적 구조에 대해 부하를 증가시키는 것으로 알려져 있는데 운동을 하는 경우 전체 운동 패턴 또는 수반되는 운동을 수정하는 데 사용할 수 있다. 이는 운동 패턴을 개선하고 민감한 통증수용기의 발화로 인한 통증을 감소시킨다. 예를 들어, 뼈관절염으로 인한 변화에 따라 대상자의 손허리손가락관절(metacarpophalangeal[MCP] joint)을 노쪽 치우침으로 테이프를 감으면 관절 통증이 감소하고 관절을 보다 기능적인 운동 패턴으로 재정렬하는 데 도움이 될 수 있다.

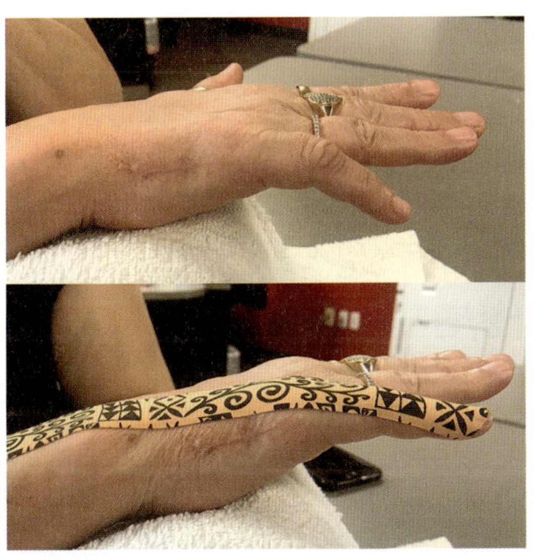

그림 10-21 위 사진에서 대상자는 등쪽 MCP 관절의 흉터 유착과 장기간 사용하지 않아 발생한 위축으로 인해 약지 손가락을 잘 펼 수 없다. 아래 사진은 Dynamic Tape(가동 테이프)를 붙인 상태이며, 대상자는 완전한 기능적 동작 범위를 갖고 있다.

가동 테이핑 목표 GOALS/AIMS OF DYNAMIC TAPING

1. 부하/연부조직 부하 제거와 수정(Modifying load/soft tissue offloading)

가동 테이프는 손상되거나 과부하된 근육 조직의 부하를 줄이는 데 사용한다. 이를 통해 대상자는 반드시 기능을 저해하지 않으면서 조직의 작업 부하를 줄일 수 있다. 또한 민감하게 감지된 통각수용기의 자극을 감소시켜 통증 감소에 도움이 될 수 있다. 조직은 모든 방향에서 수동적으로 모이게 되고 테이프 반동으로 제자리에 고정된다. 임상 예에서 가쪽 위관절융기염(lateral epicondylitis) 부하 제거를 참조한다(그림 10-29C~E).

2. 위치 개선 또는 운동 패턴 수정(Improve position or modify movement patterns)

본 접근 방식은 움직임을 유도하는 힘에 특별히 주의를 기울이지 않고 운동 패턴을 변경하는 데 적용한다. 동작의 운동을 변경하면 안정성이 증가하고, 동작 용이성이 향상되며, 변형 또는 원치 않는 동작을 교정할 수 있다. 손허리손가락관절의 자뼈쪽 이동(ulnar drift)에 대한 임상 예를 참조한다(그림 10-27B).

3. 힘 제공(Force contribution)

본 접근법은 적절한 기능을 위해 도움이 필요한 조직에 힘을 제공하기 위해 사용된다. 이 접근법은 운동에 기여하는 외력을 제공하기 위해 노신경 손상 또는 힘줄 손상 후에 사용된다. 손목 및 손가락 폄근의 임상 예를 참조한다(그림 10-25A~D).

4. 힘 폐쇄(Force closure)

형태 폐쇄(form closure)는 해부학적 구조(가깝게 맞물리는 관절 표면)를 통해 관절 안정성에 적용된다. 형태 폐쇄가 손상되면 관절이 불안정해진다. 테이프는 관절을 강제로 닫기 위해 원주 방향에서 외부로 사용할 수 있다. 백조목 변형(swan-neck deformity)에 대한 임상 예를 참조한다(그림 10-28F,G).

신체역학적인 측면에서의 테이핑 기초 FUNDAMENTALS OF BIOMECHANICAL TAPING

조직에 기계적으로 영향을 미치기 위해서는 세 가지 중요한 요소를 적용해야 한다. 여기에는 다음의 요소가 포함된다.

1. 관절을 연결한다.

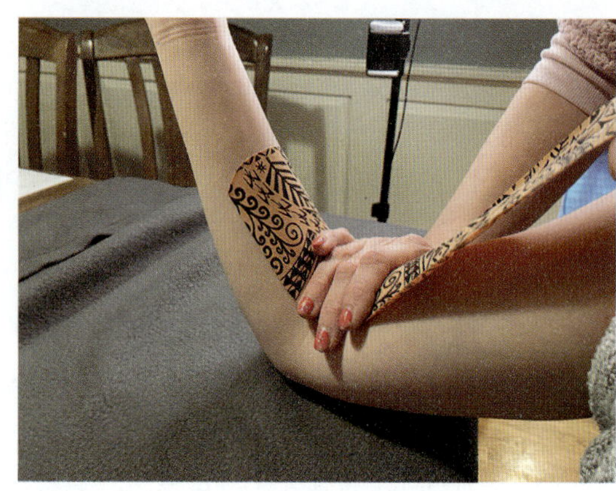

그림 10-22 위팔두갈래근을 테이핑하는 동안 팔꿈치를 구부려 관절을 단축된 위치에 놓이게 한다. 레버 암을 잘 잡기 위해 넓은 앵커가 있다.

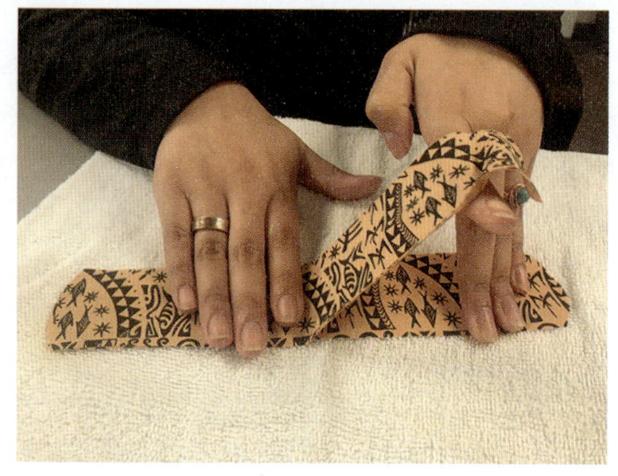

그림 10-23 **파워 밴드.** 같은 길이로 잘라 여러 조각을 만든다. 단단한 표면에 스트립 1개를 놓고 접착 스프레이를 테이핑면에 뿌린다. 두 번째 조각의 뒷면을 제거하고 늘어나지 않게 첫 번째 조각 위에 놓는다. 접착 테이프 스트립 끝을 자르고 둥글게 만든다. 필요한 경우 같은 방식으로 세 번째 층을 추가한다. "파워 밴드"가 형성되며 건강한 피부에만 사용해야 한다. 파워 밴드의 반동이 더 크기 때문에 앵커 지점은 길이가 3인치 이상이어야 한다.

2. 짧은 위치에 테이프를 붙인다. 테이프가 동작을 감속시키고 밑에 있는 조직에서 부하를 제거하도록 테이핑할 때 관절이 단축된 위치에 위치해야 한다. 테이프를 붙일 때 테이프를 늘릴 필요가 없다. 단축 관절에 테이프를 붙였을 때 반동이 일어나면 원하는 반동 효과를 얻을 수 있다(그림 10-22).
3. 레버를 잘 잡는다. 꼭 잡아 조직에 적절한 힘을 가하기 위해 큰 앵커가 필수적이다.

파워 밴드 POWER BANDS

일부 조건이나 대상자는 더 높은 탄성 에너지가 필요할 수 있다. 이 기법에서 임상의는 2인치 테이프보다는 3인치를 사용할 수 있다. 테이프를 겹쳐서 탄성력을 높일 수 있다.

파워 밴드는 기계적 자극을 유발하는 테이프 층 사이에 전단을 생성할 수 있는 십자형의 여러 스트립을 피부에 사용하는 것보다 증가된 반동을 제공하는 좋은 옵션이다. 가동 테이프의 원본(original)은 여러 층의 반동효과를 증가시키고 가동 테이프의 에코(Eco)의 여러 층은 다중 층은 저항과 힘 폐쇄 기능을 증가시킨다.

기법과 적용 TECHNIQUE AND APPLICATION

가동 테이프의 적절성에 대해 대상자를 평가한다. 원본 테이프(original)와 에코(Eco) 테이프를 구분하기 위한 테이핑의 목적과 단층 또는 파워 밴드 적용 여부를 결정한다. 이를 먼저 평가한 후 테이핑이 결정되면 아래 단계를 따른다.

1. 피부가 깨끗하고 기름기가 없는지 확인한다. 비누와 물이 피부를 세척하는 데 가장 좋다. 알코올이나 손 소독제를 문지르면 접착제가 분해될 수 있다.
2. 과도한 모발은 적절한 접착력을 보장하기 위해 바르기 전에 제거해야 한다.
3. 테이프의 모서리를 둥글게 하여 쉽게 떨어지지 않도록 한다.
4. 손가락 너비 3~4개 길이의 기준점을 만든다. 앵커는 장력이 없어야 한다.
5. 저항 없이 앵커를 사용한다. 앵커의 너비는 손가락 세 개 이상이어야 한다. 교차하는 관절을 단축 위치로 가져온다.
6. 계속해서 앵커를 잡고 반대쪽 손으로 테이프를 붙인다. 테이프가 늘어나지 않도록 주의한다. 테이프가 좁아지면 너무 많이 늘어난 것이다. 테이프 장력은 테이프에 가해지는 장력이 아니라 관절 위치에 의해 발생한다. 다른 쪽 끝에 손가락 3~4개 크기의 앵커를 만든다.
7. 테이핑 후 원하는 회전축, 당기는 선, 관절 위치 및 달성한 지렛대를 평가한다.
8. 원하는 결과를 얻었고 대상자의 통증, 자극 또는 가려움증이 심해지지 않으면 겹치거나 구부러진 부분에 특히 주의하면서 테이프를 아래로 꼭 누른다.
9. 테이프를 제자리에 30~60초 동안 유지하여 접착제를 활성화한다. 가동 테이프가 압력으로 활성화된다.
10. 테이프를 최대 5일까지 붙일 수 있다.

주의 사항/금지 사항 PRECAUTIONS/CONTRAINDICATIONS

- 테이프 접착제에 대한 알레르기로 인해 알레르기 반응이 발생할 수 있다. 이것은 매우 드물며 붙인 후 30분 이내에 나타난다. 알레르기 반응이 발생하면 즉시 테이프를 제거하고 반응이 계속되지 않도록 비누와 물로 접착제를 닦아낸다. 필요하면 항히스타민제(antihistamines) 또는 히드로코르티손(hydrocortisone)을 사용할 수 있다.
- 테이프 아래에 습기가 있다면 접촉 피부염이 발생할 수 있다. 테

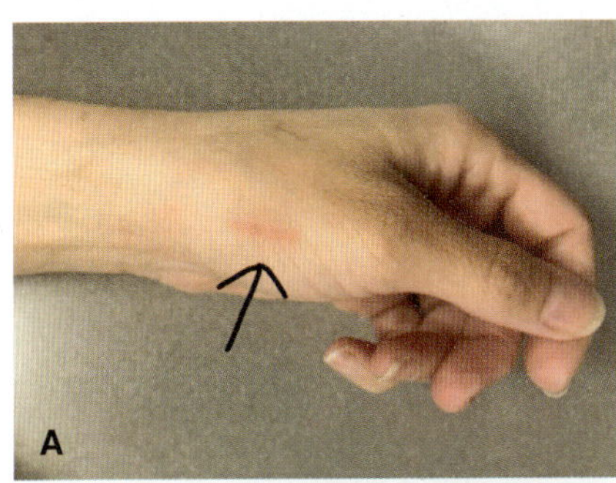

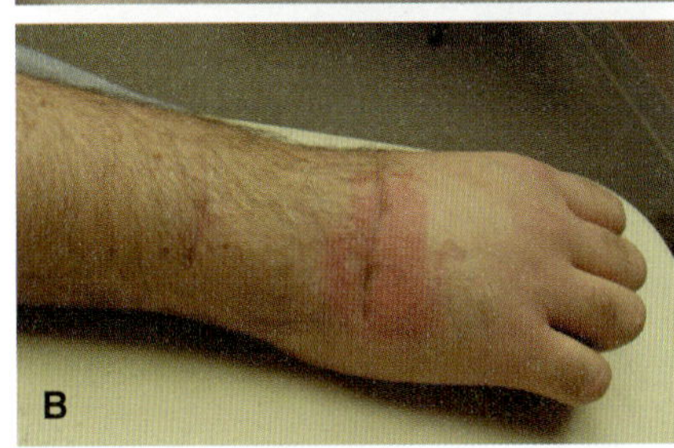

그림 10-24 **기계적 자극.** A 및 B, 테이프 전단에 의해 생성된 빨간색 표시(화살표)를 확인한다. 이는 테이프가 다른 조각과 겹쳐 동작에 따라 피부에 전단 효과를 일으키는 과도한 장력이 있음을 나타낸다.

이프에 구멍이 뚫린 경우도 드물지만 예방책으로서 논의해야 한다.

- 기계적인 자극(그림 10-24A,B)은 잘못 붙여 생기는 가장 일반적인 반응이다. 테이프에 너무 많은 장력을 가하거나 앵커가 충분히 크지 않아 피부에 과도한 전단력이 발생하기 때문이다. 기계적인 자극으로 인해 처음 자극 증상이 나타날 때 테이프를 제거하지 않으면 물집이 생길 수 있다.
- 연약하거나 손상되었거나 햇볕에 탄 피부 또는 무감각한 피부에 테이프를 붙이지 않는다.
- **가려움, 작열감, 따끔거림, 자극, 무감각, 따끔거림 또는 통증이 심해지면 즉시 테이프를 제거할 것을 대상자에게 알린다.**
- 대상자 정보 시트는 가동 테이프(dynamic tape) 웹사이트에서 다운로드할 수 있다.

유용한 힌트 HELPFUL HINTS

- 대상자에게 사용하기 전에 공인 전문가의 가동 테이프 교육을 권장한다.
- 테이프가 과도하게 겹치면 기계적 자극을 유발할 수 있는 전단이 발생할 수 있으므로 너무 겹치지 않게 한다.
- 테이프의 강한 결합력을 형성하려면 시간이 필요하다. 수영이나 격렬한 운동을 하기 전에 1시간 기다린다.
- 접착 스프레이는 피부를 보호하고 테이프 층과 피부 사이의 결합을 증가시키는 데 사용할 수 있다.
- 원하는 인장 스프링이 강할수록 앵커는 더 커야 한다.
- 신경과 모세혈관 압박을 예방하기 위해 원주 방향으로 비스듬히 사용해야 한다.
- 털이 자라는 방향으로 피부를 잡고 당기면서 테이프를 떼어낸다.
- 젖은 상태에서 가동 테이프를 제거하지 않는다. 코코넛 오일 또는 기타 천연 오일을 사용하여 제거하기 전에 접착력을 감소시킬 수 있다.

가동 테이프의 임상 적용의 예 CLINICAL EXAMPLES OF DYNAMIC TAPING

손목 및 손가락 폄근 Wrist and Finger Extensors

이 테이핑은 가쪽 위관절융기염, 손목 처짐, 노신경 손상, 폄근 힘줄 부상 또는 회복, 힘줄 이식 또는 봉합된 폄근 힘줄을 치료하는 데 사용할 수 있다(그림 10-25A~D). 이 테이핑 기법은 아래팔 폄근의 동작을 모방하고 손가락을 들어올리는 데 도움이 되며, 폄근의 부하를 줄인다. 쇠약이나 신경 손상의 정도에 따라 손목과 손가락을 들어올릴 수 있을 만큼 충분한 힘을 내기 위해 강한 스트립(power strip)을 적용해야 할 수도 있다. 강한 스트립으로 전체 테이프 길이가 연장해야 한다. 힘이 클수록 앵커가 더 커야 함을 유의한다.

앞쪽 어깨 불안정성 Shoulder Anterior Instability

이는(그림 10-26A~C) 앞쪽 어깨 부분탈구를 예방하는 데 사용할 수 있다. 대상자의 어깨가 바깥돌림하고 불안한 위치로 수평 벌림될 때 테이프는 외부 감각을 제공하고 신체역학적으로 어깨를 안쪽돌림 및 모음으로 당겨서 부분탈구의 위험을 줄인다.

손허리손가락관절 자쪽 이동 MCP Ulnar Drift

본 테이핑(그림 10-27A,B)은 인대 손상 후 관절 위치를 기계적으로 교정하는 데 사용한다. 이 기법으로 전체 관절가동범위를 허용하면서 손허리손가락 관절을 재정렬한다. 본 진단은 관절염이 있는 고령자에게서 흔히 볼 수 있고 임상적 판단을 적용하여 적절한 테이프를 결정한다. 종종 나이가 있는 대상자의 피부는 연약하고 미끄러짐이 증가하며 두께가 감소하여 기계적 자극의 위험이 있어 대상자에게 테이프 타입을 신중하게 선택한다.

망치 손가락/백조-목 변형 Mallet Finger/Swan-Neck Deformity

본 테이핑(그림 10-28A~G)은 망치 손가락 부상이나 수술에서 회복하는 가동 단계 후에 사용할 수 있다. 대상자에게 백조목 변형이 있는 경우, 테이핑은 과폄을 방지하기 위해 몸쪽손가락뼈사이(proximal interphalangeal, PIP)관절을 통해 연장해야 한다. 이 테이핑은 손을 씻고 사용하는 양에 따라 하루 종일 반복해야 할 수도 있고 단추구멍 변형(boutonnière deformity)은 반대 방식으로 사용할 수 있다.

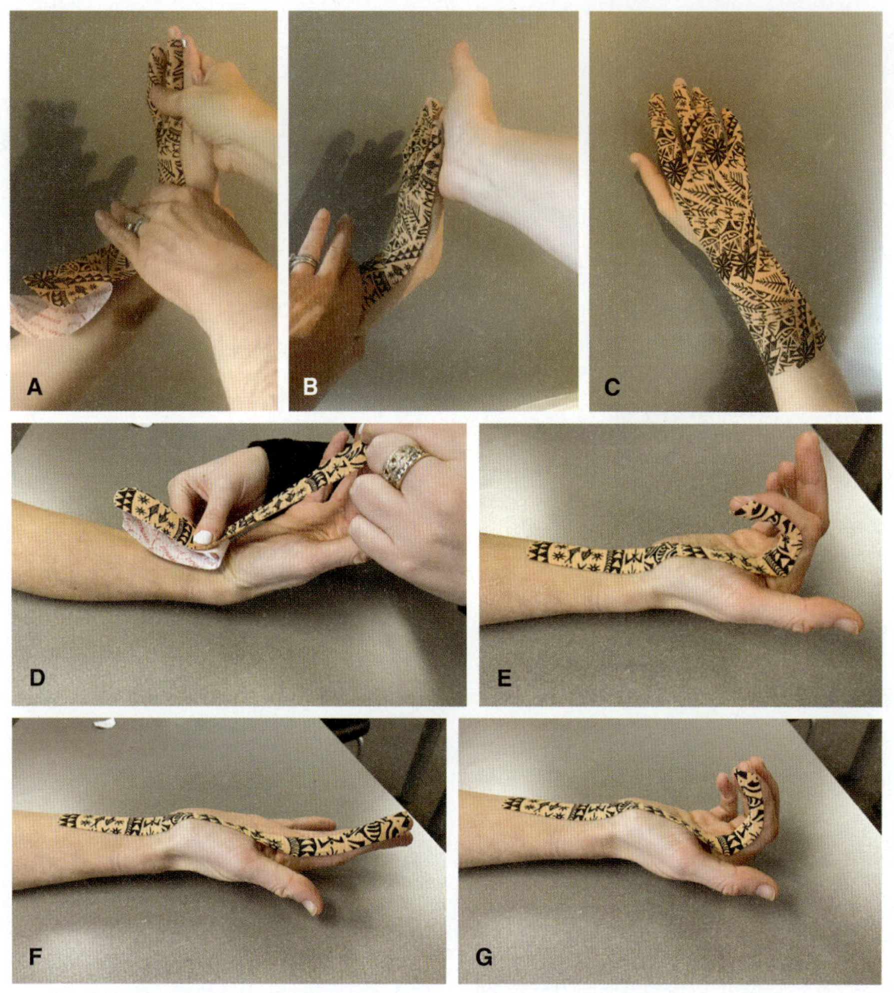

그림 10-25 **노신경 손상/폄근 약화.** **A,** Y컷은 IP 관절/MCP 관절 및 4–5번째 손가락에 사용할 수 있다. 손가락이 수용할 수 있도록 있도록 2인치 테이프를 반으로 나눈다. 또는 특별히 주의를 기울여 각 손가락을 개별적으로 테이프로 감아 테이프가 잘려진 부분으로 인한 자극을 방지하기 위해 테이프를 겹치게 할 수 있다. **B,** 손목과 손가락 펌하여 손가락 끝을 테이프로 고정시킨다. **C,** 관절의 먼쪽에서 몸쪽으로 짧게 테이프를 부착한다. 테이프가 부착될 수 있게 30~60초 동안 압박을 가해 테이프를 고정시킨다. **D,** 완성된 테이핑을 통해 굽힘근의 이완과 함께 손가락을 수동적으로 펼 수 있다. **E,** 손가락 굽힘근에 같은 방식으로 테이프를 부착할 수 있다. 테이프가 손바닥 피부에 잘 붙지 않기 때문에 접착제를 손바닥에 잘 정렬하여 손끝에 고정한다. **F,** 손가락과 손목을 구부린다. **G,** 손바닥을 따라 먼쪽에서 몸쪽까지 테이프를 부착한다. **H,** 30~60초 동안 테이프를 제자리에 고정하여 테이프가 잘 고정될 수 있도록 하여 테이핑을 완료한다.

안쪽 또는 가쪽 팔꿈치 연부조직 부하 제거 Medial or Lateral Elbow Soft Tissue Offloading

본 테이핑은 손상된 조직을 제거할 뿐만 아니라 근육-힘줄 시작부의 부하를 줄여준다. 가쪽 테이핑(그림 10-29A~E)은 표시된 상태에서 안쪽 또는 가쪽으로 사용할 수 있다. 조직이 벗겨지는 것을 방지하기 위해 테이프가 교차하는 장력 영역을 평가하는 것이 중요하다. 불편함이 느껴지면 장력이 해제될 때까지 테이프 아래에서 피부를 부드럽게 잡아당긴다.

손목터널 Carpal Tunnel

본 테이핑(그림 10-30A~E)은 손목터널을 기계적으로 연다. 갈퀴막 공간을 통과하고 손등면을 따라 테이프를 평가하는데 이것은 갈퀴막 공간의 자연스러운 주름과 손등의 얇은 피부로 인해 자극의 위험이 증가하는 영역이다. 테이핑을 통하여 증상은 즉시 감소해야 하고 증상이 심해지면 즉시 테이프를 제거한다. 그림 10-31A,B에서 선택적인 적용 기법을 설명하였다.

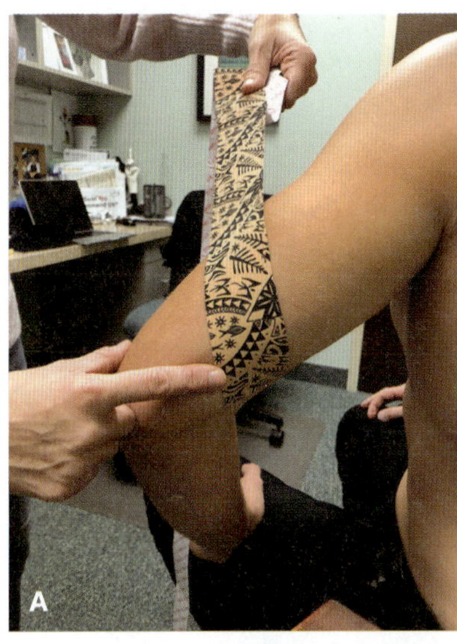
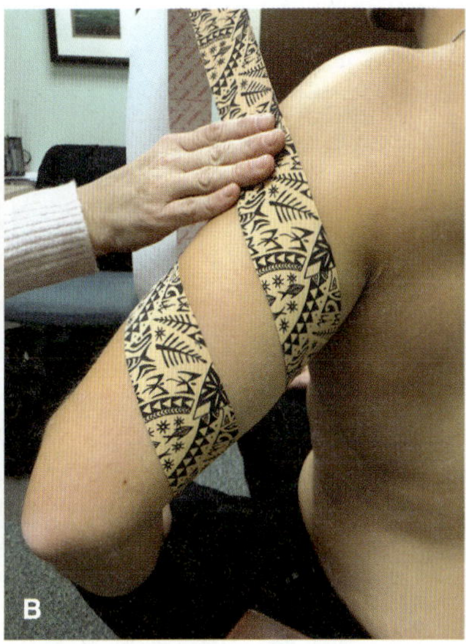
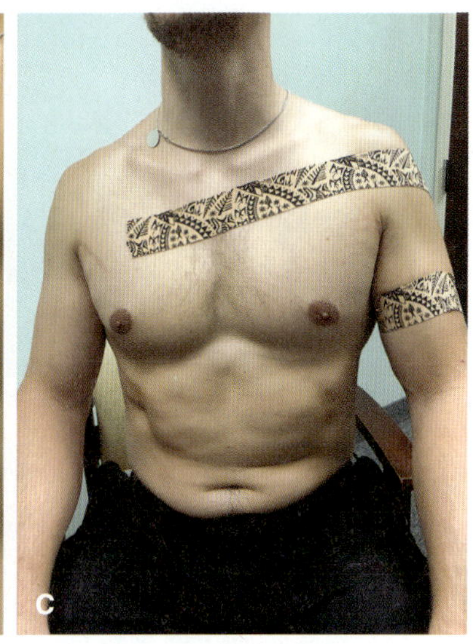

그림 10-26 **앞쪽 어깨 부분탈구. A,** 몸쪽으로 치우쳐 있는 위팔 뒷부분에 테이프를 고정한다. **B,** 팔을 안쪽돌림시킨다. 테이프를 늘리지 않고 순환 손상을 방지하기 위해 약 45°로 위쪽으로 나선형으로 감는다. **C,** 감기는 양에 따라 팔을 수평으로 벌림시켜 바깥돌림 저항을 높일 수 있다. 어깨뼈의 전면을 가로질러 반대쪽에서 마무리한다. 오목위팔 관절의 테이프 각도는 원하는 세기와 저항에 따라 변경될 수 있다.

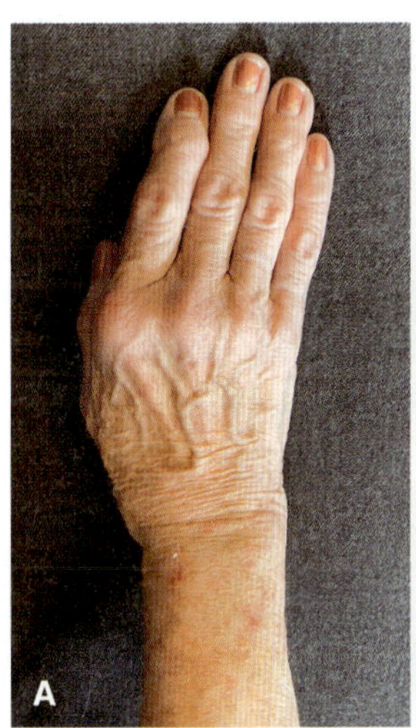
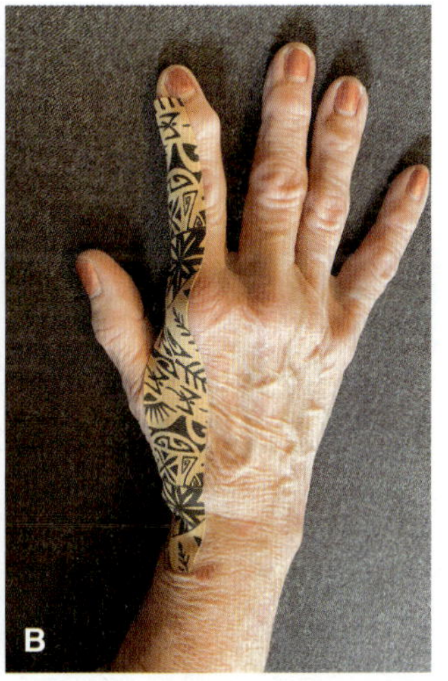

그림 10-27 **MCP 자쪽 치우침. A,** 본 테이핑은 MCP 관절을 재정렬하기 위한 기계적 관절 교정방법이다. 안정 위치에서 자쪽 치우침의 정도를 확인한다. **B,** 허용되는 반경 방향 편차만큼 관절을 수동적으로 배치한다. 먼쪽손가락뼈 측면에 방사형으로 테이프를 고정한다. 느슨해지지 않을 때까지 테이프를 늘리고 손허리뼈의 측면을 따라 고정한다. 두 번째 작은 조각은 DIP 관절을 교정하는 데 사용할 수 있다. 그 다음 테이프를 30~60초 동안 제자리에 고정하여 테이프를 붙일 수 있다. 완료 시 대상자는 통증 없이 완전히 구부릴 수 있어야 한다.

손목손허리관절 Carpometacarpal Join

본 테이핑(그림 10-32A~E)은 손목손허리관절염(CMC arthritis), 늘어짐(laxity), 수술 후 인공관절 수술(arthroplasty) 또는 엄지 통증에 사용한다. 이러한 테이핑으로 갈퀴막 공간을 열고 손목손허리관절을 재정렬시키는데 겹치는 테이프 영역에 주의한다. 대상자가 당기는 느낌을 호소하면 테이프 아래에서 피부를 부드럽게 당겨 압력을 완화한다. 이 테이핑으로 즉시 증상이 줄어들어야 하고 만약 통증이나 불편함이 심해지면 테이프를 떼어낸다.

웹사이트 WEBSITES

Dynamic Taping. www.dynamictape.co.

Kinesio Taping. www.kinesiotaping.com.

McConnell Institute. www.mcconnell-institute.com.

Nicholas Institute of Sports Medicine and Athletic Trauma. www.nismat.org.

PerformTex. www.performtex.com.

Rock Tape. www.rocktape.com.

SpiderTech. www.spidertech.com.

Taping Supplies. www.medco-athletics.com.

Theratape Company. www.theratape.com.

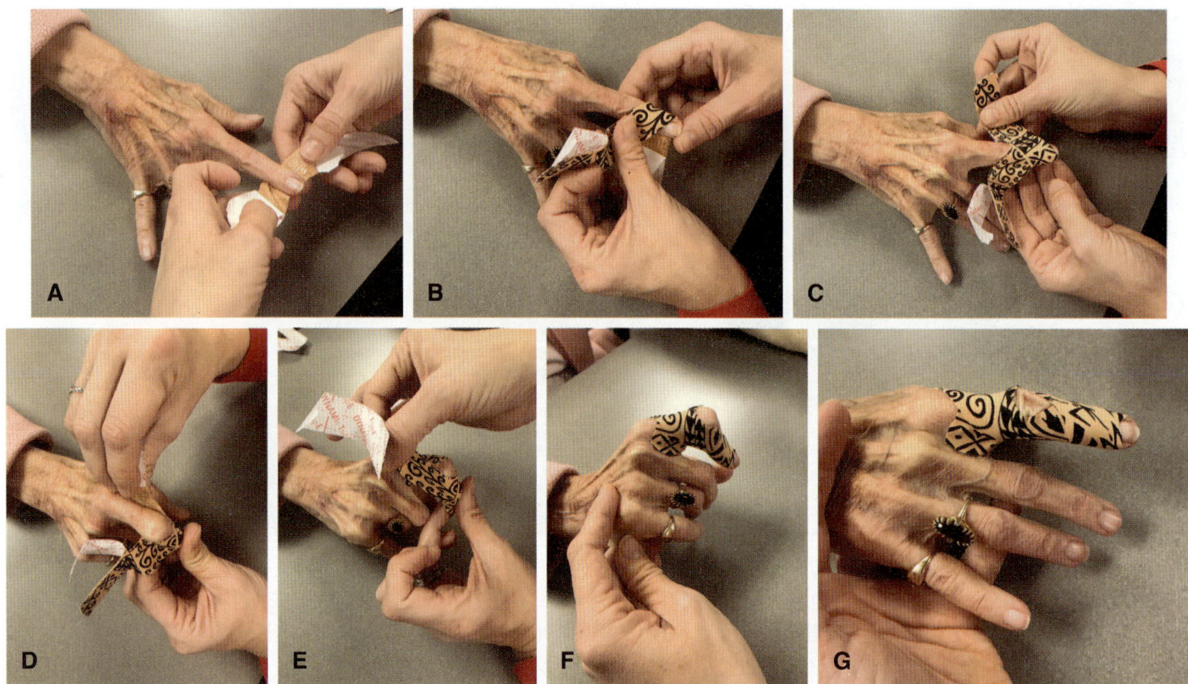

그림 10-28 **망치/백조목 변형.** A, 먼쪽 손가락뼈 부위 아래쪽에 1인치 조각을 고정한다. B, DIP 관절이 완전한 폄이 유지될 수 있도록 DIP 관절이 폄된 상태에서 테이핑을 손등을 지나 손가락 안쪽으로 가로지르며 감싼다. C, 손가락 가쪽으로도 똑같이 반복한다. D, PIP 관절이 변형된 경우(백조목 변형)는 PIP 관절까지 테이핑을 확장한다. PIP 관절을 굽힘된 상태에서 PIP 관절 안쪽면으로 테이핑하여 몸쪽 손가락뼈를 가로지른다. E, 손가락 가쪽으로도 똑같이 반복한다. F, 30~60초 동안 테이핑한 관절들을 고정하여 테이프가 잘 고정될 수 있도록 하여 테이핑을 완료한다. G, 손가락은 약간의 힘으로도 스스로 완전 폄할 수 있다.

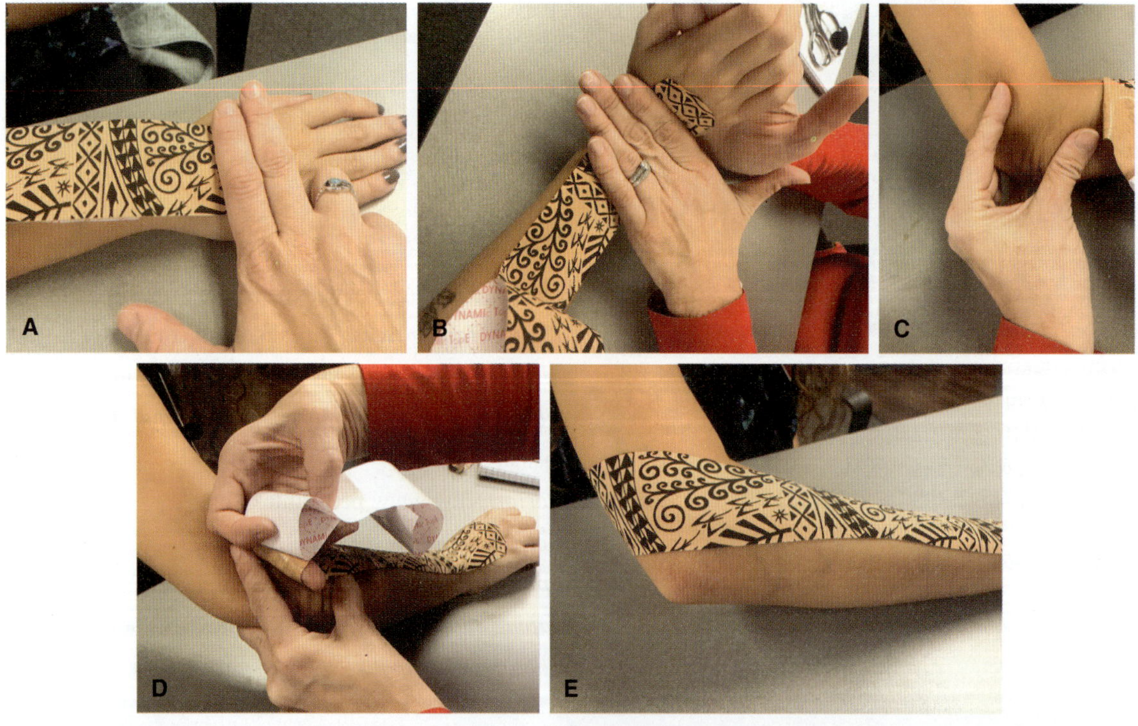

그림 10-29 **가쪽 위관절융기염.** A, 테이프는 손가락 2~3개 너비여야 한다. B, 손목을 약간 폄된 상태로 아래팔 폄근육에 테이프를 올려 놓는다. 테이프는 먼쪽에서 가쪽 위관절융기쪽의 몸쪽으로 위치시킨다. C, 가쪽 위관절융기 주변 피부소식을 꼬십듯이 삽은 후에 테이핑을 해야 한다. D. 놓인 테이프를 테이핑한다. E, 30~60초 동안 테이핑된 상태로 잘 고정될 수 있도록 하여 테이핑을 완료한다.

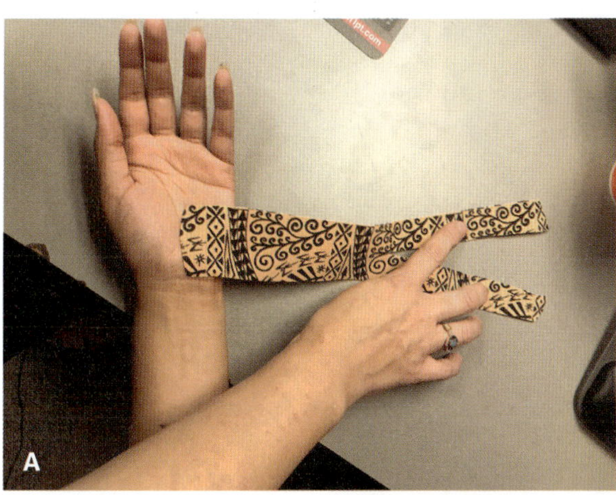
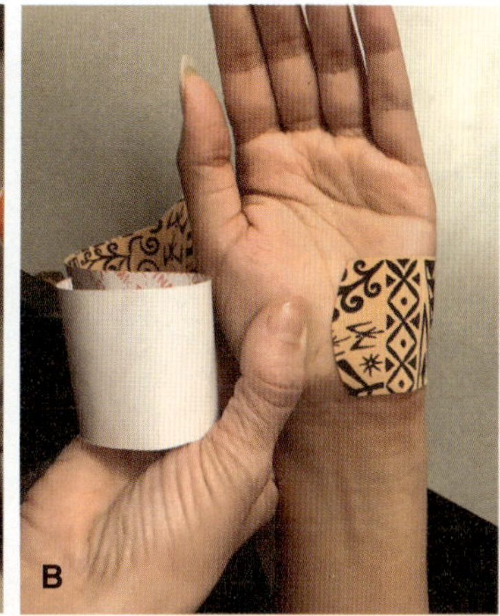
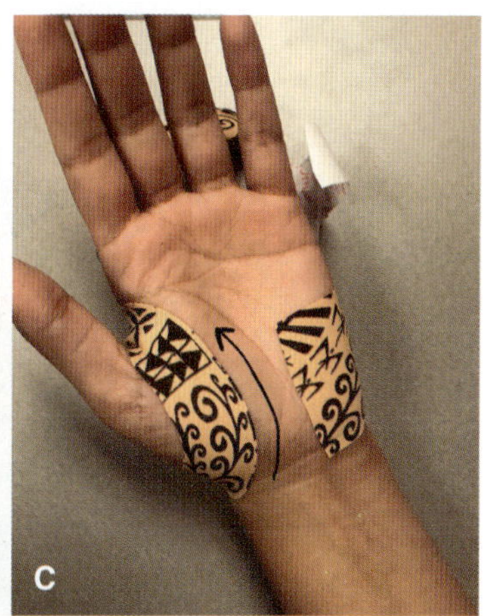
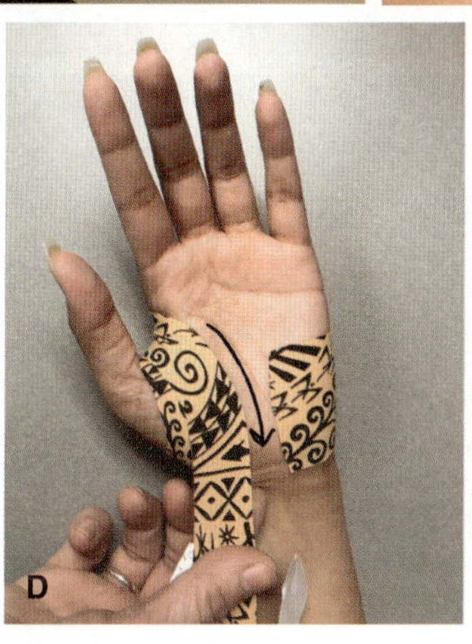
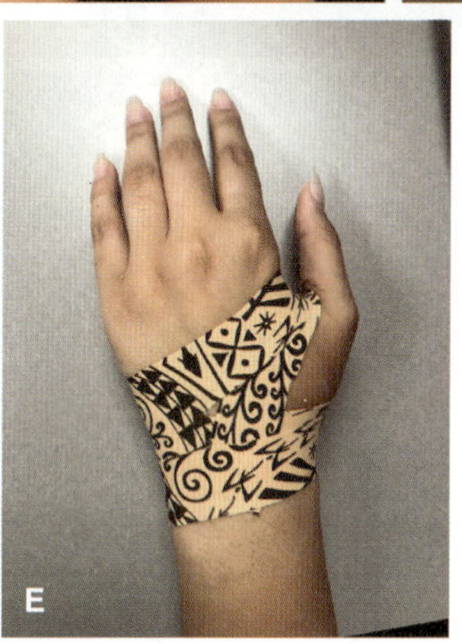

그림 10-30 **손목터널.** **A.** 손목터널의 자뼈(ulna) 가장자리에 Y자형으로 고정한다. **B,** 손등에 테이프를 감는다. **C,** Y자 형태의 몸쪽 부위를 자르고 엄지손가락을 편한 상태에서 갈퀴막 공간 사이를 감싼다. **D,** 잘려진 다른 한쪽의 테이프를 엄지 CMC 관절을 감싼 다음 엄지 갈퀴막 공간을 가로지르며 감싸 엄지손가락의 위치를 강하게 고정시킬 수 있도록 해준다. **E,** 30~60초 동안 테이프를 제자리에 고정하여 테이프가 잘 고정될 수 있도록 한다. 테이핑 완료.

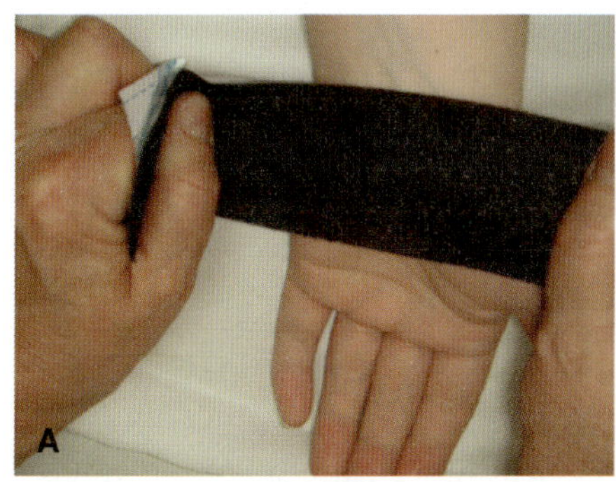
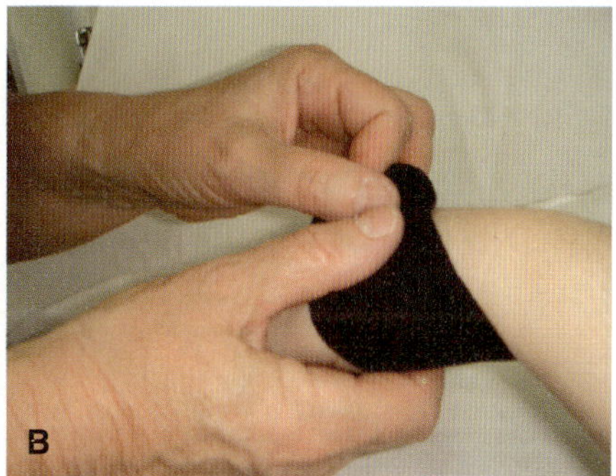

그림 10-31 **A,** 적절한 손목 폄위치로 손을 위치시킨다. 손목터널 인대 수평면 위에 교정 테이프(가운데쪽에서 신장성이 없는 상태에서 해당 부위에 직접 적용한 "1" 절단 테이프)를 적용한다. **B,** 이완된 자세로 손목 굽힘하고 신장 없이 끝에 적용한다(여기에 KT 테이프로 표시됨).

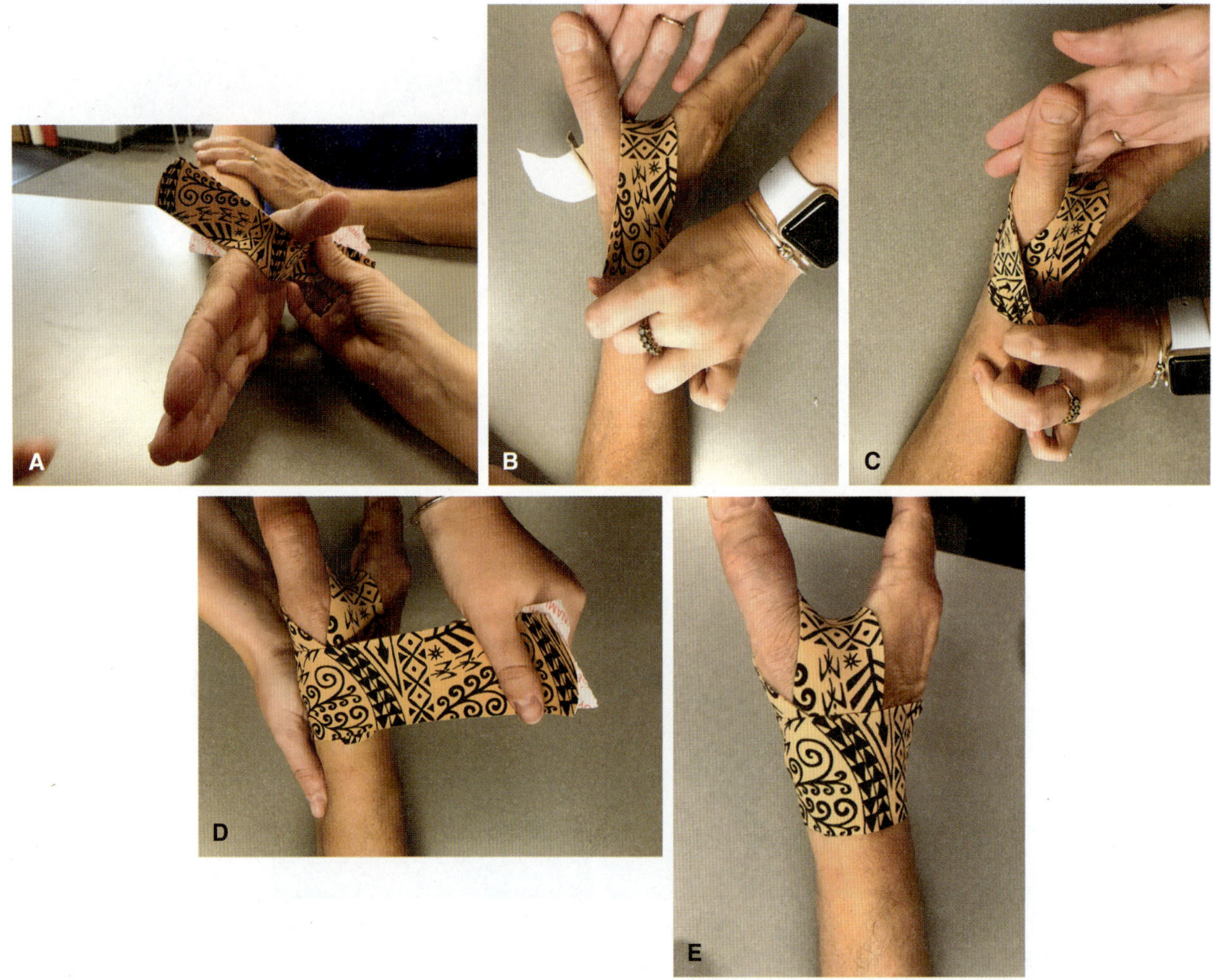

그림 10-32 **CMC 관절** CMC 관절에 대한 안정성과 지지력을 높이려면 이 테이핑에 약 1 1/2인치의 파워밴드 또는 에코 테이프를 사용하도록 한다. **A,** MCP 관절 앞부분에 테이프를 고정한다. **B,** 엄지손가락을 펌하고 갈퀴막 공간을 열어준다. 손등을 지나 갈퀴막 공간 사이로 테이프를 부착한다. **C,** 손등쪽과 겹쳐서 엄지 MCP 관절 주위로 다른 쪽을 감는다. 이렇게 하면 CMC 관절의 안정성을 지원할 수 있다. **D,** 두 번째 2인치 조각은 손목터널의 자뼈 경계에 고정되어야 하고 손목의 등쪽 노뼈 경계에 있는 CMC 관절 주위를 감싸야 한다. **E,** 30~60초 동안 테이프를 제자리에 고정하여 테이프가 잘 고정될 수 있도록 하여 테이핑을 완료한다.

결론 CONCLUSION

다양한 테이핑 방법 사용 및 적용은 테이프를 사용하도록 훈련된 사람들의 창의적 기술에 한정된다. 대상자에게 테이프를 적용하기 전에 기본 메커니즘 및 관련 치료 프로그램에 대한 숙련도와 이해도를 향상시키기 위해 각 기술에 대한 교육이 권장된다. 치료사는 테이핑이 필요한지 결정하고 적절한 경우 최상의 기술과 재료를 결정하기 위해 해부학, 운동학 및 생리학에 대한 광범위한 임상 지식을 가지고 있어야 한다. 대상자의 손상은 개인마다 다를 수 있으므로 치료 개입을 하기 전에 의사와 치료사의 종합적인 평가가 필요하다(Austin et al., 1994). 평가에는 대상자의 신체적 요구와 요구사항, 관련된 구조, 손상 정도 및 회복 단계에 대한 지식이 포함되어야 한다.

테이핑 기법을 사용하는 대상자를 면밀히 관찰해야 한다. 치료방법으로서 테이핑 성공을 극대화하기 위해서는 손상당한 신체 부위, 회복 과정, 테이프 신장성, 테이프 배치 및 재료에 대한 재평가는 필수적이다. 적절한 테이핑 적용을 통한 안정성의 확보는 손상부위의 적절한 평가가 전제된다. 대상자가 부적절한 정렬 지원 또는 움직임이 제한된 상태로 일상생활을 복귀하게 되면 심각한 손상을 입을 위험이 있다. 따라서 긍정적인 결과를 얻으려면 정확한 전문가의 임상적 판단과 적절한 진단은 필수적이다. 치료에는 대상자, 가족 또는 기타 간병인이 테이프를 적절하게 붙이고 제거하는 방법이 포함될 수도 있다. 대상자에게 주의 사항에 대해 교육하고 피부 무결성(integrity)과 신경 혈관 및 림프 기능의 변화에 대해 신체 부위를 자주 모니터링해야 할 필요성을 강조해야 한다.

테이핑은 모든 대상자나 치료사를 위한 것이 아니므로 신중하고 정확한 임상적 판단을 하고 사용해야 한다. 또한 테이핑은 상지 재활 분야에서 한 분야이므로 기존 형태의 스플린트 적용을 대체하는 것으로 간주하지 않아야 한다. 테이핑이 제공하는 연조직 지원과 관절가동범위 증가에 대한 효과를 많은 연구들에서 보고하고 있다. 운동용 테이핑은 더 오랜 역사를 가지고 있고 다른 테이핑 방법보다 더 많은 임상 연구 연구에 의해 뒷받침된다. 현재까지 McConnell 테이핑 및 탄력 치료용 테이핑의 효과는 주로 수년간의 임상 경험 및 개별 사례로 제시되었다. 이러한 연구결과는 테이핑 기법의 효과를 뒷받침하는 중요한 근거가 될 것이다.

여러 웹사이트에서 교육 기회에 대한 정보와 테이핑 용품을 구할 수 있는 링크 또는 리소스를 찾아볼 수 있다. 일부 사이트는 초보자를 돕기 위해 교육용 삽화를 제공한다. 스플린트를 사용하면서 발견한 한계는 테이핑에서도 발견할 수 있다. 예를 들어, 대상자는 공공장소에서 테이프를 붙이고 싶지 않거나 장기간 테이프 사용을 반대할 수 있다. 대상자는 테이프를 다루고 관리하는 방법을 배울 때 좌절할 수 있다. 대상자에 대한 치료사 교육 기반이 중요하다. 그러나 모든 새로운 기술과 마찬가지로 숙달하는 데는 시간과 연습이 필요하다. 손상된 신체 부위의 치료를 위한 테이핑의 사용이 급증하고 있다. 치료사는 이러한 테이핑 기술을 숙달하고 대상자의 치료 가능성을 더욱 높이기 위한 도구로서 추가해야 한다. 테이핑은 실습의 확장 영역으로 모든 방식과 마찬가지로 숙련된 치료사가 수행해야 하고 종합적인 재활 프로그램의 일부여야 한다. 또한 치료사는 새로운 테이프 재료와 제품이 시장에 출시될 때마다 정확히 숙지해야 한다. 그 이유는 특정 인구를 대상으로 하는 테이핑 적용을 개발하는 데 추가 연구 기회를 얻을 수 있기 때문이다.

현장 메모: 키네지오 테이핑의 기술

Alison Taylor OTR/L, CHT, CKTP, CKTI
Texas

테이핑은 단순히 테이프를 대상자에게 붙이는 것이 아니라 피부, 근막, 순환 림프계, 근육, 관절 및 힘줄을 포함하여 통증에 영향을 미칠 수 있는 6가지 생리학적 시스템에 대한 철저한 평가를 포함한다.[1] 이러한 시스템과 이 시스템이 통증에 미치는 영향을 이해함으로써 대상자가 더 빨리 회복할 수 있도록 지원할 수 있다.

키네지오 테이핑 방법은 1979년 Dr. Kenzo Kase에 의해 발명되었으며 많은 수부 치료사에게 치료 계획의 필수적인 부분이 되었다. 대상자들이 호소하는 통증에 대한 설명을 들으면 해결해야 할 시스템을 정확하게 확인할 수 있다.

테이핑은 치료와 진단의 목적을 동시에 가진다. 테이프가 보이는 정보를 통해 관절 정렬, 근육 불균형, 근육 먼쪽 및 몸쪽 부착부위, 표면 감각 시스템의 영향을 확인할 수 있다. 이것은 자체 평가 기술을 발전시키는 데 도움이 되며 일반적이지만 진단에 따른 치료하는 방법에 대한 문제해결 방법이 나올 수 있다.

4 S's(피부, 흉터, 부기, 감각)는 치료를 받는 부위이지만 생각하는 것보다 통증에 더 큰 영향을 미친다. 피부, 특히 표피 또는 "외부 뇌"의 복잡성은 결코 이해할 수 없을 것이다. 0%에서 20%의 가장 가벼운 테이핑을 사용하여 이 수준에 효과적으로 영향을 미치고 대상자의 결과를 변경할 수 있다(그림 A,B).

흉터는 통증에 큰 영향을 미친다. 몇 년 후 흉터가 변할 수 있는 것에 테이핑이 결합조직의 변동성과 "가변성"에 미치는 영향을 이해함으로써 흉터 조직을 효과적으로 리모델링할 수 있다. 대상자가 항상 같은 운동

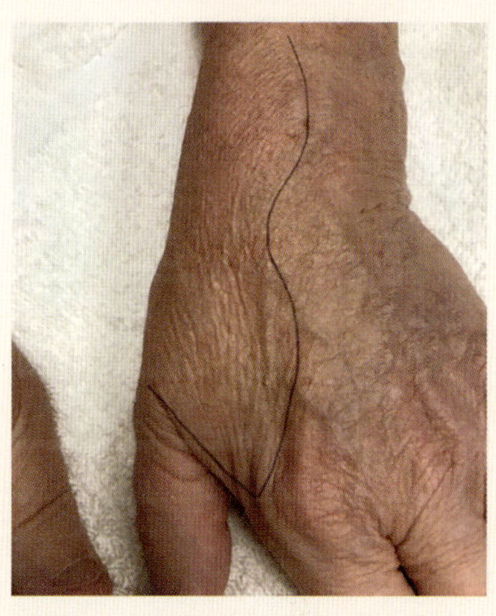

그림 A 노신경(radial nerve)이 지배하는 피부영역.

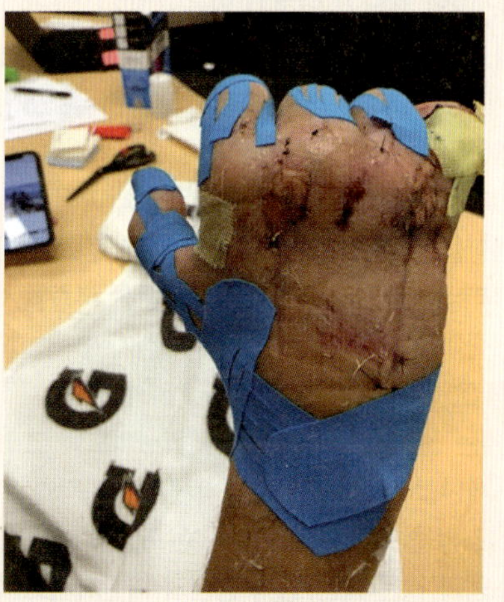

그림 B 다양한 손의 손상은 관절 정렬, 흉터 및 피부 움직임, 신경 길이를 위한 다양한 관점에서 테이핑이 필요하다.

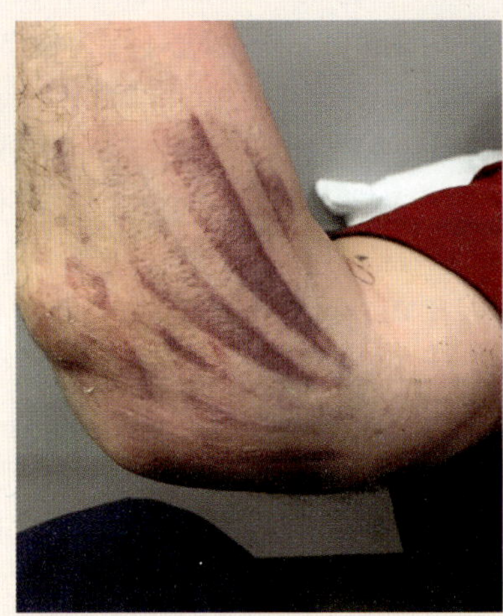

그림 C 20% 장력에서 FAN 테이핑을 사용한 고압 및 저압의 적용으로 유동적으로 체액의 변화를 보여준다(타박상).

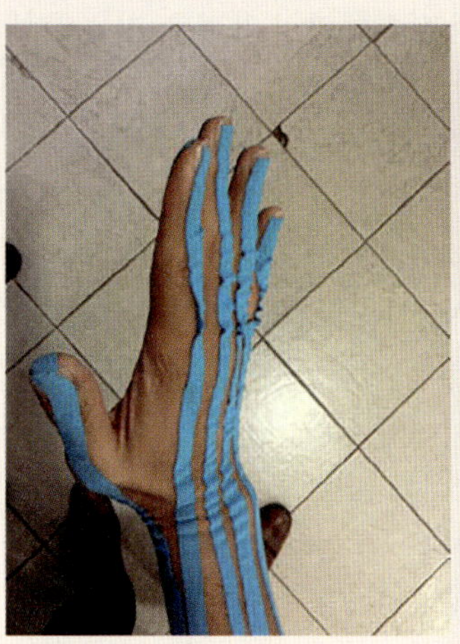

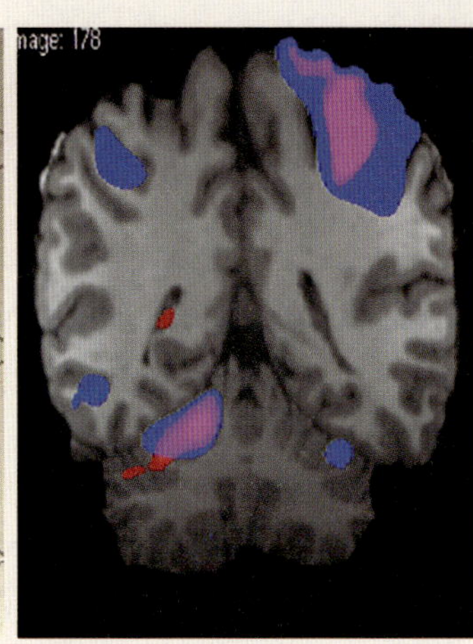

그림 E 및 F 이 이미지는 Dr. Gustavo Mendoza MD, CKTI 2015의 허가를 받아 인용하였다. KT 1–2 강의 시리즈 2,016에서 발표된 연구.

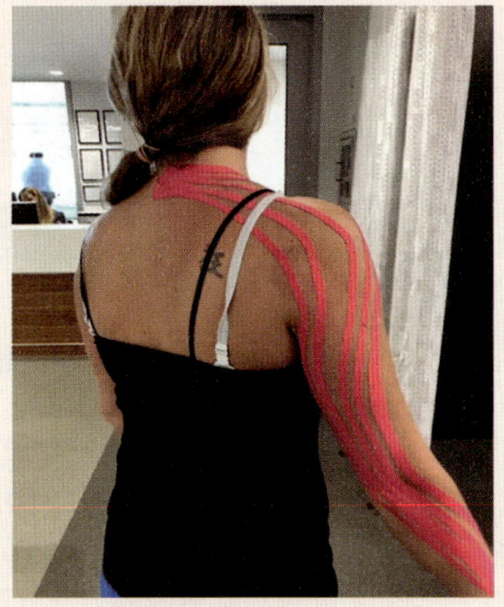

그림 D 상지의 몸쪽 부위에서 먼쪽 부위로 체액을 이동시키기 위한 팬 테이핑.

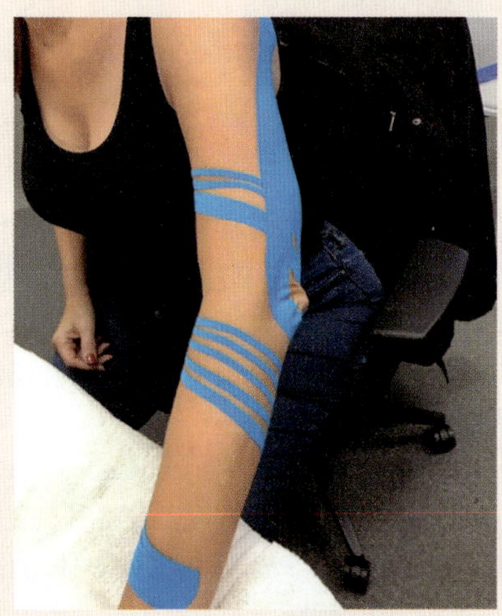

그림 G 팔꿈치관절을 위한 위팔세갈래근의 테이핑과 근막의 연속 테이핑.

패턴으로 움직인다면 흉터가 변하지 않을 것이다. 그러나 테이프를 사용하여 표면 조직 층에 변화를 가져온다면 Jean Claude Guimberteau 박사가 설명한 것처럼 이후에 더 깊은 층에 영향을 줄 수 있다.[2]

키네지오 테이핑은 체액을 이동하거나 순환시키는 기능으로 가장 잘 알려져 있다.[3] 빠르게 사라진 멍의 사진은 드라마틱하고 흥미진진하다. 압력 정도의 영향을 변경하고 체액을 더 건강한 림프관 위치로 유도하거나 "연결고리" 역할을 함으로 조직에 대한 만성 부종을 예방할 수 있다. 이것은 통증을 줄이고 회복 과정을 통해 대상자가 더 빨리 움직일 수 있도록 한다(그림 C, D).

피부감각체계는 신체에 큰 영향을 미친다. 피드백 고리를 통해 움직임을 허용하거나 제한할 수 있다. 피부감각체계는 지각과 운동 감각을 담당하고 거대한 신경망을 통해 접촉, 진동, 온도, 압력 및 방향을 등록한다. 시각 운동 시스템과 같은 다른 감각 영향과 마찬가지로 대상자가 환경과 상호 작용할 수 있다.[4,3] 선행연구에 따르면 키네지오 테이핑을 0% 장력으로 적용했을 때 대뇌겉실 활성화에 큰 영향을 미친다. 이는 절단 및 약

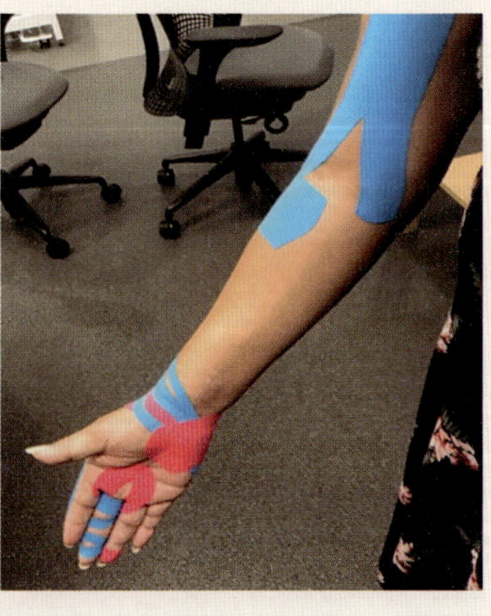

그림 H 다양한 손의 문제는 손의 전체에 일련의 규칙으로 근육 및 관절 정렬이 필요하다.

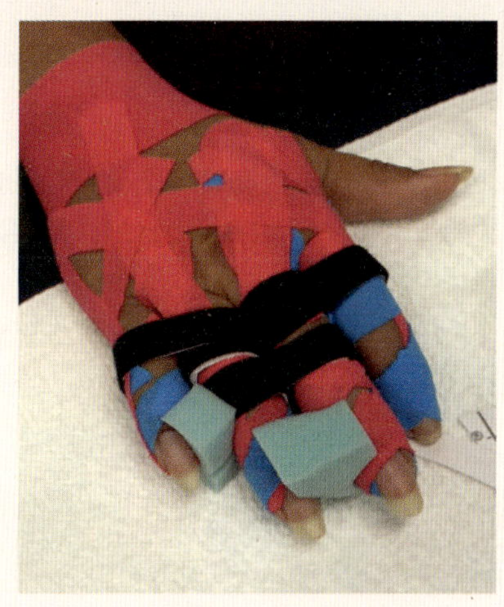

그림 I 창의적인 방법 중에 하나는 손가락을 정렬하는데 도움이 되는 쐐기 모양의 테이핑을 적용할 수 있다.

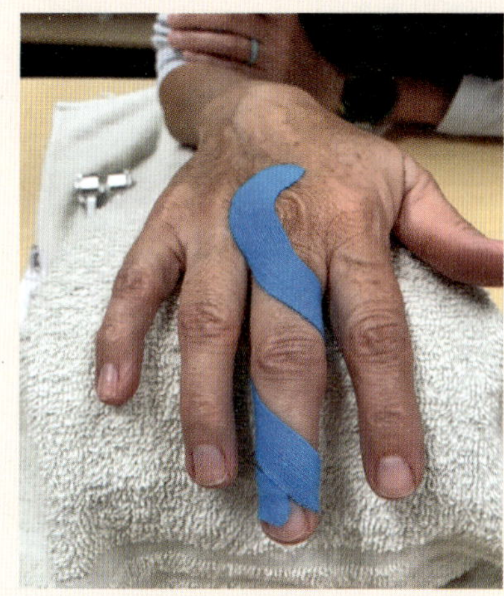

그림 J 3번째 손가락의 정렬 및 회전 테이핑.

화로 인한 손상된 신체 부위에 테이핑을 통해 뇌 활성화에 영향을 미치고 대상자가 신체의 양쪽을 통합하고 효과적으로 재훈련을 시작할 수 있음을 의미한다.

0% 장력으로 손가락 테이핑 후 대뇌겉질의 활성화를 보여주는 연구에서 빨간색은 휴식 시 보이는 그림이다. 파란색은 운동용 테이핑 후 보이는 대뇌겉질의 활성화이다. 분홍색은 피질 활동의 중첩을 나타낸다.

근육 및 관절에 적용하는 운동용 테이핑의 효과는 가장 좋은 예 중 하나이기 때문에 언급하지 않을 수 없다. 손을 들어올릴 때의 팔꿈치 통증이나 체중을 실을 때의 손목 통증과 같은 고통스러운 동작 중에 운동학을 평가하여 관절 정렬과 근육 불균형이 통증을 발생시키는지 평가할 수 있다[5,6](그림 E,F).

팔꿈치관절의 움직임으로 인한 통증에서, 노뼈머리와 관절 뒤쪽에서의 기계적 교정은 안쪽 및 가쪽 위관절융기염 재활에 효과적인 것으로 나타났다[5](그림 G).

콩알뼈(pisiforme)와 몸쪽손목뼈 아랫부분의 관절 교정은 저항과 체중부하 활동에서 손목의 움직임에 긍정적인 영향을 준다(그림 H). 또한 드퀘르뱅 힘줄활막염(DeQuervain's tenosynovitis), TFCC 손상 회복에 도움이 될 수 있다.

그러나 가장 흥미로운 점은 손가락에 테이핑을 함으로 연조직과 관절의 "결함"을 교정하는 것이다. 관절 위치 변화와, 체액의 운동성, 흉터 조직의 감소 등 연조직에 긍정적 영향을 미쳐 대상자의 건강 회복에 도움을 줄 수 있다. 운동용 테이핑은 다른 치료법들에서 이러한 손상들에 영향을 미치지 않을 때, 통증을 감소시키거나 관절가동범위 향상에 기여할 수 있을 것이다(그림 I,J).

테이핑은 치료사 손의 기능적 활동을 테이프를 통해 적용하는 것이며, 대상자가 손상 이후 일상 가정으로의 복귀를 위해 큰 영향을 미칠 수 있을 것이다. 따라서 치료사는 손상 부위에 대한 치료 및 통증에 긍정적 효과를 보이는 훌륭한 도구를 가지고 있는 것이다.

참고문헌

1. Kase, K., Wallis, J., Kase, T. (2003). *Clinical therapeutical applications of the kinesio taping method*. Tokyo, Japan: Ken Ikai Co Ltd.
2. Wong, R., Geyer, S., Weninger, W., Guimberteau, J. C., Wong, J. K. (2016). The dynamic anatomy and patterning of skin. *Experimental Dermatology*, 25(2), 92-98.
3. Williams, S., Whatman, C., Hume, P.A., Sheerin, K. (2012). Kinesio taping in treatment and prevention of sports injuries: A meta-analysis of the evidence for its effectiveness. *Sports Med*, 94, 2315-2328.
4. Hagert, E. (2010). Proprioception of the wrist joint: A review of current con- cepts and possible implications on the rehabilitation of the wrist. *The Journal of Hand Therapy*, 23, 2-17.
5. Amro, A., Diener, I., Bdair, W. O., Hameda, I. S., Shalabi, A. I., & Ilyyan, D. I. (2010). The effects of mulligan mobilization with movement and taping techniques on pain, grip strength, and functioning patients with lateral epi- condylitis. *Hong Kong Physiotherapy Journal*, 28, 19-23.
6. Villafañe, J.H., & Valdes, K. (2015). Mobilization with movement and elastic tape application for the conservative management of carpometacarpal joint osteoarthritis. *Journal of Hand Therapy*, 28, 82-84.

현장 메모

통증으로 인해 조직의 손상이 되는 것은 아니다. 조직에 가해지는 부하 때문에 제대로 기능하지 못한다. 조직에 가해진 부하가 수용할 수 있는 용량을 초과하면 질환 또는 손상이 발생할 수 있다. 이것은 골절과 같은 높은 단일 힘, 부적절한 적응 또는 회복 기간으로 반복되는 역치 수준 아래 부하로 인해 피로 골절 또는 건병증을 유발하거나, 장기간 지속적인 최대 이하의 부하로 인해 발생할 수 있다. 어떤 경우에는 다양한 변수에 의해 영향을 받을 수 있지만, 부하가 질환 및 손상의 가장 큰 원인이다. 부하를 조절하고 관리하면 조직이 치유될 수 있다.

Ryan Kendrick MPhtySt, BPhty (Developer/Owner of Dynamic Tape, 2020).

복습 문제 CHAPTER REVIEW QUESTIONS

1. 이 장에서 논의한 많이 사용되는 테이핑 방법은 무엇이며 어떻게 적용하는가?
2. 어떤 손상에 운동용 테이핑이 가장 자주 사용되는가? 세 가지 구체적인 예를 들어 보시오.
3. 운동용 테이핑과 McConnell 테이핑을 하기 전에 추가로 해야 할 절차가 있는가?
4. 탄력 치료용 테이핑에 대한 최소 3가지 용도를 말하시오.
5. 힘 테이프(power strip)란 무엇이며 언제 사용하는 것이 적절한가?
6. 테이핑 적용법에 따른 주의 사항은?

감사의 말씀 ACKNOWLEDGMENT

이 장의 가동 테이프 부분에 대해 Ryan Kendrick, MPhtySt, BPhty 그리고 이 장에서 다룬 정보, 지침, 검토한 세 가지 운동용 테이핑에 대한 여러 사진에 대해 Kevin Auffrey, ATC에 특별히 감사를 드립니다.

SECTION 3

개별 진단에 따른 스플린트 중재

Orthotic Intervention for Specific Diagnoses and Populations

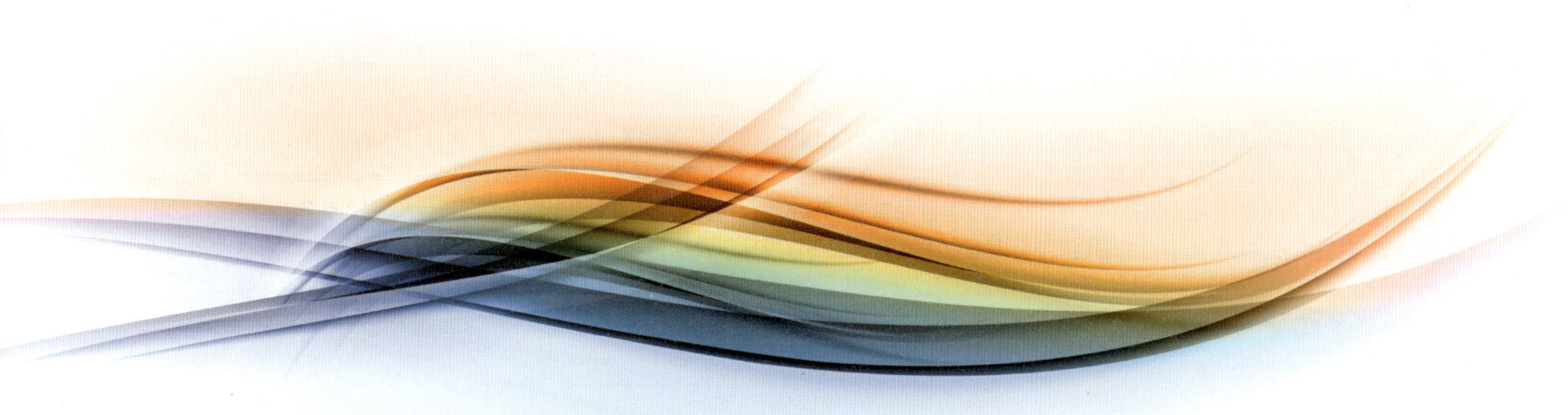

CHAPTER

11 뻣뻣함 Stiffness[a]

Gary Solomon, MS, OTR/L, CHT

학습 목표

이 장을 학습한 후 다음의 내용을 수행할 수 있다.

- 상지에서 발생하는 뻣뻣함(stiffness)의 원인과 요인을 이해한다.
- 손상 후 상지에서 발생하는 구축의 일반적인 패턴을 설명한다.
- 뻣뻣한 사지를 관리하는 데 사용할 수 있는 다양한 스플린트 설계를 설명한다.
- 뻣뻣함을 동반하는 개별 질환에 적용되는 일반적인 스플린트의 사용과 예방 목적의 특성은 무엇인지 이해한다.
- 가동 스플린트의 각 유형에 대한 예와 사용 이유를 설명한다.

주요 용어

가동 스플린트(dynamic orthoses)
가동 스플린트(mobilization orthosis)
경쾌한 끝 느낌(springy end feel)
고정 진행형 스플린트(static progressive orthoses)
관절의 뻣뻣함(joint stiffness)
내재근 단축(intrinsic tightness)
단단한 끝 느낌(hard end feel)
부드러운 끝 느낌(soft end feel)
뻣뻣함을 개선하기 위한 캐스트 동작(casting motion to mobilize stiffness, CMMS)
석고 캐스트(plaster of paris)
연속 고정 스플린트(serial static orthoses)
외재근 단축(extrinsic tightness)
운동 관련 스플린트(relative motion orthoses)
유착(adhesion)
응력(stress)
저부하 지속적인 응력(low-load, prolonged stress, LLPS)
적응 단축(adaptive shortening)
토크 각 운동범위(torque-angle range of motion)
흉터 형성(scar formation)

우리의 손은 움직이는 신체 부위기관으로 절대로 뻣뻣해지지 않도록 해야 한다. 손을 생존을 위한 움직임의 부위로 인식해야 한다.

Sterling Bunnell, 1947

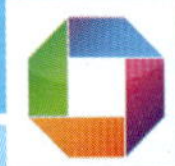

MD 노트

Ajay K. Balaram, MD
Illinois

수부외과전문의로서 외상의 영향을 완화하기 위해 수부치료사에게 의존하고 환자의 운동 범위와 기능을 회복하기 위해 외과 개입에 의존한다. 골절후 고정술, 고정과 힘줄 및 신경 재건의 발전은 치료사의 지도하에 통제된 조기 운동의 기회를 제공하고 이는 결과적으로 환자의 훨씬 더 나은 운동범위와 기능적 결과로 연결된다. 관절이 뻣뻣함을 보일 때 치료사는 관절 가동성을 회복하기 위해 다양한 스플린트를 제작할 수 있다. 나의 진료에서는 단순한 동작 관련 스플린트부터 복잡한 턴버클 스플린트까지 다양한 중재를 사용하여 운동기능을 회복시킨다. 중재 유형은 수부외과전문의와 수부치료사 간 협력의 결과이며 수술유형은 골격의 안정성에 따라 차이가 발생한다. 이러한 협력적 접근 방식을 통해 심각한 외상 후에도 가동 범위를 최대화할 수 있는 창의적인 솔루션을 제공할 수 있다.

[a]Karen Schultz(MS, OTR/L, FAOTA, CHT)의 제1판과 MaryLynn Jacobs(MBA, MS OTR/L, CHT)의 제2판을 기반으로 한다.

자주 묻는 질문

어떤 유형의 스플린트 접근 방식이 환자에게 최상의 결과를 가져다 주며 이를 위해 어떤 요소를 고려해야 하나요?

치료의 초기 단계에서, 경직된 관절의 움직임을 용이하게 하기 위해 활성력의 방향을 바꾸는 방법을 고려해야 한다. 차단 또는 운동 관련 스플린트는 중재를 시작하는데 좋은 대안이다. 또한 PIP 폄 제한 또는 손목 또는 팔꿈치 폄 결손과 같은 문제는 야간 고정 스플린트를 고려하도록 한다. 관절운동이 계속 제한되면 가동 또는 고정 진행형 스플린트로 보완하는 것을 고려하도록 한다.

야간에도 스플린트를 착용해야 하나요?

선행연구에서는 총 종료 범위 시간(total end range time, TERT) 개념의 중요성을 지지한다. 관절을 끝 범위에 위치시키고 움직임이 개선됨에 따라 연속적으로 재형성되는 고정 스플린트는 야간 사용을 위한 우수하고 효과적인 접근 방식이다. 이러한 접근 방식은 손가락 확장, 팔꿈치 확장 및 손목 확장에 특히 효과적일 수 있다. 그리고 팔꿈 관절의 굽힘과 손목 굽힘에서 자신경과 정중신경의 압박에 주의하도록 한다.

더 큰 피해를 주지 않으려면 스플린트를 통해 어느 정도의 장력을 가해야 하나요?

스플린트를 통해 주어지는 장력은 환자가 매우 부드러운 스트레칭을 감지하는 위치의 크기로 설정해야 한다. 환자가 너무 공격적으로 접근하는 경우 전략적으로 배치된 벨크로 후크 및 루프와 같은 대체 고정 진행 구성 요소가 권장하는 한계를 초과하여 환자의 능력을 제한할 수 있다.

지속적인 부종이 환자의 경직에 어떤 영향을 미치나요?

부종은 관절의 가동 범위에서 "끌어당김"을 유발한다. 부종이 종종 측정되고 평가 시 "문제"로 식별되지만 초기의 일관된 관리가 구축의 문제점을 감소시키는 핵심요소이다. 가벼운 일관된 압박, 안전한 상태에서 조기 동작, 초기동작기술과 집중된 관절의 수동기법은 급성 부상 후 관절의 뻣뻣함을 제한하는 중요한 열쇠가 된다.

소개

Paul Brand 박사가 제시한 주요 교재 *Clinical Mechanics of the Hand*에서 박사는 손을 단순한 기계로 비유하고 있다. "운동" 또는 근육은 힘을 생성하고 힘을 전달하는 "케이블"로 당긴다. 힘은 끝점에 작용하고 원하는 작업을 달성하기 위해 힘의 양을 올바르게 보정하기 위한 정보가 다시 피드백으로 "운동"에 제공하고 손이라는 "기계"는 외부 힘이 기계의 역학을 방해하는 저항 또는 "항력"을 생성할 수 있는 환경에서 작동한다. 근육, 힘줄 또는 신경에 문제가 발생하거나 부종, 흉터 또는 콜라겐 분해로 인하여 저항력이 증가하면 손은 뻣뻣해질 수 있다.

1999년 American Association of Hand Surgeons, Seminar on Joint Stiffness의 기조연설에서 Hardy는 수부 재건과 재활 분야에서 큰 발전을 이루었지만 관절의 뻣뻣함은 여전히 도전 과제로 남아 있다고 언급하였다(Hardy, 1999). 경직(stiffness), 정상적인 수동 운동범위(PROM) 및 능동 운동범위(AROM)의 손실은 여전히 환자들이 전문의를 방문하는 가장 일반적인 이유 중 하나이다(Copeland, 1997; Means, Saunders, & Graham, 2011). 치료사는 ROM 개선을 위한 많은 치료장비를 가지고 있지만 이중 스플린트는 가장 강력한 중재 중 하나일 것이다.

그러나 치료사는 스플린트를 언제 적용하고 어떤 유형이 환자에게 최상의 결과를 제공할 것인지 이를 결과하기가 쉽지 않다. 이러한 답을 찾기 위해 치료사는 진단의 철저한 이해와 종합적인 평가를 결합한다. 또한 의사는 환자의 예후를 예측할 수 있는 능력이 필요하다. 이것은 투시 능력을 암시하는 것이 아니라 영향을 받는 조직, 위치의 예측 가능한 효과, 부종, 상처 치유의 진행(자세한 내용은 3장 참조), 대뇌겉질의 재조직화와 잠재적인 요소를 아는 능력의 중요성을 뜻한다.

독자는 이번 장에서 뻣뻣한 조직에 대한 여러 가지 스플린트 접근 방식(뻣뻣한 조직을 향상시키기 위하여 적용되는 가동, 연속 고정, 고정 진행형, 운동 관련, 제한 스플린트 및 캐스트를 착용하면서 적용되는 가동법)을 확인하도록 한다. 또한 이러한 방법이 최적의 접근이 아닐 수 있음도 기억하도록 한다. 아직 합의된 최적의 접근 방식은 없다(Michlovitz, Harris, & Watkins, 2004).

이 장에서 치료사는 관절의 뻣뻣함을 평가하고 치료하기 위하여 동작을 제한하는 요소, 손의 운동성과 이와 관련한 해부학적 특성을 이해하고 상처치유의 원리를 이해하여 치료에 적용하도록 한다. 조직이 뻣뻣해지는 성질과 원인을 확인하고 스플린트를 통한 동작 회복의 효과를 이해한다. 표 11-1은 상지에서 볼 수 있는 일반적인 구축의 특성을 요약하였다.

표 11-1 스플린트 수동 가동 접근법의 비교

특성	가동(Dynamic)	연속 고정(Serial Static)	고정 진행형(Static Progressive)
힘 및 ROM 조정	• 조직을 최대 길이로 배치하는 탄성 장력을 설정한다. • 일정하게 힘을 제어하기 어려운 부분이 있다. • 환자는 가동력에 대항하여 조직을 간헐적으로 짧게 잡아당길 수 있으며, 이는 (조직을 긴 시간 동안 최대 길이로 유지하는) 정형화의 목적을 방해한다.	• 일정한 장력 및 관절 위치 생성 • 장력이 견딜 수 있는 최종 범위 위치에 쉽게 도달 • 환자는 치료사가 설정한 끝 범위에서 이동할 수 없다. 스플린트는 조직을 현재 최대 길이로 유지한다.	• 고정 진행형 장력 및 관절 위치를 무한대로 조정할 수 있다. • 항상 조직을 위치시키는 고정 장력을 설정하는 것이 가능하다. 최대길이(단, 그 이상은 아님) • 조직이 더 긴 형태로 재조직화됨에 따라 스플린트는 즉시 증가된 길이와 PROM을 포착하도록 조정 • ROM과 장력의 조합을 최적화하기 위해 스플린트가 재조정될 때까지 환자는 최종 범위를 유지한다.
긴장도	• 가동 구성 요소는 조직이 사용 가능한 길이의 끝에 도달한 경우에도 계속 단축된다. 부적절한 긴장은 미세 상처와 흉터 증가를 유발할 수 있다. • 미세 상처는 차례로 상처 치유의 정상적인 단계를 거친다. • 흉터가 성숙함에 따라 수축하고 PROM을 더욱 제한한다.	• 조직을 최대 길이로 유지하고 그 이상으로 응력을 가하지 않는다.	• 장력이 적절하게 설정되면 조직을 최대 길이로 유지하고 그 이상으로 응력을 가하지 않다. 부적절한 사용은 미세 상처 및 흉터 증가를 유발할 수 있다.
힘 조절	• 스프링과 탄성체는 시간이 지남에 따라 변형된다. • 치료사와 환자가 힘을 제어할 수 없다.	• 치료사가 힘을 통제한다.	• 치료사는 힘을 제어하거나 환자에게 적절한 사용을 지시할 수 있으므로 환자가 제어할 수 있다. • 지나치게 공격적인 중요성에 대한 환자 교육
스플린트 내성 및 착용시간	• 가동 구성 요소는 계속해서 짧아지기 때문에 사용 가능한 길이를 초과하여 조직에 자주 응력을 가하여 스플린트 내성이 불량하고 영구적인 길이 변경을 달성하는 데 필요한 시간만큼 스플린트를 착용할 수 없게 된다.	• 적절한 응력은 지속적인 스플린트 마모를 촉진하여 조직 성장 및 더 긴 형태의 재구성 및 영구적인 길이 변화를 생성한다.	• 적절한 응력은 지속적인 스플린트 마모를 촉진하여 조직 성장 및 더 긴 형태의 재구성 및 영구적인 길이 변화를 생성한다.
스플린트 내성과 수면	• 환자는 종종 수면 중 스플린트를 견디지 못하기 때문에 낮 동안 스플린트를 착용해야 하며, 이는 손의 기능적 사용을 방해한다. • 가동력이 수면을 허용할 만큼 가볍다면 관절을 끝까지 가져 가지 않을 것이다.	• 환자는 수면 중 스플린트를 견딜 수 있어 주간 착용의 필요성을 최소화한다.	• 환자가 수면 중에 최소의 범위 장력만 유지된다면 교정을 견딜 수 있다
관절 끝 느낌	• 부드러운 관절 끝 느낌으로 관절의 PROM을 개선하지만 단단한 관절 끝 느낌의 관절에 대해서는 효과적이지 않다.	• 가동 스플린트보다 더 빠르게 부드러운 관절 끝 느낌의 ROM 개선 • 끝 부분이 부드럽거나 단단한 느낌을 주는 관절의 PROM 향상	• 가동 스플린트보다 더 빠르게 부드러운 관절 끝 느낌의 ROM 개선 • 끝 부분이 부드럽거나 단단한 느낌이 있는 관절의 PROM 개선한다.
능률	• 다른 접근 방식에 비해 시간이 더 필요할 수 있다.	• 특히 순응도와 감각 문제가 있는 환자의 경우 PROM 증가에 매우 효과적이다.	• 다른 어떤 접근 방식보다 PROM을 빠르게 증가시키며, 때로는 다른 치료 방법이 성공하지 못할 때도 있다.

[a]*Bell-KrotoskiJ. A. (1987). Plaster casting for the remodeling of soft tissue. In Fess E. E. & Phillips C. (Eds.), Hand splinting: Principles and methods (2nd ed., pp. 453-454). St. Louis, MO: Mosby; Bell-Krotoski J. A. (2011). Tissue remodeling and contracture correction using serial plaster casting and orthotic positioning. In Hunter J. M., Mackin E. J., & Callahan A. D. (Eds.), Rehabilitation of the hand: Surgery and therapy (6th ed., pp. 1599-1609). St. Louis, MO: Mosby, and Fess E. E. (2011). Orthosis for mobilization of joints: Principles and methods (6th ed., pp. 1588-1598). St Louis, MO: Mosby.*

[b]*Fess E. E. & Phillips C. (Eds.) (1987). Hand splinting: Principles and methods (2nd ed.). St. Louis, MO: Mosby.*

[c]*Bonutti P. M., Windau J. E., Ables B. A., & Miller B. G. (1994). Static progressive stretch to re-establish elbow range of motion. Clinical Orthopedics and Related Research, 303, 128-134.*

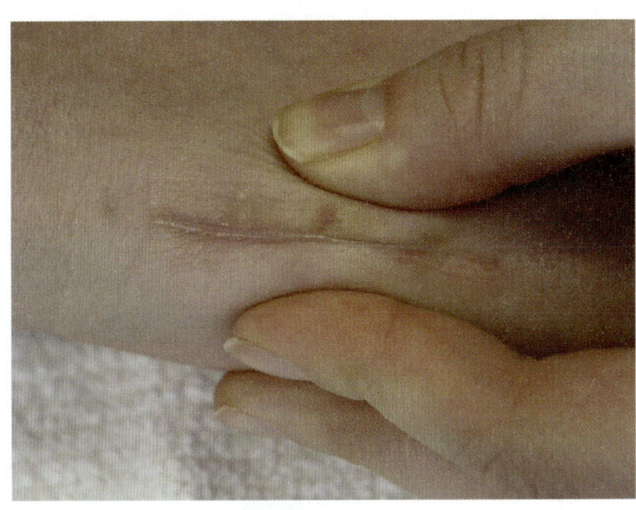

그림 11-1 손의 자뼈 가쪽 절개부위에서 발생한 유착은 조직과 힘줄의 이동을 방해한다.

상자 11-1 상지에서 발생하는 구축의 특성

관절	구축
DIP	굽힘 또는 폄(굽힘 또는 폄 감소)
PIP	굽힘(폄 감소)
MCP	폄(굽힘 감소)
엄지손가락 MCP	굽힘(폄 감소)
엄지손가락 CMC	모음(벌림 감소)
손목	굽힘 및 자뼈 취우침(폄 감소 및 노뼈 치우침)
아래팔	아래팔 엎침(뒤침 감소)
팔꿈치	굽힘(폄 감소)
어깨	어깨 굽힘(벌림, 외회전 감소)

관절 뻣뻣함의 병리학
PATHOLOGY OF JOINT STIFFNESS

외상은 특히 필요한 장기간의 고정과 관련하여 종종 조직 탄력과 수동 운동범위의 감소를 초래한다(Akeson, Ameil, Avel, Garfin, & Woo, 1987; Akeson et al., 1977; Akeson, Ameil, & Woo, 1980; Ameil, Woo, Harwood, & Akeson, 1982; Colditz, 2011; Enneking & Horowitz, 1972). 이러한 관절 유연성의 상실은 **흉터 형성(scar formation)**과 **적응 단축(adaptive shortening)**이라는 두 가지 주요 원인이 있다(Flowers & Michlovitz, 1988). 둘 다 움직임에 대한 강력한 장벽을 만든다.

외상으로 인한 상처는 크게 3단계의 치유과정으로 분류한다(Glasgow, Tooth, & Fleming, 2010). 초기에는 급성 염증 반응이 나타나며 콜라겐이 침착된 후(섬유형성 단계) 재형성된다. 초기 염증 단계에서는 고정이 필요하거나 통증과 부종으로 인해 자가 고정이 발생할 수 있다. Glasgow 등(2010)은 섬유형성 단계(fibroplasia phase) 동안 콜라겐 침착의 다음 과정을 설명한다. "섬유형성증 동안 지속적인 고정이 필요하면 관절 내에서 해로운 변화가 시작된다. 여기에는 인대와 관절주머니의 세포 및 원섬유 구성요소의 해체, 활액막 주름 사이의 유착 발달, 관절강 내 섬유지방 결합 조직 형성, 연골 위축 및 골다공증이 포함된다."(Glasgow et al., 2010). 재조직화 단계에서 관절 조직이 움직이는 동안 인장 하중이 가해지면 필요한 힘과 탄성에 따라 와해된 콜라겐이 교체, 리모델링 및 강화될 수 있다. 관절이 완전히 움직일 수 없는 경우 콜라겐은 계속해서 단축된 위치에 놓이고 구축이 영구적일 수 있다.

조직 결함을 복구하기 위해 형성되는 흉터는 불연속 조직 사이뿐만 아니라 상처 주변의 손상되지 않은 조직에도 침착된다. 손상된 조직과 일부의 손상되지 않은 조직이 붙어 하나의 상처로 나타나는 흉터 현상이 발생한다(Peacock, 1984)(그림 11-1)(상자 11-1). 반흔을 통해 한 조직이 다른 조직에 병적으로 부착되는 유착은 관절 및 관절 주위 조직의 이동을 제한하여 유용한 관절운동을 제한한다. 흉터가 시간이 지남에 따라 성숙해지면서 수축하고 더 조밀해진다(Akeson et al., 1980; Frank, Ameil, Woo, & Akeson, 1985).

적응 단축 ADAPTIVE SHORTENING

염증이 있는 조직은 느슨한 자세로 고정되어 운동의 형태로 일정한 응력을 받지 않을 때 단축된 형태로 재조직화된다(Brand, 1985). Brand(1985)는 이러한 적응 단축은 응력의 부족으로 인하여 조직 구성 요소를 줄여 길이가 더 짧은 구조를 생성할 때 발생한다고 이론화하였다. 부적절한 조직의 길이는 관절운동을 제한하고 흉터와 정상 조직 모두 적응 단축되어 운동 상실에 기여할 수 있다.

수동 운동범위의 응력과 복원
STRESS AND RESTORATION OF PASSIVE RANGE OF MOTION

흉터와 적응 단축으로 움직임을 방해하는 효과를 개선하기 위하여 치료사는 유착과 단축된 조직의 길이와 밀도를 변경해야 한다. 조직을 원하는 길이로 변화시키기 위하여 조직에 대한 환경요소를 조절하고 **응력(stress)**의 기계적 자극을 적용한다. 흉터를 포함한 살아 있는 조직은 응력에 반응하여 재구성되고 변화한다.

과학계는 아직 조직 길이의 변화를 자극하는 데 필요한 정확한 응력의 양을 정량화하지 않았다. 최근 연구에서는 더 긴 조직이 최대 허용 길이로 남아 있을수록 길이가 더 늘어날 것이라는 가설을 지원한다(Cyr & Ross, 1998; Flowers & LaStayo, 1994, 2012; Glasgow, Tooth, Fleming & Hockey, 2012, Glasgow, Tooth,

Fleming & Peters, 2011). 일반적으로 치료사는 반복된 평가의 경험과 데이터를 사용하여 최적의 응력 부하를 결정한다. 강도 외에도 치료사는 전체 응력 전달(total stress delivery)을 조절하기 위하여 변수의 지속 시간과 빈도를 고려해야 한다(Flowers & LaStayo, 2012; Flowers & Michlovitz, 1988; Glasgow et al., 2012, 2011).

최적 응력 적용: 전달 접근 방식

OPTIMAL STRESS APPLICATION: DELIVERY APPROACH

낮은 수준의 응력 적용은 처음에는 콜라겐 섬유가 펼쳐지는 결과를 초래하지만 더 많은 응력이 가해지면, 콜라겐 섬유는 늘어나고 섬유는 재배열된다. 추가적인 응력이 가해지면 섬유는 끝단 장력에 도달하고 딱딱해지며, 그 이상의 응력은 조직 파괴를 초래한다(Glasgow et al., 2010). 이러한 원리를 통하여 조직 기능 이상을 초래하지 않고 움직임을 개선하기 위해 정확한 양의 응력을 제공하기 위해 치료사의 이해가 필수적이다(그림 11-2).

임상 경험, 신체의 구성을 바꾸는 데 성공한 일부 문화의 관찰, 그리고 교정 및 정형외과 문헌은 조직 길이의 영구적인 증가를 달성하기 위해 부하와 응력의 다른 조합에 대한 **저부하 지속적인 응력(low-load, prolonged stress, LLPS)**의 사용을 지원한다(Arem & Madden, 1976; Flower).s & LaStayo, 1994, 2012; Glasgow et al., 2012; Glasgow et al., 2011; Hotchkiss, 1995, n.d; Light, Nuzik, Personius, & Barstrom, 1984)(그림 11-3A, B). 임상적으로, 낮은 수준의 짧은 응력(LLBS), 높은 수준의 짧은 응력(HLBS), 높은 수준의 지속적인 응력(HLPS)는 영구적인 길이 변화를 만드는데 큰 효과를 입증하지 못하였다. LLPS는 흉터가 생물학적으로, 영구적으로 길어진 형태로 변화할 수 있도록 기계적 자극을 통해 주어진다.

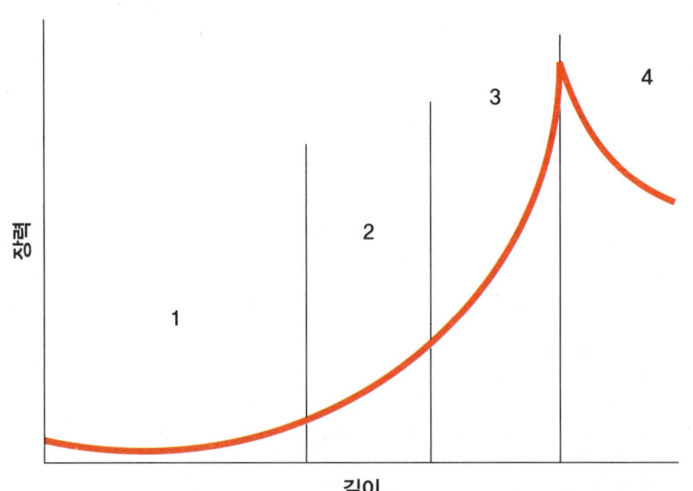

그림 11-2 응력에 대한 연조직의 반응은 4단계로 분류된다. 1 = 늘어남, 2 = 재배열, 3 = 딱딱해짐, 4 = 파괴. (Glasgow C., Tooth L. R., Fleming J. (2010). Mobilizing the stiff hand: Combining theory and evidence to improve clinical outcomes. *Journal of Hand Therapy*, 23, 392–401.)

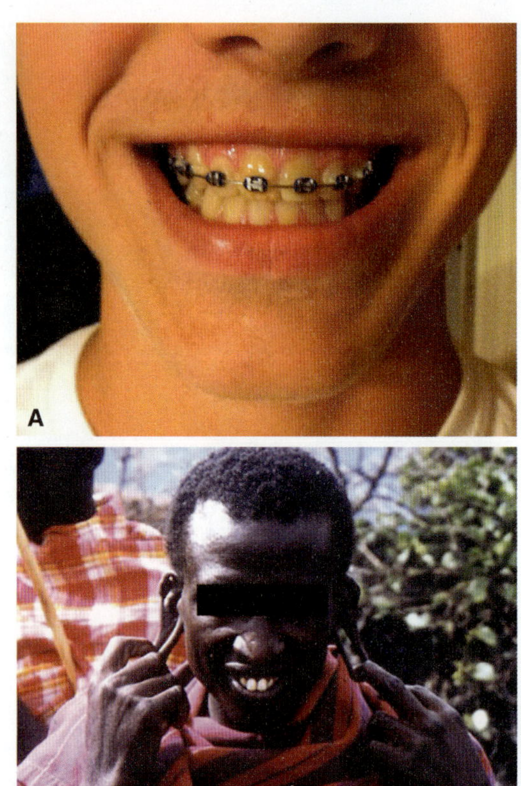

그림 11-3 **A,** 저부하 지속적인 응력 이론(LLPS)은 스플린트 중재에 적용된다. **B,** 이 아프리카 남자의 길쭉한 귓불은 정도를 변화한 맞춤못의 평생 사용으로 인한 LLPS의 결과이다.

저부하 지속적인 응력(LLPS)

LOW-LOAD, PROLONGED STRESS

치료사는 LLPS를 조직에 적용하는 데 있어 여러 가지 방법을 사용할 수 있지만 이중 가장 오래 지속되는 강력한 LLPS 기술을 적용하는 데 있어 스플린트를 사용하는것이다. 스플린트는 치료과정에서, 가정 프로그램 및 손의 기능적인 사용과정에서 조직을 신장하고 이를 유지할 수 있다. 그리고 낮은 장력을 통해 얻은 길이를 장기간 유지할 수 있다. Brand(1985)는 스플린트를 통해 기계적인 응력을 가하여 불필요한 조직이 이를 흡수하는 동안 수축된 조직의 세포가 성장하고 증가할 수 있는 신호를 보낸다고 이론화하였다. 치료사는 끝범위(end range)에 적용된 스플린트가 LLBS와 운동보다 훨씬 더 빠르게 PROM을 증가시킨다는 점에 주목하도록 한다(그림 11-4A,B). 때때로 스플린트는 이전에는 수술 없이는 접근할 수 없었던 PROM을 증가시킨다. McKee, Hannah 및 Priganc(2012)는 관절의 끝 범위의 고정되는 기간은 조직의 영양(nutrition)을 손상시키고 관절 연골을 부정적으로 압박할 수 있는 원인이 되고 치료사는 스플린트를 통한 중재 과정에 이러한 요소를 고려해야 한다고 제시하였다.

맞춤형 LLPS 스플린트와 기성품 LLPS 스플린트 사용에 대한

전문가 핵심 11-1

조직의 성장을 위한 지연(Waiting…For Tissue to Grow)

HandLab: Clinical Pearls

JUDY C. COLDITZ, OT/L, CHT, FAOTA
North Carolina

Dr. Brand와 Hollister는 저서인 *Clinical Mecha1nics of the Hand*에서 "크리프"와 "성장"의 차이점을 설명하였다.

카데바(사체)의 피부 조직은 수동적으로 신장하면 길이가 늘어나고 이는 조직이 파열 지점까지 제거되지 않더라도 "크리프(creep)"로 인하여 원래 길이로 돌아가지 않는다. 크리프는 짧은 콜라겐 섬유의 미끄러짐으로 인해 점진적이지만 영구적으로 조직이 늘어나는 현상으로 정의한다.

인간의 죽은 조직(human cadaveric tissue)은 가해진 응력에 대하여 이러한 방식의 반응을 확인하였고 동시에 살아 있는 조직의 특성을 알아보고자 동일한 유형의 응력을 가해야 한다고 가정해 본다. 그러나 살아 있는 조직은 섬유와 세포가 미세하게 찢어져 염증과 작은 출혈을 일으켜 조직의 이동성을 훨씬 더 제한하는 섬유증을 유발한다.

하지만 적은 탄성 한계로 유지되는 살아 있는 조직은 콜라겐 섬유를 활성화하여 섬유의 가교를 수정하여 더 긴 길이를 허용하는 방식으로 회전한다. 크리프나 염증이 없고 오히려 "성장"이라고 부를 수 있는 반응이다. 성장은 살아 있는 조직에 고유한 특징이다.

조직의 성장

에티오피아 남부 오모 계곡 무르시족 여성들의 지위 상징은 입에 큰 구멍이 뚫린 것으로, 직경이 커지는 원반을 오랜 시간에 걸쳐 천천히 삽입해 만들어낸 것이다. 서양 문화에서 실리콘 풍선 확장기는 재건할 조직 부위 근처의 피부 아래에 배치된다. 천천히 시간이 지남에 따라 풍선은 염수로 병들어 피부가 늘어나 계획된 절차를 수행할 수 있을 만큼 커진다. 이 두 가지 예에서 시간의 요소와 낮은 신축성의 일관성은 성장하는 조직의 반응에 나타난다.

임상 제안

조직 "성장"의 개념을 배경으로 고려할 임상 제안은 다음과 같다.

- 연속 캐스트 변경 빈도
  손의 작은 관절의 굽힘 구축을 해결하기 위해 직렬 캐스트를 적용하는 것에 대한 방안은 며칠마다 캐스트를 교체하도록 권장한다. 임상 경험에 따르면 처음 한두 번의 캐스트는 일반적으로 높은 개선을 가져오지만 시간이 지남에 따라 지속적인 캐스트 변경에 대한 반응이 줄어든다. 캐스트 변경 사이의 시간이 증가하면 가장 완고한 관절에도 불구하고 동작 범위와 품질 전체에서 상당한 개선이 나타난다. 캐스트가 더 긴 간격으로 유지되면 종종 캐스트 적용 시점의 최대 수동 관절운동보다 능동적인 관절운동 범위가 더 크다.
  증가된 간격이 더 효과적인 이유는 무엇일까? 계속해서 캐스트를 며칠마다 바꾸면 조직 반응이 보조를 맞출 수 없다. 즉, 조직이 성장할 시간이 충분하지 않다. 며칠 안에 첫 번째 캐스트(또는 두 번)를 변경하면 잘 작동하고 캐스트 사이의 시간을 천천히 늘리면서 각 캐스트를 통한 조직의 반응이 향상된다. 관절을 검사한 결과 끝 부분이 딱딱한 느낌이 들면 더 많은 움직임이 가능하도록 해야 한다. 이러한 간격은 운동에 대한 저항을 줄이는 것 외에도 염증 반응을 최소화/제거하는 것으로 보인다. 이러한 개념은 관절의 변화를 촉진하는 것을 방지하고 조직이 스스로 변화할 수 있는 시간과 기회를 제공하는 것이다.
- 운동 빈도
  조직이 더 심각하고 염증이 있을수록 더 많은 휴식이 필요하고 운동은 하루 종일 간헐적으로 해야 하지만 반복 횟수는 최소화해야 한다. 손 재활 과정에서 과도한 운동은 방아쇠손가락이나 힘줄염의 원인이 되는 경우가 많다. 반복 횟수를 늘리기 전에 운동 세션의 빈도를 높이는 것이 효과적이다. 운동에 대한 조직 반응을 관찰하면 조직이 더 많은 운동을 할 준비가 되었는지 여부를 알 수 있다. 환자에게 휴식과 운동을 이렇게 설명하면 도움이 될 것이다. "손상되지 않은 조직도 움직임과 휴식의 균형이 필요하다. 손상된 손은 처음에는 운동보다 휴식이 더 필요하다. 진행하면서 손은 통증, 부종 및/또는 염증 증가로 반응하여 운동이 과도함을 알려준다. 환자는 과도하지 않고 더 많은 운동에 몰래 빠져들고 싶어 한다. 좋은 지침은 다친 손을 건강한 사람의 손보다 많이 움직이지 않도록 하여 손이 쉽게 견딜 수 있도록 한다."
- 조직 성숙도
  미국의 경우 환자의 입원치료가 제3자의 지불인에 의해 제한되는 경우가 있다. 따라서 퇴원 이전에 손상된 조직이 최대 유연성에 도달하도록 촉진하게 할 수 있다. 치료와 관계없이 손상 조직의 성숙도는 약 1년의 시간이 소요되고 퇴원 후에도 환자가 지속적으로 손상된 조직이 개선되도록 노력한다. 경험이 적은 치료사는 환자가 퇴원할 때 결과에 만족하려면 손상 후 1년 이전에라도 비공식적으로 방문을 통하여 치료사가 최종 결과를 확인할 수 있도록 하는 것도 도움이 될 수 있다. 손상된 조직의 성숙도 향상은 오랜시간 전체 움직임이 없다면 환자를 퇴원시키는 데 긍정적으로 이해될 수 있다.

Brand P. W., Hollister A. M. (1999). *Clinical mechanics of the hand*. 3rd ed. St. Louis, MO: Mosby, Inc.

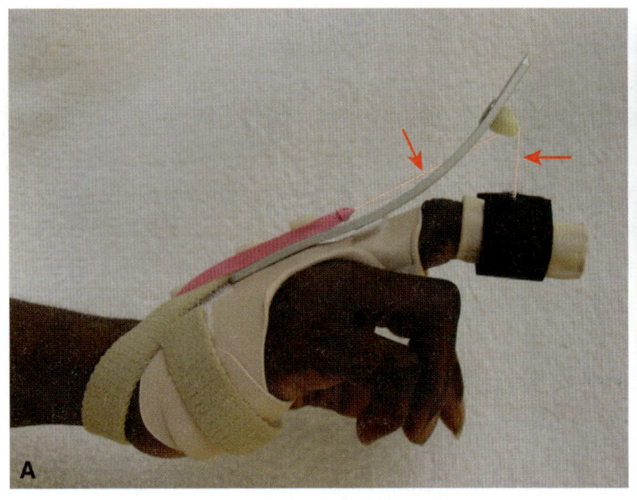
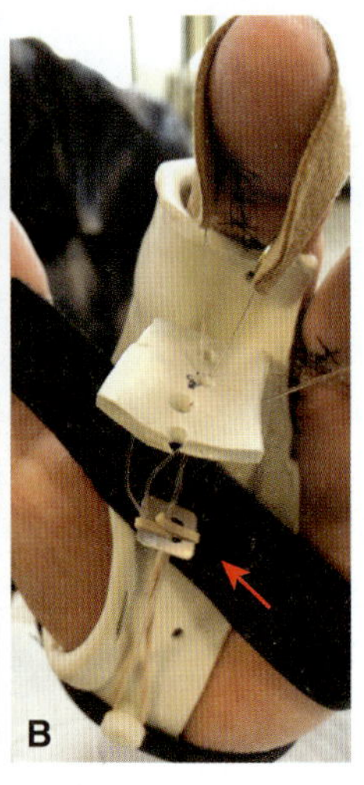

그림 11-4 A, 디지텍 아웃트리거 시스템을 이용한 몸쪽 PIP 신장 가동 스플린트(가동 접근법)는 고무 밴드를 통해 생성된 장력을 적용한다. 모노 필라멘트와 3번째 손가락(화살표) 사이의 정확한 90 ° 각도를 확인한다. 또한 고무 밴드를 통해 발생하는 장력이 너무 커지면 환자는 PIP 관절(화살표)의 등쪽에 압력 영역이 생길 수 있다. 이러한 스플린트 설계는 고무 밴드에 대한 저항력을 발생시켜 PIP 굽힘을 용이하게 하기 위해 운동 스플린트(가벼운 고무 밴드 장력으로)로 사용할 수도 있다. B, 가벼운 "역동(dynamic)" 고무 밴드 장력을 사용하는 PIP 굽힘 가동 스플린트. 장력 조절이 가능한 손가락 걸이(화살표)는 치료사가 장기간 견딜 수 있는 안전한 양의 장력을 쉽게 설정할 수 있게 한다.

결정은 여러 요인을 기반으로 내려야 하지만 이러한 환자군의 경우 많은 요인을 고려해야 하기 때문에 맞춤형 제작 스플린트를 기성품 스플린트로 교체하는 것은 어려울 수 있다. 각각의 관절에서 나타나는 뻣뻣함은 항상 동일하지 않을 수 있다. 따라서 치료사는 환자의 특정 목표에 맞는 최상의 스플린트를 만들거나 설계할 수 있는 지식 기반과 제작기술을 가지고 있어야 한다.

스플린트 중재의 접근 특성
CHARACTERISTICS OF APPROACHES IN ORTHOTIC INTERVENTION

수동관절범위(PROM)의 증가가 스플린트의 목표일 때 치료사는 세 가지 수동적인 가동 접근법 중 하나를 선택할 수 있다: **가동(dynamic)**, **연속 고정(serial static)** 또는 **고정 진행형(static progressive)**.

스플린트는 능동적인 움직임을 기계적으로 재설정하는 데에도 사용될 수 있고 능동적인 움직임을 하는 동안 관절의 뻣뻣함을 개선할 수 있다. 이러한 스플린트의 예로는 운동 관련 스플린트, 제한 스플린트, 그리고 Colditz(2011)가 제안한 일반적인 방법이 어렵고 만성질환의 뻣뻣한 손의 관리를 위한 접근으로 **뻣뻣함을 개선하기 위한 캐스트 동작(casting motion to mobilize stiffness, CMMS)**기술 접근법이 있다.

가동 스플린트 DYNAMIC ORTHOSES

가동 스플린트는 스프링 와이어, 고무 밴드 또는 스프링과 같은 자체 조정되는 탄력적이거나 탄성적인 구성 요소를 가지고 있어 "분절에 가동력을 생성하여 관절 또는 연속적인 관절의 수동 또는 수동 보조 운동"을 생성한다(Fess, 2011; Fess & Phillips, 1987; Glasgow et al., 2011)(그림 11-4A,B). 또한 가동 스플린트는 당기는 선의 반대 방향으로 능동 저항 운동을 허용한다(그림 11-4A). 생성된 가동 장력은 단축된 조직이 탄성 한계의 끝에 도달하더라도 탄성 구성 요소가 수축할 수 있는 한 계속된다. 긴장을 가볍게 설정하고 조직에 대한 외상을 피하기 위해 환자에게 가벼운 신장을 강조하도록 주의를 기울여야 한다(그림 11-5A~C). Glasgow 등(2012 and 2011)은 가동을 포함한 중재에서 결과의 가장 중요한 예측 변수는 다음과 같다는 것을 발견하였다.

- 이전 뻣뻣함의 정도
- 결핍 유형(굽힘이 폄보다 빠르게 개선됨)

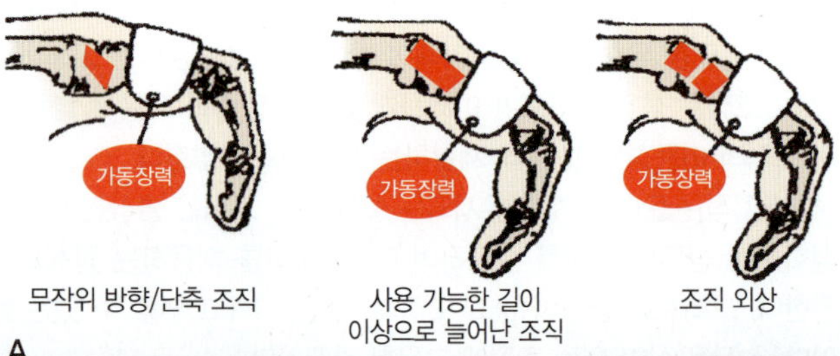

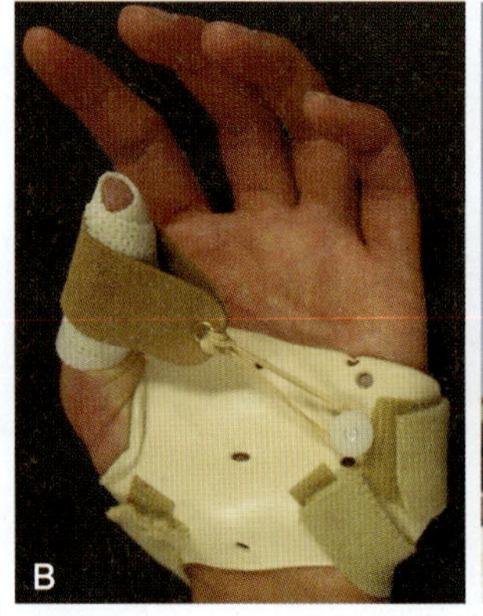
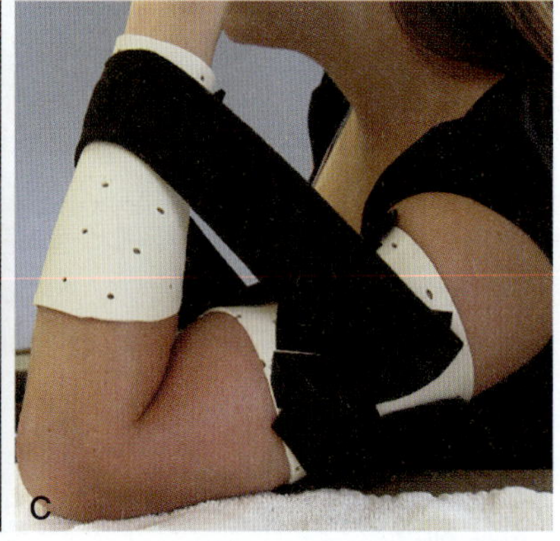

그림 11-5 A, 가동 장력을 사용할 때는 치유 조직에 과도한 응력(stress)을 가하면 염증과 조직 손상이 증가할 수 있어 주의하도록 한다. 가동 스플린트는 단축된 조직이 탄성 한계의 끝에 도달하더라도 탄성 구성 요소가 수축할 수 있도록 장력을 생성하기 때문에 조직 외상이 발생할 수 있다. B, 가벼운 가동 고무 밴드 장력을 사용한 손 기반 엄지손가락 MCP 가동 스플린트로 표시된다. IP 관절의 굽힘을 잘 조절되고 MCP 관절은 폄되도록 설정하여 힘의 방향을 재설정한다. C, 넓은 형태의 네오프렌 스트랩으로 부드러운 팔꿈치 굽힘 가동을 지원한다.

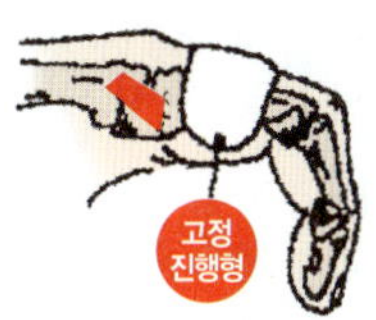

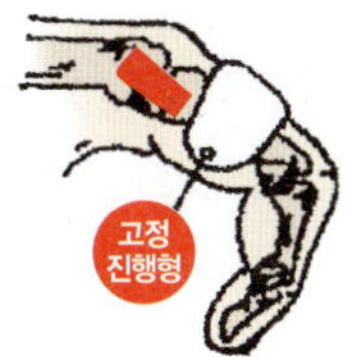

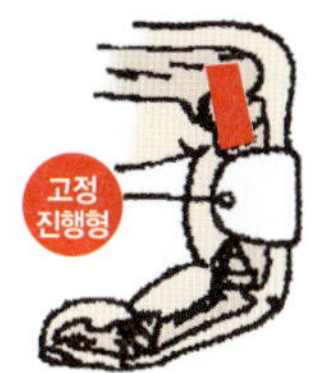

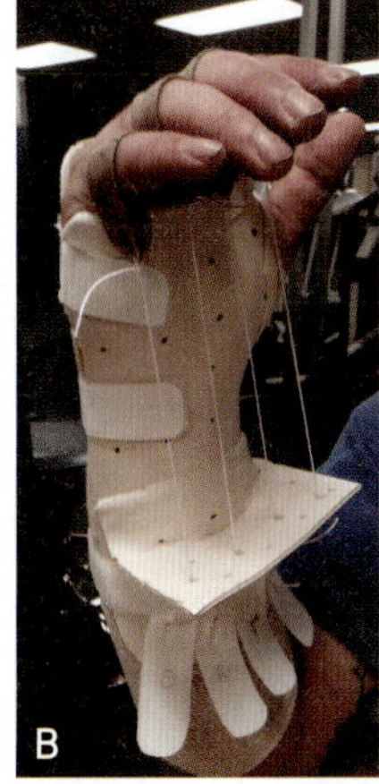
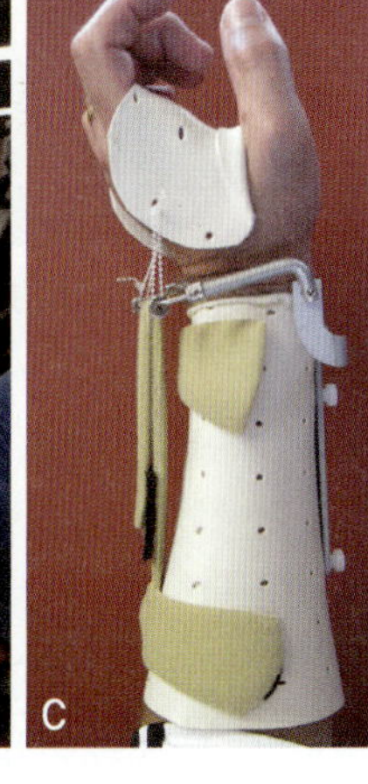
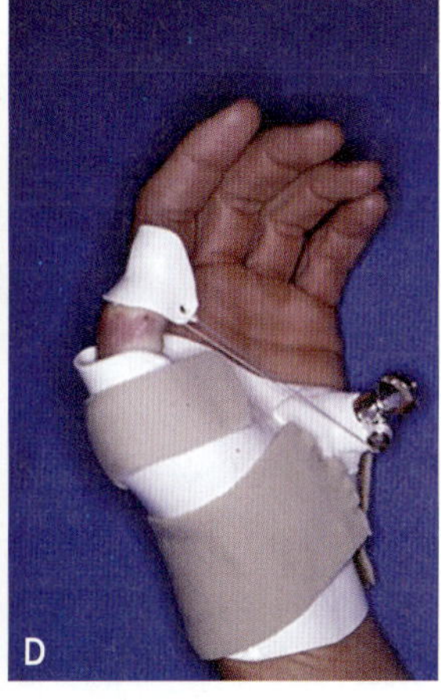

그림 11-6 A, 가동 스플린트 중재에 사용되는 고정 진행형 접근법으로 탄성이 느슨하기 때문에 스플린트의 적절하게 설정된 장력은 현재 최대 길이 제한을 초과하여 조직에 응력을 가하지 않는다. 조직 연장은 조직 외상 없이 발생한다. B, 고정 진행형 MCP 굽힘 가동 스플린트를 위해 고정 선(static line)과 후크 및 루프를 사용하여 고정 진행형 신장을 발생한다. C, Phoenix Wrist Hinge(Performance Health)를 사용한 손목 고정 진행형 폄 접근을 생성하기 위한 간단한 고정 후크 앤 루프 폐쇄(static hook-and-loop closures). D, MERiTTM 구성 요소를 사용한 Thumb IP 굽힘 가동 스플린트.

- 부상 이후 경과 시간(<12주) 가동 스플린트 적용
- 하루 중 스플린트를 착용한 시간

고정 진행형 스플린트 STATIC PROGRESSIVE ORTHOSES

고정 진행형 스플린트의 중재는 후크 앤 루프 스트래핑, 고정 라인, 진행형 경첩관절, 턴버클(turnbuckles) 및 나사와 같은 비탄성 구성 요소의 사용을 포함한다. 이러한 구성 요소는 스플린트의 구조를 변경할 필요 없이 PROM이 변경됨에 따라 관절 위치의 점진적인 변경을 허용한다. PROM이 진행됨에 따라 당기는 라인만 변경된다. 고정 진행형 스플린트는 단축된 조직을 최대길이로 유지한다(그림 11-6A~D). 구성 요소는 가동 접근 방식에서 사용할 때 탄성이 부족하기 때문에 스플린트의 적절하게 설정된 장력은 현재의 최대 길이 제한을 초과하여 조직에 응력을 계속적으로 가하지 않도록 한다(Schultz-Johnson, 1992).

연속 고정 스플린트 SERIAL STATIC ORTHOSES

연속 고정 스플린트의 중재는 치료사가 이동성 증가를 수용하기 위해 스플린트를 다시 제작해야 한다는 점에서 고정 진행형 스플린트 접근과 다르다. PIP 관절의 연속 캐스트와 연속 손목 폄 스플린트가 이러한 접근 방식을 보여준다. 치료사는 스플린트의 장력을 최대 허용 끝 범위로 설정한다. 따라서 스플린트는 현재의 최대 길이 제한을 초과하여 조직에 계속하여 응력을 주지 않는다(Schultz-

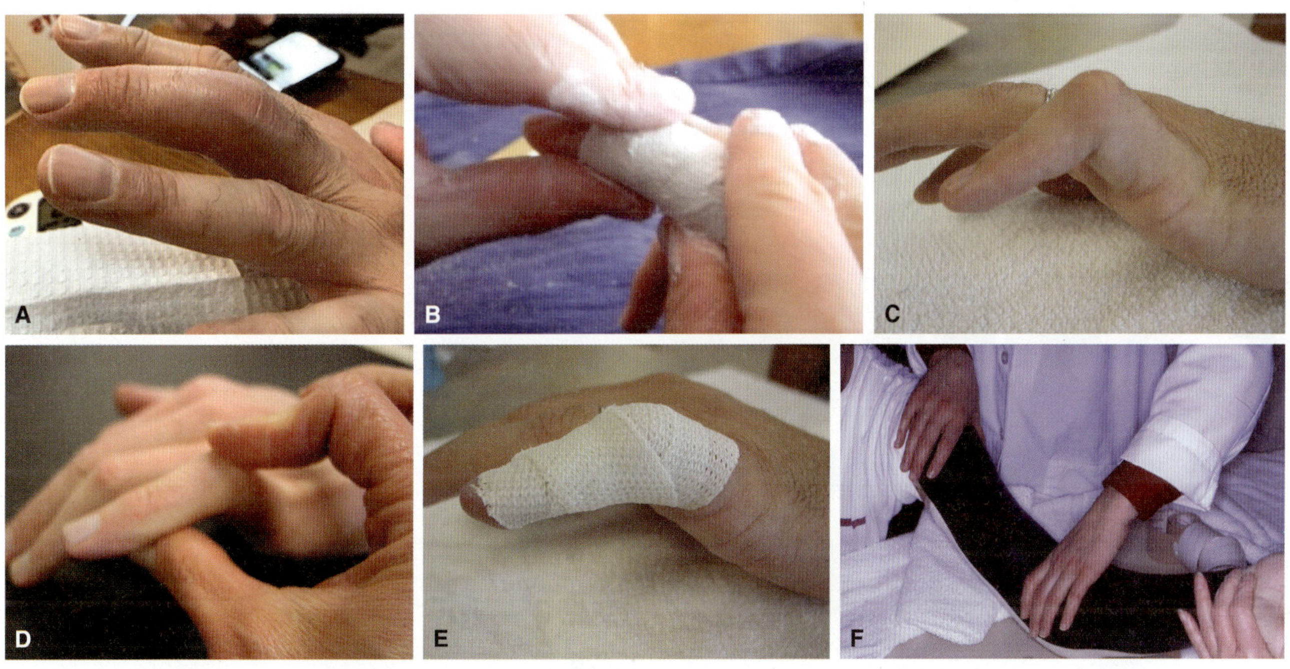

그림 11-7 A, PIP 굽힘 구축 및 (B) 석고 캐스트(POP)를 사용한 연속 고정 폄 가동 스플린트(직렬 캐스트) – 원주형 스플린트가 적용될 때 가해지는 부드러운 폄 압력에 유의하도록 한다. C 및 D, 조밀한 5번째 손가락(SF) PIP 굽힘 구축은 부드러운 수동적인 폄(D)을 통해 나타난다. E, 열가소성 플라스틱 테이프(QuickCast2, Performance Health)를 적용하여 관절을 확장 위치에 고정하도록 배치하여 조직/관절이 새로운 길이에 적응할 수 있도록 한다. F, 팔꿈치 관절의 폄을 얻기 위한 연속 고정 스플린트 접근의 예. 탄성 기반 재료를 사용하면 조직과 관절이 반응함에 따라 재성형이 가능하다.

Johnson, 1992). 치료사가 스플린트를 수정할 때까지 관절 위치의 변화는 발생하지 않는다. Flowers와 LaStayo(1994),(2012)는 상당한 기간 동안 연장된 위치에 있는 관절이 관절 주위에 위치하는 결합 조직의 성장을 유발하여 그 길이에 적응할 것이라는 Dr. Paul Brand의 제안을 입증하기 위해 데이터를 수집하였다. 연구자는 응력 전달의 가장 효과적인 형태는 응력의 전달시간을 최대화하는 것임을 입증하였다. 그들의 연구는 PIP 관절에 관한 것이지만, 이러한 원리가 신체의 다른 활액 관절에도 적용될 수 있다고 제안한다(Flowers & LaStayo, 2012)(그림 11-7A~F).

운동 관련 스플린트 RELATIVE MOTION ORTHOSES

PROM의 복원은 기능 개선의 가능성을 보여주지만 AROM의 복원은 원하는 최종 결과이다. 운동 관련 스플린트(relative motion orthoses, RMO)는 기능적인 손의 사용을 개선하기 위해 적절한 힘 역학과 균형을 회복하는 중요한 도구이다. 스플린트는 굽힘 또는 폄의 복원을 용이하게 하기 위해 IP 관절 쪽으로 힘을 새롭게 지원하는 역할을 한다. 움직임을 복원하기 위한 운동 관련 스플린트의 적용은 PIP 굽힘 및 폄 지연(PROM > AROM)에 대한 성공적인 개입과 여러 가지 손의 병리적인 질환으로 인한 PIP 관절의 뻣뻣함이 포함된다(Hirth, Howell, O'Brien 2016)(그림 11 -8A,B). 7장에서 이에 대해 자세히 설명한다.

제한 스플린트 BLOCKING ORTHOSES

제한 스플린트는 손의 힘을 재조정하고 IP 관절 굽힘을 촉진하는 훌륭한 도구로 제공된다. 폄의 과정에서 MCP 관절을 제한하여 PIP 및 DIP 관절의 굽힘을 용이하게 하여 환자가 관절의 뻣뻣함과 및 FDS(flexor digitorum superficialis) 및 FDP(flexor digitorum profundus) 미끄러짐 운동이 개선되도록 방향을 바꾼다. 비교적 독립적인 MCP 움직임이 정상일 때 제한 스플린트의 사용을 고려해야 하고 이때 PIP 동작은 제한된다(그림 11-9A,B). 폄 과정에서 MCP 관절의 외부적인 지원은 관절을 제한하여 방향을 개선할 수 있는 힘 적용을 개선하기 위하여 단순한 도구로 제작한다.

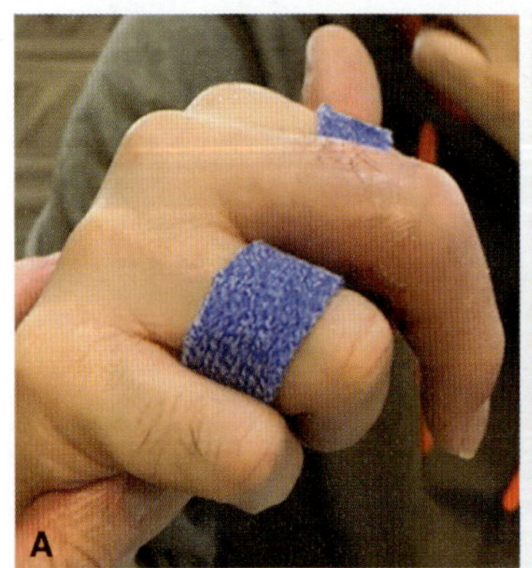

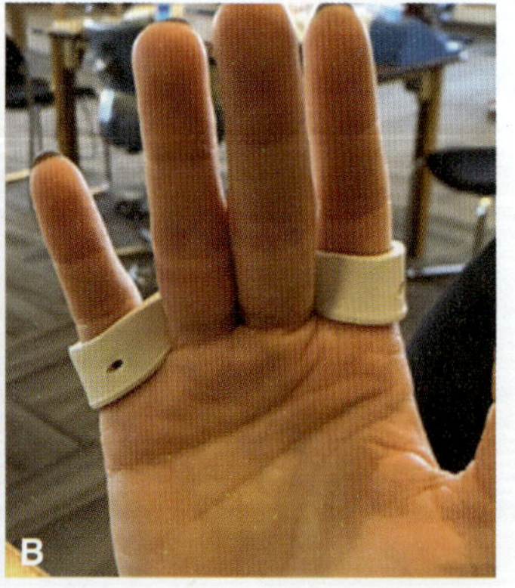

그림 11-8 A, PIP/DIP 굽힘을 용이하게 하는 3번째 손가락의 운동 관련 폄 스플린트는 MCP 관절을 다른 손가락과 차이가 되도록 다른 위치에 놓도록 한다. B, PIP 폄을 용이하게 하는 2,3번째 운동 관련 스플린트는 상대적으로 굽힘에 관여하는 MCP 관절을 다르게 배치하도록 한다. 이러한 운동 관련 스플린트는 운동을 촉진하여 관절의 뻣뻣함을 해결하는 데 도움이 된다.

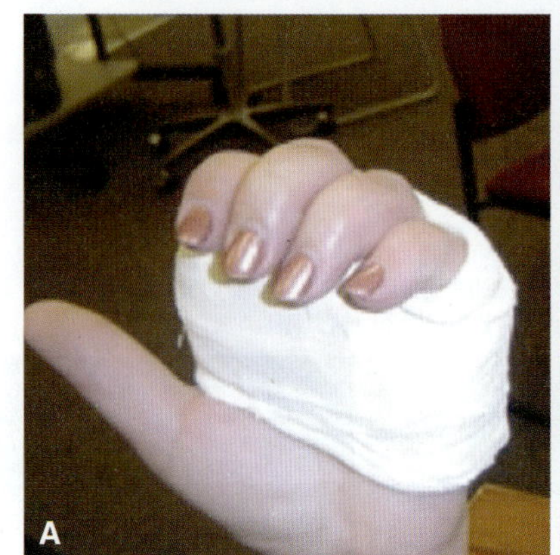

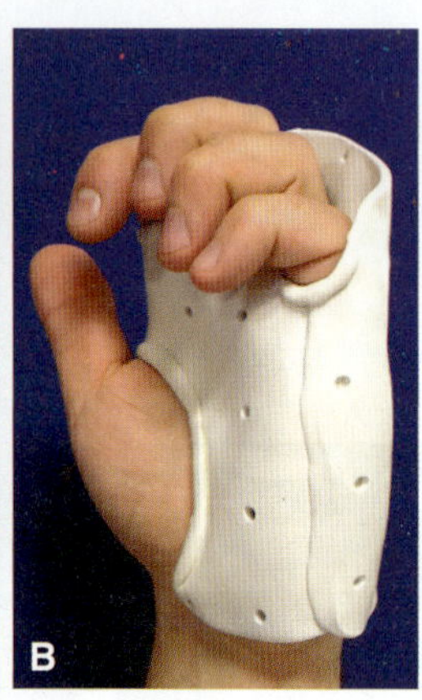

그림 11-9 파리 석고(A)와 열가소성 재료(B)로 만든 차단 스플린트. 기타 권장 재료로는 Orficast(11장) 및 Delta-Cast(12장)가 있다.

뻣뻣함을 가동하기 위한 캐스트에서의 동작 CASTING MOTION TO MOBILIZE STIFFNESS

Colditz(2000), (2002), (2011)은 가장 뻣뻣한 관절의 능동적인 동

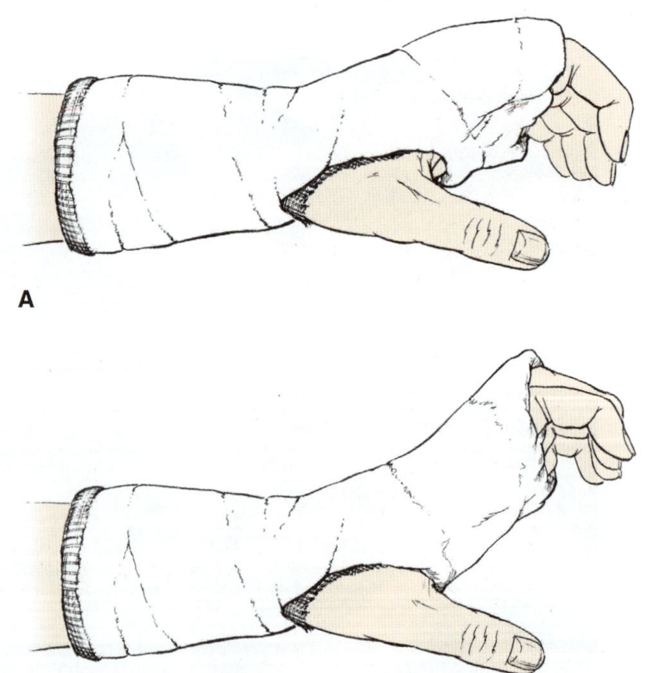

그림 11-10 A, 원주형 손목 및 MCP 폄 스플린트(후드 제외)는 능동적 굽힘 및 폄을 위해 IP 관절을 독립적으로 움직이도록 한다. B, 내재근을 신장하는 캐스트는 팽팽한 내재근의 신장을 촉진하기 위해 MCP 관절을 완전히 폄시킨다. (사진 세공: Judy C. Colditz).

작을 지원하고자 캐스트의 사용을 제시하였다. 캐스트는 만성적으로 뻣뻣한 손에 사용된다(그림 11-10A,B). (만성이란 부상 이후 시간에 관계없이 단단한 끝 느낌 관절운동으로 정의됨) 이러한 기술을 CMMS라고 한다. Colditz(2011)는 이 기술을 "동시에 뻣뻣한 관절을 가동하고 부종을 줄이며 정상 동작에 대한 대뇌겉질의 정보력을 증진하는데 필요한 새로운 동작 패턴을 생성"할 수 있다고 주장한다(Colditz, 2011). CMMS(Colditz, 2011)의 기술을 연계하여 만성적인 손의 뻣뻣함을 중재하는 또 다른 방법 중 하나로 이해할 수 있다. 이 기술에서는 **석고 캐스트(plaster of paris, POP)**를 사용하는데 POP와 같은 "고순응 소재"(Colditz, 2000)는 편안한 착용감과 연조직 자극의 위험을 최소화하면서 장기간 착용할 수 있도록 하는 것이 중요하다. 손가락 동작의 개선을 목표로 손목을 포함하여 몸쪽 관절을 고정하는 것은 모든 움직임의 힘을 목표로 하는 먼쪽 관절에 집중하고 방향을 전환하는 데 필요하다(Bell-Krotoski, 2011; Colditz, 2011).

CMMS의 장점(Colditz, 2011)

Advantages of CMMS (Colditz, 2011)

- 캐스트에 의해 가해지는 신체 주변의 성질과 가벼운 압력은 혈액 순환에 도움을 줄 수 있다.
- 관절운동은 굽힘과 폄 모두 가능하다.
- 대상자의 표적된 반복 운동은 대뇌겉질의 운동의 통합과정을 촉진할 수 있다.
- POP 재료 사용은 가격이 저렴하다.
- 전통적인 치료 방법보다 방문치료를 통한 캐스트 적용은 적은 치료 빈도를 가능하게 한다.

CMMS의 과제(Colditz, 2011)

Challenges of CMMS (Colditz, 2011)

- 최적의 캐스트 설계 결정하기(착용 조건과 적용하는 움직임 패턴에 따라 설계 형태를 결정함)
- 정교한 캐스트 제작과 적용
- 캐스트의 적절한 적용시간
- 고정된 캐스트를 제거하는 시기와 이후 동작의 적용법

스플린트 접근에 대한 적응증

INDICATIONS FOR ORTHOSIS APPROACH

스플린트 문제해결 절차 및 방법(알고리즘)

Orthosis Algorithm

스플린트 중재를 위한 접근법 중 선택을 위한 기초로서 치료사들은 스플린트 유형을 상처 치유 단계와 일치시키는 알고리즘을 개발하였다(그림 11-11). 이러한 알고리즘은 단지 지침으로서 사용한다. 치료사는 각 환자의 많은 특성에 가장 적합한 접근 방식을 선택하고 운동 관련 스플린트와 제한 스플린트의 이점도 염두에 두어야 한다. CMMS 접근법은 만성적으로 뻣뻣한 손에 대한 옵션일 수도 있다.

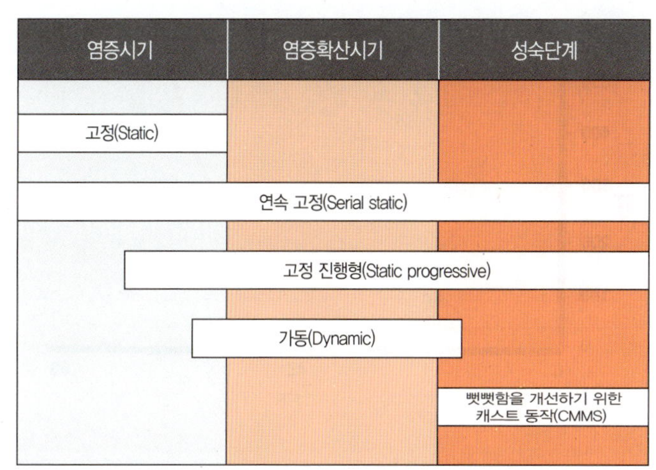

그림 11-11 스플린트 유형을 상처 치유 단계와 일치시키는 알고리즘.

이러한 알고리즘을 기반으로 많은 치료사는 고정 진행형 접근법이 고부하 힘 발생기(high-load generator) 역할을 할 수 있다고 판단되어 상처 치료 후기 단계까지 이를 계속 사용하였는데 이는 잘못된 판단이다. 고정 진행형 힘 발생기는 매우 낮은 것부터 매우 높은 것까지 광범위한 힘의 크기를 가지고 있다. 고정 진행형 힘 발생기는 무한하게 조정 가능하기 때문에 힘의 범위는 고무 밴드나 스프링에서 얻을 수 있는 것보다 더 다양하다. 따라서 가동 견인을 견딜 수 있는 조직은 고정 진행형 견인을 견딜 수 있다. 또한 가동 스플린트를 견딜 수 없는 조직이라도 고정 진행형 견인을 견딜 수 있다. 주어진 조직에 적절한 양의 장력이나 하중을 설정하고 스플린트를 적절하게 설정하는 것은 치료사의 전문성에 달려 있다(Schultz-Johnson, 2000). 표 11-1을 통해 접근 방식을 비교 제시하였다(Schultz-Johnson, 2000).

끝 느낌 End Feel

부드러운 끝 느낌 관절은 (1) 아직 유의미한 가교(cross-linking)를 형성하지 않은 비교적 어린 흉터 조직 또는 (2) 부종이나 영양 실조와 같은 일시적인 생리학적 변화를 나타낸다. 관절 구축은 운동범위를 가진 부드럽고 스폰지 같은 관절에서 발생될 수 있다. 이러한 측면에서 우리 신체는 관절의 정상 동작을 회복하기 위하여 해당 관절의 비정상덕인 관절 세포의 흡수하고 이를 통해 관절의 움직임을 허용한다(Bell-Krotoski, 1987)(2011). 단단한 끝 느낌을 가진 관절은 진행된 교차 결합의 성숙 흉터 조직에서 나타나는데 이는 필요한 정상 수동 관절의 범위에서 필요한 조직흡수나 동작제한 요소로 나타낸다(예로 손바닥 피부와 관절주머니가 흡수되면 PIP 굽힘 구축이 발생)(그림 11-12A)(Bell-Krotoski, 1987),(2011).

관절에서 특정 양의 PROM을 얻는 데 필요한 토크 힘의 양을 정량화할 때 **토크 각 운동범위(torque-angle range of motion, TAROM)**를 확인한다. TAROM의 평가는 치료사가 환자의 PROM의 제한을 해결할 수 있는 스플린트의 유형을 결정하는 데

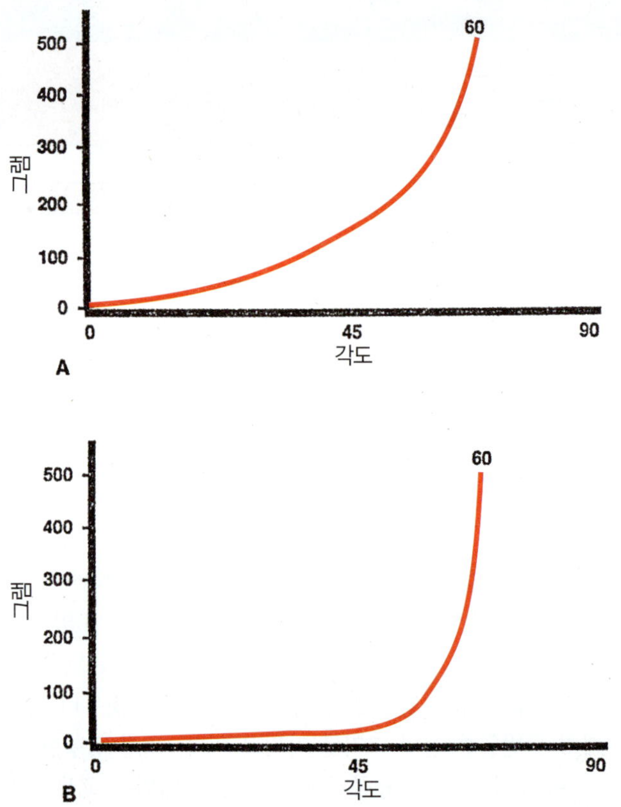

그림 11-12 A, 관절의 단단한 끝 느낌은 최대 수동 운동범위(PROM)를 얻기 위해 상당한 양의 토크가 필요하고 이때 급격하게 상승하는 기울기와 함께 토크 각도 곡선이 생성된다. B, 관절의 부드러운 끝 느낌은 최대 PROM을 얻기 위해 적은 양의 토크만 필요로 하며 이때 천천히 상승하는 기울기를 갖는 토크 각도 곡선을 갖는다.

도움이 된다(Roberson & Giurintano, 1995). 관절은 최대 PROM을 얻기 위해 상당한 양의 토크가 필요하고 토크-각도 곡선이 급격히 상승하는 기울기를 갖는 경우 관절에서 **단단한 끝 느낌(hard end feel)**을 경험한다(그림 11-12A). 이때 연속 고정 또는 고정 진행형 스플린트의 적용은 아마도 PROM을 증가시키는 유일한 방법일 수 있다. 그러나 관절에서 최대 PROM을 얻기 위해 적은 양의 토크만 필요하고 토크-각도 곡선이 천천히 상승하는 기울기를 갖는 경우 관절은 **부드럽거나 경쾌한 끝 느낌(soft or springy end feel)**을 갖는다(그림 11-12B). 부드러운 끝 느낌 관절은 연속 고정, 고정 진행형 또는 가동 스플린트 중재로 이점을 얻을 수 있다.

TAROM 측정으로 얻은 정보와 함께 구축 기간과 특성에 대한 분석은 치료사가 적절한 스플린트를 선택하는 데 도움이 된다. McKee 등(2012)의 연구에서, 관절의 뻣뻣함을 관리하는 지속적인 고정 접근법은 조직 연장에 긍정적인 결과를 달성하더라도 조직에 대한 영향을 손상시키고 관절 연골을 반대로 압박할 수 있다고 하였다(McKee et al., 2012).

스플린트 중재에 대한 금기 사항
CONTRAINDICATIONS TO ORTHOTIC INTERVENTION

스플린트 가동에 대한 적응증과 주어진 문제에 맞는 접근 방식을 아는 것이 중요하듯이, 관절 가동 스플린트를 사용하는 스플린트의 금기 사항을 아는 것도 중요하다.

일반적인 금기 사항은 다음과 같다
COMMON CONTRAINDICATIONS INCLUDE THE FOLLOWING

- 관절 불안정성(joint instability)
- 무혈성 괴사(avascular necrosis)
- 신경혈관 결핍(neurovascular deficiencies)
- 급성 염증(acute inflammation)
- 전염병(infection)
- 불안정한 골절(unstable fractures)
- 현저한 탈회(marked demineralization)
- 골화성 근염(myositis ossificans)
- 딴곳뼈되기(heterotopic ossification)
- 외골증 형성(exostosis formation)
- 관절의 느슨한 몸(loose body in joint)
- 적절한 혈액 공급이 없는 치유 구조 전반에 발생한 응력 또는 인장 응력을 견디는 인장 강도
- 밀실 공포증(claustrophobia)이 있는 환자
- 의식 상태가 변화된 환자

또한 스플린트 가동에 가장 금기가 되는 특수 진단 범주에는 특별한 설명이 필요하다. 뒤피트랑 구축(Dupuytren contracture)과 구축의 확장으로 인한 운동 손실.

뒤피트랑 구축은 LLPS에 반응하지 않는다(Abbott, Denney, Burke, & MGrouther, 1987; Sampson et al., 1992). 근섬유아세포로 구성된 뒤피트랑 조직은 그 성질 때문에 정상 조직이나 흉터와 같은 방식으로 재형성되지 않는다. 치료 후 중재 기간(수술 또는 주사/조작)에만 뒤피트랑 구축은 스플린트 중재로 조정될 수 있는데 이는 중재로 반응하지 않는 조직을 제거하고 일부를 흉터로 대체하기 때문이다.

뒤피트랑으로 확장된 조직은 일반적으로 LLPS에 반응하지 않는다. 조직은 대부분 섬유성이며 정상적인 결합 조직과 같은 점탄성 특성을 가지고 있지 않다. 기계적 자극에 반응하고 재구성하는 데 필요한 세포가 부족하다.

치료사가 스플린트를 적용할 때마다(특히 스플린트의 적합성이나 내성이 의심되는 경우) 문제를 나타내는 징후를 엄격하게 확인해야 한다.

- 통증(dolor)
- 열(칼로리)

- 발적(문지름)
- 부종
- 관절가동범위의 감소
- 근력의 감소
- 감각의 감소

이러한 증상과 징후가 나타나면 치료사는 스플린트의 적합성과 압력 분포를 확인하도록 한다. 그리고 치료사는 스플린트 적용의 타당성을 위한 근거를 정확히 숙지하도록 한다.

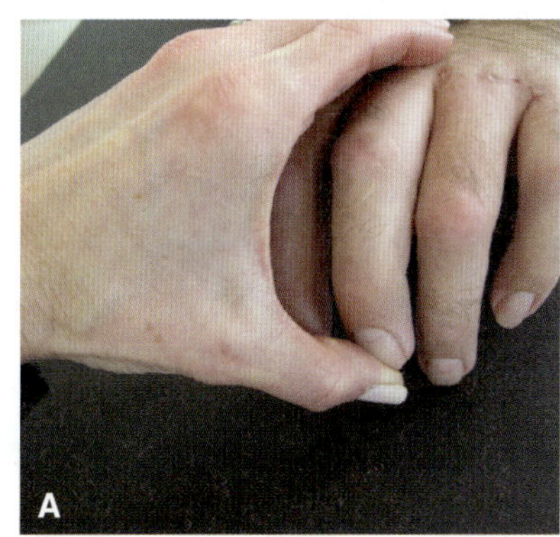

그림 11-13 A, 3번째 손가락(MF) PIP 관절의 골절 탈구 후 고정으로 인하여 뻣뻣함이 발생하고 이차적으로 IP 관절에서 수동 운동범위(PROM)의 제한이 관찰된다. B, 아코디언 현상(accordion phenomenon)은 주름 사이의 흉터 형성의 원인으로 PROM의 감소로 나타난다.

관절 뻣뻣함의 원인 CAUSES OF JOINT STIFFNESS

관절의 뻣뻣함을 설명하는데 있어 관절의 PROM의 한계 특성을 확인하도록 한다. 관절을 둘러싼 연조직 구조, 관절 주위 구조(예: 인대, 관절주머니, 손가락판, 시상 띠)의 변화는 이러한 운동 제한을 유발한다. 관절을 형성하는 뼈의 관절 표면 구조의 변화로 PROM의 손실을 유발할 수도 있다(그림 11-13A). 인접한 뼈 사이의 연관성도 손의 활과 움직임에 영향을 준다.

위에서 언급한 내용과 같이 관절 주위 구조는 상당한 시간 동안 느슨한 상태에 있을 때 적응적으로 짧아지고 이러한 과정에서 염증은 빠르게 진행될 수 있다. Arem과 Madden(1976)은 관절 주위 구조가 아코디언처럼 스스로 접힐 수 있고 이 접힘 사이에 흉터가 형성될 때 그 위치에 어떻게 굽혀지는지를 설명하였다(그림 11-13B). 관절 주위 구조의 접착점(spot-welding)은 일반적으로 조직의 흉터로 작용하여 조직의 움직임을 제한한다. 이로 인해 확장성과 힘줄의 미끄러짐이 감소한다.

뻣뻣함의 발생 조건 PRECIPITATING CONDITIONS FOR STIFFNESS

부종 Edema

관리하지 않으면 부종이 조직공간으로 침투가 진행되어 함몰되도록 하여 결국 섬유화(fibrosis)로 이어진다(Villeco, 2011)(그림 11-14A~D). 최악의 과정하에서 부종은 혈액과 중요한 조직의 영양을 방해한다. 따라서 손의 부종을 예방하고 관리하는 것이 매우 중요하다.

손에 부종확산(diffuse edema)이 관찰되면 손을 편안한 자세로 위치하도록 한다. 손목은 굽히고 손허리손가락(MCP)관절은 펴하며 손가락사이(IP)관절은 구부러지도록 한다(Grigsby deLinde &

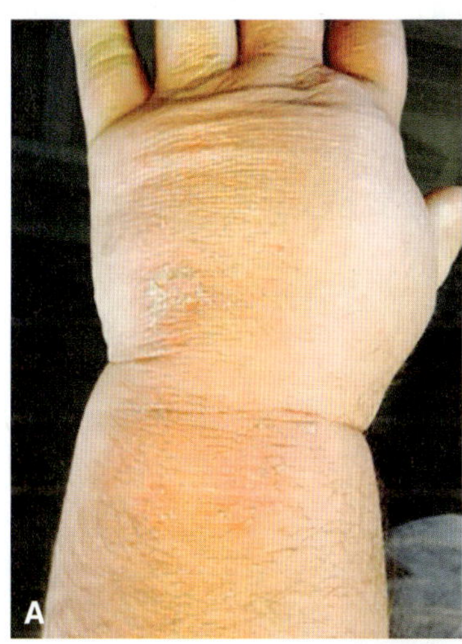

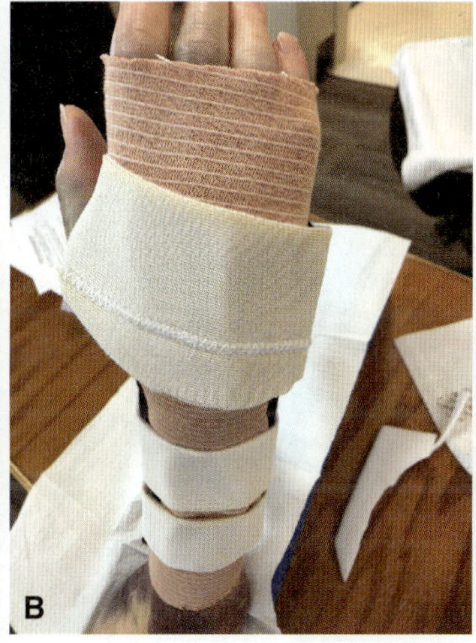

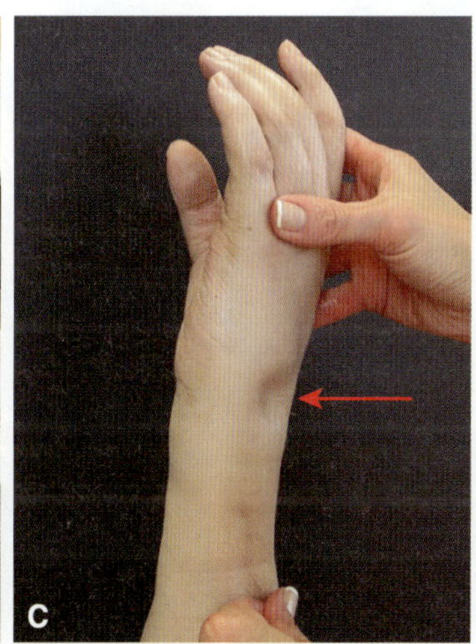

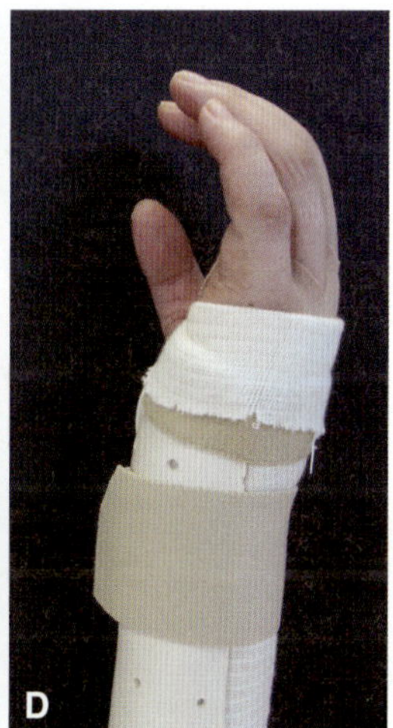

그림 11-14 A, 손등의 함몰부와 뻣뻣한 부종에 주목한다. B, 탄성 스타킹과 넓은 스트랩이 있는 손목 고정 스플린트는 시간마다 능동적인 손가락 운동 범위(ROM)와 기타 부종 관리 기술을 적용하여 부종을 줄이는 데 도움이 된다. C, 손등의 함몰 부종(손가락 들여쓰기, 화살표를 통해). D, 부종을 관리하기 위해 아래에 압박 슬리브를 착용한 스플린트.

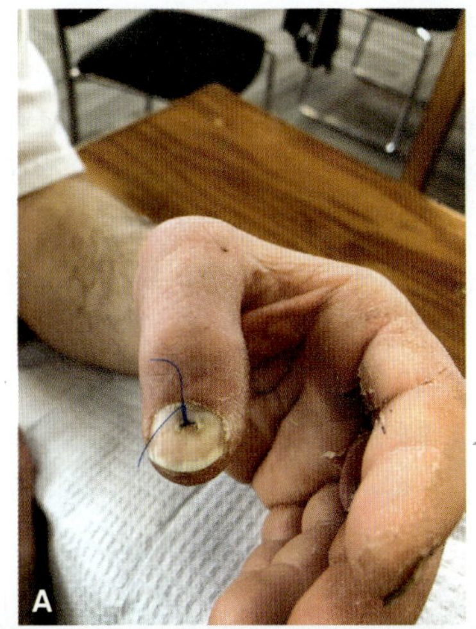
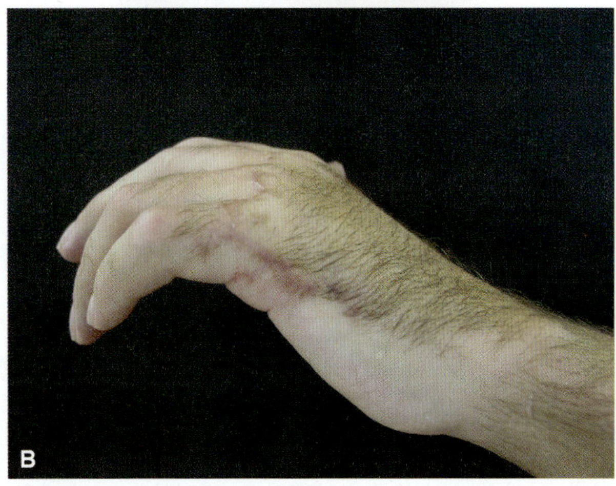

그림 11-15 A 및 B, 손목이 약간 구부러지고 MCP 관절은 펴지고 IP 관절은 구부러지도록 한다.

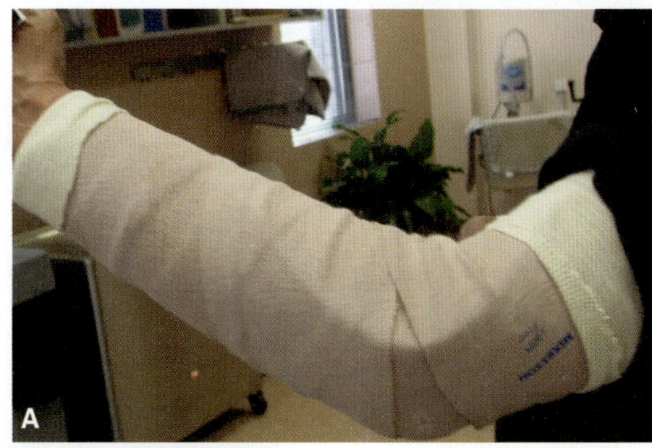
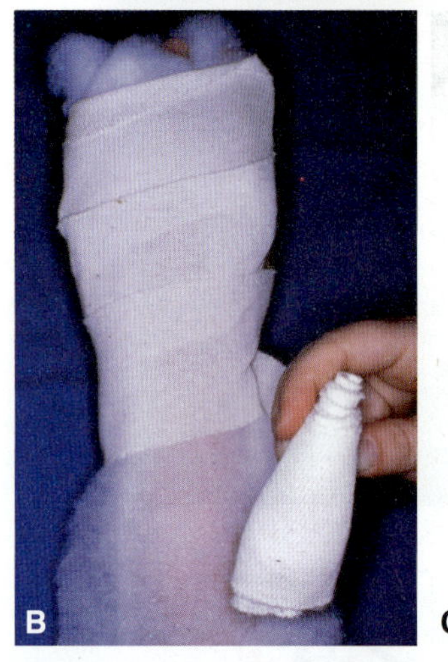
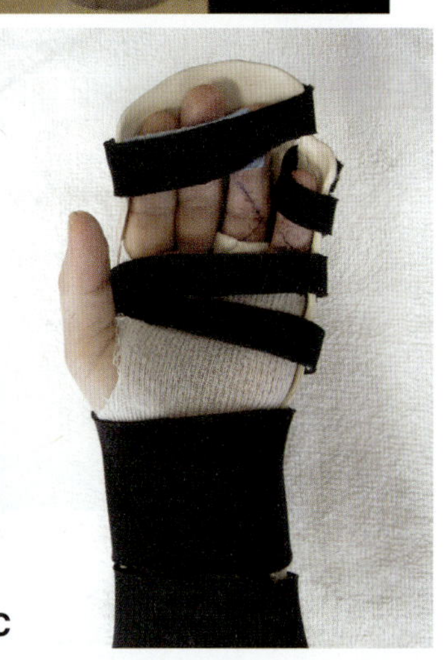

그림 11-16 A, 압력을 고르게 분배하고 부종을 관리하기 위한 팔꿈치 굽힘 가동 스플린트(연속 고정 접근)를 제자리에 유지하기 위해 탄성 랩을 사용한다. B, Dacron(퀼팅) 안솜은 수분 흡수를 향상시키기 위해 원주 랩과 티슈 사이에 레이어를 추가할 수 있다. C, 아래팔에 굽힘근 힘줄의 재건 후 적용된 손목/손 폄 제한 스플린트에서 부드럽고 넓은 네오프렌 스트랩이 사용된다. 숫자에 대한 이중값 스트랩에 유의하고 네오프렌이 사용은 적합한 적용으로 절단면이 닳지 않도록 주의한다.

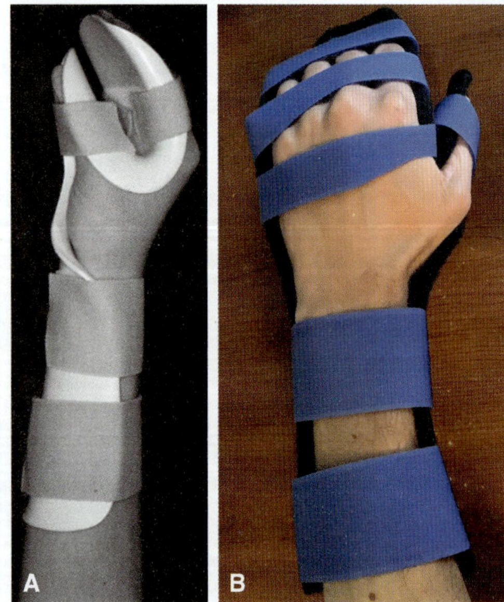
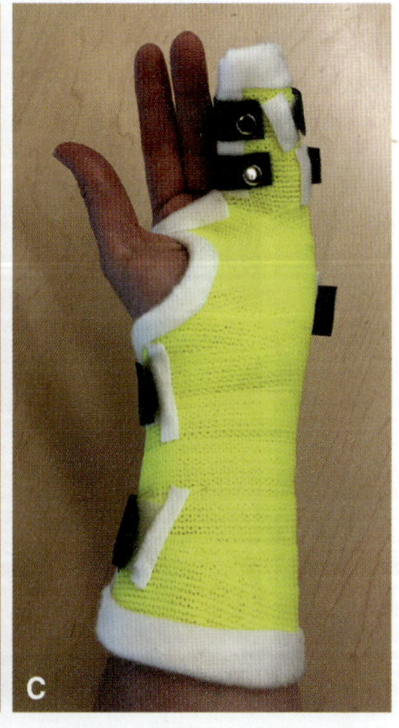

그림 11-17 A, 변형 방지 자세는 손의 뻣뻣함과 변형을 최소화하거나 방지하기 위하여 사용된다. B, 손가락을 약간 벌리고 엄지손가락을 노뼈 중앙/손바닥 중간으로 벌림되도록 위치히도록 지원하는 유시한 손 고정 스플린드. C, Delta-Cast를 사용하여 제작된 스플린트로 5번째 MCP 골절을 해결하기 위한 4–5번째 손가락을 포함하는 자뼈 기반 설계.

전문가 핵심 11-2

조절가능한 손가락 굽힘 스트랩

MARY ANNE DYKSTRA, OTR/L, CHT
Illinois

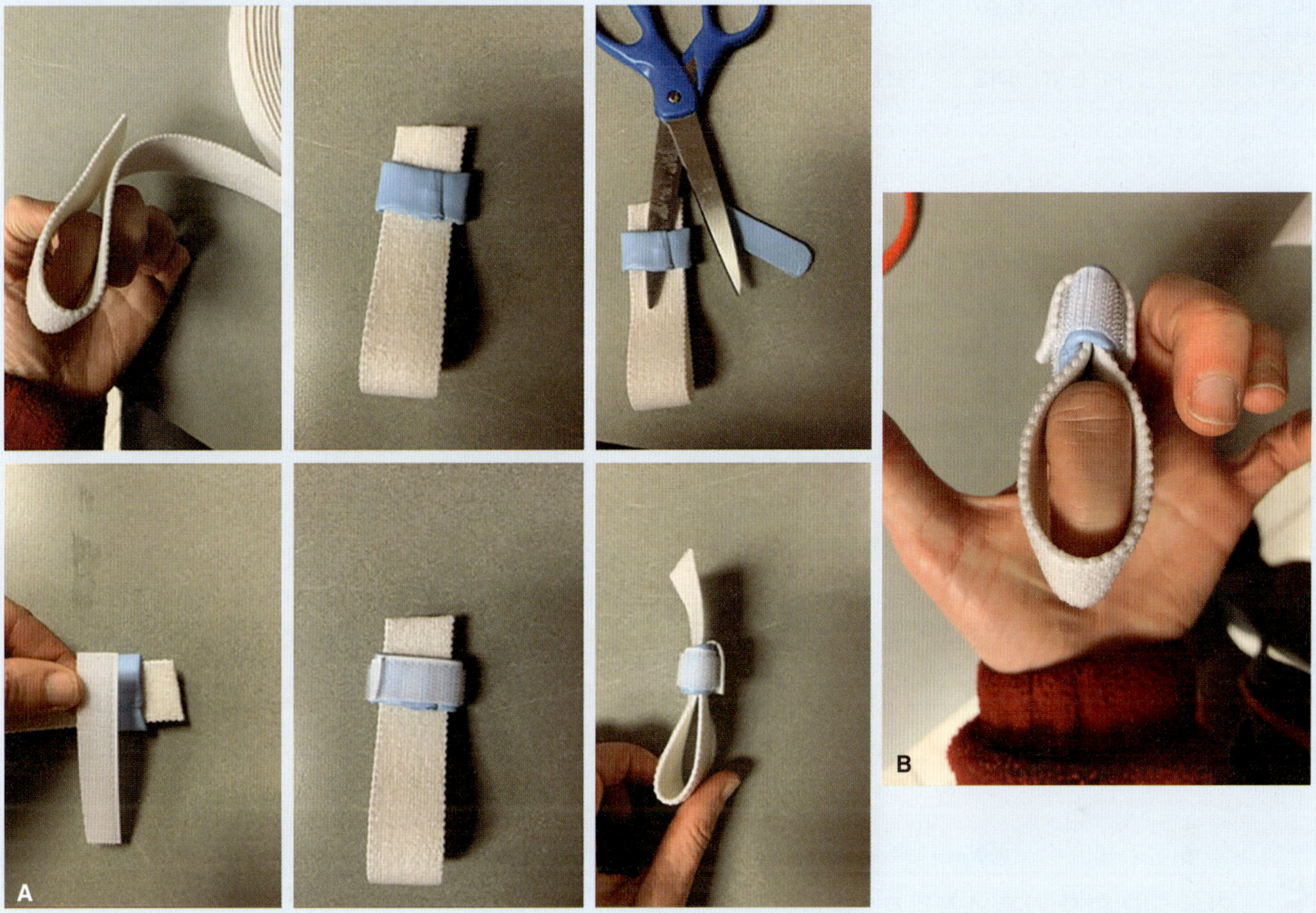

A B

후크 수용 탄성을 선택한다(양쪽을 조정하려면 양쪽에 루프 재료가 있어야 함). 외재근 굽힘자세(claw position)에서 손가락을 돌 수 있을 만큼의 탄성을 가질 수 있도록 자르고 움직임이 개선됨에 따라 재료를 줄이거나 조정하기 위하여 양쪽에서 1인치를 잘라낸다. 반으로 접고 절단된 끝에서 1인치 아래로 열가소성 플라스틱 재료를 감싼다. 열가소성 플라스틱 재료 끝을 함께 융합하고 따뜻할 때 스플린트 재료 주위에 고리모양으로 감는다. 스플린트 재료의 탄성을 공급하기 위해 스플린트 재료 아래의 한쪽 또는 양쪽에 가위질을 한다. 조절 가능한 상태로 유지되도록 탄성을 밀어 넣는다. 한 쪽을 조정 가능하게 만들려면 탄성의 한 쪽을 열가소성 플라스틱 재료에 삽입하여 "이동 가능하도록" 한 쪽을 남긴다.

Miles, 1995). 이러한 자세는 손의 등쪽 피부, 인대 및 관절주위 구조의 긴장을 최소화한다. 부종이 남아 있고 손을 치료하지 않은 채로 두면 손목은 폄을 잃고 MCP는 폄 구축을, IP는 굽힘 구축을 발생시킨다(그림 11-15A,B). 스플린트 중재로 적절한 자세를 제공한다. 부종이 있는 손에 적용되는 전통적인 스트래랩은 림프 흐름을 방해하고 스트랩 위치로 인하여 몸쪽 및 먼쪽 부종의 "창" 부종 또는 조직액이 조직에 모이는 문제를 발생한다(Villeco, 2011). 스트랩의 위치는 부종을 악화될 수 있음을 치료사는 알고 있어야 한다(Colditz, 2011). 원주형 설계와 같은 스플린트의 전략적인 제작은 균일한 압력 분포에 도움이 될 수 있다. 부드러운 원주형 압축 포장 또는 넓고 부드러운 스트랩은 압력을 가볍게 분산시키는 또 다른 방법이다. 두 기술 모두 부종 조절을 보조하면서 스플린트를 효과적으로 작용할 수 있도록 적절한 자세로 고정한다(그림 11-16A~C). 부종이 감소한 후 필요한 경우 넓은 스트랩이나 랩을 기존의 스트랩 방식으로 교체할 수 있다.

손의 뻣뻣함과 변형을 최소화하거나 방지하기 위하여 선택하는 손의 자세를 변형 방지 자세(antideformity position)(그림 11-17A~C)(상자 11-2)라고 한다. 가능하다면 손목을 20도~25도 폄; 최대 허용 MCP 굽힘; 최대 허용 IP 폄 자세를 취하도록 한다. PROM 제한으로 인해 초기 스플린트를 원하는 위치를 놓지 못하더라도 스플린트를 연속적으로 조정하면서 목적을 달성하도록 한다.

상자 11-2 내재근/외재근의 뻣뻣함

	MCP 폄	MCP 굽힘
내재근 단축	PIP 수동 굽힘 감소	PIP 수동 굽힘 증가
외재근 단축 (손등 구조)	PIP 수동 굽힘 증가	PIP 수동 굽힘 감소
관절의 뻣뻣함	PIP 동작이 어려움	PIP 동작이 어려움

내재근의 단축 Intrinsic Tightness

손상이나 질병은 손의 내재근 긴장이나 흉터를 유발할 수 있다. 내재근의 단축으로 MCP 폄과 IP 굽힘의 동시에 손실되는 원인이 될 수 있다. 이러한 단축 손상을 확인하고자 치료사는 내재근 길이 검사를 수행해야 한다(그림 11-18A,B). 내재근의 단축이 존재한다면, MCP가 굽힘 상태에 있을 때 PIP 관절은 더 큰 수동 굽힘을 가지며, MCP 관절이 폄 위치에 있을 때 PIP는 부족한 수동적인 굽힘을 가진다. 내재근의 단축이 확인되면 치료사는 MCP 관절의 폄과 IP 관절의 굽힘을 증가하고자 적절한 스플린트를 적용하고 운동치료를 시작하도록 한다.

심한 내재근 단축은 불균형을 일으켜 PIP 및 DIP 관절에서 백조목 변형을 일으킬 수도 있다(Melvin, 1989). 내재근 기능의 상실은 앞서 설명한 것처럼 손목손허리사이(CMC)관절에서 움직임의 상실을 초래할 수 있다. 내재근이 단단해지면 스플린트 중재와 내재근

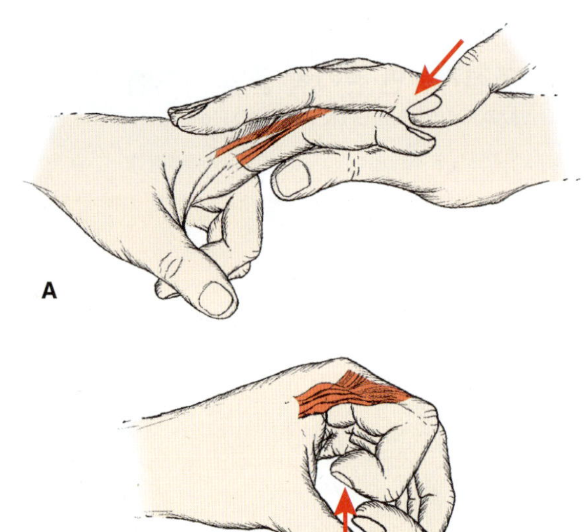

그림 11-18 A 및 B, 내재근의 단축 검사로 동시적으로 MCP 폄과 IP 굽힘의 제한이 있는지 확인하도록 한다.

의 길이를 늘리는 운동을 수행하는 데 어려움을 갖는다. 섬유화된 조직은 장력 자극에 반응하고 길이 증가에 도움이 되는 방식으로 재구성하는 데 필요한 세포가 부족할 수 있다.

외재근 단축 Extrinsic Tightness

외재근 단축은 굽힘근/엎침전근 또는 아래팔 폄근에서 발생할 수

전문가 핵심 11-3

가동 PIP 확장 가동 스플린트

MICHELE AUCH, OTR/L,CHT
Illinois

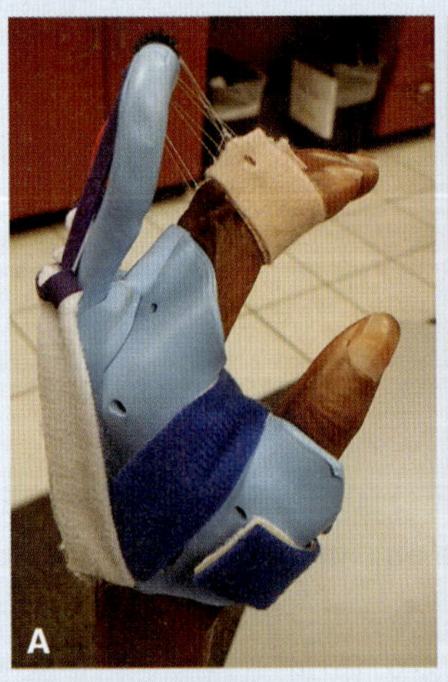

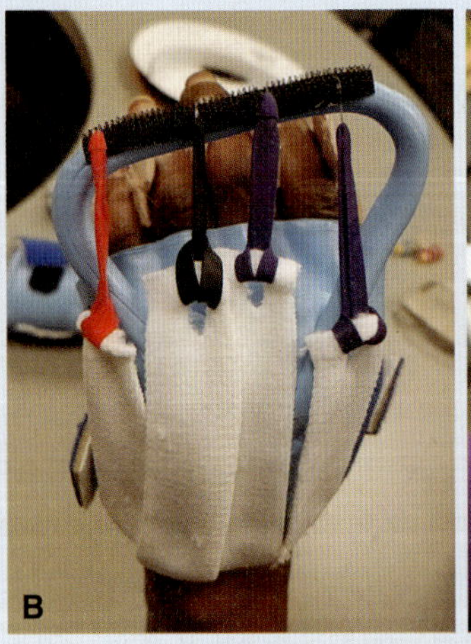

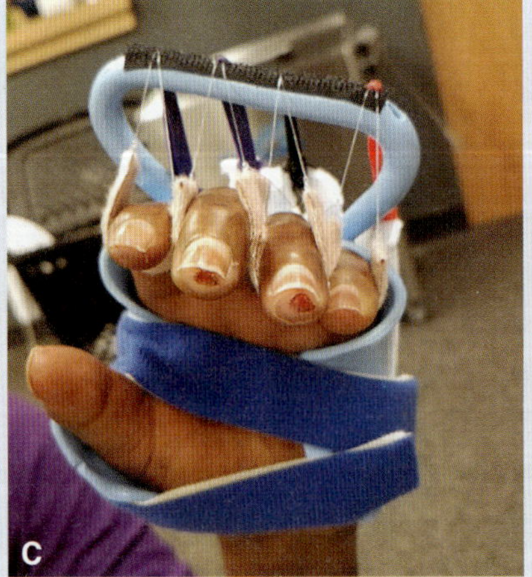

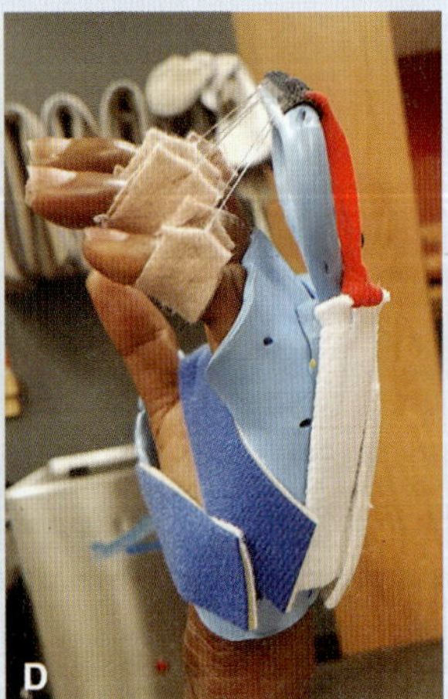

직접 제작한 손 기반 설계: (1) Moleskin으로 만든 손가락 걸이, (2) 최적의 당김 라인을 얻기 위해 열가소성 플라스틱으로 제작한 아웃트리거, (3) 라인 미끄러짐을 방지하기 위해 아웃드리거 상단에 부착된 후크, (4) 고무로 조절이 가능한 가동 신장 스플린트로 몸쪽에 탄성 루프로 손가락 걸이를 연결하였다.

전문가 핵심 11-4

연속 고정 복합 손가락 굽힘 스플린트

BOB PHILLIPS, OTR/L, CHT
Georgia

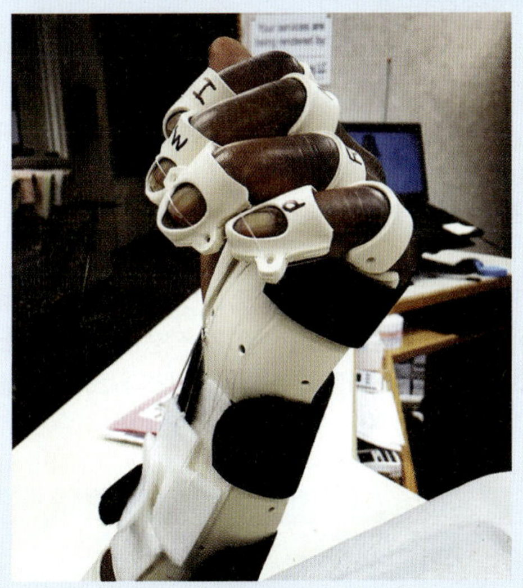

손가락 전체의 뻣뻣함을 중재하고자 설계한 스플린트로 손가락 걸이는 IP 관절에 굽힘력을 제공하기 위해 실을 사용하여 제작되었다. 선은 MCP 관절을 굽힘으로 당기기 위해 말단 손바닥 주름에 있는 후크를 통해 손빼뼈 결절(scaphoid tubercle) 방향으로 당겨진다

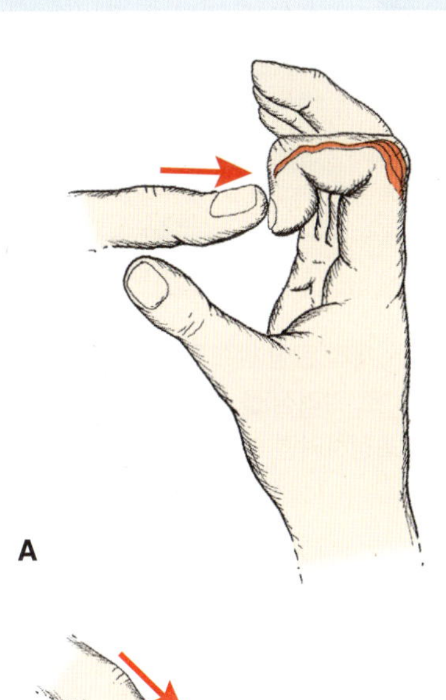

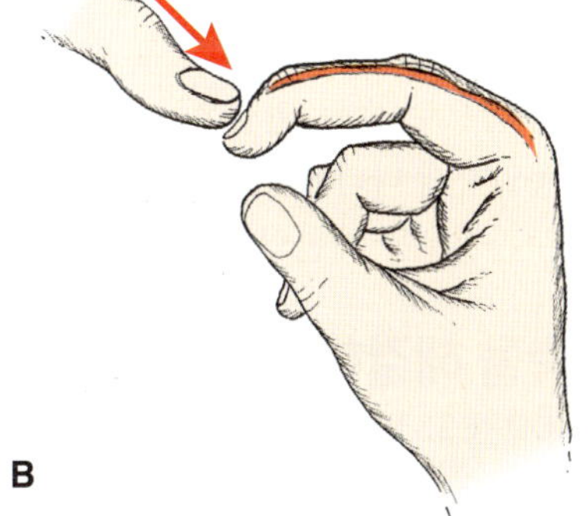

그림 11-19 A 및 B, 외재근 단축 검사로 손가락 굽힘의 제한을 확인한다.

있다. 외재근의 단축은 손가락 굽힘의 상실(MCP 및 IP 관절에서 동시에 발생) 또는 손목 굽힘과 결합된 복합 손가락 굽힘의 상실로 이어진다(그림 11-19A,B). 외재 굽힘근의 단축은 이와는 반대이다. 이는 복합 손가락 펌의 손실(MCP 및 IP 관절에서 동시 발생) 또는 손목 폄과 결합된 복합 손가락 폄의 손실이 발생한다. 운동범위와 신장운동으로 외재근의 단축이 개선되지 않을 때 운동을 증가시키

전문가 핵심 11-5

DIP 관절의 수동적인 굽힘을 피하는 이유

HandLab: Clinical Pearls
JUDY C. COLDITZ, OT/L, CHT, FAOTA
North Carolina

내가 진행하는 모든 스플린트 교육에서 1명 이상의 치료사는 복합 손가락 굽힘 스플린트 설계에 대하여 질문하는데 그때마다 나의 답은 동일하다. 모든 교육에서 나는 항상 동일한 스플린트를 만들었고 다른 것을 만드는 것은 상상할 수 없을 것이라 답하면 이러한 답에 많은 치료사들은 놀라기도 한다.

DIP 관절: 내재근 폄과 외재근 굽힘

DIP 관절의 폄은 DIP 관절에 도달하기 전에 MCP과 PIP 관절을 가로지르는 힘줄섬유의 복잡한 연결과 연합하여 주로 내재된 손가락 근육에 의해 1차적으로 진행된다. 폄은 특별한 힘의 연결없이 내재근의 조절된 움직임이다. 내재근의 강력한 DIP 관절 폄과 달리 DIP 관절 굽힘은 강력한 외재 굽힘근인 FDP(flexor digitorum profundus)에 의해 움직인다. FDP의 움직임은 효율적인 도르래 체계를 기반으로 단일 힘줄과 근육 두 가지를 통해 진행된다. 정리하면, DIP 관절의 굽힘의 힘은 DIP 관절 폄의 힘보다 훨씬 크다. 따라서 스플린트를 통하여 더 강한 동작을 선호하는 이유는 무엇인가? 이는 FDP는 DIP 관절을 굽힘으로 가동시키는 힘과 상관성이 있다고 할 수 있다.

PIP 및 DIP 관절의 정상적인 조절 운동

손등의 복잡한 해부학에서 크기가 서로 다른 두 개의 인접한 먼쪽 관절의 조절로 움직임을 지원한다. 굽힘 동안 PIP 관절에서의 가쪽 밴드의 가쪽/손바닥 움직임은 DIP 관절 굽힘을 허용하기에 충분한 길이를 제공한다. 따라서 독립적인 DIP 관절 굽힘은 정상적인 조절 관절의 움직임을 반영하지 않기 때문에 비논리적일 수 있다. (분명한 예외는 만성 단추구멍 변형[chronic boutonniere deformity]을 해결하기 위하여 PIP 관절을 펴고 동시에 DIP 관절을 굽히는 것이다.)

복합 굽힘 스플린트

두 손가락의 IP 관절을 동시에 굽힘하는 스플린트는 저항이 큰 관절을 움직이기 전에 항상 저항이 적은 관절을 이는 저항이 적은 관절을 동원하여 동작의 저항성을 적게 받기 위함이다. 개인적인 의견으로, IP 관절의 굽힘을 회복하는 더 좋은 방법은 폄할 때 MCP 관절을 차단(굽힘 방지)하여 외재 굽힘근이 IP 관절을 보다 효과적으로 능동적으로 움직일 수 있도록 하는 것이다(능동적인 후크). DIP 관절 폄고자 할 때 뻣뻣하고 DIP 관절 굽힘이 처음에는 불가능하더라도 FDP가 적극적으로 동원

(계속)

될 수 있다면 시간이 지나면서 DIP 관절을 가동하도록 한다.

DIP 관절에서 FDP 수축의 효과는 DIP 관절의 손등에 작은 동작을 지원하는 테이핑 스플린트를 적용하여 DIP 관절을 약간 굽힘을 시키면서 완전한 굽힘을 허용함으로써 향상될 수 있다. (그림 참조.) 이러한 스플린트가 제자리에에 잘 위치한다면 DIP 관절에서 능동적인 손가락 굽힘을 시작하는 데 더 쉽게 집중할 수 있다. (이는 또한 영역 1과 2에서 FDP의 운동을 회복하고 영역 2에서 최대 FDP/FDS 차등 운동을 회복하기 위해 작업할 때 유용한 운동이다.) 비록 치료사들은 능동운동으로 수동운동이 가지는 이익을 얻을 수 없다고 생각하지만 수동적인 DIP 관절의 굽힘의 이익을 FDP를 능동적으로 동원하여 얻도록 한다.

만약 수동적인 DIP 및 PIP 관절 굽힘 스플린트가 필요하다고 느끼는 경우 고정된 라인으로 굽힘된 다른 관절을 유지하면서 더 단단한 관절에 특정 수동 힘을 적용한다면 제한된 관절의 보다 정확한 굽힘 가동화를 제공할 수 있다. MCP 관절을 폄 상태로 유지하는 것은 IP 관절을 능동적으로 가동하는 데 도움이 된다.

DIP 관절의 수동 굽힘을 피하는 이유

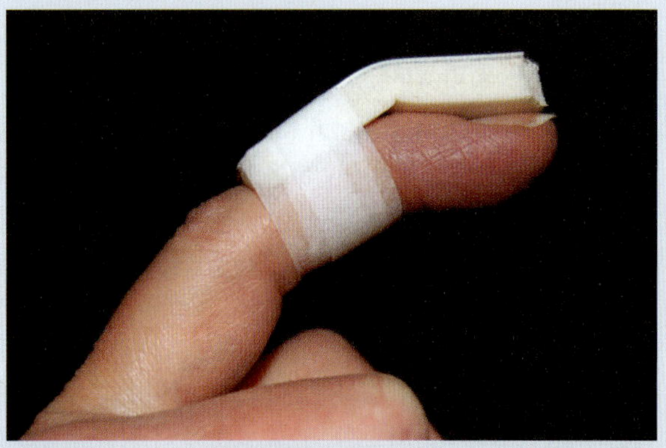

작은 스플린트는 DIP 관절의 굽힘을 차단하지만 PIP 관절이 굽힘될 때 추가적으로 해당 관절의 능동적인 굽힘을 촉진한다.

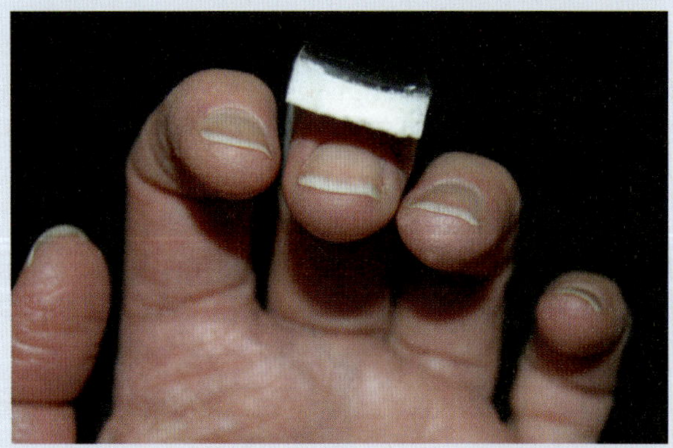

제한 스플린트는 다른 손가락의 DIP 관절이 굽힘될 때 능동적인 DIP 관절 굽힘을 촉진한다.

숨겨진 제한: 손가락뼈 사이근의 단축

IP 관절운동이 제한된 모든 손가락은 손가락뼈 사이근의 적응 단축(일반적으로 내재근의 단축이라 함)이 쉽게 발생하고 벌레근(lumbrical muscle)의 적응 단축이 발생할 수 있나. 이러한 근육의 난축은 IP 관절이 완전한 수동 굽힘을 회복한 경우에도 완전한 능동적 IP 관절 굽힘을 계속적으로 제한한다. 이러한 단축(종종 미묘함)은 완전한 손가락 굽힘을 회복하기 전에 해결되어야 한다. 손가락뼈사이근과 벌레근의 신장은 폄을 시행할 때 MCP 관절을 차단하고 능동적인 IP 관절 굽힘(후크 주먹)을 독려하여 성취하도록 한다.

결론

FDP의 힘을 이용하면 DIP 관절의 굽힘을 가동시킬 수 있고 DIP 관절의 수동적 굽힘/스플린트가 필요하지 않다. 능동적인 후크자세의 획득은 DIP 관절을 포함하여 완전한 능동적인 손가락 굽힘을 회복하는 가장 좋은 방법이다.

Clinical Pearls는 Judy Colditz OT/L CHT FAOTA가 작성, 저작권 HandLab/BraceLab, Raleigh NC가 작성한 BraceLab.com의 Clinician's Classroom의 허가를 받아 재인쇄되었다. 2011년 2월, 12번.

전문가 핵심 11-6

PIP/DIP 신장

ALISON TAYLOR, OTR/L, CHT, CKTP, CKTI
Texas

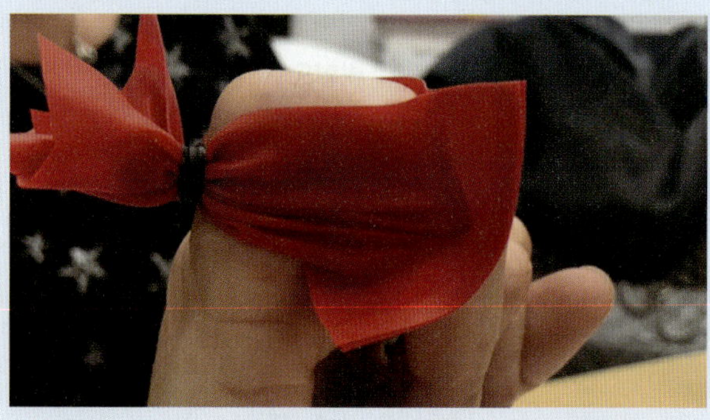

CLX TheraBand와 두 개의 탄성 밴드를 사용하여 빠르게 내재근을 신장하는 장치("GUPPY"로 알려짐)를 만들 수 있다. 가쪽으로 신장 방향을 조정하기 위하여 조정하려면 CLX 밴드의 이음새를 손가락 양쪽에 배치할 수 있다.

기 위해 복합 폄 또는 굽힘 스플린트가 종종 필요하다.

관절의 뻣뻣함 Joint Stiffness

순수한 관절의 뻣뻣함으로 수동 관절운동은 몸쪽 및 먼쪽 관절의 위치에 관계없이 동일하게 나타난다. 문제를 해결하기 위해 올바른 스플린트의 결정은 관절운동 제한의 원인 구별이 필수적이다.

내재근의 단축을 해결하기 위한 스플린트
ORTHOSES TO ADDRESS INTRINSIC TIGHTNESS

내재근의 단축을 해결하기 위한 스플린트는 IP 관절 굽힘과 결합된 MCP 폄을 강조한다. 환자가 IP 굽힘으로 MCP 폄 자세를 취할 수

전문가 핵심 11-7

고정 진행형 손가락 굽힘 스플린트

ERFAN SHAFIEE, OT, HAND THERAPIST
Canada

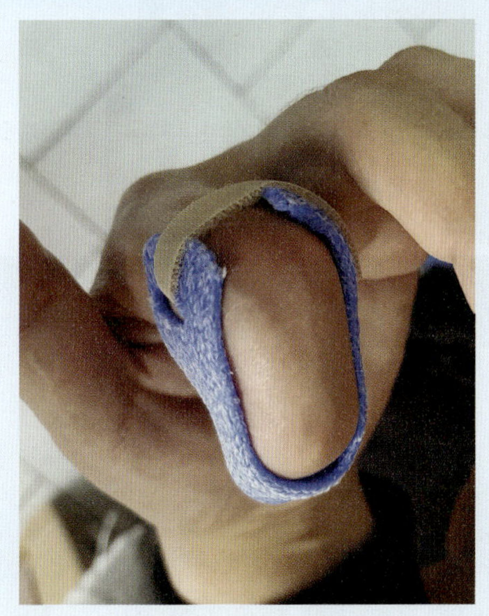

Orficast를 사용하는 간단하고 빠른 스플린트는 전체 종료 범위 시간을 최대화하여 완전한 수동적 PIP 및 DIP 관절 굽힘을 달성한다. 굽힘의 힘은 환자에 의해 쉽게 조정될 수 있다.

없는 경우 제한 스플린트와 내재근 신장 스플린트를 비롯한 여러 스플린트 종류가 있다(그림 11-20A~F). 환자가 천천히 완전한 주먹 형태(full fist)를 만들려고 할 때 MCP 과굽힘이 발생하지만 IP 굽힘이 제한적이라면 운동 관련 스플린트를 적용하여 끝 범위 운동을 달성하고 균형을 회복하는 데 도움이 될 수 있다(그림 11-21G)(자세한 내용은 7장을 참고한다).

외재근 단축을 해결하기 위한 스플린트

ORTHOSES TO ADDRESS EXTRINSIC TIGHTNESS

외재근의 단축을 해결하기 위한 스플린트는 여러 관절에 걸쳐 있으며 같은 방향으로 작용한다. 환자가 좋은 갈고리 모양의 주먹형태(내재근 마이너스 자세; intrinsic minus position)를 보여줄 수 있지만 MCP 관절이 굽힐 때 IP 관절 굽힘이 제한된다면 효과적인

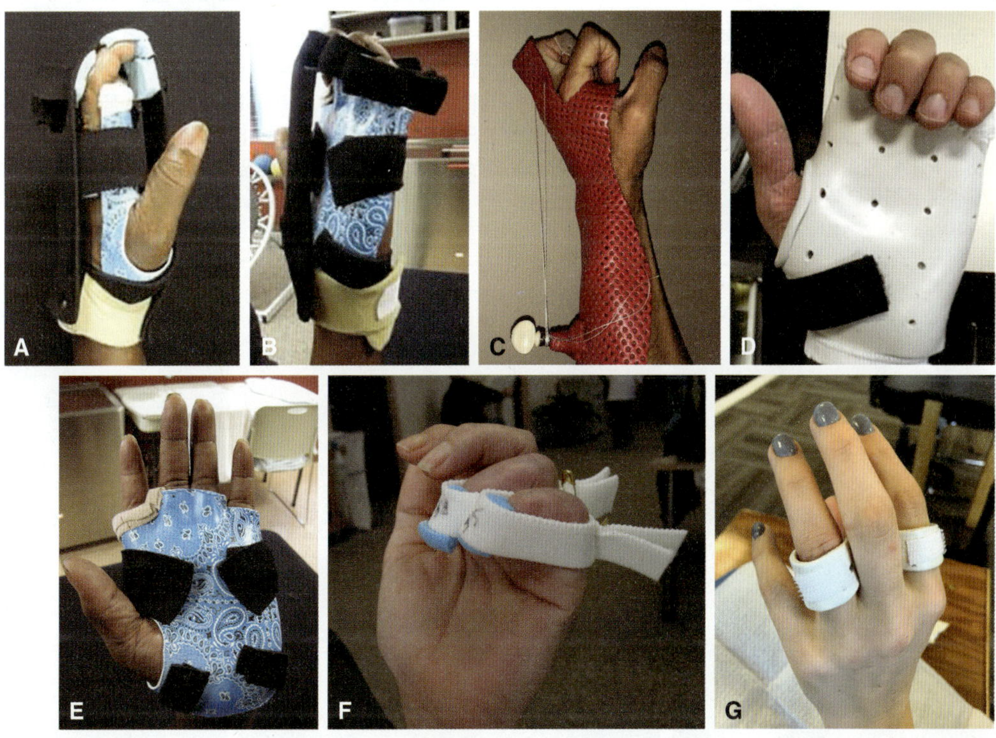

그림 11-20 내재근 단축을 위한 스플린트. **A,** 스플린트의 MCP 폄 위치는 단축된 내재근에 집중하여 굽힘 응력을 허용한다. **(A)**에서 2번째 손가락(IF)은 더 큰 굽힘 손실을 나타내므로 부드러운 합성 굽힘 스트랩을 제공하여 관리한다. **B,** 네오프렌 PIP/DIP 스트랩은 다른 손가락에서 IP 굽힘을 얻는 데 사용된다. **C,** 고정 진행형 내재근 가동 스플린트 – PIP 굽힘 및 MCP 폄 결합. **D 및 E,** 제한 스플린트 – 환자에게 능동적인 IP 굽힘을 수행하는 동안 MCP는 폄된 상태로 유지된다. 동작을 제한하지 않고 움직이기 위하여 **(E)** PIP 굽힘 주름의 완전한 여유공간을 확보한다. **F,** 4번째 손가락(RF)과 5번째 손가락(SF)을 함께 묶어 IP 굽힘하도록 하는 PIP/DIP 스트랩을 탄성 스트랩과 폼으로 제작되었다. 환자는 내재근의 신장을 달성하기 위해 손바닥을 테이블에 내려놓을 수 있다. **G,** IP 관절로 굽힘력을 재설정하기 위한 3번째 손가락 운동 관련 폄 스플린트.

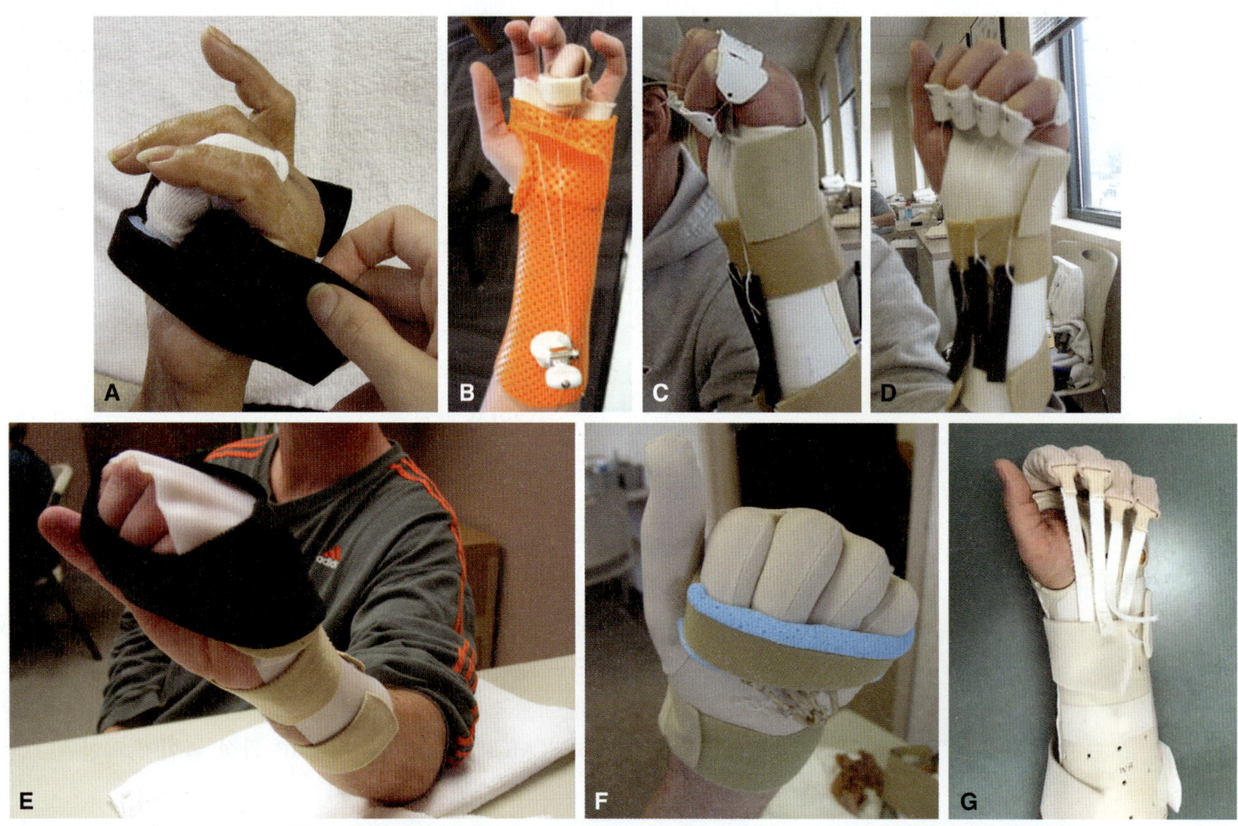

그림 11-21 외재 폄근의 단축 관리: 복합 손가락 굽힘 가동 스플린트: A, 네오프렌 스트랩을 사용한 가동 접근. B, MCP 및 IP 굽힘 및 밴조 튜너를 위한 개별 커프를 사용하는 고정 진행형 복합 손가락 굽힘. C 및 D, 모노필라멘트 라인 및 몸쪽에 후크/루프(스트랩)를 조정하는 손바닥 고정 진행형 스플린트 접근. E, 복합 MCP/PIP/DIP 굽힘 스트랩은 폄근 힘줄 수술 후 부드럽게 외재근의 신장을 위해 사용된다. F 및 G, 굽힘 장갑을 사용하여 복합 굽힘 근을 신장할 수 있다. F, DIP 관절을 늘리기 위해 폼이 있는 옵션 DIP 스트랩 및 (G) 보상적으로 손목 굽힘을 방지하기 위해 장갑과 함께 손목 스플린트를 사용한다.

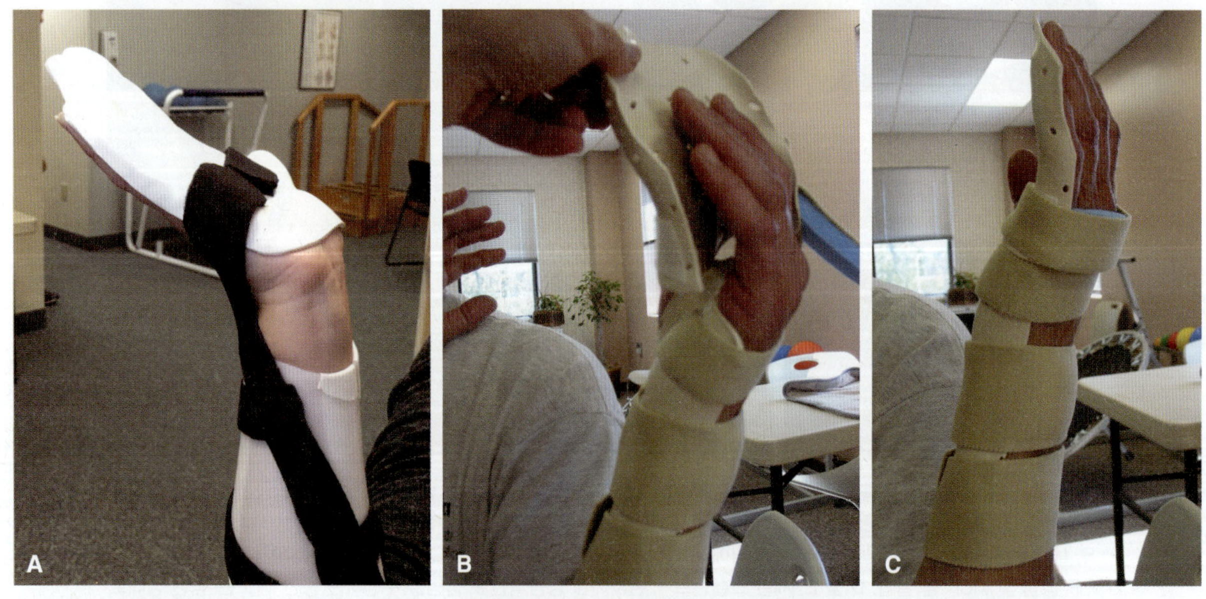

그림 11-22 외재 굽힘근의 단축 관리: 복합 손가락 폄 가동 스플린트: A, 탄성이 있는 부드러운 네오프렌 스트랩을 사용한 복합 손목/손 폄 가동 스플린트. B 및 C, 단축이 있는 외재 굽힘근 힘줄의 간단한 관리는 손목 확장 스플린트 위에 직접 성형되는 별도의 손가락 스플린트를 간헐적으로 사용할 수 있다. 이를 통해 환자는 기능적 사용을 위해 스플린트를 제거하고 야간이나 기능이 필요하지 않은 시간에 다시 부착할 수 있다.

스플린트는 복합적인 방식으로 굽힘력을 제공할 것이다(그림 11-21A~G). 폄 동작도 동일한 개념이 적용된다. MCP 관절이 펴질 때 IP 관절이 그만큼 펴지지 않으면 스플린트를 사용하여 여러 관절에서 효과적으로 폄이 이루어지도록 제작한다(그림 11-22A~C). 연속 고정 스플린트는 간헐적인 스트레칭을 보완하기 위해 야간 사용에도 사용될 수 있다.

관절의 뻣뻣함을 해결하기 위한 스플린트
ORTHOSES TO ADDRESS JOINT STIFFNESS

관절의 뻣뻣함을 해결하기 위한 스플린트는 영향을 받는 관절에 집중된다. 굽힘이 제한된 PIP 관절의 뻣뻣함이 있는 경우 효과적인 스플린트는 MCP 관절을 완전히 폄하는 것을 제한하도록 한다(그림 11-4B). 제한된 PIP 폄 고정 진행형 스플린트는 굽힘된 위치에서 MCP 관절을 안정화시키고 펴지는 힘을 다시 PIP 관절을 향해 직접 작용하도록 설정한다(그림 11-4A). 다른 형태의 PIP 관절 또는 가동 스플린트(그림 11-7B,E)는 독립적으로 움직이도록 연속적으로 제작한다. 제한 또는 운동 관련 스플린트도 근육의 힘과 힘줄 당김을 뻣뻣한 관절 쪽으로 방향을 전환하여 관절범위를 활성화하고 기능의 회복을 촉진할 수 있다(그림 11-8A,B).

특정 관절의 뻣뻣함 STIFFNESS AT SPECIFIC JOINTS

손허리손가락관절 THE METACARPOPHALANGEAL JOINTS

MCP 관절의 뻣뻣함으로 인해 폄 손실이 발생하는 경우는 드물다. 뒤피트랑 근막 구축으로 인하여 관절이 수년간 굽힘 상태로 유지된 경우 근막의 외과적인 이완술을 통하여 관절을 폄으로 되돌린다. MCP 주름을 90° 각도로 가로지르는 연조직의 손상이나 이 위치에서 나타나는 대부분의 연조직을 포함하는 손상(예: 화상, 탈장 손상 및 손바닥 피부 이식편)은 폄 손실을 유발한다(그림 11-23A,B). 그러나 연조직 길이의 회복으로 정상적인 움직임을 회복할 수 있다. 류마토이드 질환의 경우 환자는 관절주머니 및 인대 손상, 내재근의 단축, 손가락 폄근(EDC)의 자뼈 아탈구 등의 요인으로 인하여 수동적인 MCP 폄을 잃을 수 있다(Alter, Feldon, & Terrono, 2011; Melvin, 1989). MCP 관절의 굽힘 손실은 심각한 임상적인 문제와 기능 손실을 초래한다. 이러한 문제와 관련된 진단으로 손의 전신 부종, 내재근의 약화(마비), 으깸 손상(crush injury), MCP 및 PIP 골절, 등쪽 또는 원주 방향 화상, V 구역 폄근 힘줄 손상 등이 있다. 이러한 각각의 손상은 종종 부종, 염증 및 흉터 형성 상태에서 MCP 관절의 지속적인 폄을 만들고 이는 MCP 관절의 독특한 해부학적 구조로 인해 확장 구축이 발생한다.

MCP 관절의 가쪽 인대는 폄 과정에서는 느슨하고 굽힘 과정에서는 팽팽해진다(Chase, 1989; Rosenthal & Elhassan, 2011)(그림 11-23C). 인대가 느슨해지면, 특히 염증과 흉터 형성이 있는 상태에서 아코디언 현상, 적응 단축 또는 두 가지 모두 발생할 수 있다. PIP의 손가락판(volar plate)과 같이, 이러한 가쪽 인대는 조밀하고 늘어나는 것에 저항성을 가진다. 잘 확립된 MCP 폄은 길이를 변경하고 PROM을 늘리는 데 상당한 최종 범위 시간이 필요할 수 있다.

전문가 핵심 11-8

손가락 폼 웨지

ALISON TAYLOR, OTR/L, CHT, CKTP, CKTI
Texas

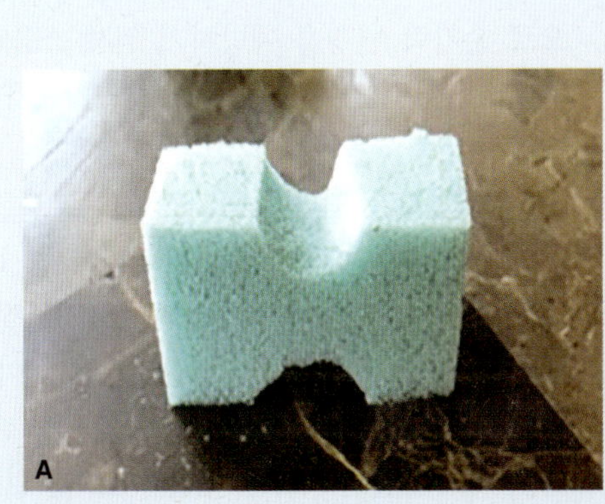

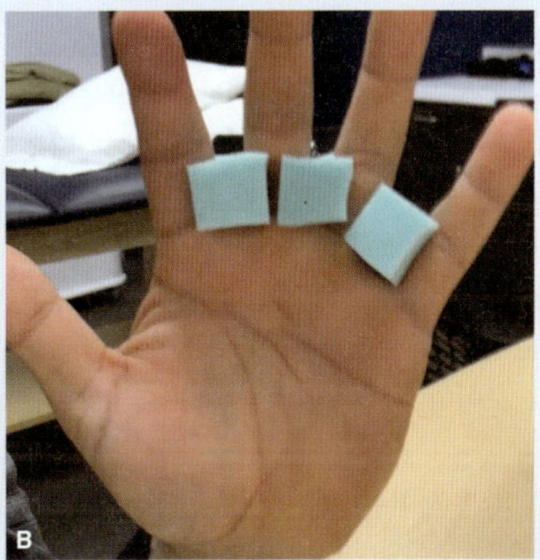

손가락 사이에 폼 웨지를 배치하여 공간을 확보하고 MCP 관절 부위를 정렬하면 통증을 줄이고 손의 내재근(손가락뼈사이근)의 간격을 유지하여 균형을 회복하는 데 도움이 될 수 있다. 또한 모음으로 인한 연조직의 단축을 교정하는 데 도움을 준다.

전문가 핵심 11-9

손가락 분할기

DEBBIE FISHER, MS, OTR, CHT
Texas

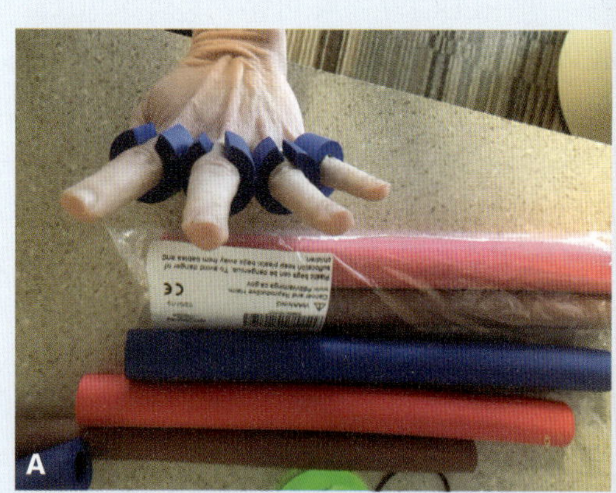

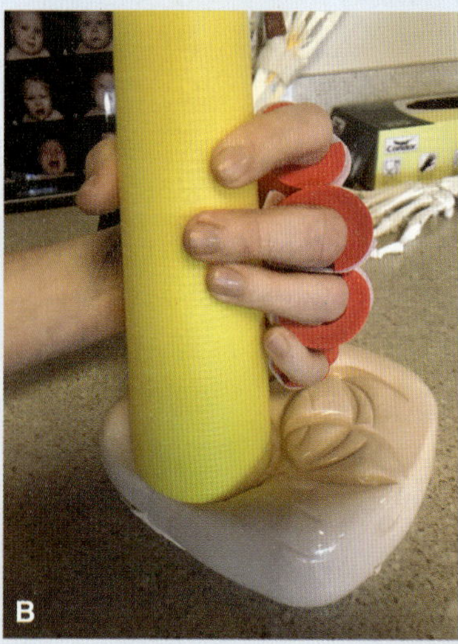

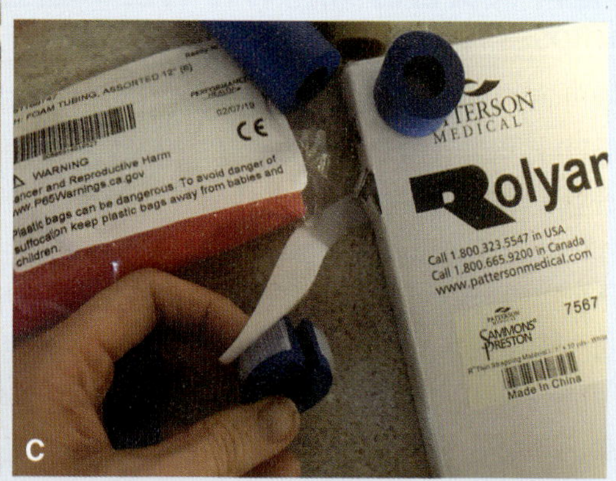

손가락 벌림을 최대화하고 손의 뻣뻣함을 줄이도록 폼 튜브로 제작되었다. 손가락 굽힘과 폄을 제한하지 않고 MCP와 PIP 관절에 맞게 튜브를 자른다. 필요한 경우 접착식 후크와 얇은 끈으로 손에 단단히 고정된다.

단일 관절이 뻣뻣한 경우, 독립적으로 MCP 관절 LLPS에만 집중하도록 한다. 굽힘을 회복하기 위해 당기는 각도는 끝범위에서 PIP와 손배뼈 방향에 수직이어야 한다(그림 11-23D~F). 운동 회복 스플린트 설계를 결정하기에 앞서 외부적인 압박을 확인하고 외적인 압박이 있는 경우 중재는 굽힘에 중점을 둔다.

엄지손가락 손허리손가락관절

THE THUMB METACARPOPHALANGEAL JOINT

엄지손가락의 외상은 종종 MCP 관절의 뻣뻣함을 유발한다. 골절, 가쪽 인대 손상, 힘줄 손상 및 신경 손상과 같은 질환 모두에서 MCP 굽힘의 상실과 함께 자주 나타난다(그림 11-24A,B). 엄지손가락 MCP 굽힘 복원의 문제는 손가락 수축의 문제를 반영하지만 주요 원인은 동일하지 않다. 엄지손가락의 가쪽 인대는 손가락의 MCP와 구조가 다르다(Imaeda, An, & Cooney, 1992; Kapandji, 1982; Melone, Beldner, & Basuk, 2000). 굽힘의 소실은 관절의 부종으로 기인하는 것으로 보이며, 이는 손등쪽 유착으로 악화될 수 있다.

엄지손가락의 MCP 관절의 제한은 짧은 엄지폄근(extensor pollicis brevis, EPB)의 연속성 상실과 폄근의 움직임이 제한된다. 이러한 불균형은 손가락 단추구멍 변형(boutonniere deformity)과 유사한 문제를 발생한다. 치료하지 않고 방치하면 엄지손가락의 IP 관절이 굽힘이 어렵고 과폄된 자세를 가지고 시간이 지남에 따라 변형이 고정된다. 엄지손가락 MCP의 자뼈 또는 노뼈 가쪽 인대의 3등급 파열은 MCP 관절의 불안정성을 유발할 수 있고 이후 아탈구와 굽힘 구축을 일으킬 수 있다.

류마토이드 질환은 다양한 엄지손가락 구축을 일으킬 수 있는데 류마토이드 관절염, 루푸스 및 이와 유사한 질병은 MCP 굽힘 및 IP 과폄을 특징으로 하는 Nalebuff 유형 1 엄지손가락을 나타난다(그림 11-24C). 모양은 단추구멍과 비슷하다. 이는 엄지손가락 MCP 관절의 만성 활액막염, 내재근의 단축, EPB의 약화, EPL의 자뼈 방향으로의 변위 등을 발생한다(Melvin, 1989). 관절의 변형은 집기형태에서 엄지 사용의 경향에서 강조된다. 치료사는 일반적으로 손가락 변형을 예방하기 위해 스플린트를 사용한다(그림 11-24D,E). 빨리 진행되는 질환이나 치료가 늦어진 경우 치료사는 이러한 변형을 확인할 수 있다.

대조적으로, 퇴행성 골관절염과 관련한 뻣뻣함 문제는 Nalebuff 유형 2 엄지손가락에서 나타난다(그림 11-24F). 이 분류와 관련된 상태는 관절의 손목손허리(CMC)관절의 활액막염으로, 관절주머니가 늘어나고 관절의 모음과정에서 아탈구 또는 탈구가 나타난다. 이러한 모음자세는 엄지 모음근과 손갈퀴막 공간을 단축시킨다. MCP 관절의 과도한 폄은 MCP를 벌림하려는 과정에 발생한다(Melvin, 1989). 일단 이러한 변형이 발생하면 스플린트로 개선되지 않지만 엄지손가락 MCP 폄 제한 스플린트는 과폄을 최소화하고 악화되는 것을 방지할 수 있다(그림 11-24G,H). 스플린트는 또

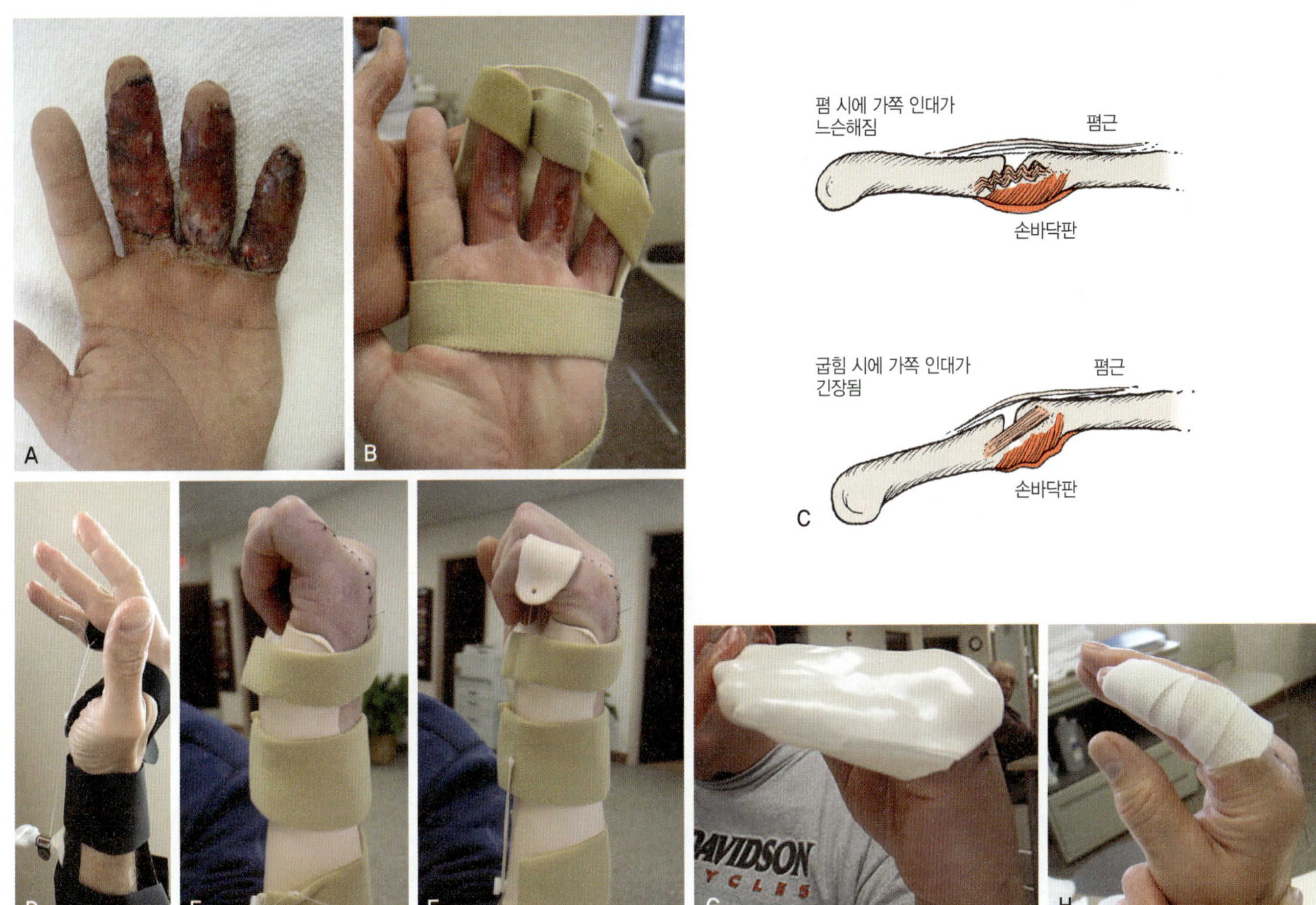

그림 11-23 **A 및 B,** 손가락 바닥의 3도 화상. 치유 상처는 구축을 방지하기 위해 스플린트로 폄 자세를 유지하여 지원한다. 환자는 굽힘과 폄의 부드러운 운동을 지원할 때 제거하도록 한다. **C,** MCP 관절 주위의 가쪽 인대는 폄 과정에서는 느슨하고 굽힘 시도 시 팽팽해진다. **D,** 밴조 튜너를 통해 MCP 굽힘을 증가시키는 고정 진행형 스플린트 접근. **E 및 F,** 관절주머니의 이완 후에 가동(고무 밴드 장력) MCP 굽힘 가동화; 먼쪽 손바닥 주름의 적절한 간격을 확인한다. **G,** MCP 관절에서 능동적인 굽힘을 촉진하기 위한 운동 스플린트로 사용되는 Digit extension "flipper". 이것은 굽힘의 힘을 MCP 관절로 향하게 하여 먼쪽으로 보상 굽힘을 방지한다. **H,** 개별 손가락을 다루기 위해 MCP 굽힘을 활성화하는 동안 먼쪽 움직임을 차단하기 위해 원주형으로 설계된 스플린트를 사용하는 것을 고려한다.

한 CMC 관절의 부하를 제거하는 신체역학적인 방식으로 힘을 분산하는 데 도움이 될 수 있다. CMC 불안정에 따른 MCP 과폄의 스플린트 관리의 주요 역할은 예방이다.

엄지손가락 손목손허리관절 THUMB CARPOMETACARPAL JOINT

엄지 모음근의 뻣뻣함은 상지 손상에서 발생하는 퇴행성 관절 질환, 신경 손상에 따른 부종, 고정, 사용 불가 등 다양한 원인에 의해 발생한다. 엄지손가락의 손바닥 벌림의 회복은 연속 고정 접근법으로 점진적으로 손갈퀴막 공간의 폄을 달성할 수 있으며 부상이 오래 지속되는 경우 고정 진행형 접근법을 적용할 수 있다(그림 11-25A~F).

엄지손가락의 손목손허리(CMC)관절은 독특한 말안장 관절로 구조되어 많은 움직임을 가진다(Kapandji, 1982). 엄지손가락은 자주 사용하고 과도하게 사용되는 관절로 손 기능에 매우 중요하다. 많은 사람들이 과사용, 외상 또는 다관절 질환의 결과로 엄지손가락 CMC 관절염을 경험한다. Pelligrini, Olcott, Hollenberg(1993)는 시간이 지남에 따라 과사용 또는 외상으로 관절의 안정성을 지원하는 인대 시스템을 손상시킨다고 제시하였다. 이는 관절 표면에 마찰을 일으켜 연골을 마모시키는 문제로 CMC 관절염을 유발한다. 퇴행성 골관절염은 종종 엄지손가락의 기저 관절에서 처음 나타난다. 이러한 질병은 교활하게 발병하며 원인과 치료법은 아직 알려지지 않았다. 질환과 관련한 내용은 17장을 참조한다.

정중 신경에 분포한 엄지 근육의 손실로 엄지손가락은 손바닥 평면에서 벌림될 수 없다. 엄지 모음근을 늘릴 수 있는 능력이 없으면 근육이 짧아져 첫 번째 손갈퀴막 공간에서 구축이 발생한다. 자신경과 정중신경 손상이 결합된 경우 자신경에서 분포한 엄지 모음근의 기능이 제한되고 간혹 섬유화가 진행된다(그림 11-25C). 이

전문가 핵심 11-10

엄지손가락/손가락 Jux-A-Cisor

LISA RAY, OTR/L, CHT
Virginia

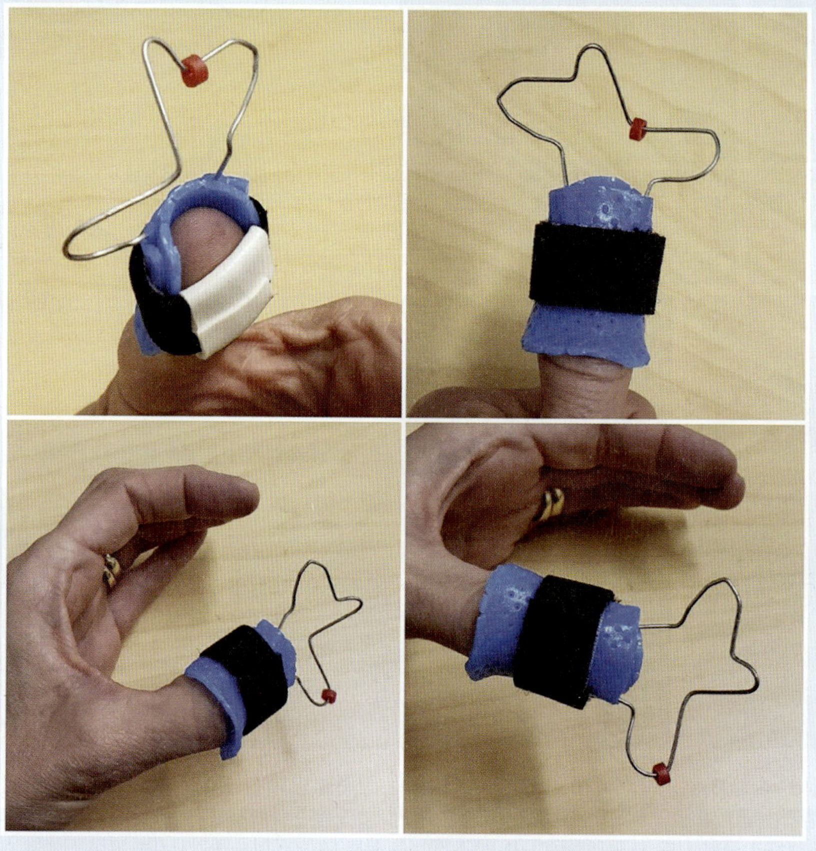

1/16" 열가소성 플라스틱 재료 적용; 손바닥쪽으로 스트랩을 적용하여 손등에 재료를 적용한다; 플라이어(pliers)로 얇은 철사를 그림처럼 무작위 형태로 만들어 재료에 부착한다. 철사에 구슬모양(washer or bead)을 만들어 마무리한다. 또한 스트랩에 미끄럼 방지를 위한 마이크로폼 테이프가 표시되어 있다.

것은 첫 번째 손갈퀴막 공간의 구축 형성을 가속화한다. 치료사는 손갈퀴막 공간에 스플린트 중재를 사용하여 손갈퀴막 공간의 길이와 넓이를 보호한다(Brandsma, 1993)(그림 11-25A).

몸쪽손가락사이관절 PROXIMAL INTERPHALANGEAL JOINT

언급한 바와 같이, 관절 주위 구조는 상당한 시간 동안 느슨한 상태로 적응하여 짧아질 수 있다. 이러한 과정에서 염증이 쉽게 발생한다. Arem과 Madden(1976)은 관절주위 구조가 아코디언처럼 스스로 움직이고 이후 흉터가 형성될 때 움직임이 제한되는지 설명하였다. 관절 주위 구조의 일부 구축 부위로 작용하는 흉처 조직으로 인하여 정상적으로 움직이는 조직을 덜 움직이도록 작용하는데 이로 인한 확장과 미끄럼짐에 부정적인 영향을 준다.

PIP 관절은 굽힘 또는 폄 과정에서 뻣뻣해질 수 있나. PIP 굽힘 구축은 다음과 같은 이유로 해결하기 가장 어렵다(Valdes et al., 2019; Glasgow et al., 2012; Lluch, 1997; Sokolow, 1997).

- 외상 후 손가락판이 짧아지거나 접히는 경향을 갖는다.
- 편안한 자세나 기능적인 사용과정에서 굽혀지는 손가락 자세로 인한 발병
- 폄근의 두께가 얇고 피부와 골격에 가깝게 위치하여 발생하는 폄근기전(extensor mechanism)의 취약성을 가진다.
- PIP 골절로 인한 길이 손실은 폄근 기전의 유착으로 완전함 폄이 부족하다.
- 구축이 해결된 경우에도 불구하고 굽힘 상태가 오랫동안 유지되면 폄근 덮개의 기능저하로 완전한 폄을 제공할 수 없다(Brandsma, 1993).
- PIP 관절의 손바닥판의 밀도로 적응형 단축이 발생하기 쉽고 구

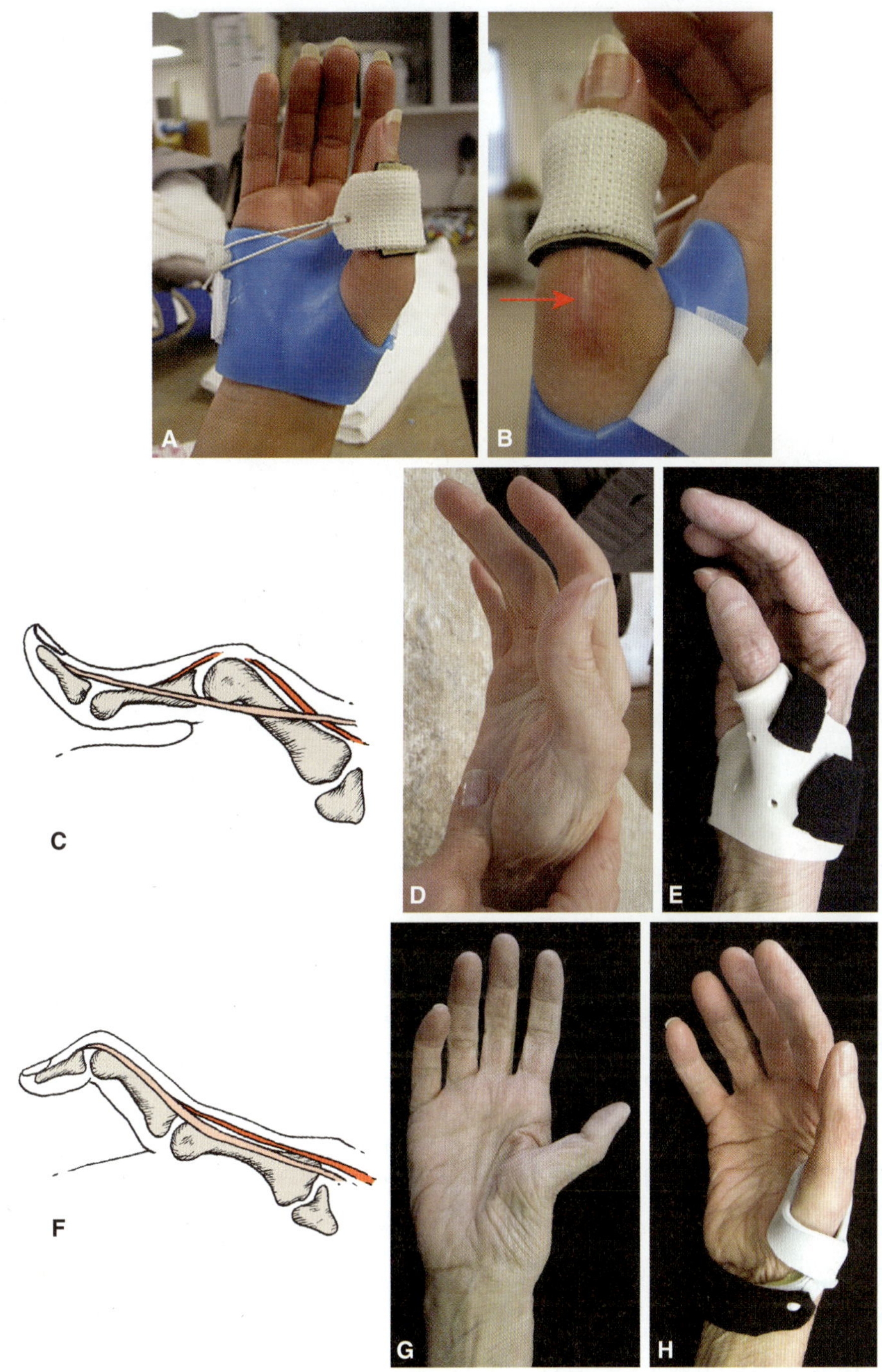

그림 11-24 **A 및 B,** 엄지손가락 MCP 굽힘 가동 스플린트. 엄지손가락 MCP 관절 위의 절개를 확인한다. 손가락 걸이는 부드러운 네오프렌 소재로 처리된 Quick Cast 2로 제작된다. 폭과 깊이는 더 큰 압력 분포와 편안함을 제공하기 위해 의도적으로 넓고 깊게 만든다. **C 및 D,** 류마토이드 질환에서 흔히 볼 수 있는 엄지손가락 구축은 오랜 자세(MCP 굽힘 및 점진적인 IP 과폄)와 결합된 인대 파열로 인해 발생할 수 있다. 이러한 변형(Nalebuff type 1)은 가쪽잡기(lateral pinch)에 대한 연결로 더욱 악화된다. **E,** MCP 굽힘 및 IP 과폄을 위한 스플린트 관리. **F~H,** MCP 과폄 및 IP 굽힘(Nalebuff 유형2)은 엄지손가락의 심각한 모음을 초래한다. 치료하지 않으면 엄지손가락이 이 위치에서 뻣뻣해진다. 그러나 **(H)**에서처럼 스플린트르 적용하여 엄지손가락의 위치를 수동적으로 수정하여 기능적인 위치에 있도록 지원한다.

조물의 두께로 인해 길어지기 어렵다.

PIP 관절은 일반적으로 굽힘 상태로 유지되고 손의 사용에서 굽힘 상태에서 나타난다. 환자가 낮에 과제를 위해 손을 사용할 때 PIP 관절은 종종 어느 정도 굽힘된다. 편안함과 휴식의 위치는 굽힘이다. 통증과 부종이 나타나면 PIP를 굽힘 상태에서 관절주위 구조를 느슨하게 하고 수면 중에 PIP 관절은 구부러진 자세를 취한다.

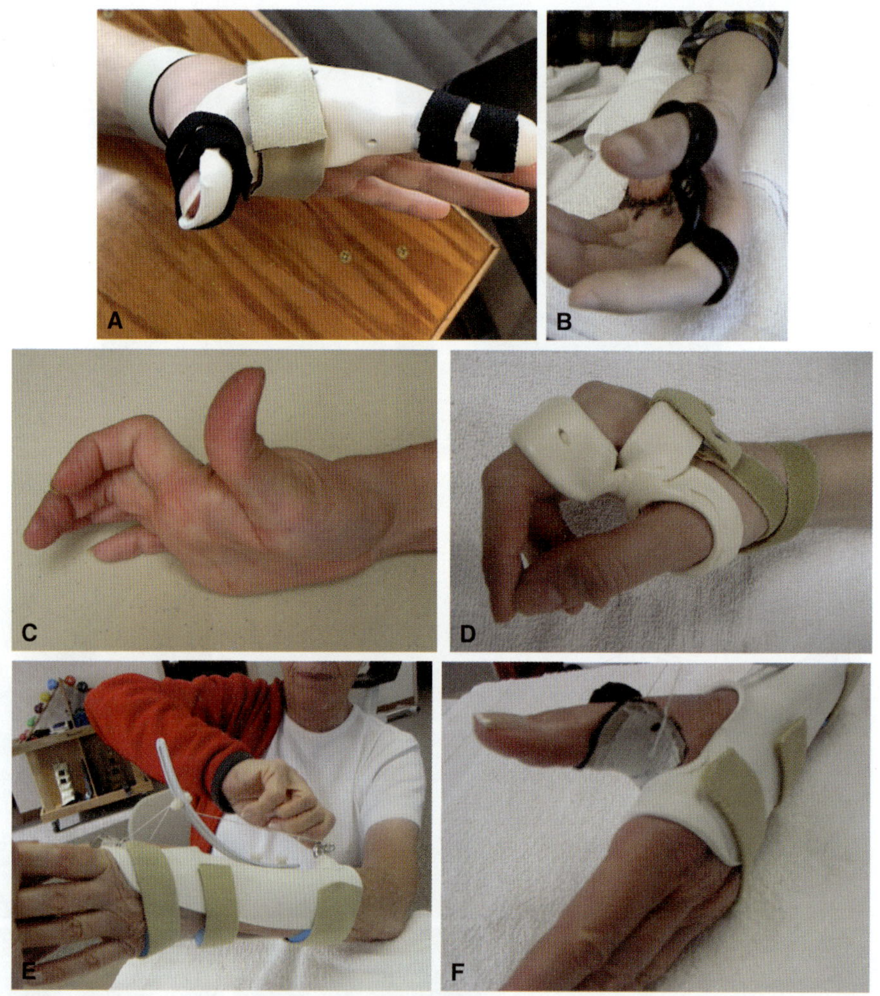

그림 11-25 **A 및 B,** 연속 고정 접근 방식을 사용하는 엄지손가락 손가락의 손갈퀴막 공간/벌림을 적용하는 두 가지 다른 설계. 스플린트는 손상된 조직이 길이를 허용하면 다시 성형할 수 있다. **C,** 정중 및 자신경 손상 후 내재근의 약화로 손의 활이 사라진다. **D,** 더 나은 균형을 유지하고 기능하는 근육-힘줄 단위를 활용하기 위해 이 손에 적용된 MCP 확장 제한(엄지손가락 맞섬 형태) 스플린트. 이 자세는 원치 않는 관절 구축, 힘줄 및 인대 단축의 발생을 최소화하는 데 도움이 된다. **E 및 F,** A 환자는 이러한 고정 진행형 CMC 벌림 가동 스플린트로 장력을 조절할 수 있다. MERiT™ 고정 진행형 구성 요소와 Digitec 아웃트리거 시스템(Performance Health)을 사용하여 표시된다.

손가락에 발생하는 많은 외상(골절, 힘줄 부상)으로 폄근 기전(extensor mechanism)이 뼈와 피부에 유착된다. 등쪽 덮개의 이러한 유착은 이동 손실을 만든다. 완전한 폄없이 PIP 관절의 능동적인 완전한 폄을 가정할 수 없다(Mannarino, 1992; Rosenthal & Elhassan, 2011). PIP 관절이 폄할 수 없을 때, 손바닥의 구조는 시간적으로 적응되어 굽힘 구축을 유발한다(그림 11-26A). PIP 관절의 폄에 대한 ROM의 제한은 종종 운동 관련 스플린트와 야간 폄 스플린트를 사용하여 해결할 수 있다. 더 단단한 끝 느낌을 가진 굽힘 구축은 종종 LLPS를 제공하는 스플린트가 필요하다(그림 11-26B~G). PIP 관절의 굽힘 구축을 해결하기 위해서는 PIP 폄 스플린트가 하루에 최소 6시간 동안 관절을 끝 범위에 착용하고 최신 연구를 통해 제시된 환자에게 느낄 수 있을 정도의 가장 작은 강도로 적용하는 것이 효과적이며 이때 통증은 없도록 한다(Valdes et al., 2019).

굽힘 시 PIP PROM의 손실은 앞에서 설명한 많은 원인에 인해 발생할 수 있다. 장기간 고정이 필요한 골절이나 탈구는 관절에 상당한 유착을 초래할 수 있다. 유착되지 않은 남은 조직은 흉터 조직을 개선할 수 있는 외과적인 절제에서 움직임의 신체적인 차단을 만들 수 있다(Cannon, 2011; Means et al., 2011). 운동 관련 스플린트 또는 차단은 관절 AROM 및 힘줄의 미끄러짐을 개선하기 위한 가정 프로그램의 일부로 도움이 될 수 있다. 독립적인 PIP 관절의 움직임을 위하여 적용되는 고정 진행형 또는 가동 굽힘 스플린트는 전체 PIP 관절의 ROM을 회복하는 데에도 도움이 된다(그림 11-27A~E).

먼쪽손가락사이관절 DISTAL INTERPHALANGEAL JOINT

DIP 관절은 굽힘과 폄 모두에서 단축에 취약하다. DIP는 관절이

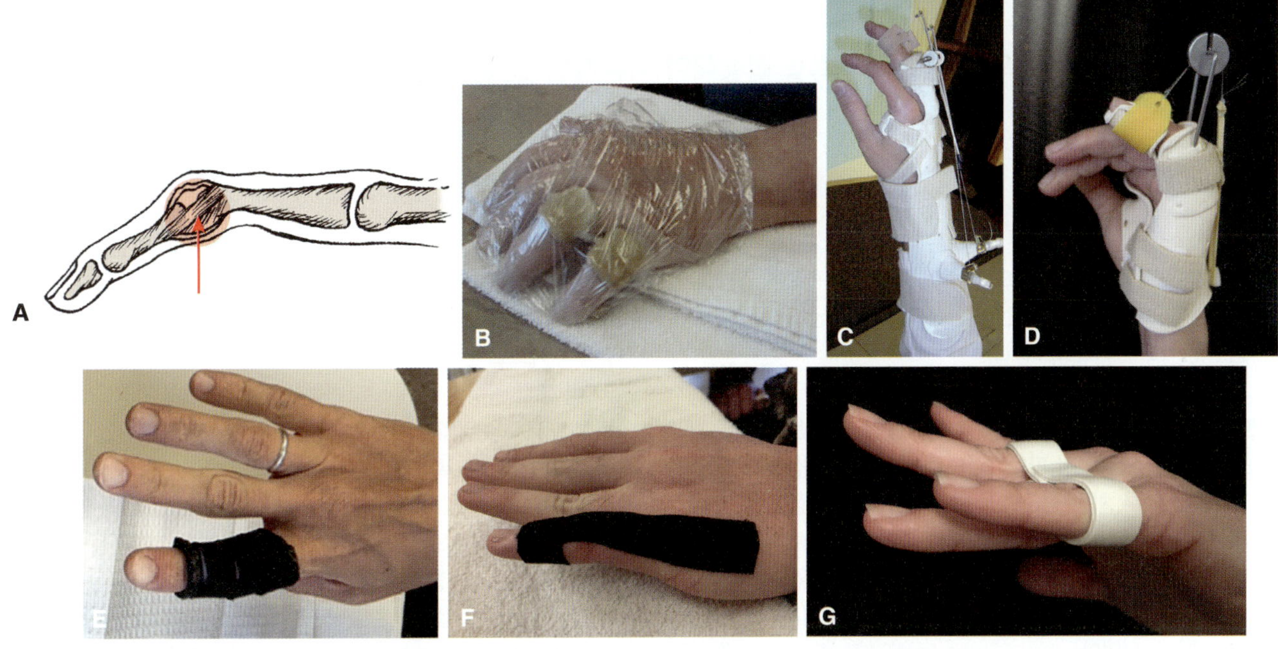

그림 11-26 PIP 폄 가동화 옵션: A, 손바닥판(volar plate)이 단축된 PIP 굽힘 구축(화살표). B, 열과 스트레칭을 동시에 제공하기 위해 파라핀과 함께 사용되는 기성품 가동 PIP 확장 스플린트. C, 아래팔 기반 고정 진행형 PIP 폄 스플린트. D, 손기반 가동 PIP 폄 스플린트. E, 원주형 연속 고정 PIP 폄 스플린트. F, 일반적으로 운동 관련 스플린트와 함께 착용하는 능동적인 폄을 돕기 위한 치료 테이핑. G, PIP 폄을 촉진하기 위해 착용하는 3번째 손가락의 운동 관련 굽힘 스플린트.

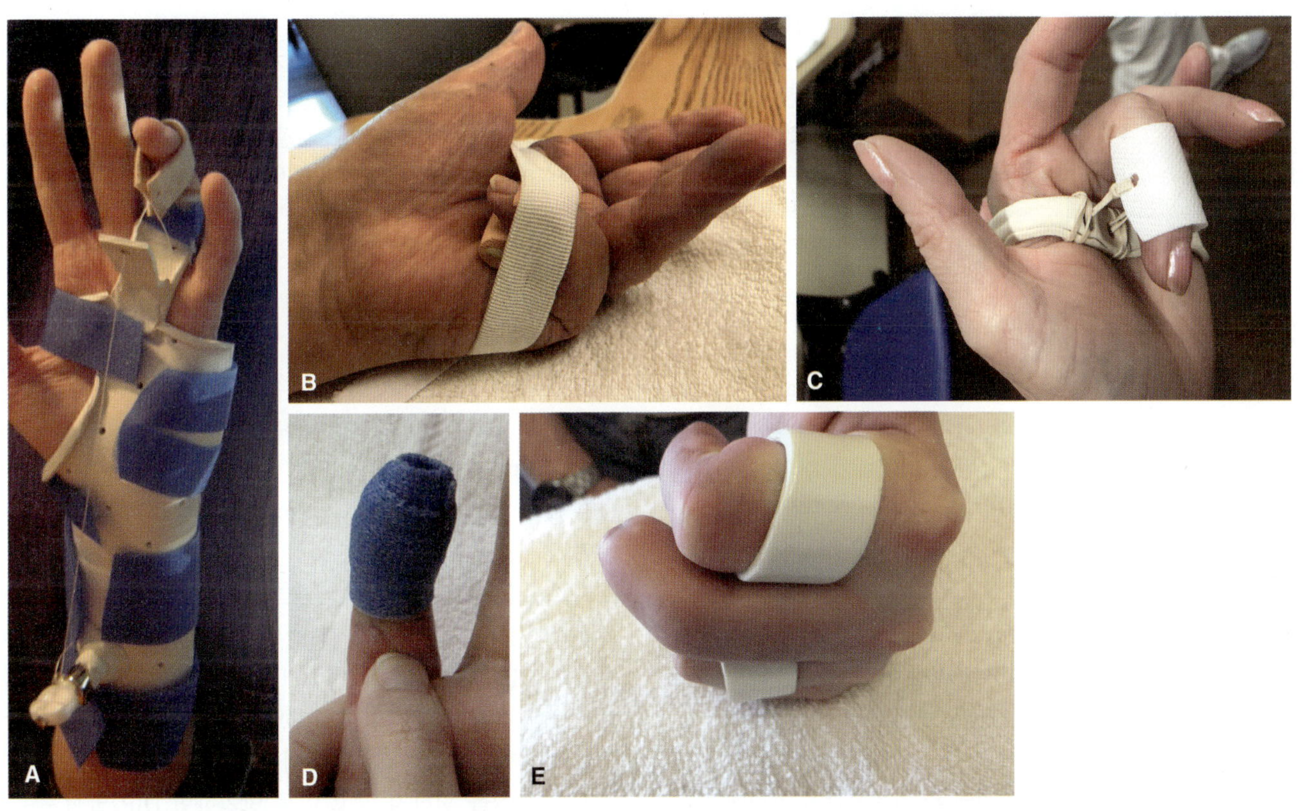

그림 11-27 PIP 굽힘 가동화 옵션: A, 아래팔 기반 고정 진행형 PIP 굽힘 스플린트. B, 파자마 엘라스틱(pajama elastic)을 활용한 단순한 형태의 가동 스트랩. C, 고무 밴드 장력을 사용하여 굽힘력을 발휘하는 가동 커프. D, PIP 관절의 굽힘에 힘을 전달하기 위해 운동 중 착용하는 DIP 관절 캐스트. E, 절단된 3번째 손가락의 PIP 굽힘을 촉진하기 위해 착용하는 운동 관련 폄 스플린트.

전문가 핵심 11-11

손가락을 얼마나 오래 연속 캐스트를 적용해야 하는가?

HandLab: Clinical Pearls

JUDY C. COLDITZ, OT/L, CHT, FAOTA
North Carolina

연속 손가락 캐스트는 거의 대부분 완고한 PIP 관절 굽힘 구축의 치료를 위한 첫 번째 선택이다. 구축 외에도 부종이 해결되고 관절에 염증이 안정화된다. 개인적으로 연속 캐스트는 일반적으로 PIP 관절 폄을 개선하는 데 다른 접근 방식보다 더 효과적이다.

임상 훈련을 통해 2~3일마다 연속 캐스트를 변경하는 방법을 배웠지만 몇 년 전에 내 진료 환경이 바뀌었고 치료를 위해 많은 시간을 할애해야 하는 환자들을 만나면서 파트타임으로 일하였다. 임상에서 만난 환자는 PIP 관절이 다른 치료 접근법에 반응하지 않는 만성 구축 환자였다. 환자의 손가락에 연속 캐스트를 했을 때 캐스트를 교체하기 위해 이틀 뒤에 다시 제작하는데 요구되는 시간적인 어려움이 있었다. 그래서 캐스트 변경 시간 간격을 늘렸는데, 상황에 따라 2주까지 걸리기도 하였다. 캐스트는 제거할 수 없었다.

이러한 간격이 증가함에 따라 놀랍게도 내가 발견한 것은 수동적 PIP 관절 폄이 더 크고 저항이 적었을 뿐만 아니라 거의 항상 활성화되는 PIP 폄이 이전 방문에서 수동 PIP 폄의 측정값을 초과하였다는 것이다. 마치 내가 극적으로 변화하여 움직임에 대한 저항을 제거할 만큼 오랜시간 동안 조직에 가하는 것과 같았다. 2~3일마다 캐스트를 교체했을 때 측정 결과는 처음 1~2번의 캐스트 변경으로 극적인 개선을 보였으나 2~3일 간격을 계속하면서 반응이 감소하였다.

이제 나는 PIP 관절 굽힘 구축을 위한 캐스트를 위한 다른 타임라인으로 발전하였다. 부상 후 얼마 지나지 않아 환자를 만나고 몇 번의 캐스트만 필요하다면 2~3일마다 캐스트를 바꿀 수도 있다. 그러나 만성 PIP 관절 굽힘 구축이 있는 환자는 2~3일에 한 번만 연속 캐스트를 변경하거나 다음 캐스트 적용 시간을 늘린다. 다시 말해서, 환자를 캐스팅하는 시간이 길어질수록 간격이 늘어난다. 연속 고정의 최적 일수를 결정할 방법이 없고 따라서 이에 대한 정해진 공식은 없다. 그러나 초기 손상 이후 시간의 길이와 PIP 관절 폄에 대하여 수동 저항을 생각하고 이 둘 모두가 클수록 캐스트 변경 사이에서 선택하는 간격이 더 길어진다.

내 생각에는 많은 캐스트 변경에 대해 2~3일 간격을 계속하면 종종 관절이 새로운 위치를 수용할 수 있도록 조직이 "성장"할 수 있는 것보다 더 빨리 움직이도록 "밀어낸다". 조직이 대응할 준비가 되어 있는지 더 확인할 필요가 있다고 생각한다. Flowers와 Lastayo의 연구(*Journal of Hand Therapy*, 7(3), 150–157;1994)에서 다양한 PIP 관절 손상에서 연속 캐스트를 3일 적용할 때보다 6일 적용할 때 더 효과적임을 확인하였다.

많은 치료사들은 PIP 관절의 폄 캐스트의 적용 간격을 늘리면 굽힘이 없어질 것이라고 우려한다. 캐스트를 제거한 직후에 굽힘 능력이 감소하는 것을 볼 수 있지만 이것은 매우 단기적이며 굽힘 손실이 대부분의 경우 짧은 캐스트 간격을 유지하는 이유가 되지 않는다는 것이 나의 경험이다. 굽힘근이 훨씬 강력하다.

참고: 완고한 관절이나 매우 짧은 5번째 손가락의 움직임의 효율성을 높이려면 일반적인 주조 기술을 변경할 수 있다. (Judy Colditz의 기사는 www.HandLab.com을 참조하시오.) 나는 다른 형태의 캐스트 재료를 포함하지 않는데 이유는 침식될 수 있기 때문이다. 그러나 나는 그것을 감싸기 전에 그것을 강화하기 위해 몸쪽 아래부위에 세로방향으로 작은 파리 캐스트 롤(roll of plaster of Paris)을 추가하기도 한다.

뻣뻣해지면 먼쪽 손가락뼈의 짧은 길이가 지레(lever arm)의 가쪽에서 관절을 원하는 ROM으로 회전하지 않는다는 독특한 어려움을 갖는다. 관절은 관절을 둘러싼 운동감각체계가 단일하고 다른 관절을 사용할 수 있는 중복성이 없다는 점에서 독특하다. 따라서 운동체계 중 하나가 손상되거나 움직임을 지원하지 못하면 뻣뻣함이 나타날 수 있다.

DIP 관절에는 조밀한 손가락판(volar plate)이 있는데 염증이 발생하면 유착을 발생할 수 있다. DIP 관절의 폄의 상실은 과도한 굽힘근의 작용으로 굽힘 구축의 문제가 발생한다.

DIP 관절에서 폄의 상실은 영역 1 또는 영역 2 굽힘 힘줄의 재건 후의 치료를 담당하는 치료사는 힘줄의 치유시간을 고려해야 하지만, 환자의 건강 및 협력을 통하여 재건 유형에 맞게 즉시 DIP 관절의 폄을 시작해야 한다. 진행 가동 DIP 폄 스플린트의 적용은 PROM을 개선하고 굽힘 힘줄에 가해지는 응력을 최소화한다. 그러나 스플린트로 FDP만으로 폄을 시도한다면 이러한 중재는 개건된 힘줄의 약화 또는 파열로 이어질 수 있다.

빗지지띠 인대(blique retinacular ligament, ORL)의 단축은 수동 DIP 굽힘 결손의 일반적인 원인이다(그림 11-28A~D). PIP의 중앙 슬립(central slip) 손상을 동반한 경우, 치료사는 ORL 압박감을 감소시키지 위하여 DIP 굽힘 프로그램을 포함하여 중재하도록 한다. 능동적인 DIP 관절의 굽힘을 회복하기 위한 FDP 힘줄의 미끄러짐 운동과 DIP AROM을 촉진하기 위하여 원주형 PIP 관절 고정 스플린트를 사용할 수 있다. 이것은 가정 운동 프로그램에서 독립적으로 사용할 수 있는 스플린트이다.

DIP 관절을 폄하지 않고 이를 방치하면 DIP 굽힘 구축이 발생할 수 있다(그림 11-29A~F). 연속 고정 DIP 폄 스플린트는 종종 DIP 확장을 복원하는 데 안전하고 효과적이다.

전문가 핵심 11-12

운동 스플린트

ANDREA MOSER, OT
Austria

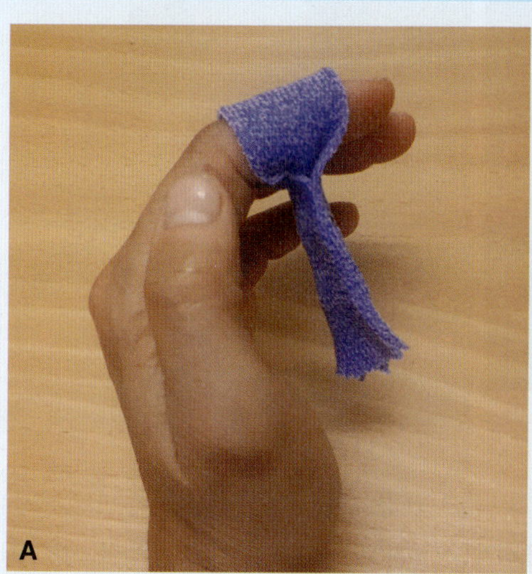

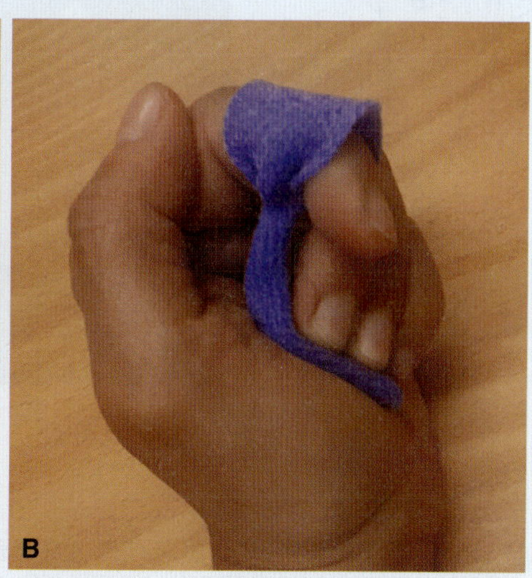

독립적으로 DIP 움직임을 개선하기 위해 Orficast으로 PIP 관절을 제한하도록 제작되었다.

전문가 핵심 11-13

PIP 폄 스플린트 추가

ALISON TAYLOR, OTR/L, CHT, CKTP, CKTI
Texas

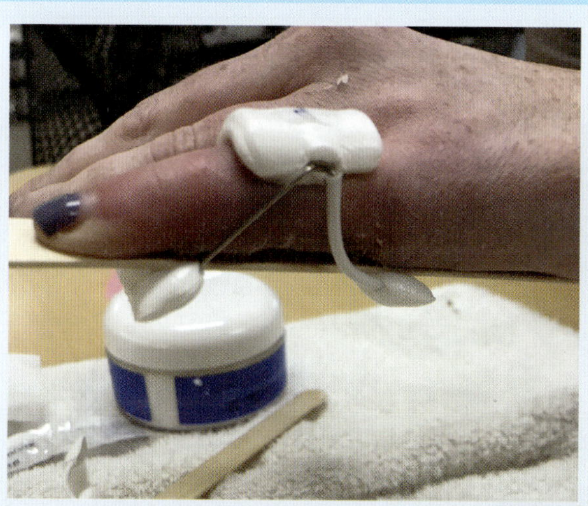

기성품 가동 PIP 폄 스플린트는 수부치료사가 느리면서 진행형으로 신장을 제공하고 단축된 조직을 늘리는 데 도움을 주고자 사용한다. 손가락과 스플린트 사이에 설압자를 추가하면 DIP에서 손바닥으로 힘의 분포를 극대화하여 보다 편안한 신장을 할 수 있다.

손목 관절 WRIST JOINT

지금까지 논의된 관절과 달리 손목은 일반적으로 동작의 손실과 관련한 특정 패턴 경향이 없다. 손목은 복잡한 관절로 구성되어 있으며 여러 관절을 포함한다. 다른 관절과 마찬가지로 손목 관절의 뻣뻣함은 관절 내 또는 관절 바깥의 질환으로 발생할 수 있다. 다음의 내용에서 발생하는 뻣뻣함은 손목에서 독특하게 발생한다(Saffar, 1997).

- 특정 유형의 특발성 관절염(통풍)
- 반달뼈의 무혈성 괴사
- Volkmann 허혈성 구축(손목 굽힘 생성)
- 손목 정렬의 변화를 포함한 인대 손상 및 손목 불안정성
- 특히 손배뼈의 연결된 손목골절 후의 불유합

외상과 그 후유증은 손목 ROM 손실의 가장 흔한 원인이다. 고정과정에서 나타나는 손목의 자세는 종종 뻣뻣함의 특성에 영향을 준다.

손목 골절의 가장 흔한 유형인 Colles 골절로 손등쪽으로 정렬의 위치가 변화화는데 손목과 몸쪽 노뼈가 분리되고 자뼈로 기울어지고 엎침자세로 되어 있어 손목의 굽힘으로 재정렬 회복(reduction)이 필요하다(Frykman & Kropp, 1995). 환자는 몇 주 동안 캐스트를 하게 되는데 이후에도 몇 주가 지난 후에도 손목이나 아래팔의 중립 자세로 하는데 어려움이 발생한다. 손목이 뻣뻣해짐

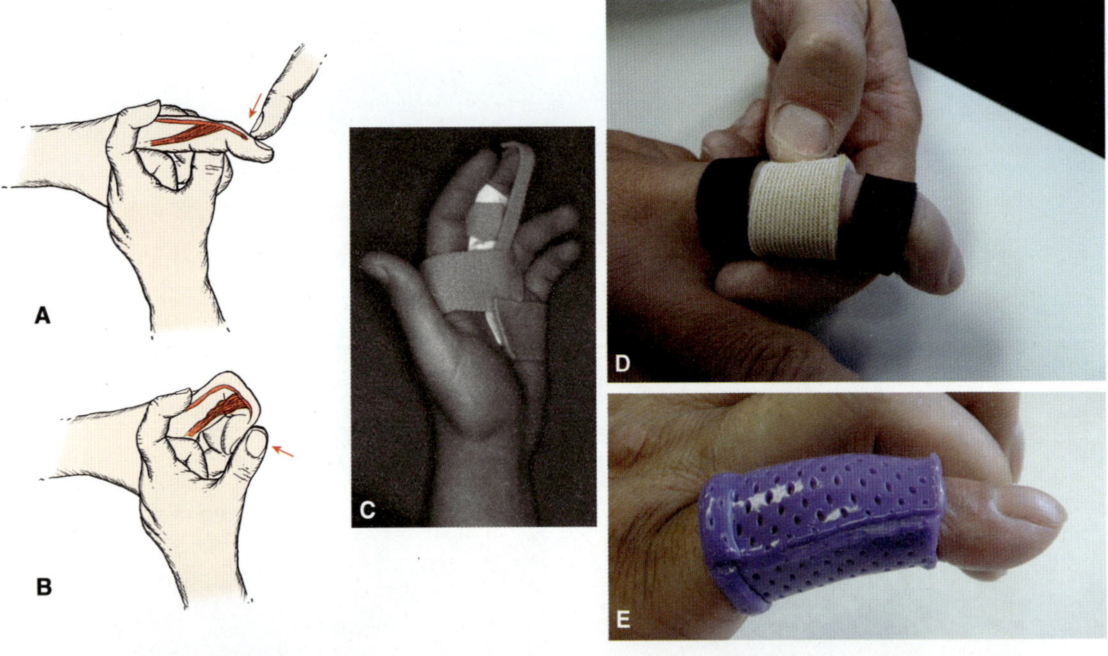

그림 11-28 **A 및 B,** 빗지지띠 인대(ORL) 단축 검사. 독립적인 DIP 굽힘의 부족을 확인한다. **C,** 다양한 스트랩 재료를 사용하여 고정 진행형 신장을 제공하는 DIP 굽힘 가동 스플린트. **D,** 완전한 폄을 지원하는 PIP 고정 스플린트는 독립적인 DIP 굽힘을 허용한다. **E,** 능동 및 수동 운동범위(ROM)를 허용하면서 DIP 관절의 동작이 자유로운 PIP 원주형 폄 스플린트.

전문가 핵심 11-14

가동 DIP 스플린트

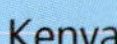

ALFRED NINJA, OTR/L, CHT
Kenya

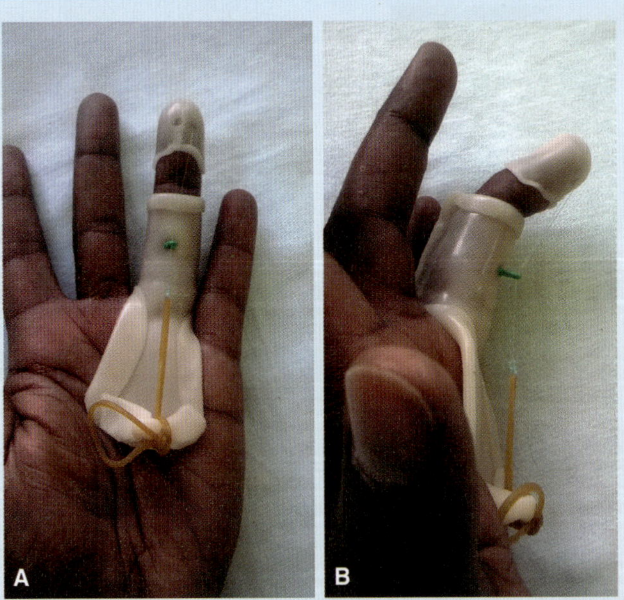

제한 없는 움직임을 허용하기 위해 DIP 관절의 완전한 동작을 지원하고 당기는 선은 PIP 단계에서 활차를 사용하여 몸쪽으로 당겨지는지를 확인하도록 한다.

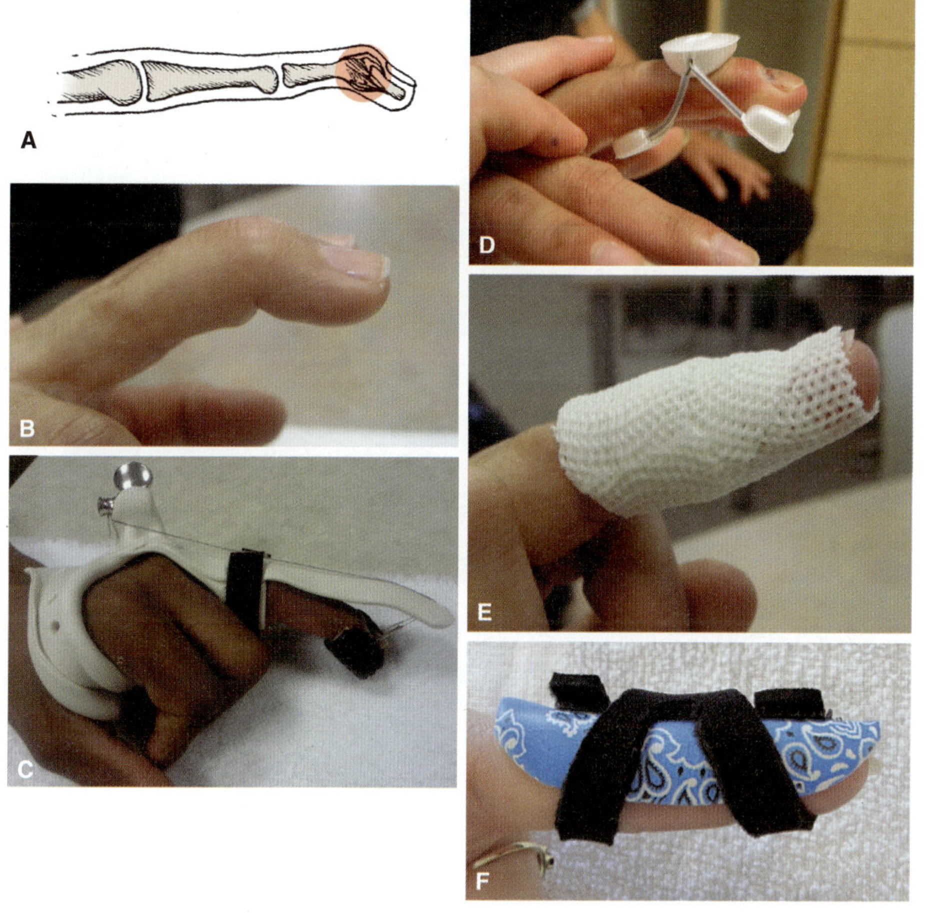

그림 11-29 **A 및 B,** DIP 굽힘 구축은 DIP의 짧은 지레(lever arm)로 인하여 이차적인 관리가 어렵고 종종 PIP 관절 단축/구축과 결합되어 나타난다. **C,** PIP 및 DIP 관절을 동시에 펴하는 손 기반 고정 진행형 DIP 폄 스플린트. **D,** 기성품 가동 폄 스플린트; DIP 관절의 독립적임 움직임을 위해 작은 크기를 사용한다. **E,** QuickCast 2를 사용한 연속 고정 접근. **F,** 야간에 폄 자세를 지원하기 위하여 손등 기반 손가락 폄 스플린트를 사용할 수 있다.

은 항상 환자가 캐스팅된 위치와 반대이다. 따라서 일반적인 Colles 골절의 경우 환자는 폄, 노뼈방향으로의 치우침(radial deviation)과 아래팔의 뒤침(supination)이 부족하다.

아래팔에 발생하는 연조직 흉터도 손목의 PROM을 제한할 수 있다. 외재 굽힘근 및/또는 폄근 근육-힘줄 단위가 뼈 또는 주변의 연조직과 유착(adherent)되면 손목의 PROM에 부정적인 영향을 준다. 주로 배측 폄에 상처가 있는 경우 손목 굽힘이 감소한다. 손바닥의 굽힘근에 상처가 발생하면 손목이 폄되지 않는다. 이러한 외재근의 문제를 조기에 해결할 수 있고(앞서 논의한 바와 같이) 손목이 염증 및 상처 형성에 관여하지 않는다면 손목관절이 건강하게 유지되고 뻣뻣함이 발생하지 않는다는 점을 이해하는 것이 중요하다. 치료사는 뻣뻣한 손목을 움직일 수 있도록 다양한 방법을 선택할 수 있다.

손목의 불안정성을 가진 환자는 부분 융합(partial fusion), 인대 재건 또는 손목 관절주머니 유합술(wrist capsulodesis)과 같은 외과 수술을 통하여 손목의 안정성을 회복하고 통증을 감소시킬 수 있다. 이 경우 손목의 뻣뻣함은 의인성(iatrogenic) 요소로 설명된다. 환자는 안정적이고 통증이 없는 손목을 갖기 위하여 약간의 움직임을 지원한다. 그러나 환자들은 수술 후 오랜 시간 동안 움직이지 않고 캐스트를 제거하는 경우가 많다. 손목의 안정성을 회복하기 위하여 수술 후의 동작을 제한하고 점진적인 가동 스플린트의 조심스런 접근과 전략 접근을 통하여 안전하고 편안하게 동작이 가능하도록 빠르게 복귀할 수 있다. 고정 진행형 스플린트는 손목 폄을 회복하는 데 매우 유용할 수 있다(그림 11-31A~D). 하지만 장시간 손목 굽힘 스플린트의 사용으로 굽힘 자세가 지속되면 정중신경의 압박과 자극이 발생할 수 있어 이를 주의하는 것이 중요하다.

아래팔 FOREARM

손목의 경우 아래팔 PROM 손실의 일반적인 원인은 외상이며 고정 기간 동안 아래팔의 자세가 일반적으로 뻣뻣함의 방향을 나타낸다. 손목과 아래팔 골절은 종종 엎침에서 감소하기 때문에 뒤침의 손실

전문가 핵심 11-15

고정 진행형 손목 폄 스플린트

ALFRED NINJA, OTR/L, CHT

Kenya

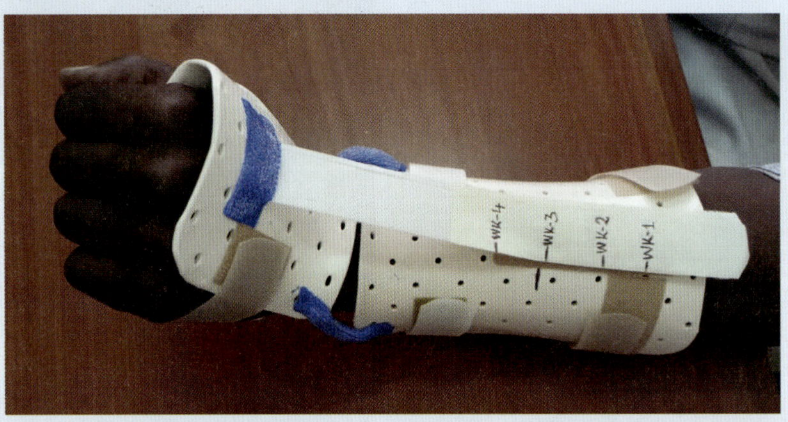

손목 가동범위를 점진적으로 증가하기 위하여 Orficast 테이프를 경첩으로 사용한다(몸쪽과 먼쪽에 4m 재료는 스플린트에 확실히 부착하도록 열을 가하도록 한다). 관절의 증가를 관찰하면서 그림과 같이 스트랩의 위치를 매주 표시하도록 한다.

전문가 핵심 11-16

스플린트 이동 방지

JEANINE BEASLEY, EDD, OTR, CHT, FAOTA

Michigan

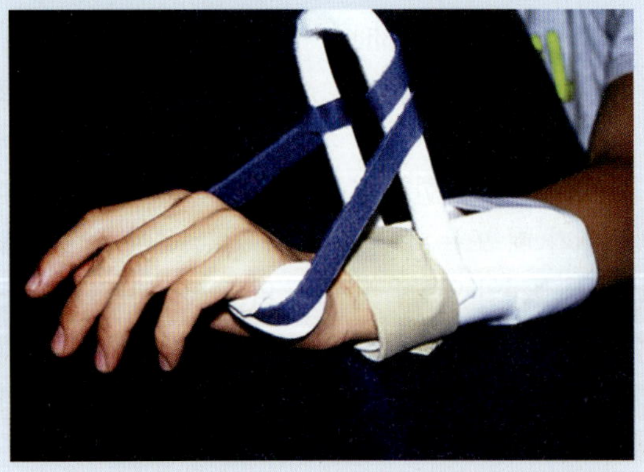

고정 진행형 손목 폄 스플린트를 사용하여 먼쪽으로 미끄러지는 손목 움직임을 제한할 수 있다. 그림과 같이 손바닥과 아웃트리거를 끈으로 연결하면 손목의 폄 동작을 방지할수 있다. 착용 일정(하루 세 번 30분)을 정기적으로 통제하는데 어려울 수 있어 식사할때, TV 시청 또는 기타 일상 활동과 연결하여 착용하도록하여 착용에 도움이 될 수 있다.

전문가 핵심 11-17

손목/아래팔 Jux-A-Cisor

LISA RAY, OTR/L, CHT
Virginia

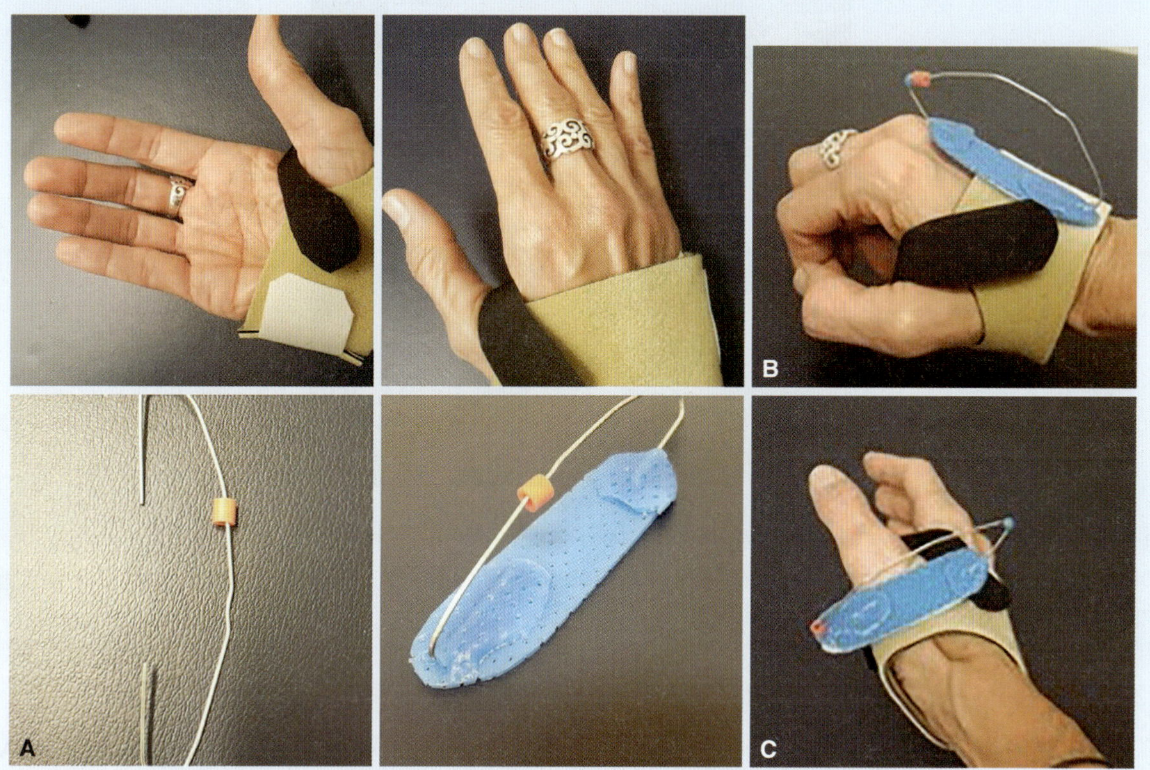

후크 클로저(hook closure)가 있는 네오프렌으로 제작된 부드러운 유니버샬 손 지원 스플린트("universal" hand portion)(외부에 후크 부착). 열가소성 플라스틱 재료, 대형 클립 및 구슬로 구성된 수정 가능한 미로 형태. 열가소성 플라스틱 재료의 뒷면에 후크가 부착되어 있으며 네오프렌 주위를 움직여 원하는 동작(손목 폄/굽힘 또는 엎침/뒤침)을 얻을 수 있다.

이 엎침의 손실보다 더 흔하다. 그러나 임상 경험에 따르면 심한 아래팔 골절과 먼쪽 노자관절 DRUJ(distal radioulnar joint, DRUJ) 또는 몸쪽 노자관절(proximal radioulnar joint, PRUJ)의 복합 골절이 있는 경우 환자는 종종 양방향 회전을 잃는다.

골절은 일반적으로 아래팔 운동의 손실을 유발하지만 연조직 손상(골절이 있거나 없는)도 PROM 제한을 유발할 수 있다. 삼각 섬유연골 복합체(triangular fibrocartilage complex, TFCC)의 손상은 회전을 제한하고 엎침보다 뒤침에 더 영향을 미치는 경향이 있다. 뼈사이 인대(interosseus ligament)의 적응성 단축 또는 흉터는 노뼈의 정상적인 회전을 방해한다(그림 11-31A-E)(Stanley, 1997). 뒤침근 또는 엎침근과 같은 근육의 손상과 주위 연조직은 손상은 아래팔 회전을 제한할 수 있다.

팔꿈치 관절 ELBOW JOINT

팔꿈치 관절의 뻣뻣함에 기여하는 어려 요소가 문헌을 통해 제시되었다(Dávila & Johnston-Jones, 2006). 뻣뻣함은 외상의 심각성, 관절 내 침범 및 고정 기간도 포함된다. 부상 후 관절은 3~4mm까지 두꺼워질 수 있다. 손상 후, 관절주머니가 두꺼워지고 관절 구축이 수일 내에 발생한다. Galley, Richards, O'Driscoll(1993)은 외상으로 인한 조기의 굽힘 구축을 설명하고자 관절 내 삼출액의 문제를 연구하였다. 이러한 상태는 관절이 최대 용량과 압력을 최소화하여 굽힘 위치를 굽힘 자세를 취하게 하는 원인이 된다. Hotchkiss(1995)는 손상되지 않은 팔꿈치 관절에서 전체 범위에서 굽힘과 폄을 하기 위하여 적절한 여유 공간은 얇고 투명한 관절주머니에서 움직이는지를 설명한다. 그러나 외상 후에는 관절주머니가 두꺼워지고 이로 인해 구부림과 폄이 문이 열리지 않거나 밧줄로 잡는 것처럼 제한된다.

능동적인 움직임의 시작 지연은 특히 팔꿈치 관절이 뻣뻣해지는데 원인이 된다. 따라서 초기에 제한 스플린트로 손상을 관리하는 것이 바람직하다(그림 11-32A)(Morrey, 2000; Morrey & Nirschl,

전문가 핵심 11-18

손목 가동 스플린트

MICHELE AUCH, OTR/L,CHT
Illinois

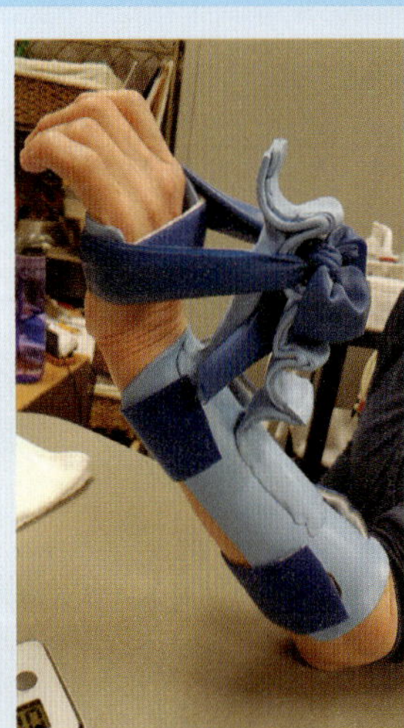

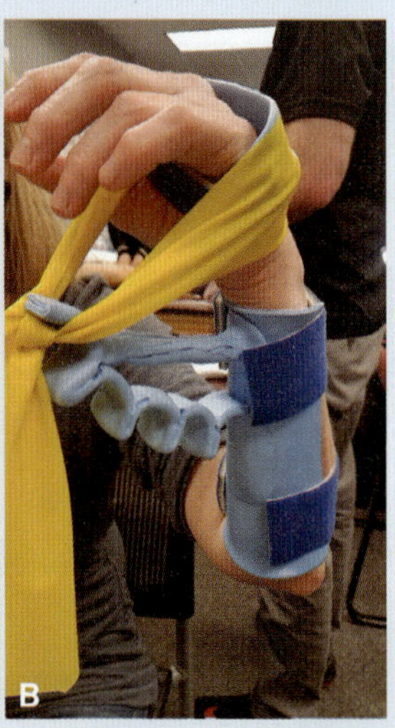

스크랩 재료로 만든 고정 진행형 손목 스플린트는 기성품 옵션보다 경제적인 대안이 될 수 있다. 이것은 폄에서 굽힘으로 쉽게 변환될 수 있다. 이동을 방지하기 위해 아래팔 안쪽 부분에 Dycem이 추가된다. 강도를 위해 아래팔 아래쪽에 아웃트리거를 강력 접착하는 데 필요할 수 있다. 운동 밴드의 강도는 환자가 인지 가능한 크기로 손목에서 신장되도록 제작된다.

2000). 이러한 스플린트는 안전한 범위에서 움직임을 허용하면서도 뻣뻣함을 최소화하기 위해 의도된 범위에서 움직임을 안정화하도록 설계할 수 있다(Morrey, 2000).

팔꿈치 관절의 뻣뻣함을 치료하는 데 있어 운동제한의 원인이 관절 부조화(joint incongruity), 딴곳뼈되기(heterotopic bone) 또는 기계적 차단(mechanical block)과 같은 내적인 요인이 아니라면 스플린트 중재를 통해 도움을 줄 수 있다(Dávila & Johnston-Jones, 2006). 팔꿈치 관절의 굽힘을 회복하기 위해 고정 진행형 스플린트를 사용할 수도 있다(그림 11-32B,C). 팔꿈치 관절의 굽힘이 110° 미만이면(Szekeres, 2006) 팔꿈치 관절에 가해지는 압축력을 방지하기 위해 경첩이 필요하다. 폄을 회복하기 위해 고정 진행형 또는 연속 고정 야간 스플린트를 사용하여 적절한 적용 시간을 달성할 수 있다(그림 11-32D,E).

양쪽 방향이 모두 제한된 경우 낮에는 고정 진행형 굽힘 스플린트를 사용하도록 하고 밤에는 연속 고정 폄 스플린트의 사용을 고려한다.

안팎의 곁인대(collateral ligaments)는 종종 팔꿈 골절로 손상되고 석회화 경향을 보인다(Thompson & Garcia, 1967). 위팔근(brachialis)은 넓고 팔꿈치 관절을 가로지르는 관절주머니에 위치한다. 이러한 위치에는 혈관이 많고 힘줄이 없기 때문에 외상에 대한 반응으로 출혈이 발생한다. 혈종은 딴곳뼈되기나 관절주머니 구축의 원인이 될 수 있다(Glynn & Neibauer, 1976; Husband & Hastings, 1990; Urbaniak, Hansen, Beissinger, & Aitken, 1985). 그리고 앞쪽과 뒤쪽의 관절주머니에서 구축이 발생할 수 있고 딴곳뼈되기는 스플린트로 관리하기에 적절하지 않다.

팔꿈치에 발생하는 딴곳뼈되기는 직접적인 손상, 신경축삭 외상, 화상, 유전적 장애를 포함한 다양한 국소적 또는 전신적 손상으로 발생할 수 있다(Viola & Hasting, 2000). 팔꿈치 관절의 딴곳뼈되기의 가장 흔한 원인은 직접적인 팔꿈치 관절의 외상이다(Green & McCoy, 1979). 팔꿈치 수준의 병리학적 뼈 형성은 운동범위를 제한하는 형태를 만들어 스플린트로 관리하거나 관절범위를 치료하는 데 적합하지 않다. 앞서 언급했듯이 딴곳뼈되기는 가동 스플린트의 금기 사항이다.

어깨 관절 SHOULDER JOINT

손목과 마찬가지로 어깨는 위팔오목관절(glenohumeral joint), 봉우리빗장관절(acromioclavicular joint), 어깨몸통관절(scapulothoracic joint)과 가슴빗장관절(sternoclavicular joint)과 같은 여러 관절로 구성된 복잡한 관절이다. Copeland(1997)에 따르면, 외상은 퇴행성 골관절염(osteoarthritis, OA)에서 어깨 결림의 주요 원인이고 류마토이드 관절염(rheumatoid arthritis, RA)은 두 번째에 가깝다. 기타 드문 염증성 관절병증은 어깨 운동 문제에 기여할 수 있다. 연조직 염증, 특히 충돌(impingement)과 어깨뼈봉우리아래 활액낭염(subacromial bursitis)을 동반한 회전근개 힘줄염(rotator

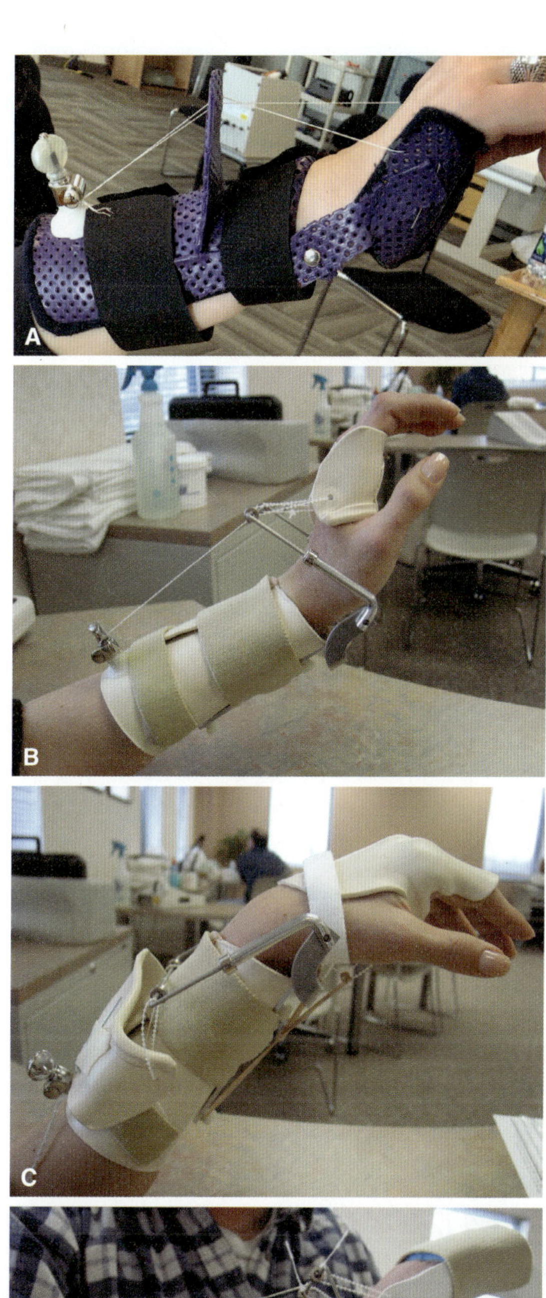

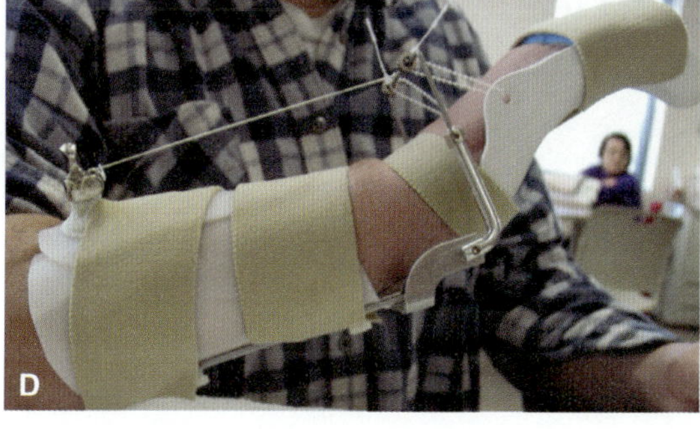

그림 11-30 A, 밴조 튜너 구성 요소를 사용한 고정 진행형 손목 폄 스플린트. 직접 제작한 경첩으로 손목에 가해지는 압박을 방지하고 움직임 과정에서 스플린트의 이동을 최소화한다. B 및 C, 손목 폄을 얻기 위한 고정 진행형 접근 및 굽힘 동작을 촉진하기 위한 가동 스플린트(Phoenix 손목 경첩, Performance Health 및 MERiT™ 구성 요소 표시). D, 관절 및 외재 굽힘근의 단축을 해결하기 위한 복합 손목 및 손 고정 진행형 폄 스플린트.

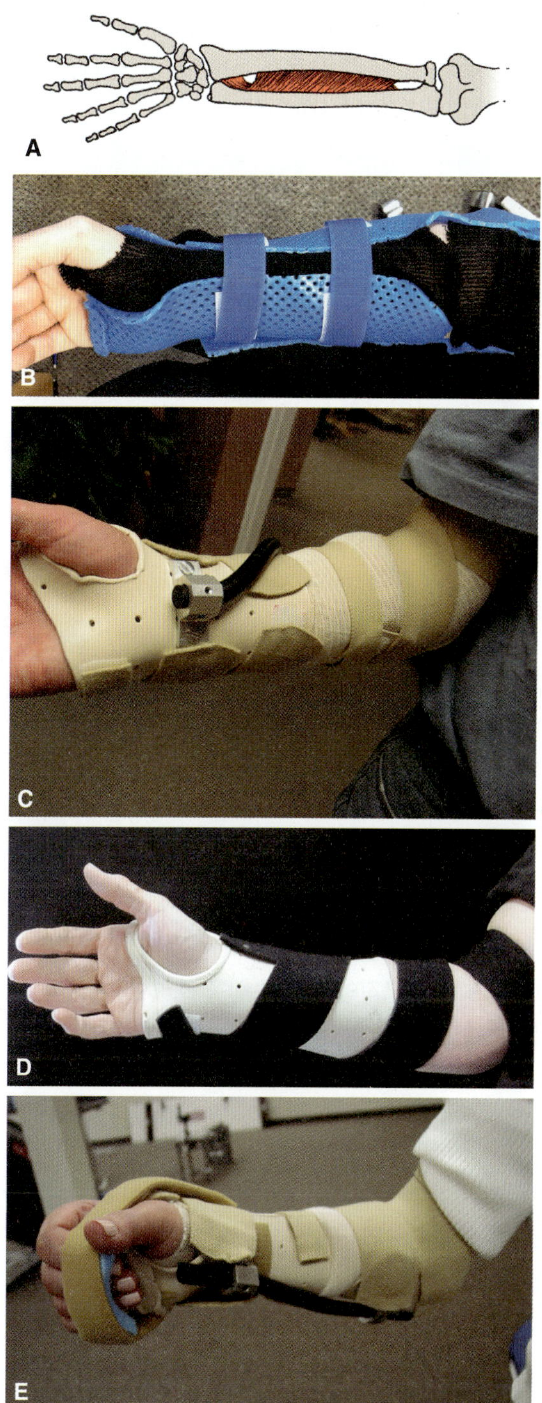

그림 11-31 A, 뼈사이 인대가 결합되어 운동과정에서 노뼈와 자뼈를 안정화한다. B, 아래팔 뒤침 회복을 위한 고정 진행형 스플린트. 뒤침 회복을 위해 상업적으로 이용 가능한 스플린트가 많이 있지만, 고정 진행행으로 회전력을 생성하기 위해 후크와 스트래핑을 사용하는 열가소성 플라스틱 재료로 제작된 스플린트는 간단하고 효과적일 수 있다. C, 아래팔 회전 키트를 사용하여 아래팔에 뒤침(또는 엎침) 힘을 부여할 수 있다(Rolyan® 아래팔 회전 키트, Performance Health). D, 네오프렌은 아래팔에 저부하 지속적인 응력(a low-load, prolonged stress, LLPS)을 제공하여 효과적인 "가동"의 힘을 줄 수 있다. 순수한 아래팔 회전을 효과적으로 제공하기 위하여 손목 고정 스플린트를 통합하여 사용하도록 한다. E, 단축된 외재 폄근을 위하여 동시 MCP/PIP 굽힘을 제공하는 루프 스트랩과 결합된 아래팔 엎침 가동 스플린트.

전문가 핵심 11-19

"콜렐로 스플린트(Colello Splint)"

CERI PULHAM, OT, CHT
Australia

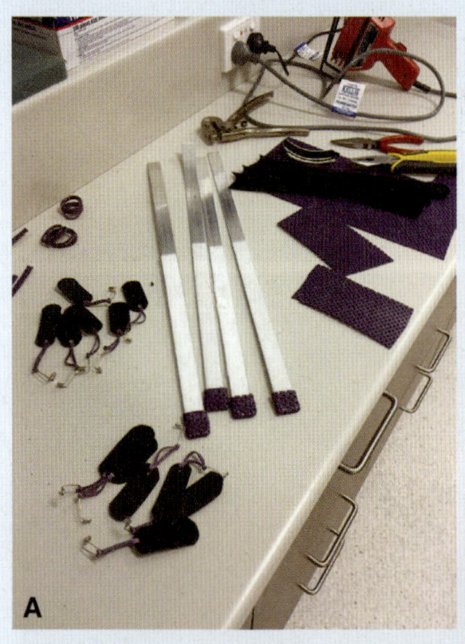

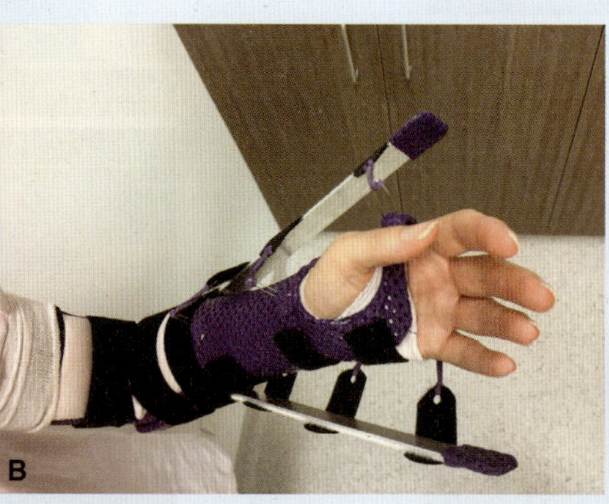

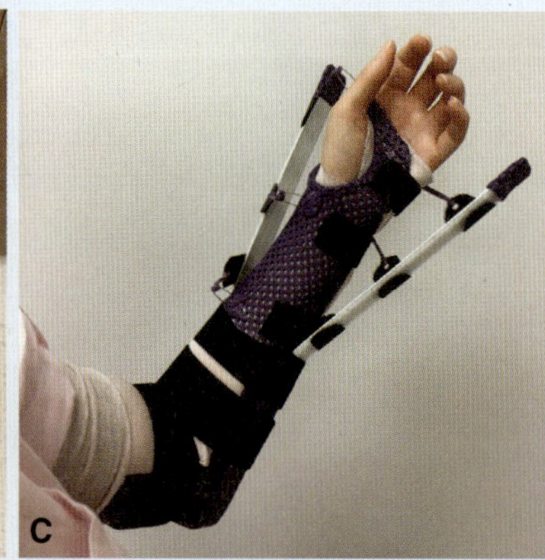

2.4mm 타공 아쿠아플라스트(aquaplast) 열가소성 플라스틱 재료, 뒤침 스트레칭을 제공하는 탄성 밴드/벨크로가 있는 1.6 × 20mm 알루미늄 막대로 제작된 별도의 팔꿈치 기반 및 아래팔 기반 구성 요소로 제작되었다. 아래팔의 엎침을 증가하는데도 사용할 수 있다.

cuff tendonitis)은 영구적인 운동 손실을 초래할 수 있다.

어깨의 뻣뻣함(shoulder stiffness)은 위팔오목 관절에서 발생하는 독특한 몇 가지 원인이 있다. 원발성 오십견 또는 유착 관절주머니염(adhesive capsulitis)은 알려진 원인이 없다. Copeland(1997)는 Pancoast 종양, 심근경색증, 식도염, 횡격막아래 농양, 담낭염 및 위궤양 등과 같은 질환 등으로 어깨 뻣뻣함이 의심될 수 있어 포괄적으로 어깨 뻣뻣함 검사의 일부로 전신 평가의 필요성을 강조하였다. 어깨 PROM 손실은 어깨 고정으로 인해 발생할 수도 있는데 이러한 고정은 일차적인 어깨 질환의 치료과정에서 발생할 수 있거나 회복 중 어깨걸이 고정 또는 자가 치료의 결과로 발생할 수 있다. Copeland(1997)는 모든 상지 관절 중에서 어깨가 빠르게 뻣뻣해지기 시작하면서 감소된 움직임에 대하여 가장 빠르게 반응한다고 설명하였다.

어깨에서는 움직임을 제한하는 패턴을 보여주는데 일반적으로 충돌 증후군은 어깨의 올림(elevation), 벌림(abduction)과 수평 벌림(horizontal abduction)의 손실에서 발생한다. Cyriax(1978)는 내회전보다 올림과 외회전이 손실에서 관절의 패턴을 설명하였다. 치료사는 어깨걸이 고정 후 이러한 구형 패턴을 자주 접하게 된다.

어깨 스플린트는 부피가 크고 무거우며 제작 및 맞춤이 어려운 경우가 많기 때문에 치료사와 환자는 어깨 스플린트를 1차 치료로

전문가 핵심 11-20

팔꿈치 관절의 굽힘을 위한 가동 스플린트

ANA CANDICE COELHO, PT
Brazil

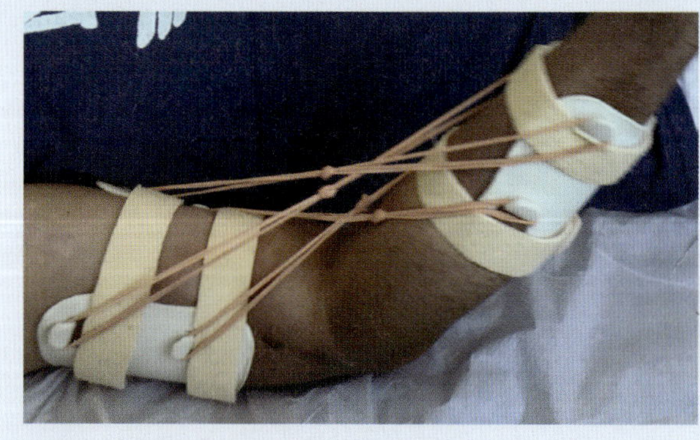

스플린트 자체에 탄성 밴드용 후크를 만들어 후크가 빠지는 것을 방지한다.

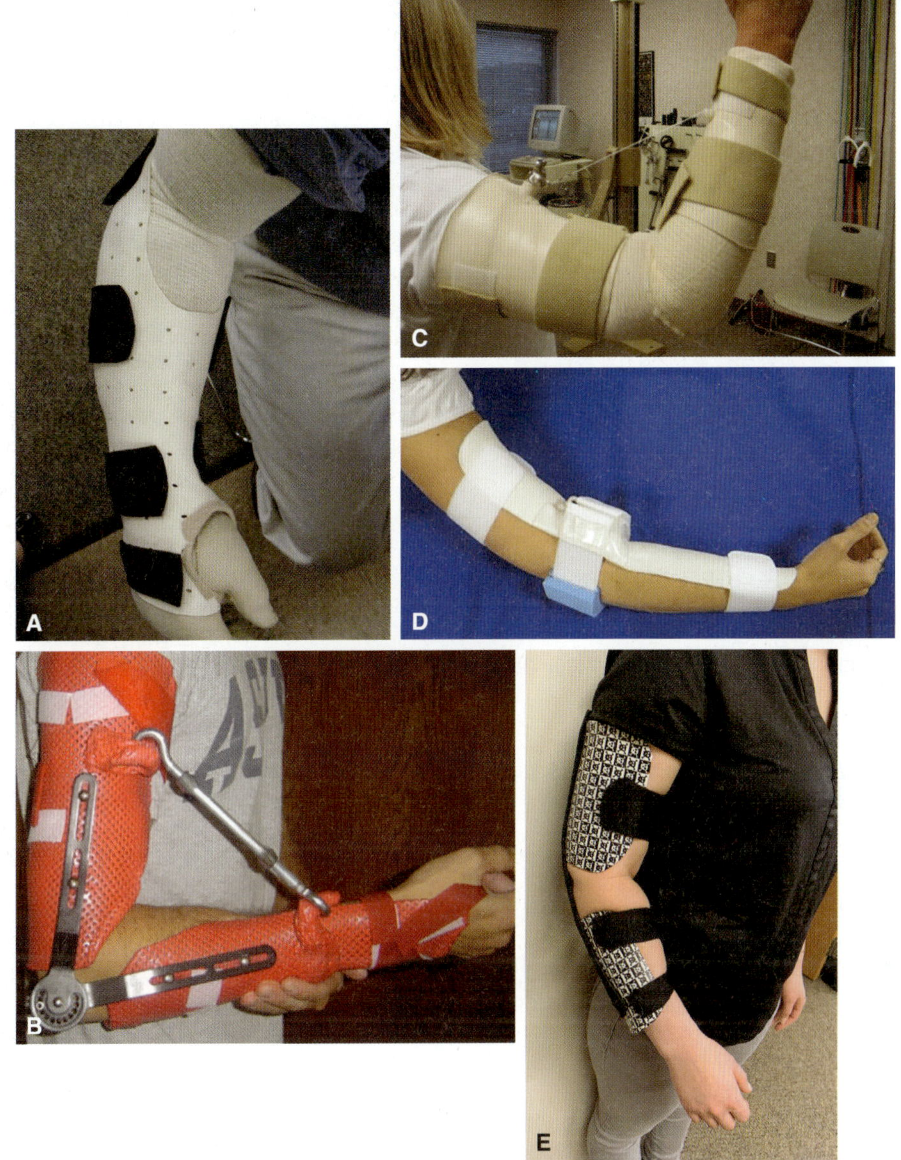

그림 11-32 A, 스플린트 설계는 대부분 모든 관찰면에서 팔꿈치 굽힘과 폄을 허용하지만 아래팔 회전은 제한한다. B, 압박을 완화하기 위해 경첩을 사용하고 고정 진행형 장력을 생성하기 위한 턴버클을 사용하는 고정 진행형 팔꿈치 굽힘 스플린트. C, MERiT™ 구성요소를 사용한 고정 진행형 접근을 사용한 팔꿈치 굽힘 가동 스플린트. D, 환자의 끝 범위에 제작된 팔꿈치 폄 스플린트 E, 부드러운 가동력을 지원하기 위하여 네오프렌을 사용하는 가동 팔꿈치 폄 스플린트.

선택하는 경우가 거의 없다. 시중에서 판매되는 고정 진행형 스플린트를 사용하여 어깨 운동을 회복할 수 있다. 관련 정보는 9장 기성품 스플린트를 확인하기 바란다.

치료사가 중재하는 개별 진단의 대부분은 특정 패턴의 뻣뻣함을 유발한다. 개별 진단으로 제시된 각각의 장을 확인하도록 하며 표 11-2에서는 개별 진단과 관련된 일반적인 뻣뻣함의 패턴과 요약과 뻣뻣함이 발생할 경우 스플린트 중재에 대한 권장 사항을 제시하였다.

뻣뻣함을 발생하는 다른 질환들

OTHER CONDITIONS LEADING TO STIFFNESS

뻣뻣함을 유발하는 많은 다른 질환이 있있고 질환의 발생 과정에서도 뻣뻣함이 발생한다. 이번에는 개별 질환에서 발생하는 뻣뻣함에 대한 관련 정보를 제공한다.

정신병리학 PSYCHOPATHOLOGY

정신병리학에서 PROM 손실에 미칠 수 있는 뻣뻣함에 대하여

표 11-2 개별 진단에서 발생하는 뻣뻣함의 패턴과 스플린트 중재에 대한 권장 사항

진단	일반적인 합병증	스플린트 권장 사항
펌근 힘줄 부상	• Zone I 및 II 힘줄 파열은 다음을 유발할 수 있다. • DIP 굽힘 구축 • 백조목 변형 • Zone III 또는 IV 힘줄 파열은 다음을 유발할 수 있다. • PIP 굽힘 구축 • PIP 펌 구축 • PIP 펌의 지연(lag) • 관절의 불균형 • 단추구멍 변형 • DIP 과펌 변형 및 DIP에서의 굽힘 상실 • 유착은 손목, 엄지손가락 MCP 및 IP 굽힘을 제한하여 하나 또는 이상의 펌 구축을 발생(자세한 내용은 14장 및 15장 참조)	• DIP 굽힘 구축을 해결하기 위한 스플린트: • 연속 고정 캐스트 또는 스플린트 • PIP 펌 제한(8자형 디자인) • 제한된 PIP 굽힘을 해결하기 위한 스플린트: • 운동 관련 스플린트(상대 펌의 MCP) • MCP 제한 스플린트 • 고정 진행형 스플린트; PIP 관절에서 굽힘력을 조절하듯이 MCP 관절의 완전한 펌을 조절한다. • 제한된 PIP 관절의 펌을 해결하기 위한 스플린트: • 고정 진행형 스플린트; 굽힘된 위치에서 MCP 관절과 PIP 관절을 향한 펌의 힘 조절 • 운동 관련 스플린트 – 굽힘과 관련하여 MCP 관절을 조절한다. • 단단한 끝 느낌 PIP 구축: • 연속 고정 캐스트 • 하루 최소 6시간 동안 저부하 지속 응력(LLPS)을 지원
굽힘근 힘줄 손상	• Zonell 굽힘 또는 힘줄 열상: • 뻣뻣함은 다음으로 인해 발생할 수 있다. • 염증, 부종, 상처 형성 • IP 굽힘 구축 • 다른 구역의 굽힘힘줄 손상도 IP 굽힘 구축을 유발할 수 있다.	• 부드러운 끝 느낌의 관절 구축: • 동작을 촉진하기 위한 운동 관련 스플린트 • 야간 펌 스플린트 • 단단한 끝 느낌의 관절 구축: • 연속 고정 캐스트 • 고정 진행형 스플린트 • 하루 최소 6시간 저부하 지속 응력(LLPS)을 지원
골절	• 골절은 다음과 같은 여러 메커니즘을 통해 관절의 뻣뻣함을 발생한다. • 부종 및 염증 • 정상적인 감각반사와 통증에 대한 환자의 정상적인 반응이 관절의 능동적인 움직임을 제한한다. • 골격 위로 미끄러지는 동작을하는 신체구조물리 흉터로 인한 가골활로 움직임이 제한된다. • 이는 외재근의 단축로 이어질 수 있다. • 관절운동을 회복하고 유지하는 능력이 심각하게 손상된다. • 먼쪽 노뼈 골절에서 볼 수 있는 일반적인 관절 뻣뻣함의 문제들: • 손목의 제한된 굽힘 • 손목의 제한된 펌 • 제한된 아래팔 회전(뒤침 및/또는 엎침) • MCP 또는 IP 관절에서 제한된 엄지손가락의 관절운동범위의 제한 • 손가락 사이 골절에서 볼 수 있는 일반적인 관절 뻣뻣함의 문제들: • MCP, PIP 또는 DIP 관절에서 제한된 굽힘 • MCP, PIP 또는 DIP 관절에서 제한된 펌	• 독립 관절에서의 뻣뻣함의 문제: • 대상 관절의 독립적임 동작을 지원하도록 LLPS을 집중하여 지원 • 움직임을 회복하기 위한 스플린트를 결정하기에 앞서 외재근의 단축을 확인 • 외재근의 단축을 해결하려면: • 복합 펌 또는 굽힘 고정 진행형 스플린트 • 외재근의 단축을 해결하기 위한 스플린트는 여러 관절에 걸쳐 있고 같은 방향으로 작용 • MCP, PIP 또는 DIP 관절의 뻣뻣함 해결: • 영향을 받는 관절의 90도 각도에서 원하는 방향을 목표로 하는 아래팔 또는 손 기반 고정 진행형 스플린트
인대 손상/탈구	• 염좌는 관절의 안정성을 지원하는 구조를 직접적으로 손상시키고 인대 손상은 종종 관절의 뻣뻣함으로 이어지며 빈약한 혈관으로 인해 천천히 개선되는 경향이 있다. • 부종과 통증으로 운동이 심하게 제한된다. • PIP 관절의 탈구: • PIP 관절 및/또는 DIP 관절에서 발생 • 뻣뻣함과 굽힘 구축 및 굽힘 수축 • 관절의 움직임을 제한하는 만성 부종 • 손바닥쪽 탈구(volar dislocation)의 일반적인 합병증: • 단추구멍 변형 • 손등쪽 탈구(dorsal dislocation)의 일반적인 합병증: • 백조목 변형	• 관절 뻣뻣함 구축이 발생하는 경우: • 고정 진행형 또는 가동 스플린트를 구축의 반대 방향으로 영향을 받는 관절에 적용한다. • 연속 고정 스플린트 • 힘의 방향을 재설정하기 위한 제한 및 운동 관련 스플린트 • 백조목 변형을 해결하려면: • PIP 관절의 펌을 제한 • 단추구멍 기형을 해결하려면: • PIP 관절의 연속 고정 캐스트, PIP 관절의 펌과 함께 DIP 관절의 굽힘을 목표로 고정 진행형 스플린트를 제공

표 11-2 개별 진단에서 발생하는 뻣뻣함의 패턴과 스플린트 중재에 대한 권장 사항(계속)

진단	일반적인 합병증	스플린트 권장 사항

정중 신경 손상	• 정중 신경 손상 후 발생하는 주요 합병증은 다음과 같다.
	  • 아래팔의 엎침하거나 손목을 구부리는 것이 어렵거나 불가능하다.
	  • 따끔거림 및/또는 무감각, 집기약화(grip weakness)
	  • 엄지손가락을 맞섬(opposition)을 수행할 수 없다.
	• 이러한 합병증은 적절한 스플린트 중재없이 예측 가능한 뻣뻣함 패턴을 유발할 수 있다.
		• 엄지손가락를 다루는 스플린트
		  • 최초의 웹 공간 추가 구축을 위한 웹 스페이서
		  • ADL을 위한 손 기반 엄지손가락 CMC/대립 스플린트

자신경 손상	• 자신경 손상에 따른 일반적인 합병증:
	  • IP 관절의 지속적인 굽힘 및 MCP 관절의 과폄
	  • IP 굽힘 구축
	  • 기능적 MCP 굽힘 부족
	  • 자뼈 손가락 MCP 회전 상실 및 손바닥의 맞섬기능(cupping function)의 제한
	  • 내재근의 섬유화로 가로활을 잃을 수 있다.
	  • 손바닥은 좁고 평편한 모양으로 변한다. MCP 관절의 구축
	• 까마귀 발 변형(Claw deformity) 일명 자신경 변형(ulnar claw)
	  • 벌레근 기능(lumbrical's function)의 상실
	  • MCP 관절의 과폄 및 네 번째 및 다섯 번째 손가락의 PIP 및 DIP 관절 굽힘
		• 부종이나 염증은 구축을 예방하기 위해 IP 폄 고정 스플린트를 적용
		• IP 굽힘 또는 MCP 폄 구축에는 영향을 받는 관절을 대상으로 하는 고정 진행형 가동 스플린트를 적용한다.
		• 까마귀발 변형을 예방하는 스플린트(anticlaw orthosis):
		  • 네 번째 및 다섯 번째 손가락의 MCP 관절을 굽힘 위치에 놓고 힘을 말단으로 전달하여 PIP 관절을 펴도록 한다.

노신경 손상	• 노신경 손상은 신경 분포 상실을 유발할 수 있다.
	  • 위팔노근(brachioradialis)과 뒤침근(supinator)
	  • 모든 손목 폄근
	  • 외재 손가락 폄근
	  • 엄지 벌림근
	• 노신경 손상으로 관찰되는 변형을 일반적으로 "손목 처짐(wrist drop)"이라 한다.
		• 손목 처짐을 해결하기 위한 스플린트:
		  • 손의 힘줄 패턴을 유지하여 신경이 치유되는 동안 기능을 발휘할 수 있도록 하는 스플린트(노신경 힘줄 고정 스플린트 [radial nerve tenodesis orthosis])
		  • 야간의 자세를 유지하기 위하여 위한 손목/MCP 폄 고정 스플린트

화상 손상	• 부분 두께 화상은 주로 관절 주위 구조의 적응 단축을 통해 관절의 뻣뻣함을 유발한다. • 팽팽한 피부는 염증, 부종 및 상처 형성이 있는 상태에서 이러한 구조를 느슨하게 배치한다. 상처치유 수축, 함께 관절 당기기 • 움직임이 있는 주름에 걸친 피부 손상은 관절의 뻣뻣함을 유발할 가능성이 가장 크다(21장 화상에서 자세한 내용 제공) • 전층 화상도 힘줄을 손상시킬 수 있다. 적응 단축과 결합된 능동적 운동의 손실은 관절의 뻣뻣함에 대한 강력한 원인을 준다.	• 스플린트는 1차 관절 수축을 방지할 뿐만 아니라 손등에 위치하는 폄근덮개 기전(extensor hood mechanism)의 중앙 슬립과 같은 취약한 힘줄 구조를 보호한다.

간략히 정리하고자 한다. 문제는 다음을 포함하지만 이에 국한되지 않는 다양한 내용을 포함한다.

- 사고 유발 기여(Hirschfeld & Behan, 1963)
- 자해(Wallace & Fitzmorris, 1978)
- 손상 후 치료를 진행하지 않음
- 꽉 쥔 주먹 증후군(clenched fist syndrome)(Vranceanu, 2011)
- 불필요한 과도한 동시수축으로 인한 관절의 움직임 거부(Simmons & Vasile, 1980)
- 상당한 기간 동안 관절을 움직이는 것을 거부함(Brand, 1988)
- 2차적으로 발생하는 문제(Vranceanu, 2011)

이러한 환자의 PROM 개선에는 일반적으로 일종의 정신치료가 추가된다. 환자에게 동작을 증가시키려는 시도를 다르게 이해하고 이에 저항할 수 있다. 공감력이 충분한 숙련된 의사와의 소통을 지원하고 다전문가 팀 접근 방식(multidisciplinary team approach)의 중요성을 인식하도록 한다(Vranceanu, 2011).

화상 손상 BURN INJURY

부분 두께 화상은 주로 관절 주위 구조의 적응 단축을 통해 관절의 뻣뻣함이 발생한다. 단단한 피부는 염증, 부종 및 흉터 형성이 있는 상태에서 이러한 구조를 느슨하게 한다. 치유과정의 흉터가 수축하여 관절을 함께 당긴다(그림 11-23A,B). 이러한 피부 손상은 관절의 뻣뻣함을 유발할 가능성이 가장 크다(21장에서 자세한 내용 제공). 전층 화상은 또한 힘줄을 손상시킬 수 있다. 적응 단축과 결합된 능동 운동의 손실은 관절의 뻣뻣함에 대한 강력한 메커니즘을 생성한다. 치료사는 열 손상에 대한 힘줄의 취약성을 이해하여야 한다. 스플린트는 1차 관절 구축을 방지할 뿐만 아니라 손등의 PI 관절에 위치하는 폄근 덮개 기전(extensor hood mechanism) 중앙 슬립(central slip)의 힘줄의 미끄러짐과 같은 취약한 힘줄 구조를 보호해야 한다(Grigsby deLinde & Miles, 1995).

골절 FRACTURE

골절은 여러 메커니즘을 통하여 관절의 뻣뻣함을 발생한다. 예를 들어, 초반부에 논의된 부종과 염증은 골절을 포함한 대부분의 손상에서 동반된다. 연골 손상 또한 마찰의 증가로 인한 염증의 발생은 차례로 통증과 부족을 유발하여 PROM 제한에 영향을 준다. 정상적인 감각반사와 통증에 대한 환자의 정상적인 반응은 관절의 능동적인 움직임을 제한한다. 관절이 와전한 가동범위를 허용하지 않으면 관절 주위 구조가 짧아지고 결국 관절은 움직임을 잃게 된다.

골절로 인하여 인접한 관절은 느슨한 형태(loose body)로 움직임을 제한한다(Raney, Brashear, & Shands, 1971). 이러한 형태는 관절운동을 기계적으로 제한한다. 느슨한 형태가 지속되어 관절 제한이 지속되면 관절 주위 구조가 적응적으로 단축되어 관절의 뻣뻣함을 유발할 수 있다.

골격 위에서 미끄러지는 움직임을 가진 구조들은 상처의 변화로 인하여 동작이 제한된다. 이것은 외재근의 단축으로 이어질 수 있거나 손목 폄근과 같은 1차적으로 작용하는 가동관절의 역할을 제한한다. 이런 일이 발생하면 근육-힘줄 단위가 적절한 운동을 하지 못하고 관절운동을 복원하고 유지하는 능력이 심각하게 손상된다(자세한 내용은 12장 참조).

인대 부상 또는 탈구 LIGAMENT INJURY OR DISLOCATION

염좌는 관절의 안정성을 지원하는 구조를 직접적으로 손상시킨다. 인대 손상은 혈관의 분포도가 많지 않아 천천히 치유되는 경향이 있다(Levine, 1992). 이는 또한 치유된 후 몇 달, 심지어 몇 년 동안 계속하여 통증을 유발하기도 한다. 임상 경험에 의하면 작은 IP 및 MCP 관절의 인대 손상 후 부종은 다른 유형의 손상보다 훨씬 오래 지속되는 경향을 보인다(Mannarino, 1992). 부종과 통증은 운동을 심각하게 제한한다. 치료사는 관절 구축을 방지하고 주의 깊게 안내된 운동으로 균형을 유지하도록 스플린트를 조심스럽게 제작해야 한다. 관절 구축이 확인되면 치료사는 염좌 분류, 부종, 색상 및 온도를 주의 깊게 기록하여 움직임을 회복하는 동안 관절이 악화되는 것을 방지해야 한다.

감염 INFECTION

상처나 피부에 핀이 있는 외상 환자의 초기 평가의 일환으로 치료사는 환자의 감염 위험에 대한 정보를 얻어야 한다. 위험 요인이 있는 경우 치료사는 감염 징후에 대해 지속적으로 확인한다. 감염은 급성 및 중증 염증 반응을 일으킨다. 부종은 항상 감염을 동반하며 감염으로 인해 종종 단축이 발생하는 주요 원인이다(자세한 정보는 3장 참조). 일부 조직세포는 염증 반응을 유발할 뿐만 아니라 조직을 파괴하는 독소를 생성한다. 종종 감염 관리에는 관절의 뻣뻣함을 발생하는 고정에 대한 내용이 포함된다. 패혈증은 움직임을 방해하는 문제로 좋은 수술 결과를 나쁜 결과로 바꾸는 문제를 가진다(Nathan & Taras, 1995).

당뇨병 DIABETES

당뇨병 환자는 방아쇠 손가락으로 설명되는 만성 협착성 힘줄활막염에서 흔히 볼 수 있는 특성처럼 손 뻣뻣함의 위험이 발생할 수 있다(Means et al., 2011). 환자는 다음을 나타낼 수 있다. 장기간 지속되는 힘줄활액막염으로 인해 관련된 손가락이 굽힘 또는 펴되어 잠겨 있다. 시간이 지남에 따라 PIP 관절 굽힘 또는 폄 구축으로 단순한 일상생활활동과 단순한 작업활동에 방해가 될 수 있다. 보존적 치료는 부종을 줄이고 원하는 방향으로 연속 고정 캐스트를 지원하여 구축을 향상시킨다. 질병 과정의 복잡성으로 인해 이차적으로 수술 후 합병증의 위험이 더 커질 수 있으므로 외과적 개입은 최후의 수단이 될 수 있다.

마비 PARALYSIS

일차적으로 IP 폄근과 MCP 굽힘근의 마비는 자신경 또는 자신경과 정중 신경 손상으로 운동기능장애가 함께 발생한다. 이는 환자가 손가락 폄근(extrinsic extensor digitorum communis, EDC)만으로 손가락을 펴려고 시도할 때 IP 관절의 지속적인 굽힘과 MCP 관절의 과폄으로 이어진다(Brand & Hollister, 1999). 시간이 지남에 따라 굽힘을 하려고 하지 않아도 적응 단축으로 인해 IP 굽힘 구축이 발생할 수 있다. MCP 관절의 과폄은 IP 굽힘과 이후 구축을 촉진한다. 외재 굽힘근의 변화에 따라 MCP 관절은 두 IP 관절이 모두 굽힘이 된 후에 굽힘된다. MCP 과폄(환자가 기능을 위해 손바닥을 열려고 할 때)과 기능적인 사용에서 MCP 굽힘의 부족은 MCP 굽힘의 손실을 촉진한다.

부종 및/또는 염증의 존재는 종종 구축을 촉진한다. 치료사가 자신경 또는 자신경과 정중 신경의 기능 상실을 인지한다면 치료계획에는 즉시 MCP 굽힘 스플린트를 적용하도록 한다. MCP 관절이 굽힘되면 EDC의 힘이 IP 관절에 전달되고 능동적인 IP 관절의 폄을 다시 설정한다(Brandsma, 1993). 부종이나 염증은 구축을 예방하기 위해 IP 폄 고정 스플린트가 필요하다. 확립된 IP 굽힘 또는 MCP 폄 구축으로 PROM을 증가시키기 위해 가동 스플린트가 필요하다(자세한 내용은 16장 참조).

자신경에 의해 지배되는 내재근의 소실은 자신경이 지배하는 3-4번째 손가락의 MCP 굽힘과 회전운동의 소실과 손바닥의 맞섬 형태의 소실을 초래한다. MCP가 움직이지 않고 내재근이 섬유화

현장 메모

Robyn Midgley, BSc (Hons) OT, AHT (BAHT), ECHT (EFSHT)
South Africa

결합 조직의 점탄성 특성(viscoelastic behavior)

손의 뻣뻣함은 조직 자체에 비정상적으로 증가된 뻣뻣함이 아니라 콜라겐 섬유가 가지는 탄력적인 조직학적 특성으로 연결되어 생성된 단단함이다.[2]

콜라겐은 단단하고 불용성이며 섬유질 단백질로 바깥세포의 기질(extracellular matrix)에서 발견된다. 콜라겐이라는 단어는 접착제를 의미하는 Kola와 생성을 의미하는 Gen에서 파생되었고 우리의 조직을 유지하는 접착제이다.

진피에는 섬유아세포라고 불리는 세포의 섬유 네트워크가 존재하는데 이는 상처 치유에 중요한 역할을 한다. 그들은 콜라겐과 엘라스틴을 모두 생성한다. 콜라겐은 손에 있는 조직의 인장 강도의 대부분을 제공하는데 이는 강철보다 강하다고 할 수 있다. 엘라스틴은 콜라겐과 마찬가지로 결합 조직의 바깥세포의 기질의 주요 구성 성분인 단백질이다. 변형에 따라 변화하는 선형 탄성 소재로 이완 효과가 매우 작다. 콜라겐 섬유 자체는 비탄력적이지만 콜라겐 섬유 사이의 움직임은 조직의 탄력을 만든다.

손상이 발생하면 콜라겐 증식이 가속화되어 피부에 달라붙어 인대, 힘줄 또는 관절주머니의 이동성을 제한할 수 있는 무질서한 콜라겐 층이 형성된다.[3]

정상적인 손의 움직임은 이러한 강력하고 조밀한 결합 조직 구조가 서로에 대해 미끄러질 때 발생한다. 뻣뻣함은 조직 층의 고정으로 인해 발생하므로 일반적인 탄성 관계 운동은 콜라겐 섬유를 함께 결합하는 가교에 의해 제한된다.[2,4~9]

결합 조직의 점탄성 특성으로 인해 힘이 가해지면 일정점(임계점)까지는 늘어나다가 추가적인 일정한 힘(creep)이 가해지면 추가적인 변위가 발생한다. 힘을 제거하면 초기 변위(이완)로 부분적으로 복귀한다. 이 점탄성 반응은 뻣뻣한 손의 신장에 대한 일시적인 반응에서 알 수 있다. 이것은 손관절의 뻣뻣함을 해결하는 방법과 LLPS가 장기적으로 손가락의 뻣뻣함을 해결하는 가장 효과적인 방법인 이유를 이해하는 열쇠가 된다. CMMS 기법은 가장 적절한 LLPS를 제공하며 뻣뻣한 손에 선택되는 치료법이다. CMMS 기술의 사용을 통한 조직 길이와 가동을 증가하는 것은 가동 스플린트를 사용하여 달성할 수 있는 것보다 우수한다. 또한 치료사가 CMMS 기법을 적용하는 방법을 알게 되면 걱정할 필요 없이 적절한 크기의 응력을 적용할 수 있다.

능동 동작으로 관절의 뻣뻣함을 해결한다

일차 운동 겉질은 손을 포함한 운동, 동작과 관련한 표현(motor movement representations)의 조직화된 지도(organized map)를 포함한다.

가소성(plasticity)은 과제 수행에 참여하는 피부 표면을 나타내는 피질 영역의 증가이다. 따라서 강화된 훈련과정은 뇌에서 근 활동의 표현 크기를 증가시켜 겉질의 가소성을 유발한다. 지속집중력이 없으면 가소성이 심각하게 제한된다.[10]

만성적으로 뻣뻣한 손에 위치한 관절의 뻣뻣함은 콜라겐 가교 연결(cross-linking)이 증가된 결과이다. 신체 감각 운동 겉질의 개입이 거의 또는 전혀 없는 짧고 간헐적인 수동 운동은 관절운동의 비효율성을 만들어 이를 피하도록 한다. 또한 관절운동을 비효과적으로 만들고 피해야 한다. 강제적인 스트레칭도 조직 손상을 초래하므로 피해야 한다.[6,11] 수동적인 움직임을 증가시킨다고 해서 능동적인 움직임이 증가하는 것은 아니다. 그러나 능동적인 움직임이 증가하면 수동적인 움직임이 증가한다. 또한 관절의 뻣뻣함에 영향을 미치기 위해 관절운동에 저항을 적용할 필요가 없다.

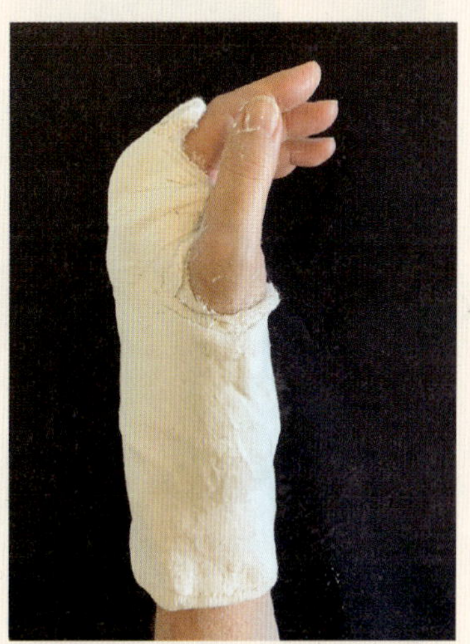

CMMS 기법을 통한 능동 모션

동시에 여러 가지 문제를 치료

손의 일부에 손상이 발생하면 손 전체가 손상에 반응한다. 이전에 손상되지 않은 구조는 섬유형성증, 콜라겐 회전율 증가 및 리모델링을 포함하여 외상에 대해 동일한 반응을 겪는다. 따라서 가장 큰 과제 중 하나는 손상되지 않은 신체구조의 무결성을 보존하는 것이다. 뻣뻣한 손은 부종과 조직 유착으로 인해 움직이기가 어렵다. 그 결과 부적합한 움직임 패턴이 발생한다. 이러한 패턴의 발생은 정상적이고 협력적인 운동의 운동 및 감각 피질 표현을 감소시키고 부적응 패턴으로 대체된다. 비정상적인 움직임 패턴이 반복되면서 시간이 경과하게 되면 운동 겉질에 이러한 반복에 변화한다.[12] 따라서 관절의 뻣뻣함을 해결하는 것은 운동학적인 문제이자 신경생리학적인 문제이다. 비정상 패턴은 빠른 시간 안에 제한하도록 한다. 뻣뻣한 손에서 발생하는 여러 문제의 치료는 개별적인 치료가 아닌 동시에 함께 치료해야 한다. 뻣뻣한 손을 치료할 때는 시간이 중요하다. 적절한 치료가 지연되면 기능이 완전히 회복될 가능성이 사라진다. CMMS 기술은 여러 문제를 동시에 적절하게 해결하면서 정상적인 동작 패턴을 재설정하는 유일한 기술이다. CMMS 기술을 적용하기 전에 만성 뻣뻣함이 발생할 때까지 기다릴 필요가 없다. 이 기법은 전통적인 치료법의 효과가 없다고 판단되면 즉시 적용되어야 한다. 상처가 있다고 해서 기술 적용이 지연되어서는 안 된다. 감염이 있을 때에는 치료시 주의가 필요하다.

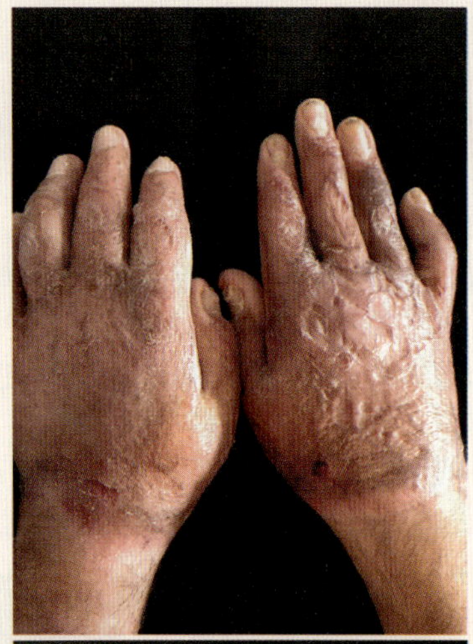

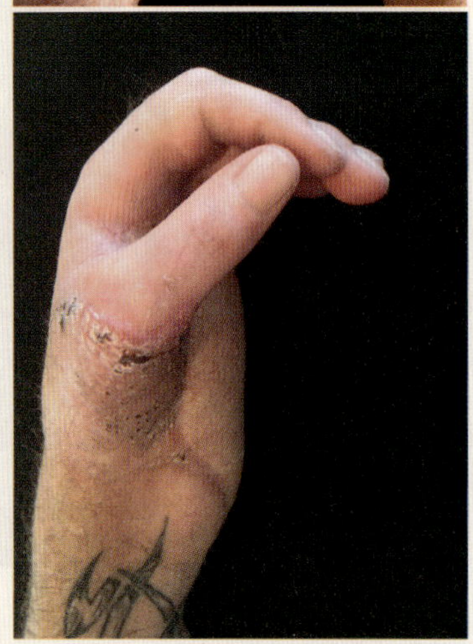

섬유증식성 질환(Fibroproliferative Conditions)

뒤피트랑 질환(Dupuytren disease)과 같은 섬유증식성 질환은 공격적인 치료에 잘 반응하지 않는다. 선행연구에 의하면 과도한 스플린트의 적용과 운동은 발적을 증가시키고 질병의 진행을 증가시킨다.[13] CMMS는 뒤피트랑 근막 절제술 후 합병증을 해결하는 데 효과적으로 사용되었다.[14] 손가락 굽힘은 적용할 필요 없이 회복되었다. 스플린트의 기계적 힘으로 PIP 관절의 폄을 잃을 위험은 없다. 캐스트를 적용하여 PIP 관절의 움직임이 양방향으로 촉진되기 때문에 PIPJ 관절의 단축이 향상된다. 상처 조직의 유착과 부종을 감소시켜 관절운동을 회복할 수 있다.

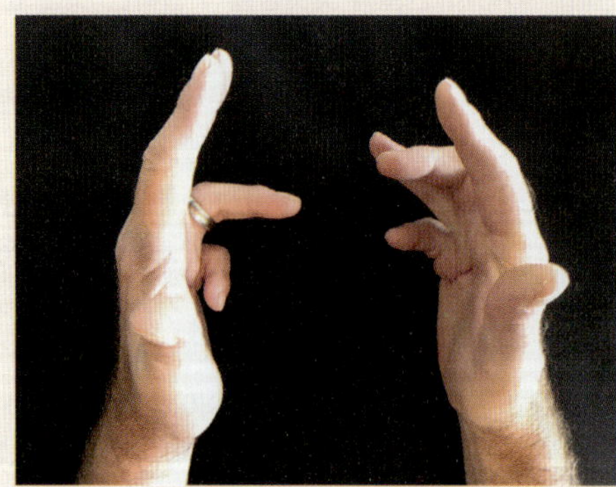

뒤피트랑 질환(Dupuytren disease)

복합 치료 기법(Combined Treatment Techniques)

손상당한 손의 관절운동을 회복하려면 조직 반응과 조직치유의 연속성을 이해하는 것이 중요하다. 뻣뻣한 손을 성공적으로 치료하기 위한 중재의 유형과 시기를 선택하는 것은 치료자의 몫이다. 새로 뻣뻣한 손을 기능적이고 움직이는 손으로 개선하는 능력은 치료사의 기술에 달려 있다. 치료사는 뻣뻣한 손을 문제 중심 사고로 평가하도록 하고 어떤 해부학적 구조가 움직임을 제한하는지 결정할 수 있어야 한다. 원하는 패턴과 범위에서 먼쪽 운동을 촉진하기 위한 응력의 유형과 몸쪽 관절의 선택적 고정을 통한 적절한 관절운동의 촉진은 성공적인 결과에 가장 중요하다. 숙련된 치료사는 좋은 결과를 얻기 위해 치료 프로그램을 혼합한다. 때때로 치료사는 여러 치료 목표를 달성하는 것을 포기하고 하나의 목표에만 집중해야 할 수도 있고 다른 경우에는, 부종 감소, 관절운동 촉진, 정상적인 운동 패턴 회복과 같은 여러 목표를 동시에 달성할 수도 있다.

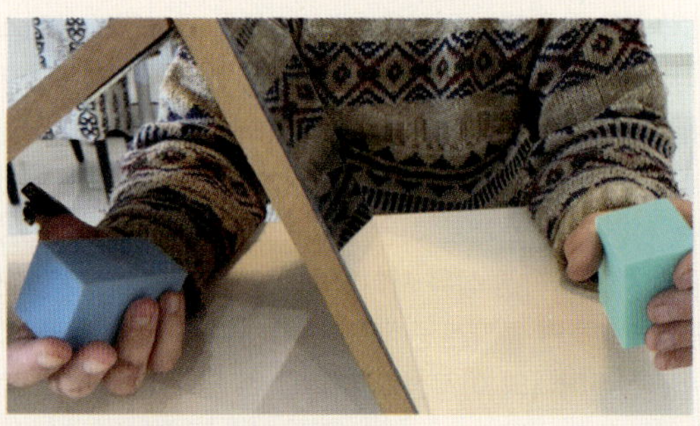

내재 및 외재 관절의 단축

관절의 뻣뻣함이 있을 때 본질적으로 단축이 존재한다고 항상 가정해야 한다. 내재 또는 외재의 단축이 존재한다면 완전한 능동적 운동범위는 회복하기 어렵다. CMMS 캐스트 설계는 동작 패턴과 단축의 위치에 따라 결정된다. 몸쪽 관절을 고정하는 위치는 일정하지 않다. 내재 또는 외재 관절의 단축 위치와 신체역학적 원리의 지식에 의해 결정된다. 뼈사이근은 주요 MCP 관절 굽힘근으로 작용하기 때문에 폄을 할 때 MCP 관절을 고정하는 것을 두려워할 필요가 없다. 캐스트가 중단되면 MCP 관절을 굽힘으로 가동시키기 위한 특별한 중재 없이 MCP 관절 굽힘을 쉽게

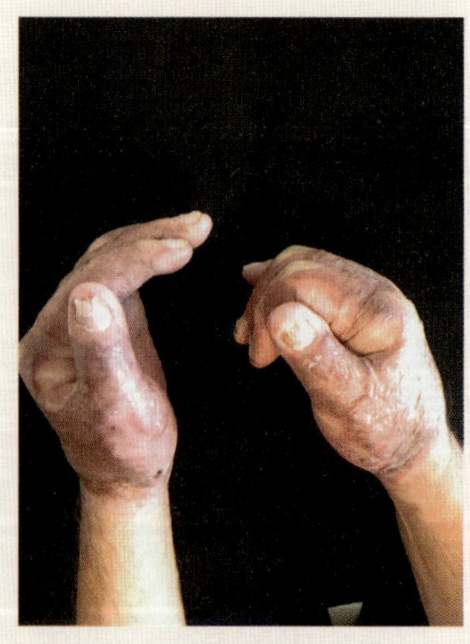

내재 및 외재 관절의 단축

회복할 수 있다. 유일한 예외는 손등의 외상으로 특정 부위의 유착이 있는 경우이다. 손등 조직의 유착은 MCPJ 굽힘을 힘들게 한다. 따라서 조직 유착을 해결하고 관절운동을 복원하기 위하여 능동적인 움직임과 결합된 굽힘으로 천천히 시행하고 오랜기간 신장을 하도록 한다. 움직임과 결합된 관절 자세는 결과에 중요하게 작용한다.

장기적인 이익을 얻으려면 느린 중재가 필요하다

치료사의 가장 흔한 실수는 너무 빨리 캐스트를 중단하는 것이다. 환자가 관절운동을 빠르게 회복하는 것도 기분좋은 일이지만, 적절한 적용 기간의 문제로 다시 뻣뻣함이 되돌아 가는 경우 환자는 매우 낙담할 수 있다. 환자는 캐스트를 중단하기 전에 2주 동안 제거 가능 캐스트(bivalve cast)에서 희망하는 동작 패턴을 확인해야 한다. 제거 가능 캐스트의 착용하는 기간은 관절 뻣뻣함이 되돌아오는 것을 방지하는 데 필수적이다.

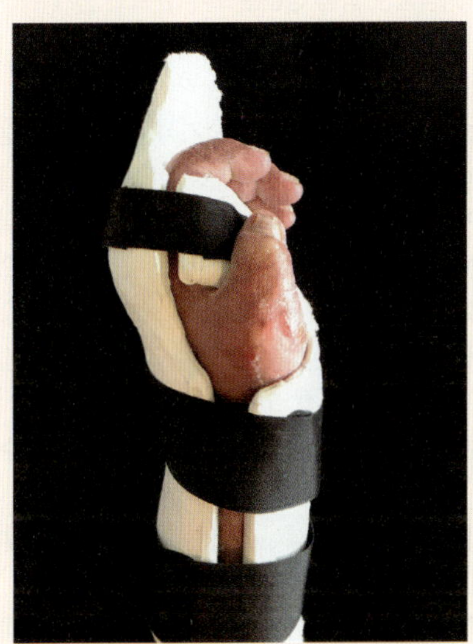

제거 가능 캐스트(bivalve cast)

참고문헌

Watson N. (1994). What is Stiffness? *Journal of Hand Therapy*, 7(3), 147-149.

Frank C., Akeson W. H., Woo S. L., Amiel D., Coutts R. D. (1984). Physiology and therapeutic value of passive joint motion. *Clinical Orthopaedics and Related Research*, 185, 113-125.

Merritt W. H. (1998). Written on behalf of the stiff finger. *Journal of Hand Therapy*, 11(2), 74-79.

Madden J. W. (1976). Wound healing: The biological basis of hand surgery. *Clinics in Plastic Surgery*, 3(1), 3-11.

AkesonAmiel W. H.D., Abel M. F., Garfin S. R., Woo S. L. (1987). Effects of immobilisation on joints. *Clinical Orthopaedics and Related Research*, 219, 28-37.

Brand P. W., Hollister A. (1999). *Clinical Mechanics of the Hand*. St Louis: Mosby.

Grauer D., Kabo J., Dorey F. J., Meals R. A. (1987). The effects of intermittent passive exercise on joint stiffness following periarticular fracture in rabits. *Clinical Orthopaedics and Related Research*, 220, 259-265.

Meals R. (1993). Posttraumatic limb swelling and joint stifness are not casually related experimental observations in rabbits. *Clinical Orthopaedics and Related Research*, 287, 292-303.

Peacock E. E. (1990). *Wound Healing*. Philadelphia, PA: W.B. Saunders.

Blake D. T., Byl N. N., Merzenich M. M. (2002). Representation of the hand in the cerebral cortex. *Behavioural Brain Research*, 135(1-2), 179-184.

Namba R. S., Kabo J. M., Dorey F. J., Meals R. A. (1991). Continuous passive motion versus immobilization. *Clinical Orthopaedics and Related Research*, 267, 218-223.

Classen J., Liepert J., Wise S. (1998). Modulation of associative human motor cortical plasticity by attention. *Journal of Neurophysiology*, 79(2), 1117-1123.

Evans R. B., Dell P. C., Fiolkowski P. (2002). A clinical report of the effect of mechanical stress on functional results after fasciectomy for Dupuytren's contracture. *Journal of Hand Therapy*, 15, 331-341

Midgley R. (2010). Use of casting motion to mobilize stiffness to regain digital flexion following Dupuytren's fasceictomy. *Hand Therapy*, 15(2), 45-51.

사례 연구 섹션

여기에 제시된 사례 연구는 교육 지침으로만 사용된다. 치료 및 스플린트 프로토콜은 수부외과전문의마다, 수부치료사마다 크게 다르다. 치료사는 선호하는 치료와 적절한 스플린트 개입을 정의하기 위해 담당 의사 및 동료와 확인해야 한다.

사례 연구 1: 손의 으깸 손상(hand crush injury)

27세의 우파 남성 제빵사 MM은 바게트 만드는 기계에 오른손이 으깨지는 손상을 입었다. 그의 2번째 손가락(IF)과 3번째 손가락(MF)은 PIP 관절까지 으깨졌고 엄지손가락은 CMC 관절까지 짓눌렸다. 4-5번째 손가락은 손상을 당하지 않았다. 손상된 손가락에는 피부열상(superficial lacerations)이 있었지만 잘 치유되고 있었다.

그는 MF와 엄지손가락 몸쪽 손가락에 다발 골절과 MF 중간손가락에 칩 골절(chip fracture)을 동반한 오른쪽 으깸 손상 진단으로 손상 후 10일후에 치료를 의뢰하였다. 그는 IF, MF 및 엄지손가락 손발톱 아래에 중등도의 부종과 혈종을 가지고 있었다. MM은 피부감각이 과민하였고 치료과정에서 통증 때문에 손을 움직이기를 꺼려하였다. 손상된 환자의 손은 MCP 폄, PIP 굽힘, DIP 중립으로 자세를 취하였다. 엄지 MCP는 약간 과폄된 IP 관절과 함께 과굽힘 자세를 취하였다. 이러한 엄지 자세는 능동 및 수동 MCP 폄에 영향을 주었고 이는 엄지 MCP 관절에서 진단되지 않은 연조직 손상이 있음을 시사하였다. 이러한 내용은 수부외과전문의와 환자에게 공유되었다. 이후의 방사선사진에서 엄지 MCP 관절의 경미한 아탈구를 보였고 이를 통해 2~3등급 염좌 및 폄근 기전 (extensor mechanism)의 손상을 확인하였다.

치료사는 MM과 함께 치료 우선순위와 그에 대한 근거를 논의하였다.

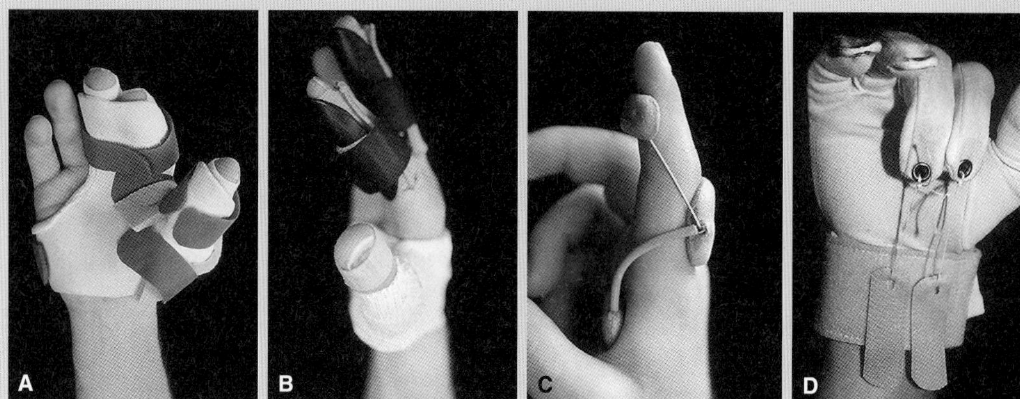

그림 11-33 A, 안전한 위치에 있는 손 기반 2번째 손가락(IF), 3번째 손가락(MF) 및 엄지 고정 스플린트. B, 손 기반 QuickCast 2 엄지손가락 캐스트 및 맞춤형 거터 스플린트와 바로 위에 1" 스트랩 포함 PIP 관절. C, 기성품 PIP 폄 가동 스플린트. 이 스플린트의 스프링 하중 설계를 통해 가동력을 지원한다. 환자는 긴장을 조정하는 방법을 배운다. D, 고정 라인은 손가락의 복합 굽힘에 대한 고정 진행형 접근 방식을 제공한다. 기성품인 굽힘 장갑은 고무 밴드와 함께 포장되어 제공된다. 그러나 고정 라인은 쉽게 대체될 수 있다.

MM은 대부분의 의사와 환자가 손가락 IP 굽힘 회복을 우선시한다고 들었다. 그러나 치료사의 임상 경험을 통하여 폄이 되는 것을 우선순위로 하였다. 환자는 FDP 기능을 보여 굽힘을 얻는 예후가 우수하였다. MM은 폄근 기전이 굽힘된 IP 관절에서 약화된 상태로 남아 있으면 거의 확실히 영구적으로 늘어나며 다시는 완전한 폄을 제공할 수 없다는 것을 알게 되었다. 이것은 MM에게 평생 PIP 굽힘 구축이 발생하는 것이다. MM은 치료계획에 동의하였다.

MM의 초기 스플린트는 손가락 MCP가 허용 가능한 최대 굽힘 상태이고 IP가 허용 가능한 최대 치료계획에 동의하였다 상태로 안전한 위치를 제공하는 데 중점을 두었다(그림 11-33A). 엄지손가락은 최대 허용 가능한 벌림 상태에 있고 MCP는 최대로 하는 폄 자세, IP는 중립자세를 취하였다. 환자는 1/8" 결합 고무와 플라스틱 재료로 만든 맞춤형 손바닥 기반 스플린트를 착용하였다. 이 유형의 열가소성 플라스틱 재료는 플라스틱 함량으로 인해 단단하고 반면 고무 함량으로 인해 쉽게 수정할 수 있다. 그의 스플린트 프로그램과 함께 환자는 부종 조절, 손가락과 엄지손가락 IP에 대한 부드러운 ROM, 감각 둔감화를 위한 종합적인 가정 프로그램을 제공받았다. 스플린트는 75° 손가락 MCP 굽힘, 0° IP 폄, 50° 엄지 벌림 및 0° 엄지 MCP 폄의 목표를 달성하기 위해 계속적으로 치료를 진행하였다. 그는 손가락 MCP 굽힘 및 엄지 벌림의 목표를 빠르게 달성하였다. 그는 손가락 PIP와 엄지 MCP 폄을 진행하였다.

엄지손가락의 연조직 손상 진단이 확인한 후 MM이 목욕하고 손을 씻을 수 있도록 라이너가 없는 1" QuickCast 2 테이프로 만든 원주형 손 기반 엄지손가락 스플린트를 착용하도록 하였다(그림 11-33B). 라이너 없이 이러한 캐스트를 제작할 때 캐스트의 모든 부분을 매끄럽게 유지하고 모든 가장자리가 잘리거나 접힌 상태를 유지하도록 최선의 주의를 기울여야 한다.

PIP의 경우 MM은 PIP 바로 위에 1" 스트랩이 있는 1/16" 열가소성 플라스틱 재료로 제작된 맞춤형 거터 스플린트를 제작하였다(그림 11-33B). 거터 스플린트는 PIP에서 손바닥에 위치하였고 환자는 손가락이 스플린트에 닿을 때까지 루프 스트랩을 점차적으로 조이도록 지시하였다. 환자에게는 간헐적으로 허용되는 기성품 PIP 폄 가동 스플린트도 제공되었다(그림 11-33C). MM은 새로운 PIP 스플린트를 받은 지 1주일 후에 중립 PIP 관절의 위치를 달성하였다. 치료 7~10일 동안 MM은 거터/스프링 스플린트 조합으로 전환했을 때 견딜 수 있었던 유연성을 견디지 못했을 것이다.

PIP에서 중립 폄을 달성한 후, 환자는 굽힘 장갑을 받았다(그림 11-33D). 치료사는 고무 밴드를 고정 라인으로 교체하여 MM이 손가락의 복합 굽힘을 늘리기 위해 고정 진행형 접근을 사용할 수 있도록 하였다. MM은 굽힘에 집중하되 폄을 잃기 시작하면 간헐적으로 거터 스플린트로 돌아가도록 지시받았다. 2일 후, 환자는 PIP에서 굽힘이 40° 증가하였고 여전히 완전하게 폄을 할 수 있었다.

MCP가 중립에 도달할 때까지 엄지손가락에 캐스트를 격일로 변경하여 총 3개의 캐스트를 적용하였다. 엄지손가락 MCP 관절의 폄을 최대화하려면 상당한 압력이 가해져야 한다는 점에 유의해야 한다. 처음에 환자는 이 정도의 힘을 견딜 수 없었을 것이다. 또한 각 엄지손가락 캐스트를 적용한 후 엄지손가락 끝이 짙은 빨간색으로 변하였다는 점에 유의해야 한다. 환자는 색상이 정상화될 때까지 클리닉에 남아 있어야 했으며, 이는 모든 캐스트에 대하여 확인되었다.

그런 다음 MM은 QuickCast 2로 만들어진 단단한 손등 지지대가 포함된 최종 QuickCast 2 엄지손가락 캐스트에 배치되었다. 엄지손가락 MCP를 해부학적 중립 위치에 배치하였다. 이 스플린트는 6주 동안 제자리에 유지되었으며, 이때 엄지손가락 폄근 기전의 능력을 평가하고 방사선 사진을 촬영하여 해부학적 정렬을 확인하였다.

사례 연구 2: 팔꿈치 관절주머니 절제술(elbow capsulotomy) 및 뼈절제술(osteotomy)

LS는 자동차 사고로 위팔뼈, 자뼈, 노뼈의 왼쪽 관절내 골절을 입은 23세의 대학생이다. 그녀는 처음에 개방 정복 및 내부 고정(open reduction and internal fixation, ORIF)을 받았지만 치료 후에 기능적 ROM이 없었다. 그녀는 이후 마취후 골절조작(manipulation under anesthesia)을 실

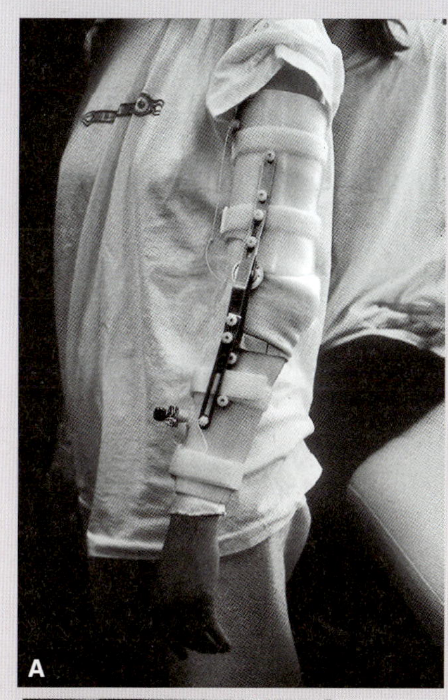

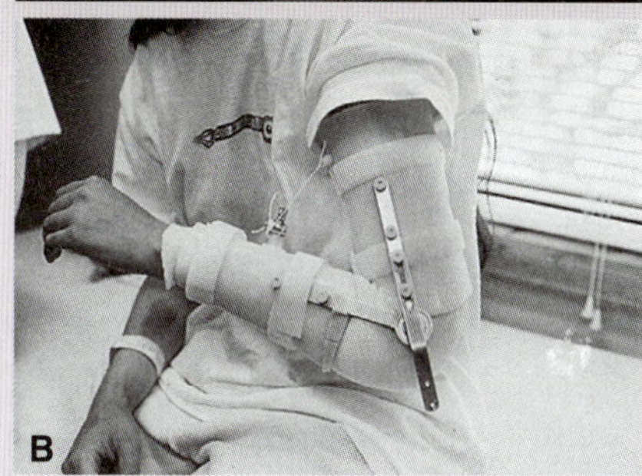

그림 11-34 고정 진행형 스플린트는 환자가 최대 신장(A)과 최대 굽힘(B)에 위치할 수 있도록 한다. 표시된 그림은 MERiT™ 고정 진행형 아래팔 폄 스플린트 키트이다.

시하였다. 이것 역시 기능적 움직임에 도움을 주지 못하였다. 그런 다음 그녀는 발표 2일 전에 두 번의 뼈절제술과 연조직 이완술(soft-tissue releases)을 시행하였다. 그녀는 최대 폄과 최대 굽힘에서 교대로 위치를 잡을 수 있도록 맞춤형 아래팔 스플린트 제작을 의뢰받았다.

LS는 최소한의 상처치유와 압축 슬리브를 제공하였다. 삼출액 주머니(drain)는 그녀가 치료를 받기 위해 도착한 당일에 제거하였다. 그녀는 135°의 굽힘과 10°의 폄을 보여주었다. 그녀의 목표는 이전 수술 후에 어려웠던 이동성을 유지하는 것이었다.

환자의 목표를 달성하기 위해 고정 진행형 아래팔 스플린트(MERiT™ SPS 아래팔 폄 키트)가 선택되었다(그림 11-34A,B). 스플린트는 위팔 커프에 원주 접근 방식을 사용하고 아래팔 커프에 1/16″ Aquaplast T를 사용하여 제작되었다. 스플린트는 팔꿈치 경첩과 90° 당김 각도를 제공하도록 조정된 폄 동작의 아웃트리거와 관련되었다. 아래팔 커프에 장착된 MERiT™ 키트는 장력을 발생시켰고, LS는 사용 및 주의 사항에 대한 철저한 지침을 받은 후 이를 조절할 수 있었다. 스플린트 라인은 MERiT™ 구성 요소와 고리에 연결된 한 줄, 익스텐션 아웃트리거와 고리에 연결된 한 줄, 위팔뼈 커프와 고리에 연결된 마지막 줄의 세 부분으로 이루어졌다. 이를 통해 MERiT™ 키트를 굽힘 또는 폄 구성 요소에 교대로 부착할 수 있다.

LS는 스플린트의 기능과 사용법을 바로 파악하고 만족스러워 하였다. 스플린트에 대한 예방조치를 지시받았다. 피부 압력 영역과 굽힘에 위치하는 동안 자신경 분포 손가락의 감각을 관찰하도록 교육하였다. 그녀의 목표는 하루 종일 가능한 한 많은 시간 동안 스플린트를 착용하고 굽힘과 폄을 번갈아 하는 것이었다.

LS는 병원에서 멀리 떨어져 살았기 때문에 지속적인 치료를 위해 다른 재활기관에 의뢰되었다. 3개월간의 방문에서 우수한 ROM을 유지하고 있는 것을 확인하였다.

추가 사례 연구는 thePoint의 동반 웹 사이트에서 찾을 수 있다.

되면 MCP 관절에 위치하는 가로활이 소실된다. 이를 통해, 손바닥은 좁고 편평한 모양으로 변화하는데 이는 MCP 관절의 구축을 나타내는 징후이다. 손바닥을 포함하는 스플린트는 MCP 관절의 가로활을 보존하도록 형태를 만들어 주도록 한다(Malick, 1972).

결론 CONCLUSION

뻣뻣한 관절은 손 수술과 재활에서 가장 큰 도전 중 하나이다. 독특한 해부학적 구조로 각 관절은 부상과 질병에 대한 반응 패턴을 나타낸다. 관절은 외상과 질병에 특정한 방식으로 반응하는데 치료사가 이를 이해한다면 손의 단축을 예측하는 데 도움이 되며 종종 운동 손실을 예방하는 데 도움이 된다. 뻣뻣함을 예방하거나 뻣뻣함의 지속 시간을 최소화하도록 하기 위하여 치료사는 세포, 조직 및 관절 복합체 수준에서 뻣뻣함에 관여하는 특성을 연구하여야 한다.

복습 문제 CHAPTER REVIEW QUESTIONS

1. 상지가 뻣뻣하게 변화하는 세 가지 이유를 기술하시오.
2. 가장 적절한 가동 스플린트의 선택과 사용 가능한 개별 진단을 예를 들어 설명하시오.
3. 뻣뻣함을 가동하기 위한 캐스트 동작(casting motion to mobilize stiffness, CMMS)을 간략하게 설명하고 치료사가 이를 적용할 때 고려해야 할 내용과 이를 예를 들어 설명하시오.
4. 세 가지 유형의 다른 가동 스플린트의 예를 들어 설명하시오(각 유형에 적용 가능한 질환을 설명하시오).
5. 저부하 지속적인 응력(low- load, prolonged stress, LLPS)은 무엇인지 설명하고 임상적으로 중요한 이유가 무엇인지 설명하시오.

CHAPTER

12 골절 Fractures[a]

Jennifer Stephens Chisar, PT, MS, CHT
Nancy Chee, OTD, OTR/L, CHT

학습 목표

이 장을 학습한 후 다음의 내용을 수행할 수 있다.

- 수부 치료사가 일반적으로 치료하는 상지 골절을 설명한다.
- 치유 단계 후에 종종 나타나는 구축을 방지하기 위해 관절 위치에 대한 정확한 정렬 교정의 중요성을 이해한다.
- 비수술 환자 및 수술 후 환자의 골절 관리와 관련된 문제 및 합병증을 이해한다.
- 골절 스플린트를 제작하는 데 사용되는 다양한 재료와 폐쇄 시스템(closure systems)에 대한 예와 적응증을 제시한다.
- 상지 골절을 관리하기 위한 역할, 옵션 및 설계 선택 사항을 이해한다.

주요 용어

갈레아찌 골절(Galeazzi fracture)
게임키퍼 엄지(gamekeeper thumb)
끔찍한 3가지 팔꿈치 손상(terrible triad)
노뼈머리 골절(radial head fractures)
롤란도 골절(Rolando fracture)
먼쪽 노뼈 골절(distal radius fractures)
몬테지아 골절(Monteggia fracture)
몸쪽손가락뼈사이관절 골절 또는 탈구(PIP joint fractures or dislocations)
바튼 골절(Barton fracture)
베넷 골절(Bennett fracture)
복서 골절(boxer fracture)
손가락 골절(phalanx fractures)
손배뼈 골절(scaphoid fractures)
손허리뼈 골절(metacarpal fractures)
스미스 골절(Smith fracture)
스키 선수 엄지(skier thumb)
에식스-로프레스티 손상(Essex-Lopresti injuries)
위팔뼈 골절(humeral fractures)
차우퍼 골절(Chauffeur fracture)
콜레스 골절(Colles fracture)
파일런 골절(Pilon fractures)

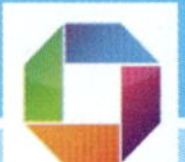

MD 노트

Gregory M. Buncke, MD
California

수부 외과 전문의로서 활발하게 활동해온 지난 30년간, 나는 손과 상지에 골절이 발생된 초기 단계에서 치료사가 손을 치료했을 때 손의 기능이 향상되는 것을 볼 수 있었다. 내가 처음 실습을 시작했을 때, 이론적으로 골절된 뼈를 6주 동안 움직이지 않게 하여 뼈가 회복되도록 한 후에 치료사가 손을 치료하도록 하여 치료사에게 매우 어려운 상황을 만들었다. 골절된 부위의 관절은 매우 뻣뻣하였고, 힘줄은 유착이 있었다. 이후 치료사와 더 긴밀하게 협력을 시작하면서, 치료사에게 손가락과 관절을 움직이는데 좀 더 일찍 치료할 것을 요청하였다. 우리의 목표는 힘줄 유착과 관절 구축을 예방하는 동시에 골절된 부위에서의 적절한 움직임과 유착이 발생하지 않도록 천천히 적용하는 것이다. 우리의 결과는 골절 초기의 중재 개입으로 개선이 되었고, 비유합 비율은 악화되지 않았다. 환자들은 실력있는 치료사들의 초기 중재 개입으로 더 빠르고 더 나은 기능적인 결과를 얻을 수 있었다.

[a]이 장은 Kristina E. Manniello, MS, OTR/L, CHT가 작성한 초판과 이 저자들이 저술한 제2판을 기반으로 한다.

자주 묻는 질문

골절된 손을 관리하기 위한 스플린트를 제작할 때, 고정시킬 손가락과 관절을 어떻게 결정하나요?

대부분 경우, 골절된 부위의 움직임을 최소화거나 부하를 줄이기 위해 골절된 곳의 몸쪽관절과 먼쪽관절을 고정해야 한다. 어린아이인 경우, 몸쪽관절과 먼쪽관절을 좀 더 제한하고 추가 관절을 포함하는 게 현명할 수 있다. 예를 들면, 5살 아동의 몸쪽손가락 골절인 경우, 아래팔 기반 스플린트는 일상생활활동(ADL) 동안 인접한 손가락들의 움직임을 방지하고, 스플린트가 움직이는 것을 예방하여 골절 보호를 향상시킬 수 있다. 불안정한 스플린트나 복합 골절에서의 과도한 골절이 우려되는 경우에는 스플린트 설계에 추가 관절이 더해질 수 있다. 이 장에서 언급한 바와 같이, 안정적이고 변위되지 않은 자뼈골절이나 몸쪽, 먼쪽 관절의 움직임을 허용하는 골절 스플린트가 적절할 수 있는 손허리뼈 골절인 경우 덜 제한적일 수 있다. 스플린트에 어떤 손가락을 포함할 것인지 결정할 때, 적어도 초기에는, 편안하고 치유되고 있는 골절 부위에 가해지는 부하를 최소화하기 위해 인접한 손가락이 움직이지 않도록 고정해야 한다. 이 기술은 손을 덜 기능적으로 만들어 상대적 휴식을 촉진하고 치유되고 있는 골절 부위에 대한 응력(stress)을 더욱 감소시킬 수 있다. 일반적으로 2,3번째 손가락이 함께 고정되고 4,5번째 손가락이 함께 고정된다.

손의 골절을 얼마나 오랫동안 고정해야 하는지 어떻게 알 수 있나요?

치유되고 있는 골절 부위에서 스플린트를 제거하는 것은 치유시간, 임상 징후 및 방사선 사진 정보에 대한 지식을 결합한 임상추론 사고가 필요하다. 상지의 단순한 골절인 경우 고정은 보통 3~6주이다. 이 기간은 위치(5번째 손가락 뼈쪽으로 동맥이 흘러가야 되기 때문에 치유시간이 느림), 골절의 특성(분쇄골절, 관절 내 골절), 안정성 및 고정 방법, 개인의 건강 및 연령과 같은 요인에 따라 달라질 수 있다. 또한 지속적인 임상평가(지속적인 부종, 골절 부위의 압통)와 주기적인 방사선사진이 재활 과정에서 운동이 언제 진행될 수 있는지 결정하는 데 가장 도움이 될 것이다. 치료사는 개방정복술 및 내고정술(open reduction and internal fixation, ORIF) 시술을 받은 환자에게 이를 통해 초기 관절운동을 안전하게 수행하도록 교육하는 것이 중요하지만 치유되고 있는 골절 부위의 체중 부하 및 힘을 가하는 활동을 보호하기 위해 예방 조치를 취해야 한다.

소개 INTRODUCTION

스플린트 적용은 보호, 변형을 방지하기 위한 적절한 위치 및 치유되는 과정에서 환자의 편안함을 제공함으로써 급성 골절의 사후관리에서 중요한 역할을 할 수 있다. 상지 골절을 해결하기 위해 개방정복 및 내부고정(open reduction and internal fixation, ORIF) 기술 사용이 증가하면서 스플린트의 적용 시기와 시간이 변경되었지만 앞에서 언급했던 목표는 동일하다. 초기 골절치유 단계에서 스플린트를 적절하게 적용하면 인접한 구조물의 부분적인 움직임을 허용하면서 골절을 보호한다. 골절에 대한 일반적인 보전적 개념은 골절된 뼈의 몸쪽 및 먼쪽 관절을 고정시키는 것이다. 어떤 상황에서는, 골절 스플린트가 전통적인 캐스트 고정을 대체할 수 있다. 맞춤형 및 기성품 상지 스플린트에 사용되는 재료는 일반적으로 캐스트에 사용되는 무게보다 가벼워 환자의 편안함을 향상시킬 수 있다. 또한 맞춤형 장비에 사용되는 저온 열가소성 플라스틱 재료는 손허리뼈(metacarpals, MCs)와 같은 상지의 작은 영역 주위에 적합할 수 있으며 부종이 감소되거나 치유가 진행됨에 따라 적절한 적합성을 유지하도록 쉽게 수정될 수 있어 움직임에 대한 제한이 덜 필요하다.

이번 장에서는 어깨 복합체에서 먼쪽 손가락까지 순차적으로 급성 상지 골절의 중재에 스플린트의 사용을 검토한다. 표는 알려진 골절 유형에 대해 권장되는 스플린트 스타일에 대한 간략한 추천을 나타낸다. 이 장에 설명된 장비, 관절 위치 및 일정 권장 사항은 일반적인 지침으로 각 골절은 일반적이지 않고, 치료 중재는 반드시 환자의 임상 양상과 치유되는 과정에 따라 개별화되어야 한다. 그러나 골절이란 의사로부터 설명되거나 분류되는데, 치료사의 스플린트 중재 및 재활전략에 관련하여 의사로부터 확인해야 할 가장 중요한 요소는 다음과 같다.

1. 골절이 관절 밖, 관절 안에서 이루어졌는가?
2. 골절 상태가 안정적인가, 불안정한가?
3. 주변 관절은 안정적인가, 불안정한가?
4. 골절 부위의 정복(reduction) 또는 외과적인 수술 후 해부학적 구조가 회복되었는가?
5. 뼈가 치유되는 과정에 있어서 영향을 줄 수 있는 다른 부상이나 조건이 있는가?

골절 설명 및 치료 FRACTURE DESCRIPTION AND TREATMENT

일반적으로 골절은 해부학적 위치(바닥면, 목 또는 몸통) 그리고

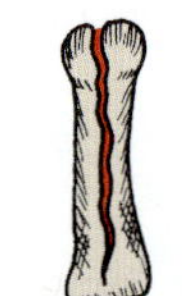

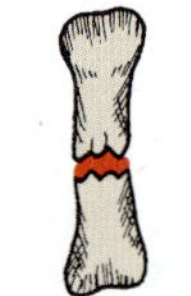

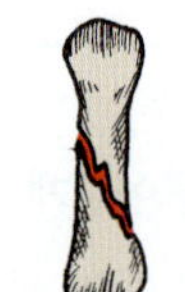

그림 12-1 골절은 방향에 따라 분류될 수 있다.

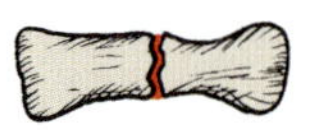

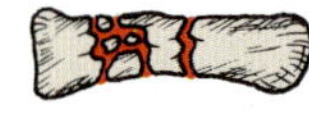

그림 12-2 선형 골절은 두 개의 조각을 생성한다. 분쇄골절은 2개 이상의 조각을 생성한다.

파단선(break line)(가로, 세로, 회전)으로 설명된다(그림 12-1). 골절은 더 나아가서 선형골절(2개의 조각) 또는 분쇄골절(여러 조각) 및 개방형 골절(조직 파괴; 조각이 밖으로 노출됨) 또는 폐쇄형 골절(연조직 손상되지 않음)(그림 12-2)에 따라 분류된다(Harkess & Ramsey, 1991). 표 12-1은 자주 사용되는 기타 골절 용어의 정의를 강조한다.

골절 치료는 골절을 줄이기 위해 뼈 조각을 조작한 후 올바른 위치에서 뼈를 고정하기 위해 캐스트, 견인 또는 스플린트를 사용하는 폐쇄된 고정 접근 방식이 포함된다. 전통적인 방법은 골절 부위의 몸쪽 및 먼쪽 관절을 고정한다. 기능적인 골절 스플린트는 골절 부위만 고정한다(Latta, Peng, Sarmiento, & Tarr, 1980). 의사는 사용할 고정 방법의 유형을 지시한다. 폐쇄 정복술(closed reduction)이 성공하지 못했거나 선행연구를 기반하여 골절의 주요 치료방법일 경우, 개방치료(operative treatment)를 수행한다. 골절 관리를 위한 외과적 기술에는 외고정기(external fixation)나 피부위의 핀 고정술(percutaneous pinning), 긴장성 밴드 고정술(tension bands), 나사못고정술(screw fixation)이 포함된다(Schutz & Ruedi, 2010).

표 12-1 일반적인 상지 골절 정의

골절	정의
박리 골절	인대나 힘줄에 부착된 뼈의 조각이 부착된 뼈에서 떼어질 때 발생한다.
분쇄 골절	두 개 이상의 뼈의 조각이 생성된다.
합병/복합 골절	신경, 동맥, 내장 또는 기타 연조직의 손상을 포함할 수 있다.
개방 골절	열린 상처와 관련이 있고, 적절하게 치료하지 않으면 감염에 취약하다.
관절 외 골절	관절 외부에서 발생한다.
부전 골절 (생나무 골절)	치밀골로부터의 충격 또는 좌굴; 소아와 관련되어 있다.
관절 내 골절	관절의 관절면 포함한다.
뼈연골 골절	뼈의 관절 연골을 포함한다.
병적 골절	뼈를 약화시키는 근본적인 건강 상태(즉, 암, 골다공증 또는 다른 대사성 질환)는 골절에 기여한다.
피로 골절	뼈를 압박하는 반복적인 힘에 의해 초래된다.

어깨뼈 골절 SCAPULA FRACTURES

어깨뼈 골절은 골절의 1%만을 차지하며 드물게 발생한다(Lapner, Uhthoff, & Papp, 2008). 이는 어깨뼈가 근육으로 둘러싸여 있고 흉곽에 매우 가깝기 때문에 어깨뼈가 잘 보호되어 있기 때문일 수 있다(그림 12-3). 어깨뼈는 주로 자동차 사고나 높은 곳에서의 낙상과 같은 직접적인 고에너지 외상의 경우에 골절된다. 어깨뼈봉우리(acromion)와 부리(coracoid) 골절은 일반적으로 해당 부위에 직접적인 충격으로 인한 단독 부상이다(그림 12-4). 종종 어깨뼈 골절은 비수술적으로 관리되고 합병증 없이 치유될 수 있다(Jeong & Zuckerman, 2005). Zlowodzki, Bhandari, Zelle, Kregor 및 Cole(2006)의 체계고찰 연구에 의하면 고립된 어깨뼈 본체 골절의 99%가 비수술적으로 치료되었고 123번의 연구 중 106번의 연구에서 긍정적 효과를 보고하였다. 관절오목(glenoid), 목(neck), 본체(body) 골절에는 외과적인 중재가 바람직하다(Jeong & Zuckerman, 2005).

어깨뼈 골절의 표준 비수술적 관리에는 2~4주 동안 얼음찜질과 어깨 고정 및 걸이 또는 걸이와 붕대로 감는 것이 포함된다(그

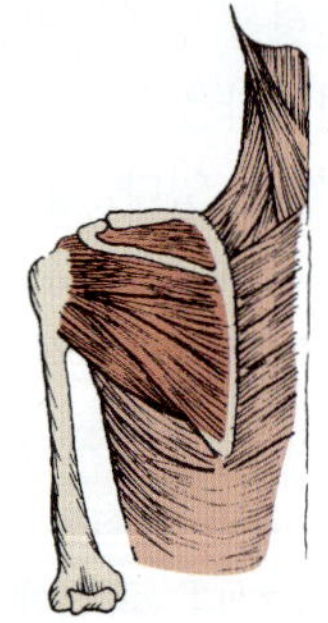

그림 12-3 어깨뼈 골절은 뼈를 둘러싸고 있는 근육들로 인해 드물다.

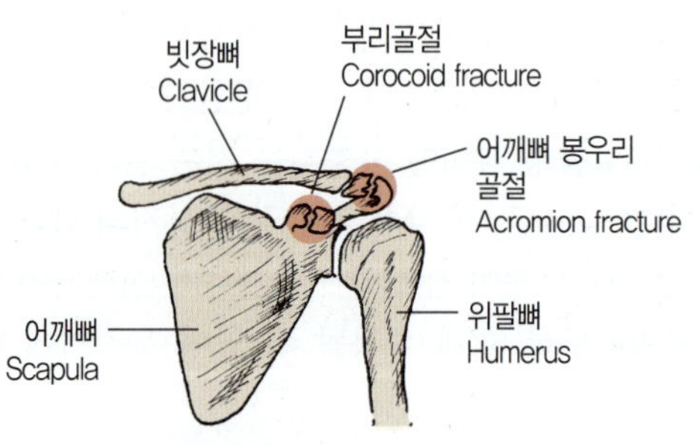

그림 12-4 어깨뼈봉우리, 부리 골절.

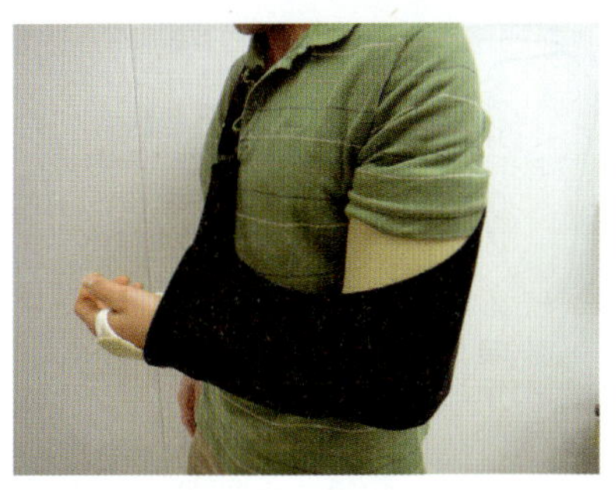

그림 12-5 팔걸이는 어깨뼈, 빗장뼈, 위팔뼈 그리고 팔꿈치의 부상을 포함하여 많은 진단에 사용될 수 있다.

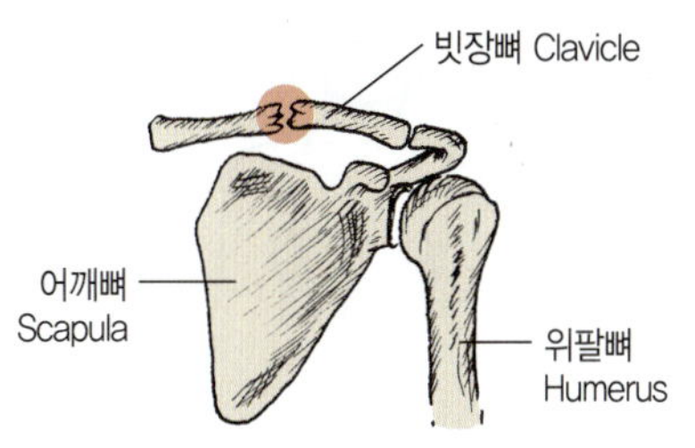

그림 12-6 빗장뼈의 중간 1/3은 빗장뼈에서 가장 많이 다치는 부위이다.

림 12-5)(Baronicek, 2015). 환자는 팔걸이(sling) 착용할 때 목에 과도한 스트레스를 받지 않도록 반대쪽 빗장뼈 가쪽면을 가로질러 스트랩을 배치하도록 지시해야 한다. 골절된 팔이음뼈(shoulder girdle)는 어깨뼈의 내밈을 제한하기 위해 허용되는 해부학적 위치에 가깝게 놓아야 한다. 통증을 줄이고 팔을 적절하게 위치시키기 위해 겨드랑이에 패드를 놓을 수 있다. 구축을 예방하기 위해 관련되지 않은 먼쪽 관절에 대한 부종 관리, 활동 제한 및 관절가동범위(range-of-motion, ROM) 운동에 관한 교육은 손상 후 초기가 바람직하다. 통증이 감소되면, 어깨뼈 진자 운동, 어깨에 대한 수동 관절가동범위(passive ROM, PROM) 및 도르래 운동이 허용된다. 근력 강화운동은 골절 후 약 6주에 골절이 치유될 때까지 연기된다(Barei, Taitsman, & Nork, 2006). 수술 후 관리에는 수동 관절가동범위(PROM) 운동과 수술 후 1~2일에 시작되는 연속 수동운동(continuous passive motion, CPM) 장치의 사용 사이에 환자의 편안함을 위한 걸이가 포함될 수 있다. 능동 관절가동범위(AROM) 운동은 수술 고정에 따라 수술 후 3~4주에 시작할 수 있다(Gross & Walcott, 2017).

빗장뼈 골절 FRACTURES OF THE CLAVICLE

빗장뼈는 몸통뼈대와 팔이음뼈 사이의 지지대 역할을 제공하고, 팔이음뼈의 여러 근육에 대한 부착 부위를 제공하며 위팔신경얼기와 빗장뼈아래 혈관이 상지로 들어갈 때 보호한다. 빗장뼈 끝은 봉우리빗장인대와 복장빗장인대에 의해 어깨뼈봉우리와 복장뼈에 각각 단단히 고정된다. 복장빗장관절(sternoclavicular joint)은 빗장뼈사이인대와 갈비빗장인대에 의해 더욱 강화되고, 반면에 봉우리빗장관절(acromioclavicular joint)은 부리빗장인대에서 더 많은 안정성을 얻는다.

일반적으로 빗장뼈 골절은 어깨에 직접적인 낙상이나 부딪힘으로 발생할 수 있고 뻗은 손 방향으로의 낙상으로 간접적으로 발생할 수 있다(Kubiak, Koval, & Zuckerman, 2005). 빗장뼈를 통해 전달되는 굽힘 및 비틀림 힘은 뼈 몸통의 중간 부분에서 가장 높기 때문에 이 부분이 손상에 가장 취약하다(그림 12-6)(Preston & Egol, 2009). 또한 위치변화, 변위(Displacement)는 목빗근의 반대되지 않는 당김으로 인해 빗장뼈중간 골절에서 흔하게 발생하는데 이 근육은 빗장뼈의 내측부분을 위쪽으로 당기는 동시에 팔의 무게가 빗장뼈 외측부분을 아래쪽으로 이동시키는 변위이다. 돌출 및 또는 피부 천막(skin tenting)이 발생할 수 있다.

역사적으로 빗장뼈 골절은 1967년 Allman이 도입하고 1968년 Neer에 의해 확장된 분류 체계에 의해 설명되었다. Allman 체계는 골절을 세 그룹으로 분류할 수 있다.

- 그룹 *1*: 중간몸통 골절
- 그룹 *2*: 가쪽 1/3 골절
- 그룹 *3*: 안쪽 1/3 골절

1968년, Neer는 골절을 안정 또는 변위되지 않은 골절(유형 1)과 변위된 골절(유형 2)로 2개의 그룹으로 분류했다. 제2형 골절은 부리빗장인대가 (1) 손상되지 않았는지 또는 (2) 파열되었는지에 따라 세분화된다(Allman, 1967; Neer, 1968).

"Edinburgh 체계"는 1998년에 문헌에 제시되었고 결과 연구에 사용되었다(Robinson, 1998). 이 체계은 빗장뼈 골절을 해부학적인 위치, 관절 포함 유무, 변위 유무, 분쇄 유무의 네 가지 특성으로 설명하였고 다음과 같이 유형을 분류하고 정의하였다. 이 분류 체계는 다음 유형을 정의한다.

- 유형 1: 빗장뼈 안쪽 5분의 1
- 유형 2: 중간 5분의 3
- 유형 3: 빗장뼈의 가쪽 5분의 1

각 유형은 앞서 언급한 다른 특성에 따라 더 세분화된다. 이 체계의 수명칭(numerical designations)은 Allman의 분류체계와 차이가 있다.

대부분의 빗장뼈 골절은 상지를 고정한 상태에서 비수술적으로 지속적으로 관리된다. 신경혈관 손상 또는 현저하게 변위되거나, 분쇄되거나, 뼈 조각이 만곡된 상황에서 해부학적 회복을 위한 ORIF가 바람직할 수 있다(Preston & Egol, 2009).

빗장뼈 골절 환자를 위한 고정 옵션은 걸이, 붕대 또는 8자형 스트랩이다(그림 12-5 및 12-7). 때때로 중간몸통 골절에 권장되는 그림- 8자형 스트랩은 부종이 해결됨에 따라 스트랩의 장력을 적절하게 배치하고 조정하는 방법에 대한 교육이 환자에게 필요하다. 스트랩이 너무 조이면 겨드랑이의 신경 혈관 구조에 불편함

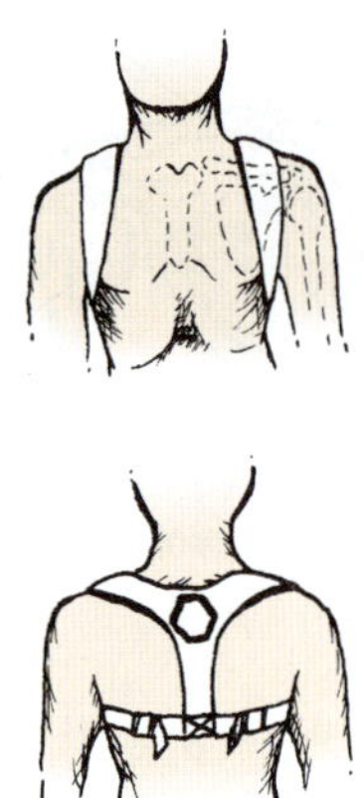

그림 12-7 8자형 스트랩은 어깨를 뒤로 젖힌 상태로 똑바로 세워 빗장뼈를 지원한다.

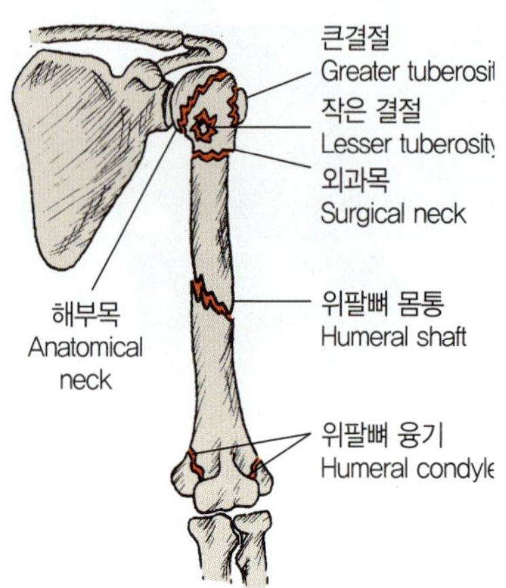

그림 12-8 골절되기 쉬운 위팔뼈 부위.

과 압박이 생기거나 피부에 자극이 생길 수 있다. 넓은 어깨 팔걸이(broad arm sling)는 단독으로 사용하거나 8자형 스트랩과 함께 사용할 때 모든 유형의 빗장뼈 골절에 적합하다. Andersen, Jensen, Lauritzen(1987)은 8자형 스트랩의 사용과 어깨걸이를 비교하였는데 어깨걸이가 임상적으로 합병증이 적고 더 편안하다고 결론지었고 2009년 문헌 고찰연구에서는 어떤 보존적 방법이 가장 효과적인지 결정하기 위한 증거가 충분하지 않다고 결론지었다(Lenza, Belloti, Andriolo, Gomes Dos Santos, & Faloppa, 2009).

일반적으로 고정은 2~3주 동안 권장되고 통증이 가라앉으면 제거된다. 골절과 관련되지 않은 관절의 관절가동범위는 손상 후 7~14일에 통증이 없는 부드러운 능동 및 수동 어깨운동으로 시작한다. 돌림근띠(rotator cuff), 위팔두갈래근(biceps), 위팔세갈래근(triceps)에 대한 등척성 운동이 허용되는 범위 내에서 적용될 수 있다. 수술 후 빗장뼈 골절 치료에서 어깨 굽힘과 벌림은 초기에 90°로 제한하여 치유 골절 부위의 고정에 스트레스를 줄 수 있는 빗장뼈의 회전을 최소화해야 한다(Kubiak et al., 2005; Basamania & Rockwood, 2017).

위팔뼈 골절 HUMERAL FRACTURES

위팔뼈는 몸쪽에서 어깨뼈의 관절와(glenoid fossa), 먼쪽 자뼈의 도르래패임(trochlear notch) 그리고 노뼈머리(radial head)와 연결되는 긴뼈로 어깨뼈와 아래팔을 연결한다. 위팔뼈 골절은 다양한 낙상, 자동차 사고, 총상, 또는 위팔뼈에 대해 직접적인 외상을 포함하고 이에 국한되지 않고 다양한 원인에 인해 발생한다. 일반적으로 위팔뼈 골절 부위는 외과목(surgical neck), 큰결절, 작은결절(greater and lesser tuberosities), 해부학적 목(anatomical neck), 위팔뼈 몸통(humeral shaft), 위팔뼈 먼쪽 융기(condyles) 주변이다(그림 12-8)(Beredjiklian, 2011; Brown, 1983).

외과목, 위팔뼈 머리, 큰결절, 작은결절을 포함하는 안정적인 먼쪽 골절은 걸이 및 붕대, 칼라(collar) 및 커프 고정기(cuff immobilizer)를 이용하여 관리할 수 있다(그림 12-5)(McKoy, Bensen, & Hartsock, 2000). 위팔뼈 몸통 골절은 기능성 위팔뼈 골절 스플린트 또는 스플린트를 사용하여 보수적으로 성공적인 관리를 할 수 있다(그림 12-9A,B)(Sarmiento, Horowitch, Aboulafia, & Vangsness, 1990; Sarmiento, Zagorski, Zych, Latta, & Capps, 2000). 위팔뼈는 연부 조직으로 감싸여 있는 하나의 긴 뼈로서 골절 스플린트에 이상적이다. 기능성 스플린트 디자인은 근육이 활발하게 수축하고 있을 때에도 뼈 조각의 움직임을 제한하면서 골절 부위를 연조직으로 압박하는 방식으로 작동하는 원주형 스플린트이다. 스플린트의 압력은 골절된 부위를 안정화하고 팔의 무게를 중력으로부터 보조하여 각 모양 변형(angulation deformities)을 줄이는 데 도움이 될 수 있다(Sarmiento et al., 2000; Sarmiento & Latte, 1999, 2006). 골절 스플린트는 상업적으로 이용 가능하고 치료사가 주문 제작할 수 있다. 비관절 스플린트 중재의 주요 이점은 인접한 관절에 움직임이 자유로운 반면, 걸이나 캐스트는 일반적으로 골절 부위의 몸쪽 및 먼쪽 관절을 고정시킨다(Beredjiklian,

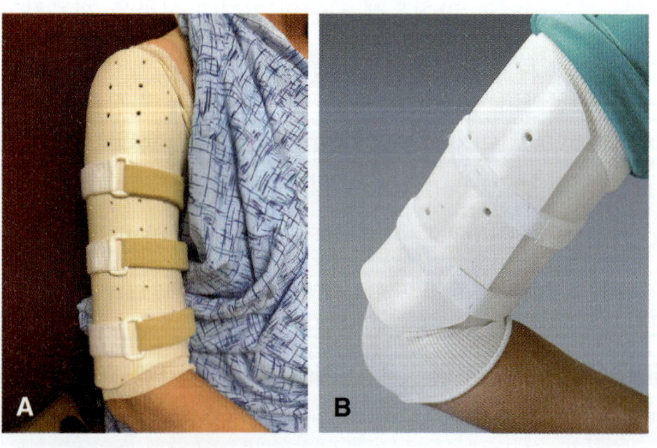

그림 12-9 A. 어깨 및 팔꿈치 부분 관절가동범위를 허용하는 맞춤형 기능적인 위팔뼈 스플린트(비관절 위팔뼈 스플린트)이다. 압박의 정도를 조절할 수 있도록 D-링을 사용한다. B. 원주형 Rolyan® Preformed Humerus Brace는 팔꿈치와 아래팔의 움직임을 허용하는 동시에 치유 골절을 잘 고정하고 지원해 준다. (사진제공: Performance Health; Rolyan은 Performance Health의 등록상표이다.)

2011; Sarmiento, Kinman, Galvin, Schmitt, & Phillips, 1977). 환자는 골절 스플린트를 적절하게 착용하기 위해 피부 관리 및 위생에 대해 교육을 받아야 한다. 팔꿈치에 기대는 것은 골절부위가 각 모양(angulation)을 만들 수 있어 치유하는 동안 권장되지 않는다(Sarmiento et al., 2000). 스플린트는 골절 부위를 안정화하기 위해 적절한 적합성을 유지하도록 조정해야 할 수 있다. 팔꿈치, 아래팔, 손목 및 손에 대한 어깨 진자 운동과 관절가동범위는 골절의 안정성을 손상시키지 않으면서 움직임을 최대화하기 위해 가능한 한 빨리 안전하게 시작되어야 한다.

위팔뼈 몸통 골절이 있는 환자는 신경이 나선형 홈에서 위팔뼈 주위를 감싸기 때문에 이와 관련된 노뼈 신경 손상을 가질 수 있다. 노뼈 신경이 찢어지거나 견인 된 경우 손목과 손가락을 지탱하기 위해 추가적인 스플린트 중재가 제공되어야 한다(자세한 내용은 20장 참조). 이는 환자의 편안함을 개선하고 일상생활(ADL)의 가벼운 활동을 위해 손을 위치시키고 폄근의 늘어남 및 굽힘근의 단축을 방지한다. 환자의 필요에 따라 초기에는 손목 고정 스플린트가 적합할 수 있으며, 건 고정술 또는 아래팔 기반 가동 손가락 폄 스플린트로 변경될 수 있다.

기능적인 골절 스플린트는 위팔뼈 먼쪽 골절에도 효과적인 것으로 확인되었다. Sarmiento et al.(1990); Sarmiento & Latta(2006)는 관절 외 분쇄 골절이 있는 85명의 환자를 대상으로 수행한 연구에서 96%의 유합률을 보여주었다. 이러한 골절의 경우 위팔뼈 커프가 말단으로 확장될 수 있으며 추가 지원을 위하여 가쪽 및 안쪽 융기 주위에 제작될 수 있다. 다른 경우에는 팔꿈치에서 안굽이와 밖굽이 힘을 줄이기 위해 경첩 장치가 부착된 원주형 아래팔 커프

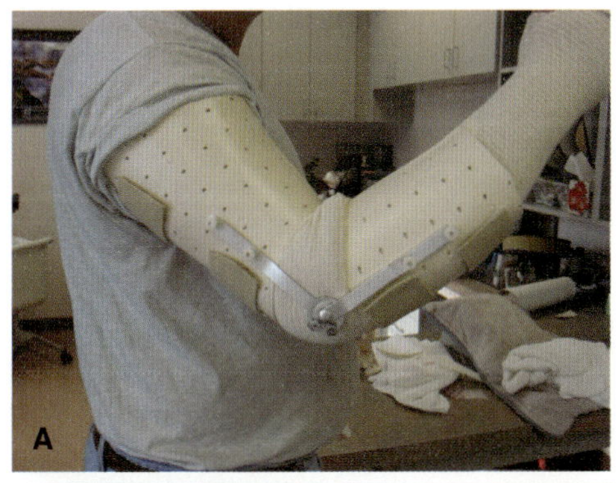

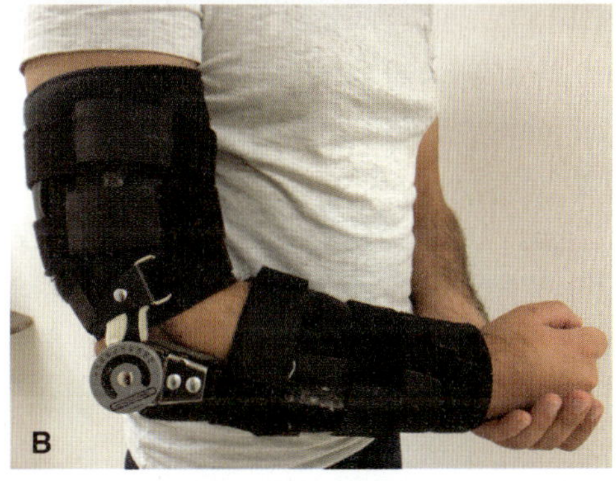

그림 12-10 A, 피닉스(Phoenix) 팔꿈치 경첩을 사용한 팔꿈치 제한 스플린트는 팔꿈치를 보호하면서 관절가동범위를 허용한다. 이러한 경첩은 팔꿈치의 폄을 제한하고 완전한 굽힘을 허용하도록 설정된다. B, 기성품 팔꿈치 제한 경첩 스플린트는 골절 치유 중 밖굽이와 안굽이의 힘을 제한하면서 선택된 각도의 움직임을 허용한다.

전문가 핵심 12-1

경첩 팔꿈치 스플린트

CHANTAL, ETCHEVERRY, OT
France

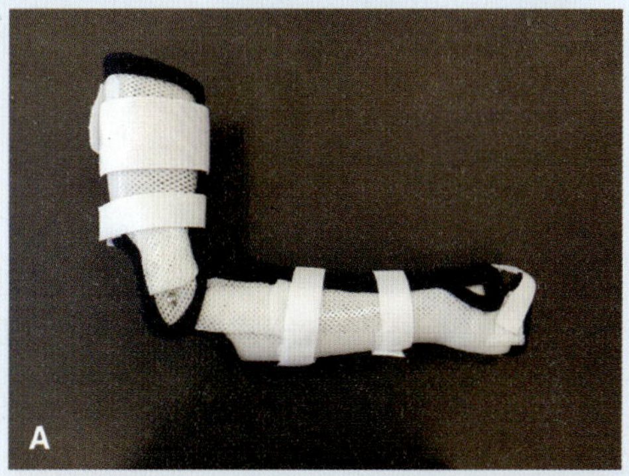

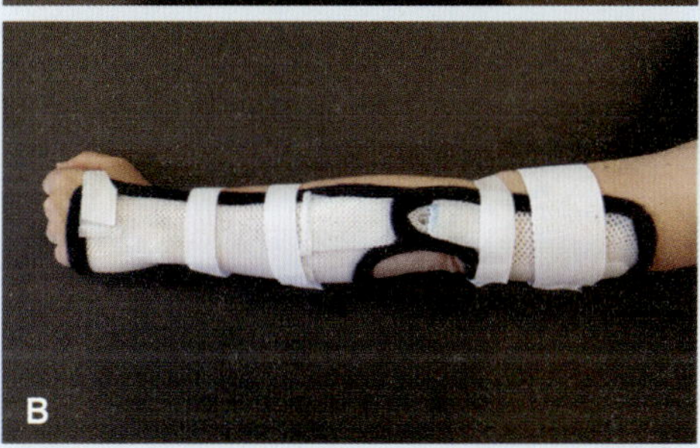

관절형 팔꿈치 스플린트는 손목의 움직임이나 엎침/뒤침 없이 팔꿈치의 굽힘과 폄을 가능하게 하는 안정적인 팔 외상(예: 노뼈머리 골절)에 바람직하다. 두 경첩은 별도로 제작되어 관절 중앙에 배치된 리벳과 함께 부착된다.

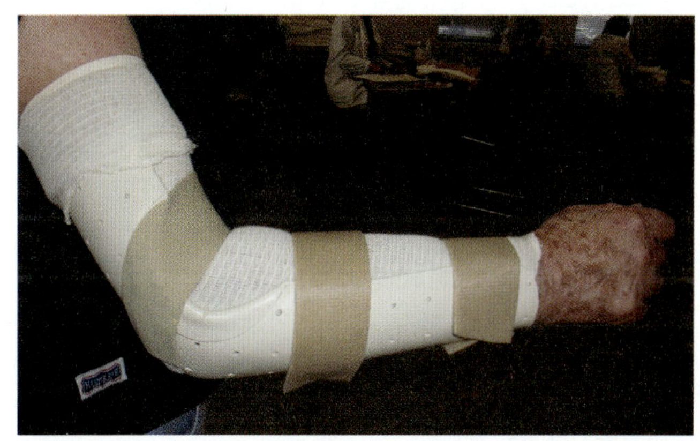

그림 12-11 아래쪽 지원 고정 팔꿈치 스플린트; 가쪽위관절융기 영역에 대한 스트랩 위치를 고려해야 한다.

전문가 핵심 12-2

기성품 팔걸이

JANINE THOMAS, OTR/L, CHT, COMT
Virginia

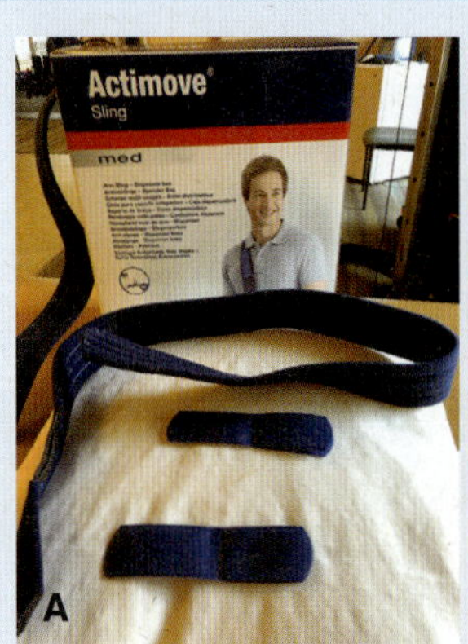

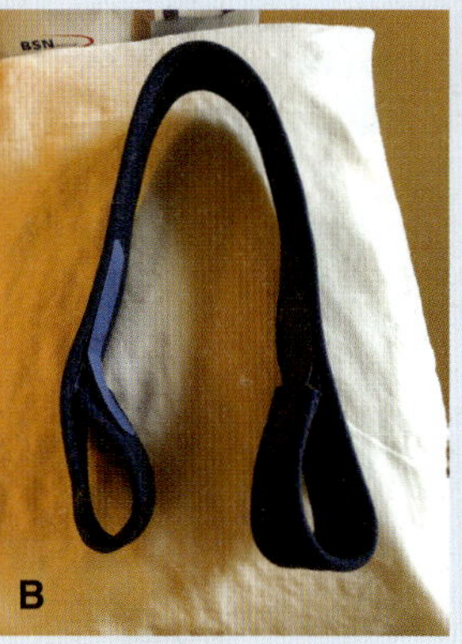

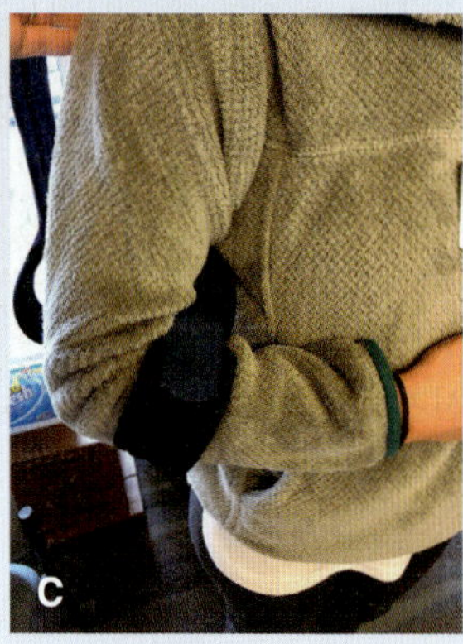

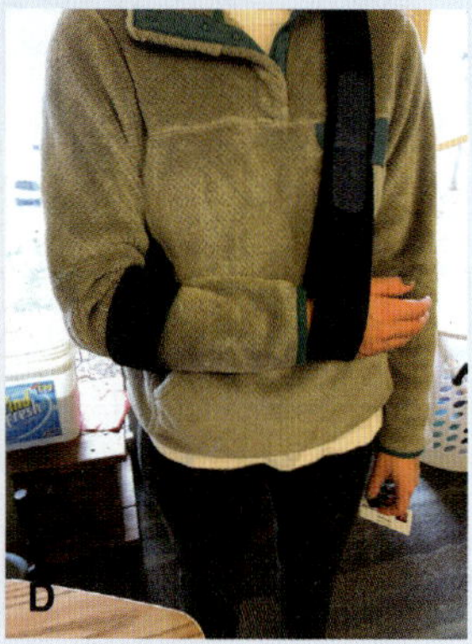

팔걸이로 팔의 위치를 잡는 데 어려움이 있거나 팔꿈치 스플린트가 움직이는 문제가 있는 환자에게 도움이 될 수 있다. Actimove®(Essity)는 상지를 고정하기 위해 Y-Tab 잠금 장치가 있는 편안한 패딩 스트랩 시스템이다. 치료사는 부드러운 스트랩 재료로 "가정에서 적용할 수 있는" 버전을 만들 수 있다.

표 12-2 팔이음뼈, 빗장뼈 그리고 위팔뼈 골절의 관리[a]

골절	스플린트 선택 사항	기간
팔이음뼈		
어깨뼈	• 팔걸이, 걸이 그리고 붕대	2~4주, 통증이 완화되면 제거
빗장뼈		
중간몸통	• 8자형 스트랩, 팔걸이, 걸이 그리고 붕대	2주 풀타임, 6~8주 통증이 완화되고 치유될 때까지
가쪽	• 팔걸이, 걸이 그리고 붕대	2~6주, 통증이 완화되고 치유될 때까지
위팔뼈		
외과목 또는 큰결절	• 걸이, 몸쪽 폄이 있는 위팔뼈 골절 스플린트	치유에 따라 가변적
몸통	• 걸이가 있거나 없는 위팔뼈 골절 스플린트	치유될 때까지 6주 이상
먼쪽	• 팔꿈치 경첩이 있거나 없는 위팔뼈 골절 스플린트, 팔걸이, 후방 팔꿈치 및 손목 고정 스플린트, 경첩 팔꿈치 스플린트	치유에 따라 4~6주 이상

[a]스플린트 옵션과 기간은 환자 개개인에 따라 다르다. 환자에게 치료 개입을 제공하기 전에 주치의로부터 명확한 지시를 받도록 한다.

를 추가할 필요가 있다(그림 12-10A)(Beredjiklian, 2011; Colditz, 2011). 경첩을 팔꿈치 회전축과 정렬할 때 주의를 기울여야 한다.

외과적으로 관리되는 위팔뼈 머리 및 몸통 골절에 대한 스플린트 중재에는 걸이, 커프 및 칼라 걸이(collar sling) 또는 기능적 골절 스플린트의 사용이 포함될 수 있다. 외과적으로 관리되는 먼쪽 위팔뼈 골절은 걸이, 후방 고정 팔꿈치 스플린트(그림 12-11), 경첩이 있거나 없는 위팔뼈 골절 스플린트(그림 12-10A) 또는 기성품 경첩이 달린 팔꿈치 스플린트를 사용하여 안정성을 지원하고 보호할 수 있다(그림 12-10B). 표 12-2에서 어깨 부위 골절의 관리방법을 요약하였다.

팔꿈치 골절 ELBOW FRACTURES

팔꿈치 관절은 본질적으로 뼈의 해부학적 구조와 설계가 안정적으로 구성되었다. 위팔자관절(humeroulnar joints), 위팔노관절(humeroradial joints) 그리고 먼쪽 노자 관절(proximal radioulnar joints)은 관절주머니(joint capsule), 고리형 인대(annular) 및 곁인대(collateral ligaments)의 추가적인 지원으로 안정성을 제공한다. 팔꿈치 재활의 복잡성 중 하나는 세 관절 모두가 하나의 관절주머니 안에 있다는 것이다. 팔꿈치 골절 후 초기 움직임을 목표로 두어야 하는데 그 이유는 장기간 움직이지 않고 고정하면 섬유증이 발생하고 이러한 관절 중 일부 또는 전체에서 관절가동범위가 제한될 수 있기 때문이다(Davila, 2011). 자유롭게 움직일 때, 이러한 관절들의 결합된 동작은 어깨의 움직임 없이 팔꿈치 굽힘과 폄, 아래팔 엎침과 뒤침으로 이러한 동작을 통해 손을 효과적으로 배치할 수 있다.

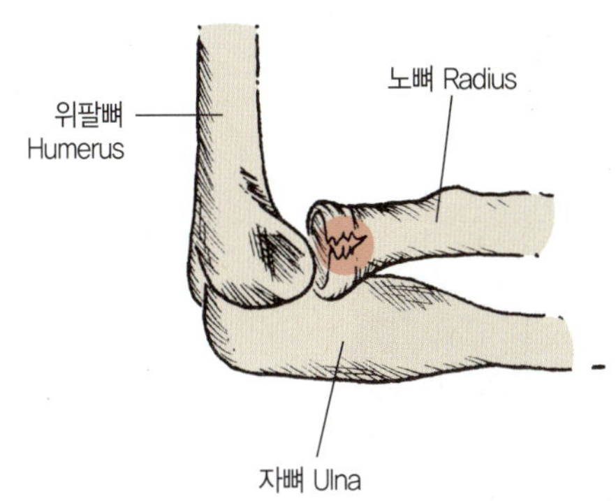

그림 12-12 제1유형 노뼈머리 골절.

팔꿈치가 부분적으로 굽힘 및 엎침되면서 바깥쪽으로 신장되는 손(fall on an outstretched hand, FOOSH)은 노뼈머리가 팔꿈치를 통해 전달되는 하중의 60% 정도 흡수하기 때문에 **노뼈머리 골절(radial head fracture)**을 초래할 수 있다(Ring & Jupiter, 1998a). 이러한 부상은 모든 팔꿈치 골절의 33%를 차지한다(Beredjiklian, 2011; Tejwani & Metha, 2007; Van Riet, Van Glabbeck, & Morrey, 2009). 노뼈머리 골절은 세 가지 유형으로 나뉜다.

- 유형 1: 관절가동범위를 방해하지 않는 작은 조각(그림 12-12)
- 유형 2: 움직임 제한을 초래할 수 있는 2mm 이상의 변위가 있는 파편
- 유형 3: 심하게 분쇄된 노뼈머리 또는 목(radial head or neck) 골절(Adams & Steinmann, 2009; Ring & Jupiter, 1998a, 1998b)

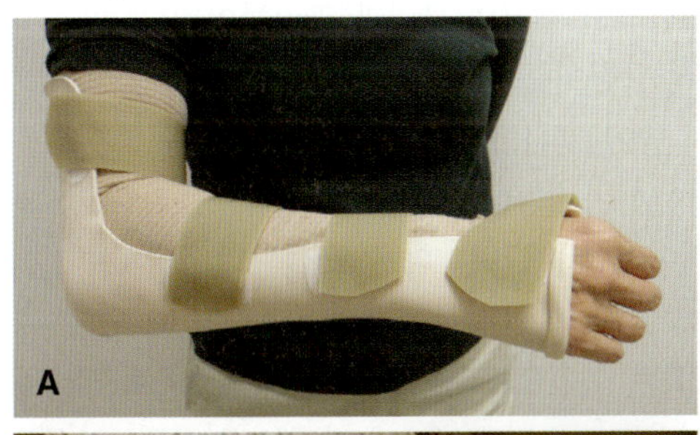

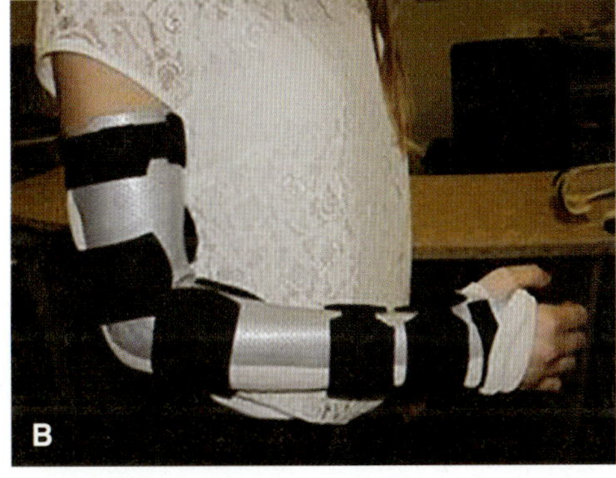

그림 12-13 **A.** 아래쪽을 지원하는 아래팔, 손목 고정 스플린트는 종종 노뼈머리 손상 및 재건(repairs) 후에 사용된다. 아래팔 회전을 제한하는데 손목을 포함한다. **B.** 위쪽에 적용하는 아래팔, 손목 고정 스플린트는 중력을 이용하여 폄근 위치에 스플린트를 제작을 하도록 하였다. 중요 요소로사진에서처럼 스트랩을 넓게 적용하여 정렬을 지원하도록 한다.

제1형 골절은 마취하에 정복술로 보존적으로 관리할 수 있고 팔걸이(그림 12-5), 경첩 팔꿈치 스플린트(그림 12-10) 또는 아래쪽 지원 팔꿈치 고정 스플린트(그림 12-11)를 사용하여 보호하고(그림 12-11). 초기에 관절가동범위 운동을 시작해야 한다(Bano & Kahlon, 2006). 제2형과 3형 골절은 관절의 일치성과 관절의 안정성을 얻기 위해 외과적 고정이 필요하다.

노뼈머리 골절은 **"끔찍한 3가지 팔꿈치 손상(terrible triad)"**으로 알려진 갈고리골절(coronoid fracture)과 동시에 위팔자 관절(humeroulnar joint)의 탈구로 인해 더욱 복잡해질 수 있다(Seijas et al., 2009). 외과적 정복술(surgical reduction), 고정 및 안정화(fixation, and stabilization) 후에, 후방 팔꿈치, 손목 고정 스플린트를 적용하기 위해 팔꿈치를 80°~90° 굽힘하고 손목을 중립으로 유지한다(그림 12-13A,B). 아래팔의 위치는 팔꿈치 재건술에 따라 가쪽곁인대(lateral collateral ligament, LCL)는 엎침(pronation), 안쪽곁인대(medial collateral ligament, MCL)는 뒤침(supination), 양측 모두는 중립회전(neutral rotation)으로 결정된다(Pipicelli, Chinchalkar, Grewal, & Athwal, 2011). 적절하게 아래팔을 유지하면서 조심스럽게 감독 하에 초기 관절가동범위 운동을 수행할 수 있다.

팔꿈치 머리 골절은 팔꿈치 골절의 10%를 차지하고 종종 후방 팔꿈치에 대한 직접적인 충격, 낙상으로 인한 관절의 직접적인 고에너지 부하로 발생하거나 또는 팔꿈치의 강한 과도한 폄으로 인해 발생한다(Tashjian, 2018; Adams & Steinmann, 2009). 흔하지는 않지만, 부분적으로 팔꿈치를 굽힌 상태에서 넘어지면 팔꿈치 머리에서 뼈 조각과 함께 위팔세갈래근 힘줄이 파열되어(그림 12-14A) 팔꿈치의 가동 안정성에 영향을 줄 수 있다(Adams & Steinmann, 2009; Ring & Jupiter, 1998b). 팔꿈치 머리 박리골절(olecranon avulsion fracture) 후 스플린트를 팔꿈치에 적용할 때 치료사는 적

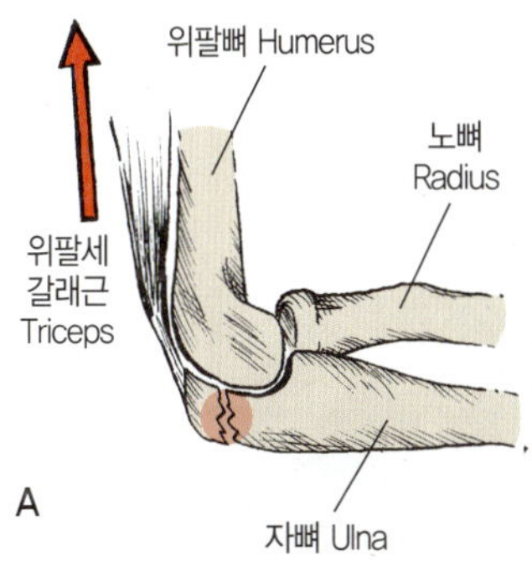

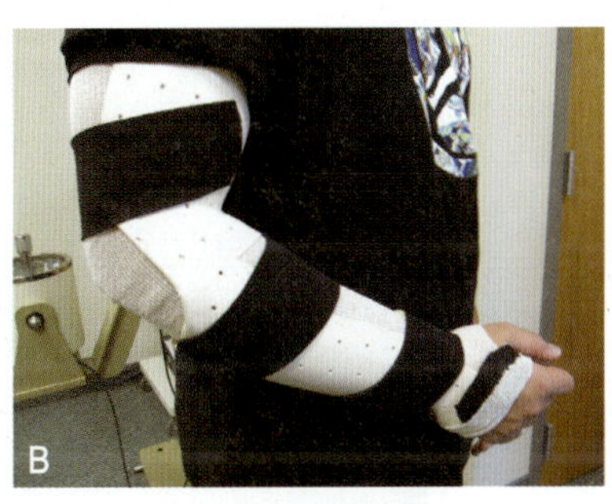

그림 12-14 **A.** 팔꿈치 머리 박리골절(olecranon avulsion fracture)에서 위팔세갈래근 힘줄은 골절된 뼈를 몸쪽으로 당길 수 있다. **B.** 팔꿈치 스플린트에 손목이 포함될 경우 아래팔 회전을 제한하고 환자의 편안함을 저해할 수 있다. 골절 부위의 압박을 제거하기 위해 스플린트 아래쪽/위쪽으로 지원된 설계가 있음을 확인하도록 한다.

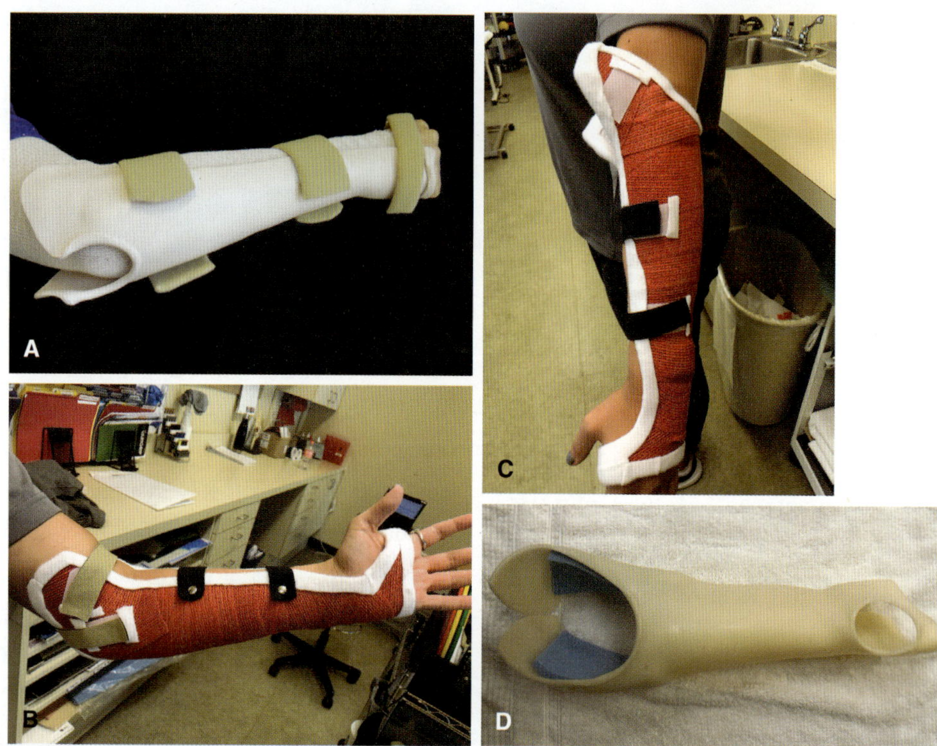

그림 12-15 A 뮌스터식 스플린트는 손목 및 아래팔의 안정성을 지원하고 위팔뼈 가쪽, 안쪽 융기 주변까지 뻗어 있어 팔꿈치 굽힘과 폄을 가능하게 하지만, 아래팔 돌림을 제한한다. B 및 C, 델타 캐스트를 사용하여 제작된 스플린트로 몸쪽 스트랩이 느슨해진다면 환자는 아래팔을 중립으로 제한된 상태에서 팔꿈치 관절가동범위 안에서 작업을 수행할 수 있다. D, 엄지구멍, 노뼈기반 뮌스터 스플린트의 설계로 몸쪽에서 가쪽 및 안쪽 융기 위에 패딩되어 있다.

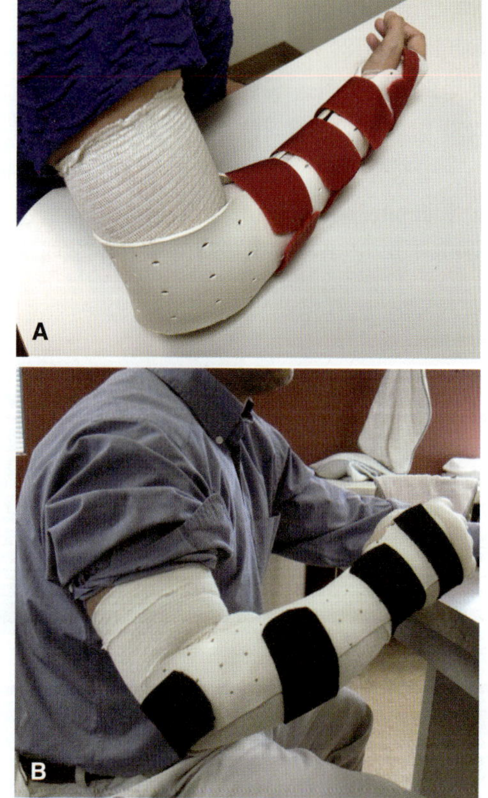

그림 12-16 A, 각설탕집게 모양의 스플린트는 제한된 팔꿈치 굽힘과 폄을 허용하면서 아래팔의 회전을 제한한다. B, 이러한 설계는 아래팔 부종을 조절한다. 부종을 관리하기 위해 탄력성이 있는 스타키네트를 사용한다.

절한 위팔세갈래근 재건의 장력과 관련하여 팔꿈치 굽힘 정도를 평가해야 한다. 팔꿈치를 반쯤 폄 상태에 위치에 놓으면 치유 구조에 대한 장력이 줄어든다(그림 12-14B).

선행연구에서는 팔꿈치 골절에 대한 스플린트 중재에 대한 정보가 제한적이지만, 목표는 다른 골절들과 동일하다: 치유되고 있는 구조를 보호하고 안정성을 유지하며, 남아 있는 주변 구조들의 뻣뻣함 또는 구축으로 최적의 치유를 위해 보호된 움직임을 장려하는 것이다(Davila, 2011). 초기에는 외과적, 보존적인 관리에 상관없이, 팔꿈치를 보호하기 위해 걸이 또는 스플린트를 착용한다. 팔걸이는 주치의의 승인을 받아 2~3일 이후부터 부드러운 관절가동범위 운동을 실시하여 유형 1 노뼈머리 손상에 적용할 수 있다(그림 12-5). 아래쪽 지원 고정 팔꿈치 스플린트는 골절의 안정적 정복술 부위의 보호 그리고 고정 또는 외과적인 수술 후에 제작될 수 있다(그림 12-11 및 12-13). 초기 움직임이 허용될 때, 뮌스터(Muenster)(그림 12-15A~D) 스플린트, 각설탕집게 모양(sugar tong) 스플린트(그림 12-16A,B), 기성품 경첩 팔꿈치 스플린트(그

표 12-3 팔이음뼈, 빗장뼈 그리고 위팔뼈 골절의 관리[a]

골절	스플린트 선택 사항	위치	기간
팔꿈치			
노뼈머리	• 걸이 • 아래쪽 지원 팔꿈치 고정 스플린트 • 경첩 팔꿈치 스플린트	팔꿈치 90°; 아래팔: 중립 가변적	2주(운동을 위해 제거됨)
"끔찍한 3가지 팔꿈치 손상" 가쪽곁인대 재건 안쪽곁인대 재건 가쪽과 안쪽곁인대 재건	• 아래쪽 지원 팔꿈치 / 손목 고정 스플린트는 경첩식 팔꿈치 스플린트로 진행될 가능성이 있음.	팔꿈치 80°~90°; 손목: 중립 아래팔: 엎침 뒤침 중립	관절의 안정성과 치유되는 상황에 맞게 적용
팔꿈치 머리	• 아래쪽 지원 팔꿈치 고정 스플린트 • 경첩 팔꿈치 스플린트	팔꿈치: 45°~70°; 아래팔: 중립 손목: 필요한 경우 중립	골절된 뼈 회복에 따라 3~4주 이상
위팔세갈래근 박리골절	• 아래쪽 지원 팔꿈치 고정 스플린트 • 경첩 팔꿈치 스플린트	팔꿈치: 40°; 팔뚝: 중립 손목: 필요한 경우 중립	골절된 뼈 회복에 따라 4주 이상
갈고리	• 아래쪽 지원 팔꿈치 고정 스플린트 • 비수술적 중재를 위한 경첩 팔꿈치 스플린트	관련 손상에 따라 가변적	골절된 뼈 회복에 따라 2~3주
아래팔			
자뼈, 중간몸통	• 아래쪽 지원 팔꿈치 고정 스플린트 • 아래팔 고정 스플린트	팔꿈치 90°; 아래팔 중립 아래팔 중립	가변적
노뼈, 중간몸통	• 아래쪽 지원 팔꿈치 고정 스플린트(외과적 재건 후) • 아래팔 고정 스플린트	팔꿈치 90°; 아래팔 중립	가변적
갈레아찌	• 설탕집게식 스플린트 • 아래쪽 지원 팔꿈치 / 손목 고정 스플린트 또는 캐스트 • 뮌스터 스플린트	아래팔 중립 팔꿈치 0°; 아래팔 : 뒤침 아래팔: 중립	4~6주
몬테지아(Monteggia)	• 아래쪽 지원 팔꿈치 / 손목 고정 스플린트 또는 캐스트	팔꿈치 70°–100°; 아래팔 중립	4~6주
에식스-로프레스티(Essex-Lopresti)	• 아래쪽 지원 팔꿈치 / 손목 고정 스플린트	팔꿈치 70°–90° ; 아래팔 뒤침 손목 중립	3~4주
먼쪽 노뼈			
콜레스(Colles), 스미스(Smith) 또는 바튼(Barton)	• 손목 고정 스플린트	방사선 사진에 따라서 가변적 손목: 수부외과 전문의가 지정하지 않는 한 약간 폄	캐스트 제거 후 2~4주(ORIF) 3~6주 개방정복 및 내고정술(ORIF)

[a]스플린트 옵션과 기간은 환자 개개인에 따라 다르다. 환자에게 치료 개입을 제공하기 전에 주치의로부터 명확한 지시를 받으시오.

림 12-10B)와 같이 약간의 팔꿈치 굽힘과 폄 그리고 제한된 뒷침, 엎침을 허용하는 스플린트가 사용될 수 있다. 치료사는 각설탕집게 모양 스플린트나 뮌스터 스플린트 모두 아래팔 회전을 완전히 제한하지 않는다는 것을 알고 있어야 한다. Slaughter, Miles, Fleming 및 McPhail(2010)의 연구에서 환자가 스플린트에서 제공하는 감각 피드백 인식을 받으면 약 31° 회전의 각도를 사용할 수 있지만 환자가 스플린트의 한계까지 힘을 가하거나 준수하지 않으면, 각설탕집게 모양 스플린트는 71°, 뮌스터 스플린트는 92°까지 회전을 사용할 수 있다. 궁극적으로, 복합 팔꿈치 골절 후 최적의 스플린트와, 관절구축을 최소화하여 시기적절한 관절가동범위를 선택하기 위해서는 관절 안정성, 손상된 구조 및 환자의 내재적 치유 요인을 고려해야 한다. 때문에 수부외과전문의와 치료사 간의 협력이 권장된다. 표 12-3은 팔꿈치 부위 골절의 스플린트 관리를 요약한 것이다.

아래팔 골절 FOREARM FRACTURES

아래팔 골절에는 노뼈, 자뼈의 단독 및 동시에 골절이 발생할 수 있고 몸쪽 또는 먼쪽 노자관절(proximal or distal radioulnar joints,

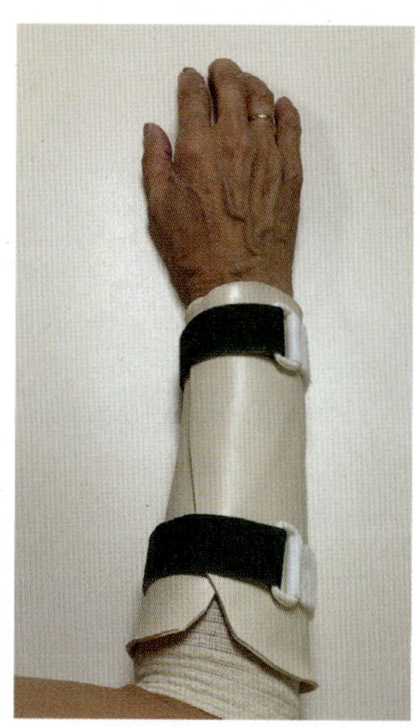

그림 12-17 맞춤형 기능의 아래팔 골절 스플린트는 안정적이고, 변위되지 않은 자뼈 골절 또는 추가 지원 개방정복술 및 내고정술(ORIF)이 바람직할 수 있다.

DRUJs)의 탈구가 있는 복잡한 손상이 포함된다. 단순 자뼈 몸통 골절은 일반적으로 외부 자극이나 떨어지는 물체로부터 머리나 얼굴을 보호하기 위해 팔을 들어올릴 때 아래팔에 대한 직접적인 충격으로 인해 발생한다. 변위가 뼈 너비의 50% 미만이고 각도가 10° 미만인 경우 캐스트 고정 또는 기능적인 아래팔 골절 스플린트가 바람직하다(그림 12-17)(Chow & Leung, 2010; Osterman, Ekkernkamp, Henry, & Muhr, 1994). 이러한 개념은 앞서 말한 위팔뼈 골절 스플린트와 비슷하다. 노뼈와 자뼈 사이에 뼈사이막을 따라 연조직 압박을 제공하기 위하여 골절 부위에 원주형 맞춤 스플린트 또는 기성품 스플린트를 장착한다. 이는 끝범위의 엎침 및 뒤침을 효과적으로 제한하지만 관련되지 않은 관절의 중간 범위 및 초기 동작을 통해 자유로운 아래팔 회전을 허용한다. 스플린트는 약 8~10주에 X-선에서 골절 치유가 나타날 때까지 풀 타임으로 사용된다. 선행연구에 의하면, 기능적인 골절 스플린트는 긴 팔 캐스트에서 고정하는 것보다 환자에게 큰 만족감을 제공하고, 일찍 직장으로 복귀할 수 있도록 하며 향상된 관절가동범위를 제공한다(Gebuhr et al., 1992; Latta et al., 1980; Sarmiento & Latta, 2006; Sarmiento, Latta, Zych, McKeever, & Zagorski, 1998).

아래팔의 노뼈 자뼈 골절은 종종 자동차 사고, 직접적인 충격, 총상 또는 기타 고에너지 외상 사건으로 인해 발생한다(Streubel & Peantez, 2015; Geissler, Valdes, & Kaiser, 2010). 개방정복 및 내고정술(ORIF)은 현재 표준화된 치료이다. 정렬이 잘 되어 있고, 골절 부위 고정된 상태가 완벽한지에 따라서 캐스트 또는 스플린트가 필요할 수도 있고 아닐 수도 있다.

연조직 외상 및 관절 탈구와 관련된 골절을 포함해서 아래팔의 복잡한 상태의 예로는 갈레아찌(Galeazzi), 몬테지아(Monteggia) 및 에식스-로프레스티(Essex-Lopresti) 손상이 있다. **갈레아찌 골절(Galeazzi fracture)**(그림 12-18)은 노뼈 몸통 아래 1/3이 골절되

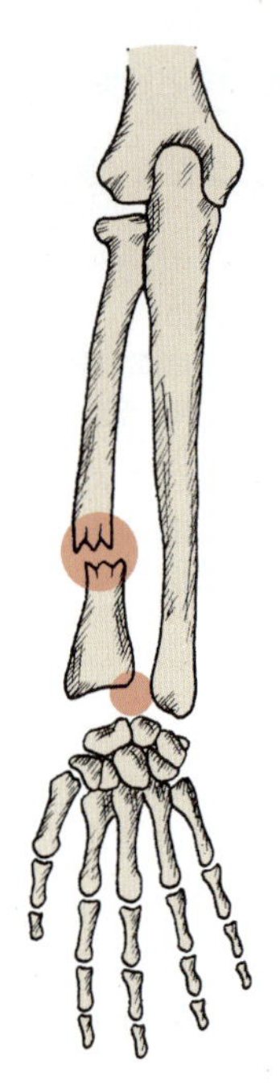

그림 12-18 갈레아찌(Galeazzi) 골절은 노뼈 몸통의 아래 1/3에 영향을 미쳐 먼쪽 노자쪽의 파열을 일으킨다.

어 먼쪽 노자관절(DRUJ) 파열을 유발하며, 종종 아래팔 엎침과 함께 과도한 신장 동반의 낙상(Fallen Onto an Outstretched Hand, FOOSH)으로 발생한다(Ring, 2006). 이러한 골절은 일반적으로 아래팔과 먼쪽 노자관절 안정성을 회복하기 위해 개방정복술 및 내고정술이 필요하다. 수술 후 4~6주 동안 먼쪽 노자관절의 불안정성이 지속되는 경우에는 아래팔이 엎침된 상태인 팔꿈치 및 손목 고정 스플린트(그림 12-19)가 바람직하다.(Giannoulis & Sotereanos, 2007; Ring, 2006). 갈레아찌 골절은 또한 뮌스터식 스플린트(그림 12-15) 또는 각설탕집게(그림 12-16A,B) 스플린트로 관리되어 먼쪽 노자관절의 움직임을 제한하지만 먼쪽 노자관절이 수술 후 고정되거나 안정될 때 초기에 팔꿈치 굽힘 및 폄을 허용한다.

몬테지아 골절(Monteggia fracture)(그림 12-20)은 강한 힘에 의한 손상으로 몸쪽 자뼈의 1/3과 노뼈머리의 탈구를 포함한다(Earhiraju, Mudgal, & Jupiter, 2007). 노뼈머리의 탈구는 뒤뼈사이신경(posterior interosseous nerve, PIN)에 당김을 일으켜 신경의 마비를 발생할 수 있다(Chow & Leung, 2010). 몬테지아 골절은 4가지 유형으로 분류된다(Bado, 1967; Streubel & Peantez, 2015; Earhiraju et al., 2007).

- 제1유형: 자뼈 몸통 골절의 앞쪽 각형성(angulation)과 노뼈머리의 안쪽 탈구
- 제2유형: 자뼈 몸통 골절 뒤쪽 각형성(angulation)과 노뼈 후방 및 뒤가쪽 탈구
- 제3유형: 자뼈 몸통끝 골절을 포함한 노뼈의 가쪽 및 앞가쪽 탈구

전문가 핵심 12-3

맞춤형 손목 랩 스플린트

NANCY BEAMAN, OTR/L, CHT
Massachusetts

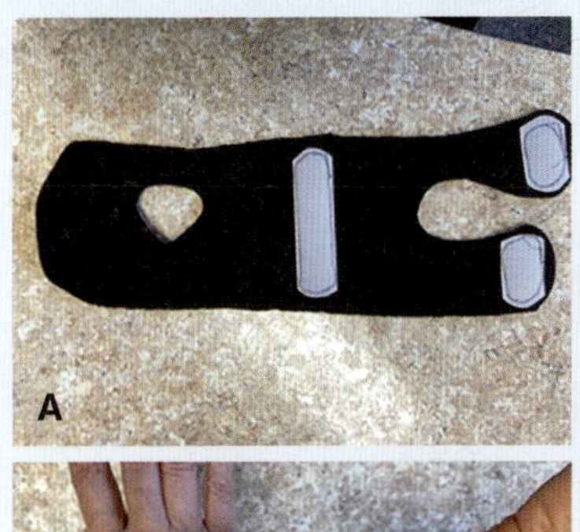

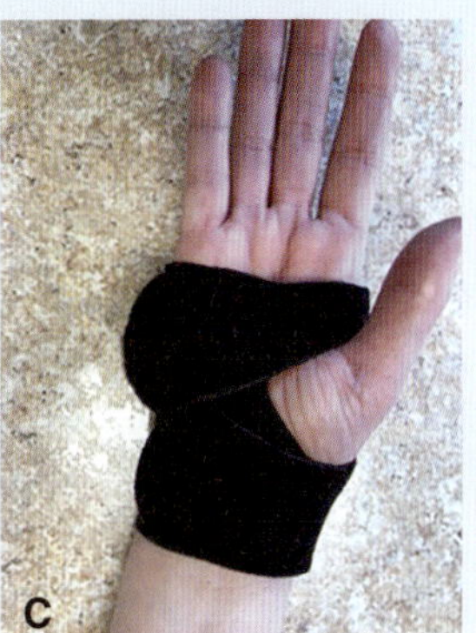

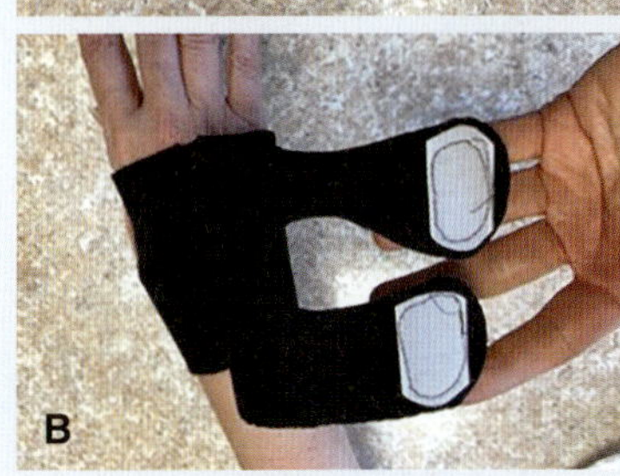

네오프렌 소재 지지대는 재봉틀을 사용하여 마감을 위하여 후크 재료를 부착한다. 이 지지대는 열가소성 플라스틱 재료로 변환하여 스플린트를 고정할 때 유용하다. 일반적으로 보호 장치를 제거하기 힘든 환자나 손목에 만성 통증이 있으며 일상생활 중 가벼운 안정성 지원이 필요한 환자들에게 사용된다.

전문가 핵심 12-4

부종용 칩백

BETH PERKO, OTR/L, CHT
Virginia

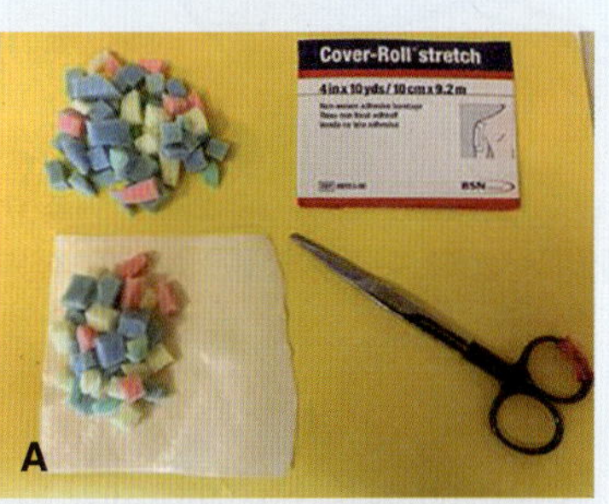

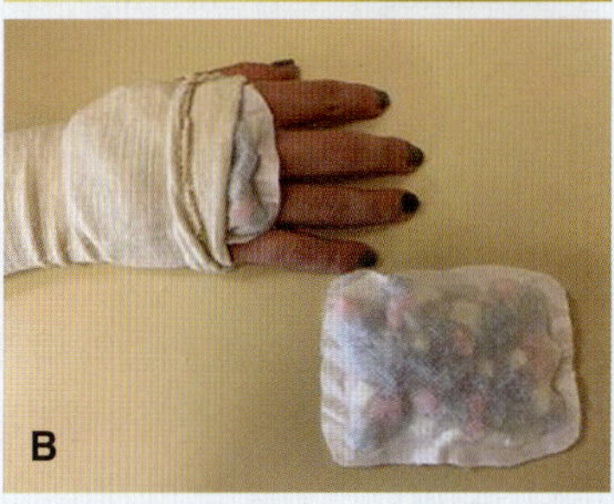

이들은 맞춤형 크기의 파우치(cover-roll stretch 접착 붕대)에 담긴 작은 폼 조각(다양한 밀도)으로 제작된다. 부종용 칩백의 목적은 피부에 지속적으로 부드러운 압력을 가하고 가벼운 견인력을 제공하여 림프 흐름을 촉진하고 따뜻함을 촉진하는 것이다. 칩백 아래의 증가된 체온과 폼이 가하는 가벼운 압력은 두꺼워지거나 섬유화된 조직을 부드럽게 하여 부종을 감소시키는 데 도움이 될 수 있다. 부종 조절을 최대화하고 흉터 유착을 줄이기 위해 압박 슬리브/부종장갑을 피부에 직접적으로 배치하거나 스플린트 안쪽에 적절히 위치시켜야 한다.

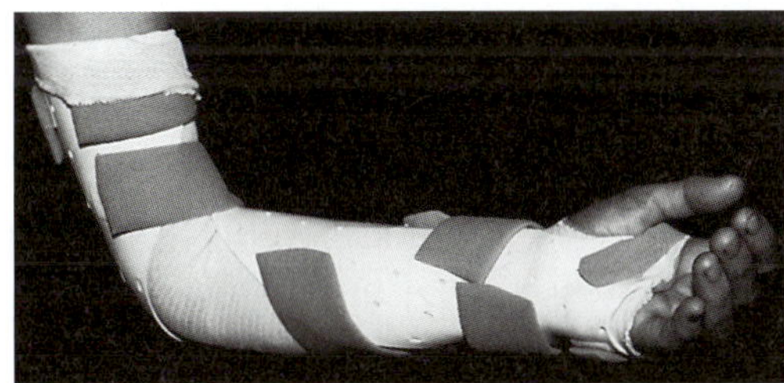

그림 12-19 팔꿈치/손목 고정 스플린트는 골절 감소를 유지하기 위하여 열가소성 플라스틱 재료로 만들어진다. 뒤침 위치를 용이하게 하는 독특한 나선형 설계로 제작됨을 기억한다. 이 위치는 갈레찌아(Galeazzi) 및 에식스-로프레스티(Essex-Lopresti) 손상에서 먼쪽 노자관절(distal radioulnar joint, DRUJ) 안정성을 촉진에 바람직할 수 있다.

- 제4유형: 노뼈와 자뼈 몸쪽 1/3이 골절과 노뼈머리의 앞쪽 탈구

이러한 복합한 골절 탈구는 즉시적은 움직임을 위한 해부학적 구조의 회복과 아래팔 안정성 회복을 목표로 외과적으로 관리된다. 수술 후, 아래쪽 지원 팔꿈치 고정 스플린트는 관절가동범위 운동 세션 사이의 보호가 적합하다(그림 12-11).

에식스-로프레스티 손상(Essex-Lopresti injuries)은 뼈사이막과 먼쪽 노자관절의 연부 조직 파열과 함께 노뼈머리의 골절을 수반한다. 뼈사이막의 손상과 아래팔의 불안정성 때문에 종종 아래팔 골절과 함께 존재한다. 이러한 고속 복합(high-velocity complex) 손상은 일반적으로 외과적으로 치료되고, 수술 후에 팔꿈치 굽힘과 뒤침의 동작을 가능하게 하는 긴팔 캐스트 또는 아래쪽 지원 팔꿈치 및 손목 고정 스플린트 안에서 안정화된다(그림 12-19)(Chow & Leung, 2010; Dodds, Yen, & Slade, 2008).

먼쪽 노뼈 골절 DISTAL RADIUS FRACTURES

선행연구에 제시된 먼쪽 노뼈 골절의 분류 시스템은 Frykman, Melone, Mayo Clinic 및 Association for Study of Internal Fixing(AO)를 포함한 많은 기관에서 제시되었다. 이외에도 더 많은 곳에서 제시되었다(Fernandez & Wolfe, 2005; Laseter & Carter, 1996; Medoff, 2011). 이러한 대부분의 분류 체계는 먼쪽 노뼈 골절을 관절 밖 또는 관절 내로 정의하고 정리되었고, AO 분류 시스템에서는 복합 관절 골절의 세 번째 범주를 추가하였는데 이러한 범주에서는 골절유형을 추가하였다. 분류 체계는 손상의 메

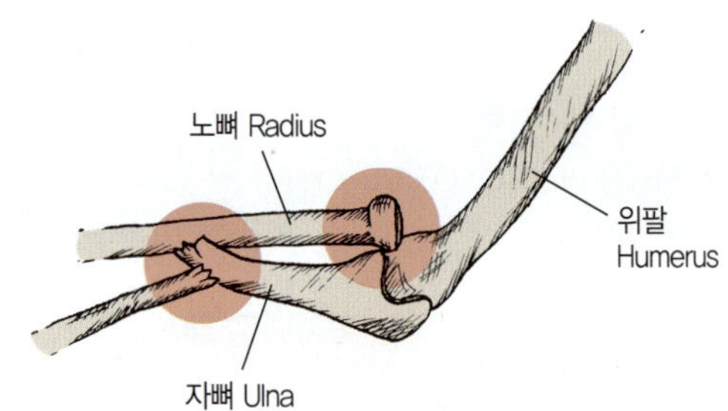

그림 12-20 몬테지아(Monteggia) 골절은 자뼈의 먼쪽 1/3에 영향을 미치므로, 노뼈머리의 탈구를 발생시킨다. 이러한 골절은 종종 개방정복술 및 내고정술이 필요하다.

커니즘에 따라 굽힘(bending), 전단(shearing), 압박(compression), 분리(avulsion) 또는 강한 힘에 의한 손상으로 분류한다(Ilyas & Jupiter, 2010). 이러한 분류 체계는 의학 문헌에도 잘 설명되어 있다.

먼쪽 노뼈 골절의 모든 패턴을 과학적으로 분류하려는 노력에도 불구하고, 의사는 여전히 처방을 골절 이름의 유래로 표시된다. 따라서 치료사는 이러한 일반적인 용어에 익숙해지는 것이 중요하다. **콜레스 골절(Colles fracture)**은 손등쪽 변위(displacement) 및 먼쪽 노뼈 골절이다(그림 12-21A). 이러한 유형의 먼쪽 노뼈 골절은 과도한 신장이 동반된 낙상으로 자주 발생된다(Fernandez & Wolfe, 2005; Laseter & Carter, 1996; Michlovitz & Festa, 2011; Medoff, 2011).

반대 콜레스 골절이라고도 알려진 **스미스 골절(Smith fracture)**은 손바닥쪽 변위와 함께 먼쪽 노뼈 골절이며 일반적으로 손등의 낙상으로 인해 발생된다(그림 12-21B). **바튼 골절(Barton fracture)**은 불안정하고, 먼쪽 노뼈의 변위된 관절 내의 골절은 손목뼈의 탈구를 초래하고, 일반적으로 손목을 펴고, 엎침을 유지한 상태에서 넘어졌을 때 지속된다(그림 12-21C). **차우퍼 골절(Chauffeur fracture)**은 노뼈 붓돌기 관절 내의 골절로 손목관절의 변위를 초래할 수 있다(Fernandez & Wolfe, 2005).

폐쇄 정복술과 고정 캐스트를 통한 보존적 치료 방법은 먼쪽 노뼈 골절에 대해 널리 받아들여지는 옵션으로 받아들여진다. 관절 외 골절을 위한 짧은 팔 캐스트(팔꿈치 아래)는 팔꿈치의 초기 움직임을 허용하고 뻣뻣함을 최소화하기 위해 초기에 적용될 수 있다(Caruso et al., 2019). 좀 더 복잡한 골절의 경우 각 설탕 집게형 스플린트 또는 긴 팔 캐스트를 처음에 2~3주 동안 적용한 후에 추가로 2~4주 동안 원주형 짧은 팔 캐스트로 교체할 수 있다. 콜레스 골절은 초기에 약간의 손목 굽힘과 엎침 위치되어 등쪽으로 변위(displacement)를 감소를 촉진할 수 있는 반면, 스미스 골절은 가벼운 손목 폄과 뒤침에서 위치될 수 있다(Jiuliano & Jupiter, 2006). 골절이 불안정하다고 판단되는 경우 긴팔 캐스트의 착용 기간이 연장되거나, 환자의 골절 안정화를 위해 경피적 핀 고정술, 외부 고정 장치 또는 ORIF와 같은 침습적인 중재가 필요할 수 있다.

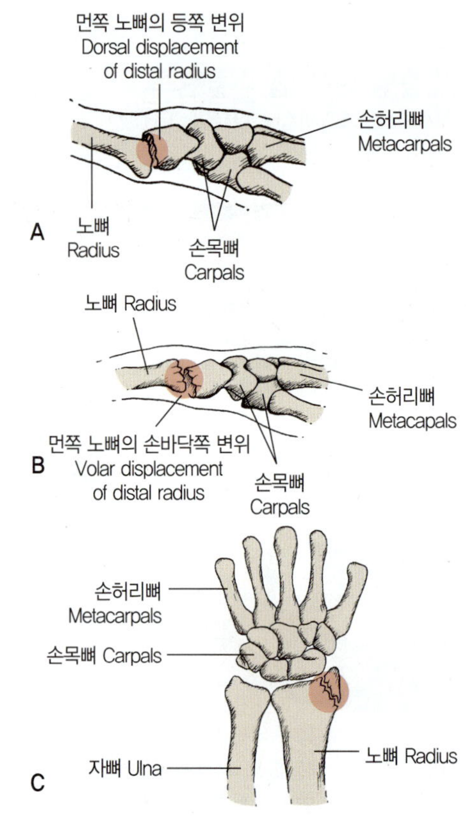

그림 12-21 **먼쪽 노뼈의 일반적인 골절. A.** 등쪽 변위와 콜레스(Colles) 골절, **B,** 손바닥 변위와 스미스(Smith) 골절, **C,** 바튼(Barton) 골절은 변위되고 불안정한 관절 골절이다.

캐스트를 제거한 후, 손목의 움직임과 상지 기능이 회복됨에 따라 편안함과 안정성을 제공하기 위해 착용과 탈착이 손쉬운 맞춤형 또는 기성품 아래팔 기반 손목 고정 스플린트가 2~4주 동안 간헐적으로 적절하게 제공된다(그림 12-22A~F). 이러한 스플린트는 손가락의 완전한 손허리손가락(MCP)관절의 움직임을 허용해야 된다. 손목의 안정화를 향상시키기 위해, 손바닥 기반 스플린트(클램쉘)를 추가하거나 원주형 모양의 설계로 제작될 수 있다(그림 12-22G,H).

지난 10년 동안 손바닥 금속판술 체계(volar plating systems)의 디자인이 개선되면서 ORIF의 사용이 먼쪽 노뼈 골절을 관리하는 데 일반적이게 되었다(Michlovitz & Festa, 2011). 이러한 절차의 장점은 원래 뼈와 관절 해부학의 더 나은 회복과 수술 후 손목 관절에 대한 관절가동범위의 초기 구현을 포함한다(Brehmer & Husband, 2014; Ruch & McQueen, 2010). 수술 후 제거 가능한 맞춤형 또는 기성품 손목 고정 스플린트를 사용하면 초기 상처 관리, 부종 조절, 관절가동범위 운동 및 적절한 손 위생의 관리가 가능하다. 스플린트는 환자의 통증 호소, 임상 양상, X-선에서 보이는 가골 형성에 따라 수술 후 3~6주에 걸쳐 점진적으로 착용을 줄이도록 한다(그림 12-22A~C,F).

뼈 손실 또는 연조직 손상이 있어 재건이 필요한 복잡한 골절에

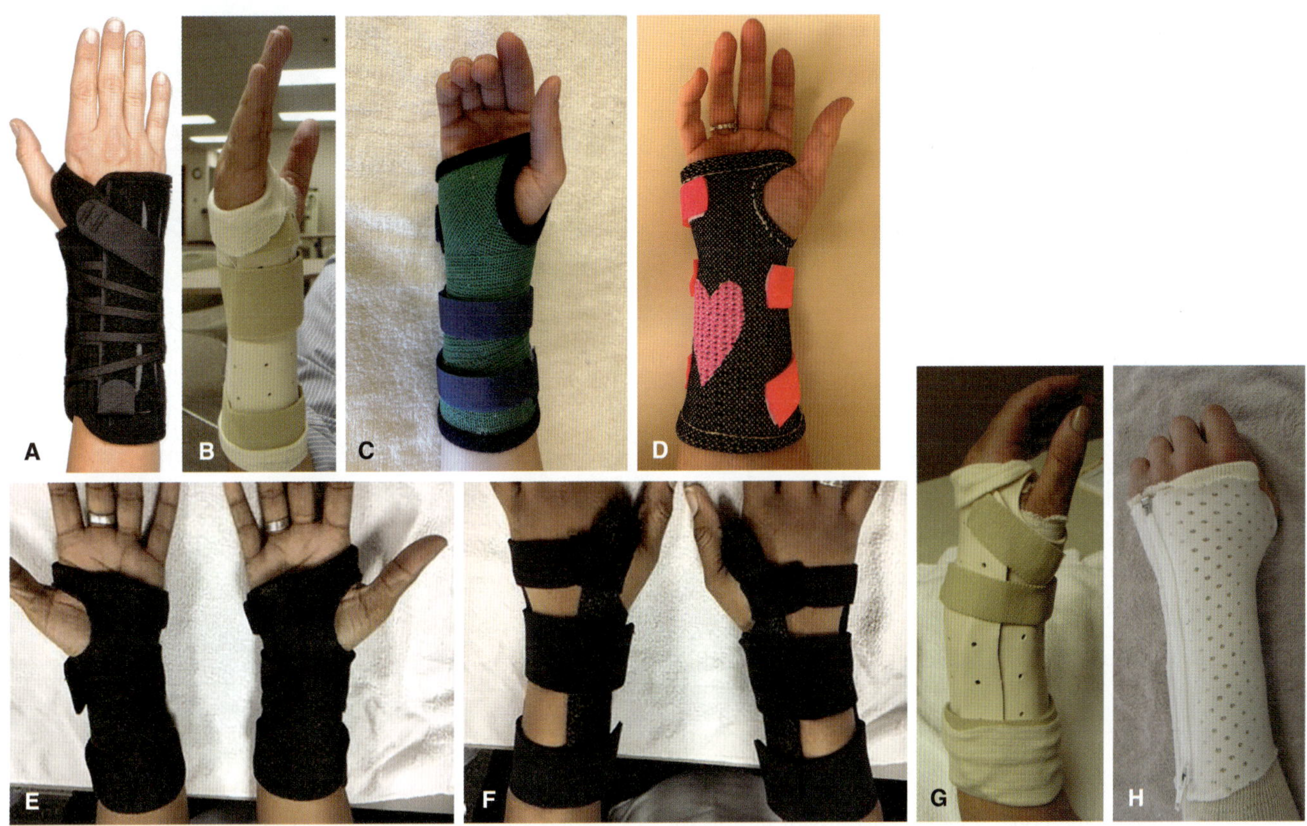

그림 12-22 **A,** Titan Wrist™ 레이싱 손목 스플린트는 적합성과 강도를 조절하여 각 환자에게 맞춤화할 수 있다. (사진 제공: Hely & Weber®.) 손목 고정 스플린트는 최대한의 편안함을 위하여 아래팔 길이의 2/3을 포함한다. 재료의 유연성이 있는 델타 캐스트를 사용하여 제작된 손목 스플린트는 종종 심하게 나타나는 부종을 수용하기 위해 스트랩을 조이거나 풀어 맞춤을 수정할 수 있다. **D,** X-Lite® PLUS를 사용하여 통기성을 제공하는 손목 스플린트이다. **E 및 F,** 3인치 Orficast® More 소재는 안정적인 손목 고정을 위한 간단하고 제작하기 쉬운 대안이다. 스플린트의 작은 부분에 접착식 고리를 부착할 필요가 없도록 재료에 구멍을 만들고 자체적으로 스트랩을 엮는 독특한 먼쪽 스트래핑 기술에 주목한다. (이미지 제공: Barbara Gaunt MHS, OTR, CHT Milford, DE.) **G,** 손목 고정 스플린트에 추가된 손등쪽 클램쉘 부품은 골절 부위에서 안정성을 제공한다. 열가소성 플라스틱 재료로 손등쪽 1/2″ 겹치는 부분은 손바닥 부품으로 제작되고 완전히 고정된 후에 적용된다. 가장자리를 따라 수동으로 압력을 가하면 맞물리는 홈이 생긴다. **H,** 원주형 설계 손목 고정 스플린트로 프리컷 지퍼 설계는 지퍼를 "잠그는" 지퍼 타이(zip tie)를 사용하여 소아 환자의 순응도(적합성)를 높이는 데 효과적일 수 있다. (Rolyan® AquaFormTM Zippered Wrist Splint는 Performance Health, Warrenville, IL을 통해 제공됨).

서는 외부 고정 장치 또는 스패닝 브리지 플레이트(spanning bridge plate)(내부 고정) 선택 사항을 사용할 수 있다(Lauder & Hanel, 2017). 고정 장치를 적용하기 위해서는, 손목 관절에 걸쳐 있는 2번째 손허리뼈와 노뼈 몸통에 고정 장치를 드릴로 뚫는다. 장치를 가로지는 장력은 골절과 인대고정술 사이를 가로지르는 견인을 발생시켜 골절된 파편들을 정렬시키고 노뼈의 길이를 유지하게 된다. 스패닝 브지링 플레이트가 내부에 배치되어, 손의 초기 움직임을 허용하고, 뼈가 회복되는 동안 제자리에 유지된다. 외부 고정 장치를 사용하면 회복 과정에서 뼈 조각의 위치 조절 및/또는 정복술을 교정하기 위해 장치를 조정할 수 있다. 일반적으로 부피가 큰 상처 소독은 수술 후 적용되며 필요에 따라 안정성을 지원하고, 보호하며 환자의 편안함을 위해 자뼈 기반 손목 스플린트가 제공된다(그

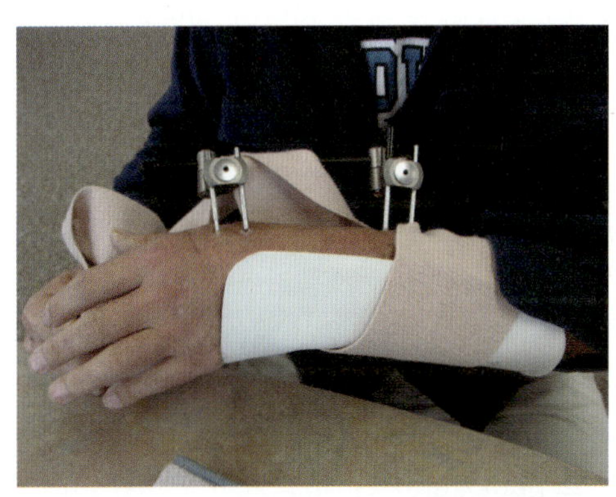

그림 12-23 자뼈 기반 고정 스플린트는 외부 고정 장치를 배치한 후 편안함과 지지를 위해 사용할 수 있다. 스플린트는 부드러운 끈이나 탄력 있는 랩으로 제자리에 고정될 수 있다.

림 12-23). 외부 고정 장치의 사용과 관련된 일부 합병증에는 2번째 손가락(IF) 손허리손가락관절 뻣뻣함(MCP joint stiffness), 엄지 손갈퀴막 공간 구축(first web space contractures), 표재성 노뼈 신경 자극 또는 손상(superficial radial nerve irritation or injury), 만성복합부위통증증후군(chronic regional pain syndrome), 핀관 감염(pin tract infection)이 있다(Ruch & McQueen, 2010).

손목뼈 골절 CARPAL FRACTURES

손목은 복잡하게 균형잡힌 구조로 손목 굽힘, 폄, 자뼈와 노뼈의 치우침 및 손목뼈 사이의 회전의 움직임을 허용하는 여러 인대로 단단히 묶이고 연필된 8개의 작은 뼈로 구성된다. 이러한 뼈 중 하나가 골절되면 손목 움직임이 제한될 수 있으며 손목 안정성 저하로 손과 상지 기능이 손상될 수 있다(Christie & Michelotti, 2019).

가장 흔하게 골절되는 손목뼈는 손배뼈(scaphoid)로서 모든 손목뼈 골절의 약 70%, 손 골절의 11%를 차지한다(그림 12-24)(Hove, 1999; Suh, Benson, Faber, MacDermid, & Grewal, 2010). 손을 뻗은 상태에서 낙상 또는 노뼈 또는 자뼈 치우침을 동반한 손목 폄에 대한 충격은 일반적인 손상의 기전이다(Mayfield, 1980; Weber & Chao, 1978). 대부분의 **손배뼈 골절(scaphoid fractures)**은 손배뼈의 허리(waist of the bone, 75%)를 통해 발생하고 손배뼈 몸쪽극(proximal pole, 20%)과 결절(the tubercle, 5%)이 그 뒤를 잇는다(Christie & Michelotti, 2019). 손배뼈 몸쪽으로의 혈액 공급이 더 미약하여 치유가 더디고 보존적으로 치료할 때 더 긴 고정이 필요하다(Adams & Steinmann, 2010). 비수술적 관리는 뼈의 치유가 확인될 때까지 엄지고정스플린트(thumb spica splint)로 고정해야 하며, 이는 3~6개월까지 걸릴 수 있다. 문헌을 검토하면 어떤 고정 기술이 가장 효과적인지를 뒷받침하는 증거가 충분하지 않음을 시사하고 있다(Yin, Zhang, Kan, & Wang, 2007). 그러나 보다 최근의 연구에 따르면 변위되지 않은 손배뼈 골절에서는 엄지손가락의 고정이 필요하지 않을 수 있다(Buijze et al., 2014).

외과적 중재의 적응증은 변위, 분쇄 및 손배뼈 몸쪽극 골절을 포함하거나 손배뼈 골절의 진단이 지연된 경우이다(Knoll & Trumble, 2006). 손배뼈 골절에 대한 수술적 치료의 선택 사항은 문헌에 잘 설명되어 있지만, 어떤 접근 방식이 가장 효과적인지는 불분명하다(Suh et al., 2010). 수술 후 치료를 위해 의뢰될 때, 손목과 손의 치유 및 재움직임 동안 지속적인 보호를 위해 아래팔 기반 손목 및 엄지 고정 스플린트를 제작할 수 있다(그림 12-25A~C). 손가락뼈사이관절 및 손허리손가락관절은 나중에 관절 뻣뻣함을 줄이기 위해 엄지의 움직임을 위해 해제될 수 있다. 등쪽 클램쉘 부품을 손바닥 스플린트에 추가하거나 원주형 디자인을 사용하여 손목을 더 안정화할 수 있다.

다른 손목뼈 골절 관리에 대한 치료사의 개입은 일반적으로 손목의 재움직임이 지시될 때 캐스트 고정 후에 발생한다. 대부분의

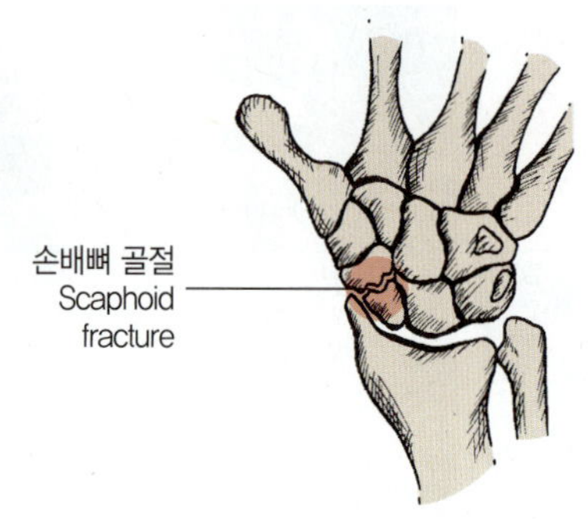

그림 12-24 손배뼈 골절은 가장 흔한 손목 골절이며 종종 손을 뻗은 상태에서 넘어져(FOOSH) 발생한다.

손목 골절은 4~6주 동안 손목이나 손목 및 엄지손가락 고정 스플린트로 관리할 수 있다(Christie & Michelotti, 2019). 그런 다음 치료는 남아 있는 부종을 조절하고 관절의 뻣뻣함을 해결하여 관절 가동범위를 증가시키며 상지 근력을 향상시켜 일상생활활동 기능을 회복시키는 데 중점을 둔다. 다른 손목 뼈의 골절과 관련된 손상 및 동반되는 부상의 메커니즘을 아는 것은 재활 프로그램을 설계하는 데 도움이 될 수 있다.

반달뼈 골절(lunate fractures)은 손을 뻗은 상태(FOOSH)에서 넘어졌을 때 급성으로 발생할 수 있지만, 키엔 백(Kienböck) 질병으로 알려진 반달뼈의 무혈성 괴사로 인한 뼈의 병리학적 변화와 더 자주 관련된다(Dell, Dell, & Griggs, 2011). 최소한으로 변위된 골절의 경우 캐스트 고정이 4~6주 동안 권장되지만, 치유가 지연되면 고정이 연장될 수 있다(Papp, 2010). 골절이 불안정하거나 관절의 일치성 회복이 필요한 경우 수술을 시행할 수 있다. 무혈성 괴사의 경우 노뼈 단축 절골술과 같이 반달뼈를 통해 전달된 힘을 제거하는 수술 또는 몸쪽 손목절제술, 손목 관절 고정술을 수행할 수 있다(Dell et al., 2011).

세모뼈 골절(triquetrum fractures)은 갈고리뼈(hamate)와 먼쪽 자뼈 사이의 세모뼈의 손목 굽힘 및 자쪽치우침 상태에서 충격으로 인해 등쪽손목뼈사이 인대 또는 노쪽손목 인대가 파열되는 과도한 굽힘 손상으로 인해 발생할 수 있다. 손등쪽 만곡(dorsal ridge)에 영향을 미치는 이러한 골절은 일반적으로 안정적이며 4~6주 동안 손목 고정으로 해결할 수 있다(Dell et al., 2011). 세모뼈의 몸통 골절은 드물지만 발견될 때, 반달뼈 주변 탈구와 같은 손목뼈의 다른 심각한 부상과 함께 발생하는 경향이 있다.

콩알뼈 골절(pisiform fractures)은 직접적인 외상이나 자쪽 손목 굽힘근(flexor carpi ulnaris, FCU)의 손상으로 인해 발생할 수 있다. 2~4주 동안 손목을 고정하거나 뼈를 절제하여 해결할 수 있다(Dell et al., 2011). 외과적 절제 후, 실리콘 젤로 안감 처리된 스플린트는 작은두덩(hypothenar eminence) 부위를 보호하고 지원할 수 있다.

큰마름뼈 골절(trapezium fractures)은 벌림된 엄지손가락에 충

격을 받거나 손목이 폄되고 노쪽치우침된 상태에서의 충격으로 발생할 수 있다(Christie & Michelotti, 2019; Prosser & Herbert, 1996). 안정적이고 약간 변위된 골절은 4~6주 동안 손목과 엄지 캐스트 고정으로 보수적으로 해결할 수 있지만 골절이 2mm 이상 변위된 경우 첫 번째 손목손허리(CMC)관절의 해부학적 구조를 회복하기 위해 개방정복술 및 내고정술이 권장된다(Papp, 2010).

작은 마름뼈(trapezoid fractures)의 골절은 드물며, 두 번째 손허리뼈(MC)를 작은 마른뼈로 밀어 넣는 빠른 속도의 외상으로 인해 발생한다. 종종 두 번째 손허리뼈의 관련된 골절 및/또는 탈구가 있다(Brach & Goitz, 2003; Christie & Michelotti, 2019). 4~6주 동안 캐스트 고정은 변위되지 않은 경우 적용된다. 변위된 골절은 키르쉬너선(Kirschner) 와이어(K 와이어) 고정 또는 나사를 사용한 개방 정복 및 내고정술이 필요할 수 있다.

알머리뼈 골절(capirate fractures)은 손목이 굽힘되고 노쪽치우침된 상태에서 두 번째 및 세 번째 손허리뼈에 대한 충격으로 인해 발생한다(Papp, 2010). 치료사는 손배뼈 골절, 반달세모인대 손상 또는 반달뼈 주변 탈구와 같은 다른 관련된 손상을 알고 있어야 한다(Seng & Blaazar, 2006). 손목의 몸쪽극 골절은 때때로 늦게 발병하는 무혈성 괴사(avascular necrosis)와 관련이 있다. 골절의 특성에 따라 4~6주간의 캐스트 고정으로 치료할 수 있지만, 폐쇄 정복 및 고정 또는 ORIF를 사용하여 알머리뼈를 안정화하고 손목의 높이를 재설정해야 할 수 있다(Christie & Michelotti, 2019).

갈고리뼈 고리 골절(hook of the hamate fractures)은 종종 골프 클럽, 방망이 또는 라켓을 사용하는 스포츠와 관련이 있다. 손상은 부주의하게 골프채가 지면에 부딪칠 때와 같이 직접적인 충격으로 발생하고, 골프공이 접촉하면서 손목을 폄하거나 자쪽 치우침된 상태로 라켓이나 방망이를 잡고 있는 근육이 강하게 수축하여 간접적으로 박리손상(avulsion injury)을 일으킬 수 있다. 갈고리뼈 몸통 골절(hamate body fractures)은 약지와 5번째 손가락의 손허리뼈 바닥 골절과 함께 나타날 수 있다(Dell et al., 2011). 갈고리뼈의 최소 전위 골절(고리 또는 몸통)은 4~6주 동안 캐스트로 고정할 수 있지만 전위된 골절은 고정 또는 절제로 해결할 수 있고 손목 고정 스플린트는 재움직임 단계에서 사용될 수 있다(그림 12-22A). 관절가동범위(ROM) 외에도 수술 후 흉터 관리 및 감각 과민증에 대한 중재가 필요할 수 있다. 표 12-4는 손목 골절에 대한 스플린트 관리를 요약하였다.

전문가 핵심 12-5

"도넛" 패딩

LISA RAY, OTR/L, CHT
Virginia

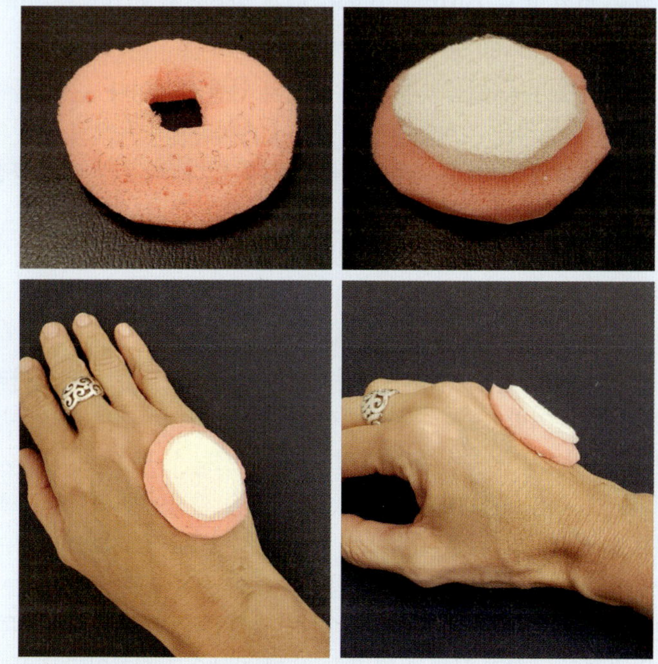

핀 또는 뼈 돌출부분을 제작할 때 사전 패딩이 유용하다. Rolyan Temper Foam padding(Performance Health) 3/8″을 접착 백킹과 함께 사용하여 가장자리가 비스듬하게 처리되어 스플린트 재료를 더 잘 감싸준다. 더 얇은 패딩으로 덮고 환자의 피부에 직접 붙이거나 피부가 약한 경우 종이를 부분적으로 남기도록 한다. 이러한 영역을 수용할 수 있도록 스플린트에서 적합한 공간을 만들기 위해 열가소성 플라스틱 재료를 제작 전에 적용한다.

전문가 핵심 12-6

스키와 같이 폴을 사용하는 특정 스포츠 적용 스플린트

MELISSA CEPEDA, OTR/L
Colorado

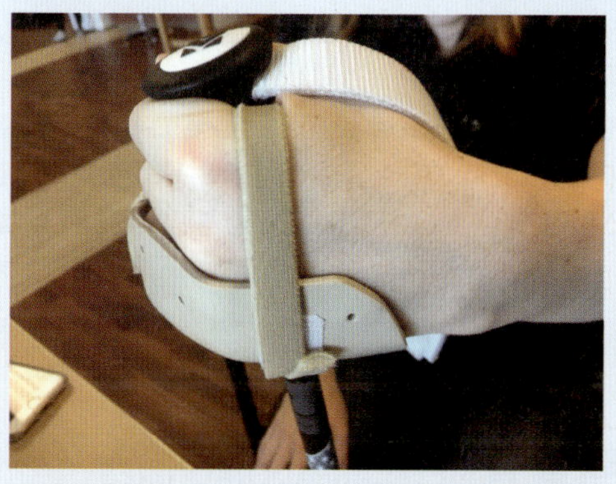

회복 중인 5번째 손가락(SF) 손허리뼈 골절을 보호하기 위한 손 기반 스플린트이다. 스플린트는 회복중인 손상 부위를 보호하고 환자가 가벼운 스키활동으로 돌아갈 수 있도록 스키 폴에 맞게 맞춤 제작되었다.

전문가 핵심 12-7

노출된 K 와이어를 통한 제작

TRISH GRIFFITHS, OT
South Africa

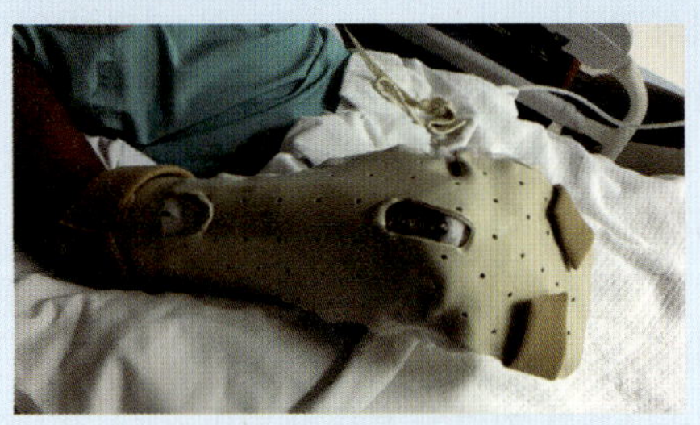

수부외과전문의가 시각화/위생 관리를 위하여 K 와이어를 노출된 상태로 유지하는 것을 선호할 경우 올바른 위치에 "창문(window)"을 만들어 도움을 준다.

전문가 핵심 12-8

기능적인 골절 스플린트

VERUSCHKA MOREIRA COÊLHO SAVOLDELI, OT
Brazil

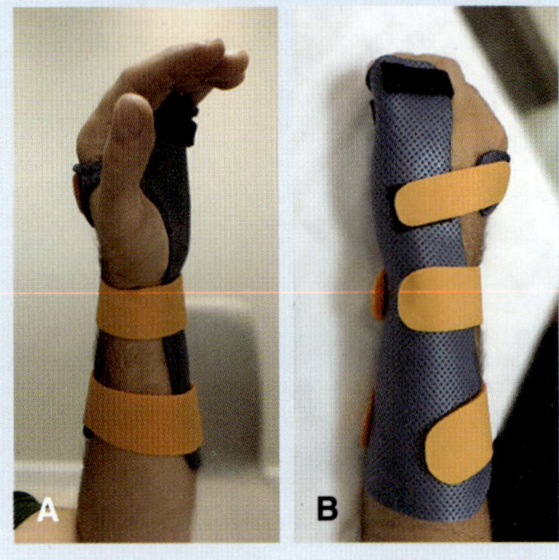

5번째 손허리뼈 골절 후 손목 고정 및 4–5번째 손가락의 MCP를 위한 스플린트이다. PIP/DIP와 함께 1–3번째 손가락의 능동 움직임으로 손의 기능적인 위치를 제공한다.

두덩, 먼쪽손바닥주름(distal palmar crease, DPC)은 노뼈쪽으로, PIP 관절은 자뼈쪽으로의 자유로운 움직임을 허용하는 것과 관련된 손의 주름이 스플린트의 먼쪽 가장자리가 어떻게 명확해지는지 확인하도록 한다.

손허리뼈 골절 METACARPAL FRACTURES

손가락 손허리뼈 골절 Finger Metacarpal Fractures

손허리뼈(MC)는 2-3번째 손가락 손목손허리(CMC)관절에서 더 안정성이 제공되며, 1, 4-5번째 손가락 손목손허리관절은 더 많은 관절 움직임을 갖는 뼈사이 인대에 의해 고정된다. 손허리뼈 골절은 손 골절의 40%를 차지하며 해부학적 위치에 따라 기저부, 몸통, 목 또는 머리로 분류된다(Wong & Higgins, 2019). 손허리뼈 기저부 골절은 손목뼈 골절과 연관될 수 있으며 직접적인 축 하중으로 인해 발생할 수 있다. 이러한 골절은 관절 내외에서 나타날 수 있지만 안정적인 경향이 있다. 기저부 관절 외 골절은 폐쇄 정복과 급성 손허리뼈 골절 스플린트로 관리된다. 5번째 손허리뼈 및 갈고리뼈 관절에서 탈구가 있는 역 베넷 골절(reversed Bennett fracture)과 같은 관절 내 골절은 5번째 손가락 손허리뼈의 자뼈 부분에 자쪽손목굽힘근(FCU)과 자쪽손목폄근(extensor carpi ulnaris, ECU) 힘줄의 힘으로 인해 외과적 치료가 필요할 수 있다(Gallagher & Blackmore, 2011; Wong & Higgins, 2019).

손허리뼈 몸통 골절은 가로, 비스듬한 또는 나선형으로 나타나며 손허리뼈를 통한 축 방향 하중 또는 손등에 직접적인 충격으로 발생한다. 가로 골절은 손바닥쪽뼈사이근의 힘으로 인해 골절 끝부분(apex)에서 등쪽 각형성(angulations)을 초래할 수 있다. 이 각형성은 미학적으로 불쾌한 "혹"을 남길 수 있지만 기능적으로는 거의 장애가 되지 않는다(Jones, 1996). 비스듬한 골절과 나선 골절은 손허리뼈에 대한 회전 비틀림 힘의 영향을 받아 손가락 굽힘으로 손가락이 겹치거나 가위질을 하는 회전 변형을 유발할 수 있다. 이것은 고정 또는 ORIF를 사용한 폐쇄 정복술이 필요할 수 있다(McNemar, Howell, & Chang, 2003).

손허리뼈의 목은 몸통과 머리 사이의 연결 영역이다. 손에 물체나 사람에 충격을 가하는 과도한 힘이 손허리뼈의 목으로 전달되면 4-5번째 손가락 손허리뼈가 골절될 수 있다. 이것은 **복서 골절(boxer fracture)**로 알려져 있다(그림 12-26). 중재는 변위되지 않은 골절에 대해서 치료를 하지 않는 것부터 외과적 치료까지 다양하다. 손허리뼈 머리 골절은 흔하지 않으며 주먹을 쥔 상태에서 직접적인 충격으로 인해 발생한다(McNemar et al., 2003).

손허리뼈 골절은 기능적인 손허리뼈 골절 스플린트 또는 아래팔 기반, 손기반, 노뼈, 자뼈 기반 스플린트와 같은 보다 전통적인 고정 방법을 사용하여 보호될 수 있다(그림 12-27A~C 및 12-28A~F). 다음 권장 사항은 수술 및 비수술 환자에게 적합한 스플린트를 선택하기 위한 지침으로 사용될 수 있다. 기저부 및 몸통 골절에는 일반적으로 적절한 고정을 위하여 손목이 포함된다. 2-5번째 손가락 손허리뼈 골절의 전통적 관리법은 60°~70° 손허리손가락관절의 굽힘과 함께 자뼈 또는 노뼈 기반으로 디자인된 스플린트가 포함된다. 몸쪽손가락뼈사이관절와 먼쪽손가락뼈사이관절은 골절 부위의 움직임을 방지 또는 편안함을 위해 고정될 수 있고, 만약 안정이 된다면 영향을 받지 않은 관절의 뻣뻣함을 방지하기 위해 자유롭게 놔둘 수 있다. 손허리손가락관절의 폄 구축을 방지하고 골절 부위의 안정성을 유지시키기 위해서는 손가락들을 설명된 위치에 유지시키기는 것이 중요하다(Freiberg, Pollard, MacDonald, & Duncan, 2006). 노출된 K 와이어 고정의 유형과 위치에 따

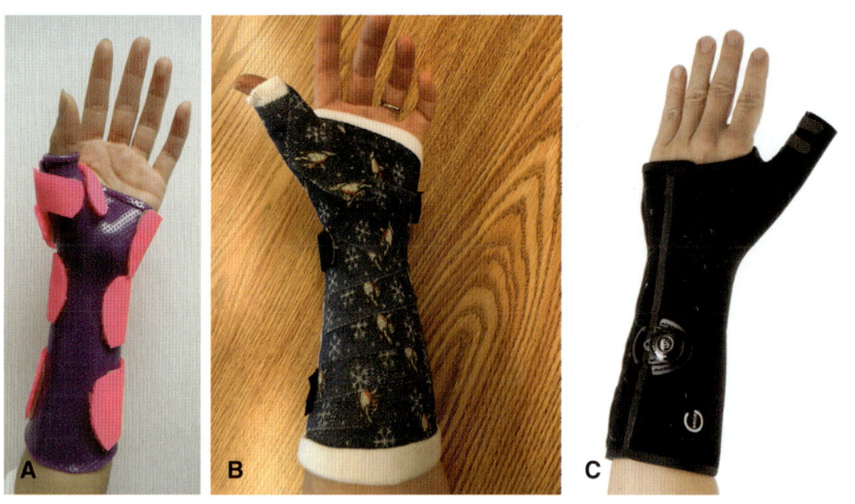

그림 12-25 A, IP 관절이 없는 손목/엄지 고정 스플린트는 손배뼈, 큰마름뼈 및 베넷(Bennett) 골절에 대한 관리 선택사항이다. B, 손목/엄지 고정 스플린트를 제작하는 데 사용되는 델타 캐스트는 골절 부위에 보강을 제공하기 위해 제작 전에 노쪽 방향으로 위치한 여분의 스트랩 재료를 사용한다. C, EXOS®의 긴엄지 고정 스플린트는 캐스트 또는 원주형 스플린트의 대안을 제공한다. (사진 제공: DJO® Global.)

라 외과적 치료 후에도 유사한 위치 및 고정이 필요하다(Wong & Higgins, 2019). 손목을 포함시키는 것은 환자의 동의와 수부외과 전문의의 선호도에 따라 달라질 수 있다.

좀 더 점진적인 비수술적 치료에서 Colditz(2011)는 손 기반 스플린트(자뼈 또는 노뼈 설계)에서 손허리뼈 몸통 골절을 고정하고 손상된 손가락을 인접한 손가락에 테이핑으로 고정할 것을 제안하였다. 만약 골절된 몸통 또는 목에 대해 외부의 힘에 대한 추가적인 보호가 필요한 경우, 스플린트에서 손허리손가락(MCP)관절은 굽힘되고 몸쪽손가락이 포함하여 손가락뼈사이(IP)관절은 움직임이 자유롭도록 한다. 이는 기능적인 관절가동범위를 허용하고 골절 부위에 폄 힘줄 유착을 방지하는 데 도움이 될 수 있다. 표 12-5는 손가락의 손허리뼈 골절에 대한 스플린트 중재를 중재내용을 정리하였다.

표 12-4 손목뼈 골절 관리

골절	스플린트 선택 사항	자세	기간
손배뼈	• 긴 또는 짧은 팔 캐스트 • 손목 / 엄지 고정 스틀린트	손목: 폄 엄지: 손바닥 중앙/벌림	방사선 사진에 따라서 6주 이상 방사선 사진에 따라서 6주 이상
큰마름뼈	• 손목 / 엄지 고정 스플린트 또는 캐스트	손목: 폄 엄지: 손바닥 중앙/벌림	4~6주
작은 마름뼈	• 손목 / 엄지 고정 스플린트 또는 캐스트	손목: 폄	4~6주
알머리뼈	• 손목 / 엄지 고정 스플린트 또는 캐스트	손목: 폄	방사선 사진에 따라서 4주에서 6주 이상 연장될 수 있음
갈고리뼈			
고리 절단	• 부드러운 스플린트(필요한 경우, 절제 후 적용)		
보수적인 몸통 /고리	• 손목 / 엄지 고정 스플린트 또는 캐스트	손목: 폄	방사선 사진에 따라서 4주에서 6주이상
세모뼈	• 손목 / 엄지 고정 스플린트 또는 캐스트	손목: 폄	4~6주
콩알뼈	• 손목 / 엄지 고정 스플린트 또는 캐스트	손목: 중립	2~4주
절단	• 필요에 따라서 부드러운 스플린트		
반달뼈	• 손목 고정 스플린트 또는 캐스트		방사선 사진에 따라서 4주에서 6주 이상 연장될 수 있음

[a]스플린트 선택 사항과 기간은 개별 환자에 따라 다르다. 환자에게 치료 중재를 제공하기 전에 담당 의사로부터 명확한 지시를 받도록 한다.

전문가 핵심 12-9

노뼈/자뼈형 거터 스플린트를 싫어하는 이유

HandLab: Clinical Pearls

JUDY C. COLDITZ, OT/L, CHT, FAOTA
North Carolina

아마도 내가 싫어하는 이름은 "거터(gutter)"이다. 오래전에 나는 손목과 손의 노뼈 또는 자뼈만 감싸는 스플린트를 만드는 것을 그만두었다.

이러한 스플린트/스플린트의 적응증은 손허리뼈 골절일 가능성이 높다. 이러한 설계(그림 1)는 치유되고 있는 골절에 필요한 안정성을 제공하지만 환자에게 편안함을 제공하기 어렵다. 스플린트의 가장자리는 항상 손목의 정중선에 손등쪽과 손바닥쪽으로 위치하여 불편한 압력 지점을 제공한다.

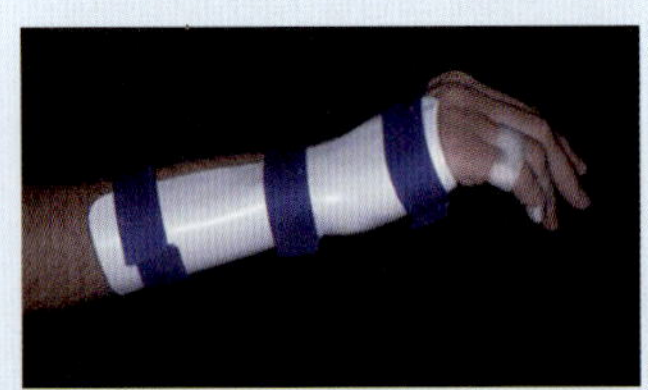

그림 1 스트랩이 있는 일반적인 자뼈 거터 스플린트.

만약 스플린트의 목적 중 하나가 손목을 안정시키는 것이라면 압력이 잘 분산된 3점압의 원리를 준수하면 편안함이 증가한다. 손목의 기준에서 스플린트의 가장자리를 제거함으로 편안한 착용을 할 수 있으며, 스플린트 제작에서 손등 부분과 손바닥 쪽으로 지지면을 가로질러 넓게 확장하여 적용할 수 있다. 유연한 열가소성 플라스틱 스플린트 재료를 사용하는 이 확장된 디자인은 필요에 따라 스플린트를 적용하고 제거할 수 있으며 환자의 편안함을 크게 향상시킨다.

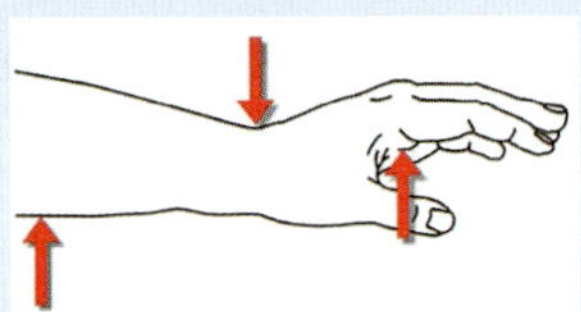

그림 2 스플린트는 3점압의 원리를 적용하여 편안하게 제작한다.

자뼈 또는 노뼈 거터 스플린트가 불편한 또 다른 이유는 스트랩이 환자의 팔을 안정시키지 못하기 때문에 환자가 팔을 움직일 수 있기 때문일 수 있다. 거터 스플린트를 탄성 랩으로 감싸거나 넓은 스트랩(네오프렌용 또는 가죽)으로 만드는 것도 잠재적으로 편안함을 증가시킬 수 있다. 마지막 질문은 항상 "당신이 만든 스플린트를 환자가 편안하게 착용할 수 있는가"이다.

Clinical Pearls는 Judy Colditz, OT/L CHT FAOTA, copyright HandLab/BraceLab, Raleigh NC가 작성한 BraceLab.com의 Clinician's Classroom의 허가를 받아 재인쇄되었다. 2011년 4월, 13호.

전문가 핵심 12-10

외부 고정 보호

TRISH GRIFFITHS, OT
South Africa

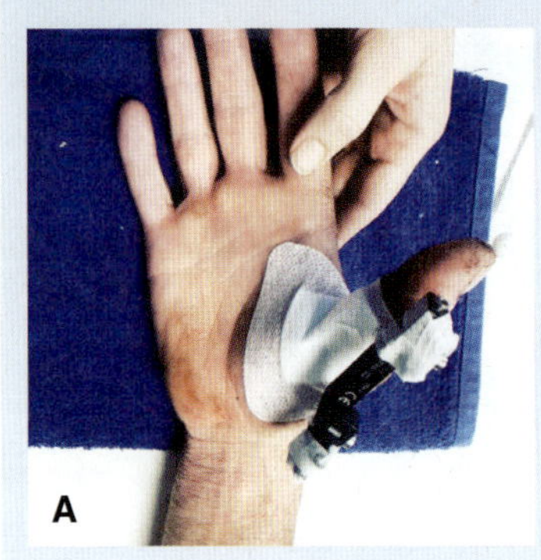

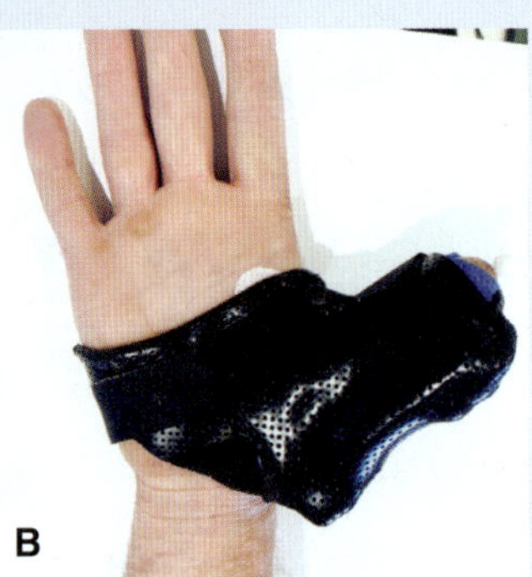

유연한 열가소성 플라스틱 재료로 제작한다. 스플린트를 착탈하기 쉬운지 그리고 고정 장치에 걸리지 않는지 확인해야 한다. 제작 과정에서 달라붙는 것을 방지하기 위해 제작 전에 거즈로 스플린트를 덮는다.

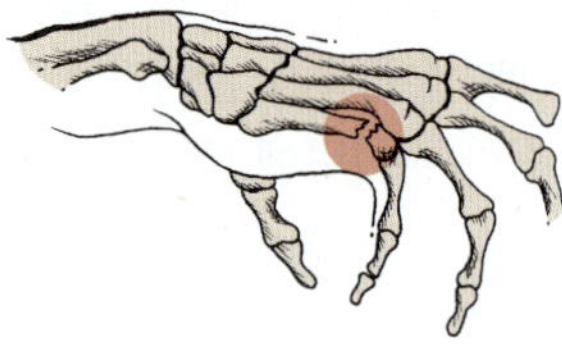

그림 12-26 5번째 손가락 손허리뼈 목 부분의 복서 골절은 끝부분(apex)에서 등쪽 각형성(angulations)으로 종종 나타난다.

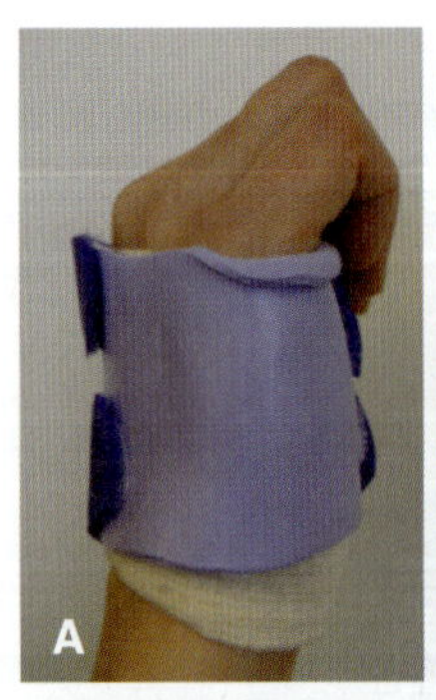

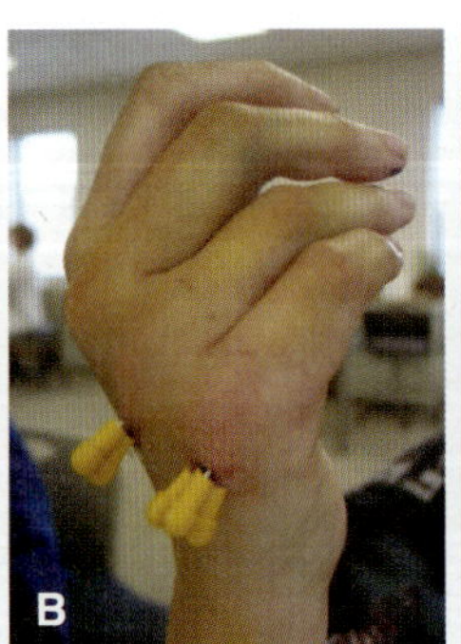

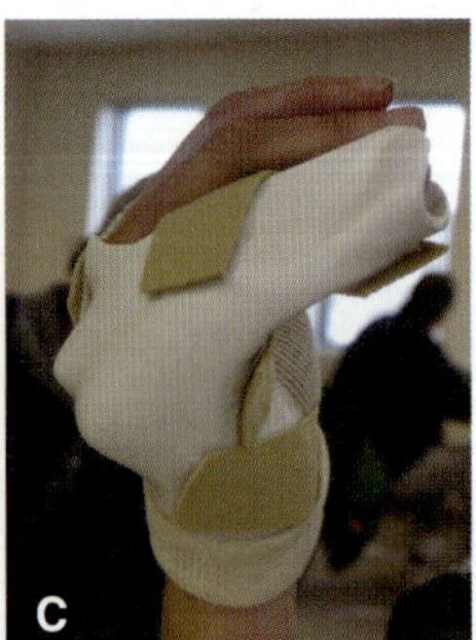

그림 12-27 **A,** 비관절 MC(metacarpal) 스플린트(골절 스플린트)는 안정적인 손허리뼈 몸통부분의 골절의 안정성을 지원하고 초기에 손가락과 손목의 제한 없는 움직임을 허용하는 데 사용될 수 있다. **B 및 C,** 자뼈 기반 손허리손가락손가락뼈사이(MCPIP) 고정 스플린트; 손등쪽의 핀은 주변 영역에 보호 "공간"을 형성하여 제작한다.

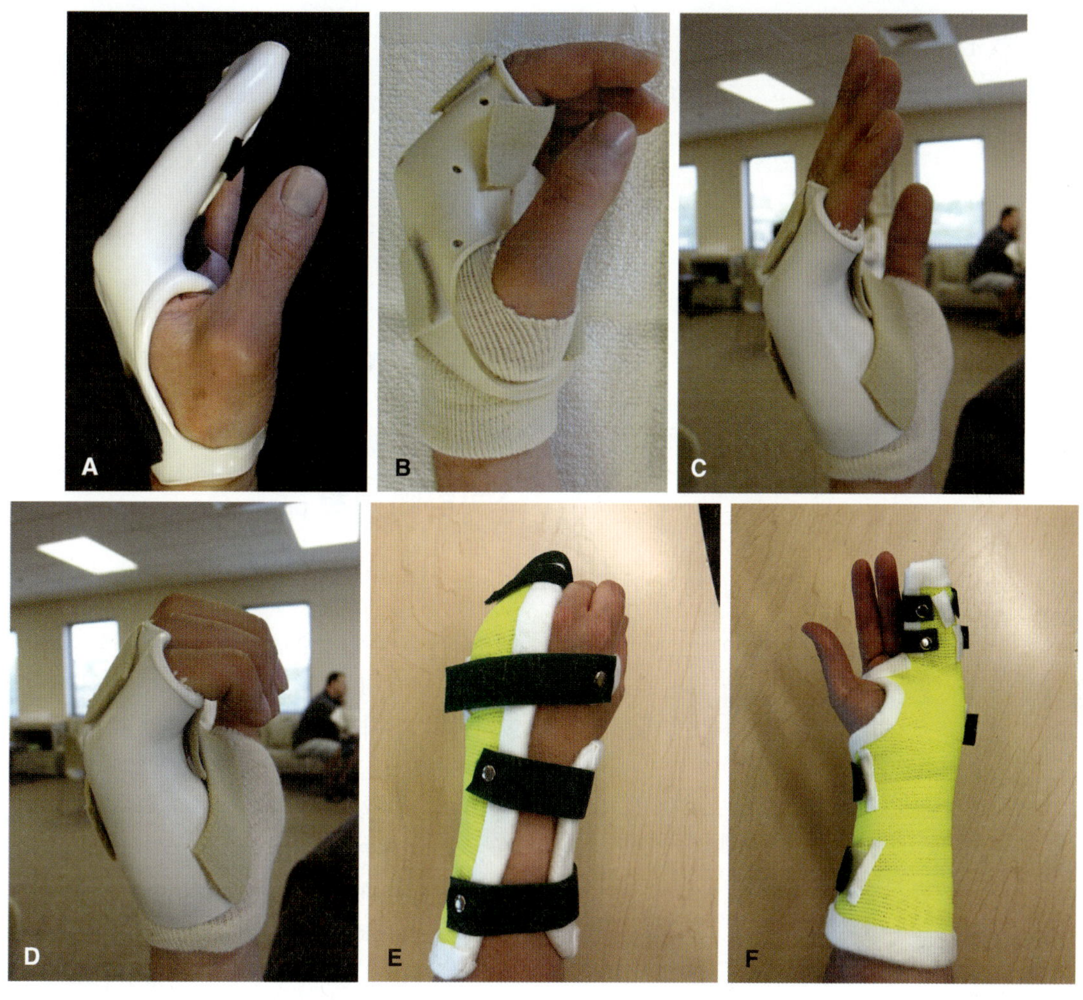

그림 12-28 A, IP 관절이 포함된 두 번째 손허리뼈(MC) 골절에 대한 손 기반 노뼈 스플린트("거터")이다. B, 2번째 손가락 손허리뼈 목쪽 골절에 대한 노뼈 MCP 관절 고정 스플린트이다. C 및 D, 5번째 손허리뼈 목 골절에 대한 자뼈 기반 스플린트; IP 관절 굽힘을 위한 공간을 확보한다. E 및 F, 델타 캐스트는 IP 관절을 포함한 아래팔 기반 고정 스플린트를 제작하는 데 사용되었다.

엄지 손허리뼈 골절 Thumb Metacarpal Fractures

엄지 손허리뼈 골절은 기저부, 몸통 및 머리에서도 발생된다. 기저부에서 발생하는 **베넷 골절(Bennett fracture)**은 첫 번째 손허리뼈 및 손목손허리관절의 탈구와 함께 축방향 충격으로 인해 발생된다. 이것은 또한 긴엄지벌림근(APL) 힘줄의 등쪽과 노쪽 방향의 당김에 의한 손바닥 빗 인대의 박리 또는 변위와 관련될 수 있다(그림 12-29). 더 큰 축 방향 하중은 "Y" 또는 "T" 형태의 분쇄된 관절 내 골절인 **롤란도 골절(Rolando fracture)**을 유발할 수 있다. 이러한 엄지 기저부 골절은 손목손허리관절의 고유한 불안정성과 엄지 갈퀴막 공간 협착의 위험 때문에 수술로 관리하는 것이 좋다(Wong & Higgins, 2019). 관절 외 골절은 가로 또는 비스듬하게 될 수 있다. 안정적인 정복술로 가로 방향 골절은 오직 고정만이 필요할 수 있지만, 비스듬하게 골절된 경우에는 일반적으로 경피적 핀 고정을 통해 수술한다(McNemar et al., 2003). 아래팔 기반 손목/엄지 고정 스플린트는 일반적으로 이러한 수준의 엄지 손상을 관리하기 위해 선택된다(그림 12-25A~C).

엄지의 몸통쪽 골절은 엄지손가락의 움직임으로 인해 힘이 몸쪽으로 분산되기 때문에 드물다. 엄지 몸통쪽 골절보다 더 흔한 것은 첫 번째 손허리뼈 **머리(head)**에서 자쪽곁인대(UCL)의 뼈 박리를 동반한 골절이며, 이를 **게임키퍼(gamekeeper)** 또는 **스키 선수 엄지(skier thumb)** 손상이라고 한다(Freeland, 2000). 이 손상은 인대 파열의 정도에 따라 보수적으로 또는 외과적으로 관리할 수 있다. 손의 자쪽을 포함하는 손 기반 디자인은 회복되고 있는 자쪽곁인대의 치우침 응력(deviation stress)를 방지하기 위해 필요하다(그림 12-30A~C).

엄지 손허리뼈 골절은 손목과 엄지를 고정해야 한다(앞서 언급한 자쪽곁인대 손상의 경우 제외한다). 엄지는 갈퀴막 공간을 보호하기 위해 손바닥 중앙과 노쪽 벌림으로 위치해야한다. 손가락뼈

표 12-5 손허리뼈 골절 관리[a]

골절	스플린트 선택 사항	위치	기간
기저부	• 손목 고정 스플린트	손목: 중립 손허리뼈: 제한없음	3~4주
몸통	• 노쪽/자쪽 손 기반 손가락 고정 스플린트 • 손허리뼈(MC)관절 골절 스플린트	손목폄 손허리뼈: 60°~70°, 몸쪽손가락뼈사이(PIP) 관절: 0° 또는 제한없음; 버디 테이핑(buddy taping) 유무에 관계없이	3~4주
목	• 노쪽/자쪽 손 기반 손가락 고정 스플린트	손허리뼈(MCP)관절: 60°~70°, 몸쪽/먼쪽손가락뼈사이 관절(PIP/DIP): 0° 또는 제한없음	3~4주
머리	• 노쪽/자쪽 손 기반 손가락 고정 스플린트	손허리뼈(MCP)관절: 60°~70° 몸쪽/먼쪽손가락뼈사이 (PIP/DIP)관절: 0°; 관련된 손가락 또는 인접한 손가락을 고정한다. 안정성을 위해 인접 손허리뼈(MC)관절 포함	3~4주

[a]스플린트 선택 사항과 기간은 개별 환자에 따라 다르다. 환자에게 치료 중재을 제공하기 전에 담당 의사로부터 명확한 지시를 받도록 한다.

사이(IP)관절은 초기에 고정되거나 손허리뼈(MC) 골절이 안정되면 자유로울 수 있다. 그러나 뼈 회복의 증거가 있으면 관절 뻣뻣함을 최소화하기 위해 손가락뼈사이관절의 자유도를 증가시킨다(그림 12-25A). 표 12-6에 엄지 골절의 스플린트 관리법을 요약하였다.

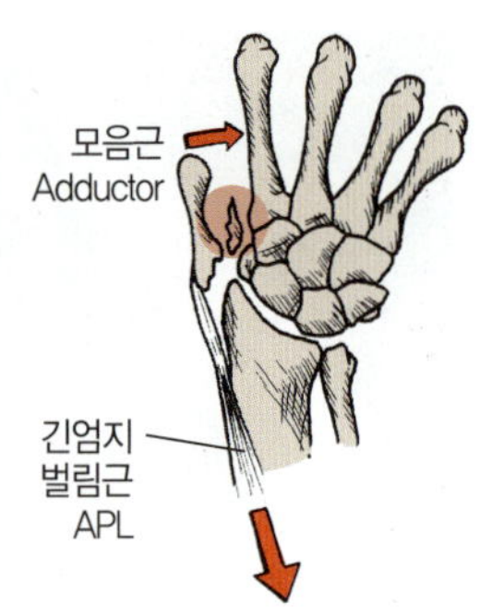

그림 12-29 베넷(Bennett) 골절의 경우 골절된 조각이 손허리뼈(MC) 몸통에서 분리되고 긴 엄지 벌림근(APL)힘줄이 등쪽과 노쪽으로 당겨져 옮겨진다.

손가락뼈 골절 PHALANGEAL FRACTURES

몸쪽, 중간, 먼쪽 손가락 골절 Proximal, Middle, and Distal Phalanx Fractures

치료사는 종종 급성으로 손가락이 골절된 경우 스플린트를 제작한다. 중재의 목표는 골절 안정성 유지, 관절 뻣뻣함 방지, 회복 과정에서 힘줄 유착 최소화 시키는 것을 포함한다. **몸쪽(proximal)** 및 3번째 손가락 골절은 주로 목쪽과 몸통쪽을 포함한다. 몸통 골절은 가로, 나선형, 비스듬한 또는 분쇄될 수 있다. 단순 골절은 고정 또는 고정 없이 정복술으로 치료할 수 있다. 그러나 이러한 뼈를 둘러싼 주변 연부 조직과 해부학적인 관계 때문에 손상과 치료는 좀 더 복잡해질 수 있다. 불안정한 몸쪽 손가락 골절은 몸쪽 손가락 기저부에 있는 뼈사이 근육의 당김으로 인해 종종 끝부분의 손바닥쪽 변위를 생성한다(그림 12-31). 불안정한 중간 손가락 골절 또한 얕은 손가락 굽힘근(FDS) 힘줄이 골절된 몸쪽으로 강하게 당김으로써 목쪽의 손바닥 변위를 나타낸다. 중간 손가락의 기저부가 골절되면 등쪽 변위가 일어날 가능성이 높다(그림 12-32)

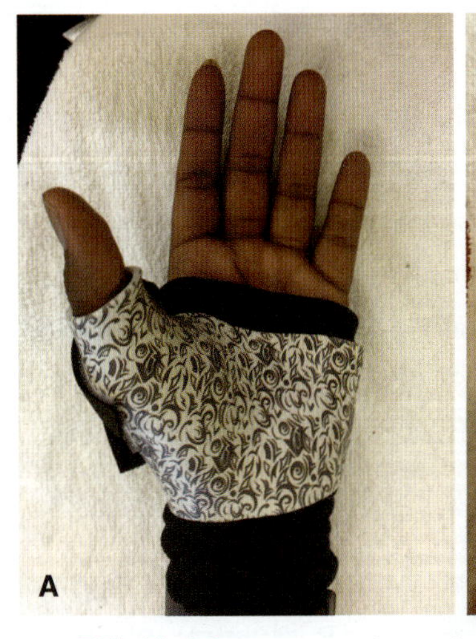

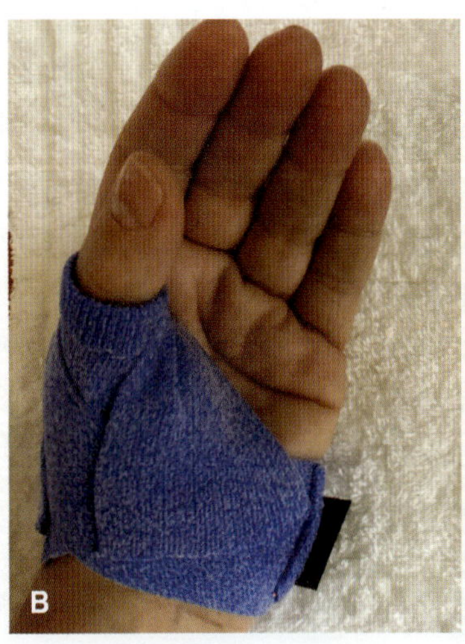

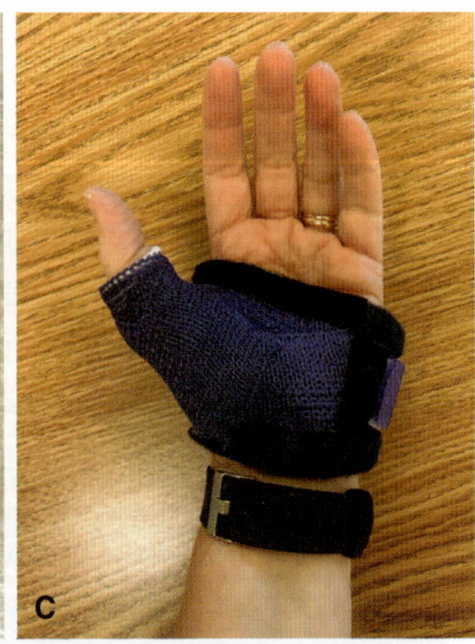

그림 12-30 A, MCP 고정 스플린트는 성인에게 적합하다. 자쪽곁인대(UCL)의 적절한 회복를 위해 추가 보호가 필요한 경우 엄지 IP 관절 및/또는 손목을 포함하도록 수정될 수 있다. Orficast® (B) 및 델타 캐스트(C)로 제작된 유사한 스플린트.

표 12-6 엄지 골절 관리[a]

골절	스플린트 선택 사항	위치	기간
손허리뼈	손목/엄지 고정 스플린트 또는 캐스트	손목: 중립 엄지 손목손허리(CMC)관절: 손바닥 중앙 및 노쪽 벌림	회복에 따라 4~6주 이상
몸쪽 손가락	엄지 고정 스플린트	손허리손가락(MCP)관절: 약간 굽힘 손허리손가락(MCP)관절: 10°~20° 굽힘; 손가락뼈사이(IP)관절: 0°; 손목손허리(CMC)관절: 손바닥 중앙 및 노쪽 벌림	4~6주 이상
먼쪽 손가락	엄지 고정 스플린트	손가락뼈사이(IP)관절: 0°~5° 과다폄	3주 이상

[a]스플린트 선택 사항과 기간은 개별 환자에 따라 다르다. 환자에게 치료 중재을 제공하기 전에 담당 의사로부터 명확한 지시를 받으시오.

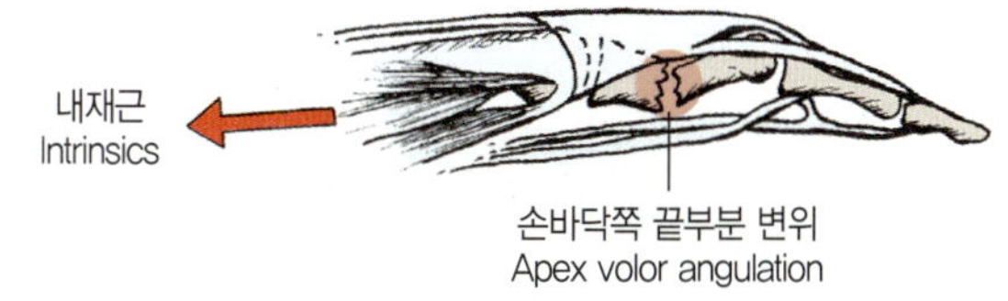

그림 12-31 손바닥 끝부분(apex) 각형성(angulations)이 있는 몸쪽 손가락 골절. 내재근의 당김에 주의한다.

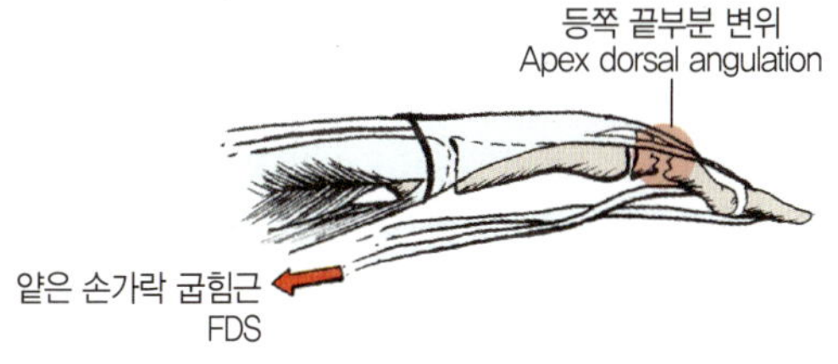

그림 12-32 3번째 손가락 골절은 끝부분 등쪽 변위를 생성할 수 있다. 먼쪽 뼈 조각의 위치에 영향을 줄 수 있는 얕은 손가락 굽힘근(FDS) 힘줄의 당김에 유의한다.

(Henry, 2010). 외과적인 중재법은 K 와이어, 작은 나사 또는 판(plates)을 배치하는 개방정복 및 내고정술(ORIF)이 포함될 수 있다. 스플린트는 골절 부위를 보호하고 힘줄과 관절의 안정한 움직임을 허용하기 위해 외과적 중재 후에 사용된다(Freeland, Hardy, & Singletary, 2003; Gutow et al., 2003). K 와이어 고정은 수술 후 4~6주에 핀이 제거될 때까지 관절 움직임을 지연시키기 때문에 손상 관리가 어려울 수 있다. 판이나 나사를 사용하는 경우에도 이러한 손상은 골절된 부위에 폄 메커니즘의 힘줄 유착이 발생하기 매우 취약하여 폄 미끄러짐 운동을 감소시킨다(Lögters et al., 2018; Chen & Kalainov, 2017). 이러한 환자들은 골절된 뼈 회복의 초기 단계가 완료된 후 힘줄 유착을 제거하기 위한 외과적 힘줄 재건술의의 대상일 수 있다.

몸쪽 **손가락 골절(phalanx fractures)**의 경우, 곁인대 길이를 유지하여 손허리손가락관절 폄 구축을 방지하기 위해 일반적으로 60°에서 70° 손허리손가락관절 굽힘과 함께 손 기반 손가락 고정 스플린트가 자주 사용된다. 몸쪽손가락뼈사이관절 및 먼쪽손가락뼈사이관절은 굽힘 구축 가능성이 있어 이를 방지하기 위해 완전히 펴되도록 배치할 수 있다(그림 12-33A~C). 일부 치료사들은 추가적인 보호나 환자의 편안함을 위해 손허리손가락관절을 굽힘 상태에서 손목을 30° 폄시키고 손가락뼈사이관절을 0°로 배치한다. 기능적인 골절 스플린트는 골절 회복에 필요한 고정을 제공하면서도 관련되지 않은 관절의 움직임과 힘줄 미끄러짐 운동을 허용하기 때문에 안정적인 몸쪽 손가락 골절에도 사용할 수 있다(Gutow et al., 2003; Oxford & Hidreth, 1996). 이 스플린트의 제작은 골절 부위 전체에 안정성을 제공하도록 설계해야 하고 부종이 감소함에 따라 적절한 적합성을 유지하기 위해 개조 또는 다시 제작이 필요할 수 있다.

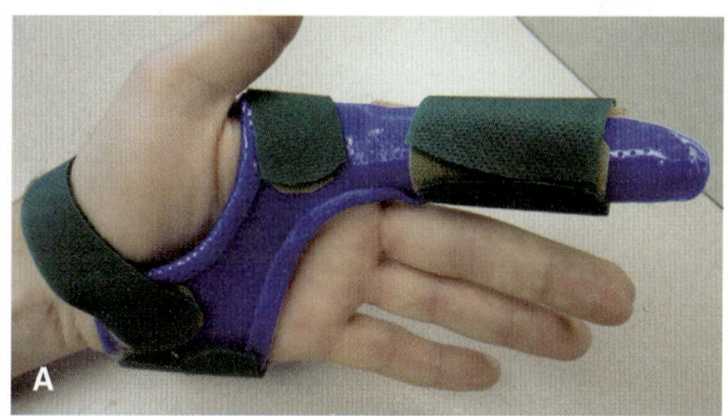
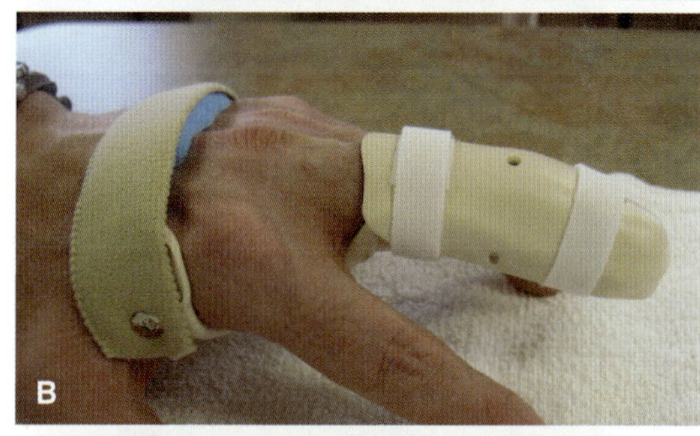
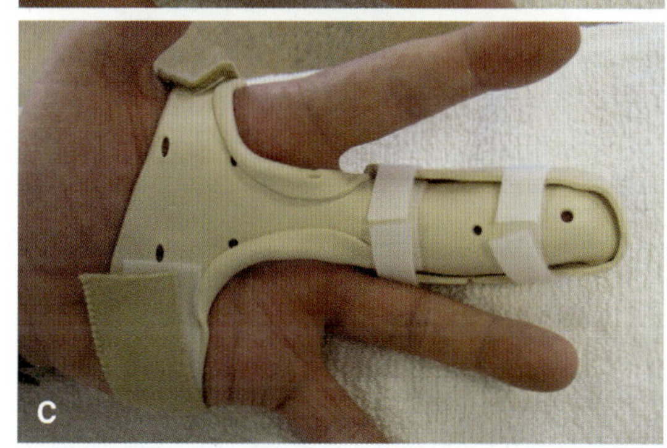

그림 12-33 A, 몸쪽 손가락 골절에 대한 손 기반의 손가락 고정 스플린트이다. B 및 C, 추가적인 보호를 제공하기 위해 보호용 등쪽 "클램쉘" 분절이 있는 손 기반 설계이다.

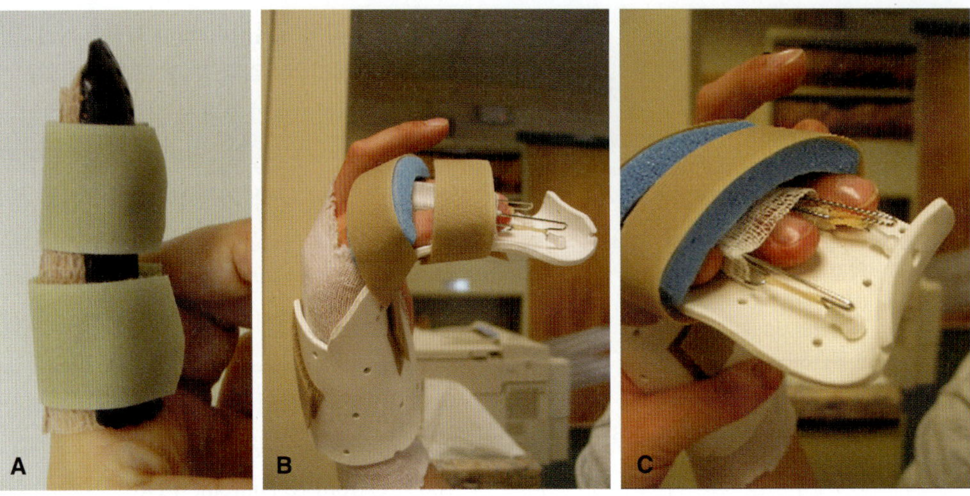

그림 12-34 A, 3번째 손가락 골절에 대한 손가락 고정 스플린트이다. B 및 C, 이 손 기반 손가락 고정 스플린트는 돌출된 핀을 보호하기 위해 말단으로 확장된다. 폄을 촉진하기 위해 PIP 관절 위에 있는 폼을 적용한다.

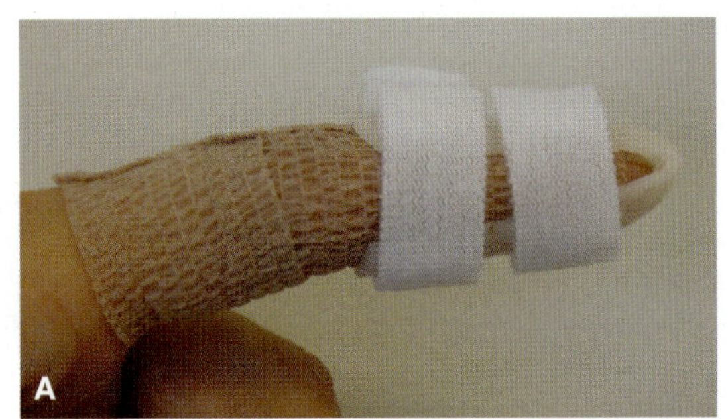

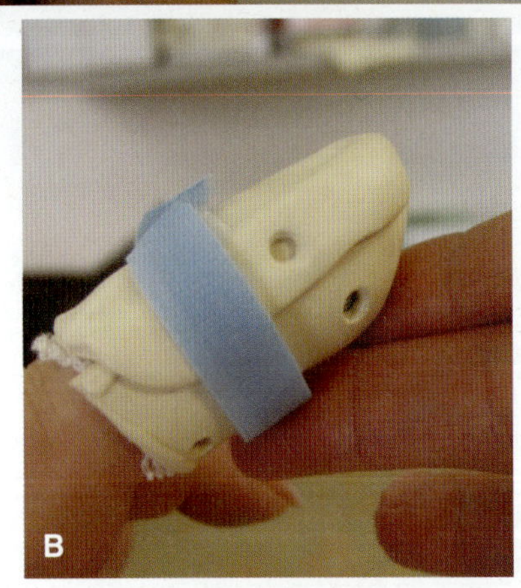

그림 12-35 A, 손바닥/등쪽 스타일(volar-/dorsal-style) DIP 관절 고정 스플린트는 먼쪽 손가락 골절과 망치(mallet) 손가락 손상을 관리하는 데 사용할 수 있다. B, 이 클램쉘 설계는 관련된 손톱 뿌리 손상을 보호하는 데 도움이 될 수 있다.

중간 손가락 골절(middle phalangeal fractures)은 손가락 기반 스플린트로 성공적으로 관리할 수 있다(그림 12-34A). 그러나 수술 후 또는 다른 구조 및 다른 손가락들이 관련된 경우 아동질환에 시와 같이 추가 지원, 보호 및 휴식을 제공하기 위해 손 기반 스플린트를 제작할 수 있다(그림 12-34B,C).

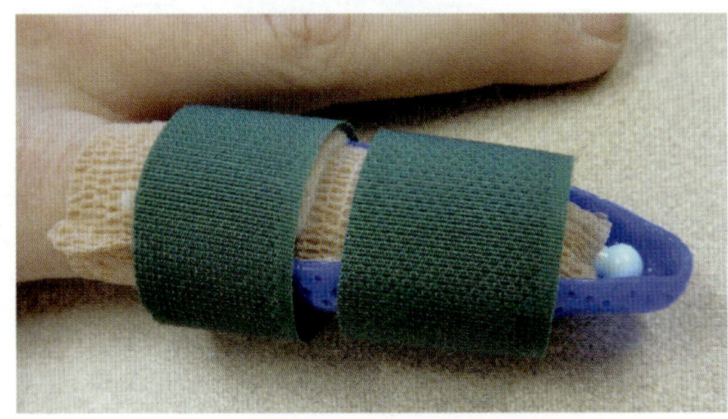

그림 12-36 손가락 고정 스플린트는 K 와이어 고정으로 수복된 먼쪽 손가락 골절에 적용될 수 있다.

먼쪽 손가락 골절은 일반적으로 으깸 손상(crush injury)으로 인해 발생하며 일반적으로 복잡한 치료 없이 치유될 수 있다(Kaplan, 1940). 이러한 부상은 문이나 문 걸림과 같은 두 물체 사이에 손가락이 끼는 경우에 자주 발생한다. Kaplan(1940)의 연구에서 먼쪽 손가락 골절은 끝부분, 몸통 또는 기저부 골절로 설명되고 터프트(Tuft) 골절이 반드시 고정을 필요로 하는 것은 아니지만 동시 손톱 뿌리 손상은 보호와 편안함을 위해 스플린트가 필요할 수 있다. 클램쉘 디자인을 사용하여 과민한 손가락 끝을 추가로 보호할 수 있다(그림 12-35A,B). 먼쪽 손가락 몸통 또는 기저부 골절은 일반적으로 K 와이어 고정을 사용한 외과적 수술이 필요할 수 있다. 보호하는 스플린트를 제공할 때, 안정성을 개선하고 스플린트가 손가락에서 끝으로 이동하는 것을 방지하기 위해 몸쪽손가락뼈사이관절을 포함될 수 있다(그림 12-36). 이것은 회복이 진행됨에 따라 몸쪽손가락뼈사이관절을 자유롭게 하기 위해 나중에 수정할 수 있다.

손가락뼈 골절/탈구
PHALANGEAL FRACTURE/DISLOCATIONS

몸쪽손가락뼈사이관절 Proximal Interphalangeal Joint

몸쪽손가락뼈사이(PIP)관절 골절 또는 탈구(PIP joint fractures or dislocations)는 정상적인 기능, 직업 및 운동 활동 중에 손상에 더 취약하기 때문에 더 흔하게 발생된다. 종종 염좌(sprains)로 진단되기 때문에 적절하고 시기적절한 중재가 지연될 수 있다(Lögters et al., 2018; Chen & Kalainov, 2017). Kiefhaber(1996) 연구에서 이러한 손상에는 세 가지 범주가 있고 등쪽 가장자리 골절 탈구는 몸쪽손가락뼈사이관절의 손바닥쪽 탈구로 인한 과도한 굽힘 손상으로 중심 힘줄의 탈구형 골절을 유발한다. 변위되지 않은 경우 몸쪽손가락뼈사이관절 능동적 관절가동범위를 위해 자유롭게 남겨진 먼쪽손가락뼈사이관절과 함께 클램쉘 또는 원주형 스플린트로 6주 동안 고정될 수 있다(그림 12-37A~D). 변위된 골절은 가장 흔히 개방정복술 및 내고정술이 필요로 하며 먼쪽손가락뼈사이관절은 자유롭게 두고, 손허리손가락관절은 굽힘, 몸쪽손가락뼈사이관절 폄으로 고정될 수 있다(그림 12-37C,E)(Chinchalkar & Gan, 2003; Freiberg et al., 2006).

손바닥쪽 가장자리 골절과 탈구(volar lip fracture dislocations)는 몸쪽손가락뼈사이관절을 탈구시키는 등쪽 힘에 의한 과다한 폄 손상을 동반하며, 손바닥판 분리(volar plate avulsion) 및 곁인대의 손상을 초래한다. 이들은 응력 검사(stress testing)를 통해 안정성에 따라 유형 1(안정), 유형 2(약간, 미약한) 및 유형 3(불안정) 골절로 분류할 수 있다(Kiefhaber & Stern, 1998). 유형 1 및 2 골절은 몸쪽손가락뼈사이관절의 폄을 제한하는 스플린트, 또는 영향을 받은 손가락과 인접한 손가락에 테이핑으로 고정하여 보호할 수 있다(그림 12-38A,B). 관절의 뻣뻣함과 힘줄 유착을 최소화하기 위해 이러한 손상의 경우 초기 움직임을 적극 권장된다. 유형 3 골절은 외과적 중재와 수술한 곳을 보호하기 위해 손기반 스플린트가 필요하다.

파일런 골절(Pilon fractures)은 손가락이 완전히 펴진 상태에서 강한 힘으로 인해 발생된다. 이는 중간 손가락의 중앙에서 충격을 받아 심각한 분쇄골절과 몸쪽손가락뼈사이관절을 둘러싼 연부 조직의 손상을 유발한다. 종종 이러한 해결하기 어려운 관절 내 골절은 관절 주변 조직의 길이를 회복하고(인대고정술) 초기 수동적인 움직임을 제공하기 위해 가동 견인 스플린트로 치료된다(그림 12-39)(Gallagher & Blackmore, 2011; Schenck, 1994). 간혹 견인이 골절을 안정화시키는 데 도움이 되며 수동적 움직임은 즉시 사용되지 않는다.

전문가 핵심 12-11

스트랩 대안

HANNAH LEAMAN, OTR/L, OTD
Virginia

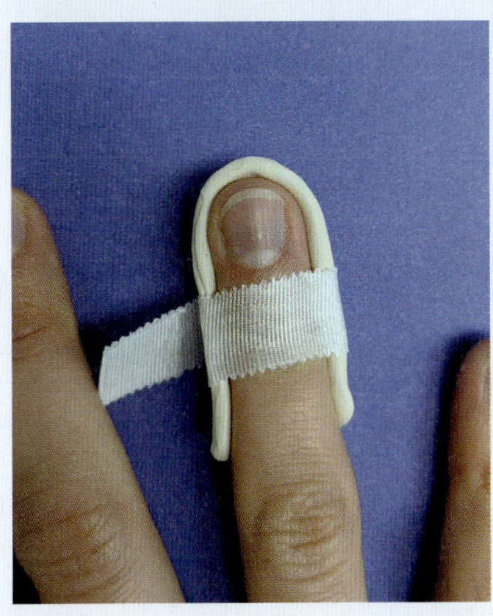

고정하기 힘든 손가락 스플린트를 고정하기 위해 기존의 스트랩 대신 접착 테이프를 사용할 수 있다. 피부 자극을 방지하기 위해 테이프를 자주 교체하도록 한다.

먼쪽손가락뼈사이관절 Distal Interphalangeal Joint

장력과 압박은 먼쪽손가락뼈사이관절의 골절과 탈구를 일으킬 수 있다. 예를 들어, 손가락이 능동적으로 펴지는 동안 먼쪽손가락뼈사이관절의 갑작스러운 강제 굽힘은 먼쪽 손가락의 뼈 조각과 함께 먼쪽 힘줄의 파열을 초래할 수 있는데 이는 뼈 망치 손가락 손상으로 알려져 있다(그림 12-40). 이러한 손상에 대한 보존적 관리에는 뼈가 회복된 것처럼 보일 때까지 6~8주 동안 폄이 되는 위치에 위치시키는 먼쪽손가락뼈사이관절 고정 스플린트가 착용된다(그림 12-41A~D)(Cannon, 2003). 만약 외과적 수술이 수행되면 고정을 보호하기 위해 스플린트가 만들어진다(그림 12-41E). 자세한 내용은 14장을 참고하도록 한다.

먼쪽손가락뼈사이관절의 손상은 또한 깊은 손가락 굽힘근(flexor digitorum profundus, FDP)의 파열과 함께 손바닥 가장자리 골절(등쪽 먼쪽손가락뼈사이관절의 탈구를 동반한 과도한 폄)으로 나타나거나, 손바닥 판 박리 골절 또는 전단골절(손가락 끝이 힘에 의해 약간 굽힘되는 경우)로 나타날 수 있다(Kiefhaber, 1996). 깊은손가락굽힘근 힘줄을 포함된 골절의 경우, 손목을 포함하는 등쪽 제한 스플린트(dorsal blocking orthosis)를 만들고, 굽힘후 힘줄 재건 가이드라인(as per postflexor tendon repair guidelines)에 따라 치료를 시작해야 된다. 자세한 내용은 15장을 참고하기 바란다.

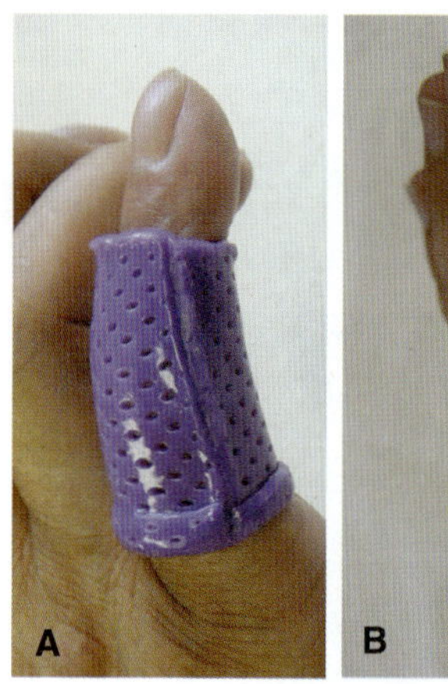
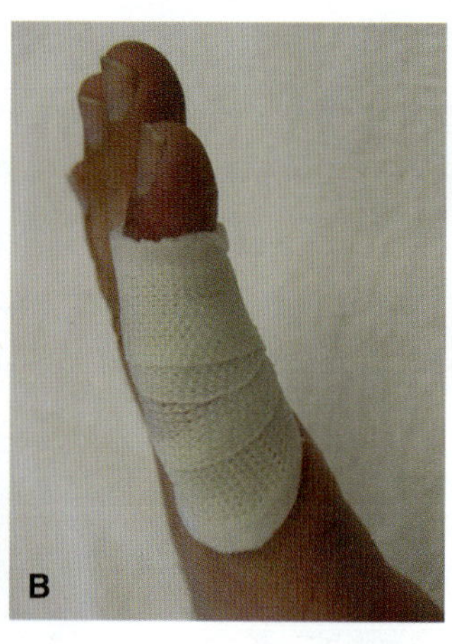
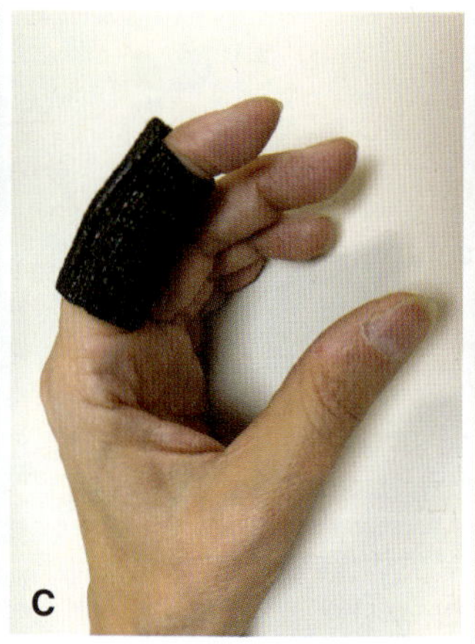
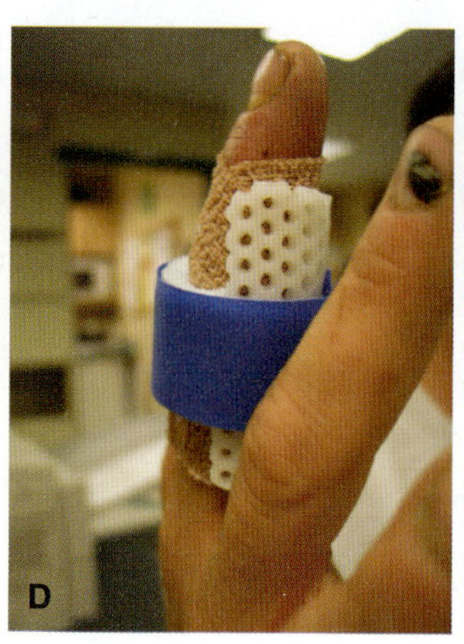
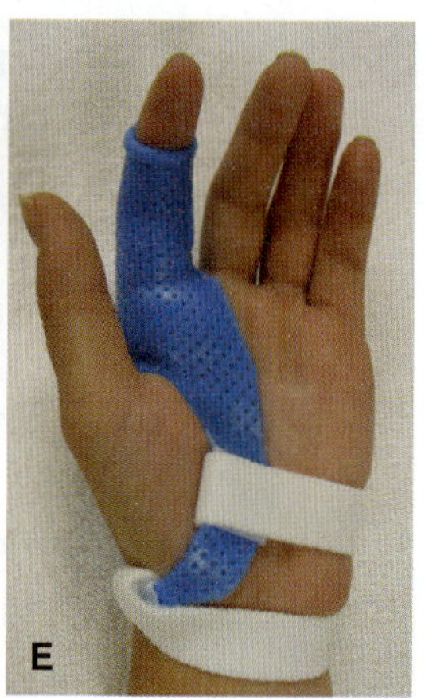

그림 12-37 **A,** 변위되지 않은 PIP 관절 골절 탈구 손상을 위한 손가락 기반 원주 PIP 관절 고정 스플린트는 DIP 관절 관절가동범위(ROM) 운동을 허용한다. 부종과 통증이 완화되면 스플린트는 PIP 관절의 폄을 증진시키기 위해 연속적으로 다시 제작될 수 있다. QuickCast 2 **(B)** 및 Orficast® **(C)** 재료는 압력을 최대로 분산하고 PIP 관절을 고정하기 위해 원주 방향으로 적용되어 MCP 관절 및 DIP 관절 움직임이 허용된다. **D,** 부종으로 인해 원주형 설계가 적합하지 않은 경우, 탄성 랩이 있는 손바닥 PIP 관절 고정 스플린트가 바람직할 수 있다. **E,** PIP 관절의 수복된 등쪽 가장자리 골절/탈구를 보호하여 DIP 관절을 자유롭게 움직일 수 있는 손 기반 PIP 관절 고정 스플린트이다.

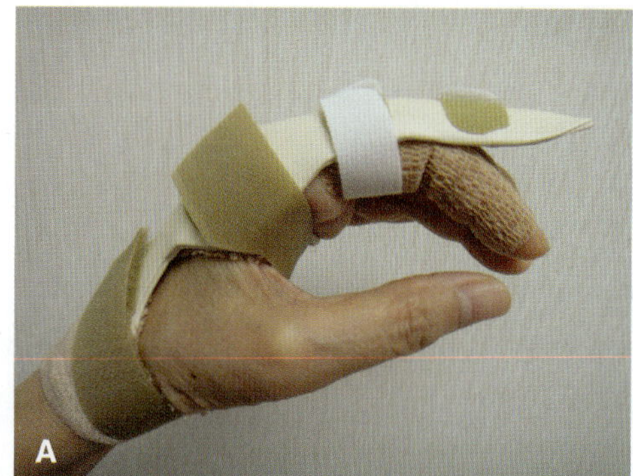
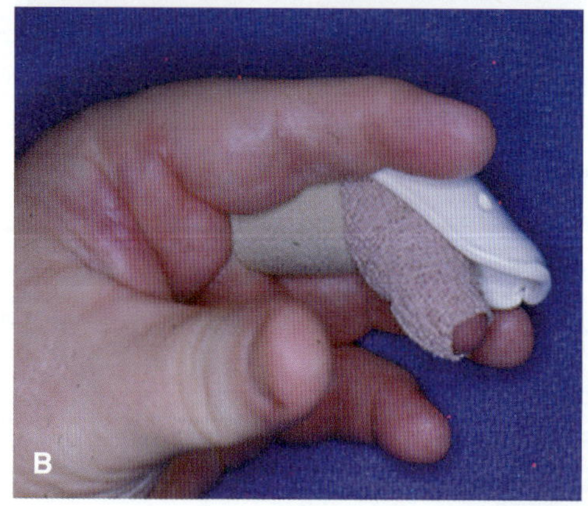

그림 12-38 **A,** 손 기반의 등쪽 PIP 관절 폄 제한 스플린트는 초기에 보호되는 굽힘을 허용하면서 폄의 끝부분을 제한시키는 PIP 관절 손바닥 끝부분 골절 탈구에 사용된다. **B,** 손가락 기반 스플린트는 영향을 받지 않는 손가락의 기능을 허용할 수 있다.

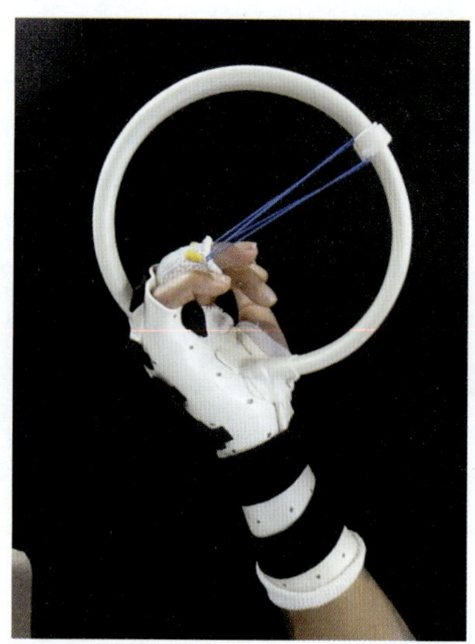

그림 12-39 가동 견인 스플린트는 특정 관절가동범위(ROM) 전체에 걸쳐 인대 고정술을 유지한다.

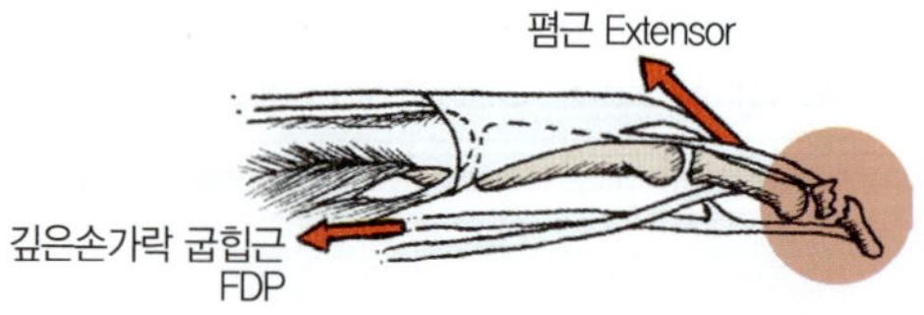

그림 12-40 먼쪽 손가락 박리골절이다. 굽힘근과 폄 힘줄 부착물의 당김과 그에 따른 변형에 주의한다.

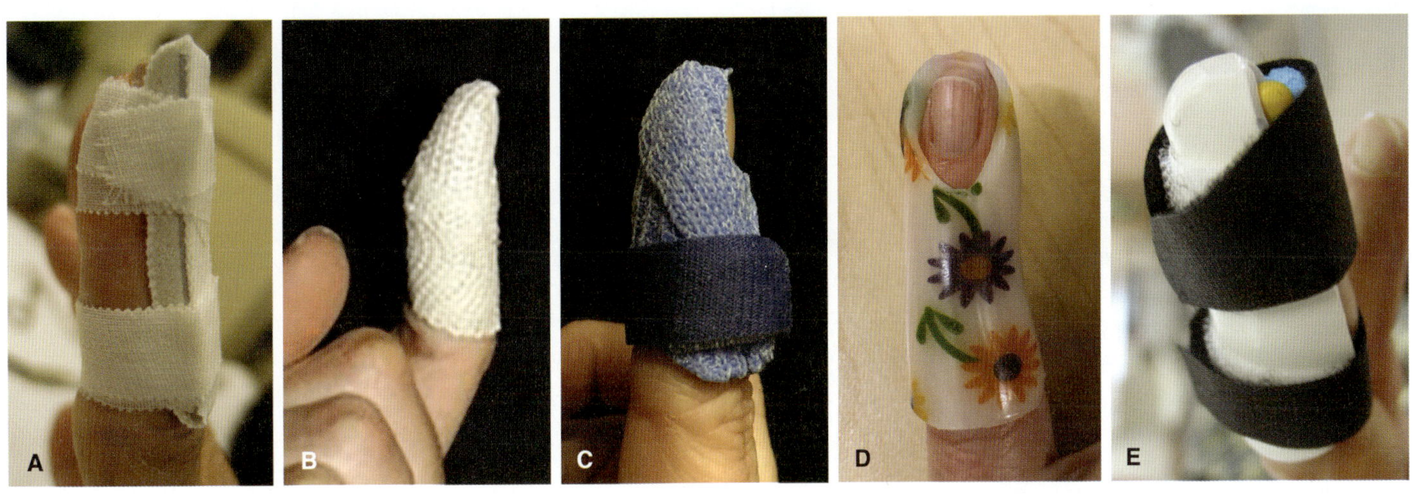

그림 12-41 **A,** DIP 관절을 완전한 펴되도록 AlumaFoam®을 등쪽으로 적용한다. **B,** QuickCast 2는 최대한 압력이 분산되도록 적용하여 DIP 관절의 등쪽 자극을 최소화한다. **C,** Orficast®는 PIP 관절 움직임을 허용하면서 DIP 관절을 고정하는 데 사용된다. **D,** 손톱부분이 없는 열가소성 플라스틱 재료로 쉽게 적용할 수 있다. **E,** 손가락 기반 DIP 관절 고정 스플린트는 핀을 보호하기 위해 먼쪽으로 펴된다.

손가락 골절을 해결하기 위한 스플린트의 관리 및 선택 사항은 수부외과전문의마다 선호도가 다르기 때문에 매우 다양하다. 치료사는 부종이 감소함에 따라 안정성을 유지하기 위해 골절이 치유될 때 스플린트를 반복적으로 수정하고, 움직임이 개선됨에 따라 관절 위치를 수정하거나, 치유가 진행됨에 따라 관절을 스플린트에서 분리해야 할 수 있다. 반복적으로 재가열되는 것을 견딜 수 있는 재료는 이러한 손상을 관리하기 위하여 필요한 재료이다. 따라서 비용 효율뿐만 아니라 편의성을 위해 탄성 소재 또는 고무 소재가 바람직하다. 표 12-7은 손 골절의 스플린트 관리를 요약하였다.

표 12-7 손가락 골절 관리[a]

골절	스플린트 선택 사항	위치	기간
손가락			
몸쪽	• 손바닥 기반 손가락 고정 스플린트	손허리손가락(MCP)관절: 60°~70°; 몸쪽손가락뼈사이(PIP)관절: 0°~15°; 먼쪽손가락뼈사이(DIP)관절: 0°~10°	2~4주
중간	• 손가락 고정 스플린트	손허리손가락관절: 자유; 몸쪽손가락뼈사이(PIP)관절: 0°; 먼쪽손가락뼈사이(DIP)관절: 0°	3주 이상
먼쪽	• 스택스 스플린트 • 먼쪽손가락뼈사이관절 스플린트	기성품 먼쪽손가락뼈사이(DIP)관절; 0°	4~6주 4~6주
몸쪽손가락뼈사이(PIP)관절 골절 및 탈구			
등쪽 가장자리			
변위되지 않은	• 손가락 고정 스플린트	0° 허용됨 먼쪽손가락뼈사이(DIP)관절 0° 또는 자유	6주
변위된	• 외과재건 후 손기반 손가락 고정 스플린트	손허리손가락(MCP)관절: 60°~70°; 몸쪽손가락뼈사이(PIP)관절: 0°; 먼쪽손가락뼈사이(DIP)관절 자유	6주
바닥 끝부분			
유형 1 그리고 2	• 몸쪽손가락뼈사이관절 폄 제한 스플린트(손 기반 또는 손가락 기반) • 테이핑	몸쪽손가락뼈사이(PIP)관절은 의사의 권고에 따라 굽힘됨(완전한 굽이 달성될 때까지 매주 폄의 각도를 10°씩 증가) 인접한 손가락	6주
유형 3	• 손가락 또는 손기반 고정 스플린트 • 견인 스플린트	손허리손가락(MCP)관절: 60°~70°; 몸쪽손가락뼈사이(PIP)관절 의사에 따라: 손목 폄 손허리손가락(MCP)관절: 60°~70°; PIP: 의사에 따라 차이가 있음	가변적 6주 이상
파일런	• 손가락 또는 손기반 고정 스플린트 • 견인 스플린트	손허리손가락(MCP)관절: 60°~70°; 몸쪽손가락뼈사이(PIP)관절: 0° 의사에 따라: 손목 폄 손허리손가락(MCP)관절: 60°~70°; PIP: 의사에 따라 차이가 있음	가변적임
먼쪽손가락뼈사이(DIP)관절 골절 및 탈구			
손바닥 가장자리에 깊은 손가락굽힘근(FDP) 파열	• 손목/손 폄 제한 스플린트(등쪽 제한 스플린트)	손목 회복 기준으로 4~6주: 의사에 따라서 0°~45°, 굽힘 손허리손가락(MCP)관절 45°~60° 굽힘 몸쪽손가락뼈사이(PIP)관절/먼쪽손가락뼈사이(DIP)관절: 0°	회복에 따라 4~6주
손바닥 박리골절	• 손가락 고정 스플린트	몸쪽손가락뼈사이(PIP)관절/먼쪽손가락뼈사이(DIP)관절: 0°	4주
망치손가락	• 손가락 고정 스플린트	먼쪽손가락뼈사이(DIP)관절: 0°	6~8주

[a]스플린트 선택 사항과 기간은 환자에 따라 다르다. 환자에게 치료 중재을 제공하기 전에 담당 의사로부터 명확한 지시를 받도록 한다.

결론 CONCLUSION

이번 장에서는 일반적인 상지 골절에 대한 스플린트 중재를 학습하였다. 스플린트의 적절한 선택과 신중한 사용은 골절을 초기에 관리하는 데 도움이 되며 손상되지 않은 구조의 기능적 사용을 극대화할 수 있다. 손상 직후 또는 수술 직후에 적용되는 스플린트는 관절의 움직임과 주변 연부 조직 구조의 활주를 허용하면서 안전한 골절 안정화를 위한 우수한 순응성을 제공할 수 있다. 새로운 움직임을 알려주는 재활 과정에서 사용되는 스플린트는 지속적인 보호를 제공하고 환자가 일상으로 복귀하는 동안 부상을 방지하는 데 도움이 된다. 골절의 안정성 및 스플린트 내 적절한 관절 위치에 대해 의사와 긴밀한 의사 소통은 관절 또는 연부 조직 구축, 힘줄 유착 또는 만성 불안정성과 같은 이차적 문제를 예방하는 데 필수적이다.

현장 메모

Michelle Coil, MOT, OTR, CHT, PYT, CEAS I
Texas

나는 2009년에 처음 기능적인 스플린트를 만드는 방법을 배웠고, 기존의 흰색이나 베이지색 열가소성 플라스틱 재료보다 더 매력적인 컬러풀한 최종 제품에 바로 매료되었다. 환자들은 또한 색상과 패턴의 선택과 세탁할 수 있으며 가벼운 스플린트에 놀라움을 금치 못하게 되었다.

골절 관리에 기능적인 스플린트를 사용하는 것은 몸쪽관절과 인접한 손가락들의 뻣뻣함의 예방이 가능하고, 동시에 골절 부위의 국소적 보호를 위한 이상적인 해결책이다. 골절 및 연조직 손상은 근육 위축을 최소화하면서 안정화되고 초기 기능 회복을 최대화한다. 원주형 스플린트 적용 및 개선된 기능으로 인해 손가락 부종의 감소가 상당히 빠르게 나타난다. 종종 환자의 자신감은 편안함과 순응도를 유지하면서 견고한 지지로 빠르게 회복된다.

델타 스플린트는 손상된 곳에 대한 보호가 필요한 환자에게 강력하면서도 가벼운 대안을 제공한다. 폴리에스터 스플린트 재료는 실리콘, 섬유 유리, 라텍스가 없어 피부가 민감한 환자와 치료사에게 매우 매력적인 옵션이다. 다방향 폴리에스터 원단을 사용하여 상지의 섬세한 윤곽에 쉽게 적용할 수 있다. 열과 패턴이 필요하지 않은 델타 스플린트 테이프는 3~5분의 설정 시간을 가지며 20분 안에 완전히 무게를 지원한다. 이는 시간과 효율적인 스플린트를 찾는 바쁜 치료사들에게 있어서 최적의 선택이다.

델타 스플린트 패딩은 방수 처리되어 피부 침습으로 인한 합병증을 줄이고 뼈 돌출부 주변의 부위를 유지한다. 원주형으로 제작되기 때문에 여러 개의 스플린트를 제작할 필요가 없다. 클램셸 유형의 지지대를 위해 환자가 스플린트를 착용/해제하거나 이원화할 수 있도록 하나의 구멍을 제작할 수 있다.

수분 흡수 특성을 가지고 있는 통기성 스타키네트는 피부 침습을 줄이기 위한 최적의 선택이다. 다용도 플리스(양털) 라이너는 가장자리를 편안하게 만들어 줄 뿐만 아니라 패딩을 제자리에 고정하고 벨크로를 스플린트에 고정하고 스트랩이 닳는 것을 방지한다. 마지막으로, 고온에서도 재료가 변형되지 않기 때문에 환자가 뜨거운 차에 보관하다가 뒤틀린 스플린트를 가지고 돌아올까봐 걱정할 필요가 없다.

스플린트를 제작하기 전에 환자의 골절 진단을 명확하게 이해하여 보강재를 추가하고, 패딩을 적용하며 스플린트 개방부를 위한 절단 스트랩을 배치할 위치를 아는 것이 중요하다. 빠른 시간 안에 제작해야 하기 때문에 스플린트 재료와 작업할 공간을 준비해야 한다. 또한 적어도 한 번 정도 절단한 스트랩을 잊어버릴 가능성을 예방하는 것도 제작에 도움이 될 수 있다. 테이프를 붙이려면 포장을 뜯어서 물에 담그기만 하면 된다. 스플린트 테이프는 하나의 긴 롤이기 때문에 첫 번째 절단은 골절 부위에 적용할 보강 부분이 된다. 그런 다음 테이프에 약간의 장력으로 적용을 시작하여 두 겹만 겹쳐지도록 한다. 스플린트를 너무 두껍게 만들면 자르기가 매우 어렵다.

순응하는 특성으로 인해 캐스팅 테이프는 팔꿈치 머리, 손허리뼈 머리와 같은 뼈 돌출부 그리고 관절 주위 또는 엄지 손갈퀴막 공간을 통해 쉽게 적용된다. 이러한 유형의 골절 스플린트를 사용하면 추가 골절 안정성이 필요한 곳에 보강재를 배치할 수 있다. 골절의 안정성을 지원하고자 필요한 곳에 스플린트 테이프를 겹쳐서 안정적인 몸쪽 및 먼쪽 위팔뼈 골절을 위한 사르미엔토(Sarmiento) 기능 스플린트를 제작했다. 그러나 이러한 진단과 일반적으로 관련된 과도한 부종을 크게 줄이는 먼쪽 말단 부위의 움직임을 위해 캐스트의 나머지 부분을 유연하게 유지하는 것이 중요하다. 이는 환자가 독립적으로 제거하는 것을 더 쉽게 만든다. 골절 후 부종이 감소함에 따라 스플린트 입구부가 겹칠 가능성이 있어 양쪽 테두리를 수정 보완할 수 있다. 접근을 절단하고 양털 테두리로 다시 놓을 수 있다.

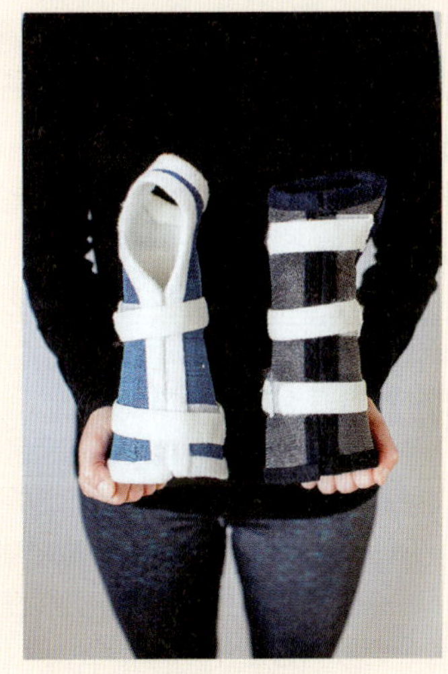

현장 메모 그림 12-1

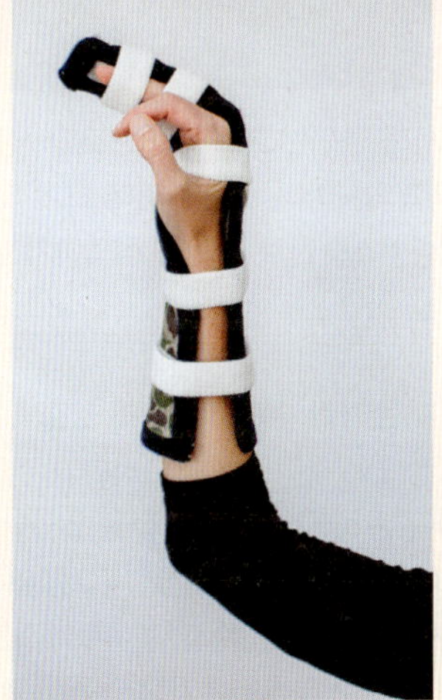

현장 메모 그림 12-2

기능적인 긴 팔 스플린트는 이 소재로 만들고 싶은 것 중 하나이다. 제작 과정은 환자에게 더 빠르고 덜 고통스럽다. 팔꿈치 머리, 먼쪽 위팔뼈, 관절융기위(supracondylar), 그리고 노뼈머리 골절은 긴 후방 보강재의 적용으로 보호된다. 경험에 의하면 스플린트 재료를 위팔뼈 머리 위에 겹침으로써 스플린트를 너무 두껍게 만들어 팔꿈치 주름에서 자를 수 있는 가능성을 줄이는 동시에 보호 기능을 추가할 수 있다. 자뼈 머리, 팔꿈치 머리, 가쪽 및 안쪽위관절융기와 관련된 압통을 수용하기 위해 적용된 부드러운 쿠션 패딩으로 환자의 편안함이 향상된다. 긴 팔 스플린트는 무게가 가볍기 때문에 부피가 크거나 무거운 스플린트에서 흔히 볼 수 있는 몸쪽 어깨 통증을 감소시킨다. 손목 고정이 필요할 때 엄지 갈퀴막 공간을 통해 스플린트 재료를 적용하여 작은 끈으로 묶을 필요가 있다. 뮌스터, 각설탕 집게 스플린트에서 필요에 따라 과도한 아래팔 회전을 방지하기 위한 최적의 솔루션은 델타 스플린트의 적용이다. 현재 스플린트 옵션은 필요한 열가소성 플라스틱 재료의 큰 조각으로 인해 이러한 긴 스플린트 제작을 어렵게 만든다.

기능적인 엄지 스플린트는 손목까지 확장하고 노뼈쪽을 보강하여 엄지에 최적의 안정성을 제공하거나 짧은 맞섬를 위해 작은 조각을 자를 수 있다. 몇 개의 엄지손가락뼈(IPs)가 붙은 경험에서 제작 전에 엄지손가락뼈에 코반(coban)을 적용하는 방법을 배웠다. 이를 통해 엄지 스플린트를 편안하게 착용하고 벗을 수 있다. 환자의 피부가 끼일 수 있는 열가소성 플라스틱 재료가 서로 결합되거나 겹칠 이음새가 없다. 델타 스플린트 엄지 스타키네트(stockinette)는 불필요한 뻣뻣함을 피하기 위해 엄지손가락 주름을 제거하여 적용하기 전에 엄지 IP를 지나 아래로 내릴 수 있다. 필요한 경우 스타키네트는 엄지손가락 몸쪽 손가락 골절과 같이 엄지손가락를 고정하기에 충분히 충분한 길이를 가지고 있다.

손목 고정을 강화하기 위해 손바닥, 손등쪽 또는 둘 다 안정성을 지원하는 선택 사항으로 기능적인 스플린트를 제작할 수 있다(현장 메모 그림 12-1). 입구를 등쪽에 배치할 수 있어 환자가 쉽게 입고 벗을 수 있다. 추가 스플린트를 쉽게 절단하여 환자가 드나들 수 있는 더 큰 구멍을 허용하면서 원주형의 안정성을 계속 제공할 수 있다. 델타 스플린트 패딩은 민감한 손바닥 먼쪽 노뼈 골절 및 가벼운 자뼈 돌기 골절에 추가적인 안정성을 제공한다. 엄지 손갈퀴막 공간을 지나칠 때 테이프에 작게 절단을 하면 불필요하게 손허리뼈가 막히는 것을 줄일 수 있다.

노뼈, 자뼈 커터는 델타 스플린트를 사용하여 쉽게 제작할 수 있으며 골절된 손가락의 손바닥과 등쪽 보호로 인해 손허리뼈골절과 몸쪽 손가락뼈 골절이 있는 환자에게 선호되는 선택이다(현장 메모 그림 12-2). X-ray가 필요한 불안정한 몸쪽 손가락뼈 골절은 테이프 특성이 반투명하기 때문에 제거가 필요하지 않다. 손허리뼈골절 및 몸쪽 손가락뼈 골절은 열가소성 플라스틱 재료를 가열할 필요 없이 핀을 이용한 다양한 방법으로 안전하게 보호할 수 있다. 일반적으로 핀을 위한 덮개를 만들기 위해 스플린트 적용 전에 핀 고정위치의 부피를 크게 한다. 또한 핀을 관리를 위해 공간을 확보하고 핀 주변에 재료를 적용한 다음 남은 재료로 제거 가능한 덮개를 만든다. 부종 감소로 인한 기능적인 거터 스플린트에 대한 수정은 패딩을 추가하거나, 여유부분을 잘라내며 스트랩을 더 단단히 조여서 수정할 수 있다. 모든 연령의 많은 환자들은 기능적인 스플린트를 착용하고 계속해서 일을 하거나 취미생활을 할 수 있다 . 운동 선수와 학령기 아동은 부상을 두려워하지 않고 안전하게 스포츠나 놀이에 복귀할 수 있다. 목욕이나 샤워할 때 쉽게 떼어낼 수 있어 부모들이 좋아한다. 그리고 어린아이들이 스스로 스플린트를 제거할 수 없도록 입구부분을 더 두껍게 만드는 것을 선호한다.

지팡이나 보행기를 사용할 수도 있는 노인 환자를 위해 스플린트를 강화할 수 있는 능력이 있어, 옷을 입고 벗을 때 독립성을 촉진할 수 있는 유연한 입구부를 만들 수 있다. 델타-스플린트를 사용하면 골절에 대해 이 재료를 선택하고 더 많은 진단에 사용할 수 있다.

사례 연구 섹션

여기에 제시된 사례 연구는 교육 지침으로만 사용된다. 치료 및 스플린트 프로토콜은 외과의사마다, 치료사마다 크게 다양하다. 치료사는 선호하는 치료와 적절한 스플린트 중재를 정의하기 위해 담당 의사 및 동료와 확인해야 한다.

사례 연구 1: 5번째 손가락 손허리뼈 머리 골절

AM은 27세의 남성으로 축구공을 잡으려다가 주먹을 꽉 쥐고 넘어져 오른쪽 5번째 손가락 손허리뼈 머리 골절을 입었다. 손허리뼈(MC) 머리에 두 개의 나사를 배치한 개방정복술 및 내고정술(ORIF)을 진행하였고 외래를 통한 수부치료의 의뢰는 수술 후 4주까지 연기되었다. 평가 결과 AM의 상처는 나았지만, 5번째 손가락 전체에 걸쳐 심한 관절가동범위(ROM) 제한과 함께 두꺼운 흉터와 관절의 뻣뻣함이 나타났다. 그는 왼손으로 쥐거나 들어올릴 수 없었다.

의사 지시에 따라 초기에는 손 기반, 자뼈 기반 스플린트를 추가하여 5번째 손가락과 인접한 4번째 손가락을 보호하기 위해 2주 동안 저녁시간에 적용하였고 낮 시간에는 손허리뼈머리 골절에 대한 활동에 대한 부하를 제한하도록 스플린트를 제작하였다(그림 12-42). 손허리손가락관절은 손가락뼈사이관절이 폄된 상태에서 허용되는 범위 내에서 최종 범위 굽힘이 위치되었다. AM은 밤과 낮의 일상생활활동을 수행하기 위해 이러한 스플린트의 착용을 지시하였다. 이어지는 방문에서, 자뼈 기반 손허리손가락관절 스플린트는 5번째 손가락만을 위해 제작되어 AM이 가벼운 물건을 잡기 위해 오른손을 더 잘 통합하고 일상생활활동(ADL)에 영향을 받지 않은 손가락을 완전히 사용할 수 있도록 했다.

몸쪽손가락뼈사이관절 및 먼쪽손가락뼈사이관절의 제한된 움직임을 위한 건 미끄러짐 운동 및 제한 운동을 포함하는 수동/능동/능동 보조 ROM(PROM/AROM/AAROM) 운동이 시작되었다. 그는 흉터 주변의 움직임을 높이고 5번째 손가락 주위의 부종을 줄이는 방법에 대해 설명을 받았다. 수술 후 6주 기간에서 AM은 주간 손허리손가락관절 스플린트에서 벗어나 일상생활활동을 위해 오른손을 최대한 사용할 수 있도록 버디 스트랩(buddy straps)을 사용하였다. 수동적인 내재근 플러스와 마이너스 신장(passive intrinsic plus and minus stretching) 악력과 집기 강화 운동을 적용하였다.

환자는 가정에서 준비된 프로그램을 열심히 수행하였음에도 불구하고 5번째 손가락의 흉터가 유착을 일으켜 완전한 능동적인 손허리손가락관절 폄(−25°)이 제한되었다. 밤에는 5번째 손가락을 완전히 펌되도록 야간 폄 스플린트를 제작하였고 능동적인 손허리손가락관절 폄 운동을 강조하였다. 그는 40°의 제한된 수동 손허리손가락관절 굽힘 운동을 계속 수행하였다. 가동 손허리손가락관절 굽힘 스플린트를 제작하여 낮 동안 간헐적으로 착용하도록 지시했다(15분에서 시작하여 30분까지 견딜 수 있을 때까지 하루 4~6회). 가동 스플린트의 장력을 확인하고 수정하였는데 관절가동범위(ROM) 진행이 느려짐에 따라 스플린트의 가동 구성 요소는 고정 진행형으로 변경되었다(그림 12-43).

수술 후 8주에는 AM은 오른손을 주로 사용하여 대부분의 가벼운 일상생활활동에서 중간 정도의 일상생활활동 수행 정도로 되돌아갔고 전체 체중 부하 및 허용 범위 내에서 들어올리기에 대해 수행할 수 있게 되었다. 그의 오른손의 악력은 비우세손인 왼손의 60%로 확인되었다. 그의 5번째 손가락의 손허리손가락관절 폄/굽힘의 수동 관절가동범위(PROM)는 0/70° 였고, 능동 관절가동범위(AROM)는 −10/65° 몸쪽손가락뼈사이관절, 그리고 먼쪽손가락뼈사이관절은 완전한 관절가동범위로 회복되었다. 수술 후 10주까지 AM의 오른쪽 악력은 왼쪽의 75%로 향상되었고, 그의 손허리뼈손가락관절의 수동 관절가동범위는 0/80°. 능동 관절가동범위는 0/75°였다. 그는 운동활동을 포함한 대부분의 일상생활활동을 수행하기 위해, 그리고 관절가동범위 운동, 스트레칭 및 강화운동 프로그램을 집에서 수행하기 위해 병원에서 퇴원했다.

사례 연구 2: 관절 내 몸쪽 손가락뼈사이관절 골절

DG는 49세 남성으로 손가락이 과도하게 펌된 상태에서 손으로 넘어져 IF 몸쪽손가락뼈사이관절의 관절 내 골절 탈구가 발생하였다. 그는 처음에 폐쇄정복술(closed reduction)을 하기 위해 지역병원 응급실에 방문하였다. 이틀 후 집으로 돌아온 DG는 골절의 정도를 감소/고정을 위해 수술 일정을 잡은 정형외과 의사와 상담하고 같은 날 그는 외과 의사를 만났다. DG는 관절 내 몸쪽손가락뼈사이관절 견인 가동 스플린트의 수술 전 제작을 위한 치료로 의뢰되었다(그림 12-39). 스플린트는 수술실에서 적용되어야 하며, 부드러운 치료는 회복실에서 시작하기로 하였다.

노뼈 기반 손목과 손허리손가락관절 고정 스플린트(손목은 펴고 MCP는 구부림)는 가동 장력을 가하기 위해 후프 모양의 아웃트리거(hoop-shaped outrigger attachment)를 스플린트에 제작하였다. 후프는 몸쪽손가락뼈사이관절 관절가동범위 전체에 걸쳐 중간 손가락에서 후프까지 동일한 고무 밴드 장력을 허용하였다. 이러한 장력을 얻기 위해 수부외과 전문의는 중간 손가락을 통해 와이어를 삽입하고 고무 밴드가 부착되어 고리로 향하는 돌출 와이어의 양쪽에 작은 고리를 부착하였다. 골절 감소를 유지하는 데 필요한 적절한 장력을 계산하기 위해 다양한 고무 밴드가 선택되었고 고무 밴드는 정복술 후 스플린트의 부착은 외과수술 과정에 진행되었다. 후프에 고무 밴드를 부착하기 위해 AlumaFoam® 제품으로 이를 모자 모양으로 제작되었다(그림 12-44). 스플린트는 적당한

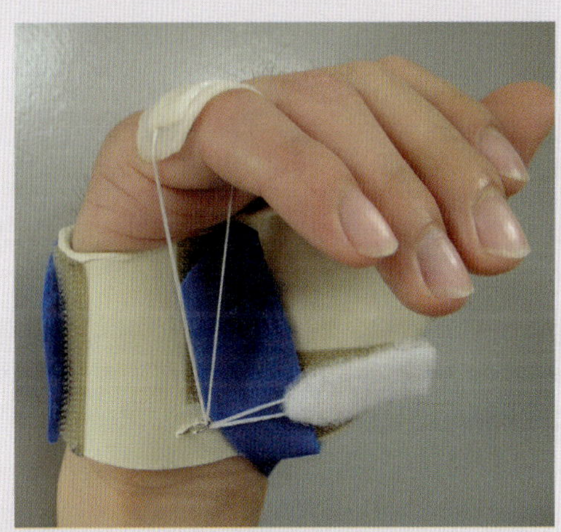

그림 12-43 5번째 손가락의 MCP 관절 굽힘을 개선하기 위한 고정 진행형 손허리손가락관절 가동 스플린트

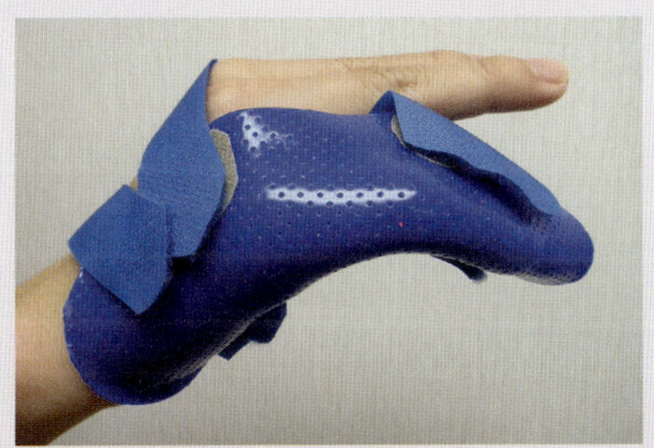

그림 12-42 5번째 손가락의 손허리뼈(MC) 머리 골절에 대한 자뼈 기반 손가락 고정 스플린트.

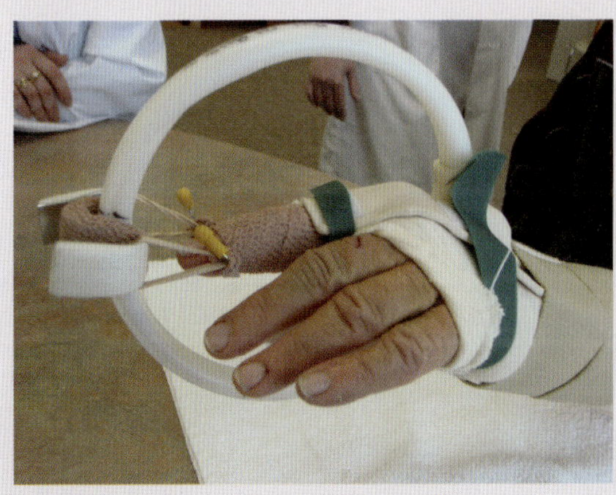

그림 12-44 관절 내 PIP 관절 견인 가동 스플린트.

드레이프성을 가진 플라스틱 재료로 제작되었다. 후프는 쉽게 제작할 수 있도록 1/4″ AquaTube®로 제작되었다.

몸쪽손가락뼈사이관절에 가해지는 장력은 Haldex 측정도구로 측정된 300g 힘으로 설정되어 관절의 적절한 정렬을 허용하고 관절 공간을 보존하였다(Oxford & Hidreth, 1996). 수술 후 X-선을 통하여 골격의 정렬상태를 확인하였다.

DG는 위생활동과 피부 검사를 제외하고 스플린트를 계속 착용하도록 지시하였다. 운동을 위해 그는 고무 밴드 견인력으로 모자 부분을 움직여서 손가락이 폄에서 굽힘으로 또는 굽힘에서 폄으로, 낮에는 10분마다 교대로 움직일 수 있도록 지시받았다. 이것은 골절과 관절 뻣뻣함의 감소를 유지하면서 관절의 안전한 움직임을 제공하였고 잠을 잘 때 손가락은 완전한 폄과 굽힘 사이의 중간에 위치하였다(Kearney & Brown, 1994).

수술 후 5½주에 스플린트가 제거되었다. 손 기반 손가락 고정 스플린트는 2번째 손가락(IF) 손허리손가락(MCP)관절을 60°로 굽히고 몸쪽/먼쪽손가락뼈사이(PIP/DIP)관절을 부드럽게 굽혀 제작되었다. 지속적인 보호를 위해 착용되었으며 DG가 관절가동범위(ROM)와 근력을 회복함에 따라 점진적으로 제거되었다. 가벼운 몸쪽손가락뼈사이(PIP)관절 굽힘 구축이 발생했고 부드러운 연속 고정 몸쪽손가락뼈사이(PIP)관절 폄 스플린트(gentle serial static PIP extension casting)로 관리되었다(그림 12-45). 스플린트는 매주 교체되었고 수술 4개월 이내에 환자는 기능적으로 몸쪽손가락뼈사이(PIP)관절의 관절가동범위(ROM)과 근력을 회복하였다.

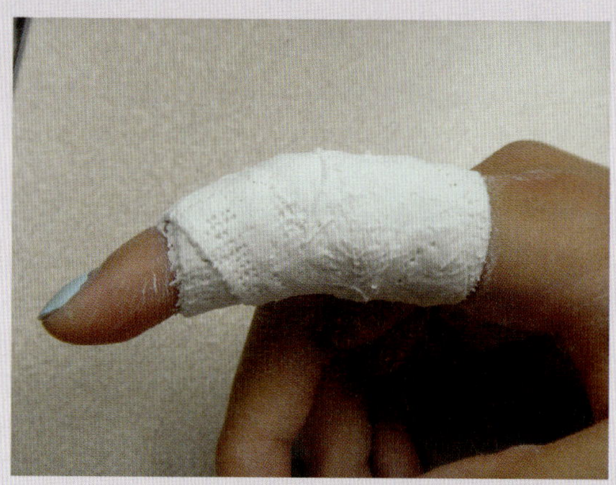

그림 12-45 캐스트(plaster of paris)를 사용하여 폄을 유지하기 위한 고정 연속형 스플린트는 PIP 관절 굽힘 구축을 해결하는 효과적인 방법이다.

복습 문제 CHAPTER REVIEW QUESTIONS

1. 수부 치료사가 스플린트로 치료하고 관리할 수 있는 일반적인 수부(손)골절의 세 가지를 형태를 서술하시오.
2. 적절한 정렬로 관절을 위치하는 중요성을 설명하시오.
3. 먼쪽 노뼈 골절의 스플린트 관리를 위한 최소 두 가지 설계의 선택 사항을 설명하시오.
4. 스키 선수(skier)가 손상 후 엄지손가락의 손허리손가락뼈사이(MCP)관절은 어떤 자세를 취해야 하는가? 그리고 이러한 자세가 왜 중요한가?
5. 손허리뼈가 골절되기 쉬운 3가지 일반적인 위치와 골절 위치에 대한 적절한 스플린트 관리와 위치를 설명하시오.

CHAPTER

13 관절염 Arthritis[a]

MaryLynn A. Jacobs, MBA, MS, OTR/L, CHT
Kristen MacDonald, MScOT, CHT, OT Reg. (Ont)
Shrikant Chinchalkar, M.Th.O, BSc.OT, OTR, CHT
Joey Pipicelli, MScOT, CHT, OT Reg. (Ont)

학습 목표

이 장을 학습한 후 다음의 내용을 수행할 수 있다.

- 팔꿈치, 손목 및 손의 모든 관절의 퇴행성 골관절염 및 류마토이드 관절염의 질병의 과정과 일반적인 특징을 이해한다.
- 상지에 영향을 미치는 다양한 관절염 상태에서 스플린트 사용에 대한 목표와 주의 사항을 설명한다.
- 비수술 및 수술 후 퇴행성 골관절염 또는 팔꿈치, 손목과 손에서 발생하는 류마토이드 관절염의 스플린트 관리에 대한 이유와 근거 기반을 이해한다.
- 환자에게 사용하기 위한 고정, 가동, 제한 또는 기성품 스플린트의 구체적인 차이점을 설명한다.

주요 용어

건선성 관절염(psoriatic arthritis)
관절경 괴사조직 절제술(arthroscopic debridement)
관절고정술(arthrodesis)
관절성형술(arthroplasty)
관절연골(articular cartilage)
관절염(arthritis)
그라인드 검사(grind test)
단추구멍 변형(boutonniere deformity)
드퀘르뱅 힘줄윤활막염(DeQuervain tenosynovitis)
등쪽 폄근육 힘줄 반사 회복(dorsal chamay repair)
류마토이드 관절염(rheumatoid arthritis)
매너펠트 증후군(Mannerfelt syndrome)
바닥 관절 복합체(basal joint complex)
백조목 변형(swan-neck deformity)
본 잭슨 증후군(Vaughan-Jackson syndrome)
부샤르결절(bouchard nodes)
뼈 증식, 뼈돌기(osteophytes)
소아 류마토이드 관절염(juvenile rheumatoid arthritis)
염발음(crepitation)
유착힘줄윤활막염(stenosing tenosynovitis)
윤활막(synovial membrane)
윤활막염(synovitis)
윤활막절제술(synovectomy)
자뼈머리 증후군(caput ulnae syndrome)
저부하 지속 응력(low-load prolonged stress)
전신경화증(systemic sclerosis)
전신성 홍반 루푸스(systemic lupus erythematosus)
점액낭종(mucus cysts)
관절삽입 성형술(interposition arthroplasty)
지그재그 변형(zigzag deformity)
첫 번째 손목손허리뼈관절(first carpometacarpal joint)
큰마름손허리뼈관절(trapeziometacarpal joint)
퇴행성 골관절염(osteoarthritis)
판누스(pannus)
피부경화증(scleroderma)
헤베르덴결절(Heberden nodes)
힘줄박리, 건박리(tenolysis)
힘줄윤활막절제(tenosynovectomy)
힘줄윤활막염(tenosynovitis)

---

[a]이 장은 Mary Lynn Jacobs, MBA, MS OTR/LCHT가 작성한 초판 장을 기반으로 한다.

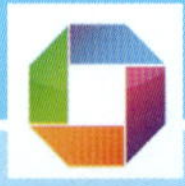

MD 노트

Janet Pope, MD
Canada

퇴행성 골관절염(osteoarthritis, OA)은 관절염의 가장 흔한 형태로 약물을 이용한(약리학적) 치료는 수년 동안 크게 변화가 없었다. 여기에는 관절 내 스테로이드주사와 아세트아미노펜 및 비스테로이드 항염증제(NSAID)가 포함된다. 연골 손실과 관절 손상을 감소시키는 약물에 대한 연구가 있었지만 아직 승인된 것은 없다. 먼쪽손가락뼈사이(distal interphalangeal, DIP)관절과 몸쪽손가락뼈사이(proximal interphalangeal, PIP)관절의 도움이 될 수 있다. 또한 손목과 손의 관절이 붓는 것은 손목의 휴식과 손 고정 스플린트로 도움을 받을 수 있으며, 손상이 있을 경우 손목 스플린트 중재로 도움을 받을 수 있다. PIP 관절 주위에 맞춤 제작된 스플린트는 헤베르덴결절(Heberden nodes)과 부샤르결절(Bouchard nodes) 및 손목손허리(carpometacarpal, CMC)관절 OA와 마찬가지로 손의 OA에서 일반적이다. 스플린트 중재는 CMC 관절(예: 엄지 고정 스플린트)에 도움이 된다. 스플린트의 여러 설계는 잘못 정렬된 관절을 고정시켜 휴식을 줄 수 있다.

류마토이드 관절염(rheumatoid arthritis, RA)은 인구의 약 1%에서 발생한다. 항류마토이드제(DMARDs)와 바이오로지스(종양 괴사 인자[TNF] 억제제, IL6 억제제, 코스자극 분자 억제제, CD20B 세포 고갈)와 JAK 억제제로 표적 치료의 많은 발전에도 불구하고, 환자 3명 중 2명은 치료를 통한 회복이 이루어지지 않고 있다. 관절 내 주사 및 NSAIDs는 보조적인 치료이다. 일부는 스플린트 중재는 변형에 매우 도움이 될 수 있다. 또한 손목과 손의 부어오른 관절은 손목과 손 고정 스플린트를 포함한 휴식으로 도움을 받을 수 있으며 손상이 있는 경우 손목 스플린트를 사용하여 도움을 받는 경우도 있다. 스플린트 중재는 백조목 변형, 단추구멍 변형을 줄이는 데 도움이 될 수 있다. 류마토이드 변형은 지난 15년 동안 감소했지만 일부 환자에서 여전히 발생하며 스플린트 중재를 통한 이점을 얻을 수도 있다. 가정 운동 프로그램, 보조 기구, 보행 보조기, 테이핑 기법 및 통증 완화, 관절 휴식 또는 기능 개선을 가능하게 하는 보조 및 치료 중재가 OA 및 RA에 도움이 될 수 있다.

Dr. Janet Pope

자주 묻는 질문

퇴행성 골관절염이나 류마토이드 관절염 환자에게 가장 적합한 재료는 무엇인가요?

OA 환자를 위한 열가소성 플라스틱 재료를 신중하게 선택해야 한다. 재료 선택은 무거운 소재에서 가벼운 소재까지 있으며 스플린트의 목적, 환자의 피부 내성 및 관절 상태에 따라 선택된다. 관절 안정화를 위한 압력제공 스플린트는 염증이 있는 관절의 위치를 지정하는데 사용되는 것보다 경직에 더 필요할 수 있다. 재료는 자뼈붓돌기 및 등쪽 손허리뼈 머리와 같은 뼈 돌출부에 대해 쉽게 윤곽을 잡아야 한다. 뼈 돌출부 및 관절의 넓이의 변화는 OA로 시간이 지남에 따라 발생할 수 있으므로 탄성 기반 재료와 반복적으로 재가열 및 변형이 될 수 있는 재료를 고려해야 한다. 네오프렌 소재는 탁월한 선택이다. 단독으로 사용할 경우 가벼운 지지력을 제공하고 열가소성 플라스틱 재료를 접착할 경우 더욱 견고한 지원력을 제공한다.

손목손허리(CMC)관절염의 진단은 처음에 어떻게 이루어지나요?

첫 번째 CMC 관절 OA의 진단은 주로 종합적인 신체 검사와 방사선 사진 확인을 통해 이루어진다. 환자는 첫 번째 CMC 관절에서 통증, 집는 능력의 약화 및 경련을 호소할 수 있다.

일반적으로, 환자들은 음료수 뚜껑을 열고, 이를 닦고, 문 손잡이를 돌리는 것과 같은 기능적인 활동 동안 통증을 경험한다. 통증은 엄지두덩까지 일반화되지만 관절의 몸쪽부분 및 먼쪽부분에도 나타날 수 있다. 촉진 시 첫 번째 CMC 관절의 손바다 측면 위로 압통이 나타날 수 있다; 인구의 절반에서 손배뼈-큰마름뼈-작은마름뼈(scaphotrapeziotrapezoid, STT)관절에서 동시에 통증이 발생한다. 검사자가 큰마름뼈에 첫 번째 손허리뼈 중간에 축방향 압박과 회전을 가할 때 나타나는 통증은 그라인드(grind)테스트에서의 양성으로 확인할 수 있다. 질병의 초기 단계에서는 전체적인 모습은 아마 정상일 수 있다. 질병의 진행은 종종 큰마름뼈 위로 손허리뼈의 등쪽으로 아탈구를 초래한다. 이 양성 "어깨신호"는 첫 번째 CMC 관절의 바닥에서 볼 수 있다.

환자에서 스플린트를 제작할 때 스트랩 위치가 얼마나 중요하나요?

스플린트의 스트랩은 쉽게 독립적으로 착용하고 벗을 수 있어야 한다. 모든 유형의 관절염 환자는 나이, 약물, 질병 과정으로 인해 얇고 연약한 피부를 가지므로 스트랩은 넓고 부드러워야 한다. 스트랩은 쉽게 착용하고 제거할 수 있도록 스트랩 끝에 추가 길이 또는 고리를 허용하도록 제작할 수 있다. 스트랩 재료는 손목/손 고정 스플린트의 손가락 구분선으로도 사용할 수 있다. 이 구분선은 정렬을 돕고 손가락 사이의 습기가 차는 것을 방지할 수 있다. 스트랩을 사용 시 배치에 주의해야 한다. 관절을 변형 방지 위치로 부드럽게 이동시키는 데 도움이 될 수 있으며 정상적인 관절의 정렬로 위치시킬 수 있다.

소개 INTRODUCTION

관절염(arthritis)이라는 단어는 그리스어로 *arthros*(관절)와 *itis*(염증)의 합성어이다. 관절염은 약 100가지의 류마토이드 질환을 포함하며, 이들 모두는 관절 질환이 두드러지게 나타난다. 관절 외에도 인접한 뼈, 인대, 힘줄, 근육도 관여할 수 있다. 가장 흔한 두 가지 류머티즘 질환은 **퇴행성 골관절염(osteoarthritis, OA)**과 **류마토이드 관절염(rheumatoid arthritis, RA)**이다. 흔하지 않지만 수부치료사(hand therapist)가 자주 접하게 되는 것은 소아 특발성 관절염으로도 알려진 **소아 류마토이드 관절염(juvenile rheumatoid arthritis, JRA)**은 **전신성 홍반 루푸스(systemic lupus erythematosus, SLE)**, **건선성 관절염(psoriatic arthritis, PA)** 및 **전신경화증(systemic sclerosis, SS)**으로도 알려진 **피부경화증(scleroderma)**이다(Beasley, 2011). 대부분의 관절염은 아직 치료법이 없다. 따라서 이러한 질병을 치료하는 주요 목표는 통증을 최소화하고, 염증 과정을 조절하며, 관절 구조를 보존하고, 기형의 진행을 최소화하고, 가능한 한 많은 기능적 독립성을 유지하는 것이다.

상지 관절염 환자는 주치의를 포함한 지원 팀 접근 방식이 가장 좋다. 류마토이드 전문의; 정형 외과 또는 성형 수부외과전문의; 물리치료사; 작업치료사; 환자; 그리고 가족은 관절 보호, 에너지 절약, 운동 프로그램 및 스플린트 관리에 관해 환자를 교육할 수 있는 고유한 자격을 갖추고 있다(Beasley, 2011; Bernstein et al., 2010; Crepeau & Schell, 2009; Estes, Bochenek, & Fasler, 2000; Henry & Kramer, 2009; Kelley & Ramsey, 2000; Kozin, 1999; Kozin & Michlovitz, 2000; Poole & Pellegrini, 2000).

이번 장에서는 관절 질환, 환자 평가, OA와 RA의 일반적인 특성, 수술 절차, 이러한 상태에 대한 스플린트의 가치를 검토한다. 이 장 전체에 걸쳐 일반적인 관절염 상태의 관리를 위해 역사적으로 적용된 스플린트와 관련된 근거가 있다. 재활 기술, 치료 방식, 의료 관리, 관련 염증성 질환 및 자세한 수술 절차는 검토하지 않는다. 추가 연구를 위해 본 장의 "참고문헌"을 참고하길 바란다.

스플린트 사용 목표
GOALS FOR THE USE OF ORTHOSES

OA 및 RA의 초기 보존적 관리에는 환자 교육, 항염증제 및 스테로이드 주사와 스플린트가 포함될 수 있다. 미국대학의 관절학 강의를 포함하여 대부분의 의사가 스플린트의 시행과 관련된 관절염의 초기 보존적 관리에 동의하지만 스플린트 중재의 효능에 관한 문헌 내에는 논란이 있다. 그러나 이 분야의 전문가들 사이에서는 스플린트가 관절을 보호하고, 잠재적으로 관절과 연조직의 퇴화를 늦추며, 통증 완화, 부종 관리, 기능적 성능 향상에 역할을 할 수 있다는 것을 뒷받침하는 임상적 증거가 있다는 의견이다(Barron, Glickel, & Eaton, 2000; Beasley, 2011; Fess, Gettle, Philips, & Janson, 2005; Kozin, & Michlovitz, 2000; Melvin, 1982; Philips, 1995; Seeger & Furst, 1987; Stern et al., 1997; Swigart, Eaton, Glickel, & Johnson, 1999; Valdes, 2012; Weiss, LaStayo, Mills, & Bramlet, 2000). 고정 스플린트는 다양한 열가소성 플라스틱 재료 또는 네오프렌과 같은 재료로 맞춤 제작을 할 수 있다. 많은 기성품 스플린트가 널리 사용 가능하며, 이러한 기성품 설계 중 일부는 환자에게 맞춤 제작될 수 있다.

또한 스플린트 사용은 환자의 수술 후 관리에 중요한 역할을 한다. 수술 후 스플린트의 유형은 수행된 절차, 환자 조직의 무결성 및 시술 목표를 포함한 많은 요인에 의해 결정된다. 일반적으로 수술 후 상처소독 후에 또는 캐스트를 제거한 후 스플린트 중재를 시작한다(Bernstein et al., 2010; Fess et al., 2005; Kozin, & Michlovitz, 2000; Melvin, 1982; Philips, 1995; Seeger & Furst, 1987; Stern et al., 1997; Swigart et al., 1999; Tomaino, 2011; Weiss et al., 2000). 팔꿈치뿐만 아니라 손목과 손의 각 관절에 대한 스플린트의 일반적인 관리는 이번 장에서 논의될 것이다.

관절염 환자의 스플린트 사용 목표 GOALS FOR THE USE OF ORTHOSES IN PATIENTS WITH ARTHRITIS

관절염 환자의 스플린트 사용에는 다음이 포함된다(Fess et al., 2005; Jacobs, 2003; Melvin, 1982; Philips, 1995; Weiss et al., 2000):

- 관절의 통증 및 염증을 감소시킨다.
- 약해진 신체 구조를 안정시키고 지원한다.
- 관절을 올바른 정렬에 배치하고 2차 변형을 해결하거나 방지한다.
- 관절 변형을 방지, 최소화 또는 지연하는데 도움을 준다.
- 손의 기능적 사용을 개선하기 외부지원을 통해 안정성을 제공한다.
- 수술 후 치료된 신체의 정렬을 적절히 유지한다.

관절 평가 JOINT ASSESSMENT

정상 관절의 구성 요소 COMPONENTS OF A NORMAL JOINT

관절 질환을 논하기 전에, 정상적인 관절 해부학을 이해해야 한다. 관절은 많은 구성 요소로 구성되며, 각 구성 요소는 명확한 역할과 기능을 가지고 있다(그림 13-1). 전체적으로 세심하게 조율된 균형으로 부드럽고 유연하며 통증 없는 관절운동을 제공한다. 관절의 구성 요소 및 기능은 아래에서 설명하도록 한다.

뼈 Bone

뼈는 신체의 골격을 제공하는 혈액과 신경 공급을 하는 살아 있는 조직이다. 단단하고 구멍이 많은 조직은 조밀한 섬유질 기반 물질을 분비하는 뼈세포로 구성된다. 이러한 조직은 강하고 단단한 매트릭스 모양으로 석회화된다. 치아를 제외하고 뼈는 신체에서 가장 단단한 구조로 구성되는데. 뼈는 역동적이며 신체적 및 대사적 스트레스에 대한 반응으로 끊임없이 재형성된다.

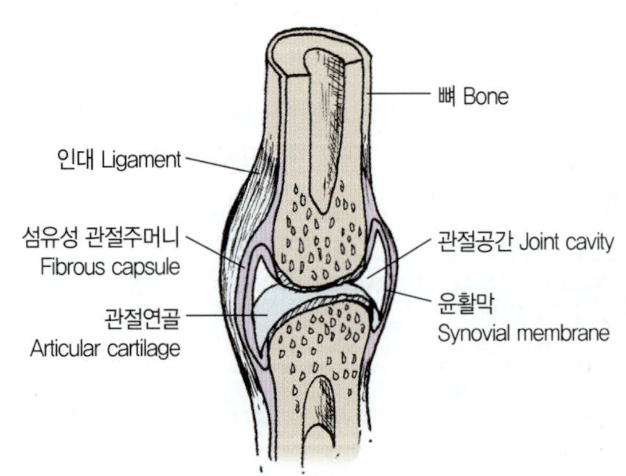

그림 13-1 정상적인 관절 해부학 및 주변 구조.

관절연골 Articular Cartilage

관절연골(articular cartilage)은 뼈의 관절면을 윤활액으로 덮는 단단한 결합조직으로 전달되는 힘을 줄여 충격을 흡수하는 역할을 한다. 연골은 관절 하중에 반응하여 적응적 변화를 겪으며 변형 및 재형성하는 능력을 가진다. 연골은 재성장이 불가능하다고 생각되어 왔지만 최근 연구에서 연골에 재생 능력이 있음이 입증되었다(Medvedeva et al., 2018).

섬유성 관절주머니 Fibrous Joint Capsule

섬유성 관절주머니는 섬유층과 활액층의 두 층으로 구성된다. 섬유층은 관절을 감싸고 관절 구조의 완전한 상태(무결성)를 유지하는 비교적 조밀한 외부 조직층이다. 이 층은 안정성과 강도를 제공하는 콜라겐과 관절주머니가 늘어나 이전 상태로 돌아갈 수 있는 능력을 제공하는 엘라스틴(탄성섬유로 구성된 경단백질)으로 구성된다. 탄성력은 관절 가동성에 중요한 역할을 한다. 이 층은 혈관이 잘 형성되지 않았지만 관절 수용체의 신경 분포가 높아 중추신경계에 지속적인 감각되먹임을 제공한다.

윤활막층은 관절주머니 아래의 내부 층이고 혈관이 풍부하고 **윤활막(synovial membrane)**을 포함하고 있다. 이 막은 관절에 영양과 윤활을 담당하는 **윤활액(synovial fluid)**을 생성한다. 또한 이 층은 유체가 관절에서 제거되는 메커니즘을 제공한다. 류마토이드 환자의 경우 염증의 주요 부위이다. 활막이 면역 세포의 공격을 받으면 활막이 거칠고 고르지 않은 조직(판누스, pannus)으로 두꺼워지고 관절 공간을 침범하여 파괴적인 효소를 포함하는 체액 생성을 증가시킨다.

인대 Ligaments

인대는 뼈와 뼈를 연결하는 강한 섬유성 밴드로 관절 위치를 강화하고 정적인 안정성을 제공한다. 인대는 물질이 거의 없는 조밀한 결합 조직 다발로 구성된다. 다소 신축성이 있으나 사람에 따라 다를 수 있으며 질병 과정에 의해 영향을 받을 수 있으므로 관절 안정성에 영향을 미칠 수 있다.

근육 Muscles

근육은 관절운동을 일으키는 수축 조직으로 골격 구조에 대한 부착은 근육의 수축을 통해 생성된 힘을 관절운동으로 변환하는 끈 모양의 힘줄을 통해 이루어진다. 힘줄은 높은 장력을 가지고 있다; 힘줄의 신장 능력은 다양하며 세포 구성과 길이에 영향을 받는다. 힘줄은 근육보다 훨씬 단단하며 이러한 구조를 근육-힘줄(muscle-tendon) 또는 근육과 힘줄단위(musculotendinous unit)라고 한다. 근육은 관절에 가동 안정성을 제공한다.

관절 질환 및 염증 JOINT DISEASE AND INFLAMMATION

손상이나 질병으로 관절 구성 요소의 파괴는 관절운동의 질에 영향을 미칠 수 있다. 여기에는 움직임 범위와 이동 또는 하중의 안정성이 포함된다; 움직임과 하중을 받을 시에 고통을 유발할 수 있다. 이러한 움직임의 변화는 가장 간단한 일상 업무를 수행하는 사람의 능력을 상당히 제한할 수 있다. OA는 일반적으로 나이가 들면서 발생하는 관절 연골의 비염증성 관절 질환으로 관절 내 골절과 같은 관절 외상 후 발병한다. 연골은 시간이 지남에 따라 관절의 경계에서 뼈돌기가 생성되면서 악화된다(Bernstein et al., 2010; Melvin, 1982; Poole, & Pellengrini, 2000; Swanson, 1995a). 반대로, RA는 활막 내벽에 국한된 염증성 관절 질환으로 질병이 진행됨에 따라 활막이 두꺼워지고 관절 내에 액체가 축적되어 섬유성 관절주머니가 늘어나 이탈되며 관절주머니는 물론 지지구조물까지 모두 손상을 입게 된다(그림 13-2A~D)(Bernstein et al., 2010; Melvin, 1982; Swanson, 1995a).

치료사는 효과적인 치료를 개발하기 위해 정상적인 관절 해부학에 대한 기본 지식과 이러한 관절 질환의 연부 조직 침범의 잠재적인 후유증 및 병리학을 적용해야 한다.

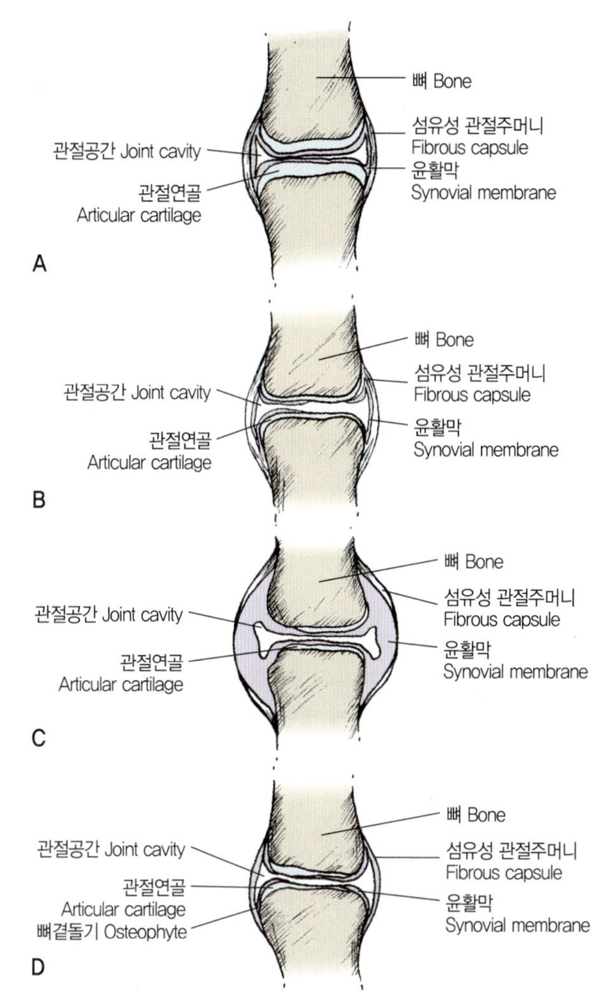

그림 13-2 건강한 관절 표면(A). OA 및 RA로 인한 변화: 초기 염증(B), 윤활액 및 뼈 및 연골 파괴를 동반한 진행성 염증(C), 연골 파괴 및 골증식체 형성을 동반한 비염증성 질환(D).

퇴행성 골관절염 OSTEOARTHRITIS

특징 CHARACTERISTICS

퇴행성 골관절염(osteoarthritis, OA)은 퇴행성 관절 질환(degenerative joint disease, DJD)으로 미국에서 약 2,700만 명, 일반적으로 40세에서 50세 사이에 발생하며 여성이 남성보다 더 많이 발생한다. 일반적으로 체계적인 특징이 없다; 만성 비염증성 질환으로 발생하며, 관절과 연골아래뼈 주변에 대한 반응적 변화와 연골 파괴로 이어진다. 질병의 원인은 만성 또는 반복적인 신체역학적 스트레스와 기계적 부하이며 유전적 요인, 외상(업무 또는 스포츠를 통한), 기계적 문제, 대사 문제 및 연령에 의해 영향을 받을 수 있다.

OA의 가장 일반적인 부위는 체중을 지탱하는 관절(예: 엉덩이, 무릎, 발 및 척추)이다. 손이나 엄지손가락과 같은 신체의 한 면 또는 한 측면에만 영향을 미칠 수 있다. 가장 영향이 많은 손과 손목의 관절은 먼쪽손가락뼈사이(distal interphalangeal, DIP)관절, 몸쪽손가락뼈사이(proximal interphalangeal, PIP)관절, 손허리손가락(metacarpophalangeal, MCP)관절, 엄지손가락의 바닥 관절, 구체적으로는 **큰마름손허리(trapeziometacarpal, TM)관절**로도 알려진 **첫 번째 손목손허리뼈(first carpometacarpal joint)관절**, 그리고 **손배뼈-큰마름뼈-작은마름뼈(scaphotrapeziotrapezoid, STT) 관절**이다(그림 13-3)(Kennedy, Manske, & Huang, 2016; Barron et al., 2000; Bernstein et al., 2010; Melvin, 1982; Poole, & Pellegrini, 2000; Swanson, 1995a; Tomaino, 2011). 독자를 위해 명확성과 일관성을 높이기 위해 이번 장 전체에서 **첫 번째 손목손**

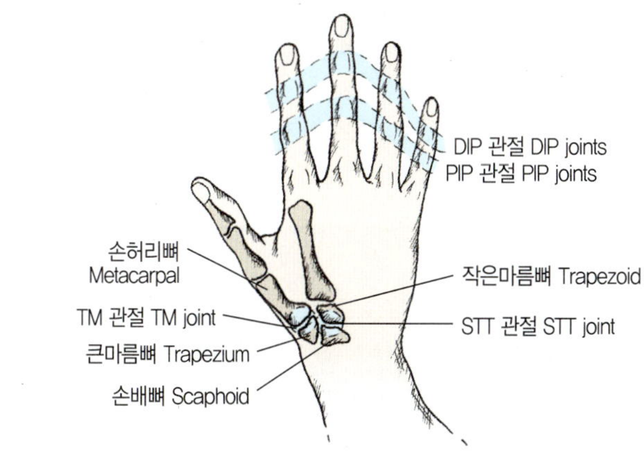

그림 13-3 OA에 의해 영향을 받는 관절.

허리(carpometacarpal, CMC)관절이라는 용어를 사용한다. TM 관절이라는 용어는 임상과 문헌에서 널리 사용된다.

일반적인 징후 및 증상 GENERAL SIGNS AND SYMPTOMS

초기에 환자는 다음과 같은 임상 증상 중 하나 이상을 나타낼 수 있다. 통증, 뻣뻣함, 염발음, 뼈 증식(뼈돌기), 점액낭종은 아래에서 자세히 설명한다. 시간이 지남에 따라 방사선 사진에서 비대칭 관절 공간협착과 실제 관절 손상이 나타날 수 있다. 그러나 방사선 사진 정보가 환자의 증상 및 우려 사항과 항상 일치하는 것은 아니다(Nwawka, &Weinstock-Zlotnick, 2019; Bernstein et al.,2010).

통증 Pain

초기 증상 중 하나는 움직임이 있는 관절의 통증으로 휴식을 취하면 가라앉는다. 환자들은 춥고 습한 날씨에 관절이 아프다고 호소한다. 병이 진행됨에 따라 통증은 운동과 휴식 중에 모두 나타나는 경향이 있으며, 때로는 근육 경련을 동반하기도 한다

뻣뻣함(경직) Stiffness

관절의 뻣뻣함은 특히 긴 휴식 또는 고정 후에 발생할 수 있다. 능동 운동범위(active range of motion, AROM)와 관련된 관절의 기능적 사용에 제한적이고 통증에 영향을 미칠 수 있다. 병이 진행됨에 따라 통증이나 사용하지 않아 근력이 약화될 수 있다.

염발음 Crepitation

관절 내 또는 힘줄집 내에서 움직임과 함께 **염발음(crepitation)**이 관찰될 수 있다. 이는 달가닥달가닥 거리는 느낌이나 소리로 나타난다.

뼈 증식 Osteophytes

뼈 증식(osteophytes) 또는 골다공증은 OA 질환 과정에서 흔히 볼 수 있으며, 뼈와 연골 경계 사이의 관절 경계에 형성된다(Buckland-Wright, Macfarland, & Lynch, 1991; Swanson, 1995a) (그림 13-2D). 이러한 뼈의 증식은 시간이 지남에 따라 점차적으로 나타나거나 빠르게 시작될 수 있다. 골다공증으로 인한 불편함의 정도는 다양하다. 일부 환자는 기능 장애(예: 링 착용)를 호소하거나 다른 환자의 경우는 통증을 호소하기도 한다(Buckland-Wright et al., 1991; Burkholder, 2000; Estes et al., 2000; Melvin, 1982). DIP 관절의 뼈 증식을 **헤베르덴결절(Heberden nodes)**이라고 하고 PIP 관절의 뼈 증식을 **부샤르결절(Bouchard nodes)**이라고 한다(그림 13-4)(Burkholder, 2000; Melvin, 1982).

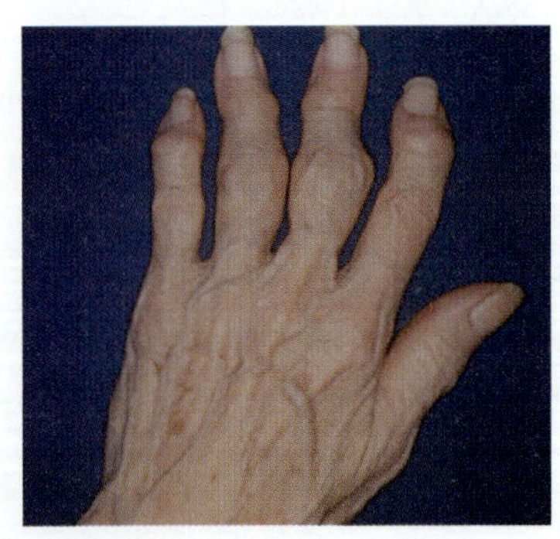

그림 13-4 DIP와 PIP 관절에서 각각 헤베르덴(Heberden) 및 부샤르(Bouchard) 결절.

점액낭종 Mucus Cysts

점액낭종(mucus cysts)은 50~70대에 나타나는 경향이 있고 DIP 관절의 등쪽 부분에 발생하는 낭종은 단단하고 통증이 없고 종종 DIP 관절의 OA에서 나타낸다(Cassidy & Green, 2011). 첫 번째 증상은 미세한 손톱 변형(홈, 갈라짐)일 수 있는데 치료하지 않으면 일부는 낭종 파열로 진행될 수 있다(Bernstein et al., 2010).

스플린트 관리 ORTHOTIC MANAGEMENT

대부분의 의료 종사자들은 보존 관리가 OA의 첫 번째 치료라는 것에 동의한다. 초기 치료 의뢰가 가장 중요한데 OA 환자에 대한 보존적 관리는 안정성을 지원하기 위한 스플린트, 관절 보호, 추가 손상 또는 이차 변형 예방을 위한 항염증제; 통증 조절을 위한 열 작용제; 국소 연고; 운동 프로그램; 관절 보호 및 활동 수정에 대한 지침으로 구성될 수 있다. 기계적 스트레스와 관절의 부하를 완화하기 위해 직업 및 취미 추구뿐만 아니라 일상생활활동(activities of daily living, ADL)에서 보상 기술과 관련하여 환자 교육이 필수적이다. 이 문제가 해결되지 않을 경우, 지속적인 관절 스트레스는 추가적인 변형 및 통증의 원인이 될 수 있다(Estes et al., 2000; Kelley & Ramsey, 2000; Kozin, 1999; Poole, & Pellegrini, 2000). 장비 적응 및 ADL 맞춤형 장비 적응을 위한 교육은 손의 기능적 사용뿐만 아니라 사용과 관련된 통증을 감소시키는데 매우 유용할 수 있다(예: 기구의 손잡이 크기 증가, 레버 손잡이를 둥근 문 손잡이로 바꾸기, 골프 클럽 그립 조정, 쓰기 편한 큰 펜 사용).

열가소성 플라스틱 재료로 만든 스플린트는 다음과 같은 요인으로 인해 일부 환자에서는 오랜 착용이 어려울 수 있다.

- 뼈 돌출부에서 느껴지는 압박감
- 약한 피부의 취약성
- 스플린트의 무게가 무겁거나 거추장스러운 경우
- 스플린트의 제한적인 특성으로 인한 사용의 한계
- 양손의 스플린트 중재로 인한 힘 또는 기민성에 제한

일부 환자는 고정 또는 이동 제한을 위해 부드럽고 적합한 스플린트를 선호할 수 있다. 맞춤형이든 기성품이든, 스플린트는 DJD 과정의 초기에 적용할 때 위험에 처한 활동(관련된 관절에 스트레스를 주는 활동 또는 자세) 동안 각각의 관절을 안정화하는 데 도움이 될 수 있으며, 추가 관절 손상을 최소화하고 활동 중 통증을 감소시킬 수 있다.(Barron et al., 2000; Colditz, 2000; Jacobs, 2003; Weiss et al., 2000).

재료 선택 MATERIAL SELECTION

열가소성 플라스틱 재료 THERMOPLASTICS

OA 환자용 열가소성 플라스틱 재료는 신중하게 선택해야 한다. 무거운 재료부터 가벼운 재료까지 선택할 수 있으며, 재료 선택은 스플린트의 목적, 환자의 피부 내성 및 관절의 완전한 상태에 따라 달라진다. 관절 안정화를 위해 부드러운 압력을 제공하기 위한 스플린트는 염증이 있는 관절의 위치를 지정하는 데 사용되는 것보다 더 큰 강도를 필요할 수 있다(Austin, 2003; Colditz, 2000). 스플린트 재료는 노뼈 붓돌기 및 등쪽 손허리뼈 머리와 같은 뼈 돌출부에 대해 쉽게 윤곽을 잡아야 한다. OA와 함께 시간이 지남에 따라 뼈의 돌출부 및 관절 폭의 변화가 발생할 수 있으므로 탄성 기반 재료와 같이 반복적으로 재가열 및 재형성할 수 있는 스플린트 재료를 고려해야 한다(5장 참조).

또 다른 고려 사항으로 스플린트 재료의 유연성이다. 얇고(1.587mm) 구멍이 많은 재료는 기존(3.175mm) 스플린트 재료보다 유연한 경향이 있다(자세한 내용은 5장 참조)(Austin, 2003). 그러나 구멍이 많은 재료는 피부 표면과의 마찰로 인해 연약한 피부에 자극을 줄 수 있다. 스플린트 아래에 면으로 된 스토키네트(stockinette)를 착용하면 이러한 자극을 최소화할 수 있다. 뼈 돌출부에 폼 패딩이 있는 스트랩을 배치하면 스플린트 내 이동을 최소화할 수 있으며, 이는 피부 표면의 마찰을 줄이는 데 추가로 도움이 된다(그림 13-5A~F).

스플린트로 폄을 지원하거나 여러 관절을 지원할 때 재료를 팝핑(popped, 재료를 여유있게 크게 만드는 것)해야 할 수도 있다. 코팅된 열가소성 플라스틱 재료(비점착성)를 사용하거나 겹쳐진 열

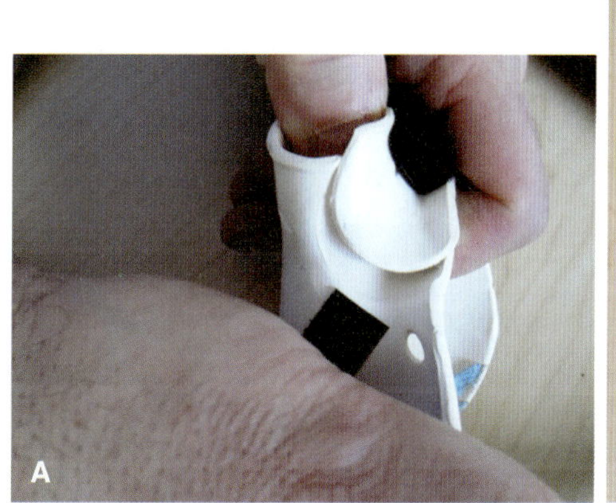
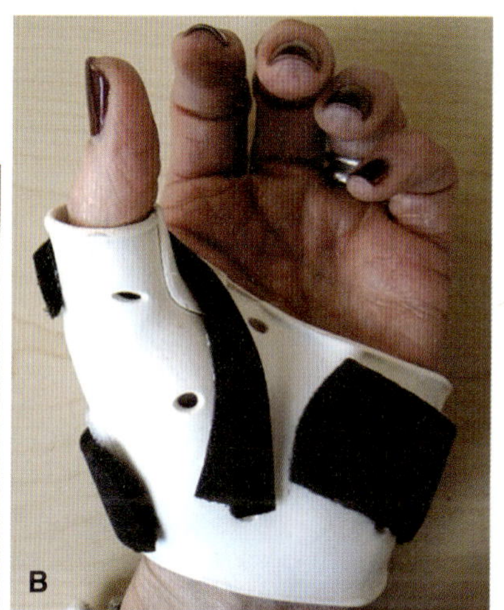
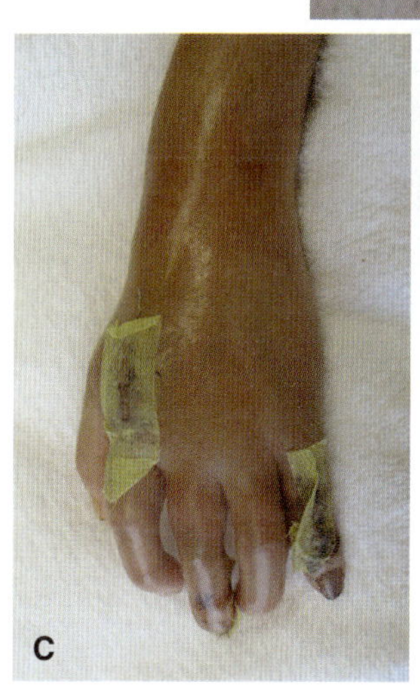
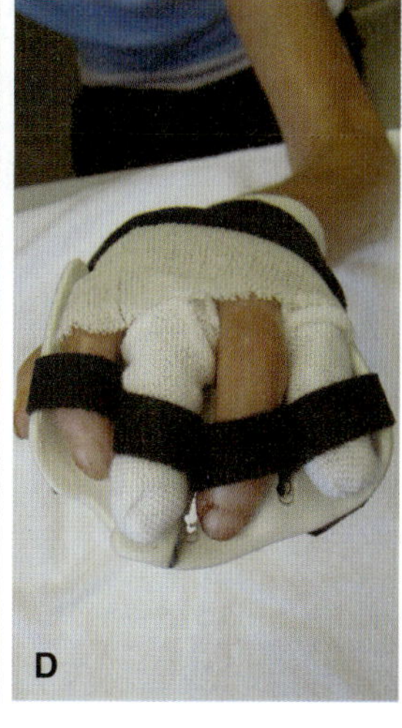
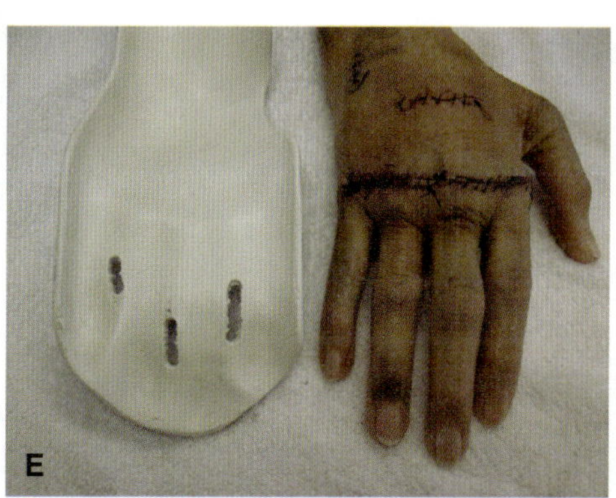
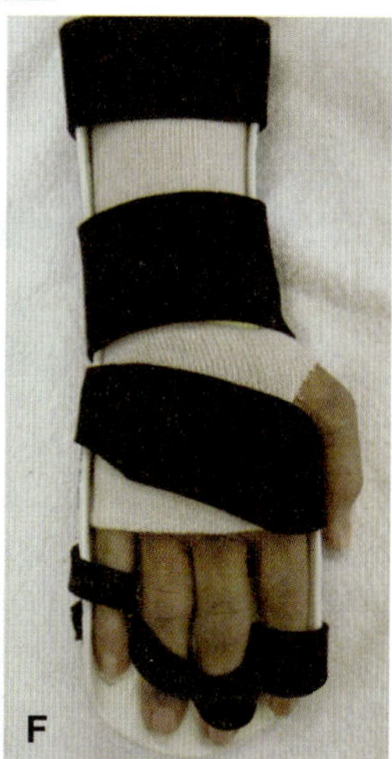

그림 13-5 OA로 엄지손가락의 IP 관절이 비대해지면 스플린트 제거가 어려워진다. **A 및 B,** 제작할 때 재료를 겹쳐서 그림과 같이 "트랩 도어"를 만들 수 있다. 이러한 유형의 설계는 적용 및 제거 중에 폄을 제공하고 장치에 딱 맞는 느낌을 받을 수 있는 환자에게 안정감을 제공할 수 있다. **C,** 4번째 손가락(IF) PIP 유합술, 3번째 손가락(MF) DIP 유합술 및 4번째 손가락(RF) MCP 인공관절 치환술을 시행한 피부경화증 환자. **D,** 손 기반 스플린트는 절차를 지원하고 적절하게 정렬하면서도 약간의 손목 움직임을 허용하기 위해 만들어졌다. **E,** 2–5번째 손가락(IF-SF) MCP 인공관절 수술 후. **F,** 손가락을 정렬하고 절차를 지원하기 위해 제작된 휴식 스플린트. 적절한 위치에 손가락을 유지하는 방법을 허용하는 통합된 열가소성 플라스틱 재료의 구멍(기존의 구멍 펀치 사용)에 유의해야 한다.

가소성 플라스틱 재료 조각 사이에 젖은 종이 타월이나 핸드 로션을 넣어 수행할 수 있다. 이를 "트랩도어(trap door)"라고 부르는데, 이는 부종의 변화와 스플린트를 쉽게 착용하고 벗을 수 있도록 하기 위함이다. 환자가 스플린트를 착용하고 벗는 방법을 제공할 뿐만 아니라 스플린트를 제거할 수 없어 걱정할 수 있는 환자에게 안정감을 제공할 수 있다. 좋은 예는 엄지 MCP 관절 스플린트이다. 일부 환자의 경우, 손가락사이관절은 엄지손가락보다 상당히 넓을 수 있으며, 엄지손가락을 나오게 하는 특징을 포함하지 않는다면 엄지 스플리트를 제거하기 어렵게 한다(그림 13-5A).

스트래핑 STRAPPING

스플린트에 스트랩을 사용할 때 지나가는 위치를 고려해야 한다. 스트랩 아래의 피부가 약한가? 뼈 돌출이 있는가? 헤베르덴결절(Heberden nodes)과 부샤르결절(Bouchard nodes) 또는 점액 낭종이 있는가? 그렇다면 스트랩이 자극을 주는가? 관절염 환자에게 적용된 스플린트 스트랩 사용시 고려 사항은 부드럽고 유연한 재료를 사용하도록 하고(그림 13-5F) 폼으로 안감 처리하여 뼈 부위 주변의 접촉점을 부드럽게 한다. 스트랩의 폭이 클수록 압력이 더 큰 영역에 적절하게 분산되어 압박을 최소화할 수 있다. 밤에는 부드러운 폼 스트랩을 사용하고 낮에는 부피가 작은 탄력 스트랩(예: 얇은 네오프렌 소재)을 고려해야 한다. 부드러운 탄성 스트랩 시스템은 편안하고 내구성이 있으며 올바르게 적용되면 전단 최소화, 압력 균등 분배, 조직의 압축 스트레스 감소에 기여한다(자세한 내용은 4장 참조)(그림 13-6).

기성품 스플린트 PREFABRICATED ORTHOSES

기성품 스플린트는 많은 OA 환자에게 사용할 수 있다. 부드러운 기성품 손목 및 엄지 스플린트는 의사들에게 인기 있는 선택 사항이다(그림 13-7)(Boozer, 1993; Murphy, 1996; Pagnotta, Baron, & Korner-Bitensky, 1998; Stern, Ytterberg, Krug, & Mahowald, 1996). 대부분의 환자는 처음에 이러한 스플린트를 잘 사용한다. 그러나 이러한 기성품 설계의 대부분은 전체 인구에 적합하기 위한 것이며 환자 또는 전문가가 찾는 정확한 지원을 제공하지 못할 수 있다. 예를 들어, 엄지손가락 CMC 안정화 스플린트는 관절을 완전히 고정하지 못하며 관절의 위치를 변경하고 손허리뼈의 적절한 정렬을 제공할 수 없다(Grenier, Mendonca, & Dalley, 2016). 적절한 착용이 이루어지지 않아 충분한 지지가 제공되지 않으면 관절/뼈의 변화로 인해 손목 및 엄지손가락의 모양이 바뀌기 시작하면 보다 맞춤화된 설계가 필요할 수 있다. 이 장의 저자들의 임상 경험에서 말기 질환의 경우 환자는 기본 관리 선택 사항으로 소프트 네오프렌 선택 사항을 사용하는 것이 더 나은 경향이 있다.

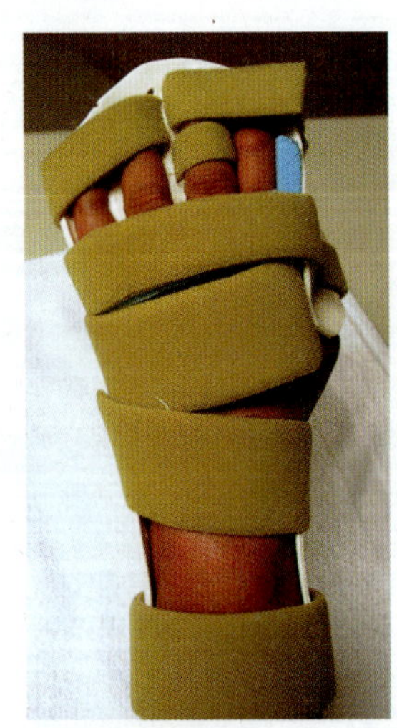

그림 13-6 얇고 연약한 피부를 가진 환자에게 스플린트를 적용할 때 부드러운 스트랩을 고려해야 한다. 정렬을 돕기 위해 IF 가쪽 경계에 있는 쿠션과 부드러운 끈 아래에 있는 쿠션에 유의해야 한다.

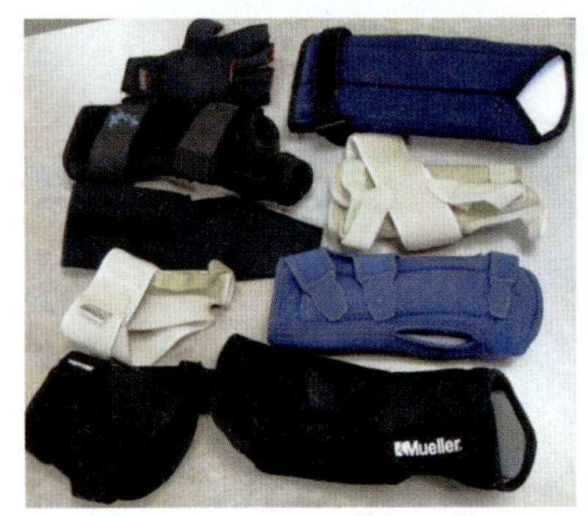

그림 13-7 다양한 기성품 스플린트가 있으며 관절염의 초기 간헐적 증상을 관리하는 데 널리 사용된다. 환자가 첫 번째 CMC OA 완화를 위해서 구입한 모든 스플린트이다.

퇴행성 골관절염이 있는 PIP 및 DIP 관절 PIP AND DIP JOINTS WITH OSTEOARTHRITIS

PIP와 DIP 관절의 퇴행성 골관절염은 통증, 부종, 손가락 AROM 감소, 쥐기와 잡기가 필요한 작업의 어려움을 초래할 수 있다. 뼈돌기를 일으킬 수 있는 신체적 외형의 변화는 일부 환자에게 손가락이 변형되는 것을 볼 때 방해가 될 수 있다(Estes et al., 2000; Melvin, 1982). 뼈의 변화와 부종은 반지 착용과 같은 간단한 작업에서도 영향을 미칠 수 있다. 뼈돌기와 낭종이 항상 고통스러운 것은 아니지만 일시적으로 압통이 있을 수 있다(Burkholder, 2000; Cassidy & Green, 2011; Estes et al., 2000). 통증은 기능 활동 중에 관련 관절에 국한된 것으로 보고된다. 통증의 강도는 방사선학적으로 평가되는 관절 파괴 또는 변형의 정도와 반드시 상관관계가 있는 것은 아니다(Nwawka & Weinstock-Zlotnick, 2019; Estes et al., 2000).

비수술적인 스플린트 관리 지침 NONSURGICAL ORTHOTIC MANAGEMENT GUIDELINES

스플린트 착용은 일반적으로 급성 통증 있는 PIP 또는 DIP 관절을 위해 사용된다. 가벼운 손바닥 고정 스플린트는 PIP 및 DIP 관절에 대해 보조하고 가쪽에 대한 스트레스를 예방할 수 있다(그림 13-8A,B)(Cassidy & Green, 2011). 스플린트는 편안하게 뻗은 자세로 관절의 안정성을 지원하고 일반적으로 밤에 착용한다. 젤로 마감된 제품은(예: Silopos® Mesh Gel Tubing 또는 다양한 실리콘라인[silicone-lined] 열가소성 플라스틱 재료) 통증이 있는 관절에 흡수성 쿠션과 따뜻함을 제공할 수 있다(그림 13-9A). 추가 보호 및 완충을 위해 실리콘 젤 조각을 스플린트에 이용할 수 있다(Austin, 2003). 통증이 있는 DIP 또는 엄지 IP 관절에는 관절을 정렬하기 위해 착용하는 8자 모양의 스플린트가 있다(그림 13-9B,C). 이를 통해 손가락 끝이나 엄지손가락 끝이 자유롭고 기능적으로 잡기와 물건 들어올리기를 방해가 되지 않는다. 반대로, Dycem®은 쥐기

전문가 핵심 13-1

네오프렌 버디 스톨

NATALIE ALFARO, OT, CHT
Australia

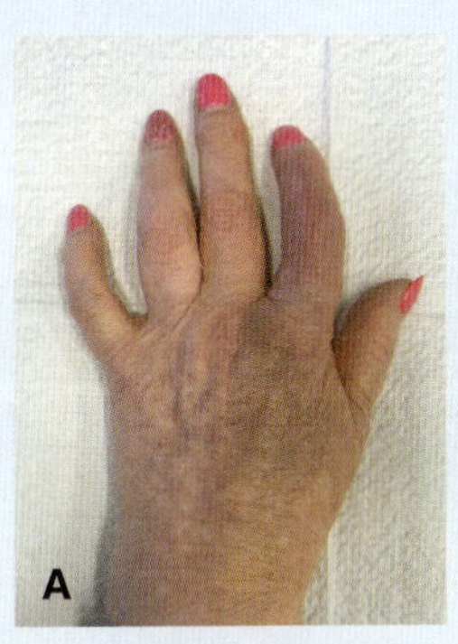

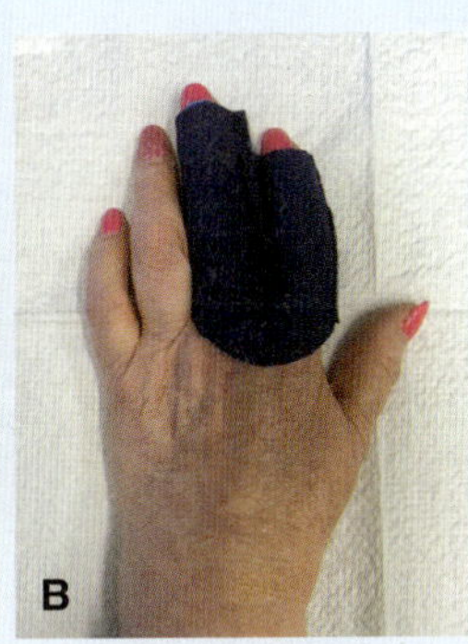

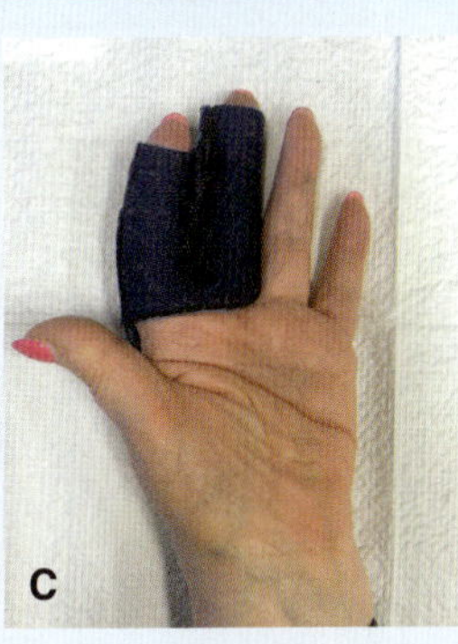

얇은 네오프렌(1.6mm)으로 제작되어 PIP 관절 교체 후 움직임을 허용하면서 결인대를 지원한다. 더 많은 자쪽과 노쪽의 안정성을 지원하도록 손가락 사이에 다트 크기로 조정한다.

전문가 핵심 13-2

네오프렌 스플린트

ANGELA FRIGERIO, OT, CHT
Australia

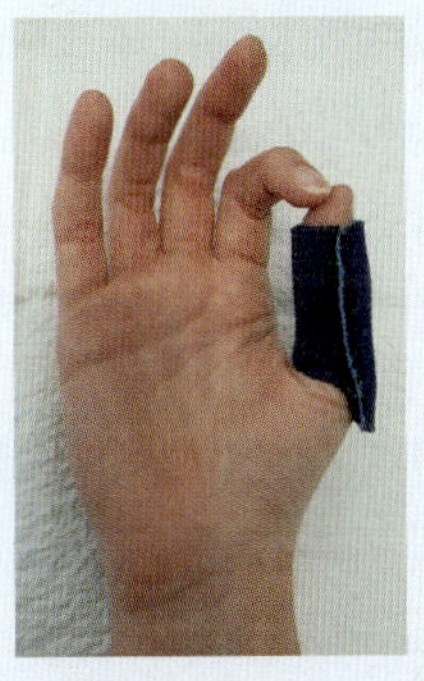

방아쇠 엄지손가락의 IP 관절 굽힘을 방지하기 위해 사용되는 두꺼운(2.4mm) 네오프렌은 엄지손가락이 가벼운 기능을 제한하도록 한다.

전문가 핵심 13-3

네오프렌 DIP 슬리브

MELISSA CEPEDA, OTR/L
Colorado

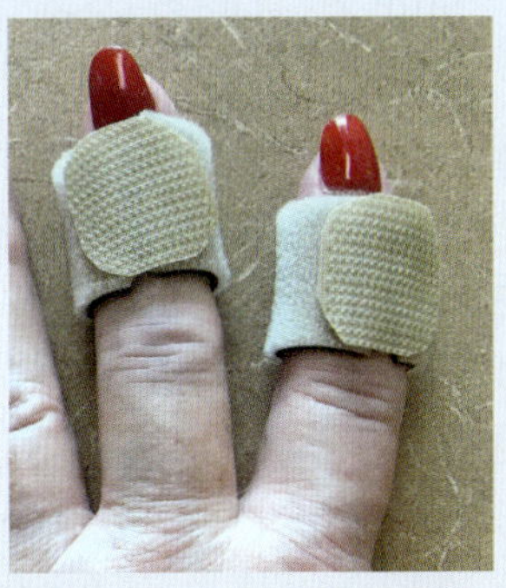

고정할 수 있는 비접착식 후크가 있는 네오프렌 소재로 제작되었다. 이 슬리브(sleeve)는 환자가 부종이나 관절 확장을 수용하기 위해 장력을 변경할 수 있는 기능을 제공한다. 초기 고정 기간 후 절개 및 치유 관절을 보호하기 위해 이 환자에서 이후 DIP 결합을 한다. 네오프렌의 두께는 DIP 움직임을 방지하지만 몸쪽 움직임과 기능적 사용을 허용한다.

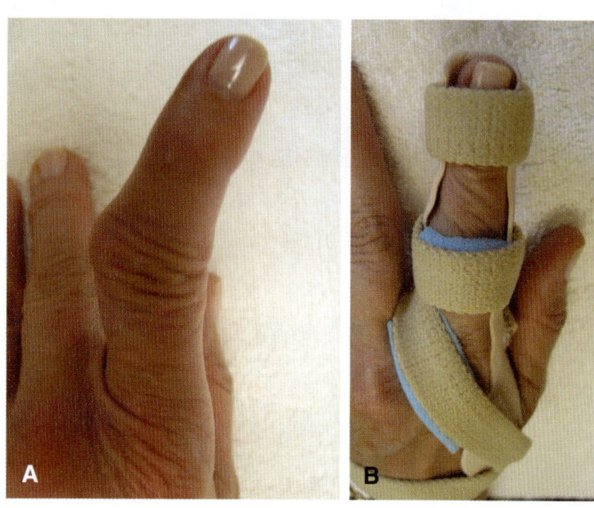

그림 13-8 A, MCP 관절을 포함하도록 몸쪽으로 펴된 손바닥 4번째 손가락(RF) 손가락 고정 스플린트. 폄은 특히 손이나 손가락이 작은 환자에게 안정성과 편안함을 높이기 위해 더 지렛대(lever arm)를 제공한다. B, 이 환자는 PIP 관절에서 상당한 가쪽 치우침이 있어 스트랩과 더 긴 스플린트를 사용하여 관절의 해부학적 해부학적인 정렬로 재배열하였다.

능력을 높이고 기능적 용도를 지원하기 위해 손가락 기반 스플린트의 끝 부분에 부착될 수 있다.

수술 후 스플린트 관리 지침
POSTSURGICAL ORTHOTIC MANAGEMENT GUIDELINES

DIP 관절고정술 DIP Joint Arthrodesis

DIP 관절 OA 환자에게 수술 선택 사항은 거의 없다. 작고 중요한 관절의 경우 이동성보다 안정성이 우선시된다(Bernstein et al., 2010; Cassidy & Green, 2011; Estes et al., 2000; Melvin, 1982; Peligrini & Burton, 1990). 관절고정술의 목적은 안정성 제공과 함께 난치성 통증을 감소시키고 미용적 외관을 향상시키는 것이다(Bernstein et al., 2010; Cassidy & Green, 2011; Pelligrini & Burton, 1990).

DIP 관절은 관절고정술 후 6~8주간 고정하고 방사선 사진의 평가를 통해 충분한 치료가 될 때까지 고정한다(Cassidy & Green, 2011; Peligrini & Burton, 1990). 수술 후, 환자는 DIP 관절이 봉합(유합)될 때까지 DIP 관절 고정 스플린트를 제작할 수 있다. 손가락 먼쪽부위는 민감한 손끝을 보호하기 위해 외부 K 와이어 또는 압박 나사(그림 13-10A~C)가 있는 상태에서 보호되어야 한다. 길이 추가와 보조를 위한 스플린트는 몸쪽손가락뼈사이관절과 손 또는 손가락 상처소독(dressing)을 해야 하는 경우 스플린트를 더 안전하게 제작하도록 한다(그림 13-10D~G). 이후 스플린트는 PIP 관절의 전체 가동범위와 사용을 허용하는 DIP 관절만 포함하도록 수정될 수 있다(Cassidy & Green, 2011; Rizio, & Belsky, 1995).

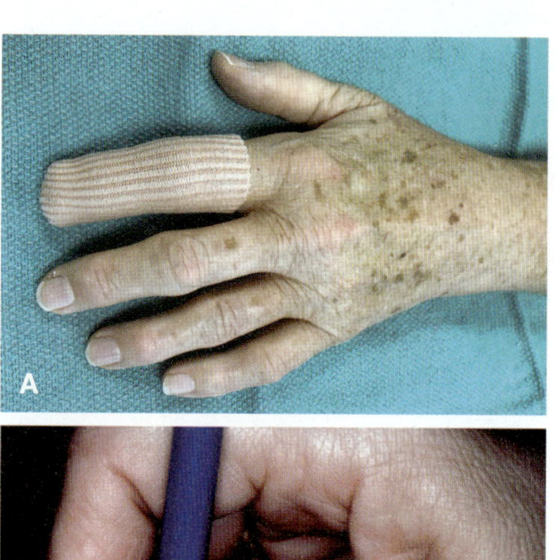

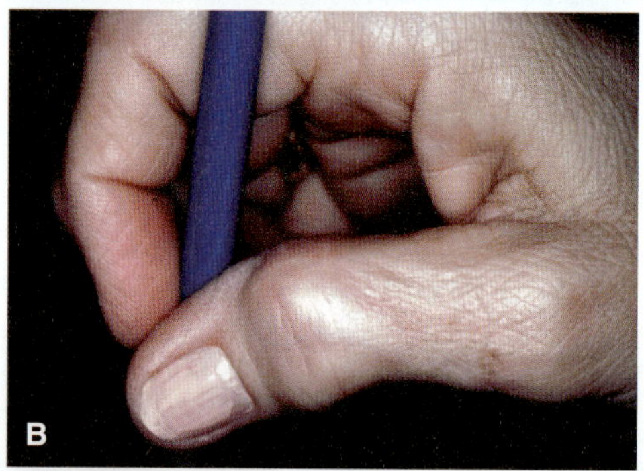

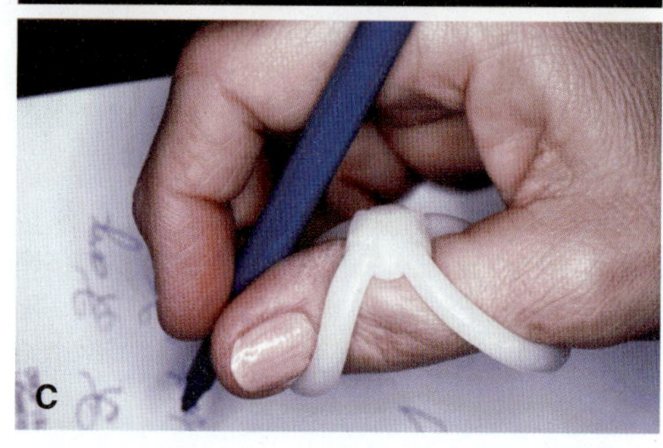

그림 13-9 A, 2번째 손가락(IF) DIP 관절의 OA 환자에게 따뜻함과 통증 완화를 제공하는 데 사용되는 mesh digital silicone-lined cap. B, 쓰기 중 엄지손가락의 IP, 선택 사항은 맞춤형 IP 자쪽 치우침 스플린트. C, 언급한 바와 같이 환자는 작은 스플린트로 안정된 엄지손가락으로 글을 쓸 수 있다.

PIP 관절고정술 PIP Joint Arthrodesis

PIP 관절고정술은 정육점이나 건설 노동자와 같이 강하게 쥐기 활동을 하는 환자에게 고려된다. 2번째 손가락(index finger, IF)으로 자뼈 방향의 힘이 가해지는 2번째 손가락에는 외과적 유합술(surgical fusion)이 권장된다(Bernstein et al., 2010). PIP 관절 고정 사용을 고려할 때 다른 요소로는 관절의 연조직이 관절 성형을 할 수 없을 때, 안정성이 이동성보다 더 중요할 때(2번째 손가락에서처럼) 손의 기능적 사용 증가를 제공하고, 통증이 없는 관절에 적용한다. 수술 후 스플린트는 방사선영상으로 평가할 때 6~8주 동안 또는 관절 봉합이 될 때까지 봉합된 위치에서 PIP 관절을 보호해야 한다. 초기에, 스플린트는 통증 조절을 위해 PIP와 DIP 관절을 모두 포함해야 하고 DIP 관절에 대해 언급했듯이, 그림 13-10F,G와 같이 노출된 하드 웨어 부분을 감싸야 한다. 마지막 주에는 DIP 관절을 절단하거나, 자유롭게 남겨두고 두 번째 스플린트를 제작하여 힘줄 부착 및 DIP 뻣뻣함을 방지하기 위해 깊은손가

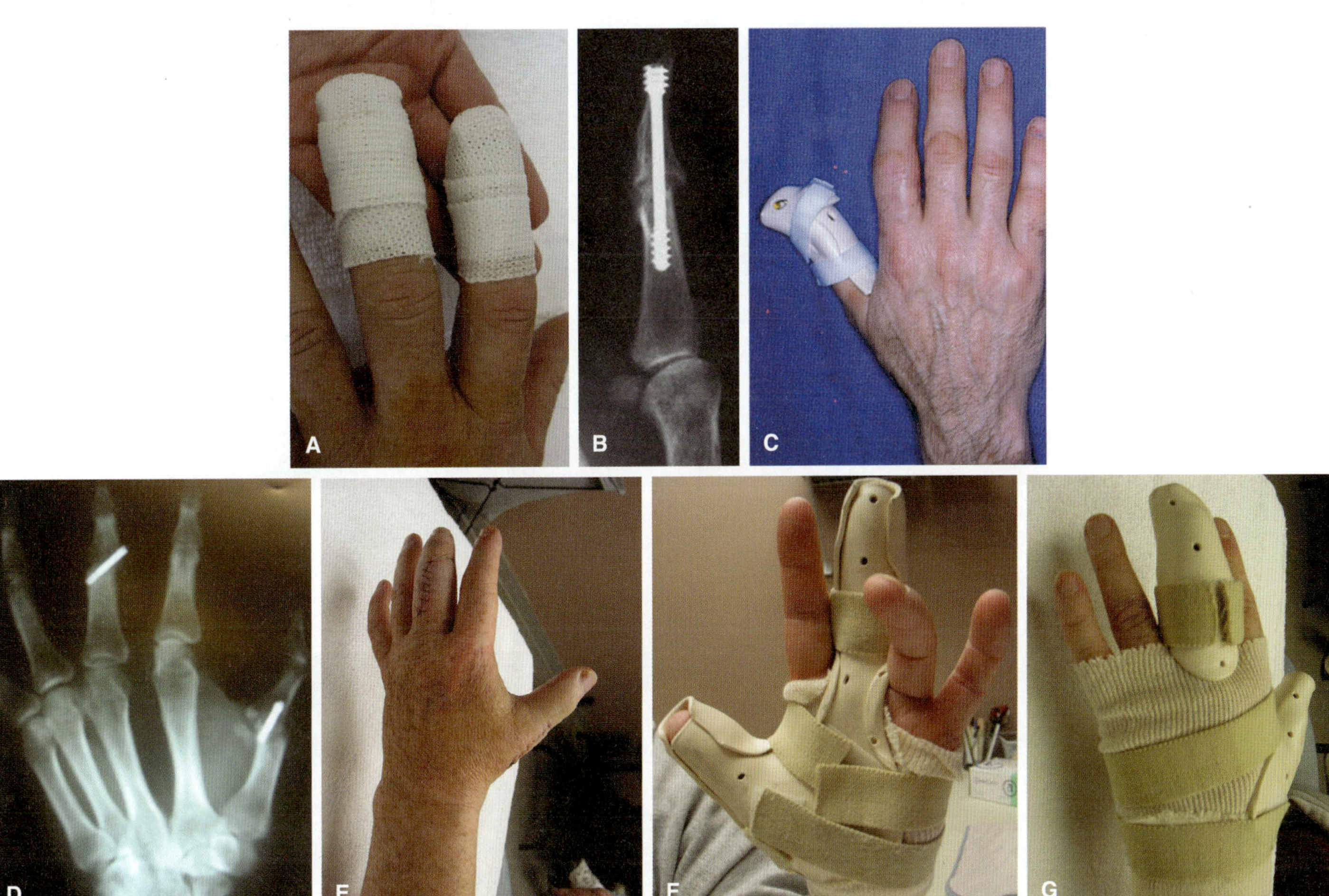

그림 13-10 **A,** QuickCast 2를 이용하여 DIP 관절 유합을 보호하기 위해 DIP 고정 스플린트. **B,** 엄지손가락 IP 유합의 방사선 사진. **C,** 수술 후 엄지 고정을 위한 엄지 기반 스플린트. **D,** 엄지 MCP 및 MF PIP 관절고정술의 방사선 사진. **E,** 수술 후 2일째. **F 및 G,** 수술 후 손 기반 "클램쉘(clamshell)" 설계 스플린트.

락굽힘근(flexor digitorum profundus, FDP) 힘줄이 활주할 수 있다(Estes et al., 2000; Rizio & Belsky, 1995). 가벼운 열가소성 플라스틱 재료 또는 주조 재료를 사용할 수 있다.

PIP 또는 DIP 관절의 고정위치는 환자와의 수술 전 논의에 의해 결정된 특정 관절의 기능적 요구와 관련된 손가락을 기반으로 한다(Cassidy & Green, 2011; Estes et al., 2000). 정상적인 손 기능에서 2번째 손가락 및 3번째 손가락(middle finger, MF)는 주로 잡는 데 사용되며 4번째 손가락(ring finger, RF) 및 5번째 손가락(small finger, SF) PIP 관절만큼 많은 굽힘이 필요하지 않는다. 4번째 손가락과 5번째 손가락은 쥐기 강도에 가장 크게 기여하기 때문에 DIP 관절에 더 큰 굽힘이 필요하다(Estes et al., 2000; Rizio & Belsky, 1995).

PIP 관절의 인공성형술(관절치환술) PIP Joint Arthroplasty

PIP 인공관절은 운동 회복, 통증 완화 및 PIP 관절 안정성 향상을 위해 고려할 수 있다. 0°에서 70° 손가락이 호를 그리며 움직이는 것을 예상할 수 있다(Bernstein et al., 2010; Goldfarb, 2011; Kozin, 1999; Pelligrini & Burton, 1990; Rizio & Belsky, 1995; Swanson, Swanson, & Leonard, 1995). 운동 절차 순서는 수술 접근법과 절차, 이식된 인공관절 및 수술 중 관절 안정성에 따라 달라진다(Feldscher, 2010). 따라서 수술 후 재활 및 스플린트 적용은 의사와 치료사 간의 의사 소통에 달려 있다. PIP 관절치환술에 대한 일반적인 외과적 접근법으로는 중앙 슬립 스파링 기술(central slip sparring technique), 손바닥 접근법(palmar approach), 가쪽 접근법(lateral approach), 그리고 **등쪽 카마레리 페어(dorsal Chamarey pair)**가 있다. 모든 접근 방식은 일반적으로 손상을 받는 손가락을 초기에 능동적 굽힘과 폄을 허용하며, 중립범위에서 고정되어 있는 PIP 관절과 함께 DIP 관절의 굽힘과 폄 운동을 해야 한다. 움직임을 위한 가동 스플린트의 적용을 필요로 하지 않는다(Bechenbaugh & Linscheid, 1993; Chamay, 1988; Feldscher, 2010; Lipscomb, 1967; Schneider, 1991). 등쪽 및 측면 접근의 경우, PIP 관절 폄 유지를 고려하는 것이 중요하다. DIP 과다폄과 함께 PIP 관절의 폄 지연은 2차 슈도 부토니에(pseudo-boutonniere)가 발생할 수 있다. PIP 관절을 중립위치에 배치하는 것이 중요하다. 실리콘으로 만들

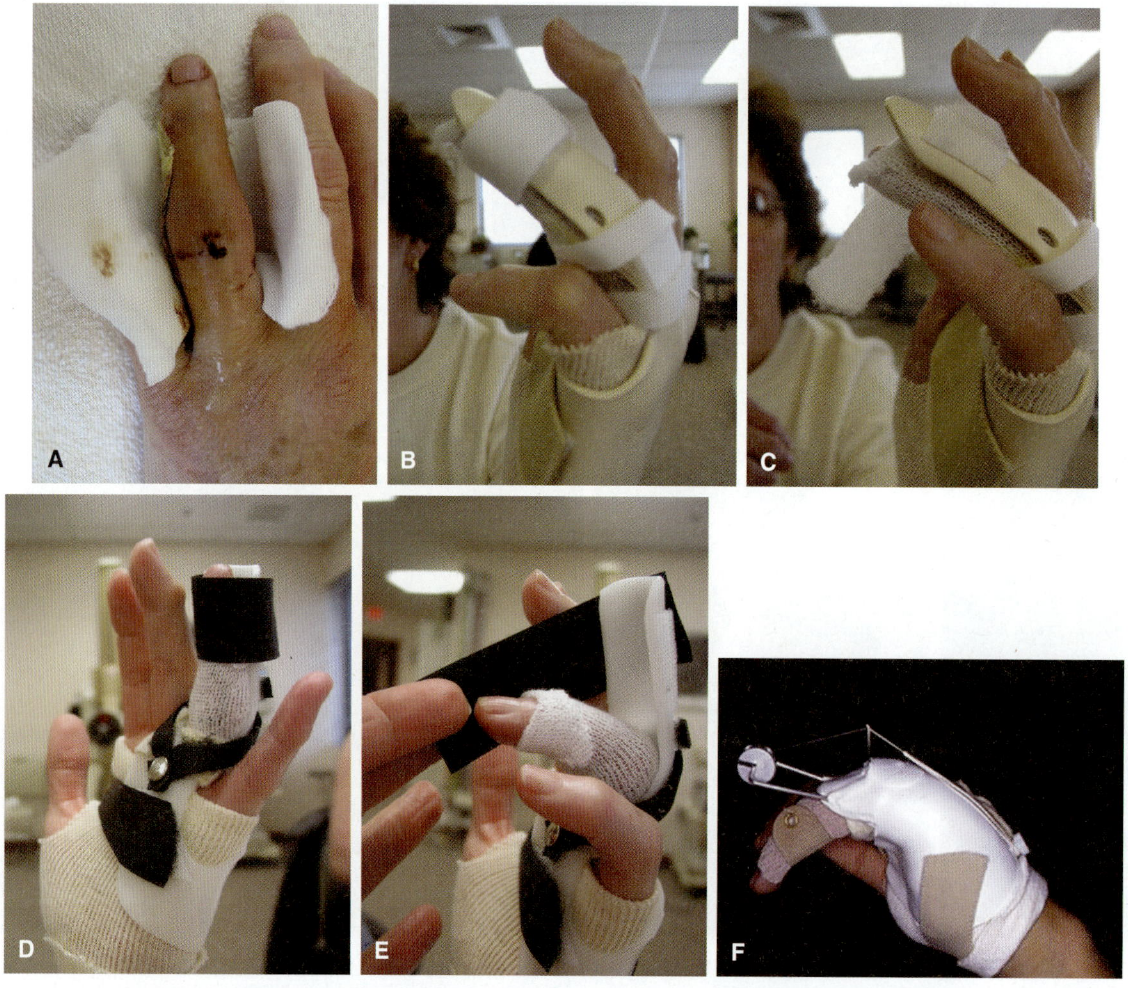

그림 13-11 **A,** 4번째 손가락(RF) PIP 관절치환술 후 손바닥 접근법. **B,** 관절치환술 후에 사용되는 PIP 스플린트는 MCP 및 PIP 굽힘 위치에 유의해야 한다. **C,** 전략적으로 배치된 스트랩으로 운동을 쉽게 수행할 수 있다. **D 및 E,** 이 손바닥쪽/등쪽 디자인 스플린트는 MCP 관절을 폄 상태로 배치하고 약간의 굽힘에서 PIP 고정을 허용하고 스트랩을 제거하여 AROM 허용한다. **F,** PIP 폄 가동 스플린트(using a Phoenix Outrigger, Performance Health)는 PIP 관절의 빈번한 움직임을 허용하기 위해 표시될 수 있다.

어진 인공관절은 폄 지연이 발생하는 경향이 더 크다. 반면, 손바닥 접근법에서는 이차적으로 백조목 자세를 방지하기 위해 PIP를 10°에서 15°의 굽힘에 위치시키는 것이 중요하다(Ceruso, Planner, & Cauli, 2017)(그림 13-11A~E). 또 다른 일반적인 외과적 접근은 중앙 슬립 스플리트(central slip splitting) 기법으로, 낮 동안 폄 가동 스플린트(동적)를 사용하여 가동을 2~4주 지연시켜 폄에 대한 능동적인 움직임을 수동적으로 보조하여 능동 PIP 관절 굽힘을 가능하게 한다(Swanson, Maupin, Gajjar, & Swanson, 1985)(그림 13-11F). 수술 후 관리는 실리콘 스페이서(silicone spacer) 또는 열분해 탄소/세라믹 표면 재포장 이식 인공관절을 포함하여 사용되는 인공관절 유형과 수부외과전문의의 선호도에 따라 영향을 받을 수 있다. 그러나 수술 후 관리 및 스플린트 위치는 주로 외과적 접근에 의해 안내되며 이차 합병증을 방지하기 위해 필요에 따라 재활 과정에서 변경될 수 있다.

치료적 관리는 힘줄박리술, 폄근인대재건술 또는 손바닥 바닥판 분리와 같이 병행하여 수행될 수 있는 다른 수술 절차를 고려해야 한다. 일반적으로 AROM 운동은 수술 후 2~7일 사이에 시작된다(그림 13-11C,E). 권장되는 운동 일정은 하루 4~6회 5~10분이다.

일반적으로 PIP 관절치환술 후, 손 기반 IP 폄 고정 스플린트는 제작되어 4~6주 동안 항상 착용된다. 비록 운동 세션을 위해 먼쪽 스트랩 제거만 허용하도록 스플린트를 만들 수 있지만, 위생, 상처 관리 및 운동에서만 제거된다(그림 13-11A~E). MCP 관절은 초기에는 편안함을 개선하기 위해 포함된다. 환자가 수술 전에 백조목 변형(PIP 과다폄, DIP 굽힘)이 있었다면 관련 관절을 스플린트 내에서 어느 정도 MCP 및 PIP 굽힘(약 10°~30°)으로 위치시키는 것을 고려해야 한다(그림 13-11B). 가동 스플린트는 중간마디뼈의 중심에서 당기는 선을 유지해야 하며 원하지 않는 회전이나 측면 치우침의 힘을 피해야 한다(그림 13-12). 이는 가쪽띠의 등쪽 방향

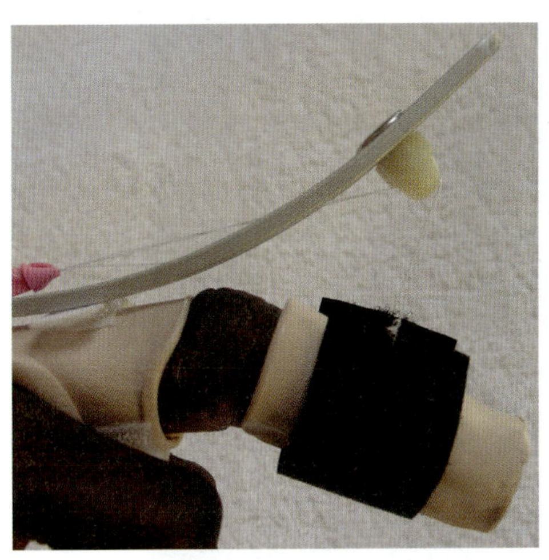

그림 13-12 PIP 폄 가동 스플린트: 90° 당기는 선과 중간마디뼈 위에 정렬된 배치에 유의해야 한다(Digitec Outrigger system, Performance Health).

과 결핍된 손바닥 바닥판을 고려할 때 PIP 관절이 과다폄하려는 것을 방지하는 데 도움이 될 수 있다. 폄 가동 스플린트는 수술 후 관리 선택 사항이다(그림 13-11F). 이 스플린트는 폄을 하면(무엇을 폄하는지) PIP를 부드럽게 위치시키면서도 고무 밴드 견인에 대해 부드럽고 능동적인 굽힘을 허용하도록 제작되었다.

수술 후 고정, 제한 또는 가동 스플린트를 시행되는지 여부에 관계없이, 옆쪽 압박에 관절을 보호하고 피막 형성화 과정을 촉진해야 한다(Estes et al., 2000). 고정 및 제한 스플린트는 측면 보호를 위해 충분한 깊이가 있어야 하며 환자가 처방된 가정 운동 프로그램을 쉽게 수행할 수 있어야 한다(그림 13-11C,E). 가동 스플린트는 중간손가락뼈 위 중앙에서 당기는 선을 유지해야 하며 원하지 않는 회전이나 가쪽치우침 압박을 피해야 한다(그림 13-12). 힘줄 부착, 폄 지연 및 장기간의 염증을 인식하는 것이 중요하다. 조직이 마모로 인해 변화를 겪기 때문에 (각 치료 방문 시마다) 스플린트 적합성과 효과를 자주 모니터링해야 한다. 이러한 요인에 따라 스플린트르 조절해야 한다.

퇴행성 골관절염이 있는 엄지손가락
THUMB WITH OSTEOARTHRITIS

엄지손가락은 크고, 독특하며, 다른 손가락의 끝과 정확하게 맞섬을 할 수 있는 능력을 가진다. 노화 과정을 통해 엄지손가락의 CMC 관절은 상당히 압박을 받을 수 있다. 이러한 압박의 누적으로 관절 연골, 관절주머니 및 인대를 포함한 조직의 부하 허용치를 초과할 수 있다. 노화나 압박을 통해 인대 이완과 불안정성이 엄지손가락의 CMC 관절에서 OA의 시작이라고 여겨진다(Grenier et al., 2016; Kennedy et al., 2016; Barron et al., 2000; Boozer, 1993; Estes et al., 2000; Freedman, Eaton, & Glickel, 2000; Kelley & Ramsey, 2000; Pelligrini & Burton, 1990; Poole & Pellegrini, 2000). 엄지손가락의 CMC 관절 OA에 대한 추가 요인은 다음과 같다(Katarincic, 2001; Pellegrini & Burton, 1990).

- 접촉면의 압박 증가로 관절 해부학적 이상
- 관절주위 연조직 외상
- 첫째손허리뼈 바닥 골절
- 관절 연골의 얇아짐과 관절의 부조화
- 호르몬 변화(주로 폐경 후 여성)와 과도한 관절주머니 이완

임상 평가 CLINICAL EXAMINATION

엄지손가락의 CMC 관절의 OA의 진단은 종합적인 신체 검사와 방사선 사진으로 이루어진다. 일반적으로, 환자는 엄지손가락의 CMC 관절에서 통증, 집기 약화, 염발음이 있다(Kennedy et al., 2016). Valdes와 Quegulin(2019)의 연구에서 CMC 관절 OA 환자와 건강한 환자와 비교할 때 관절 위치 감각(고유 감각, 신체 인식력)의 감소가 확인되었다(Valdes, & Quegulin, 2019).

일반적으로 환자는 음료수 뚜껑 열기, 양치질, 문고리 돌리기와 같은 기능적 활동 중에 통증을 호소한다. 통증은 엄지두덩에서 나타나지만, 관련 관절의 몸쪽 및 먼쪽에서도 나타날 수도 있다. 촉진을 통해 엄지손가락의 CMC 관절의 손바닥 부분에 압통을 나타낼 수 있다. 인구의 약 절반에서 STT(scaphotrapeziotrapezoid) 관절에서도 통증이 동반된다(Kennedy et al., 2016; Glickel, Kornstein, & Eaton, 1992; Kozin, 1999; Poole & Pellegrini, 2000). 검사자가 엄지손가락뼈를 큰마름뼈 축방향 압력과 회전을 가할 때 통증을 통하여 양성 **그라인드 검사(grind test)**를 할 수 있다(Bernstein et al., 2010; Estes et al., 2000). 질병 초기에는 육안으로는 정상처럼 보일 수 있다. 질병의 진행은 가끔 손허리뼈의 등쪽 큰마름뼈 위쪽에 아탈구를 초래한다; 이러한 "어깨 신호(shoulder sign)"는 엄지손가락의 CMC의 바닥에서 볼 수 있다(그림 13-13A~C). 질병이 진행됨에 따라 엄지손가락의 CMC 관절의 움직임이 감소한다. 환자는 가끔 모음 구축, 벌림 약화 및 과도한 IP 굽힘을 발생한다. 엄지손가락의 MCP 관절의 과다폄은 엄지손가락의 지그재그 변형 또는 백조목 변형으로 이어질 수 있다. 이 변형은 엄지손가락의 CMC 관절염의 특징이다(Kennedy et al., 2016)(그림 13-14).

방사선 검사는 엄지손가락의 CMC 관절에 OA 단계를 확인할 수 있다(그림 13-15). 방사선 사진에 근거하여 엄지손가락의 CMC 관절염의 심각도는 수부외과전문의가 등급을 매길 수 있다. 표 13-1을 참조하시오.

첫 번째 손목손허리관절 퇴행성 골관절염의 병리학
PATHOMECHANICS OF FIRST CARPOMETACARPAL OSTEOARTHRITIS

첫 번째 CMC 관절은 엄지손가락에 가동성을 주는 관절이다. 큰마름뼈는 손배뼈, 두 번째 손허리뼈, 작은마름뼈와 연결되어 있다. 이

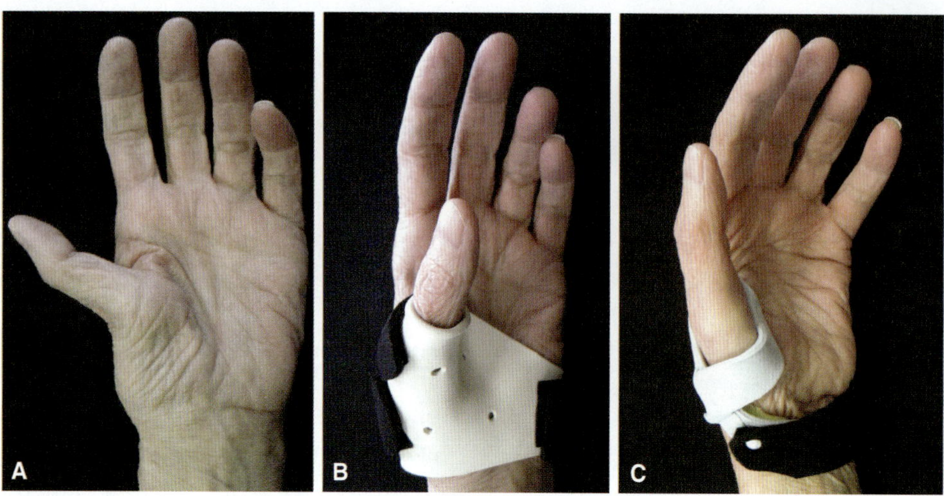

그림 13-13 **A**, 엄지손가락의 CMC OA가 진행된 환자에서 TM 관절의 아탈구, 엄지손가락의 손허리뼈 모음 및 MCP 관절 과다폄을 확인한다. **B 및 C**, 환자가 아탈구를 줄이는 데 효과가 있는 2가지 유형의 스플린트로 제시한다.

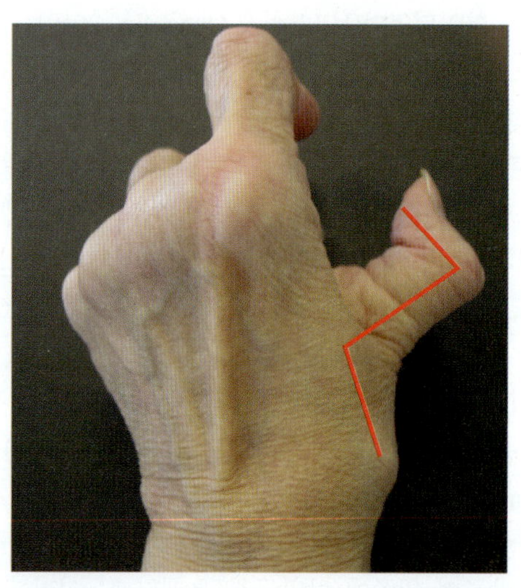

그림 13-14 엄지손가락 IP 굽힘이 심하게 진행된 첫 번째 CMC 질환. 엄지 역학이 크게 변경되었다.

관절 복합체는 일반적으로 **바닥 관절 복합체(basal joint complex)** 라고 한다. CMC 관절의 OA가 기인하는 이유는 잡고 집는 동안 엄지손가락 손허리뼈가 큰마름뼈에 큰 하중을 전달하기 때문이다. 큰마름뼈는 해부학적 위치와 상대적으로 약한 인대 안정성으로 불안정하다. 이 두 가지 요인 때문에 시간이 지남에 따라 엄지손가락의 CMC 관절이 엄지손가락을 사용하는 동안 과도한 축 방향 및 구조물을 떠받치는 지렛대의 굽힘력을 발생시킨다. 큰마름뼈는 반지름 방향으로 기울어지기 시작하여 손허리뼈의 바닥이 등쪽으로

전문가 핵심 13-4

RA에서 "백조목 변형" 엄지손가락

MAGDALENA KOLASIŃSKA, PT

Poland

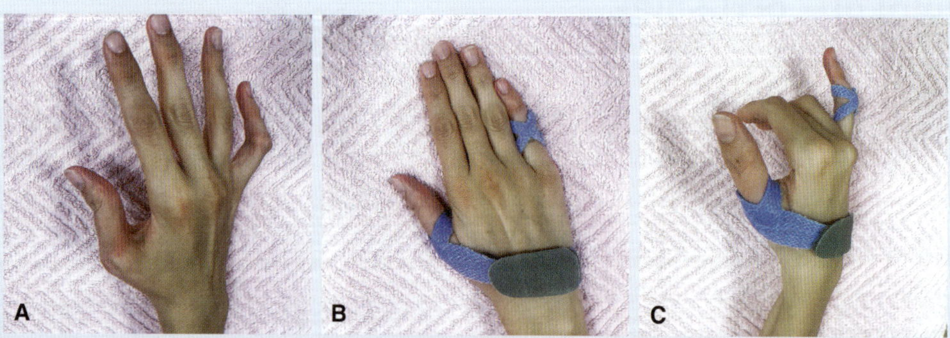

MCP 굽힘을 제한하면 IP 폄이 수정된다. Orficast 더 활용하여 손목의 등쪽에서 엄지쪽으로 착용을 시작하고, MCP 관절의 등쪽을 교차시킨 다음 손바닥쪽을 결합하여 제작한다. 재료가 설정되는 동안 MCP의 적절한 위치를 유지하도록 주의해야 한다. (5번째 손가락에서 단추구멍 변형을 해결하기 위해 사용된 8자 모양 설계에 주목한다.)

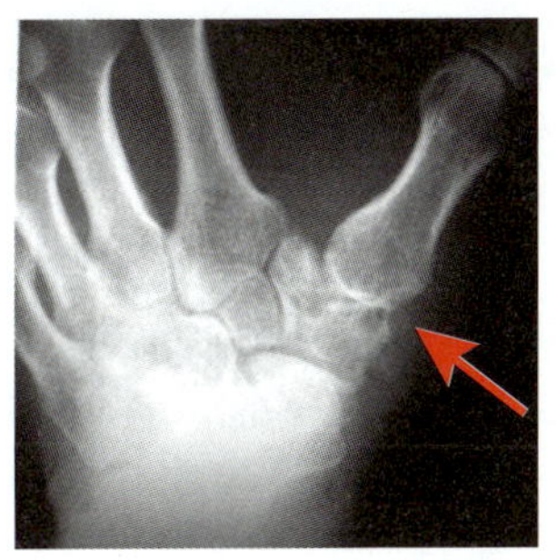

그림 13-15 심각한 경화증(sclerosis)과 관절 파괴(화살표)가 있는 엄지손가락 바닥 관절의 4기 방사선 사진.

미끄러져 엄지모음근(adductor pollicis)은 손허리뼈를 안쪽으로 당겨서 긴엄지벌림근(abductor pollicis longus, APL) 힘줄의 장력을 증가시켜 TM 관절의 지그재그 변형이 발생한다. 결국 등쪽 이동을 막는 엄지손가락의 CMC 관절에서 안정성을 지원하는 전방빗인대(anterior oblique ligament, AOL)의 약화 또는 이동성이 발생한다. 손허리뼈가 이동하면, 연골변성이 진행될 수도 있다(Katarincic, 2001). 또한 엄지 복합체 바닥의 일부라고 간주되고 엄지손가락의 CMC 관절 OA의 후기 단계에 손배작은마름뼈관절, 큰마름작은마름뼈관절이 손상될 수 있다(Bernstein et al., 2010).

비수술적인 스플린트 중재 지침
NONSURGICAL ORTHOTIC MANAGEMENT GUIDELINES

스플린트의 적용은 CMC의 엄지손가락 관절 OA의 보존적(비수술적) 관리의 핵심이다. 그러나 다른 보존적 치료 방법에는 통증 조절, 보존 장치 사용 방법과 관절 보호 교육, 운동, 가동 안정성 훈련(O'Brien, & Giveans, 2013에서 설명), 온열치료(thermal modalities), 비스테로이성 항염증제(nonsteroidal anti-inflammatory medications) 및 코르티코스테로이드 주사(corticosteroid injections)(Medvedeva et al., 2018) 등이 있다. 스플린트의 목표는 엄지손가락의 CMC 관절을 안정화하고 통증 조절을 제공하며 모음 구축을 방지하는 것이다(Grenier et al., 2016; Barron et al., 2000; Colditz, 1995; 2000; Jacobs, 2003; O'Brien & Giveans, 2013, Poole & Pellegrini, 2000;Weiss et al., 2000).

스플린트의 설계는 다양할 수 있으며 많은 선택 사항을 사용할 수 있다(그림 13-16A~E). 이러한 스플린트 설계에서의 공통적인 요소는 질병이 진행됨에 따라 엄지손가락 손허리뼈의 모음 및 아탈구로 인하여 첫 번째 손갈퀴막 공간의 수축 또는 협착을 유발할 수 있기 때문에 손갈퀴막 공간을 넓게 유지하는 것이다(Bernstein et al., 2010; Colditz, 2000; Diaz, 1994; Melvin, 1982, 1995; Poole & Pellegrini, 2000; Swigart et al., 1999; Tomaino, 2011; Wajon, 2000; Weiss et al., 2000). 엄지손가락의 CMC 관절염에 대한 이상적인 스플린트 관리는 엄지손가락을 벌림 및 약 30° MCP 굽힘에 위치시키는 것이다(Grenier et al., 2016; Bernstein et al., 2010; Colditz, 1995; Jacobs, 2003; O'Brien & Giveans , 2013; Poole & Pellegrini, 2000; Weiss et al., 2000). 스플린트는 열가소성 플라스틱 재료 또는 네오프렌 재료로 맞춤 제작되거나 치료사가 기성품 설계를 선택할 수 있다. 9장에서 논의한 기성품의 설계가 많이 있으며, 이러한 질환에 매우 적합할 수 있다. 위에서 언급했듯이 교재의 본문에 제시한대로 우수한 스플린트 설계는 없다. 그러나 선택은 임상의 선호도, 질병 진행 단계에 따라 다르며 가장 중요한 것은 환자의 중심으로 진행해야 한다는 것이다. 적절한 맞춤은 환자를 위해 선택한 스플린트의 핵심 요소이다.

권장 사항은 스플린트 설계, 착용 기간, 교육 및 운동에 따라 다르다. Bertozzi 등의 고찰연구에서는 엄지손가락의 CMC 관절에 대한 보존적 중재를 연구하였는데 연구 결과는 치료 방법과 엄지손가락의 CMC 관절 OA의 치료의 근거의 수준이 전반적으로 낮다고 조사되었다. 그러나 스플린트가 장기적으로 손 기능을 향상시킬 수 있다는 것을 뒷받침하는 근거의 질은 중간 정도로 제시되었다(Grenier et al., 2016; Bertozzi et al., 2015). Bernhard 등의 고찰연구에서도 CMC OA의 관리를 위해 엄지 고정(Spica design) 스플린트를 사용한 스플린트 설계에 관계없이 통증과 손 기능에 긍정적인 영향을 나타냈다(Bernhard, Simone, & Taeymans, 2016). 또 다른 연구에서는 열가소성 플라스틱으로 제작한 스플린트와 네오프랜으로 제작한 스플린트를 비교하였는데 열가소성 스플린트를 사용하여 통증 완화 개선에 통계적으로 유의한 차이 있었지만 환자는 조립 시 네오프렌 엄지 스플린트를 선호하는 것으로 확인되었다(Grenier et al., 2016; Sillem, Backman, Miller, & Li, 2011). 엄지손가락의 CMC 관절 OA의 보존적 관리는 단계와 관련없이 6주 동

전문가 핵심 13-5

엄지손가락의 손목손허리(CMC) 스플린트

JEANINE BEASLEY, EdD, OTR, CHT, FAOTA
Michigan

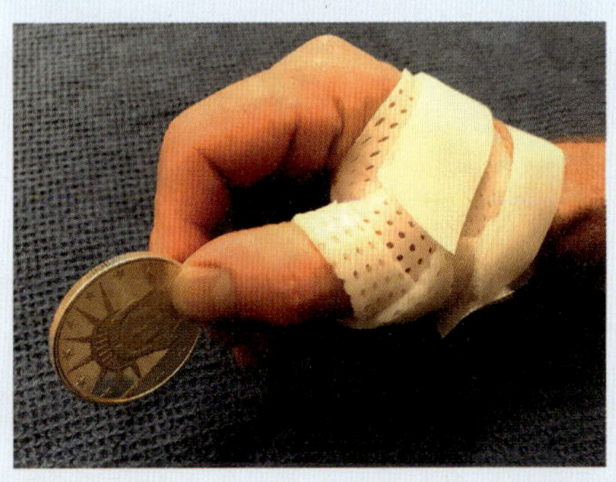

치료사는 통증 감소를 위해 CMC 관절 퇴행성 골관절염 스플린트의 적합도를 확인해야 한다. 이를 위해 스플린트를 착용하고 환자는 손끝집기를 부드럽게 할 수 있어야 하고 만약 이때 통증이 없다면 CMC 관절에 적절한 안정성을 제공해야 한다.

전문가 핵심 13-6

엄지손가락의 손허리손가락(MCP) 과다폄 제한 스플린트

KATHY VILLACRES, OTR/L, CHT
Ohio

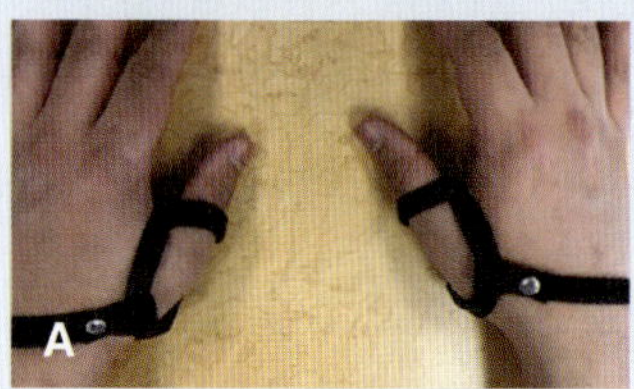

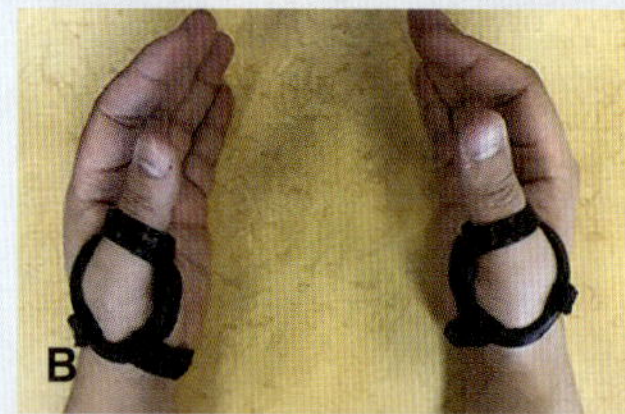

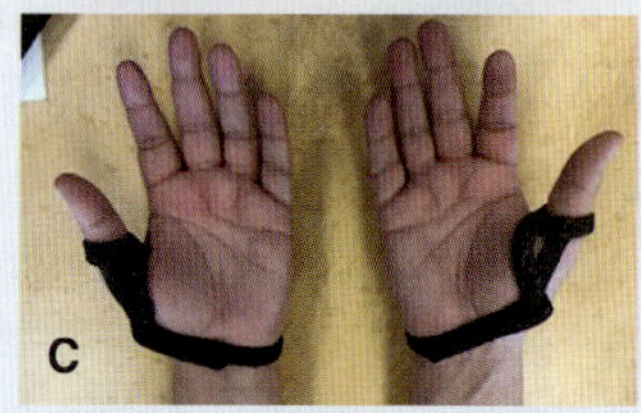

15.8mm 탄성 소재로 제작되었고 스트랩은 한쪽에 리벳(rivet)으로 고정되고 다른 쪽에는 루프 탭(loop tap)을 통해 접을 수 있다.

전문가 핵심 13-7

엄지손가락의 손허리손가락(MCP) 스플린트: 낮은 프로파일 설계

NIAMH MASTERSON, OT
Australia

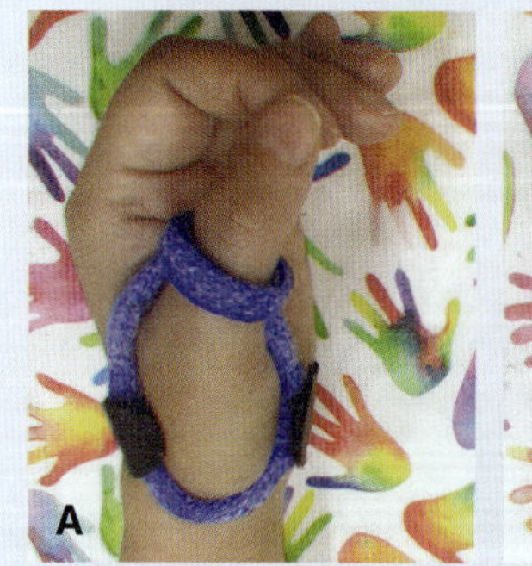

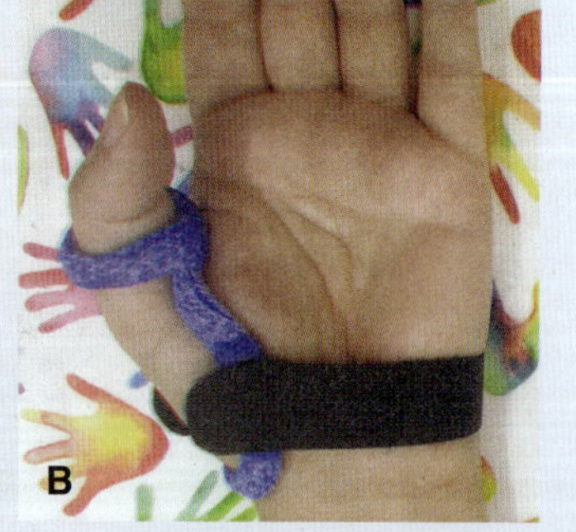

Wet-heated orfitcast의 길고 좁은 조각을 원하는 길이로 접고 열린 모서리를 따라 잘라 재료를 밀봉한다. 이중 층은 강도를 제공하며, 가장자리는 열선 총을 사용하여 매끄럽게 만들 수 있다. 피부 자극을 줄이기 위해 후크 소재가 바깥쪽을 향하도록 해야 한다.

임상 핵심 13-1

수술 후 스플린트 관리 지침

엄지손가락의 CMC OA 치료에서 스플린트를 권장할 때 손허리뼈의 큰마름뼈 위의 아탈구(subluxation)와 MCP 관절의 과다폄을 임상적으로나 방사선학적으로 OA의 진행 단계를 고려하는 것이 중요하다. 우리는 이를 신발의 비유를 사용하는 것을 좋아한다: 다른 활동을 위한 다른 신발이 있다. 운동화, 발 뒤꿈치 등 다양한 스플린트를 갖는 것은, 예를 들어 정원 가꾸기와 빨래 접는 것과 같은 다양한 작업 및 활동 요구에 도움이 될 수 있다. 환자에게 네오프렌 소프트 랩과 맞춤형 손 기반 고정 스플린트의 사용을 제안하는 것을 선호한다. 특히 엄지손가락의 CMC 관절에서 손허리뼈의 아탈구가 있고 MCP 관절 과다폄이 있는 경우 맞춤형 설계를 고려해야 한다. 저자는 CMC가 폄과 벌림(두번째 손가락의 손끝집기)에 위치하고 지그재그 변형(Z deformity)을 교정하기 위해 MCP가 약간의 굽힘(30°)에 있는 손 기반 설계로 스플린트를 제작하였다(그림 13-51A,B). 때때로 열가소성 플라스틱 재료를 포함하는 기성품 네오프렌 소프트 랩의 사용을 고려할 수 있다(그림 13-13A~D).

안 스플린트 착용, 강화운동 및 손치료를 해야 한다고 제안되었다. Tshie 등의 연구에서 가장 큰 통증과 기능 장애가 있는 환자는 중재로부터 가장 많은 효과가 있었고 6주 동안 3개월의 결과는 통계적으로 유의한 차이가 없다고 제시하였다(Tsehaie et al., 2019).

맞춤형 설계의 경우, 엄지손가락을 고정하기 위해 STT 관절을 넘어 노쪽 가쪽에서 스플린트 경계를 몸쪽으로 확장하는 데 도움이 될 수 있다. 가벼운 재료(예: 2.3mm Aquaplast, Polyform light, Polyflex light 또는 TailorSplint)는 스플린트를 제작하는 데 탁월한 선택이다(Austin, 2003). 재료가 얇으면 초보 제작자가 제조가 어려울 수 있고, 엄지손가락의 손허리뼈에 안정화하는 데 필요한 강도를 제공하지 않을 수 있다(그림 13-16A)(Austin, 2003; Colditz, 2000). 이 스플린트는 통증 없이 기능을 촉진하기 위해 일상활동 중에 사용된다. 열가소성 플라스틱 재료(두께 및 구멍)의 선택은 환자의 활동 수준과 기능적 요구를 고려해야 한다. 스플린트의 정확한 착용 시간은 고정되지 않는다. 경험에 의하면 스플린트는 엄지손가락 CMC OA의 I~III 단계로 고통받는 환자에게 가장 유익할 가능성이 높다. 추가적인 내용은 표 13-1을 참조하기 바란다. 일반적으로 보존적 치료를 시작할 때 환자교육, ROM 운동, 엄지손가락 CMC의 안정화 근육 강화를 위한 운동과 병행하여 6주간의 스플린트 사용을 권장한다. 연구에 따르면 6주 동안 스플린트를 착용함으로써 환자의 통증과 기능 장애에서 유의미한 차이를 확인할 수 있었다.

일반적으로 심각한 OA 4단계를 가진 환자는 보존적 관리에 효과가 낮으므로 외과적 상담을 받아야 한다. 일부 의사는 주간 스플린트를 야간에 사용을 위한 휴식 스플린트로 보완을 요청하기도

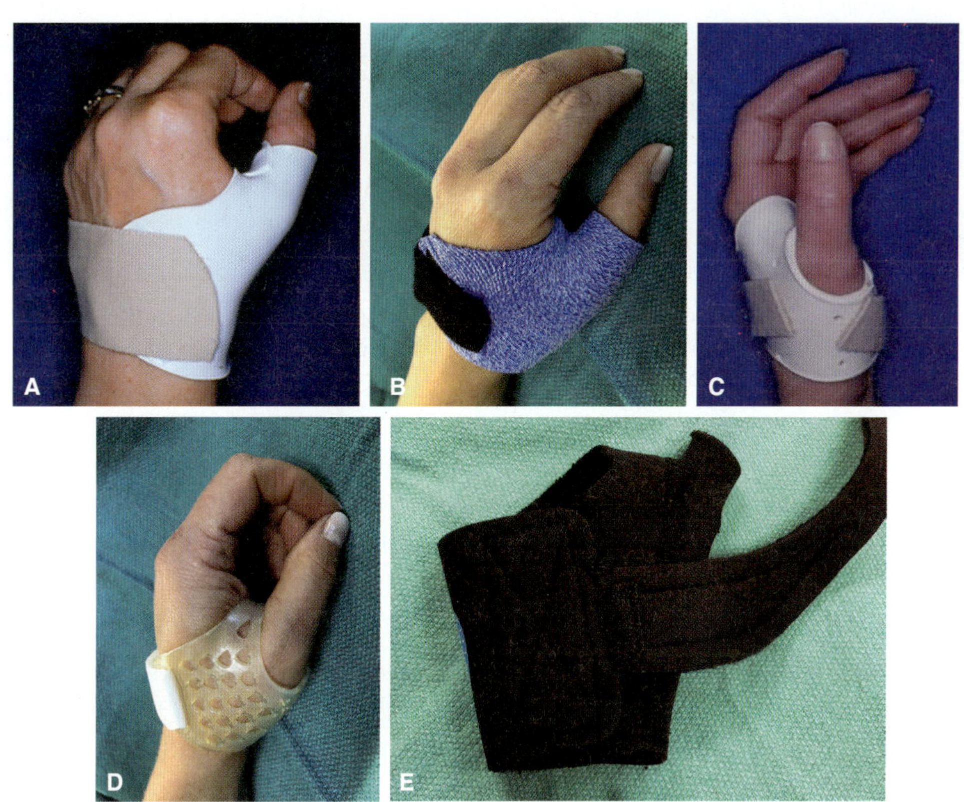

그림 13-16 **A,** 엄지손가락의 손허리뼈 움직임을 제한하고 엄지손가락 열을 기능 위치에 배치하기 위한 손 기반 CMC 고정 스플린트. 몸쪽 스플린트 경계에 대해 재료의 윤곽에 주목해야 한다. **B,** 그러나 천 소재: Orficast®에서 A와 설계가 유사하다. **C,** 이 스플린트는 손허리뼈 바닥부분의 등쪽/노뼈 부분에 대한 반대압력과 먼쪽 손허리뼈의 바닥/노뼈 부분에 펌 힘이 작용한다. **D,** 그러나 3D 프린팅된 재료의 설계는 C와 비슷한다. **E,** 딱딱하지 않는 지지대가 권장되는 경우 기성품 네오프렌 랩으로 이를 제작하는 것이 적절할 수 있다. (사진 제공: Comfort Cool 스플린트, North Coast Medical, Morgan Hill, CA.)

표 13-1 손목손허리(CMC)관절에 대한 스플린트의 단계

단계 1	방사선 검사에서 정상으로 보이고, 최소의 변화 또는 건막염에 따른 확대된 관절 공간에 대한 OA 관절 변화가 없을 수 있다.
단계 2	STT 관절은 정상이고, 관절 공간의 감소와 연골경화증이 나타남 또는 뼈돌기 직경 2mm 미만
단계 3	관절 공간 협착과 눈에 띄는 연골경화증 또는 뼈돌기 직경 2mm 이상
단계 4	엄지손가락의 CMC 관절과 손배큰마름뼈(ST)관절을 수반하는 진행성 퇴행성 변화로 특징지어지며, 인접한 관절을 수반할 수도 있다(그림 13-15).

From Barron, O. A., & Eaton, R. G. (1998). Save the trapezium: Double interposition arthroplasty for the treatment of stage IV disease of the basal joint. The Journal of Hand Surgery, 23, 196-204; Barron, O. A., Glickel, S. Z., & Eaton, R. G. (2000). Basal joint arthritis of the thumb. Journal of American Academy of Orthopaedic Surgery, *8, 314-323; and Tomaino, M. M. (2011). Thumb carpometacarpal joint resection arthroplasty. In T. R. Hunt (Ed.),* Operative techniques in hand, wrist and forearm surgery *(pp. 684-691). Philadelphia, PA: Lippincott Williams & Wilkins*

한다(Jacobs, 2003; Weiss et al., 2000). 아래팔 기반 야간 스플린트는 넓은 범위를 고정하기 위해 몸쪽 및 먼쪽 구조를 통합하여 더 넓은 및/또는 더 긴 표면적을 고정하도록 제작할 수 있다(Austin, 2003; Colditz, 2000; Fess et al., 2005; Jacobs, 2003). ; Leonard, 1995; Simmons, Nutting, & Bernstein, 1996; Weiss et al., 2000). 치료사는 환자가 스플린트를 너무 많이 착용하는 것에 대해 관절 뻣뻣함 및 약화를 초래할 수 있다. 때론 관절운동의 감소가 통증을 감소시켜 이로 인한 관절이 뻣뻣함이 발생하기도 한다. 스플린트 중재(4~6주의 시험 기간 사용)에도 통증이 지속되면 주사 또는 외과 상담과 같은 다른 방법을 고려해야 한다(Barron et al., 2000; Estes et al., 2000; Kozin, &Michlovitz, 2000). 상자 13-1의 엄지손가락 OA 스플린트에 대한 추가 정보를 참조하도록 한다.

수술 후 스플린트 관리 지침

POSTSURGICAL ORTHOTIC MANAGEMENT GUIDELINES

외과적 중재는 통증이 있는 진행성 엄지손가락 OA 환자의 선택 사항일 수 있다. 이렇게 진행된 경우에는 일반적으로 엄지손가락의 CMC 아탈구 및 탈구가 있는데 스플린트로 이를 관리하는 것은 거

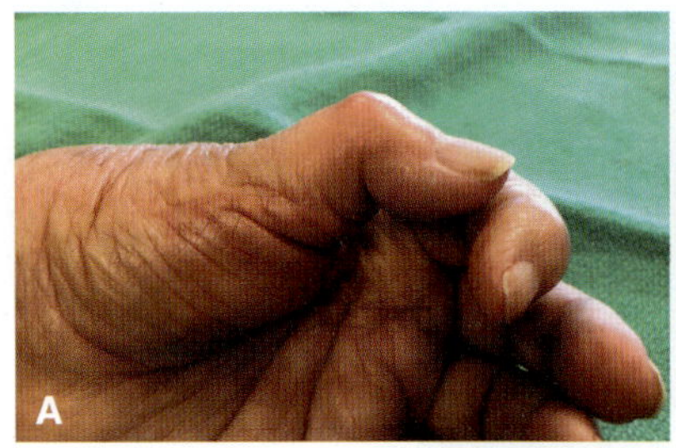

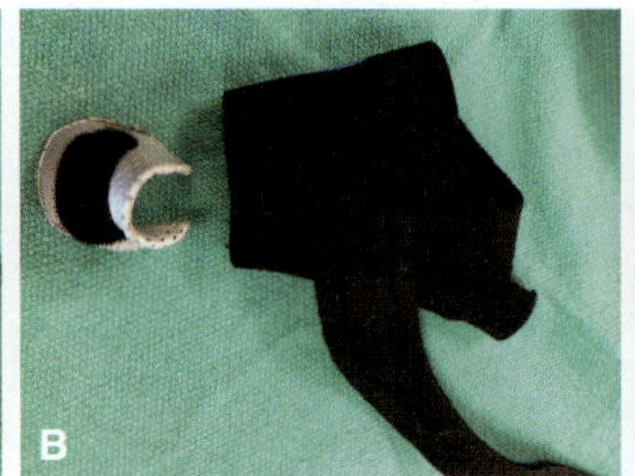

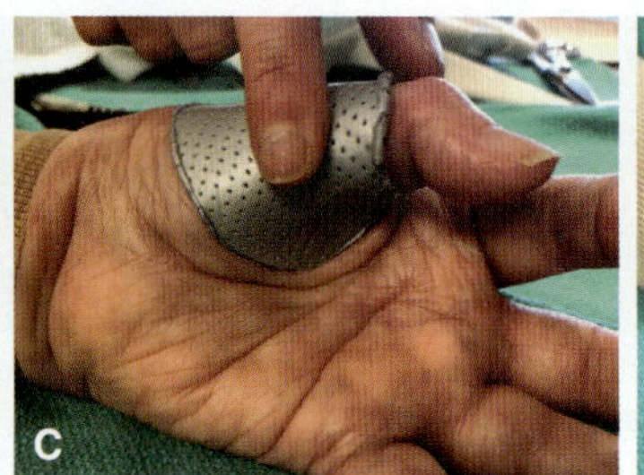

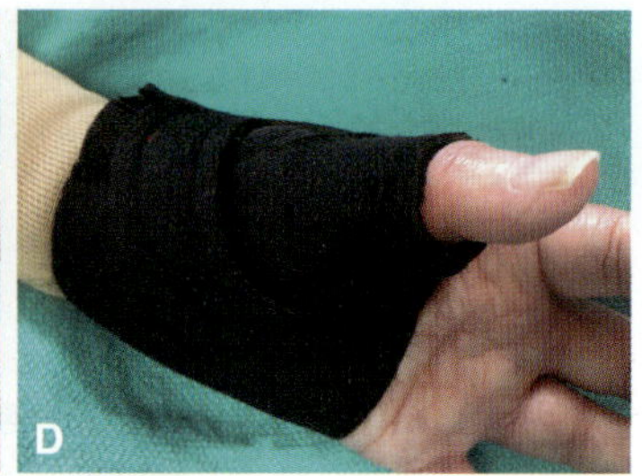

그림 13-17 **A,** MCP 관절의 과다폄 변형. **B 및 C,** 맞춤형 성형 열가소성 플라스틱 재료와 기성품 네오프렌 랩과 함께 사용된다. **D,** MCP 관절 과다폄을 수정하기 위한 참고 지원. (사진 제공: Comfort Cool orthosis, North Coast Medical, Morgan Hill, CA.)

의 도움이 되지 않는다(그림 13-18A,B)(Ataker, Gudemes, Ece, Canbulat, & Gulgonen, 2012; Bernstein et al., 2010; Colditz, 1995). CMC 관절의 인대 재건을 위한 여러 수술 절차가 설명되었다(Ataker et al, 2012; Bernstein et al., 2010; Estes et al., 2000; Freedman et al., 2000; Kozin, 1999; Poole & Pellegrini, 2000; Rozental & Bora, 2000; Tomaino & King, 2000; Tucker et al., 1994; Trumble et al., 2000; Varitimidis, Fox, King, Taras, & Soreranes, 2000). 모든 통증을 완화하고 엄지손가락-2번째 손가락의 손갈퀴막 공간을 재확립하여 손가락이 집기를 할 수 있도록 안정적인 위치를 제공하고 관절 손상을 방지하는 것이 주요 목표이다. 그러한 절차 중 하나는 큰마름뼈 절제를 하여 공간을 만들어 노쪽손목굽힘근(flexor carpi radialis, FCR) 힘줄의 미끄러짐과 함께 힘줄삽입이식(tendon interposition graft)을 사용한다(Poole & Pellegrini, 2000; Tomaino, Pelligrini, & Burton, 1995; Tomaino, 2011). 엄지 인대 재건의 성공적인 결과는 엄지손가락의 손허리뼈 바닥부분의 안정화와 먼쪽 부분의 변형의 동시에 조절이 필요하다(Ataker et al, 2012; Colditz, 1995; Estes et al., 2000; Poole & Pellegrini, 2000; Tomaino et al., 1995; Tomaino, 2011).

엄지손가락 CMC 관절의 인대 재건 수술 후 절차는 짧은 기간의 석고붕대로 고정이 필요하며 수술 후 2~4주 기간에는 스플린트로 전환된다. 그러나 치료 절차와 순서는 수부외과전문의마다 차이가 있을 수 있다(그림 13-19)(Ataker et al, 2012; Bernstein et al., 2010; Colditz, 1995; Kozin, 1999; Poole & Pellegrini, 2000; Tomaino, 2011; Tomaino et al., 1995; Tomaino, 2011; Weiss et al., 2000). 캐스트 제거 후, 아래팔-기반 손목/엄지 고정 스플린트는 IP 관절이 자유롭게 움직일 수 있도록 제작된다. 스플린트는 수술 후 첫 6주 동안 하루 종일 착용하고 환자가 견딜 수 있을 때 점차적으로 떼게 된다. 일부 수부외과전문의는 손목 움직임을 허용하기 위해 6~8주 후에 스플린트 사용을 줄이는 것을 선호한다. 약 12주 후에 스플린트는 중단하거나 필요한 경우 밤에만 착용할 수

상자 13-1 근거를 기반한 스플린트 관리: 엄지 퇴행성 골관절염

퇴행성 골관절염(OA) 환자를 위한 치료적 중재에는 일반적으로 스플린트의 사용이 포함된다. 현재까지 OA 환자에서 스플린트 적용의 효과에 대한 체계적인 검토는 거의 없었다. OA로 고통받는 사람의 스플린트 관리는 엄지손가락에 적용될 때가 가장 많이 연구되었다. 스플린트 적용 위치 결정은 OA가 있는 엄지손가락의 보존적 관리의 핵심이다. 스플린트 위치 지정의 성공은 가동 엄지 안정성 훈련/강화와 함께 통증 감소 및 손기능 개선에 의해 결정된다(O'Brien, & Giveans, 2013). 선행연구를 검토한 결과 다양한 단계의 엄지손가락 CMC OA가 있는 환자의 고정 스플린트 위치 조정의 효과에 대한 증거가 제한적임을 보여주었다(Grenier et al., 2016; Kennedy et al., 2016; Beasley, 2011; Buurke, & Baten, 1999; Sillem et al., 2011; Swigart et al., 1999; Weiss et al., 2000, 2004).

첫 번째 CMC 관절 OA의 치료에는 세 가지 유형의 스플린트가 일반적으로 사용된다. 다음과 같다:

1. 손목/엄지 고정 스플린트(그림 13-19A,B)
2. 손 기반 엄지 고정 스플린트(그림 13-13 및 13-16A~D)
3. 맞춤형 또는 기성품/네오프렌 스플린트(그림 13-7, 13-16E 및 13-13D)

한 유형의 스플린트가 다른 것보다 더 효과적이라는 증거는 없다(Egan et al., 2003; Grenier et al., 2016; Kennedy et al., 2016; Valdes & Marik, 2010). 견고한 맞춤형 스플린트가 부드러운 기성품 네오프렌 스플린트보다 더 나은 통증 감소를 제공한다는 증거가 있다. 그러나 환자는 네오프렌 스플린트를 선호할 수 있다(Sillem et al., 2011)(Weiss, LaStayo, Mills, & Bramlet, 2004). 이러한 결과는 치료사가 환자의 개별 요구를 충족시키기 위해 스플린트를 제공할 때 환자 중심적이어야 함을 시사한다.

현재까지 PIP 또는 DIP 관절에서 OA가 있는 손가락에 스플린트를 적용하는 것은 선행연구에서 연구되지 않았다. 또한 OA가 있는 손이나 손목에 수술 후 스플린트를 적용하는 것은 선행연구에서 연구되지 않았다. 이러한 경우 스플린트로 OA를 관리하는 것은 전문가의 의견과 저자의 임상 경험을 기반으로 한다.

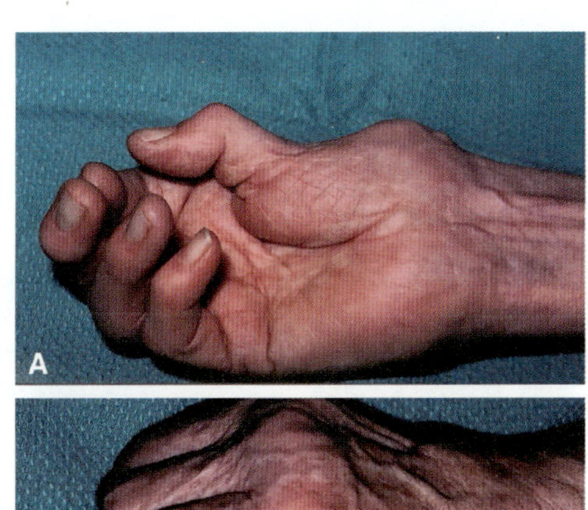
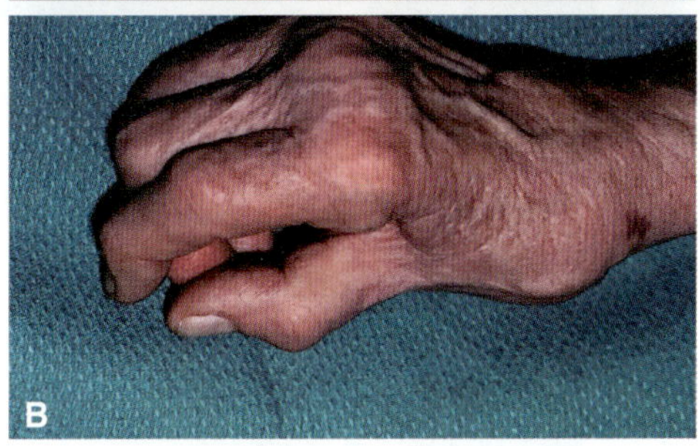

그림 13-18 **A 및 B,** 환자는 CMC OA의 말기 단계를 나타내며, 모음자세와 어깨 징후(shoulder sign), 엄지 MCP 관절의 과도한 폄을 확인한다. CMC, 손목손허리뼈; OA, 퇴행성관절염

있다(Jacobs, 2003; Poole & Pellegrini, 2000). 치료사는 인대 재건 유형과 수부전문의의 수술 후 재활 프로토콜의 선호도에 따라 스플린트 착용 유형과 기간이 영향을 받을 수 있음을 인식해야 한다. 일부 환자는 수술 후 처음 3~6개월 동안 편안함과 안정성을 더하기 위해 부드러운 맞춤 스플린트나 기성품 스플린트를 선호할 수 있다(9, 14, 15장 참조).

퇴행성 골관절염이 있는 손목
WRIST WITH OSTEOARTHRITIS

손목의 OA는 STT 관절에서 가장 흔하게 나타난다. STT 관절염의 임상적 표현과 엄지손가락의 CMC 관절염 사이에는 혼동이 있을 수 있다. 선행연구에는 각각의 임상적 구별이 명확하게 설명되어 있다(Kozin, & Michlovitz, 2000; Poole & Pellegrini, 2000).

STT 퇴행성 골관절염 VS CMC 퇴행성 골관절염: 차이점은 무엇인가? STT JOINT VERSUS FIRST CMC JOINT OSTEOARTHRITIS: WHAT IS THE DIFFERENCE?

STT 관절염 환자는 손목의 노쪽 치우침(예: 가위 사용, 양말 올리기 등), 노쪽 치우침 활성 감소, STT 관절 부위 촉진 시, 그라인드 검사(grind test) 시 양성, 방사선 사진상 관절 공간 협착, 손배뼈 이동 검사 , 첫 번째 CMC 관절의 변화 등에서 통증이 나타낼 수 있다.

엄지손가락의 CMC 관절에 관절염이 환자는 미세운동(옷핀 사용, 쓰기, 바늘 꽂기, 자동차 열쇠 돌리기), 그라인드 검사(grind test)시 양성 및 MCP 관절의 과다폄 가능성이 있고 이는 CMC 관절의 아탈구가 나타날 수 있다. CMC OA 환자의 약 절반이 방사선 사진에서 뼈돌기 형성과 STT 관절 공간이 좁아지는 것을 보여준다(Bernstein et al., 2010; Kozin, 1999; Kozin, & Michlovitz, 2000; Poole & Pellegrini, 2000; Weiss et al., 2000).

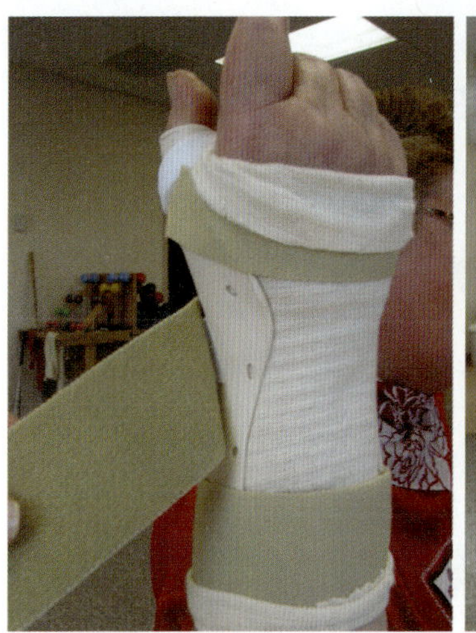
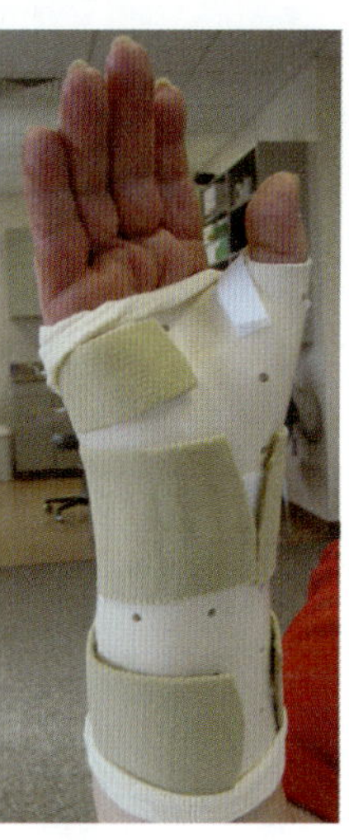

그림 13-19 손목/엄지 고정 스플린트는 종종 첫 번째 CMC 관절 성형술 후에 사용된다. 노쪽 등쪽 엄지를 감싸는 추가 지지대에 주목하시오. 노쪽 등쪽 엄지 바닥을 감싸는 지지대에 주목해야 한다. 손목손허리뼈(CMC)

비수술적 스플린트 관리 지침
NONSURGICAL ORTHOTIC MANAGEMENT GUIDELINES

STT OA 환자는 코르티손 주사, 통증 조절, 활동 수정 및 스플린트 적용과 같은 중재에서 일시적인 완화가 될 수 있다(Kozin & Michlovitz, 2000). 권장되는 스플린트 설계는 엄지 IP가 없는 손목/엄지 고정 스플린트이다(그림 13-18A,B). 손목 고정 스플린트는 통증을 조절하고 제한된 손 사용을 허용하는 데도 성공적일 수 있다. 원주형 손목 스플린트(예: Rolyan® AquaForm™ 지퍼형 손목 스플린트)는 작업량이 많은 환자에게 더 적합할 수 있는 반면, 가벼운 기능적 요구가 있는 사람에게는 가벼운 손목 관절 고정 스플린트로 충분할 것이다. 이러한 질환에 적용할 수 있는 몇 가지 기성품 스플린트 설계는 9장에서 잘 설명된다(Boozer, 1993; Stern et al., 1997; Stern, Ytterberg, Krug, & Mahowald, 1996; Trumble et al., 2000).

수술 후 스플린트 관리 지침
POSTSURGICAL ORTHOTIC MANAGEMENT GUIDELINES

손목의 OA를 관리하기 위한 몇 가지 절차가 설명되어 있는데, 여기에는 네 모서리 융합(four-corner fusion)을 통한 손배뼈 절제술, 몸쪽열 손목뼈절제술, 손목 관절 고정술, 먼쪽노자관절의 관절 고정술, STT 관절의 관절 고정술, 먼쪽 자뼈 절제술이 있

전문가 핵심 13-8

OhioF 사용 방법

LAURA CONWAY, OTR, CHT, COMT UE
Florida

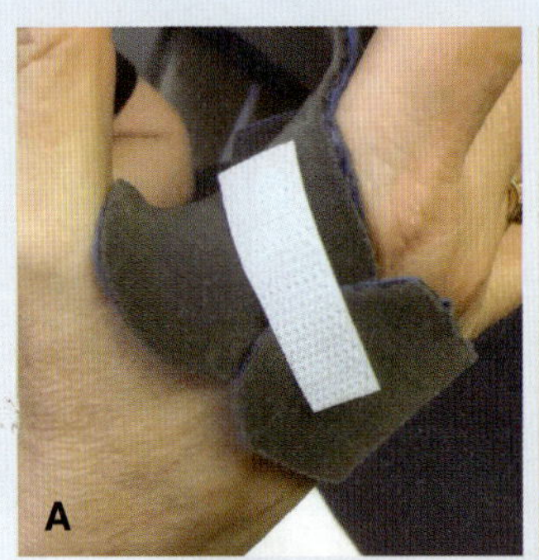

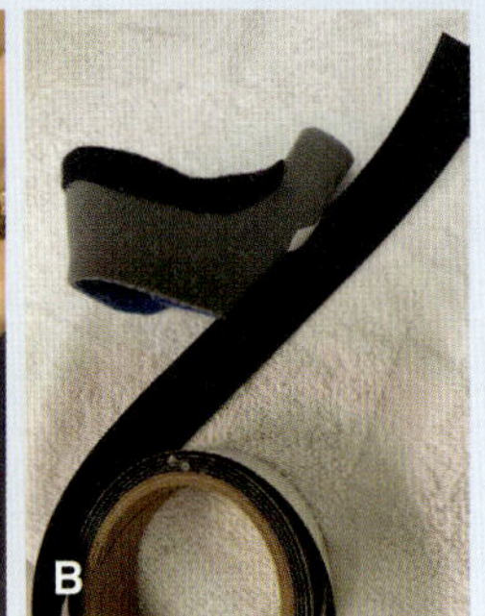

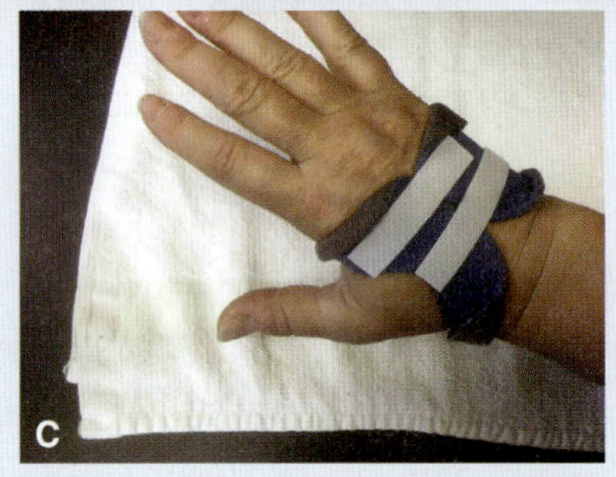

A. 제작 중에 작은 고리 탭을 사용하여 Ohio F를 고정하여 손을 자유롭게 하고 윤곽에 주의하여 잘 맞는지 확인한다.
B. Felt edging tape(Essity)는 구멍이 난 모서리를 부드럽게 만들어 연약한 피부에 편안함을 줄 수 있다.
C. Ohio F의 유연하고 부드러운 특성으로 지팡이를 사용할 때와 같이 체중 부하가 필요한 스플린트에 이상적이다.

전문가 핵심 13-9

네오프렌 스플린트

SABRINA CASSELLA, M.ED, OTR/L, CHT
Massachusetts

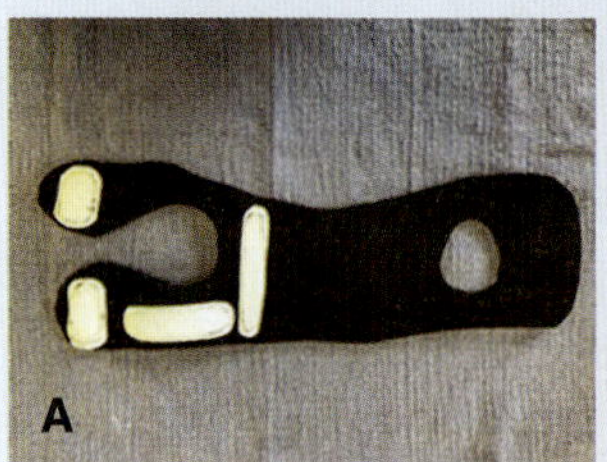

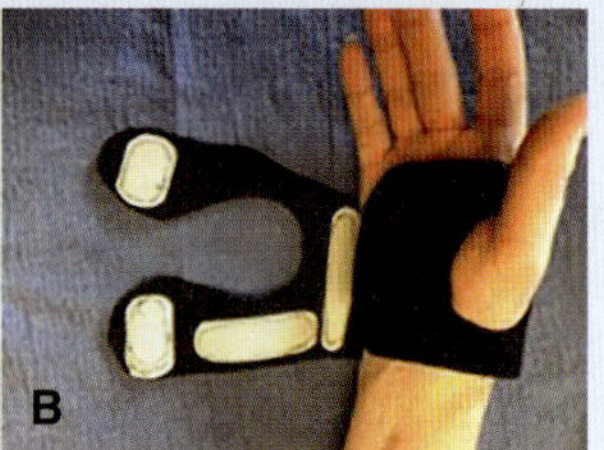

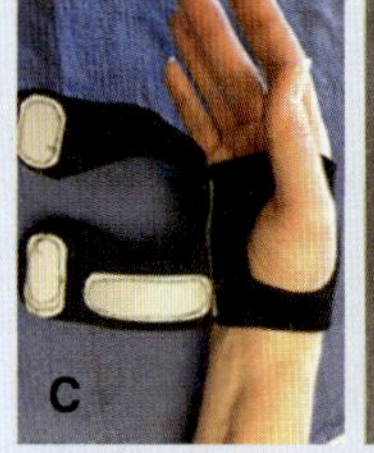

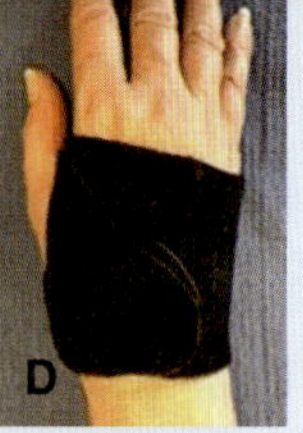

바느질된 고리 잠금장치가 있는 맞춤형 네오프렌 스플린트-재봉틀을 사용하여 이상적으로 제작하거나 손으로 꿰맬 수 있다.

다(Beer & Turner, 1997, Bernstein 등, 2010, Cross & Baratz, 2011, Feinberg, 1999, Kozin, 1999, Michlovitz, 1999, Shapiro, 1996, Swanson, 1995b, Tijhuis, Vliet Vlieland, 19, Zwind van Jaarsveld, Hofman, Helders, & Bijlsma, 1999; Watson & Ballet, 1984; Watson, Weinzweig, Guidera, Zeppieri, & Ashmead, 1999; Wilson & Fredick, 1994). 이러한 수술 절차의 공통점은 수술 후 스플린트 중재를 한다는 것이다. 스플린트는 수술 부위를 더욱 안정시키고 보호하기 위해 상처 소독 후에 적용하도록 한다. 손목의 위치와 스플린트 착용 시간은 수행되는 절차에 따라 달라질 수 있다. IP 관절이 없는 손목/엄지 고정 스플린트는 STT 봉합 후 6~8주에 사용할 수 있다(그림 13-19). 방사선 사진에서 봉합이 관찰되면 손목의 부드러운 움직임이 시작되는 경우가 많다(Cross, & Baratz, 2011; Kozin, 1999).

퇴행성 골관절염이 있는 팔꿈치
ELBOW WITH OSTEOARTHRITIS

팔꿈치에서 발생하는 원발성 OA는 팔꿈치 관절염 환자의 1~2%만을 차지하는 비교적 드문 질환이다(Morrey, 1992). 거의 남성에게만 나타나며 중장비 조작, 공 던지기, 웨이트 트레이닝에 이르는 활동에서 팔을 격렬하게 사용하는 것과 강한 연관성이 있다. 원발성 팔꿈치 OA로 고통받는 환자의 통증 패턴은 류마토이드 팔꿈치로 고통받는 환자의 통증 패턴과 매우 다르다. 팔꿈치 OA 환자는 전형적으로 극단적인 움직임에서 충돌 통증을 호소한다. 다른 관절의 OA와 달리 팔꿈치 OA는 관절 연골의 상대적인 보존과 관절 공간의 유지가 특징이지만 비대성 뼈돌기 형성 및 관절주머니 구축이 있다. 뼈돌기는 팔꿈치머리 오목과 팔꿈치머리에 존재할 수 있으며, 이는 최대 폄 시 통증을 유발할 수 있다. 뼈돌기 형성은 갈고리돌기나 도르래에서도 발생할 수 있으며, 이는 완전한 굽힘 시 통증을 유발할 수 있다. 질병이 진행됨에 따라 환자는 위팔자관절 움직임의 범위의 걸쳐 통증을 호소할 수 있다. 이것은 전형적으로 진행성 질환에서 가장 자주 나타난다. 일반적으로 환자는 팔꿈치를 펴고 몸 옆에 무거운 물건을 들 때 통증을 호소한다. 환자의 약 50%에서 발견되며 느슨한 몸통이나 활막화된 뼈연골 조각(synovialized osteocartilaginous fragment)에 의해 고통스러운 잡기 또는 걸림을 호소한다. 위팔자(ulnohumeral)관절 운동의 폄/굽힘이 제한되며 환자는 최대 30° 굽힘 구축을 가질 수 있다(Antuna et al., 2002; Oka, Ohta, & Saitoh, 1998; Wada, Isogai, Ishii, & Yamashita, 2004).

비수술적 스플린트 관리 지침
NONSURGICAL ORTHOTIC MANAGEMENT GUIDELINES

OA가 있는 팔꿈치 통증에 대한 보존적 관리는 휴식, 항염증제, 장기적인 활동 수정, 물리/작업 치료 의뢰, 스플린트 관리로 구성된다. 연조직 압박, 온기 및 보호를 제공하는 부드러운 네오프렌 스플린트는 증상을 악화시키는 활동 중 환자에게 증상 개선을 할 수 있다. 네오프렌 스플린트는 주문 제작하거나 기성품으로 구입할 수 있다(그림 13-20A,B)(McAuliffe & Miller, 2000). 완전한 폄과 굽힘을 제한하는 경첩형 팔꿈치 스플린트는 앞쪽과 뒤쪽 위팔뼈-자뼈의 충돌을 방지하기 위해 시도될 수 있다(그림 13-21). 이들은 표시된 대로 주문 제작하거나 대안적으로 기성품으로 만들 수 있다. 기성품으로 시판되는 스플린트는 9장에 자세히 설명한다.

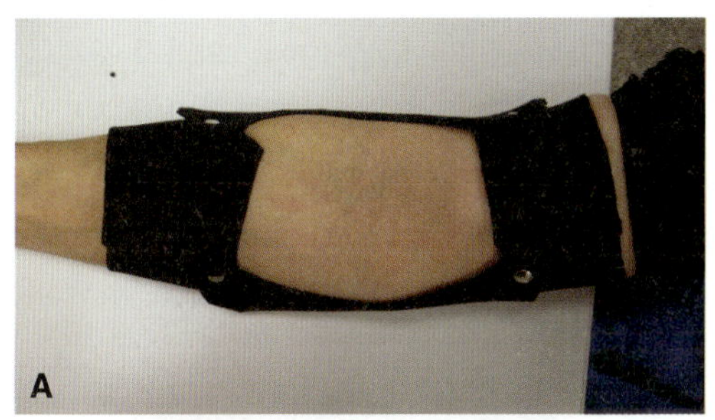

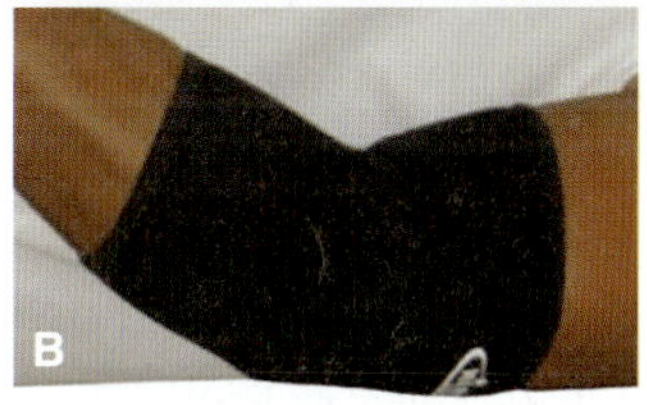

그림 13-20 A 및 B, 부드럽고 적합한 맞춤형 또는 기성품 네오프렌 유형 스플린트는 다양한 크기와 길이로 제공된다.

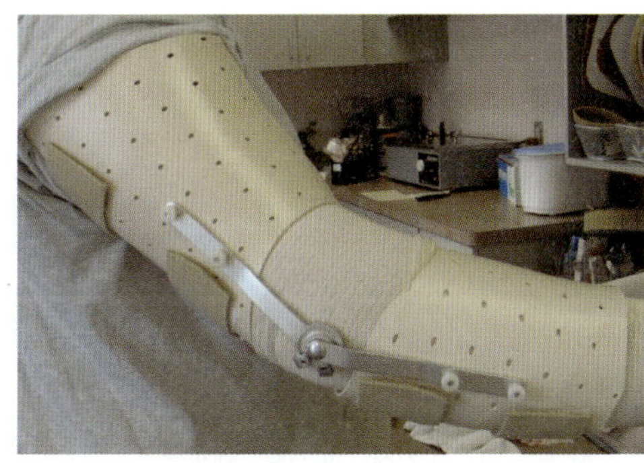

그림 13-21 맞춤형 폄 제한 스플린트는 한 방향으로의 움직임을 허용하면서 다른 방향으로의 움직임을 제한하도록 제작할 수 있다(Phoenix Elbow Outrigger, Performance Health)

수술 후 스플린트 관리 지침
POSTSURGICAL ORTHOTIC MANAGEMENT GUIDELINES

팔꿈치 OA에 대한 현재 외과적 치료 선택 사항에는 **관절경 괴사조직 절제술(arthroscopic debridement)**, 위팔자관절 성형술을 통한 개방형 괴사조직 절제술, **관절삽입 성형술(interposition arthroplasty)**, 팔꿈치 전치환술이 있다(Cheung, Adams, & Morrey, 2008). 스플린트 적용은 수술 절차와 의사의 선호도에 따라 달라진다.

관절경 괴사조직 제거수술(arthroscopic debridement)은 뼈돌기(osteophytes) 충돌, 관절주머니 이완, 관절 내 느슨한 몸통를 제거하는 관절 괴사조직 제거(joint debridement)를 포함한다. 이 접근법의 장점은 수술 후 통증과 출혈이 적어 운동범위(ROM)를 조기에 얻을 수 있다는 것이다(O'Driscoll, 1995). 수술 후 환자는 통증 조절을 돕기 위해 낮 동안 "칼라(collar)및 커프(cuff)" 또는 슬링을 착용한다(그림 13-22). 또한 환자는 뻣뻣함을 예방하기 위해 자주 ROM 운동을 한다. 야간 고정 진행형 폄 스플린트는 수술 중에 이루어진 폄을 유지하기 위해 적용된다. 수술 당일에 적용하는 것이 바람직하며 부종이 감소하고 폄이 증가됨에 따라 점진적으로 재형성될 수 있다. 이 스플린트는 맞춤 제작되거나 상업적 자료를 통해 얻을 수 있다. 맞춤 제작된 경우 스플린트는 위쪽과 아래쪽으로 지원하여 적용될 수 있다. 저자들이 선호하는 것은 중립위치 또는 뒤침으로 아래팔이 배치되는 맞춤형 전방 설계이다(그림 13-23). 스플린트의 먼쪽 부분은 노신경의 등 감각 분지 또는 손목 높이의 뼈돌출부에 대한 자극을 방지하기 위해 벌려야 한다.

광범위한 수술을 하는 경우 환자는 90°의 아래쪽을 지원하는 휴식 스플린트와 같이 류마토이드 팔꿈치 시술 후에 사용되는 것과 유사한 팔꿈치 고정 스플린트 또는 제한 스플린트를 착용해야 한다. 환자는 부종과 경직을 방지하기 위해 운동 프로그램에 대해 교육을 받아야 한다. 정확한 운동은 수행된 수술 방법, 환자 및 조직

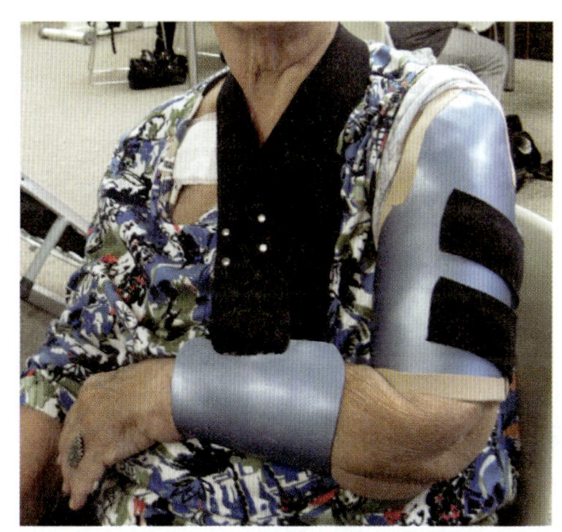

그림 13-22 팔꿈치 괴사조직 제거술을 받고 며칠 후 비전위(nondisplaced) 위팔뼈 골절을 입은 환자를 위해 맞춤 수정된 "칼라 및 커프" 설계 스플린트.

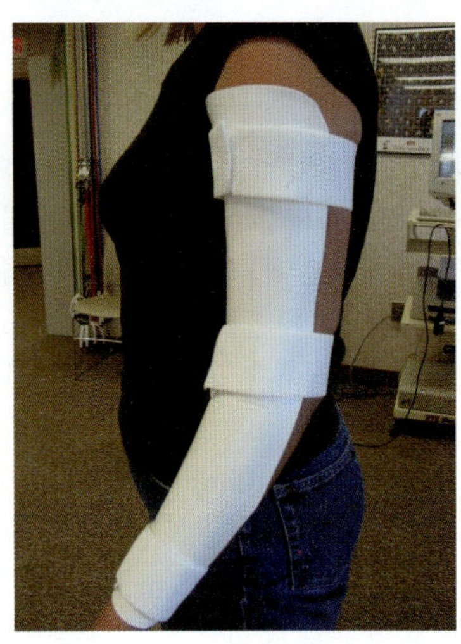

그림 13-23 아래팔의 중립자세로 제작한 맞춤형 위쪽 기반 설계 스플린트.

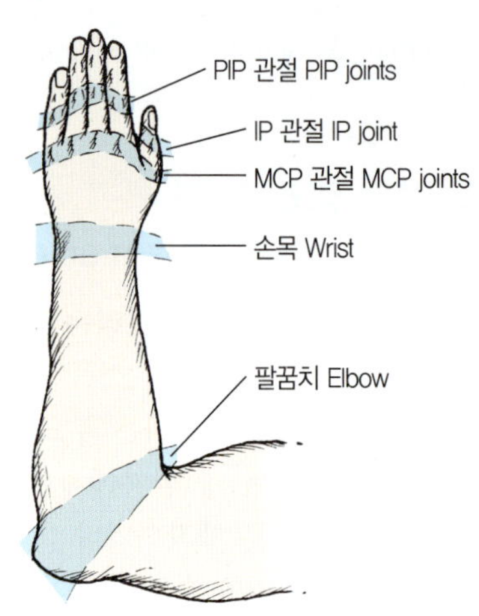

그림 13-24 RA에 의해 일반적으로 영향을 받는 상지 관절.

요인, 수부외과전문의의 선호도에 따라 달라지며, 이 모든 것은 환자, 치료사 및 수부외과전문의 간의 긴밀한 의사소통이 필요한다.

류마토이드 관절염 RHEUMATOID ARTHRITIS

특징 CHARACTERISTICS

류마토이드 관절염(rheumatoid arthritis, RA)은 관절의 활액 조직에 영향을 미치는 예측할 수 없는 전신성 자가면역 만성 질환이다. 미국에서 약 210만 명의 사람들에게 영향을 미치며, 3:1의 비율로 남성보다 여성이 더 많다. 질병 과정은 염증을 일으키며 시간이 지남에 따라 발생하는 악화 및 완화가 특징이다. 염증이 억제되지 않으면 심각한 관절 파괴, 힘줄의 약화 또는 파열, 인대 이완, 관절 변형 및 전반적인 기능 저하를 일으킬 수 있다(Bernstein et al., 2010; Fess et al., 2005; Kozin, 1999; Massarotti, 1996; Melvin, 1982; Poole & Pellegrini, 2000; Swanson, 1995a, 1995b). 항염증제 및 질병 수정 약물(생물학)의 발전은 통증, 염증 및 관절 손상을 감소시키는 목표에 큰 영향을 미쳤고 환자가 경험하고 수부치료사(hand therapist)에게 제시하는 변형의 심각성에 영향을 주었다.

초기 발병은 어깨, 손목 및 무릎에서 볼 수 있지만, 나중에는 손의 MCP 및 PIP 관절을 포함한 상지와 하지의 다른 관절을 포함될 수 있다(그림 13-24). RA는 전신 질환이며, 환자들은 간헐적인 발열, 체중 감소, 피로, 근육 위축, 그리고 장기간의 아침 경직 등을 호소할 수 있다(Swanson, 1995a, 1995b).

질병 초기 단계에서는 스플린트 관리와 의료관리가 필요할 수 있다. 질병이 진행됨에 따라 기능 손상 및 조직 침범 정도에 따라 관절치환술, 힘줄이식술과 같은 외과적 중재를 고려할 수 있다(Poole & Pellegrini, 2000; Shapiro, 1996). 일반적으로 수술 순서는 영향을 받은 몸쪽 구조를 초기에 안정화시키는 것이다(Wilson & Fredick, 1994). 예를 들어, 절차는 먼저 손목(관절고정술)을 다루고 MCP 관절(관절성형술)을 따른다. 손목과 엄지 손허리손가락뼈(MCP) 봉합 또는 CMC 인공관절 치환술, 손목 터널 유리술, 엄지 MCP 관절고정술과 같은 일부 절차는 동시에 수행될 수 있다(그림 13-25A~D)(Wilson & Fredick, 1994). 외과적 중재를 계획될 때 환자의 우세손 및 보행도 고려해야 한다. 환자가 지팡이나 목발을 사용하고 있는 경우 수술한 부위에 과도한 스트레스를 주지 않고 걸을 수 있도록 수술 전에 플랫폼 목발(platform crutches) 사용에 대한 교육을 받아야 한다(Wolf, Patel, Zusstone, & Wolfe, 2019).

일반적인 징후 및 증상 GENERAL SIGNS AND SYMPTOMS

RA는 촉진에 관련된 부위의 빨갛게 부어오름, 염증 및 압통이 특징이다.(Fess et al., 2005; Massarotti, 1996; Melvin, 1982; Swanson, 1995b). 관련 관절들은 ROM이 감소하면서 열기가 있고 부어오를 수 있다. RA 환자는 염증이 가라앉고 치유 단계를 거쳐 진행되는 정상적인 치유 과정과 달리 확장된 염증 단계에 머물러 관절 손상과 변형, 통증, 기능 저하 등을 초래하는 경우가 많다(Swanson, 1995a; Terrono, Feldon, & Kimball, 2011).

통증 Pain

관절 통증은 휴식 중에 발생할 수 있으며 급성 염증을 나타낼 수 있다(Melvin, 1982). 염증이 있는 관절의 측면의 약한 압력은 염증과 관절 손상에 따라 통증을 유발할 수 있다. 관련된 관절들은 일반적으로 AROM 및 기능적 사용의 현저한 감소와 함께 통증으로 나타난다.

뻣뻣함과 감소된 기능 Stiffness and Decreased Function

AROM의 변동은 통증과 관절 손상 정도와 관련이 있을 수 있다. 대부분의 RA 환자들은 아침에 관절의 뻣뻣함이 증가하거나 장기간 활동하지 않거나 통증이 기능적 사용을 제한하는 악화 기간 동안 증가한다고 말한다(Fess et al., 2005; Melvin, 1982).

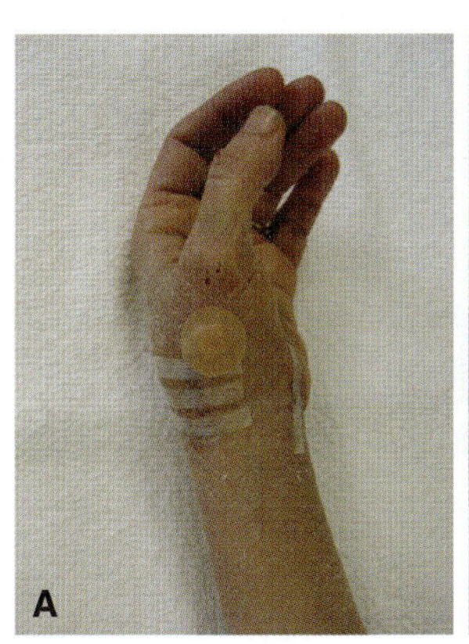
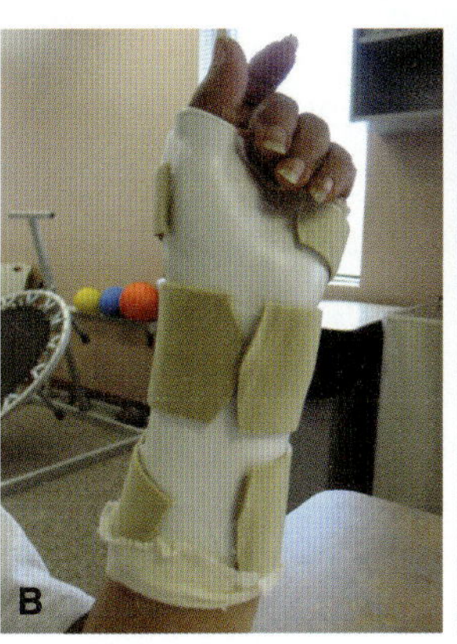
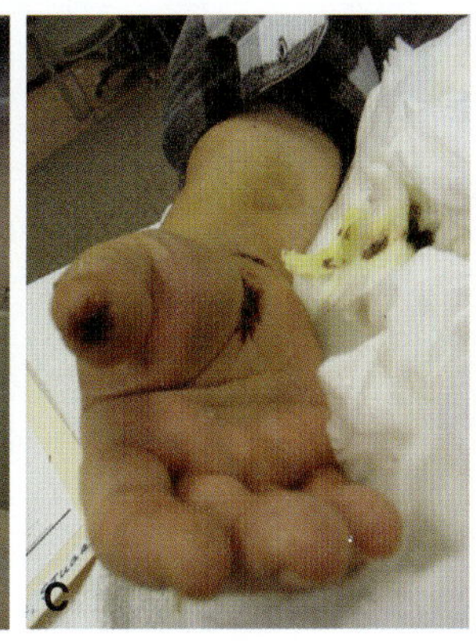
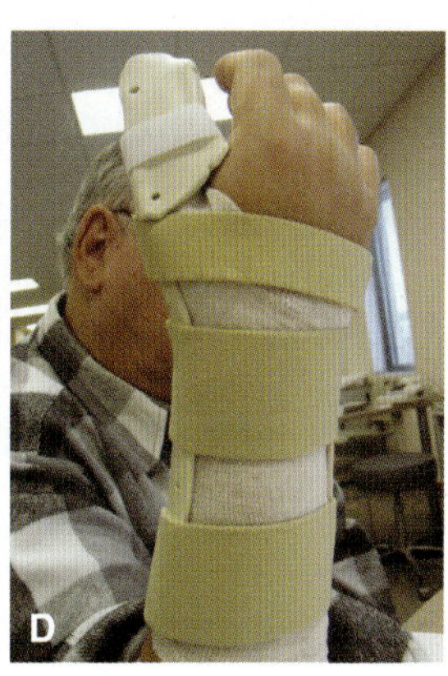

그림 13-25 A, MCP 관절 봉합술을 사용한 첫 번째 CMC 관절 치환술. B, 엄지/손목 고정 스플린트. C 및 D, 엄지손가락 IP 봉합 및 손목터널 이완술(carpal tunnel release, CTR)을 받은 환자. 수술 후, 환자는 "클램쉘(clamshell)" 등 부분이 있는 엄지/손목 가동 스플린트 적용.

윤활막염 Synovitis

관절 내막(활막)의 염증인 **윤활막염(synovitis)**은 RA 환자에서 천천히 발생한다. 활막에 변화를 일으키는 생화학적 및 자가면역 반응이 있다(Swanson, 1995a). 염증 세포와 효소는 관절의 활막 내벽을 공격하고 활막 조직은 결국 섬유화되어 흉터 조직과 같은 물질(판막)을 형성하여 힘줄과 인대를 침범할 수 있다(그림 13-2B). 이 과정은 진행성이다. 계속되는 부기는 활막을 더 두꺼워지게 하고 관절주머니의 신장, 통증을 유발하고 결국 연골과 뼈를 파괴한다(그림 13-2C)(Blank & Cassidy, 1996).

RA와 관련된 윤활염은 급성, 아급성 및 만성 활동성의 세 단계로 나눌 수 있다(Melvin, 1982). 각 단계에는 통증, 압통, 온기 및 제한된 ROM의 동일한 증상이 있다. 이 질병은 급성기에 가장 활동적이어서 관절이 파괴된다. 아급성기에 접어들면서 증상이 가라앉기 시작한다. 증상이 장기간 지속되면 만성 활동 단계라고 볼 수 있다. 질병의 진행 과정은 다양하며 각 환자마다 다르다. 이러한 단계를 통해 모든 진행이 이루어지는 것은 아니다(Melvin, 1982; Swanson, 1995a).

힘줄윤활막염 Tenosynovitis

힘줄윤활막염(tenosynovitis)은 힘줄막의 활액 내막의 염증이다. RA 환자들의 경우, 힘줄윤활막염은 손목(굽힘지지띠 아래)에서 횡단하면서 굽힘근 힘줄에서 발생하며, 손목의 뒤쪽, 폄근지지띠, 폄근 윤활액에서 발생한다(Leslie, 1999; Wilson & Fredick, 1994). 손목터널에는 윤활액이 관절을 둘러싸고 있다, 치료를 하지 않고 방치하면 내막이 두꺼워지고 플라크와 결절이 생겨 힘줄의 운동을 방해할 수 있다(Alter, Feldon, & Terrono, 2011; Leslie, 1999).

손가락의 힘줄윤활막염은 전제 손가락으로 확대되고 촉지 시 압통이 있을 수 있는 부종이 나타난다. 손가락 굽힘은 소량의 건막염에도 크게 손상될 수 있다(Leslie, 1999). ROM을 시도하면 통증이나 가벼운 통증유발, 열발음이 나타날 수 있다(Ferlic, 1996; Melvin, 1982; Valdes, 2012).

손바닥쪽의 손목 힘줄윤활막염은 정중신경 자극과 손목터널증후군이 나타날 수 있다. 손목터널 내에서 두꺼워지고 확장된 굽힘근 힘줄은 공유된 손목터널을 통과할 때 정중 신경에 이차적으로 압력을 가한다(Ferlic, 1996; Leslie, 1999).

등쪽 손목(*dorsal wrist*)의 힘줄윤활막염은 부종이 뚜렷하게 나타나는데, 등쪽의 한 부분 또는 여섯 부분 모두에서 발생할 수 있다. 등쪽 힘줄윤활막염은 손가락 능동 굽힘 및 폄과 함께 팽창된 건활막의 움직임을 관찰함으로써 등쪽 손목건막염과 구별할 수 있다(Leslie, 1999; Wilson & Fredick, 1994).

드퀘르뱅 힘줄윤활막염

드퀘르뱅 힘줄윤활막염(DeQuervain tenosynovitis)은 엄지손가락 등쪽 손목 구획에 짧은엄지폄근(extensor pollicis brevis, EPB)과 긴엄지벌림근(APL) 힘줄에 생기는 염증이다, 압통, 두꺼워짐 및 염발음이 노뼈 붓돌기에 나타난다. 통증은 자쪽/노쪽 치우침과 몸쪽 및 등쪽에서 발생할 수 있다(Kirkpatrick, & Lisser, 1995).

유착힘줄윤활막염

유착힘줄윤활막염(stenosing tenosynovitis)은 방아쇠 손가락(*trigger finger*)이라고도 하는데 4번째 손가락 및 3번째 손가락에서 발생하지만 엄지손가락과 5번째 손가락에서도 발생할 수 있다. 유착힘줄윤활막염은 A1 도르래에 굽힘근 힘줄이 붓고 두꺼워지는 것뿐만 아니라 도르래 자체의 조직학(두꺼움, 탄성이 없는) 변화와 관련이 있다(Teo, Ng, & Wong, 2019; Ferlic, 1996; Kirkpatrick & Lisser, 1995; Valdes, 2012). 힘줄이 도르래를 가로지르려고 하면 손가락이 구부러진 상태로 유지되어 환자가 수동으로 풀어야 하거나 강제로 펴야 한다. A1 도르래를 움직이거나 만지면 통증이 있을 수 있다. 환자는 가끔 등쪽의 PIP 관절에 통증을 호소한다. 이러한 통증의 원인은 "붙어 있는" 굽힘근 힘줄의 저항에 대해 작용하는 폄근 메커니즘 때문이다. 맞춤형 스플린트 중재(MCP 또는 PIP 기반)는 협착성 힘줄윤활막염(6개월 미만)의 조기 관리에 효과적인 것으로 나타났으며 주관적인 통증 감소 및 기능적 사용의 객관적인 증가가 보고되었다(Teo et al., 2019; Valdes, 2012).

힘줄 파열과 재건 Tendon Ruptures and Repairs

힘줄 파열은 염증이 있는 윤활막이 힘줄을 침범하거나 힘줄이 뼈의 가장자리를 문지르게 되면서 마찰에 파열이 발생할 수 있다. 이러한 뼈의 자극은 관절 손상을 초래한 관절 염증의 결과일 가능성이 높다(그림 13-26A~E)(Ferlic, 1996; Shapiro, 1996; Swanson, 1995b; Wilson & Fredick, 1994). 손의 힘줄 파열은 손배뼈 주위, 먼쪽의 자뼈 부분, 자뼈의 등쪽 리스트결절의 튀어나온 뼈 주위에 가장 흔하게 발생한다. 결과적으로 가장 파열이 많은 곳은 긴엄지손가락굽힘근(FPL), 두 번째 손가락의 깊은손가락굽힘근(FDP), 손가락폄근(EDQ), 긴엄지손가락폄근(EPL)의 힘줄이다(Ferlic, 1996; Katz & Moore, 2000; Leslie, 1999; Shapiro, 1996; Swanson, 1995b; Wilson & Fredick, 1994). 폄근육 힘줄 파열은 RA에서 더 흔하게 나타난다.

류마토이드 관절염의 변형의 병리학

PATHOMECHANICS OF DEFORMITIES IN RHEUMATOID ARTHRITIS

앞에서 언급했듯이 RA는 가장 흔한 결합조직 장애이다. 관절염을 일으키는 전신 질환이며 윤활막 조직에서 발생하는 면역반응이다. RA의 발병은 윤활막에 염증을 일으키고, **판누스(pannus)**를 생성하고, 관절 내 사이의 비정상적인 조직이 성장하고 연골, 힘줄 및 인대에 침투하게 된다. 판누스는 관절주머니에 상당한 스트레스를 일으켜 약화시키고 연골과 연골의 밑뼈를 침식시키게 된다. 결과적으로 인대파열은 양쪽 힘줄의 미끄러짐과 관절운동 모두에 영향을 미친다. 시간이 지남에 따라 손과 손목의 사용으로 비정상적인 스트레스는 힘줄과 힘줄지지 구조에 상당한 부하를 계속 발생시키게 된다. 관절-힘줄 관계의 불안정성과 장애 때문에 환자들은 통증을 느끼게 된다. 비정상적인 힘줄 당김에 의한 관절운동의 변화는 붓기와 통증과 관련된 경련을 발생시킨다. RA의 손 병리학은 일상생활 동안 지속적으로 진행된다. 손목과 손의 변형은 4단계로 나뉜다. 각 단계의 일반적인 특성은 표 13-2를 참조하여라.

상지는 다양한 인대와 관절주머니에 의해 안정성을 지원하는 운동학적 사슬이며 근육힘줄에 의해 제어된다. 관절운동의 정도와 진폭은 신경근육 구조의 기능에 따라 달라진다. 관절은 뼈대의 형태에 따라 달라지며 안정적인 것과 불안전한 것으로 분류된다. 질병의 과정으로 인대와 관절주머니의 안정성이 상실되면, 주변에 관절은 순차적으로 손상을 받는다. 먼쪽 관절의 위치는 근육힘줄 힘의 방향 결과로 변형의 진행을 일으킨다(그림 13-27A,B). 또한 언

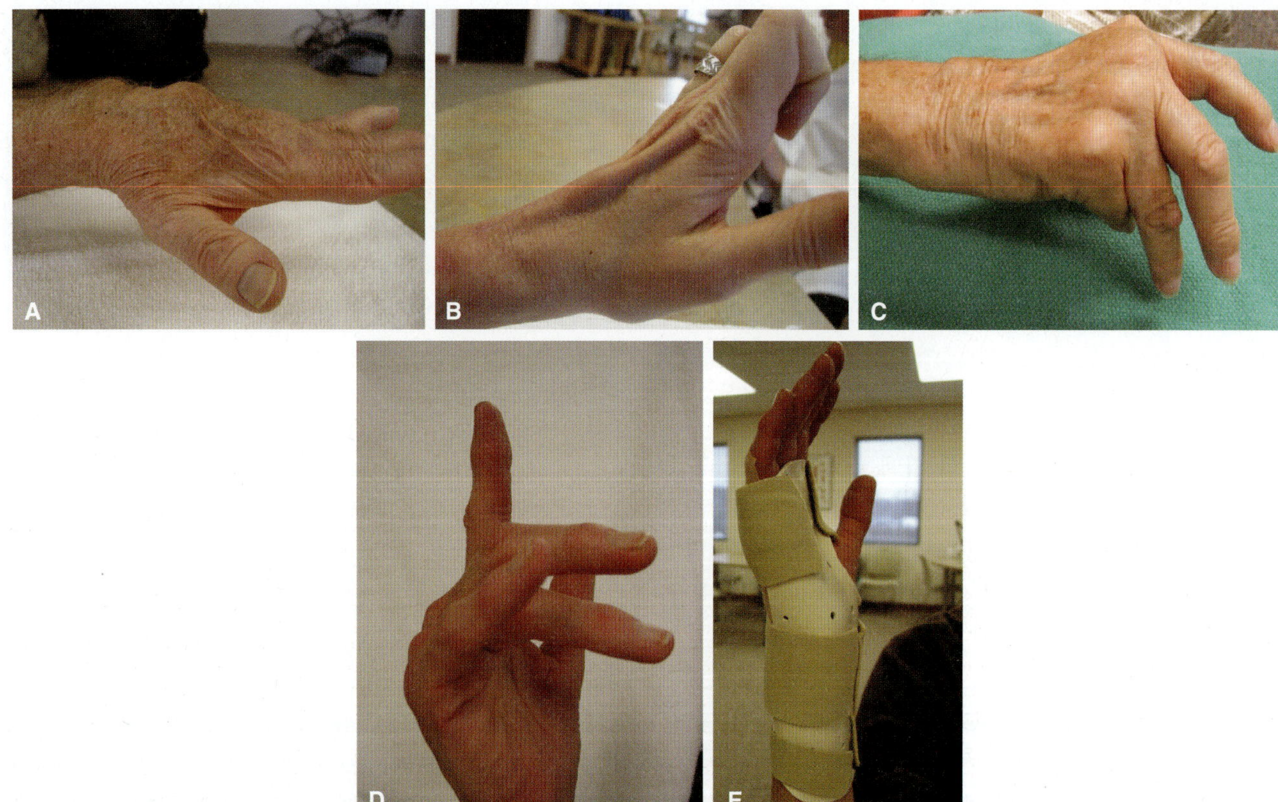

그림 13-26 **A,** 등쪽 힘줄염. **B,** 손가락 폄근(extensor digitorum communis, EDC) 힘줄활막염. **C,** RA 환자에서 4번째 손가락, 5번째 손가락 부분에서 5번째 손가락 폄근(extensor digiti quinti, EDQ) 및 EDC 힘줄 파열. **D 및 E,** 3번째 손가락, 4번째 손가락 부분의 EDC 힘줄 파열 및 수술 후 스플린트 적용. 탄성 있는 치료용 테이프는 스플린트와 함께 사용되어 MCP 폄을 유지하면서 일부 능동적인 굽힘 허용.

표 13-2 류마토이드 관절염의 단계

단계 1	관절과 힘줄의 건막염, 통증과 부종, 뼈마찰음과 힘줄 미끄러짐 손상, 뚜렷한 변형 없음.
단계 2	관절과 힘줄의 힘줄활막염; 사용 시 손목과 손 관절 이완으로 아탈구 또는 탈구. 변형이 나타나지만, 수동적으로 수정할 수 없다.
단계 3	변형이 나타나고, 관절이 최소이거나 전혀 손상받지 않음
단계 4	다발성 손목과 손의 변형과 관련된 관절 파괴 및 연부 조직 장애

급한 요인으로 인해 관절에 가해지는 비정상적인 압축 하중도 관절 퇴행성 변화에 기여한다. 예를 들어, RA 변형의 질병 단계는 노자 관절에서 발생하는 장애가 손목과 손가락 부분의 변화를 발생시킨다. 따라서 손가락 부분의 발생하는 불균형은 몸쪽 관절에 변화를 발생시킨다.

게다가, 몸쪽 부분의 변화는 먼쪽 부분에 영향을 미치고, 먼쪽 부분의 변화는 몸쪽 부분의 영향을 미치기 때문에 류마토이드 손목과 손을 함께 평가하는 것이 중요하다.

비수술적 스플린트 관리 지침
NONSURGICAL ORTHOTIC MANAGEMENT GUIDELINES

휴식(고정 스플린트 사용)과 의학적 관리는 RA 증상을 줄이는데 도움이 될 수 있다(그림 13-28A,B). 치료사는 환자에게 ADL과 관절 보호와 에너지 보존을 위한 기술을 가르쳐야 한다. 이를 통해 환자가 관절염에 대처하는 데 도움이 될 수 있다(Colditz, 2000; Fess et al., 2005; Massarotti, 1996; Poole & Pellegrini, 2000; Simmons et al., 1996; Terrono, Nalebuff, & Philips, 1995).

의사는 환자교육, 관절 보호, 스플리트 적용, 통증관리 및 운동을 환자에게 초기에 치료 중재를 받을 수 있게 권장해야 한다. 스플린트 적용은 치료의 요소지만 단독으로 적용되는 경우는 거의 없다. 다른 중재와 스플린트 적용은 치료 계획에 통합되어야 한다. 열을 이용한 중재는 운동을 위해 관절을 준비하고 통증을 줄이는 것이 유용하다(예: 파라핀, 핫팩, 초음파)(Katz & Moore, 2000). 가정 운동 프로그램은 관절의 유연성과 기능 유지하는 데 도움이 될 수 있다. 진단 후 초기에 스플린트 적용하면 관절 주변의 약한 구조를 지지하고 관절주머니에 가해지는 스트레스와 통증을 줄이고, 연부 조직 손상을 늦출 수 있다(Blank & Cassidy, 1996; Jacobs, 2003).

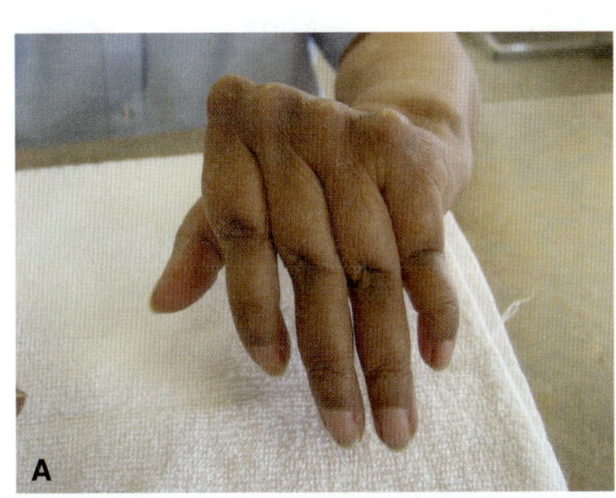

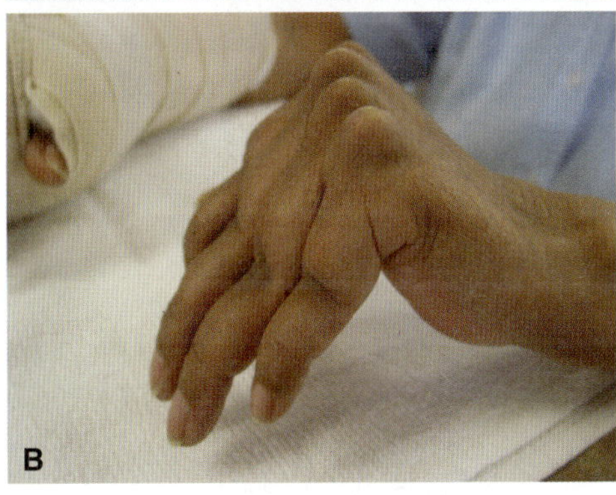

그림 13-27 A 및 B, 손목 및 손가락의 중증 RA 환자; 자쪽 치우침, MCP 아탈구 및 백조목 변형에 주목해야 한다.

재료 선택 Material Selection

열가소성 스플린트 재료

스플린트의 필요성과 유형은 질병 진행 과정에 따라 변경될 수 있다. 치료사는 질병 과정, 신체역학, 임상 기술 및 경험을 이용하여 가장 적절한 스플린트를 적용해야 한다. 예를 들어, 손목/손 고정 스플린트(휴식 손 스플린트)는 환자에게 적용될 수 있지만 생활 방식과 요구 사항은 최소한으로 손을 사용해야 하며 환자가 사용하기에 적합하지 않을 수 있다. 선택 사항은 주간 사용을 위한 손목 고정 스플린트(손가락과 엄지손가락의 움직임이 자유로움)와 야간 사용을 위한 손목/손 고정 스플린트를 제작하는 것일 수 있다(Simmons et al., 1996). 제작 전에 질병의 심각성, 피부 유형에 따른 재료 선택, 착용 일정, 환자의 생활 방식, 스플린트를 독립적으로 착용하고 벗을 수 있는 능력 등을 고려해야 한다.

스플린트의 재료 선택은 적합성과 무게를 고려해야 한다. 스플린트는 가벼워야 하고 가능한 부종과 힘줄막염을 통해 변화하

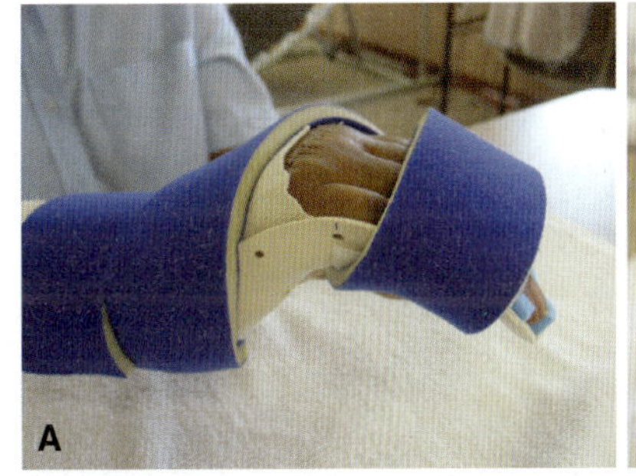

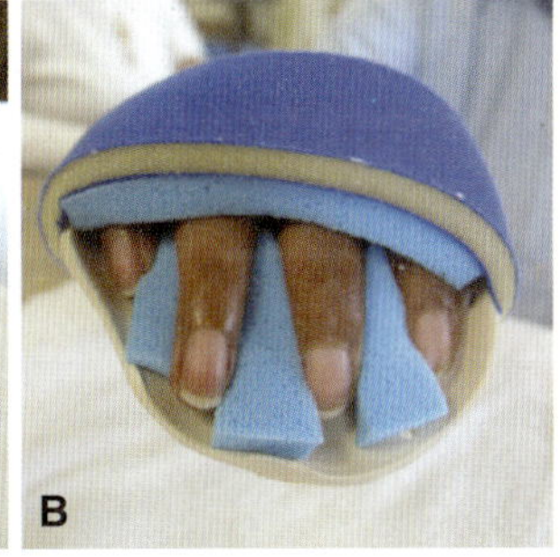

그림 13-28 A, 부드러운 끈은 손가락을 스플린트에 해부학적으로 적절하게 배치하는 데 도움이 된다. B, 고밀도 폼 웨지를 사용하여 손가락을 정렬하고 구분해 준다.

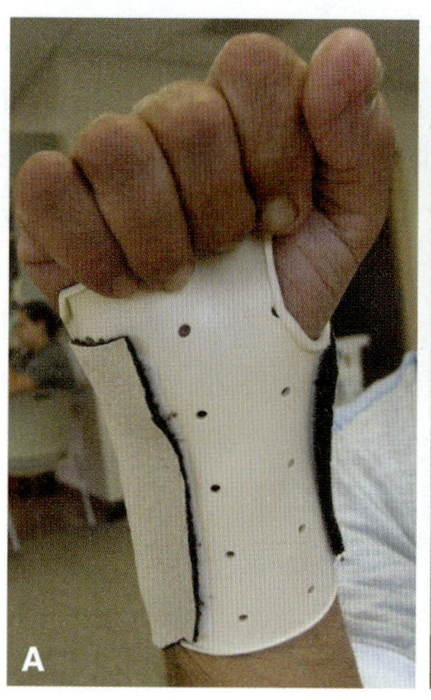
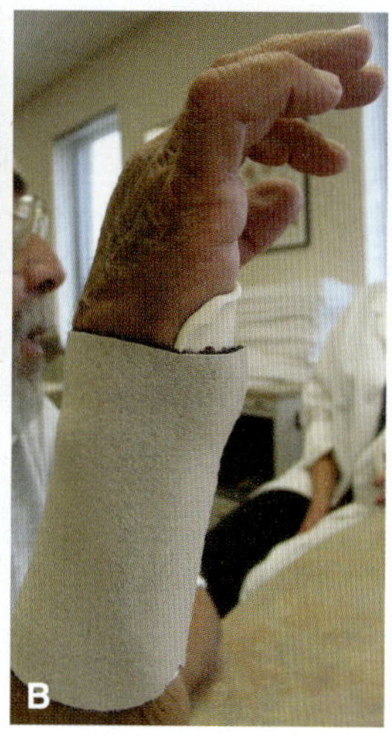

그림 13-29 A 및 B, 손목 스플린트를 보완하기 위해 절단된 넓은 네오프렌 스트랩/랩이 사용된다. 이 넓은 3.1mm 두께의 네오프렌 소재는 균일한 등쪽 압력과 따뜻함을 제공한다.

는 것을 허용할 수 있어야 한다. 부종과 관절 및 연조직 변화를 수용하기 위해 자주 조정이 예상되는 경우 적합성 높은 재료(플라스틱 기반 재료와 같이 신축성에 대한 저항이 최소화됨)가 최선의 선택이 아닐 수 있다. 단단한 소재는 신체 부위의 윤곽에 맞지 않는 경향이 있으며 이러한 환자에게 더 나은 선택일 수 있다(Austin, 2003). 이러한 재료는 관절의 안정성을 제공하고, 매우 딱 맞는 재료보다 부종의 변동을 더 잘 수용할 수 있다.

스플린트 계획 과정에서 임상의는 환자가 부종/힘줄염의 가변성을 고려하고 스플린트를 제작할 때 이를 고려해야 한다. 몇 가지 옵션에는 (1) 면 스토키네트 레이어링(layering cotton stockinette), (2) 신체 부분에 탄성 랩 사용, (3) 2.3mm 고도로 구멍이 난 재료와 같은 유연성이 있는 재료 선택 (4) 부드러운 네오프렌 및 열가소성 플라스틱 재료(그림 13-29A,B).

치료사는 스플린트가 몸쪽과 먼쪽 부분의 상태를 악화시킬 수 있다는 것을 인지해야 한다. 예를 들어, 손목 고정 스플린트는 손목을 안정시키기 위해 사용하지만 사용 중 변경된 움직임 패턴 또는 팔꿈치 몸쪽 부분의 힘의 전달은 팔꿈치의 염증을 자극하거나 먼쪽 부위의 MCP 관절을 자극할 수 있다.

스트래핑(Strapping)

스플린트의 스트랩은 쉽게 착용하고 벗을 수 있어야 한다. RA 환자는 나이, 약물 또는 질병 과정 인해 얇고 연약한 피부를 가지므로 스트랩은 넓고 부드럽고 딱 맞아야 한다. 스트랩 끝에 추가 길이 또는 루프를 허용하여 쉽게 적용하고 제거할 수 있도록 제작할 수 있다(그림 13-30A,B).

부드러운 스트랩 재료는 손목/손 고정 스플린트에서 손가락을 구분선으로 이용할 수도 있다. 이 구분선은 정렬을 돕고, 손가락이 넘어가는 것을 방지할 수 있다(그림 13-31A). 스트랩을 장점으로

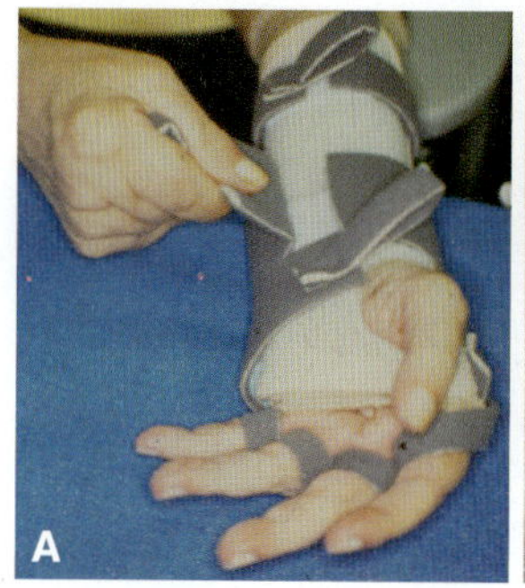
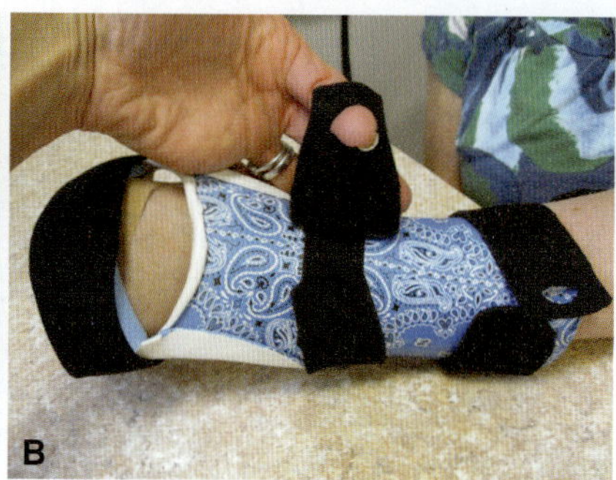

그림 13-30 A, 손목과 손가락의 심각한 RA를 가진 환자는 맞춤형 스트랩을 사용하여 부드러운 스트랩 잠금장치를 루프와 결합하여 고정 장치를 착용하고 제거한다. B, 이 네오프렌 스트랩에는 쉽게 적용할 수 있도록 작은 구멍이 있다. 네오프렌 소재는 마모되지 않으며 반복되는 부하에도 견딜 수 있다.

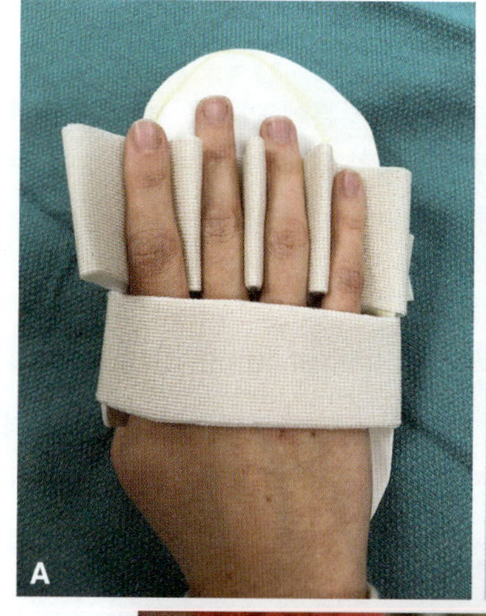
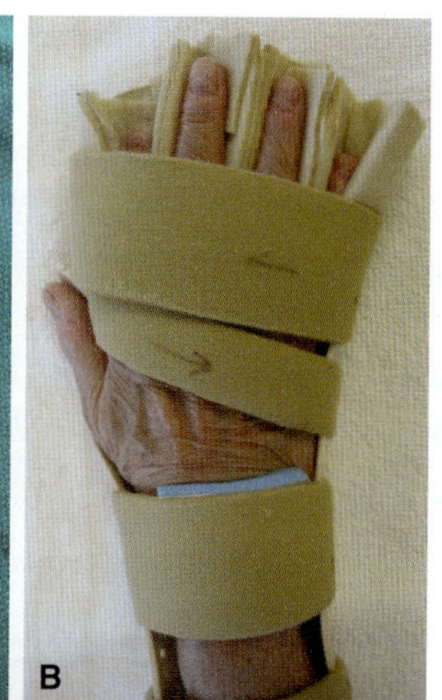
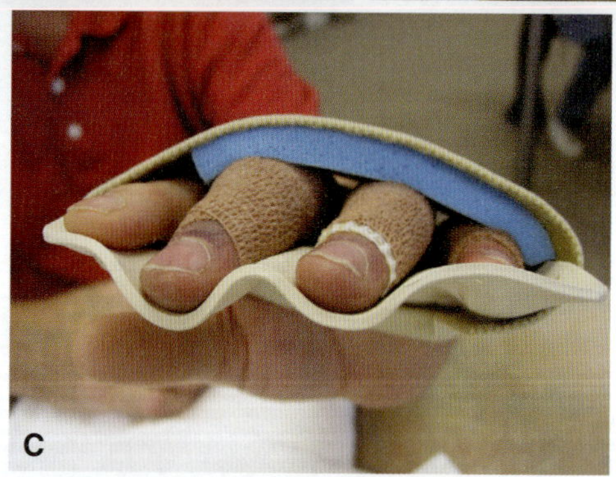

그림 13-31 A, 손가락 분리와 스플린트에 대한 가볍고 편안한 안정성을 지원하기 위하여 부드러운 스트랩이 사용된다. 여기에 사용된 부드러운 끈으로 손가락을 분리하여 제자리에 유지하기 위해 레이어 사이에 접착식 후크가 있다. B, 접착식 폼 패드가 손가락 사이에 적절하게 배치된다. 해부학적인 정확한 위치로 부드럽게 유도하는 데 매우 효과적일 수 있으며, 이는 취약한 관절에 과도한 스트레스를 방지할 수 있다. C, 열가소성 플라스틱 재료는 손가락이 쉴 수 있는 "배수로 모양"으로 제작되었다. 열가소성 플라스틱 재료가 단단해지는 과정에서 손가락을 가만히 두는 것이 어려울 수 있으나 효과는 좋을 수 있다.

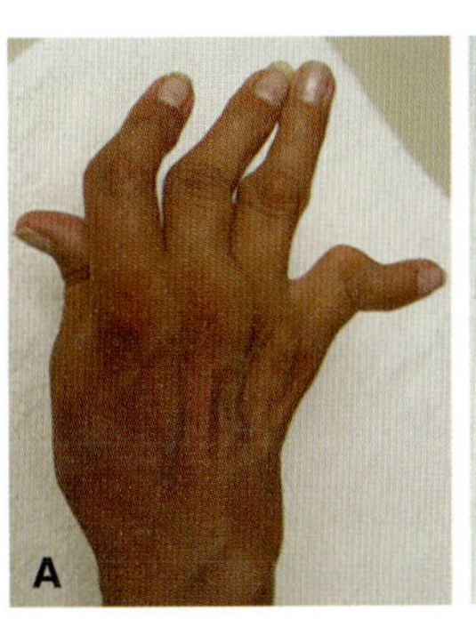
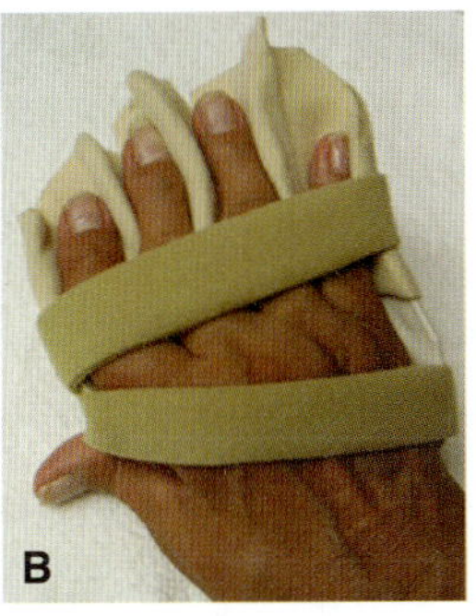

그림 13-32 A, 건선성 관절염 환자. B, 관절 정렬을 개선하고 관절이 수축되는 것을 방지하기 위해 부드러운 스트랩이 있는 야간-휴식 스플린트 수술이다.

발휘할 수 있도록 배치를 주의해야 한다. 스트랩은 관절을 변형 방지로 재위치하는 데 도움이 될 수 있으며(그림 13-31B), 성공적으로 관절 위치를 제공할 수 있다(그림 13-32A~C).

기성품 스플린트

이 장에서 이전에 언급했듯이 상업적 네오프렌 스플린트는 증상이 악화되는 동안 가벼운 지지를 제공하는 데 효과적일 수 있다(그림 13-7). 일부 환자의 경우 이러한 스플린트는 쉽게 적용하고 관리할 수 있다. 9장에서는 이러한 선택 사항을 더 자세히 검토한다.

수술 후 스플린트 중재 지침

수술 후 스플린트 적용은 OA 환자에 대하여 검토한 것과 유사한 징후를 따른다. 수술 후 환자는 유착 가능성을 줄이고 기능적 움직임을 최대화하기 위해 손가락 움직임을 교육해야 한다. 초기 ROM 및 차단 운동은 힘줄 이탈을 최소화하고 내재근의 긴장도를 줄이는 데 도움이 된다. 치료사는 수술 후 효과적으로 치료할 수 있고 수술 전 조직의 불균형이 있을 경우 잠재적으로 이차 합병증을 예방할 수 있는 질병의 병리학을 이해해야 한다.

류마토이드 관절염이 있는 팔꿈치 ELBOW WITH RHEUMATOID ARTHRITIS

팔꿈치의 RA는 다른 관절에서와 유사하게 나타날 수 있다(Bernstein et al., 2010). 팔꿈치에 RA가 있는 환자는 관절 활액막염과 팔꿈치 관절 뒤쪽 피부밑 결절에 나타날 수 있다(그림 13-33). 만성 힘줄염은 팔꿈치 굽힘 및 폄의 구축뿐만 아니라 팔꿈치 회전을 제한할 수 있다. 자신경 자극은 국소외상(local trauma), 정적인 자세(static posturing), 관절의 염증(joint inflammation), 뼈돌기 형성(osteophyte formation), 또는 피하 결절의 압력(pressure from a subcutaneous nodule)으로 인한 신경 긴장으로 발생할 수 있다(McAuliffe & Miller, 2000). RA의 다른 관절과 마찬가지로, 약물은 질병 관리와 진행에 상당한 변화를 가져왔다. 통증과 관절 손상이 지속되면 **윤활막절제술(synovectomy)**과 **관절성형술**

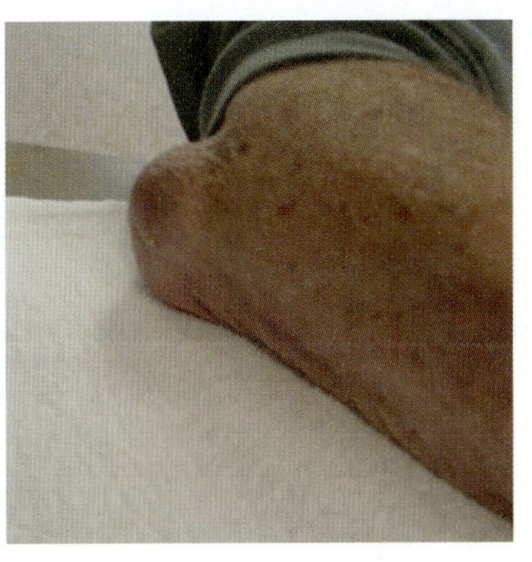

그림 13-33 피하밑 류마토이드 결절(subcutaneous rheumatoid nodules)은 RA 환자의 팔꿈치 뒤쪽에서 흔히 볼 수 있다.

(arthroplasty)과 같은 수술 선택 사항이 권장된다(Stanley, 2011).

팔꿈치의 비수술 스플린트 중재 지침 NONSURGICAL ORTHOTIC MANAGEMENT GUIDELINES OF THE ELBOW

통증이 있는 RA 팔꿈치의 보존적 관리는 항염증제 또는 질병-수정 항류마토이드 약물, 물리/작업 치료 의뢰, 활동 수정 및 스플린트 적용이 있다(Bernstein et al., 2010; McAuliffe, & Miller, 2000; Nirschl & Morrey, 1993). 팔꿈치 관절의 스플린트는 관절 구축의 위험이 높기 때문에 주의해서 사용해야 한다(Morrey, 2000b). 부드러운 재질의 스플린트는 통증이 있는 팔꿈치를 보호하고 안정성을 지원하기 위해 질병의 초기 단계에서 사용할 수 있다. 시판되는 것과 맞춤 제작된 팔꿈치 슬리브 또는 보호대는 팔꿈치 굽힘 및 폄을 완전 제한하고 결절이나 피부 욕창을 보호할 수 있다(그림 13-34). 폼 패드, 실리콘 젤 시트, 네오프렌을 조합으로 제작된 맞춤형 도넛 디자인은 충격을 흡수하고, 통증이 있는 결절/윤활주머니를 보호하며, 자신경에 대한 충격을 막아주거나, 아픈 조직에 대한 압력을 감소시킬 수 있다(그림 13-35A~C). 네오프렌 스플린트는 연부 조직 압박하여 온기와 절연의 추가적인 이점을 가지고 있다(McAuliff, & Miller, 2000).

더 큰 안정성이 필요할 경우 앞쪽과 뒤쪽에 스플린트를 적용할

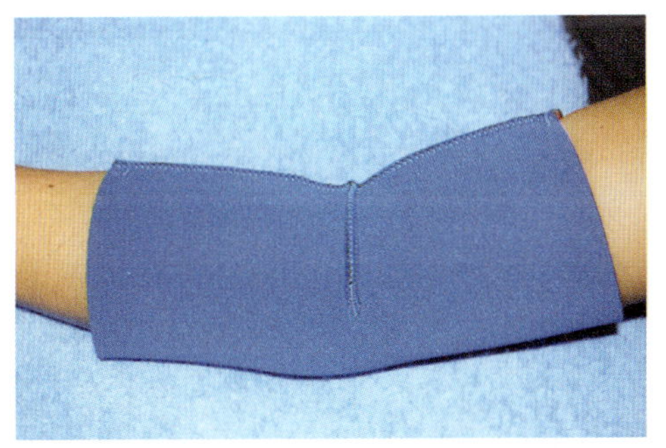

그림 13-34 팔꿈치에 대한 맞춤식 또는 기성품 보호대이다.

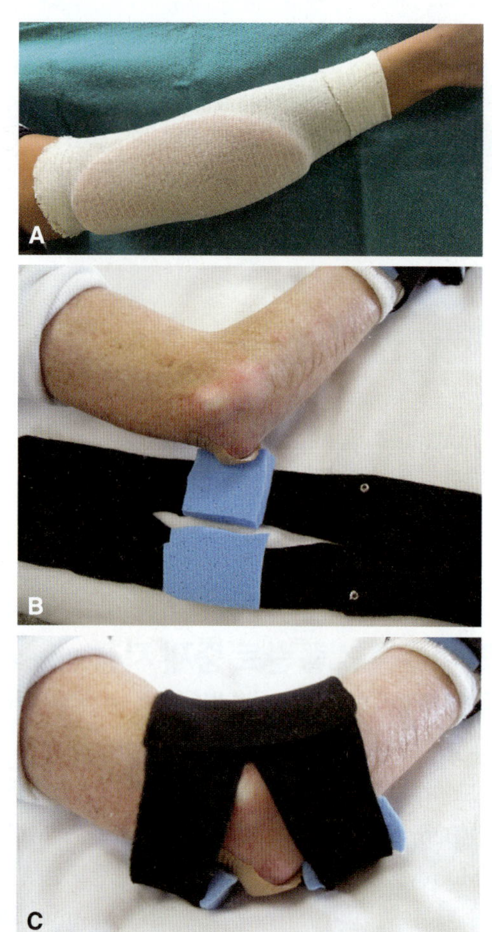

그림 13-35 A, 피부 결절에 대한 폼 패드를 사용한 보호는 탄성 슬리브로 고정된다. B 및 C, 진행성 피부경화증으로 인하여 오른쪽 팔꿈치 욕창이 있는 환자는 네오프렌과 Tee 폼 패드로 만든 맞춤형 스플린트로 편안함을 제공한다. 스플린트는 아픈 조직에 직접적인 압력을 가하지 않고 팔꿈치를 쉴 수 있도록 지원한다.

수 있다. 팔꿈치 뒤쪽에 결절이 있는 경우 팔꿈치 앞쪽에 고정 스플린트가 권장되고, 딱딱한 물건이 아닌 침대나 베개 위 같은 부드러운 곳에서 이완이 되기 때문에 밤에 사용한다(그림 13-23 및 13-36)(McAuliffe, & Miller, 2000). 앞쪽 설계는 뼈 돌출부가 적고 압박 부위가 생길 가능성이 적기 때문에 덜 복잡할 수 있다. 그림 13-36C는 손목이 포함된 앞쪽을 지원하는 설계를 보여주고 있으며 그림 13-36E는 먼쪽 부위 이동을 줄이기 위해 동일한 효과를 가진 뒤쪽 설계를 보여준다. 앞쪽 접근 방식은 순응성과 중력 보조를 적용한다.

뒤쪽에 스플린트를 적용하는 경우 손목을 고려해야 한다. 팔꿈치 관절염 환자는 아래팔 회전과 과도한 움직임을 제한시키는 스플린트를 사용할 경우 손목이 더 편안할 수 있다. 뒤쪽 스플린트는 조심스럽게 제작되어야 하며, 필요한 경우 돌기, 자뼈 붓돌기 및 팔꿈치 머리돌기에 패드를 잘 채워야 한다(Austin, 2003).

팔꿈치의 구축은 일상생활, 여가 및 작업 활동에서 제한을 받을 수 있다. 팔꿈치 굽힘 구축은 수술 후와 팔꿈치 외상 후 흔한 후유증으로 나타난다. 초기 중재를 통하여 구축은 스플린트를 적용하여 정적인 상태의 직렬과 점진적으로 가동 상태를 바꾸며 구조를 관리할 수 있다.

팔꿈치의 수술 후 스플린트 중재 지침 POSTSURGICAL ORTHOTIC MANAGEMENT GUIDELINES OF THE ELBOW

팔꿈치 관절 윤활막절제술(synovectomy)은 노뼈 머리 제거의 유무에 관계없이 질병의 초기 단계에서 통증을 완화하고 관절의 기능적 ROM을 증가시키기 위해 수행될 수 있다(Varitimidis, Plakseychuk, & Sotereanos, 1999). 윤활막 절제술 후 스플린트 적용은 의사의 선호도에 따라 신중하게 사용된다. 수술이 비교적 간단하고 경미한 건막염으로 인해 덜 침습적이었다면 환자는 슬링을 사용하고 자주 제거하여 능동적 ROM을 할 수 있다. 더 광범위하게 수술할 경우 스플린트를 적용하여 팔꿈치가 약 90° 굽힘과 아래팔을 중립에 위치시킨다. 스플린트는 일반적으로 수술 후 2~4주 동안 착용하며 ROM 운동 시 스플린트를 착용과 미착용을 반복한다.

팔꿈치 관절성형술(arthroplasty)은 심하게 침범된 관절일 경우 적용된다. 통증, 관절 불안정성, 자신경 침범, 일상생활의 수행 문제로 인해 환자가 결정을 내릴 수 있다(Bryan & Morrey, 1982; Ferlic, 1999; Gill & Morrey, 1998; Morrey, 2000a; Wright,Froimson, & Stewart, 1993). 절차에 관계없이 초기 스플린트 적용과 수술 후 치료는 최대 결과를 얻는 데 중요한 역할을 한다(Ferlic, 1999; Gill & Morrey, 1998; Melvin, 1982; Morrey, 2000b; Nirschl & Morrey, 1993; Wolf, 2000). 관절성형술 후 팔꿈치 고정 또는 스플린트 중재는 안내된 운동 및 부종 관리과 함께 조심스럽게 적용된다(Brach, 1999; Edmond, 1993; Wolf, 2000). 팔꿈치의 위치는 수행된 절차에 따라 다르다. 팔꿈치의 관절주머니는 약 80°의 굽힘에서 최대이다(Johansson, 1962). 따라서 팔꿈치를 약 80°~90° 굽힘에 위치시키면 관절 내의 압력이 감소하여 환자를 편안하게 할 수 있다. 스플린트에서 아래팔의 위치는 인대 재건술 여부에 따라 달라진다(Szekeres, & King, 2006). 안쪽곁인대(medial collateral ligament)를 재건한 경우 아래팔은 뒤침시키고, 가쪽곁인대 복합체가 재건된 경우 아래팔을 엎침되고, 양쪽 모두 수술할 경우 아래팔을 중립위치에 놓인다(Szekeres, & King, 2006). 팔꿈치의 위치는 위팔세갈래근(triceps brachii muscle) 힘줄의 상태에 따라 달라진다. 예를 들어, 위팔세갈래근을 수술한 경우, 팔꿈치는 수술 중 평가하여(평가된 수술의 장력, 수술 강도에 따라) 수부외과전문의의 선호도에 따라 팔꿈치를 위치시킬 수 있다(그림 13-37).

앞쪽과 뒤쪽 팔꿈치 안정 스플린트는 ROM 운동을 하기 위해 하루에 4~8번 분리해야 한다. 스플린트는 기성품으로 제작되거나 맞춤 제작될 수 있다. 그러나 정확한 운동은 의사와 치료사 사이의

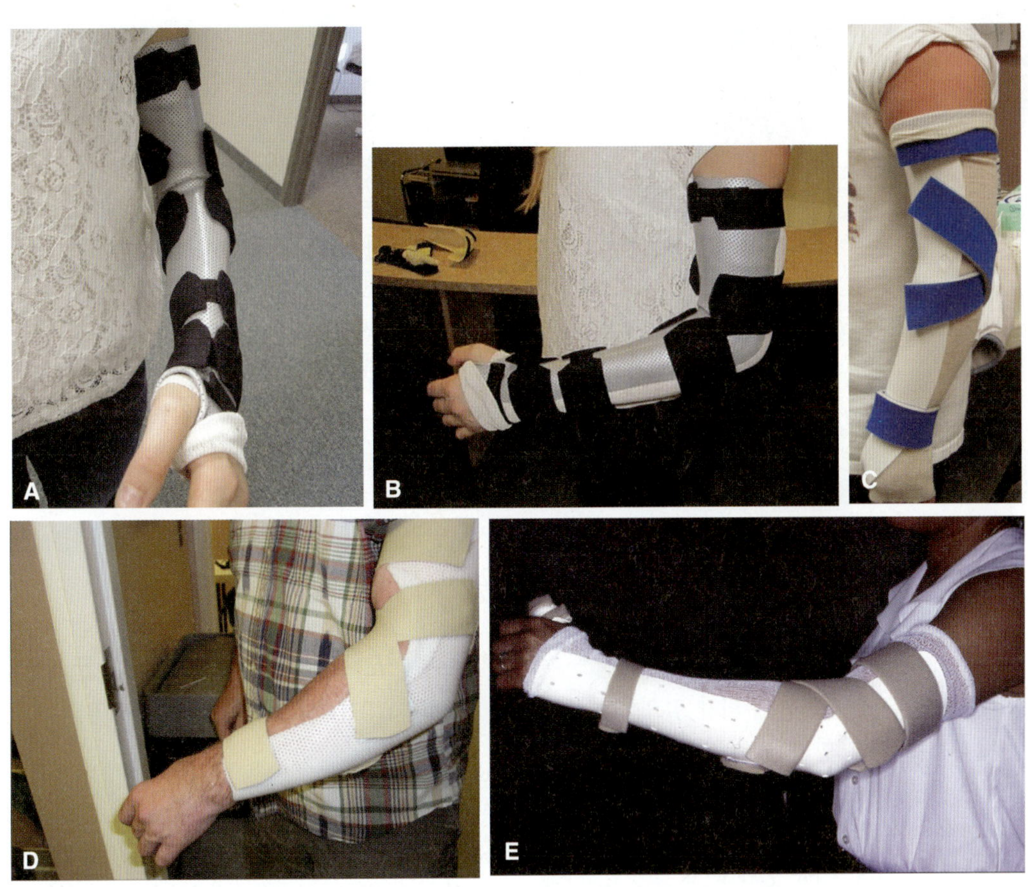

그림 13-36 A, 앞쪽 팔꿈치 폄 고정 스플린트. B, 앞쪽 팔꿈치 주름에 넓고, 십자형으로 제작된 스트랩은 뒤쪽 팔꿈치 고정 스플린트의 착용을 더 강하게 착용시켜준다. C, 손목이 포함된 앞쪽 팔꿈치 설계. D, 2인치 스트랩이 있는 뒤쪽 팔꿈치 스플린트는 팔꿈치 내 스플린트를 고정하는 데 도움이 된다. E, 손목이 포함된 뒤쪽 팔꿈치 설계.

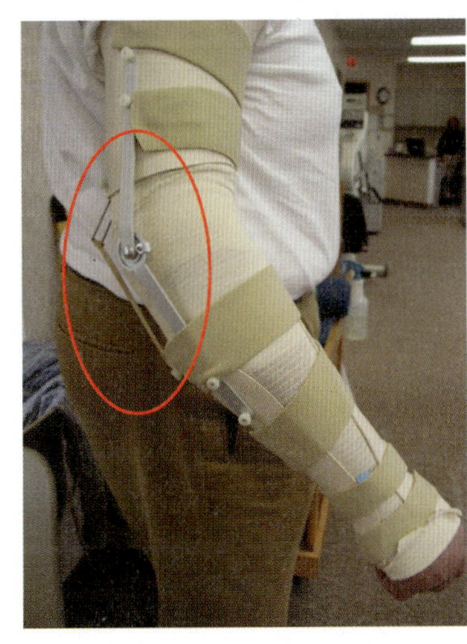

그림 13-37 아래팔이 중립위치에 있는 맞춤형 팔꿈치 굽힘 제한 스플린트(피닉스 팔꿈치 경첩, Performance Health) 가동 폄 스플린트는 위팔세갈래근 폄과 경첩 중앙에 위치한 굽힘 블록을 보조하는 데 도움이 된다. 수부외과전문의의 프로토콜이 허용하는 대로 블록을 시계 반대 방향으로 움직여 굽힘을 증가시킬 수 있다.

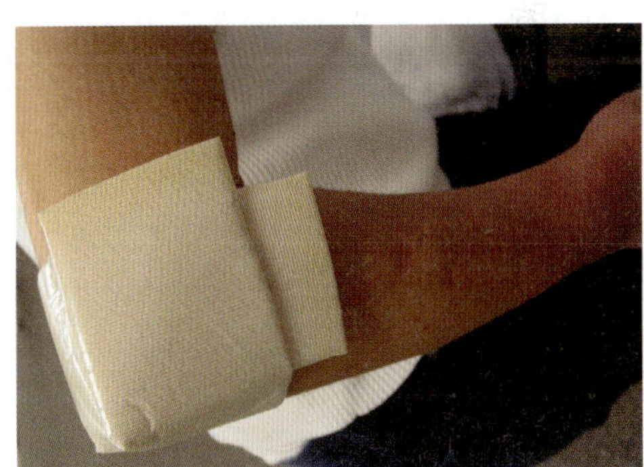

그림 13-38 맞춤 제작 시 뼈의 돌출 부위에 압력을 줄이는 데 도움이 될 수 있는 패드를 미리 팔꿈치 뒤쪽에 추가하였다.

긴밀한 의사소통, 관절성형술의 종류, 수술 절차, 자신경의 상태, 위팔세갈래근 상태, 곁인대 상태, 팔꿈치 관절의 안정성에 달려 있다. 이전에 강조한 바와 같이 고정 스플린트의 장기간 사용은 관절 구축의 위험이 있다(Edmond, 1993; Wolf, 2000). 스트랩을 사용하는 대신 스플린트를 팔에 감는 것(예: 탄력 붕대 사용)은 수술 후 부종 관리에 도움이 되고 부종이 가라앉으면서 스플린트가 움직이는 것을 방지할 수 있다. 자뼈팔꿈치돌기(olecranon), 안쪽 및 가쪽 위관절융기(medial and lateral epicondyles), 팔꿈치 터널(cubital tunnel)의 뼈에 대한 스플린트 제작 시 뼈 돌출부가 직접적인 압력

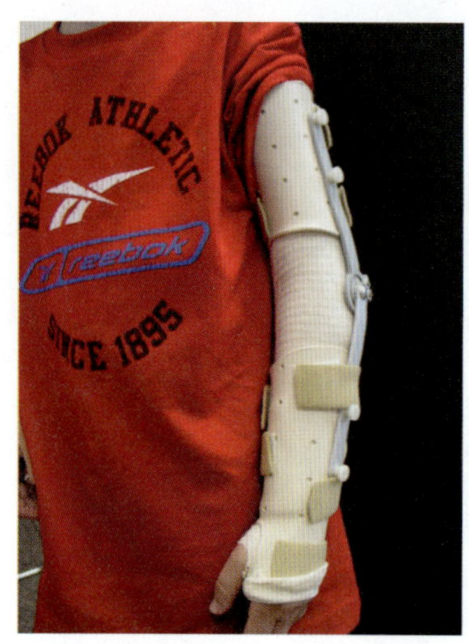

그림 13-39 피닉스 팔꿈치 경첩 스플린트(Performance Health)는 청소년 RA를 가진 어린 소년의 팔꿈치 재건 후에 사용된다. 스플린트는 팔꿈치 AROM을 제한하고 측면압력(횡압력)을 방지한다.

으로 인해 자극을 받기 쉽기 때문에 특별한 주의가 필요하다(그림 13-38). 경첩 스플린트(가동 또는 제한)는 팔꿈치 관절성형술 후 고정 스플린트와 비교하여 처방될 수 있다. 경첩 스플린트는 굽힘과 폄을 허용하고 관절과 힘줄 미끄러짐을 촉진하고, 회복하는 부위로의 혈류량과 영양을 증가시키며, 치유 중에 관절 뻣뻣함을 예방하는 데 도움이 될 수 있다(그림 13-39). 하지만 팔꿈치 경첩 스플린트는 환자가 만족하게 제작하는 것을 어려울 수 있다. 팔꿈치 주변에는 스플린트와 팔꿈치가 알맞게 일치하게 해주는 윤곽선이 거의 없다. 적절한 위치(팔꿈치의 관절 축과 정렬된 팔꿈치 경첩의 축)에서 스플린트를 단단히 고정하면 아래팔이 움직일 때 이동을 방지하기 위해 어깨 장치를 제작해야 할 수도 있다.

치유 단계에서 가동 스플린트 중재는 관절 굽힘 및 폄 구축이 발생한 경우 연조직을 신장시킬 수 있다(그림 13-40). 가동 스플린트는 맞춤 제작하거나 상업적으로 구매/대여할 수 있다. 이러한 형태의 스플린트 중재는 수술 후 최소 6~8주가 될 때까지 사용되지 않으며 환자가 처방된 운동 프로그램으로 충분히 ROM을 얻지 못하는 경우에만 사용된다(Szekeres, & King, 2006). 이러한 형태의 스플린트 중재의 근거는 뻣뻣한 관절을 가동시키기 위한 장기적인 **저부하 지속 응력(low-load prolonged stress, LLPS)**에 기초로 한다(Flowers & LaStayo, 2012; Hepburn, 1987; Light, Nuzik, Personius, & Barstrom, 1984)(자세한 내용은 11장 참조). 이러한 가동 스플린트는 ROM의 끝에서 관절을 장기간 유지하여 조직이 가해지는 스트레스에 변화시키는 가동 장치를 통해 뻣뻣한 팔꿈치에 LLPS를 적용하는 데 사용된다. 팔꿈치 관절의 곁인대를 보호하기 위해 최소한의 측면 힘이 가해지고 일반적으로 중립 위치에서 아래팔과 함께 가해지는 것이 중요하다(McAuliffe, & Miller, 2000; Morrey, 2000a, 2000b).

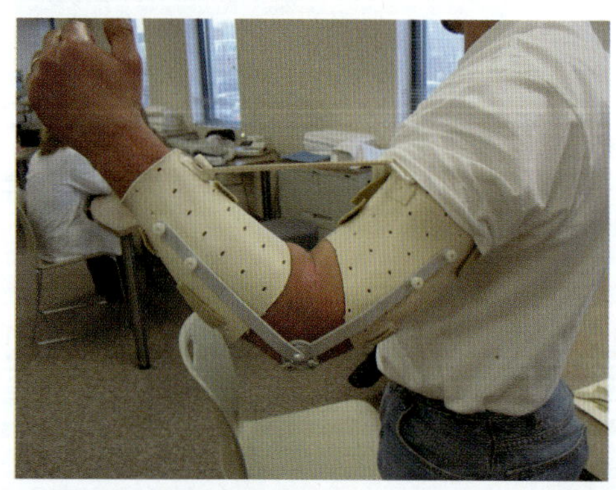

그림 13-40 팔꿈치 인공관절 수술 후 12주에 환자는 기능적 팔꿈치 굽힘을 얻을 수 없었다. 따라서 피닉스 팔꿈치 경첩이 있는 "가동성을 가진" 팔꿈치 굽힘 가동 스플린트(Performance Health)가 처방되었다. 고무 밴드 견인력과 끝부분의 부착을 위해 먼쪽의 후크를 고정하는 데 사용되는 몸쪽의 D-링에 주목한다. 이러한 설계에 손목을 포함하는 것은 아래팔 회전을 돕는 선택 사항이 될 수 있다.

류마토이드 관절염이 있는 손목
WRIST WITH RHEUMATOID ARTHRITIS

RA로 인한 손목 및 손 변형은 상지 내에서 영향을 받는 첫 번째 관절이다(Colville, Nicholson, & Belcher, 1999; Melvin, 1982; Swanson, 1995a, 1995b; Vamos, White, & Caughey, 1990; Wilson & Fredick, 1994). 변형은 인대 이완과 건막염의 위치가 복합적으로 발생한다.

급성 RA 환자는 관절이 광범위하게 부어오르고 붉어지는 증상을 보인다(Fess et al., 2005). 손목이나 손가락을 움직이려는 시도는 매우 고통스러울 수 있다. 촉진 시 관절과 힘줄 염증으로 손목과 손이 열기가 있을 수 있다. 휴식 손 스플린트는 처방될 수 있는 첫 번째 치료법 중 하나이다(Blank & Cassidy, 1996; Fess et al., 2005; Kozin, 1999; Melvin, 1982; Stirrat, 1996).

손목은 손바닥과 등쪽 표면에 여러 개의 인대가 연결된 복잡한 관절이다. 염증의 위치와 영향을 받는 인대에 따라 많은 변형이 발생할 수 있다. 변형의 가장 흔한 세 가지 유형은 먼쪽 노자관절의 아탈구, 손바닥의 아탈구/노손목의 손목뼈의 뒤침, 손목의 노쪽 치우침이다(Feinberg, 1999; Michlovitz, 1999; Rizio, & Belsky, 1995; Shapiro). , 1996; Swanson, 1995b; Talesnick, 1989; van Vugt et al., 1999; Wilson, 1986; Wilson & Fredick, 1994).

삼각형 섬유연골 복합체(triangular fibrocartilage complex, TFCC)는 먼쪽 노자관절을 안정화시킨다. 힘줄활막염이 TFCC를 침범하면 지지인대가 약해지고 손상될 수 있다. 그 결과, 노뼈 손바닥쪽으로 아탈구되어 자뼈머리가 등쪽으로 더 두드러지게 나타난다. 이것은 전형적으로 **자뼈머리 증후군(caput ulnae syndrome)**이라고 불린다(Shapiro, 1996; Swanson, 1995b). 이 변형은 방사선 사진과 촉진 및 번쪽 자뼈의 관찰을 통한 임상 검사, 특히 아래팔이 엎친 상태에서 평가될 수 있다. 환자는 아래팔 회전과 손목 운동범

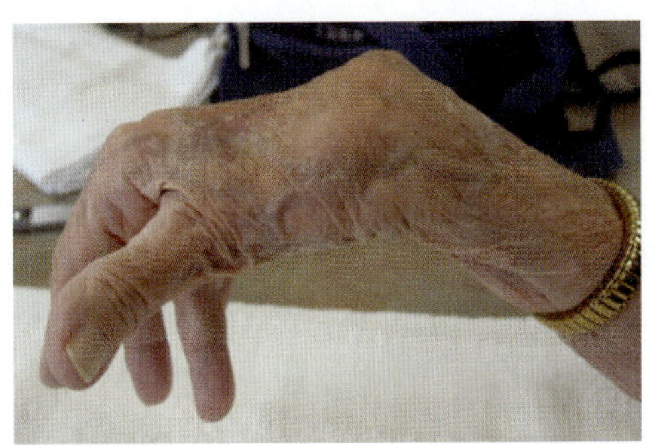

그림 13-41 손목관절의 힘줄막염은 주변 인대 구조를 약화시킨다.

위 동안 통증을 느낄 수 있다.

노손목관절의 건막염은 주변 인대 구조를 약화시킨다. 노손배반달 인대와 노알머리인대가 가늘어짐과 이완이 있고, 노손목인대 및 등쪽 손목뼈사이인대에도 종종 나타난다. 이러한 이완은 노뼈의 손바닥 경사와 결합하여 손바닥쪽 손목 아탈구를 촉진할 수 있다. 자쪽손목폄근(extensor carpi ulnaris, ECU) 힘줄의 모멘트 팔(moment arm)이 폄에서 굽힘으로 이동한다.

손바닥쪽 아탈구는 손목뼈 뒤침, 손목의 자뼈이동, 손허리뼈의 자뼈 치우침에 원인이 되고, 이러한 변화는 손목 폄에 대한 지지를 감소시키고 손가락 폄근 힘줄의 효율성을 감소시킬 수 있다(그림 13-41)(Shapiro, 1996; Swanson, 1995b; Wilson & Fredick, 1994).

노자관절 정렬의 문제는 손목관절의 불안정성을 유발하고 점진적으로 손목뼈 몸쪽열 및 손목뼈중간관절의 불안정성을 유발한다. 손목관절의 불안정성은 손가락 굽힘근과 폄근에 의해 생성된 변형으로 MCP 및 IP 관절 모두에 영향을 준다. MCP 관절뿐만 아니라 손목 부분에서 굽힘근 및 폄근 힘줄의 방향이 변경되면 등쪽 시상 띠가 손바닥쪽 섬유-뼈조직의 기능 상실을 유발하여 MCP 관절에서 자뼈 방향의 힘에 추가로 기여한다(그림 13-42). 폄근 힘줄

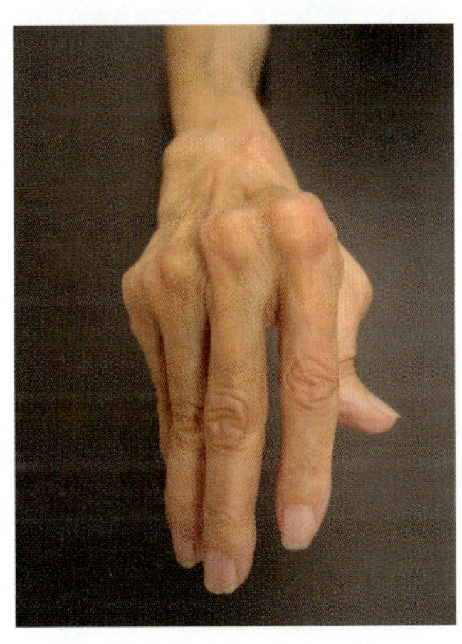

그림 13-42 MCP 관절 위의 3-4번째 손가락의 자뼈쪽 손가락폄근(EDC)에 주목한다. 손가락의 자뼈 이동과 몸쪽손가락뼈의 손바닥쪽 아탈구에 영향을 준다.

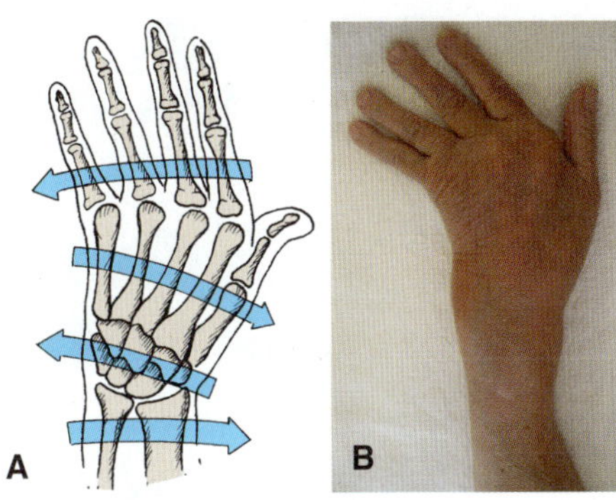

그림 13-43 A 및 B, 전형적인 변형시키는 힘: 손목은 노쪽 방향, 손목뼈는 자쪽방향, 손허리뼈는 노쪽 방향, 몸쪽손가락뼈는 자뼈 방향으로로 편향되며 종종 아탈구하기도 한다.

은 먼쪽의 시상띠가 약해지면 MCP 관절 사이의 자뼈 중 패인 곳에서 떨어져 MCP 관절에서 폄 지연을 일으킨다. 이러한 현상은 이차적으로 백조목 변형을 포함하여 먼쪽 관절에서 다양한 이차 변형에 기여한다. 노자관절, 손목관절, 손목뼈중간관절 운동학의 변화는 뼈의 변성과 폄근 힘줄에 미끄럼짐에 대한 저항(마찰)을 증가시키고 힘줄 파열의 가능성이 있다.

손목의 노쪽 치우침은 주로 손목 부분의 자뼈 이동과 손허리뼈의 자뼈 이동으로 발생한다. 손목뼈의 이동은 **지그재그 변형(zigzag deformity)**이라고 하는 손가락의 자뼈 치우침을 이차적 원인이 될 수 있다. 쉬고 있는 손에서 손목은 자쪽 침우침의 약 10°에 위치하여 2번째 손가락(IF)을 잘 정렬되도록 한다(Leslie, 1999; Swanson, 1995b). 지그재그 변형은 신체의 균형을 유지하려고 시도하는 것으로 보인다(그림 13-43A~B).

손목에 대한 비수술 스플린트 중재 지침 NONSURGICAL ORTHOTIC MANAGEMENT GUIDELINES FOR THE WRIST

손목의 RA에 대한 스플린트 옵션은 병리학이 다를 때에도 유사하다. 손목 고정 스플린트는 손목 염증이 있는 환자에게 적용되는 치료법이다(Blank, & Cassidy, 1996; Fess et al., 2005; Kozin, 1999; Melvin, 1982; Stirrat, 1996). 가벼운 고무 기반 재료는 이러한 고정 스플린트에 적합한 선택 사항일 수 있다. 정중 신경에 증가된 압력을 피하기 위해 제안되는 손목 위치는 변형이 허용하는 경우 10° 폄까지 중립위치이다(그림 13-44A,B)(Melvin, 1982).

손목과 손을 고정시키는 단단한 스플린트는 하루종일 착용 시 손의 기능을 크게 제한할 수 있으므로 야간용으로 초기에 권장할 수 있다(Leonard, 1995). 먼쪽 자뼈 및 MCP 관절의 스플린트 내에 손바닥 지지대가 형성하는 것이 중요하다(Philips, 1995). 이 지지는 손목 및 MCP 관절 아탈구 및 MCP 관절 자쪽 치우침으로부터 보호하는 데 도움이 된다. 손목/손/엄지 고정(휴식 손) 스플린트는 야간 사용을 위해 제공할 수 있다(그림 13-45). 이러한 설계는 손목과 손가락을 지원하면서 엄지손가락을 손바닥 중앙과 노쪽 벌

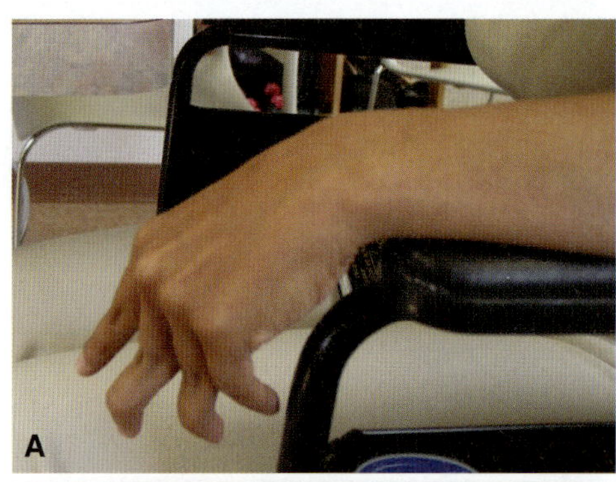

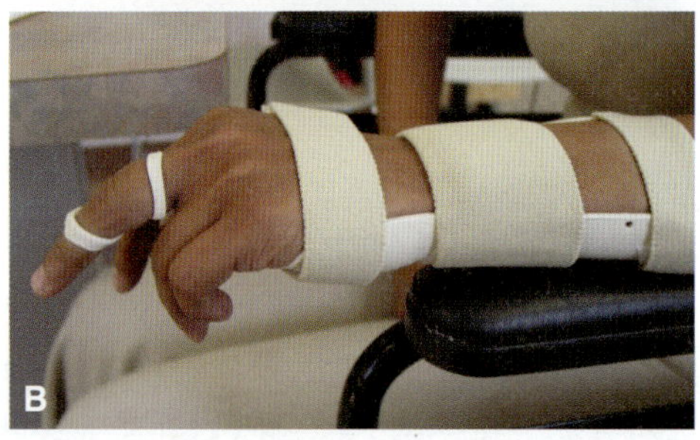

그림 13-44 **A 및 B,** 손목을 안정시키기 위해 스플린트를 사용한 후 먼쪽 손가락의 위치를 확인한다. 가운데 손가락은 백조목 변형이 오래 되어 PIP 폄 제한 스플린트가 제작된다.

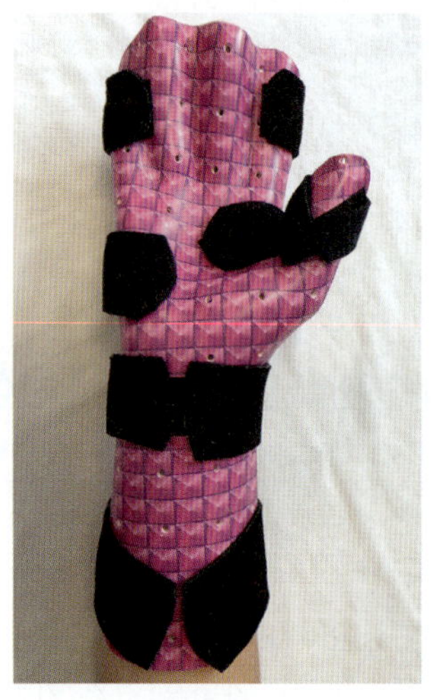

그림 13-45 A(장갑 설계) 손목/손/엄지 고정 스플린트는 일반적으로 밤에 착용하여 손목과 MCP 관절에 손바닥에 지지대를 제공하여 염증이 있는 구조를 적절히 정렬한다. 손가락의 손바닥 부분에 대한 플라스틱 기반 열가소성 플라스틱 재료의 사용에 유의해야 한다.

림 사이 편안하게 위치시키기 때문에 선택된다. 제안된 위치는 손목이 중립에서 10° 폄, MCP 관절 25°~30° 굽힘, IP 관절의 약간 굽힘이다(Fess et al., 2005; Melvin, 1982). MCP 관절은 30°보다 높은 굽힘이 관절을 변형위치로 위치시킬 수 있어 30° 이하의 굽힘에 위치해야 한다. 즉, MCP 관절의 손바닥쪽 아탈구와 긴장된 IP 관절 폄이다(Philips, 1995; Shapiro, 1996; Wilson & Fredick, 1994). MCP 관절을 구부린 상태에서 IP 관절을 완전히 폄시키면 내재근의 경련, 조임 및 IP 강직이 유발될 수 있으며, 이는 극복하기 어렵고 추가적인 변형을 초래할 수 있다.

RA는 종종 양측 및 대칭적으로 발생하여 환자가 양손에 고정 스플린트를 착용할 수 있다. 집에서 도움이 없으면 양측 스플린트를 착용하거나 벗는 것이 어려울 수 있다. 매일 밤에 오른쪽과 왼쪽 스플린트를 번갈아 사용하는 것을 고려해야 한다. 착용 일정은 현재 상태에 따라 다르다. 손목 힘줄윤활막염만 있는 경우 필요에 따라 손목 스플린트를 착용할 수 있다. 그러나 MCP 관절 힘줄윤활막염이 있을 수 있어 손목만 고정하면 손의 기능적 사용으로 MCP 관절에 응력(stress)이 증가할 수 있다(Melvin, 1982; Philips, 1995). MCP 통증 및 부종 문제가 되는 경우 스플린트 교체 방식을 고려해야 한다(주간 사용을 위한 손목 스플린트, 야간을 위한 손목/손 스플린트).

탈부착 가능한 금속 스테이가 있는 기성품 손목 스플린트는 손목 통증의 원인이 되는 주간 활동을 위한 선택 사항이 될 수 있다(Leonard, 1995; Murphy, 1996; Pagnotta et al., 1998; Stern et al., 1997; Stern et al., 1996b; Tijhuis et al., 1998; Veehof, Taal, Heijnsdijk-Rouwenhorst, & Van de Laar, 2008). 금속 스테이를 제거할 수 있어 필요할 때 손목의 움직임을 약간 허용하여 MCP 관절에 가해지는 힘을 줄일 수 있다. 네오프렌 손목 스플린트는 어느 정도의 움직임을 허용하면서 가벼운 안정성을 제공하는 데 도움이 될 수 있다. 네오프렌은 온열 특성으로 인해 약간의 통증 완화를 제공할 수 있다. 손목과 관련하여 뼈 구조와 아래팔이 자주 발생하는 변화를 고려할 때 모든 스플린트 설계가 잘 맞는 것은 아니

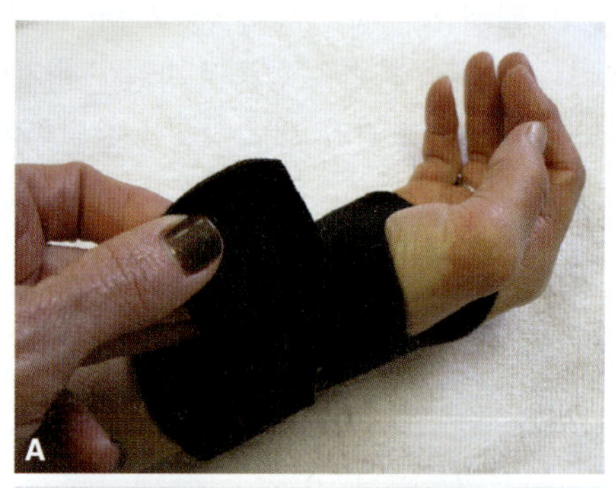

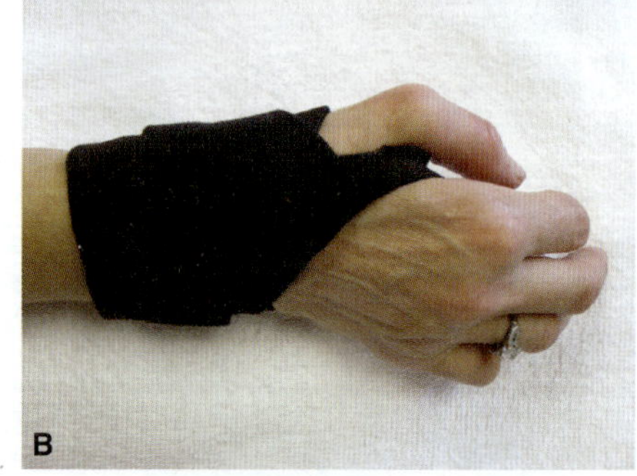

그림 13-46 **A 및 B,** 이 손목 랩(wrap) 설계와 같은 맞춤형 네오프렌 스플린트는 단단한 열가소성 플라스틱 재료의 대안으로 고려할 수 있다.

전문가 핵심 13-10

네오프렌 스플린트

NANCY BEAMAN, OTR/L, CHT
Massachusetts

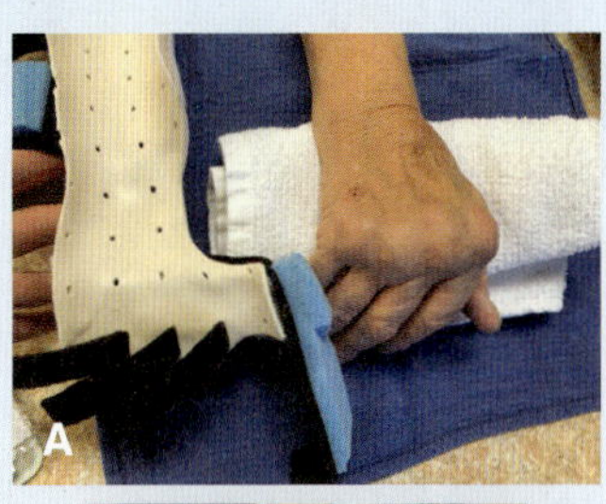

A

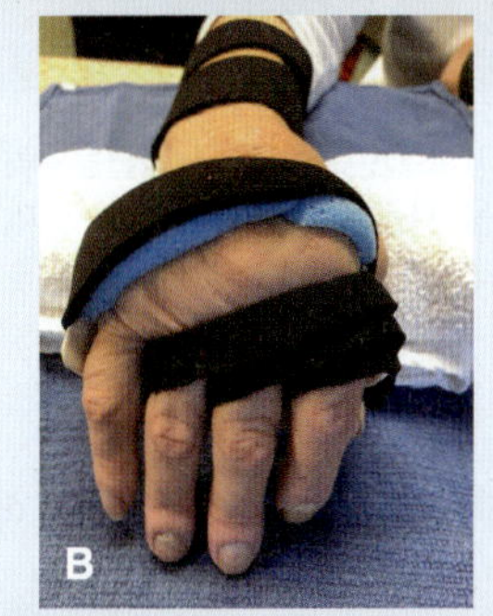

B

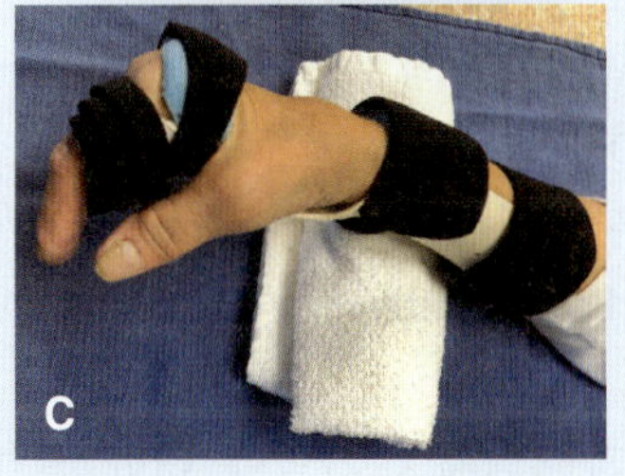

C

자쪽 치우침을 줄이기 위한 맞춤형 스트랩의 최적의 당김 각도를 위해 손바닥 스플린트에 틈을 배치한다. 먼쪽 스트랩 아래에 있는 폼은 MCP를 펌하여 IP 관절을 자유롭게 움직일 수 있도록 배치하는 데 도움이 된다.

다(Leonard, 1995). 네오프렌 스플린트는 뼈의 변화를 수용하도록 맞춤 제작될 수 있다(그림 13-46A,B). 네오프렌에 열가소성 플라스틱 재료를 추가하여 추가 보강 및 안정성을 제공할 수 있다. 상자 13-2의 손목 RA 스플린트에 대한 추가 정보를 참조한다.

손목에 대한 수술 후 스플린트 중재 지침

POSTSURGICAL ORTHOTIC MANAGEMENT GUIDELINES FOR THE WRIST

RA의 통증 관리, 안정성 증가, 기능적 사용 개선 및 손목 변형 최소화를 위해 설명된 수많은 외과적 수술이 있다(Wolf et al., 2019; Blank & Cassidy, 1996; Colville et al., 1999; Linscheid , 2000; Nalebuff, 1990; Shapiro, 1996; Stirrat, 1996; Talesnick, 1989; Terrono et al., 2011; van Vugt et al., 1999; Watson & Ballet, 1984; Watson et al., 1999; Wilson, 1986). 외과적 수술에는 윤활막절제, 힘줄윤활막절제, 힘줄 복구/이식, 관절 성형 및 관절 고정이 있다(Shapiro, 1996).

윤활막절제술 또는 힘줄윤활막절제술

Synovectomy or Tenosynovectomy

손목신경절제(손상된 신경절제) 또는 **힘줄윤활막절제**(**tenosynovectomy**, 힘줄집[tendon sheath]의 외과적 절제)는 통증을 감

상자 13-2 근거-정보 스플린트 중재: 류마토이드 손목

손목 스플린트는 주로 RA로 고통받는 환자의 통증 감소를 위해 처방된다. 기성품 손목 스플린트는 손목 통증을 줄이는 데 효과적인 것으로 밝혀졌다(Kjeken, Møller, & Kvien, 1995; Nordenskiold, 1990; Pagnotta et al., 1998; Pagnotta, Mazer, Baron, & Wood –Dauphinee, 2005; Veehof et al., 2008). 쥐기 강도의 향상과 관련하여 일부 연구는 개선을 발견했지만, 다른 연구는 쥐기 강도의 효과나 감소를 발견하지 못했기 때문에 문헌이 충돌하고 있다(Anderson & Maas, 1987; Kjeken et al., 1995; Nordenskiold, 1990; Stern et al., 1996). 이러한 결과는 기성품 스플린트가 통증 완화를 시키며, 전반적인 기능을 향상시킬 수 있음을 시사한다. 정확한 착용기간, 착용 방법은 결정되지 않았다.

손목/손 고정 스플린트는 RA로 고통받는 사람들에게 가장 널리 사용되는 스플린트 중 하나이다. 손목/손 고정 스플린트는 손목과 MCP 관절을 지지하고 염증이 있는 구조의 적절한 정렬을 위해 밤에 착용한다. 손목/손 고정 스플린트는 초기 RA 환자, 만성적인 RA 환자 모두에게 처방된다. 현재까지 연구에 따르면 손 고정 스플린트는 초기 RA 환자의 손 기능 개선에 유익한 효과를 제공하지 않는다. 따라서 고정 스플린트는 현재 근거가 부족하다(Adams, Burridge, Mullee, Hammond, & Cooper, 2008; Egan et al., 2003; Steultjens et al., 2004; Steultjens, Dekker, Bouter, Leemrijse, & van den Ende , 2005). 치료사는 전문가의 의견을 바탕으로 수십 년 동안 손목/손 고정 스플린트를 제공해 왔다. RA 환자에게 스플린트 적용은 만성, 전신, 자가면역 질환, 손 변형, 통증 및 기능 장애의 진행을 지연시키는 데 어느 정도 영향을 미칠 수 있다. 그러나 환자 교육 및 약물과 함께 스플린트 중재는 특히 발적의 경우 단기 통증 완화에 도움이 될 수 있다. 전문가의 의견으로 스플린트 중재는 관절운동 및 근골격 기능의 역학에 긍정적인 영향을 미칠 가능성이 있는 합리적인 신체역학적 치료 형태로 남아 있다.

소시키고 기능을 증가시키며 힘줄 파열을 예방하며 외관을 개선하도록 고안되었다. 윤활막절제(synovectomy)는 진행성 뼈 침식(bony erosion), 손목관절의 아탈구, 힘줄 파열, 굽힘 구축이 있는 경우 일반적으로 수행되지 않는다(Wilson & Fredick, 1994). 스플린트는 수술 후 상처 소독을 연계하여 손목관절의 위치를 고정하는 데 사용된다. 힘줄윤활막절제가 손목윤활막절제와 함께 수행된 경우 스플린트 중재는 힘줄도 보호해야 한다(그림 13-47A,B). 운동은 수술 후 힘줄의 유착을 방지하기 위해 필수적이다. 다음은 제안된 위치 설정 지침이다. 단, 담당 수부전문의는 관련 관절의 위치를 권장해야 한다(Fess et al., 2005; Leonard, 1995; Melvin, 1982; Philips, 1995).

- 손목 윤활막 절제: 손목은 중립에 위치
- 등쪽 손목 힘줄윤활막절제: 손목은 약간 폄, MCP 관절은 35°~40° 굽힘
- 손바닥쪽 손목 힘줄윤활막절제: 손목은 중립에서 25° 폄
- 손가락 굽힘 힘줄윤활막절제: 손목이 포함된 경우 손목은 약 20° 폄, MCP는 30° 굽힘. 손 기반 스플린트의 경우 MCP는 약 30° 굽힘

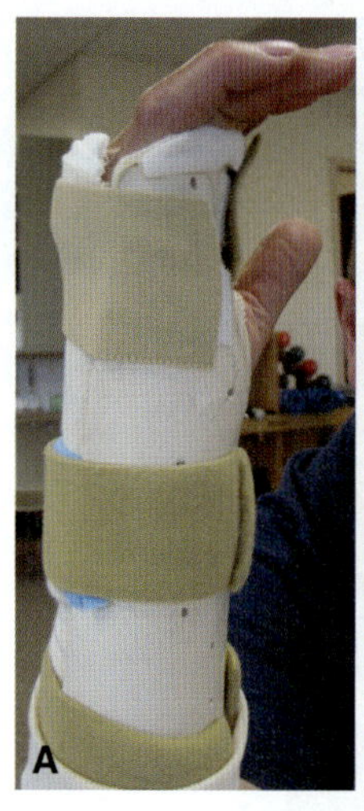
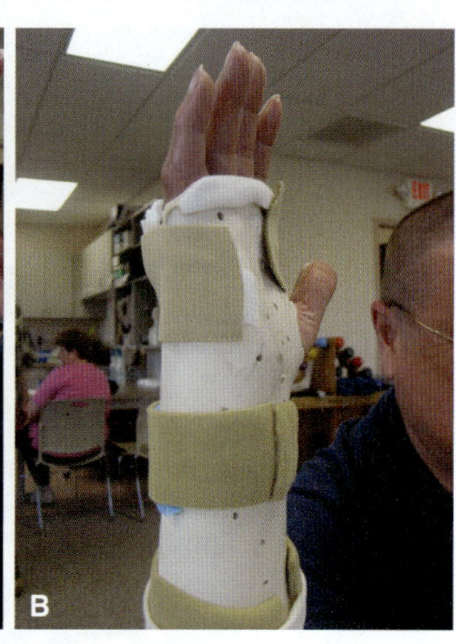

그림 13-47 A 및 B, 이 스플린트는 폄근 힘줄윤활막 절제 후 폄 위치에서 손목과 MCP 관절의 안정성을 지원한다. 또한 윤활막 절제와 관련된 힘줄은 응력이 발생하지 않도록 보호된 위치에 놓는다. 환자는 MD 프로토콜에 따라 힘줄을 미끄러져서 움직일 수 있다.

전문가 핵심 13-11

맞춤제작 스트랩

SABRINA CASSELLA, M.ED, OTR/L, CHT
Massachusetts

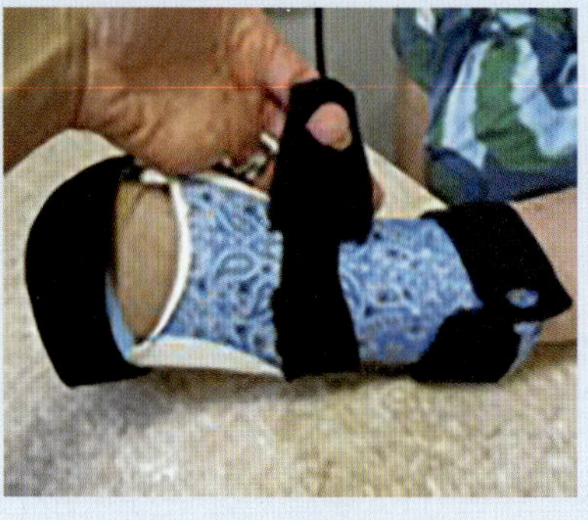

손의 움직임이 제한된 환자를 위한 스플린트의 탈착을 용이하게 하는 손가락 고리 슬릿(slit) 스트랩의 방향을 조정하여 환자의 당기는 각도를 최적으로 맞추도록 주의해야 한다.

힘줄 파열 및 힘줄 재건 Tendon Ruptures and Tendon Repairs

RA 환자에서 **힘줄 파열(tendon rupture)**은 손과 손목에서 비교적 흔하다. 힘줄 파열은 활동적인 움직임과 일상생활 중에 힘줄이 거칠어진 뼈나 뼈돌기를 지나가면서 마찰력에 마모되기 때문이다(Ferlic, 1996; Leslie, 1999; Michlovitz, 1999; Shapiro, 1996; Wilson & Fredick, 1994). 게다가, 만성 힘줄윤활막염의 영향은 힘줄을 약화시켜 결국 파열로 이어질 수 있다. 힘줄 파열의 일반적인 부위는 다음과 같다.

- 4-6번째 등쪽 폄근 구획의 힘줄: 손가락폄근(extensor digitorum communis, EDC) 및 5번째 손가락폄근(extensor digiti minimi, EDM). 이것은 **자뼈머리(caput ulnae)** 또는 **본 잭슨 증후군(Vaughan-Jackson syndrome)**이라고 한다(Vaughan-Jackson, 1948).
- 2번째 손가락과 3번째 손가락에 대한 긴엄지굽힘근(flexor pollicis longus, FPL)과 깊은손가락굽힘근(flexor digitorum profundus, FDP)은 손배큰마름뼈(scaphotrapezial, ST)관절에서 형성된 자극에 의해 마모될 수 있다. 이것은 **매너펠트 증후군(Mannerfelt syndrome)**이라고 한다(Mannerfelt & Norman, 1969).

상자 13-2의 힘줄 파열 및 힘줄 재건 시 스플린트에 대한 추가 정보를 참고한다.

RA 환자의 힘줄 파열은 일차적으로 거의 회복되지 않는다. 외과적 외과적인 재건은 힘줄 이동, 이식을 통해 이루어진다. 힘줄 재건술을 받기 전에 신체 및 방사선 검사를 통해 MCP 관절과 손목의 상태를 철저히 평가해야 한다. 손목 재건술은 힘줄 재건과 동시에 수행해야 한다. 힘줄 재건 및 힘줄 이식을 위한 스플린트 중재 지침은 14, 15 및 17장에 자세히 설명된 것과 유사하다. 그러나 치유 속도가 느리기 때문에 수술 후 재활 프로그램을 조정할 필요가 있을 것이다. 치료사는 외과적 중재의 범위와 힘줄윤활막절제나 관절성형과 같은 다른 수술이 동시에 수행되었는지 여부를 염두에 두어야 한다(그림 13-48). 힘줄이 재건된 손의 관리는 질병의 정도와 수술 절차에 따라 크게 좌우되기 때문에 담당 수부외과전문의와의

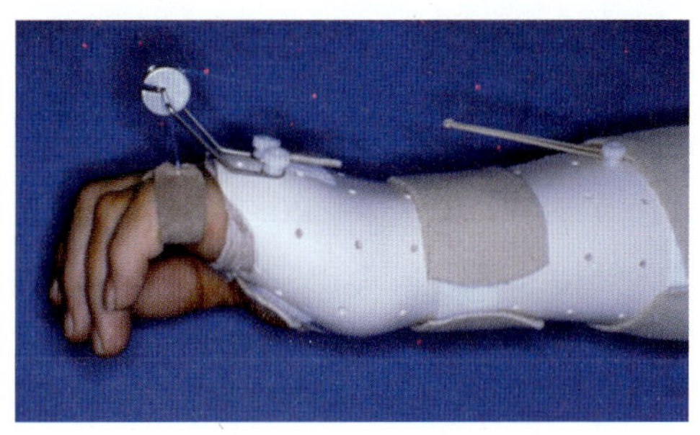

그림 13-48 이 환자는 5번째 손가락 MCP 관절 이식물 인공관절 치환술 및 손목터널증후군 이완술(carpal tunnel release, CTR)을 받았다. MCP 폄 가동 스플린트(Phoenix Single Finger Outrigger, Performance Health)는 손목의 위치를 CTR에 맞게 조정하고 MCP 관절성형술을 지원하여 고무 밴드 견인을 통해 부드러운 ROM을 허용한다.

긴밀한 의사 소통이 필수적이다. 일부 의사는 몇 주 동안 완전한 캐스트 고정을 선호하는 반면, 다른 의사는 스플린트 중재 및 치료를 통한 제한적 가동을 선호한다.

관절성형술(인공관절) Arthroplasty

부분 또는 전체 손목 관절 성형에는 상당한 관절 연골 변성, 통증, 단순 작업의 어려움 증가, 손목 변형과 같은 몇 가지 징후가 있다. 주요 목표는 통증 없는 손목 움직임을 유지하는 것이다. 수술 후 드레싱을 제거한 후 의사 프로토콜에 따라 MCP 관절을 포함한 손목 고정 스플린트를 적용할 수 있다(그림 13-47). 이 스플린트는 운동을 위해 제거할 수 있다. AROM은 온전한 연부 조직, 보철물의 적합성과 안정성, 수술적 선호도에 따라 수술 후 1~6주 이내에 시작된다(Anderson & Adams, 2005; Kozin, 1999; Michlovitz, 1999). 치료사의 목표는 굽힘과 폄의 전체 움직임이 약 60°가 되어야 한다(Feinberg, 1999; Michlovitz, 1999).

관절고정술 Arthrodesis

제한적이거나 완전한 손목 관절 고정은 안정성을 위해 움직임을 희생하지만 손목에 심한 관절염의 경우 먼쪽 및 몸쪽 관절의 최대 기능을 제공한다(Hayden, & Jebson, 2005; Kozin, & Michlovitz, 2000). 이 절차는 손목 통증, 힘줄 파열, 뼈가 약하고 심각한 손목 변형이 있는 환자를 위해 적용이 된다(Hayden, & Jebson, 2005; Shapiro, 1996; Watson et al., 1999). 다른 선택 사항이 실패한 후에 수행되는 경우가 많다. 원주형 스플린트는 때때로 손목 관절고정술의 결과를 시뮬레이션하기 위해 수술 전에 사용된다. 원주형 스플린트는 수술 후 단계에서 재가열되고 조정될 수 있다(그림 13-49A~C). 관절고정술이 부분적이든 전체적이든, 수술 후 스플린트 중재는 본질적으로 동일하다. 일반적으로 관절고정술 후 1~2주 후에 캐스트를 제거하고 손목 고정 스플린트를 적용한다. 손가락 힘줄 미끄러짐 운동은 결합 부위에 힘줄 부착을 방지하기 위해 수행된다. 스플린트는 결합 부위가 잘 치유된 것으로 간주될 때까지 착용하며, 방사선 사진 또는 컴퓨터 단층촬영 사진(CT)(수술 후 6~8

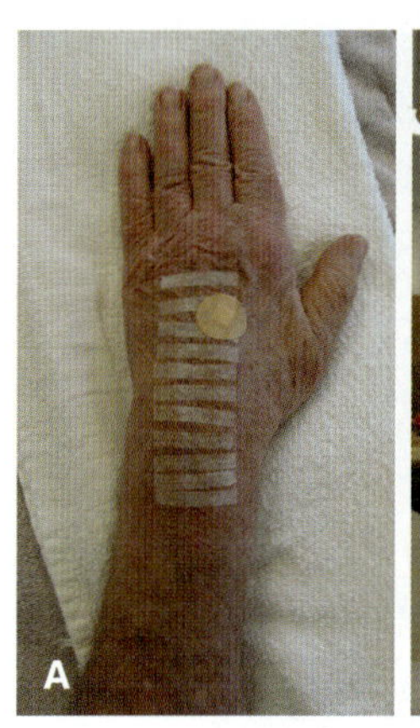

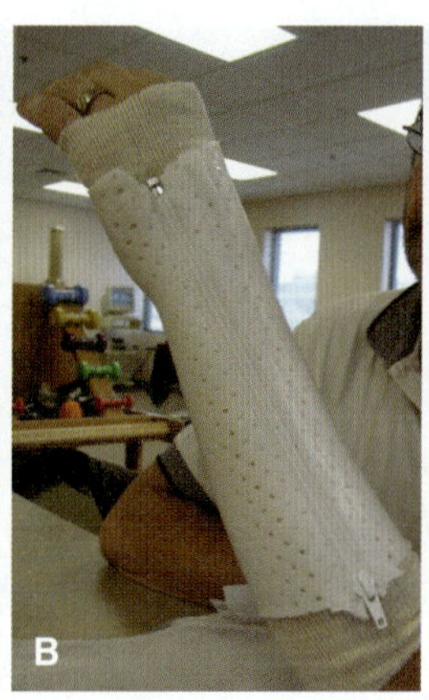

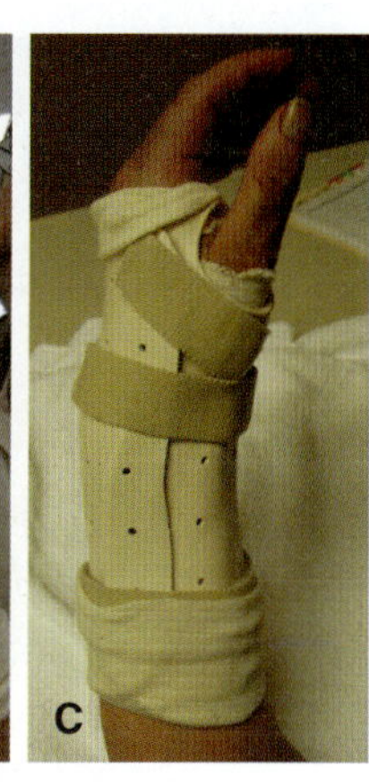

그림 13-49 A, 손목관절 고정술을 받은 지 2주 후의 환자. B, 이 환자에게 고려할 선택 사항은 Rolyan® Aquaform™ 지퍼형 손목 스플린트이다. 이 탄성 기반 재료는 쉽게 재성형 및 재장착이 가능하며, 원주형 디자인은 안전한 고정을 보장한다. C, 고려해야 할 또 다른 옵션은 여기에 표시된 "클램쉘(clamshell, 조개껍질)" 스플린트 디자인이다. 이것은 손목 윤활막 절제술과 관절고정술을 받은 여성을 위해 제작되었다. 그녀는 수술 부위에 치유가 더뎠다. 이 설계를 통해 환자는 상처 관리 및 드레싱 변경을 위해 등쪽 부분을 쉽게 제거할 수 있다.

주)으로 평가된다(Feinberg, 1999).

류마토이드 관절염이 있는 엄지
THUMB WITH RHEUMATOID ARTHRITIS

모든 만성 윤활막염과 마찬가지로 엄지손가락은 선행연구에 설명된 대로 다양한 변형 패턴이 나타날 수 있다(Nalebuff, 1968; Stein & Terrono, 1996). 1968년에 Nalebuff는 RA의 엄지 변형에 대한 분류 시스템을 고안했다. 엄지손가락 관절의 일부 또는 전부가 어느 정도 관여할 수 있다. RA가 있는 엄지손가락 중재는 변형의 패턴과 환자의 기능적 요구에 기반한다. 질병 진행 초기에 사용되는 스플린트는 손을 사용하는 동안 관절을 안정화하고 변형 방지 위치에서 관절을 지지함으로써 엄지손가락의 기능을 향상시키고 통증을 줄일 수 있다. 스플린트 적용은 보존적 방법으로 사용되지만 수술 후 엄지를 관리하는 동안에도 사용할 수 있다.

엄지손가락의 **단추구멍 변형(boutonniere deformity)**은 RA에서 흔히 볼 수 있으며 MCP 굽힘과 IP 과다폄이 특징이다(그림 13-50A~C)(Gellman, Statson, Brumfield, Costigan, & Kuschner, 1997; Rizio, & Belsky, 1995; Tomaino et al., 1995). MCP 관절의 연장된 윤활막염은 EPB 및 EPL 힘줄을 포함한 폄근 기전(extensor mechanism)의 약화를 유발한다. 이것은 손바닥쪽, 자뼈쪽 EPL 힘줄 아탈구를 초래한다. 차례로, 몸쪽 손가락뼈는 굽힘 위치와 손바닥쪽 아탈구를 발생시킨다. 초기에 환자는 MCP 관절의 수동적 폄을 유지할 수 있지만 관절을 능동적으로 폄을 하지 못할 수 있다. 보상 패턴으로 환자는 첫 번째 손허리뼈를 노쪽으로 벌림하고 IP 관절을 과다폄을 한다. 집기를 하기 위해 힘을 줄 때 IP 과다폄이 강조된다. 질병이 진행됨에 따라 이 변형은 고정되어 더 이상 수동

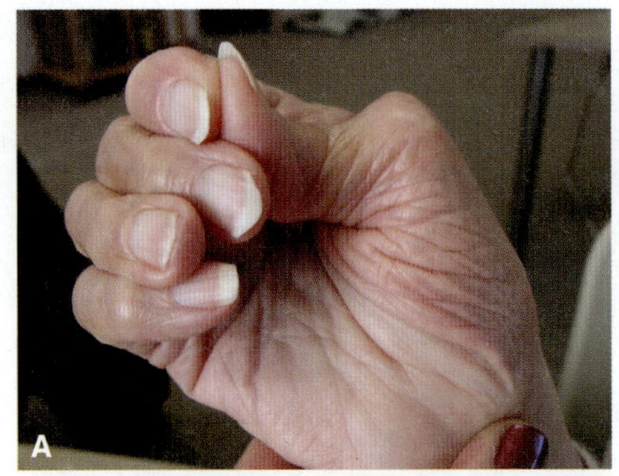
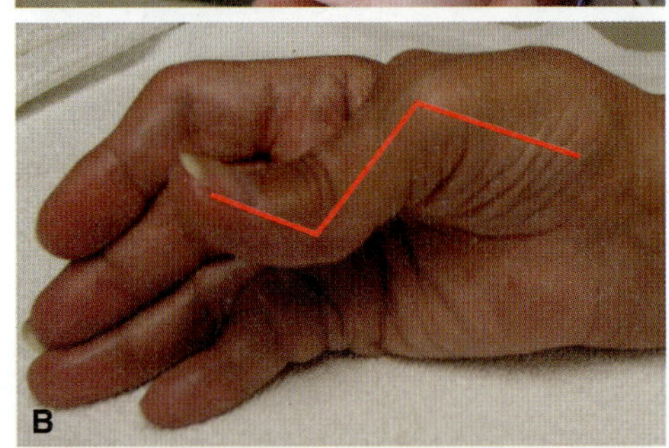
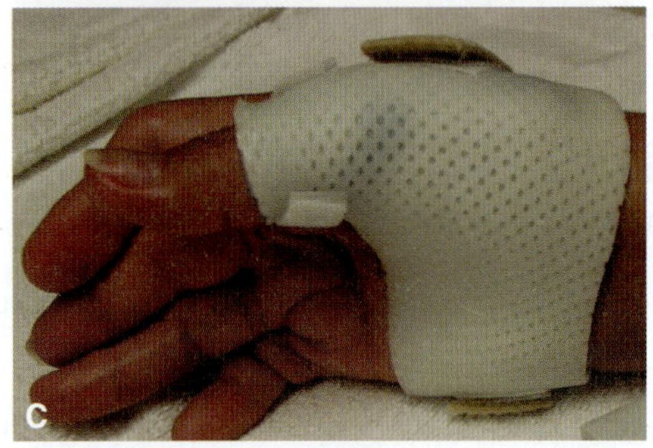

그림 13-50 A, 진행성 류마토이드 질환이 있는 환자. 엄지손가락의 단추구멍 변형은 집기가 필요한 작업으로 인해 악화된다. B 및 C, 이 환자는 건선성 관절염(psoriatic arthritis)이 있었고 MCP 관절을 지원하는 엄지 고정 스플린트를 사용하여 더 이상의 붕괴를 방지하여 기능을 사용할 수 있었다.

적으로 교정할 수 없을 수도 있다.

엄지손가락의 **백조목 변형(swan-neck deformity)**은 RA 환자에서도 흔히 볼 수 있다(Stein & Terrono, 1996). 이 변형은 손허리뼈 모음, MCP 관절 과다폄 및 IP 관절 굽힘이 특징이다(그림 13-14). 변형은 CMC 관절의 윤활막염에 의해 시작되어 관절주머니의 약화를 초래하고 첫 번째 손허리뼈 바닥쪽의 자뼈쪽 아탈구를 유발한다. 이러한 힘의 불균형은 CMC 관절의 모음 구축으로 진행된다. 변형이 진행됨에 따라 MCP 관절의 바닥판이 느슨해져서 관절이 과다폄이 될 수 있다. 첫 번째 손허리뼈의 등쪽 및 자뼈쪽 아탈구가 진행되어 폄근 힘의 불균형이 더 커진다. 이것은 MCP 관절의 과다폄 및 IP 관절 굽힘과 함께 CMC 모음으로 이어진다(Stein & Terrono, 1996; Swanson, 1995b).

엄지손가락 MCP 관절의 변형은 CMC 관절과 상관없이 발생할 수 있다(Stein & Terrono, 1996). MCP 관절의 윤건막염은 자뼈 곁인대(ulnar collateral ligament, UCL)와 바닥판의 약화를 초래할 수 있다. UCL 가늘어지는 것은 몸쪽 손가락뼈가 노쪽으로 벗어나도록 한다. 이것은 차례로 첫 번째 등쪽뼈사이근과 모음근육을 팽팽하게 하고 손갈퀴막 공간을 수축시킬 수 있다. 바닥판에 침범으로 MCP 관절은 과다폄되고 IP 관절은 FPL에서 증가된 당김으로 이차적으로 굽힘을 형성한다. 엄지손가락 변형 패턴은 다양하며, 다른 패턴 및 조합으로 발생할 수 있다. 보존적 치료와 수술적 치료의 목표는 통증 없는 균형과 안정성의 회복이다(Glickel et al., 1992; Stein & Terrono, 1996).

비수술 스플린트 중재 지침
NONSURGICAL ORTHOTIC MANAGEMENT GUIDELINES

스플린트는 수동적으로 교정 가능한 관절을 손상이 더 심해지는 것을 보호하고 구축의 진행을 늦추기 위해 보수적으로 사용할 수 있다(Stein & Terrono, 1996). 엄지손가락의 단추구멍 변형과 백조목 변형에서 목표는 첫 번째 갈퀴막 공간의 모음 구축을 방지하고 통증 완화를 제공하며 휴식 및 활동 중에 보호하기 위해 벌림에서 엄지를 안정화시키는 것이다. 손 기반 스플린트는 ADL을 수행하는 동안 완전한 손목 가동성을 허용하여 기능적 사용을 허용할 수 있다(그림 13-50C 및 13-51A,B). IP 관절이 과다폄이 진행된 엄지 단추구멍 변형의 경우 MCP를 약간 굽힘하여 안정화하고 IP 과다폄에 대한 등쪽 차단을 제공하는 스플린트가 기능적 사용할 수 있어야 한다(그림 13-52). 백조목 변형 MCP 관절은 과다폄되는 것을 교정하기 위해 굽힘 위치에 있어야 한다. 다른 경우에는 아래

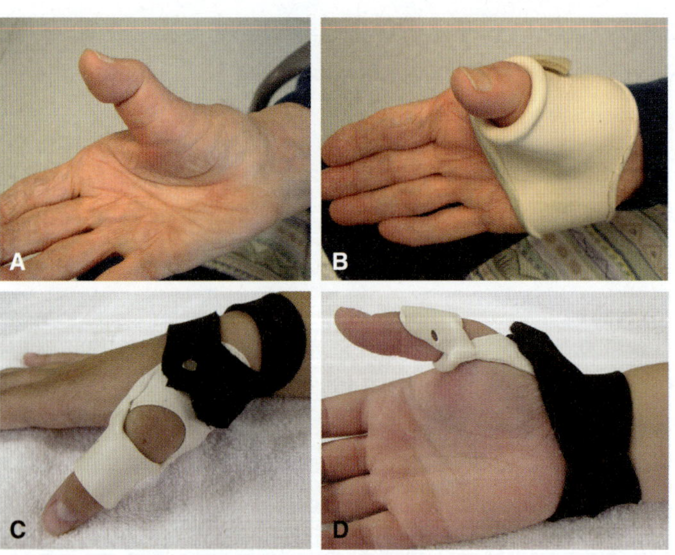

그림 13-51 A, 엄지손가락의 백조목 변형이 있는 환자에서 MCP 관절 과다폄 및 IP 굽힘이 있는 손허리뼈 모음을 주목해야 한다. 백조목 변형의 초기 단계는 CMC 관절의 아탈구이다. B, 손 기반 스플린트는 CMC 아탈구를 수동적으로 교정하기 위해 3점 압력을 가하여 MCP 및 IP 관절의 재정렬을 돕는다. 이러한 스플린트 설계를 통해 환자는 가벼운 일상생활활동(ADL)을 수행할 수 있다. C 및 D, CMC 아탈구를 포함하지 않는 MCP 과다폄 변형에 대한 대체 스플린트 설계를 제공한다.

팔 기반 손목/엄지 고정 스플린트가 통증을 줄이고 CMC 관절을 안정화하기 위해 권장된다(그림 13-19)(Colditz, 1995; Terrono et al., 1995). 환자에게 아래팔 기반 손목/엄지 고정 스플린트를 밤에 착용할 수 있도록 권장해야 한다.

엄지손가락 MCP 관절 변형을 해결하기 위해 관절은 통증이 없더라도 최대한 완전한 폄에 가깝게 위치시키고 갈퀴막 공간을 유지해야 한다(Colditz, 1995). 스플린트는 MCP를 폄된 상태로 유지하고 IP 굽힘을 허용하는 외부 안정성을 제공하고, 엄지손가락 기능을 위해 MCP 관절에서 약간의 움직임이 필요하다. 수부외과전문의 또는 치료사의 선호도에 따라 다양한 스플린트 설계를 사용할 수 있다(그림 13-5B 및 13-16A). 변형이 수동적으로 교정될 수 있는 경우 더 얇은 재료(2.3mm)가 제작에 권장된다. 단단한 손바닥 구조가 있는 경우 원하는 위치(3.1mm)를 유지하기 위해 적절한 지지를 제공하기 위해 더 단단한 재료를 고려해야 한다.

엄지손가락 IP 관절에 불안정성이 발생하면 스플린트로 보호할 수도 있다(Philips, 1995; Terrono et al., 1995). 작은 등쪽 열가소성 스플린트를 제작하거나 상업적으로 이용 가능한 스플린트(예: Silver Ring™ Company, Charlottesville, VA)를 주문하여 측면에 지지를 제공하고, 과다폄을 방지하고, 기능적 사용을 위해 또는 외과적 중재를 기다리는 동안 안정성을 제공할 수 있다(그림 13-53). 열가소성 플라스틱 재료의 선택 사항을 사용하여 손가락 끝의 손바닥 측면에서 dycem(논슬립매트, non-slip mat)을 사용하여 기능적 사용을 증가시킬 수 있다.

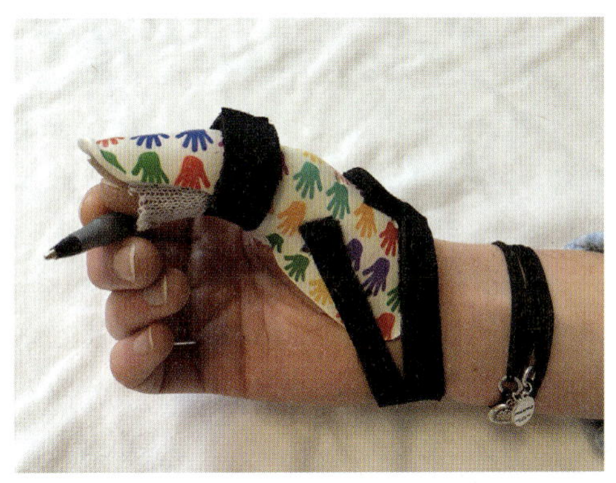
그림 13-52 등쪽으로 적용된 스플린트는 MCP 관절을 약간 굽힌 상태로 유지하고 IP 관절의 과다폄을 방지한다.

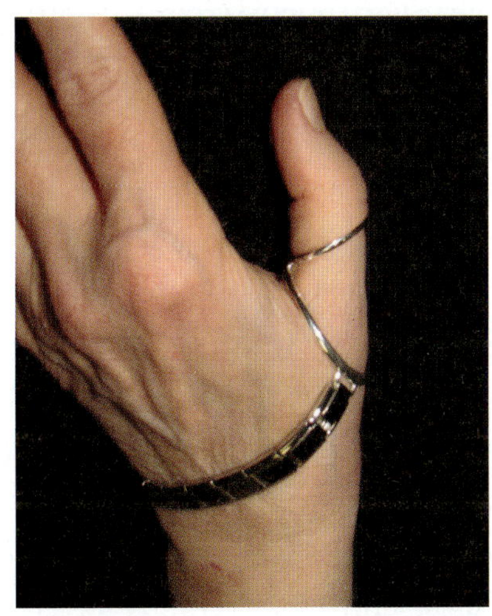
그림 13-53 MCP 관절 과다폄 방지를 위한 엄지 스플린트. 실버 반지 스플린트는 MCP 관절 위치 및 측면 관절 안정성을 제공한다. 스플린트는 치료사가 측정하고 회사에서 맞춤 제작한다. 내구성이 뛰어나고 세련되며 장기간 착용할 수 있는 설계이다.

전문가 핵심 13-12

"나비모양" 스플린트

LAURA CARTER, OT
Australia

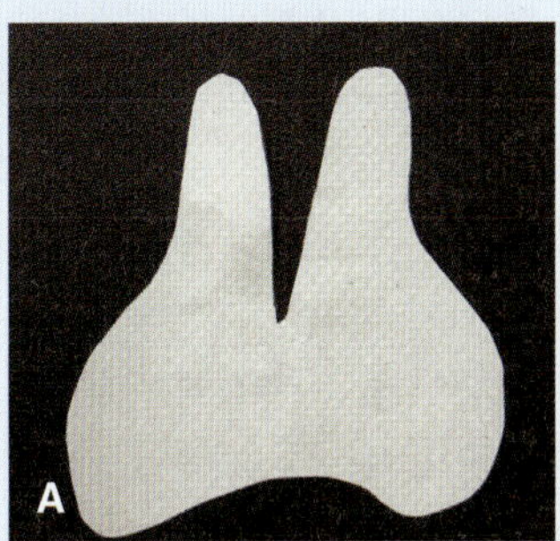
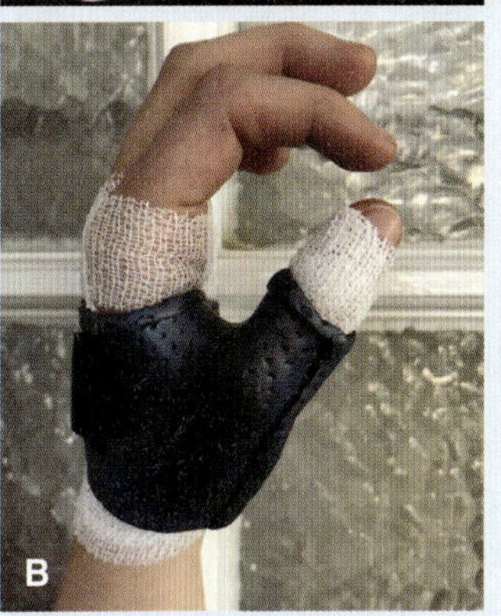

손 기반 엄지 스플린트 선택 사항 – 이러한 설계는 CMC, 손허리뼈과 몸쪽손가락뼈를 고정하여 MCP 관절을 적절하게 안정화한다. 열가소성 플라스틱 재료가 따뜻한 상태에서 엄지손가락의 등을 따라 재료를 절단하면 피부와 같은 높이에 위치하는 윤곽에 맞는 크기로 맞추어진다. 필요한 경우 열가소성 플라스틱 재료 스트립을 가열하고 씰(seal) 위에 적용하여 보강할 수 있다.

엄지손가락 수술 후 스플린트 중재 지침 POSTSURGICAL ORTHOTIC MANAGEMENT GUIDELINES FOR THE THUMB

엄지손가락 RA 환자의 수술 목표는 관련된 관절과 질병 진행 정도에 따라 다르다. 각 관절의 안정성은 사용하는 동안 관절에 가해지는 힘의 정도와 방향, 관절에 작용하는 근육-힘줄 단위의 방향과 반작용에 따라 달라진다(Stein & Terrono, 1996).

엄지손가락의 손가락뼈사이관절

Thumb Interphalangeal Joint

IP 관절의 외과적 중재는 힘줄 무결성이 허용되는 경우 외부 힘줄 재건으로 구성될 수 있다. 엄지손가락 폄근 힘줄 재건은 손목 폄, 엄지 노쪽 벌림 및 폄, MCP/IP 폄에서 최소 5주 동안 스플린트를 착용해야 한다(Stein & Terrono, 1996). 엄지 굽힘근 힘줄 재건 후, 환자는 손목 굽힘, 엄지 손바닥 중앙/노쪽 벌림 및 약간의 MCP/IP 굽힘에 위치한다(자세한 내용은 15장 참조).

IP 관절 고정은 첫 번째 CMC, STT 및 MCP 관절의 침범이 최소화된 불안정하고 통증이 있는 관절에 사용된다(Nalebuff, 1968). 이 절차는 손가락이 집기를 할 수 있는 안정적인 관절을 제공한다. 힘줄이 견고해질 때까지 IP 관절을 보호하기 위해 작은 열가소성 스플린트가 적용될 수 있다.

엄지손가락의 손허리손가락관절

Thumb Metacarpophalangeal Joint

MCP 관절에 대한 외과적 중재에는 윤활액절제술, 관절 고정술, 긴엄지폄근(EPL) 재배치, 관절주머니 고정술 및 관절 성형술이 포함될 수 있다(Chung, Kowalski, Myra, & Kazmers, 2000; Rizio, & Belsky, 1995; Terrono et al., 1995). **윤활막절제술(synovectomy)**은 6개월 이상 만성 힘줄윤활막염을 앓은 환자를 대상으로 한다(Chung et al., 2000). 스플린트의 폄 자세는 MCP 굽힘 구축을 방지하기 위한 수술 후 위치이다(그림 13-54A,B).

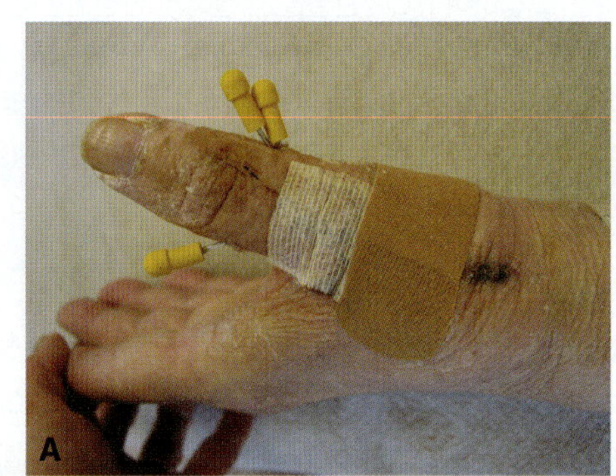

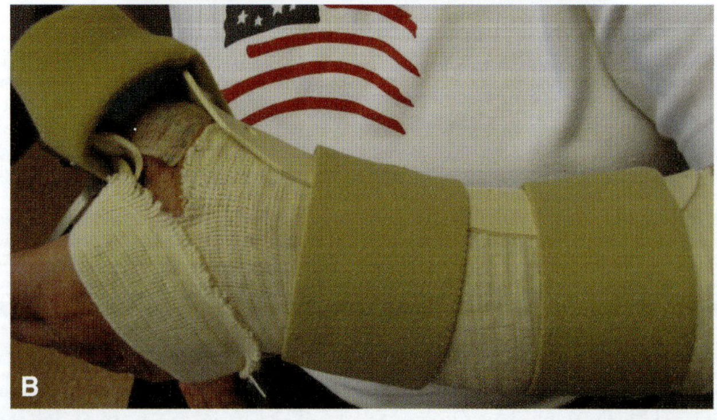

그림 13-54 **A,** 엄지손가락 MCP 관절 결합은 안정성을 높이고 집기 능력을 향상시킨다. **B,** 수술 후 고정 기간 이후에 사용하는 MCP 고정 스플린트는 MCP 관절 결합을 보호한다. 핀에 대한 열가소성 "범프 아웃(bump-outs)"의 통합에 유의해야 한다.

엄지손가락 MCP의 불안정성과 관절 손상의 경우 수술 선택 사항에는 MCP 관절고정술 또는 관절성형술이 포함된다. 결정은 직업 및 부업, MCP 관절의 무결성, 첫 번째 CMC 및 IP 관절의 상태, 미래 활동 수준에 영향을 받는다(Chung et al., 2000; Colditz, 1995; Rizio, & Belsky, 1995). 일부 치료절차와 순서는 MCP 수준에서 임플란트 인공관절 성형술을 굽힘 변형이 있는 경우에만 사용하도록 제한한다(Chung et al., 2000; Terrono et al., 1995).

MCP 관절성형술은 관절이 아프거나 불안정하거나 관절 파괴가 있을 때 시행한다. IP 관절이 결합을 필요로 하는 경우 관절성형술을 통해 MCP 관절의 움직임을 보존하려는 시도가 이루어질 수 있다. 절차의 목표는 10°~35° 굽힘에서 안정성을 얻는 것이다(Chung et al., 2000; Swanson et al., 1995). 환자는 AROM이 시작되는 4~5주 동안 완전 폄에 위치한다(Chung et al., 2000).

엄지 MCP 관절고정술의 목표는 엄지손가락 안정성을 제공하는 것이다. 수술 후 스플린트 중재 프로그램은 수부외과전문의의 프로토콜을 기반으로 한다. 초기 수술 후 고정 단계 후에 환자는 결합된 위치를 유지하고 부상으로부터 보호하는 손 기반 또는 아래팔 기반 제한 스플린트에 적용된다. 처음에는 손의 사용을 제한하기 위해 아래팔 기반 스플린트가 선호될 수 있다. 손 기반 스플린트는 치료사의 말을 잘 듣는 환자와 핀이 덜 노출되어 있을 때 대안이 될 수 있다. 이 환자들의 있는 손 기반 스플린트는 그림 13-16A, 13-50C 및 13-51B에서와 같이 손목과 고정되지 않은 손가락을 보다 기능적으로 사용할 수 있다. 두 가지 설계 모두 초기 IP 관절운동에 중요성을 두어 수술 부위에 대한 폄근 힘줄 부착 위험을 줄인다.

류마토이드 관절염이 있는 손가락 MCP 관절

DIGIT MCP JOINTS WITH RHEUMATOID ARTHRITIS

손가락의 MCP 관절은 RA 환자에서 자주 관련된다. 윤활액 증식을 동반한 만성 염증은 주변 구조를 손상시킬 수 있다(Flatt, 1996; Gellman et al., 1997; Nalebuff, 1968; Rothwell, Cragg, & O'Neil, 1997; Stirrat, 1996; Terrono et al., 2011). 다음과 같은 이유로 MCP 관절에 스플린트를 적용해야 하고, 급성 염증이 있는 손을 쉬게 하고 변형을 최소화하며 통증을 완화한다. 스플린트는 관절성형술이나 관절유합술과 같은 MCP 관절에 대한 수술 절차에 따라 적용된다(Boozer, 1993; Murphy, 1996; Rennie, 1996; Theisen, 1993).

손가락 MCP 관절에 발생하는 두 가지 주요 변형은 자뼈방향으로 기울어짐(ulnar drift)과 손바닥쪽 몸쪽손가락뼈의 아탈구/탈구이다(그림 13-55). 이러한 변형은 여러 요인으로 인해 발생할 수 있다(Rizio & Belsky, 1995; Shapiro, 1996; Stirrat, 1996; Swanson, 1995b; Swanson et al., 1995; Wilson & Fredick, 1994).

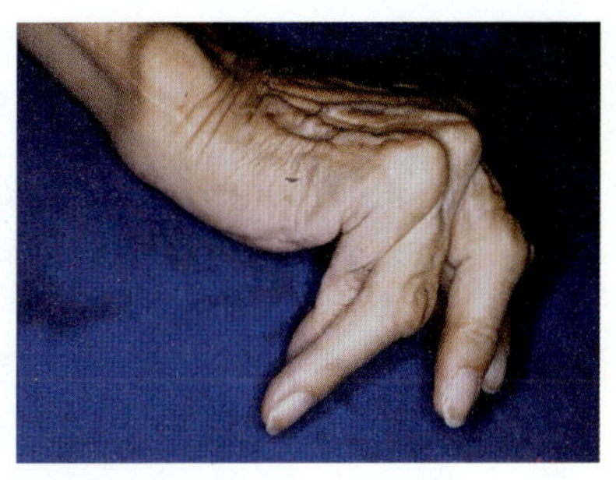

그림 13-55 몸쪽손가락뼈들의 바닥쪽 MCP 아탈구 및 자쪽 치우침.

- 굽힘근 힘줄은 MCP 관절에 자쪽으로 접근하여 근육 수축과 함께 더 강하게 자쪽으로 당김을 발생한다.
- MCP 기능(잡기)과 관련된 기능적 활동은 MCP 관절을 가로지르는 굽힘근 힘줄의 자뼈 및 손바닥으로 이동을 증가시킨다.
- 손허리뼈 머리의 모양은 자뼈 이동에 영향을 미치고, 손허리뼈의 자뼈 쪽은 노뼈 쪽보다 짧고 굽힘 동안 자뼈 방향 위치를 선호하도록 몸쪽 손가락뼈에 영향을 미친다. 인대가 느슨해지면 관절이 자쪽으로 미끄러진다.
- 만성 힘줄윤활막염은 MCP 관절을 둘러싼 연조직을 약화시킨다. 이러한 구조의 약화, 관절주머니의 팽창, 노뼈 및 UCL의 느슨함, 노뼈 시상대의 느슨함의 결과로 힘줄의 당기는 선이 더 자쪽으로 향하게 된다.
- 손목 침범은 손가락의 자뼈 치우침에 영향을 줄 수 있다. 초기 RA에서 흔히 볼 수 있는 손목은 자쪽 치우침되어 결과적으로 손가락의 자뼈 위치에 영향을 미친다(그림 13-43 및 13-56).

비수술 교정 치료 지침

NONSURGICAL ORTHOTIC MANAGEMENT GUIDELINES

지그재그 변형을 방지하거나 최소화하기 위해 MCP 관절에 스플린트를 적용할 때 손목을 포함해야 한다(Stirrat, 1996). 최적의 자세는 손목 10°~15° 폄, 10° 자뼈 치우침, MCP 관절이 완전히 펴되고 중심 정렬되는 위치이다(Sirrat, 1996). MCP 관절은 약해진 구조를 지지하고, 노뼈 아탈구를 방지하고, 내재근 구축을 최소화하고, 자뼈 이동을 교정하기 위해 폄된 위치에 있어야 한다(Boozer, 1993; Fess et al., 2005; Melvin, 1982; Murphy, 1996; Rennie, 1996). 스플린트는 일반적으로 밤에 착용한다(그림 13-57A 및 13-5F). 스트랩은 손목과 MCP를 변형 방지 위치로 안내하는 열쇠가 될 수 있다(그림 13-57B). 스플린트 내부(두 번째 손허리뼈 머리 바로 아래)에 부착되고 5번째 손허리뼈를 향해 비스듬히 횡단하는 스트랩은 손목과 손가락을 변형 방지하는 위치로 안내하는 데 도움이 될 수 있다(Boozer, 1993; Flatt, 1996; Melvin, 1982; Philips, 1995).

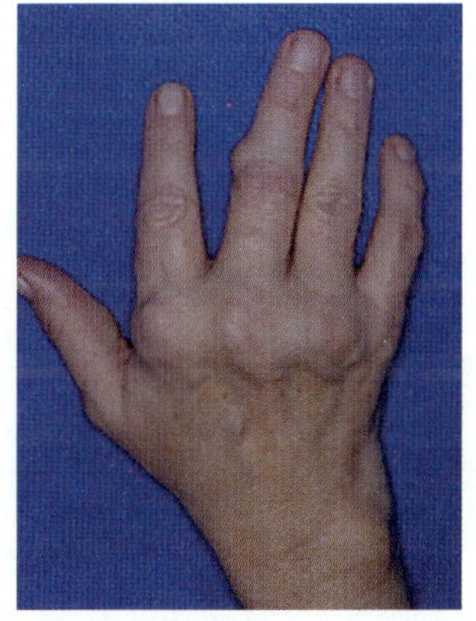

그림 13-56 손목에서 노뼈 치우침과 MCP 관절에서 자뼈 치우침이 있는 지그재그 변형. 등쪽 MCP 관절 위의 힘줄윤활막염에 주목해야 한다.

자뼈 이동을 위한 주간 기능성 스플린트는 특히 초보 치료사가 제작하기 어려울 수 있다. 각각의 손가락 갈퀴막 공간 사이에 재료를 성형하는 동시에 적절한 손가락 굽힘/폄을 고려해야 하기 때문이다. 그리고 MCP 관절이 얼마나 쉽게 수동적으로 폄되는지 고려하는 것이 중요하다. 이것은 손가락이 열가소성 스플린트 재료에 대한 저항 및 마찰의 정도를 나타낸다. 몇 가지 이유만으로도 이러한 유형의 스플린트를 착용자가 편안하고 효과적이며 미용적으

전문가 핵심 13-13

MCP 관절 정렬

ANNA OVSYANNIKOVA, MD, HAND THERAPY
Russia

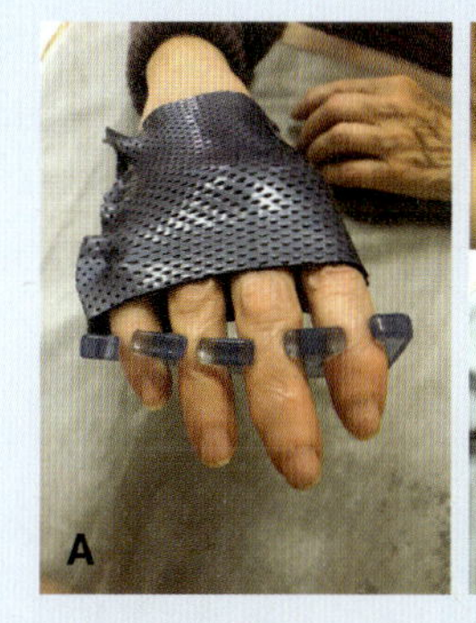
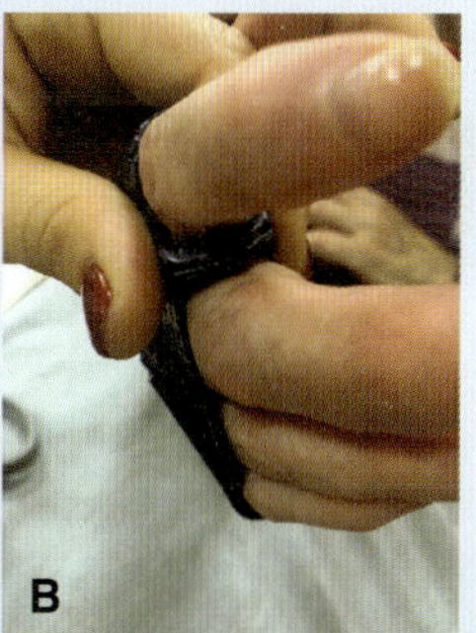
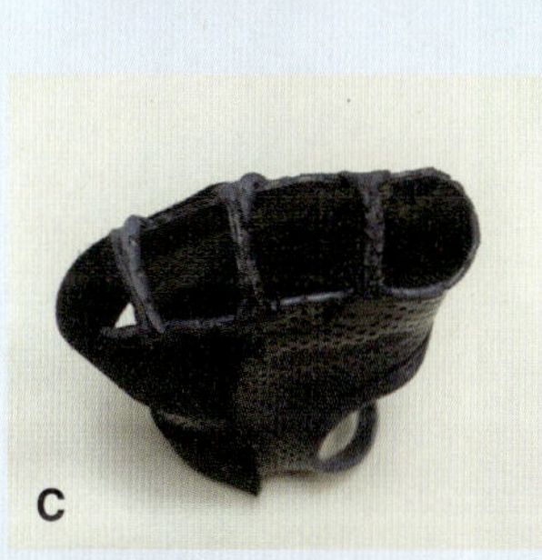
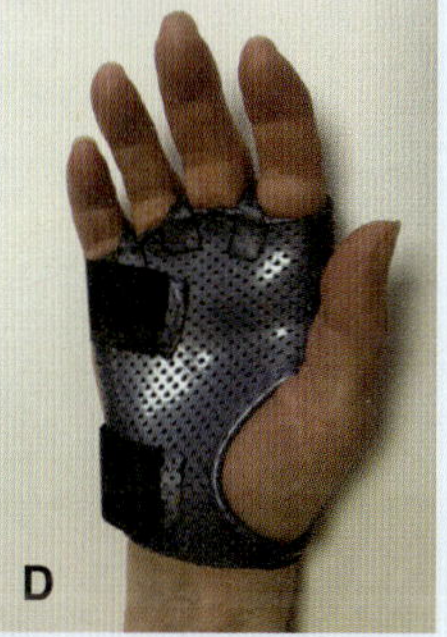

MCP 관절의 정렬을 차단 및 개선하기 위한 스플린트. 작은 열가소성 스플린트 재료 조각을 사용하여 손가락을 분리하여 안정적으로 만들어야 한다. 갈퀴막 공간을 유지하기 위해 형성할 때 중간 손가락뼈에서 "발가락 분리기(toe separator)"를 활용한다.

전문가 핵심 13-14

MCP 치우침 방지 스플린트

HOANG TRAN, OT/L, CHT
Florida

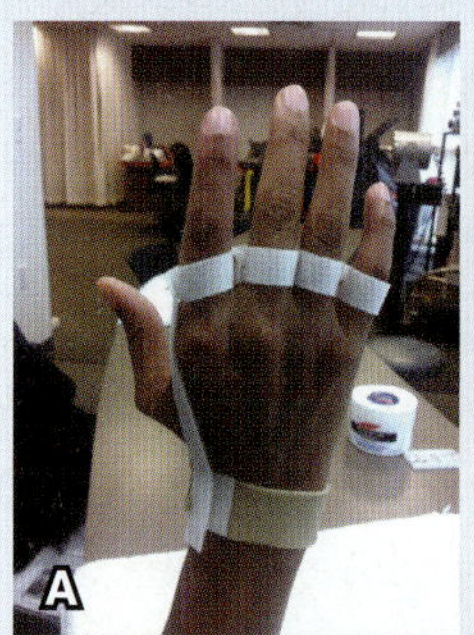

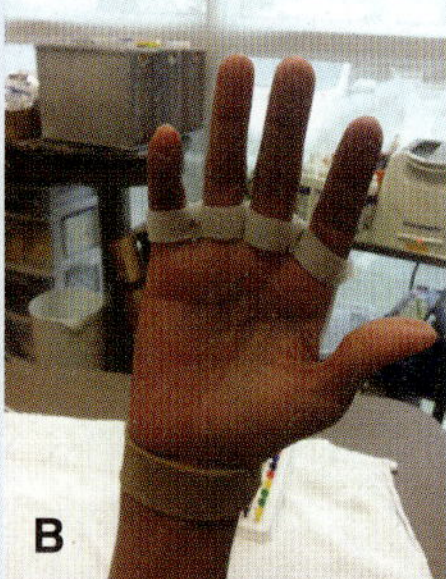

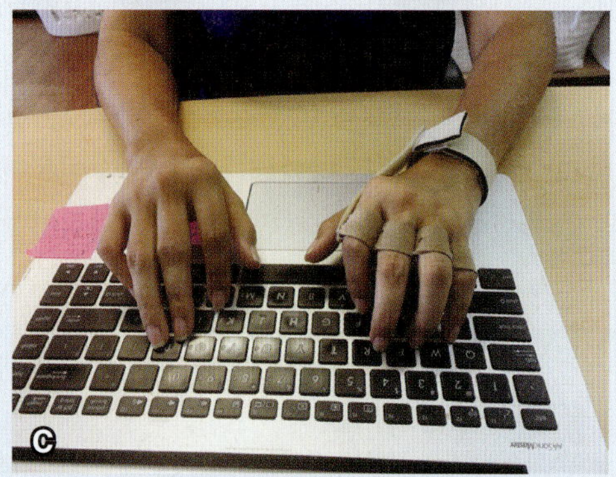

RA에서 흔히 볼 수 있는 MCP 관절에서 자뼈 이동을 줄이기 위해 함께 꿰매어진 얇은 끈을 사용하여 제작되었다. 손가락을 노쪽으로 당겨 손목에 고정한다. 손가락 가죽고리를 사용하는 또 다른 선택 사항은 크기에 맞게 자르고, 함께 꿰매고 IF 노쪽 측면에서 손목 고리에 대한 스트랩에 부착한다.

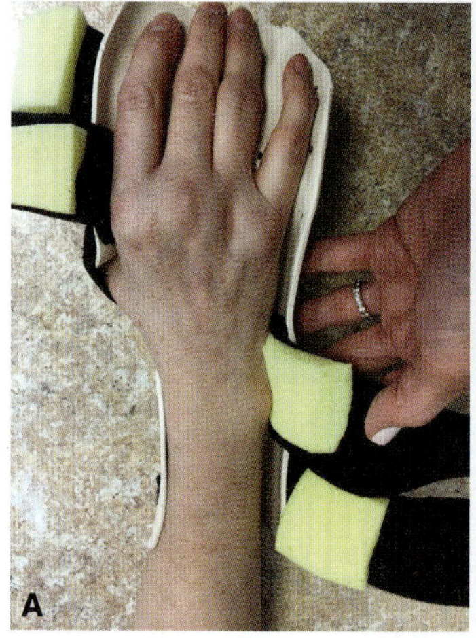

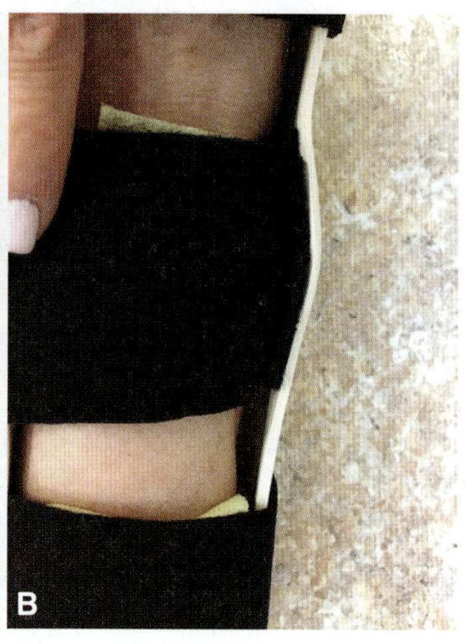

그림 13-57 A, 손목과 손가락의 변형을 방지하기 위해 스트랩을 사용하는 야간 손목/손 고정 스플린트. B, 노쪽 방향으로 향하는 힘을 전달하는 자뼈 경계에서 스트랩의 방향에 주목해야 한다. 노쪽 2번째 손가락 MCP 관절의 스트랩은 자쪽 방향의 힘을 전달한다.

로 수용할 수 있도록 하는 데 필요한 기술을 이해할 수 있다(그림 13-58A~D). 다양한 형태의 기성품 스플린트가 MCP 관절의 안정성 지원과 중심 정렬을 돕기 위해 시도될 수 있다(그림 13-59A,B)(Flatt, 1996; Rennie, 1996).

수술 후 스플린트 중재 지침

POSTSURGICAL ORTHOTIC MANAGEMENT GUIDELINES

진행성 MCP 관절 관절염에 대한 일반적인 수술 선택 사항은 **손허리손가락관절 이식(MCP joint implant)**을 통한 인공관절 치환술이다(그림 13-60A). 이 수술에는 연조직 회복만으로 해결할 수 없는 자뼈 이동, 기능을 제한하는 통증, 아탈구 또는 탈구, 불쾌한 외관이 포함된다(Flatt, 1996; Gellman et al., 1997; Melvin, 1982;

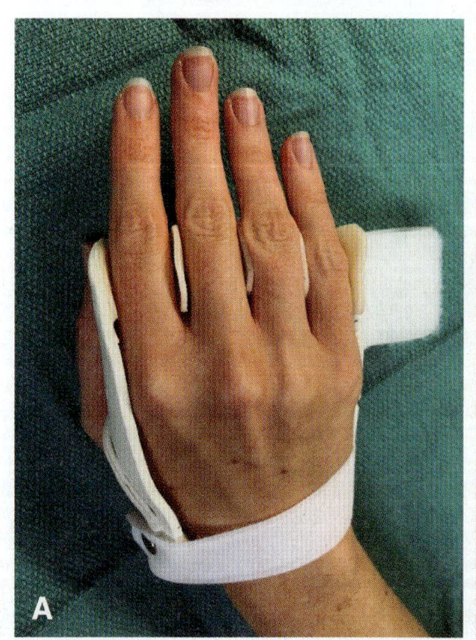

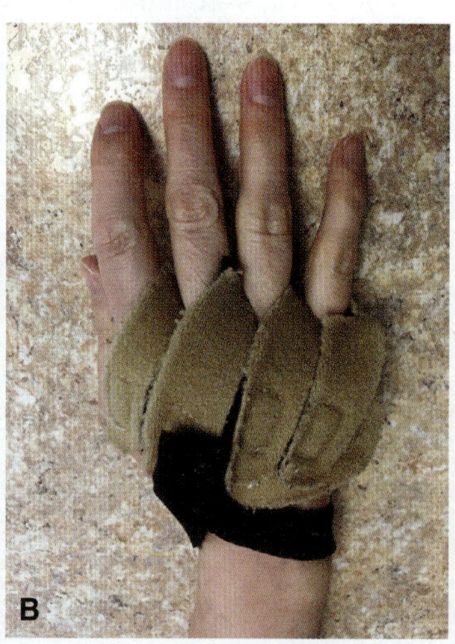

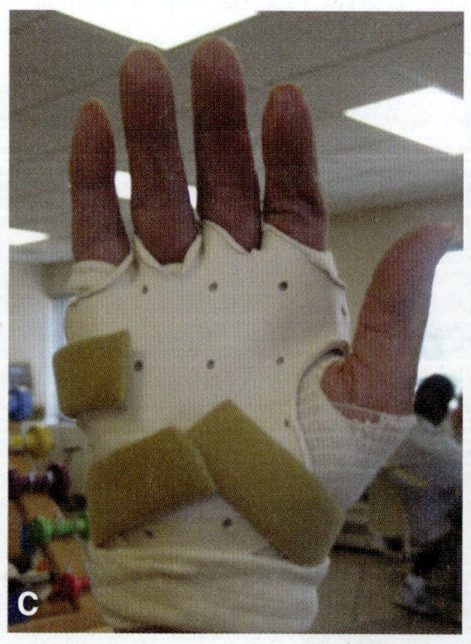

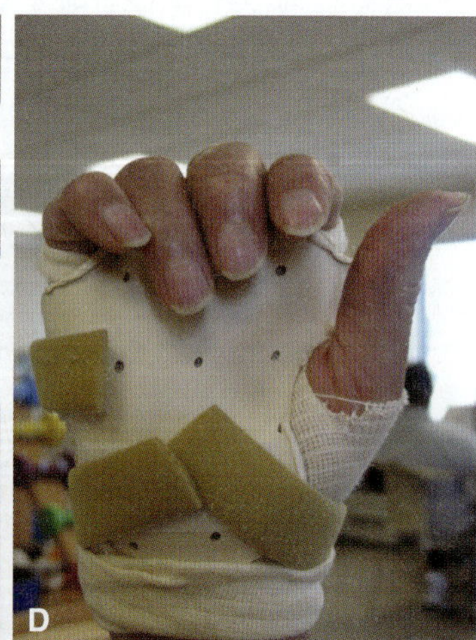

그림 13-58 A, MCP 관절치환술 후 4~6주에 가벼운 과제활동에 작은 손 기반 스플린트를 사용할 수 있다. B, 기성품 스플린트는 선택 사항이 될 수 있다. 이것은 더 나은 착용감을 허용하기 위해 약간 맞춤화되었다(손목 스트랩) C 및 D, MCP 안정성을 지원하면서 IP 폄/굽힘을 허용하는 다른 스플린트 설계의 손바닥면을 제시하였다.

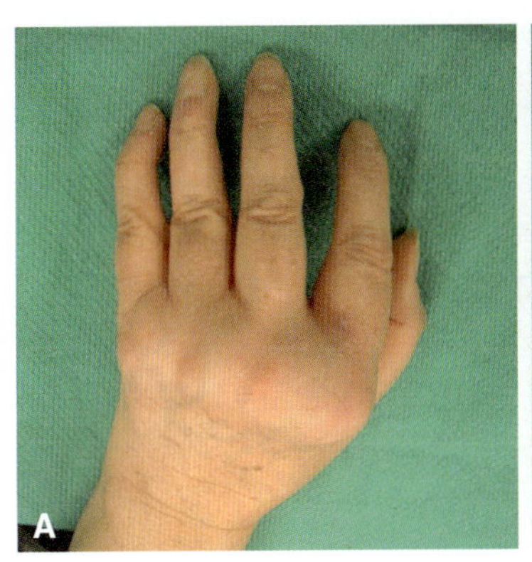
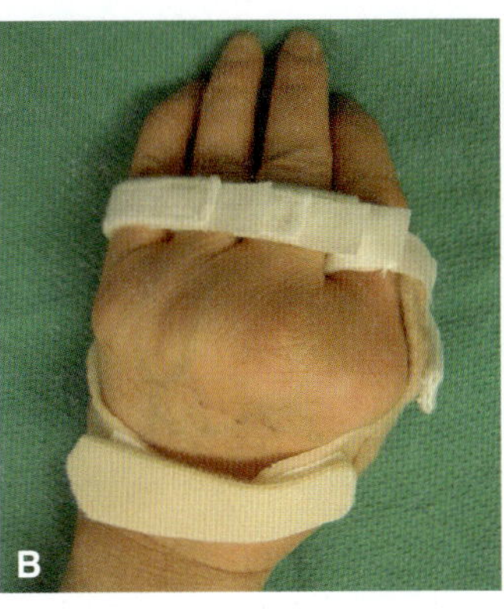

그림 13-59 **A,** MCP 관절의 자뼈 이동. **B,** 스플린트는 손의 기능적 사용을 허용하면서 MCP 관절의 중앙 집중화를 제공하도록 부드러운 끈과 열가소성 스플린트 재료를 연결하여 지지대를 지원하였다.

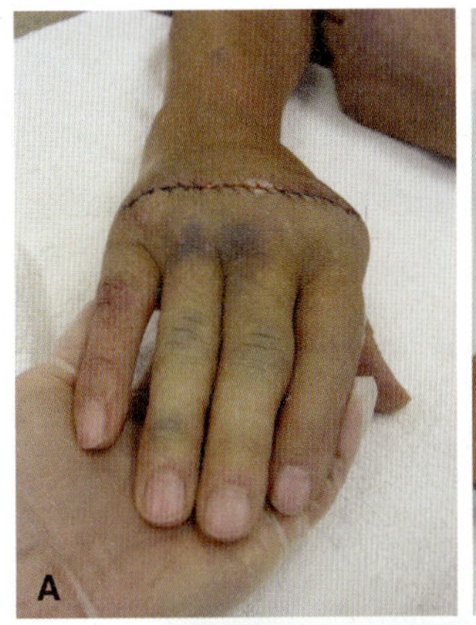
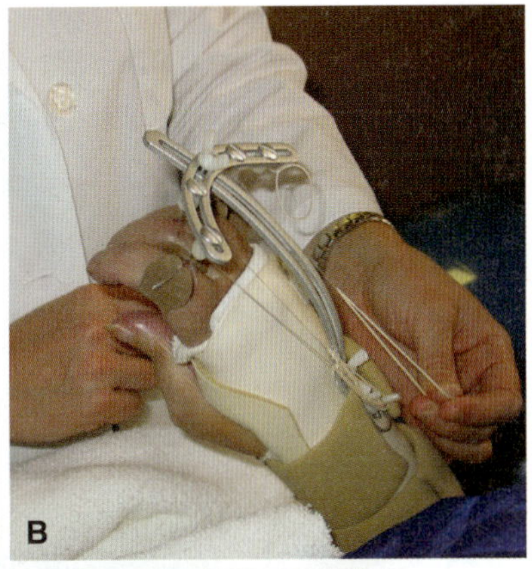
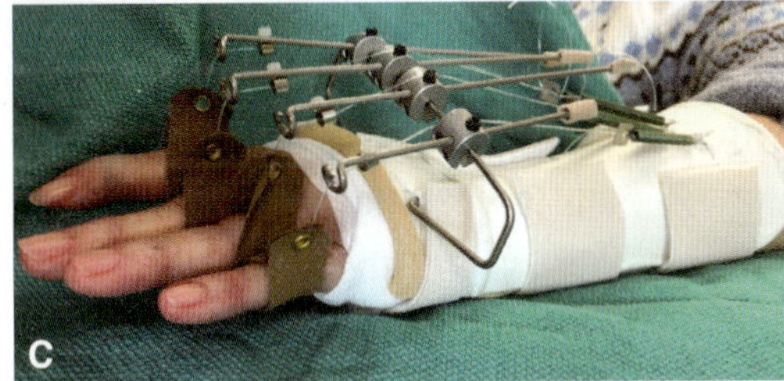
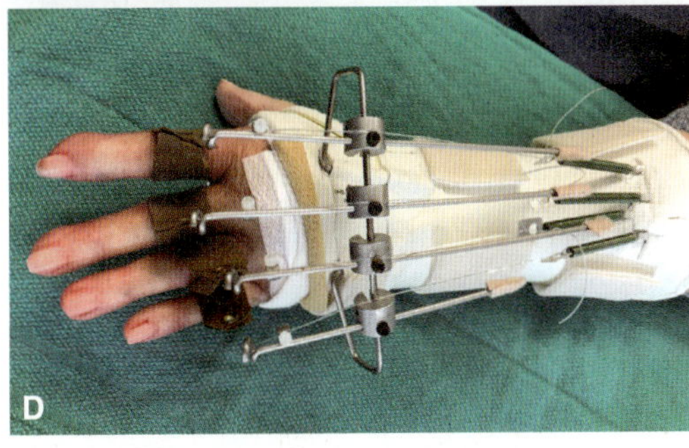

그림 13-60 **A,** MCP 관절의 모든 노뼈곁인대를 재건한 2-5번째 MCP 관절 치환술의 수술 후 모습. **B,** Digitec Outrigger 시스템(Performance Health)을 사용하여 수술 5일 후 적용된 가동 MCP 폄 가동 스플린트. 재구성된 MCP 관절 노쪽곁인대를 보호하기 위해 몸쪽손가락뼈 손가락 뼈에서 약간의 노쪽 당김에 유의한다. MCP 능동굽힘은 스플린트 내에서 수행될 수 있으므로 고무 밴드를 통해 과도한 장력이 가해지지 않도록 주의해야 한다. MCP를 폄 상태로 유지하면서 굽힘 시 부드럽게 미끄러질수 있을 만큼만 허용해야 한다. **C 및 D,** Rolyan 시스템과 스프링 코일(Rolyan® 조정 가능한 아웃트리거(outrigger) 키트, Performance Health)을 사용하여 가동성을 지원하는 또 다른 선택이다.

Nalebuff, 1968; Rennie, 1996; Rizio, & Belsky, 1995; Rothwell et al., 1997; Terrono et al., 2011; Theisen, 1993; Wilson & Carlblom, 1989). MCP 인공관절 치환술은 염증이 있는 연조직, 손허리뼈 머리, 몸쪽손가락뼈 바닥부분의 절제를 포함한다. 실리콘 형태의 이식물이 뼈 사이의 공간으로 사용된다. 치유 과정에서 관절주머니는 새로운 관절 주위에 형성되는데 이것을 피막형성화(encapsulation)라고 한다(Philips, 1995; Stirrat, 1996; Swanson, 1995a; Tomaino et al., 1995).

치료사의 역할은 이러한 환자의 수술 후 관리에서 매우 중요한다(Swanson et al., 1995; Terrono et al., 2011). 일반적인 프로토콜에는 낮 동안에 아래팔 기반 MCP 폄 가동 스플린트의 사용이 포함되며, 피막 형성화 과정을 용이하게 하기 위해 제한된 MCP 능동굽힘이 허용된다(Melvin, 1982; Stirrat, 1996; Theisen, 1993; Wilson & Carlblom, 1989). 2번째 손가락 MCP 관절의 노쪽곁인대가 재구성된 경우, 노쪽 아웃트리거(outrigger)를 사용하여 엎침을 방지하고 약간의 노쪽 치우침(과잉 교정)에서 MCP를 지원한다. 5번째 손가락 MCP는 굽힘이 허용되어야 하며, 운동 중에는 손가락까지 폄 부품(슬링)에서 제거가 필요할 수 있다(Sirrat, 1996). 5번째 손가락 MCP 굽힘은 수술 전 상당한 불안정성 또는 수술로 자뼈쪽 내재근의 이완으로 인한 약화로 인해 부적절할 수 있다(Rizio & Belsky, 1995). 슬링이 맞지 않으면 MCP 과다폄에서 5번째 손가락을 위치시킬 수 있다. 치료사는 5번째 손가락 PIP 및 DIP 관절을 폄으로 캐스트를 하고 MCP 관절에서 능동 굽힘 힘을 더 주기 위해 캐스트 위에 손가락 걸이를 적용하는 것을 고려할 수 있다(Terrono et al., 2011). 가동 스플린트는 일반적으로 낮 동안 4~6주 동안 착용한다. MCP 관절에서 굽힘 범위는 약 40°~60°이다(Kozin, 1999; Rizio, & Belsky, 1995; Stirrat, 1996; Terrono et al., 2011). 동적

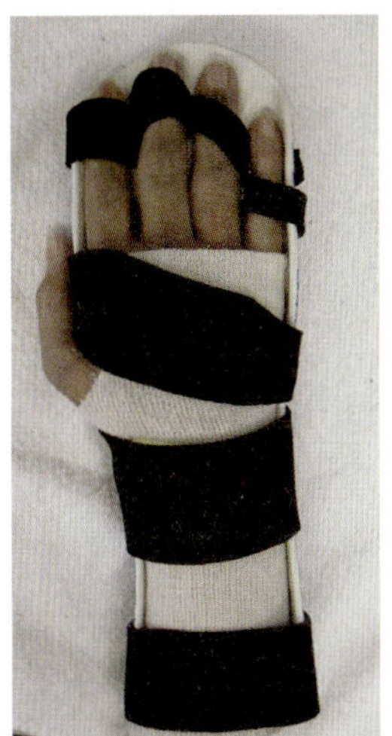

그림 13-61 2번째 손가락-5번째 손가락 MCP 이식물 인공관절 치환술을 위해 수술 후 사용되는 손바닥 아래팔 기반 손목 및 손 고정 스플린트. 이러한 스플린트는 MCP 폄 정렬을 유지하는 데 사용된다. 손가락이 쉴 수 있는 편안한 바닥을 형성하는 부드러운 네오프렌 스트랩에 주목해야 한다.

상자 13-3 근거 기반의 스플린트 중재: 수술 후 MCP와 PIP 관절성형술

MCP와 PIP 관절성형술 이후 시행하는 스플린트의 적용은 수술 후 관리의 중요한 요소이다. 가동 스플린트의 목적은 ROM을 시행하는 동안 자세를 조절하고 재구성된 관절을 정렬하는 것이다. 그러나 많은 연구에서 이 스플린트의 적용 과정에 회복 프로그램의 세부 사항을 포함하여 논의하는 것에 대하여 실패했다(Burr, Pratt, & Smith, 2002; Hansraj, Ashworth, & Ebramzadeh, 1997; Jensen, Boeckstyns, & Kristiansen, 1986; Mannerfelt & Andersson, 1975; Massy-Westropp, Johnston, & Hill, 2008; Nicolle & Gilbert, 1979; Pereira & Belcher, 2001; Wilson, Sykes, & Niranjan, 1993). 능동적인 굽힘 및 폄을 수행하기 위해 환자가 제거하는 고정 스플린트와 폄 가동 스플린트(조절된 능동적 굽힘 및 가동 보조 폄을 허용)의 적용에 대한 결과 연구를 비교하는 것은 어렵다. 따라서 MCP 및 PIP 관절치환술 후 고정 VS 가동 스플린트 적용은 수부외과전문의의 선호도와 수부치료사의 의견을 기반으로 해야 한다.

가동 스플린트는 가끔 야간 손목/손 고정 스플린트와 함께 처방된다(그림 13-61)(Michlovitz, 1999; Stirrat, 1996; Theisen, 1993; Terrono et al., 2011). 고정 스플린트는 손목을 약간 폄 상태로 유지하는 반면 MCP는 중심 정렬에서 약 10° 굽힘, IP는 폄 상태로 유지된다. 고정 스플린트는 수술 후 3개월 이상 착용하여 MCP 정렬을 좋게 유지한다(Terrono et al., 1995; Terrono, Nalebuff, & Philips, 2011).

손 기반 스플린트는 수술 후 4~6주 동안 가벼운 활동을 위해 열가소성 플라스틱 재료로 제작할 수 있다(Flatt, 1996; Kozin, 1999; Rennie, 1996; Rizio, & Belsky, 1995; Stirrat, 1996). 이 작은 스플린트는 지속적인 MCP 폄을 위한 외부 지원을 제공할 수 있으며, 특히 2 번째 손가락에 대해 엄지손가락으로 집기를 시도할 때 자쪽 치우침을 방지할 수 있다. 불편함과 기능 장애로 이어질 수 있는 손가락 사이의 크고 거친 모서리를 줄이기 위해 주의를 기울여야 한다(그림 13-58). 약간의 바닥쪽 MCP 지원, 자쪽 치우침 및 손가락 기능을 제공하기 위해 수술 후 부드러운 네오프렌 스플린트를 사용할 수 있다(그림 13-59). 상자 13-3의 손가락 관절 성형용 스플린트에 대한 추가 정보를 참고한다.

류마토이드 관절염이 있는 PIP 및 DIP 관절

PIP AND DIP JOINTS WITH RHEUMATOID ARTHRITIS

RA로 인한 손가락 변형은 기능과 외관을 손상시킨다(Rizio & Belsky, 1995; Swanson et al., 1995). 이 수준에서 폄근 기전의 중요한 관련으로 인해 치료하기 어려울 수 있다. 작은 관절의 윤건막염은 통증, 만성 부종 및 경직을 유발할 수 있다(Wilson & Fredick, 1994). 류마토이드 손의 백조목 변형 및 단추구멍 변형은 가장 흔한 손가락 질병이다. 류마토이드 PIP 또는 DIP 관절에 대해 임플란트 관절성형술 또는 관절고정술을 고려할 수 있다. 이 장의 앞부분에서 OA에 대해 설명한 것과 동일한 방식으로 관리된다. 질병 과정의 초기 단계에서 스플린트 중재는 관절의 기능을 향상시키기 위해 역학적으로 유리한 위치에 관절을 배치하기 위한 외부 지지대로 사용될 수 있다. 또한 스플린트는 수술 절차를 지원하고 보호하기 위한 수술 후 도구로 사용할 수 있다.

표 13-3 백조목 변형

단계 1	관절이 유연하고 움직임이 있다. PIP 관절에서 과다폄을 방지하면 DIP 관절의 굽힘이 교정됨
단계 2	경미한 손가락뼈사이근 구축이 종종 보임
단계 3	힘줄의 수축, 등쪽 관절주머니, 손가락뼈사이근 구축이 발견됨
단계 4	변형은 관절 파괴와 함께 더 심해짐

From Nalebuff, E. A. (1989). The rheumatoid swan-neck deformity. Hand Clinics, *5*, *203-214.*

백조목 변형 SWAN-NECK DEFORMITY

손가락의 백조목 변형은 그림 13-44A에 표시된 것처럼 PIP 관절 과다폄과 DIP 굽힘이 나타난다. 손가락의 백조목 변형에 대한 해부학적 분류는 Zancolli(1979)에 의해 처음 소개된 반면 임상적 분류는 Nalebuff(1989)에 의해 확장되었고 표 13-3을 참고하도록 한다.

Nalebuff 분류의 두 단계는 스플린트 중재, 외과적 중재가 있다. 류마토이드성 손의 내재근/외재근의 불균형은 손목, MCP, PIP 또는 DIP 관절 주위 또는 굽힘힘줄집 사이에 건막염이 발생할 수 있다(Eckhaus, 1993; Rizio & Belsky, 1995; Swanson, 1995b; Wilson). & 프레딕, 1994). 가장 흔한 원인은 MCP 관절의 힘줄활막염이며, 이는 노쪽 시상대 약화로 폄근힘줄 아탈구(자뼈쪽으로)로 이어질 수 있다. 이 아탈구는 결국 MCP 관절 아탈구로 폄근지연을 생성하고 백조목 변형을 두드러지게 한다(Chinchalkar & Pitts, 2006). 만성 힘줄활막염은 반사적인 내재근 구축을 일으키는 것으로 보인다. 이 구축은 PIP 관절에서 폄방향으로 당김이 증가되어 바닥판의 이완, PIP 과다폄, 빗지지띠인대(oblique retinacular ligament, ORL) 가로 섬유 가늘어짐, 가쪽띠의 등쪽 아탈구, 먼쪽 ORL의 가늘어지는 것을 유발한다(Swanson, 1995b). DIP 관절은 몸쪽 병리에 이차적으로 구부러지는 경향이 있다(Melvin, 1982; Swanson, 1995b).

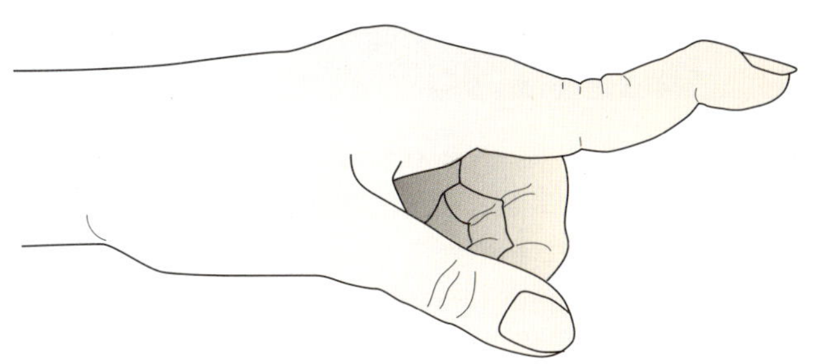

그림 13-62 백조목 변형. (Adapted with permission from American Society for Surgery of the Hand. (1990). *The hand: Examination and diagnosis* (3rd ed.). New York, NY: Churchill Livingstone.)

DIP 관절의 부종은 DIP 굽힘과 함께 먼쪽 폄근 힘줄의 약화 또는 파열을 유발할 수 있다. 전체 폄근 메커니즘의 조화가 깨져 이차 백조목 변형인 PIP 관절에서 과다폄이 발생한다. PIP 관절 건막염은 가쪽띠가 등쪽으로 이동하여 손바닥인대의 신장을 유발할 수 있다(그림 13-62). 조기 관리는 관절 주사와 백조목 방지 스플린트로 구성될 수 있다(그림 13-44B 및 13-63A~C)(Rizio, & Belsky, 1995). 백조목 변형은 관절염 손을 포함하되 이에 국한되지 않는 내재근 긴장, 바닥판 약화 및 시상 띠 파열과 같은 여러 질병으로 발생할 수 있다. 상자 13-4의 백조목 변형 스플린트에 대한 추가 정보를 참조하도록 한다.

비수술 스플린트 중재 지침

NONSURGICAL ORTHOTIC MANAGEMENT GUIDELINES

백조목 변형에 스플린트 중재의 주요 목표는 변형 단계의 진행을 줄이거나 최소화하는 것이다. 수동적으로 교정 가능한 백조목 변형에 스플린트를 적용하는 목적은 PIP 관절의 과다폄을 방지하면서 PIP 관절의 완전한 굽힘을 허용하는 것이다(Eckhaus, 1993). 백조목 변형은 폄 제한 스플린트로 관리할 수 있다(그림 13-63B,C). 이 작은 고리형 스플린트는 단기적인 해결책에 유용할 수 있다. 더 영구적인 스플린트는 다양한 회사의 상품안내서에서 구입할 수 있으며 부피가 덜하고 일부 환자에게 적합할 수 있다. 이는 더 내구성이 있고 잘 맞으며 미용적으로 더 좋은 경향이 있다(그림 13-53).

전문가 핵심 13-16

PIP 폄 제한 스플린트

DEBBIE FISHER, MS, OTR, CHT

Texas

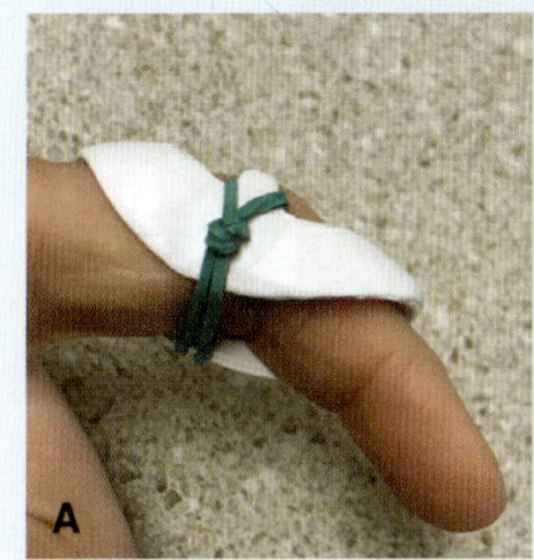

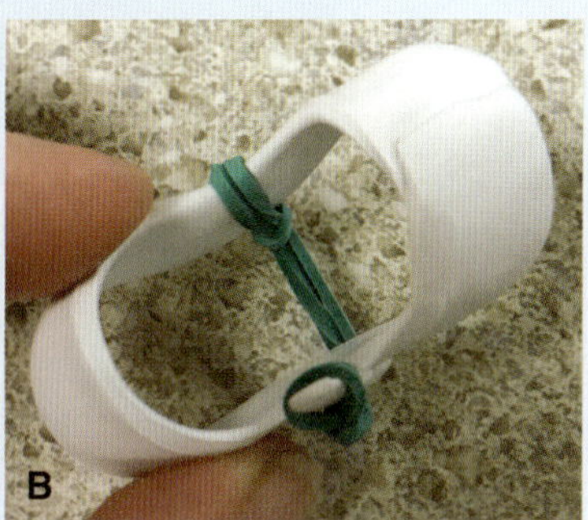

PIP 관절 백조목 변형에 스플린트를 고정하기 위해 고무 밴드를 사용한다. 이렇게 하면 고무 밴드의 신축성 때문에 장력 조정과 착용/탈의가 훨씬 쉬워진다. 또한 굽힘을 방해하는 열가소성 플라스틱 재료가 없기 때문에 손바닥 표면에서 훨씬 더 편안하다.

전문가 핵심 13-15

긴 8자 모양 스플린트

ANA CANDICE COELHO, PT

Brazil

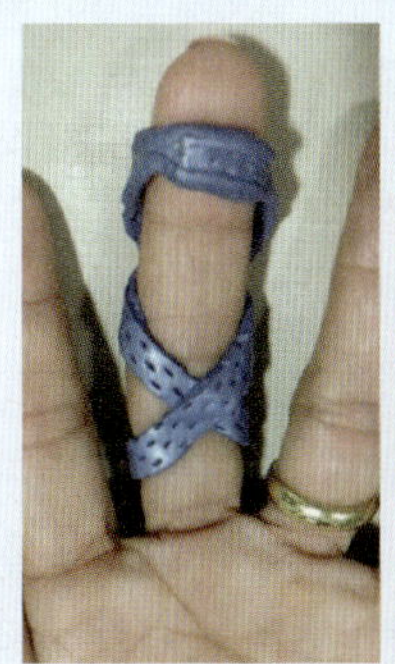

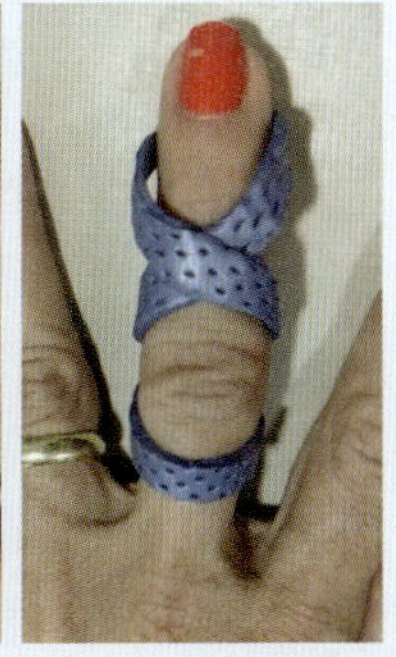

DIP 굽힘이 심한 백조목 변형이 있는 손가락에 사용된다. 열가소성 플라스틱 재료의 두께를 두 배로 접으면 스플린트가 더 강해진다.

수술 후 스플린트 중재 지침

POSTSURGICAL ORTHOTIC MANAGEMENT GUIDELINES

과다폄된 PIP 관절의 외과적 복원에는 표피성 힘줄과 같은 힘줄 이식의 사용이 포함될 수 있다. 어떤 상황에서는 DIP 관절을 핀으로 0°로 고정해야 한다. 수술 후 스플린트 적용은 의사의 선호도에 따라 다르지만 대부분은 손목을 중립에서 약간 폄, MCP 약간 굽힘, PIP 20°~30° 굽힘, DIP 중립에 위치시키는 스플린트의 초기 제작

상자 13-4 근거에 기반한 스플린트 관리: 백조목 변형

백조목 변형은 류마토이드 관절염(rheumatoid arthritis, RA)과 관련된 흔한 손가락 변형이며 스플린트는 새로 진단된 환자와 만성 RA로 고통받는 환자에게 처방된다. 선행연구에서 Silver Ring™ 스플린트 또는 이와 유사한 기성품 스플린트, 맞춤형 스플리트가 손 기능을 향상시키고 통증을 줄일 수 있다고 한다(Schegget & Knipping, 2000; Zijlstra, Heijnsdijk-Rouwenhorst, & Rasker, 2004). 따라서 스플린트가 이익을 줄 수 있고 환자들은 작고 얇은 링 설계와 세련된 외관 때문에 맞춤형 스플린트보다 Silver Ring™ 스플린트를 더 선호한다고 확인되었다(Schegget & Knipping, 2000).

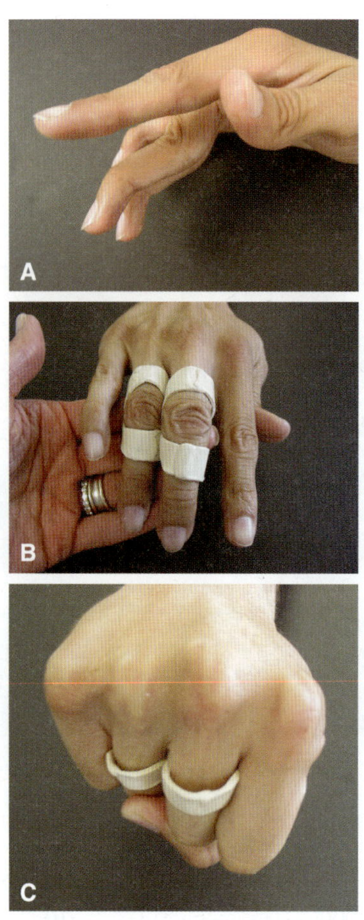

그림 13-63 A, PIP 관절에서 과다폄 및 DIP 관절에서 굽힘이 있는 백조목 변형. B 및 C, 이러한 변형은 완전히 손가락 굽힘을 허용하지만 PIP 관절 과다폄을 제한하는 폄 제한 스플린트로 관리(8자 모양 설계, Figure-8 design).

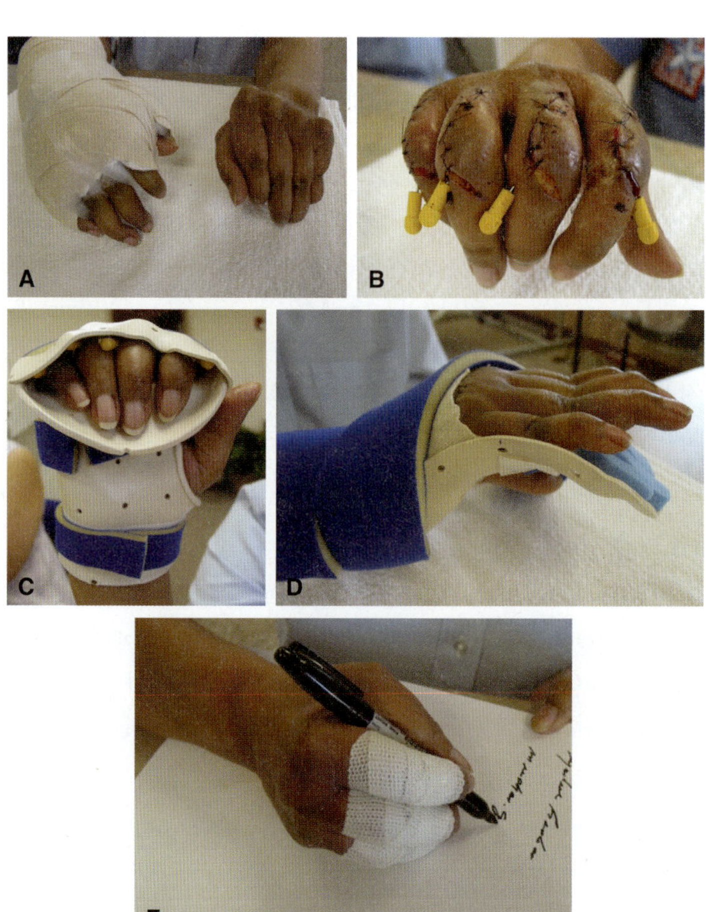

그림 13-64 A 및 B, 26세 대학생의 MCP 변형과 백조목 변형. 수술 후 드레싱을 제거하고 스플린트를 제작했다(B). 그녀의 왼손의 유사한 변형에 주목하여라. C, A 손 기반 보호 스플린트. D, "등쪽 열가소성 플라스틱 덮개"는 핀 관리 및 관련되지 않은 구조에 AROM을 하기 위해 제거될 수 있다. 그녀의 손가락의 백조목 변형에 주목하시오. E, PIP 봉합을 시뮬레이션하기 위해 6주에 작은 손가락 캐스트를 사용했다.

을 한다. PIP 관절이 굽힘 상태로 고정되어 있으면 스플린트가 이 위치를 지원하도록 한다. 이 스플린트는 일반적으로 2~3주 동안 착용한다. 그런 다음 환자는 손 또는 손가락 기반 폄 제한 스플린트를 사용할 수 있다. 약 6주에 허용되는 폄 정도는 PIP 관절에서 완만하고 점진적으로 증가한다. 스플린트는 회복 일정에 따라 점진적인 변화를 주의 깊게 수용해야 한다(그림 13-64A~E).

단추구멍 변형 BOUTONNIERE DEFORMITY

손가락의 단추구멍 변형은 PIP 굽힘과 DIP 과다폄이 특징이다(그림 13-65A~C). 백조목 변형 분류와 유사하게 단추구멍 변형도 임상 단계에 따라 분류된다(Tubiana, 1981). 표 13-4를 참조하여라.

단추구멍 변형의 처음 세 단계에서는 손가락 동작 중 MCP 관절의 과다폄이 관찰되는 반면, 4단계에서는 MCP 관절의 고정된 과다폄이 될 수 있다. 류마토이드 손 변형의 가장 흔한 원인은 만성 PIP 관절 윤활막염이다(Eddington-Valdata, 1993; Nalebuff &

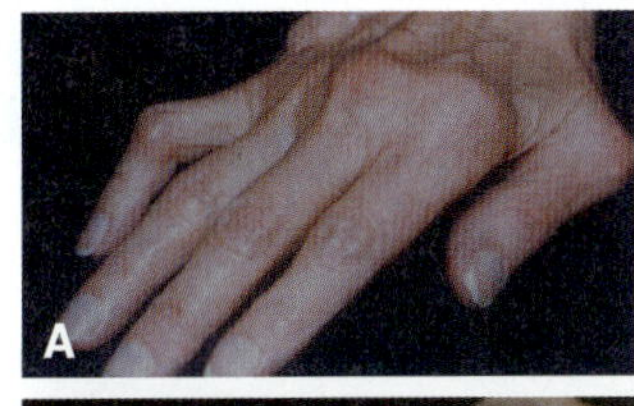

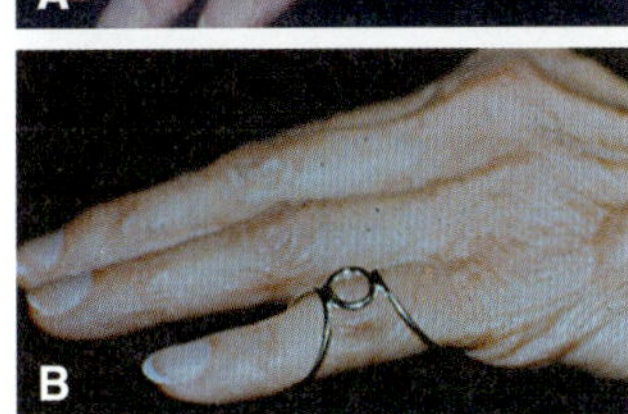

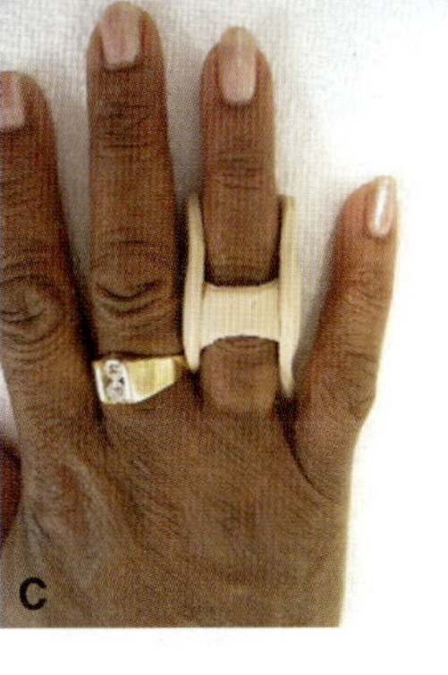

그림 13-65 **A**, PIP 관절에서 굽힘이 있는 단추구멍 변형. 이 변형은 장기적으로 PIP 폄 스플린트로 관리할 수 있다. 많은 환자들은 링형 스플린트(**B**)가 열가소성 PIP 폄 제한 스플린트(**C**)보다 미용적으로 더 세련됨이 있다(SIRIS Boutonniere Splint shown). (사진제공: Silver Ring™ Splint Company.)

표 13-4 단추구멍 변형

단계 1	폄 30° 미만의 결함이 확인됨
단계 2	가쪽띠의 손바닥쪽 아탈구와 함께 PIP 관절의 굽힘 구축; DIP 관절의 과다폄 및 지지대 인대검사(retinacular test) 시에 음성으로 나타난다.
단계 3	지지띠인대의 구축; 지지대 인대검사(retinacular test) 시에 양성으로 나타나며 PIP 관절의 수동적 폄 가능
단계 4	PIP 및 DIP 관절의 고정된 구축을 나타남

From Tubiana, R. (1981). The hand. *Philadelphia, PA: Saunders.*

Millender, 1975; Rizio & Belsky, 1995; Swanson et al., 1985; Wilson & Fredick, 1994). 힘줄활막염은 가쪽띠 사이에서 등쪽으로 이동하여 가쪽띠의 측면과 손바닥쪽으로 이동한다(Swanson, 1995b). 이것은 차례로 중심띠를 늘어나게 만든다. 결국 가쪽띠는 PIP 관절의 축 아래로 향하게 되어 PIP 관절 굽힘근이 된다. 그러면 DIP 관절이 이차적으로 당겨져 폄이 된다. 치료하지 않고 방치하면 빗 지지띠 인대(oblique retinacular ligament, ORL)가 짧아져 DIP 관절이 폄을 하게 되면 팽팽해진다(그림 13-66). 단추구멍 변형은 손가락 폄 힘줄에서 중앙슬립(central slip)과 관련된 질환이다. 그러나 PIP 관절 구축, 심각한 인대 이완 등 다양한 원인에 의해 단추구멍 변형이 발생할 수 있다.

비수술 스플린트 중재 지침

NONSURGICAL ORTHOTIC MANAGEMENT GUIDELINES

수동적으로 교정 가능한 단추구멍 변형에 스플린트를 적용하는 것은 이중 과정을 통해 가장 잘 달성된다. 환자는 야간 사용을 위한 손가락 고정 스플린트가 있어야 하며, 이 스플린트는 PIP 관절이 완전히 폄된 상태에 있어야 한다(그림 13-67A)(Glickel et al., 1992). 주간 스플린트 적용을 위한 효과적인 선택 사항에는 전체 MCP 및 원하는 경우 DIP 동작을 허용하는 맞춤형 PIP 폄 고정 스플린트의 사용이 포함된다. 변형이 중심널힘줄(central tendon) 마모로 인한 파열의 결과인 경우 운동이 점진적으로 시작되기 전에 약 6주 동안 중단없이 PIP 폄 고정이 유지되어야 한다(Eddington-Valdata, 1993). 이 저자들의 의견으로는 지속적인 움직임을 하기 위해 가장 좋은 방법은 제거할 수 없는 원주형 스플린트를 적용하는 것이다(그림 13-67B). 고립된 DIP 능동 및 수동 운동 또는 관절 차단 운동은 폄근의 길이, 빗 지지띠 인대(ORL) 및 가쪽띠의 등쪽 이동성을 유지하는 데 도움이 될 수 있다(Poole & Pellegrini, 2000; Wilson & Fredick, 1994).

환자가 PIP 관절의 고정된 굽힘 구축을 나타내면 완전한 PIP 폄이 달성될 때까지 고정 폄 가동화 접근법이 시행될 수 있다(Eddington-Valdata, 1993). 환자가 임플란트 인공관절 치환술과 같은 외과적 중재를 고려하기 전에 완전한 PIP 폄을 만드는 것이 중요하다(Nalebuff & Millender, 1975). 완전히 폄 상태로 되면 PIP는 추가로 4~6주 동안 폄 상태로 유지된다(Eddington-Valdata, 1993). 이때 환자가 폄을 유지할 수 없다면 수술적 중재를 고려해야 한다. 상자 13-5에서 단추구멍 변형 OA에 대한 스플린트에 대한 추가 정보를 참고한다.

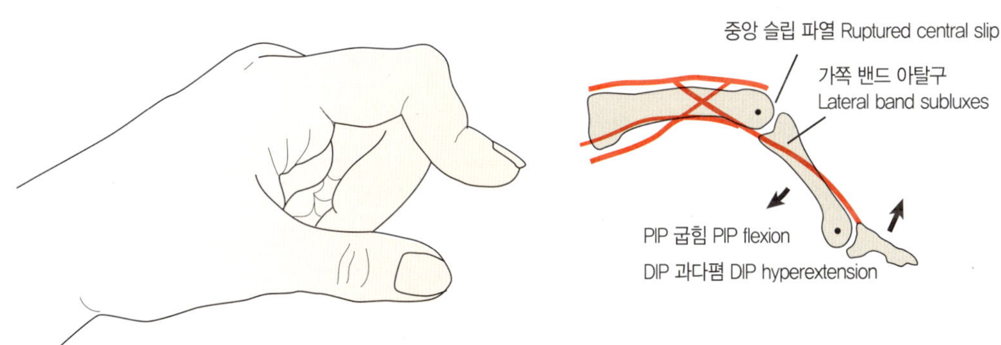

그림 13-66 단추구멍 변형. (Adapted with permission from American Society for Surgery of the Hand. (1990). *The hand: Examination and diagnosis* (3rd ed.). New York, NY: Churchill Livingstone.)

상자 13-5 근거 기반 스플린트 중재: 단추구멍 변형

현재까지 단추구멍 변형을 교정하기 위한 스플린트 적용의 효과에 대한 무작위 대조 시험은 없었다. 임상 효과를 결정하기 위한 연구가 필요하다. 저자의 전문가 의견에 따르면 스플린트 적용은 환자의 수동적으로 교정 가능한 변형에 도움이 될 수 있다.

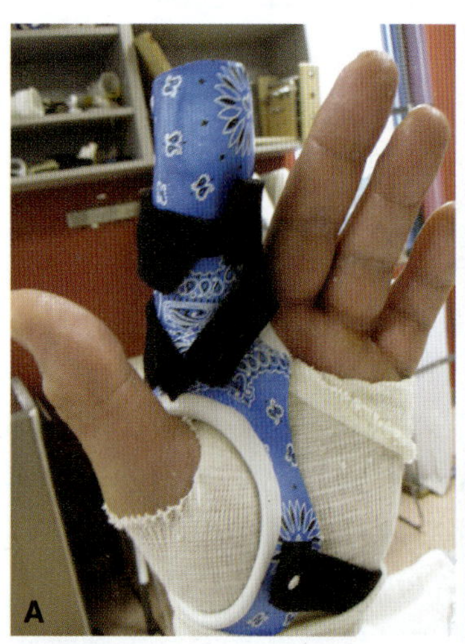
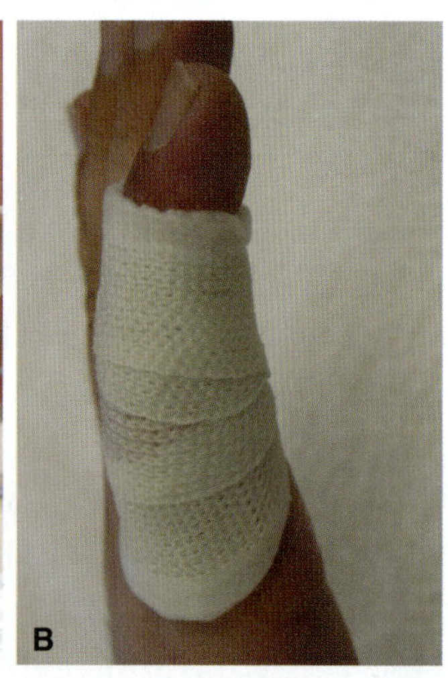

그림 13-67 A, 야간에 폄을 위한 스플린트 제작은 PIP 굽힘 구축의 가능성을 줄이는 데 중요하다. 이 손 기반 설계는 엄지손가락을 확보하여 스플린트를 알맞게 하고 밤에 착용하기 좋다. B, 원주형 캐스트는 더 나은 순응감과 확실한 치유를 하기 위해 연속적으로 PIP 고정해야 한다. 먼쪽 및 몸쪽 경계에 적용된 파라핀 안감에 주목한다.

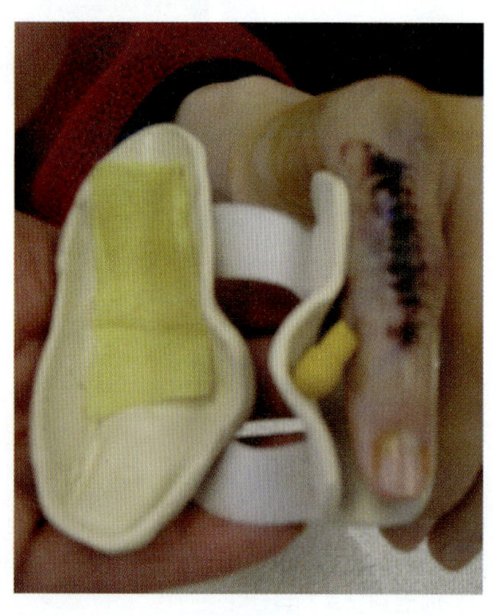

그림 13-68 PIP 관절 재건 후에 사용되는 보호 스플린트. 작은 "클램쉘 유형(clamshell-type)" 설계에 핀이 어떻게 통합되었는지 주목하도록 한다. 이 설계는 의사의 지시에 따라 상처 관리 및 DIP 운동을 위해 쉽게 제거할 수 있다.

수술 후 스플린트 중재 지침
POSTSURGICAL ORTHOTIC MANAGEMENT GUIDELINES

보존적 중재가 실패한 경우 PIP 폄을 재확립하기 위해 외과적 중재를 고려할 수 있다. 수술 후 관리는 핀 고정, **힘줄박리(tenolysis)** 또는 바닥판 이완과 같은 정확한 절차 또는 수행된 절차의 조합에 따라 다르다(Eddington-Valdata, 1993; Nalebuff & Millender, 1975; Rizio & Belsky, 1995)(그림 13- 68). PIP 관절은 약 4주 동안 폄된 상태로 위치하며, 그 후 부드러운 능동 운동이 도입된다. 그림 13-12와 같이 가동 장치를 사용할 수 있다. 이것은 폄 메커니즘이 폄으로 다시 보조되는 동안 부드러운 굽힘을 허용한다. 능동 DIP 관절 굽힘 운동은 폄 기전의 진행을 돕기 위해 수술 후 가능한 한 빨리 시작되어야 하며, 가쪽띠 등쪽 이동을 허용하고 힘줄 유착을 방지해야 한다(운동 중에 PIP 관절은 폄 상태로 유지되어야 함)(Eddington-Valdata, 1993; Nalebuff & Millender, 1975; Wilson & Fredick, 1994).

결론 CONCLUSION

의료, 의약품 개발 및 외과적 발전이 류마토이드 질환 환자에서 관절 변형의 예방 및 진행에 큰 영향을 미쳤지만 스플린트 적용은 여전히 가치 있는 초기 보존적 치료이자 중요한 수술 후 보조 수단으로 남아 있다. 질병 과정, 관절 해부학 및 기능, 이차적인 변형의 신체역학, 환자가 원하는 기능적 목표에 대한 지식은 효과적이고 적절한 치료를 제공하는 데 중요하다.

현장 메모: 엄지손가락의 가동 안정성이란 무엇인가?

By Virginia H. O'Brien, OTD, OR/L, CHT
Minnesota

엄지손가락은 약해질 수 있는 위험요소를 가지고 있다. CMC 관절이 35년 정도만 건강할 수 있는 기간을 가지는 것처럼 느껴지는 이유는 무엇일까? 엄지손가락은 손 기능의 60~70%를 차지한다. 해부학적 구조와 넓은 가동범위로 인해 본질적으로 불안정하다. OA의 영향을 가장 많이 받는 손의 관절이고 통증과 장애가 가장 많이 보고되며, 손에서 가장 흔하게 수술되는 관절이다. 그렇다면 만약 손에서 사용에 매우 중요한 관절이라면, 통증을 줄이기 위해 무엇을 할 수 있을까? 그 대답의 일부로 가동 안정성(dynamic stability)을 유지하는 것이라 제안한다.

보존적 치료에 대한 근거는 CMC OA에 대한 운동, 스플린트 및 관절 보호 교육(joint protection education, JPE)이 통증을 줄이고 기능을 개선하는 긍정적인 효과를 보여준다. 그러나 어떤 스플린트나 어떤 운동이 가장 좋은지에 대한 증거는 결정적이지 않다. 또한 손의 작은 근육에 대한 운동량에 대해서는 거의 알려져 있지 않다.[1]

가동 안정성을 위한 재활전략은 무릎과 어깨와 같은 신체의 다른 관절의 부상과 OA에서 사용된다.[2~3] *가동 안정성*이란 무엇이고 왜 사용되는 것일까? 가동 안정성은 기능적 운동의 회복, 근력 향상을 위한 특정 근육의 재교육, 통증 및 장애의 감소를 의미하는 용어이다. 또한 기능 중 통증의 자가 관리 증진도 포함한다. 이 접근법에 대한 증거가 엄지손가락의 개입에 이용 가능한 것은 최근의 일이다.

첫 번째 등쪽 손가락뼈사이근(FDI)과 엄지맞섬근(OP)은 엄지손가락의 안정성을 위한 핵심 근육으로 부상하고 있다. 여러 연구에서 방사선사진으로 FDI와 OP가 큰마름뼈 위에 손허리뼈를 중심을 맞추는 데 도움이 될 수 있음을 보여준다. 한 연구에서는 FDI와 OP의 동시 활성이 아탈구를 상당히 감소시켰고 더 많은 힘이 가해질 때 방사선사진에서 더 큰 감소가 관찰되었음을 보여주었다.[4~7] 이는 착용기간(복용량)에 대한 우리의 첫 번째 이해일 수 있다. 힘, 빈도, 반복 그리고 이것이 언제 엄지손가락 통증의 감소와 이를 예방하는데 적용되어야 하는지에 대한 더 많은 연구가 필요하다.

엄지손가락의 가동 안정성을 위한 세 가지 중요한 사항이 있다. 첫 번째 모음근을 이완시켜 엄지손가락의 갈퀴막 공간을 넓히고 유지해야 한다. 두 번째 적절한 엄지운동을 하여 FDI와 반대쪽의 결합된 움직임에 중점을 두고 큰마름뼈의 첫 번째 손허리뼈를 안정화하고 중앙에 집중시킨다. 마지막으로 평생 동안 자신의 엄지손가락을 관리할 수 있도록 교육한다.

엄지손가락의 안정성을 제공하기 위한 특정 스플린트에 대한 합의가 없기 때문에, 이것은 맞춤이든, 기성제품, 손 또는 아래팔 기반이든 각 개인에 대한 "최고의 스플린트"는 개인별 맞춤 피팅을 증진하는 것이다(Care for the Painable Thumb)"[8] 저자인 Jan Albrecht는 종종 "한 사람의 두 엄지손가락도 다르다."라고 말했다. 그녀는 종종 자신의 두 손 엄지손가락의 차이를 언급하기도 했다.

모든 엄지손가락의 보존적 중재에는 필요에 따라 맞춤형 스플린트를 사용하여 개별화된 가동 안정성 프로그램이 포함된다는 것이 저자의 의견이다. 또한 통증 및 안정성에 따라 착용 일정을 스플린트를 제거하는 계획과 함께 포함하는 것이 중요하다. 관절 보호와 적응 기술 및 도구에 대한 교육도 필수적이다.

새로운 근거의 다른 영역은 CMC 아래근육의 인대 구조의 고유감각기관과 엄지손가락의 운동 연관성이다. 가장 흥미로운 발견은 OA CMC 인대의 고유감각이 비OA 인대와 다르게 반응한다는 것이다. 관절의 불안정성은 CMC의 OA 발현에 있어 주요 원인 인자가 아닐 수 있다. 관절의 역동적인 고유감각 기능은 흥미진진한 연구의 주제로 앞으로 더 많이 연구들이 제시될 것이다.[9~11]

스플린트 중재와 관련하여 선행연구에서 엄지손가락의 CMC 관절에 대한 최적의 스플린트를 입증하지 못하였기 때문에 그 해답은 환자와 치료사 간의 임상적 결정에서 찾을 수 있을 것이다. 환자의 질환과 엄지손가락에 대한 완벽한 평가는 스플린트를 선택하는데 도움을 줄 수 있다. 물론 의사의 의료 정보에 기반할 수도 있다. 휴식을 위한 스플린트나 일상적인 사용을 위한 스플린트 또는 둘 다를 위한 스플린트 중 하나를 선택할 수 있지만 불편한 스플린트는 쓸모가 없다. 더 쓸모없는 것은 필요한 곳에 적절한 지원을 제공하지 않는 것이다.

CMC에서 적절한 안정성을 지원하는 경우 엄지 기반 스플린트로 충분하게 안정성을 지원할 수 있다. 그러나 환자가 MCP 엄지 관절의 과다폄이 있는 경우 이를 방지하기 위해 지원이 필요할 수 있다. 다른 사람들은 더 넓은 엄지 갈퀴막 공간을 제공하기 위해 스플린트가 필요할 수 있는데 이는 MCP 관절 운동이나 전통적인 엄지 고정 스플린트이다. 이것은 엄지 또는 손 기반 또는 아래팔 기반일 수 있다.

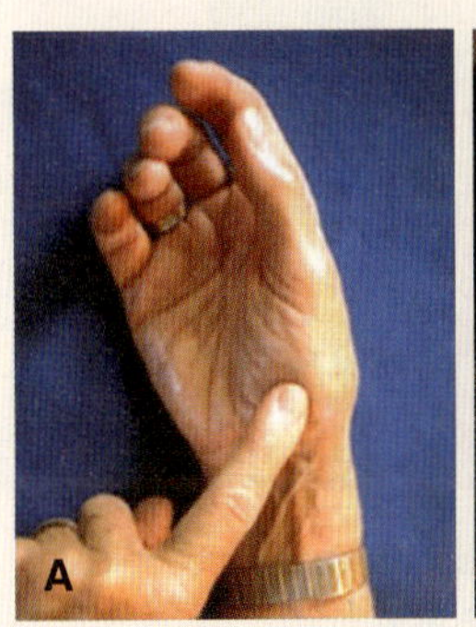

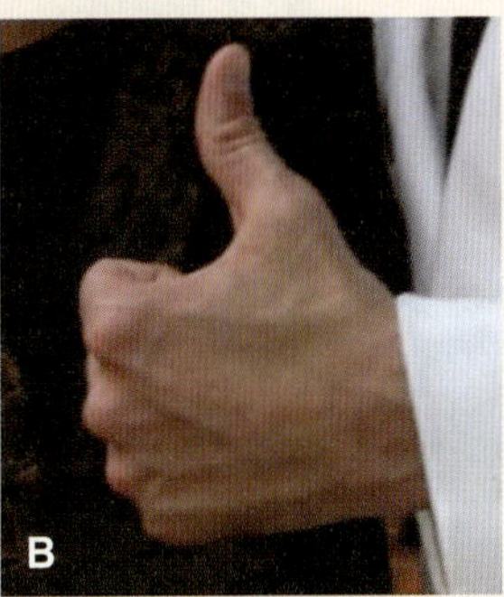

그림 I 일반적인 통증 지점: 엄지 CMC 관절. 정상적인 엄지손가락도 단추구멍 변형과 같은 전형적인 변형을 가질 수 있다.

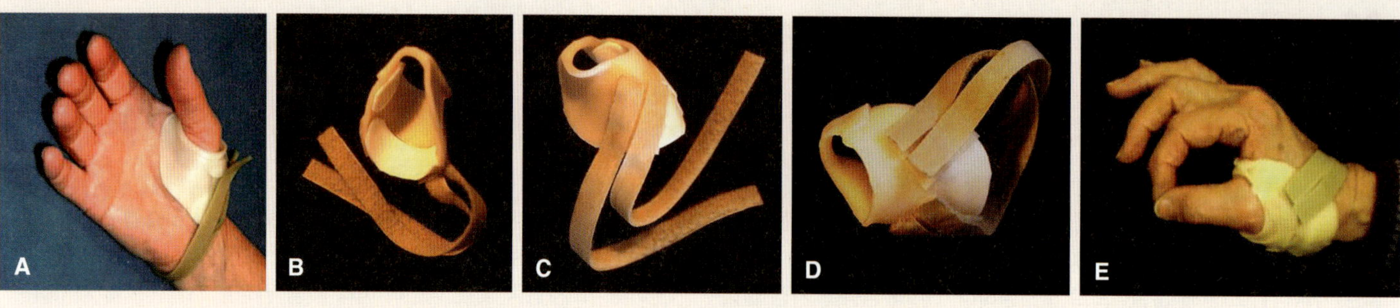

그림 2 Jan Albrecht, OTR, CHT(2001–2015)가 설계한 엄지 기반 CMC 안정 스플린트.

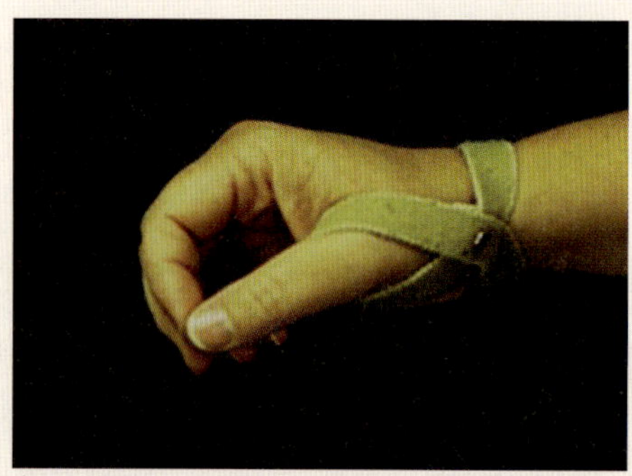

그림 3 Julie Liebelt(PT, CHT)가 제작한 또 다른 보조 스플린트는 힘이 엄지 손가락의 안정적인 위치를 유지하는 능력을 뛰어넘을 수 있는 상황에서 사용하기 위해 CMC 지원하고 동시에 엄지의 벌림을 제공할 수 있다.

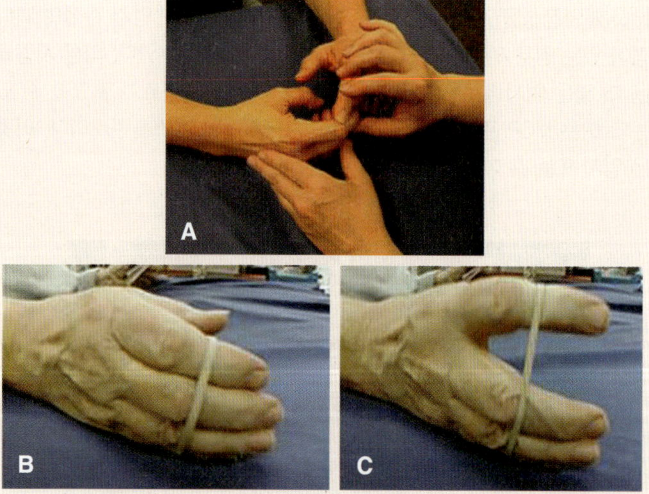

그림 4 1번째 등쪽 손가락뼈사이근(dorsal interosseous)은 AROM을 사용하여 강화될 수 있으며, 힘을 기준으로 하는 등척 운동과 걸리를 기분으로 하는 등장 운동으로 진행한다. 고무 밴드를 운동 밴드로 사용하면 근육을 재훈련하는 데 좋은 도구가 될 수 있다.

참고문헌

1. American College of Sports Medicine. (2011). Position stand. Quantity and quality of exercise for developing and maintaining cardiorespiratory, muscu-loskeletal, and neuromotor fitness in apparently healthy adults: guidance for prescribing exercise. *Medical Science of Sports Exercise*, 43, 1334-1359.
2. Wilk, K. E., Macrina, L. C., & Reinold, M. M. (2006). Invited clinical commentary: Non-operative rehabilitation for traumatic and atraumatic glenohumeral instability. North American Journal Sports Physical Therapy, 1, 1-10.
3. Chmieleweski, T. L., Hurd, W. J., Rudolph, K. S., Axe, M. J., & Snyder-Mackler, L. (2005). Perturbation training improves knee kinematics and reduces muscle co-contraction after complete unilateral anterior cruciate ligament rupture. Physical Therapy, 85, 740-749.
4. Adams, J. E., O'Brien, V. H., Magnusson, E., Rosenstein, B., & Nuckley, D. J. (2018). Radiographic analysis of simulated first dorsal interosseous and opponens pollicis loading upon thumb CMC joint subluxation: A cadaver study. Hand, 13(1), 40-44. doi:https://doi.org/10.1177/1558944717691132
5. O'Brien, V. H., & Giveans, M. R. (2013). Effects of a dynamic stability approach in conservative intervention of the carpometacarpal joint of the thumb: A retrospective study. Journal of Hand Therapy, 26, 44-52.
6. McGee, C., O'Brien, V. H., Van Nortwick, S., Adams, J., & Van Heest, A. (2015). First dorsal interosseous muscle contraction results in radiographic reduction of healthy thumb carpometacarpal joint. Journal of Hand Therapy, 28, 375-381.
7. Mobargha, N., Esplugas, M., Garcia-Elias, M., Lluch, A., Megerle, K., & Hagert, E. (2015). The effect of individual isometric muscle loading on the alignment of the base of the thumb metacarpal: A cadaveric study. Journal of Hand Surgery (European Volume), 41(4), 1-6
8. Albrecht, J. (2015). *Caring for the painful thumb* (3rd. ed.). Mankato, MN: Author.
9. Hagert, E., Lee, J., & Ladd, A. L. (2012). Innervation patterns of thumb trapeziometacarpal joint ligaments. *Journal of Hand Surgery*, 37A, 706-714.e1.
10. Halilaj, E., Rainbow, M. J., Moore, D. C., Laidlaw, D. H., Weiss, A-P. C., Ladd, A.L., & Crisco, J. J. (2015). In vivo recruitment patterns in the anterior oblique and dorsoradial ligaments of the first carpometacarpal joint. *Journal of Biomechanics*. doi:10.1016/j.jbiomec.2015.04.028.
11. Mobargha, N. (2015) *The proprioception and neuromuscular stability of the basal thumb joint* (Unpublished doctoral dissertation). Karolinska Institutet, Stockholm, Sweden.

사례 연구 섹션

여기에 제시된 사례 연구는 교육 지침으로만 제공된다. 치료 및 스플린트 프로토콜은 수부외과전문의, 치료사마다 크게 다르다. 치료사는 의사 및 동료와 함께 치료와 적절한 스플린트 중재를 정의해야 한다.

사례 연구 1: OA: 엄지손가락 손목손허리관절

신체적으로 활동적이고 건강한 45세의 오른손잡이 여성 LS는 양측의 첫 CMC 관절 OA 진단을 받았다. 그녀는 평가 및 치료를 위해 의뢰되었다. 그녀는 양쪽 엄지손가락의 엄지두덩에 통증을 제시했고 쥐기와 집기를 포함한 모든 기능적 활동을 통해 통증을 보고하였다.

임상 검사에서 촉진 시 양측 압통과 첫 번째 CMC 관절이 두꺼워짐이 나타났다. 급성 부종은 관찰되지 않았다. 그녀는 양쪽에서 그라인드 검사(grind test) 시에 양성 판정을 받았다. 5번째 손가락 MCP 관절과 엄지손가락 관절 맞섬의 AROM은 양손에서 동일하였고 쥐기 강도는 양측이 동일했다. 집기 강도(가쪽 집기, 손 끝 집기 및 삼점 집기[lateral, tip, and three-point])가 감소하고 통증과 연관되었다.

LS는 양측 손 및 아래팔 기반 엄지 고정 스플린트에 대한 처방으로 치료에 의뢰되었다. 손 기반 스플린트는 며칠 동안 사용되었고, 아래팔 기반 스플린트는 잠을 자는 동안 관절의 휴식, 안정성 지원 및 보호를 추가적으로 제공하였다. 낮에 착용하는 스플린트는 1.5mm 열가소성 플라스틱 재료(제품명 Aquaplast)로 제작되었다(그림 13-16A). 이러한 탄성 기반 열가소성 플라스틱 재료는 첫 번째 갈퀴막 공간에 밀착되고 첫 번째 CMC 관절을 안정화하기 위해 적절한 양의 스트레치와 순응성을 제공했다. 야간에 착용하는 스플린트는 구멍이 있는 3.1mm 열가소성 플라스틱 재료로 만들었다(그림 13-19).

LS는 집과 직장에서 통증 완화 스플린트를 했지만 엄지손가락 통증의 강도는 스플린트 착용에도 불구하고 밤낮으로 한결같고 끊임없는 통증이 있을 정도로 높아졌다. 5년간의 보존적 치료 끝에 LS는 손의 외과적 중재를 선택했다. 수부외과전문의는 힘줄 삽입 이식편술(LRTI)로 인대 재건을 수행했다.

수술 후 손목/엄지 고정 캐스트를 4주 동안 착용했다. 캐스트 제거 시 손목/엄지 고정 스플린트를 장착하고 손목/엄지 AROM을 시작했다. 스플린트는 그녀가 수술 후 부종과 드레싱을 위해 조정하여 착용했던 것과 같은 야간 스플린트였다(그림 13-19). 스플린트는 위생 및 운동을 제외하고 항상 착용했다. 동일한 장치를 6주에 손 기반 디자인으로 축소하고, 착용 스케줄의 점진적인 감소가 시작되었다(그림 13-5B). 8주에 치료는 위험이 있는 활동에만 스플린트를 사용하여 악력과 가벼운 엄지두덩/집기 강화에 중점을 둔다.

LS는 ADL로 엄지손가락에 가해지는 외부 스트레스를 줄이는 방법을 제공하기 위해 관절 보호 원칙과 활동 수정에 대해 교육받았다. 그녀는 맞춤형 네오프렌 스플린트를 만들어 손 사용 시 보호를 위해 가벼운 외부 지지대를 갖는 것으로 편안함을 가질 수 있었다. 그녀는 손목과 엄지손가락을 반복적으로 사용해야 하는 활동을 할 때 스플린트를 사용했다. 이 스플린트는 직장 복귀와 여가 활동에 적합했다(그림 13-69). 수술 12주 후에 마지막으로 보았을 때 LS는 거의 불편함 없이 정상적인 활동을 할 수 있었고 주로 사용하는 손에 대한 수술을 예약했다.

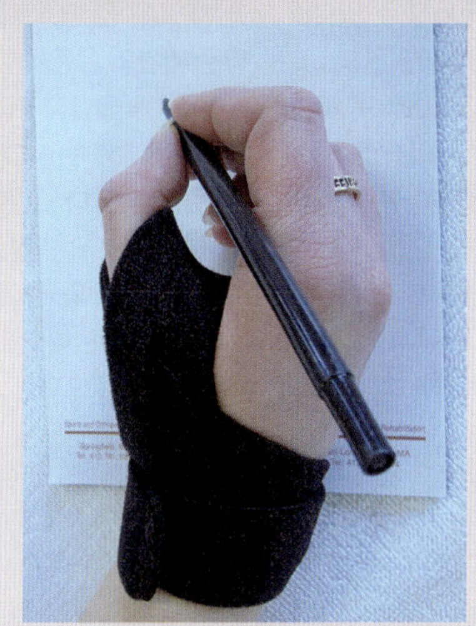

그림 13-69 맞춤형 네오프렌 스플린트는 ADL과 직업 및 여가 활동에 대한 지속적인 지원을 위해 사용된다.

사례 연구 2: 류마토이드 관절염: 손허리손가락 관절치환술

PF는 62세의 오른손잡이 남성으로 낮에는 컴퓨터 프로그래머로, 밤에는 아마추어 음악가(드러머와 기타리스트)로 일한다. 그는 8년 동안 RA의 병력이 있었고 기능적 사용을 향상시키기 위해 MCP 관절에서 자쪽 이동을 해결하기 위한 낮 스플린트 제작을 위해 의뢰되었다. PF는 바닥쪽 아탈구와 몸쪽손가락의 자쪽 이동에 이차적으로 손가락 ROM 제한을 가지고 있었다. 이러한 변형은 수동적으로 수정할 수 있었다(그림 13-55). 방사선 X-ray 사진에서 양쪽 손목 관절에서도 약간의 노뼈 치우침이 관찰되었다.

손 기반 MCP 폄 및 노뼈 치우침 고정 스플린트가 제작되었다(그림 13-58C). 스플린트는 MCP를 폄 및 치우침의 중립위치(역변형 위치)로 재위치시켰다. 이 디자인에서는 완전한 MCP 굽힘이 가능하지 않았지만 IP 관절은 가벼운 기능적 사용을 위해 엄지손가락에 대고 자유롭게 완전히 구부러졌다. PF는 스플린트를 착용하면서 컴퓨터 키보드를 계속 사용할 수 있었다. 얇은 열가소성 플라스틱 재료(2.3mm)를 사용한 스플린트는 손가락 사이의 부피를 피하기 위해 탁월한 선택이었다. 주간 사용을 위한 장치 보완 및 야간에도 사용을 하기 위해 아래팔 기반의 손-손목 고정 스플린트도 제작되었다(그림 13-6). 세심한 스트래핑 기술과 함께 각 손가락에 홈이 있게 제작된 스플린트는 지그재그 변형을 최소화하는 데 도움이 된다. 보존적 치료는 PF은 미세 운동 기술에 어려움을 겪기 시작하고 단순한 작업과 일상과제를 수행하는 것이 거의 불가능하다는 것을 알게 될 때까지 1년 동안은 만족스러웠다. 이러한 기능 저하가 삶의 모든 측면에 영향을 미치기 때문에 그는 외과적 중재를 모색하였다.

2-5번째 손가락 MCP 관절 치환은 모든 가쪽곁인대의 재건과 함께 수행되었다(그림 13-60A). 환자는 수술 후 5일 동안 관찰되었으며 주간 MCP 폄 가동 스플린트와 야간 손목/손 고정 스플린트를 착용하였다(그

림 13-60B 및 13-61). 약 8일 후에 환자가 MCP 관절에 굽히는 힘을 부드럽게 이동시킬 수 있도록 개별 PIP/DIP 폄 캐스트를 손가락에 착용했다(그림 13-67B). 캐스트는 짧은 기간의 운동을 위해 하루에 세 번 착용되었다. 2주차에 SF MCP 관절은 MCP 굽힘에 어려움이 있어 당일 스플린트에서 제외되었다. 수술 후 약 4주에 PF는 MCP 굽힘을 할 수 있게 하기 위해 IF-SF IP 폄 스플린트를 처방 받았다(그림 13-70A,B). 이 스플린트는 IP 굽힘을 차단하여 굽힘 힘을 MCP 관절로 유도하는 데 효과적이다. 수술 후 약 6.5주에는 그림 13-59B와 같이 폄 시 MCP를 지지하고 자뼈 치우침에 저항하는 데 도움이 되는 네오프렌 손 기반 스플린트를 처방받았다. 그는 가벼운 활동을 위해 네오프렌 손 기반 스플린트을 착용했다. PF는 아래팔 기반 야간 고정 스플린트를 계속 착용했다. 수술 후 8주에는 그는 기능적 MCP 운동을 가졌다. 환자와 수부외과전문의는 손 기능과 외모가 개선된 것에 기뻐하였다.

사례 연구 3: 퇴행성 골관절염: 팔꿈치

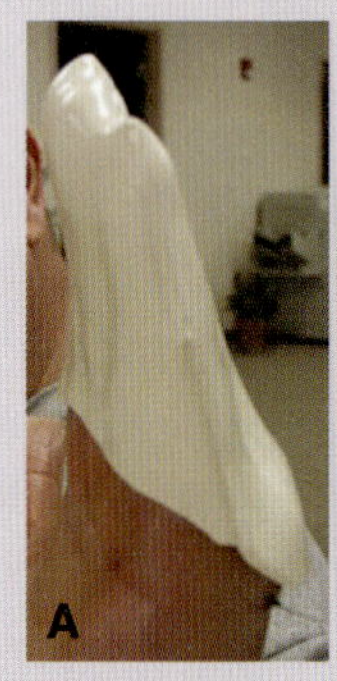
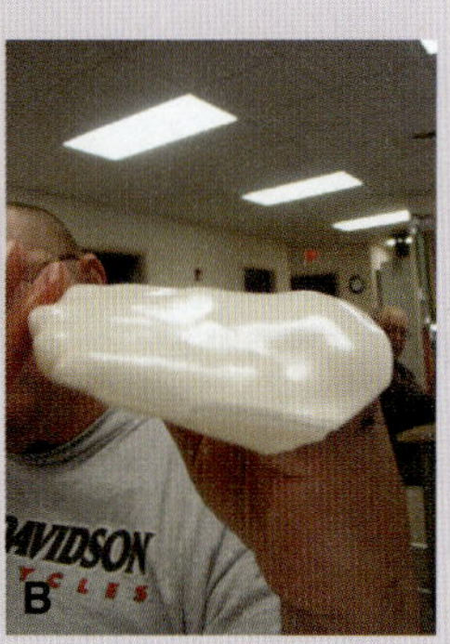

그림 13-70 **A 및 B**, 굽힘 힘을 MCP 관절로 부드럽게 하기 위한 운동 도구로 IP 폄 스플린트가 사용된다.

RM은 47세 오른손잡이 소방관이다. 하키, 농구 등 다양한 스포츠를 즐기며 역도를 하는 사람이다. 그는 점진적인 오른쪽 팔꿈치 고통, 결림이 시작되고 있고, 가끔 간단한 일상과제 수행과 무거운 물건을 들고자 할 때 팔꿈치의 결림이 있다고 보고하였다. 이러한 증상은 약 1년 전에 처음 시작되었다. RM은 오른쪽 팔꿈치 OA의 평가 및 치료를 위해 치료사에게 의뢰되었다.

그가 치료를 받기 위해 처음 방문했을 때, 상지 사분면 전체에 대한 검사가 수행되었다. 어깨, 손목, 손의 ROM은 양측 정상 범위에 있었다. 그러나 그의 오른쪽 팔꿈치의 능동 폄과 굽힘 범위는 반대쪽이 +10°(과다폄)에서 135°인 데에 반해 −25°에서 120°였다. 수동적 과도한 압박은 오른쪽 팔꿈치 굽힘과 폄을 했을 때 ROM의 최소의 증진과 함께 통증을 만들어 냈다. 폄과 굽힙 관절의 끝범위에서 모두 힘들게 느껴졌다. 엎침과 뒤침의 ROM은 정상이었다. 악력은 양측 52kg이었고 통증은 없었다.

RM은 능동 보조 및 능동 팔꿈치 ROM으로 구성된 가정 운동 프로그램에서 교육을 받았다. 더 나아가, 그는 오른쪽 팔꿈치에 가해지는 과부하를 방지하기 위해 역도 운동일과를 수정하도록 지시받았다. 그는 특히 특정 팔꿈치 굽힘과 폄 운동을 그만하도록 조언받았다. 왜냐하면 이것이 관절에 가해지는 압력을 치명적이게 증가시켜 고통의 원인이 될 수도 있기 때문이다. 근력 운동은 계속할 수 있도록 허락받았다. 이를 통해 어떤 운동이 가장 크게 고통을 주는지 기간과 빈도를 관찰하였다. 통증 완화를 위해서 집에서 뜨거움과 차가움을 적절히 적용할 수 있도록 교육받았다. RM은 가벼운 네오프렌 재질의 팔꿈치 슬리브를 과격한 활동이나 팔꿈치 고통이 심해질 때 사용할 수 있도록 받았다(그림 13-20).

RM의 오른쪽 팔꿈치 통증은 계속되었고 이후 통증의 심각성으로 외과수술을 하기로 결정하였다. RM은 오른쪽 팔꿈치에 뼈돌기와 느슨해진 연골을 제거하는 연골절제술과 자쪽신경감압술도 함께 시행하였다. 수술 중 팔꿈치 폄과 굽힘의 각도는 −10°~135°였다. 그는 수술 후 1일째 치료를 받고 있었다. RM은 능동-보조 관절가동운동(Active-Assist ROM), 능동관절가동운동(AROM), 견딜 수 있는 수동관절가동운동(Passive ROM), 부종 관리, 팔꿈치 폄 고정 스플린트를 처방 받았다(그림 13-71). 스플린트는 팔꿈치를 약 −25° 굽힘시키고 아래팔을 중립 위치에 배치시켰다. RM 팔꿈치 폄과 굽힘의 ROM은 각각 −20°와 120°였다. 그는 중간 정도 앞쪽 팔꿈치에 부종이 관찰되었다.

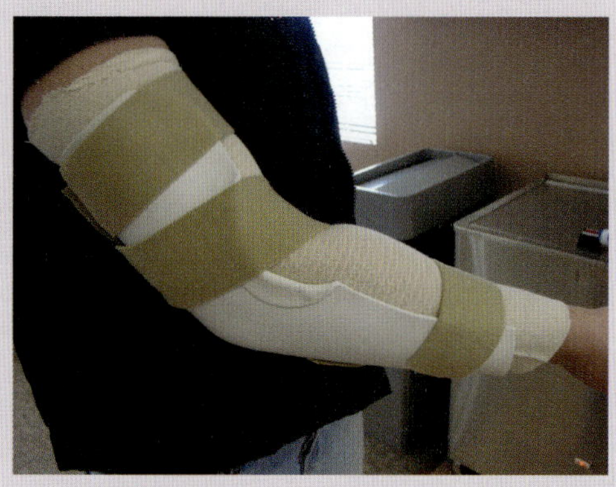

그림 13-71 스플린트는 아래쪽을 지원하여 접근법을 사용하여 제작하였으나 그림 13-36C와 유사하게 제작되어 이를 고려할 수 있을 것이다. 이러한 스플린트 설계의 선택은 수술법, 상처치유 및 제작에 필요한 환자의 자세와 능력, 적용 가능한 스플린트 재료와 스트랩 등의 여러 요소에 의해 결정된다.

RM은 시간마다 능동-보조, 능동, 수동 ROM 운동, 압박, 냉찜질로 구성된 부종 관리에 대해 교육을 받고 일주일에 한 번씩 ROM 증진 상태와 스플린트 착용을 관찰하기 위해 치료받았다. RM은 스플린트를 밤에는 착용하고 낮에는 20분씩 세 번 나누어서 착용하도록 지시받았고, 허용되는 범위 내에서 스플린트에서 착용 시간을 늘렸다. 치료 3주 후 그의 팔꿈치 ROM은 −15°~130°였다. RM에 대한 치료는 팔꿈치를 펴고 핫팩을 통한 온찜질과 완만한 수동적 폄 ROM으로 구성되었다. 팔꿈치 폄은 점차적으로 −10°까지 증가하여 이후 그의 폄 스플린트는 이러한 ROM 증진을 수용하기 위해 수정되었다. 그는 밤낮으로 스플린트 착용을 계속하라는 지시를 받았다. 6주차에 그의 팔꿈치 ROM은 −10°~130°였으며 위팔세갈래근에 중점을 둔 간단한 근력운동이 그의 프로그램에 추가되었다.

수술 12주 후 수부외과전문의는 격렬한 역도운동을 주의해야 하지만 예전의 운동 활동을 재개할 수 있다고 조언했다. 담당의는 수영을 심혈관계 운동과 더불어 저항운동을 추천했다. RM의 최종 팔꿈치 ROM은 불편함이 거의 없고, 간간히 오던 결림 없이 −10°~135°였다. 그는 아무 걱정없이 소방관으로 복귀할 수 있었다.

복습 문제 CHAPTER REVIEW QUESTIONS

1. 일반적으로 영향을 받는 모든 관절을 포함하여 퇴행성 골관절염(OA)과 류마토이드 관절염(RA)의 일반적인 차이점에 대해 설명하시오.
2. 가동 스플린트와 고정 스플린트 모두에게 사용되는 일반적인 특징은 무엇인가? 각각의 예시를 드시오.
3. 관절염이 있는 환자에게 재료 선택에 대한 고려 사항은 무엇이 있으며 왜 중요한가?
4. 첫 번째 손목손허리(CMC)관절의 OA 보존적 스플린트 중재는 무엇인가? 이 장에서 설명하는 선택 사항은 무엇인가?
5. 백조목 변형과 단추구멍 변형의 차이점은 무엇인가? 스플린트 중재는 어떻게 다른가? 어떤 재료를 고려할 것인가?

CHAPTER

14 폄근 힘줄 손상

Extensor Tendon Injuries

Alexandra MacKenzie, OTR/L, CHT

학습 목표

이 장을 학습한 후 다음의 내용을 수행할 수 있다.

- 폄근 힘줄 해부학을 설명한다.
- 상처 회복의 3단계와 힘줄 회복에 미치는 영향을 설명한다.
- 각 영역별 힘줄 손상에 대한 적절한 치료 관리 및 스플린트 적용을 결정한다.
- 폄근 힘줄에 적용되는 다양한 프로토콜의 사용 및 적응증을 이해한다.
- 환자, 치료사, 수부외과전문의 간의 의사소통의 중요성을 인식한다.

주요 용어

가쪽띠(lateral bands)
내재근육(intrinsics)
등쪽 덮개(dorsal hood)
백조목(swan neck)
단추구멍(boutonniere)
빗 지지띠 인대(oblique retinacular ligament)
운동 관련 스플린트(relative motion orthosis)
시상띠(sagittal bands)
외재근육(extrinsics)
조기 능동 가동화(early active mobilization, EAM)
조기 수동 가동화(early passive mobilization, EPM)
중심 슬립(central slip)
즉각적인 능동 운동 조절(immediate controlled active motion, ICAM)
즉각적인 능동 장력(immediate active tension)
짧은 활 모양 운동[SAM] 프로토콜(short arc of motion[SAM] protocol)
힘줄 결합(juncturae tendinum)
힘줄 공간(tendon gap)
힘줄 끝(terminal tendon)
힘줄 협착(tendon adhesion)

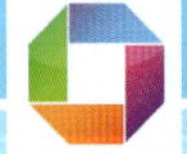

MD 노트

Steve K. Lee, MD
New York

폄근 힘줄 손상 환자의 회복을 위한 최상의 결과를 위해서는 수부치료사(hand therapist)와 수부외과전문의의 협력이 가장 중요하다. 손의 힘줄 손상이 발생하면 손가락과 손의 균형이 변형된다. 폄근 힘줄 수술 후 고정과 움직임 및 운동 사이에는 섬세한 조절이 필요하다. 이에 대해서 치료사와 수부외과전문의 사이의 명확한 의사소통이 필요하다. 필자는 정확한 처방과 의사소통의 조화를 선호한다. 또한 치료사에게 제공되는 수술기록 정보도 도움이 된다. 의사 소통을 통해 손상의 수준, 근력, 힘줄 수술의 신뢰도 등이 논의될 수 있다. 처방전에는 스플린트의 종류, 정확한 관절 위치, 그리고 어떤 운동을 언제 수행할 것인지에 대한 자세한 지침이 나와 있어야 한다. 수술 후 상태가 변화하면 회복 과정 전반에 걸쳐 지속적인 의사 소통이 이루어져야 한다. 또한 이러한 과정은 치료사 및 수부외과전문의와의 학회 및 사례 연구 회의에 참석하는 경우에도 도움이 된다. 환자가 최상의 결과를 얻기 위해서는 수부치료사와 수부외과전문의 간의 긴밀한 협력이 필요하다.

자주 묻는 질문

어떤 열가소성 플라스틱 재료가 운동 관련 스플린트에 가장 적합합니까?

Polyform 또는 TailorSplint와 같이 더욱 부드러운 재료는 많은 면의 플라스틱이 손가락 사이의 피부(더 민감한 경향이 있음)에 접촉하기 때문에 환자가 더 잘 견딜 수 있는 경향이 있다. 재료에 구멍이 있는 경우 구멍이 피부에 자극을 제공할 수 있으므로(재료를 구멍을 따라 절단하는 경우) 재료를 절단할 때 구멍 사이를 잘라 매끄러운 표면을 만들어야 한다.

망치 손가락에 대해 가장 적절한 스플린트 설계와 치료 방법은 무엇입니까?

스플린트는 일반적으로 종일 착용하며 2주마다 피부와 스플린트 사이의 접합 상태를 체크하는 것이 좋다. 때로는 환자가 치료 또는 스플린트를 확인하기 위하여 진료실에 항상 방문할 수 없는 경우도 있다(예: 환자가 진료소에서 멀리 떨어져 살고 있거나 보험에 제약이 있는 경우). 환자가 진료실에 방문할 수 없는 경우, 환자가 스플린트를 독립적으로 탈착할 수 있는지 확인하고 테이블 위에 먼쪽손가락사이(distal interphalangeal, DIP)관절을 완전히 폄된 상태에서 피부를 주기적으로 환기시키는 것이 중요하다. 스플린트 설계는 많은 변수에 따라 달라지지만 일반적으로 원주 디자인이 가장 적합하다. 환자가 독립적으로 탈착할 수 없는 스플린트의 경우, QuickCast는 가볍고 통기성이 좋으며 쉽게 견딜 수 있다. 그러나 환자의 DIP 관절이 부풀어 있거나 부종이 있는 경우 가쪽 끝에 테이프를 사용하여 열고 닫을 수 있는 설계가 더 적합할 수 있다. 이렇게 하면 부종의 변화를 더 쉽게 확인할 수 있다.

8주가 지나고 환자가 망치 손가락 스플린트를 벗을 때가 되었는데 하루를 방치하니 회복의 지연이 발생했습니다. 어떻게 해야 합니까?

환자가 사용 중인 스플린트를 천천히 중단하는 것이 중요하다. 환자는 낮 동안 스플린트를 착용하거나 벗을 수 있지만(예를 들어, 손을 더 많이 사용할 때 또는 외출할 때), 4주 동안 밤에는 계속 착용해야 한다. 폄된 손가락을 종이 테이프나 근육 테이프로 테이핑하면 부드러운 DIP 폄에 도움이 될 수 있다. 폄근 지연이 특히 심하면 환자는 종일 망치 손가락 스플린트를 다시 사용해야 할 수도 있다. 모든 치료사가 환자에게 같은 정보와 결과를 제공할 수 있도록 담당 의사와 원활한 의사소통을 유지하는 것이 중요하다.

소개 Introduction

폄근 힘줄 손상은 손 기능에 장애를 줄 수 있으며 회복에 어려움을 겪을 수 있다. 이러한 손상은 흔히 발생하지만, 폄근 힘줄 손상에 관한 치료적 근거는 굽힘근 힘줄 손상의 경우처럼 많지 않다. 힘줄 구조는 복잡하며, 흉터 조직은 손 기능에 필요한 복잡한 움직임을 방해할 수 있다. 치료적 개입은 회복 과정에서 중요한 역할을 한다. 힘줄 교정, 재활 및 스플린트는 수년에 걸쳐 발전하여 더 빠른 활동 참여 및 결과를 가능하게 하였다. 폄근 힘줄 손상에 대한 문제는 힘줄 협착 및 **힘줄 공간(tendon gapping)** 발생의 위험, 파열의 위험, 그리고 굽힘 및 폄 움직임의 손상 등 굽힘근 힘줄 손상과 유사하다. 여러 연구에서 손상 구조에 대한 스트레스 조절이 힘줄 회복에 이점이 있음을 입증하였으며(Evans, 2011) 치료 기술에 통합되어 발전하였다.

이번 장의 목표는 독자에게 폄근 힘줄 해부학, 회복 과정, 일반적인 프로토콜, 스플린트 적용의 유형 및 시기, 그리고 어떠한 개별 질환에서 가장 적절한 임상적 의사 결정을 내리기 위하여 지식을 통합하는 방법에 대한 확실한 이해를 제공하는 것이다. 치료의 목표는 회복 중인 구조에 스트레스를 통제하고, 합병증을 예방하는 동시에 힘줄 회복을 안전하게 관리하는 것이다.

폄근 힘줄: 해부학과 기능

EXTENSOR TENDONS: ANATOMY AND FUNCTION

폄근 힘줄 체계는 힘을 위해 설계된 것이 아니라 손의 균형과 협응 제공 및 굽힘근과의 힘의 균형을 유지하도록 설계되었다. 굽힘근 체계는 근육에서 힘줄을 거쳐 뼈로 이루어지며, 여기서 각 근육은 주로 하나의 관절에 작용한다(이차적으로 교차하는 각 관절에서 굽힘에 기여). 폄근 체계의 대부분은 그렇게(굽힘근 체계처럼) 간단하지 않다. 손가락 폄을 수행하는 단일의 근육 및 힘줄 단위는 없다. 외재근육과 내재근육이 함께 작용하여 손가락을 펴고 근육은 크기는 굽힘근보다 작다. 힘줄에서 발생하는 섬유 띠는 손가락 폄에 크게 기여한다. 폄근 힘줄은 굽힘근 힘줄과의 힘의 균형을 유지하고 미세 운동 조절에 큰 역할을 한다.

9개의 외재 폄근이 있다: 손목, 손가락, 엄지손가락 각각 3개(긴노쪽 손목 폄근[extensor carpi radialis longus, ECRL], 짧은 노쪽 손목 폄근[extensor carpi radialis brevis, ECRB], 자쪽 손목 폄근[extensor carpi ulnaris, ECU], 손가락 폄근[extensor digitorum communis, EDC], 2번째 손가락 폄근[extensor indicis proprius, EIP], 5번째 손가락 폄근[extensor digiti minimi, EDM], 긴 엄지손가락 폄근[extensor pollicis longus, EPL], 짧은 엄지손가락 폄

근[extensor pollicis brevis, EPB], 긴 엄지손가락 벌림근[abductor pollicis longus, APL]). 외재 굽힘근과 유사하게 이 근육들은 모두 아래팔에서 시작하여 손목의 먼쪽에 부착되어 지정된 관절(들)에서 움직임을 만들어낸다(그림 14-1). 손목 수준에서 힘줄은 폄근 지지띠(extensor retinaculum)를 가로지른다. 섬유골 굴 체계는 6개의 등쪽 영역(A-F)으로 분할된다(그림 14-2). 영역 1에는 APL과 EPB가, 영역 2에는 ECRB와 ECRL이, 영역 3에는 EPL이, 영역 4에는 EDC가, 영역 5에는 EDM이, 영역 6에는 ECU가 있다. 폄근 지지띠는 영양 공급원으로 작용하는 것 외에도, 도르래(pulley)로 작용하여 신체역학적 이점을 제공하고 폄근 힘줄의 활시위당김(bowstring)을 방지한다. 폄근 힘줄의 손상이 발생하면 힘줄 주위의 근막과 윤활막 지지띠 내에서 흉터와 유착이 발생할 가능성이 크다(Rosenthal & Elhassan, 2011). 손가락 폄근은 손목에서 먼쪽 지지띠에 들어갈 때 둥글며 넓고 평평한 힘줄로 부채꼴 모양으로

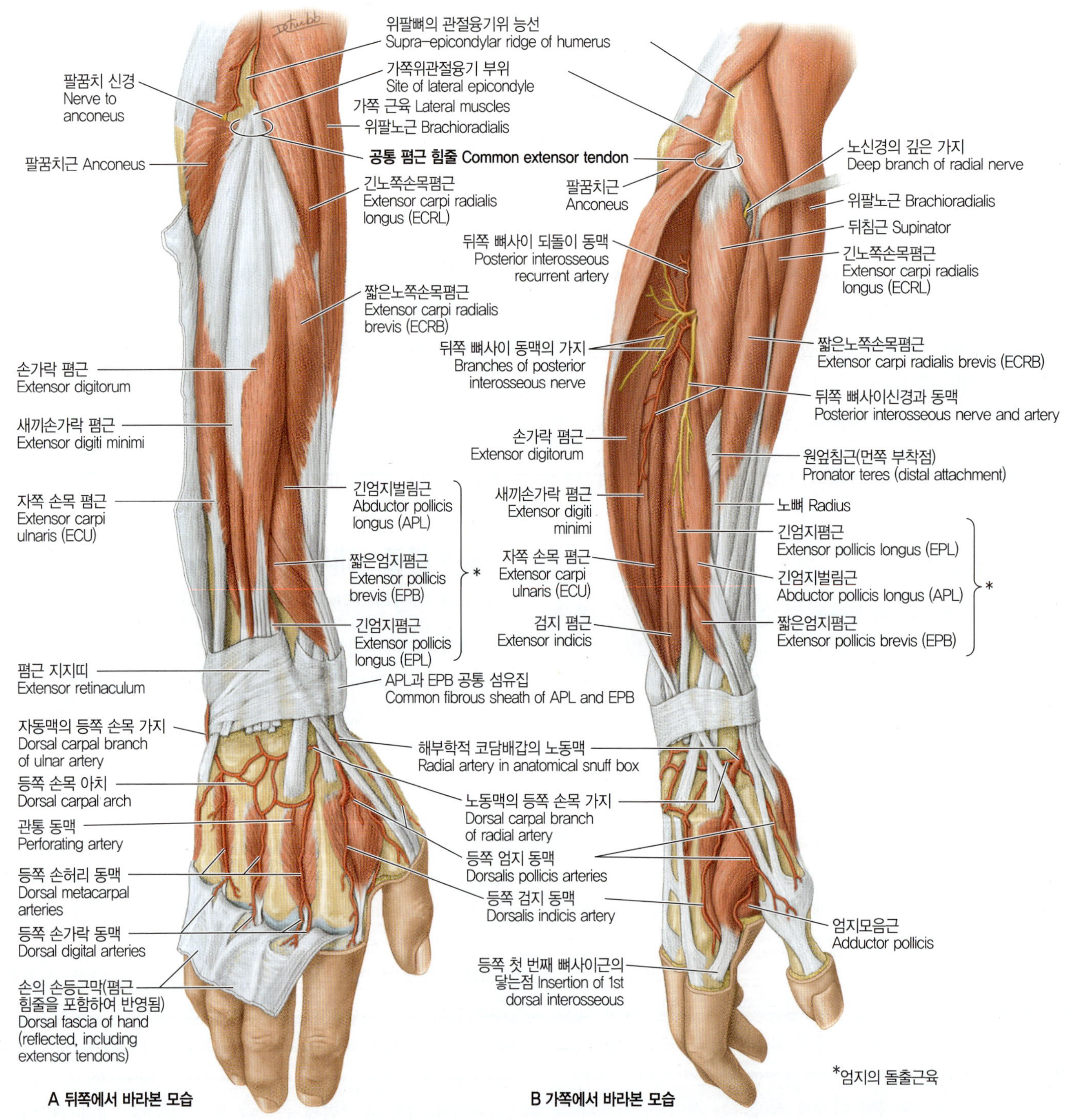

그림 14-1 아래팔 및 손의 뒤쪽 영역의 근육과 신경 혈관 구조. A, 얕은 층 해부도. **B,** 깊은 층 해부도.(Moore, K. L., Agur, A. M., & Dalley, A. F.II(2019)의 허가를 받아 재인쇄됨. Moore's Essential clinical anatomy (6th ed.). Philadelphia, PA: Wolters Kluwer)

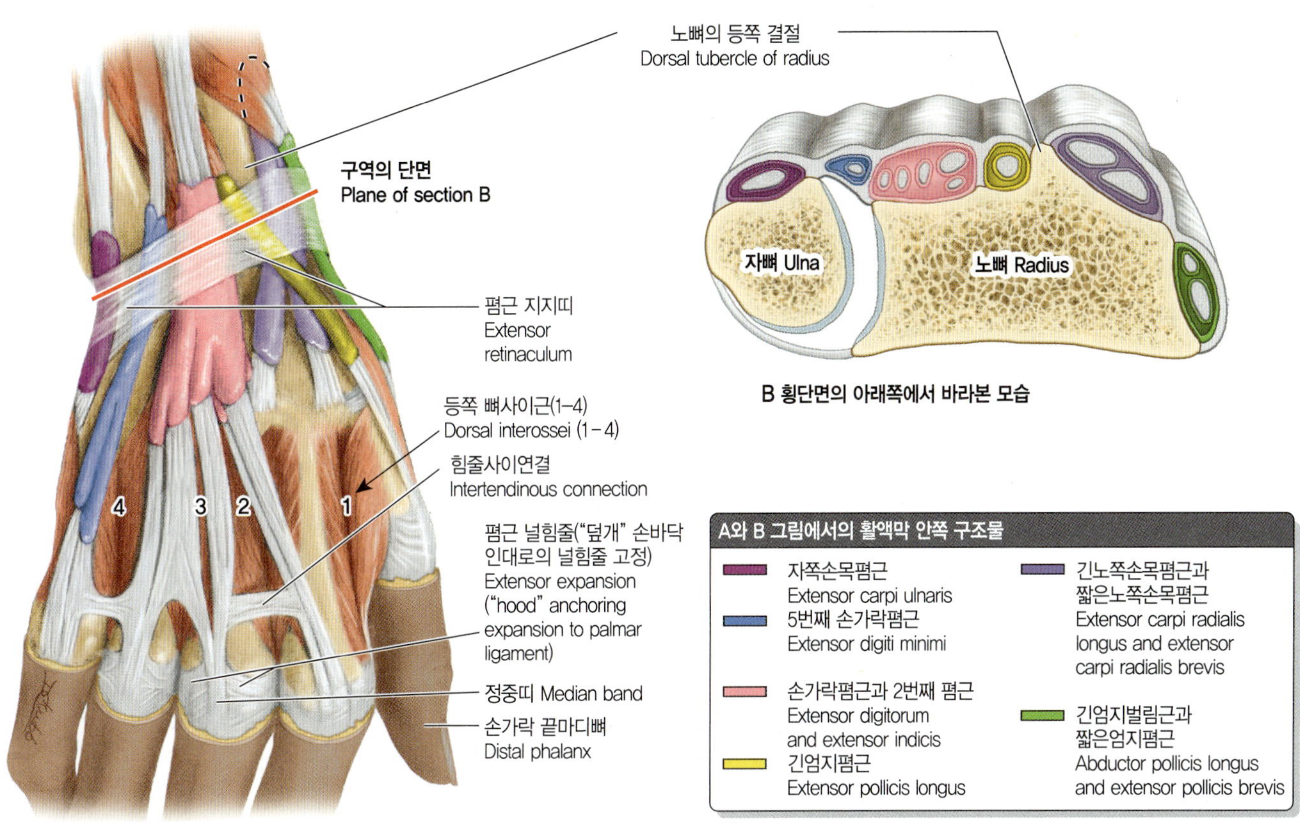

그림 14-2 먼쪽 아래팔과 손등에 있는 폄근 힘줄의 활막. **A**, 색상으로 구분된 활액막이 있는 그림. **B**, 활액막 안의 폄근 힘줄을 나타내기 위해 자뼈와 노뼈의 원위부 끝부분을 지나는 횡단면 그림. (Moore, K. L., Agur, A. M., & Dalley, A. F.II(2019)의 허가를 받아 재인쇄됨. *Moore's Essential clinical anatomy* (6th ed.). Philadelphia, PA: Wolters Kluwer.)

펼쳐진다(Dy, Rosenblatt, & Lee, 2013). 손가락 폄근은 혈관의 힘줄간막 섬유(굽힘근 힘줄의 힘줄끈과 유사), 힘줄을 둘러싸고 있는 힘줄 주위의 근막 및 손목의 폄근 지지띠로부터 윤활막 확산을 통해 영양을 받는다.

손허리손가락관절의 폄 MCP JOINT EXTENSION

외재성 손가락 폄근은 손가락 폄근(extensor digitorum communis, EDC), 2번째 손가락 폄근(extensor indicis proprius, EIP) 및 5번째 손가락 폄근(extensor digiti minimi, EDM)이다. EDC의 근육 힘줄 결합부는 손목에서 약 4cm 몸쪽인 반면, EIP 근육 힘줄 결합부는 더 먼쪽인 손목관절 수준에 위치한다(Dy et al., 2013). 이 3개의 근육은 손허리손가락(metacarpophalangeal, MCP)관절을 폄시키고 EIP와 EDM은 2번째 손가락과 4번째 손가락의 독립적인 폄을 허용한다. EIP 및 EDM 힘줄은 EDC의 자뼈에 있다. EDC는 2번째 손가락, 3번째 손가락 및 4번째 손가락에 힘줄이 있지만 모든 사람이 5번째 손가락에 EDC를 가지고 있는 것은 아니다. 또한 사람들은 2번째 손가락에 독립적인 EDC 근육이 있기 때문에 EIP 없이도 2번째 손가락의 독립적인 기능을 유지할 수 있다(Moore, Weiland, & Valdata, 1987).

EDC는 몸쪽 손가락뼈의 기저부에 부착되지 않는다; 대신, EDC의 근 수축이 **시상띠(sagittal bands)**의 섬유의 장력으로 이어져 MCP 폄(Van Sint Jan, Roose, Van Auderkerke, & Vico, 1996)과 손등쪽에 있는 **힘줄 결합(juncturae tendinum)** 섬유의 장력을 유발하기 때문에 MCP 폄이 발생한다(그림 14-3). **등쪽 덮개(dorsal hood)**는 MCP 관절의 넓은 섬유 구조로, EDC, 힘줄 결합, 시상띠(sagittal bands)의 섬유로 구성되어 MCP 관절에 안정성을 제공하기 위해 함께 작용한다. 한 구조물이 손상되면 다른 구조물에 과도한 힘이 가해지게 된다(Chinchalkar, Barker, & Owsley, 2015).

시상띠는 MCP 관절의 인대 구조이다. 시상띠의 수직 섬유는 MCP 관절을 둘러싸서 손바닥 면과 MCP 인대에 부착된다. 이러한 시상띠는 두 가지 기능을 제공한다: (1) EDC를 MCP 관절 위의 중앙으로 모아주고 (2) MCP 폄을 유발하기 위해 EDC에서 힘을 전달한다. EDC는 몸쪽 손가락뼈에 직접 부착되지 않지만 그럼에도 불구하고 시상띠의 기능과 해부학적 특징으로 인해 MCP 관절의 폄을 유발한다. 손가락이 완전히 굽힘되면 시상띠는 MCP 관절의 먼쪽에 위치하게 된다. EDC가 수축함에 따라 시상띠의 장력은 MCP를 향해 몸쪽으로 당겨지고 이 원주형 설계는 MCP를 폄으로 당기는 데 도움이 된다. 시상띠의 손상(파열 또는 열상을 통한)

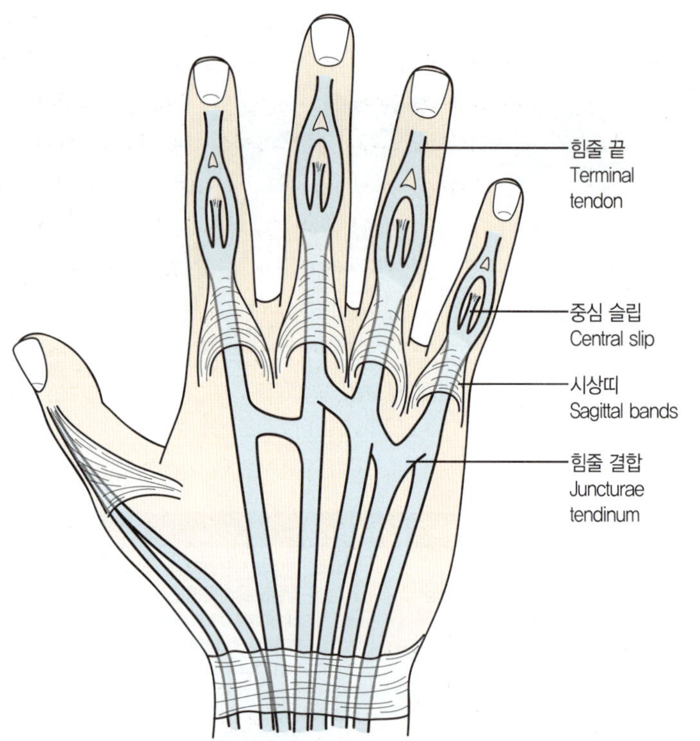

그림 14-3 힘줄 결합은 펌근 힘줄들 사이의 힘을 협응시키는 기능을 하는 반면, 시상띠는 손허리뼈 머리 위에 EDC를 모아주는 데 기여한다.

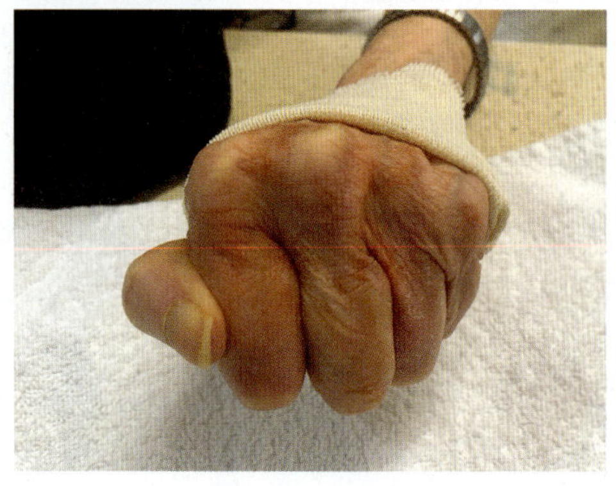

그림 14-4 3번째 손가락 EDC의 아탈구. 주먹을 쥘 때 펌근 힘줄이 손허리뼈 머리를 기준으로 자쪽 방향으로 어떻게 미끄러지는지 주목해야 한다.

은 MCP 관절에서의 EDC의 아탈구를 유발하며, 이는 일반적으로 노뼈의 시상띠는 자뼈의 시상띠만큼 견고하지 않기 때문에 자뼈 방향으로 발생한다(그림 14-4).

힘줄 결합은 4번째 손가락의 EDC에서 분지하는 띠로 5번째 손가락, 3번째 손가락, 때때로 2번째 손가락의 EDC와 EDM으로 각각 분지된다. 이러한 힘줄 결합은 또한 시상띠에 섬유를 보내는데, 3번째 손가락과 2번째 손가락 사이의 힘줄 결합은 더 작고 얇은 섬유 띠이다(Dy et al., 2013). 손가락을 굽힘하면 힘줄 결합이 더 가로로 확장되어 EDC 힘줄을 안정화하는 데 도움이 된다. 힘줄 결합은 손가락의 일정한 폄을 제공하는 데 도움이 된다. 힘줄 결합이 몸쪽 부위에서 열상된 경우 이 구조를 통한 장력으로 인해 손상된

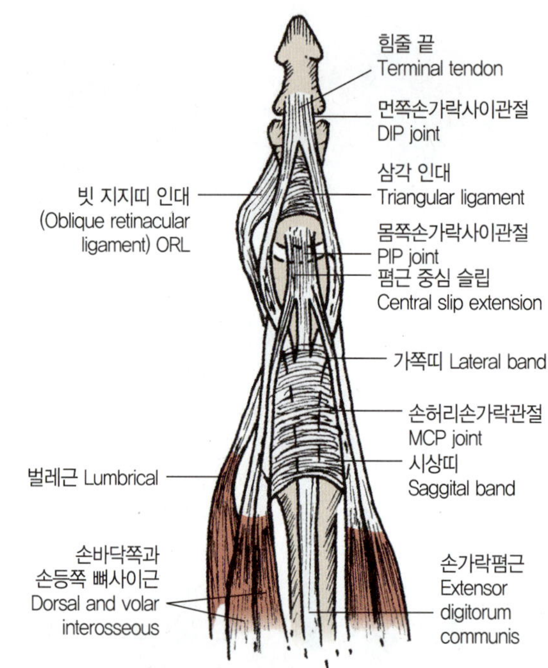

그림 14-5 다양한 구조를 가지고 있는 폄근 기관.

손가락이 펴질 수 있다(따라서 힘줄이 실제로 열상되었는지 여부를 가림). 힘줄이 결합 먼쪽 부위에서 열상(laceration)되는 경우, 해당 섬유는 힘줄이 몸쪽 부위로 수축하는 것을 방지하게 된다.

MCP 관절의 등쪽 덮개에 있는 섬유는 몸쪽 손가락뼈로 계속 이어지고 손의 내재성 근육의 섬유와 결합하여 등쪽 구조를 형성한다(그림 14-5). 이 섬유는 MCP 관절의 굽힘과 폄 모두에 기여한다. 몸쪽 수직 섬유가 많을수록 MCP 굽힘에 기여하는 반면, 먼쪽 섬유가 더 비스듬하면 IP 폄에 기여한다.

손가락뼈사이관절 IP JOINTS

MCP 관절이 과다폄되지 않은 경우 EDC는 이차적으로 손가락뼈사이(interphalangeal, IP)관절 폄을 도울 수 있지만 IP 폄에 작용하는 주요 근육은 내재성 근육이다. EDC의 섬유는 세 부분으로 나뉜다. 중심 섬유는 계속해서 **중심 슬립(central slip**, 중간 손가락마디뼈의 기저부에 부착)이 되고, 가쪽 섬유는 내재성 근육의 섬유와 결합하여 연결된 **가쪽띠(lateral bands)**를 형성한다(Dy et al., 2013).

벌레근(lumbrical muscle)은 일차 IP 폄근인 반면, 등쪽과 바닥쪽 뼈사이근(interosseous muscle)은 폄근으로 이차적으로 작용한다. 벌레근은 깊은 손가락 굽힘근(flexor digitorum profundus, FDP) 힘줄에서 시작하여 등쪽 덮개의 섬유에 방사되어 부착된다(그림 14-5). 또한 벌레근는 이차적으로 MCP 굽힘근으로 작용한다. FDP가 수축되면 벌레근은 느슨해지고 IP는 펴되지 않는다(반대도 마찬가지로 벌레근이 수축되면 FDP가 이완된다). 뼈사이근은 손허리뼈를 따라 시작하여 손가락 중간마디뼈의 바닥쪽에 부착되기 위해 섬유를 보내지만(손가락의 벌림 및 모음 및 MCP 굽힘을

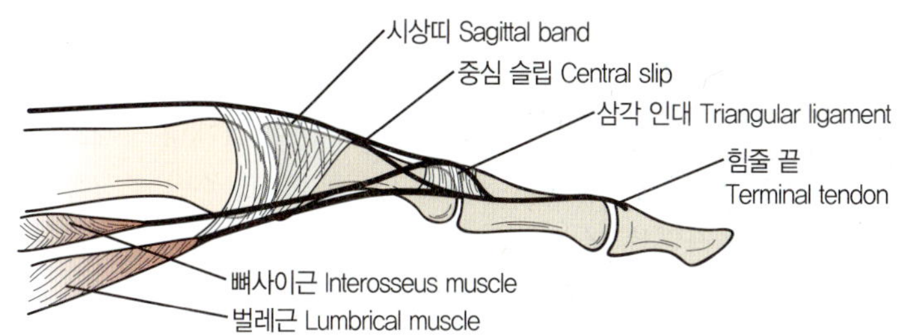

그림 14-6 손가락에 대한 폄근 메커니즘의 측면도.

위해), 또한 섬유를 바닥쪽 구조로 보내어 IP 폄에 이차적으로 기여한다(MCP 관절의 경우 폄됨).

외재 EDC 힘줄의 가쪽 섬유는 내재 힘줄의 섬유와 결합하여 **가쪽띠(lateral bands)**를 형성한다(그림 14-6A~D). **가쪽띠**는 폄 동안 몸쪽손가락뼈사이(proximal interphalangeal, PIP)관절 운동의 축에 대해 등쪽에 놓이고 PIP 굽힘 동안 손바닥쪽으로 이동한다. PIP 관절에는 시상띠와 유사한 방향의 섬유가 있다. 이 섬유는 굽힘 힘줄 덮개에서 시작하고 관절을 둘러싸서 가쪽띠를 안정화하는 데 도움이 된다. 가쪽띠의 등쪽에 있는 이 섬유는 삼각 인대(triangular ligament)라고 하며 손가락 중간마디뼈 위로 가쪽띠를 중앙으로 집중화시키는 데 도움이 된다. 삼각 인대는 PIP가 구부러질 때 가쪽띠의 손바닥 아탈구를 방지한다. 가쪽띠 아래의 섬유는 가로 지지띠 인대를 형성하여 PIP가 폄됨에 따라 가쪽 밴드의 등쪽 아탈구를 방지한다. 가쪽띠의 과도한 손바닥쪽 또는 손등쪽 이동은 **단추구멍 변형(boutonniere defrmity)** 또는 **백조목 변형(swan neck deformaity)**으로 이어질 수 있다.

가쪽띠는 손가락 중간마디뼈 위로 함께 모여 **힘줄 끝(terminal tendon)**을 형성하고, 이 힘줄은 손가락 끝마디뼈의 기저부에 부착된다(그림 14-5). **빗 지지띠 인대(oblique retinacular ligament[ORL]**, Landsmeer's인대라고도 함)는 굽힘근 덮개에서 손바닥쪽으로 발생하고 말단 힘줄의 섬유와 합쳐지기 위해 손가락 중간마디뼈를 비스듬히 교차한다. ORL은 먼쪽손가락뼈사이(distal interphalangeal, DIP)관절 폄에 기여하지 않을 가능성이 높다. 그러나 이 인대의 조임은 특히 PIP 관절이 폄된 경우 DIP 굽힘 감소에 기여할 수 있다(Shrewsbury, 1977). 정상적으로 기능하는 손에서는 PIP 및 DIP 관절의 폄이 함께 발생한다. 각 관절은 독립적으로 폄될 수 없다(그림 14-7).

폄근 힘줄: 엄지손가락 EXTENSOR TENDONS: THUMB

엄지손가락에는 3개의 외재근 힘줄인 짧은 엄지손가락 폄근(extensor pollicis brevis, EPB), 긴 엄지손가락 벌림근(abductor pollicis longus, APL), 긴 엄지손가락 폄근(extensor pollicis longus, EPL) 엄지손가락에는 폄을 위한 근육이 각 관절당 한 개씩 있다(그림 14-1 및 14-2).

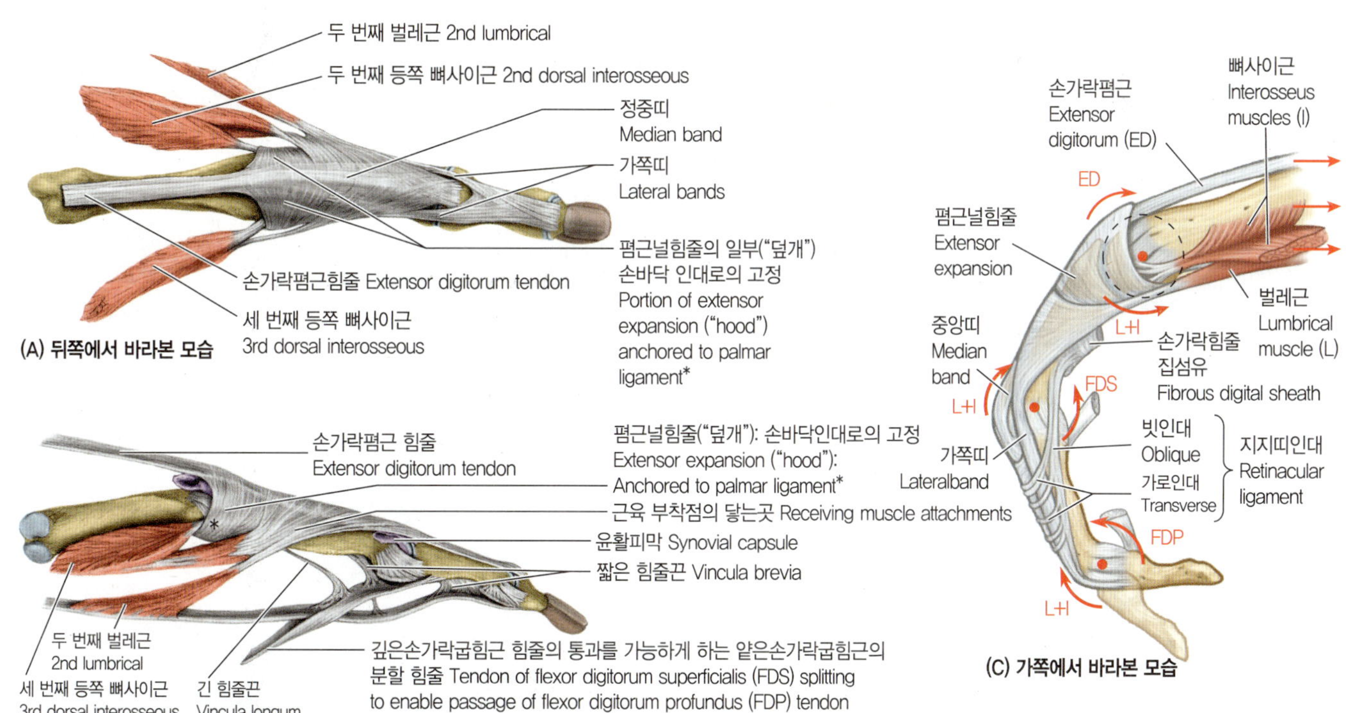

그림 14-7 폄근 팽창부와 끈(vincula). **A 및 B**, 폄근 팽창부 부분. 끈은 작은 혈관을 힘줄로 전달하는 섬유성 띠. **C**, 지지띠 인대. (Moore, K. L., Agur, A. M., & Dalley, A. F.II(2019)의 허가를 받아 재인쇄됨. *Moore's Essential clinical anatomy* (6th ed.). Philadelphia, PA: Wolters Kluwer.)

폄근 힘줄 운동 EXTENSOR TENDON EXCURSION

힘줄 회복을 촉진하고 흉터 유착 형성을 방지하기 위해 굽힘근 힘줄 모델에서 Duran과 Houser(1975)의 연구를 기반으로 3~5mm 범위의 힘줄 운동이 필요하다는 것이 널리 알려져 있다. 이 연구 결과를 통해 폄근 힘줄에 대한 치료 과정을 선택할 때 적용할 수 있다. 먼쪽 영역에 비해 몸쪽 영역에서 폄근 힘줄 운동이 더 크며 치료 프로토콜을 고려할 때 이러한 운동 조건을 고려해야 한다. I 영역 및 II 영역에서는 1~2mm의 힘줄운동이 있으므로 일반적으로 선택되는 치료법은 고정 치료법이다. 수술 후 힘줄 협착을 방지하기 위해 영역 III 및 IV에서는 4mm의 활주가 필요하고 영역 V에서 VII까지는 5mm의 활주가 필요하다(Howell & Peck, 2013; Evans, 2012). MCP 관절을 30°로 굽힘하면 영역 V VII에서 5mm의 힘줄 활주가 발생하는 반면, 손목을 21° 폄하면 능동적 손가락 굽힘이 있는 영역 V에서 VI에서 복원된 EDC에 약간의 장력이 발생한다(Chinchalkar & Pipicelli, 2009).

흉터 회복 WOUND HEALING

힘줄 손상을 치료할 때 조직 및 상처 회복의 기본 개념을 명확히 숙지하는 것이 중요하다. 따라서 3장을 검토한 후에 이 장에서 추가적인 내용을 확인하는 것을 권장한다. 임상적 의사결정 과정에서 회복의 개념을 이해하는 것은 치료사의 선택을 도와줄 것이다. 힘줄 손상 이후 회복 시에는 힘줄뿐만 아니라 주변 조직도 같이 회복된다. 신체 회복에 있어 한 단계에서 다음 단계로 이동될 때 모든 부위에서 공통적으로 진행되는 회복의 세 단계가 있다.

염증 단계 INFLAMMATORY PHASE

첫 번째 단계는 염증 단계이다. 염증 단계는 외상성 사고에 대한 신체의 즉각적인 반응이다(수술도 외상으로 간주될 수 있음)(그림 14-8A). 이 단계는 수술 후 3~7일 동안 지속될 수 있다.

섬유모세포 단계 FIBROBLASTIC PHASE

두 번째 단계는 섬유모세포 또는 증식기라고 한다. 이 단계에서 섬유모세포는 콜라겐 섬유를 생산하기 시작한다(그림 14-8B). 초기의 콜라겐 섬유는 약하고, 조직화되지 않고, 약한 장력을 갖고 있지만, 후기에 생성될 때보다 강한 콜라겐 섬유의 기반을 마련하기 시작한다. 섬유모세포 단계는 약 5일에서 21일까지 지속된다.

재형성/성숙 단계 REMODELING/MATURATION PHASE

세 번째이자 가장 긴 단계는 재형성 또는 성숙 단계이다. 초기에 생성된 콜라겐 섬유는 더 분화되고 선형을 띠기 시작하며 힘줄의 장력도 증가된다(그림 14-8C). 초기 콜라겐 섬유는 분해(용해)되고 더 새롭고 강하고 성숙한 섬유가 생성된다. 흉터 생성의 초기 단계에서 콜라겐 섬유는 조밀하고 무질서하지만 시간이 지남에 따라 콜라겐 섬유는 더 평행한 병렬 방향으로 배치된다(예: 냄비에 삶은 스파게티 상태와 상자에 정리된 상태로 존재하는 스파게티 상태로 비유). 더 평행한 콜라겐 섬유는 공간을 덜 차지하고 주변 조직을 통해 미끄러지는 작업을 더 잘 수행한다. 이 단계는 수술 후 3주에서 1년 이상까지 지속될 수 있다. 치료사 및 담당의사는 외부에서 흉터를 관찰하여 선택된 치료 방법에 얼마나 잘 반응할 것일지 알아낼 수 있다. 분홍색-적색 흉터는 대사 활성이 있고 여전히 재형성 단계를 겪고 있는 반면, 주변 피부보다 옅은 색으로 퇴색된 흉터는 더 이상 활성화되지 않고 흉터 조직 특성을 변경하려는 치료적 노력에 덜 반응할 가능성이 있다.

폄근 힘줄의 외과적 수술 EXTENSOR TENDON SURGICAL REPAIR

굽힘 힘줄에 대한 외과적 기술과 힘줄 치유 원칙에 대해 많이 기술되어 있지만, 폄근 힘줄 손상이 흔하게 발생함에도 불구하고 폄근 힘줄에 대한 문헌은 굽힘 힘줄에 관한 문건에 비하여 훨씬 적다. 외과적 수술 기술과 수술 후 프로토콜은 폄근 힘줄 해부학과 굽힘근 힘줄을 통해 밝혀진 이론을 기반으로 한다. 궁극적으로, 치료 목표는 약화 또는 파열되지 않고 부드럽게 미끄러지는 기능적 운동범위(ROM)를 회복하는 것이다. 선행연구에서 **초기에 보호**

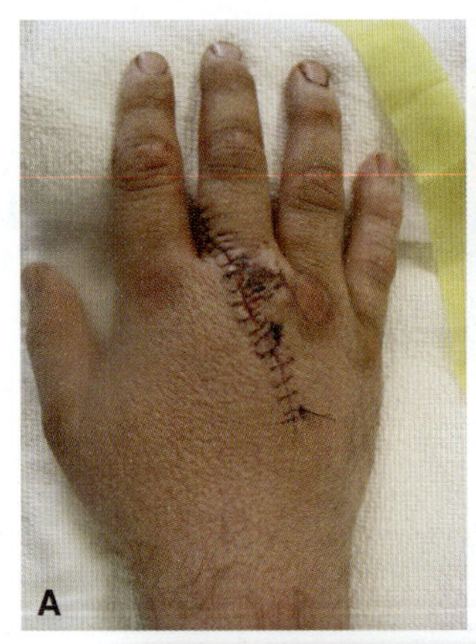

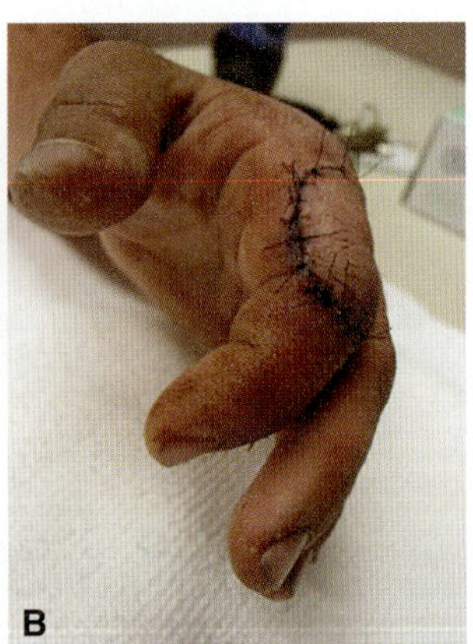

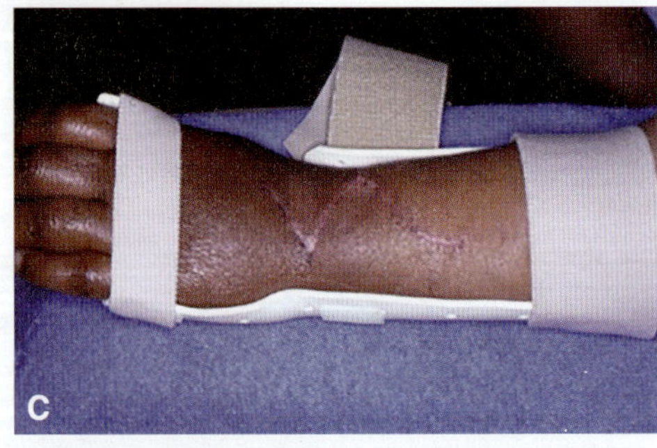

그림 14-8 흉터 회복의 단계. A, 톱에 의한 손상으로 수술 진행 후 2일 뒤의 염증 단계. B, 콜라겐 합성이 최고조에 달하는 증식기 단계 동안 능동적인 굽힘 운동을 시도한다. C, 흉터의 퇴색과 조밀한 유착 형성으로 알려져 있는 흉터 형성 단계 동안 손가락의 능동적인 폄 운동을 실시한다.

된 가동성(early protected mobilization)은 힘줄 강도 및 활주 능력 증진 등의 힘줄 치유에 유익한 효과를 주는 것으로 확인되었다(Buckwalter & Grodzinsky, 1999; Fong et al., 2005; Gelberman, Woo, Lothringer, Akeson, & 아미엘, 1982). 힘줄은 초기에 보호된 움직임 수행에 있어 필요한 힘을 견디기 위해서 복원 자체는 강해야 하지만, 주변 조직으로 인해 활주를 할 수 없을 정도로 부피가 커져서는 안 된다. 굽힘근 힘줄 연구에서 수집된 정보는 폄근 힘줄 치유에도 적용할 수 있다.

폄근 힘줄 체계에서 발생하는 대부분의 움직임은 몸쪽 손목에서 발생한다. 손목의 먼쪽에서의 움직임은 거의 발생하지 않다. 따라서 섬세한 균형을 방해하지 않도록 힘줄의 정상적인 길이를 복원하는 것이 중요하다. 폄근 힘줄 치유에 너무 오랜 시간이 소요되면 (폄 수행 시) 폄근 지연이 발생할 수 있고, 힘줄이 너무 짧으면 손가락을 완전히 굽히는데 어려움이 발생할 수 있다.

폄근 지지띠(extensor retinaculum)의 먼쪽 폄근 힘줄은 굽힘근 힘줄보다 얇고 평평하여 굽힘근 힘줄에서와 같이 중심부 봉합을 수행하기에 충분한 힘줄이 없기 때문에 조기 움직임을 견딜 수 있을 만큼 강한 수술을 진행하는 것이 더 어렵다. 연속 수평 매트리스 봉합(horizontal mattress suture)은 II 영역에서 V 영역까지의 폄근 힘줄 부상에 대한 조기 움직임을 처리할 수 있을 만큼 신체역학적으로 충분히 강한 것으로 알려졌다(Dy et al., 2013).

수술 후 회복 과정에서 감염 징후를 관찰하는 것이 중요하다. 감염은 상처 치유 단계를 방해하고 치유 과정을 연장시킬 뿐만 아니라 더 많은 흉터 조직을 생성할 수 있다.

수술 후 치료 POSTOPERATIVE TREATMENT

치료의 평가 THERAPY EVALUATION

힘줄 손상의 치료에는 숙련된 수부외과전문의, 숙련된 수부치료사, 가정 재활 프로그램을 수행할 수 있는 환자와 같은 팀 접근이 필요하다. 조기 가동화 프로그램을 사용하려는 경우 유착을 방지하고 관절의 뻣뻣함을 방지하며 힘줄 활주를 촉진하기 위해 수술 후 3~5일 이내에 치료를 시작해야 한다. 이 과정에서 담당 수부외과전문의와의 의사 소통은 필수적으로 필요하다. 문서화하기에 적합한 모든 평가(예: PROM, 부종, 감각)는 초기 방문 시와 치료 과정 전반에 걸쳐 정기적인 간격으로 평가 되어야 한다. 상자 14-1은 담당 의사에게 확인해야 할 중요한 질문들이다.

수집해야 할 중요한 정보 IMPORTANT INFORMATION TO GATHER

올바른 치료 방법은 여러 변수에 따라 다르게 선택된다. 초기 방문 시 꼼꼼한 병력 청취를 해야 한다. 수집된 정보에는 다음이 포함되어야 한다(Tan et al., 2010; van Adrichem, Hovius, van Strik, & van der Meulen, 1992).

- 손상 원리(Mechanism)
- 과거 병력(당뇨병 및 관절염과 같은 상태는 회복에 부정적인 영향을 미칠 수 있음)
- 약물: NSAID는 힘줄 세포 생성을 억제하고 콜라겐 생성을 증가시켜 잠재적으로 더 많은 흉터 조직을 유발하는 것으로 나타났다(Su & O'Connor, 2013). 그러나 Tan 등(2010)의 연구에서, NSAID는 굽힘근 힘줄 유착을 감소시키는 것으로 나타났다. 이렇듯 NSAID는 사용 시 이점과 위험성이 존재하기 때문에 사용 전에 항상 담당 의사와 상의되어야 한다.
- 흡연 또는 음주와 같은 사회적 습관(1992년 van Adrichem 등은 담배 연기가 수술 후 미세 순환에 부정적인 것을 확인하였다)
- ROM의 감소를 유발할 수 있거나 손이 가지고 있던 기존의 손상
- 부수적인 손상은 조기 가동화를 방해할 수 있다. 여기에는 골절, 신경 또는 혈관의 회복, 피부 이식 및 움직임에 필요한 힘을 견딜 수 없는 미약한 회복도 포함된다.
- 나이는 임상 의사 결정에 중요한 요소이다. 환자는 주의 사항과 운동 프로그램을 인지하고 이해할 수 있어야 한다. 너무 어린 환자는 수술 후 조기 가동화 프로그램에 참여할 수 없다. 고령의 환자는 치유 능력이 감소할 수 있다.

치료 참여를 방해할 수 있는 요인들 FACTORS THAT MAY HINDER ATTENDANCE TO THERAPY

환자가 미리 처방된 회기만큼 치료를 받는 것을 방해할 수 있는 다른 중요한 요소들이 있다. 여기에는 다음이 포함될 수 있다.

- 부족한 보험 적용 범위 또는 보험 제한, 높은 치료비용, 높은 보험 부담금

상자 14-1 의사와 논의되어야 할 질문들

이것은 치료사가 수부외과전문의와 논의해야 하는 많은 질문 중 일부에 불과하다.

- 힘줄의 상태는 어땠습니까?
- 다른 구조가 관련되어 있습니까? 예를 들어 신경, 동맥, 뼈 등
- 힘줄 수술이 진행되었는지, 그리고 수술의 강도는 어느정도였습니까?
- 환자는 조기 AROM 프로그램을 견딜 수 있습니까?
- 스플린트에는 어떤 관절을 포함하거나 자유롭게 놓아야 합니까?

- 병원이 거주지와 너무 먼 거리에 위치해 있거나 교통 수단의 제한으로 치료를 받기 위해 이동하는데 발생하는 문제
- 심각한 부상에 대한 치료적 중재의 중요성과 중재의 필요성에 대한 명확한 이해
- 가족 또는 직장에서의 일정

이러한 다양한 이유들로, 환자에게 제공되는 교육이 가장 중요하다. 과잉 운동을 하는 환자는 잠재적으로 부기, 흉터 조직, 틈새 벌어짐 및 파열로 이어질 수 있다. 가정 재활 프로그램의 중요성을 이해하지 못하거나 준수하지 않는 환자는 움직이는 것을 지나치게 두려워하고 강직과 운동 제한으로 인한 유착을 유발할 가능성이 더 높다.

최우선적인 목표는 힘줄의 부드럽고 자유로운 활주를 통한 기능적인 ROM을 만들어 내는 것이다. 힘줄이 손의 물렁조직 구조를 통과할 때 일정한 양의 정상적인 "끌림(drag)"이 발생한다. 그러나 손상당한 손의 경우 손상 및 수술 후 부종, 봉합선, 흉터 조직 또는 부피가 크거나 과도하게 조이는 상처치료로 인해 끌림이 증가할 수 있다. 부종, 유착 및 기타 손상된 조직은 생물학적 내성을 유발할 수 있다. 수술 후 힘줄이 너무 세게 움직일 경우에 수술 부위의 힘줄 파열, 벌어짐 또는 약화가 발생할 수 있다. 벌어짐이 발생되었을 경우 이를 평가하기는 어렵지만, 만약 발생했을 경우에는 흉터 형성 증가, 힘줄 약화, 폄근 힘줄 지연등의 문제들이 발생할 수 있다.

예후에 영향을 주는 요인들

FACTORS INFLUENCING PROGNOSIS

예후와 힘줄 회복에 영향을 미칠 수 있는 다른 요인은 다음과 같다.

- 부상의 위치(영역)
- 부상의 유형
- 관련된 기타 구조(뼈, 신경, 인대)
- 깨끗한 열상 대 압궤 손상: 손상 당시 조직에 외상이 많을수록 흉터 조직이 더 커질 가능성이 높다(Pettengill & Van Strien, 2011).
- 외과적 수술 기법(힘줄을 조심스럽게 다루면 흉터 조직과 유착 위험을 최소화할 수 있음)
- 봉합 강도
- 수술 시기(2주가 지나면 끝 부분이 주변 조직까지 흉터를 남기는 경향이 있음)

임상적인 의사 결정 CLINICAL DECISION-MAKING

치료사는 환자가 치료의 다음 단계로 발전할 수 있거나 현재 단계에서 유지해야 할 때를 확인해야 한다. 어떤 환자들은 다른 환자들보다 많은 흉터를 남기는 경향이 있다. 따라서 각 치료 프로그램을 환자에 맞게 개별적으로 조정할 필요가 있다. 환자가 현저히 뻣뻣할 경우에는 단계를 좀 더 빨리 진행해야 하고, 잘 움직이는 경우에는 조금 더 오래 유지해야 할 수도 있다.

흉터 재형성 SCAR REMODELING

흉터 관리 기술은 상처가 아물면 시작할 수 있다. 실리콘 겔 시트(다양한 제조업체에서 판매)는 과도한 흉터 조직 형성을 방지하는데 도움이 될 수 있다. 실리콘 겔 시트의 메커니즘은 명확히 밝혀지지 않았지만 몇 가지 가설이 있다.

첫째, 실리콘은 흉터의 수화 수준을 균형있게 유지시킬 수 있으며, 이는 신체가 과도한 양의 콜라겐을 생성하지 않도록 도와준다.

둘째, 실리콘 겔 시트가 상처 가장자리의 장력을 완화하여 비대흉터 형성을 방지한다.

셋째, 실리콘 드레싱은 과도한 순환을 억제하여 흉터 부위의 콜라겐 형성을 감소시킨다.

상처 부위의 콜라겐을 줄임으로써 흉터가 발생시키는 붉고 보라색의 피부 톤 없이 흉터가 더 창백해지게 되어 덜 눈에 띄게 된다(Bleasdale et al., 2015)(그림 14-9A~C). 흉터 재형성 물질은 휴식 시간 동안 흉터를 부드럽게 압박하기 위해 부종 감소 기술에도 적용될 수 있다. 압박은 과민성 흉터를 둔감하게 하고 치밀하고 두꺼운 비후성 흉터를 재형성하는 데 도움이 된다. 탄력 있는 치료 테이프는 잘 유착되는 경향이 있는 손등 흉터에도 도움이 될 수 있다

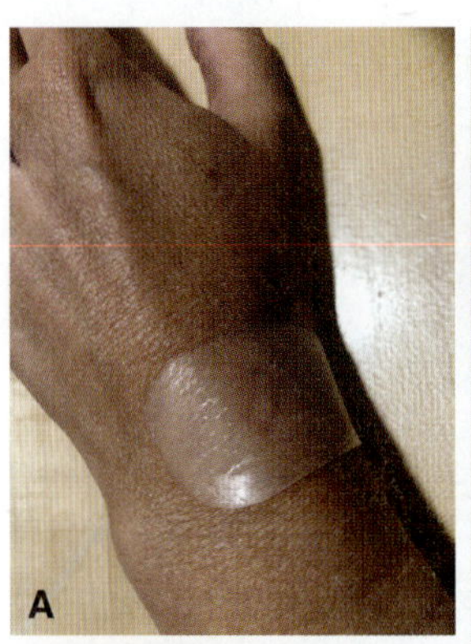

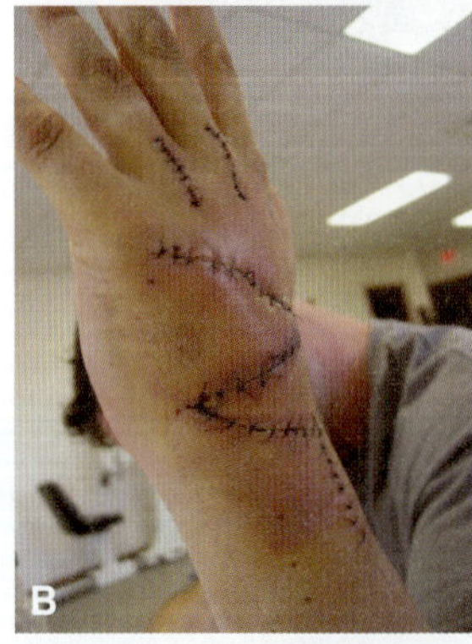

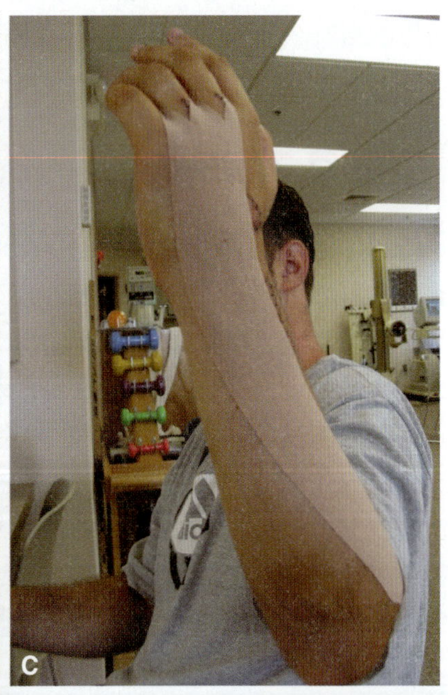

그림 14-9 A, 실리콘 겔 시트는 흉터 관리에 효과적인 도구이며 관절과 곡면 주위에 잘 맞는다. B 및 C, IV–VI 영역에서의 폄근 힘줄 손상; 수술 후 초기에 탄성 치료 테이프의 사용은 부종 및 유착을 감소하기 위해 피부에 가벼운 장력을 제공하는 데 도움이 될 수 있다.

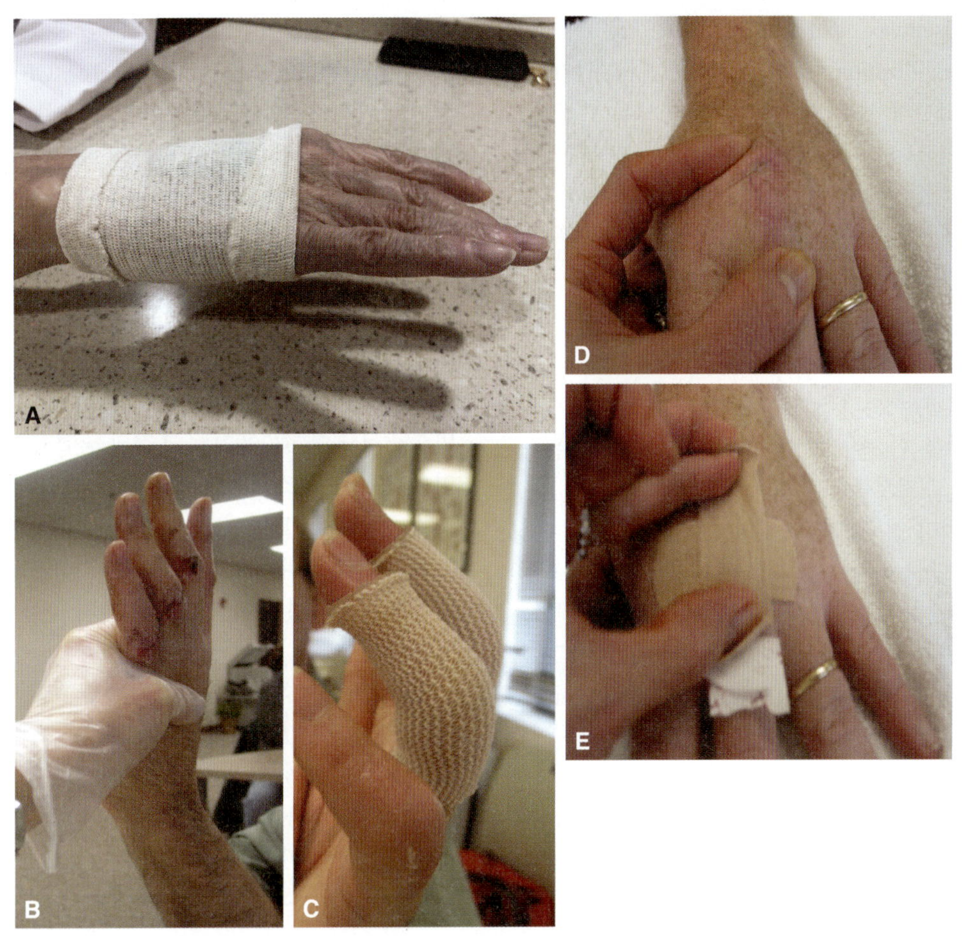

그림 14-10 A, Otoform™은 흉터 관리를 위한 효과적인 실리콘 형성이며 신축성 있는 스타킹으로 손에 고정할 수 있다. B 및 C, Ⅲ 영역에서의 손가락 흉터를 관리하고 부종을 관리하는 데 사용되는 Silipos® 슬리브. D 및 E, V 영역에 십자 형태로 부착하여 적용된 탄성 치료 테이프. 이러한 테이프의 십자 형태는 흉터의 가동화를 돕는다.

(그림 14-10A~E).

폄근 힘줄 프로토콜: 임상 판단의 사용
EXTENSOR TENDON PROTOCOLS: USING CLINICAL JUDGMENT

수술을 받은 폄근 힘줄의 움직임 여부는 수술 후 치료 과정을 결정할 때 고려해야 할 사항이다. 치료법의 선택은 주로 부상 부위에 따라 다르다. 폄근 힘줄 손상은 고정, 조기 수동 가동(early passive mobilization, EPM) 또는 조기 능동 가동(early active mobilization, EAM)으로 치료할 수 있다. 폄근 힘줄 손상은 I 영역을 제외한 모든 영역에서 조기 운동을 잘 견뎌낸다. 폄근 힘줄에서는 조기 가동화 프로그램으로 인한 파열 또는 힘줄 약화의 위험은 굽힘근 힘줄만큼 크지 않다(Evans, 2012; Newport & Tucker, 2005; Griffin, Hindocha, Jordan, Saleh, & Khan, 2012). 발생할 수 있는 파열은 폄근이 굽힘근만큼 강력하지 않기 때문에 강제 폄보다는 굽힘근의 강력한 힘으로 인해 발생할 수 있다.

힘줄을 조기에 가동하면 관절 구축 가능성 감소, 힘줄 유착, 치료 시간 단축, 조기 기능 회복 등 여러 가지 이점이 있다. 치유 조직의 조기 부하가 조직의 물질적 특성을 강화하는 데 도움이 된다는 것이 여러 연구에서 입증되었다(Buckwalter & Grodzinsky, 1999; Fong et al., 2005; Gelberman et al., 1982; Kubota, Manske, Mitsuhiro, Pruitt, & 라슨, 1996). 그 근거는 힘줄에 대한 초기 스트레스가 내적 및 외적 회복을 촉진한다는 것이다. 힘줄 회복의 특성에 대한 대부분의 연구는 활막 또는 동물 모델 내의 굽힘근 힘줄에 관한 것이다. 굽힘근 힘줄 회복 특성에 대한 근거는 폄근 힘줄 회복에 적용될 수 있다. 상처 회복의 원리와 타임라인은 유사하기 때문이다. 힘줄 회복에 대한 자세한 내용은 3장을 참고한다.

힘줄 손상에 대한 또 다른 고려 사항은 손상(골절, 신경혈관 수복 등)이 동반될 수 있으며 이러한 손상이 수술 후 치료 과정을 좌우할 수 있다는 것이다. 뼈 및 또는 물렁조직 손상이 클수록 유착이 형성될 가능성이 커진다. 힘줄 유착은 굽힘과 폄 모두에서 운동 손실을 유발할 수 있다. 굽힘 저하와 악력 감소는 모두 폄근 지연보다 기능에 더 큰 영향을 미친다. 그러나 지연은 물렁조직의 뻣뻣함보다 교정하기가 더 어렵기 때문에, 폄근 힘줄은 수술 후 느슨한 위치에 위치시켜야 한다.

Hall, Lee, Page, Rosenwax, and Lee(2010)는 고정, 조기 수동 가동(early passive mobilization, EPM)과 조기 능동 가동(early active mobilization, EAM)의 세 가지 치료 옵션을 모두 비교하였는데 연구결과, 움직임이 고정된 환자가 다른 치료 그룹보다 폄근 지연 및 감소된 굽힘을 가질 가능성이 더 높았고 EAM을 사용하는 환자가 운동 및 복귀에서 가장 빠른 증가를 보였음에도 불구하고 치료 프로토콜 간에 장기적인 차이는 나타나지 않았다.

고정 IMMOBILIZATION

고정은 I 영역에서 발생하는 손상에 대한 유일한 치료 방법이다. 손상위치가 더 몸쪽일수록 힘줄이 고정을 잘 견뎌낼 수 있다는 근거는 있지만, 조기 가동 프로토콜을 사용하는 경우보다 회복 과정이 더 오래 소요된다. 여러 연구에서 V 영역에서 VIII까지의 손상을 살펴보고 조기 가동화(능동적 또는 조절된 가동 수동 움직임)와 고정을 비교했다. 연구에서 조기 가동화 프로토콜을 수행하는 환자가 4주차에 더 많은 움직임을 보였지만 장기적으로 프로토콜 간에 기능적 차이가 없음을 보여주었다(Bulstrode, Burr, Pratt, & Brobbelaar, 2005; Talsma, de Haart, Beelen, & Nollet, 2008). 한 연구에 따르면 6개월까지 고정을 적용한 그룹과 가동화를 적용한 그룹 사이에 악력에 큰 차이가 없었다(Mowlavi, Burns, & Brown, 2005). Purcell, Eadie, Murugan, O'Donnell, and Lawless(2000)는 수술 후 4개월 차에 고정용 스플린트를 사용했을 때 95%의 대상자에게서 좋은 결과 또는 우수한 결과가 있음을 발견하였다.

환자에게 조기 가동을 적용했을 때 고정된 경우보다 더 빨리 이전 기능 수준으로 돌아갈 수 있었다. 그러나 모든 환자가 조기 가동화 프로토콜에 적합한 것은 아니다. 매우 어리거나 조기 가동화 운동 프로그램을 준수할 수 없는 환자는 고정화 프로토콜이 적합할 수 있다.

조기 움직임 프로토콜 EARLY MOBILIZATION PROTOCOLS

조기 가동화(early passive mobilization, EPM)를 언제 시작해야 하는지에 대해서는 의견이 분분한다. 선행연구(Halikis, Manske, Kubota, & Aoki, 1997; Zhao et al., 2004)에서는 수술 후 3일에서 7일 사이에 운동이 시작될 때 힘줄이 가장 적은 양의 일을 하게 된다고 제시하였다(운동 시작 0일에서 7일 사이에 비교). 수술 후 처음 며칠 동안 힘줄은 (새로 손상된 조직으로 인해) 많은 저항을 받기 때문에 운동을 하기 위해서는 평상시보다 힘줄에 더 많은 힘이 필요하다. 며칠을 기다리면 조직이 쉬고 염증이 가라앉을 수 있다.

조기 수동 가동화 Early Passive Mobilization

V 영역에서 VII 영역까지의 손상에 대한 조기 수동 가동화 프로토콜은 내재근 힘줄 회복을 촉진하기 위한 노력의 일환으로 1980년대에 개발되었다. V 영역에서 VIII까지의 손상에 대한 조기 수동 가동화 프로토콜에서 스플린트는 손목을 45° 폄 상태로 배치하고 손허리손가락(metacarpophalangeal, MCP)관절은 고무밴드의 가동 장력은 완전히 폄되도록 놓는다. MCP는 능동적으로 40°까지 굽힘될 수 있으며 고무 밴드 장력을 통해 수동적으로 다시 중립으로 폄된다. 올바른 움직임을 달성하기 위해 고무 밴드가 지나갈 수 있도록 등쪽 아웃트리거가 있다.

조기 활성화와 조기의 조절된 가동화를 비교하는 연구는 거의 없으며 EPM이 EAM보다 우수하다는 증거는 없다(Chester, Beale, Beverridge, Nancarrow, & Titley, 2002; Khandwala, Webb, Harris, Foster, & Elliot, 2000; Hall et al., 2010). Eissens, Schut 및 Van der Sluis(2007)는 조절된 손목 운동을 V 영역에서 VII 영역까지의 가동 스플린트에 추가할 것을 권고하지만, 이것이 다른 조기 동원 프로토콜보다 더 효과적이라는 것을 보여주는 증거는 없다. Newport와 Shukla(1992)는 가동 스플린트에서 폄이 실제로 수동적일 가능성은 낮고 어느 정도의 능동적 폄이 발생함을 확인하였다.

EPM을 사용하는 스플린트는 제작에 시간이 많이 걸리고 비용이 많이 들 수 있다. 가동 스플린트일 경우 운동 방식은 더 복잡하고, 일상생활에서 더 번거로우며 둘 다 전반적인 순응도를 저하시킬 수 있다. 가능하다면 EAM은 V~VII 영역의 폄근 힘줄 손상 치료에 선택해야 한다.

조기 능동 가동화 Early Active Mobilization

힘줄의 좌굴(buckling)을 방지함과 동시에 힘줄의 움직임을 장려하기 위해 조기 능동 가동화(early active mobilization, EAM) 프로토콜이 개발되었다(Hall et al., 2010). EPM 프로토콜을 사용하면 힘줄이 약간의 활주가 가능하지만, 힘줄은 실제로 물렁조직을 미끄러지기보다는 압축되거나 "뭉쳐질(bunched up)" 가능성이 더 크다. 올바른 미끄러짐은 유착을 방지하는 데 도움이 될 가능성이 더 높다.

조기에 조절된 능동 운동범위(AROM) 프로토콜은 조기 수동적 가동화 스플린트보다 제작 과정이 더 간단하고 비용이 적게 드는 스플린트를 적용하기 때문에 환자가 착용하기에 덜 번거로우므로 순응도를 극대화할 수 있다. 스플린트가 제한한 범위 내에서 AROM을 허용하는 다양한 조기에 제어된 능동적 가동화 프로토콜이 있다(Khandwala et al., 2000; Merritt, Howell, Tune, Saunders, & Hardy, 2000; Sylaidis, Youatt, & Logan, 1997).

이는 여러 연구에서 더 빠르게 전체 운동 범위 및 움직임의 회복, 합병증 발생 증가가 없는 더 좋은 결과를 보여주었다(Chow, Dovelle, Thomes, Ho, & Saldana, 1989; Howell, Merritt, & Robinson, 2005; Ip & Chow, 1997; Russell, Jones, & Grobbelaar, 2003; Sameem, Wood, Ignacy, Thoma, & Strumas, 2011; Sylaidis et al., 1997; Wong et al., 2017). EAM 프로토콜을 사용하는 환자의 경우 운동 관련 폄 스플린트(relative motion extension orthosis, RMO)를 같이 사용할 때 18일, Norwich 요법 프로토콜의 경우 6

주, 가동 폄 가동화의 경우 10주 가량 빨리 직장에 복귀할 수 있는 근거가 된다(Canham & Hammert, 2013).

문헌에서 EAM의 명명법은 다양하다. **제어된 능동 움직임(controlled active motion, CAM)**은 조기에 제어된 능동 움직임을 의미하며, **운동 관련 폄(relative motion extensioin, RME)**은 손상된 손가락이 인접 손가락보다 약 20° 더 폄되고 V 영역에서 VI 영역의 힘줄 손상을 위해 수행되어 있는 프로토콜을 의미한다. 운동 관련 스플린트는 7장에서 자세히 설명한다.

다른 EAM 프로토콜을 비교한 최근의 최근의 고찰연구에서, RME 연구는 CAM 연구에 비해 더 신식이며 환자에게 RME 프로토콜을 적용할 경우 ROM 및 악력 결과는 두 프로토콜에서 유사했지만 더 일찍 작업에 복귀할 수 있다고 밝혀졌다. CAM에 비해 RME 그룹에서 파열에 대한 보고가 더 적었다(Collocott, Kelly, & Ellis, 2018). Hirth, Howell, and O'Brien(2016)은 문헌 검색을 통해 IV 영역에서 VII 영역까지 RME를 적용한 치료가 빠른 시기에 조절된 가동 또는 가동 스플린트를 사용한 조기 수동적 가동화 그리고 고정을 포함한 다른 치료와 비교하였을 때 유사하거나 우수한 결과를 보고하였다. 또한 연구에서는 RME를 적용한 치료가 손목 스플린트와 같이 적용할 수 있는 가변성을 발견했는데, 이를 통해 스플린트를 적용하는 경우가 더 적고 전체적으로 스플린트 착용 기간이 더 짧다는 것을 확인하였다. 이 프로토콜에 대한 몇 가지 합병증은 EDC 회복 영역인 IV 영역부터 VII 영역까지에서 더 이른 작업 복귀를 나타낸 이후에 보고되었다(Hirth et al., 2016). 이러한 결과는 고찰연구(Ng et al., 2012)에서도 비슷하게 제시되었다. EAM과 EPM 결과가 비슷하기 때문에 전반적으로 더 낮은 비용, 더 짧은 시간 투자, 높은 환자의 편안함을 위한 더욱 단순한 EAM 프로토콜이 선호된다.

Collocott, Kelly & Foster(2020)는 CAM과 RME을 비교한 결과 RME에서 더 우수한 결과를 확인하였는데 환자가 RME 스플린트와 함께 손목 스플린트를 사용하지 않았지만, 밤에는 손목, 손, 손가락 고정 스플린트(wrist, hand and finger immobilization orthosis, WHFO)를 착용하게 하였다. CAM 프로토콜은 MCP 관절이 30° 굽힘되고 손목이 40° 폄되고 손가락뼈사이(interphalangeal, IP)관절을 자유롭게 놓아두는 고정 스플린트를 사용하였고 밤에는 IP를 똑바로 유지하기 위한 추가적인 폄 스플린트를 하도록 하였다. 두 그룹 모두 손상이 없었으며 RME 그룹의 환자는 더 이른 직업 복귀를 보여주었고 TAM(total active motion)이 더 빨랐으며 스플린트 설계에 대하여 높은 만족도를 나타내었다.

조기 능동운동범위(active range of motion, AROM) 프로토콜에서 중요한 점은 수행된 움직임의 완성도이다. 손상당한 구조에 가장 낮은 부하를 가하면서 가장 최선의 활주를 위해 올바른 운동을 수행해야 하고 이때 힘줄이 미끄러지지 않을 경우 운동 빈도를 높이면 유착을 형성하지 않는다. 또한 과도한 운동은 염증 반응을 유발하여 더 많은 유착을 유발할 수 있다. 그러나 운동 빈도는 힘줄의 장력, 강도의 향상과 관련이 있다(Evans, 2011).

손상 영역 및 영역별 치료
ZONES OF INJURY AND TREATMENT BY ZONE

폄근 힘줄은 8개의 구역으로 구분된다. 이러한 폄근 힘줄 손상의 치료는 손상 부위에 따라 크게 달라진다. 홀수 영역은 모두 관절 위에 위치한다. I 영역은 DIP 관절 위에, III 영역은 PIP 관절 위에, V 영역은 MCP 관절 위에, VII 영역은 손목 위에 있다. 구역은 몸의 먼쪽에서부터 몸쪽으로 번호가 정해진다(굽힘근 힘줄 구역에서와 같이)(그림 14-11)(표 14-1).

I 및 II 영역 ZONES I AND II

I 영역은 DIP 관절 위에 있으며 손상을 입었을 때 일반적으로 망치손가락(hammer finger)이라고 불린다. 이 영역에서 중요한 구조는 힘줄 끝(terminal tendon)이다. 손상은 힘줄 파열, 열상, 힘줄이 부착되는 뼈의 찢김골절 또는 압궤 손상을 통해 발생할 수 있다(그림 14-12A,B). DIP 관절의 퇴행성 골관절염으로 인한 점액 낭종도 이차적으로 망치 손가락으로 이어질 수 있다. 힘줄 끝이 완전히 열상되더라도 DIP 관절은 완전히 굽힘된 자세가 되지 않는다. 오히려 약 45° 굽힘된 상태에 위치하게 된다. 이것은 곁인대(collateral ligament)와 빗 지지띠 인대(oblique retinacular ligament, ORL)의 작용 때문이다.

II 영역은 손가락 중간마디뼈 위에 있다. 여기서의 손상은 일반

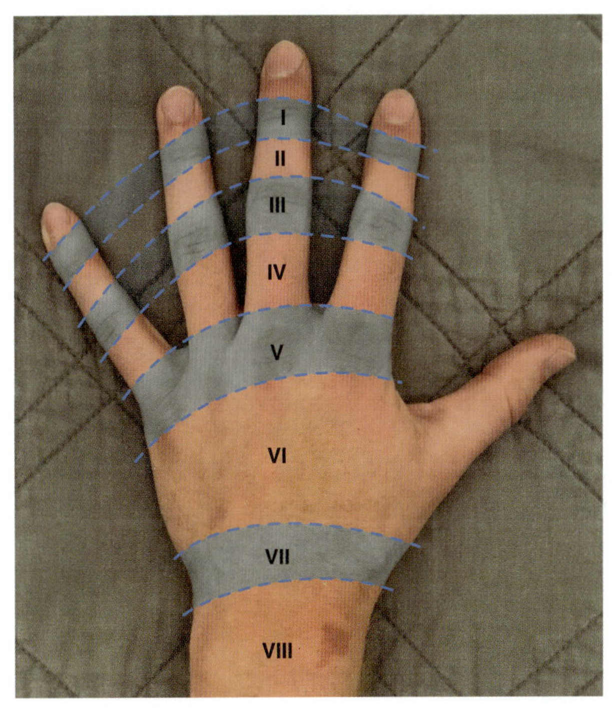

그림 14-11 폄근 힘줄 손상 영역.

표 14-1	폄근 힘줄 손상 영역
I 영역	DIP 관절 위. 이 영역에는 힘줄 끝이 있다.
II 영역	3번째 손가락 위
III 영역	PIP 관절 위. 이 영역에는 중심 슬립과 가쪽띠가 있다.
IV 영역	손가락 첫마디뼈 위. 이 영역에서는 힘줄과 뼈 사이에 접촉 면적이 넓어 유착이 발생될 가능성이 높다.
V 영역	MCP 관절 위. 이 영역은 시상띠가 있다.
VI 영역	손등 위. 이 영역은 힘줄이 넓고 편평하며 힘줄 결합이 있다.
VII 영역	손목 위. 이 영역에는 활막인 폄근 지지띠가 있으며 이 영역에서의 흉터 조직 형성이 증가할 수 있다. 지지띠가 없으면 힘줄에서 활시위 당김 효과가 발생하여 운동량과 근력이 감소한다.
VIII 영역	아래팔 등쪽은 폄근 지지띠에 바로 인접해 있다. 손가락 및 손목 폄근의 근육힘줄 접합부가 있다.
TI 영역	엄지손가락의 IP 관절 위. 여기에 EPL이 부착된다.
TII 영역	첫 번째 손가락뼈 위
TIII 영역	엄지손가락의 MCP 관절 위. 여기를 통과하는 EPL 외에도 짧은 엄지손가락 폄근(extensor pollicis brevis, EPB)가 부착되는 곳이다.
TIV 영역	첫 번째 손허리뼈 구역
TV 영역	손목 구역. 여기에는 활막인 폄근 지지띠가 포함되며 이 영역에서의 흉터 조직 형성이 증가할 수 있다.

주석: 영역은 먼쪽에서부터 몸쪽으로 나누어진다. 모든 홀수 영역은 관절 위에 있다.

적으로 열상이나 압궤 손상으로 인한 결과이다. 힘줄이 수술된 후 재활은 I 영역의 손상과 동일하게 진행된다.

망치 손가락은 일반적으로 펴된 손가락을 강제로 굽힘시킨 결과이며 손상 메커니즘은 대체로 다른 활동에 비하여 비교적 위험하지 않은 활동처럼 보일 수 있다(침대 정리, 카펫 청소, 셔츠 집어넣기). 뼈에서 힘줄 끝의 찢김이나 힘줄 부착 부위의 골절은 모두 망치 손가락을 초래한다. 손상의 기전에 관계없이 망치 손가락은 DIP 관절 폄 상태로 고정하고 6~8주 동안 그 위치를 유지한 다음 2~4주간 야간 고정 및 폄 지연 방지를 위한 활동으로 치료한다(그림 14-13A~H)(Griffin et al., 2012; Lamaris & Matthew, 2017; Dy et al., 2013). DIP 관절이 초기 6~8주 동안 어느 시점에서든 굽힘된다면 회복 과정은 중단되고 고정을 다시 시작해야 한다. 겨우 0.5mm의 작은 벌어짐은 10°의 폄근 지연으로 이어진다(Howell & Peck, 2013). 일부 환자의 경우(만성 망치 손가락, 복합 개방성 손상 또는 스플린트의 순응도가 떨어질 수 있는 환자의 경우) DIP 관절을 통한 K-와이어의 배치가 필요한 선택 사항이지만, 힘줄 수술은 이 수준의 손상에서 필수적인 외과적 선택사항은 아니다. 골절이 1/3보다 크거나 DIP 관절의 아탈구가 있는 경우에도 K-와이어 배치가 권장된다(Lamaris & Matthew, 2017; Dy et al., 2013; Lin & 사모라, 2018).

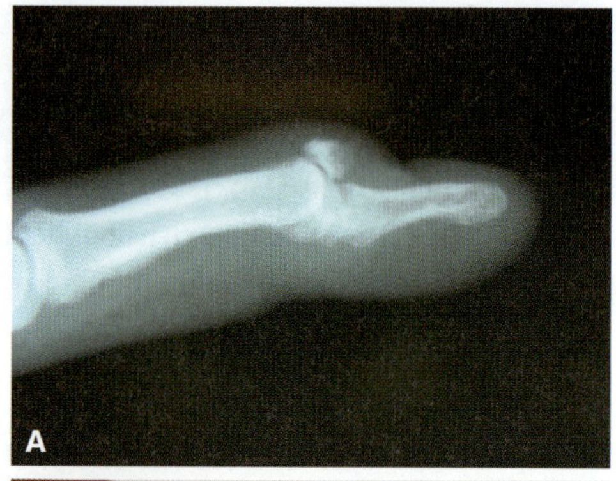

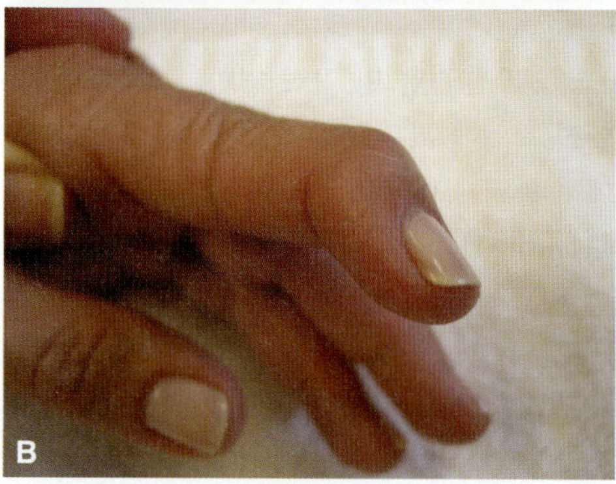

그림 14-12 A, 뼈의 찢김이 동반된 I 영역에서의 폄근 힘줄 손상. B, 망치 손가락 손상 자세.

대부분의 망치 손가락 손상의 경우 선택하는 치료법은 스플린트를 이용한 고정 치료법으로 PIP 관절은 스플린트에서 자유롭게 놓인다. 망치 스플린트는 제작하기 까다로울 수 있다. DIP 과다폄을 유지하기 위해 손바닥쪽 및 손등쪽의(원주형 스플린트에서와 같이) 단단한 안정성을 제공하는 스플린트가 선호된다. 물론 스플린트는 DIP의 폄을 지원할 수 있을 만큼 충분히 길어야 하지만 PIP 굽힘을 제한하거나 PIP 굽힘에 따라 스플린트를 먼쪽으로 이동시키게 할 정도로 길어서는 안 된다. 5번째 손가락은 지지대가 짧아서 이 균형을 맞추기 가장 어려운 손가락이다(자세한 지침과 유용한 힌트는 4장 참조). 스플린트 제작에 앞서 DIP를 펴시킬 수 있도록 종이 테이프나 탄성이 있는 치료용 테이프를 사용하는 것이 도움이 될 수 있다. 이것은 스플린트에서 추가적인 안정감을 제공할 수 있다(그림 14-14A~D). Devan(2014)은 예비연구에서 탄성이 있는 치료용 테이프의 사용이 이점이 있음을 제시하였다. 맞춤형 스플린트는 조립식 또는 알루미늄 폼형 스플린트에 비해 더 좋은 결과를 가져오고 피부 합병증을 감소시킨다(O'Brien & Bailey, 2011; Witherow & Peiris, 2015).

치료되지 않은 망치 손가락은 ORL의 섬유가 장기간 늘어남에 따라 시간이 지나면 백조목(swan neck) 변형을 유발할 수 있다(Chinchalkar et al., 2010; Griffin et al., 2012). 굽힘된 DIP 관절과 과운동성 PIP 관절이 동시에 진행되면 삼각 인대가 조여지고 가로 지지띠 인대가 늘어나면서 가쪽띠의 손등쪽 이동을 유발할 수

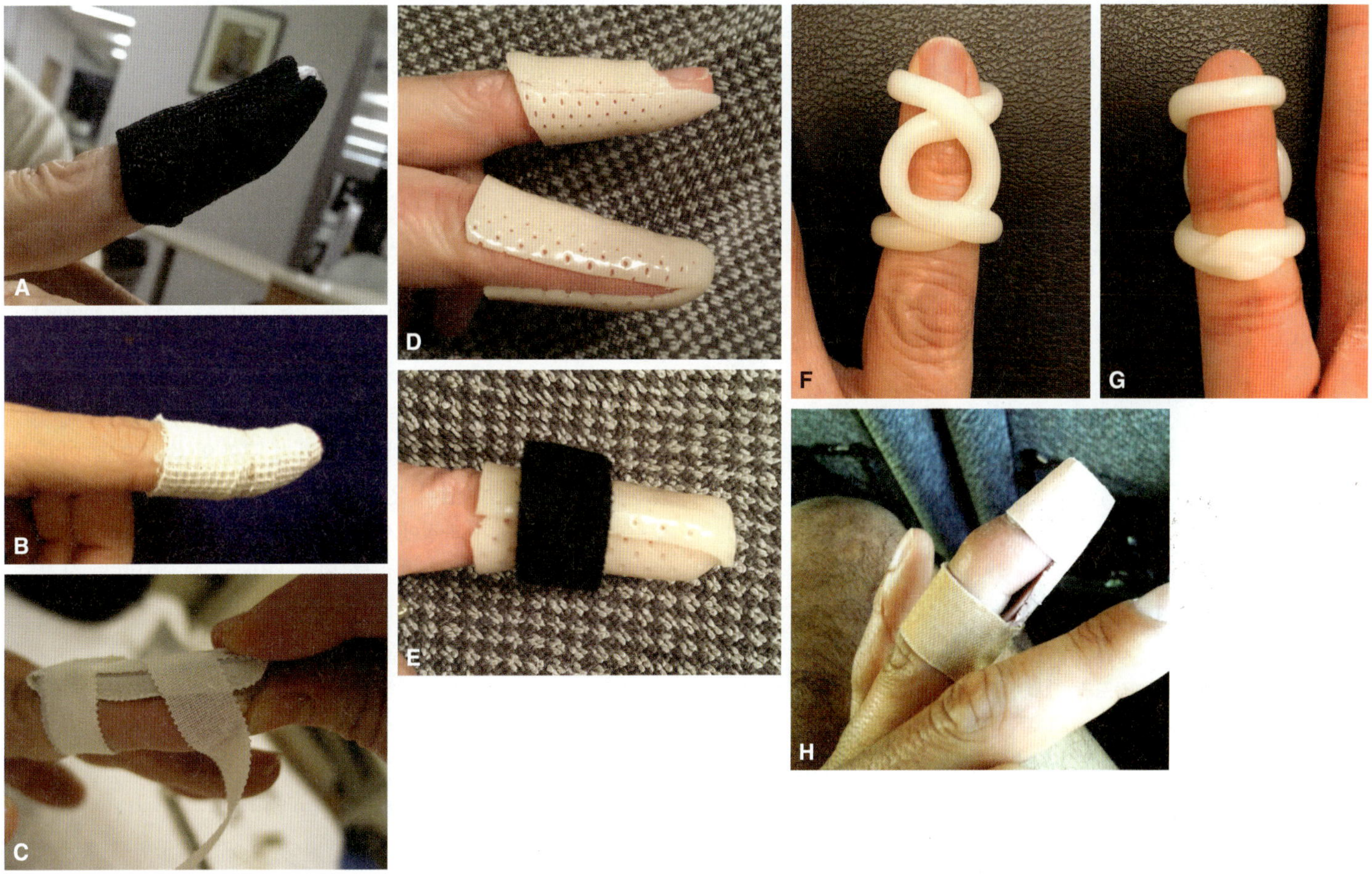

그림 14-13 DIP 관절이 약간 과다폄되고 PIP 관절을 자유롭게 놓는 망치 손가락 스플린트의 다양한 스타일. **A,** Orficast®(Orfit Industries)에서 제작된 망치 손가락 스플린트; **B,** QuickCast 2(Patterson Medical)를 사용하여 제작된 스플린트. **C,** 손등쪽으로 적용된 AlumaFoam® – 테이프를 끝부분을 손가락의 윤곽과 같은 각도로 배치. **D 및 E,** 0.15cm 11% 천공 열가소성 플라스틱 재료로 제작된 스플린트. **F 및 G,** 그림 8번 스플린트를 Aquatube를 사용하여 제작한 스플린트. **H,** 비효과적인 망치 손가락 스플린트 – DIP가 굽힘 상태에서 어떻게 배치되는지 확인해야 한다.

있다. 이는 결국 PIP를 굽힘하는 데 어려움을 초래할 수 있다. 환자가 과운동성 PIP를 가지고 있다면 백조목 변형을 예방하기 위해 PIP 폄은 허용하지만 과다폄은 허용하지 않는 별도의 PIP 폄 제한 스플린트를 만드는 것이 권장된다(그림 14-15A~C).

평근 지연은 망치 손가락 손상의 합병증이며 스플린트에서 천천히 벗어나는 것이 권장되고 치료 시작 후 최대 12주까지 야간에 폄된 위치를 유지하는 것이 권장된다. Lutz, Pipicelli, Grewal(2015)은 시간이 지남에 따라 DIP 굽힘을 점진적으로 허용할 것을 권장한다. 처음 2주 동안은 20°~30°, 다음 2주 동안은 40~50°, 그 후에는 DIP의 움직임에 제한을 두지 않는 것을 권고하였다. 운동을 통해 손상된 구조의 과도한 스트레칭을 방지할 수 있다(그림 14-16A,B). Saito와 Kihara(2016)는 2단계 스플린트 프로그램을 사용했을 때 환자가 DIP 폄이 향상되었음을 확인하였다. 고정된 첫 2~3주 동안 PIP 관절은 약간 굽힘되고 DIP는 약간 과다폄시킨다(그림 14-17). 초기 치료 기간 후에 PIP의 제한은 해제되고 DIP만 6주 치료 과정의 나머지 기간 동안 약간의 과다폄 상태로 유지된다.

전문가 핵심 14-1

망치 손가락 스플린트 제작 팁

KIM ROSINSKI OTR/L, CSCS, CHT

Pennsylvania

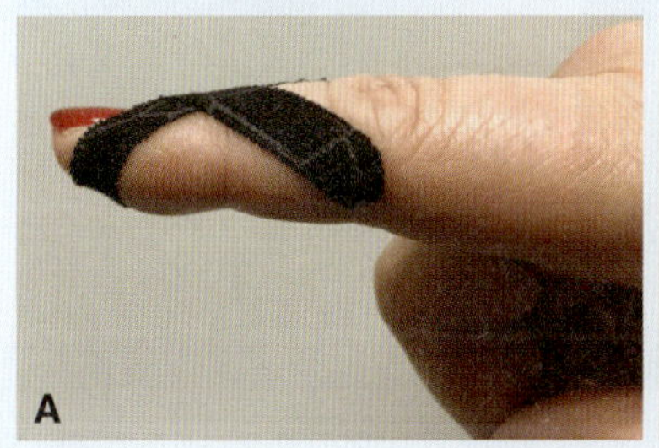

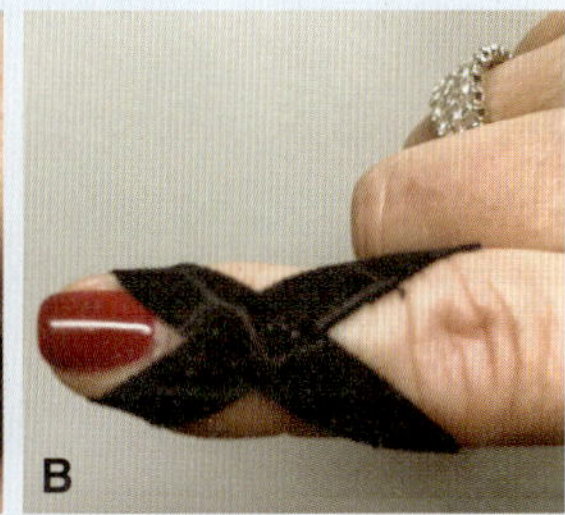

근육 테이프는 망치 손가락 스플린트 제작 중 DIP 관절을 폄시키거나 스플린트를 제거한 뒤 평근 지연이 지속되는 경우 사용된다. 테이프의 가운데 부분을 뜯어 반대 방향으로 잡아당겨 가운데 부분을 손가락 끝에 붙인다. DIP 관절이 폄 된 상태를 유지하기 위해 당기는 힘을 제공해야 한다. 손등쪽 DIP 관절 위로 끝을 십자형으로 교차하여 적용한다.

전문가 핵심 14-2

망치 손가락 스플린트의 다른 적용 방법

KERRY A. RAYMOND, MS, OTR, CHT, CFCE
New Hampshire

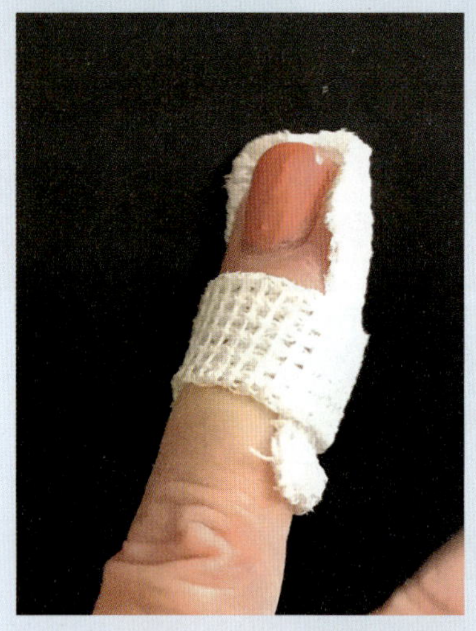

QuickCast 재료는 낮은 강도의 망치 손가락 스플린트를 제작하는 데 쉽고 빠르게 사용할 수 있다. 손바닥쪽 분절의 안정성을 향상시키기 위해 여러 겹의 재료를 겹쳐 사용한다. 손등쪽 분절은 1인치 너비를 반으로 접고 DIP를 감싸 고정하여 제작할 수 있다.

전문가 핵심 14-3

얇은 테두리 재료

JANINE THOMAS, OTR/L, CHT, COMT
Virginia

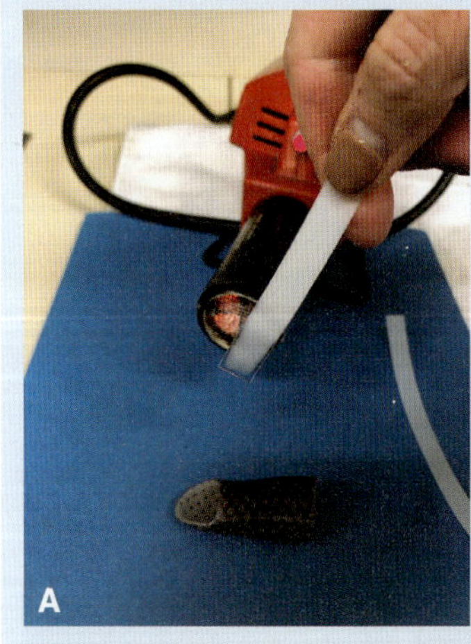

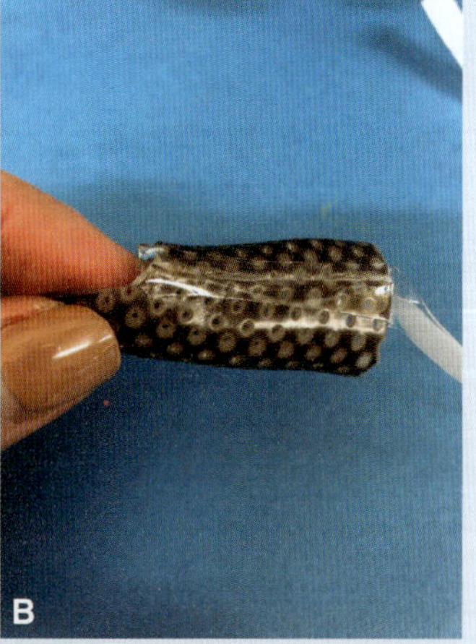

Rolyan® Aquaplast®의 초박형 테두리 재료를 사용하여 망치 손가락 및 단추구멍 변형 스플린트를 제작한다. 넓이를 2인치로 자른 뒤 열총선으로 재료의 부착 부위를 활성화한다. 이후 해당 테두리 재료를 사용하여 이음선을 밀봉한다. 구멍이 있는 재료를 사용할 때 거친 모서리를 정리하는 용도로 사용할 수도 있다.

III 및 IV 영역 ZONES III AND IV

III 영역은 PIP 관절 위에 있으며 중심 슬립(central slip)과 가쪽띠 및 가로 지지띠 인대를 포함한다. IV 영역은 손가락 첫마디뼈 위에 있다. 두 영역의 손상은 동일하게 처리되며 폐쇄손상 또는 개방손상이 될 수 있다.

중심 슬립은 굽힘 된 위치에서 PIP 폄을 시작할 수 있는 힘줄 부분이다. 관절이 폄되고 관절운동 축에 손등쪽으로 놓이게 되면 가쪽띠는 PIP 관절의 폄 상태를 유지할 수 있다(Rosenthal & Elhassan, 2011).

단추구멍 손상 Boutonniere Injury

단추구멍(boutonniere) 변형은 세 가지 구조의 손상으로 인해 발생한다: 중심 슬립, 삼각 인대, 뼈사이근(interosseous)으로부터의 등쪽 덮개 섬유. 이 과정에서 PIP 관절은 손상된 구조를 통해 "버튼 홀링(button-holing)" 후 굽힘되며 DIP는 과다폄된다. 삼각 인대에서 분리되지 않은 가쪽띠는 손바닥쪽으로 이동될 수 있다. 이것은 힘줄 끝에 대한 연결을 단축시켜 DIP를 과다폄으로 당기고 PIP를 굽힘시킨다. 이때 저항이 없어진 얕은 손가락 굽힘근(flexor digitorum superficialis, FDS)은 PIP를 더욱 굽힘 상태로 끌어당겨 변형을 유발시킨다. 가쪽띠는 운동 축이 손바닥 쪽에 있을 때 PIP 관절의 굽힘근으로도 작용한다(그림 14-18A~C). 시간이 지남에 따라 조직이 짧아지고 변형이 진행된다. 이 경우, 굽힘 구축은 힘줄 손상에 대한 치료 전에 선행적으로 치료되어야 한다. 단추구멍이 아니라 PIP 관절의 폄근 구조가 부분적으로 손상되더라도 PIP 폄이 감소할 수 있다. 그러나 중심 슬립에 대한 부분적 손상이 있더라도 손상되지 않은 구조(삼각 인대)에 대한 장력이 증가하여 잠재성 또는 만성 단추구멍 변형을 유발할 수 있다(Grau et al., 2018).

엘손검사(Elson's test)는 중심 슬립 손상이 의심되는 경우에 사용할 수 있는 유용한 평가 도구이다. 이 평가에서 PIP 관절은 테이블 가장자리에서 90°로 굽힘된다. 환자의 손가락 중간마디뼈 위에 저항을 제공한 상태에서 손가락을 폄하도록 지시한다(그림 14-19A). 중심 슬립은 손상되지 않았을 경우 저항이 느껴지고 DIP가 완전히 폄되지 않는다. 중심 슬립이 파열했을 경우에 폄의 힘은 가쪽띠로 향하게 되고 DIP는 폄된다(Amirtharajah & Lattanza, 2015; Lutz et al., 2015).

보예스검사(Boyes's test)는 PIP 굽힘 구축이 만성 단추구멍 변형으로 인한 결과가 아니라 손바닥쪽 손상 또는 슈도 부토니에(pseudo-boutonniere) 아니면 폄근 힘줄 침범으로 인한 것인지 확인하기 위해 사용할 수 있는 검사이다. PIP가 폄된 상태에서 DIP를 수동적으로 굽힘시킨 다음 다시 PIP와 함께 굽힘한다. 만약 PIP가 굽힘된 상태보다 폄된 상태에서 수동적으로 DIP를 굽힘하는 것이 어렵다면 가쪽띠 침범으로 인한 단추구멍 변형일 가능성이 높다(그림 14-19B)(Merritt, 2014).

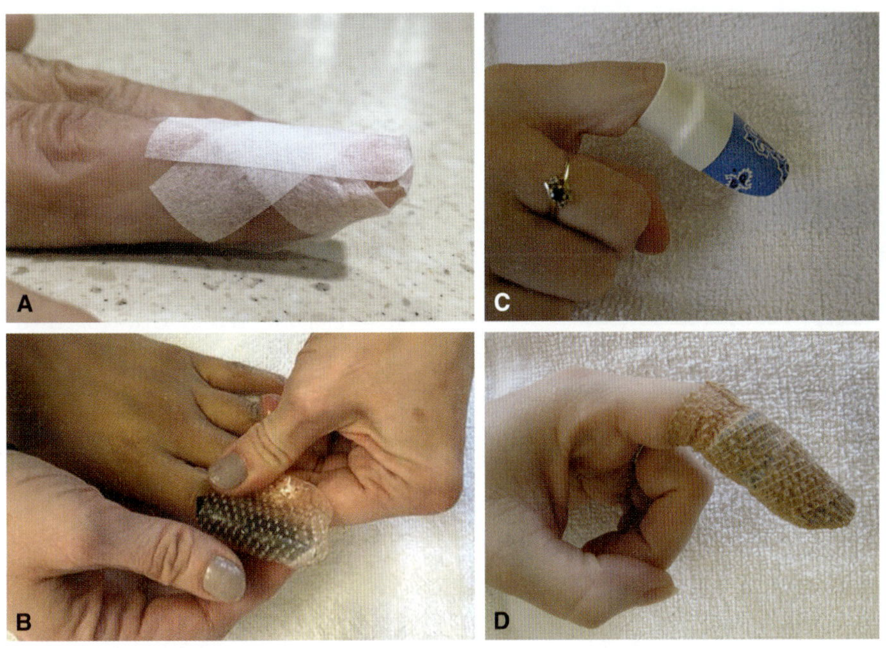

그림 14-14 **A,** 8자 모양으로 배치된 종이 테이프는 스플린트 내에서 DIP 폄을 돕기 위해 적용될 수 있다. **B,** 탄성 치료 테이프는 DIP가 폄되는 것을 돕기 위해 사용되는데 그 위에 스플린트를 제작한다. **C,** Microfoam™ 수술용 테이프(3M)는 손가락 끝마디뼈에 스플린트를 고정하고 먼쪽에서 밀려나는 것을 방지하는 데 사용할 수 있는 부드럽고 유연한 테이프이다. **D,** 확실하게 고정하기 위해 탄성 랩을 사용할 수도 있다. **(C 및 D)** 둘 다에서 랩은 스플린트의 몸쪽 끝과 몸쪽 "피부(skin)"를 모두 둘러싸서 제작한다.

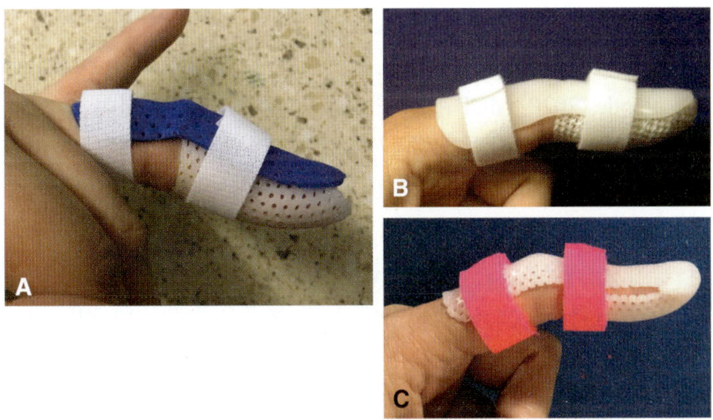

그림 14-15 백조목 변형을 가진 PIP(PIP 과다폄/DIP 굽힘)를 등쪽에서 제한하는 망치 손가락 스플린트의 옵션. **A,** PIP 등쪽 차단에 사용되는 Orficast® 및 **(B)** DIP 스플린트에 사용되는 QuickCast 2. PIP 굽힘 운동을 위해 등쪽 거터를 제거할 수 있다. **(C)** 단일 스플린트를 사용하여 DIP를 펴고 PIP를 굽히는 다른 방법 – 이 방법은 관절 위치로 인해 제작하기가 더 어렵다.

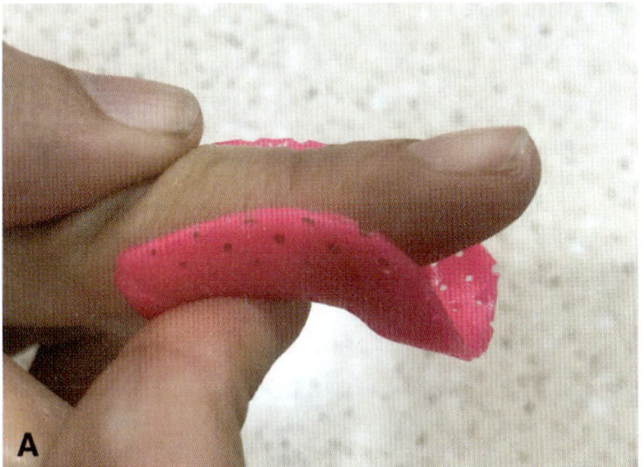

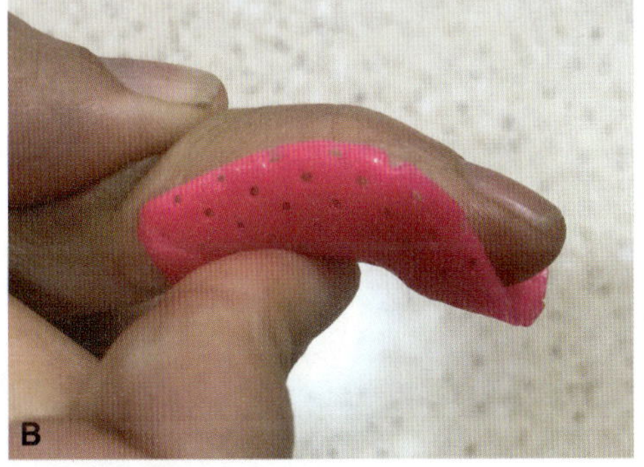

그림 14-16 **A 및 B,** 자유로운 DIP 굽힘을 방지하는 조기 가동화 단계에서 DIP 굽힘을 위한 운동 템플릿.

CHAPTER 14

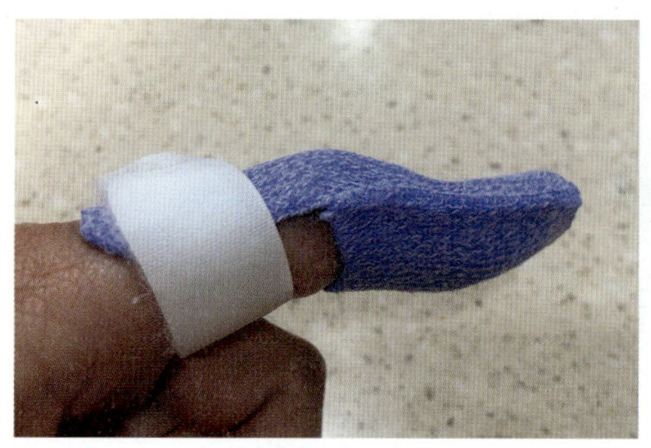

그림 14-17 전통적인 망치 손가락 스플린트로 전환하기 전에 고정의 처음 2~3주 동안 PIP를 굽힘 상태로 유지하는 2단계 "망치 손가락" 스플린트. Orficast® 재료.

폐쇄 손상 Closed Injuries

폐쇄형 단추구멍 손상은 보존적 방법으로 치료한다. PIP 관절은 0°에서 6주 동안 고정된다(그림 14-18B 및 14-20). 굽힘운동은 능동적으로 폄을 유지하는데 중점을 두고 점진적으로 증진한다. 스플린트는 2~4주 동안 운동 사이에 착용한다. 원주형 스플린트는 일반적으로 고정을 위한 가장 좋은 선택 사항이다. 압력은 부종을 줄이는 데 도움이 되며 원주형 디자인의 특성은 압력 분포를 극대화하여 스플린트를 착용한 환자에게 편안함을 제공한다(그림 14-18B). 손바닥 또는 손등 기반 스플린트는 종종 PIP 관절을 완전한 폄 상태로 유지할 수 없으며 압력 분산과 관련된 문제 또는 부적절한 위치에서의 고정이 발생할 수 있다. 스플린트는 QuickCast 2, Orficast® Tapes 또는 석고와 같은 얇은 열가소성 플라스틱 재료로 스트립을 만들 수 있다. DIP는 자유롭게 위치시키고 환자에게는 적극적인 DIP 운동을 지시한다. 이렇게 하면 가쪽띠의 정렬이 회복되고 ORL이 신장되어 단추구멍 변형을 더욱 방지할 수 있다. 종종 환자, 코치/트레이너 또는 가족 구성원은 이 손상이 "손가락 염좌"라고 가정하고 치료를 받기 전에 저절로 치유되기를 기다릴 수 있다.

일반적으로(이럴 경우에는) PIP는 손바닥면에 부풀어 오르면서 형성되는 유착, 굽힘된 상태에서 놓이도록 방임된 PIP에 발생된 염증으로 인하여 굽힘 구축(그림 14-18C)을 발생시키게 된다. 선행적으로 이러한 구축이 치료되어야 한다(고정 연속 폄 가동화 스플린트를 통해). PIP가 완전한 수동적인 폄에 도달하면, 6주간 고정을 시작한다. 그러나 일단 변형이 발생되면 좋은 회복이 일어날 수 있는 예후가 줄어든다. 이러한 환자의 경우 스플린트를 착용하는 동안 피부 상태를 확인하고 부종의 변화를 평가하기 위해 매주 관찰해야 한다. 부종이 감소하면 스플린트가 너무 느슨해지기 때문에 수정이 필요하다. 6주 고정 기간 후 PIP 굽힘이 점진적으로 시작되고 추가 2~4주 동안 운동 세션 사이에 폄 된 상태로 고정이 계속된다. 고정되었던 힘줄은 손상되기 쉽고 정상적인 조직 특성(인장 강도, 수화 및 콜라겐 교차 결합)이 저하되어 있다. 따라서 굽힘을 시작할 때 지나치게 높은 강도가 되지 않도록 주의해야 한다. 가장 중요한 것은 부종의 증가와 폄근 지연의 발생을 관찰하는 것이다. 왜냐하면 III 및 IV 영역의 독특한 해부학적 구조로 인해 흉터 및 유착이 발생할 위험이 높기 때문이다.

IV 영역에서 힘줄은 뼈에 대한 높은 표면적 비율을 가지고 있으며 이는 이 영역의 부족한 힘줄 운동과 연계되어 뼈에 힘줄이 유착되는 넓은 영역을 만들어낼 수 있다. 6주 동안 힘줄이 고정되었을 때 외재요소의 회복이 발생한다(즉, 흉터 조직을 통한 치유). PIP 관절 운동이 시작될 때 힘줄이 IV 영역에서 유착되면 PIP 관절의 약화로 인한 폄근 지연이 발생할 수 있다. 따라서 운동 과정은 천천히 시작해야 한다.

Evans(2011)는 폐쇄형 단추구멍 손상을 짧은 활 모양 운동[SAM] 프로토콜(short arc of motio[SAM] protocol)(이 장의 뒷부분에서 논의)로 치료하는 것을 옹호하는 반면, 여러 저자들은(Merritt, 2014; Hirth, Howell, & O'Brien, 2017; Merritt, Wong, & Lalonde, 2020) MCP 관절을 인접한 손가락과 관련하여 15°~20°의 상대적 굽힘 위치에 배치하는 운동 관련 굽힘 스플린트(relative motion flexion orthosis, RMF)를 사용하여 단추구멍 손상을 치료하는 것을 옹호한다(그림 14-21A,B). 이것은 등쪽 덮개의 장력을 증가시키면서 깊은 손가락 굽힘근(flexor digitorum profundus, FDP)의 장력을 감소시켜 가쪽띠를 더 등쪽으로 가져와 PIP 폄을 촉진한다. 이러한 기법은 관절이 유연하고 손상된 손가락의 MCP 관절이 상대적 굽힘 상태에 있으며 환자가 완전한 능동적인 PIP 폄

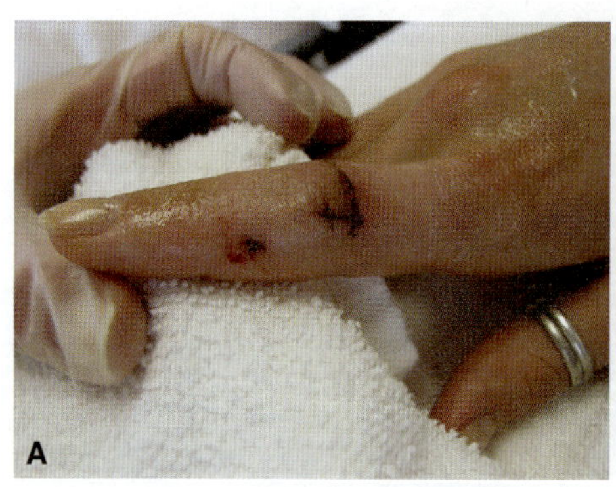

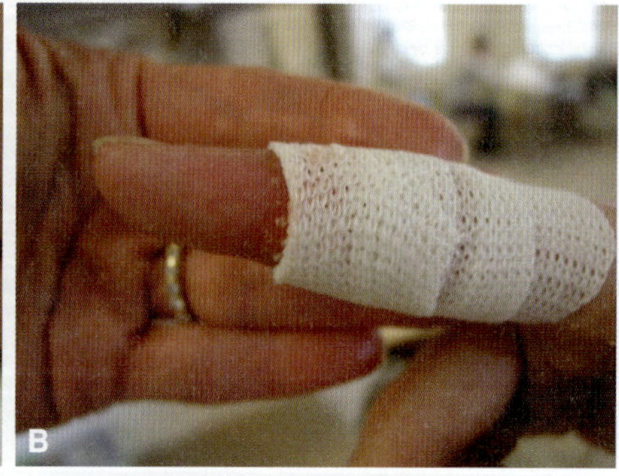

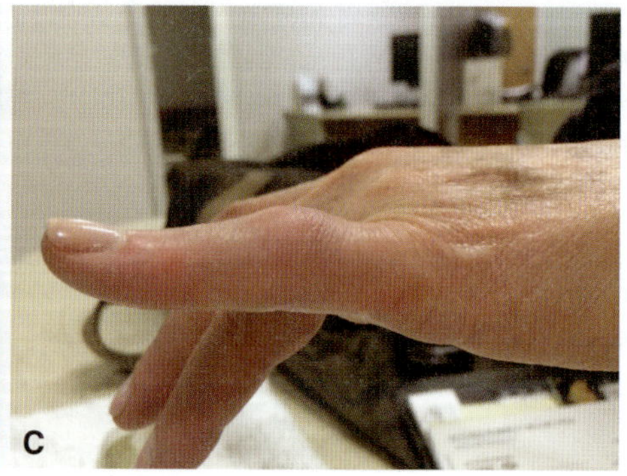

그림 14-18 A, 열상으로 인한 개방성 단추구멍 손상; B, 원주형 캐스트로 고정; C, "걸린(jammed)" 손가락으로 인한 폐쇄형 단추구멍 손상.

을 수행할 수 있는 경우에 효과적이다. 환자가 능동적으로 완전한 폄을 할 수 없는 경우 손상은 만성 단추구멍과 같은 방식으로 치료된다. 고정된 구축이 있는 만성 단추구멍의 경우, PIP는 처음에 최소 −20° 폄을 수행하기 위해 연속적으로 제작되는 것이 좋다. DIP도 굽힘을 수행할 수 있어야 한다. DIP가 과다폄된 위치에 있으면 PIP 폄을 수행하기가 어려울 것이다. 이 경우 스플린트를 사용하여 DIP를 중립 위치에 놓을 수 있다(Merritt et al., 2020). 이것은 또한 환자가 손가락 첫마디뼈 골절 후 유착으로 인해 폄근 지연이 있는 경우에도 좋은 치료 기법이 될 수 있다. 폐쇄형 단추구멍 손상에 대한 이러한 프로토콜 중 공개된 데이터가 제한적이므로 환자에게 가장 적합한 방법을 결정하기 위해 담당 의사와 다양한 치료 방법을

전문가 핵심 14-4

운동 관련 굽힘 스플린트의 변형된 적용

CLYDE JOHNSON PT, CHT
Washington

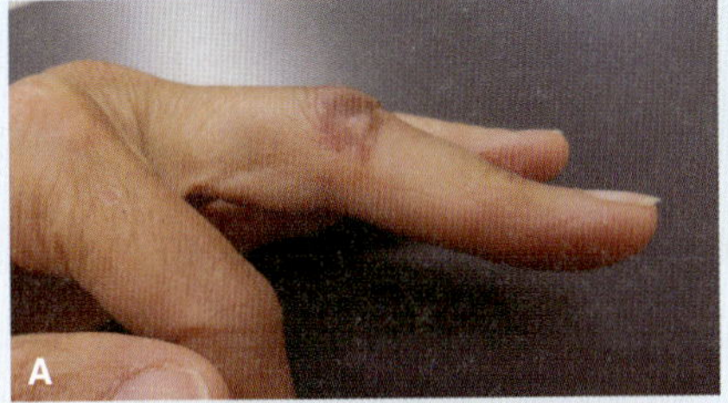

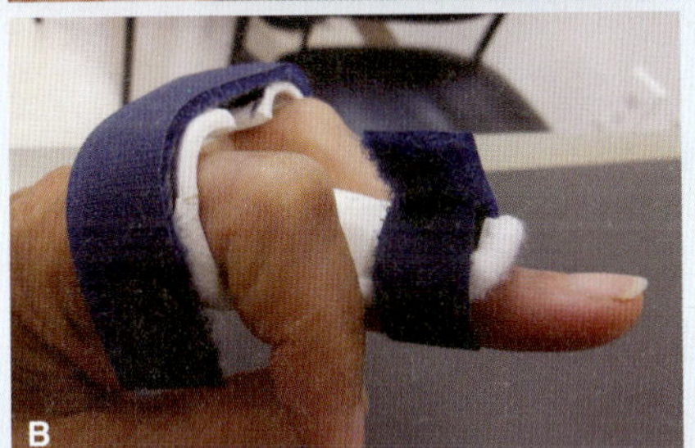

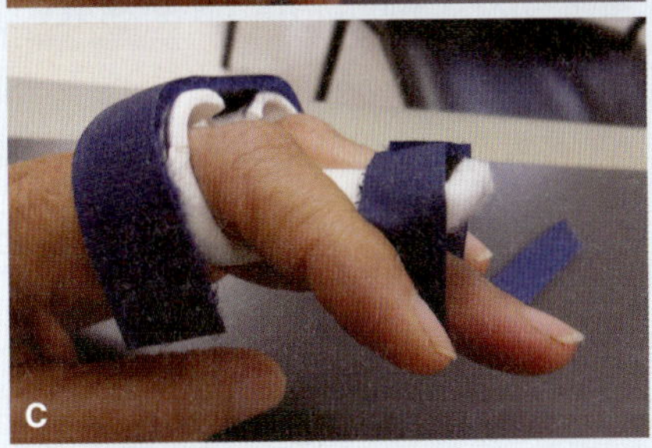

포함된 손가락은 DIP 관절을 폄시키는 손등쪽 확장부 또는 덮개를 추가하여 운동과 관련한 굽힘 위치로 배치된다. 먼쪽 스트랩은 휴식 상태일 때 PIP 관절을 최대한 폄시킬 수 있도록 팽팽하게 당겨지고 PIP 관절에서 허용된 양의 굽힘을 허용하도록 하루에 여러 번 느슨하게 해준다. 먼쪽 스트랩의 절단 길이에 따라 환자가 PIP의 굽힘크기를 결정한다. 이것은 단추구멍 손상에서 재활의 보호 단계 전체에 걸쳐 단일 스플린트로 사용된다.

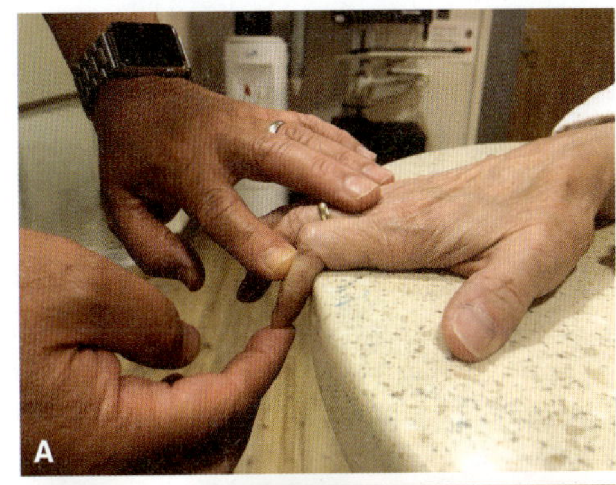

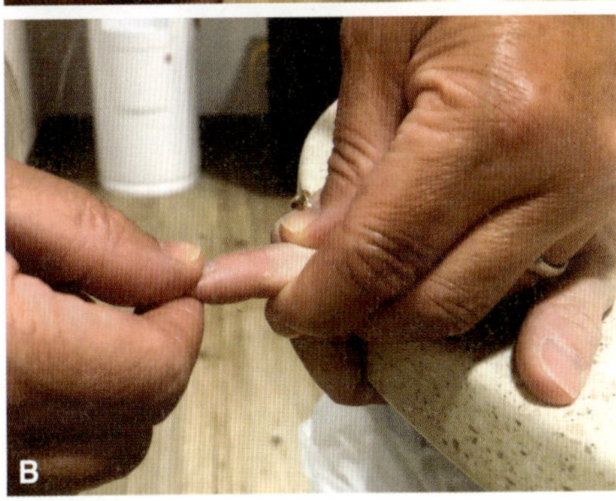

그림 14-19 **A,** 중심 슬립 손상에 대한 Elson 검사; **B,** Boyes는 중심 슬립에 대한 손상을 검사한다.

전문가 핵심 14-5

기능적인 가동 스플린트

BOB PHILLIPS OTR/L, CHT
Georgia

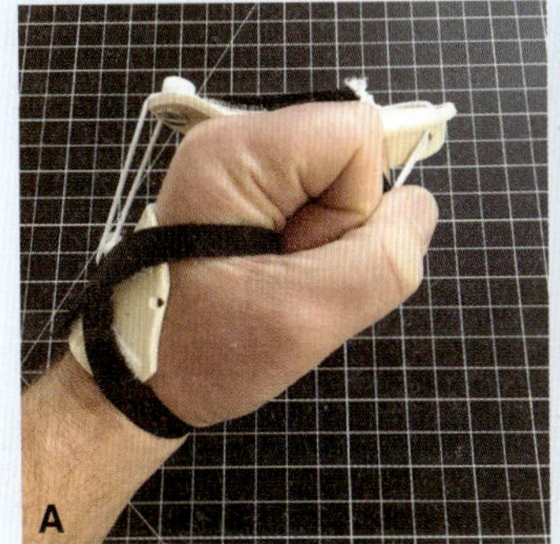

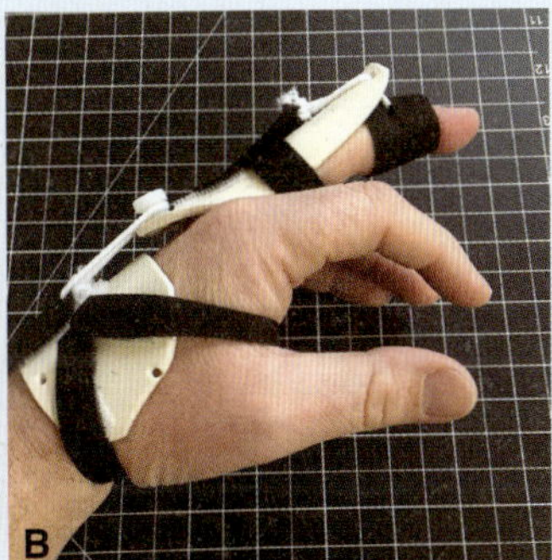

치료 과정에 도움이 되도록 PIP 관절의 경미한 굽힘 구축을 해결하면서 손을 기능적으로 사용할 수 있도록 설계되었다. 참고: 스플린트는 관절범위 끝느낌에서 딱딱한 느낌(hard-end feel)이 느껴지는 환자에게는 지원하지 않는다.

CHAPTER 14

전문가 핵심 14-6

폄 스플린트

ANDREA MOSER, OT, HAND THERAPIST
Austria

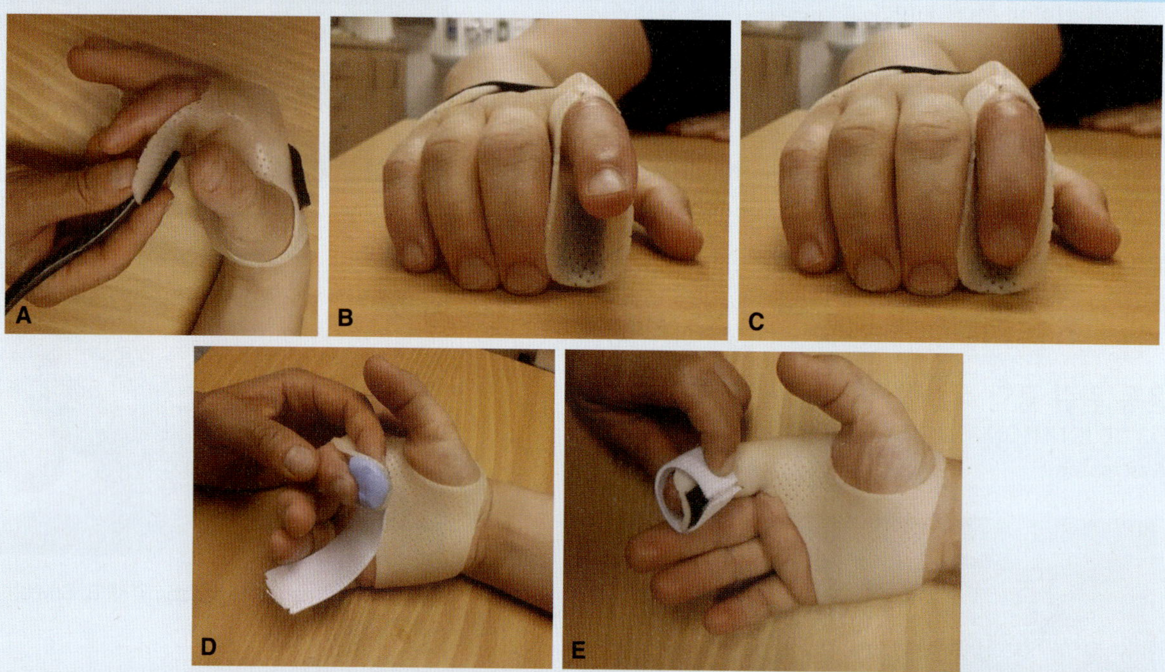

수행 가능한 최대한의 굽힘을 목표로 하여 움직임을 향상시키는 데 사용된다. A는 치료사가 스플린트 성형 과정 중에 최대 한도의 PIP 굽힘 위치를 만들기 위해 흉터 치료 도구를 사용하여 성형 하는 방법을 보여준다. B/C: 능동적인 움직임 운동. D: 대상자에게 퓨티 조각을 누르도록 하여 수행의 난이도를 조절할 수 있다. E: 운동 세션 사이에 루프 스트랩으로 손가락을 고정하여 장기간 지속되는 신장을 제공할 수 있다.

논의하는 것이 좋다.

개방형 손상 Open Injuries

개방형 손상은 흔하지 않은 경우로 발생한다. 연조직의 손실된 양에 따라 환자는 Evans(2011)가 제시한 방법대로 외과적 수술 후 **짧은 활 모양 운동 프로토콜(short arc of motion[SAM] protocol)**을 시작할 수 있다.

짧은 활 모양 운동 프로토콜

이 프로토콜을 위해 환자는 완전히 폄된 상태로 고정되고 이를 위해 두 개의 운동 스플린트가 제작된다(그림 14-22A~D). 첫 번째 가동 스플린트는 PIP 굽힘을 위한 것으로 PIP를 30°까지 굽힘시킬 수 있도록 한다. 환자는 제한 스플린트를 통해 능동적으로 굽힘시킨 다음 PIP를 능동적으로 완전히 폄한다. 두 번째 가동 스플린트는 DIP 굽힘용 스플린트를 적용한다. 가쪽띠가 회복되지 않으면 PIP가 0°로 고정된 동안 DIP가 운동 중 완전히 굽힘 될 수 있다. 가쪽띠와 중심 슬립이 회복되면 PIP가 0°로 유지되고 DIP가 30°로 굽힘되도록 모양이 제작된다. 운동 동안 환자는 손목을 약간 굽힘되도록 위치하여 힘줄의 점탄성 장력을 감소시킨다. 수술 후 2주 후에 폄근 힘줄 지연이 발생하지 않으면 환자는 40°까지 굽힘할 수 있다. 움직임 지연이 발생하지 않는 한 매주 약 10°의 굽힘이 추가된다. 완전한 복합적 굽힘은 5주차에 허용되고 부드러운 강화 운동은 6주차에 허용된다(이 시점에서 폄 스플린트는 중단한다). Evans(2011)에 의해 요약된 이 프로토콜의 이론적 근거는 보호된 범위에서 힘줄 운동을 허용하고 힘줄 회복을 촉진하는 것이다(굽힘근 힘줄 연구에서 수집한 원칙에서 적용됨).

치료되지 않은 단추구멍 변형 손상은 DIP 굽힘 결여와 작은 공간(주머니, 장갑 등)에 손을 뺄 때 손가락을 폄할 수 있는 능력 결여로 인한 미세 운동 협응의 어려움이 포함될 수 있다. PIP 폄의 결여는 환자에게 미관상 나쁜 것처럼 보이겠지만 DIP를 굽힘시킬 수 없기 때문에 미세 운동 협응에 대한 더 큰 기능 손실이 발생한다. 기능을 향상시키기 위해서는 이 균형을 회복하는 것이 중요하다.

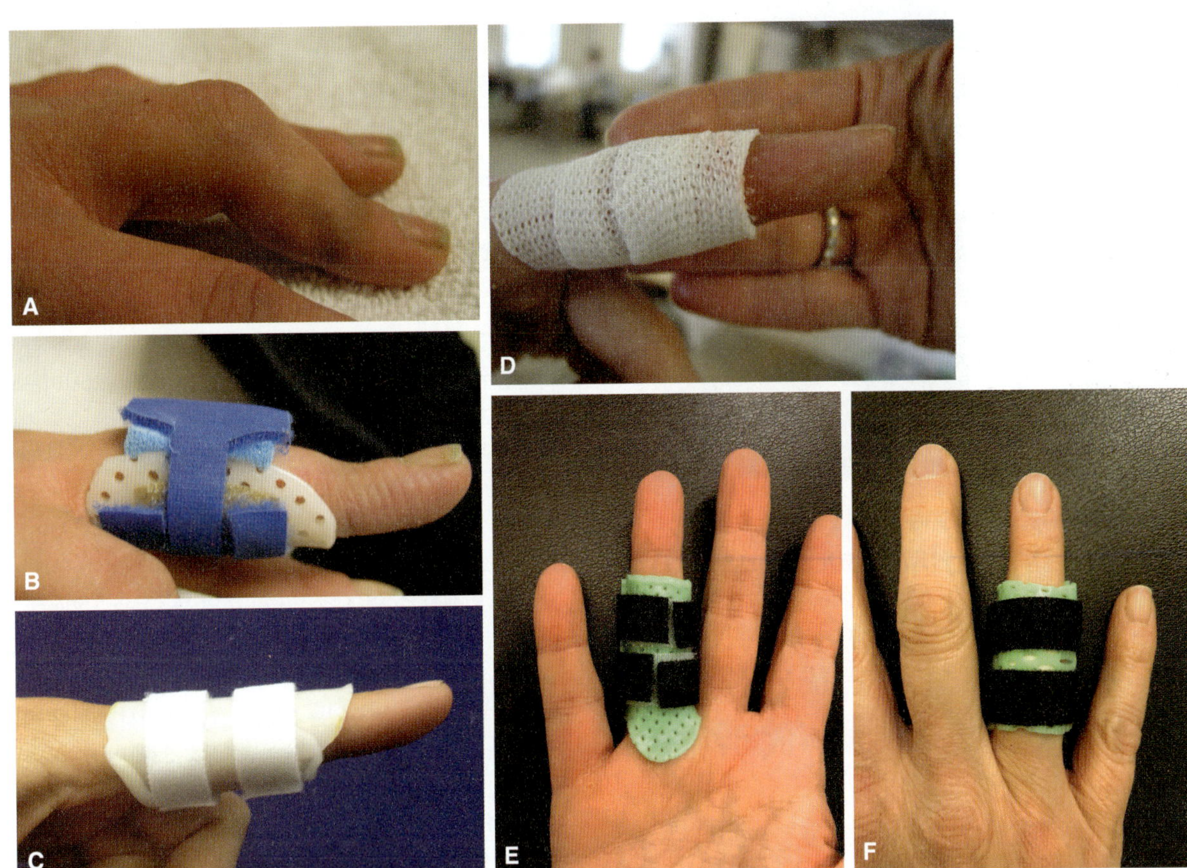

그림 14-20 A, 낙상 후 지속되는 폐쇄형 단추구멍 변형. B, 폄 자세를 유지하기 위해 등쪽 패딩이 있는 손바닥형 PIP 고정 스플린트. C, 열가소성 플라스틱 재료를 사용하는 원주형 뚜껑이 있는 클램쉘(clamshell) 설계. D, QuickCast 2를 사용하여 최대한의 압력 분배를 제공하여 착용자에게 편안함을 제공한다. E 및 F, DIP를 자유롭게 놓는 조절 가능한 원주형 단추구멍 스플린트 – 기계적 이점을 극대화하기 위해 손바닥쪽으로 볼록하게 폄됨을 확인해야 한다.

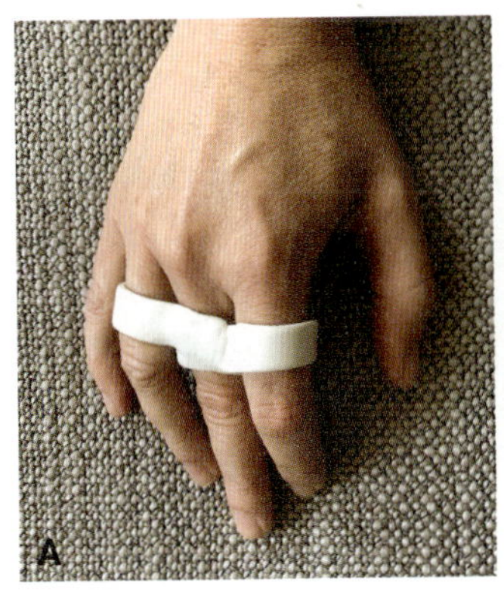

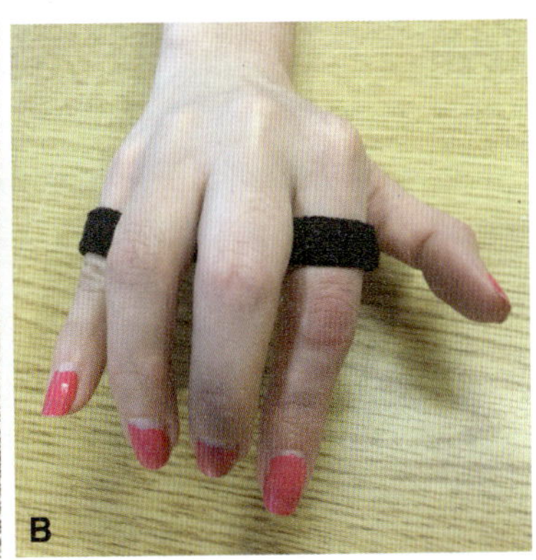

그림 14-21 운동 관련 굽힘 스플린트, A, 3번째 손가락용; B, 2번째 손가락용.

V 및 VII 영역 ZONES V TO VII

V 영역은 MCP 관절 위에 있으며 시상띠와 EDC 힘줄을 포함한다. VI 영역은 손가락 중간마디뼈의 길이에 걸쳐 있으며 손목에서 바로 먼쪽에 있는 EDC 힘줄을 포함한다.

치료적 선택 사항 Treatment Options

시상띠의 파열은 MCP 관절에서 폄근 힘줄의 아탈구(subluxation)를 유발할 수 있다. 일반적으로 자쪽 띠보다 약한 노쪽 띠의 파열이다. 이러한 유형의 손상에서 가장 흔하게 발생되는 손가락은 3번째 손가락이다(Young & Rayan, 2000). 이것은 외상(보통 젊은 환자에서) 또는 비외상성 만성 약화(고령 환자에서)가 있을 경우에도 모두 발생할 수 있다(Peelman, Markiewitz, Kiefhaber, & Stern, 2015). 폐쇄형 손상의 치료는 고정(Slater & Bynum, 1997)(그림 14-23A~D) 또는 RMO(둘 이상의 숫자가 포함된 경우에도)를 사용하여 보존적으로 수행할 수 있다. 노뼈 방향의 시상띠가 완전히 파열되거나 보존적 치료가 실패한 경우 수술 치료가 필요할 수 있다.

직접적으로 조절되는 능동 움직임(운동 관련)

운동 관련 스플린트(relative motion orthosis, RMO)라고도 하는 이 프로토콜은 1980년대부터 직접적으로 제어된 능동 움직임(controlled active motion, CAM)의 어떤 형태를 하고 있었지만 2000년 Merritt에 의해 처음 기술되었고 2005년 Howell에 의해 다시 설명되었다. 이 책의 7장 운동 관련 스플린트에서는 여러 형태의

전문가 핵심 14-7

운동 관련 스플린트

TRISH GRIFFITHS, OT HAND THERAPIST
South Africa

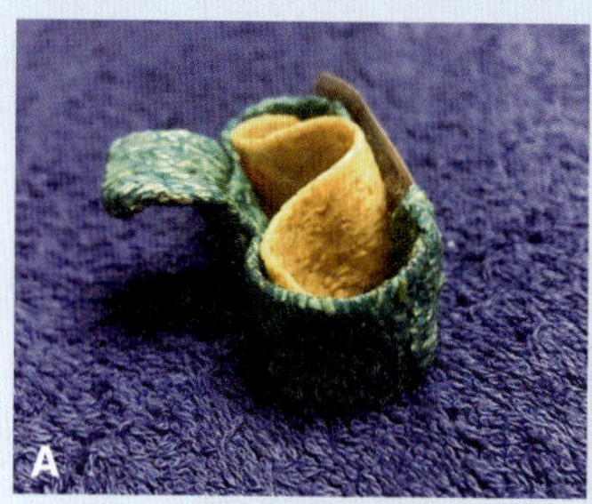

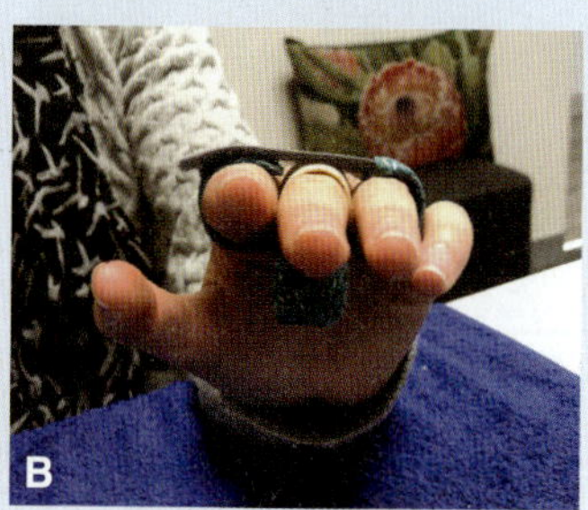

이 운동 관련 스플린트(relative motion orthosis, RMO) 제작에 사용되는 Woodcast(현재 미국에서는 제공되지 않음)는 재료끼리 스스로 접착되고 강한 강도를 가지고 있기 때문에 선택되었다. PIP 관절에 대한 III 영역의 폄근 힘줄 손상 관리를 위하여 PIP 굽힘을 제한하기 위한 손바닥쪽 제한(volar block)은 일부 짧은 활 모양 운동 프로토콜과 함께 사용될 수 있다.

조절된 움직임에 대해 자세히 설명한다. 이 프로토콜은 단일 근육에서 발생하는 4개의 힘줄인 EDC의 해부학을 근거로 하여 개발되었다. 영향을 받은 손가락을 인접한 손가락과 관련하여 15°에서 20° 폄함으로써 손상된 힘줄의 긴장이 완화되고 손상된 힘줄 끝 부위가 접합될 수 있다. 손상 또는 재건된 힘줄 운동을 보호된 환경에서 수행될 수 있으며 이러한 개별 운동이 유지되는 한 회복에 스트레스를 주지 않고 조기에 운동을 수행할 수 있다(그림 14-24A~C)(Howell et al., 2005; Merritt, 2014). 이러한 이론은 신체역학 연구를 근거로 적용된다(Sharma, Liang, Owen, Wayne, & Isaacs, 2006). 수술 중 수술된 힘줄을 상대적으로 폄시키면 힘줄의 이탈이 12mm에서 6mm로 감소하여 수술된 구조물들의 장력을 방지하는 동시에 유착을 방지하기 위한 충분한 힘줄의 활주를 허용하는 것으로 확인되었다(Merritt et al., 2020).

이러한 접근은 하나의 온전한 폄근 힘줄이 있는 한 단순 및 복잡한 회복에 모두 사용할 수 있다. 개별 운동 개념은 손목을 포함할지 여부와 개별적인 폄의 정도를 고려하여 수년에 걸쳐 발전해왔다. 또한 Wyndall Merritt 스플린트, 즉각적인 능동 운동 조절(immediate controlled active motion, ICAM) 스플린트, 요크 스플린트 또는 브리지 스플린트와 같은 동일한 스플린트를 설명하기 위한 다양한 이름을 가지고 있다. 따라서 명명법을 간소화하고 손상당한 손가락에 인접한 손가락(즉, RMO 또는 RMF 스플린트)과 관련하여 폄 또는 굽힘 위치에 있는지의 여부에 따라 스플린트의 이름을 지정하는 것이 제안되었다. 이 스플린트는 호응을 얻었고 폄근 힘줄 손상을 넘어 다양한 상태를 치료하는 데 사용되었으며

전문가 핵심 14-8

손가락 폄근(extensor digitorum communis, EDC) 지연 감별 및 감소시키기

HandLab: Clinical Pearls

JUDY C. COLDITZ, OT/L, CHT, FAOTA
North Carolina

손가락 폄을 수행하려 할 때 이 자세의 원인을 어떻게 알 수 있는가? 외재성 손가락 폄근의 유착 및 약화 또는 손가락뼈사이근의 뻣뻣함은 이러한 자세를 만들 수 있다.

심각한 손가락뼈사이근의 뻣뻣함이 있을 경우 MCP 관절 폄과 손가락사이(IP)관절 굽힘이 모두 제한된다.

폄근 지연의 원인을 파악하는 것은 더욱 복잡하다. 지연은 신경 손상 후 근육의 신경 지배가 회복될 때 가장 흔히 볼 수 있는 약해진 근육으로 인해 발생할 수 있다. 손상당한 손의 능동운동 지연(active lag)은 일반적으로 경로를 따라 어딘가에 외인성 폄근 힘줄의 유착으로 인하여 발생한다.

손상받지 않은 손에 있는 외재성 폄근(여기서 손가락 폄근[extensor digitorum communis, EDC]라고 함)을 참조해야 한다. IP 관절 폄은 주로 손 내재근(intrinsic muscle)에 의해 수행되기 때문에 EDC 검사는 MCP 관절 폄에 초점을 맞춰 진행한다. EDC는 또한 손목을 가로지르며 주행하기 때문에 손목과 MCP 관절의 동시 폄이 최대 몸쪽 방향으로 힘줄 활주를 수행하기 위해 최대 범위의 근육 수축을 필요로 하므로 EDC가 MCP 관절을 폄시키는 능력은 손목 폄 각도가 클수록 더 어려워진다. 반대로 손목 굽힘은 EDC에 수동적인 장력을 생성하여 능동적인 EDC 근육 수축 없이 MCP 관절을 수동적으로 폄시킨다. 손목이 중립에 가깝게 위치할 때 MCP 관절의 폄을 수행하는 데 필요한 EDC 운동(및 근육 수축)은 손목이 폄될 때보다 적다.

EDC의 최대범위의 몸쪽으로의 수축을 검사하기 위해서 환자는 IP 관절 폄 없이 손목과 MCP 관절을 동시에 폄 상태로 적극적으로 유지해야 한다. 신경 손상이 없는 환자의 이 사진에서 손목이 약 30° 폄되었을 때 MCP 관절에서 45° 폄 지연이 있음을 알 수 있다. 이 경우 첫 번째 질문은 손목의 자세가 변경되면 MCP의 폄 지연이 변화하는지 여부다. MCP 관절 폄이 손목이 폄 자세로 점차 변경됨에 따라 감소하고 손목이 중립자세로 변경됨에 따라 증가한다면, 몸쪽 손목부위에 유착이 발생한 것이다. 그러나 손목 위치가 변경되어도 MCP 폄 지연이 변화하지 않는 경우, 수동적인 MCP 관절 운동이 존재한다고 가정할 때 유착은 손목의 원위쪽에 발생한 것이다(손허리뼈 위로).

유착이 발생한 위치에 관계없이 EDC 지연/유착을 줄이려면 온전한 관절운동범위보다 낮더라도 환자가 최상의 MCP 관절 폄을 수행할 수 있는 손목 위치를 결정하는 것부터 시작하시오. 유착이 손허리뼈 위에 있는 경우 손목 폄의 각도가 낮더라도 MCP 관절 폄이 변화하지 않을 수 있지만 손목 위치가 중립에 더 가까워지면 근육이 최대 노력을 통하여 근수축을 수행할 필요가 없기 때문에 손허리뼈를 가로질러 EDC 당김이 최대화된다.

환자는 초기 선택된 자세에서 손목을 사용하여 능동적인 MCP 관절 폄을 반복 수행하고 거의 완전한 MCP 관절 폄이 회복될 때까지 IP 관

절에서의 굽힘 및 폄 운동을 수행해야 한다. 초기 위치에서 MCP 관절 폄을 달성하면 환자가 손목과 MCP 관절을 동시에 최대로 폄할 수 있을 때까지 손목을 더 큰 범위의 폄 각도로 연속적으로 재배치한다. 그런 다음에야 환자에게 운동의 일부로 능동적인 IP 관절 폄을 추가적으로 수행하도록 요청하는 것이 적절하다.

손상당한 뻣뻣한 손은 손가락뼈사이근의 뻣뻣함과 유착으로 인한 폄근 지연을 모두 겪을 수 있으므로 문제점을 해결하기 위해 하나 이상의 운동이 필요할 수 있음을 명심해야 한다.

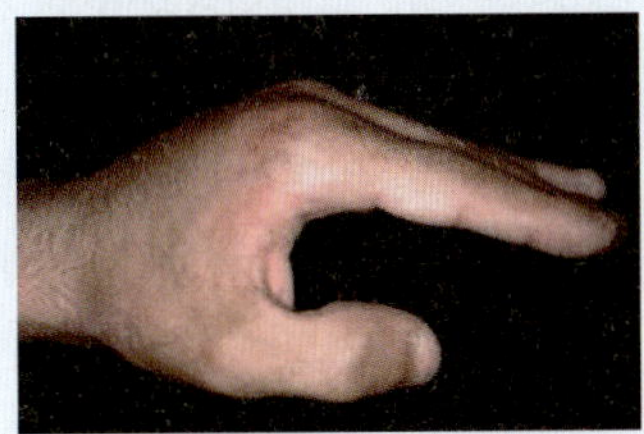

(Clinical Pearl은 Judy Colditz OT/L CHT FAOTA가 작성, 저작권 HandLab/BraceLab, Raleigh NC, 2016년 7월, No. 41이 작성한 BraceLab.com의 Clinician's Classroom의 허가를 받아 재인쇄됨.)

보호용 스플린트로 사용할 수 있을 뿐만 아니라 일부 치료 과정에서는 운동용 스플린트 및 적응 스플린트로도 사용할 수 있다(Hirth et al., 2016).

이 프로토콜은 원래 작성된 대로 두 개의 스플린트가 필요하다. 손목 고정 스플린트는 손목을 20° 폄시킨 상태로 제작된다. 전체 손허리손가락(metacarpophalangeal, MCP)관절 운동범위(range of motion, ROM)를 허용할 수 있도록 먼쪽 손바닥 주름이 닿지 않도록 한다. 그런 다음 관련 손가락을 인접한 손가락에 대해 15°에서 20° 폄 된 위치에 배치하는 별도의 **운동 관련 폄 스플린트(relative motion extension orthosis)**가 제작된다(그림 14-25A,B)(Howell et al., 2005). 2번째 손가락이 열상인 경우 RMO는 균형을 잡기 위해 5번째 손가락도 폄된 위치로 배치한다(반대로 열상을 입은 것이 5번째 손가락인 경우도 마찬가지이다).

RMO 프로토콜의 단계

다음은 이 프로토콜의 단계를 설명한 내용이다.

- **1단계(0~21일)**: 환자는 스플린트가 제한하는 범위 내에서 전체 AROM을 수행할 수 있다(환자가 임의로 벗어서는 안 됨).
- **2단계(22~35일)**: 손목 AROM 및 가벼운 활동을 위해 손목 스플린트를 제거하지만 RMO는 항상 착용하고 있다.
- **3단계(36~49일)**: 손목 스플린트가 제거되고 환자는 AROM 운동을 위해 운동 관련 스플린트를 임의로 벗을 수 있지만 일상생활활동(activities of daily living, ADL)을 수행할 경우 RMO를 계속 착용한다.

3개의 손가락 이상이 관련된 경우 이 프로토콜은 사용할 수 없다. Canham과 Hammert(2013)는 이러한 경우에 Norwich 체제를 사용하는 것을 옹호한다(이 장에서 설명). 먼쪽 힘줄 결합부의 손상인 경우 손목 스플린트가 필요하지 않으며 환자가 좋은 결과를 얻을 수 있다는 것이 밝혀졌다. 그러나 몸쪽 힘줄 결합부에 인접한 손상에는 처음 3~4주 동안 손목 스플린트가 같이 착용되어야 한다(Svens, Ames, Burford & Caplash, 2015).

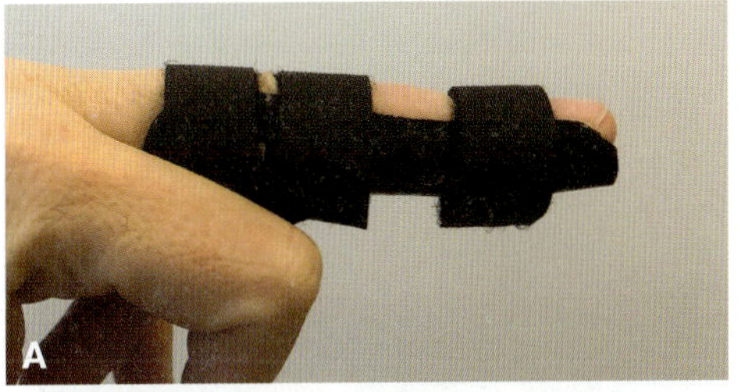
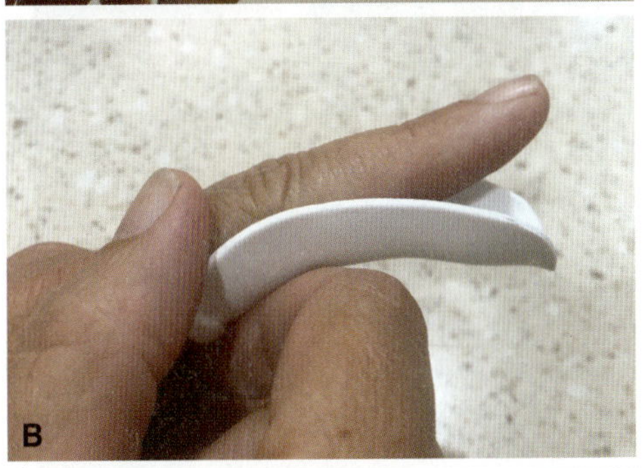
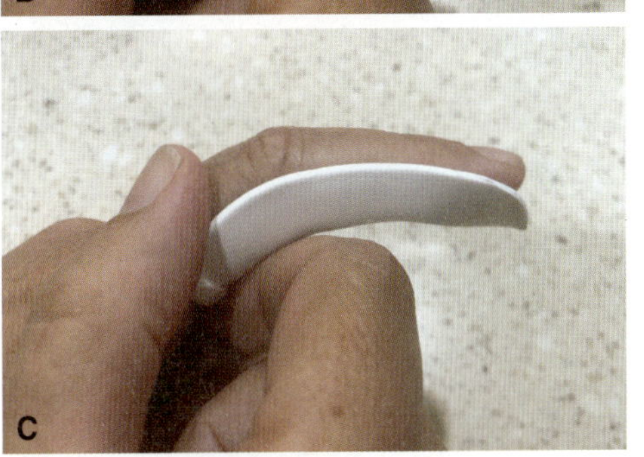
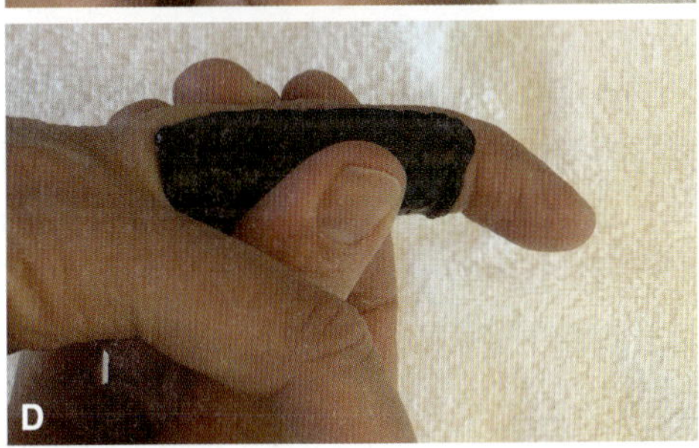

그림 14-22 짧은 호 운동 프로토콜: A, IP 관절을 고정하는 손가락 스플린트는 운동 세션 사이에 착용된다; B, 가동 스플린트를 착용하고 최대범위의 능동적인 폄 수행; C, 운동 스플린트는 능동적인 굽힘을 30°로 제한한다; D, 두 번째 운동 스플린트는 PIP를 폄 상태로 유지하고 최대범위의 DIP 굽힘을 허용하여 수술 부위의 측면 밴드의 회복을 촉진한다.

시상띠 손상을 치료할 때 Peelman 외 연구진(2015)은 급성 아탈구(외상 또는 비외상)를 보이는 환자의 94%와 아급성 아탈구를 보이는 90%의 환자들에게서 RME가 효과적이라는 것을 입증했다.

전문가 핵심 14-9

운동 관련 스플린트 제작 팁

JEANINE BEASLEY, EDD, OTR, CHT, FAOTA
Michigan

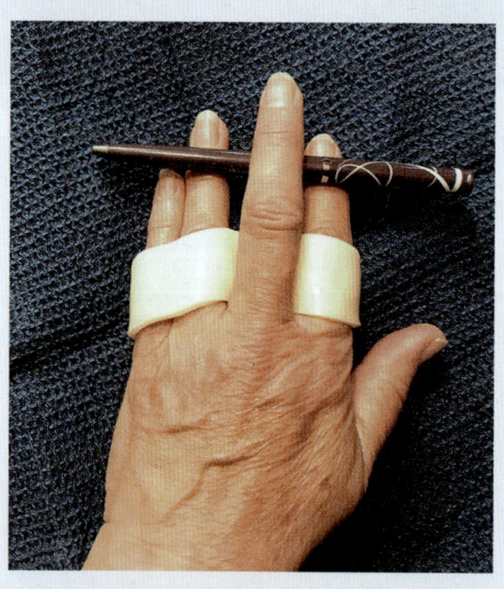

V 영역의 폄근 힘줄 회복을 위한 운동 관련 스플린트를 제작할 때 손가락은 종종 다른 손가락과 일직선이 되도록 이완된다. 연필을 먼쪽 부위에 배치하면 재료가 냉각될 때 손상된 손가락의 측면에 위치한 손가락에 필요한 15°~20°의 폄이 유지되도록 할 수 있다.

보다 만성적인 단계의 시상띠 손상은 약 62%의 성공률을 보였다. 환자에게는 6주 동안 RMO(손목 스플린트는 제외)를 종일 착용한 후 다음 2~4주 동안 스플린트를 떼도록 했다. 또한 Catalano 외 연구진(2006)은 운동 관련 스플린트로 시상띠 손상을 치료하는 방법이 좋은 결과를 보여주었음을 입증했다. 치료 기간 동안의 치료 일정은 손상 후 4주에서 8주 동안 스플린트를 풀타임으로 착용하고 2주에서 4주 동안 무거운 작업 수행 시 추가로 착용하는 등 다양하게 적용되었다. 합병증으로는 3명의 환자에게서 지속되는 증상이 있었다.

제어된 능동 움직임: The Norwich Regime

이 프로토콜은 부피가 큰 가동 스플린트 없이 조기에 폄근 힘줄을 가동화시키는 방법으로 영국에서 발생되었다(Sylaidis et al., 1997). 스플린트는 45° 폄된 손목, 50° 굽힘된 MCP 관절, 완전히 폄된 IP 관절을 포함한다.

처음 4주 동안 환자는 스플린트 내에서 완전한 MCP/IP 폄과 완전한 MCP 폄/IP 굽힘의 두 가지 운동을 수행한다. 4주차에 폄근 지연이 없으면 스플린트 착용을 중단하고 점진적인 굽힘운동을 수행한다. 지연이 있는 경우 스플린트는 추가로 2주간 더 착용된다. 이 연구에서 환자의 92%가 좋은 또는 우수한 결과를 보였다(Sylaidis et al., 1997).

Khandwala 외 연구진(2000)은 Norwich 체제의 조기 능동 가동(early active mobilization, EAM) 이론을 사용하면서 MCP, PIP 및 DIP 관절에서의 동시운동(synchronous motion)을 허용하도록 스플린트를 수정했다. 스플린트는 30° 폄된 손목, 45° 굽힘된 MCP 관절 및 자유로이 놓인 IP 관절을 포함한다(그림 14-26A~C). 처음 3주 동안 환자는 스플린트 내에서 전체 AROM을 수행할 수 있다(중립 범위까지만 폄 허용). 3주차에는 스플린트 안에서 MCP 관절이 70°로 굽힘된다. 운동 요법은 스플린트 내에 갈고리 주먹을 추가하여 완전한 능동적인 폄과 동일하게 유지된다. 스플린트는 5주차까지 착용 후 중단된다. 이 연구에서 환자의 93%가 좋은 또는 우수한 결과를 얻었으며, 이는 가동 스플린트 착용 그룹 환자가 보여준 결과와 유사하다(Khandwala et al., 2000).

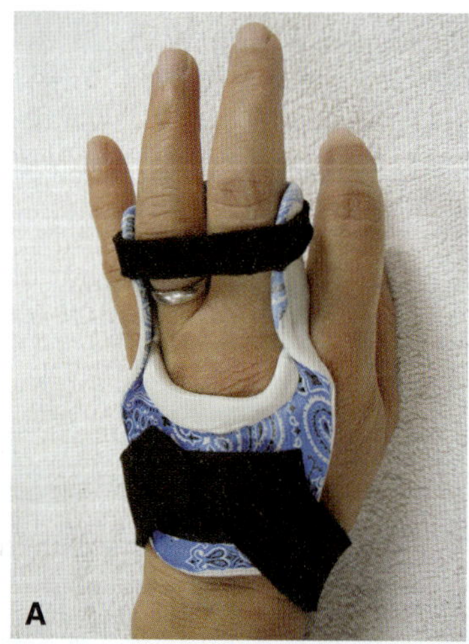

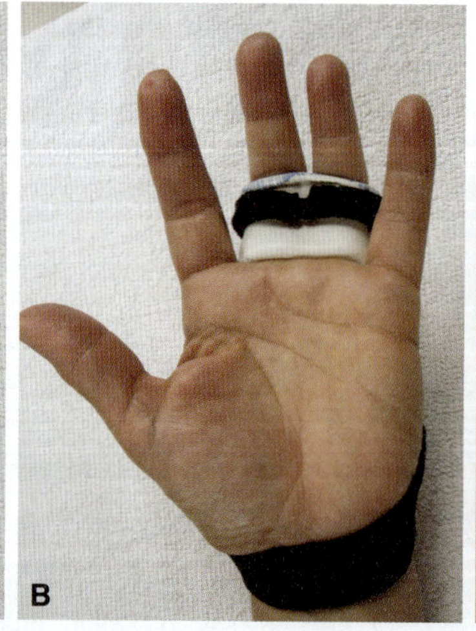

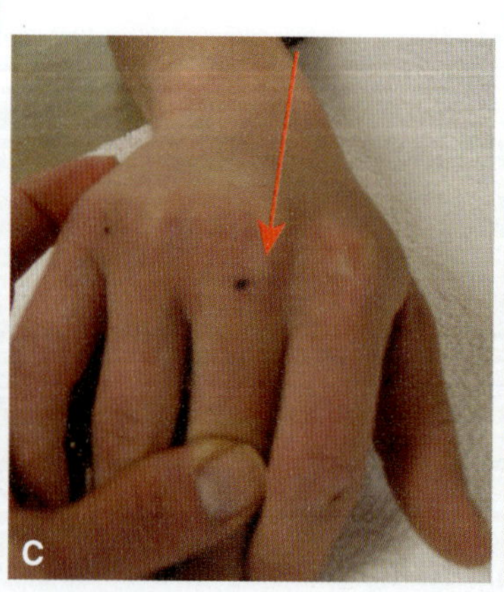

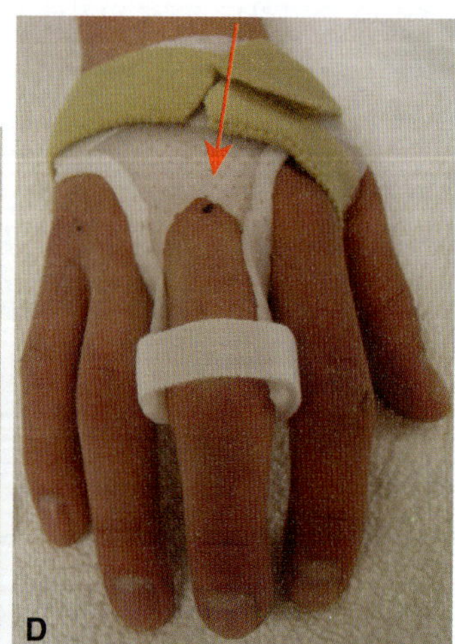

그림 14-23 V 영역의 폐쇄형 신장 힘줄 손상. **A 및 B**, 이 손바닥/손등 MCP 관절 고정 스플린트에 두 손가락이 관련되어 있을 때와 **(C 및 D)** 3번째 손가락만 관련되어 있을 때의 각각의 형태 화살표로 표시된 세 번째 MCP 관절에 대한 폄근 힘줄의 노쪽 방향에 주목하도록 한다.

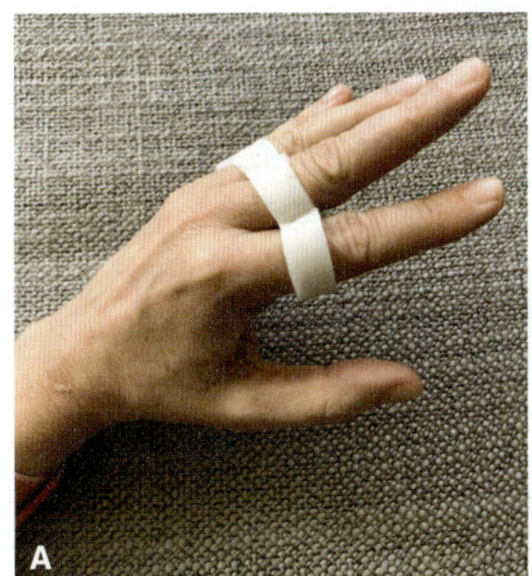

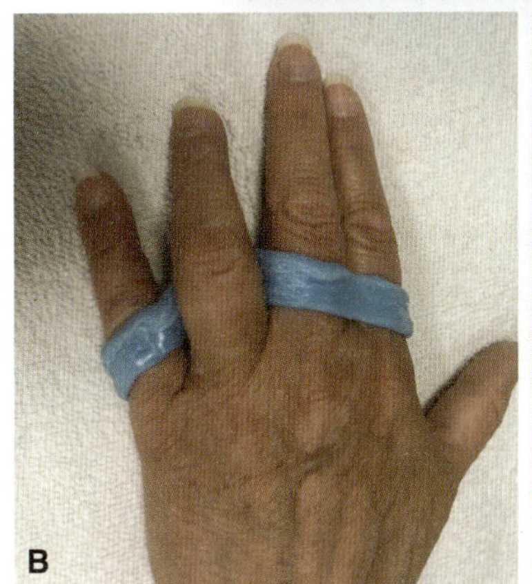

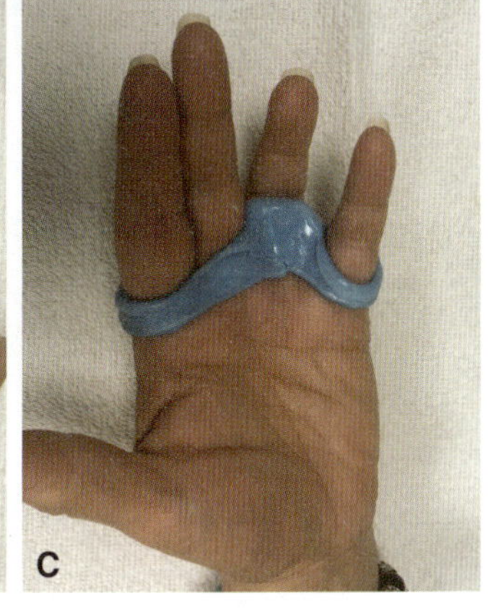

그림 14-24 A, 운동 관련 폄 스플린트(3번째 손가락). B, 운동 관련 폄 스플린트(4번째 손가락).

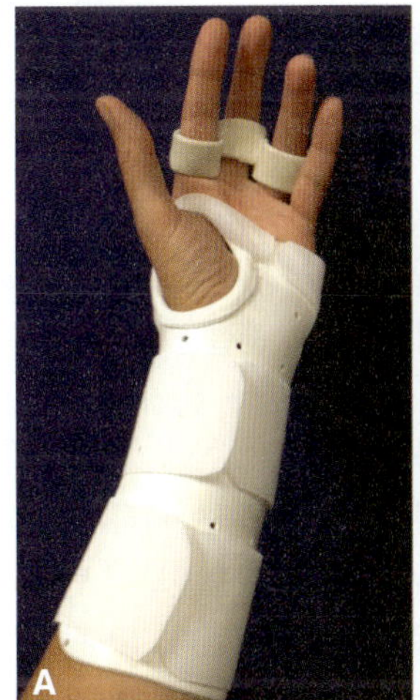

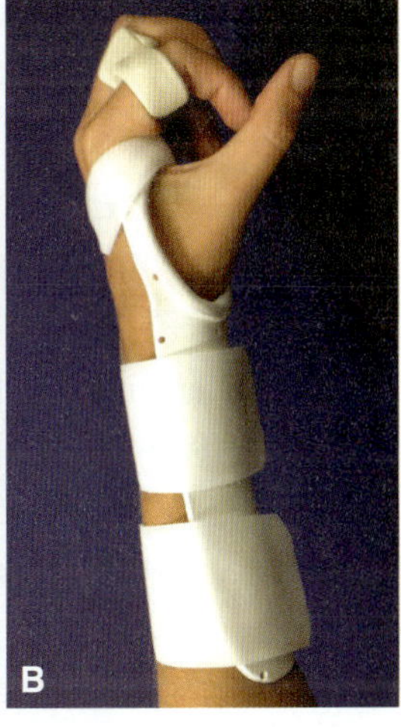

그림 14-25 A 및 B, ICAM 프로토콜에 사용되는 두 가지 스플린트: 손상된 손가락에 인접한 손가락에 대해 약간 폄된 위치에 위치시키는 운동 관련 스플린트와 MCP 굽힘을 허용하기 위해 먼쪽 손바닥 주름에 닿지 않도록 하는 손목 스플린트.

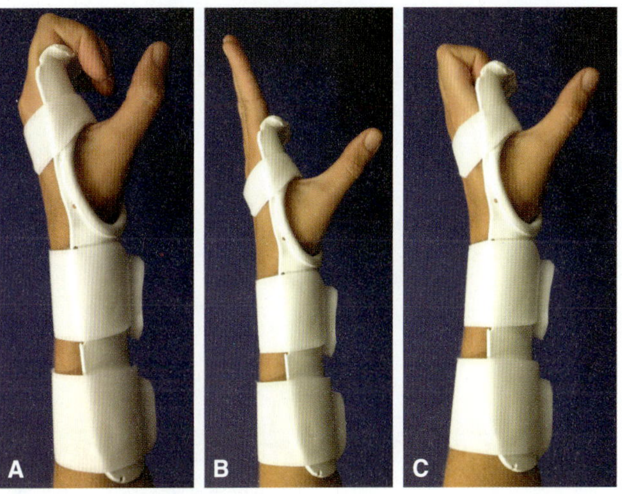

그림 14-26 조기 능동 운동, Khandwala 프로토콜 A, MCP 관절은 45° 굽힘 된 위치로 배치된다. IP는 자유롭게 놓인다. B, 스플린트 내에서 전체 범위의 AROM이 허용되며 환자는 MCP 관절을 중립위치까지 능동적으로 폄할 수 있다. C, 3주 차에는 스플린트 안에서 갈고리 주먹을 수행할 수 있고 스플린트는 MCP 굽힘의 70°까지 허용되도록 수정된다.

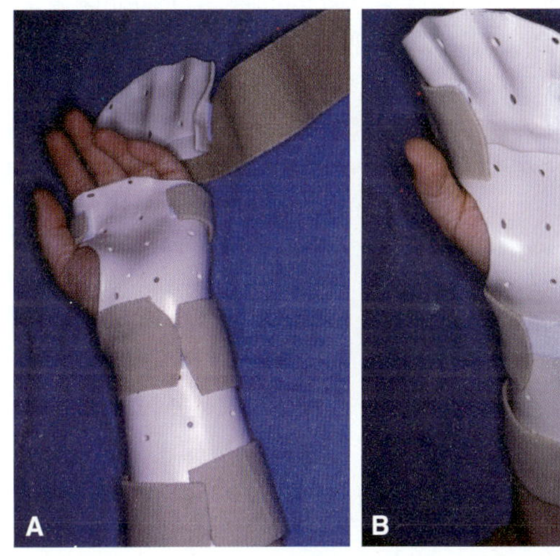

그림 14-27 A, 낮 동안 PIP 굽힘을 허용하는 손목 및 MCP 폄 스플린트; B, IP 굽힘 구축을 방지하기 위해 밤에 착용하는 확장용 팬 부착물.

회복된 V 영역 및 VI 영역의 힘줄은 고정화로 치료할 수 있다. 이것은 환자가 더 복잡한 조기 가동화 프로토콜을 준수할 수 없거나 고정해야 하는 다른 구조가 있는 경우에 적합할 수 있다. 외상이 많을수록 흉터 조직과 유착 형성 가능성이 높아진다는 사실을 명심하는 것이 중요하다.

2번째 손가락 폄근(extensor indicis proprius, EIP) 또는 5번째 손가락 폄근(extensor digiti minimi, EDM)만 열상인 경우에는 관련된 손가락만 고정하도록 진행된다. 그러나 EDC가 열상인 경우 힘줄 결합의 작용으로 인해 모든 손가락이 스플린트에 포함되어야 한다(그림 14-27A). 스플린트는 4~6주 동안 손목을 30° 폄하고 MCP 관절을 완전히 폄 시킨 후 2주 동안 추가 보호를 제공하기 위해 버디 테이핑(buddy taping)을 한다(Griffin et al., 2012). IP 관절은 스플린트에서 자유롭게 놓이지만 MCP 관절을 지원할 만큼 손가락 첫마디뼈의 손바닥면에 충분한 열가소성 플라스틱 재료가 있어야 하며 이와 동시에 IP 굽힘을 방해할 만큼 길지는 않아야 한다.

전문가 핵심 14-10

흉터 관리를 위한 종이 테이핑

HOANG TRAN OT/L, CHT
Florida

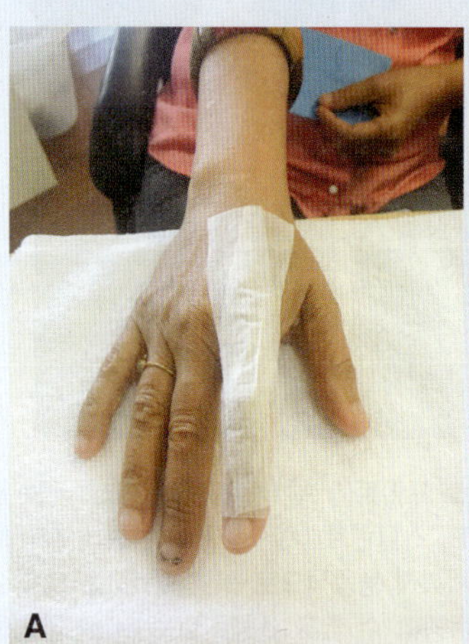

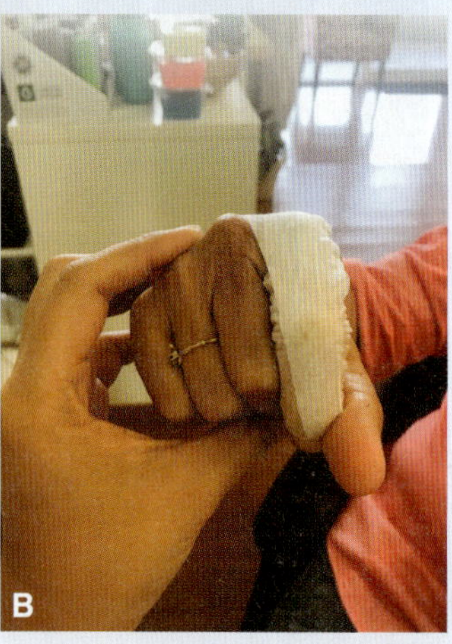

융기되거나 유착된 흉터를 평평하게 하는 데 도움이 된다. 가정 프로그램을 위한 저렴한 옵션; 최소한 몇 인치 위아래로 흉터에 테이프를 붙여준다. 더 나은 압력을 제공하기 위해 최소 50% 이상 겹치는 두 개의 테이프를 겹으로 적용한다. 가장 활동적일 때 1~2시간 동안 착용할 수 있다. 움직임과 함께 테이프는 피부/흉터를 부드럽게 잡아당겨 "마사지"를 제공하는 반면, 움직임과 테이프에 의해 제공되는 압력은 흉터를 평평하게 만드는 데 도움이 된다. 테이프를 부드럽게 잡아 당겨 제거하거나 비누와 물로 씻어서 쉽게 제거할 수 있다.

전문가 핵심 14-11

동작 제한 장치(Blocking Mechanism)

JEANINE BEASLEY, EDD, OTR, CHT, FAOTA
Michigan

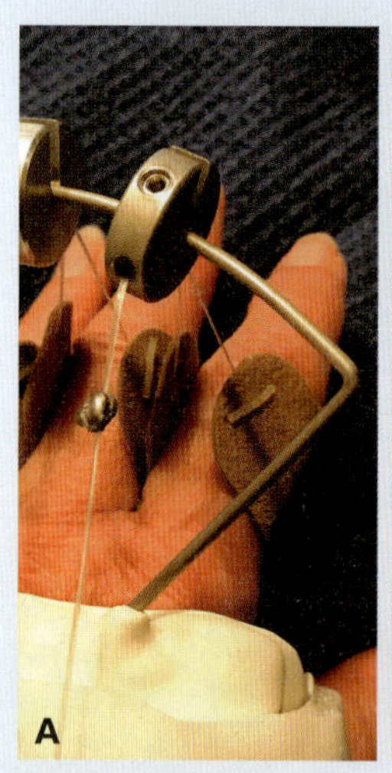

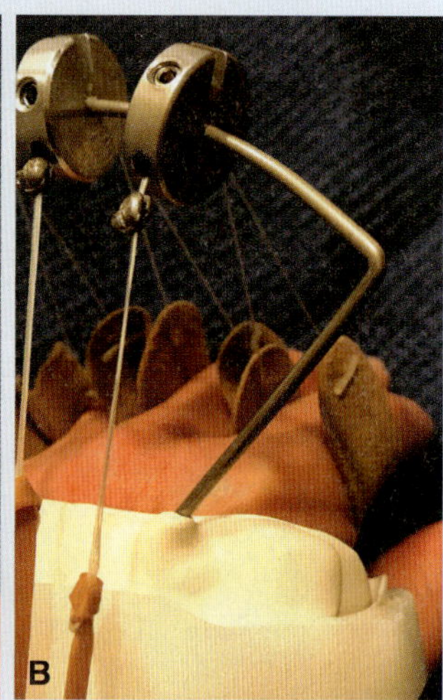

V 영역의 폄근 힘줄 수술 재활을 위하여 가동 접근법을 사용할 때 낚싯줄 싱커 또는 구슬을 줄에 배치하여 30° 굽힘을 허용하는 것이 일반적으로 사용된다. 낚시 싱커 또는 구슬의 크기가 커서 아웃트리거를 통과할 수 없어 제한된 범위 안에서의 동작 수행만 가능하게 된다.

환자를 관찰하고 환자가 PIP 굽힘 구축이 진행되고 있지 않은지 확인하는 것이 중요하다. 구축이 진행될 가능성이 보일 경우에 환자는 손 전체를 완전히 펴는 야간 스플린트를 착용할 수 있다(그림 14-27B).

부드러운 능동 운동은 3주차에 시작되며 초기에는 고립된 MCP 관절운동에 중점을 둔다. 힘줄고정(tenodesis)의 원리를 사용하면 주변 연조직의 장력이 감소한다(손목이 약간 폄된 상태에서의 MCP 굽힘 및 손목이 약간 굽힘된 상태에서의 MCP 폄). 폄근 지연이 없으면 수술 후 4주 또는 5주차에 복합적인 굽힘을 시작하고 6주차에 스플린트를 중단한다.

조기 수동적 가동화

V 영역 및 몸쪽 부위에 대한 가동 스플린트의 사용은 수동 가동화 프로토콜로 간주된다(가동 스플린트에서 일부 능동적인 폄이 발생할 가능성이 있음에도 불구하고). 이와 관련한 스플린트를 제작하는 데 시간이 많이 걸리고 비용이 많이 소요되고 다른 프로토콜에서 사용되는 스플린트보다 무겁고 번거로워서 옷을 입거나 잠자는 데 어려움을 겪을 수 있다. 수면을 위하여 부피가 더 작은 폄 고정 스플린트를 만들 수 있지만 보험에서 양쪽 스플린트를 모두 보장하지 않을 수 있다(그림 14-28A,B). 또한 조기 능동 운동 프로토콜보다 조기 수동 운동 프로토콜의 우수성을 입증하는 연구가 따로 존재하지는 않는다.

이 프로토콜에서 스플린트는 손목이 40° 폄된 상태에서 등쪽으로 성형된다. 아웃트리거(구리선 또는 시중에서 판매되는 키트를 통해 맞춤 제작)는 등쪽에 부착되어 MCP 관절을 중립으로 유지하는 손가락 걸이(finger sling) 배치를 사용한다. 손가락 걸이는 고무밴드 또는 탄성 실을 사용하여 아웃트리거에 부착된다. MCP 관절은 30°까지 굽힘될 수 있다(이 이상의 굽힘을 방지하기 위해 기계적 블록을 아웃트리거에 배치할 수 있음). 고무 밴드의 탄성 장력은 수동적으로 MCP 관절을 중립으로 다시 폄시킨다. IP 관절은 손가락 걸이를 통해 중립으로 유지되는 MCP 관절과 함께 굽힘될 수 있다. 3주 후, 완전한 복합 주먹(composite fist)을 수행하여 점진적으로 더 많은 MCP 굽힘이 허용되고 스플린트는 6주차에 중단된다.

즉각적인 능동 장력

Evans(2011)가 설명한 즉각적인 능동 장력(immediate active tension) 프로토콜에는 앞에서 제시된 대로 제작된 가동 스플린트가 포함된다. 부드러운 수동적 힘줄 고정 운동이 수행되지만 손목이 완전히 폄된 상태에서 MCP 굽힘이 40°를 넘지 않도록 하고 손

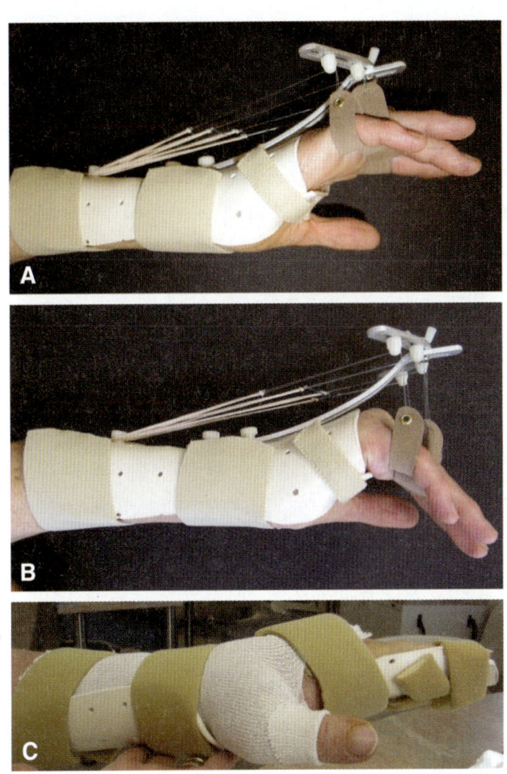

그림 14-28 A 및 B, 영역 V에서 VII에서의 폄근 힘줄 회복를 위한 EPM 프로그램에 사용되는 가동 MCP 폄 스플린트(Digitec Outrigger System 표시, Performance Health). 굽힘의 양은 손바닥 기반 제한 스플린트를 추가하거나 라인 가이드를 통한 추가 움직임을 방지하기 위해 각 모노필라멘트 라인에 작은 구슬을 적용하여 제할할 수 있다. C, 손목/손 폄 고정 스플린트는 V-VII 폄근 힘줄 재건을 위한 EPM 프로그램을 보완하기 위해 밤이나 휴식 시간에 착용한다.

목이 20° 이상 굽힘되지 않도록 해야 한다. 그 다음으로 능동적인 움직임 및 유지 운동이 진행된다. 손목을 20° 굽힘하고 MCP 관절을 중립으로 하여 수행한다. 그런 다음 손목이 여전히 20° 굽힘되어져 있는 상태에서, MCP 관절은 30° 굽힘에서 중립 방향으로 능동적인 폄을 수행한다. 이러한 운동은 환자가 집에서 PROM 프로토콜(앞서 언급함)을 수행하는 동안 병원에서 치료사의 감독하에 수행된다. 운동의 진행은 가동 EPM 프로토콜과 동일하다. Evans(2011)는 이 프로토콜과 함께 가동 스플린트를 사용하도록 하지만 이러한 동일한 힘줄 고정 운동 진행은 운동 세션 사이에 덜 번거로운 고정 스플린트를 사용하여 수행할 수도 있다. 손목은 30°에서 45° 폄된 위치에 있고 MCP 관절은 20°로 굽힘되어 있으며 IP 관절은 자유롭게 놓인다. 능동적인 움직임과 힘줄 고정 유지 운동은 앞에서 언급한 안전한 범위 안에서 수행된다(그림 14-29A~C)(Gallagher, 2006).

VII 및 VIII 영역 ZONES VII AND VIII

VII 영역은 손목 위에 있으며 힘줄이 통과할 수 있도록 6개의 영역으로 나누어진 넓은 섬유질 구조의 폄근 지지띠를 포함한다. 지지띠는 힘줄에 영양을 공급하는 윤활막이지만 이 부위에 흉터가

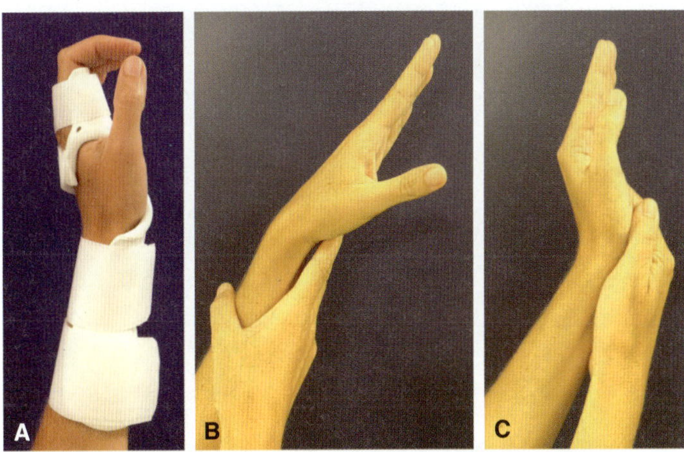

그림 14-29 A, 영역 V에서 VIII에 사용되는 고정용 스플린트. 치료사와 함께 수행하는 초기 단계 운동 요법: B, 손목이 20° 굽힘된 상태에서 MCP 폄을 능동적으로 수행/유지한다. 또한 환자는 MCP 관절을 30°로 굽힘시키고 이 위치에서 중립 위치까지 능동적으로 폄할 수 있다. C, 손목 폄과 함께 MCP를 40°로 굽힘 수행.

생길 위험이 높게 존재한다. 폄근 지지띠의 손상은 힘줄의 활시위(bowstringing)를 유발할 수 있으며 MCP 관절에서 폄근 지연을 초래할 수 있다. VIII 영역은 폄근 지지띠 바로 가까이에 있는 아래팔 몸쪽 등쪽 영역이며 손가락과 손목 폄근의 힘줄 결합을 포함한다. 스플린트 및 운동 요법은 약간 수정된 부분을 제외하고 본질적으로 V 및 VI 영역의 치료와 동일하다. 손목은 지지띠 내 힘줄의 좌굴을 방지하기 위해 20° 이하의 손목 폄 상태로 스플린트 내에 배치된다. 이는 카데바를 기반한 연구를 토대로 VII 영역에서의 힘줄 운동을 진행하였다(Howell & Peck, 2013). 합병증으로 이 영역에서의 유착이 발생할 수 있으며 손목과 손가락의 굽힘 및 폄 모두에 대한 운동범위의 제한이 발생하고 경우에 따라 손목의 힘줄 고정이 있는 가동 스플린트를 사용하는 것이 이 영역에서 가장 적절한 치료법일 수 있다(Lutz et al., 2015).

엄지손가락의 폄근 힘줄 THUMB EXTENSOR TENDONS

엄지손가락의 폄근 힘줄은 5개의 영역으로 나누어진다(관절에 홀수 번호가 있음)(그림 14-30). 긴 엄지손가락 폄근(extensor pollicis longus, EPL)은 엄지손가락의 손가락 끝마디뼈 바닥쪽에 부착되며 IP 관절을 과다폄할 수 있는 유일한 힘줄이다. 중립으로의 IP 관절 폄은 내재성 근육으로부터 등쪽 덮개에 대한 기여를 통해 발생할 수 있지만 과다폄은 아니다. EPL은 또한 역진행(retropulsion)을 수행할 수 있는 유일한 힘줄이다. 손상은 열상이나 파열로 발생될 수 있다. 파열은 먼쪽 부위의 부착지점 또는 Lister 결절 수준(예: 말단 노뼈 골절 후)에서 발생할 수 있다. 이 경우 파열된 힘줄 끝이 외과적 개입을 필요로 하는 경우가 많아 힘줄 이식(예: EIP에서 EPL으로)이 필요할 가능성이 높다. 직접적인 치유 또는 힘줄 이식 후, 엄지손가락과 손목은 회복 부위에 느슨함을 주기 위해 폄된 위치에

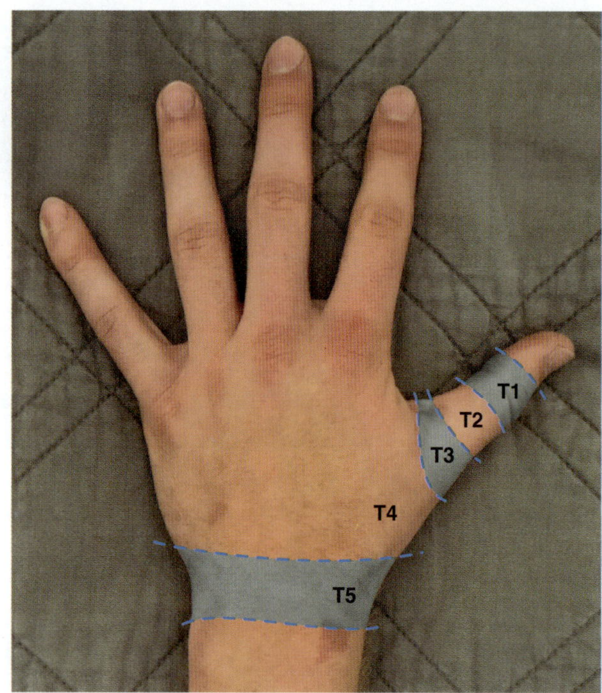

그림 14-30 엄지손가락 손상의 폄근 힘줄 영역.

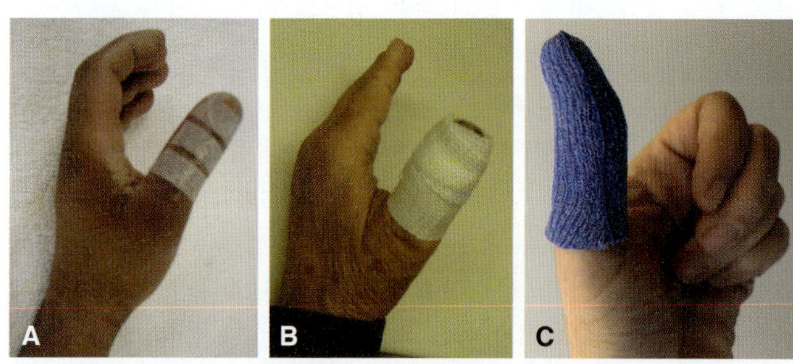

그림 14-31 QuickCast 2(B) 및 Orficast®(C) 열가소성 플라스틱 테이프를 사용하는 TI 영역 손상(B 및 C) 원주형 망치 엄지손가락 스플린트.

놓인다. EPB는 손가락 첫마디뼈의 바닥부에 부착되고 (APL과 함께) 폄근 지지띠에서 첫 번째 등쪽 영역을 통과한다.

TI 영역 ZONE TI

이것은 EPL에 대한 망치 손가락 유형의 손상으로 I 영역의 손가락 폄근 힘줄 손상과 동일하게 취급된다. 엄지손가락의 IP 관절은 외과적 수술이 없는 경우 6~8주 동안 약간의 과다폄 상태로 계속 유지된다. 다른 손가락들의 I 영역 손상과 달리 EPL은 이 영역에서 봉합할 수 있을 정도로 충분히 크기 때문에 봉합 수술을 진행할 수 있다(Howell & Peck, 2013). 힘줄 수술 후 5주 또는 6주차에 능동적인 굽힘을 시작할 수 있다. 어느 경우든 운동은 점진적으로 시작하고 추가 2주 동안 운동 사이에 스플린트를 착용한다(그림 14-31A~C).

TII 영역 ZONE TII

TII 영역은 손가락 첫마디뼈 위에 있으며 EPL 힘줄도 포함된다. 스플린트는 손을 기반으로 제작하는데 MCP와 IP 관절이 펴지고 엄지손가락이 노쪽으로 벌림되도록 한다(그림 14-32A,B). 짧은 활 모양 능동 가동 프로토콜은 3주차에 시작하여 매주 점진적으로 진행할 수 있다. 능동적인 폄근 지연이 없는 한 스플린트는 6주차에 중단된다. 힘줄 수술 후 5주 또는 6주차에 능동적인 굽힘을 시작할 수 있다.

TIII 및 TIV 영역 ZONES TIII AND TIV

TIII 영역과 TIV 영역은 각각 MCP 관절과 손허리뼈 위에 있다. 사용되는 스플린트는 아래팔을 기반으로 제작하고 손목은 30° 폄되고 엄지손가락은 노쪽 벌림 및 MCP/IP 폄이 되도록 제작한다(그림 14-33A~C). 이 구역에서의 재활 프로그램에 대한 정보는 널리 알려지지 않았다. 이 영역에서의 손상은 고정, 조기 AROM 또는 역동적인 수동 가동 스플린트로 중재할 수 있다. 앞에서 언급한 것처럼 굽힘근 힘줄 치유 및 조기 가동화에 대한 지식을 엄지손가락에 적용할 수 있다. Khandwala, Blairm, Harris, Foster, and Elliot(2004)와 Elliot and Southgate(2005)는 역동적인 수동 가동 스플린트로 치료한 EPL 힘줄에서 긍정적인 결과를 확인하였다(그림 14-34). 그러나 두 저자 모두 조기 AROM을 적용하였을 때 손가락 폄근에서 긍정적인 결과를 지원하였고 부피가 더 작은 스플린트를 사용하는 EPL에 대한 조기 AROM 프로토콜(가동 스플린트를 통한 수동적 가동화와 반대)를 선택하는 것이 도움을 준다고 설명하였다. Howell과 Peck(2013)은 IP가 30°에서 40°로 굽힘되도록 하는 손 기반 스플린트를 사용하도록 권장하였고 능동적인 굽힘과 폄 유지 운동을 하루 종일 수행하도록 설명하였다. IP 관절은 폄근 지연을 방지하기 위해 밤에는 완전히 폄 시킨다. 전체 IP 굽힘은 3%까지 허용되며 이 시점에서 IP가 폄된 상태에서 50% MCP 굽힘이 시작된다.

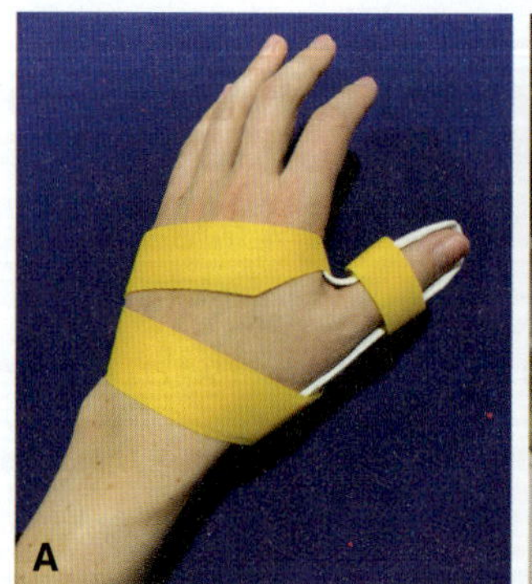

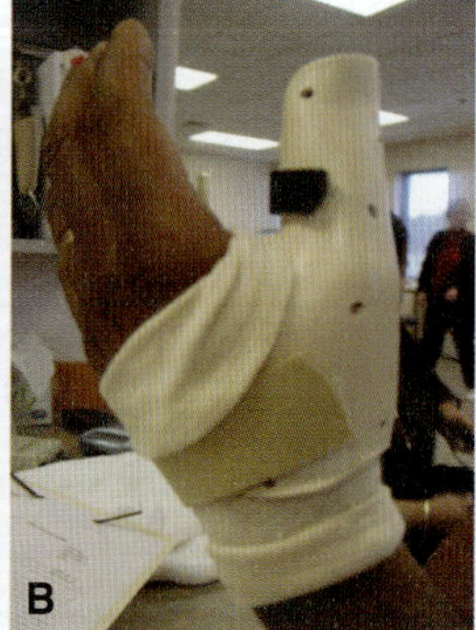

그림 14-32 A, TII 영역의 폄근 힘줄 손상을 위한 손바닥형 손 기반 스플린트, MCP 및 IP 관절 고정. B, 손등 기반 설계도 적용할 수 있다.

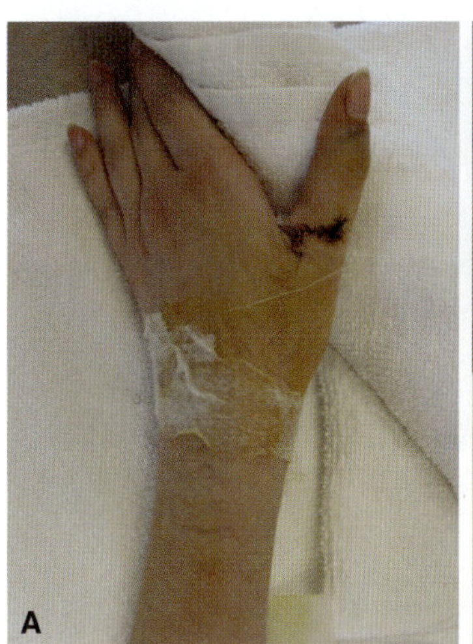

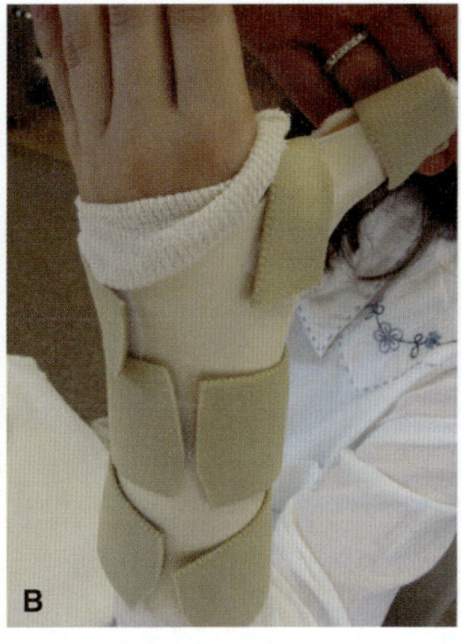

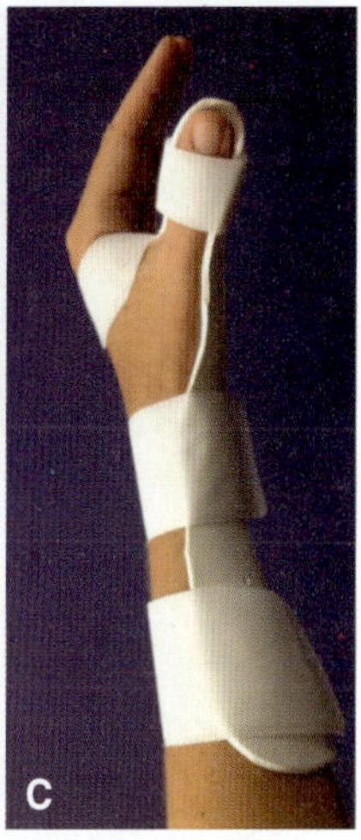

그림 14-33 TIII 영역 손상으로 인한 수술 후 상처소독 부위가 제거된 모습. 손등쪽 고정용 스플린트를 적용하였다; C, 손바닥쪽 고정용 스플린트를 대안적으로 사용할 수 있는데 이 두 가지 유형의 스플린트는 TIII-V 영역을 관리하는 용도로도 사용할 수 있다.

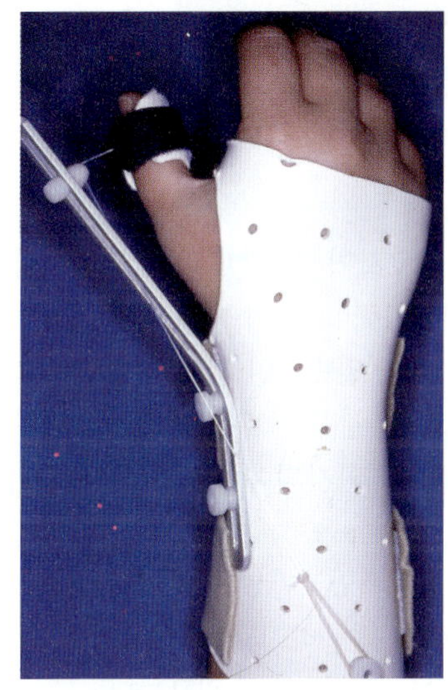

그림 14-34 TIII-V 영역에서 폄근 힘줄 열상을 위한 아웃트리거가 있는 가동화 스플린트. (그림은 Performance Health의 Digitec Outrigger System.)

TV 영역 ZONE TV

이 영역의 손상은 활액막인 폄근 지지띠와 관련이 있다. 이러한 폄근 지지띠는 유착 형성에 대한 위협을 증가시킬 수 있다. 힘줄이 미끄러지는 능력이 제한되어 있을 경우 손목 위치의 변화가 엄지손가락의 위치에 영향을 미칠 수 있다(Chinchalkar, Pipicelli, Laxamana, & von Dehn, 2010). 이러한 위험 증가로 인해 조기 AROM 또는 PROM이 권장된다. EPL은 다른 손목 위치에 비해 손목이 30° 폄 된 위치에 있을 때 손목에서 가장 큰 운동을 수행할 수 있다(Chen, Tsubota, Aoki, Echigo, & Han, 2009).

권장되는 스플린트는 손목을 30° 폄하고 MCP를 중립으로 하며 IP를 역동적으로 하여 폄 상태로 유지시킨다(최대 60°의 능동적인 IP 굽힘 허용)(그림 14-34). 치료시간에 스플린트는 수동적 힘줄 고정 운동(손목 굽힘 20° 이하) 및 손목을 20° 굽힘시키고 엄지손가락을 노뼈방향 벌림, MCP/IP 관절을 폄시킨 상태에서 이동 및 유지 하는 운동을 수행하기 위해 제거된다. (1) 폄을 돕고 (2) 유착을 방지하고 절개 부위에 부드러운 장력을 제공하기 위해 스플린트 아래에 착용하는 탄성 치료 테이프의 적용을 고려할 수 있다(그림 14-35A~C). 개별 관절 운동의 점진적인 증가는 3~4주차에 시작되고 복합 굽힘은 5주차에 시작된다. 스플린트는 6주차에 중단된다. 힘줄 수술 후 5주 또는 6주차에 능동적인 굽힘을 시작할 수 있다.

특정한 고려 사항들 SPECIAL CONSIDERATIONS

힘줄 회복 영역 V-VII 또는 손허리뼈(metacarpal) 골절로 인한 EDC의 폄근 힘줄 유착은 사두근 현상(phenomenon of quadriga)을 유발할 수 있다. 힘줄 유착은 유착 부위에 유사 삽입(pseudo-insertion)을 형성하여 먼쪽 부위에 폄근 지연을 유발한다. 4-5번째 손가락은 4-5번째 관절에서의 증가된 운동성으로 인해 폄근 지연에 더 쉽게 노출된다. 유착이 있는 경우 EDC의 힘은 4번째 및 5번째 CMC를 과다폄하는 방향으로 향하게 되며, 이는 이차적으로 인접한 손가락의 장력을 감소시킨다. 이는 캐스케이드 효과(cascade effect)를 가질 수 있어 내재근의 뻣뻣함과 인접한 힘줄의 힘줄 운동 감소로 이어질 수 있다. 내재근의 뻣뻣함으로 인해 폄 장력이 PIP 관절에 전달될 수 있다. 중재는 PIP 과다폄 및 내재근 뻣뻣함을 예방하고 EDC의 미끄러짐 운동을 증가시키는 방향으로 이루어져야 한다(Chinchalkar, Gan, McFarlane, King, & Roth, 2004).

해당 영역에서 EDC의 낮은 운동성으로 인하여 먼쪽 부위에 있는 폄근 힘줄 지연은 치료하기 더 까다롭다. 따라서 문제를 조기에

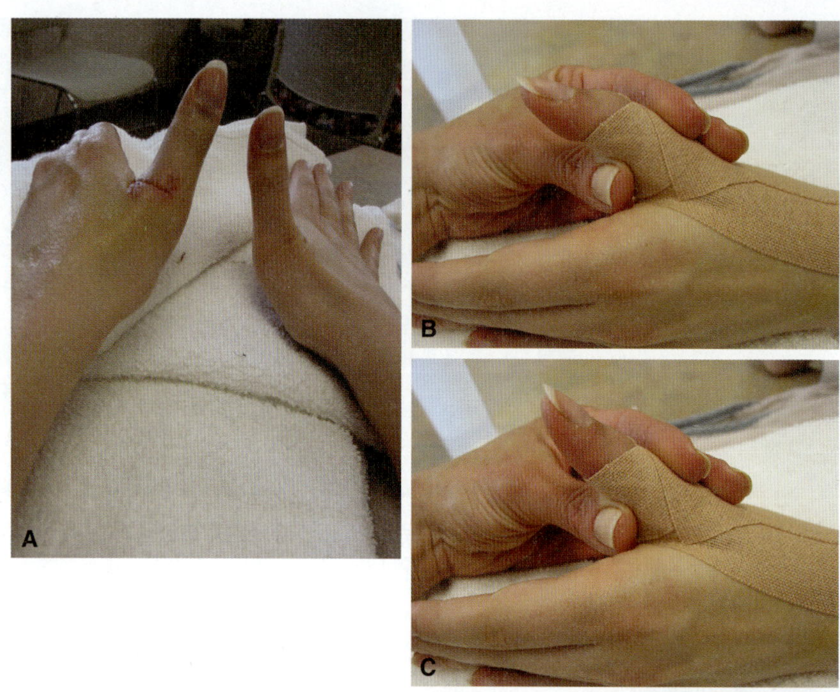

그림 14-35 A, TIII 영역에서의 열상. B 및 C, EAM 프로토콜을 지원하고 회복을 보호하기 위해 적용된 탄성 치료 테이프 사용. 이것은 스플린트와 함께 사용될 수 있다.

인식하고 해결하는 것이 중요하다. 운동성 저하는 힘줄 유착 부위에 인접한 바로 먼쪽의 관절에서 가장 잘 발생한다(Graham et al., 2019).

결론 CONCLUSION

폄근 힘줄 손상에 대한 재활은 지난 30년 동안 많은 발전을 이룩하였다. 선행연구와 경험을 기반으로 조기 가동화를 통하여 환자의 기능적 결과를 향상시킬 수 있지만 힘줄 유착, 폄근 지연 및 관절의 뻣뻣함은 의사와 치료사가 직면한 문제로 계속 남아 있다. 특히 연구가 부족한 엄지손가락 힘줄의 재활과 관련하여 이 분야에 대한 추가 연구가 필요하다. 일반적인 경향은 수동적이든 능동적이든 이른 시기의 ROM 회복, 시간과 비용을 절약할 뿐만 아니라 수술 후 재활 프로토콜에 대한 환자의 순응도를 증가시키는 부피가 더 작고 간단한 스플린트 적용을 지향하는 것이다. 힘줄의 재활 및 중재는 흥미롭게 진행할 수 있지만 이를 위해 적절한 치료 프로토콜을 선택하고 스플린트를 적용하기 위해서는 적절한 임상추론 능력과 치료 팀 간의 원활한 의사 소통이 필요하다.

현장 메모: 운동 관련 스플린트

Julianne Wright Howell, PT, MS, CHT
Michigan
Melissa Jayne Hirth, B (OT), MSc (OT-Hand & Upper Limb Rehab)
Australia

"운동 관련 접근(All things, relative motion)"은 손 치료사와 손 수부외과 전문의가 40년 된 개념으로 이후 우리가 쉽게 접하는 내용이다. 7장에서는 IV에서 VII 영역의 손가락 폄 힘줄 회복에 EAM이 적용된 운동 관련 폄(RME)의 사용을 학습하였다. 또한 특정 부위에 손목 스플린트가 없는 RME 전용 스플린트의 효과를 입증하기 위해 회복 부위별 근거들을 포함하였다. 또한 이 장에서는 시상띠(sagital band) 손상의 수술 후 중재 및 비수술적 중재를 포함하여 운동 관련 폄(relative motion extention, RME) 스플린트가 사용되는 다양한 방법에 대해 소개하였다.

우리는 RME 스플린트가 수부치료사를 대상으로 한 조사에서 손가락 V에서 VI 영역에서의 폄근 힘줄 수술 후 가장 일반적으로 사용되는 조기 능동적 운동 접근법이라고 보고하였다. 연구에서 인상적인 내용으로 응답자 중 RME 접근법을 사용하지 않는 85%의 치료사들이 환자들이 움직임을 더 빨리 회복하고 손 기능을 재개하고 업무에 복귀할 수 있도록 RME로 전환하기를 원한다는 내용이었다. 놀랍게도, RME로 전환하고자 하는 치료사들의 70%가 적용에 대한 가장 큰 장벽은 의사 선호도라고 보고하였다.[1] 7장에서 우리의 목표는 치료사들이 주저하는 수부외과전문의와의 대화를 구조화할 수 있는 충분한 이론적 근거, 뒷받침되는 증거 및 실용적인 팁을 제공하는 것이다.

운동 관련 굽힘(relative motion flexion, RMF) 스플린트는 급성/만성 단추구멍 변형, III 영역의 중심 슬립 치료 및 단추구멍 변형 회복의 비수술적 관리에 점점 더 많이 사용되고 있다. 7장에서는 RMF 스플린트를 적용한 몇 가지 임상 사례에서 뒷받침되는 RMF 개념에 대한 이론적 근거를 찾을 수 있다.

개별 운동에는 많은 응용 분야가 있기 때문에 이를 "보호", "운동" 및 "적응"의 세 가지 범주로 분류할 수 있고 곧 RME/RMF "연필 검사" 등을 포함하는 네 번째 범주인 "평가"가 추가될 것으로 예상한다.

"모든 것은 개별 운동"에 대한 열정을 공유할 수 있도록 7장을 확인해 보는 것을 추천한다.

Julianne Howell and Melissa Hirth

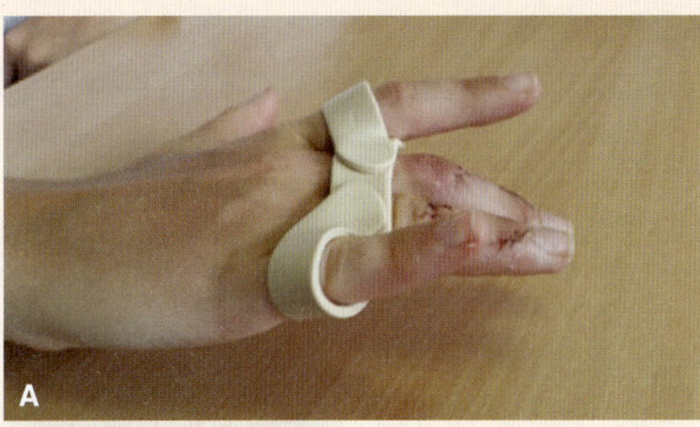
A

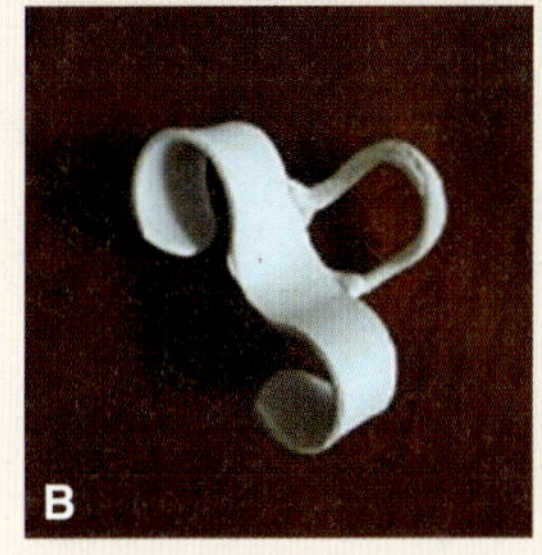
B

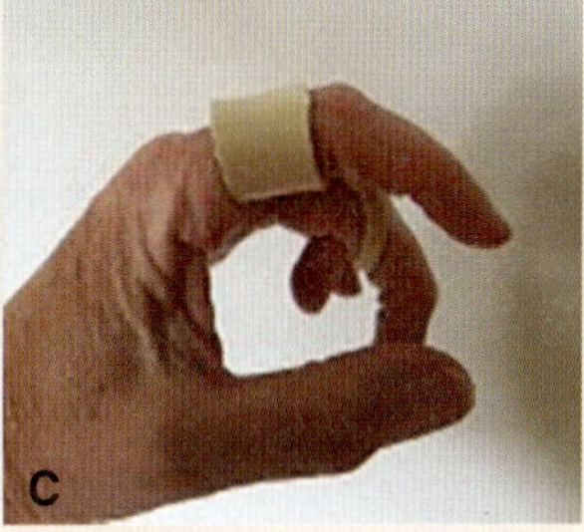
C

3번째 손가락과 4번째 손가락의 중심 슬립 수술 후 초기 제어된 능동 움직임(controlled active motion, CAM)을 위한 RMF 스플린트. (2019년 Melissa Hirth 제공)

단추구멍 변형 관리 또는 중심 슬립 치료를 위한 짧은 활 모양 운동(short arc of motion, SAM)을 결합한 3번째 손가락용으로 독특하게 설계된 RMF 스플린트(스플린트 설계, Gwendolyn van Strien MSc 제공, PT © 2019).

참고문헌

1. Hirth M. J., Howell J. W., Feehan L., et al: International Extensor Tendon Survey. Project registration identification # 13,583 Monash University, Melbourne Australia June 06, 2018.

사례 연구 섹션

여기에 제시된 사례 연구는 교육 지침으로만 사용된다. 치료법 및 스플린트 프로토콜은 수부외과전문의마다, 치료사마다 매우 다양하다. 치료사는 선호하는 치료법과 적절한 스플린트 적용을 정의하기 위해 담당 의사 및 동료 치료사와 확인해야 한다.

사례 연구 1

51세 남성은 떨어지는 유리병을 잡으려다가 유리병이 부서져 오른쪽 5번째 손가락과 4번째 손가락에 열상을 입었다. 사고로 4번째 손가락의 중심띠와 그의 PIP 관절의 자쪽 곁인대에 열상을 입었다. 가쪽띠는 손상받지 않았다. 5번째 손가락은 Ⅱ 영역에서 폄근 힘줄에 열상을 입었고 두 손가락 모두 열상에 대한 수술을 받았다. 수술 며칠 후 4번째 손가락에 감염이 발생하여 항생제 치료를 시작하였다. 그는 4번째 손가락에 손가락 고정 스플린트를 착용하였고, 5번째 손가락은 DIP 고정 스플린트를 착용하였다(그림 14-13 및 14-18B). 감염으로 인해 의사는 4번째 손가락의 조기 움직임을 연기하기로 결정하였다. 수술 후 3주차에 4번째 손가락의 PIP 관절에 대해 SAM 프로토콜을 시작하였고(그림 14-22B~D), 5번째 손가락 DIP는 고정된 상태로 유지되었다.

수술 7주차에 모든 보호 스플린트는 제거하였다. 운동범위(range of motion, ROM)는 다음과 같다.

	PIP	DIP
4번째 손가락	−15/60	30
5번째 손가락	0/55	30

4번째 손가락의 PIP 관절 폄을 증진하고자 원주형 고정 진행형 스플린트는 밤에 착용하도록 제작되었다. 그러나 일상 활동에 손을 더 많이 사용하기 시작하면서 폄근 지연이 −30으로 증가하였다. 이 시기에, 4번째 손가락용 운동 관련 굽힘 스플린트(relative motion flexion orthosis, RMF)는 낮에 착용하고, 밤에는 계속 폄 스플린트를 착용하도록 하였다. 치료는 흉터 관리와 손의 기능적인 사용, ROM을 증가시키는 운동에 초점을 맞춰서 진행하였다. 퇴원 시(수술 후 4개월) 운동 범위는 다음과 같다.

	PIP	DIP
4번째 손가락	0/95	0/55
5번째 손가락	0/90	0/60

사례 연구 2: V 영역: 시상띠 파열

AK는 무술 수업에서 오른쪽 3번째 손가락의 시상띠가 파열된 44세의 보석상이다. 의사의 원래 처방은 IP 관절은 자유롭게 놓아두고 3번째 손가락 및 4번째 손가락의 MCP 관절 폄을 제한하는 아래팔 기반 스플린트를 요청하였다. 그러나 환자는 스플린트가 보석 작업의 미세 운동을 너무 많이 방해하기 때문에 스플린트를 착용하지 않을 가능성이 높다고 보고하였고 의사와 논의한 후 조기 ICAM 프로토콜을 사용하기로 결정하였다.

이에 맞게 손목을 30° 폄시키는 스플린트를 제작하였다. 또한 4번째 손가락과 2번째 손가락에 대해 3번째 손가락을 20° 폄시키는 운동 관련 스플린트(RMO)도 제작하였다(그림 14-25A,B). 환자는 스플린트의 보호 범위 안에서 AROM 운동을 하도록 지시받았다. 1주일 후 부종의 감소로 인하여 RMO를 조정하기 위해 방문하였다. 환자는 스플린트 프로그램을 준수하였고 이러한 옵션에 훨씬 더 만족스러웠다고 보고하였다.

손목 스플린트는 손상 3주 후까지 사용되었고 손목 ROM 운동이 시작되었다. RMO는 부상 후 7주차까지 사용하였고 프로그램 전반에 걸쳐 우수한 ROM을 유지하였고 제한된 방식으로 작업할 수 있었다.

복습 문제 CHAPTER REVIEW QUESTIONS

1. 폄근 힘줄과 관련하여 각 손상 영역 내에 있는 구조를 설명하시오.
2. 만성 단추구멍 변형을 유발하는 인자들은 무엇이 있는가? 중심 슬립 손상이 의심되는 경우 어떤 진단 검사를 수행할 수 있는가?
3. 힘줄 결합의 기능은 무엇인가?
4. 폄근 힘줄 수술 후 관리에서 조기 수동적 가동화(EPM) 및 EAM의 근거가 되는 이론은 무엇인가?
5. 망치 손가락 손상 또는 I 영역의 손상에 적용할 수 있는 다양한 스플린트를 설명하시오.
6. 운동 관련 스플린트를 사용하기 위한 적절한 진단을 두 가지 이상 설명하시오.

CHAPTER

15 굽힘근 힘줄 손상 Flexor Tendon Injuries

Rebecca Neiduski, PhD, OTR/L, CHT

학습 목표

이 장을 학습한 후 다음의 내용을 수행할 수 있다.

- 굽힘근 힘줄 체계와 이와 관련된 해부학적 구조를 설명한다.
- 재활 선택에 있어 도움이 되는 힘줄 재건, 치유 및 영양의 주요 측면을 학습한다.
- 기본적인 굽힘근 힘줄의 개념을 평가와 중재에 따라 설명한다.
- 평가, 중재 및 교육을 포함한 치료 전략을 설계한다.
- 재활 중재 방법을 분류하고 비교한다.
- 결과를 평가하고 이후에 치료 중재의 진행을 이해한다.
- 합병증 및 잠재적 원인을 이해한다.

주요 용어

고리형 도르래(annular pulleys)
굽힘 작업(work of flexion)
등쪽 제한 스플린트(dorsal blocking orthosis)
맨체스터 짧은 스플린트(Manchester short splint/orthosis)
배치와 고정(place and hold)
빈큘라(끈) 체계(vincula system)
세인트 존 프로토콜(Saint John protocol)
수정된 듀란(modified Duran)
스트릭랜드 백분율(Strickland percentage)
실제 능동적인 움직임(true active motion)
십자형 도르래(cruciform pulleys)
윤활집(synovial sheaths)
인디애나 프로토콜(Indiana protocol)
점진적인 힘의 피라미드(pyramid of progressive force)
조기 수동 굽힘(early passive flexion)
캠퍼 교차(Camper chiasm)
클라이너트(Kleinert)
협력 동작(synergistic motion)
힘(force)
힘줄 운동(tendon excursion)

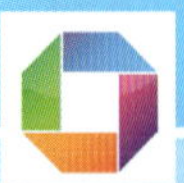

MD 노트

Don Lalonde, MD
Canada

수부치료사와 수부외과전문의가 팀의 파트너로서 굽힘근 힘줄 재건 전, 재건 중 그리고 재건 후 회복과 관련하여 Saint John에서 이상적인 환경을 만드는 것은 쉽지 않다. 이처럼 환자의 회복은 함께 일하는 치료사와 수부외과전문의의 수많은 시간에 회의를 거쳐 이루어지며 이러한 노력은 매우 중요하다. 이를 위해 병원, 수술 센터, 수부외과전문의 및 치료사는 합심하여 노력할 가치가 있다.

지난 15년 동안 굽힘근 힘줄 재건에서 가장 중요한 6가지 수술 및 치료와 관련된 새로운 지침은 다음과 같다: (1) 1cm 교합으로 부피가 크고 [bulky(10%~30%)] 견고한 재건술에서 최소 4개의 가닥이 필요함; (2) 필요한 경우 A2 또는 A4 도르래를 포함하여 최대 1.5~2cm의 도르래 길이에 대한 적절한 완충(venting) 움직임이 필요함; (3) 환자 수술 중 의식이 있는 환자에게 완전한 주먹 굽힘 및 폄 테스트를 통해 간격을 유지하거나 재건하고 적절한 pulley 완충 움직임이 나타나는지 확인해야 함; (4) 수부외과전문의와 치료사는 수술 중 의식이 있는 환자에게 교육을 해야 함; (5) 수술 후 3~5일 동안에는 능동적인 움직임을 통해 반주먹의 움직임까지 가동범위를 확보해야 함; (6) 수술 후 4~6주 동안에는 굽힘근 및 폄근의 움직임을 개선하기 위해 가동 스플린트(motion orthoses)를 착용해야 함. 모든 수부외과전문의와 치료사를 위한 "필독" 참고문헌은 Jin Bo Tang 교수의 다음 논문이다. "No Man's Land" myth (*Tang JB, Zhou X, Pan ZJ, Qing J, Gong KT, Chen J. (2017)*이다. Strong digital flexor tendon repair, extension-flexion test, and early active flexion: Experience in 300 tendons. *Hand Clinics, 33(3), 455-463)*.

이 장은 Lisa Cyr OTR/L, CHT가 쓴 초판 장과 Alexandra MacKenzie OTR/L, CHT가 쓴 제2판을 기반으로 한다.

자주 묻는 질문

열가소성 플라스틱 재료를 성형할 때 손목과 손허리손가락관절(metacarpophalangeal[MCP] joint)을 적절한 위치에 유지시키는 "비법" 중 하나는 무엇인가요?

그림 15-10A,B에서 볼 수 있듯이 열가소성 플라스틱(homemade thermoplastic) "손 받침대(hand stand)"를 사용하면 치료사가 재료를 적용하기 전에 손목과 손허리손가락관절의 각도를 부드럽게 배치할 수 있으며, 환자가 손 받침대에서 "휴식(rest)"함으로써 치료사는 손목을 지속적으로 재배치하고 환자의 방향을 바꾸면서 최대한 효율적으로 조직화할 수 있다.

이러한 받침대(stand)는 스크랩 열가소성 플라스틱 재료로 만들 수 있으며, 이 중 하나를 만드는 핵심은 다음과 같다.

a. 수직 막대가 받침대 위로 늘어질 때 손가락 끝을 제거할 수 있을 만큼 충분한 높이인지를 확인하여야 한다.
b. 손의 손바닥 가쪽면 가로지르는 수평 막대는 2-5번째 손가락까지 비스듬한 각도를 따라 위치시켜야 한다(몸쪽 손바닥 주름의 윤곽을 따라). 이를 통해 치료사는 스플린트 내에 이 각도를 포함할 수 있어야 하며, 그렇지 않으면 4번째 및 5번째 손허리손가락관절이 2번째 및 3번째 손허리손가락관절과 비교하여 과한 확장 상태로 유지되어 곁인대가 조여질 위험이 있다.

굽힘근 힘줄 손상(flexor tendon injury)으로 팔을 기반한 손목/손 폄 제한 스플린트를 만들 때 사용할 수 있는 가장 좋은 재료는 무엇인가요?

고무 같은 재료(낮은 순응성/높은 신축성)는 치료사에게 긴 작업 시간을 제공하여 여러 관절 수준이 관련될 때 도움이 될 수 있다. 그리고 환자가 심각한 부종이나 크기가 큰 상처가 있는 경우에는 위와 같은 재료를 사용하면 여러 번 재가열을 통해 모형을 수정(remolding)할 수 있어 위와 같은 재료가 도움이 될 수 있다. 숙련된 치료사에게는 플라스틱 기반 재료가 위 환자들에게 훌륭한 선택이 될 수 있으며, 이러한 재료들은 높은 수준의 순응성(conformability)이 있어 등쪽 손허리손가락관절(dorsal MCP joints)과 손가락 사이의 손 갈퀴(web space) 공간을 쉽게 만들고 수정할 수 있다(중력의 도움을 통해서). 또한 이러한 재료들은 관절 각도 주위로 쉽게 늘어나는 성질을 가지고 있어 스플린트 제작에 유용하게 사용될 수 있다. 따라서 굽힘근 힘줄 스플린트를 제작할 때 이러한 기술을 가진 치료사는 손목과 손허리손가락관절을 스플린트 설계에 쉽게 적용할 수 있다(그림 15-18).

성형 과정에서 잘 맞는 핏(fit)을 선호하는 치료사에게는 고무와 플라스틱 소재의 조합인 혼합 재료가 최선의 선택일 수 있다. 이러한 혼합(blend) 재료는 적당한 순응성과 신축성을 제공하며, 이와 같은 재료는 가이드를 통해 손목과 손허리손가락(MCP)관절의 각도와 손가락 등쪽 면에(dorsal) 맞춰 스플린트를 제작하는 데 유용하게 사용된다(그림 15-9A). (특정 재료 선택에 대해서는 5장을 참고한다.)

개별 힘줄의 분리된 미끄러짐(활줄) 동작(isolate specific tendon gliding)을 위한 동작 제한 스플린트(blocking exercise orthoses)의 가장 좋은 유형은 무엇인가요?

스플린트의 설계가 원주형(circumferential)이고 몸쪽 관절(proximal joint)을 가능한 "완벽하게" 고정시키는 제한 스플린트(blocking orthoses)를 선택하는 것이 최선의 선택일 수 있다. 그림 15-23C에서 볼 수 있듯이, 몸쪽손가락뼈사이(proximal interphalangeal joint, PIP)관절은 완전히 폄 상태를 유지 한 채 굽힘의 모든 힘을 통해 먼쪽손가락뼈사이(dorsal interphalangeal, DIP)관절은 뿐만 아니라 깊은손가락굽힘근(flexor digitorum profundus, FDP) 힘줄을 사용하여 먼쪽손가락뼈사이관절을 굽힘시킬 수 있다. 먼쪽손가락뼈사이관절 스플린트를 적용하고 폄 손가락을 유지하면 얕은손가락굽힘근(flexor digitorum superficialis, FDS) 힘줄의 미끄러짐 동작을 분리할 수 있다. 그림 15-23 A,B에서 모든 손허리손가락관절은 깊은손가락굽힘근/얕은손가락굽힙근 힘줄에 미끄러짐(glide) 움직임을 용이하게 하기 위해 폄 상태로 유지된다.

소개 INTRODUCTION

힘줄 손상(tendon injuries)은 손 기능에 심각한 위험을 초래하며 치료하기가 어려울 수 있다. 굽힘근 힘줄 체계(flexor tendon system)의 해부학적 움직임은 복잡하고 손을 효율적이고 기능적으로 사용할 수 있도록 하지만 흉터조직은 손의 복잡한 동작 순서에 따른 효율적인 움직임에 혼란을 야기시킬 수 있다. 이에 따라 치료는 회복 과정에서 매우 중요한 역할을 하며 수술 후 초기 단계에서 시작되어야 최적의 효과를 볼 수 있다.

굽힘근 힘줄 재건술(flexor tendon repair) 및 재활의 역사는 여러 세대를 거쳐 발전했으며, 환자가 손의 기능을 완전히 회복하는 데 있어 안전하고 효과적인 손 동작을 만들어 주는 것에서부터 서서히 발전하기 시작하였다. 초기 보수적인(early conservatism) 수부외과전문의들은 힘줄 미끄러짐(tendon gliding)을 시작하기 전에 힘줄 치료를 먼저 실시해야 한다고 생각하였고 이를 위해 손상 부위를 고정시키는 외과적 치료 과정이 필요하다고 주장하였다(Mason & Allen, 1941; Potenza, 1963; Peacock, 1965). 하지만 일부 수부외과전문의들은 힘줄 이식 수술을 사용하지 않고도 힘줄을 성공적으로 치료할 수 있는지에 대해 의문을 제기하였다(Riboh & Leversedge, 2011; Seiler, 2011). 1970년대와 1980년대의 획기적인 연구는 근본적인 치유(intrinsic healing)를 뒷받침하는 증거를 제공하였는데(Lundborg & Rank, 1978, 1980) 구체적으로 치유 중인 힘줄(healing tendon)에 조절된 압박을 제공하는 것에 대한 수많은 이점들(Gelberman, Vande Berg, Lundborg, & Akeson, 1980, 1981, 1982, 1986; Gelberman, & Woo, 1989); 그리고 치유 중인 힘줄에 근력 손실과 이와 연관된 고정술의 부정적인 영향(Hitchcock et al., 1987)에 대한 내용들이다.

외과적 수술법이 발전함에 따라 재활 중재와 스플린트 설계 또한 발전하였다. 수술 후 적용된 초기 스플린트의 형태는 굽힘에 중점을 둔 단순한 캐스트와 등쪽 차단(basic dorsal blocks) 형태로 시작하여 고무 밴드와 스프링이 있는 복잡한 설계의 스플린트 형태로 발전하였다.

이 장의 목표는 독자들에게 힘줄에 대한 해부학적 특징을 이해시키고 굽힘근 힘줄에 치유 과정; 역사적, 진전된 중재법; 교정 중재의 유형과 치료 시기에 대한 효과적인 근거 기반 접근법을 제공하고자 한다.

굽힘근 체계의 해부학
ANATOMY OF THE FLEXOR TENDON SYSTEM

외부 힘줄 EXTRINSIC TENDONS

외재근에 포함하는 굽힘근 힘줄은 팔(forearm)에서 시작하여 손 안에 부착된다. 9개의 외재 손가락 굽힘근 힘줄이 있으며(그림 15-1): 긴엄지굽힘근(flexor pollicis longus, FPL), 2-5번째 손가락에 얕은손가락굽힘근(flexor digitorum superficialis, FDS), 2-5번째 손가락에 깊은손가락굽힘근(flexor digitorum profundus, FDP), 인구의 약 20%는 5번째 손가락까지 FDS는 없다(Austin, Leslie, & Ruby, 1989). FDS는 정중신경의 지배를 받고, FPL과 FDP는 정중신경의 앞쪽 뼈사이가지(anterior interosseous branch), 4번째와 5번째 손가락에 FDP는 자신경의 지배를 받는다. 손목 굽힘근에는 외재근육인 노쪽손목굽힘근(FCR)과 자쪽손목굽힘근(FCU)이 있다. 긴손바닥근은 굽힘근 힘줄 재활에서 있어 상대적으로 중요하지 않기 때문에 이 장에서는 논의하지 않는다.

FDP와 FPL은 아래팔 굽힘근의 요소(flexor compartment)에 있

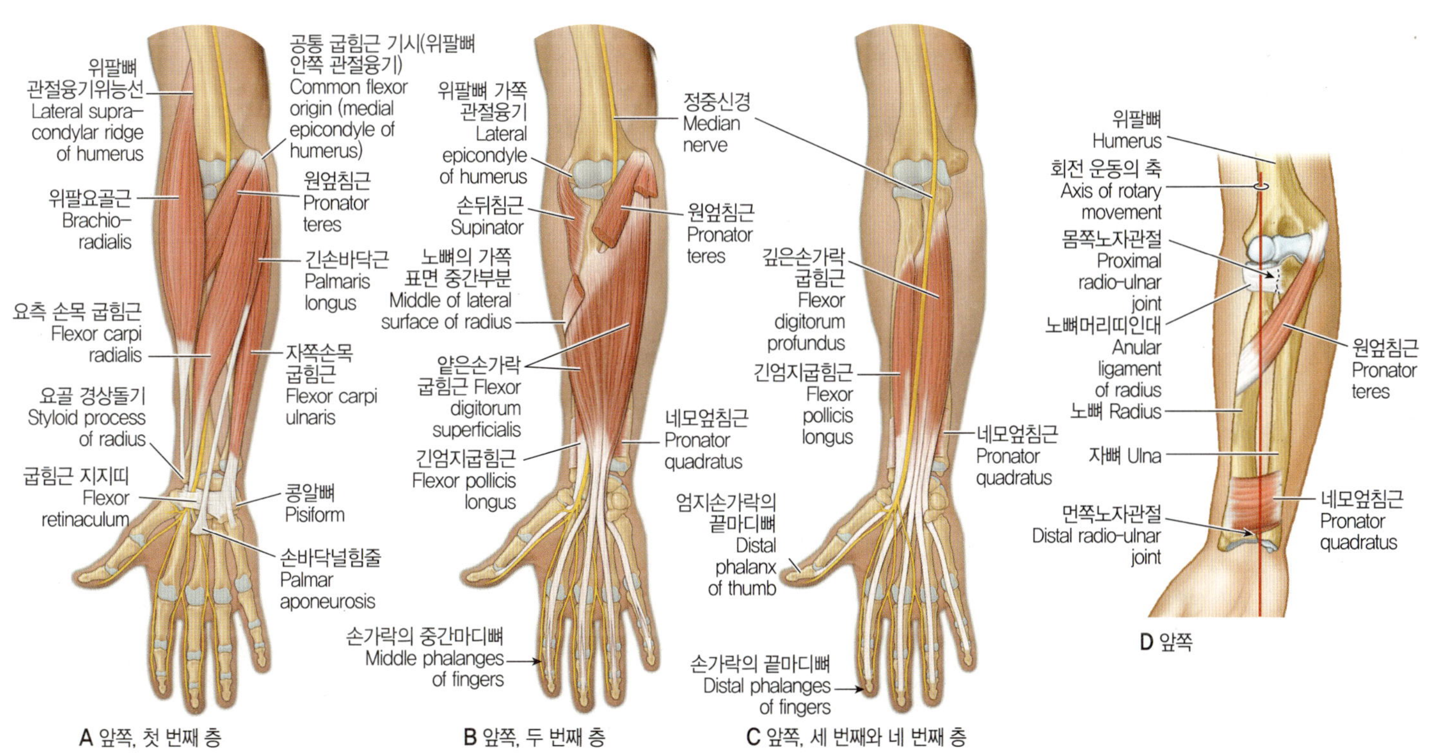

그림 15-1 **팔과 손의 앞쪽 구획 근육.** **A**, 첫 번째 층. **B**, 2번째 층. **C**, 3번째 층. **D**, 4번째 층. (Reprinted with permission from Moore, K. L., Agur, A. M., & Dalley, A. F.II. (2019). *Moore's Essential clinical anatomy* (6th ed.). Philadelphia, PA: Wolters Kluwer.)

는 깊은 근육층을 형성한다(그림 15-1C,D). FDP는 자뼈의 중간 부분, 뼈사이막, 때로는 노뼈의 몸쪽 전방 표면에서 시작된다. 일반적으로 FDP의 근육 두께(muscle belly)는 팔 중앙 부분에서 노뼈 및 자뼈쪽으로 다발로 분리되며, 노뼈 다발은 2번째 손가락에 힘줄이 되고 자뼈 다발은 긴 손가락, 4번째, 5번째 손가락에 힘줄을 형성하게 된다. 근육 두께는 말단 팔뚝의 힘줄로 바뀌게 된다. 이 4개의 힘줄은 손목터널을 가로질러 손바닥을 형성한 다음 손바닥에서 각각의 손가락으로 갈라지게 되며, 깊은손가락굽힘근(FDP) 힘줄은 손허리손가락(MCP)관절에서 특정 굽힘근 표층으로 들어가 각 손가락의 끝마디뼈와 손바닥 기저부에 붙고 손가락의 등쪽 손가락뼈사이관절을 굽히는 역할을 하게 된다. 각 FDP 힘줄은 벌레근과 연관된 근육들의 시작점 역할을 하게 되며, 손허리손가락관절을 구부리는 역할을 하고 폄 메커니즘에 대한 부착점을 통해 각 손가락의 몸쪽손가락뼈사이(PIP)관절 및 먼쪽손가락뼈사이(DIP)관절을 펴주는 내재근(intrinsic)의 역할을 하게 된다. FDP와 벌레근(lumbricals) 사이의 관계는 유착이 심한 경우 중요한 해부학적 의미를 가지게 되며, 이 장의 뒷부분에서 더 자세히 설명할 것이다. 긴엄지굽힘근(FPL)은 몸쪽 노뼈와 뼈사이막에서 시작되며, 힘줄은 손목관의 바닥에 놓여 엄지손가락의 굽힘근 덮개로 들어가고 끝마디뼈의 몸쪽 손바닥 표면에 삽입된다. 이 힘줄의 주요 기능은 엄지손가락의 손가락뼈사이관절(interphalangeal[IP] joints)을 구부리게 하는 것이다.

얕은손가락굽힘근(FDS)은 FDP와 FPL의 표면에 있는 굽힘근의 중간 층을 차지한다(그림 15-1B). 몸쪽에서 두 개의 분리된 근육 시작점이 팔꿈치 영역에서 시작되며, 위팔자관절의 머리(head)는 위팔뼈의 안쪽위관절융기와 자뼈의 근육돌기(coronoid process)에서 발생하고 노뼈의 머리(radial head)는 노뼈에 몸쪽 뼈몸통 부위에서 시작된다. FDS는 팔의 중앙에서 먼쪽으로 횡단하고 팔의 먼쪽에서 4개에 개별 힘줄로 분리되며, 이는 다시 4개의 분리된 근육몸통(muscle bellies)으로 발생하게 된다. 힘줄은 3번째 손가락과 4번째 손가락 표면(superficial) 부위를 지나가고 2번째 손가락과 5번째 손가락 중앙에 위치한 힘줄과 함께 손목관을 통해 지나가게 된다. FDS는 FDP 힘줄이 있는 손허리손가락(MCP)관절에서 굽힘근 위쪽으로 들어가게 된다. 손가락뼈 중간 부위에서 FDS 힘줄이 분리되고 노뼈 및 자뼈 몸쪽 중간 가쪽면으로 미끄러지듯 붙게 된다(그림 15-2). **캠퍼 교차(Camper chiasm)**라고 하는 두 갈래는 FDP 힘줄이 손가락뼈 끝부분으로 가는 경로를 통과할 수 있게 한다. 손가락이 구부러지면 분기점이 몸쪽으로 이동하여 FDP를 이 위치에서 손상 위험에 노출되게 한다(Kleinert, Schepel, & Gill, 1981). FDS의 주요 기능은 손가락의 PIP 관절을 구부리게 하는 반면, FDP는 주로 DIP 관절을 구부리게 한다.

FCR과 FCU는 굽힘근 표면의 표면층에 위치하며(그림 15-1A), FCR은 안쪽위관절융기에서 공통 굽힘근 힘줄(common flexor tendon)과 함께 몸쪽에 삽입되고, 먼쪽 힘줄은 굽힘근지지띠(flexor retinaculum)를 통과하여 2번째 손허리뼈 기저부에 삽입되게 된다. FCU에는 두 개의 시작점이 있으며; 위팔뼈머리는 공통 굽힘근 힘줄에서 시작하고 자뼈의 머리(ulnar head)는 팔꿈치머리의 안쪽 경계와 뒤쪽 자뼈 경계의 위쪽 2/3에서 시작된다. 먼쪽에서는 콩알뼈, 갈고리뼈의 고리, 5번째 손허리뼈 기저부에 삽입되며, FCR과 FCU는 손목 굽힘근의 주된 근육으로 작용한다.

윤활집 SYNOVIAL SHEATHS

손에 있는 **윤활집(synovial sheaths)**은 섬유뼈터널(fibroosseous tunnel)에서 더 좋은 미끄러짐 체계(gliding system)를 제공하고, 힘줄에 영양을 공급하고, 굽힘 중 힘줄의 생체역학적 효율성을 높여주는 역할을 하게 된다(그림 15-2). 2, 3, 4번째 손가락에 대한 윤활집(sheaths)은 손허리손가락관절 부위에서 시작되며, 1번째, 5번째 손가락에 대한 윤활집은 손목터널로 연장되어 노뼈 및 자뼈 윤활집이 된다(Doyle, 1988). 손가락 힘줄 바깥층은 두 개의 층으로 구성되며, 외부 벽쪽 층(parietal layer)은 도르래 체계(pulley system)의 섬유집 부분에 부착되는 반면 내부 내장 층(visceral layer)은 힘줄에 부착된다.

도르래 체계 PULLEY SYSTEM

굽힘근 힘줄 도르래 체계는 결합 조직의 복잡한 구조로 되어 있다. 두꺼운 섬유가 힘줄 섬유에 수직으로 놓여 있는 **고리형 도르래(annular pulleys)**와 힘줄 위에 “X”를 형성하는 얇고 유연한 **십자형 도르래(cruciform pulleys)**로 구성되어 있다. 신체역학적 관점에서 도르래는 손가락이 구부러질 때 힘줄을 뼈 표면 가까이에 고정시키는 역할을 하며, 복잡한 도르래 체계가 없다면 힘줄이 활시위(bowstring)를 잡아당겨 근력과 움직임이 모두 손상된다. 이렇듯 도르래 체계는 힘줄이 가능한 가장 짧은 경로로 움직일 때 힘줄이 전체 관절가동범위(ROM)로 손가락을 당기기 전 근육 섬유가 완전한 수축 상태가 될 수 있도록 도움을 준다. A1, A3 및 A5 도르래는 손허리손가락관절, 먼쪽손가락뼈사이관절 및 몸쪽손가락뼈사이관절의 손바닥쪽 부분에서 시작되고 도르래는 몸쪽에서 먼쪽까지 번호가 매겨져 있으며, 관절 위 도르래는 홀수로 되어 있다. A2 및 A4 도르래는 첫마디뼈(proximal phalanx)와 중간마디뼈(middle phalanx) 기저부에서 시작된다(그림 15-3)(Seiler, 2011). 이 두개의 도르래는 구조적으로 매우 중요한 형태를 가지고 있다. 수부외과전문의는 이 도르래가 손상을 입은 경우 재건술을 할 수 있으며, 재건술을 더욱 효과적으로 하기위해서 도르래 링을 결합할 수 있다(그림 15-4).

FPL 위에는 3개의 도르래가 있으며(그림 15-3), A1 도르래는 손허리손가락(MCP)관절 손바닥 부분에서 시작되고 A2 도르래는 손가락뼈사이(IP)관절의 손바닥 부분에서 시작된다. 그리고 엄지

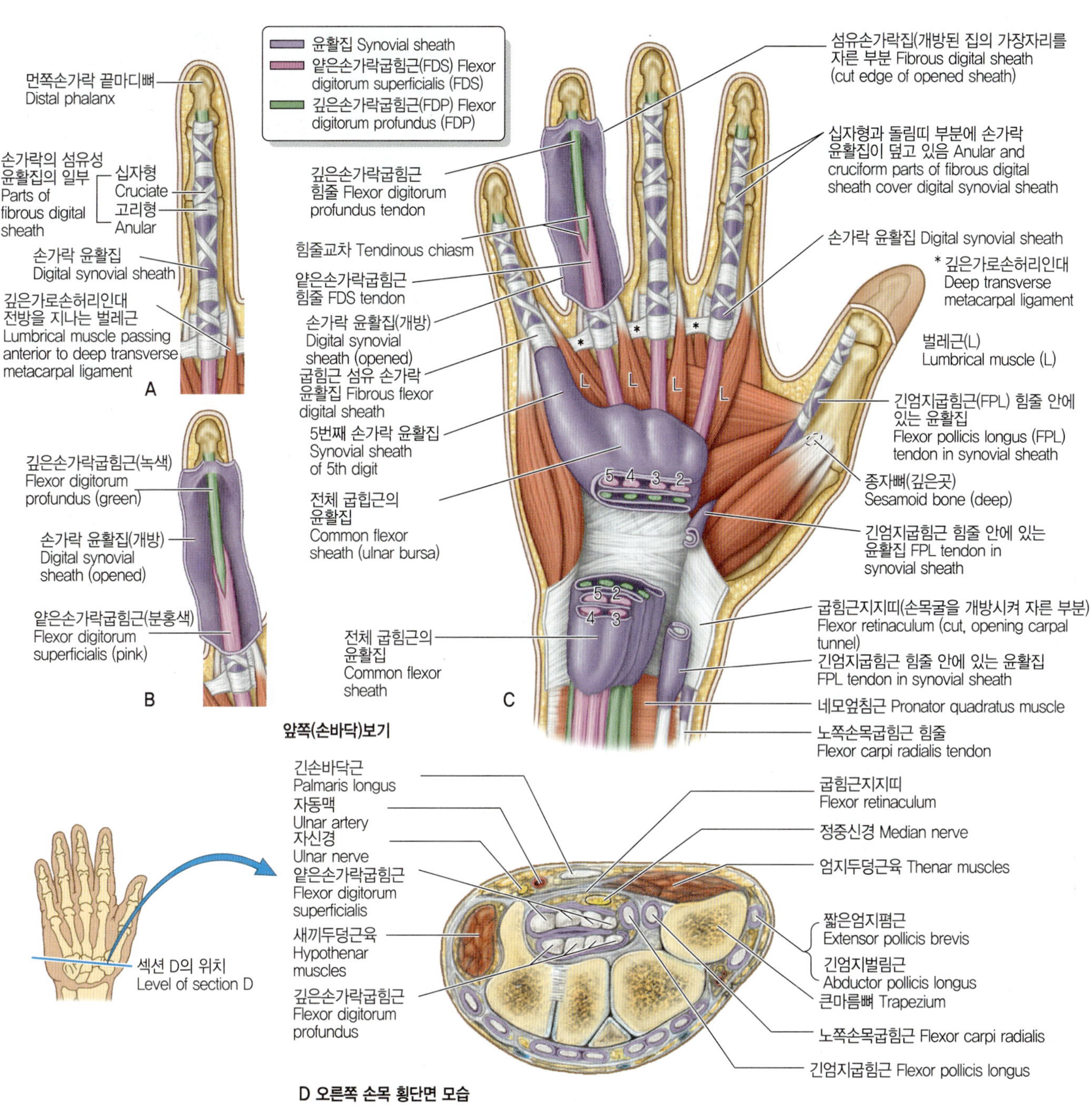

그림 15-2 **손의 긴 굽힘근 힘줄의 윤활집과 섬유집. A,** 손가락 섬유성 윤활집 부분. **B,** 손가락 섬유성 윤활집이 열려 있는 모습. **C,** 1–5손가락(보라색)의 윤활집 및 전체 굽힘근의 윤활집(common flexor sheath) 절개 모습. **D,** 손목터널과 그 내용물을 보여주는 손목의 횡단면. (Reprinted with permission from Moore, K. L., Agur, A. M., & Dalley, A. F.II. (2019). *Moore's Essential clinical anatomy* (6th ed.). Philadelphia, PA: Wolters Kluwer.)

손가락에서 가장 중요한 도르래인 십자형 도르래는 A1 도르래와 A2 도르래 사이에 대각선으로 놓여 있으며, 엄지모음근(adductor pollicis) 섬유에서 시작된다.

굽힘근 힘줄 구역 FLEXOR TENDON ZONES

굽힘근 힘줄은 손상 위치를 식별하는 데 사용되는 영역으로 구분된다(그림 15-5)(표 15-1). 각 영역에는 다양한 해부학적 고려 사항이 있다. 한 군데 영역의 손상은 다른 영역에 있는 동일한 힘줄의 손상과는 치료적으로 다른 접근이 필요할 수 있다.

영역 I Zone I

영역 I은 DIP 주름 바로 근처에서 시작하여 각 손가락 끝으로 확장된다. 이 영역의 손상은 FDP 힘줄에만 영향을 미치므로 DIP 굽힘이 손실되며, 수부외과전문의는 재건을 위해 절단 후 사용가능한 힘줄에 따라 뼈 앵커(고정)를 사용하거나 뼈를 통해 봉합재료를 부

CHAPTER 15

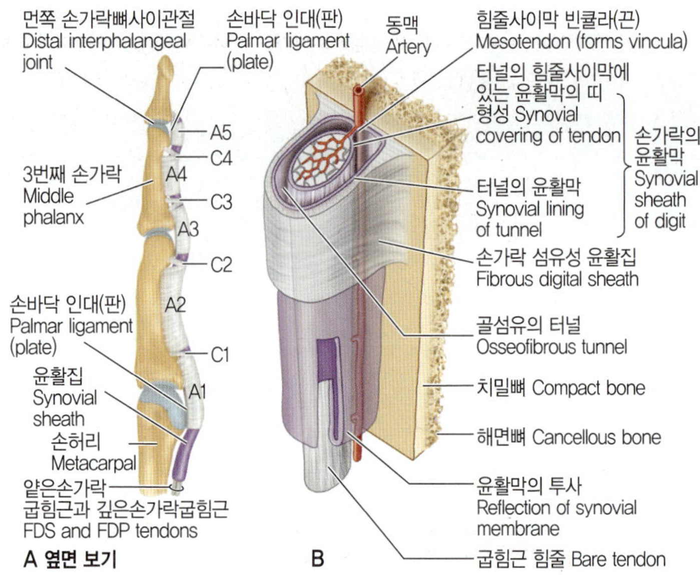

그림 15-3 손가락의 섬유질 및 외피. A, 고리형 및 십자형 부분("도르래"). B, 손가락의 골섬유 터널 구조. (Reprinted with permission from Moore, K. L., Agur, A. M., & Dalley, A. F.II. (2019). *Moore's Essential clinical anatomy* (6th ed.). Philadelphia, PA: Wolters Kluwer.)

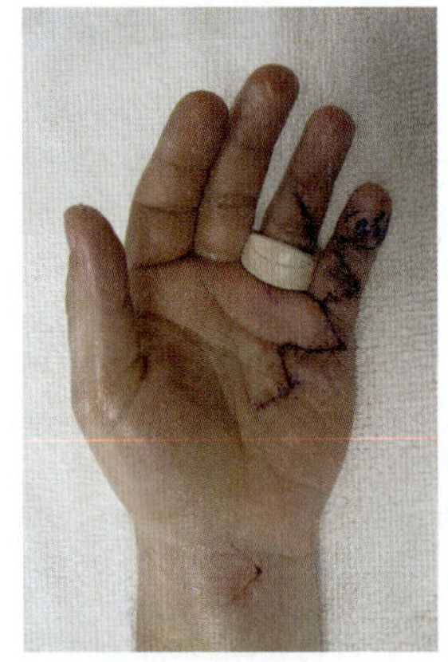

그림 15-4 영역 II 손상에서 도르래(pulley) 재건(repair)를 보호하기 위해 제작된 비관절 몸쪽 손가락뼈 스플린트(nonarticular proximal phalanx orthosis)(도르래 링).

착하고 손톱에 단추를 부착하여(단추봉합) 봉합하여 제자리에 고정할 수 있다(그림 15-6).

"Jersey finger"는 영역 I에서 발생하는 손상에 하나로, 깊은손가락굽힘근(FDP)이 뼈에서 이탈되는 것이다. 때때로, 박리(찢김)는 뼈의 일부를 차지할 수도 있으며, 이는 FDP 근육이 몸쪽으로 너무 멀리 이동하는 것을 방지해준다. 이 손상은 3번째와 4번째 손가락에 가장 일반적으로 나타나며, 종종 진단되지 않거나 "손가락 염좌"로 잘못 진단될 수도 있다.

영역 II Zone II

영역 II는 각각 A1 도르래 및 얕은손가락굽힘근(FDS) 근육 삽입에 해당하는 먼쪽 손바닥 주름에서 3번째 손가락 가운데 부분까지

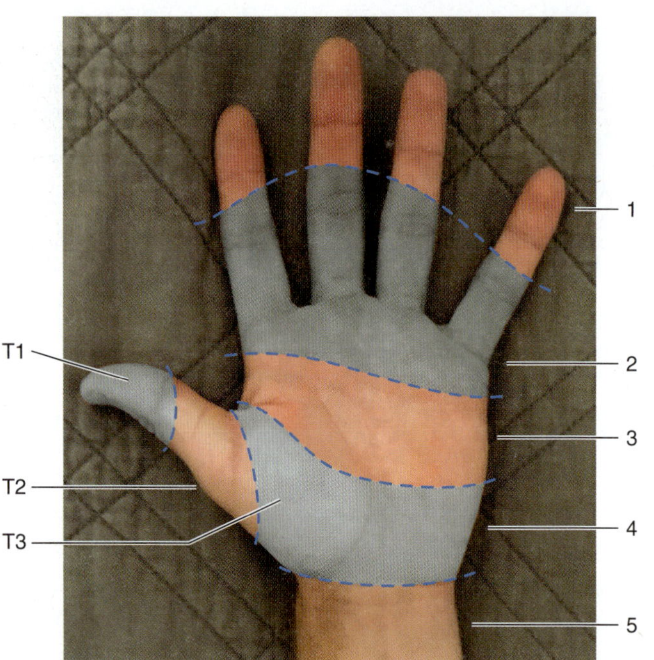

그림 15-5 굽힘근 힘줄 영역.

표 15-1 굽힘근 손상 부위

영역 I	DIP 관절 주름에 바로 인접하는 손가락의 먼쪽 팁(distal tips). 이 영역은 깊은손가락굽힘근(FDP)의 시작 부위를 포함한다.
영역 II	3번째 손가락뼈의 중간에서 시작하여 먼쪽 손바닥 주름(distal palmar crease)으로 이동한다. 이 영역에는 3번째 손가락뼈 기저부에 얕은손가락굽힘근(FDS) 근육이 포함되어 있으며, 대부분의 재활 프로토콜은 이 영역 내의 손상을 기반으로 한다.
영역 III	굽힘근 지지띠에 대한 먼쪽 손바닥 주름(손목터널).
영역 IV	굽힘근 지지띠. 아홉 개의 힘줄이 손목터널에 들어갈 때 다음과 같은 순서대로 위치한다: 3번째, 4번째 손가락의 FDS가 가장 표면에 위치하고 바로 아래에 2번째, 4번째 손가락의 FDS가 위치하게 된다. 4개의 FDP 힘줄과 FPL 근육은 가장 깊은 층에 위치한다.
영역 V	근육 힘줄 이음부에 대한 몸쪽 손목 주름.
영역 TI	엄지손가락의 먼쪽 손가락뼈(distal phalanx of thumb).
영역 TII	엄지손가락의 몸쪽 손가락뼈(proximal phalanx of thumb).
영역 TIII	엄지두덩 근육들(thenar muscles).

참고: 영역은 근위부에서 원위부로 설명된다.

횡단한다. 캠퍼 교차는 이 영역에서 발견된다; 얕은손가락굽힘근(FDS)은 두 개의 슬립(slips)으로 분리되며, 이 슬립은 깊은FDP 근육 주위와 그 아래에서 180° 회전하며, 3번째 손가락뼈의 기저부에 삽입된다. 재건(repair) 중에는 도르래 체계(특히 A2 및 A4 도르래)가 손상되지 않도록 주의해야 한다. 때때로 수부외과전문의는 FDS 힘줄의 한쪽 슬립만 재건하기로 선택할 수 있으며, 둘 다 재건시 힘

줄이 너무 커져서 도르래 체계을 이용하여 부드럽게 미끄러짐이 될 수 없음을 설명해 주어야 한다. 역사적으로 이 영역을 "외과의사가 들어가지 말아야 할 영역(no man's land)"이라고 불렸는데, 그 이유는 이 영역에 손상이 더 나쁜 예후로 인식되었기 때문이다. 이러한 인식은 굽힘근 힘줄 재건 및 재활에 대한 점진적 접근에 있어 많은 고민을 던져주었다.

영역 III Zone III

영역 III은 굽힘근 지지띠에서 먼쪽 손바닥 주름(distal palmar crease)까지 손의 등쪽(volar) 가쪽면에 걸쳐 있다. 이 영역의 손상은 섬유뼈 힘줄집(fibro-osseous tendon sheath) 내에 있지 않으며, 흉터 조직은 영역 II 및 IV의 손상만큼이나 기능적으로 제한되지 않을 수 있다.

영역 IV Zone IV

영역 IV는 손가락과 엄지손가락의 모든 외재 굽힘근(extrinsic flexors)과 정중신경을 포함하여 굽힘근 지지띠 아래에 위치한다(표 15-1 참조). 이 영역의 손상은 손목터널 내에서 발생하며, 자주 발생하지는 않는다. 힘줄을 재건하는 동안에는 가로 손목 인대가 항상 같이 재건되는 것은 아니며, 일반적인 손목터널 늘림과 유사하게 손목의 힘줄이 활시위 방향으로 움직이는 것을 방지하기 위해 스플린트에 중립 자세로 손목이 위치할 수 있도록 해야 한다. 또한 힘줄은 윤활집 내에서 매우 근접하게 위치하므로 이 영역에서 힘줄이 유착되는지 자세한 관찰이 요구된다.

영역 V Zone V

영역 V는 손목 주름에서부터 힘줄-근육 접합부까지 이어지는 손바닥쪽 팔(volar forearm)에 위치한다. 이 영역의 손상에는 손가락 굽힘근 외에 신경, 혈관 및 손목 굽힘근과 같은 여러 구조물들이 포함될 수 있다. 이 영역에 손상은 예후가 더 좋게 나타나며, 힘줄에 유착이 발생할 수 있지만 일반적으로 그 위에 있는 조직이 느슨하게 움직이기 때문에 기능 손실로 까지는 이어지지 않는다.

영역 TI~TIII Zones TI Through TIII

엄지손가락의 굽힘근 힘줄 영역은 TI, TII 및 TIII를 포함하며, 각각 먼쪽 손가락뼈, 몸쪽 손가락뼈 그리고 엄지두덩(thenar eminence) 부위를 포함한다. FPL 힘줄은 바깥층에 단독으로 위치하며, 손가락뼈사이(IP)관절 하나만 교차하게 된다. 하지만 이 힘줄은 하나의 빈큘라(끈, vinculum)으로 되어 있고 벌레근(lumbrical muscle)에 부착되지 않기 때문에 몸쪽으로 수축될 가능성이 더 높다. 이러한 특징을 가지고 있어서 손상 시 힘줄이 유착될 가능성이 높다.

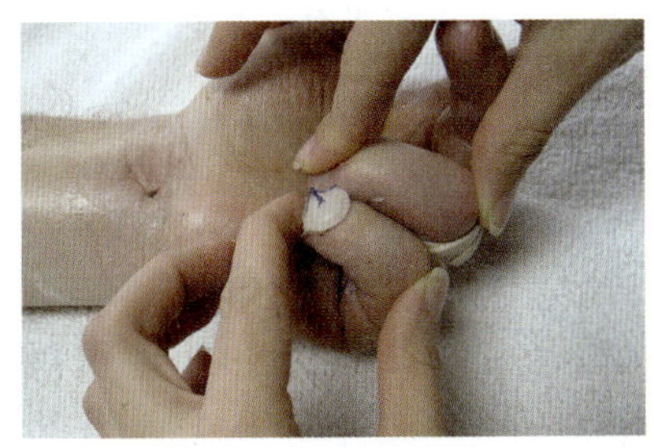

그림 15-6 말단부 재건을 안전하게 유지하기 위해서 치유 초기 단계에서 단추(button, 견인 봉합술)를 설치한다.

힘줄 재건, 치유 및 영양
TENDON REPAIR, HEALING, AND NUTRITION

외과수술적 재건 SURGICAL REPAIR

복잡한 굽힘근 체계의 해부학적 손상은 즉각적인 외과적 수술과 섬세한 재건 기술을 필요로 한다. 지난 수십 년 동안에 걸쳐 발전하게 된 회복과 관련된 다양한 치료법들은 수술 후 손상 부위를 기능적으로 잘 사용할 수 있도록 하였다. 치료에 대한 최종적인 목표는 빠른 시일 내에 손상 부위를 잘 움직일 수 있도록 윤활집과 도르래 체계 내에서의 미끄러짐 듯한 부드러운 움직임과 큰 힘을 낼 수 있는 움직임을 만드는 것이다.

외과적인 관점에서는 봉합 재료와 봉합 기술의 변화가 있었으며, 수부외과전문의는 봉합 기술, 매듭 그리고 루프가 어디에 놓여 있는지 같은 기술적인 세부 사항에 대해 알기를 원하지만 재건을 위한 수술실에서는 재건해야 할 부위를 가로지르는 힘줄의 가닥의 수를 아는 것이 필수적일 수 있다. 2가닥에 중심부를 잇는 봉합술은 수술 후 3주가 지나야 힘을 받을 수 있으며(Hatanaka, Zhang, & Manske, 2000), 일반적인 4가닥 힘줄 재건은 중간에 십자가가 있는 재건 부위를 네 번 교차하는 단일 봉합사를 포함하게 된다(그림 15-7). 힘줄 6가닥 및 8가닥을 재건하는 것은 훨씬 더 어려운 일이며, 힘줄의 부피와 유착을 최소화하기 위해 섬세한 외과적 수술 기술이 필요하다(Winters et al., 1998). 힘줄바깥막(epitenon)을 재건하게 되면 힘줄 재건의 강도가 증가하게 되고 재건 부위에서 틈이 생기는 경향도 감소하게 된다(Dy, Hernandez-Soria, Ma, Roberts, & Daluiski, 2012; Mashadi & Amis, 1992).

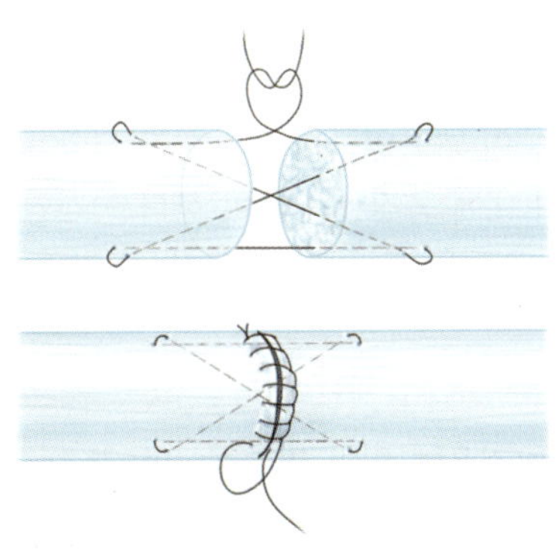

그림 15-7 힘줄바깥막 봉합(stitch)을 위한 4가닥 십자형 재건. (Reprinted with permission from Hunt, T. R. (2011). Operative techniques. *In Hand, wrist and fore arm surgery* (pp. 466). Baltimore, MD: Lippincott Williams & Wilkins.).

손상과 수술 사이의 기간은 최종 결정을 하는 데 있어 매우 중요하며, 가장 이상적인 기간은 손상 직후 힘줄을 재건하는 것이 가장 좋다. 만약 재건을 지연하게 되면 흉터 조직이 늘어나게 되고 근육이 수축될 수 있으며, 만약 힘줄이 손바닥 안으로 당겨져(retracted) 들어가게 되어 손상 당시 손가락이 구부러졌을 경우에는 힘줄 재건 과정에서 빈큘라(끈, vincula)이 파괴될 가능성이 커지며 힘줄에 추가 외상이 발생할 수 있다. 수술 절개법은 일반적으로 힘줄에 최대 노출을 허용하는 브루너 절개(Bruner incision)를 많이 사용하며, 지그재그 패턴(zigzag pattern)으로 절개하게 된다. 그리고 수부외과전문의는 외부 흉터를 줄이고 관절가동범위(ROM)를 증가시키기 위해 손가락의 가쪽면 경계에 절개를 할 수 있으며, 이 접근법은 손가락 신경가지와 혈관 손상을 피하기 위해 주의를 기울여야 하므로 기술적으로 더 어려운 절개법이다.

힘줄 치유 TENDON HEALING

힘줄 치유는 원래 흉터 조직과 유착을 포함한 외적 과정을 통해서만 일어난다고 가정되었으며(Mason & Allen, 1941; Potenza, 1963; Peacock, 1965), 이러한 오래된 개념은 유착이 콜라겐 생성 및 치유에 필요한 혈액 공급 및 섬유모세포의 유일한 공급원이라는 생각에 기초하게 되었다. 1970년대 후반까지 수부외과전문의들은 수술 후 초기 단계에서 힘줄이 치유될 수 있도록 고정화시키는 것을 선호했으며, 상처 치유의 후기 단계까지 힘줄에 미끄러짐 움직임과 힘을 받는 동작을 제한시켰다.

힘줄을 고정시켜야 한다는 생각은 여러 문제점을 발생시켰으며, 마침내 Lundborg와 Rank(1978년, 1980년)의 획기적인 연구를 통해 고정화에 대한 생각을 변화시키게 하였다. 비슷한 기간 동안 Richard Gelberman와 연구자는 초기 수동운동을 통해 스트레스를 가하게 되면 인장 강도의 더 빠른 회복, 더 적은 접착력, 개선된 운동 및 더 나은 영양으로 이어진다는 것을 보여주는 일련의 영향력 있는 연구를 발표하였다(Gelberman et al., 1980, 1981, 1982, 1986; Gelberman & Woo, 1989). 또한 수술 후 초기 단계에서 힘줄 연화(tendon softening)의 개념은 유착을 제한하면서 인장 강도를 향상시키는 수단으로 빠른 시일 내에 가동화를 시켜야 한다는 연구를 통해 반박되었다(Hitchcock et al., 1987; Strickland & Glogovac, 1980). 이러한 연구들은 굽힘근 힘줄 재건 따른 고정화 관행을 빠른 시일 내에 움직임을 해야 한다는 개념으로 전환시키기 위해 연구자들에 주장을 뒷받침할 수 있도록 강화하였다.

힘줄 영양 TENDON NUTRITION

힘줄 영양은 힘줄 치유에 있어 필수적이며, 특히 영역 II의 힘줄은 충분한 혈관 공급이 부족하여 주로 혈관 및 윤활막 확산을 통해 영양을 공급받는다. 힘줄은 힘줄 삽입 부위의 뼈로부터 혈액을 공급을 받으며, 뼈에서 힘줄의 등쪽 표면으로 직접 이어지는 혈관 "고속도로(highways)"인 **빈큘라(끈) 체계(vincula system)**을 가진다. 그리고 각 얕은손가락굽힘근(FDS) 및 깊은손가락굽힘근(FDP) 힘줄에는 짧거나(brevis) 깊은(profundus) 끈이 있다. 도르래 체계는 힘줄의 영양에 중요한 역할을 하고 도르래의 기계적인 작용은 힘줄의 표면으로 확산을 통해 영양을 "공급(pumps)"하는 역할을 하게 된다. 이러한 영양학적 이점 외에도 이러한 작용은 힘줄의 미끄러짐 동작을 위한 더 좋은 환경을 만드는 데 도움을 제공하기도 한다. 손가락을 능동적으로 구부리면 도르래 내에 고압 체계를 만들어 영양분을 힘줄로 밀어 넣게 되는데, 이러한 작용은 조기 운동을 수행하는 환자에게 있어 더 좋은 예후를 보이는 이유의 근거를 제공할 수 있으며, 재활 프로토콜을 선택할 때 고려해야 할 사항 중 하나이다(Amadio, Jaeger, & Hunter, 1990).

상처 치유 WOUND HEALING

힘줄 손상을 치료할 때 조직/상처 치유의 기본 개념을 알고 있는 것은 임상 의사 결정을 내리는 데 있어 많은 도움을 준다. 이를 위해 3장의 내용을 참고하기 바란다. 힘줄이 치유되는 과정에서 주변 조직 또한 3단계로 겹치면서 치유가 이루어진다. 첫 번째 단계는 외상으로 인한 신체의 즉각적인 반응인 염증 단계로서 수술을 외상의 한 과정으로 간주하여 염증 반응을 일으키는 것으로 여기는 것이 매우 중요하다(그림 15-8A). 이 단계는 수술 후 3~7일 동안 지속될 수 있다.

2번째 단계는 섬유모세포 또는 증식 단계로 이 단계에서는 섬유모세포가 콜라겐 섬유를 생산하게 되며(그림 15-8B), 초기 콜라겐 섬유는 약하고 무질서하기 때문에 인장 강도가 거의 없지만 이후 시간이 지나게 되면, 보다 강한 콜라겐 섬유를 기반으로 생성되기 때문에 주의를 기울여야 한다. 섬유모세포 단계는 일반적으로 5일에서 21일까지 지속된다. Urbaniak, Cahill 및 Mortenson(1975)의 연구에서는 이 단계에서, 특히 7일에서 21일 사이에 힘줄 재건의 인장 강도가 감소할 수 있음을 보여주었기 때문에 이러한 근거를 고려하여 치료사에는 이 단계에서 운동을 신중하게 조절할 수 있는 기회를 환자에게 제공해야 한다.

3번째 단계이자 가장 긴 단계는 리모델링 또는 성숙 단계로서 초기 콜라겐 섬유는 더 분화하고 선형(linear)으로 생성이 시작되기 때문에 힘줄에 인장 강도는 낮은 편이지만(그림 15-8C) 그 이후 초기 콜라겐 섬유는 용해라는 과정을 통해 분해되고 더 새롭게 강하고 성숙한 섬유로 생성되며, 흉터 생성의 초기 단계에서는 콜라겐 섬유가 조밀하고 무질서하지만 시간이 지남에 따라 콜라겐 섬유는 더 평행한 방향으로 놓이게 되어 인장 강도가 강해진다. 이러한 개념을 단순한 비주얼로 표현한다면 봉지에 담긴 스파게티와 냄비에 조리된 스파게티면으로 비교할 수 있다. 좀 더 평행한 콜라겐 섬유는 좀더 작은 공간을 필요로 하고 주변 조직을 통해 더 효과적으로 미끄러지게 된다. 이 단계는 수술 후 3주에서 1년 이상까지 지속

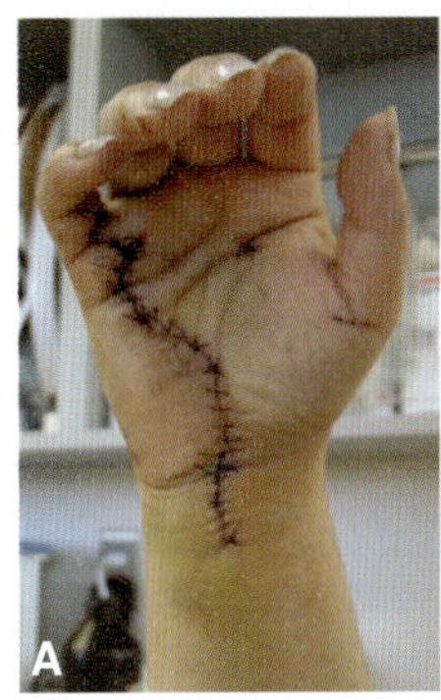

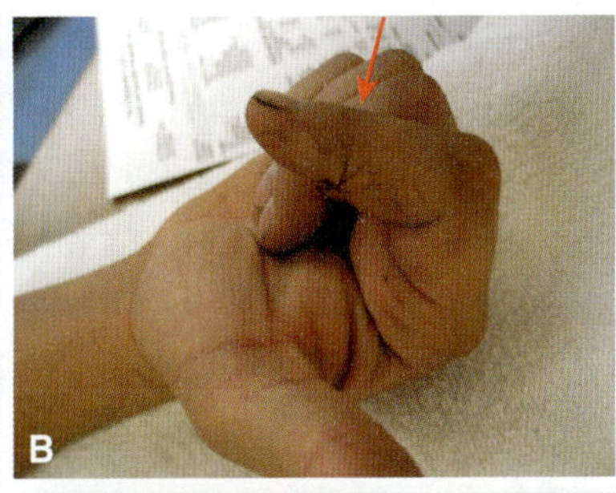

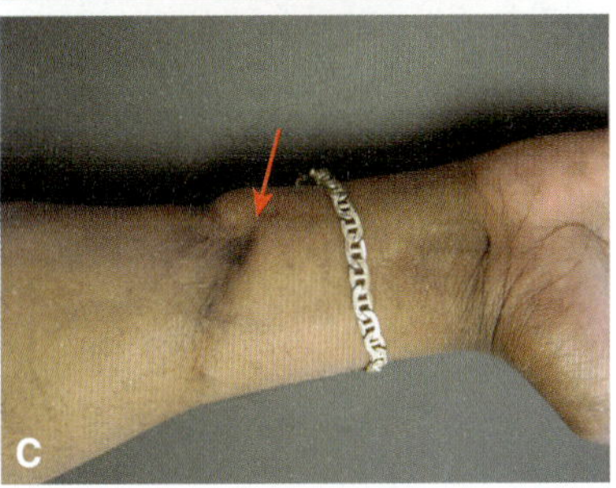

그림 15-8 **상처 치유의 단계. A,** 수술 2일 후 톱 손상 후 염증 단계가 표시된다. **B,** 콜라겐 합성이 최고조에 달하는 동안 증식 단계에서 능동적인 굽힘을 시도한다. **C,** 손가락 폄 동작을 수행하는 동안 흉터의 퇴색 및 조밀한 유착 형성에 의해 주목되는 흉터 성숙 단계.

될 수 있다.

흉터는 치료에 대한 반응을 확인하기 위해 외부에서 관찰할 수 있으며, 분홍색-적색 흉터는 신진대사가 활발하고 지속적으로 재형성 단계를 거치는 반면, 주변 피부보다 옅은 색으로 퇴색된 흉터는 더 이상 활성화되지 않고 흉터 조직 특성을 변경하려는 반응에 덜 반응하게 된다. 마사지와 진동과 같은 외부 흉터를 없애기 위해 사용되는 흉터 제거 기술은 힘줄과 윤활집(sheath) 사이에 형성된 내부 유착에 거의 영향을 미치지 않으며, 내부 반흔 조직에 대한 효과적인 제거 기술로 사용되는 초음파 또는 효과적이라는 증거가 부족한 실정이다. 하지만 안전하고 점진적인 운동과 함께 힘줄 미끄러짐 움직임에 대한 평가를 빠른 시일내 시행한다면 내부 유착을 방지할 수 있을 것이다.

그리고 수술 후 감염 징후를 관찰하는 것이 무엇보다 중요하며, 감염은 상처 치유 단계를 방해하고 치유 과정을 연장하며 잠재적으로 더 많은 흉터 조직을 생성할 수 있다.

기본 개념 FUNDAMENTAL CONCEPTS

힘줄의 미끄러짐 동작을 통해 관절가동범위(ROM)를 확보하고 기능적인 움직임을 할 수 있도록 하는 것은 굽힘근 힘줄 재건 및 재활의 궁극적인 목표이다. 굽힘 힘줄의 해부학, 외과적 수술 및 치유를 이해하는 것 외에도 힘줄의 미끄러짐 동작, 힘, 협력 운동 및 굽힘 움직임의 기본 개념을 재활 전략에 적용할 수 있는 치료사는 표준 프로토콜을 넘어 이와 관련된 치료법을 발전시킬 것이다.

운동 및 힘 EXCURSION AND FORCE

윤활집 내에서 부드럽게 움직이는 힘줄을 일반적으로 **힘줄 운동(tendon excursion)** 또는 힘줄 미끄러짐으로 명칭하고 있다. 힘줄 미끄러짐은 힘줄과 다른 힘줄, 힘줄의 바깥층, 도르래 체계 및 국소 뼈 구조를 포함한 주변 구조물들 사이에서 발생하는 차등 운동의 양으로 측정하게 된다. 힘줄 미끄러짐에 대한 수학적 계산은 손허리손가락(MCP)관절, 몸쪽손가락뼈사이(PIP)관절 및 먼쪽손가락뼈사이(DIP)관절에서 270개의 결합된 활성 동작을 갖는 정상적인 깊은손가락굽힘근(FDP) 힘줄이 완전 폄에서 완전 굽힘으로 이동할 때 3.6cm(36mm)의 힘줄 편위를 나타낼 것이라는 정보를 제공한다(Brand , 1985). 보다 구체적으로, FDP 힘줄은 PIP 동작 10회마다 1.3mm, DIP 동작 10회마다 0.9mm 미끄러짐 움직임이 계산되며, 수술 후 초기 단계에서 최소한 3~5mm의 힘줄 미끄러짐을 만드는 것이 힘줄 유착을 피하기 위한 기준선으로 제안되었다(Duran & Houser, 1975; Gelberman, Botte, Spiegelman, & Akeson, 1986). 힘줄 재건 시 힘줄 미끄러짐 움직임을 개선하기 위한 표면 윤활제에 대한 연구가 진행되었다(Kim et al., 2010).

힘 FORCE

Zhao 등(2002)의 연구에서, "수술 후 가장 이상적인 치료는 가장 큰 힘줄 운동을 달성하기 위해서 가장 작은 **힘(force)**을 사용하는 것"이라고 하였으며, 근육이 활성화되면 힘이 근육-힘줄 접합부를 가로질러 힘줄을 통해 전달되어 관절에 운동 및 움직임을 만들어내는데 수동 및 능동 운동은 치유된 힘줄(healing tendon)을 통해 힘을 전달하며 손목 위치를 사용하여 이러한 힘을 조심스럽게 조절할 수 있다고 하였다. 위에서 언급했듯이 치료사는 재건 부위를 가로지르는 힘줄에 가닥 수를 아는 것이 필수적이며, 이 정보는 힘줄을 치유하는 데 있어 안전하게 수용할 수 있는 힘의 양을 알 수 있는 필수 지침을 제공하기도 한다. Urbaniak 등(1975)은 2가닥의 힘줄 회복은 재건 후 1주에서 3주 사이에 1250g의 힘을 견딜 수 있는 반면, 4가닥에 힘줄 재건은 최대 2150g을 안전하게 무게를 견딜 수 있다고 제안하였다. 표 15-2는 표준 치료 운동과 짝을 이루는 근거 기반 힘 및 편위 매개변수를 요약한 것이다. 힘줄의 가닥 수와 운동에 의해 생성된 힘을 모두 아는 것은 치료사가 힘줄 재건 후 안전하게 치유 과정을 진행하는데 있어 많은 도움이 된다.

협력 동작 SYNERGISTIC MOTION

협력 동작(synergistic motion)은 손가락 굽힘에 능동적인 움직임 부족 부분을 채워주는 주동근-협동근에 균형을 말한다. 손목 폄근은 손가락 굽힘 동안 상승작용으로 작용하여 길이 장력 관계를 촉진하고 긴폄근에 의해 생성된 수동 장력을 상쇄시킨다. 손목 굽힘근이 협력 역할을 할 때 손가락 폄 움직임 중에는 반대 방향으로 힘이 발생한다. 여러 연구에서는 수동적인 긴장을 줄이고 힘줄 편위

표 15-2 힘 및 이탈 매개변수

운동	이탈	힘
수동적인 폄 보호	3~8mm 말단(Duran & Houser, 1975)	200~300g (Urbaniak et al., 1975)
손목을 펴는 동안 손가락 굽힘 및 유지	FDS 26mm FDP 33mm 근위부 (Wehbe & Hunter, 1985a, 1985b)	900g(Lieber et al., 1999)
능동적으로 쭉 뻗은 주먹	손목 중립 FDS 28mm FDP 27mm 최대 FDS 근위부(Wehbe & Hunter, 1985a, 1985b)	1100g(Greenwaldet al., 1994)
능동적인 고리(hook) 형태의 주먹	손목 중립 FDS 13mm FDP 24mm 최대 근위부(Wehbe & Hunter, 1985a, 1985b)	1300g(Greenwald et al., 1994)
능동적으로 꽉 쥔 주먹	손목 중립자세에서 폄 동작 FDS 24~26mm FDP 32~33mm 최대 FDP 근위부(Wehbe & Hunter, 1985a, 1985b)	400~4000g(Schuind et al., 1992)
능동적으로 분리된 PIP 굽힘	~13mm(계산된) FDP 근위부	900g(Schuind et al., 1992)
능동적으로 분리된 DIP 굽힘	~6.5mm(계산된) FDP 근위부	1900g(Schuind et al., 1992)

를 증가시키기 위해 굽힘근 힘줄 재건 후 협력 동작에 대한 이해의 중요성을 알리고 있다(Savage, 1988; Cooney, Lin, & An, 1989; Evans & Thompson, 1993; Lieber, Amiel, Kaufman, Whitney, & Gelberman, 1996, Lieber, Silva, Amiel, & Gelberman, 1999; Zhao et al., 2002). 환자에게 손목을 굽힘 위치에 두고 능동적으로 손가락 굽힘을 수행하도록 지시하는 것은 불행하게도 수술 후 단계에서 일반적인 관행으로 시행되고 있으며, 이러한 움직임은 회복 중에 있는 굽힘근 힘줄에 힘을 증가시키기 때문에 피해야 한다.

굽힘 작업 WORK OF FLEXION

굽힘 작업(work of flexion)은 표면 마찰, 재건된 힘줄의 부피, 힘줄 유착, 부종, 관절 경직 및 대항근의 저항을 포함한 내, 외적 요인 등 모든 영향을 받아 능동적인 굽힘을 만드는 데 있어 필수적인 요인들이다(Tanaka et al., 2003 ; Zhao et al., 2004, 2005). 여러 연구에서 수술 후 4일 또는 5일에는 굽히는 작업을 최소화하고 치료를 시작해야 하는 기간으로 제안하였으며(Tanaka et al., 2003; Zhao et al., 2004, 2005; Cao & Tang, 2005, 2006; Cao et al., 2008), 치료사는 부종이 관찰되면 치료를 연기해야 한다. 그러나 Cao & Tang(2005), Cao 등(2008), Cao 및 Tang(2006)의 연구에서, 부드러운 동작이 실제로 힘줄의 미끄러짐 움직임에 저항과 굽히는 작업 능력을 감소시킨다는 결과를 보고하였다. 치료사로서 이러한 결론을 통해 부종이 있을 때는 관절가동범위, 빈도 및 속도를 조절할 수 있는 기회를 제공해야 하며, 환자에게 짧은 활(arch) 범위를 천천히 그리고 더 작게 반복으로 움직임을 할 수 있도록 하는 것이 더 안전하고 효과적이고 치료를 지연시키는 것보다 바람직한 방향이라는 것을 알려주고 있다. 반대로, 굽히는 작업을 현저하게 증가시키는 일반적인 상처 관리 및 부종 관리는 자가 접착 랩(self-adherent wrap)을 사용하는 것이다. Buonocore 등(2012)은 관절가동범위(ROM) 안에서 움직임을 하는 동안 자가 접착 랩(self-adherent wrap) 붙여 있는 숫자가 굽히는 작업에 상당한 영향을 미친다고 언급하였으며, 운동은 부종이 있는 상태에서 조심스럽게 수행할 수 있지만 치유되는 힘줄을 보호하기 위해서는 자가 접착 랩을 제거해야 한다고 하였다.

치료 시작 INITIATION OF THERAPY

굽힘근 힘줄 손상의 치료에는 숙련된 수부외과전문의와 수부치료사 그리고 재활 과정에 참여할 수 있는 환자가 모두 같이 참여하는 팀 접근(team approach)이 필요하다. 이상적으로, 환자는 수술 후 첫 주 내에 치료를 위해 진료를 봐야 하며 최적의 기간은 4~5일이다. 치료를 시작하는데까지 시간이 오래 걸릴수록 관절 경직과 함께 유착이 형성될 가능성이 높아지게 되며, 꼭 담당 수부외과전문의와의 의사 소통을 통해 치료가 이루어져야 한다. 굽힘근 힘줄 재활에 필요한 안내 사항과 관련된 질문은 상자 15-1을 참고하기 바란다.

초기 평가 INITIAL EVALUATION

올바른 치료 방법을 선택하는 것은 몇 가지 요인에 따라 달라지기 때문에 초기 방문 시 철저한 병력을 청취해야 한다. 수집된 정보에는 다음과 같은 내용이 포함되어야 한다(Tan et al., 2010; van Adrichem, Hovius, van Strik, & van der Meulen, 1992).

- 손상 메커니즘.
- 과거 병력: 당뇨병 및 관절염과 같은 상태는 치유 가능성에 부정적인 영향을 미칠 수 있다.
- 약물: Tan 등(2010)의 연구에서, NSAIDs(비스테로이드소염제)가 굽힘근 힘줄 유착을 감소시킬 수 있다.
- 흡연이나 음주와 같은 사회적 습관: van Adrichem 등(1992)은 담배 연기가 수술 후 미세혈관 순환에 부정적인 영향을 준다고 보고하였다.
- 관절가동범위(ROM)에 제한을 미칠 손상 전 손의 손상.
- 골절 및 신경 재건과 같이 힘줄 미끄러짐 동작과 치료 진행에 영

상자 15-1 필수 질문

참고: 이 질문들은 수부치료사가 수부외과전문의와 논의해야 하는 많은 질문 중 일부에 해당한다.

- 손상 메커니즘은 무엇이고 힘줄의 상태는 어떠한가?
- 잠재적인 환자 준수와 관련된 문제는 무엇인가?
- 손상 영역은 어디인가?
- 재건 지점을 가로지르는 힘줄의 가닥 수는 어떠하며 힘줄 주위에 봉합 상태는 어떠한가?
- 재건 부위는 온전한가?
- 재건 주위에 다른 구조물들과 관련되어 있는가? 신경, 동맥, 도르래 등의 상태는 어떠한가?

향을 미치는 손상. Yu 등(2004)은 제한적이고 보호된 손가락에 움직임은 손가락 신경 재건에 영향을 주지 않는다고 보고하였다.

- 혈관 재건 및 피부 이식과 같은 예방 조치를 취하는 외과적인 절차.
- 나이는 수부외과전문의가 치료를 결정하는 데 있어 중요한 요소로 작용하며, 환자는 주의 사항과 운동 프로그램을 이해할 수 있어야 한다. 너무 어린 환자는 수술 후 조기 손가락 움직임 프로그램에 참여할 수 없으며, 고령자는 치유 능력이 감소할 수 있다.

무보험 환자, 보험이 제한된 환자, 높은 자기부담금 또는 공제액이 있는 환자는 재정적 요인으로 인해 치료의 저해요소가 될 수 있으며, 일부 환자는 치료를 받기 위해 멀리 떨어진 곳으로 이동해야 할 수도 있다. 이러한 이유들 때문에 환자 교육이 매우 중요하다. 과식한 환자는 너무 많은 운동을 하여 잠재적으로 부기, 틈 및 또는 파열이 증가할 수 있으며, 가정 프로그램의 중요성을 이해하지 못하거나 가정 프로그램을 고수하지 않는 환자는 지나치게 두려움을 느낀 나머지 손가락에 경직과 함께 유착을 발생시켜 손가락 움직임을 스스로 제한시킬 가능성이 높다.

환자 상태를 문서화하기에 앞서 안전한 기준 측정은 초기 방문과 동시에 실시해야 하며, 그 이후 모든 방문에서 있어 필수적으로 실시를 해야 한다. 손허리손가락(MCP)관절 폄 및 복합적인 손가락 폄 동작을 제외한 수동 관절가동범위는 관절 가동성의 기준선을 제공하고 치료사에게 힘줄 미끄러짐 움직임을 평가하기 위한 비교 데이터를 제공한다. 손목을 중립 위치에 놓고 굽힘 측정을 할 때, 부드럽게 실시해야 하며, 치료사는 측정 시 자세를 유지하면서 굽힘근 힘줄 기능을 먼저 살펴봐야 한다. 이러한 측정 순서는 향후 평가에 있어 매우 중요하지만 수부외과전문의가 재건 방법에 대해 결정을 내리고 재건 부위를 **제자리에 고정(place and hold)**하거나 **실제 능동적인 움직임(true active motion)** 프로토콜을 요청한 경우에만 표시하게 된다. 능동적인 움직임 범위가 수동적인 움직임 범위와 같을 때 정상적인 미끄러짐과 기능을 가진 치유된 힘줄로 간주하게 되며, 힘줄 유착은 수동 굽힘이 능동 굽힘보다 클 때 존재하게 된다.

각도계(goniometric)를 이용한 각도 측정 외에도 통증, 부종 및 감각에 대한 평가는 중요한 부분이므로 꼭 평가를 실시해야 하며, 팔, 어깨, 손의 장애를 평가하는 평가도구(Disabilities of the Arm, Shoulder, and Hand, DASH)를 이용하여 자가 평가를 실시하면 치료사와 환자가 치유 단계 동안 일상 생활 및 적응 활동에 대해 정보를 공유하는데 있어 큰 도움이 된다(Powell & von der Heyde, 2014).

예후와 힘줄 치유에 영향을 미칠 수 있는 다른 요인은 다음과 같다.

- 손상 수준(영역).
- 손상 유형.
- 손상과 관련된 기타 구조.
- 깨끗한 열상(laceration) 대 압궤, 으깸손상(crush injury). 손상 시 조직에 대한 더 큰 외상은 흉터 조직에 영향을 미친다(Pettengill & Van Strien, 2011).
- 힘줄 윤활집 통합(tendon sheath integrity).
- 수술 기법. 힘줄을 조심스럽게 다루면 흉터 조직과 유착 위험이 최소화된다.
- 재건 부위와 원기둥 상피 봉합사를 가로지르는 코어 가닥의 수에 의해 생성된 봉합사에 강도.
- 손상과 수술, 수술과 치료 시작 사이의 기간. 수술과 치료 사이의 기간이 길어질수록 유착이 심해지며, 예후가 좋지 않다.

수술 후 스플린트 POSTOPERATIVE ORTHOSIS

과거 **등쪽 제한 스플린트(dorsal blocking orthosis)**는 폄 동작을 제한하고 굽힘근 힘줄을 단축된 위치로 유지하도록 설계되었다. 이 스플린트는 전통적으로 손목을 10°~30° 굽힘, MCP는 40°~60° 굽힘, 손가락뼈사이(IP)관절은 완전 폄 상태로 유지하도록 설계되었다(그림 15-9A~C). 협력 동작과 굽힘 작업에 대한 더 큰 이해는 전통적인 손목과 MCP 위치를 수정하게 하였으며, 여러 저자가 이에 대한 대안적 접근 방식을 제안하였다. Coats, Echevarria-Ore와 Mass(2005) 그리고 Clancy와 Mass(2013)는 손목을 20°에서 30° 폄 자세로, MCP는 60°에서 75° 굽힘으로 이동하는 것을 제안하는 반면, Peck 등(2014) 그리고 Higgins, Lalonde(2016) 연구에서 MCP

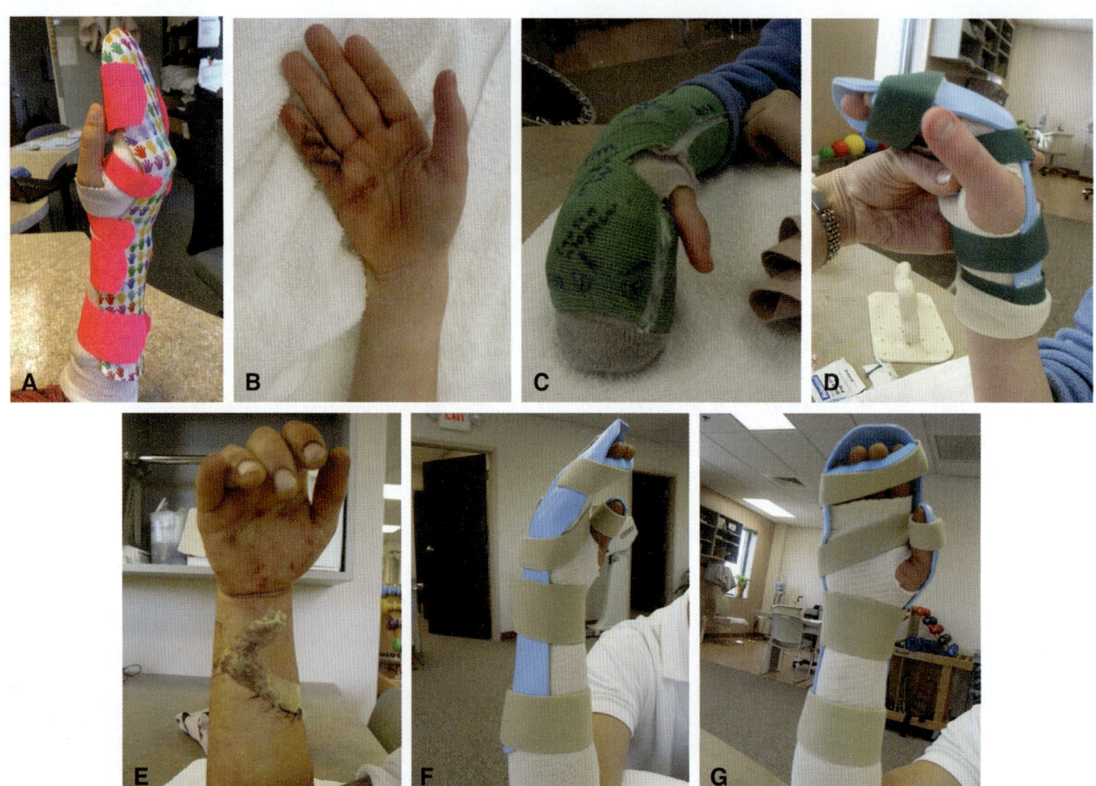

그림 15-9 **A,** 손목이 30° 굽힘되고, MCP 관절이 약 60° 굽힘된 굽힘근 힘줄 재건을 위한 손목 및 손 폄 제한 스플린트. **B~D,** 고정 프로토콜에 따라 9세 아동의 캐스트를 제거하고 상처부위를 소독한 후 맞춤형 손목 폄 제한 스플린트를 적용한다. **E~G,** 표시된 V 영역 손상, 손목은 MCP 관절을 30° 굽힌 상태에서 중립 자세를 취한다. 손목 및 MCP 굽힘의 양은 사용된 프로토콜, 손상의 심각성, 재건 유형 및 범위, 및/또는 의사(medical doctor, MD) 선호도에 따라 다르다. 넓은 신축성 있는 2인치 스트랩을 사용할 때 압박에 유의하도록 한다. 스트랩에 사용은 균일한 압력을 분산시키고 편안함을 제공하는 장점을 가진다.

굽힘을 30°로 제한하면서 최대 45°의 손목 폄을 허용하도록 설계하였다(그림 15-9D). 아직 손목 폄 동작을 할 준비가 되어 있지 않은 경우, 치료사 및 수부외과전문의는 손목을 중립 위치에 두고 치유된 힘줄을 보호하도록 하는데 이는 스플린트 내에서 안전한 위치에 힘줄을 고정하고 능동적인 움직임을 허용할 수 있도록 하는 합리적인 방법 중 하나이다(그림 15-9E~G).

폄 제한 스플린트(extension restriction orthosis)를 제작할 때는 몇 가지 문제점을 고려해야 하며, 스플린트 제작 시 다음과 같은 도움을 받을 수 있다. 첫째, 환자의 팔을 폼 램프(foam ramp)나 집에서 만든 손을 안정화 도구(homemade hand rest) 위에 놓는 것이 도움이 될 수 있다. 둘째, 팔 아래에 타월 롤(towel roll)을 대고 손가락을 가장자리에 늘어뜨려 스플린트 제작 시 도움을 받을 수 있다(그림 15-10 A,B). 그리고 스플린트 제작 전에 자뼈 붓돌기(ulnar styloid) 위에 패팅작업을 해주면 환자가 더욱더 편안함을 느끼게

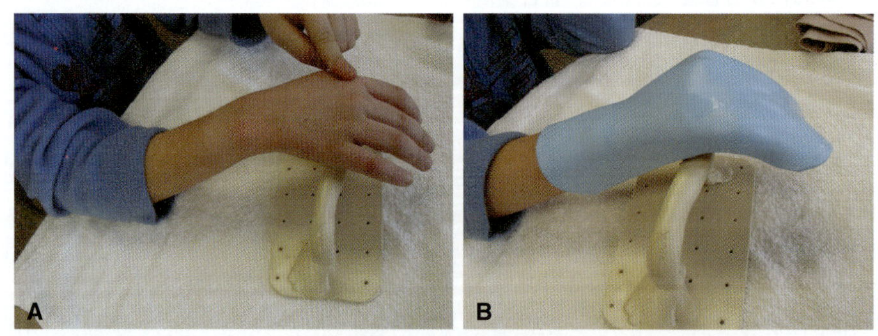

그림 15-10 **A 및 B,** 폼 지지대를 사용할 때 볼 수 있듯이 성형 과정에서 팔 근육이 평평해지는 것을 방지하기 위해 사용되는 집에서 만든 열가소성 플라스틱 재료로 만든 손의 안정화 도구(Homemade thermoplastic hand stand). 이것은 손목과 MCP 관절 각도를 쉽게 조정할 수 있도록 도움을 제공한다.

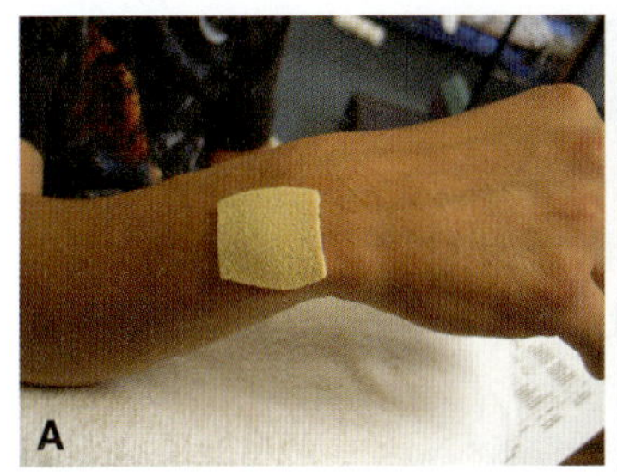

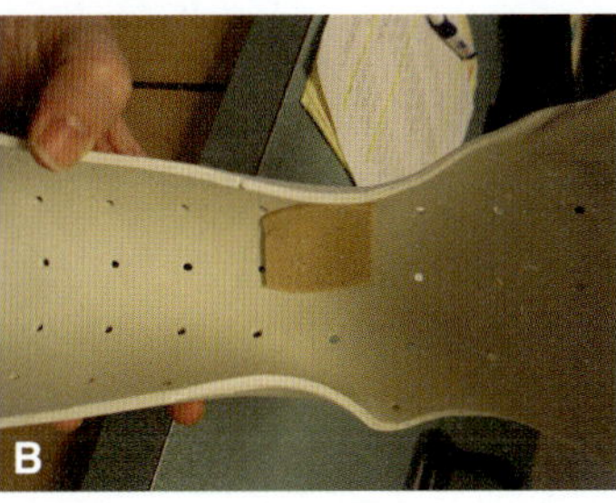

그림 15-11 A, 자뼈 먼쪽을 준비하고 (B) 자뼈 자극을 방지하기 위해 발포 고무(foam)를 스플린트 안에 뒤집어 붙여 놓는다.

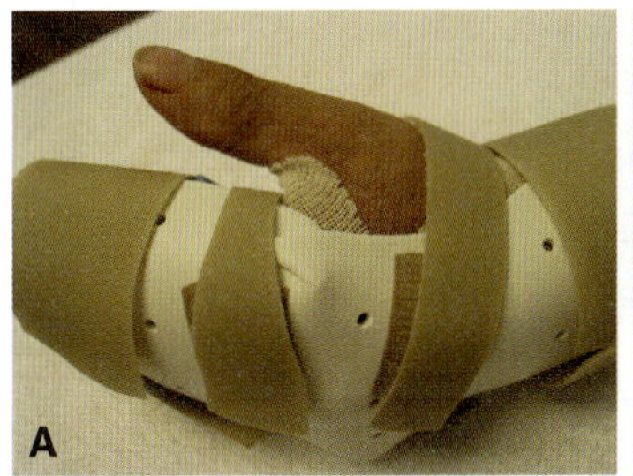

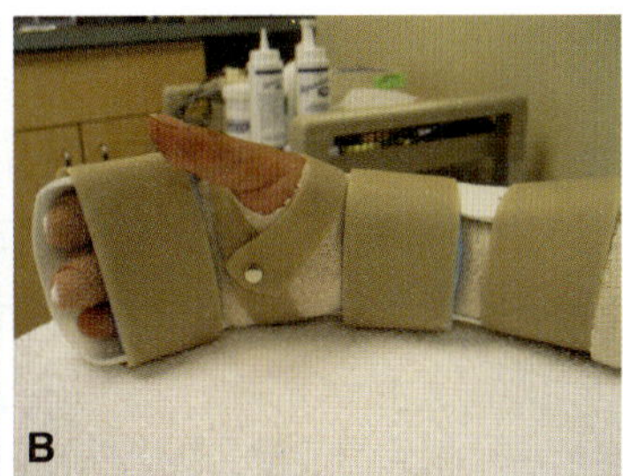

그림 15-12 A, MCP 관절 주위를 성형할 때는 절단/중첩 기술과 같은 전략을 사용하여 뼈나 관절 영역(등쪽 2번째 MCP)에 대한 윤곽을 얻는다. B, 엄지 CMC 관절 주위를 감싸는 스트랩을 리벳(금속 징, Riveting)으로 고정하여 팔에 스플린트를 고정하여 움직이지 않도록 방지한다.

전문가 핵심 15-1

굽힘근 힘줄 스플린트 내 바닥쪽 손가락 스플린트

THERESA BELL-NAGLE, OTR/L, CHT
Massachusetts

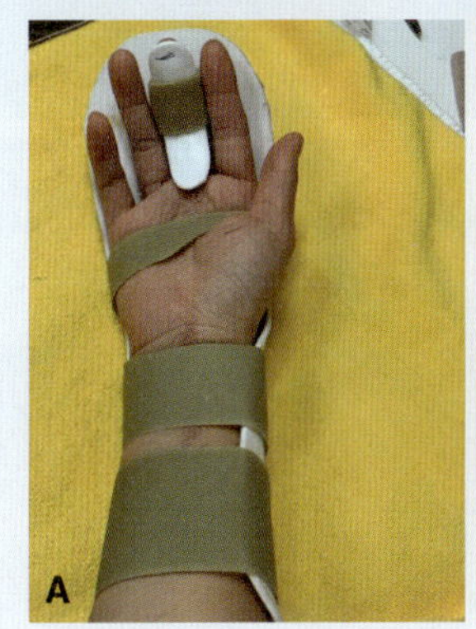

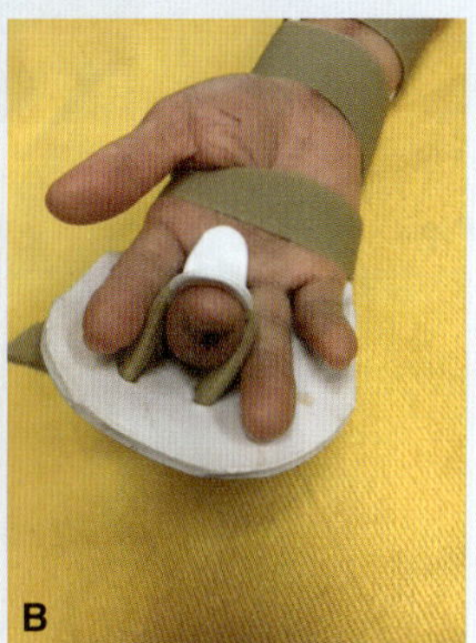

굽힘 구축을 방지하기 위해 폄 움직임에서 PIP/DIP 관절을 부드럽게 유지하기 위해 더 큰 보호 스플린트 내에 손가락 스플린트를 추가 구성한다. 후크 스트랩(hook strap)은 재료의 구멍, 틈(slits)을 통해 등쪽에서 당겨지고 있다.

되고 피부가 아래로 처지는 것을 방지할 수 있다(그림 15-11A,B).

완전히 MCP 관절을 굽힘하는 자세는 환자가 불편해할 수 있으며, 특히 상처가 손바닥으로 확장되어 있는 경우에 더 불편함을 느낄 수 있다. 그러나 MCP 관절의 굽힘이 너무 적으면 힘줄을 회복하는데 있어 느슨함을 주기에 충분하지 않을 수 있기 때문에 스플린트의 위치를 적절하게 유지하려면 잠재적인 압박 부위에 주의하면서 MCP 관절의 위치가 일치하도록 해야 한다. 손바닥 스트랩(palmar strap)은 스플린트 위에 단단히 고정시켜야 하며(그림 15-12A), 스플린트 자체 모형은 적절하게 윤곽을 잡을 수 있지만 손바닥을 가로지르는 스트랩이 충분하지 않다면 환자가 무의식적으로 MCP 관절을 너무 펴게 함으로써 잠재적으로는 힘줄 재건에 있어 악영향을 미칠 수도 있다(그림 15-12B).

스플린트 제작 중에 손가락뼈사이(IP)관절이 완전히 펴지지 않더라도 IP가 완전히 펴질 수 있도록 정형화된 지붕을 만드는 것이 중요하다. 그리고 손가락뼈사이관절을 똑바로 유지하면서 MCP 관절을 목표치 각도로 구부리는 것은 어려운 일이지만 매우 중요하다. 정형외과에서 손가락뼈사이관절을 완전히 펴는 것은 PIP가 굽힘 수축하는 것을 방지하는 데 도움이 될 뿐만 아니라 힘줄을 먼쪽 방향으로 미끄러짐 움직임이 나타나도록 하여 유착을 방지하는 것에도 도움이 된다(그림 15-13A~C). Yu 등(2004)의 연구에서 이러한 내용들을 반박하고 있지만, 일부 수부외과전문의는 손가락 신경 회복에 있어 PIP를 펴는 것을 제한시키고 있다. 3번째 손가락에 작은 폼 웨지(small foam wedge)를 등쪽 부위에 추가적으로 부착하면 손가락 움직임 제한을 허용시킬 수 있고 손가락 폄 동작을 더 크게 하기 위해 몇 주 동안 힘줄 회복 진행에 따라 변경하여 적용시킬 수 있다. PIP에 개방된 위치(open-packed positioning)는 빠르게 굽힘 구축으로 이어질 수 있으므로 주의 깊게 관찰해야 한다.

재활 중재법 REHABILITATION REGIMENS

중재의 절차와 순서를 안내하는 프로토콜은 치료 진행 일정을 제공하기 위해 개발되었다. 이전에 언급한 바와 같이, 획기적인 연구에 따르면 초기 가동화(mobilization)는 힘줄이 미끄러짐 움직임을 하는 능력을 향상시킬 뿐만 아니라 재건 속도를 증가시킨다(Lundborg & Rank, 1978, 1980; Gelberman et al., 1980, 1981, 1982, 1986; Gelberman & Woo, 1989; Hitchcock et al., 1987). 현재 의료 현장에서 사용되는 재활 중재법은 고정, **조기 수동 굽힘(early passive flexion)**, 공간과 굽힘 유지(place and hold flexion), 실제적인 능동 굽힘(true active flexion)을 포함한 운동 유형에 따라 분류하게 된다.

고정 IMMOBILIZATION

힘줄 치유 및 재건에 대한 지식이 발전함에도 불구하고 수술 후 고정이 최선의 선택인 상황이 있을 수 있다. 나이가 너무 적거나 인지

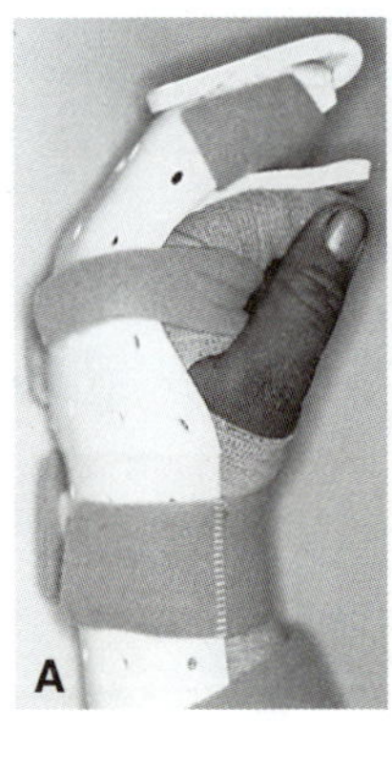
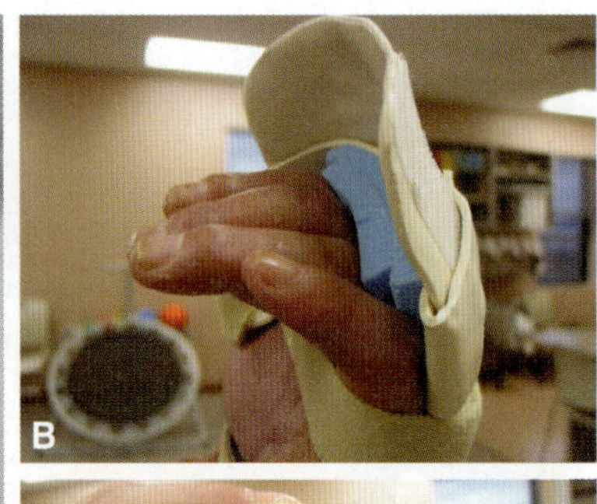
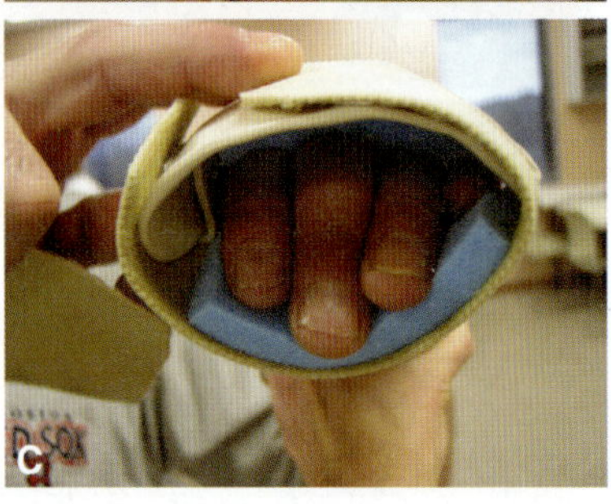

그림 15-13 A, AlumaFoam® 2번째 손가락 MCP 관절을 굽힘 자세로 배치하여 운동 시 능동적인 PIP 관절의 폄을 용이하게 하고 굽힘 구축을 방지하기 위해 IP 관절이 폄 동작에 안전하게 고정되도록 추가한다. **B 및 C,** 발포 고무(foam)를 몸쪽 손가락뼈 등쪽으로 적용하고 먼쪽 스트랩을 손바닥쪽으로(volarly) 적용하는 것은 스플린트 내에서 더 큰 IP 관절 폄 동작을 달성하는 또 다른 방법이 될 수 있다.

능력이 없거나 치료 참여를 꺼리는 환자가 고정에 대한 프로토콜에 가장 적합한 방법이다. 힘줄이 고정되면 힘줄 끝의 부드러워짐(softening)으로 인해 초기 회복 후 힘이 사라지게 되는데 이러한 힘 빠짐 현상은 수술 후 2주까지 지속되며 재활 과정에서 꼭 고려해야 한다.

0에서 3~4주: 팔꿈치와 어깨를 포함하여 스플린트로 보호되지 않는 관절은 움직일 수 있다.

3~4주: 손목을 스플린트에서 중립 자세로 위치시키고 환자는 운동 프로그램을 시작할 수 있으며, 스플린트는 목욕과 운동을 위해 제거할 수 있지만 그렇지 않으면 밤낮으로 착용을 해야 한다.

4~6주: 등쪽 제한 스플린트(dorsal blocking orthosis) 착용을 중단하고 관절에 움직임을 제한하는(joint blocking) 운동을 포함한 훈련을 진행하게 된다. 이때 굽힘 구축이 발생했거나 외인성 굽힘근(extrinsic flexor tightness)이 짧아질 경우 폄 움직임을 할 수 있도록 부드러운 움직임을 만들 수 있는 스플린트를 밤에 착용할 수 있다.

조기 수동 굽힘 EARLY PASSIVE FLEXION

조기 수동 굽힘 프로토콜은 1970년대에 사용되었으며, 이 프로토콜은 단독으로는 거의 사용되지 않지만 조기 수동 굽힘 프로토콜 개발에 대한 역사를 이해하는 것은 매우 중요하다. 이 프로토콜은 Kleinert, Kutz, Ashbell와 Martinez(1967) 그리고 Duran과 Houser(1975)의 연구를 기반으로 발전하게 되었으며, 조기 가동화(mobilization)가 힘줄 미끄러짐 동작을 증가시키고 더 좋은 예후를 가져온다고 보고하였다. 수동적인 움직임 동작은 능동적인 움직임 동작에 의해 생성된 힘이 들어가지 않는 최소한의 힘줄 미끄러짐(glide) 움직임을 제공하며, 각 프로토콜에는 운동에 관한 특정 운영시간과 방법들이 있지만 실제로 조기 수동 굽힘 프로토콜을 사용하는 대부분의 치료사는 접근 방식을 조합하여 사용한다. 조기 수동 굽힘 프로토콜은 수부외과전문의가 힘줄 2가닥만 재건(two-strand repair)할 수 있는 상황이나 회복 부위를 가로지르는 힘줄 가닥의 수를 알 수 없는 상황에서 환자에게 안전한 방법으로 적용할 수 있는 프로토콜이다.

듀란과 하우저 Duran and Houser

Duran과 Houser(1975)는 3~5mm의 미끄러짐 동작만으로 유착을 방지하기에 충분하고 초기 프로토콜에 따르면 환자는 손목과 손뼘 제한 스플린트에 손목을 20° 굽힘, MCP는 이완 굽힘, IP는 고무 밴드와 같은 역동적인 견인으로 굽힘을 유지해야 한다고 보고하였다. 분리된 PIP 및 DIP에 수동 관절가동범위(PROM)는 손목과 MCP를 굽힘 상태로 유지하여 하루에 두 번 정도 6~8회 반복하여 굽힘을 수행해야 한다. 4.5주 후에는 스플린트 착용을 중단하고 손목 끈에서 손톱까지 고무 밴드를 부착한 손목 스트랩(wrist strap)를 장착하여 힘줄고정(tenodesis)과 함께 손가락의 굽힘/폄 움직임을 할 수 있도록 해야 한다(그림 15-14A,B). 저항 굽힘은 8주까지 실행하지 않는다.

수정된 듀란(modified Duran) 프로토콜은 고무 밴드를 이용한 견인 사용법을 중단하고 운동 세션 사이에 스플린트를 이용하여 IP를 펼 수 있도록 하였다. 수동 굽힘 및 폄 운동은 앞에서 언급한 대로 실시할 수 있도록 하며, 환자는 "수정된" 듀란 프로토콜로 인해 적용된 스플린트를 이용한 IP 폄 동작을 능동적으로 할 수 있도록 해야 한다(그림 15-15A,B).

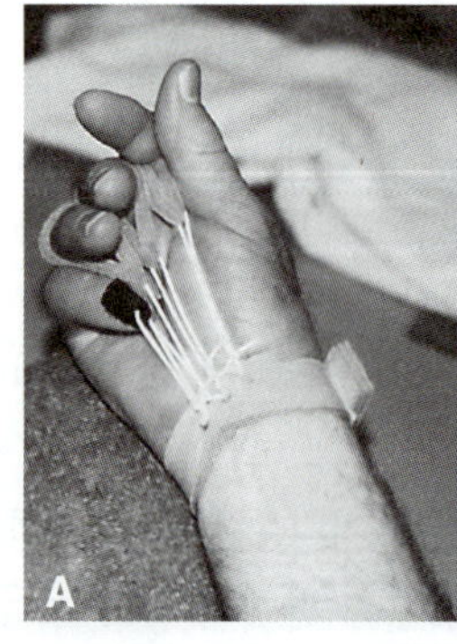
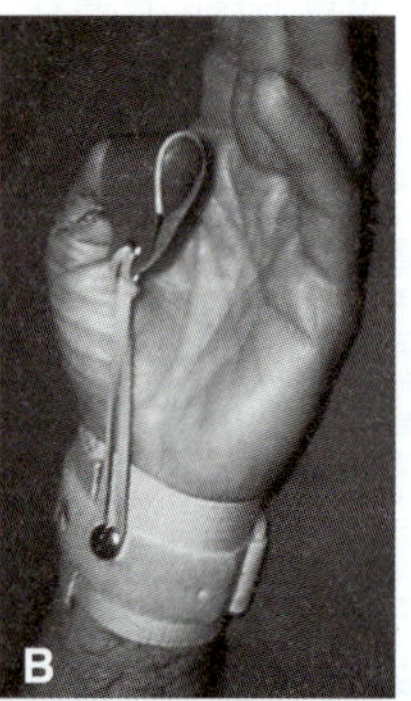

그림 15-14 **수정된 Duran 프로토콜을 사용한 치료의 중간 단계에서는 손목 팔찌(wristlet)를 착용한다. A,** 힘은 몸쪽 손가락뼈의 말단에서 5번째 손가락의 손톱에 직접 고정하거나 손가락 걸이를 통해 2번째 손가락, 3번째 손가락 또는 4번째 손가락 몸쪽 손가락뼈에 고정시키도록 한다. **B,** 긴 엄지굽힘근(flexor pollicis longus) 재건은 수동적인 엄지손가락 IP 관절 굽힘 덮개를 사용하여 유사한 방식으로 관리할 수 있다.

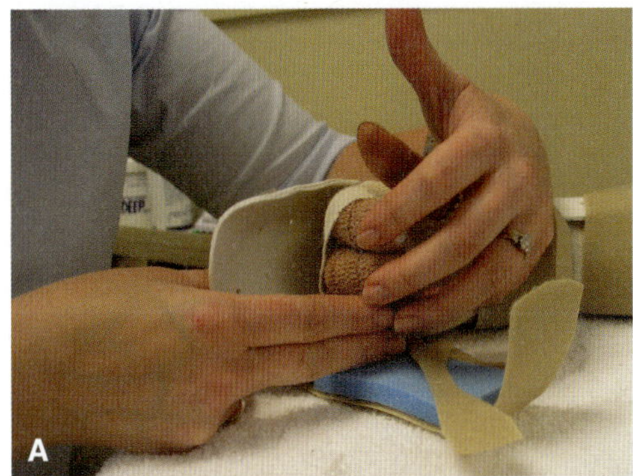

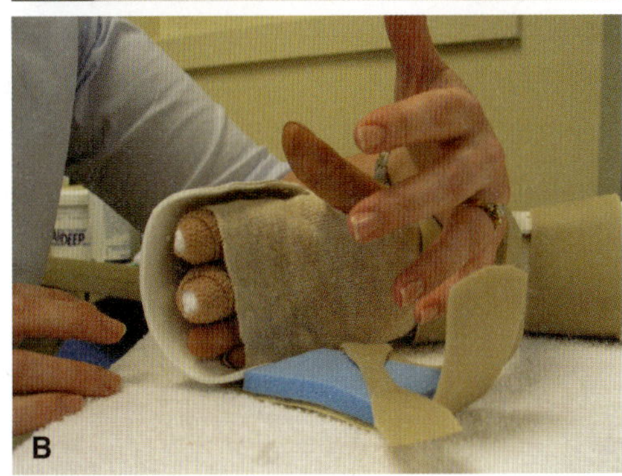

그림 15-15 수정된 Duran 프로토콜: 스플린트의 경계까지 능동적인 손가락 폄 동작을 실시한다(B). 그리고 치료사의 감독하에 클리닉에서 수행된 수동적인 손가락 굽힘 동작을 실시한다(A).

클라이너트 Kleinert

클라이너트(Kleinert) 프로토콜은 손목을 45° 굽힘시키고 MCP를 10°~20° 굽힘시키도록 하였으나 실제로 이 프로토콜은 거의 사용되지 않고 손목 및 MCP에 위치 고정도 더 이상 권장되지 않는다. 클라이너트의 연구는 근전도(EMG) 측정을 기반으로 이루어졌으며, 저항에 대한 폄 움직임이 실제로 굽힘근에 활동을 제한시키는 것으로 나타났다. 듀란 프로토콜에 설명된 대로 고무 밴드를 이용한 견인 방법을 사용하여 환자는 고무 밴드의 저항에 대항하여 스플린트의 후드를 향해 IP를 능동적으로 펼 수 있도록 하였다. 고무 밴드의 장력은 손가락을 수동적으로 다시 굽힘되도록 당겨지게 되며, 이러한 능동적인 폄 동작과 수동적인 굽힘 동작은 깨어 있는 시간마다 10회 정도 실시하도록 하였다. 부드러운 능동적인 굽힘 동작은 3~6주에 시작하도록 하고 저항은 6~8주 뒤에 실시하도록 하였다.

워싱턴 Washington

Brooke Army Hospital의 방법을 수정한 워싱턴 프로토콜(Washington Regimen)은 Duran과 Houser가 권장하는 수동적인 굽힘과 클라이너트가 권장하는 조절된 능동 폄과 수동 고무 밴드 굽힘을 결합하여 DIP 굽힘을 증가시키기 위해 손바닥에 도르래를 추가 적용하는 접근법이다(그림 15-16). 능동 굽힘은 4주차까지는 실시하지 않고, 스플린트의 손목 위치는 5주차에 중립 자세로 위치시키며, 스플린트는 일반적으로 6주차에 중단하도록 한다(Dovelle & Heeter, 1989).

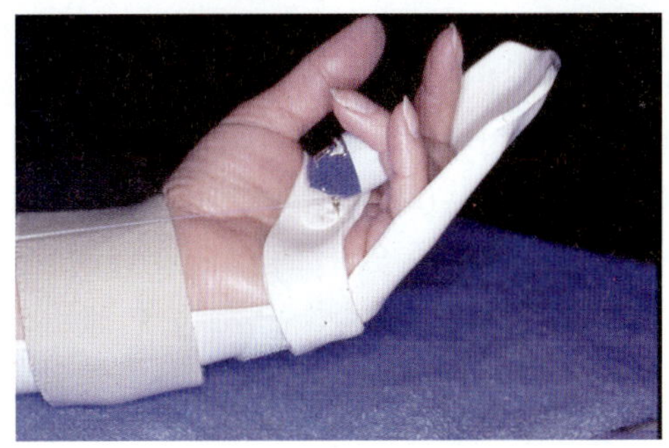

그림 15-16 고무 밴드 견인은 조기 수동 굽힘 프로그램에서 부드러운 손가락 굽힘을 할 때 사용되며 손바닥 도르래를 추가한 스플린트를 보여주고 있다.

배치와 고정 PLACE AND HOLD

조기 수동 굽힘 프로토콜을 사용하면 힘줄에서 약간의 미끄러짐 동작(some glide)을 보이지만 실제로 윤활집(sheath)을 통해 미끄러짐보다는 힘줄이 압축되거나 “뭉쳐지는” 경향이 있다. 실제 힘줄 운동은 유착을 예방하는 데 더 나은 잠재력을 가지고 있으며, 배치와 고정법은 작용근과 협력근의 균형(agonist-synergist balance)을 최적화하고, 수동적인 긴장을 감소시킨다. 그리고 이러한 접근법은 힘줄 운동을 증가시키는 협력 운동(synergistic motion)의 개념을 기반으로 한다(Savage, 1988; Cooney et al., 1989; Evans & Thompson, 1993; Lieber et al., 1996, 1999; Zhao et al., 2002). 배치 및 고정법은 힘줄의 미끄러짐 동작을 최대화하기 위해 제안된 방법으로 네 손가락 모두를 동시에 움직인다(Korstanje et al., 2012; Silfverskiold, May, & Oden, 1993). 굽힘근 힘줄 재활에 대해 현재까지 가장 높은 수준의 증거를 제공하는 획기적인 실험 연구가 Truble 등에 의해 제시되었다(Trumble et al., 2010; Neiduski & Powell, 2019), 연구에서 환자가 조기 수동 굽힘을 하는 것보다 배치 및 고정 프로토콜에서 능동 굽힘 증가와 굽힘 구축을 감소시키는 것이 더 좋은 예후를 준다고 보고하였다(Trumble et al., 2010).

인디애나 Indiana

Strickland(1993)와 Cannon(1993)이 제안한 **배치와 고정(place and hold)** 프로토콜인 **인디애나 프로토콜(Indiana Protocol)**은 일반적으로 사용되는 접근법으로 손목과 손가락을 굽힘시키고, 손목을 폄 쪽으로 이동하는 협력 운동 순서(synergistic exercise sequence)가 포함되며, 환자는 굽힘 동작에서 손가락을 부드럽고 능동적으로 고정시킬 수 있도록 한다. 이 접근법은 순서가 자연스럽고 부드러운 움직임으로 시연될 때까지 반대쪽 손을 사용하여 연습할 수 있도록 해야 한다.

원래 인디애나 프로토콜에서는 두 개의 스플린트를 사용하는 데 운동하지 않을 때 환자는 손목을 20° 굽힘, MCP를 50° 굽힘, IP를 스플린트 끝부분에 걸쳐 손가락을 완전히 펴하는 손목 및 손 폄 제한 스플린트를 착용한다. 스플린트는 손목에 경첩으로 연결되어 손목 폄을 30°로 차단하여 스플린트 내에서 안전하게 손목의 위치를 유지하여 운동할 수 있다(그림 15-17A~C). 시간과 재료(resources)를 절약하기 위해서 스플린트는 운동 세션 사이에 착용하여 사용할 수 있도록 하였으며, 손목을 20° 굽혀지도록 하여 착탈식 형태로 운동을 제한하도록 제작하였다. 이 프로토콜에서는 수정된 듀란 운동과 배치 및 고정 운동을 매시간 실시할 수 있도록 하였으며, 수술 후 4주 정도에 환자는 스플린트 외부에서 협력작용(synergistic fashion outside)이 가능하도록 하여 능동적인 굽힘을 시작할 수 있도록 하였다. 7~8주가 되면 폄 제한 스플린트 사용을 중단하고 저항 운동을 시작한다.

실제 능동 굽힘 TRUE ACTIVE FLEXION

실제로 수행한 능동 굽힘 접근법은 환자가 자발적이고 능동적으로 손가락 굽힘 범위를 결정하도록 하는 방법이 포함된다. 지난 10년 동안 많이 사용되고 검증된 이러한 접근법은 손목을 굽힘이 아닌 폄 상태로 위치시켜 고정, 등쪽 제한 스플린트(dorsal blocking orthosis)를 사용한다(Coats et al., 2005; Clancy & Mass, 2013; Higgins & Lalonde, 2016; 그림 15-18). Evans와 Thompson(1993)은 손목을 최대 45° 폄 자세로 유지하면서 치유한 굽힘근 힘줄은 근육 힘줄에 긴장도를 최소한으로 활성화시키는 데 도움이 된다고 제시하였다. 손목 폄 자세는 첫 번째 1/3 범위(Peck et al., 2014), 중간 범위(Higgins & Lalonde, 2016) 및 사용 가능한 범위(Coats et al., 2005; Clancy & Mass, 2013)를 포함하여 실제로 수행한 능동적인 굽힘 부분 범위와 짝을 이루도록 한다.

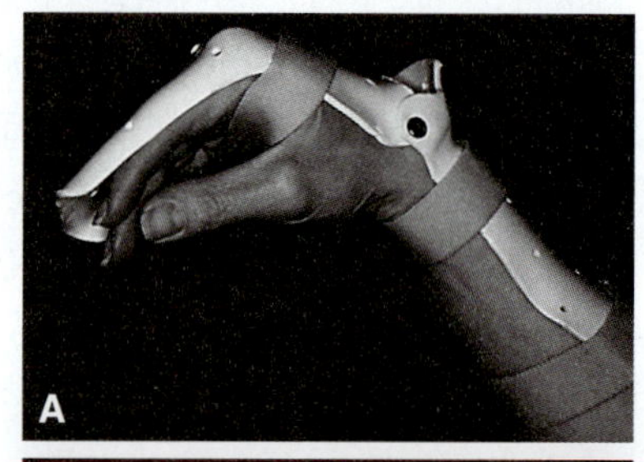

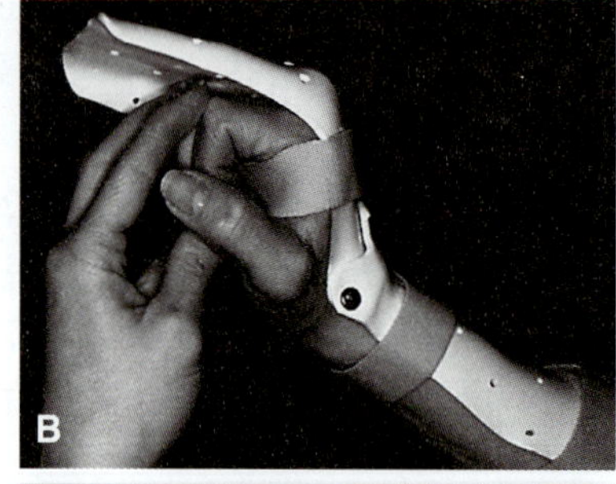

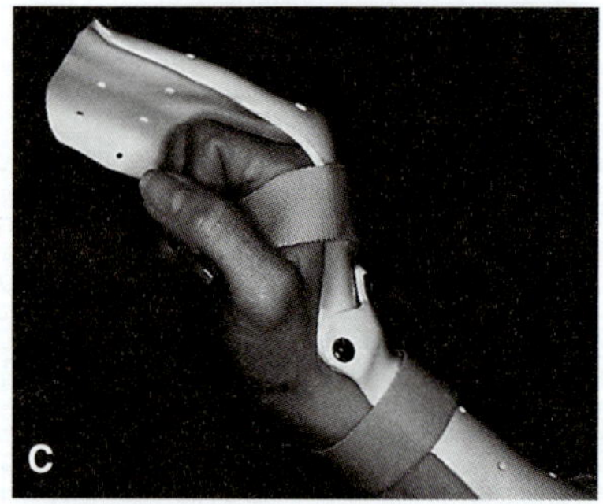

그림 15-17 힘줄 스플린트는 손목을 완전히 굽힘할 수 있도록 제작되었지만 30°에서 폄 동작을 제한한다. **A**, 손가락이 펴진 상태에서 손목 굽힘. **B**, 손목 폄과 동시에 수동적인 손가락 굽힘. **C**, 능동적인 손가락 굽힘을 유지. 위 사진 속 스플린트는 이 프로토콜에 대한 많은 설계 옵션 중 하나로 사용된다.

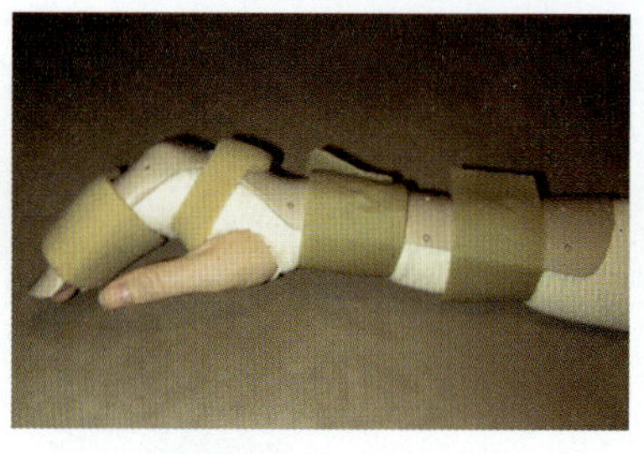

그림 15-18 손목이 펴진 상태에서 고정된 등쪽 차단 스플린트.

맨체스터 짧은 스플린트 Manchester Short Orthosis

Fiona Peck(2014)에 제시한 **맨체스터 짧은 스플린트(Manchester short orthosis)**는 손목을 최대 45° 폄할 수 있는 혁신적인 손 기반 스플린트가 포함되고 MCP를 30° 굽힘하여 유지시키고 IP를 스플린트의 등쪽 후드에 완전히 펼 수 있도록 제작한다(그림 15-19 A,B). Peck 등(2014)은 힘줄 재건 후 MCP를 너무 많이 굽히면 PIP를 향한 움직임으로 편향되고 DIP 굽힘을 하는 동안 FDP 힘줄에 가해지는 힘이 증가한다고 보고하였다. 실제 능동 굽힘은 힘줄에 차등을 둔 미끄러짐(differential glide) 동작을 최적화하기 위해 DIP에서 움직임이 먼저 시작되고, 그 이후 총 사용 가능한 범위의 첫 번째 1/3로 움직임이 제한되며, 마지막으로 능동적인 손목 폄

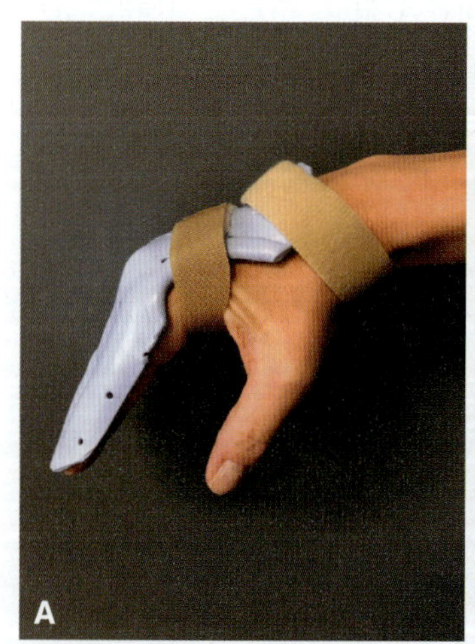

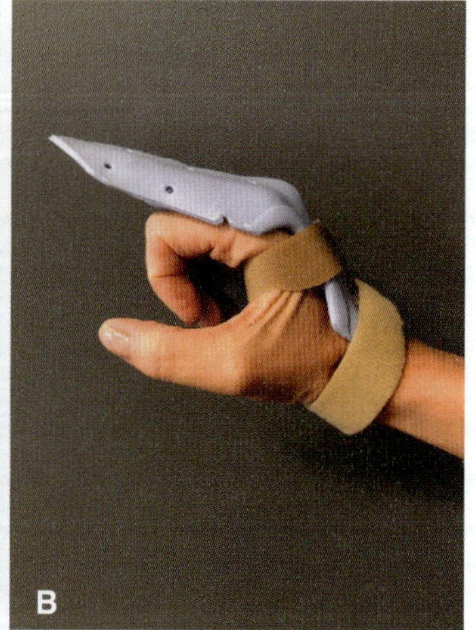

그림 15-19 **A**, 맨체스터 짧은 스플린트, 손 기반 등쪽 제한 스플린트. **B**, 손목을 최대 45° 폄할 수 있다.

동작과 함께 모든 동작이 완료된다.

Peck 등(2014)의 비교 연구에서 맨체스터 짧은 스플린트를 사용하여 재활을 받은 환자가 6주와 12주에 PIP의 굽힘 구축이 유의하게 감소하였고 DIP의 굽힘이 더 유의하게 증가하여 추후 예후가 더 좋아질 긍정적인 가능성을 제시하였다.

세인트 존 프로토콜 Saint John Protocol

Peck의 혁신을 바탕으로 한 **세인트 존 프로토콜(Saint John Protocol)**은 수술 후 2주에서 4주 사이에 손목과 맨체스터 짧은 스플린트를 포함한 등쪽 제한 스플린트(dorsal blocking orthosis)를 사용하도록 하는 것부터 시작한다(Higgins & Lalonde, 2016). 동일한 관절 위치를 사용하는 이 접근법은 DIP에서 시작하여 움직일 수 있는 범위의 첫 3분의 1 또는 절반 정도에 범위를 실제 능동적 굽힘 동작을 수행하도록 한다. 두 프로토콜 모두 능동적인 운동을 하기위해 관절과 힘줄에 움직임을 위한 워밍업 운동으로 수동적인 관절가동범위 운동을 실시해야 한다.

긴엄지굽힘근 재활
FLEXOR POLLICIS LONGUS REHABILITATION

긴엄지굽힘근(FPL) 재건을 위한 재활 및 스플린트 접근은 실무지침에 관련된 연구가 제한되어 더 복잡하고 어려우며, 대부분의 프로토콜은 FDS 및 FDP 힘줄에 대한 연구를 기반으로 한다. Brown과 McGrouther(1984)는 수동적인 복합 굽힘(passive composite flexion)에 비해 IP를 수동적으로 굽힘시키는 동안 엄지손가락의 MCP를 폄 상태로 유지할 때 긴엄지손가락 굽힘근 힘줄의 미끄러짐 동작이 더 많이 발생한다고 보고하였다. FPL 힘줄은 열상 후에 수축될 가능성이 더 높기 때문에 흉터 형성이 더 쉬고 손상된 근육이 짧아지게 되면 힘줄 재건이 더 어렵고 IP 굽힘 구축을 유발하게 된다.

공식적인 FPL 프로토콜은 없으며, 의사는 FDS 및 FDP 열상/재건에 대한 힘줄 재활에 대한 지식을 대체하여 FPL 힘줄 재활에 적용해야 한다. 4가닥에 힘줄 접합술은 낮은 파열률(lower rupture rates)로 인해 조기 운동을 더 잘 견디는 것으로 보고되었다(Elliot, Moiemen, Flemming, Harris, & Foster, 1994).

일반적으로 FPL 손상에 사용되는 스플린트는 IP가 펴진 상태에서 손목을 약간 굽힘시키고 엄지손가락을 손바닥 방향으로 외전시켜 놓아야 한다(그림 15-20). 이러한 손가락 배치를 통해 손가락을 자유롭게 움직일 수 있다. 하지만 환자는 2번째 손가락의 FDP와 FPL 사이에 린드버그 기형(Lindberg anomaly)으로 알려진 힘줄간 연결 가능성으로 인해 손을 잡거나 기능적으로 손을 사용하려고 하지 않도록 주의해야 한다. 이 스플린트는 초기 수동 굽힘 프로토콜과 함께 사용할 수 있지만 손목을 중립 자세로 수정하거나 펼 경우에는 엄지손가락의 배치, 고정법 및 실제 능동적인 굽힘 운동을 통해 훈련을 시작하도록 해야 한다.

치료 진행 및 결과
THERAPY PROGRESSION AND OUTCOMES

모든 굽힘근 힘줄 재건과 관련된 프로토콜에서 가장 중요한 것은 동작에 있어 질적인 면을 향상시키는 것이다. 가장 낮은 하중으로 최적의 힘줄 미끄러짐 동작을 달성하려면 운동을 올바르게 수행해야 한다. 힘줄이 미끄러짐 동작을 진행하지 않으면 아무리 관절 동작이 많이 일어나더라도 유착를 없애는데 도움이 되지 않는다. 또한 과도한 운동은 염증 반응을 유발하여 더 많은 유착을 유발시킬 수 있다.

치료사는 환자가 다음 치료 단계로 진행할 수 있도록 하거나 환자가 다음 단계로 진행하지 못하고 보류되어야 하는지를 평가해야 한다. 그리고 어떤 사람들은 다른 사람들보다 더 많은 흉터를 가지고 있는 경향이 있어 치료 프로그램을 적용할 때는 개별적으로 조정할 필요가 있다. 일관된 각도 측정 및 수동 운동과 능동 운동 각도를 비교함으로써 매 치료 방문 시 힘줄의 미끄러짐 동작을 평가해야 한다. 힘줄의 미끄러짐 동작이 지속적으로 증가하는 환자는 더욱더 보수적으로 치료 접근을 해야 한다. 힘줄이 현재 진행 중인 운동 접근법에 적절하게 반응한다면 힘을 추가하거나 별도에 운동을 더 추가할 필요가 없다. 하지만 반대로 힘줄에 미끄러짐 움직임이 악화되거나 안정되지 않은 환자는 힘과 관절가동범위를 증가시키는 점진적 운동 방법으로 치료 접근을 해야 한다. **스트릭랜드 백분율(Strickland percentage)**과 **점진적인 힘의 피라미드(pyramid of progressive force)**는 치료사가 힘줄 재건 후 치료 진행을 안내하는 데 있어 사용할 수 있는 두 가지 도구이다.

스트릭랜드 백분율 STRICKLAND PERCENTAGE

Strickland와 Glogovac(1980)에 의해 공식화된 공식으로 이를

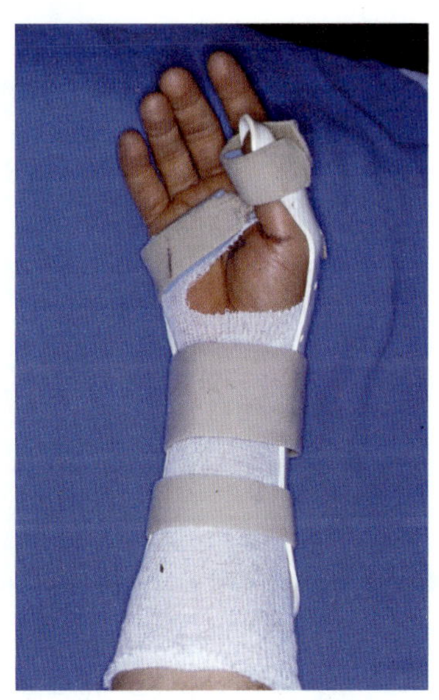

그림 15-20 긴엄지굽힘근 재건을 위한 폄 제한 스플린트(extension restriction orthosis). 엄지는 손바닥과 노쪽 사이에 위치해야 한다.

상자 15-2 스트릭랜드 백분율

$$\frac{(\text{능동적인 PIP + DIP 굽힘}) - (\text{DIP + DIP 폄근 지연})}{175} \times 100 = \%\ \text{정상적인 PIP와 DIP 움직임}$$

Strickland 백분율로 불린다. 이러한 공식을 통해 치료사와 수부외과전문의가 정상적인 힘줄의 미끄러짐 동작을 백분율로 비교할 수 있다. 175°의 결합된 규범 값을 기반으로 환자의 PIP 및 DIP 굽힘을 함께 더하고 모든 폄근에 움직임 시간 차이를 뺀 최종 숫자를 175로 나누어 100을 곱하면 정상적인 PIP 및 DIP 동작의 백분율이 제공된다(상자 15-2). 이 백분율은 시간이 지남에 따라 힘줄에 미끄러짐 움직임이 증가하는지 여부를 결정하기 위해 방문할 때마다 관절가동범위(ROM)와 함께 추적 관찰할 수 있다.

점진적인 힘의 피라미드 모형
PYRAMID OF PROGRESSIVE FORCE

2004년 Groth는 치료사와 수부외과전문의가 손상된 굽힘근 힘줄에 재활을 진행하는 방법을 결정할 수 있도록 도움이 되는 이론적 지침을 제안하였다. 이 장에 설명된 전통적인 굽힘근 힘줄 프로토콜은 연대순 타임라인과 상처 치유를 기반으로 하고 있으며, 시간 기반 요법은 환자마다 개인의 치유 차이를 인정하지 않는다. 점진적인 힘의 피라미드 모형(Groth, 2004)은 정확한 프로토콜(그림 15-21)이 아닌 임상 의사가 치료 결정을 내리는 데 도움을 주는 용도로 사용되기 때문에 운동 처방 및 치료 진행을 결정하기 위해 다른 접근법과 함께 사용할 수 있다.

점진적인 힘의 피라미드는 힘줄 운동과 운동 중 발생하는 힘의 양에 대한 지식을 기반으로 개발되었고 가장 적은 힘을 만드는 운동은 피라미드의 맨 아래에 있고 더 많은 힘이 필요한 운동은 맨 위에 위치해 있다. 피라미드 모양의 사용은 대부분의 환자가 맨 아래

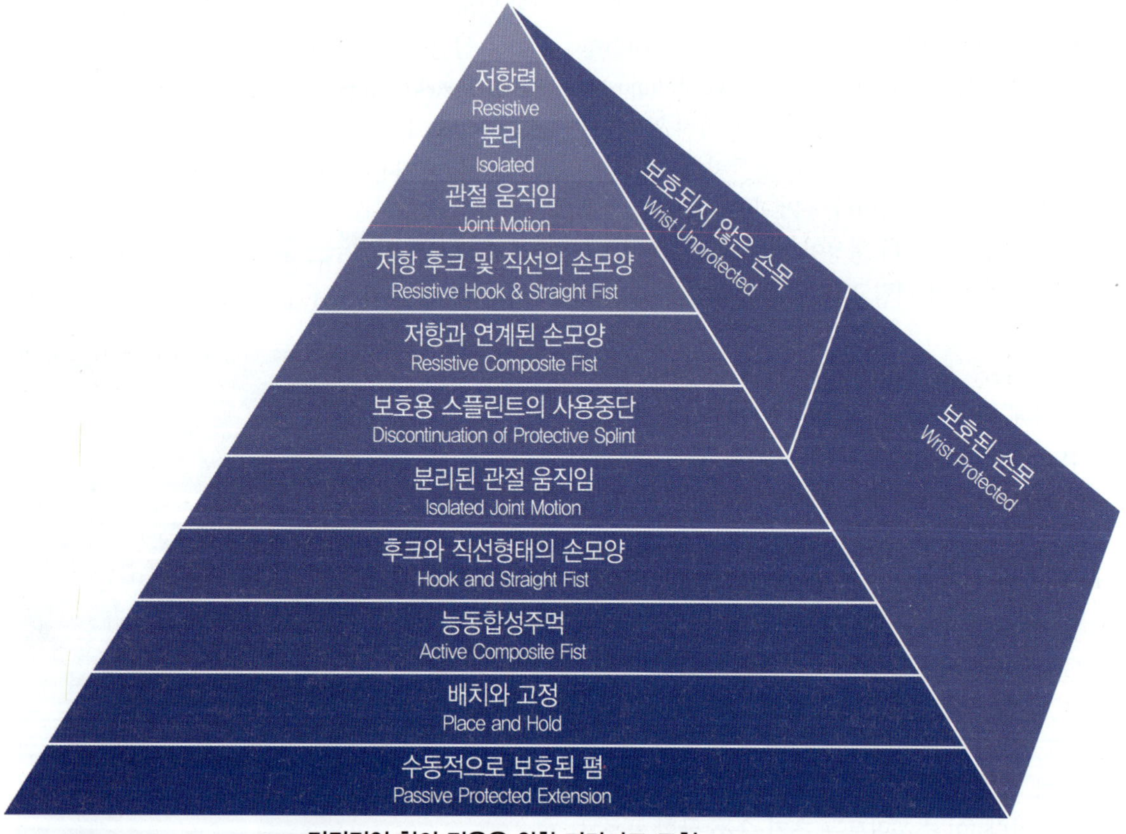

그림 15-21 손상된 굽힘근 힘줄에 대한 점진적인 힘 운동의 피라미드 모형. (Reprinted with permission from Groth, G. N. (2004). Pyramid of progressive force exercises to the injured flexor tendon. *Journal of Hand Therapy*, 17, 31–42.)

운동에 참여하는 반면, 맨 위에 있는 운동을 통해 진행해야 하는 환자는 적음을 나타낸다. 피라미드 모형의 치료 목표는 치료사가 힘줄에 수행되는 운동 방식에 따라 치료를 진행할 수 있도록 하는 것으로 힘줄이 치료에 잘 반응하여 회복된다면 해당 치료 과정을 유지하도록 하고 추가적인 운동을 실시하지 않도록 하는데 중요하게 작용한다.

- 기본 단계: 피라미드 모형의 첫 번째 단계는 Duran, Houser 및 Kleinert가 개발한 프로토콜을 기반으로 수동적인 손가락 폄 동작을 보호하는 것이다. 이 운동은 훌륭한 워밍업 운동으로 치유해야 할 굽힘근 힘줄에 먼쪽 미끄러짐 동작을 제공한다.
- 2번째 단계: 2번째 단계에서는 느슨하게 쥐는 주먹과 손목 폄 동작으로 배치 및 고정 고정법이 포함된다. 이러한 동작을 협력 동작이라고도 한다.
- 3번째 단계: 3번째 단계는 능동적인 복합된 손모양(active, composite fist)으로 움직일 수 있도록 진행되는 것을 포함한다. Groth(2004)는 손목이 20° 굽힘될 때 보호해야 한다고 주장하였으나 최근 연구에서는 손목을 중립 위치 또는 폄 위치로 움직이고 첫 번째 1/3 움직임 범위에서 중간 범위까지 지속적으로 움직임 범위를 줄이도록 하는 것을 권장한다(Coats et al., 2005; Clancy & Mass, 2013; Higgins & Lalonde, 2016).
- 4번째 단계: 4번째 단계에는 능동적으로 손 펴거나(active straight) 갈고리 모양의 손모양(hook fist)을 포함하고 손목은 힘줄에 균일한 스트레스를 제공하기 위해 중립 자세를 유지하도록 한다. 두 가닥의 재건한 힘줄은 수술 후 21일까지 능동적으로 갈고리 주먹형태로 견딜 수 있을 만큼 충분히 힘줄이 강하지 않다는 것에 유의하도록 하는 것이 중요하다(Urbaniak et al., 1975; Greenwald, Shumway, Allen, & Mass, 1994).
- 5번째 단계: Groth(2004)는 기능적인 동작이 증가하면 제한 스플린트(protective orthosis)에서 가해지는 힘을 줄이고자 스플린트의 사용을 중단하도록 한다. 환자는 스플린트 없이 새로운 스트레스에 적응하는 동안 새로운 운동을 추가하지 않도록 해야 하고 1~2주에 걸쳐 점차적으로 스플린트를 제거하도록 한다.
- 최종 단계: 최종 단계는 진행적인 저항운동을 포함하고 힘줄이 주변 조직에 부착된 경우에만 사용해야 한다.

힘줄 유착 등급 체계는 운동 진행을 안내하는 데 도움이 되는데 이 등급 체계를 통해 치료사는 능동 운동과 수동 운동의 차이를 평가하고 운동 프로그램에 대한 힘줄의 반응성을 평가할 수 있다. 유착된 힘줄은 관절의 완전한 굽힘을 방지할 뿐만 아니라 힘줄이 인접 조직에 묶여 있을 때 폄 동작을 제한할 수 있다(표 15-3).

표 15-3 힘줄 유착 등급 체계

- **결여(Absent):** 손가락에 능동적인 굽힘과 수동적인 굽힘 사이에 5° 이상의 불일치
- **반응성(Responsive):** 치료 세션 간 활성화 지연이 10% 이상 해결
- **무반응(Unresponsive):** 치료 세션 간 활성화 지연의 10% 미만 해결

합병증 COMPLICATIONS

새로 재건된 힘줄은 이를 묶는 봉합사만큼만 강화되고 손가락을 굽힘하는 동안 능동적으로 당기는 데 필요한 힘을 견딜 수 없을 수도 있다. 힘줄이 너무 세게 움직일 경우 틈새가 발생하거나 파열이 발생할 수 있다. 반대로, 초기 단계에서 힘줄의 미끄러짐 동작이 부족하면 유착이 발생할 수 있으며, 시간이 지남에 따라 위치가 잘못되어 굽힘 구축이 발생할 수 있다.

틈새와 파열 GAPPING AND RUPTURE

틈새(gapping)가 발생했는지 평가하기는 어렵지만 흉터 형성 증가, 힘줄 약화 및 손가락의 불충분한 편위 등의 문제가 발생할 수 있다. 힘줄이 너무 길면 복합 굽힘을 할 수 없으며, 수술 후 초기 단계에서 방아쇠 손가락은 고리형 도르래를 잡아 파열 위험에 처한 틈이 있는 힘줄로 인식할 수 있다. 방아쇠 손가락이 발생하면 모든 운동을 중단해야 하며, 환자는 평가를 위해 담당 수부외과전문의에게 다시 보내야 한다.

파열의 경우 안타깝게도 환자는 일반적으로 터지는 감각(popping sensation)을 경험하고 이후 능동적인 움직임을 할 수 없다. 파열은 손을 기능적으로 사용하거나 너무 빠르게 진행되는 운동으로 인해 발생할 수 있는데 이후 굽힘근 힘줄 수술을 다시 시행한다. 안전하고 효과적인 결과를 얻으려면 교육과 치료에 있어 신중한 진행이 필수적이다.

유착 ADHESIONS

굽힘근 힘줄 수술 후 가장 흔하게 나타나는 문제는 한계 유착을 형성하는 것이다. 앞서 언급한 바와 같이, 일반적으로 수동 관절가동범위가 능동 관절가동범위보다 클 때 유착이 있다고 할 수 있다. Duran, Houser, Coleman 및 Postlewaite(1976)은 힘줄에 3mm의 편위가 허용되면 유착이 최소화될 수 있다고 보고하였고 고정법을 제외한 이 장에서 설명하는 모든 접근법은 힘줄 운동을 지원하여 유착 형성을 감소시킬 수 있다. 점진적인 힘의 피라미드 모형에서 제공되는 개념은 치료사가 치료를 조절하고 힘줄이 반응하지 않을 때 운동을 어떻게 추가해야 하는지 도움을 제공한다.

전문가 핵심 15-2

"손가락 트레드밀" 보드

LISA RAY, OTR/L, CHT
Virginia

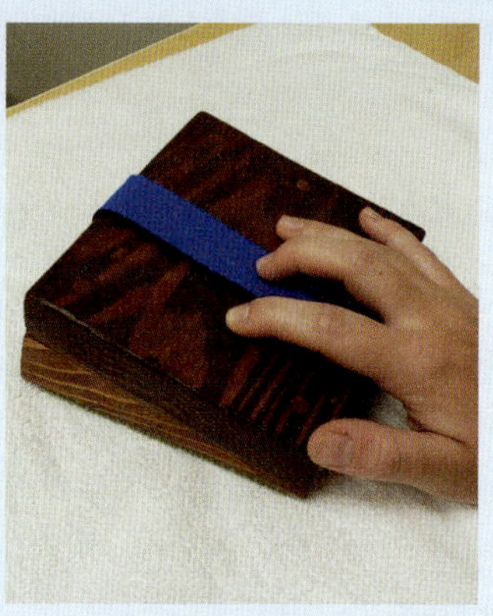

수건 크롤링(towel crawl)과 유사하게 굽힘과 폄 모두 저항을 한 손가락씩 조절할 수 있다. 스트랩 장력을 변경하여 저항을 변경한다. 조이면 장력이 증가하고 더 단단해지며 그 반대의 경우도 마찬가지이다. 저항이 다양한 하나의 보드에 여러 개의 스트랩을 사용하는 것을 고려해야 한다. 사용 중 미끄러짐을 방지하기 위해 밑면이 Dycem으로 덮여 있다.

전문가 핵심 15-3

능동 잡기 가이드

JULIANNE LESSARD, OTR/L, CHT
Massachusetts

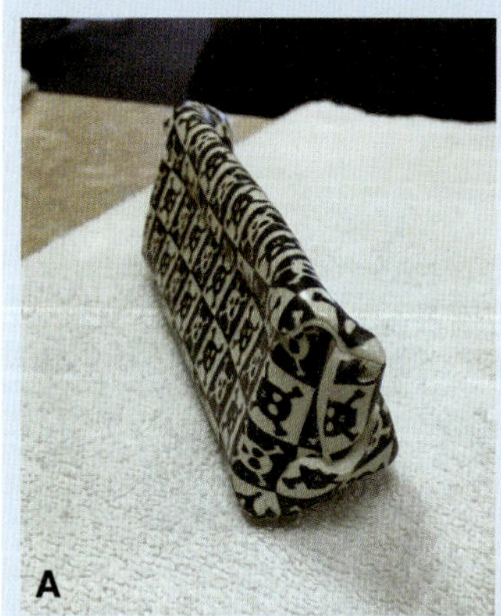

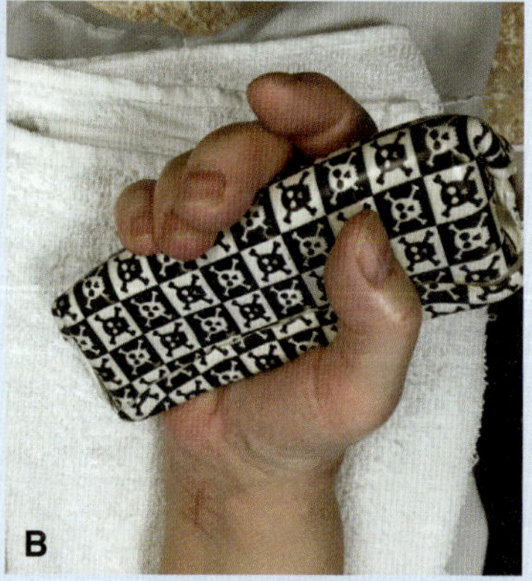

삼각형 모양과 한쪽이 움푹 들어간 형태로 운동의 안내를 통해 물체를 잡을 수 있는 기회를 제공하며, 넓은 쪽에서 좁은 쪽으로 쥐게 하여 MCP 관절을 차단(blocking)하거나 PIP 관절/DIP 관절 굽힘이 될 수 있도록 한다. 능동적인 잡기 패턴을 만들기 위해서는 형태를 조절하거나 물체를 손에 맞게 새롭게 만들도록 한다

굽힘 구축 FLEXION CONTRACTURES

굽힘 구축은 영역 II 손상에 있어 일반적으로 발생하는 합병증이다. 흉터 조직은 PIP를 수축시키는 경향이 있으며, 폄 근육 힘줄은 흉터 조직의 수축력의 힘을 극복할 만큼 충분히 강하지 않다. 그러므로 움직임을 하는 데 있어 가동 견인(dynamic traction)에 너무 많은 시간이 소비되거나 휴식 시 약간의 굽힘 자세를 취하게 되는 부어 있는 PIP를 완전히 펴지는 위치에 맞춰 성형되지 않은 스플린트를 적용할 수 있다. 치료 초기에는 환자에게 팔을 기반으로 한 스플린트(forearm-based orthosis) 내부에 손가락 폄 스플린트를 추가적으로 제작할 수 있으며, 긴 스플린트(long orthosis) 사용이 중단되면 손가락 폄을 촉진하기 위해 폄 가동 스플린트(extension mobilization orthosis)를 제작할 수 있다(그림 15-22A~F).

쿼드리가 QUADRIGA

쿼드리가(Quadriga)는 깊은손가락굽힘근(FDP) 힘줄이 너무 강하게 재건되었을 때, 발생하는 증후군으로, 종종 재건 과정에서 힘줄이 1cm 이상 커질 때 나타난다. FDP의 이러한 단축은 손가락 굽힘 구축으로 이어질 수 있다. 하지만 3번째, 4번째 손가락 및 5번째 손가락의 FDP는 동일한 근육 층에 위치하기 때문에 이 세 손가락의 힘줄은 완전한 굽힘을 확보하기 위해서 동등한 긴장도를 가지고 있어야 한다. 만약 하나에 근육이 더 짧아지게 되면 근육 수축에 있어 해당 손가락을 먼저 구부리게 되고 나머지 영향을 받지 않은 손가락은 완전히 구부릴 수 없게 된다. FDP는 이 영역에서 미끄러짐 움직임이 많이 나타나지 않기 때문에 2차 수술 결과와 상관없이 힘줄 재건 시 단축할 여지가 많지 않다.

수술 후 합병증을 해결하기 위한 스플린트 ORTHOSES TO ADDRESS POSTOPERATIVE COMPLICATIONS

수술 후 초기에 사용되는 스플린트는 보호 메커니즘을 가지고 있다. 시간이 지남에 따라 환자가 호전을 보이게 되면 수술 부위에 더 이상 동일한 수준의 보호가 필요하지 않게 되며, 보호를 위해 착용된 스플린트 적용 부위에 운동 장애가 발생할 수 있다. 즉, 새로운 스플린트를 제작하여 움직임을 돕고 운동을 용이하게 하거나 기존 스플린트를 새로운 설계으로 재구성하여 비용을 절감할 수 있도록 해야 한다.

힘줄의 유착으로 미끄러짐 운동을 달성하기 어려울 수 있어 최대 6주 동안 환자는 내재근 플러스(intrinsic plus) 자세를 유지한다. 벌레근(lumbricals)은 FDP 힘줄에서 시작되기 때문에 DIP 굽힘을 손상시키고 정상적인 연속된(cascade) 움직임이 영향을 받는다. 환자가 DIP 굽힘을 시작하려 할 때, DIP에서 시작하는 대신 벌레근을 이용하여 움직임을 시작할 수 있으며, DIP 굽힘 및 질적인 힘줄의 미끄러짐 동작을 촉진하려면 벌레근을 배재해야 한다. MCP 제한(blocking) 스플린트는 MCP가 완전히 펴진 상태로 유지되는 반면, IP는 자유롭게 유지된다(그림 15-23A,B). 이것은 벌레근이 영향을 받는 것을 방지하면서 후크모양의 손모양(hook fist)을 만드는데 도움을 제공한다. DIP가 없는 상태에서 PIP를 편 상태로 유지하는 실린더인 PIP 제한 스플린트는 DIP에 굽힘을 촉진하는 데 도움이 제공한다. 스플린트의 등 부분이 손가락 끝으로 확장되면 환자가 안전한 시간 프레임에 도달했을 때 고무 밴드를 추가하여 FDP에 저항을 줄여줄 수 있다(그림 15-23B,C).

전문가 핵심 15-4

가동 먼쪽손가락뼈사이(DIP)관절 폄 스플린트

KIMBERLY GOLDIE STAINES, OTR, CHT

Texas

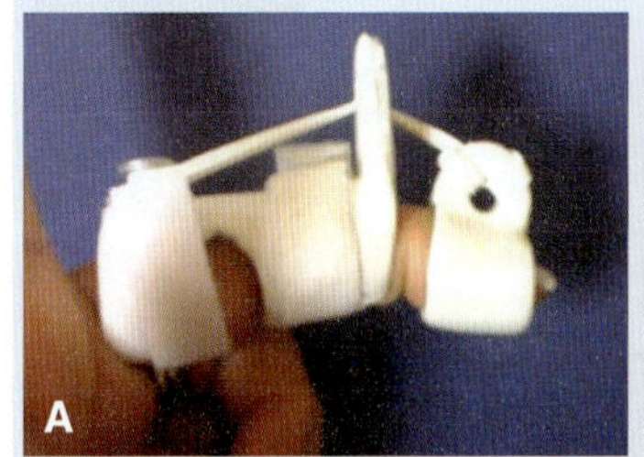

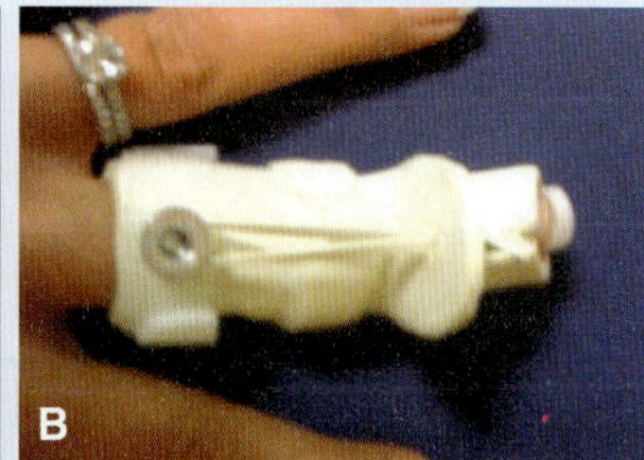

독립적으로 움직이는 깊은손가락굽힘근(FDP)은 손가락 강화(저항이 허용되면) 또는 굽힘과정에 힘줄의 미끄러짐 동작을 촉진하고 DIP 관절 굽힘 지연을 해결하는 데 사용될 수 있다. 또한 능동 ORL 신장(active ORL stretching)하여 손가락에 단추구멍 변형을 예방하는 데 도움을 줄 수 있다.

전문가 핵심 15-5

굽힘을 위한 스플린트

ANDREA MOSER, OT, HAND THERAPIST

Austria

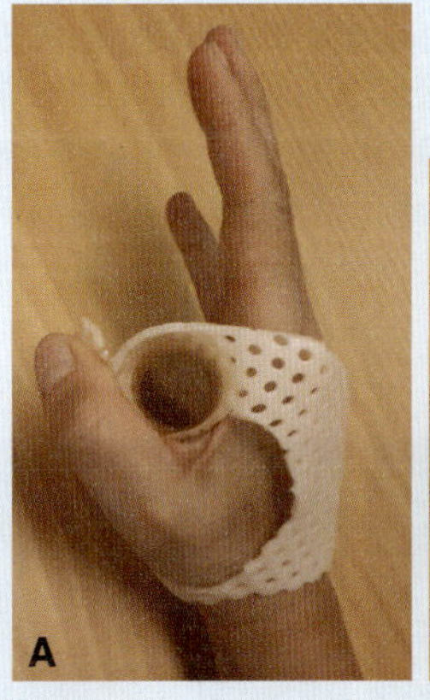

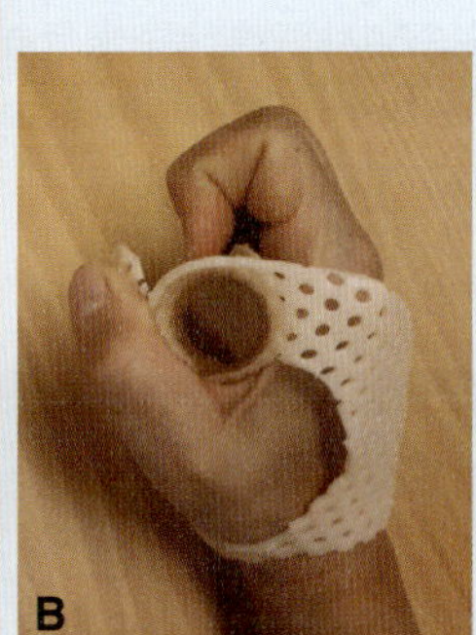

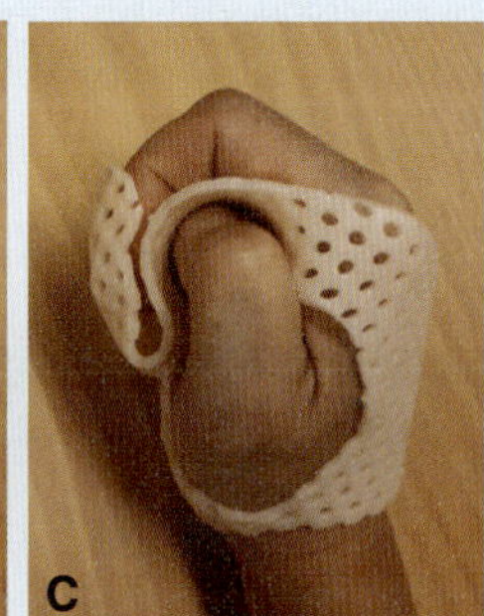

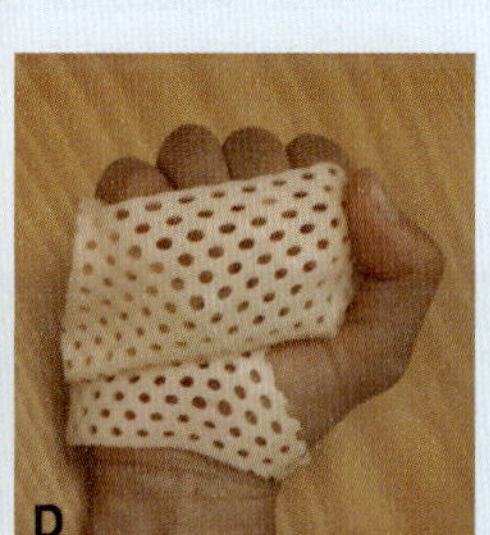

A,B: 운동 스플린트는 움직임을 목표로 하여 작동한다. 완전한 주먹 자세를 취하기 위해 끝 위치에 도달하려면 먼저 IP 관절을 구부려야 하는데 이는 굽힘근 힘줄의 미끄러짐 동작을 개선하는 데 효과적이다. 열가소성 플라스틱 재료는 파이프 위로 굴려 최적의 주먹 위치를 형성하게 한다.

C,D: 스플린트는 또한 손가락을 주먹 위치로 고정하여 굽힘으로 연장되는 스트레칭을 제공할 수 있다.

상처 재형성 SCAR REMODELING

스플린트 아래에 실리콘 겔을 통한 상처 관리는 과도한 흉터 조직 형성을 예방하는 데 도움이 될 수 있으며, 다양한 제조업체에서 판매하는 실리콘 시트는 습기가 흉터 부위로 들어가는 것을 방지하는 데 도움은 준다. 흉터 부위에 수분이 감소하면 혈류가 감소하여 흉터 부위의 콜라겐 형성이 감소하고 표적 부위에 콜라겐을 줄임으로써 흉터가 자주 발생하는 붉고 보라색 피부톤 없이 흉터가 더 창백해지며 덜 눈에 띄게 된다(그림 15-24A). 흉터 재형성을 위한 재료(scar remodeling materials)는 휴식 시간 동안 흉터를 부드럽게 압박하기 위해 스플린트에 사용될 수 있으며, 스플린트 아래에서 이

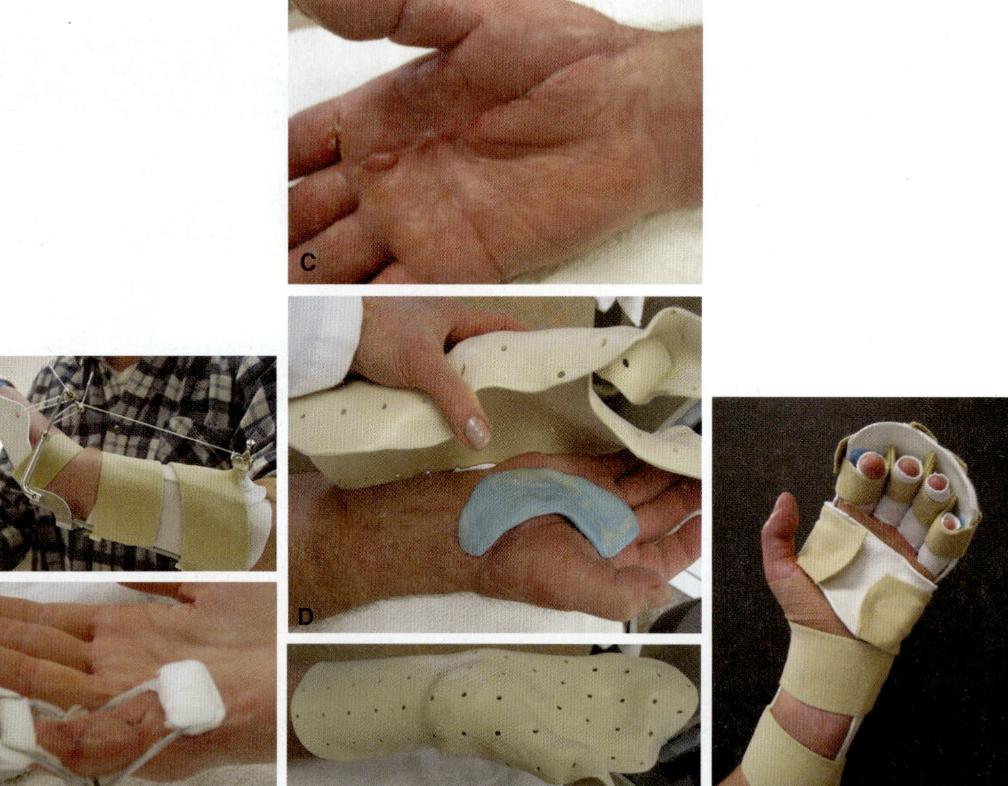

그림 15-22 **A,** 외재 굽힘근의 단단(tightness)에 사용되는 고정 진행형 손목/손 폄 가동 스플린트. 조직이 부드럽게 늘어나면서 장력이 조절된다. **B,** 수축된 바닥쪽 구조물을 늘리는 데 사용되는 손가락 PIP 폄 가동 스플린트(LMB Spring Finger Extension Assist Splint, DeRoyal, Powell, TN). 참고: 치료사는 치유되는 힘줄에 스트레스를 줄 수 있는 가동 스플린트를 사용하기 전에 의사와 상의해야 한다. **C~E,** 힘줄 손상 및 재건 후 잔여 유착을 확인해야 한다. 엘라스토머(elastomer)를 해당 부위에 추가하고 야간에는 손목/손/엄지손가락 부위를 연속 고정 폄 가동 스플린트(serial static extension mobilization orthosis)를 이용하여 고정시킨다. **F,** 등쪽(dorsal) 접근법은 손목에 위치를 조절하면서 굽힘근 힘줄을 부드럽게 늘리는 데 사용할 수 있다.

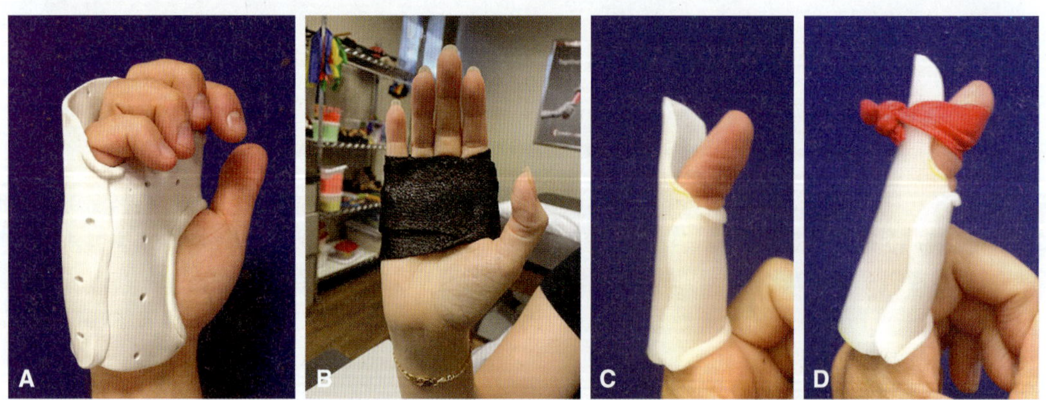

그림 15-23 **운동(exercise) 스플린트. A,** MCP 관절 제한 스플린트: IP 관절 운동 및 섬세한 힘줄의 미끄러짐 동작(differential tendon glide)을 촉진하기 위해 운동 과정에 착용하여 적용한다. **B,** MCP 관절의 제한은 3인치 Orficast® 재료로 제작할 수 있다. **C,** PIP 관절의 제한 스플린트는 깊은손가락굽힘근(flexor digitorum profundus, FDP) 힘줄의 미끄러짐 동작을 촉진한다. **D,** 운동 밴드를 추가하여 환자가 더 강도 활동이 가능하다면 저항을 추가하여 운동하도록 한다. 이 방법은 FDP에 많은 부담을 주기 때문에 신중하게 사용해야 한다. (B, Image compliments of Courtney Garbade, OTR/L CHT, Greenville, SC.)

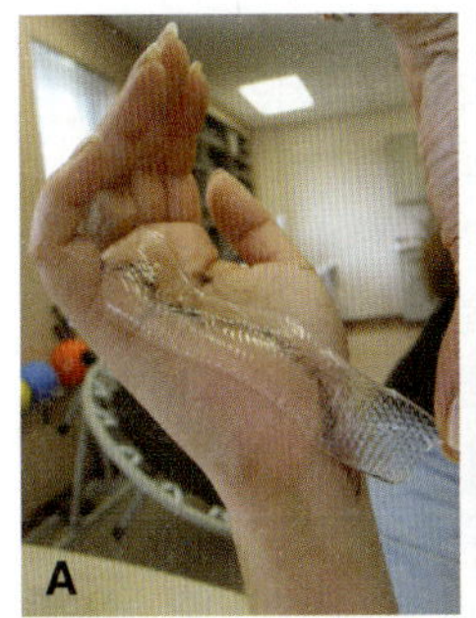

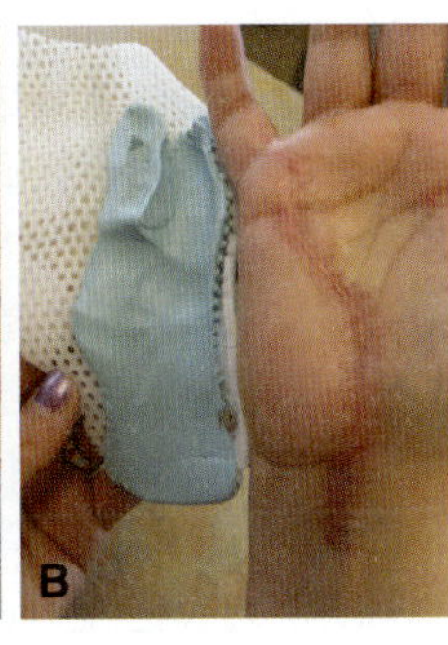

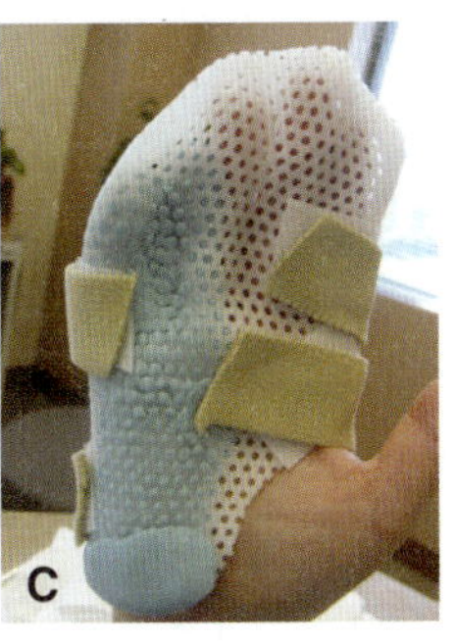

그림 15-24 A, 상처부위에 적용된 실리콘 겔(gel)과 (B 및 C) 야간 스플린트에 통합된 엘라스토머 몰드(elastomer mold).

러한 재료를 사용하여 적용되는 압축 특성은 과민성 흉터를 둔감하게 하고 조밀하고 두꺼운 밧줄 같은 흉터를 리모델링하는 데 있어 도움이 될 수 있다(그림 15-24B,C).

결론 CONCLUSION

손상된 굽힘근 힘줄을 재건하거나 재활을 통해 회복하기 위하여 세심한 수술 기법들이 필요하다. 수부외과전문의와 수부치료사 간의 신중하고 일관된 의사 소통이 필요하고 해부학, 기본 개념 및 재활 치료에 대한 철저한 이해; 그리고 교육과 상호 신뢰에 기반한 강력한 치료사-환자와의 관계가 필요하다. 진단에 관한 지식은 치료를 진행됨에 있어 치료사의 중재와 함께 주의 깊고 일관된 평가에서 중요한 역할을 제공한다. 최근의 선행연구에서 손목 굽힘을 보호하는 전통적인 스플린트를 사용하면서 운동을 하는 동안 움직임을 하기 전에 손목을 펴도록 한다. 환자에게 있어 적합한 치료와 스플린트를 제공하기 위해서는 세밀한 임상추론과 더불어 의사와의 탁월한 의사 소통이 필요하다. 이렇듯 굽힘근 힘줄 재건 후 최적의 기능적 결과를 얻기 위해서는 위와 같은 노력들이 필요하다.

현장 메모: 영역 I 및 영역 II 굽힘근 힘줄 재건 재활 프로그램: 세인트 존 프로토콜

By Amanda Higgins, BScOT, OT Reg (NB)
Canada

2008년에 우리는 영역 I 및 II에서 굽힘 힘줄 재건을 위한 관리 방식을 변경해야 할 필요성을 인식하였다. 이러한 변화는 주로 환자가 주도하였는데, 환자들은 손상 부위를 적절하게 위치시는 것과 유지하기 위한 운동을 배웠음에도 불구하고 조기 능동적으로 접는(tuck) 것과 주먹 운동을 치료 시간에 수행하여 관절가동범위를 증진시켰지만 이러한 지시로 많은 흉터를 가지게 되었다. 굽힘근 힘줄 재건 관리를 위한 조기 능동적인 관절가동범위 훈련 프로그램에 대한 이전의 연구 중에 우리는 Dr. Jin Bo Tang이 2007년에, Dr. Fiona Peck이 2014년에 발표한 연구를 접하게 되었고 세인트 존 프로토콜을 이용한 굽힘근 힘줄 관리에 있어 연구의 아이디어를 통합시켜 사용하게 되었다. 이 프로토콜 접근 방식을 통해 우리는 재건된 힘줄의 미끄러짐 동작에 있어 가장 큰 저항이 능동 굽힘의 마지막 1/3에서 발생한다는 것을 알게 되었다. 이후 이제 프로그램을 시작하는 초기단계에서는 위치와 고정 운동을 가르치지 않았다. 위치와 고정 운동은 재건 부위를 수동적으로 움직이게 하는 동안 재건 부위에 힘줄이 뭉치는 원인이 되고 굽힘운동에서 발생하는 높은 저항은 굽힘근 힘줄을 손상하였다. 또한 힘줄 재건 과정에서 굽힘 동작을 무리하게 진행하면 근경련을 일으킨다는 것을 확인하였다.

수술 후 첫 4일

- 모든 손가락의 손가락뼈사이(IP)관절이 완전히 펴지고 손허리손가락(MCP)관절이 30° 굽힘되고 손목이 약간 편안하게 펴지는 등쪽 제한 스플린트(dorsal block orthosis)를 적용하였다.

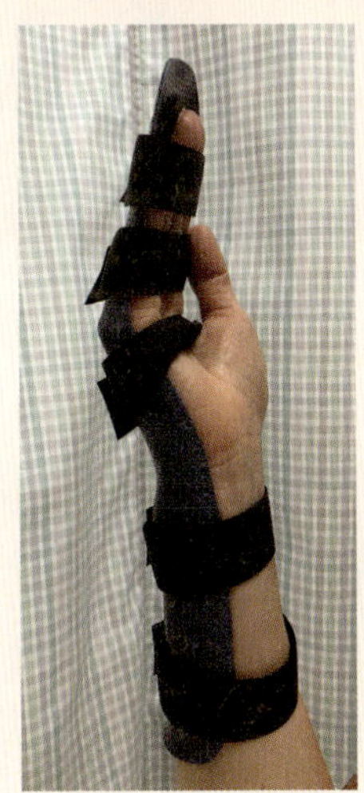

수술 후 4~14일

- 환자는 스플린트 안에서 손가락의 복합적인 수동 굽힘 운동을 배우고 이후 손가락에서 손을 떼고 등쪽 제한 범위에서 손가락을 펴는 동작을 배운다. 손허리손가락(MCP)관절을 구부린 자세로 유지하면 몸쪽 손가락뼈사이(PIP)관절에 폄 동작을 촉진시키는 데 도움을 주고 이를 일찍 배우면 힘줄 재건 재활 단계에서 PIP 굽힘 구축을 예방할 수 있다.

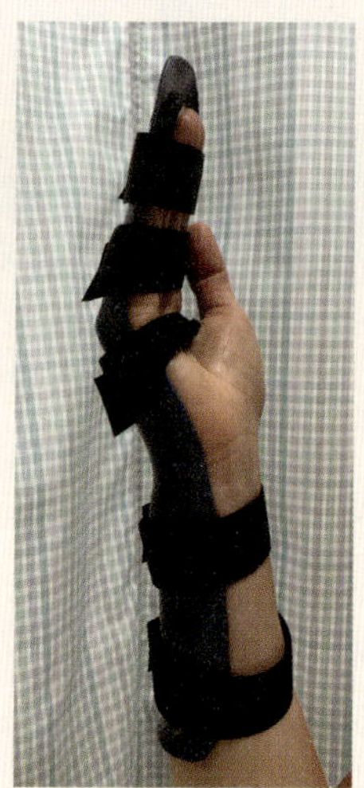

- 환자는 등쪽 제한 스플린트 내에서 모든 손가락의 능동적인 힘줄 미끄러짐 움직임을 수행한다. 환자들은 적어도 1/4에서 1/2 주먹 자세를 취하기 위해 적극적으로 구부리려고 노력해야 하며,[2] 이 움직임을 통해 재건된 힘줄에 무리하게 당기거나 격렬한 힘이 가해지지 않도록 최대한 부드럽게 움직일 수 있도록 해야 한다. 환자가 먼쪽손가락뼈사이관절(DIP)을 사용할 수 있도록 격려해야 하며, 수정된 접힘 동작을 이용하여 깊은손가락굽힘근(FDP)과 얕은손가락굽힘근(FDS) 사이의 차등 힘줄 미끄러짐 움직임을 30° 굽혀진 손허리손가락(MCP)관절을 통해 만들어줘야 한다.

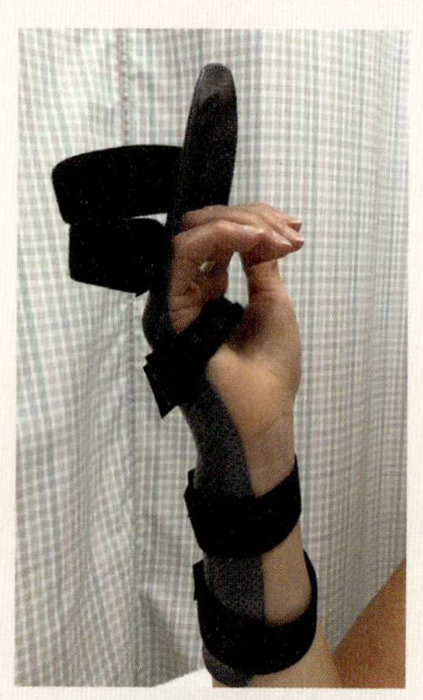

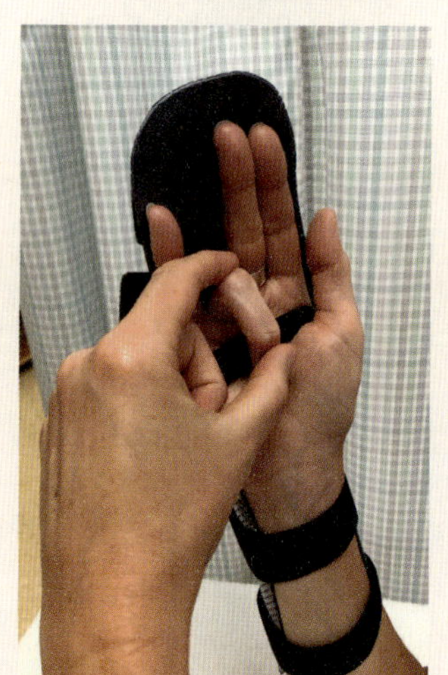

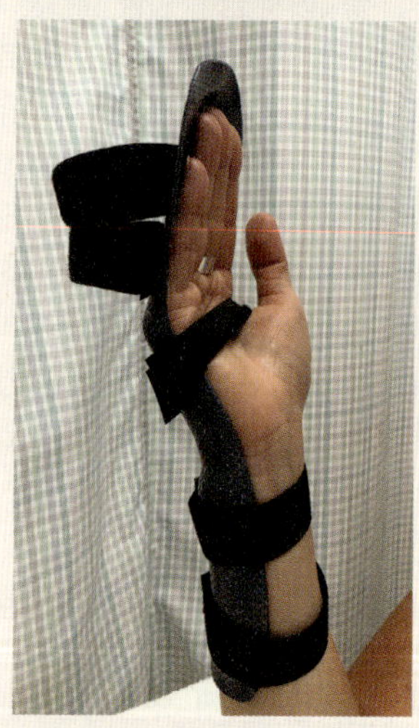

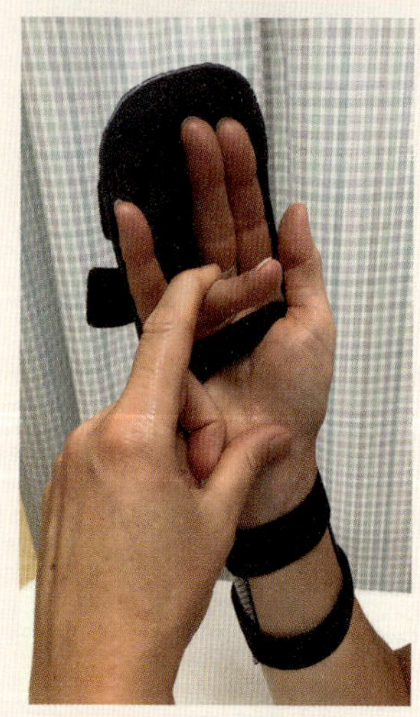

- 등쪽 제한 스플린트는 수술 후 2주 회복 시점까지 맨체스터 짧은 스플린트(Manchester shorts splint)로 변경하여 적용한다.[3] 이 스플린트를 사용하면 손목을 완전히 구부릴 수 있지만 손목 폄은 40°~45°로 제한된다. 손가락은 여전히 위에서 설명한 것과 같은 위치에 유지된다.

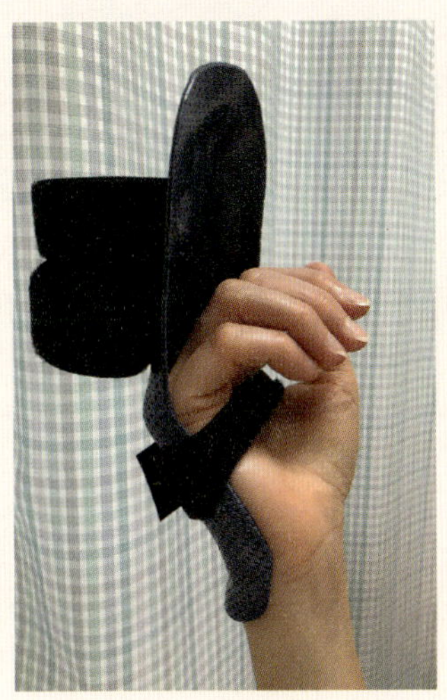

14~28일

- 환자는 스플린트에서 모든 손가락을 완전히 복합적인 수동 굽힘 동작을 하게 하며, 각 손가락에 능동적인 폄 동작을 계속 반복 수행하도록 한다.
- 환자는 3/4 또는 거의 완전한 주먹을 쥔 자세를 취하기 위해 부드러운 능동 힘줄 미끄러짐 동작을 계속 수행한다.[4]
- 맨체스터 짧은 스플린트(Manchester shorts splint)를 착용한 상태에서 환자는 손가락을 펴면서 손목을 구부리고, 5초 동안 카운트한 다음, 손가락을 접으면서 손목을 제한한 부위까지 펴도록 한다. 이는 FDS와 FDP 힘줄의 개별적인 미끄러짐 운동을 촉진시키는 데 도움을 준다.[3]

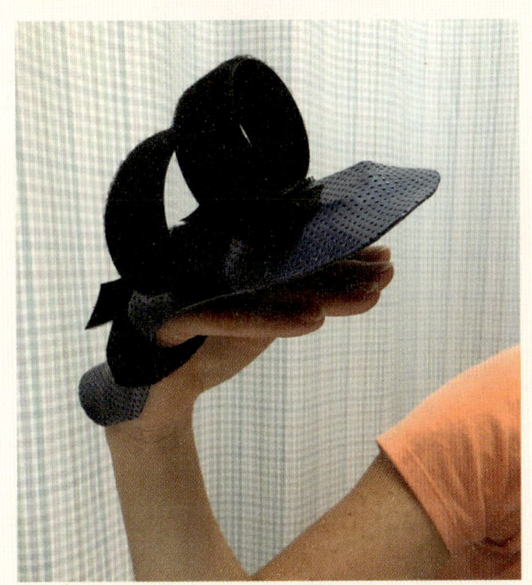

29~42일

- 환자는 스플린트에서 모든 손가락을 완전히 복합적인 수동 굽힘 동작을 하게 하며, 각 손가락에 능동적인 폄 동작을 계속 반복 수행하도록 한다.
- PIP를 펴는 작업을 하기 위해 맨체스터 짧은 스플린트(Manchester shorts splint)를 운동 관련 굽힘 스플린트(relative motion flexion)으로 교체할 수 있다.

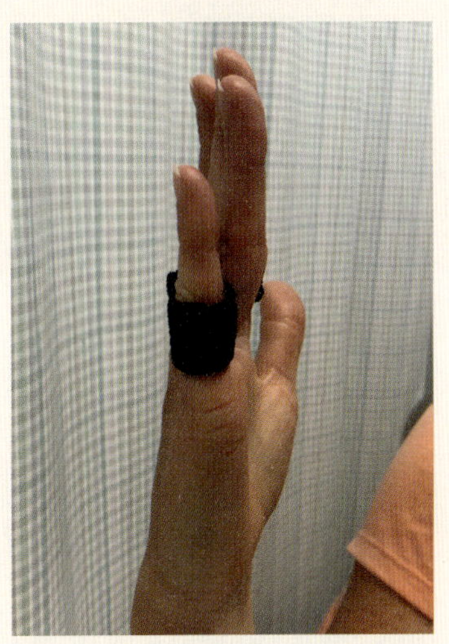

- 환자는 일반적인 일상 활동과 능동적인 힘줄 미끄러짐 움직임을 달성하는 데 있어 도움이 되는 활동들을 보여주고 있다. 환자는 운동 관련 굽힘 스플린트(relative motion flexion orthosis)를 착용하거나 스플린트를 완전히 제거한 상태에서 휴대전화 주위에서 손가락을 구부리거나 테이블 표면에서 물잔이나 와인잔을 돌리는 움직임으로 훈련을 할 수 있고 손가락을 끌어 테이블 상단 표면에 있는 크림과 수건을 당겨 훈련할 수 있다.

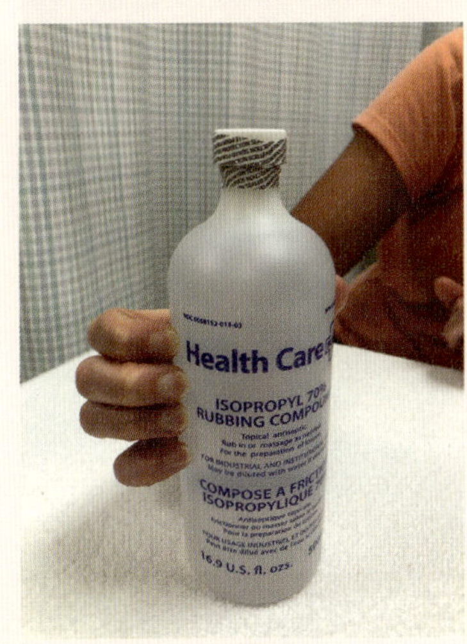

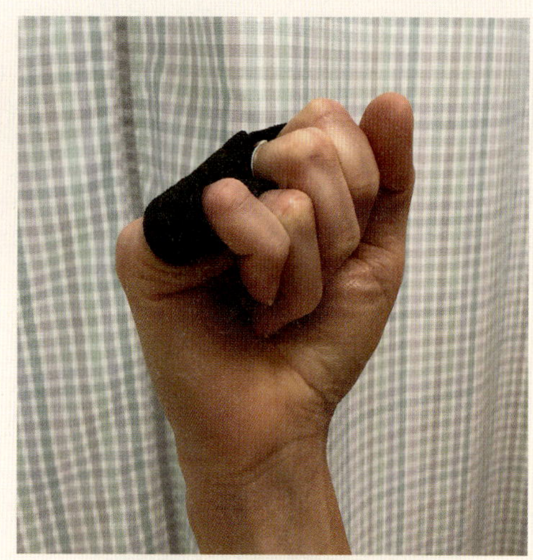

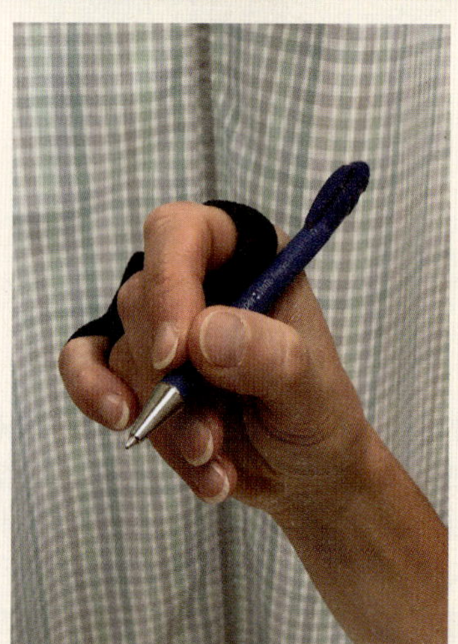

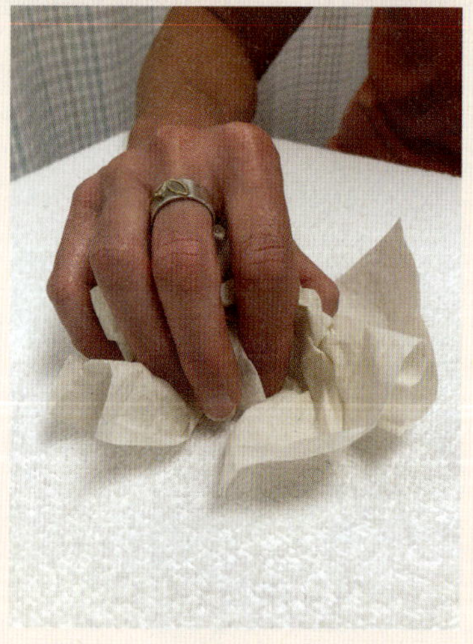

43~56일

- 환자는 손을 사용하여 일상적인 활동을 수행할 수 있다.
- 야간 폄 스플린트(night extension orthosis) 또는 운동 관련 굽힘 스플린트를 통해 PIP 굽힘 구축을 치료하는 데 사용할 수 있다.

쉽게 포기하지 말고 인내심을 가져야 한다. 때로는 환자가 완전한 손 기능을 회복하는데 6~8개월이 걸릴 수 있다! 하지만 다시 회복될 수 있음을 잊지 않도록 한다.

참고문헌

1. Wong, J. K., Peck, F. (2014).Improving results of flexor tendon repair and rehabilitation. *Plastic and Reconstructive Surgery*, 134, 913e-925e.
2. Tang, J. B. (2007). Indications, methods, postoperative motion and outcome evaluations of primary flexor tendon repairs in zone 2. *Journal of Hand Surgery*, 32E(2), 118-129.
3. Peck, F. H., Roe, A. E., Ng, C. Y., Duff, C., McGrouther, D. A., Lees, V. C. (2014). The Manchester short splint: A change to splinting practice in the rehabilitation of zone II flexor tendon repairs. *Hand Therapy*, 19(2), 47-53.
4. Tang, J. B., Zhou, X., Pan, Z. J., Qing, J., Gong, K. T., & Chen, J. (2017). Strong Digital Flexor Tendon Repair, Extension Flexion Test, and Early Active Flexion: Experience in 300 Tendons. *Hand Clinics*, 33, 455-463.

사례 연구 섹션

여기에 제시된 사례 연구는 교육 지침으로만 사용된다. 치료 및 스플린트 프로토콜은 수부외과전문의와 치료사마다 크게 다르며, 치료사는 선호하는 치료와 적절한 스플린트 적용을 정의하기 위해 담당 의사 및 동료와 확인 작업을 해야 한다.

사례 연구 1: 깊은손가락굽힘근 박리

JF는 결혼식장에서 춤을 추다가 다른 사람의 셔츠에 손이 끼여 왼쪽 3번째 손가락에 깊은손가락굽힘근(FDP) 힘줄이 파열된 56세 변호사이다. 그는 스플린트 제작 및 수술 후 예상되는 사항에 대한 교육을 위해 수술 전 진료를 받았다. 그는 손상에 대해 높은 불안을 느꼈고 외과 의사는 힘줄의 수축을 방지하기 위해 보호 위치에 그에 손가락을 배치하길 원하였다. 손목 및 손 폄 제한 스플린트는 손목이 10° 굽힘, 손허리손가락(MCP)관절이 70° 굽힘, 손가락뼈사이(IP)관절이 곧게 펴지도록 제작되었다. 그는 수술할 때까지 제작된 스플린트를 착용하였다. 수술하는 동안 그의 FDP는 손톱에 있는 단추에 당겨진 봉합사로 말단 손가락뼈에 다시 부착되었다. 그는 또한 나사 고정(screw fixation)으로 치료된 3번째 손가락뼈 골절을 겪었으며, 첫 수술 후 3일차에 드레싱을 제거하기 위해 병원 방문을 할 때 스플린트를 가지고 왔다. 의사는 골절 부위가 충분히 회복되고 있으며, 힘줄 재건에 있어 손가락을 제자리에 유지시키는 치료법을 적용할 수 있을 만큼 충분히 회복되었다는 것을 느꼈다. 그는 스플린트의 천장(roof)까지 수동적인 손가락 굽힘과 능동적인 폄 운동 프로그램을 시작하도록 하였다. 부드러운 수동 힘줄고정(tenodesis)도 클리닉에서 수행되었다. 그의 불안 수준, 손가락에 현저한 뻣뻣함 그리고 부종으로 인해 협력 효과가 있는 위치 및 고정 운동은 2번째 방문 때까지 연기되었다.

그의 다음 방문(수술 후 5일)에서 그는 가정에서 실시할 수 있는 가정 프로그램을 실시하기로 검토하였다. 그는 거의 완전한 수동적인 굽힘 동작을 시연하였으며, 가정에서 기존보다 높은 양의 운동을 추가하였다(10회 반복, 하루 5회). 부종 조절, 상처 관리/흉터 관리, 홈 프로그램 업그레이드를 위해 일주일에 3번 추적 관찰을 하였다. 수술 후 2주째에 FDP 힘줄에 미끄러짐을 증가시키기 위해 갈고리 주먹을 놓고 주먹을 쥐고 얕은손가락굽힘근(FDS) 힘줄에 미끄러짐을 최대화하기 위해 똑바로 주먹을 쥐도록 하였다. 그는 또한 PIP 굽힘 구축을 예방하기 위하여 2.5주에 손가락 고정 스플린트를 착용하고 밤에는 등쪽 차단 스플린트를 착용하도록 제작하였다.

JF는 계속해서 좋은 예후를 보였고 위치 및 고정 치료법을 구성하여 손가락을 접고(hook) 손가락을 곧게 펴는 주먹 자세를 유지할 수 있었다. 능동적인 힘줄 미끄러짐 운동과 능동적인 협력 운동(active synergistic motion)을 수술 후 4주까지 홈 프로그램을 통해 계속 실시하기로 하였다. 이 시점에서 환자에 PIP 굽힘은 90°이고 DIP 굽힘은 3°였다. 5주차에 DIP 굽힘은 동일하게 유지되었기에 부드러운 동작 제한(gentle blocking exercises)을 시작하도록 하였다.

6주차에 그의 단추는 제거되었고, 등쪽 차단 스플린트(dorsal block orthosis)는 군중 속에 있을 때(지하철에서, 조깅 중 등)를 제외하고는 착용하는 것을 금지시켰다. 환자가 클리닉에서 방문하였을 때는 가벼운 기능적 작업을 할 수 있도록 하였다. 환자는 여전히 약간의 DIP 굽힘 구축이 있었기 때문에 그의 손가락 고정 스플린트를 밤에는 계속 착용하도록 하였다. PIP 구축은 PIP 주변의 연부 조직에 조임으로 발생했으며, 외인성 굽힘근에 조임으로 인한 것이 아니라는 것이 밝혀졌다. 환자는 계속해서 PIP/DIP 굽힘이 증가했기 때문에 저항 운동은 수술 후 8주까지는 실시하지 않았다. JF는 수술 후 12주까지 치료를 계속 진행했으며, 최종 관절가동범위(ROM) 측정값은 다음과 같았다. PIP, 10/100; DIP, 0/50. 위 시점에서 환자는 치료를 받지 않게 되었다.

추가 사례 연구는 companion website에서 찾아볼 수 있다.

복습 문제 CHAPTER REVIEW QUESTIONS

1. 조기 운동이 힘줄 치유에 있어 유익한 이유는 무엇인가?
2. 힘줄 운동과 힘을 정의한다. 어떤 운동이 힘줄을 회복하는 데 있어 낮은 수준의 힘과 높은 수준의 이동을 제공하였나? 어떤 운동이 원위 미끄러짐을 효과적으로 만들고 수술 후 초기 단계의 모든 힘줄을 재건하는 데 있어 안전하게 만들었는가?
3. 협력 동작 동안 손목과 손가락 근육의 활동을 설명하시오. 왜 환자는 손목 굽힘이 아닌 폄 상태에서 손가락 굽힘을 완료해야 하는가?
4. 굽힘 운동에 관한 문헌은 부종의 경우 재활 및 운동 시작과 관련하여 무엇을 시사하는가?
5. 힘줄 미끄러짐은 어떻게 측정하는가?
6. 등쪽 차단 스플린트에 대한 5가지 주요 현재 개념을 설명하시오.
7. 초기 수동 굽힘, 위치 및 유지, 굽힘건 힘줄 재건 후 실제 능동 굽힘에 대한 일반적인 치료법을 설명하시오.
8. Strickland 비율 및 진보적 힘의 피라미드를 평가 전략에 통합하면 어떤 이점이 있나?
9. 힘줄 유착을 피하기 위한 두 가지 전략을 설명하시오.

CHAPTER

16 말초신경 손상 Peripheral Nerve Injuries

MaryLynn A. Jacobs, MBA, MS, OTR/L, CHT
Danielle Wojtkiewicz, MSOT, OTR/L, CHT

학습 목표

이 장을 학습한 후 다음의 내용을 수행할 수 있다.

- 말초신경의 회복 및 재생 원리뿐만 아니라 운동, 감각 및 혈관 운동 경로를 이해한다.
- 손의 세 가지 주요 말초신경인 노신경, 자신경, 정중신경의 손상을 이해한다.
- 외상성 및 압박성 신경 손상과 관련된 다양한 손상 정도를 이해한다.
- 각 신경 손상에 대한 적절한 치료와 스플린트 제공 여부를 결정한다.
- 일반적인 수술법과 다양한 말초신경 회복 방법을 이해한다.
- 말초신경 질환 환자에게 시행한 신경 이식, 신경 통로, 동종 이식의 필요성을 이해한다.

주요 용어

1도 손상(first-degree injury)
2도 손상(second-degree injury)
3도 손상(third-degree injuries)
4도 손상(fourth-degree injury)
5도 손상(fifth-degree injuries)
6도 손상(sixth-degree injury)
갈퀴손 변형(claw hand deformity)
가이온터널(guyon canal)
끝과 끝 재건술(end-to-end repairs)
노신경(radial nerve)
노신경마비, 토요일 밤의 마비(saturday night palsy)
노쪽터널증후군(radial tunnel syndrome)
다중으깸증후군(multiple-crush syndrome)
뒤뼈사이신경증후군(posterior interosseous nerve syndrome)
말초신경 손상(peripheral nerve injury)
생리적 신경차단(neurapraxia)
손목처짐(wrist drop)
손목터널증후군(carpal tunnel syndrome)
신경바깥막 재건술(epineurial repair)
신경 열상(nerve laceration)
신경 이식(nerve grafts)
신경 이식(nerve transfers)
신경절단(neurotmesis)
앞뼈사이신경증후군(anterior interosseous nerve syndrome)
엎침근증후군(pronator syndrome)
와텐버그 증후군(Wartenberg syndrome)
와텐버그 징후(Wartenberg sign)
원숭이 손 변형(ape hand deformity)
월러변성(Wallerian degeneration)
이중으깸증후군(double-crush syndrome)
자신경(ulnar nerve)
저항성 테니스 엘보(resistant tennis elbow)
정중신경(median nerve)
젠느징후(Jeanne sign)
축삭절단(axonotmesis)
큐비탈터널증후군(cubital tunnel syndrome)
티넬징후(Tinel sign)
팔꿈치굽힘검사(elbow flexion test)
팔렌검사(Phalen test)
평화징후 변형(peace sign deformity)
프로멘트 징후(Froment sign)

말초신경 손상에 대한 교정 스플린트의 필요성은 오랫동안 인식되어 왔지만 최근 좋은 스플린트는 단순히 변형을 예방하는 것 이상의 역할로 많은 기능을 촉진하는데 요소로 인식되고 있다.

Wynn Parry, 1981

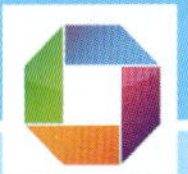

MD 노트

Mitchell A. Pet, MD
Missouri

수부외과전문의와 수부치료사 간의 의사 소통과 협력이 항상 중요하며, 말초신경 손상은 다른 신경 손상 환자의 치료보다 더 중요한 문제이다. 이러한 근거는 신경 손상 환자의 치료가 엄청나게 긴 시간에 걸쳐 발생한다는 것이다. 이 때문에 한 번의 토론이나 "지시"만으로는 최적의 치료를 제공하기에 충분하지 않다. 심각한 신경 손상을 재건하고 재활하는 데 있어 수년에 걸쳐 이 환자들은 끊임없는 변화를 겪는다. 이러한 변화는 긍정적(운동 또는 감각 기능의 회복, 관절가동범위의 개선, 근력 증가) 또는 부정적(구축, 불순응, 통증/불안/우울증 증가)인 것으로 나타날 수 있다. 이러한 변화는 감지하기 어려울 수 있지만 각각 변화에 따라 수부외과전문의와 수부치료사는 중요성을 확인하고 계획을 조정해야 한다. 치료적 측면에서 스플린트는 개조하거나 다시 제작해야 할 수 있으며 목표를 수정해야 할 수도 있다. 외과적 측면에서는 약물을 조정해야 하거나 다시 수술실로 복귀해야 할 수도 있다.

이러한 회복을 더 어렵게 만드는 것은 말초신경 손상이 매우 다양하고 연령, 환경 및 요구 사항이 환자들에게 매우 다르게 나타난다는 사실이다. 특히 환자를 많이 볼 수 없는 수부외과전문의와 수부치료사에게는 각 환자의 "프로토콜"을 개별적으로 개발하고 적극적으로 관리해야 함을 의미한다. 이 소통은 사실 따라가기 매우 어려운 작업이다. 그리고 수부외과전문의는 말초신경 손상이나 재건으로부터 회복을 확인하거나 느리고 점진적인 변화를 감지하기 위해 수부치료사에게 많이 의존한다. 이러한 이유로 수부치료사는 자주 의사 소통할 수 있는 권한을 부여받아야 하며 수부외과전문의는 이 어려운 작업에 협력할 수 있는 수부치료사에게 감사해야 한다.

자주 묻는 질문

손의 심한 자신경 병변이 있었지만 아직 먼쪽의 갈퀴손 변형(claw hand deformity)은 보이지 않은 환자에게 손허리손가락(metacarpophalangeal, MCP)관절 폄 제한 스플린트를 만드는 것이 얼마나 중요한가요?

수부치료사는 자신경의 신경 분포를 이해해야 재신경 분포 과정에서 먼쪽 기형이 무엇인지 예측할 수 있다. 병변이 심할수록 신경이 가장 먼쪽 구조에 도달하는 데 오래 걸린다. 상위 수준의 자신경 병변이 있는 경우 내재 근육까지의 거리가 손상 수준에서 상당히 멀어질 수 있으므로 이러한 근육이 기능하는 데 필요한 자극 없이 남겨질 수 있다. 이것은 근육 불균형과 위축으로 이어질 것이다. 네 번째와 다섯 번째 손가락에 MCP 폄 제한 스플린트를 제공함으로써(MCP를 굽힘 상태로 유지하여 손가락뼈사이[interpholangeal joint, IP]관절의 폄을 용이하게 함) MCP 손바닥쪽 구조가 "신장"되지 않도록 보존하고 폄 힘줄을 더 나은 기능적(기계적) 위치로 유지한다.

미리 제작된 스플린트는 손목터널증후군(carpal tunnel syndrome, CTS)이 있는 사람에게 좋은가요?

예, 미리 제작된 스플린트가 아래팔에서 충분히 길게 되고, 가장 취약하고 표면에 위치한 아래팔의 먼쪽 정중신경에 불필요한 압력을 가하지 않게 되면 그렇다. 스플린트가 너무 짧으면 아래팔에서 "흔들림"으로 잠재적으로 신경을 더 자극한다. 또한 일반적으로 미리 제작된 스플린트와 함께 제공되는 금속 막대로 평가해야 한다. 이 막대는 중립 상태에서 손목을 지원해야 한다(손목 폄이 아님). 스플린트는 또한 MCP 굽힘과 엄지 맞섬을 허용해야 한다. 일부 미리 제작된 스플린트는 완전한 MCP 굽힘을 제한하며, MCP 관절 위로 폄되고, 더 긴 손바닥 끝쪽 가장자리로 위치하고 있다.

네오프렌은 노신경 마비 스플린트에 더 많이 사용되고 더 많은 프로파일을 가진 외부장치에 대한 대안이 될 수 있나요?

그렇다, 네오프렌은 아래팔 및 손 기반 노신경 스플린트(뒤뼈사이신경 포함)를 위한 내구성이 있고 관리하기 쉬운 옵션이 될 수 있다. 각각의 손가락 장력과 위치에 주의해야 한다. 앞서 네오프렌 장에는 보조적인 역할로 네오프렌을 다양하게 사용하는 많은 예가 있다.

CHAPTER 16

소개 INTRODUCTION

말초신경 손상(peripheral nerve injury, PNI)에 대한 스플린트는 많은 부분을 고려해야 하며, 대부분 개인에게 특별하게 적용한다. 이번 장에서는 정중, 노뼈 및 자신경 열상, 일반적인 혼합 병변, 압박 신경병증 및 기타 손상과 관련된 병변의 세 가지 주요 말초신경 손상에 대한 스플린트 관리에 대해 설명한다. 힘줄과 신경 전달은 17장에서 자세히 다루므로 이 장에서는 다루지 않을 것이다. 수부치료사가 신경 손상을 식별하고 적절한 스플린트를 선택하는 데 도움이 되도록 뒤쪽에 표가 제공된다.

신경 손상을 입은 손을 평가하려면 신경 치유, 기능적 해부학, 생리학, 운동생리학에 대한 올바른 지식과 운동, 감각 및 혈관 운동 경로에 대한 철저한 이해가 필요하다. 이러한 지식을 통해 수부치료사는 이상징후를 인식하고 적절한 치료 및 스플린트 적용을 결정할 수 있다. 수부치료사는 다음 정보를 토대로 환자에게 최상의 기능적 결과를 제공해야 한다. (1) 운동 및 감각 손상의 유형과 정도, (2) 겉질 재구성의 중요성, (3) 기능과 회복에 대한 통증의 영향, (4) 치유된 신경의 보호, (5) 변형 방지, (6) 적응 기술에 대한 교육, (7) 운동의 역할, (8) 신경 회복의 지속적인 재평가 등이다(그림 16-1).

신경 회복의 발전을 위해 수부외과전문의는 말초신경의 재생 능력을 사용하고 이를 신경 재건을 위한 창의적인 기술을 적용해야 한다. 수부치료사의 역할은 선재적인 스플린트 관리 및 재활 프로토콜에 참여할 수 있는 기회를 제공하는 것이다.

정의 DEFINITION

수부치료사가 흔히 볼 수 있는 PNI는 대부분 자연적으로 발생한 외상이거나 압박 신경병증의 결과이다. 대부분의 외상으로 인한 손상은 골절이나 힘줄 열상과 같이 다른 손상과 관련하여 발생한다. 압박 신경병증은 일반적으로 손목터널증후군(carpal tunnel syndrome, CTS)에서 발생하며, 가로손목인대 아래를 가로지르는 정중신경과 같은 연조직을 통과할 때 신경이 취약한 특정 해부학적 부위에서 발생한다(American Society for Surgery of the Hand[ASSH], 1995; Diao, 2011; Eaton, 1992; Mackinnon, 1992; Thomas, Yakin, Parry, & Lubahn, 2000). 압박 신경병증은 신경에 대한 장기간의 압박으로 인한 결과이기 때문에 일반적으로 만성질환이다. 급성 압박 신경병증은 구획 증후군 또는 신경에 대한 직접적인 충격이나 외상성 사건과 관련이 있다(Elfar et al., 2010). 또한 신경은 신경 경로를 따라 둘 이상의 부위에 손상이 있을 수 있으며, 결과적으로 **이중으깸(double-crush)** 및 **다중으깸 증후군(multiple-crush syndrome)** 또는 이러한 현상이 발생할 수 있다(Bindra & Johnson, 2011; Jacoby, Eichenbaum, & Osterman, 2011; Mackinnon, 1992). 신경은 연조직 구조와 뼈 돌출부(예: 아래팔의 연조직 구조를 가로지르는 노뼈, 자신경) 위나 그 사이에서 미끄러지고, 통과하고, 마찰이 있기 때문에 손상에 취약하다(Top & Boyd, 2012). 신경병증은 반복 사용/누적 외상, 내분비 장애(예: 당뇨병 또는 갑상선 기능 저하증), 신부전, 호르몬 변화(예: 임신 또는 폐경), 전기 손상, 견인, 허혈, 류마토이드 관절염, 길랭-바레 증후군, 근무력증, 근위축 가쪽 경화증 또는 종양/연조직 종괴로 이해 이차적으로 발생할 수 있다(Cameron & Klein, 2010; Dellon, 1992; Diao, 2011; Smith, 1995, 2011).

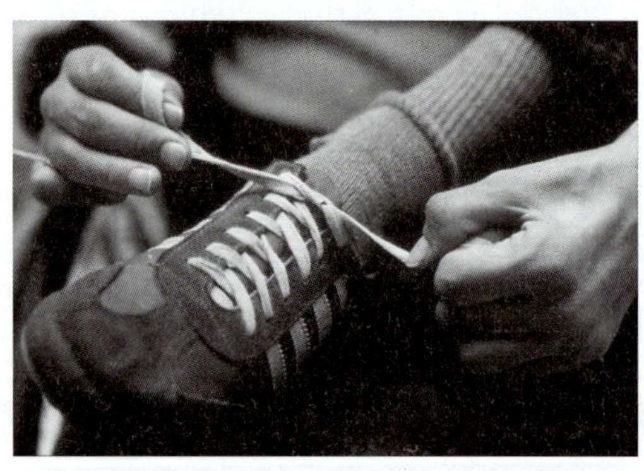

그림 16-1 신경 손상은 치명적이지만 많은 환자가 독립적으로 기능하기 위한 적응 방법을 배울 수 있다. 왼쪽 엄지 갈퀴막 공간과 자신경 위축에 주목하시오.

신경 손상은 신경 자체나 신경이 지배하는 조직 내에서 변화를 일으킨다. 신경 손상의 증상에는 특정 신경에 의해 지배되는 근육의 약화 또는 마비 및 손상된 신경이 지배되는 영역에 대한 감각 상실이 포함된다. 압박 신경병증의 초기 증상은 모호할 수 있지만 일반적으로 통증, 따끔거림, 무감각 및 약화를 포함한다. 통증은 해당 피부 또는 감각 분포에 대한 감각 이상과 함께 날카롭고 열이 발생할 수 있다. 이러한 징후는 압박 부위의 몸쪽 또는 먼쪽에 나타날 수 있다(Bell-Krotoski, 2004; Mackinnon, 1992; Slutsky, 2005a; 2011; Smith, 1995). 신경의 긴장이나 압박 스트레스를 감소하기 위해 팔과 다리에 스플린트를 적용하면 신경 증상의 일부 또는 전부를 완화할 수 있다(Topp & Boyd, 2012; Walsh, 2012).

이 장을 진행하는 동안 다음 사항을 고려해야 한다.

- 위축은 즉시 시작된다.
- 진단에 근접할수록 예후가 나빠진다.
- 손상이 심할수록 예후가 나빠진다.
- 조기 치료가 예후가 좋다.
- 감각은 손상 후 3년까지 회복될 수 있다.
- 말초신경은 재생능력이 뛰어나다.
- 완전한 기능 회복은 성인에서 거의 이루어지지 않는다.
- 자연 회복, 1차 회복 또는 이식이 거의 도움이 되지 않는다고 판단되는 즉시 신경 이식을 시행해야 한다(17장 참조).

신경 해부학 NERVE ANATOMY

신경계는 말초신경계(peripheral nerve system, PNS)와 중추신경계(central nerve system, CNS)의 두 부분으로 구성된다. PNS는

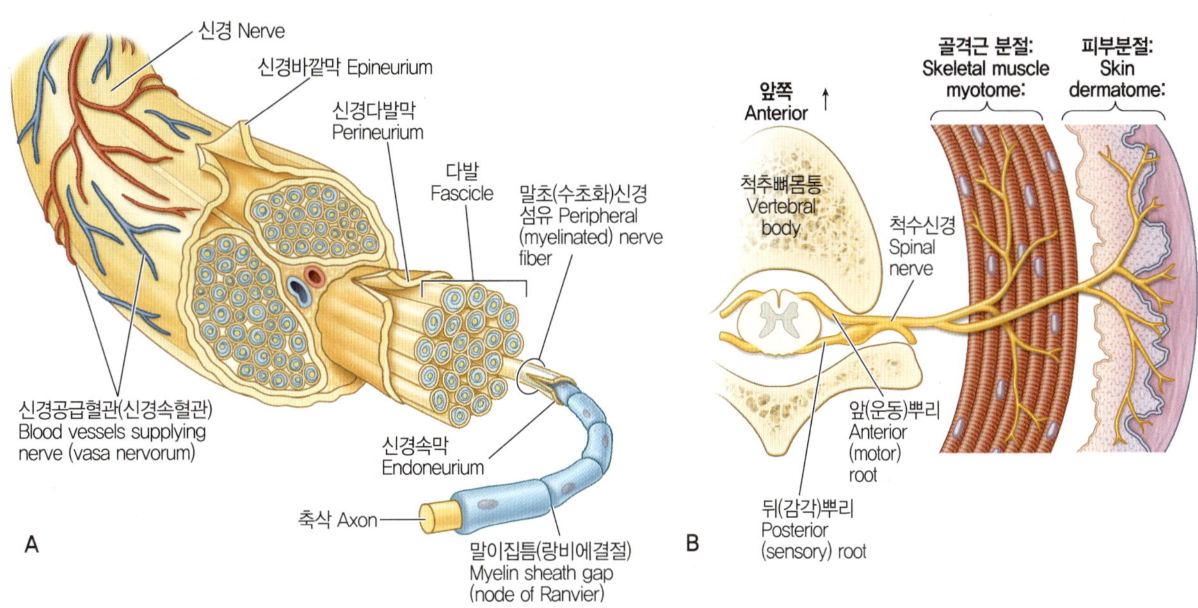

그림 16-2 A, 말초신경 섬유의 배열 및 피복. B, 단일 척수신경에서 신경지배를 받는 피부분절(피부의 한쪽 영역)과 근절(골격근의 한쪽)의 도식적 표현. (Reprinted with permission from Moore, K. L., Agur, A. M., & Dalley, A. F.II. (2019). *Moore's Essential clinical anatomy* (6th ed.). Philadelphia, PA: Wolters Kluwer.)

척수신경과 뇌신경으로 구성되며, CNS는 뇌와 척수를 통합한다(Carpenter, 1978). PNS는 감각 수용기, 근육 및 CNS 사이를 이동하는 신경 자극의 매개체(또는 전달체) 역할을 한다. PNS에 있는 축삭(신경섬유) 다발을 신경이라고 하고, 신경망을 신경얼기라고 한다. 세포체 외부의 신경 집합체는 신경절이다. 말초신경 섬유는 축삭, 수초 및 슈반세포의 신경원 또는 신경집으로 구성된다. 신경이 손상된 후 신경에 발생하는 변화를 총칭하여 월러변성이라고 한다(Bindra & Johnson, 2011; Boscheinen-Morrin, Davey, & Conolly, 1985; Carpenter, 1978; Elfar et al., 2010; Mackinnon, 1994; Parry, 1981; Smith, 1995, 2011; Walsh, 2012).

그림 16-2는 신경세포의 해부학적 구조와 표적 기관으로 가는 경로를 보여준다. 말초신경은 신경 자체에 강도와 보호를 제공하는 3층의 결합 조직으로 둘러싸여 있다(Elfar et al., 2010). 표면은 신경 전체를 둘러싸는 외피인 신경바깥막(epineurium)이다. 신경 섬유의 작은 다발을 둘러싸고 신경 외막보다 더 연약한 결합 조직 외피를 형성하는 신경다발막(perineurium)과 개별 신경 섬유를 둘러싸고 있는 얇은 결합 조직 덮개인 신경바깥막이 있다(Bindra & Johnson, 2011; Boscheinen-Morrin et al., 1985).

그림 16-3은 신경 손상과 재생을 보여준다(Boscheinen-Morrin et al., 1985). 심각한 신경 손상 후 축삭과 수초의 변성은 손상 부위의 말단에서 발생한다. 퇴행 또한 손상의 몸쪽과 랑비에결절 이전(수초 협착)에서 발생한다. 이 **월러변성(Wallerian degeneration)** 과정 동안 축삭은 위축되지만 결합 조직 덮개는 재생 중인 축삭 섬유를 수용하도록 열려 있다. 일반적으로 축삭은 하루에 약 1~2mm, 성인의 경우 한 달에 1인치씩 회복한다. 손상 직후부터 18개월까지 축삭 활동이 없거나 축삭이 운동 말단 부위와 접촉하지 않으면 돌이킬 수 없는 손상과 함께 근육 위축이 발생한다(Slutsky, 2011). 이것은 특히 성인의 팔꿈치 위쪽의 손상에서 예후가 좋지 않은 이유일 수 있다(Slutsky, 2005a, 2011; Terzis, 1991). 운동 종말판과 달리 감각 말단 기관은 신경절단 후에도 보존된다(Elfar et al., 2010). 따라서 감각신경의 신경 재분포에 대한 잠재력은 더 낙관적이며, 손상 후 몇 년 후에도 보호 감각을 제공한다(Elfar et al., 2010; Slutsky, 2011).

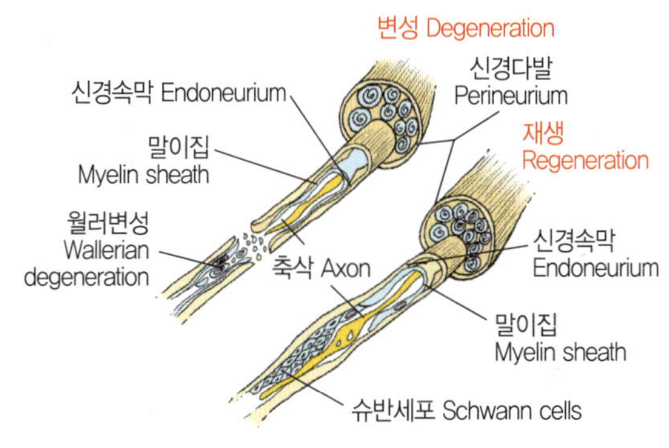

그림 16-3 신경의 퇴행 및 재생.

다른 유형의 신경 병변은 다른 예후를 초래한다. 따라서 각 유형의 신경 손상이 각각의 신경 세포, 축삭 및 표적 기관에 미칠 수 있는 영향과 그 정도를 이해하는 것이 중요하다. 이러한 지시은 신경 재생을 평가하고 적절한 스플린트 및 치료 중재를 적용하고 스플린트를 시기적절하게 수정하는 데 중요하다. 손상 부위에서 표적까지의 거리가 멀수록 손상이 클수록 예후가 나빠진다(Lundborg,

1988; Lundborg & Rosen, 2004; Moore & Agur, 1995). 재생된 축삭이 말단 기관에 도달할 때까지 유의한 말단변형이 발생할 수 있다. 재생된 축삭이 항상 말단 기관에 도달하지 않을 수도 있다(Bathen & Gupta, 2011; Smith, 2011). 예를 들어, 감각 축삭은 운동 말단에 도달하거나 그 반대의 경우도 마찬가지이다. 나이는 잠재적인 신경 회복에 중요한 요인이 될 수 있다. 일반적으로 어린아이들은 성인보다 더 나은 기능적 결과를 보인다. 이는 목표 기관에 도달하기 위해 축삭이 성장해야 하는 더 짧은 거리(더 작고 짧은 사지) 때문일 수 있으며 많은 부위의 회복을 위해서는 더 젊은 사람의 뇌가 중앙에서 통합하고 들어오는 정보를 재구성해야 효과적이다(Bindra & Johnson, 2011; Elfar et al., 2010; Parry, 1981). 대뇌겉질의 가소성과 신경 회복에 대한 중요성은 특히 감각 재학습 기술로 주목을 받았다(Anastakis, Chen, Davis, & Mikulis, 2005, 2008; Duff, 2005; Novak, 2011; Walsh, 2012). 성인의 몸쪽 손상은 기능 스플린트 또는 변형 방지 스플린트를 장기간 착용해야 한다.

충돌이나 압박 손상은 축삭에 손상을 줄 수 있지만 신경의 결합 조직 층을 손상시키지 않고 재생되는 축삭을 최종 목적지로 안내하며 유지할 수 있다. 그러나 신경이 절단되면 손상의 먼쪽부분이 퇴화되고 섬세한 외과적 수술만이 기능적 회복의 기회를 제공할 것이다(Elfar et al., 2010; Lundborg, 1988; Mackinnon, 1994; Mackinnon & Nakao, 1997; Moore & Agur, 1995). 이러한 수술의 선택 사항 중 일부는 이 장의 뒷부분에서 검토한다.

신경 손상의 분류 NERVE INJURY CLASSIFICATION

Seddon(1943)은 **생리적 신경차단(neurapraxia)**, **축삭절단(axonotmesis)** 및 **신경절단(neurotmesis)**이라는 용어를 사용하여 신경 손상을 처음으로 분류했다(Smith, 1995). 1951년 Sunderland(1952)는 이 분류를 5가지 더 정확한 손상 정도(그림 16-4)로 설명하였다(Horn & Crumley, 1984; Smith, 1995).

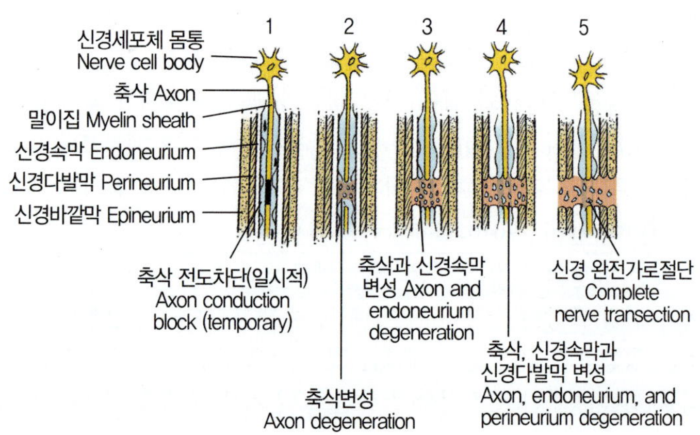

그림 16-4 Sunderland의 5단계 신경 손상: (1) 전도 차단; (2) 축삭 변성; (3) 축삭 및 신경내 변성; (4) 축삭, 신경내 및 신경주위 변성; 및 (5) 완전한 신경 절단.

표 16-1 신경 손상의 분류 및 비교

손상 정도	용어설명	손상의 상태/신경병리학
I	생리적 신경차단	일시적 전도 차단으로 말이집탈락
II	축삭절단	손상된 축삭의 말단 변성이나 손상되지 않은 내막으로 인해 거의 완전한 재생
III		축삭 및 신경바깥막 연속성 상실, 신경다발막은 손상되지 않음
IV	연속성 신경종	축삭, 신경바깥막, 신경다발막은 축삭 재생을 차단하고 광범위한 흉터로 파괴됨
V	신경절단	자발적인 재생 가능성이 없는 신경의 완전한 파괴
VI	혼합 손상(I-V)	일부 근막이 손상될 수 있고 다른 근막은 다양한 회복 정도를 보이는 손상

From Ray, W. Z., Mackinnon, S. E. (2010). Management of nerve gaps: Autografts, allografts, nerve transfers, and end-to- side neurorrhaphy. Experimental Neurology, *223, 77-85.*

Mackinnon(1994)은 여섯 번째 병변, Sunderland의 5도 중 일부 또는 전체를 포함하는 정상 신경다발을 포함하였다(Bathen & Gupta, 2011). 이러한 분류에서 가장 중요한 부분은 예후이다. 표 16-1은 Seddon과 Sunderland 분류를 요약하고 비교한 것이다.

1도 손상(생리적 신경차단)

FIRST-DEGREE INJURY (NEURAPRAXIA)

1도 손상(first-degree injury)은 국소적인 영역의 되돌릴 수 있는 전도 차단을 말한다. 회복은 빠르며 일반적으로 12주에서 16주 이내에 운동 및 감각 기능을 회복한다. 손상의 메커니즘은 일반적으로 급성 압박 및 국소 허혈이다(Elfar et al., 2010). 신경다발막은 손상되지 않은 상태로 남아 있기 때문에 월러변형은 신경증 병변에서 발생하지 않는다.

2도 손상(축삭절단)

SECOND-DEGREE INJURY (AXONOTMESIS)

2도 손상(second-degree injury)에서는 축삭의 손상이 발생하고 신경의 재생은 한 달에 약 1mm 또는 1인치의 정상속도로 진행된다. 진행 중인 **티넬징후(tinel sign)**가 있으며, 신경 재생을 평가하는 데 사용되는 일반적인 방법이다. 신경 경로를 따라 먼쪽에서 몸쪽으로 부드럽게 두드리는 것이 수행되며(일반적으로 몸쪽에서 먼쪽으로 수행) 이를 주의 깊게 수행하면 신경 분포 조직으로 감각 이상을 유발한다(Allan & Vanderhooft, 2005; Bell-Krotoski, 2004; Diao, 2011; Lundborg, 1988; Mackinnon, 1994; Parry, 1981). 2도 손상의 회복 속도는 느리지만 기능의 완전한 회복을 기대할 수 있다. 손상이 먼쪽에 근접하게 발생하면 말단 기관에 도달하는 데 필요한 시간으로 인해 회복 패턴이 정상보다 느려지게 된다(Lundborg, 1988; Mackinnon & Nakao, 1997).

3도 손상(축삭절단 또는 신경절단)

THIRD-DEGREE INJURY (AXONOTMESIS OR NEUROTMESIS)

3도 손상(third-degree injury)은 가장 예측할 수 없는 회복 정도를 가지며, 그 범위는 거의 정상에서 전혀 회복되지 않는 것까지 다양하다. 이러한 유형의 손상으로 신경바깥막 내에 약간의 흉터가 생겨 축삭이 적절한 수용체에 도달하기 어렵게 된다. 이러한 손상은 천천히 회복되며 환자는 결국 일부 기능을 회복하지만 전부는 아니다.

4도 손상(신경절단)

FOURTH-DEGREE INJURY (NEUROTMESIS)

4도 손상(fourth-degree injury)에서는 신경 부분이 흉터로 인해 완전히 차단된다. 이것은 연속성 신경종이라고도 할 수 있다(Ray & Mackinnon, 2010). 신경은 연속적이지만 섬유 결합 때문에 신경의 내부 구조가 심하게 손상되게 된다. 외과 수술 또는 이식이 가장 권장된다.

5도 손상(신경절단)

FIFTH-DEGREE INJURY (NEUROTMESIS)

5도 손상(fifth-degree injuriy)에서는 신경이 완전히 절단된다. 환자는 결손의 크기에 따라 수술 또는 신경 이식을 포함할 수 있는 외과적 처치를 받아야 한다. 기능적인 회복은 손상 및/또는 재건 이후 시간, 상처 상태, 환자의 연령, 외과의의 기술, 재건에 대한 긴장 정도와 같은 요인에 따라 달라지게 된다.

6도 손상(복합 손상)

SIXTH-DEGREE INJURY (MIXED INJURY)

6도 손상(sixth-degree injury)은 Sunderland의 5도 손상 전체 또는 일부와 함께 일부 정상 신경다발을 포함하는 혼합 병변이다(Bathen & Gupta, 2011; Mackinnon, 1994). 이 병변은 다발에서 다발으로의 손상의 여러 패턴을 포함한다. 손상의 변화는 또한 신경의 길이를 따라 볼 수 있다. 상지의 복잡한 병변은 종종 총상, 외상성 압박 및 견인 손상과 같은 심각한 손상의 결과이거나 앞에서 언급한 메커니즘의 조합으로 발생할 수 있다. 외과적인 처치에는 신경 용해(neurolysis), 신경 이식 및/또는 접합수술과 같은 내용이 포함될 수 있다. 혼합 병변은 손상, 재건 및 회복의 다양성으로 인해 수부외과전문의가 치료하고 수부치료사가 재활해야 하는 어려운 손상이다.

신경 복구 및 재건

NERVE REPAIRS AND RECONSTRUCTION

신경을 치료하기 전에 의사는 수행된 정확한 절차에 대한 지식을 가지고 있어야 한다. 상자 16-1에 제시된 질문은 수술 후 환자를 의뢰할 때 의사가 고려해야 하는 질문 중 일부이다. 의료진과의 긴밀한 의사소통이 무엇보다 중요하다.

상자 16-1 치료사가 수부외과전문의에게 질문해야 할 내용

1. 어떤 유형의 수술/재건이 수행되었습니까?(신경과, 신경 주위, 끝부분)
2. 신경 수술 시 긴장성이 증가된 곳이 있었습니까? 어떤 상태였나요?
3. 신경의 어느 부분이 손상 및 처치되었습니까?
4. 운동신경, 감각신경, 결합신경의 손상/처치술은 무엇입니까?
5. 수술이 일차적이었습니까? 아니면 신경 이식 또는 이식을 통한 것입니까?
6. 기증자 신경이 사용된 경우 기증자 부위(감각, 운동)에서 예상되는 결손은 무엇입니까?
7. 교정이 처방될 때 원하는 정확한 관절 위치는 무엇입니까?
8. 처치 후 구조물의 고정, 동원 및 제한을 위한 변수는 무엇입니까?
9. 향후 어떤 수술이 계획되었고 환자가 받을 수 있습니까?

신경 재건의 소개

INTRODUCTION OF NERVE RECONSTRUCTION

본 주제에 대해 매우 자세하게 알아볼 수 있는 많은 정보가 있기 때문에 이 장의 목적은 수술 절차의 광범위한 내용에 대해 논의하는 것이 아니다. 이번 장에서는 적절한 교정 중재술의 선택과 적용을 충분히 이해하기 위해 치료사에게 PNI 및 수술과 관련된 용어에 대한 기초 내용과 익숙함을 제공하기 위한 것이다. 치료사는 수술에 대한 참고를 위해 가장 일반적인 절차에 대한 설명을 이 장에서 찾을 수 있으며 신경 복구 및 재건의 많은 영역에서 추가적인 연구를 노력하도록 권장된다. 다음 내용에서 나열된 정의는 수부치료사가 말초신경 수술 영역에서 접하게 될 일반적인 정의를 제공한다.

말초신경 복구와 관련된 정의

DEFINITIONS RELATED TO PERIPHERAL NERVE REPAIR

- 1차 수술은 일반적으로 48시간 이내에 완료되며(Smith, 2011), 이식 또는 기타 추가 시술을 하지 않는다.
- 초기 2차 수술은 처음 6주 이내에 진행된다.
- 더 늦게 시행되는 2차 수술은 3개월 후에 진행된다(Smith, 2011).
- **신경바깥막봉합술(epineural repair)**은 완전히 절단된 신경을 회복하는 데 사용되는 가장 빠르고 간단하며 일반적인 시술이다. 신경바깥막은 손상의 모든 징후가 없어질 때까지 신경의 남은 부분에서 몸쪽과 먼쪽에서 제거된다. 그런 다음 신경의 남은 부분을 재정렬하고 봉합을 신경바깥막에 위치하여 확보한다

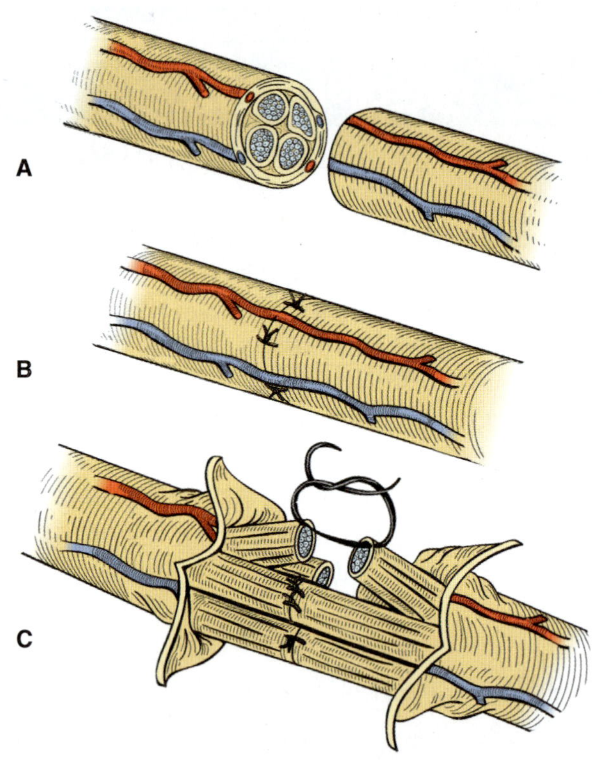

그림 16-5 **A**, 외상으로 인한 신경 열상의 도식화. **B**, 긴장성을 최소화하면서 적절한 정렬을 확립하기 위해 수행되는 전통적인 신경바깥막 수술. **C**, 다발수술은 먼쪽의 남은 부분에서 감각 및 운동 다발이 동일하게 정렬되어 있는 경우 신경바깥막 수술보다 유리하다. (Borrowed with permission from Elfar, J., Petrungaro, J. M., Braun, R. M., Cheng, C. J., Gupta, R., LaBore, A., & Wong, J. E. (2010). Nerve. In Hammert W. C., Calfee R. P., Bozentka D. J., & Boyer M. I. (Eds.), *ASSH manual of hand surgery* (pp. 332). Baltimore, MD: Lippincott Williams & Wilkins.)

(Smith, 2011). 목표는 최소한의 긴장으로 신경의 연속성을 확립하는 것이다(Elfar et al., 2010)(그림 16-5A~C).

- **신경다발막재건술(perineurial repair)**은 두 번째로 흔한 말초신경 복구 시술이다. 신경다발막재건술에서 외부 및 내부 신경막은 신경의 남은 부분에서 해부된다. 그런 다음 봉합사를 최소한으로 사용하여 다발을 일치시키고 정렬한다. 이 수술의 장점은 유사한 근막(운동 및 감각)끼리의 일치이지만, 단점은 봉합사 사용 및 전반적인 외과적 취급 증가로 인한 신경내 섬유증의 위험이 될 수 있다는 것이다(Elfar et al., 2010; Smith, 2011).
- **끝과 끝 재건(end-to-end repairs)**은 깨끗한 신경 말단을 직접 봉합하는 것이다.
- **끝과 옆 이식(end-to-side transfers)**은 주로 감각 회복을 위해 설명된다. 손상된 신경의 먼쪽 남은 부분을 손상되지 않은 기증자 신경의 측면에 봉합한다. 이것은 손상된 몸쪽 남은 부분에 접근할 수 없거나 재건할 수 없을 때 수행된다.
- **반대쪽 끝과 옆 이식(reverse end-to-side transfer)**은 기증자 신경이 완전히 절단해서 받는 신경의 신경외막과 신경다발막이 연결되고, 기증자 신경의 절단된 말단(먼쪽)은 수용자 신경이 제거된 신경의 측면에 접합된다(Mackinnon, 2016).
- **섬유성 접착제(fibrin glue)**는 봉합 재료를 줄이고 수술 부위를 적절하게 밀봉하기 위해 신경이외 수술에 사용할 수 있다. 말초신경 회복에서 섬유성 접착제의 역할은 미세 봉합사에 비해 적용의 용이성으로 인해 점점 더 대중화되고 있다(Sameem, Wood, & Bain, 2011).
- **신경재생(neurotization)**은 마비된 근육에 신경을 이식하는 것이다.
- **신경봉합(neurorrhaphy)**은 끊어진 신경의 봉합이다.
- **신경 이식(nerve grafting)**은 기증자 이식을 사용하여 신경의 결손을 연결하는 데 사용된다. 신경 이식은 비혈관화(기존 이식) 또는 혈관화로 이루어질 수 있다. 혈관이식의 이식 부위는 경추 또는 유리피판이다(Slutsky, 2005a; Terzis & Kostopoulos, 2005).
- **신경 통로(nerve conduits)**는 신경 틈을 메우기 위해 사용된다. 통로는 생물학적 또는 비생물학적 재료로 사용될 수 있다(Herman, Diaz, & Strauch, 2005).
- **감각신경 피판(neurosensory flaps)**은 감각 피드백을 제공하는 신경 분포의 피판이다. 이 피판은 경추 또는 유리 피판일 수 있다(Slutsky, 2005b).

신경 치유 NERVE HEALING

손상 후 말초신경은 자발적으로 재생될 수 있지만 이를 위해서는 축삭의 재성장과 슈반 세포에 의한 수초 재형성이 모두 필요하다. 외과적 중재 없이 자연적으로 치유되면 (1) 말단의 감각 수용기가 감각 정보를 전달할 때 일치하지 않거나, (2) 축삭이 연속성을 잃을 수 있고, (3) 말단 기관과 신경의 이동거리가 너무 길 수 있다. 따라서 최종 목표에 도달할 때 신경이 퇴화된다(Bathen & Gupta, 2011). 회복에 영향을 미치는 다른 요인으로는 환자의 나이, 손상 이후 경과 시간, 손상 정도, 주변 조직의 질, 손상 부위 주변의 흉터 형성 정도 등이 있다(Smith, 2011).

신경 이식 NERVE GRAFTING

신경 이식(그림 16-6A)은 먼쪽 남은 부분에 대한 축삭의 재생을 제공한다(Slutsky, 2005b). 비혈관화 신경 이식술은 신경 간격을 재건하는 데 선택되는 치료법으로 간주된다. 이식 절차는 적절한 접근이 가능한 기증자를 통해 손상 후 약 3주에 실행할 수 있다(Elfar et al., 2010). 그러나 이 기간은 유동적이며 손상 영역이 더 명확하게 정의되는 시기에 따라 달라진다. 환자는 기증자가 선택한 신경의 위치를 받아들여야 한다. 일반적으로 사용되는 신경은 앞쪽 및 뒤뼈사이신경(posterior interosseous nerve, PIN), 안쪽 및 바깥쪽 아래팔 피부 신경, 하지의 장딴지신경이다(Elfar et al., 2010;

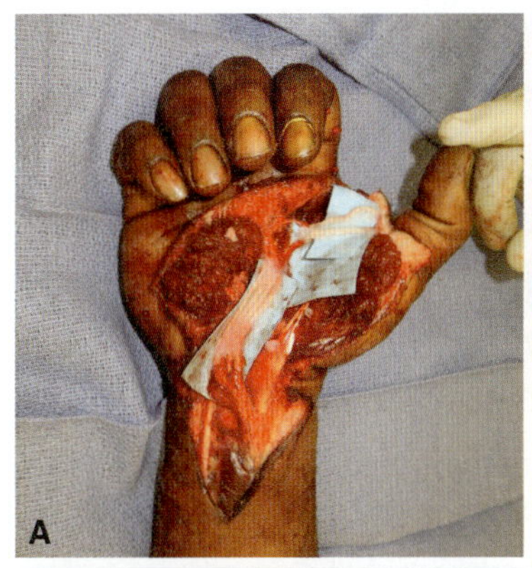

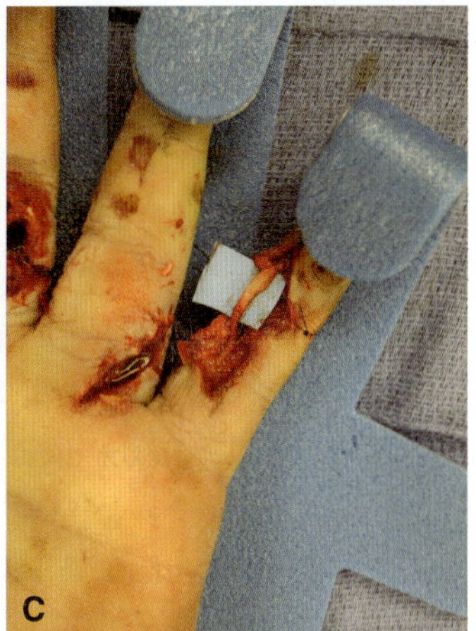

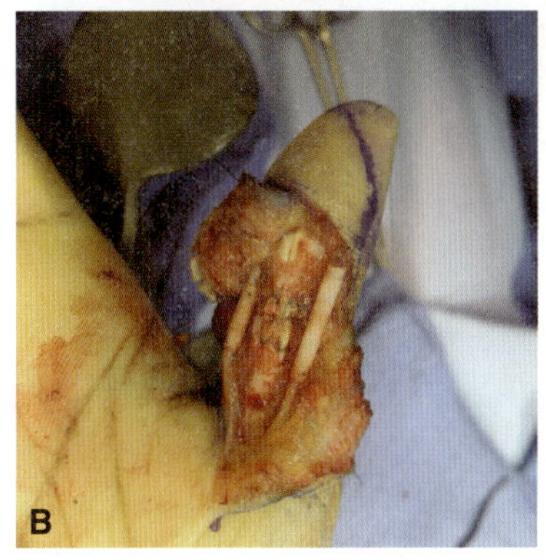

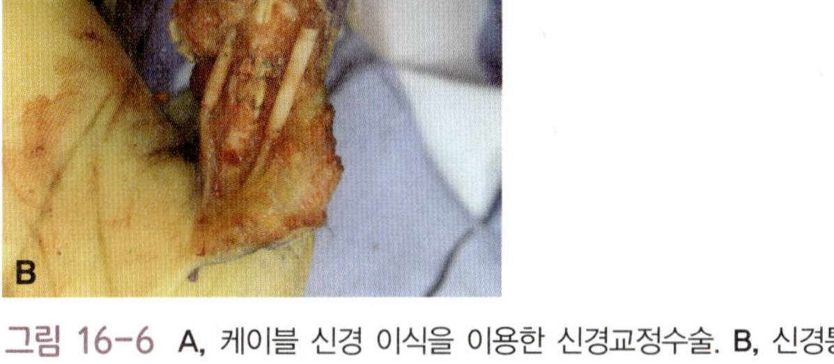

그림 16-6 **A**, 케이블 신경 이식을 이용한 신경교정수술. **B**, 신경통로를 이용한 손가락 신경 재건. **C**, 신경 동종이식을 이용한 손가락 신경 재건. (사진 제공: Mitchell Pet, MD, St. Louis, MO.)

Slutsky, 2005a). 기증자 신경의 길이는 긴장성 없이 수술할 수 있을 만큼 충분히 길어야 한다. 이것은 치료사가 이러한 환자에게 스플린트를 적용할 때 반드시 질문해야 할 중요한 내용이다.

신경 통로 NERVE CONDUITS

신경 통로(그림 16-6B)는 재생 중인 축삭을 포함, 축삭을 정렬하기 위해 신경 간격을 연결하는 안내자 역할을 할 수 있다(Taras, Nanavati, & Steelman, 2005). 신경 통로는 신경 말단 사이에 삽입되어 남은 부분의 끝쪽 도관에 연결하는 자가 재료(즉, 정맥) 또는 합성 재료(즉, 콜라겐)로 만들어진다. 신경 말단이 통로에 삽입된 직후 장액이 재생 과정을 시작한다(Elfar et al., 2010). 수술 현장의 긴장성은 조기 회복과 관련된 요소가 아니다. 따라서 적절한 스플린트 관리(보호, 보호 운동, 운동 및 감각 재교육 원칙)를 통합하여 수술 직후 조기의 능동 운동을 시작할 수 있다(Slutsky, 2011). 스플린트의 위치는 신경 수술이 손바닥 쪽인 경우 굽힘 정도를 확인해야 하고, 수술 위치가 등쪽인 경우 폄 정도를 확인해야 한다(Taras et al., 2005). 폄 제한 및 굽힘 제한 스플린트는 이 환자들에게 최적의 선택이다. 제한 스플린트는 움직임을 완전히 차단하지 않는다. 대신 유착을 방지하고 부드러운 신경과 힘줄 움직임을 촉진하는 적절한 움직임의 허용한다(Taras et al., 2005). 대부분의 스플린트 개입은 4주에서 6주 사이에 중단된다.

신경 동종 이식 NERVE ALLOGRAFT

신경 동종 이식의 사용(그림 16-6C)은 파괴되었거나 분절된 신경 손상에 대해 더 나은 치료 선택을 제공한다. 신경 동종 이식은 신경내 구조를 보존하면서 세포가 제거된 죽은 신경 조직이다(Safa & Buncke, 2016). 동종 이식의 이점에는 신경 조직 고유의 유사환경, 기증자 부위 변형 방지, 더 큰 간격으로 길이의 유용성, 접근성 등이 있다(Ray & Mackinnon, 2010; Safa & Buncke, 2016). 동종 이식의 수용자는 약 24개월 또는 말단 이식 부위를 통과할 때까지 Tinel 징후로 인해 일시적인 면역 억제가 필요하다는 점이 중요하다(Ray & Mackinnon, 2010). 재활의 초점은 초기에 보호된 관절가동범위에 이어서 감각 및 운동 재교육에 있다. 신경이 제거된 기간 동안 스플린트 위치는 근육을 정상적인 휴식 길이로 유지하여 신경분포가 발생하면 회복을 촉진하는 데 도움이 된다(Mackinnon, 2016).

신경 이식 NERVE TRANSFERS

이러한 질환에서 자신의 역할을 이해해야 하므로 **신경 이식(nerve transfers)**은 아래에 간략하게 언급되어 있다. 더 자세한 내용은 17장에서 볼 수 있다. 최근 말초신경 재건술의 발전 중 하나는 상지로의 신경 이식이 있다. 1차 신경 재건이나 이식이 불가능한 손상 혹은 결과가 좋지 않을 것으로 예상되는 손상의 경우 수부외과전문의는 신경 이식을 고려할 수 있다. 신경 이식은 적어도 어느 정도의 운동 또는 감각 기능을 회복할 수 있다(Slutsky, 2011). 먼저 기증자의 신경이 필요하다. 따라서 기증자의 신경 소실이 기능에 어떤 영향을 미칠지 고려하기 위해 환자와 신중하게 논의하는 것이 중요하다. 환자는 기증자 이식과 목적 및 예측되는 결과를 명확하게 이해해야 한다. 수부치료사는 기능(운동 및 감각) 해부학에 능통하며 이러한 의사결정 과정을 통해 환자와 가족에게 큰 도움이 될 수 있다.

수부치료사는 위팔신경얼기병변, 심각한 자신경 손상 또는 총상에서 볼 수 있는 것과 같이 먼쪽 말초신경에 대한 외상성 손상이 있는 환자에서 이러한 전이를 볼 수 있다(Elfar, 2010). 보호 스플린트 개입, 운동 재교육, 감각 재훈련 및 지속적인 환자 교육은 수술 후 관리의 큰 부분이다.

운동 이식 Motor Transfers

운동신경의 정보를 전달하는데 있어 최고의 이식은 순수한 운동신경이다. 이 근육은 중력에 대항하여 이상적으로는 저항할 수 있는 적절한 강도(4등급)여야 한다(Elfar, 2010). 스플린트 관리는 수부외과전문의가 이식된 조직의 상태와 이식에 필요한 장력의 양에 대한 직접적인 지식을 가지고 있기 때문에 수부외과전문의와 긴밀한 의사 소통을 기반으로 해야 한다. 스플린트 관리는 조직이 회복되고 운동신경 분포가 시작됨에 따라 매주 조정될 수 있다.

치료사가 볼 수 있는 일반적인 운동 기증자의 예는 다음과 같다(Elfar, 2010).

- 팔꿈치 굽힘
  - 갈비사이신경 또는 부분 자신경이 근피 신경의 이두근 가지로 전달
- 어깨 벌림/굽힘
  - 어깨위신경으로의 척추 부속 신경 전달
- 손의 내재근 기능
  - 앞뼈사이신경에서 자신경의 운동 분지 또는 정중신경의 순환 분지

감각신경 이식 Sensory Nerve Transfers

운동신경 분포의 상실 외에 손의 기능적 사용에 가장 치명적인 것은 감각 상실이다. 손바닥 측면, 2번째 손가락(index finger, IF)의 노뼈 경계선, 엄지의 자뼈 경계선 및 손의 자뼈 경계선에 감각 손실이 있는 경우 감각신경 이식을 고려해야 한다(Elfar et al., 2010; Slutsky, 2011). 이 위치의 손상은 기껏해야 보호 감각을 회복시키는 정도이다(Elfar et al., 2010). 감각신경 말단 기관은 운동신경보다 더 오랜 기간 동안 생존할 수 있어 감각신경 이식이 운동신경 전달보다 비중이 적다. 심한 신경 손상을 입은 환자에서 수부치료사는 일반적으로 운동 전달과 동시에 수행되는 감각신경 전달을 볼 수 있다. 예를 들어 그림 16-1에서 볼 수 있는 것처럼 자신경이 분포된 손가락에 대한 고유감각의 상실과 피부감각을 상실한 자신경 손상이 있다. 스플린트 관리는 운동 이식에 대해 설명한 것과 유사하다.

치료사가 볼 수 있는 일반적인 감각신경 기증자의 예는 다음과 같다(Elfar, 2010).

- 노뼈 감각신경이 엄지손가락의 자뼈 측면 또는 IF의 노뼈 측면으로 전달된다.
- IF의 노뼈 측면에 대한 IF의 자뼈 끝쪽 신경.
- 3번째 손가락(middle finger, MF)의 자뼈 끝쪽 신경에서 5번째 손가락(small finger, SF)의 자뼈 측면.

신경 분포 및 병리학 NERVE INNERVATIONS AND PATHOLOGY

신경 손상으로 인한 기능 상실은 신경 경로를 따라 손상된 부위에 따라 다르다. 이 장에서 저자는 아래팔, 손목 및 손에 영향을 미치는 손상에 대해 설명하고자 한다.

이 장에서의 병변 또는 열상은 일반적으로 위쪽(팔꿈치 관절 몸쪽 손상) 또는 아래쪽(팔꿈치 관절 근처 또는 먼쪽 손상)의 손상이라고 한다. 이 장의 전체적인 내용은 개별 신경이 지배하는 특정 근육과 일반적으로 신경지배가 발생하는 수준에 대해 자세히 설명한다. 또한 기능적으로 중요할 수 있는 신경과 신경 분포의 변화의 내용이 있을 수 있다. 치료사는 가능한 연관성과 임상적 표현을 어떻게 만들 수 있는지 알고 있어야 한다(Bas & Klienert, 1999). 가장 일반적인 두 가지 예는 몸쪽 아래팔과 손의 정중신경 및 자신경 사이의 연결이다(그림 16-7, 16-8).

- **마틴-그루버(martin-gruber) 연결.** 이 연관성은 정중신경의 일부가 아래팔의 몸쪽 1/3에 있는 자신경과 상호작용할 때 나타난다. Martin-Gruber 연결은 많은 변형이 확인되었다. 몇 가지가 예가 그림 16-7, 16-8에 나와 있다(Elfar et al., 2010). 이러한 연결은 일반적으로 인구의 약 10%에서 25%에서 발생하며, 깊은손가락굽힘근(flexor digitorum profundus, FDP) 내에서 AIN 가지에 근접하거나 끝 부위에 있다(Gellman & Owens, 2011; Leversedge, Goldfarb, & Boyer, 2010a; Toby & Ritter , 2011). 이 연결에는 정중신경 또는 앞뼈사이신경(anterior interosseous nerve, AIN)의 섬유가 혼합되어 있거나 운동 섬유 또는 감각 섬유만 포함될 수 있다. 이 연결이 있는 경우 일부 근육이 자신경으로부터 신경지배를 받을 수 있기 때문에 정중신경의 완전한 병변은 모든 정중신경 지배근육에서 마비나 감각 상실을 일으키지 않을 수 있다. 다양한 수준에서 존재할 수 있는 이 미묘한 상태는 수부치료사가 신경이 완전히 절단되었는지 여부를 의심하게 만들 수 있다(Leversedge et al., 2010a; Matloub & Yousif, 1992; Moore & Agur, 1995).
- **리케-카니우(riche-cannieu) 연결**(그림 16-7, 16-8). 이것은 손바닥쪽 정중신경의 순환 분지와 손바닥에 있는 자신경의 깊은 분지 사이의 연결로, 엄지두덩근에 자신경 신경 분포를 제공한다(Elfar et al., 2010). 이러한 연결은 인구의 약 50~77%에서 발생한다(Gellman & Owens, 2011; Leversedge et al., 2010a). 이 연결의 변형은 관찰되었지만, 치료사가 볼 수 있는 가장 일반적인 효과는 짧은엄지굽힘근(flexor pollicis brevis, FPB)과 같은 엄지두덩근에 자신경 분포일 것이다. 다른 변형으로는 자신경에 깊게 연결되는 엄지두덩의 신경과 짧은엄지벌림근(abductor policis brevis, APB) 또는 첫째벌레근에서 깊숙이 나타나는 연결이 있다(Elfar et al., 2010). 이 비정상적인 연결이 나타날 때 치료사는 엄지손가락 전체 또는 거의 전체 동작이 보존된다는 점에 주목해야 한다.

말초신경 병리학 PERIPHERAL NERVE PATHOLOGY

다음 내용에서는 각각의 말초신경과 관련된 병리를 설명하고, 심한 열상, 경한 열상 및 압축성 신경병증에 대한 내용으로 나뉜다.

정중신경 손상 MEDIAN NERVE INJURIES

정중신경의 열상 Laceration to the Median Nerve

심한 열상

심한 정중신경 손상은 종종 여러 신경 혈관 구조를 포함하는 상지의 외상성 손상과 관련이 있다(그림 16-9, 상자 16-2). 심한 정중

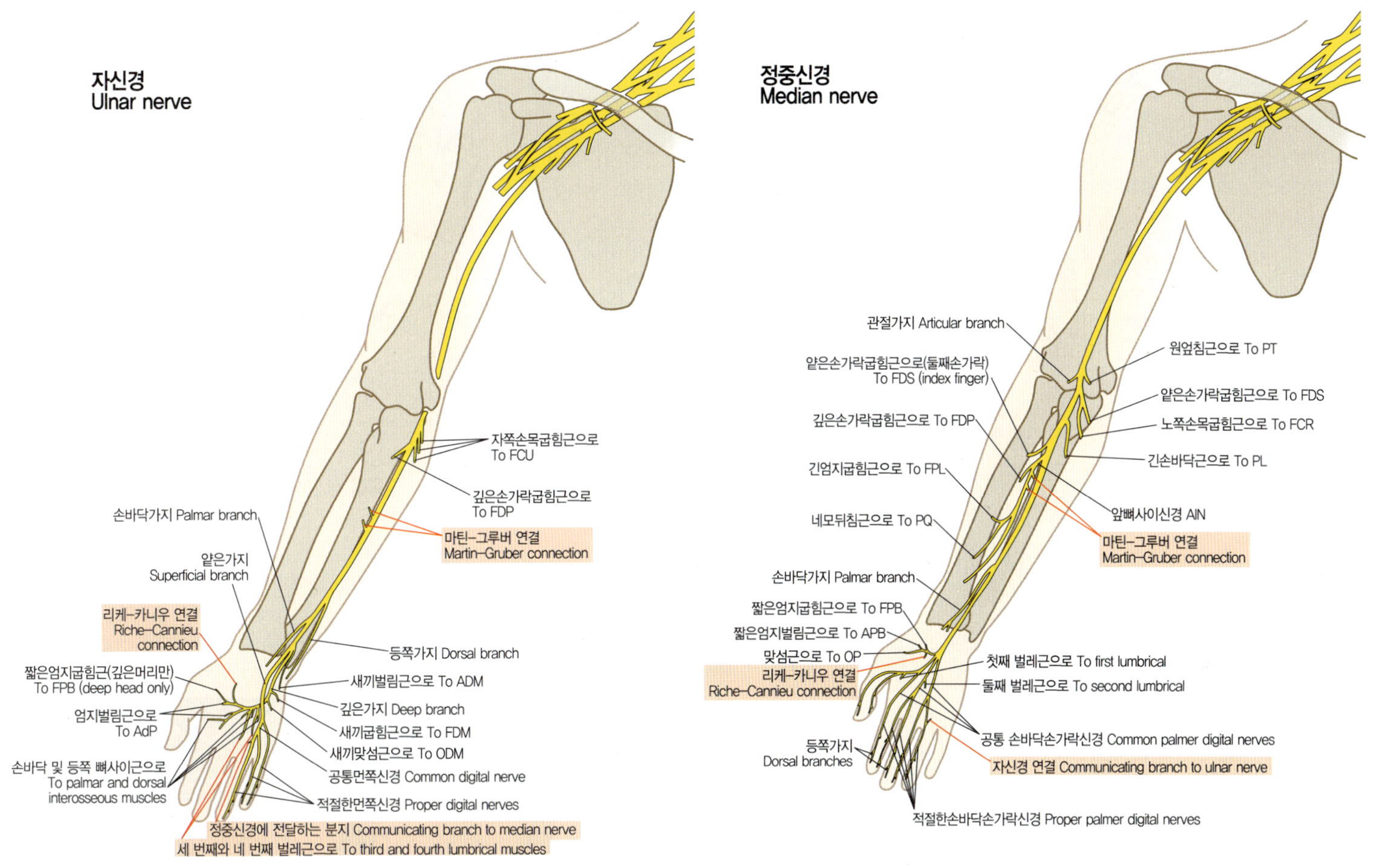

그림 16-7 및 그림 16-8 서로 공통 연결이 있는 자신경과 정중신경의 모식도. 이러한 변형 연결 중에서 가장 흔한 것은 정중신경과 자신경 또는 앞뼈사이신경과 자신경 사이의 연결이다. 이러한 변형 연결이 있는 경우 관련 신경(정중 또는 자뼈)의 완전한 병변은 인접 신경으로부터의 "추가" 정보전달로 인해 완전한 운동 또는 감각 손실을 일으키지 않을 수 있다.

신경 손상의 임상 징후는 다음과 같은 손상이다.

- 아래팔 엎침
- 손목 노쪽 굽힘
- IF에서 SF를 통한 분리적인 몸쪽손가락뼈사이(PIP)관절 굽힘
- IF 및 MF 먼쪽손가락뼈사이(DIP)관절 및 손허리손가락(MCP)관절 굽힘
- 손가락뼈사이(IF)관절 굽힘, 맞섬 및 벌림
- FPB 노뼈머리의 부분 신경 분포로 인한 엄지 MCP 굽힘 약화
- 손의 노쪽 측면에 대한 감각

손은 **평화징후 변형(peace sign deformity)**와 같은 자세를 취한다(그림 16-10). 이 손상은 손의 정상적인 기능을 빼앗아간다. 재활에는 관절가동범위(ROM)의 보존, 예방 조치에 대한 교육, 기능을 최대화하고 변형을 예방하기 위한 세심한 스플린트 중재가 포함되어야 한다.

경한 열상(low laceration)

손목에서 경한 정중신경 손상은 굽힘 힘줄 손상과 관련될 수 있다. 손상 부위에서 먼쪽의 구조에 대한 모든 운동, 감각 및 혈관, 신경분포가 영향을 받을 수 있다. 이 열상에서는 다음과 같이 손상될 수 있다.

- IF 및 MF MCP 굽힘(IF 및 MF)
- 엄지손가락 맞섬 및 벌림
- 엄지 MCP 굽힘(FPB, 노뼈머리의 부분적인 신경지배에 의한 약화)
- 손바닥 면에 대한 감각

노뼈쪽 손가락의 손바닥 표면의 대부분에 감각 입력이 없기 때문에 감각 손상은 심하다. 이 손상의 임상적 표현은 종종 손바닥에서 엄지를 위치시킬 수 없는 손의 엄지두덩근과 내재근의 안정성 저하 때문에 **원숭이 손 변형(ape hand deformity)**이라고 한다(그림 16-11A~C). 쓰기활동 및 도구 잡기와 같은 단순한 활동은 운동 상실뿐만 아니라 노쪽 손가락과 엄지로 물체를 느낄 수 없기 때문에 크게 손상될 수 있다.

손목, 엄지 또는 손가락의 굽힘 힘줄이 손상된 경우 치료에는 손목/손 굽힘 고정 또는 제한 스플린트(등쪽 차단 스플린트라고도

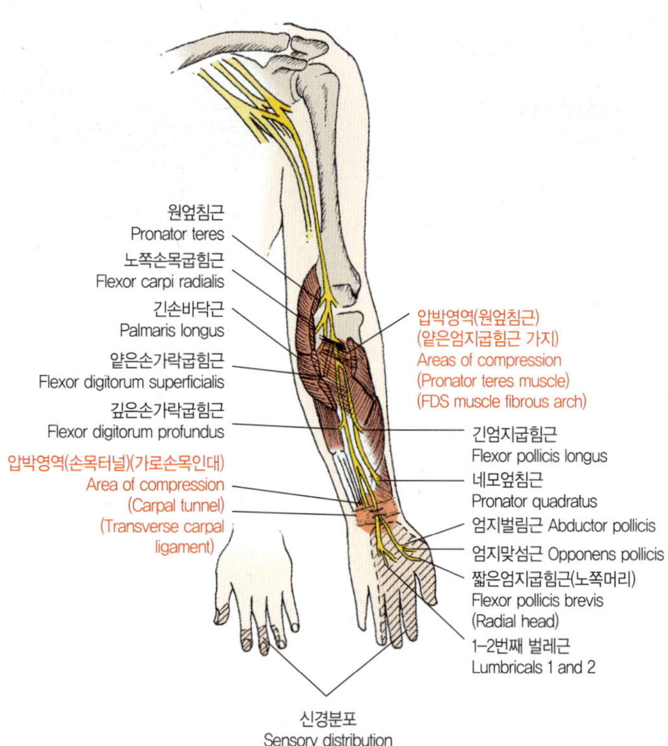

그림 16-9 정중신경의 움직임은 대부분의 손목과 손가락 굽힘근을 자극한다. 정중신경의 감각 분포는 손의 노쪽에 감각을 제공하는 데 중요한 역할을 한다.

상자 16-2 정중신경의 지배 순서

1. 원엎침근 Pronator teres
2. 노쪽손목굽힘근 Flexor carpi radialis
3. 긴손바닥근 Palmaris longus
4. 얕은손가락굽힘근 Flexor digitorum superficialis
5. 노쪽깊은손가락굽힘근 Radial half of flexor digitorum profundus
6. 긴엄지굽힘근 Flexor pollicis longus
7. 네모엎침근 Pronator quadratus
8. 첫째벌레근 First lumbrical
9. 둘째벌레근 Second lumbrical
10. 짧은엄지벌림근 Abductor pollicis brevis
11. 짧은엄지굽힘근 Flexor pollicis brevis
12. 엄지맞섬근 Opponens pollicis

함)가 포함되어 신경 회복 및 관련 연조직 구조의 긴장을 감소시킨다(**그림 16-12**). 정중신경이 단독으로 수술한 경우 엄지손가락을 반대측으로 대고 벌림으로 손목을 굽힘(MCP 및 IP 움직임 허용) 위치에 두는 스플린트가 제공된다(**그림 16-13**). 회복이 진행되면 (4~6주), 작게 반대쪽 스트랩을 사용하여 기능적 집기를 강화하고 촉진할 수 있다(**그림 16-14A,B**). 스플린트 제작은 담당 의사의 수술 후 통증 관리, 상처 관리, 부종 감소, 능동 또는 수동 관절가동

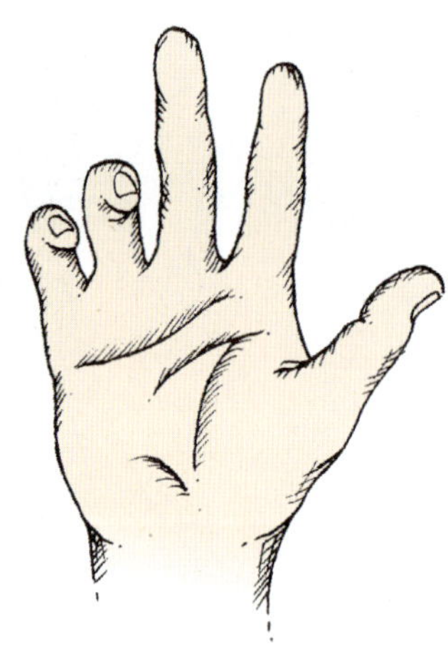

그림 16-10 심한 정중신경의 열상은 1–2번째 손가락(IF 및 MF)의 FDP, FDS 및 내재근 기능의 소실로 인해 손의 평화를 상징하는 변형 형태를 보인다.

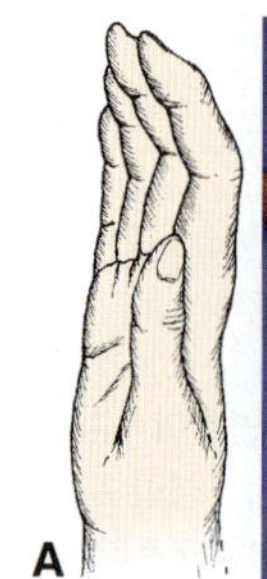

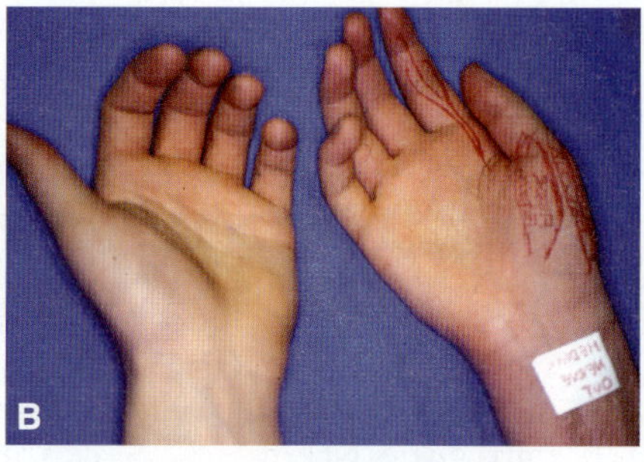

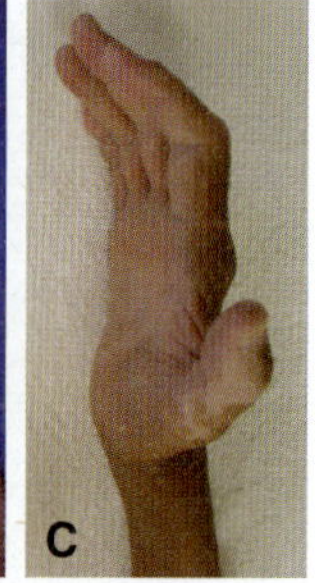

그림 16-11 **A 및 B,** 경한 정중신경의 열상은 원숭이 손과 같은 변형을 보인다. 엄지손가락 벌림근과 엄지맞섬근의 손상에 이차적으로 발생하는 왼손 엄지손가락 모음을 주목한다. 이 자세는 신경이 분포된 엄지모음근과 1번째 등쪽뼈사이근에 의해 더 영향을 받는다. **C,** 노쪽 측면에서 보면 손의 활과 근육의 소실이 나타난다.

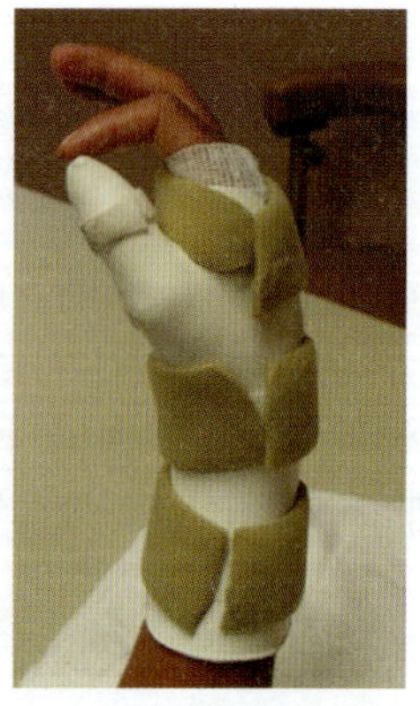

그림 16-12 손목/엄지 고정 스플린트(등쪽 차단)는 수술 후 정중신경, 엄지 굽힘 힘줄 및 기타 연조직 구조를 보호하는 데 사용된다.

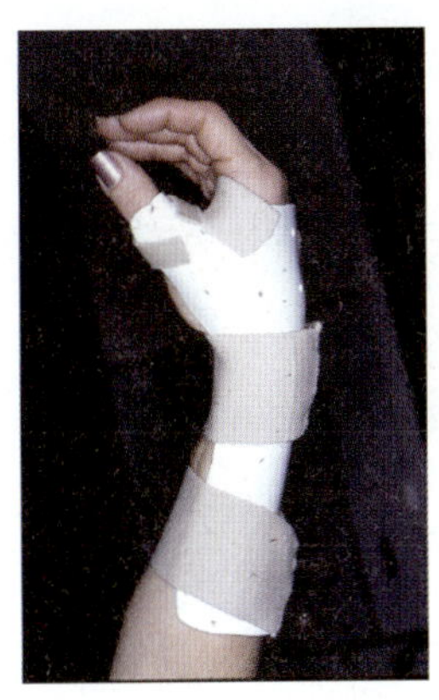

그림 16-13 정중신경 수술 후 스플린트 선택 사항은 MCP에 자극이 없는 부드러운 손목 굽힘, 엄지 맞섬/벌림을 통합하는 것이다. 엄지의 갈퀴 공간이 맞섬 및 벌림에서 뒷받쳐주지 않으면 자신경쪽 내재근이 엄지 손갈퀴막 공간을 모음으로 당겨 결국 구축을 유도하게 된다.

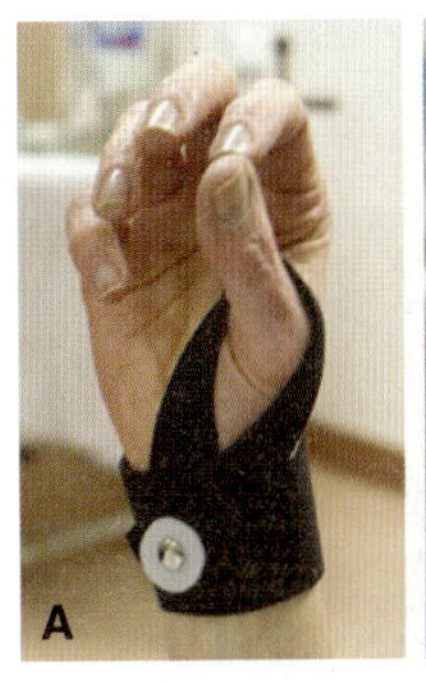

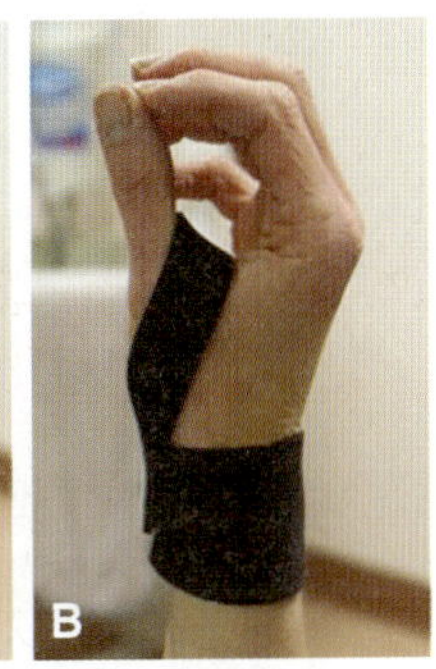

그림 16-14 **A 및 B,** 기능적인 맞섬을 허용하기 위해 간단한 스트랩을 사용할 수 있다. 네오프렌 스트랩을 사용하면 정중신경 근육을 보조하여 제한된 작업 활동을 다시 수행할 수 있다.

범위(ROM)와 같은 프로토콜과 함께 사용된다.

정중신경의 압박 신경병증
Compression Neuropathies of the Median Nerve

몸쪽 정중신경 신경병증(엎침근증후군)

몸쪽 아래팔의 압박은 일반적으로 **엎침근증후군(pronator syndrome)**이라고 한다. 그러나 몸쪽 정중신경 압박은 엎침근에만 국한되지 않는다. 몸쪽 신경병증의 가장 흔한 부위는 근막 띠와 원엎침근의 근육 변형 및 표면 굽힘근의 섬유상 연속활이다. 다른 일반적인 압박 원인은 스트러서스인대(struthers ligament), 섬유띠, 두갈래근건막증, 비정상적인 근육, 외상으로 인한 흉터이다(Eversmann, 1992; Hartz, Linscheild, Gramse, & Daube, 1981 ; Moore, Dalley, & Agur, 2010; Toby & Ritter, 2011). 증상은 활동적이거나 동적인 자세 증가로 아래팔 바닥쪽과 손의 간헐적이고 지속적인 통증과 감각 이상을 포함할 수 있다. 엄지두덩근은 손의 정중신경 분포에서 간헐적인 감각 상실과 함께 약화와 피로감을 느낄 수 있다. 아래팔에 양성 티넬징후(Tinel sign), 약하거나 음성인 **팔렌(Phalen)** 및 역팔렌(reverse Phalen) 검사(극단적인 손목 굽힘/폄 위치, 정중신경 분포에 감각 이상 생성), 엎침 저항 시 통증 및 아래팔 저항 시 통증이 있다.

몸쪽 정중신경 신경병증 또는 엎침근증후군은 육체 노동을 많이 하는 환자에서 흔히 볼 수 있다. 저항이 강하고 반복적인 아래팔 엎침이 필요한 직업; 그리고 오랫동안 어색한 자세를 유지하거나 악기의 무게를 손에 쥐어지게 되는 음악가에게서 자주 발생한다(Charness, 1992; Eversmann, 1992; Mackinnon & Novak, 1997). 손목터널증후군과 목뼈신경근병증을 검사하고 주의를 기울여야 한다. 스플린트 관리는 일반적으로 휴식, 활동 수정, 적절한 치료 방식, 신경의 부드러운 미끄러짐 운동 및 항염증제와 함께 사용된다. 제안된 스플린트 위치에는 팔꿈치 굽힘, 아래팔 엎침 및 손목 중립이 포함된다.

앞뼈사이신경증후군(anterior interosseous nerve syndrome)

앞뼈사이신경(anterior interosseous nerve, AIN)은 바깥위관절융기에서 5~8cm 떨어진 곳에서 시작되는 정중신경의 운동 가지이다(Lundborg, 1988). **앞뼈사이신경증후군(anterior interosseous nerve syndrome)**은 순전히 운동 병변이며, 외상(골절, 천공 및 압박), 혈관 손상 또는 힘줄 아래의 압박에 이차적으로 발생할 수 있다. 증상에는 FPL의 약화 또는 마비, IF 및 MF의 FDP, 네모엎침근이 포함될 수 있다. AIN이 손상되면 집기(tip pinch)와 세손가

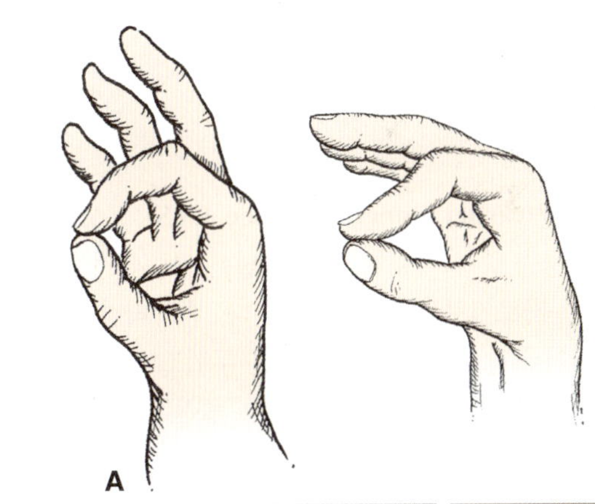

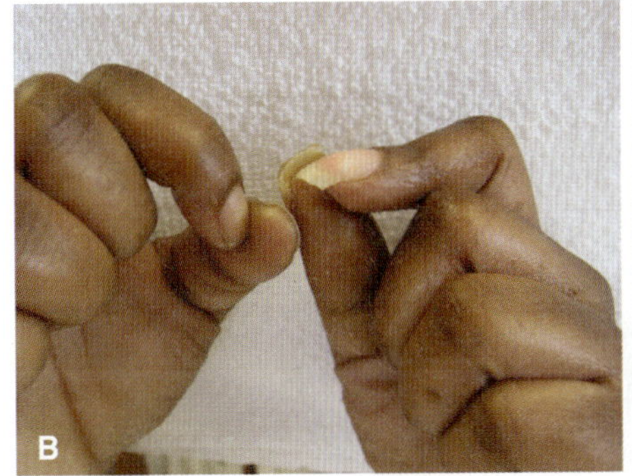

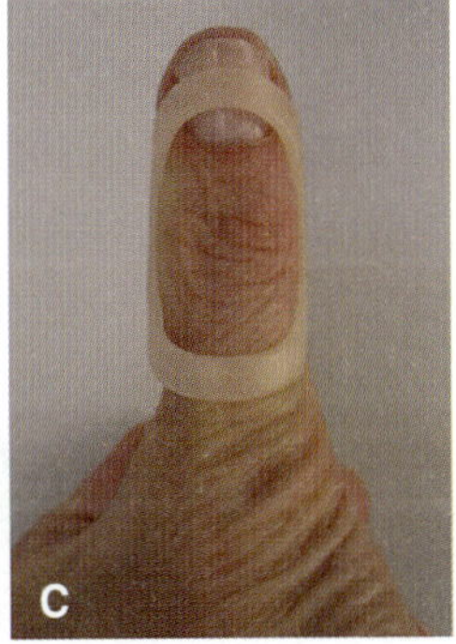

그림 16-15 **A 및 B,** 앞뼈사이신경(AIN) 손상으로 엄지손가락 IP 손상 및 IF의 DIP 굽힘으로 인해 이 환자의 오른손에서 볼 수 있는 오케이 표시를 수행할 수 없다. **C,** 엄지 IP 관절에 적용된 이 Oval-8® Finger Splint(3-Point Products, Stevensville, MD)는 집기를 개선하기 위해 약간의 굽힘을 유지하는 데 도움이 된다.

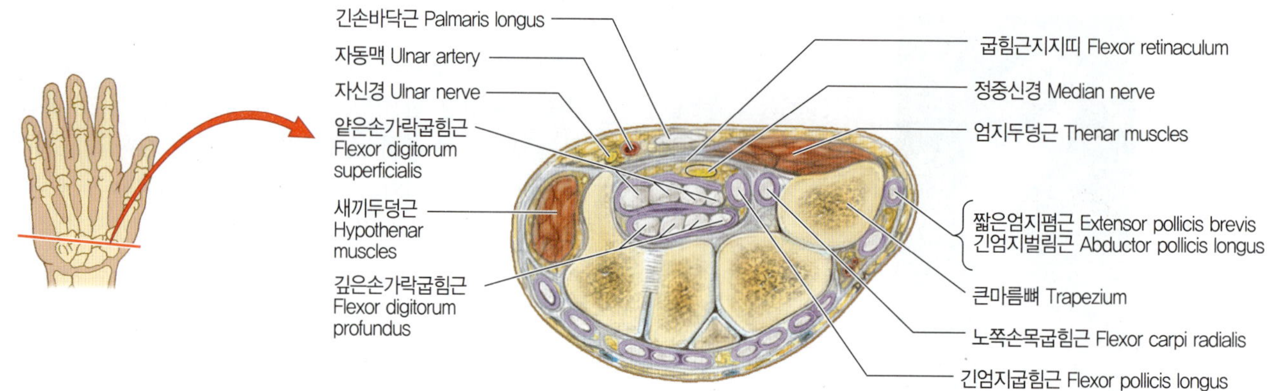

그림 16-16 손목을 통과하는 손목터널의 단면. 작은 공간 내에서 정중신경이 어떻게 9개의 힘줄로 둘러싸여 있는지 주목하시오. (Reprinted with permission from Moore, K. L., Agur, A. M., & Dalley, A. F.II. (2019). *Moore's Essential clinical anatomy* (6th ed.). Philadelphia, PA: Wolters Kluwer.)

락집기(3-jaw pinch)를 제대로 수행할 수 없다(Eversmann, 1992). 환자가 "OK" 표시를 할 수 없으면 AIN 손실이 있을 수 있다(그림 16-15A,B).

스플린트의 적용은 일반적이지 않지만 해당되는 경우 엄지손가락 IP(그림 16-15C), IF DIP 및 때때로 MF DIP 폄 구축을 예방하기 위해 고려될 수 있다. 치료사는 환자가 신경 복귀를 기다리는 동안 이러한 말단 관절의 수동적 움직임을 유지하는 것의 중요성을 알려줘야 한다. 적절한 시간 후에도 신경 재생이 확인되지 않으면 외과적 감압, 신경 또는 힘줄 이식을 포함하여 완전한 손상에 대한 다른 치료를 고려할 수 있다.

손목터널증후군

손목터널증후군(carpal tunnel syndrome, CTS)은 상지의 가장 흔한 압박 신경병증 중 하나이다. 손목터널은 정중신경과 9개의 손가락굽힘힘줄이 가로지르는 좁은 공간이다. 손목터널은 3면이 손목뼈로 경계를 이루고 있으며, 손바닥쪽은 두껍고 조밀한 가로손목인대로 둘러싸여 있다(Lundborg, 1988). 이 좁은 공간 속은 구조물이 지나갈 만큼 충분하다(그림 16-16). 이 공간 내의 더해지는 압력, 염증 또는 장애물은 신경 압박을 유발할 수 있다. 이 상태로 정중신경의 압박은 염증 상태, 대사 장애, 골절 후 상태 또는 먼쪽 노자뼈 관절의 탈구, 관절염 또는 반복적인 스트레스 동작으로 인한 손가락 및 손목 굽힘근의 힘줄 활막염을 포함한 여러 요인으로 인해 발생할 수 있다(Lundborg, 1988).

정중신경은 운동 섬유와 감각 섬유가 모두 있는 혼합 신경이다. 이 때문에 증상이 다양할 수 있다. 어떤 사람들은 저림만 호소하는 반면, 다른 사람들은 아래팔 통증과 약화를 호소할 수 있다. 그러나 가장 일반적으로 환자는 한밤 중 작열 통증과 감각 이상, 일상적인 작업(예: 머리 말리기, 식기 세척기에서 접시 꺼내기)이 부자연스럽거나 아래팔을 따라 방사통을 경험한다. 신경에 대한 지속적인 압박과 자극은 엄지손가락 벌림, 맞섬, 정중신경지배 내재근의 약화를 초래할 수 있다(그림 16-17A). 환자는 약한 근육 조직과 엄지손가락, IF, MF 및 RF의 노쪽 절반에 대한 감각 장애로 인해 미세 운동 조작(그림 16-17B)에 어려움을 겪을 수 있다(Boscheinen-Morrin et al., 1985). 환자는 손목터널을 두드리는 것과 함께 티넬 징후(Tinel sign) 양성반응과 팔렌검사(Phalen test) 양성반응을 통해 확인할 수 있다. 보존적 치료는 휴식이다. 활동 수정; 야간 사용을 위해 손목이 중립에 있는 손바닥쪽 손목 고정 스플린트; 신경 미끄러짐 운동; 및 항염증제 또는 주사(그림 16-18A,B)(Sailor, 1996). 증상이 지속되면 외과적인 중재를 고려한다.

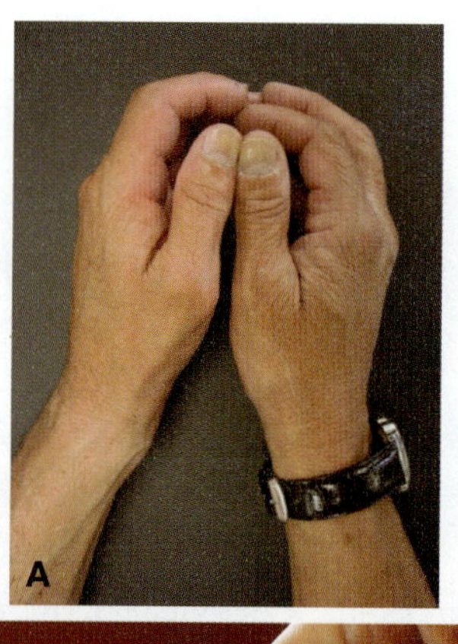

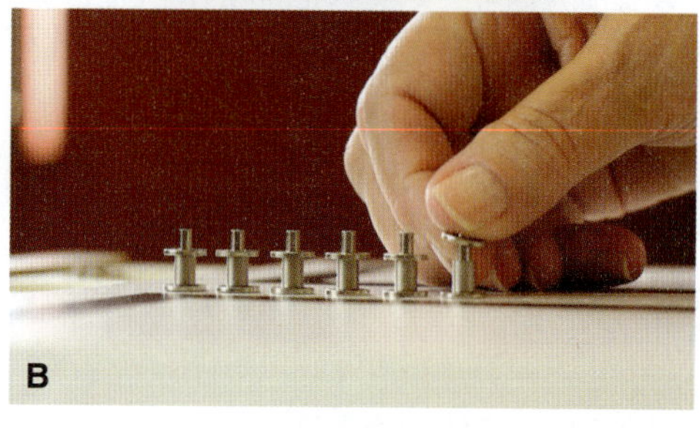

그림 16-17 **A**, 남성의 오른쪽 엄지손가락에 비해 왼쪽 엄지손가락이 위축되어 있음을 주목하시오. **B**, 미세 운동 조작은 어려운 활동이며, 훈련은 재활의 일부여야 한다.

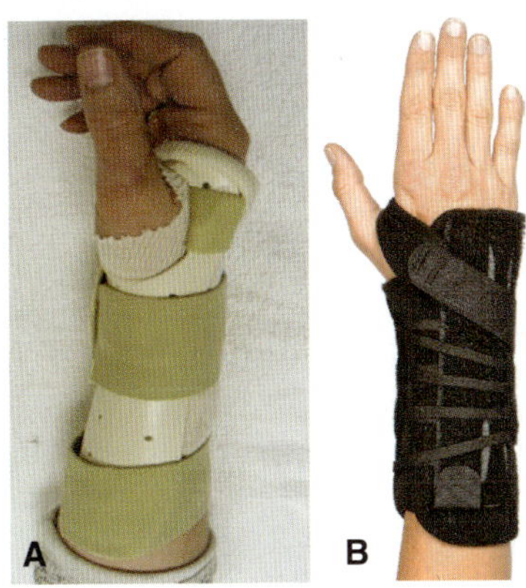

그림 16-18 정중신경이 손목 높이에서 압박되거나 손목을 중립에 위치시킬 때 적용하는 스플린트는 신경이 이완되고 긴장이 없는 위치에 있기 때문에 증상을 감소시킬 수 있다. A, 맞춤형 또는 (B) 미리 제작된 선택 사항. 여기에 표시된 Titan Wrist™ 끈 종류의 손목 스플린트는 모양과 재질의 강도를 조절할 수 있어 각 환자에 맞게 맞춤화할 수 있다. (Photo courtesy of Hely & Weber®.)

상자 16-3 자신경의 신경지배 순서

1. 자쪽손목굽힘근 Flexor carpi ulnaris
2. 자쪽 깊은손가락굽힘근 Ulnar half of flexor digitorum profundus
3. 새끼벌림근 Abductor digiti minimi
4. 새끼굽힙근 Flexor digiti minimi
5. 새끼맞섬근 Opponens digiti minimi
6. 넷째 뼈사이공간 Fourth web space interossei
7. 셋째 뼈사이공간 Third web space interossei
8. 둘째 뼈사이공간 Second web space interossei
9. 넷째 벌레근 Fourth lumbrical
10. 셋째 벌레근 Third lumbrical
11. 엄지모음근 Adductor pollicis
12. 첫째 뼈사이공간 First web space interossei

자신경 손상 ULNAR NERVE INJURIES

자신경의 열상 Lacerations to the Ulnar Nerve

심한 열상

팔꿈치 또는 위쪽 자신경의 열상은 다음의 손상을 초래한다(그림 16-19)(상자 16-3).

- 자쪽 손목 굽힘
- RF 및 SF의 DIP 및 MCP 굽힘
- 모든 손가락 모음 및 벌림
- 엄지손가락 모음
- 엄지 MCP 굽힘(자뼈머리의 부분적인 신경 분포로 인한 FPB 약화)
- 아래팔의 자뼈 쪽을 따라 방사되는 손바닥면의 감각 상실
- 쥐기 및 집기 힘의 현저한 약화

만성적으로 심한 자신경 손상의 임상 징후에는 손의 경미한 **갈퀴손 변형(claw hand deformity**, 내재근의 안정성 소실에 따른 RF 및 SF MCP 관절의 과한 폄, MCP 관절 손바닥 면의 약화 또는 폄, 손상되지 않은 폄 힘줄) 새끼두덩근과 뼈사이근의 약화와 함께 나타난다(그림 16-20). 환자는 세 번째 바닥쪽 뼈사이근 (**Wartenberg sign**)의 마비에 이차적으로 SF를 모음하지 못하고 첫 번째 등쪽뼈사이근의 마비로 인해 IF를 벌림할 수 있다(Lundborg, 1988)(그림 16-21A). 환자는 또한 모음근을 수축할 수 없으며, 첫 번째 등쪽 뼈사이근의 약화와 같이 나타날 때(그림 16-21B), 측면 집기는 상당히 약화된다. 측면집기는 정중신경의 신경 분포가지 중

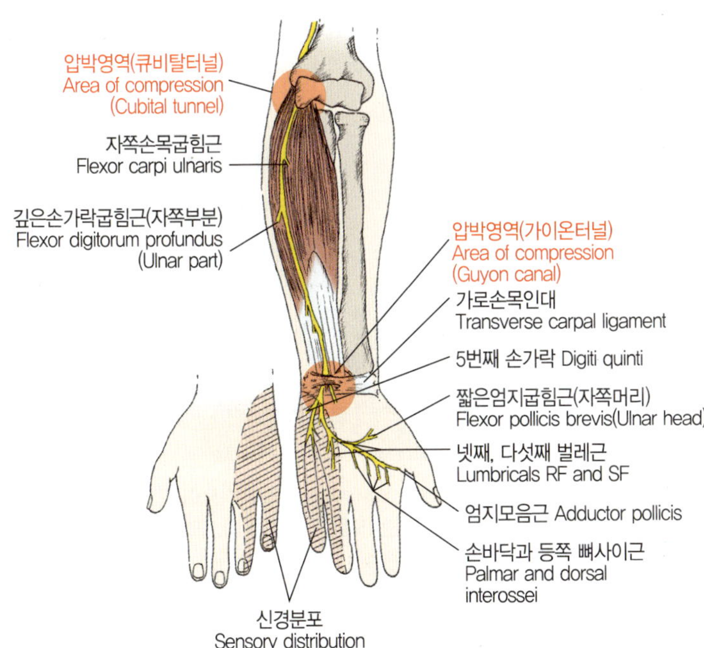

그림 16-19 자신경은 손목과 손의 자뼈 측면에 신경지배를 한다. 감각 가지는 SF의 등쪽 자뼈와 자뼈 측면 및 RF의 자뼈의 절반을 지배한다.

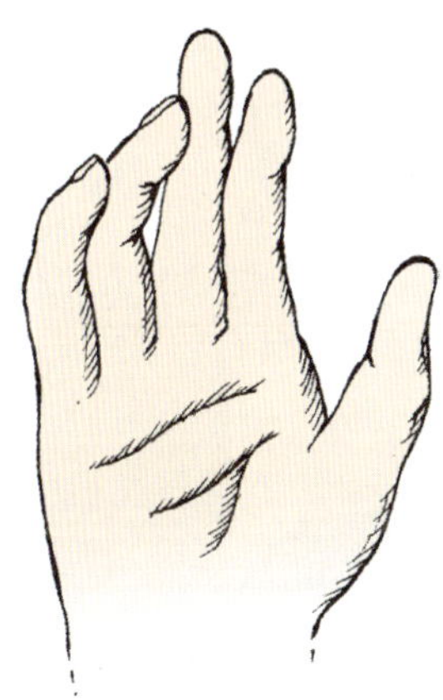

그림 16-20 심한 자신경의 열상은 RF 및 SF, PIP, DIP의 굽힘 자세를 유발하지 않으며, 이는 FDP 힘줄의 마비에 관련되어 이차적으로 발생하는 자신경 병변에서 볼 수 있다.

FPL에 의해 보상되어 엄지손가락 IP 관절의 과도한 굽힘을 유발하고(**Froment sign**)(그림 16-22) 신경 소실과 함께 이 임상 양상은 결국 만성적인 과도한 폄을 포함할 수 있으며, 이것은 **젠느징후(Jeanne sign)**로 알려진 엄지손가락 MCP 관절의 과도한 폄이다(그림 16-23A)(Doyle, 2006; Lundborg, 1988; Parry, 1981).

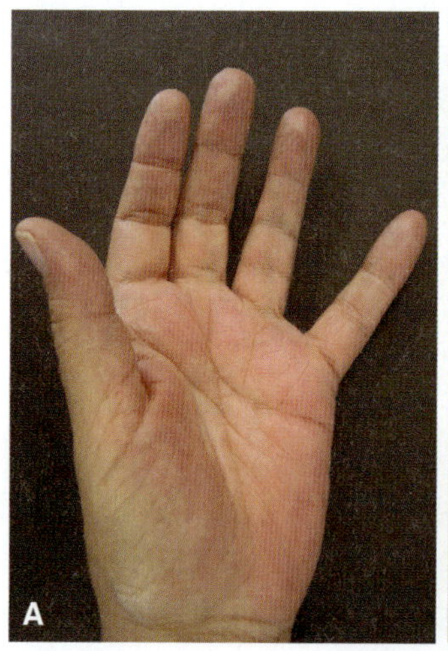

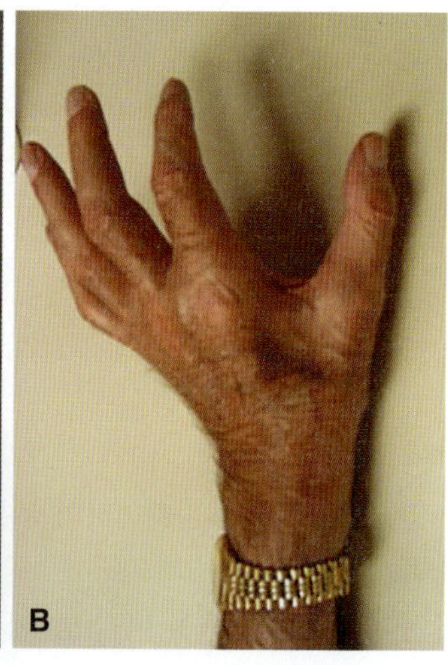

그림 16-21 **A**, 와텐버그 징후(Wartenberg sign): 5번째 손가락(SF)의 불안정성으로 내재근의 참여가 제한된다. **B**, 자신경 손상에 따른 1번째 등쪽 뼈사이근의 약화.

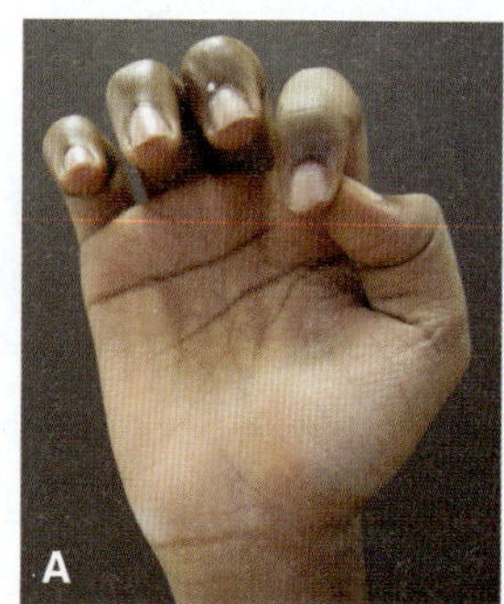

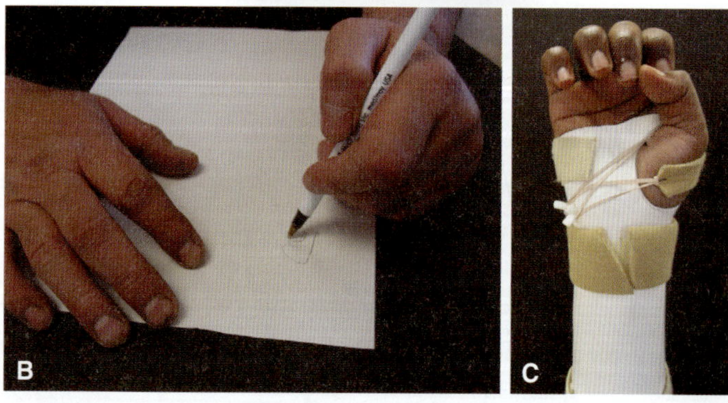

그림 16-22 **A**, 프로멘트 징후(Froment sign): 자신경 손상이 있는 경우 환자는 모음근을 수축하는 능력을 상실한다. 그리고 1번째 등쪽뼈사이근의 손상과 결합될 때 측면집기 또한 상당히 손상된다. **B**, 측면집기는 정중신경 내 신경 분포가지인 FPL에 의해 보상되어 여기에 표시된 것처럼 엄지 IP가 굽힘된다. **C**, 엄지 벌림 가동 스플린트는 기능적 사용을 돕고 과도하게 늘어나는 것을 방지할 수 있다.

치료는 신경 재생을 기다리는 동안 기능적 사용을 최대화하고 관절 구축을 예방하기 위한 운동, ROM 보존 및 스플린트 적용에 관한 교육으로 구성될 수 있다(그림 16-23B).

경한 열상

손목의 경한 자신경 손상은 종종 굽힘 힘줄, 정중신경 및 혈관 손상과 함께 나타난다.

이 상태에서 자신경이 손상되면 다음과 같은 결과를 초래한다.

- RF 및 SF의 MCP 굽힘
- 모든 손가락의 모음, 벌림
- 엄지손가락 모음
- 손의 자뼈 측면의 감각 상실; 배쪽 감각은 그대로 남아 있다.
- 엄지손가락 MCP 굽힘(자뼈 머리의 부분적인 신경지배에 의한 FPB 약화)
- 쥐기 및 집기 힘의 현저한 약화

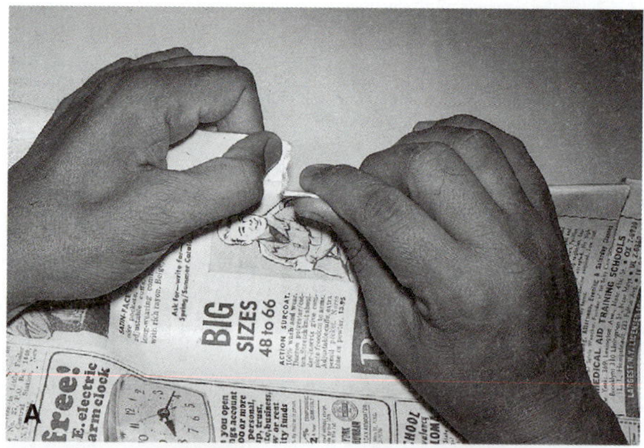

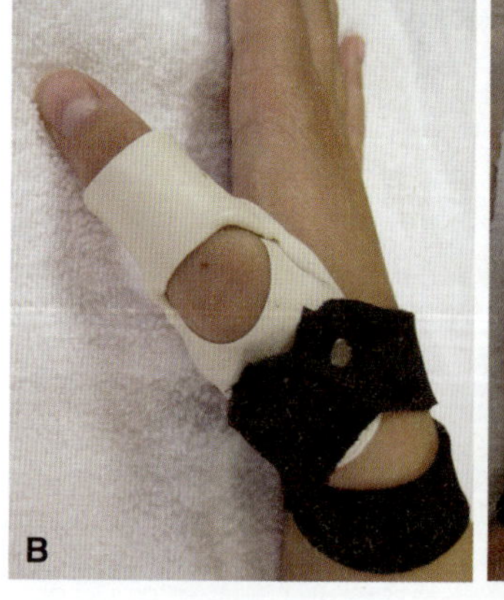

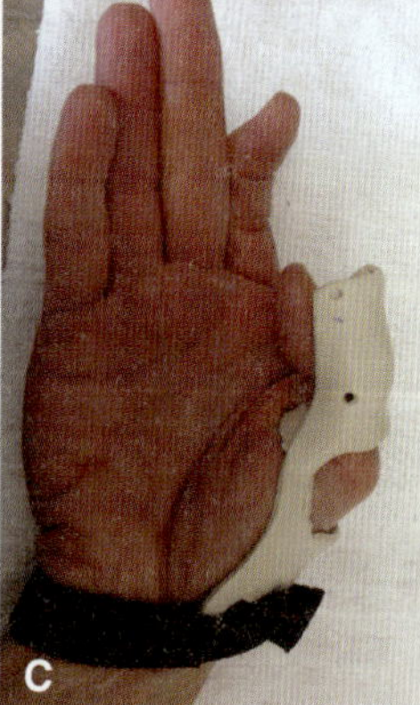

그림 16-23 **A**, 젠느징후(Jeanne sign): 자신경의 지속적이고 만성적인 손상과 함께 환자는 프로멘트 징후로 설명되는 모든 것을 말한다. 또한 시간이 지남에 따라 엄지손가락 MCP의 구조가 느슨해져서 결국 엄지손가락 MCP의 과도한 폄을 유발한다. **B 및 C**, 엄지손가락 MCP 폄 제한 스플린트는 엄지손가락 MCP를 약간 굽힌 상태로 배치하는 데 사용할 수 있다. 이는 집기를 위한 기능 자세를 보조하고 MCP 손바닥쪽 구조의 추가 길이 확장을 방지한다. (A, Borrowed from Doyle, J. R. (2006). *Hand and wrist* (pp. 219). Philadelphia, PA: Lippincott Williams & Wilkins.)

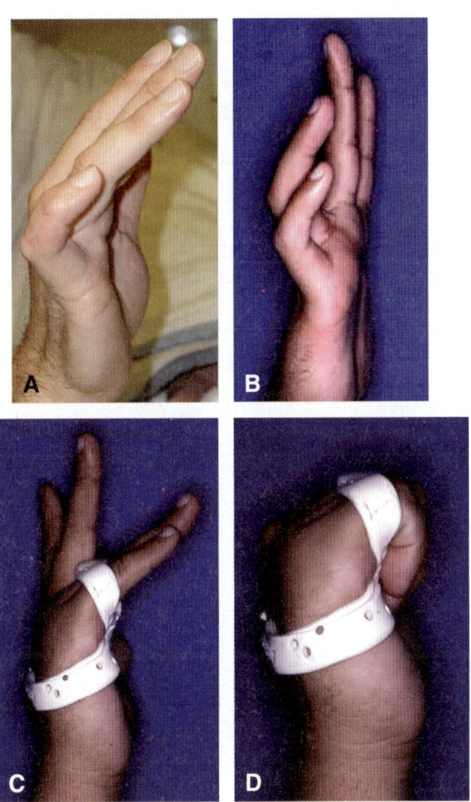

그림 16-24 **경한 자신경 열상은 부분적인 갈퀴손 변형을 유발한다.** **A,** 경한 병변; FDP, SF의 신경 지배의 손상으로 인한 DIP 굽힘을 확인한다. **B,** 심한 병변; MCP 바닥쪽의 이완이 증가하고 DIP에 대한 먼쪽 신경 지배에 손상이 있다. RF/SF MCP 폄 제한 스플린트는 RF 및 SF 손가락 폄**(C)** 및 굽힘**(D)**을 허용한다.

RF와 SF의 갈퀴 변형은 손가락의 깊은 힘줄에 이차적인 심한 병변보다 더 두드러진다(그림 16-24A,B). 만성 상태에서 환자는 와텐버그(Wartenberg sign), 프로멘트(Froment sign) 및 젠느(Jeanne sign) 징후가 나타날 때까지 진행될 수 있다. MCP를 굽힘 위치에 두는 스플린트의 사용은 지지하고 있는 연부 조직의 과도한 폄을 방지할 수 있고 신경 재생을 기다리는 동안 기능적 사용을 용이하게 할 수 있다(그림 16-24C,D).

자신경 및 정중신경의 결합된 손상

Combined Ulnar and Median Nerve Injury

정중 및 자신경 손상이 결합되면 갈퀴손 변형이 발생할 수 있다. 경한 병변에서 모든 손가락의 갈퀴는 내재근 조절의 완전한 상실과 이차적으로 깊은 힘줄에 손상이 발생한다(그림 16-25A,B). 손상이 크면 갈퀴손 변형은 여전히 나타나지만 현저하게 덜 두드러진다.

심한 또는 경한 병변에 대한 중재는 감각 예방에 관한 환자 교육과 MCP 관절 폄/PIP 굽힘 구축을 방지하기 위해 굽힘(및 필요한 경우 엄지 벌림/맞섬)에 있는 모든 MCP를 포함하여 낮 동안 착용할 수 있는 기능 스플린트를 제작한다. 이는 기능적 사용을 위한 자세를 제공한다. 또한 다양한 야간용 고정 스플린트를 사용하여 신경 재생을 기다리는 동안 구조물을 변형 방지에 사용할 수 있다(그림 16-25C~G). 관련된 근육-힘줄 중 적어도 하나가 위팔뼈 머리(그림 16-25F) 이상인 경우 팔꿈치 관절은 스플린트(90° 굽힘 위치)에 같이 통합된다(Doyle, 2006).

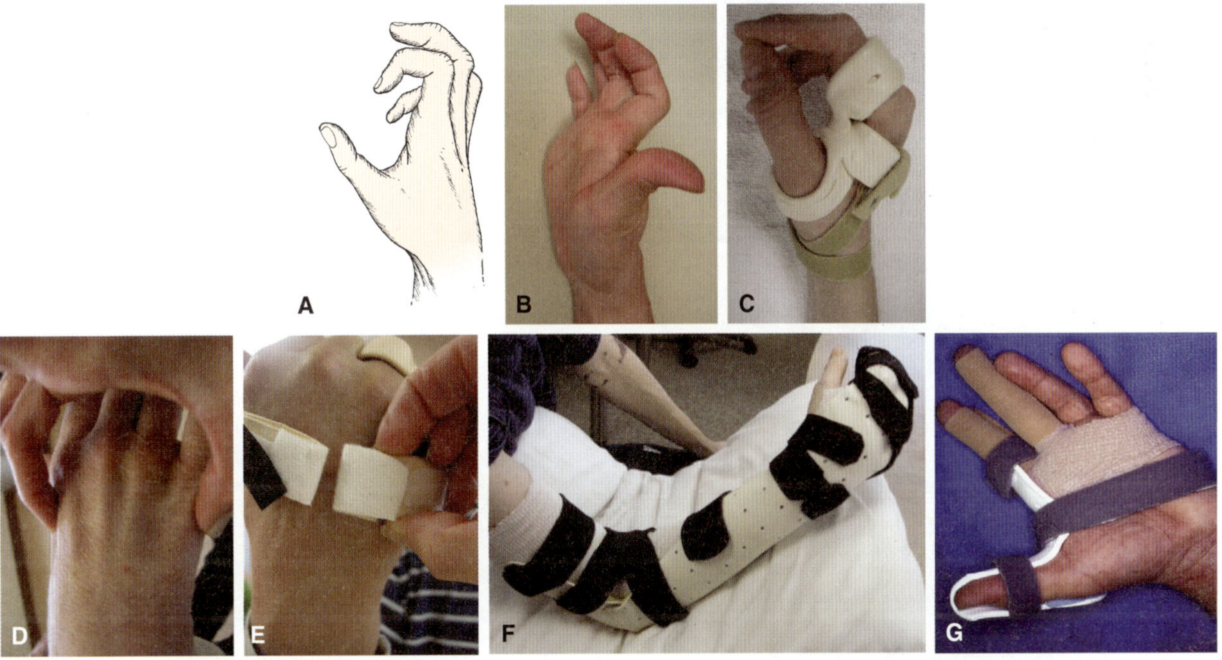

그림 16-25 **A~E,** 작은두덩과 1번째 등쪽손가락뼈사이근의 위축은 손의 측면 경계를 따라 근육 위축을 일으켜 스플린트 적용을 상당히 어렵게 만들 수 있다. 스트랩의 사용은 스플린트 착용 및 제거에 도움이 된다. **F,** 팔꿈치는 심한 자뼈 열상 및 복합 굽힘 힘줄 손상의 외과적 수술로 회복할 수 있다. 앞쪽 팔꿈치 공간의 부드러운 재질의 오프렌 스트랩에 주목하시오. **G,** 특히 결합된 자뼈 및 정중신경 병변이 있는 경우 손바닥 중앙 및 노쪽 치우침으로 인해 손갈퀴 공간을 유지하는 데 어려움이 있어 주의를 기울여야 한다.

자신경의 압박 신경병증
Compression Neuropathies of the Ulnar Nerve

큐비탈터널증후군(cubital tunnel syndrome)

큐비탈 터널은 자쪽손목굽힘근(FCU) 힘줄의 자뼈 및 위팔뼈 연결하는 힘줄 활에 의해 형성된다. 큐비탈 터널의 경계는 안쪽 위관절융기, 자쪽 위팔인대 및 FCU 힘줄의 두 머리에 의해 형성된 섬유활이다(Rayan, 1992). 직접적인 외상을 포함하여 많은 요인들이 일반적인 압박 신경병증인 **큐비탈터널증후군(cubital tunnel syndrome)**을 유발할 수 있다. 대표적으로 안쪽 또는 바깥쪽 위관절융기의 골절 또는 탈구; 관절염; 아탈구된 자신경; 또는 수면 자세, 직업적 요구 또는 여가 활동으로 인한 자극 등이 있다.

큐비탈터널증후군의 임상 증상은 손과 팔의 자뼈 부분의 감각 이상 및 무감각이다. 활동 수준이 증가함에 따라 악화될 수 있는 예리한 방사 통증으로 자뼈쪽 팔 통증, 쥐기 및 집기 강도의 약화 등을 포함한다. Novak, Lee, Mackinnon 그리고 Lay(1994)는 자신경에 대한 압력과 결합된 **팔꿈치굽힘검사(elbow flexion test**, 장시간 팔꿈치 굽힘 위치로 인해 자뼈 신경 분포를 따라 감각 이상을 초래함)를 수행하여 큐비탈 터널을 신속하게 검사할 수 있음을 발견했다. 팔꿈치의 자뼈신경에 대한 티넬징후의 양성, 자뼈신경 분포의 감각 변화, 악력 및 집기 강도 감소, 손의 내재 근육 위축도 일반적인 양상이다(Novak et al., 1994). Scratch collapse test를 수행하는 것은 또한 큐비탈 터널에 대한 빠른 확인이 될 수 있다. 이 검사는 기존의 다른 임상 테스트보다 민감도가 훨씬 높은 것으로 나타났다(Cheng, Mackinnon-Patterson, Beck, & Mackinnon, 2008). 어떤 경우에는 신경의 만성 압박으로 인해 와텐버그, 프로멘트 및 젠느 징후가 양성으로 나타날 수 있다. 감별 진단은 흉곽출구증후군(thoracic outlet syndrome), C8/T1 신경근 압박 및 가이온터널(Guyon canal)에서 먼쪽 자뼈신경 압박 증상을 배제해야 한다.

보존적 관리는 일반적으로 휴식을 취하고 자극적인 활동(예: 장기간 팔꿈치 굽힘, 반복적인 팔꿈치 굽힘/폄, 팔꿈치 안쪽 체중 부하), 부드러운 신경 미끄러짐 운동, 적절한 경우 항염증제 및 일부 팔꿈치 고정을 포함한다(약간 팔꿈치 굽힘, 아래팔 중립에서 약간의 엎침, 손목 중립 및 약간의 자측 치우침)(그림 16-26 A~C)

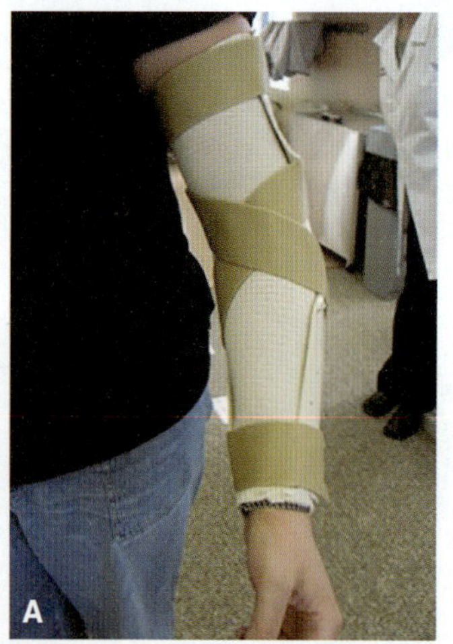

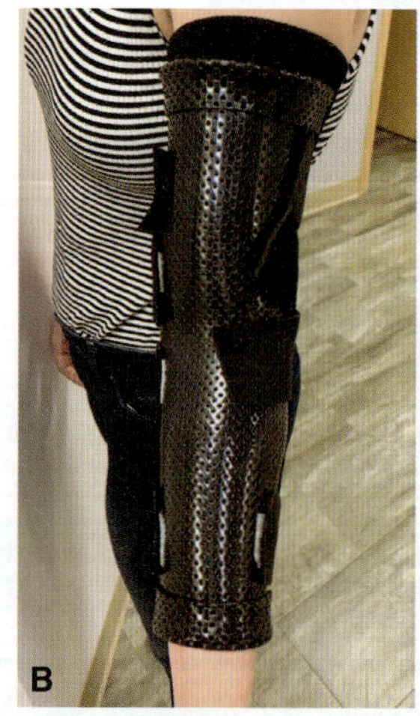

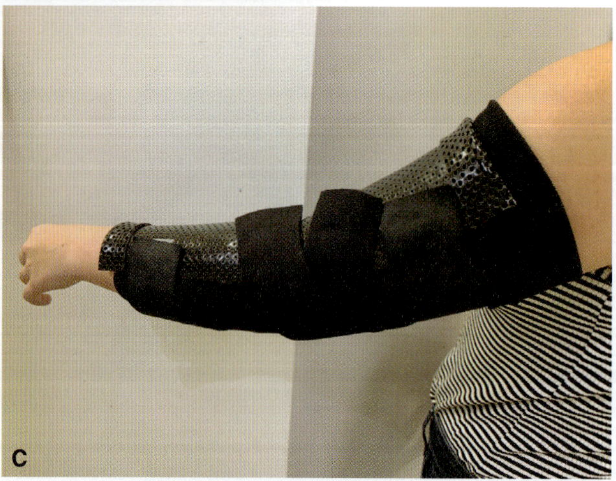

그림 16-26 **A,** 야간에 착용하는 안정화된 팔꿈치 고정 스플린트는 신경이 큐비탈 터널을 통과할 때 신경에 가해지는 압박을 최소화한다. 수면 중 팔꿈치 굽힘의 제한은 이 부위의 자극을 감소시킬 수 있다. **B 및 C,** 앞쪽 팔꿈치 고정 스플린트는 큐비탈 터널에서 자신경 자극을 줄이기 위해 팔꿈치 굽힘을 방지하는 필요한 선택 사항이다.

(Harper, 1990; Sailor, 1996; Tetro & Pichora, 1996; Warwick & Seradge, 1995).

환자가 야간 사용을 위한 열가소성 스플린트를 견딜 수 없는 경우(또는 보험에서 보장하지 않는 경우) 다른 선택 사항을 고려할 수 있다. 팔꿈치 굽힘을 방지하기 위해 팔꿈치 주름의 앞쪽에 폼이나 작은 베개를 놓을 수 있다. 폼은 위팔뼈 중간까지 몸쪽으로, 팔뚝 중간까지 먼쪽으로 확장되어야 한다. 스타킹이나 가벼운 랩으로 제자리에 고정할 수 있다. 또 다른 선택은 팔꿈치 주위에 수건을 감아 둘레를 감싸는 것이다(그림 16-27A~C). 이러한 방법은 팔꿈치의 전체 굽힘을 제한하기 위한 것이며 경직 스플린트보다 더 잘 견딜 수 있다. 낮 동안 팔꿈치 뒤쪽과 안쪽(큐비탈 터널 영역) 주변의 부드러운 패딩(거품 또는 실리콘)은 추가 외상으로부터 신경을 보호하고 환자에게 안정감을 제공할 수 있다(그림 16-28A,B). 증상이 계속되면 외과적 감압 또는 신경 전위가 필요할 수 있다.

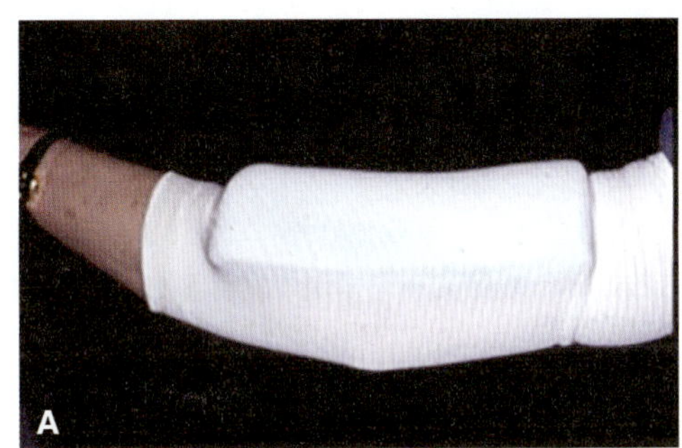

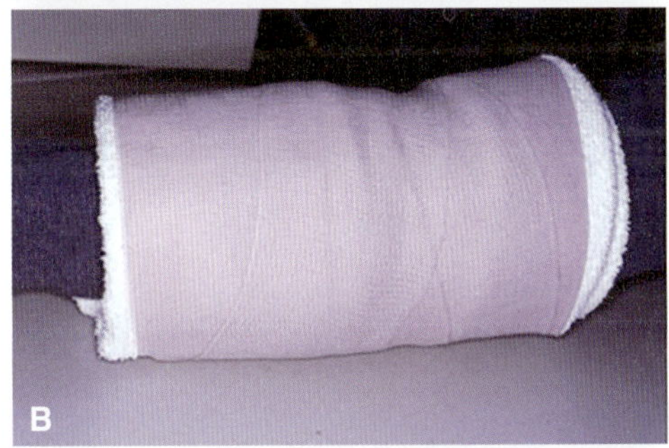

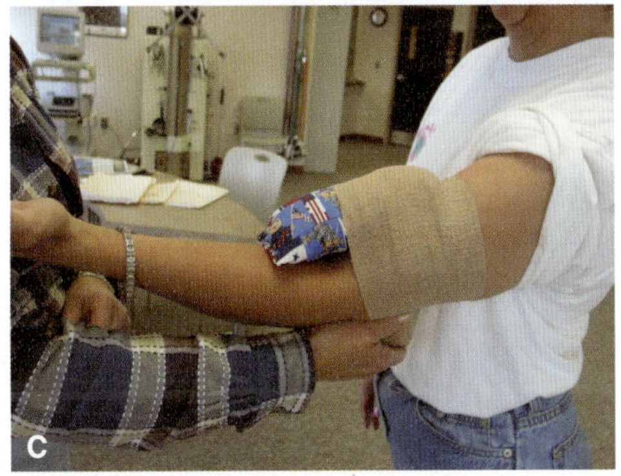

그림 16-27 **A,** 팔꿈치의 전면에 적용된 패드는 팔꿈치가 완전히 구부러지는 데 약간의 저항감을 줄 수 있다. **B,** 팔꿈치를 감싸는 수건은 잠자는 동안 팔꿈치가 완전히 구부러지는 것을 방지할 수 있어 제약이 덜하다. **C,** 탄성 붕대로 작은 베개나 말린 수건을 고정할 수도 있다.

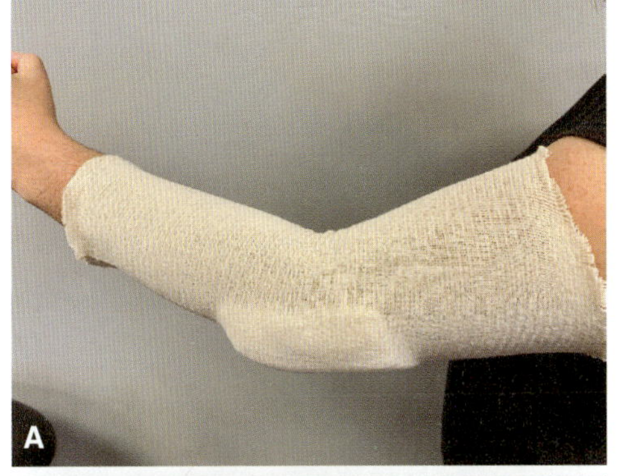

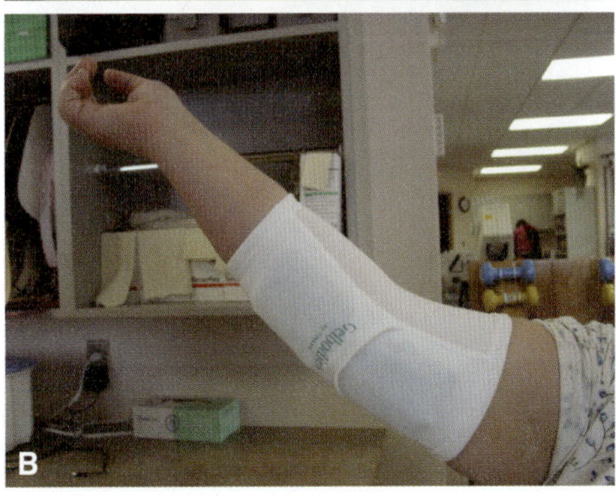

그림 16-28 **A 및 B,** 손목 터널 부위에 부드러운 패딩이나 실리콘 젤(또는 유사 제품)을 사용하면 과민하거나 회복 중인 자신경에 대한 진동 또는 힘을 보호하고 흡수하는 데 도움이 될 수 있다.

가이온터널(Guyon canal)증후군

가이온터널(Guyon canal)이라고도 하는 자뼈터널은 손목 인대, 갈고리뼈 고리 및 콩알뼈에 의해 형성된니다. 이 공간은 작고 표면에 위치해 신경이 손상되기 쉽다. 손목의 바로 몸쪽에서 신경은 등쪽 표면 감각 분지는 등쪽 표면으로, 운동분지는 바닥쪽으로 깊게 나뉜다. 충돌 정도에 따라 감각 가지, 운동 가지 또는 두 가지 모두의 압박이 발생할 수 있다. 운동 가지만 관련된 경우 내재근이 영향을 받지만 감각은 손상되지 않는다. 드라이버나 전정가위와 같은 도구를 집중적으로 사용하는 사람들에게서 깊은 운동 가지에 국한된 병변이 나타날 수 있다. 그들은 보통 통증은 호소하지 않고 위약감과 위축만을 호소한다(Boscheinen-Morrin et al., 1985; Matloub & Yousif, 1992).

이 상태에서 자신경의 압박은 반복적인 외상(자전거 타기, 망치질하기, 진동 도구 사용), 갈고리뼈 또는 콩알뼈의 고리 골절, 콩알갈고리관절, 신경절, 비정상적인 근육, 인대의 관절염, 또는 자뼈 동맥류 또는 혈전증이 원인일 가능성이 있다(Lundborg, 1988; Moore & Dalley, 1999; Moore et al., 2010). 증상은 막연한 통증, 감각이상 또는 SF 및 RF의 자뼈 절반의 무감각, 내재근의 약화를 포함한다. 어떤 경우에는 자신경 분포 가지 근육의 약화로 인해 환자가 와텐버그, 프로멘트 및 젠느 징후검사의 양성반응을 보일 수 있다. 감각 분지가 관련된 경우에도 팔렌징후검사, 티넬징후검사에

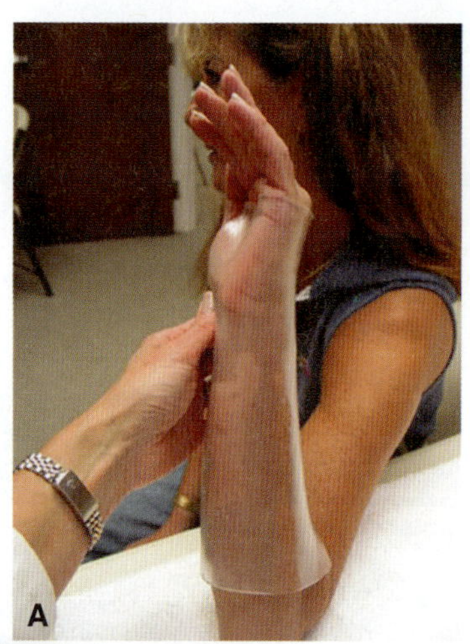

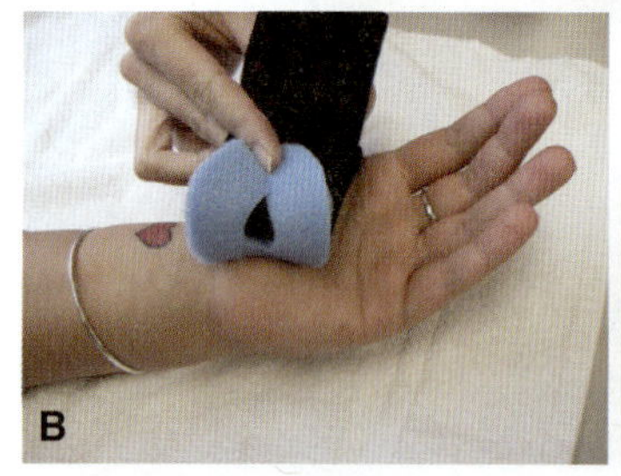

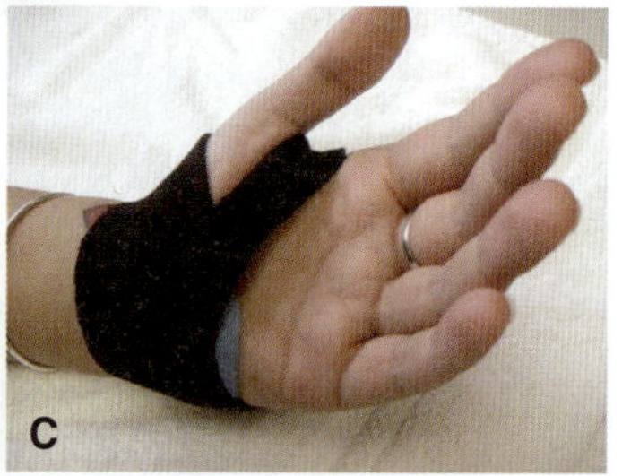

그림 16-29 A, 자뼈 손목 고정 스플린트는 이 부위의 자신경을 보호하기 위해 손목의 자쪽에 실리콘 또는 고밀도 폼을 이용하여 제작할 수 있다. B 및 C, 도넛 모양의 폼은 가이언커널 위에 놓여 있으며 이 작은 맞춤형 네오프렌 스플린트에 포함되어 있다.

전문가 핵심 16-1

노신경마비 가동 스플린트

ALFRED NINJA, OTR/L, CHT

Kenya

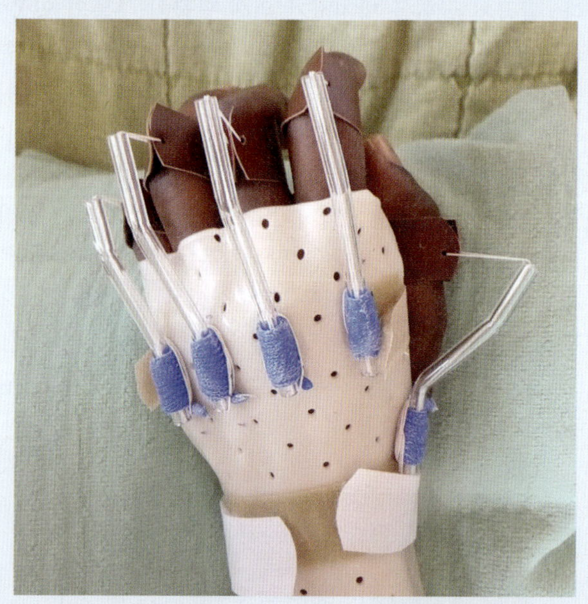

Orficast의 한 부분을 사용하여 Orfitube를 스플린트에 부착한다. 건조한 열을 가한 다음 Orfitube를 감싸고 스플린트의 지점을 가열하여 단단히 고정되도록 한다.

서 양성반응을 나타날 수 있다.

이러한 경한 병변의 치료는 휴식, 고정, 증상 활동의 회피 및 항염증제에 중점을 둔다. 증상이 지속되면 외과적 중재가 필요할 수 있다. 스플린트는 초기에 증상 완화를 위해 손목과 손의 자뼈 부분을 고정하는 데 사용할 수 있다. 일단 증상이 가라앉으면 직업이나 여가 활동 중에 자뼈터널을 보호하기 위해 스플린트를 제작할 수 있다. 젤이나 고밀도 폼으로 자뼈터널 부위에 채우면 손상 부위에 대한 진동과 압력을 흡수하는 데 도움이 될 수 있다. 그런 다음 스플린트는 이 영역 위에 직접 제공할 수 있다(그림 16-29A~C).

노신경 손상 RADIAL NERVE INJURIES

노신경의 열상 Lacerations of the Radial Nerve

노신경은 팔꿈치 폄을 제공하는 위팔세갈래근(triceps)에 분포하고, 손목, 손가락, 엄지 폄근(extensors)과 뒤침근(supinator)에 분포한다(그림 16-30)(상자 16-4). 노신경의 감각 상실은 자뼈 또는 정중신경보다 기능적으로 훨씬 덜 중요하다. 그럼에도 불구하고 통증은 기능적으로 제한될 수 있으므로 해결해야 한다.

심한 열상

위팔의 노신경 열상은 종종 위팔뼈 중간 골절 또는 총상이나 찌르는 손상으로 인한 신경 외상과 관련이 있다. 노뼈 신경은 위팔뼈에 매우 가깝게 이동하며 손상이 위팔뼈와 관련된 경우에는 매우 취약하다. 이 수준에서 열상이 발생하면 환자는 다음을 손상을 입게 된다.

- 손목 폄
- 아래팔 뒤침(약화)
- 엄지 및 손가락 폄
- 독립적인 IF 및 SF 손가락 폄
- 아래팔과 손의 등쪽 측면에 대한 감각

이러한 임상적 표현은 대부분 **손목처짐(wrist drop)**이라고 한다(그림 16-31). 노신경은 먼쪽 근육을 자극할 수 없으므로 손목과 손가락 폄이 불가능하다. 스플린트 중재는 손목과 손가락을 보다 중립적이고 기능적인 위치하여 관련된 폄근, 근육-힘줄 단위의 과도한 스트레칭을 방지하고, 관절 구축을 방지하고, 노신경 기능의 복귀를 기다리는 동안 굽힘힘줄에 이점을 제공하는 데 사용할 수 있다(그림 16-32)(Colditz, 1987; Duff, 2005). 맞춤 및 조립식 설계를 포함하여 수부치료사가 사용할 수 있는 스플린트에는 여러 가지 선택 사항이 있다(그림 16-33A~H). 이는 표 16-2에 나와 있

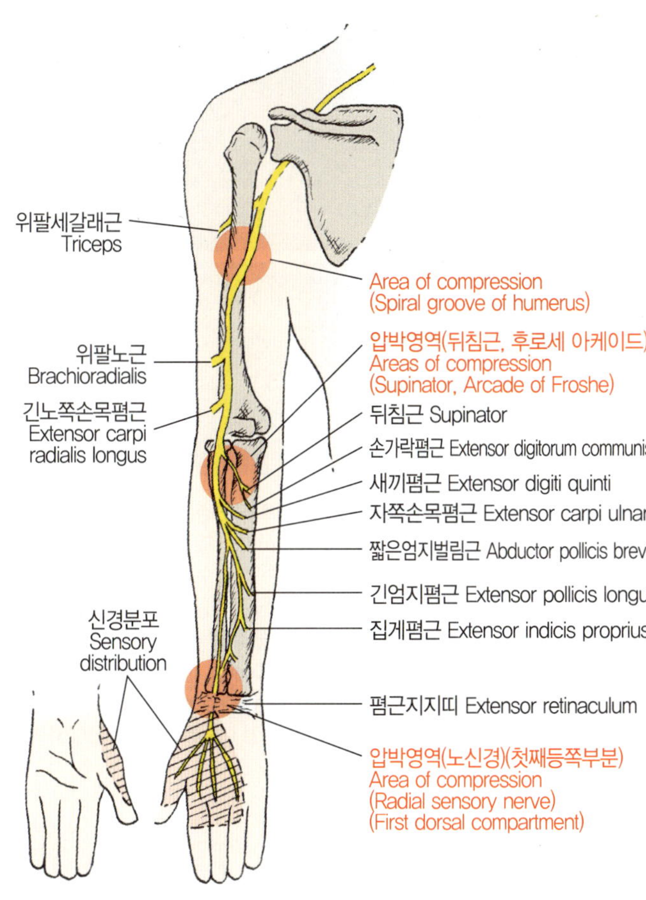

그림 16-30 노신경의 기능적 장애로 인한 운동 부분에 대한 손상.

상자 16-4 노신경의 신경지배 순서

1. 위팔노근 Brachioradialis
2. 긴노쪽손목폄근 Extensor carpi radialis longus
3. 뒤침근 Supinator
4. 짧은노쪽손목폄근 Extensor carpi radialis brevis
5. 온손가락폄근 Extensor digitorum communis
6. 자쪽손목폄근 Extensor carpi ulnaris
7. 5번째 손가락폄근 Extensor digiti minimi
8. 긴엄지벌림근 Abductor pollicis longus
9. 긴엄지폄근 Extensor pollicis longus
10. 짧은엄지폄근 Extensor pollicis brevis
11. 2번째 손가락폄근 Extensor indicis proprius

다.

손목 폄 고정 스플린트는 주간에 기능용으로도 사용할 수 있다. 그러나 수부치료사는 능동 폄의 상실로 인한 잠재적인 MCP 굽힘 및 IP 폄 구축에 대해서 환자에게 주의를 기울여야 한다. 야간에 고정은 간단한 손목/손/엄지 고정 스플린트로 구성될 수 있다. 그림 16-34A,B는 주간 사용을 위해 착용하는 단순 손목 폄 고정 스플린트를 보여준다. 그런 다음 밤에는 폄 부착물이 손가락과 첫 번째 갈퀴막 공간의 굽힘 구축을 방지하기 위해 추가할 수 있다. Balance Tex™ 또는 Kinesio® 테이프와 같은 탄성 치료 테이프와 네오프렌 스트랩을 사용하면 스플린트와 함께 손가락과 엄지가 폄 되는 것을 도울 수 있다(그림 16-35A~D).

외과적인 힘줄 이식 또는 수술 후 초기 단계 이후에 스플린트 적용이 적절하다. 수술 후 스플린트는 근육 재교육 및 기능적 사용을 촉진하고, 근육-힘줄 단위 길이의 균형을 유지하고, 관절 구축을 예방하는 데 사용할 수 있다.

경한 열상

노신경은 바깥쪽 위관절융기의 먼쪽(8~10cm)에서 감각 분지와 운

전문가 핵심 16-2

노신경마비 스플린트

ANNE WAJON, PT, CHT
CERI PULHAM, OT, CHT
Australia

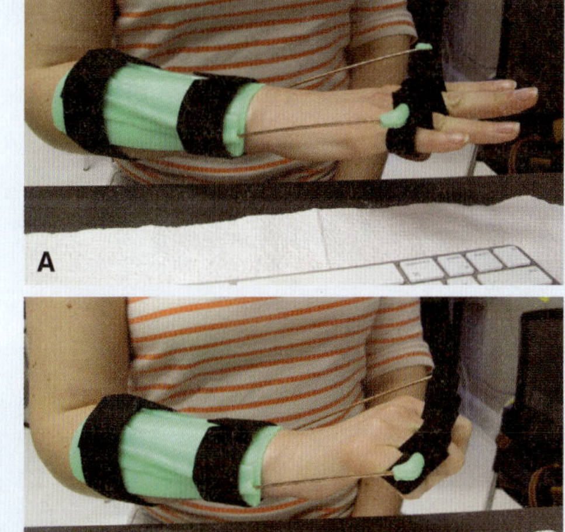

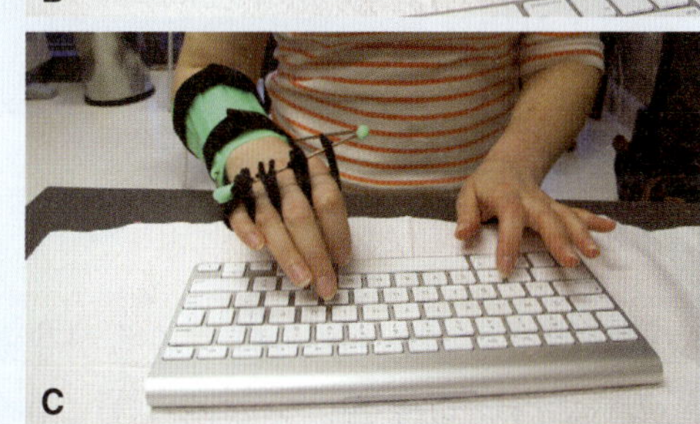

양면 벨크로 고리로 제작되었다(손가락 고리를 만들기 위해). 열가소성 마개로 스플린트를 완성하기 전에 각 손가락에 대한 루프 길이가 올바른지 확인한다.

CHAPTER 16

전문가 핵심 16-3

경한 손상환자에게 적용한 경첩이 부착된 노신경마비 스플린트

BOB PHILLIPS, OTR/L, CHT
Georgia

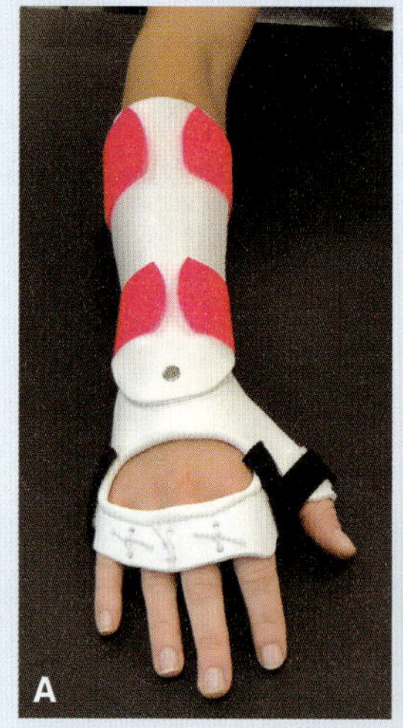

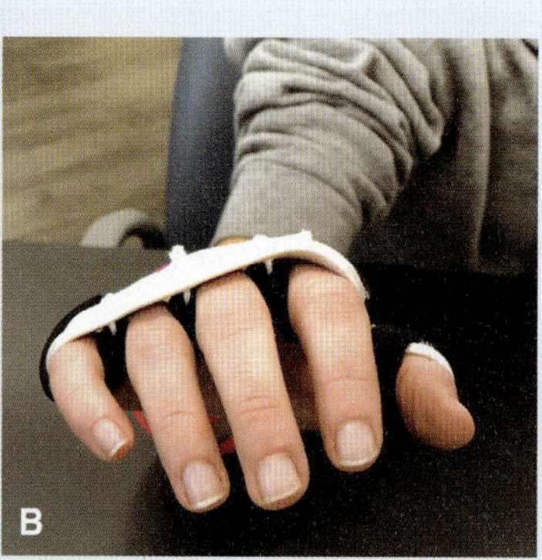

Dycem 또는 기타 미끄럼 방지 재료를 사용하여 말단 이동을 방지할 수 있다. 탄성 실 또는 탄성 코드 600g을 사용하여 스트레치 루프 5/8″ 재료를 손가락에 고정한다. 압력 점을 방지하기 위해 MCP 관절이 등쪽으로 자유롭게 절단된 패턴에 주목한다. 엄지손가락이 기능을 할 수 있도록 엄지손가락 노쪽벌림과 손바닥쪽 모음 사이의 중간에 위치하도록 엄지손가락에 세심한 주의를 기울인다. 기능적 활동을 위해 MCP 굽힘을 허용하도록 탄성 루프의 장력을 조정한다. 경첩은 사용 중 손목의 자쪽 치우침을 허용하도록 한다.

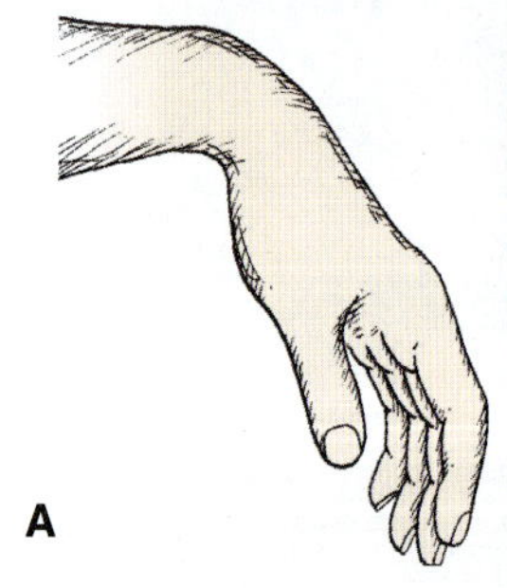

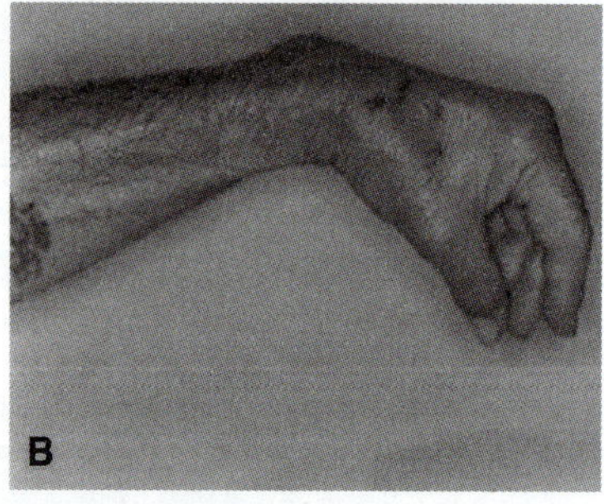

그림 16-31 **A 및 B,** 손목 처짐으로 인한 심한 노신경 손상.

동분지로 나뉜다. 감각 분지는 아래팔의 등쪽에 신경 분포를 제공하는 반면 운동 분지는 손가락과 엄지손가락 폄근에 신경 분포를 먼쪽에서 제공한다. 노쪽 손목 폄근인 긴노쪽손목폄근(extensor carpi radialis longus, ECRL)과 짧은노쪽손목폄근(extensor carpi radialis brevis, ECRB)은 이 분기점에서 몸쪽에서 신경지배를 받는

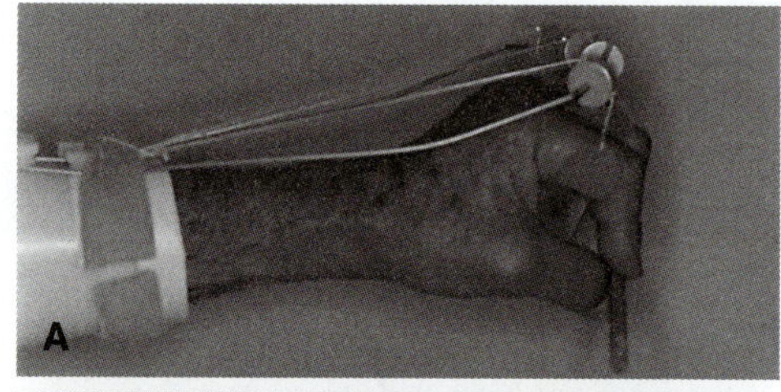

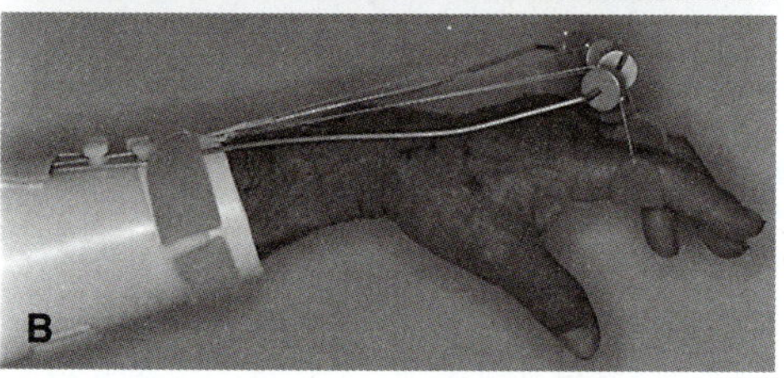

그림 16-32 손목/MCP/엄지 폄 가동 스플린트(노신경 마비 스플린트)는 노신경의 신경재생을 원하는 환자의 손 기능을 향상시키는 데 사용된다. 이러한 스플린트를 통해 손가락이 능동적으로 구부러지면 손목은 수동적으로 폄되고**(A)**, 손목이 능동적으로 구부러지면(기능하는 굽힘 힘줄을 통해) 손가락이 수동적으로 폄된다**(B)**. 몸쪽 등쪽 스플린트는 3/32″ 열가소성 플라스틱 재료로 제작되었다. 구성 제품은 Phoenix Extended Outrigger Kit이다. (Design of this orthosis modified fromColditz, J. C. (1995). Splinting the hand with a peripheral nerve injury. In Hunter J. M., Mackin E. J., & Callahan A. D. (Eds.), *Rehabilitation of the hand* (4th ed.,pp. 679–692). St. Louis, MO: Mosby Year Book.)

다. 따라서 운동 분지 손상이 적으면 손목 폄은 손가락과 엄지 폄의 손상만 있는 것이 정상이다. 내재근은 PIP 및 DIP 관절을 펴하려고 시도하지만 MCP는 비활성화된 외재 폄근 힘줄에 의해 폄될 수 없다. 스플린트 관리는 일반적으로 심한 병변과 동일하다. 손목을 포함하는 것은 선택 사항이며 적절한 손목 폄 강도가 있는 경우 권장되지 않는다(그림 16-36A~H). 맞춤형 설계에 대한 대안은 9장을 참고하도록 한다.

노신경의 압박 신경병증
Compression Neuropathies of the Radial Nerve

심한 압박

노신경은 위팔뼈를 중심으로 나선형으로 진행된다. 노신경마비를 **토요일 밤의 마비(saturday night palsy)**라고도 하는데 이는 장기간 동안 위팔뼈에 대한 노신경의 국부적 압박으로 인해 손상이 발생할 수 있다(즉, 단단한 물체를 팔에 대고 잠이 들거나 세게 쥐어짜는 것). 다른 통증은 거의 없이 압박 부위 바로 위에 압통이 있을 수 있다. 압축된 차단 영역은 신경증을 일으켜 수준 아래로 신경지배되는 근육의 손상을 일으킬 수 있다. 시간이 지남에 따라 이러한 약화나 마비는 기능적 결함이 거의 또는 전혀 없이 해결될 수 있다(Eaton & Lister, 1992; Lundborg, 1988; Moore & Dalley, 1999; Moore et al., 2010; Parry, 1981). 스플린트 적용의 목표는 관절 구축 예방, 관련된 폄 근육-힘줄 단위의 과도한 스트레칭 방지, 신경 재생을 기다리는 동안 손과 손목의 기능적 사용 극대화로 구성된다.

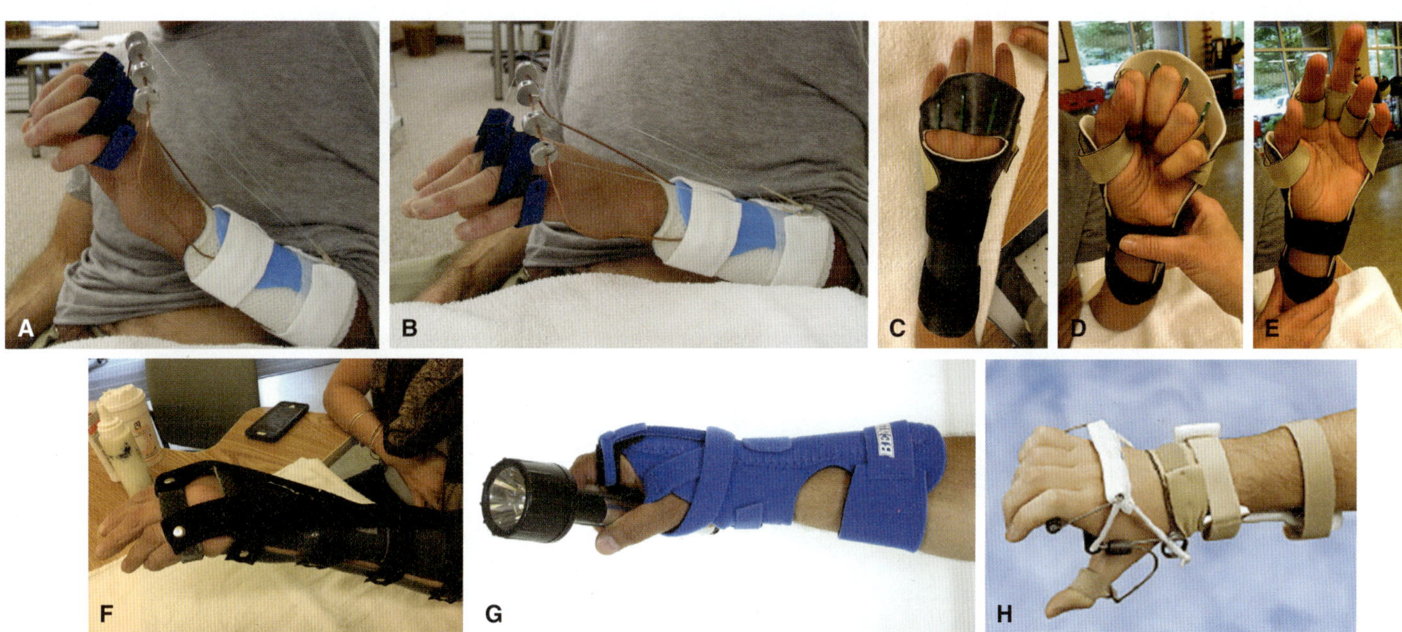

그림 16-33 A 및 B, 구부러진 맞춤형 알루미늄 와이어와 부드러운 네오프렌 손가락 걸이는 모든 키트 구성 요소를 사용할 수 없거나, 환자에게 적합하지 않거나 혹은 적절하지 않은 경우 대안이 될 수 있다. 신축성 있는 스트랩 부착 부분이 있는 등쪽 스플린트의 덮개를 확인한다. C~E, 가동 MCP 폄을 위해 네오프렌 스트래핑을 사용하는 맞춤형 선택 사항은 등쪽을 고정하는 집타이(zip ties)를 지원한다. MCP 관절에 절개를 주어 자극을 방지하고 기능적 활동에 따라 네오프렌의 장력을 조절한다. F, MCP 관절의 폄을 제공하는 말단 몸쪽 5번째 손가락(SF) 휘돌림 분절에 부착된 탄성 루프를 사용하는 맞춤형 설계 – 허용 가능한 운동범위를 변경할 수 있도록 장력을 조정할 수 있다. G, 터널 아래팔 스플린트. (Photo courtesy of Benik Corp, Silverdale, WA.) H, LMB™ MCP 폄 스플린트 및 조정 가능한 엄지 폄 손목폄 노신경 스플린트. (Photo courtesy of DeRoyal Industries, Powell, TN.)

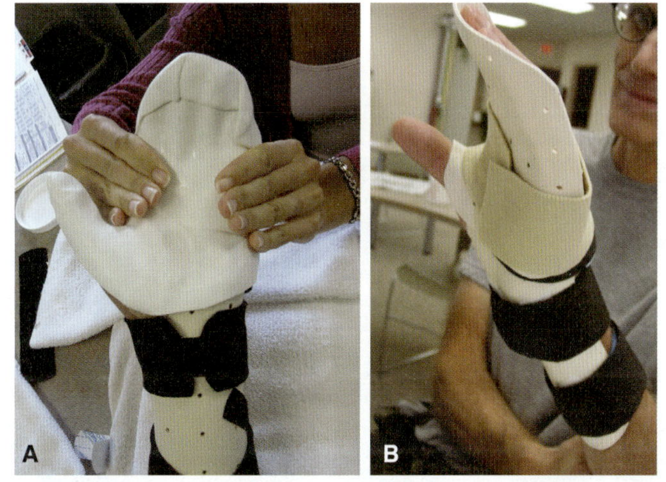

그림 16-34 A, 이러한 손상의 결과로 발생할 수 있는 IP 굽힘 구축 및 굽힘 힘줄의 단축을 방지하기 위해 주간용 손목 폄 스플린트 위에 야간 손가락/엄지 폄 조각이 제작되었다. B, 이러한 스플린트에는 손가락의 폄을 유지하기 위해 간단한 손바닥 부위가 추가되었고 엄지손가락 IP는 자유롭게 하여 스플린트는 1번째 손갈퀴막 공간을 통합하여 구축을 최소화하고, 넓은 1번째 손갈퀴 공간을 제공한다.

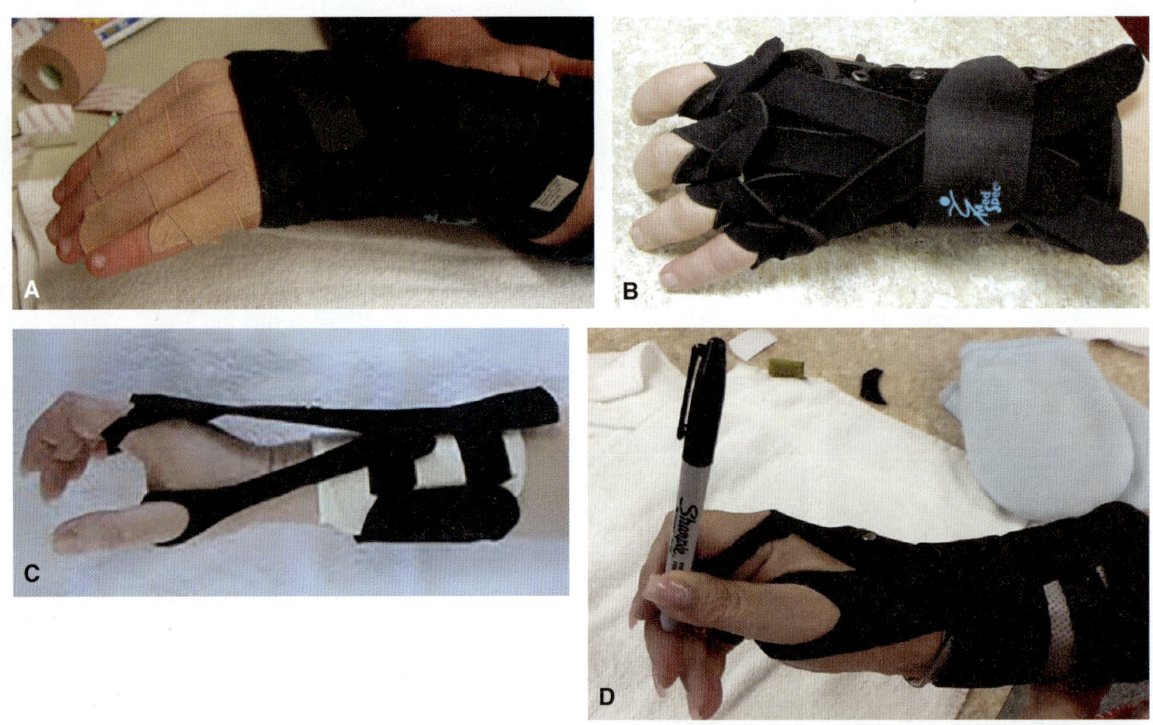

그림 16-35 **A,** 조립식 손목 고정 스플린트는 손목을 중립으로 지원하는 반면, 탄성 치료 테이프는 손가락이 펴지도록 적용된다. **B,** 네오프렌은 MCP 폄의 지원에도 고려될 수 있다. **C 및 D,** 경한 손상환자의 손목/MCP 폄 스플린트는 노신경 마비 스플린트의 대안이 될 수 있다. 네오프렌 소재의 탄성을 활용하여 손목, 손가락, 엄지손가락을 폄 상태로 안정성을 지원한다.

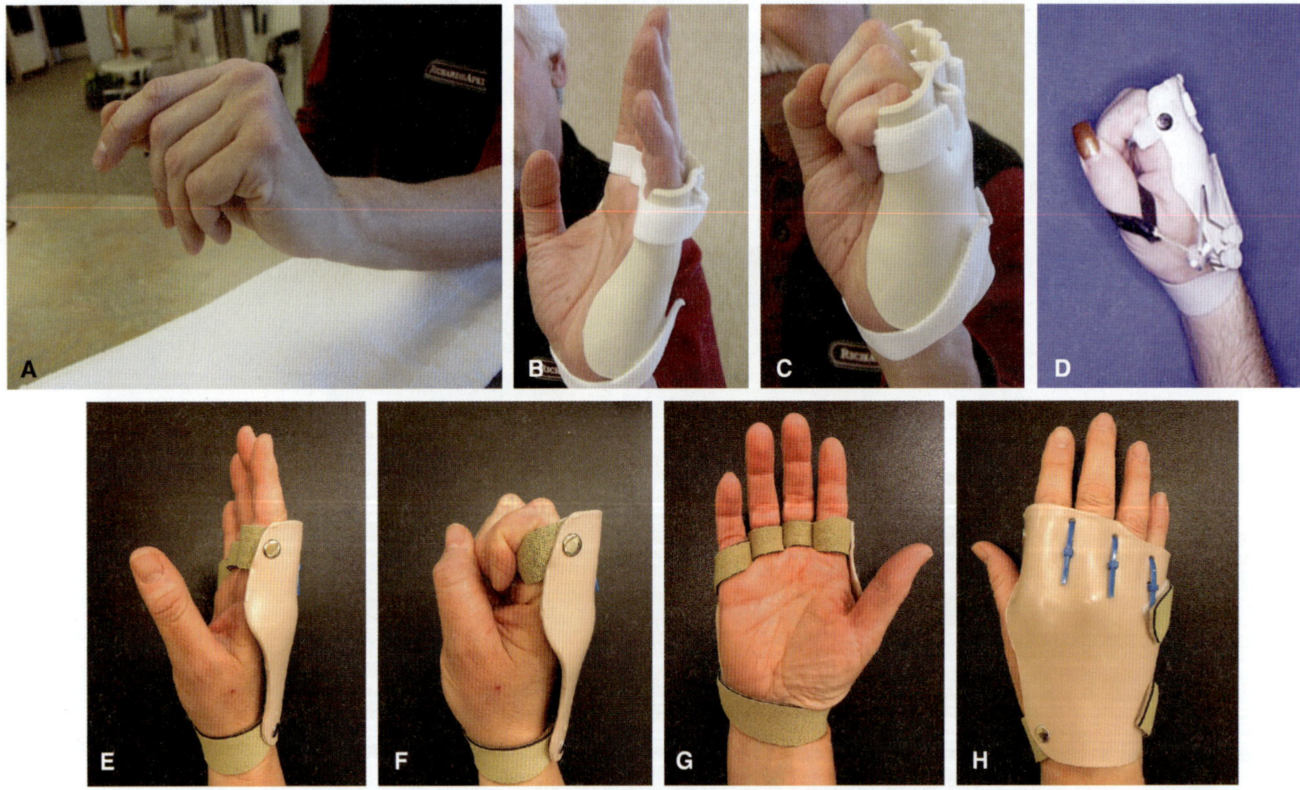

그림 16-36 **A~C,** PIN 손상(A)은 손 기반 MCP/엄지 MCP 폄 가동 스플린트로 관리할 수 있다. 수동적으로 MCP/엄지 MCP 폄**(B)**을 유지하면서**(C)** 능동적인 손가락 굽힘을 허용한다. 손등 부분의 윤곽을 잡기 위해 가벼운 소재가 사용되었다. **D,** 엄지 폄 장치가 항상 필요한 것은 아니며 일부 환자에게는 번거로울 수 있다. 그러나 여기서는 환자가 일의 책임을 수행하는 데 도움이 되었다. 등쪽 MCP를 미리 채우는 것은 이동 또는 응력(stress)을 감소시키고 편안함을 증가시키는 데 도움이 될 수 있다. **E~H,** 네오프렌을 가동 MCP 지원으로 활용하는 경한 손상환자의 맞춤형 설계 – 자뼈쪽의 조정 가능성과 손가락 움직임 생성을 위한 집타이(zip ties) 형태에 주목한다. 이러한 설계는 필요한 경우 엄지손가락을 포함하거나 더 심한 자신경 병변의 경우 손목을 포함하도록 쉽게 수정할 수 있다.

전문가 핵심 16-4

가동 힘줄 스플린트

LARISSA PÓVOA ALVES BARRADAS, OT
Brazil

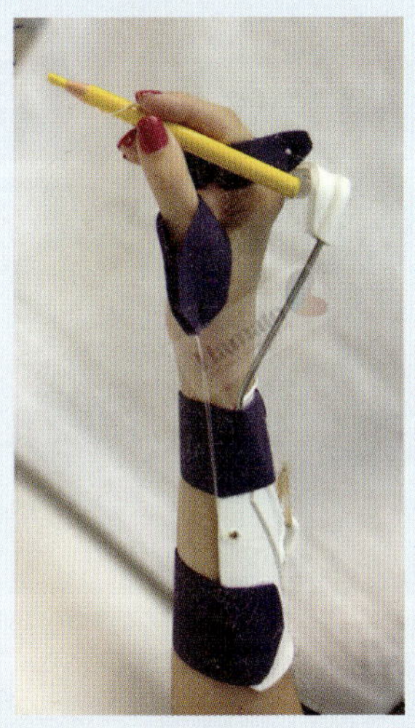

노신경 손상 후 수동적인 움직임을 지원하도록 설계되었다. 탄성 구성 요소는 MCP의 폄과 손목의 안정성을 제공한다. 힘줄고정(tenodesis) 효과를 이용한 손의 기능을 가능하게 한다. 엄지 줄부착을 위한 측면의 방사형 플라스틱 구멍의 위치를 확인한다.

전문가 핵심 16-5

노신경마비 스플린트

GRÉGORY MESPLIÉ, PHYSIOTHERAPIST
CHANTAL ETCHEVERRY, OT
BAPTISTE ARRATE, OT
France

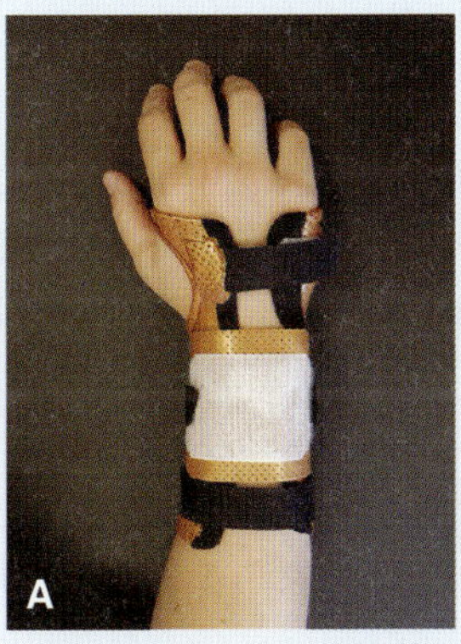

B

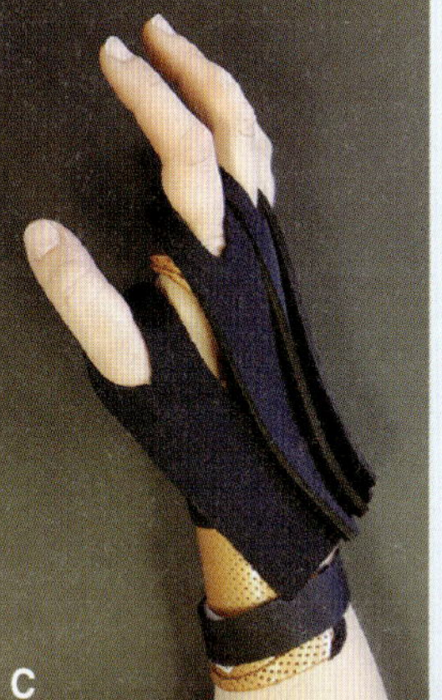

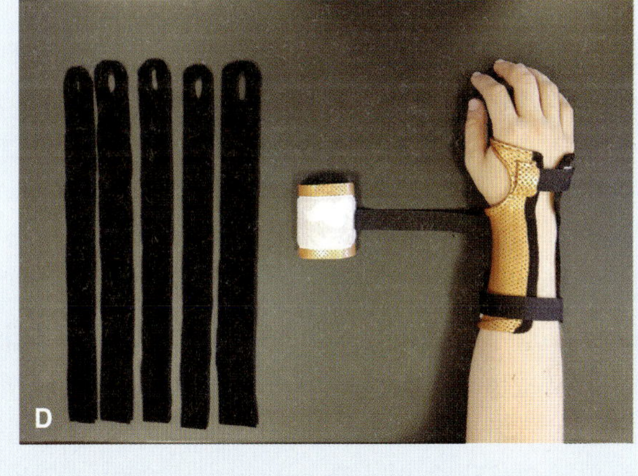

네오프렌 스트랩은 손목/손가락의 폄 손상과 엄지손가락의 벌림을 보상한다. 네오프렌 스트립은 편안함뿐만 아니라 스플린트의 크기를 줄이기 위해 사용된다. 일상적인 작업을 용이하게 하고 쉽게 청소하고 이를 교체할 수 있다.

노쪽터널증후군

PIN은 ECRB의 기점과 후로세 아케이드(acade of Froseh, 뒤침근의 몸쪽 가장자리)까지 깊숙이 통과한 다음 뒤침근의 두 머리 사이를 통과하여 뒤침근을 공급한다(Lundborg, 1988; Moore & Dalley, 1999; Moore et al., 2010). 압박은 신경이 통과하는 모든 부위에서 발생할 수 있다. 그러나 프로세 아케이드는 PIN을 압축할 가능성이 가장 높은 해부학적 구조이다(Lundborg, 1988; Moore & Dalley, 1999; Moore et al., 2010). **저항성 테니스 엘보(resistant tennis elbow)**라고도 알려진 **노쪽터널증후군(radial tunnel syndrome)**은 종종 아래팔의 반복적인 회전 운동과 함께 나타나는 통증이 특징이다. 통증은 손목의 등쪽 부분으로 퍼지는 것으로 설명된다. 촉진 시 바깥쪽 위관절융기에서 3~4cm(Frohse 아케이드 위) 먼쪽, 폄근 그룹과 뒤침근 바로 위에 심한 압통이 있다(Lundborg, 1988; Rayan, 1992). 뒤침, 손목 폄 및 MF 폄에 대한 저항은 일반적으로 통증을 다시 발생시킨다. 하루 동안 아래팔의 회전 활동으로 인해 통증이 발생할 수 있다. 그러나 일반적으로 밤에 가장 분명하게 나타난다. 노쪽터널은 바깥쪽 위관절융기염증(테니스 엘보)으로 오진될 수 있다. 세심한 감별 진단이 이루어져야 한다. 바깥쪽위관절융기염증에서 통증은 바깥쪽 위관절융기 바로 위에 있고, 손목 폄은 약하고 고통스러울 수 있으며, 통증은 일이나 여가 활동 중 또는 그 이후에 가장 자주 발생한다(Eaton & Lister, 1992; Lundborg, 1988; Newcomer, Martinez-Silvestrini , Schaefer, Gay, & Arendt, 2005).

관리에는 휴식, 과도한 활동 피하기, 활동 수정, 항염증제 또는 양식, 신경 미끄러짐 운동, 팔꿈치를 부드럽게 굽히고(선택 사항) 아래팔을 손목 폄으로 뒤침자세로 제작된 스플린트 적용이 포함되어야 한다.

뒤뼈사이신경증후군

경한 노신경 열상에서 설명한 것과 동일한 병리 및 치료 개입이 **뒤뼈사이신경증후군(posterior interosseous nerve syndrome)**에서도 적용된다. 일반적이지는 않지만 PIN은 다음과 같은 상태에서 손상, 압축 또는 열상될 수 있다(Thomas et al., 2000). 신경을 누르는 덩어리(예: 신경절, 지방종 또는 섬유종), 외상성 사건(예: 근위 노뼈 또는 자뼈 골절을 치료하는 동안 주사, 플레이트 또는 핀 고정), 팔꿈치의 류마토이드 관절염, 아래팔 압박 손상으로 인해 손상이 발생할 수 있다(Dell & Guzewicz, 1992). 증상에는 일반적으로 어느 정도의 통증과 근약화가 포함된다. 신체 검사에서 감각 결손은 없고 손가락과 엄지 폄의 일시적으로 부분적 또는 완전한 마비가 나타난다.

얕은 노신경 감각신경 증후군(와텐버그 증후군, Wartenberg syndrome)

노신경의 감각 가지는 손목의 노쪽 붓돌기에 접근함에 따라 손상에 취약하다. 수부치료사와 외과 의사는 종종 이 상태에서 손상 또는 자극을 확인한다. **와텐버그 증후군(Wartenberg syndrome)**에서 신경은 아래팔의 먼쪽 1/3에 있는 위팔노근 부위에 갇히게 된다. 이 압박 부위는 노쪽 붓돌기에서 몸쪽 약 9cm이다(그림 16-37A,B). 또한 **얕은 노신경 감각신경 증후군(superficial radial sensory nerve syndrome)**에서 신경은 열상이나 수술 절개로 인해 흉터가 생길 수 있으며, 이는 때때로 드퀘르벵(deQuervain)에서도 볼 수 있고 이 가지에 대한 자극은 핀의 배치, 들쭉날쭉한 스플린트의 가장자리, 날카롭거나 압축된 스플린트의 스트랩 또는 부종으로 인한 과한 마찰로 인해 발생할 수도 있다(Colditz, 1995). 감각 변화(감각 이상 및 무감각)는 손의 등쪽에서 발생한다(Lundborg, 1988). 중재는 노쪽 붓돌기 바로 위에 놓이는 실리콘 젤 쿠션이나 패드를 사용하여 스플린트 관리에 중점을 둔다(그림 16-37C). 급성 통증이 있는 손상의 경우 직접 접촉을 피하기 위해 도넛모양의 폼을 사용할 수 있다. 스플린트는 신경에 대한 보호 및 긴장성 감소를 제공할 수 있다. 상태에 따라 다른 치료 방법을 사용할 수 있다. 모든 보존적 관리가 실패하면 수술적 감압을 고려한다.

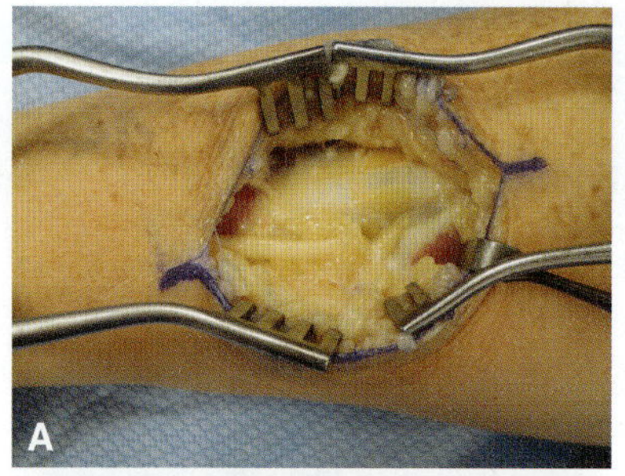

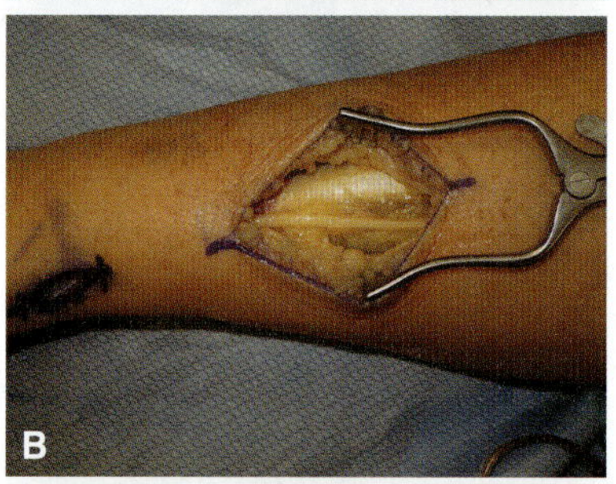

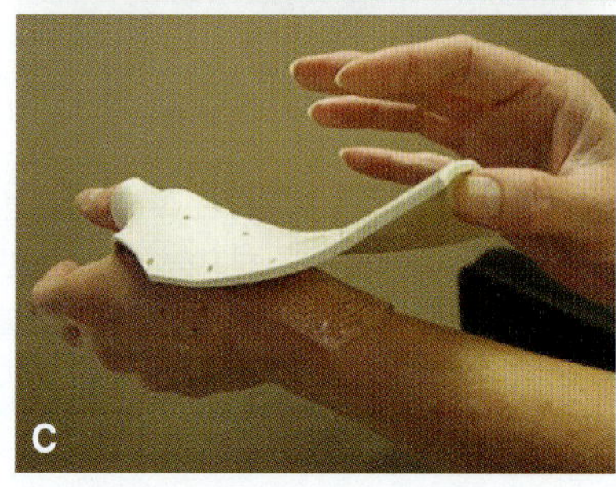

그림 16-37 **A**, 와텐버그 증후군, 위팔노근에 의한 노신경 압박. **B**, 노신경에 가해진 압력을 줄이도록 한다. **C**, 노쪽 붓돌기 바로 위 또는 주변과 스플린트 아래에 실리콘 젤 쿠션이나 패드를 놓아 진동 흡수와 압력 분포하여 신경을 보호한다. (A, Photos courtesy of Mitchell Pet, MD (St. Louis, MO).)

손가락 신경 열상 DIGITAL NERVE LACERATIONS

손가락 신경은 단독으로 열상될 수 있지만 대부분 영역 II에서 IV에서 힘줄 손상과 함께 나타난다. 분리되어 있는 경우 관련 손가락을 손 기반 고정 또는 제한 스플린트에 적용한다(수부외과전문의의 프로토콜에 따라 다름). 손가락의 위치는 수술 문합에 대한 자극을 최소화하기 위해 부드럽게 구부린 자세이다. 보호 스플린트 중재는 4~6주 동안 사용된다. 환자는 의사의 지시에 따라 점진적으로 더 크게 펴된다(그림 16-38A~D).

초기 몇 주 동안에는 일반적으로 제한되지 않은 굽힘과 어느 정도 제한된 폄을 포함하는 보호된 ROM 프로그램이 시작된다. 힘줄이 관련된 경우 의사가 선호하는 프로토콜에 따라 손목 또는 엄지 손가락을 스플린트에 통합해야 한다. 감각 주의, 상처 관리, 부종 조절 및 보호된 ROM에 관한 환자 교육을 확인해야 한다.

팔신경얼기 손상 BRACHIAL PLEXUS INJURY

팔신경얼기(brachial plexus)의 손상은 단순한 압박 및 자극에 의한 손상에서 복잡한 외상성 파열에 이르기까지 매우 다양하다. 위팔신경얼기는 어깨올림근과 윗등세모근을 제외한 상지의 모든 근육에 주요 운동 및 감각신경 분포를 공급한다(Leversedge et al., 2010; Moore et al., 2010). 목과 겨드랑이 또는 바깥 목뼈 삼각형의 외상(즉, 총상, 박리), 질병, 스트레칭 및 압박(Erb palsy, Saturday night palsy)은 위팔신경얼기 손상을 유발할 수 있다(Moore et al., 2010). 치료사가 보게 될 병리의 유형은 신경총이 손상된 위치에 따라 다르다. 손상의 위치와 예상되는 병리는 그림 16-39A에서 확인할 수 있다. 신경 복합체에 대한 검토는 이 장의 범위를 벗어나지만 말초신경이 말단 가지에서 끝나는 복잡한 경로(뿌리[root] → 줄기[trunk] → 갈래[division] → 다발[cord] → 종말가지[branch])를 평가하는 것이 중요하다. 스플린트 중재가 예측된 병리 및 잠재적 변형을 기반으로 한다는 점을 언급하는 것과도 관련이 있다(Hunter & Whitenack, 1995; Jacobs, 2003; Lowe & O'Toole, 1995)(그림 16-39A). 통증은 종종 이러한 손상의 결과이며 수부치료사가 환자를 관리하는 능력에 중요한 역할을 할 수 있다. 수부치료사는 말초신경, 신경얼기, 척수신경, 신경근이 모두 통증의 원인이 되어 치료 계획을 제한할 수 있음을 인식해야 한다(Barbis & Wallace, 1995; Elvey, 1997).

말초신경 손상의 심리적 영향 PSYCHOSOCIAL IMPACT OF PERIPHERAL NERVE INJURIES

말초신경계에 영향을 미치는 상지 장애가 기능에 지속적인 영향을 미친다는 것은 잘 알려져 있다(Novak, Anastakis, Beaton, Mackinnon, & Katz, 2010). 기능에 대한 생의학적 측정 외에도 사회적, 정서적 건강과 기능은 부정적인 영향을 받고 치료 및 회복 과정 전반에 걸쳐 더 적게 고려되고 다루어진다. 신경 손상과 관련된

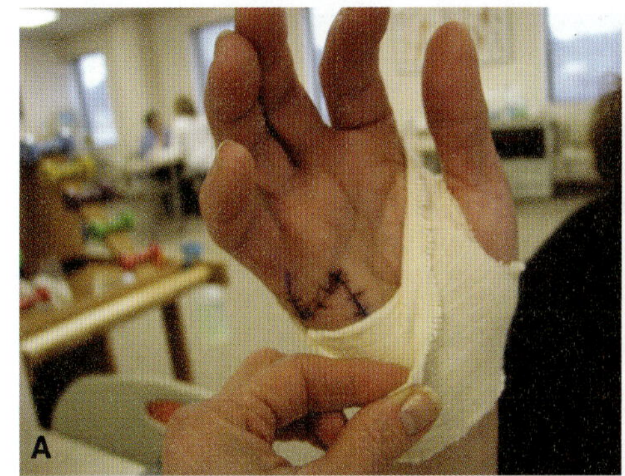

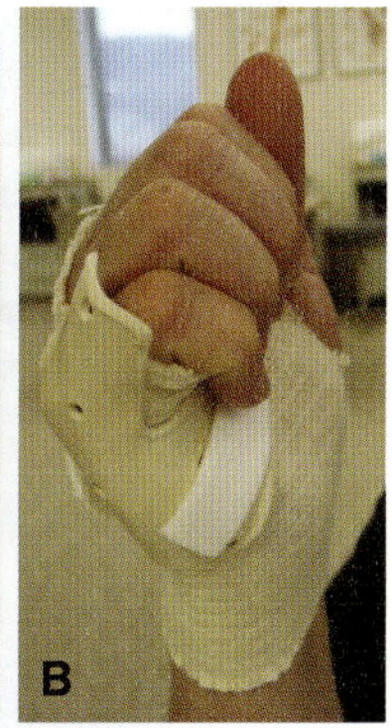

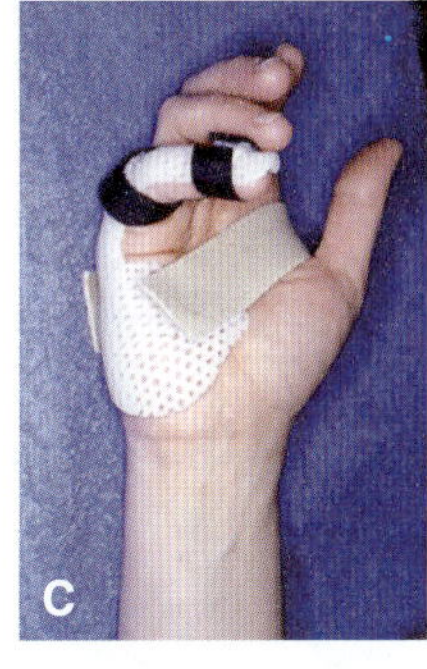

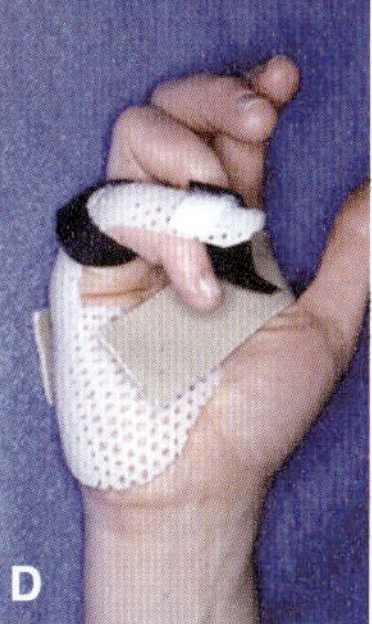

그림 16-38 A, 수술된 손가락 신경. B, 이 스플린트는 절개 부위를 통해 굽힘 힘줄의 미끄러짐을 허용하면서 유착 형성의 위험을 최소화한다. 수술된 손가락 신경을 단축된 위치에 배치한다. C, 이 설계는 추가 예방 조치가 필요할 때 신경의 길이를 보호한다. D, 스트랩을 제거하면 스플린트의 범위 내에서 주기적으로 부드러운 ROM이 허용된다.

통증은 종종 심각할 수 있으며 환자 평가 결과 측정을 사용하여 더 심한 장애와 관련이 있다(Cocito et al., 2006; Novak, Anastakis, Beaton, & Katz, 2009). 말초신경 손상이 있는 환자는 또한 신경 관련 진단에 관계없이 삶의 질에 중등도에서 큰 부정적인 영향을 경험한다(Wojtkiewicz et al., 2015). 앞으로 대부분의 정형외과에서 사용되는 전통적인 생물의학적 치료 모델을 넘어서는 요인에 대한 선별 및 평가를 늘릴 필요가 있다.

이 장에서 논의된 것과 동일한 스플린트 관리 원칙, 고려 사항 및 예방 조치가 팔신경얼기 손상에도 적용된다. 기능적 움직임을 보존하고 신경이 이완된 근육의 과도한 폄을 최소화하기 위한 스플린트 적용은 특히 회복 기간이 연장될 때 가장 중요하다(Colditz, 1987).

위팔신경얼기가 손상되는 정도는 변형을 예방하고 기능을 최대화하기 위한 가장 적절한 스플린트를 결정한다(Hunter & Whitenack, 1995; Lowe & O'Toole, 1995). 종종, 특히 치료되지 않은 열상과 장기간의 압박 손상에서 변형은 명확한 패턴이 없다. 또한 환자는 관절 구축 또는 보상 패턴이 발달하여 말단 손에 변형력이 작용할 수 있다(그림 16-39B).

예를 들어, 위팔신경얼기의 **안쪽 다발(medial cord)**이 손상된 환자는 자신경의 침범과 정중신경의 영향이 있다. 이러한 유형의 손상은 자신경분포된 영역의 손 내재근의 현저한 손실을 초래하고 일

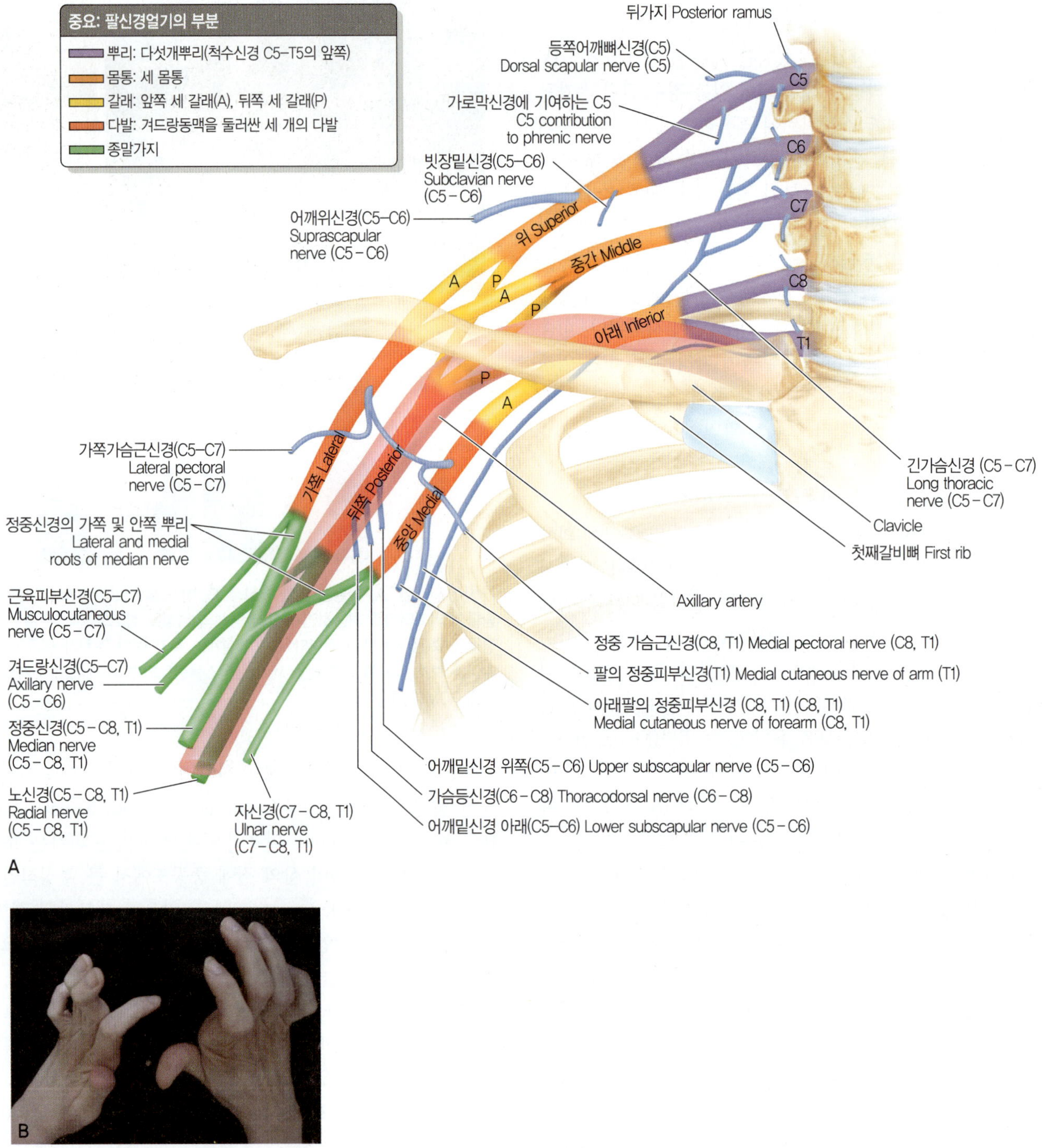

그림 16-39 **A,** 팔신경얼기. **B,** 치료사는 각 말단 가지의 복잡한 이는 곳과 이것이 손의 해부학 및 기능과 어떻게 관련되는지 이해할 수 있다. (A, Reprinted with permission from Moore, K. L., Agur, A. M., & Dalley, A. F.II (2019). *Moore's Essential clinical anatomy* (6th ed.). Philadelphia, PA: Wolters Kluwer: Figure 3.27.)

부 정중신경 결손도 유발한다. 환자는 일반적으로 그림 16-39에 표시된 것처럼 갈퀴손 변형을 나타낸다. SF의 MCP 굽힘 제한 스플린트를 통해 IF를 적용하면 환자가 신경 회복을 기다리는 동안 기능을 유지할 수 있다. 정상적인 기능을 완전히 회복하지 못하는 환자들에게 이러한 스플린트는 일상생활의 중요한 구성 요소가 된다. 환자는 가장 간단한 작업을 수행하기 위해 이러한 스플린트에 의존해야 할 수도 있다(그림 16-40A~D).

팔신경얼기의 손상은 아래팔, 손목, 엄지 및 손가락의 모든 폄근과 어깨위팔관절에서 어깨를 벌림하는 어깨세모근에 손상을 준다. 환자는 그림 16-31 및 16-32에서와 같이 고정 스플린트, 가동 스

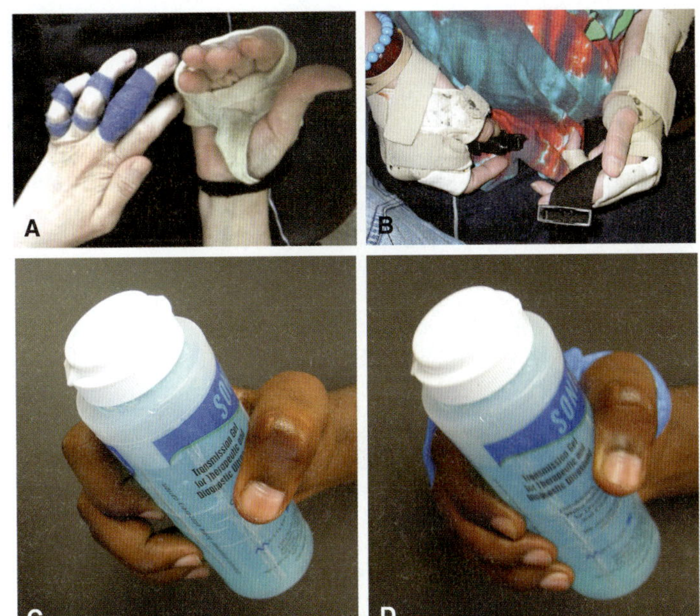

그림 16-40 A, 다양한 양측 스플린트는 환자에게 독립적으로 기능할 수 있는 능력을 제공한다. B, 양측 스플린트를 이용하여 안전벨트를 착용하고 개조된 핸들로 차를 운전한다. C, 스플린트 없이 총 잡기 및 (D) 엄지손가락이 포함된 MCP 폄제한 스플린트를 착용하는 동안 손가락과 엄지손가락의 위치에 주목한다. 스플린트는 MCP를 굽힘 상태에 놓고 엄지손가락을 맞섬하면서 굽힘 힘줄의 작업에 더 나은 역학적 이점을 제공한다.

플린트 또는 둘의 조합으로 관리할 수 있는 손목 처짐을 나타낸다. 가동 스플린트는 손의 자연스러운 힘줄을 사용하여 가벼운 기능적 쥐기를 허용한다. 수부치료사는 환자에게 감각 주의 사항, 수동적 ROM 운동, 주의 깊게 안내된 신경 미끄러짐 운동, 적응 기술의 사용 및 자세 인식을 가르쳐야 한다(Barbis & Wallace, 1995; Lowe & O'Toole, 1995; Topp & Boyd, 2012; Walsh, 2012).

말초신경 손상의 스플린트 중재에 대한 일반 원칙

GENERAL PRINCIPLES OF ORTHOTIC INTERVENTION FOR PERIPHERAL NERVE INJURIES

표 16-2는 스플린트 고려 사항에 중점을 둔 PNI 관리를 요약하였다. 이 표는 신경 손상을 입은 손을 치료하는 데 사용할 수 있는 치료 절차 또는 스플린트 중재의 모든 선택 사항을 포함하지는 않는다.

팔의 말초신경 손상 관리의 목표 GOALS IN MANAGING THE UPPER EXTREMITY PERIPHERAL NERVE INJURY

PNI 환자를 치료할 때 수부치료사는 다음 목표를 염두에 두어야 한다.

- 통증과 부종을 줄인다.
- 운동 회복을 기다리는 동안 신경분포된 근육-힘줄 구조와 신경분포된 근육-힘줄 구조 사이에 균형을 제공한다.
- 긴장된 근육이 길게 늘어진 자세를 유지하지 않도록 한다.
- 감각 재학습 기술을 적용하는 동안 겉질의 가소성을 확인한다.
- 감각운동/감각 재교육 전략 촉진.
- 관절 경직 및 관절/연조직 구축을 예방한다.
- 비정상적인 대체 패턴의 발달을 방지한다.
- 손과 손목을 생체역학적으로 가장 신중한 위치에 두어 기능적 사용을 극대화하고 운동 기능 상실을 대체한다.
- 신경 압박 손상과 관련된 통증과 감각 이상을 줄인다.
- 외과적으로 수술되거나 손상된 신경 및 관련 손상을 보호한다.
- 환자/간병인을 보호하고 감각이 없는 부위를 보호하는 방법을 교육한다.
- 신경 재생 및 대뇌겉질의 재구성에 대한 최신 연구 결과를 확인한다.

스플린트 중재에 대한 고려 사항 및 예방 조치

CONSIDERATIONS AND PRECAUTIONS FOR ORTHOTIC INTERVENTION

수부치료사는 말초신경 손상 환자를 위한 스플린트를 제작할 때 다음 고려 사항과 예방 조치를 염두에 두어야 한다.

- 감각 및 운동 회복을 관찰하고 스플린트를 수정해야 한다.
- 임상적으로나 기능적으로 분명하지 않을 수 있는 변형에 주의해야 한다. 신경 분포가 재생됨에 따라 변형이 점점 더 분명해질 수 있다. 따라서 스플린트 변형이 필수적이다(예: 심한 자신경 병변에서 FDP는 결국 신경지배되고 말단 갈퀴 변형이 더 두드러진다)(Dell & Guzewicz, 1992).
- 신경 손상이 있는 환자가 기능을 위해 스플린트를 착용해야 하는 경우 스플린트 설계를 단순하고 가볍게 제공하시오. 무겁고 부피가 큰 스플린트는 관련되지 않은 관절의 기능을 방해할 수 있다. 스플린트가 크고 번거로울 때 환자는 착용 일정을 준수할 가능성이 적다.
- 스트랩 배치와 스플린트의 경계선을 이해하고 구조적 압박을 피하기 위해 세 가지 주요 말초신경의 감각 가지의 일반적인 분포를 알고 있어야 한다.
- 감각 결손에 대해 환자를 교육하고 제작 후 정확하게 피부 상태를 교육한다. 이것은 스플린트의 지속적인 마모로 인한 과도한 압력 및 마찰의 가능성을 방지할 것이다(Blackmore & Hotchkiss, 1995; Jacobs, 2003). 특히 감각 상실의 경우 착용 후 세심한 피부 확인이 중요하다.

재료 선택 MATERIAL SELECTION

재료 선택 시 가볍고, 윤곽이 잘 나타나며, 착용성이 높은 재료가

표 16-2 말초신경 손상: 스플린트 관리 및 고려 사항

진단명	치료 목표	스플린트 지침 및 권장 사항	고려 사항
정중신경			
심한 그리고 경한 열상	• 엄지손가락의 모음 구축 방지 • 엄지두덩근의 과도한 스트레칭 방지 • IF MCP 구축 방지 • 외과적인 수술에 대한 긴장 방지	• 1주차(수술 후): 팔꿈치 굽힘(심한 병변만), 손목 굽힘, 엄지 손바닥/노쪽 벌림 고정 스플린트 • 3주차: 스플린트의 손목 폄을 허용 범위로 늘림 • 4~5주차: 심한 병변에 대한 팔꿈치 중단 • 5~6주: 손목 중단, 보호 야간 및 위험 상황에서만 스플린트 계속 착용; 어린이 및 미약한 수술 1주 이상 길어짐; 낮 동안의 엄지 벌림/맞섬 동원 스트랩; 밤 동안 엄지 벌림 유지 • 8주차: 필요한 경우 부드러운 가동 스플린트 시작	• IF 수동 ROM 유지: 스플린트의 엄지 벌림 부분의 말단 경계 폄(편안함을 위해) • 스플린트의 손갈퀴막 공간 아래에 부드러운 재료를 적용하여 밀착되도록 함(엘라스토머 또는 실리콘 젤) • 5~6주: FDP의 이는 곳을 통해 기능적 집기가 가능하도록 주간 스플린트를 사용하여 MF에 엄지 맞섬을 시도
엄침근증후군	• 통증과 감각이상 완화 • 염증이 있는 구조물 휴식 • 손목과 아래팔의 과도한 움직임 방지	• 밤: 아래팔 엎침, 손목 중립에서 약간 굽힘, 고정 스플린트 • 낮: 증상이 심한 경우 팔꿈치를 약간 굽힌 상태로 포함	• 중력 제거를 위해 환자를 바로 누운자세에서 제작 • 부드러운 부위에 직접적인 압력이 가해지지 않도록 스트랩을 조심스럽게 배치 • 스플린트는 증상이 가라앉을 때까지 착용해야 하며 종합적인 재활 프로그램의 일부로만 이루어져야 함
앞뼈사이신경증후군	• 신경 회복을 기다리는 동안 집기 시뮬레이션 • 엄지 IP 및 IF DIP 폄 구축 방지	• IF DIP/엄지 IP 굽힘 고정 스플린트(또는 캐스트); 선택 사항	• 직업적 기능 작업을 위해 엄지 IP 및 IF DIP 기능이 필요한 경우 이 위치에서 스플린트를 고려 • 얇은 열가소성 재료 또는 QuickCast 또는 Orficast™와 같은 얇은 주조 재료를 사용할 수 있으며, 감각 입력을 위한 손바닥 패드를 자유롭게 할 수 있음
손목터널증후군	• 통증 및 감각 이상 감소 • 반복적이거나 자극적인 동작에 주의 • 염증이 있는 신체구조의 휴식	• 경한 증상: 하루 사용은 선택 사항이거나 의사의 선호도에 따라 다름, 중립에 고정된 손목 • 심한 증상: 전체 근육 힘줄 길이를 고정하기 위해 밤 중 손목/손 스플린트를 고려	• 방해받지 않는 MCP 굽힘 및 엄지 가동성 허용 • 스플린트는 증상이 가라앉을 때까지 착용해야 하며 종합적인 재활 프로그램의 일부로만 이루어져야 함
자신경			
심한 그리고 경한 열상	• RF/SF MCP 폄, PIP 굽힘 구축 방지 • 내재근의 과도한 신장 방지 • RF/SF MCP 가쪽인대 단축 방지 • 외과적 수술에 대한 긴장을 보호하고 감소	• 1주차(수술 후): 팔꿈치 굽힘(심한 병변만 해당), 손목 굽힘, 고정 스플린트 • 3주차: 스플린트에서 손목 폄을 허용 범위로 늘림 • 4~5주차: 심한 병변에 대한 팔꿈치 중단 • 5~6주차: 손목 중단; 밤 또는 위험 상황에서만 MCP 굽힘 보호 스플린트를 계속 착용; 어린이 및 미약한 수술 1주 이상 길어짐; RF/SF MCP 폄 제한 스플린트 사용 • 8주차: 필요한 경우 부드러운 가동 스플린트 시작	• 완전한 RF/SF MCP 굽힘 허용 • 등 부분은 압력을 분산할 수 있도록 잘 성형되어야 함 • RF/SF 가쪽인대 단축 방지 • 새끼두덩근의 위축으로 인해 낮 동안 스플린트의 착용과 벗기가 어려워질 수 있음; 적용을 용이하게 하기 위해 구멍을(등쪽 측면에) 통합
큐비탈터널증후군	• 반복적이고 장기간의 팔꿈치 굽힘 방지 • 신경이 손목터널을 통과할 때 신경에 가해지는 힘 감소 • 신경을 안정 상태에 위치	• 낮: 뒤 안쪽 팔꿈치 패드; 버디 테이프 SF에서 RF로(필요한 경우) • 야간: 팔꿈치가 30°~40°; 약간의 자뼈 치우침이 있는 손목 중립 고정 스플린트 • 대안: 보호되고 제한된 ROM을 허용하고 완전한 팔꿈치 굽힘을 방지하는 팔꿈치 굽힘 제한 스플린트 • 대안: 밤에 팔꿈치 굽힘을 방지하기 위해 팔꿈치 앞쪽에 폼을 붙이거나 팔꿈치 주위를 수건으로 감싸는 것	• 심한 증상은 낮 동안 스플린트 사용이 필요할 수 있음 • 위관절융기에 압력을 가하지 말 것 • 뒤쪽 스플린트 설계는 팔목 굴 위에 잘 채워져야 함 • 제한 스플린트는 간헐적인 증상에 사용할 수 있으며 90° 이상의 팔꿈치 굽힘을 허용하지 않음 • 아프거나 염증이 있는 부위에 스트랩을 직접 끼지 말 것 • 스플리트는 증상이 가라앉을 때까지 착용해야 하며 종합적인 재활 프로그램의 일부로만 이루어져야 함
자신경터널증후군/가이온터널증후군	• 자신경터널을 통과하는 자신경의 스트레스 감소 • 콩알뼈에 대한 직접적인 힘으로부터 보호 • 자극적인 활동을 피할 것	• 낮과 밤: 손목을 0°에서 약간 굽힌 고정 스플린트; 자뼈/손목 부위 패딩 고려 • 대안: 업무 및 여가 활동을 위한 부드러운 네오프렌 스플린트	• 스플린트 제작 전 민감한 부위에 실리콘 젤 패치를 직접 바르거나 도넛모양의 폼을 사용하는 것을 고려 • 스플린트는 증상이 가라앉을 때까지 착용해야 하며 종합적인 재활 프로그램의 일부로만 이루어져야 함

표 16-2 **말초신경 손상: 스플린트 관리 및 고려 사항(계속)**

진단명	치료 목표	스플린트 지침 및 권장 사항	고려 사항
결합된 정중 및 자신경			
심한 및 경한 열상	• 각 신경에 대해 나열된 것과 동일한 목표 • 3점 집기 유지	• 1주차(수술 후): 팔꿈치 굽힘(심한 병변만), 손목 굽힘, 엄지손가락 손바닥 및 노쪽 벌림 고정 스플린트 • 3주차: 스플린트를 손목 폄을 허용 범위로 늘림 • 4~5주차: 심한 병변에 대한 팔꿈치 중단 • 5~6주: 손목을 중단하고 야간 및 위험 상황에서만 IF-SF MCP 굽힘/엄지 벌림 스플린트를 계속함; 어린이 및 미약한 수술 1주 이상; IF-SF MCP 폄 제한 스플린트를 엄지손가락 유무에 관계없이 낮 동안 사용 • 8주차: 시작	• 스플린트는 어려울 수 있음; 일부 환자는 노신경에 적용되는 스플린트를 적용하여 이점을 얻을 수 있음 • 이러한 손상은 힘줄 및 혈관 손상과 함께 가장 흔히 발생; 특정 프로토콜에 대해 의사와 확인 • 관련된 모든 관절의 PROM 유지에 가장 중요
노신경			
심한 열상 또는 압박손상	• 신경 회복을 기다리는 동안 힘줄고정(tenodesis) 재현 • 손목, 엄지손가락 및 손가락 폄근의 과도한 신장 방지 • 관절 구축 방지(손목, MCP, PIP 굽힘)	• 1주차(수술 후): 수술이 팔꿈치 몸쪽인 경우 다음과 같이 스플린트 또는 캐스트를 고려. 팔꿈치 굽힘/손목 폄/손가락 및 엄지 폄 고정 • 2~3주차: 비수술적 또는 압박 손상; 손목/MCP/엄지 폄 고정 스플린트(IP는 자유롭게)를 하루 동안 사용. 야간에는 손목 폄/MCP 굽힘/IP 및 엄지 폄 고정 사용 • 대안: 힘줄 스플린트(손목 굽힘/MCP 폄, MCP 굽힘/손목 폄) • 대안: 손목 고정 스플린트가 너무 번거롭거나 적절하지 않은 경우 작업용 손목 고정 스플린트 제작을 고려. • 대안: 손목이 있는 로빈슨 아래팔 기반 노신경 장갑(AliMed®) • 대안: 아래팔 기반 굴용 스플린트®(Benik Corporation) • 대안: 네오프렌 맞춤 제작 • 대안: MCP 폄이 있는 노신경 스플린트(LMB™)	• 자뼈 붓돌기에 압력을 가하지 말 것. 패딩을 고려 • 모든 몸쪽 손가락 걸이를 장착할 때 주의 • 힘줄고정 스플린트 제작 시 적절한 장력 확인 • 스플린트는 증상이 가라앉을 때까지 착용해야 하며 종합적인 재활 프로그램의 일부로만 이루어져야 함 • 스플린트를 장기간 사용하면 폄근이 약화
경한 열상 또는 뒤뼈사이신경손상	• 신경 회복을 기다리는 동안 힘줄고정을 재현 • 손목, 엄지손가락 및 손가락 폄근의 과도한 스트레칭 방지 • 관절 구축 방지	• 낮: 손목 굽힘/MCP 폄; MCP 굽힘/손목 폄 가동 스플린트 • 밤: 손목/엄지손가락/손가락 폄 고정 스플린트 • 대안: 엄지 폄 외부장치가 있거나 없는 손 기반 MCP 가동 폄 스플리트 • 대안: 로빈슨 노신경 장갑(AliMed®) • 대안: 손 기반 터널 스플린트®(Benik Corporation) • 대안: 손가락/엄지 폄을 돕기 위한 탄성 치료 테이핑 사용; 단독으로 또는 스플린트 아래에 착용 가능 • 대안: 네오프렌 맞춤 제작	• 모든 손가락 걸이를 장착할 때 주의 • 자뼈 붓돌기에 압력을 가하지 말 것. 패딩을 고려 • 힘줄고정 스플린트 제작 시 적절한 장력 확인 • 손 스플린트의 경우 MCP 자극을 피할 것 • 올바른 엄지 위치
노쪽터널증후군	• 반복적인 저항 뒤침 방지 • 과도한 자세를 피할 것 • 신경을 안정 상태에 놓을 것	• 낮과 밤: 손목 폄(30°~40°), 아래팔 중립 고정 스플린트	• 가쪽위관절융기염증과 병행 시 팔꿈치는 60°~90° 굽힘, 아래팔은 뒤침 • 압통 부위에 스트랩을 압박하지 말 것 • 스플린트는 증상이 가라앉을 때까지 착용해야 하며 종합적인 재활 프로그램의 일부로만 이루어져야 함
얕은 노쪽 감각신경 증후군, 와텐버그 증후군	• 노뼈 붓돌기에 대한 노신경의 피부 분지의 자극을 제거 • 회복하는 동안 직접적인 외상 방지를 위해 해당 부위를 보호	• 낮과 밤: 노감각신경의 긴장을 최소화하기 위해 손목과 엄지를 고정시키는 노뼈 손목 고정 스플린트	• 성형할 때 주의; 노뼈 붓돌기에 직접적인 압력을 가하지 말 것 • 자극이 심할 경우 도넛모양 폼으로 갇힌 신경의 압박을 완화 • 대안: 스플린트를 적용하기 전에 이 부위에 실리콘 젤이나 패딩을 바르는 것

(계속)

표 16-2 말초신경 손상: 스플린트 관리 및 고려 사항(계속)

진단명	치료 목표	스플린트 지침 및 권장 사항	고려 사항
손가락신경			
열상	• 외과적인 수술에 대한 장력을 보호하고 감소 • MCP, PIP 또는 DIP 구축 방지 • 감각 주의	• 낮과 밤: 손 기반 MCP/PIP/DIP 폄 제한 스플린트(MCP: 45°, PIP: 30°, DIP 약간 굽힘)	• 스플린트 위치는 손가락 신경 손상의 정도와 다른 구조(예: 신경혈관, 힘줄, 인대)의 침범 정도에 따라 크게 달라짐 • 스플린트를 사용할 때 경계에 특히 주의하여 감각이 없는 부위를 파고들지 않도록 함

이 장에 요약된 지침 및 권장 사항은 모든 제품 또는 관리 기술을 포함하지는 않는다. 오히려 지침을 통해 생각하게 하고 치료 계획을 세우기 위한 토대를 제공하는 것이다.
이 표는 손상 관리를 위한 지침일 뿐이다. 다른 신경 및 신경 분포가 존재할 수 있으며 신경 회복 패턴을 예측할 수 없음을 명심하시오.
이 표에는 모든 복잡한 병변이 포함되어 있지 않다. 스플린트 운동 회복을 확인하기 위해 자주 발생한다는 것을 기억하시오. 감각 상실을 평가하고 환자에게 주의 깊은 피부 검사를 교육한다.
Data from Colditz, J. C. (1995). Splinting the hand with a peripheral nerve injury. In Hunter J. M., Mackin E. J., & Callahan A. D. (Eds.), Rehabilitation of the hand *(4th ed., pp. 679–692). St. Louis, MO: Mosby Year Book; Data from Matloub, H. S., & Yousif, N. J. (1992). Peripheral nerve anatomy and innervation patterns.* Hand Clinics, 8, 203–214; *Bindra, R. R., & Brininger, T. L. (2010).* Advanced concepts in hand pathology and surgery: Application to hand therapy practice *(pp. 145–179).* Rosemount, *IL: ASSH and Elfar, J., Petrungaro, J. M., Braun, R. M., Cheng, C. J., Gupta, R., LaBore, A., & Wong, J. E. (2010). Nerve. In Hammert W. C., Calfee R. P., Bozentka D. J., & Boyer M. I. (Eds.),* ASSH manual of hand surgery *(pp. 294–342). Philadelphia, PA: Lippincott Williams & Wilkins.*

신경 손상 손의 관리에 가장 적합하다. 이러한 손상의 대부분은 감각 상실을 동반하여 환자가 압박을 감지하는 능력을 제한한다. 적절한 길이, 너비 및 무게 배분을 위해 세심한 주의를 기울여야 한다. 모서리와 테두리는 피부 자극을 방지하고 스플린트의 강도, 편안함 및 미관을 극대화하기 위해 둥글게 해야 한다. 일부 재료의 구멍이 난 특성은 무게는 더 가볍지만 문제가 될 수 있다. 재료의 구멍은 환자가 움직이려고 할 때 피부에 대한 마찰을 유발할 수 있다. 구멍이 난 재료를 선택할 경우, 환자에게 지속적이고 세심한 피부 확인에 대한 교육이 가장 중요하다(Austin, 2003).

열을 유지하는 경향이 있는 재료(성형 과정 중)는 신경 침범이 있는 일부 환자에게 불편하고 고통스러울 수 있다. 가열 온도가 낮고 최소한의 가공으로 편안한 착용감을 제공할 수 있는 재료를 선택하시오(5장과 6장 참조)(Austin, 2003). 이 장 전체에 걸쳐 언급되고, 네오프렌 재료는 단독으로 또는 열가소성 재질과 함께 일부 환자에게 대안을 제공할 수 있다.

구성 요소 선택 COMPONENT SELECTION

외부장치, 손가락 걸이 및 라인 가이드와 같은 구성 요소의 사용을 최소화해야 한다. 모든 추가 구성 요소는 스플린트를 적용하고 착용하는 것을 더 복잡하게 만든다. 특히 손가락과 손 걸이는 무감각한 손에 조심스럽게 적용되어야 한다. 이러한 걸이 아래에서 마찰의 생성을 피하기 위해 세심한 주의를 기울여야 한다(Austin, 2003). 가동 기능을 유지하기 위해 구성 요소가 필요한 경우 수부치료사는 환자, 가족 또는 간병인에게 올바른 적용 및 착용에 대해 교육하고 스플린트 착용 주의 사항을 강조해야 한다. 구성 요소 선택은 가능한 한 다루기 쉬운 것이어야 한다. 적용 및 주의 사항에 대한 지침을 주의 깊게 봐야 한다. 일반적으로 가동 스플린트는 기능적인 사용을 위해 낮 동안 착용하고 관절 구축을 방지하기 위해 밤 동안 정적 스플린트로 적용된다.

스트랩 선택 STRAPPING SELECTION

스트랩은 길이가 적당하고 부드러워야 한다. 움직임을 최소화하고 편안함을 높이기 위해 전략적으로 배치해야 한다. 네오프렌과 부드러운 스트랩은 관절 주위와 갈퀴막 공간을 통해 잘 맞고 피부 자극을 최소화한다(Austin, 2003).

기타 관리 선택 사항 OTHER MANAGEMENT OPTIONS

PNI를 관리하기 위한 다른 선택 사항에는 간단한 테이핑 기술(13장 참조)이 포함될 수 있다. 이러한 다른 선택사항은 단독으로 또는 열가소성 재료, 주 재료 또는 그림 16-35A,B와 같이 사전 제작되거나 맞춤 제작된 스플린트와 조합하여 적용할 수 있다. 손목 스플린트(많은 제조업체에서 판매)와 같은 단순한 “기성품” 스플린트는 맞춤 제작 프로그램(특정 이벤트/활동에만 착용)을 보완하거나 경우에 따라 단독으로 사용할 수 있다. 예를 들어, 환자는 공동 부담금/공동 보험/공제 비용으로 인해 치료 비용을 감당할 수 없거나 환자가 맞춤형 스플린트 착용에 반대할 수 있다. 이 경우 고려해야 할 비용적인 내용은 조립식 장치이다.

로빈슨 인링거(Robinson InRigger) 부드러운 가죽 장갑(AliMed Corporation, Inc, Dedham, MA) 또는 터널 스플린트(Tunnel Splint®) Benik Corporation, Silverdale, WA는 이러한 신경 손상 관리를 위한 몇 가지 추가 선택 사항이다. 이들은 모두 능동적인 굽힘 후에 어느 정도 손목, 엄지 또는 손가락 폄을 제공하는 조립식, 쉬운 방법, 장갑과 같은 설계(손목이 있거나 없는 또는 엄지가 있거나 없는 상태로 제공됨)이다. 이러한 스플린트의 몇 가지 예가 그림 16-33C,D에 나와 있다. 이러한 유형의 장갑은 PIN 손상, 노신경 손상, 복합한 PNI, 팔신경얼기 병변의 병리 및 만성 신경근 질환의 말단 신경 변성을 관리하는 데 사용할 수 있다. 사용 가능한 조립식 선택 사항에 대한 자세한 설명은 9장을 참조하는 것이 좋다.

탄력 있는 치료용 테이핑(Kinesio® Tape, Balance Tex™ tape, SpiderTech™ Tape, Dynamic Tape® 등)은 손의 위치를 잡고 기능을 향상시키는 데 사용할 수 있다. 예를 들어, 엄지손가락은 정중신경 손상 후 벌림 및 맞섬 방향으로 테이프로 감쌀 수 있다. 손가락뼈 몸쪽 주위의 8자 모양 설계는 손목 폄 동안 집기 능력을 향상시킬 수 있다(그림 16-41 및 16-42A~C). 10장에서는 탄성 치료 테이핑 사용에 대한 추가 정보와 기술을 제공한다.

결론 CONCLUSION

이번 장에서는 신경 손상과 수술의 다양한 조건에서 스플린트의 역할에 초점을 맞추었다. 이 장의 정보를 통해 이러한 대상자들에게 스플린트 적용의 중요성을 인식해야 한다. 스플린트는 손상 또는 외과적 수술 후 신체 부위를 보호하는 데 사용될 뿐만 아니라 기능적 독립성을 향상하는 데에도 중요한 역할을 할 수 있다. 신경 손상을 입은 손을 관리하는 수부외과전문의와 치료사의 미래는 대단히 흥미진진하다. 외과적인 기술 및 절차, 혁신적인 운동 및 감각신경 이식, 손을 치료하는 수부치료사의 숙련된 중재기술의 발전과 전문의에게 조기에 의뢰하면 어려운 대상자들에게 개선된 기능적 결과를 촉진할 수 있다.

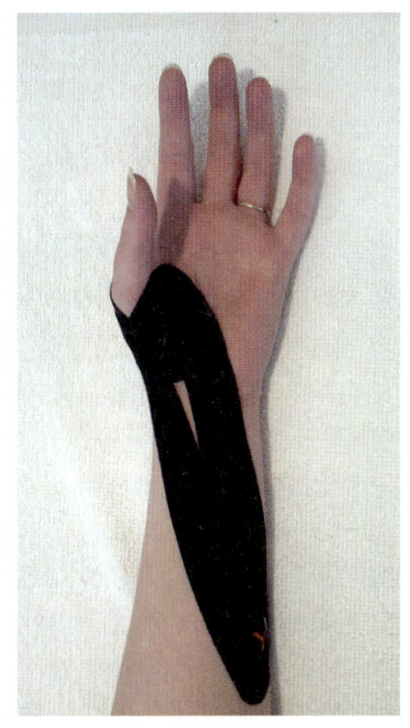

그림 16-41 정중신경 회복의 경우 탄성 치료 테이프를 사용하여 손바닥 모음 및 맞섬 방향으로 엄지손가락을 부드럽게 위치시킨다. 손목이 폄 됨에 따라 엄지손가락은 맞섬과 벌림으로 더 멀리 이동되어 가벼게 집기를 할 수 있는 능력을 제공한다. 테이핑 기술은 다른 스플린트 적용과 함께 사용할 수 있다.

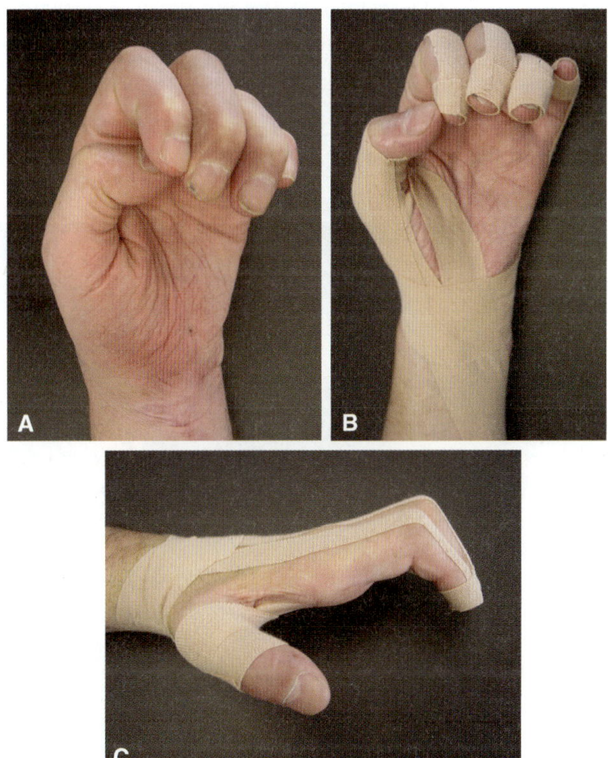

그림 16-42 **A**, 이 환자는 정중신경과 자신경의 모든 굽힘 힘줄에 외상성 열상을 입었다. 대상자가 기능적 수행을 크게 손상시키는 생산적인 집기(엄지손가락에서 숫자로)를 수행할 수 없었다. **B 및 C**, 탄성 치료 테이핑은 손가락 폄 및 엄지 맞섬을 용이하게 하는 데 사용된다. 대상자는 치료를 늦게 의뢰하여 그로 인해 PIP 굽힘근 구축이 발생하였다. 이러한 테이핑 기술로 대상자는 2번째 손가락을 옆으로 이동할 수 있다. 새끼두덩근 위축에 주목한다.

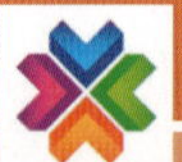

현장 메모: 쉬운 프로파일의 노신경 스플린트

By Jeanine Beasley, EdD, OTR, CHT, FAOTA
Michigan

노신경 손상은 활동적인 손목, 손가락 및 엄지 폄의 능력과 엄지 노쪽 벌림의 능력을 제한할 수 있다.[1,2,3] 이 손상은 특히 위팔뼈 중간 골절의 결과인 경우 회복하는 데 몇 달이 걸릴 수 있다.[3] 노신경 스플린트는 운동 회복를 기다리는 동안 폄을 제공하는 데 도움이 될 수 있다.[5,6] 환자가 일상적인 쥐고 놓기 활동을 하기 때문에 쉬운 프로파일 스플린트가 종종 선호된다.[5,7,8] 원래 Sally Fistler- DeSilva, OTR, CHT는 1998년 ASHT 총회에서 포스터로 발표된 스플린트로서 경제적이고 제작이 용이하다고 알려져 있다.[4] 이 스플린트는 고무줄 대신 탄성 벨크로와 탄성 실을 사용하여 손가락을 폄 한다. 각 손가락 사이의 스플린트에는 두 개의 구멍이 뚫려 있다. 구멍에 탄성 실을 삽입하고 묶어 탄성 벨크로를 지원하고 각 손가락을 지원하는 역동적인 손가락 걸이를 만든다. 엄지손가락의 탄성 벨크로는 필요한 엄지 폄을 제공한다. 손허리뼈 머리를 위해 등쪽 절단은 약간 힘줄을 잡고 놓을 수 있게 하고 손가락을 굽히는 동안 손허리뼈 머리에 가해지는 압력을 막아준다. 자뼈머리의 등쪽은 이 영역에 대한 압력을 피하기 위해 잘린다. 이 스플린트에 미리 절단된 엄지 고정 스플린트(thumb spica)를 사용하면 제작 시간이 단축된다. 미리 절단된 스플린트는 등쪽으로 적용되고 엄지는 완전한 엄지손가락 굽힘을 허용하도록 한다. 임상에서 주로 관찰된 이 스플린트는 환자 수용도와 활용도가 높다. 일단 제작되면 환자는 일상 활동에 손을 즉시 사용한다고 알려져 있다.

참고문헌

Colditz, J. C. (1987). Splinting for Radial Nerve Palsy. *Journal of Hand Therapy*, 1, 18-23.

Colditz, J. C. (2002). Splinting the hand with a peripheral-nerve injury. In Mackin E. J., Callahan A. D., Skirven T. M., Schneider L. H., Osterman A. L., (Eds.), *Rehabilitation of the hand and upper extremity* (5th ed., Vol. 2, pp. 1875-1888). St. Louis, MO: Mosby, Inc.

Duff, S.V., Estilow, T. (2011). Therapist's management of peripheral nerve injury. In Skirven T. M., Osterman A. L., Fedorczyk J. M., Amadio P. C., (Eds.), *Rehabilitation of the hand and upper extremity* (6th ed., Vol. 1, pp. 619-633) Philadelphia, PA: Elsevier Mosby.

Fistler-DeSilva, S. (1998). *Dorsal Dynamic Radial Nerve Palsy Splint, ASHT Program 1998 Annual Meeting, New Orleans Poster 205*

Hannah, S. D., Hudak, P.L. (2001). Splinting and radial nerve palsy: a single-subject experiment. *Journal of Hand Therapy*, 14:195-201.

Ingari, J. V, Green, D. P. (2011). Radial nerve palsy. In Wolfe S. W., Hotchkiss R. N., Pederson W. C., Kozin S. H., (Eds.), *Green's operative hand surgery* (6th ed., pp. 1075-1092). Philadelphia, PA: Churchill Livingstone Elsevier.

McKee, P., Nguyen, C. (2007) Low-profile dorsal dynamic wrist- finger-thumb assistive-extension orthosis for high radial nerve injury - Fabrication instructions. *Journal of Hand Therapy*, 20(1), 70-72.

Peck, J., Ollason, J. (2015) Low profile radial nerve palsy orthosis with radial and ulnar deviation. *Journal of Hand Therapy*, 28(4), 421-424.

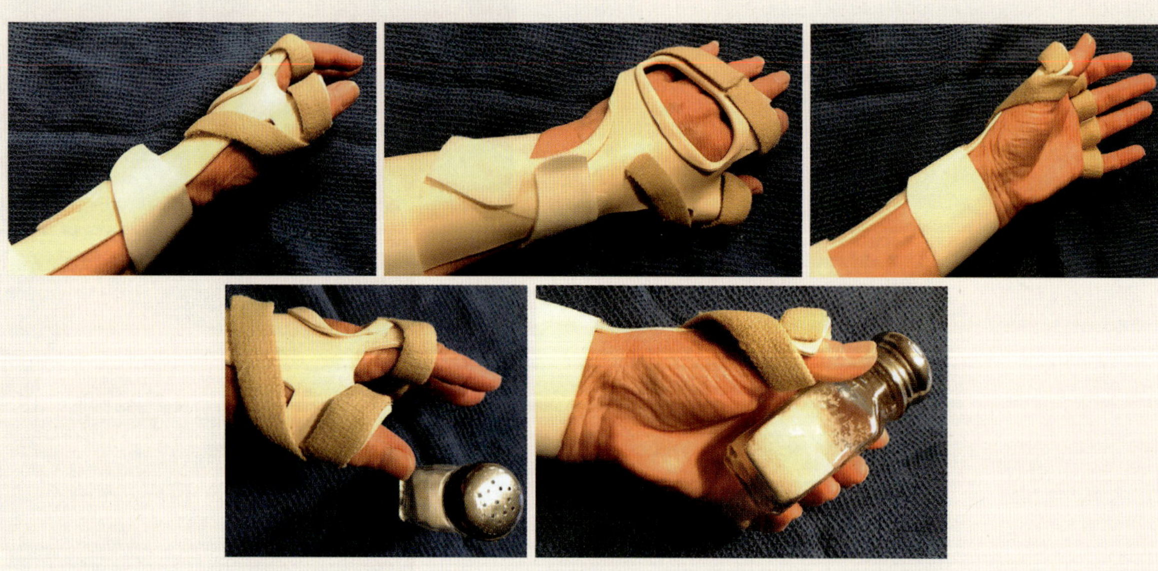

사례 연구 섹션

여기에 소개된 사례 연구는 교육 지침으로만 사용된다. 치료 및 스플린트 프로토콜은 수부외과전문의마다, 수부치료사마다 다르게 사용된다. 수부치료사는 선호하는 치료와 적절한 스플린트 적용을 확인하기 위해 담당 의사 및 동료와 소통해야 한다.

사례 연구 1: 심한 상태의 노신경 손상

GH는 뺑소니 사고로 오른쪽 위팔뼈 골절, 오른쪽 먼쪽 노뼈 골절 및 노신경 손상을 입은 39세의 오른손잡이 여성이다. 응급실에서 그녀는 팔꿈치가 90° 굽힘이고, 아래팔이 엎침되어 있고, 손목이 약간 구부러져 있으며, 손가락은 자유로워진 상태로 팔에 길게 캐스트를 하고 있었다. 그녀는 손과 손가락의 부종으로 손가락을 뻗을 수 없기 때문에 노신경 손상의 문제로 확인되어 손 치료를 의뢰하였다.

임상 검사에서 그녀는 실제로 노신경 압박이나 손상과 일치하는 증상이 있는 것으로 나타났다. GH는 캐스트 내에서 손가락이나 엄지를 활동적으로 폄할 수 없었다. 따라서 가동 MCP 폄 스플린트는 캐스트 위에 맞도록 직접 제작되었다. 이는 환자가 자신의 손가락을 의도적으로 사용할 수 있도록 하고 손가락과 엄지 폄의 과도한 스트레칭을 방지한다.

캐스트는 6주 후에 제거되었다. 평가 시 GH는 위팔세갈래근 약화를 보였고 손목, 손가락 또는 엄지 폄의 활동성이 보이지 않았다. 그녀는 아래팔의 등쪽 측면에 대한 감각이 손상되었고 근육 기능 손상을 대체하기 위해 지속적인 스플린트 중재가 필요하였다. 손목 굽힘/MCP 폄, 손목 폄/MCP 굽힘 스플린트를 선택하였다(노신경 스플린트). 이러한 설계를 통해 환자는 손목을 움직일 때 손가락의 자연스러운 모습을 보이는 힘줄 효과를 이용할 수 있다. 손목이 펴지면 손가락이 구부러지고 손목이 구부러지면 손가락이 늘어난다(그림 16-33A,B). 이러한 설계는 손바닥 표면을 최대한 활용할 수 있도록 하고 무게는 가볍다. GH는 약 6주 동안 스플린트를 계속 사용했다. 밤에 그녀는 간단한 손목/손/엄지 고정 스플린트를 착용했는데(그림 16-34A,B), 수면을 방해하지 않는 것으로 나타났다. 치료에서 환자는 손목의 움직임과 힘을 회복하기 위해 노력하였다.

그녀의 손목 폄근이 중력에 대해 스스로를 지탱할 수 있을 만큼 충분히 강해졌을 때, PIN의 먼쪽 운동 가지가 돌아올 때까지 기다리는 동안 손의 가동 MCP/엄지 폄 스플린트에 적용되었다(그림 16-36B,C). GH는 일상생활(ADL) 및 업무 관련 작업을 위해 스플린트를 착용했다. 쉬운 프로파일 설계로 인해 스플린트 착용 시 주의 사항은 문제가 되지 않았다. 그녀는 신경 기능이 회복되기를 기다리는 동안 더 자주 벗을 수 있었고 추가로 5주가 더 걸렸다. 결국 그녀는 모든 스플린트를 버리고 일반적인 강화 훈련에 참여했다. 추가적인 사례 연구는 웹사이트 thePoint에서 찾을 수 있다.

사례 연구 2: 정중신경의 압박(손목터널증후군)

임신 5개월째에 NA는 양쪽 손의 정중신경 영역에 무감각과 따끔거림을 느끼기 시작하였다. 그녀는 밤에 여러 번 깰 정도로 심한 증상을 경험하였다. 그녀는 낮 동안 운전을 하고, 읽을 책을 들고, 식료품 카트를 밀고, 장신구를 차고 있는 등 활동 시 통증과 감각 이상을 경험하였다. 그녀는 손목터널증후군 진단을 받고 주치의로부터 치료를 의뢰받았다.

평가 시 NA는 팔렌검사에서 급성 양성이었고, 양측에 엄지두덩근에 약화가 있었다. 그녀는 양측 손목을 중립으로 유지하는 손목 고정 스플린트를 처방받았다. 이 자세에서 정중신경의 압박이 상당히 감소하였다(그림 16-18). 스플린트는 또한 그녀가 손목을 과도한 위치에 두지 않도록 하였다. 그녀는 처음에는 항상 스플린트를 착용하며 위생 목적으로만 벗으라는 지시를 받았다. 그녀의 증상이 가라앉으면서 스플린트 사용을 밤에만 사용하게 되었다.

수부치료사는 NA에게 손목터널증후군과 신경을 자극할 수 있는 활동을 피하는 고정 자세에 대해 교육하였다. 환자는 스플린트와 운동으로 증상이 크게 완화되었으며 남은 임신 기간 동안 치료를 계속하였다.

복습 문제 CHAPTER REVIEW QUESTIONS

1. 팔의 세 가지 주요 말초신경의 이름과 각각의 운동 및 감각 기능을 설명한다.
2. 말초신경 손상을 관리하는 일반적인 원칙은 무엇인가? 대상자에서 고정, 가동 및 제한 스플린트의 역할은 무엇인가?
3. 정중신경의 압박 손상에 대한 보존적 치료에 대해 설명하시오.
4. 심한 노신경 열상과 관련된 손상과 기능적 사용을 일부 허용하기 위해 수부치료사가 제공할 수 있는 먼쪽 스플린트 적용을 설명하시오.
5. 심한 자신경 손상에서 초기에는 관찰되지 않지만 지속적으로 수부치료사는 무엇을 주의해야 하는가? 수부치료사는 어떤 중재를 고려해야 하는가?

CHAPTER

17 힘줄 및 신경 이식 Tendon and Nerve Transfers

Lorna Canavan Kahn, PT, CHT
Macy Miller Stonner, OTD, OTR/L
Anna VanVoorhis Miller, MS, OTR/L, CHT

학습 목표

이 장을 학습한 후 다음의 내용을 수행할 수 있다.

- 일반적인 신경 및 힘줄 이식(nerve and tendon transfers)과 상지 기능 회복에 대한 역할을 확인한다.
- 신경 및 힘줄 이식술 후, 재활의 주요 원리를 설명한다.
- 신경 및 힘줄 이식술 후, 수술 중재의 역할을 이해한다.
- 특정 말초신경 재건(reconstruction) 수술 후 적용하는 스플린트를 이해한다.
- 신경 회복 기간과 신경 회복 기간이 재활 과정에 어떤 영향을 미치는지 이해한다.

주요 용어

기능이 없는 근육 이식(free functional muscle transfer)
기증근(donor muscle)
기증자 활성화 기반 재활접근법(donor activation focused rehabilitation approach)
신경 이식(nerve transfer)
운동 재교육(motor reeducation)
이식된 근육-힘줄 단위(recipient muscle-tendon unit)
힘줄 이식(tendon transfer)

MD 노트

Susan E. Mackinnon, MD
Missouri

수부치료사(hand terapist)와 함께 일해 온 수부외과전문의로서, 신경 및 힘줄 이식 영역에서 수부치료는 매우 중요하다. 신경 및 힘줄 이식은 말초신경과 척수 손상 사이에 사용되는 복잡한 과정이다. 나는 수술 전과, 후의 모든 단계에서 수부치료사가 중요한 역할을 한다고 생각한다. 수부치료사들의 평가는 외과 수술의 결정 과정에서 중요한 임상 정보를 제공한다. 나는 환자들의 근력 검사부터 기능적 활동에 대한 관점까지 수부치료사들에게 모든 정보를 제공받고 있다. 신경 및 힘줄 이식 후, 내 팀의 수부치료사는 스플린트 적용의 적절한 시기, 운동 재교육 진행, 직장으로의 복귀 준비와 관련한 환자의 회복을 관리한다. 지난 수십 년 동안, 나는 신경 이식에 따른 기능적 결과가 수부치료사의 전문성에 달려 있다는 것을 배웠다. 신경 이식에서 확실히 경험하였다. 여러 학문 분야에서의 협업은 신경 이식의 의미 있는 결과를 증가시켰다. 이식 후에 즉시, 치료사들은 환자들에게 포괄적인 운동 재교육을 제공함에 따라 환자들은 더 빠른 운동 회복을 경험하고 있다. 요약하자면, 수술을 할 수 있는 숙련된 외과 의사 없이는 신경이나 힘줄 이식을 진행할 수 없고, 수부치료사 없이는 이식 후의 최적의 결과를 만들어 낼 수 없다.

자주 묻는 질문

팔꿈치 관절을 가로지르는 위팔노근(brachioradialis)과 원엎침근(pronatorteres) 등의 기증된 근육(donor muscles)을 사용해서 힘줄을 이식한 후 적용한 한 부위 스플린트, 두 부위의 스플린트(one and two part orthosis)를 본 적이 있습니다. 어떤 설계가 좋을까요?

대상자들은 손과 손목을 고정시키거나, 아래팔과 팔꿈치를 고정시키는 것과 같이 두 부분으로 고정되는 스플린트를 선호한다. 이러한 설계는 여러 관절을 제어하고 배치해야 하므로 종종 어려운 스플린트의 제작을 단순화시킨다.

또한 기증된 몸쪽 근육(proximal donor muscles)은 4주 내내 고정시키기 않아도 된다. 두 부위 스플린트는 환자들이 2주 후에 몸쪽 구성 부품을 독립적으로 제거할 수 있다. 두 부위 스플린트는 팔꿈치 관절의 뻣뻣함을 제한하고, 하나의 단위로 제작된 경우 몸쪽에 대한 추가적인 방문 수부 치료가 필요하지 않다(Mackinnon & Nakao, 1997).

다발성 신경 및 힘줄 이식 환자에게 의뢰된 스플린트는 1차적으로 위치를 어떻게 정해야 할까요?

신경 이식은 2~3주 동안 "가만히" 유지해야 하는 신경 재건(nerve repair)으로 간주되어야 하는 반면, 힘줄 이식은 3~4주 동안 관련된 힘줄의 움직임을 완전히 고정시켜야 할 필요가 있다. 힘줄 이식의 특성에 따라 스플린트 계획을 수립해야 한다. 힘줄 이식 시, 길이가 늘어난 스플린트를 위치하는 것은 좋지 않다. 여러 개의 힘줄 이식을 해야 한다면, 관련된 구조물을 보호하기 위해 창의성이 요구될 것이다. 일반적으로, 힘줄 이식은 사지의 움직임을 제한하고 이를 통해 신경 전달을 보호해야 하며 신경이 느슨한 상태에 있어 신경전달체계가 쉽게 손상될 수 있다.

힘줄 이식을 한 후, 재활 단계에서 환자에게 얼마나 오랫동안 스플린트를 착용하도록 권장해야 할까요?

고정 단계 후, 환자는 운동 재교육 훈련을 받아야 하는데, 이 과정에서는 종일 스플린트를 제거할 수 있다. 훈련에서, 환자는 스플린트를 점차적으로 제거할 수 있지만, 환자마다 스플린트를 제거하는 시점은 다르다. 일부 환자들은 힘줄 이식을 조절하기 위해 많은 노력이 필요하다. 이 상황에서는, 이식이 연장되지 않도록 더 긴 보호가 필요할 수도 있다.
예를 들어, 손목 폄을 위한 노뼈 힘줄 이식을 시행한 환자(원엎침근에서 짧은 노쪽 손목폄근[Prnator teres to Extensor carpi radialis brevis muscle, PT to ECRB])의 수술 후, 사용된 근육의 더 큰 반응을 촉진시키기 위해 망치를 사용해 팔목 엎침 운동을 수행하는 동안 미리 제작된 손목 고정 스플린트를 착용할 수 있고, 훈련 단계에서 중력에 대항하여 폄을 조절할 수 있을 때까지 손허리손가락(metacarpo palangeal, MCP)관절과 손목 폄 스플린트를 착용할 수 있다.

소개 INTRODUCTION

종종 상지(upper extremity)의 말초신경 손상(peripheral nerve injuries, PNIs)은 굉장한(devastating) 기능 상실로 이어진다. 외과적인 개입의 최초의 목적은 신경을 재건하는 것이다. 이상적인 재건(direct repairs)은 최고의 결과를 낳지만, 현실적으로 신경과 근육 사이가 너무 멀어 수술이 불가능하거나 매우 위험한 경우가 있다. 이러한 경우 회복에 대한 예후가 좋지 않다. **힘줄 이식(tendon transfers)**은 1차, 2차 세계대전에서 말초신경 손상을 가진 귀국 병사들의 손 기능 회복을 위하여 개발되었다. 이러한 신경이식은 재구성(restoration)을 위해 효과가 입증되어 오늘날에도 여전히 수행되고 있다.

20세기 후반, 미세 수술 기법의 발달과 말초신경의 내부 구조에 대한 더 큰 이해로 말초신경 손상을 가진 환자를 위해 **신경 이식(nerve transfers)**에 대한 외과적인 재건 선택의 방법에 대한 많은 관심을 가지게 되었다. 초기 신경 이식은 팔꿈치 굽힘의 회복에 좋은 결과를 제시하였고, 이는 손목과 미세한 운동기능을 회복시키기 위한 아래팔과 손의 신경 이식으로 연결되었다. 이번 장에서는 일반적인 힘줄 및 신경 이식에 대한 수술 후 수부 치료에서 사용하는 스플린트 역할에 대하여 설명하고자 한다.

힘줄 이식 TENDON TRANSFERS

환자는 상당 시간 내에 말초신경 기능이 회복되지 않아 약해졌거나 결손된 근육의 움직임을 회복하기 위해 힘줄 이식을 받을 수 있다(Bednar, Judson, & von der Hyde, 2010; Jones, 1994). 힘줄 이식은 관절 또는 양팔다리의 균형을 회복하기 위하여 손상되거나 탈신경된 근육-힘줄 단위를 기능적 근육-힘줄 단위(functional muscle-tendon unit)로 다시 연결하는 것을 포함한다. 기능적인 근육에 있어 힘줄은 삽입 시 먼쪽에서 분리 동원이 되고, 경로가 변경되고 비

기능적인 근육의 힘줄 또는 뼈 삽입으로 복원된다(Bednar et al., 2010; Brand, 1995; Hammert et al., 2010; Jones, 1994).

이번 장에서는 정중신경(median nerve), 자신경(ulnar nerve), 그리고 노신경(radial nerve)을 포함하는 특정 말초신경과 관계된 일반적인 힘줄 이식에 초점을 맞추었다. 힘줄 이식은 척추 손상, 뇌졸중, 외상성 뇌손상, 뇌성마비, 위팔얼기신경손상과 같은 신경 손상을 가진 환자들은 치료와 스플린트 중재가 진행된다. 이러한 힘줄 이식에 대한 보다 심층적인 검토와 이 장의 범위를 벗어나는 적절한 스플린트 중재에 대한 자세한 설명은 이 장 마지막에 위치한 권장 읽기 목록을 참고하기 바란다.

힘줄은 개별적인(distinct) 범주에서 이식 및 재건되며, 수술 후 스플린트 프로그램은 치유 기간 동안 수술 재건 부위의 보호에 중점을 두어야 한다(Barbis & Wallace, 1995; Blackmore & Hotchkiss, 1995; Brand, 1995; Chan, Jaglowski, & Kaplan, 1994; Colditz, 1995; Elvey, 1997; Hunter & Whitenack, 1995; Jones, 1994; Lowe & O'Toole, 1995; Smith, 1987). 수술 후 스플린트 착용은 이식된 근육-힘줄 단위(recipient muscle-tendon unit)가 교차하는 관절이 휴식을 취할 수 있도록 단축된 위치에 배치하여 수술로 이식된 근육의 긴장도를 유지해야 한다(Bednar et al., 2010). 또한 이식된 힘줄이 당겨지는 방향으로 보호하는 방법으로 관절들의 스플린트 위치를 정하는 것도 중요하다. 예를 들어, 대립근 성형술(opponent splasty)은 자쪽손목굽힘근(flexor carpi ulnaris, FCU) 도르래(pulley)를 통해 유도된 약지의 얕은손가락굽힘근(flexor digitorum superficialis, FDS) 힘줄의 슬립(slip)을 사용하여 수행되었을 때, 스플린트는 손목은 중립 상태에서 약간의 굽힘, 자뼈의 편위된 상태에서 엄지손가락을 손바닥으로 벌림/맞섬 상태로 유지해야 한다. 환자가 힘줄 이식 재건 후 초기 4주 동안 전일제(full time) 스플린트 착용의 중요성에 관한 광범위한 교육을 받는 것은 필수적이다(Seiler, Desai, & Payne, 2013). 이는 수술 부위에 대한 스트레스를 방지하고 힘줄이 과도하게 늘어나지 않도록 하기 위함이다. 환자의 해부학적 이해도는 스플린트 착용 준수를 증가시키고, 파열을 방지하며, 기능적 결과를 개선시킬 수 있다(Megerle, Przybilski, Sauerbier, Germann, & Giessler, 2008).

수부치료사는 환자를 치료하기 전, 수부외과전문의와 함께 수행한 형태 재구성을 검토해야 한다. 수부외과전문의와 수부치료사의 활발한 의사소통을 통해 사용할 근육-힘줄 단위, 기능 회복, 적절한 스플린트 설계(예: 손등 VS. 손바닥 디자인, 관절 각도 등)에 관한 확실한 계획을 세울 수 있다. 이러한 정보들은 수부치료사에게 적절한 환자 교육, 스플린트 제작, 최적의 치료 중재를 이끌 수 있을 것이다. 다음은 스플린트 권장사항으로 일반적인 가이드라인이 제시되어 있다. 환자들은 자신의 필요, 의사의 지침에 따라 평가하여 움직이거나, 고정시켜야 한다. 표 17-1은 일반적인 힘줄 이식에 대한 스플린트 관리를 요약한 것이다.

힘줄 이식 선택 SELECTION OF TENDON TRANSFERS

팀 접근법은 힘줄 이식 전 의사결정 알고리즘을 안내해야 한다. 회복할 기능과 잠재적 기증근의 적합성의 우선 순위를 정할 때, 수부외과전문의와, 환자 및 수부치료사는 서로 협력해야 한다. 선택 과정에는 다음과 같은 내용이 포함된다. (1) 재건술 후 **기증근 (donor muscle)**의 현재 및 예상 근력 분석, (2) 잠재적인 근육-힘줄 진폭(excursion), (3) 이식 시 교차해야 하는 관절 수, (4) 힘줄이 당겨지는 방향, (5) 사지에 존재하는 근육-힘줄 단위에 대한 이식 효과(Bednar et al., 2010; Brand, 1995; Colditz, 1995;Jones, 1994;Mackinnon, 1994;Smith, 1987).

수술 전 고려 사항 PREOPERATIVE CONSIDERATION

상지에서는 다음과 같은 경우에 최상의 기능적 결과가 나타난다. (1) 관련 관절이 완전한 수동 운동을 할 수 있는 경우, (2) 부종이 가라앉고 흉터가 아문 경우, (3) 일부 환자들의 감각 상실에도 불구하고 자신경과 정중신경 감각이 존재하는 경우(Novak, 2011). 이러한 점들을 고려하여 수술을 진행하기 전 환자/가족과 함께 다음과 같은 사항을 고려해야 한다.

- 수술 전 치료와 손의 기능적 사용을 장려하기 위해 제작된 스플린트를 제공함으로써 이식술을 기다리는 동안 변형된 움직임(substitution patteren)이 진행되는 것을 방지하거나 수정한다.
- 관련된 모든 관절의 수동 관절가동범위를 달성하거나 유지한다(스플린트 착용 또는 착용이 없는 상태로).
- 현재, 관련된 피부, 연조직 유착 및 관절 수축이 있는 경우 길이를 늘린다(Brand, 1995; Colditz, 1995;Jones, 1994;Walsh, 2012).
- 이식술을 하기 위해 기증근은 최대 근력(4+)이어야 한다(Bendar et al., 2010; Brand, 1995; Elpar et al., 2010).
- 치료 일정, 주의 사항 및 정형외과적 교정 중요성에 대해 환자에게 교육한다(Duff&Humpl, 2011).
- 수술 후 기능에 대한 기대치를 설정한다.
- 수술 후, 적절하게 관리에 참여할 수 있는 환자의 능력(인지력, 심리적, 경제적 등)을 고려해야 한다.

수술 후 고려 사항 POSTPERATIVE CONDSIDERATIONS

힘줄 이식 후, 최적의 결과를 만들어내기 위해서는 첫 번째 수술 후, 방문 시 임상의의 의사 결정 과정을 안내해야 한다.

- 관절 각도가 **수여자(recipient)의 근육/힘줄**의 원하는 동작을 만들 수 있도록 스플린트를 배치한다.
- 대상자의 연령을 고려하여 스플린트를 고정한다. 아이들은 탈부착이 가능한 스플린트를 사용하지 않을 가능성이 높으며, 이는 외과적 재건을 어렵게 할 수 있다. 아이들은 필요한 회복 시간

표 17-1 일반적인 힘줄 이식

노신경 힘줄 이식

기능적 결함	일반적인 힘줄 이식	스플린트 종류	지침 및 사진
손목 폄 (짧은노쪽손목폄근, ECRB; 긴노쪽손목폄근, ECRL; 자쪽손목폄근, ECU)	원엎침근(PT)에서 짧은노쪽손목폄근(ECRB)까지	두 부분 스플린트: 1. 35°~40° 손목 폄 2. 아래팔이 완전히 엎침된 상태로 손목까지 고정되고, 팔꿈치가 90° 되어 있는 긴팔 후방 스플린트	2주 후 긴팔 스플린트 착용을 중단한다. 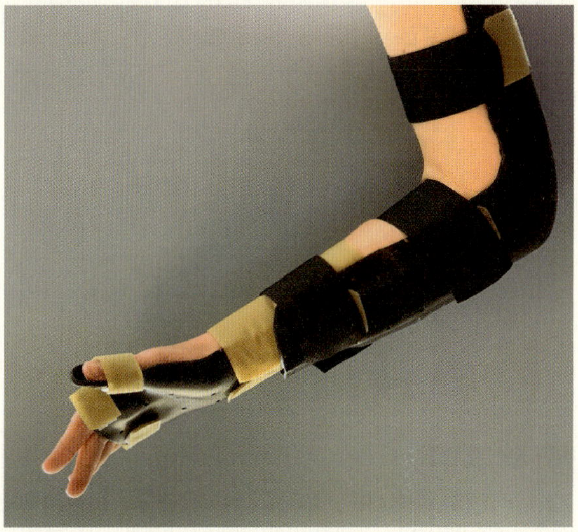 *
손가락 2–5번째의 손허리손가락관절 폄 (손가락폄근, EDC)	노쪽손목굽힘근(FCR)에서 손가락폄근(EDC)까지 그 밖의 • 자쪽손목폄근(FCU)에서 손가락폄근(EDC)까지 • 얕은손가락굽힘근(FDS) (3번째 또는 5번째 손가락)에서 손가락폄근(EDC)까지	손목손허리관절은 완전 폄, 뼈사이관절은 제한이 없으며, 손목은 약간 편 상태인 손목손허리 폄 스플린트	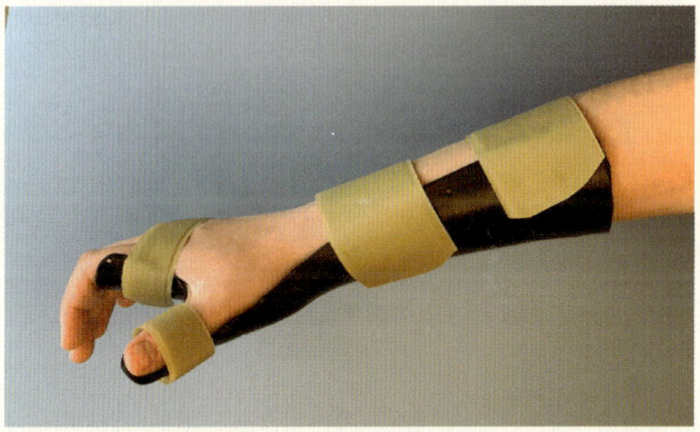 **
엄지 폄 (긴엄지폄근, EPL)	긴손바닥근(PL)에서 긴엄지편근(EPL) 그 밖의 • 얕은손가락굽힘근(FDS) (5번째 손가락)에서 긴엄지폄근(EPL)까지	손목손허리관절과 뼈사이관절을 완전히 펴고 엄지가 노쪽 벌림 상태인 스플린트	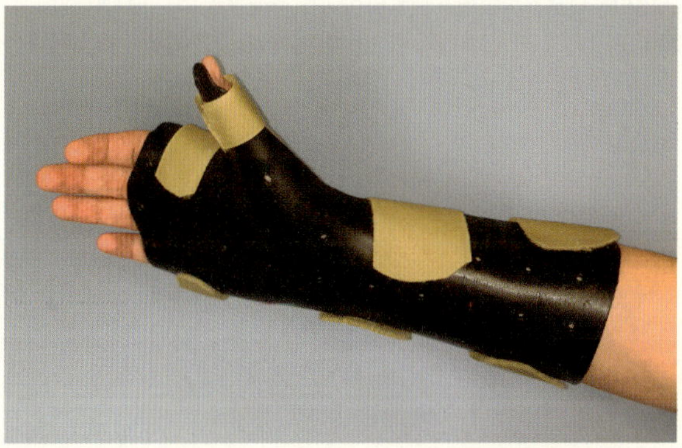 ***

위의 세가지 과정은 동시에 수행되는 것이 일반적이다.
* 손목 폄이 복원된 경우 엄지와 손가락의 요소들이 포함되지 않는다.
** 손가락 폄이 복원된 경우 엄지 요소는 포함되지 않는다.
*** 엄지 폄이 복원된 경우 손가락 요소는 포함되지 않는다.

(계속)

표 17-1 일반적인 힘줄 이식(계속)

자신경 힘줄 이식			
기능적 결함	**일반적인 힘줄 이식**	**스플린트 종류**	**지침 및 사진**
상위 자신경 손상			
4번째와 5번째 손가락의 먼쪽 손가락뼈사이관절 굽힘(깊은손가락굽힘근, FDP)	깊은 힘줄고정술: 중앙 깊은손가락굽힘금에서 자쪽 깊은손가락굽힘근까지 좌우봉합술 그 밖의: • 긴노쪽손목폄근(ECRL)에서 깊은손가락굽힘근(FDP)까지	손가락뼈사이관절은 약간 굽힘, 손허리손가락관절 50° 굽힘, 손목 중립인 아래팔 폄 제한 스플린트	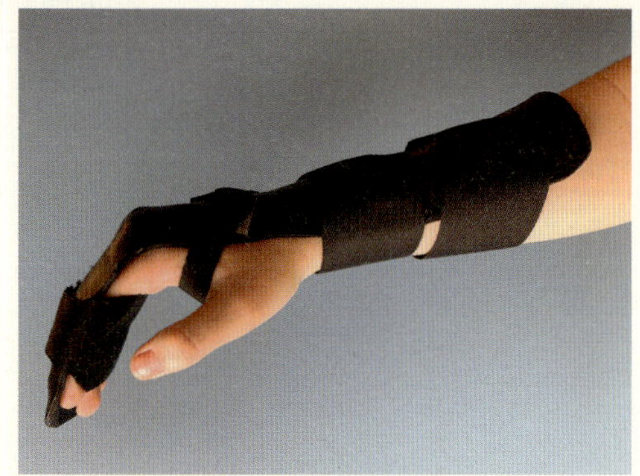
하위 자신경 손상			
4번째와 5번째 손가락의 손허리손가락관절 굽힘과 손가락뼈사이관절 폄(벌레근)	긴/짧은노쪽손목폄근(PL 힘줄 이식수술)에서 5번째 손가락과 4번째 손가락의 가쪽띠까지(ECRL/B) 그 밖의: • 얕은손가락굽힘근(FDS)(중간)에서 4번째와 5번째 손가락의 가쪽띠 • 얕은손가락굽힘근(FDS)(2번째 또는 3번째 손가락)에서 5번째 손가락과 4번째 손가락의 도르래(pulleys)	손목의 약간 폄, 손허리손가락관절 60°~70° 굽힘(또는 최대 가능한 범위) 상태인 아래팔 기반인 내재근 플러스 자세, 손허리손가락관절 폄과 발톱으로 굵히는 것을 방지하기 위해 손가락뼈사이관절의 폄을 유지하는 등쪽 스플린트	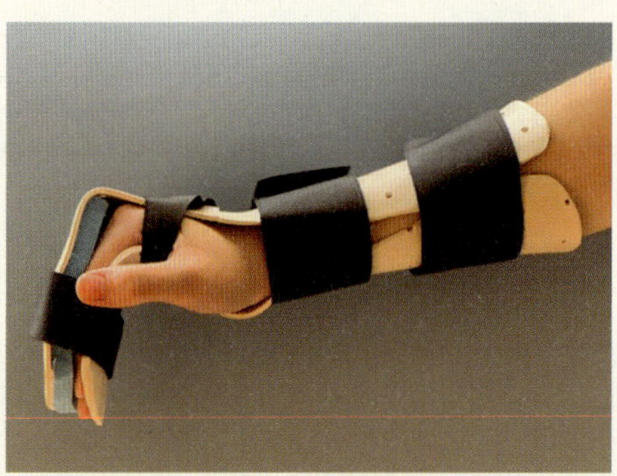
파워 집기 엄지 모음(엄지모음근, AP) 2번째 손가락 벌림(첫 번째 등쪽손가락뼈사이근)	짧은노쪽손목폄근(ECRB)에서 엄지모음근(AP)까지 그 밖의: • 2번째 손가락 폄근에서 엄지모음근(EIP to AP) • 얕은손가락굽힘근(5번째 손가락)에서 엄지모음근(FDS to AP) • 긴엄지모음근(APL)에서 첫 번째 등쪽뼈사이근	엄지가 완전히 모음, 손목은 15°~30° 폄 형태인 아래팔 스플린트	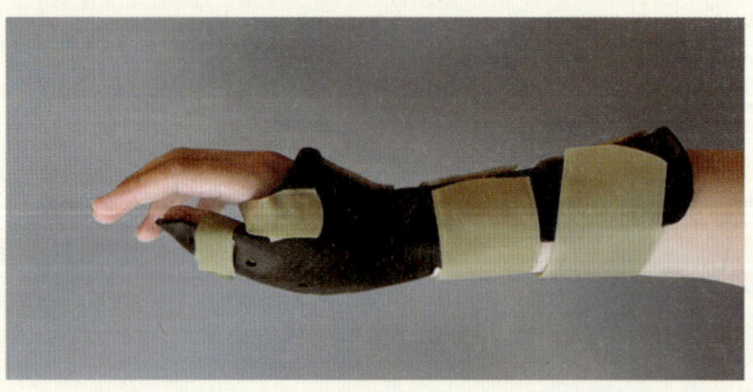

표 17-1 일반적인 힘줄 이식(계속)

정중신경 힘줄 이식			
기능적 결함	**일반적인 힘줄 이식**	**스플린트 종류**	**지침 및 사진**
상위 정중신경 손상			
엄지 뼈사이관절(IP) 굽힘: 긴엄지손가락굽힘근(EPL)	위팔노근에서 긴엄지손가락굽힘근까지 (BR to FPL) 그 밖의: • 긴노쪽손목폄근에서 긴엄지손가락굽힘근(ECRL to FPL) • 분할된(split)긴엄지손가락굽힘근에서 긴엄지손가락힘근(Split FPL to EPL)	두 부위 스플린트(two-part orthosis): 1. 손목은 15° 굽힘, 엄지는 손바닥쪽으로 모음, 손허리손가락관절과 손가락뼈사이관절은 20°도 굽힘, 손가락은 자유로운 상태로 폄을 제한하는 아래팔 스플린트 2. 중립 회전으로 형성된 등쪽 팔뚝이 90° 팔꿈치 굽힌이 된 아래 기반 긴팔 스플린트	2주 후 긴 팔 스플린트 착용을 중단한다. 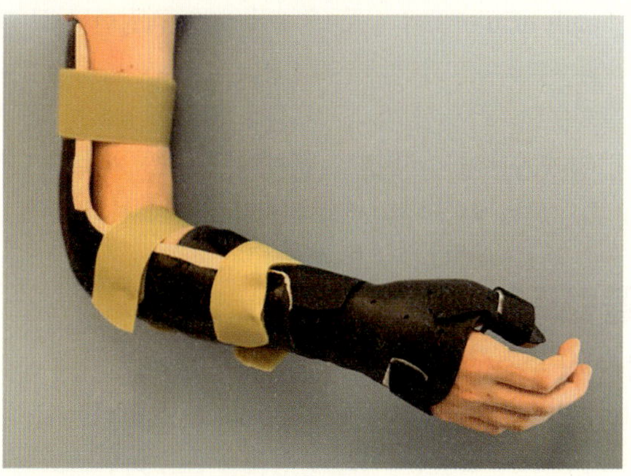
2번째와 3번째 손가락 굽힘: 얕은손가락굽힘근(FDS), 깊은손가락굽힘근(FDP)	깊은 힘줄고정술: 자쪽 깊은손가락굽힘근(FDS)에서 중앙 깊은손가락굽힘근 좌우 봉합술 그 밖의: • 긴노쪽손목폄근(ECRL)에서 깊은손가락굽힘근(FDP)	손목은 중립, 손허리손가락관절 50° 굽힘, 손가락뼈사이관절은 약간의 굽힌 상태인 폄을 제한하는 아래팔 스플린트	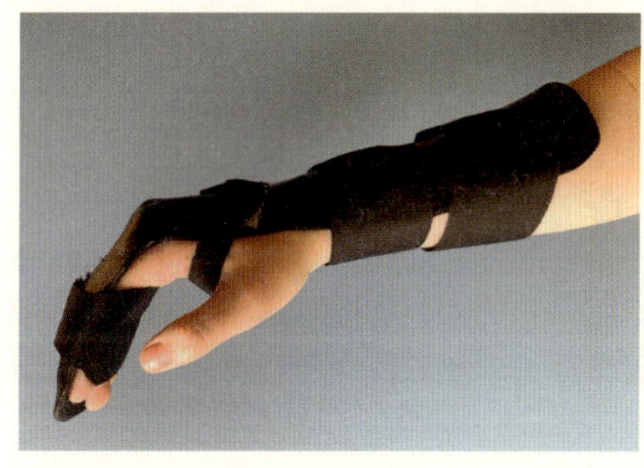
하위 정중 신경 손상			
엄지 모음과 손바닥 벌림: 엄지맞섬근(OP), 짧은엄지벌림근(APB)	2번째 손가락 폄근(EIP)에서 짧은엄지벌림근 (APB) 그 밖의: • 긴손바닥근(PL)에서 짧은엄지벌림근(APB) • 4번째 손가락 얕은손가락굽힘근에서 짧은엄지벌림근 • 5번째 손가락벌림근(ADM)에서 엄지모음근(AP) • 5번째 손가락폄근(EDM)에서 짧은엄지벌림근(APB)	손목은 0°~30° 굽힘, 엄지는 손바닥쪽으로 완전한 벌림, 손목손허리관절과 손허리손가락관절 약간 굽힘, 착용자에 따라서 손가락이 자유로운 손목의 위치는 달라지는 (굽힘 또는 폄) 상태인 폄을 제한하는 아래팔 스플린트	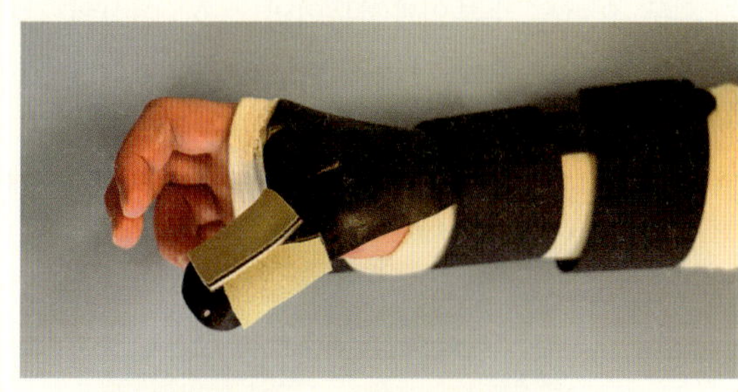

ADM, abdcutor digiti minimi, 5번째 손가락 벌림근; AIN, anterior interosseous nerve, 앞뼈사이신경증후군; APB, abductor pollicis brevis, 짧은엄지벌림근; APL, abdcutor pollicis longus, 건엄지벌림근; BR, extensor pollicis longus, 긴엄지폄근; ECRB, extensor carpi radialis brevis, 짧은노쪽손목폄근; ECU, extensor carpi ulnaris, 자쪽손목폄근; EDC, extensor digitorum comminis, 손가락폄근; EDM, extensor digiti minimi, 5번째 손가락 폄근; EPB, extensor pollicis brevis, 짧은엄지폄근; EPL, extensor pollicis longus, 긴엄지폄근; FCR, flexor carpi radialis, 노쪽손목굽힘근; FDP, flexor digitorum pro-fundus, 깊은손가락굽힘근; FDS, flexor digitorum superficialis, 얕은손가락굽힘근, FPL, flexor pollicis longus, 긴손가락굽힘근; OP, opponens pollicis, 엄지맞섬근; PIN posterior interosseous nerve, 뒤뼈사이신경증후군; PL, palmaris longus, 긴손바닥근; PQ, pronator quadratus, 네모엎침근; PT, pronator teres, 원엎침근.

동안 캐스트를 사용해야 할 가능성이 있다.

- 인지적, 심리적 결손과 관련하여 스플린트 고정 선택 사항을 고려해야 한다. 기억력이 저하되거나 지침을 따를 수 없는 대상자는 스플린트 고정에 따른 이익을 얻지 못하거나, 더 긴 기간의 고정을 통해야만 이득을 얻을 수 있다(Duff&Humpl, 2011).
- 담당 의사와 상의하여 힘줄의 질과 이식 강도(tendon quality, strength of transfer) 같은 요소에 대한 적절한 치료 계획을 확인한다.
- 스플린트를 착용할 때 압박되는 부위가 있는지 확인하도록 한다. 감각기능이 손상될 수 있어 대상자가 계속적으로 피부상태를 확인하여 손상이 발생하지 않도록 교육한다.

스플린트의 역할 ROLE OF ORTHOSES

힘줄 이식 수술 후, 스플린트 착용 위치와 관련하여 문헌에 정확이 표현하고 있지 않다. 지침은 치료 계획을 동반하는 조직 치료의 원칙에 기초한다. 목표는 이식된 힘줄을 보호하면서도 이차 조직 제한을 피하는 것이다. 맞춤 스플린트는 접합 부위의 장력을 피하기 위해 대상자의 힘줄을 단축된 위치에 배치하여 관절의 위치를 적절하게 조정해야 한다. 이러한 방식으로 스플린트를 배치하지 않으면 봉합 부위에 틈이 생기거나 파열, 감쇠가 발생할 수 있다. 반대로, 과도하게 짧은 위치에 이식술을 한 부위의 스플린트는 과도한 단축, 조직의 구축, 부조 또는 신경 압박이 발생될 수 있다. 예를 들면, 긴/짧은 노쪽손목폄근(extensor carpi radialis brevis/ longus, ECRB/L) 기능을 복원하기 위해 힘줄 이식 후 손목 폄이 45°를 넘어가지 않도록 스플린트를 제작해야 한다(Neumann, 2013; Strickland&Kleinman, 1998).

스플린트 설계는 신경 이식과 관련되지 않은 관절의 조기 움직임을 허락해야 한다. 스플린트는 일반적으로 신경 이식과 관련된 관절의 능동적인 움직임이 시작되기 전 3~4주 동안 착용한다. 수술 후 운동 요법은 수부외과전문의의 선호, 이식의 강도(strength of the tansfer), 그리고 조기 움직임에 영향을 미칠 수 있는 또 다른 요인에 달라진다. 보호형 스플린트 사용은 위험한 활동 그리고 수면 중에 추가로 3~6주 동안 지속한다. 사용의 범위는 개별 대상자의 상태에 기반해야 한다. 과도한 타이트함을 보이는 환자는 더 적은 시간을 필요로 할 수 있으며, 원하는 자세를 유지하는 데 어려움을 겪는 환자는 더 많은 시간이 필요할 수 있다.

환자가 진행됨에 따라 운동 스플린트(exercise orthoses)는 이식된 근육을 강화하는 데 도움이 된다. 예를 들면, 맞섬근성형술 후 엄지 뼈사이(thumb interphalangeal)관절 고정 스플린트를 통한 운동은 다음과 같은 효과를 볼 수 있다. (1) 과하게 약해진 외재성 긴엄지 손가락굽힘근(extrinsic flexor pollicis longus) 힘줄을 새로 이식된 힘줄이 강하게 막을 수 있다. (2) 새로운 기능을 수행하기 위해서 이식된 근육힘줄단위(대뇌 피질의 재구성)를 재훈련할 수 있다. (3) 유착 형성을 최소화한다(그림 17-1). 운동 재교육을 강화하는 데 사용되는 스플린트는 가벼운 재료(비열가소성 재료 포함)로 제작되어 집에서 사용될 수 있다. 예를 들어, 까마귀 손 변형 예방(anticlaw) 스플린트는 긴노쪽손목폄근(extensor carpi radialis longus)에서 가쪽 밴드 힘줄 이식술에 따른 약한 내재성으로부터 손가락폄근(extensor digitorum communis)을 보호할 수 있지 모른다(그림 17-2). 테이핑 및 스트랩법은 엄지 손바닥 모음과 맞섬과 같은 적절한 움직임을 용이하게 하기 위해 사용될 수 있다(Walsh, 2012)(그림 17-3).

주간 스플린트는 일반적으로 폄 힘줄은 약 8주, 굽힘 힘줄은 6주에 중단된다. 폄 힘줄은 일반적으로 굽힘 힘줄보다 약해 더 긴 기간 동안 유지해야 한다(Bednar et al., 2010; Smith, 1987;Stanley-Goodwyn, 1995). 야간 스플린트 관리는 잠재적인 구축 및 긴장도

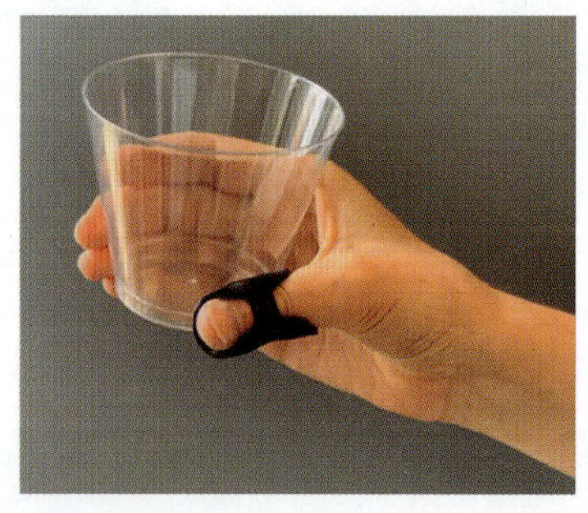

그림 17-1 뼈사이관절 고정 스플린트는 IP 관절 굽힘을 막기 위한 대립근성형 술후 힘줄 이식 재활 중 뼈사이관절 고정 스플린트를 (긴손가락굽힘근[FPL] 대체) 사용할 수 있다.

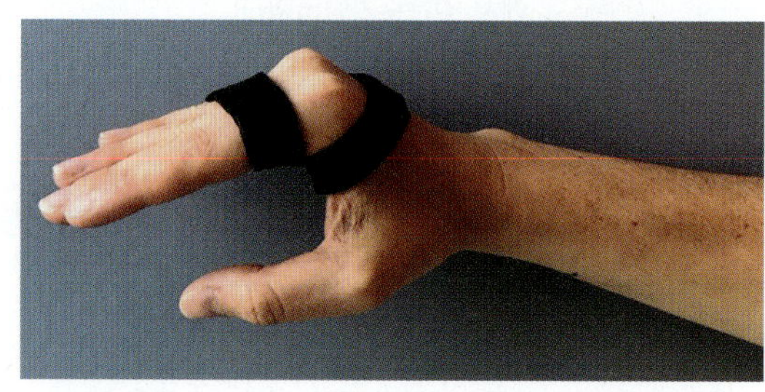

그림 17-2 4개의 손가락의 MCP 관절 폄 제한 스플린트(anticlaw 스플린트라고도 불림)는 운동하는 중 긴노쪽손목폄근(ECRL)에서 시상띠 힘줄 이식으로 이어지는 동안 손가락폄근(EDC)이 대체할지도 모른다.

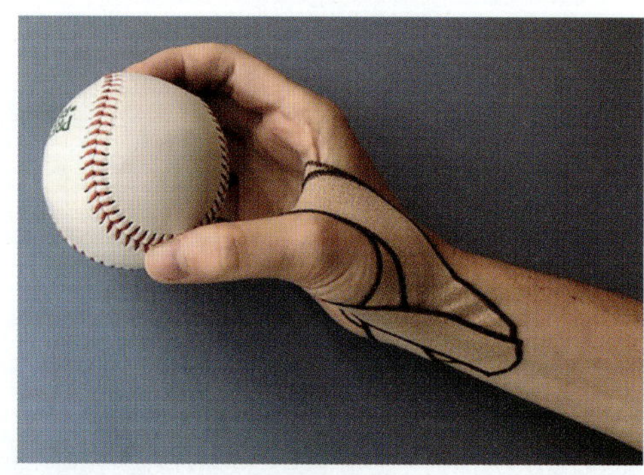

그림 17-3 엄지손가락을 손바닥에서 벌림할 수 있도록 테이핑하는 것은 기능재교육에서 엄지대립근성형술에 따른 엄지손가락의 MCP 관절 폄의 잘못된 움직임을 제한하기 위한 보조도구이다.

관련 합병증을 해결하기 위해 필요한 만큼 지속될 수 있다(Bednar et al., 2010).

8~12주 후 과도하게 타이트한 신체구조는 신장이나 수동 운동이 필요할 수 있다. 관련되지 않은 구조물은 초기에 스트레칭을 할 수 있지만 관련되거나 이식된 힘줄의 스트레칭은 12주가 될 때까지 시작하지 않아야 하며, 만약 스트레칭을 해야 한다면 담당 수부외과전문의와 논의해야 한다. 또한 조직의 제한이 지속된다면 가동 스플린트를 펌 힘줄 이식 후 내재성 근육과 같은 타이트한 구조물을 부드럽게 하기 위해 스트레칭을 할 수 있다. 그러나 초기 개입과 신중한 진행으로 이식된 힘줄을 늘리기 위해 가동 스플린트 사용은 제한되어야 한다.

임상 핵심 17-1

움직임을 용이하게 하기 위한 스플린트

개별적으로 설계된 운동 스플린트는 환자들의 이식된 근육 강화에 유용할 수 있다. 활동적인 운동은 오직 수부치료사의 감독하에 신중하게 시작되어야 한다. 이러한 사진에서 볼 수 있듯이, 엄지 뼈사이(interphalagneal)관절 고정 스플린트는 맞섬근성형술 후 손바닥 모음과 맞섬을 분리하기 위해 특별히 만들어졌다. 스플린트는 단독으로 사용할 수 있고, 환자의 상태가 나아짐에 따라 능동적 저항 운동에 사용될 수 있다. 여기에 표시된 자료는 QuickCast2, Performance Health이다.

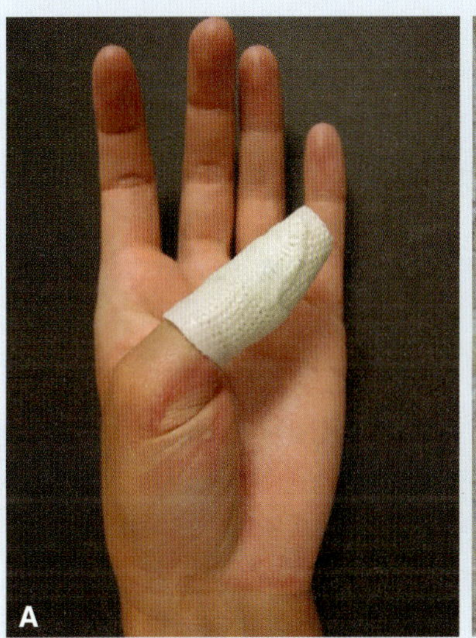

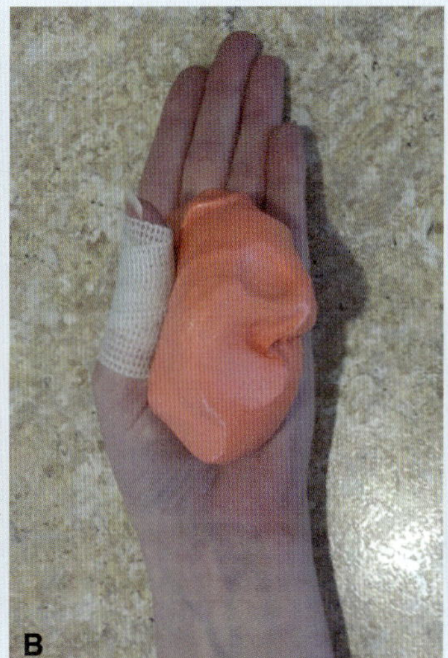

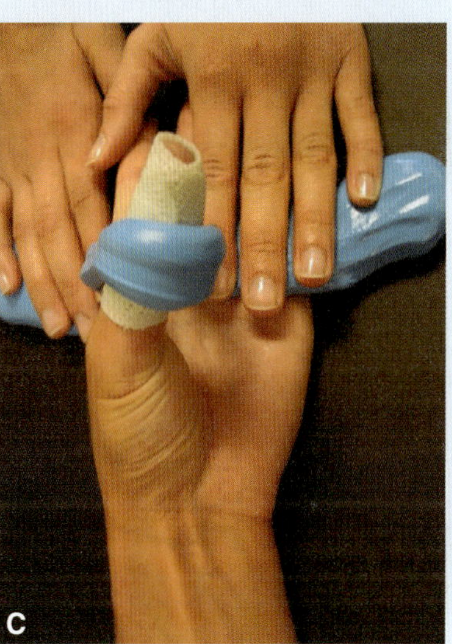

신경 이식 NERVE TRANSFERS

신경 이식은 신경 회복이 불가능하거나, 접근할 수 없거나, 불완전한 탈신경근을 재활성화하기 위해 행해지는 재건 기법이다. 불필요한 운동신경다발을 절단하여 기증근 몸쪽 부위로 재연결되어 수용자의 신경에 부착된다. 일단 신경이 재건 부위를 가로질러 새로운 경로를 따라 성장하면, 탈신경화된 근육은 궁극적으로 기증자의 신경에 의해 재신경화될 것이다. 신경 이식은 상지의 많은 근육의 기능을 회복하는데 유용함을 입증하였다(BERTELLI&Gizoni, 2014; Garcia-Lopez, Martinez,&Rojas, 2014;Mackinnon, Novak, Mycatyn, & Tung, 2005; Ray, Chang, Hawasli, Wilson, 2015).

신경 이식의 이점 ADVANTAGES OF NERVE TRANSFERS

신경 이식의 잠재적인 이점은 다음과 같다.

- 근육 또는 힘줄 재건 방지에 따라서 수술 후 지속적인 보호 고정의 필요성 제한
- 한 번의 이식으로 여러 근육의 재신경화
- 운동 및 감각 기능의 회복
- 세포체가 손상된 신경의 운동 기능 회복(건강한 근위 신경이 없어야 한다)
- 힘줄 이식술을 통해 달성할 수 없는 기민성 및 미세 운동 제어의 회복

(Dy & Mackinnon, 2016; Ferrante & Wilbourn, 2015;Novak, 2015; Ray&Mackinnon, 2011;Weber&Davidhe, 2015;Wood, Johnson, & Myckatyn, 2015)

신경 이식 과제 CHALLENGES OF NERVE TRANSFERS

손상된 운동 신경을 포함한 재건의 가장 큰 과제 중 하나는 시간이다. 장기간의 탈신경은 근육의 위축을 발생시킬 수 있다(Weng, Zhang, Zhang, Yin, & Jiang, 2018). 축삭 신경(axonometric nerve) 손상 후, 근육의 무결성이 오랫동안 지속되는 것은 시계의 "째깍째깍" 소리에 비유할 수 있다(Ma et al., 2011). 사람에게서 위축이 없어지는 정확한 시기는 알려져 있지 않지만, 일반적으로 12개월이 되면 퇴화된 근육은 기능을 회복할 가능성이 거의 없어진다고 여겨진다(Davidge & Fox, 2015; Weber & Davidge, 2015). 신경 이식의 목적은 노화된 근육이 회복될 수 없는 지방흡입지점까지 위축되기 전에 방지하는 것이다. 신경 손상 후 6개월 이하에서 재건 기간이 이상적인 것으로 간주된다(Coulet, Allieu, & Chammas, 2002).

이식된 신경이 새로운 대상 기증근으로 성장하는데 수개월이 걸리기 때문에 기능 회복 기간은 힘줄 이식에 비해 훨씬 길다. 일단 신경재지배가 시작되면, 근육은 도수근력검사(MMT) 척도를 트레이스(trace)(1/5)에서 페어(fair)(>3/5)로 향상되면서 점차 기능을 회복할 것이다. 기능적 근력 결과는 신경 이식에 따라 크게 달라질 것이다. 팔꿈치 굽힘 이중다발신경재건술은 최대 4+/5 MMT 강도를 회복하는 것으로 보고되었다(Mackinnon et al., 2005) 이러한 결과의 변화는 기증자와 수용자 신경의 상태, 이식 시기, 환자의 연령에 따라 달라진다.

힘줄과 신경 이식의 차이점 DIFFERENCE EBETWEEN TENDON AND NERVE TRANSFERS

외과적 재구성을 위한 선택을 고려할 때, 힘줄과 신경 이식 사이의 결정적인 차이를 명확히 해야 한다. 힘줄 이식은 부상 후 언제든지 수행될 수 있으며, 2~3개월 후에 운동 기능을 회복할 수 있다. 반면, 신경 이식은 위축된 탈신경 근육을 위축시키는 시간적 제약에 의해 제한되며, 부상 후 1년 이내에 수행되어야 한다. 척추 손상을 입은 사람들 사이에서, 신경 이식에 대한 시간 제약은 다양하다. 척추 손상 집단에서 신경세포체는 종종 중추신경계에서 발생되는 손상과 일치한다(Davidge et al., 2014;Van Heest, 2005). 이러한 경우, 주요 제한 요인은 건강하고, 중복된 기증자의 근육/신경의 수 제한으로 부상 후 몇 년 동안 신경 이식을 선택할 수 있다(Fox, 2016). 신경 이식을 통해 더 큰 기능적 회복 가능성이 있지만, 달성하려면 1년 이상 걸릴 수 있다.

성공적인 운동 재교육-신경 이식 SUCCESSFUL MOTOR REEDUCATION_NERVE TRANSFERS

신경 이식에 따른 성공적인 운동 재교육에 중요한 구성 요소와 관련된 해부학적 이해와 회복 과정에서 대뇌겉질의 가소성과 운동 재학습 전략의 역할이 대한 이해가 포함된다(Novak, 2008). 기증자 활성화 기반 재활접근법(donor activation focused rehabilitation approach, DAFRA) 모델 재학습 과정에서의 기증자 근육 역할의 중요성을 강조한다. 주요 구성 요소에는 사지 준비, 기증자와 수여자의 근육을 정의하는 조기 환자 교육, 기증자 근육 활성화 및 결합된 근육 운동에 대한 지침, 기능 회복 수준에 적합한 운동 지침, 환자에 대한 현실적인 기대 설정등이 포함된다(Kahn & Moore, 2016).

스플린트 역할 ROLE OF ORTHSES

신경 이식 후의 관리에 있어 스플린트의 역할은 비교적 새로운 부분이 있다. 이식된 부위의 보호는 기본이지만, 신경 이식 회복에 대한 우리의 이해도가 증가됨에 따라 스플린트를 재건 후 착용하는 기간을 넘어 사용할 수 있도록 발전하고 있다.

신경 이식 후 스플린트 사용에 대한 목표는 다음과 같다. (1) 수술 후 즉시 재건 범위를 보호한다. (2) 운동 중 변화된 움직임(substitution patterns)을 제한한다(전후). (3) 수여근육(recipient muscle)의 길이를 보호한다. (4) 기증한 근육의 회복을 지원함으로써 운동 재교육을 강화한다. (augment motor reeducation by supporting recipient recovery while challenging the donor muscle.)

수술 후 고려 사항 POSTOPERATIVE CONDSIDERATIONS

수술 직후에는 신경 회복과 유사한 초기 휴식 기간이 있다. 약 2주에서 3주가 일반적이지만, 이는 수부외과전문의의 판단에 따라 다를 수 있다. 일단 보호 단계가 완료되면, 운동 회복 단계 동안 근육 길이를 유지하는 데 집중한다. 1940년 Ramsey와 Street에 의해 처음 기술된 길이-장력 곡선에서 입증되었듯이, 너무 길거나 짧은 근육은 제한된 장력을 가지고 있다(Gordon, Huxley, & Julian, 1996;Ma et al., 2011). 기능적인 위치에서 탈신경된 근육을 지원하는 것은 수축성 장력을 더 크게 발달시킬 수 있을 것이다. 우리는 근육이 항중력 위치에서 저항할 수 있고 독립적으로 기능적 길이를 유지할 수 있을 때까지 근육의 안정성을 지원하는 것을 권장한다. 대표적으로 뒤뼈사이신경증후군(posterior interosseous nerve, PIN)이 있다. 일반적인 신경 이식 선택은 중앙(굽힘노쪽손목가지[FCR])에서 노쪽까지다/PIN 손가락폄근(extensor digitorum communis, EDC)의 미미한 수축은 6개월에 관찰될 수 있지만, 수술 후 12개월이 지나야 손허리손가락(MCP)관절의 활발한 폄의 범위가 회복될 수 있다. 이 기간 동안, 환자에게 아래팔 또는 손 기반 손허리손가락관절의 폄 스플린트를 맞춤으로써 변화된 움직임 없이 기능적으로 사용할 수 있도록 손가락폄근의 길이를 보호하고 권장해야 한다. 손허리손가락관절 고정 스플린트는 야간에도 길이를 유지하기 위해 사용될 수 있지만, 다음과 같은 기간 동안에도 권장된다(동적 또는 높이가 낮은 네오프렌). 이러한 선택 사항은 맞춤 제작이 가능하지만, 많은 환자들은 Benik™과 같은 기성품이 더 편하고 미적으로 만족스럽다고 생각한다. 표 17-2를 참조하여 일반적인 이식

표 17-2 일반 신경 이식

기능적 손실	일반 신경 이식	보호단계 스플린트	운동 스플린트(선택)	기능적 스플린트(선택)
자신경				
손가락 벌림/모음(뼈사이근, interosseous) 측면 잡기(엄지모음근, adductor pollicis) 굵기(벌레근, lumbrical)	앞뼈사이신경(anterior interoseous nerve, AIN);(엎침네모가지)에서 자신경 깊은 운동가지	손목 중립 스플린트 기성품 스플린트로 충분하다 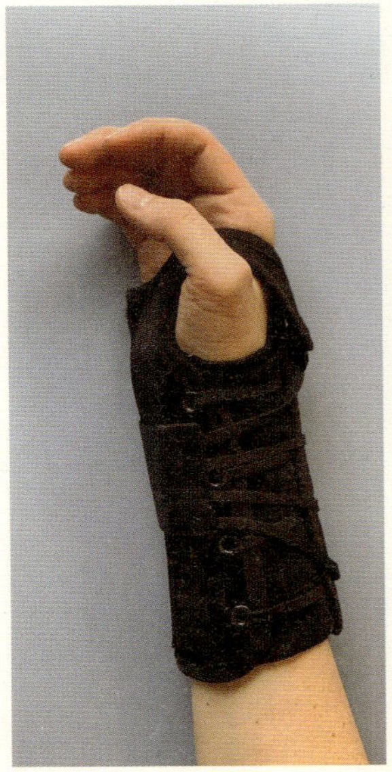	벌림/모음 운동 시 손바닥을 긁는 것을 방지하기 위해 손가락 튜브를 사용한다 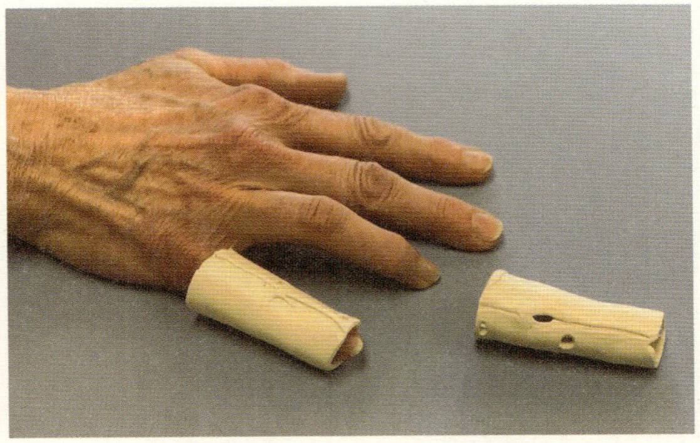 잡기 운동 동안 긴엄지굽힘근(flexor pollicis longus, FPL) 대체 사용을 방지하기 위해 8자 모양을 사용한다. 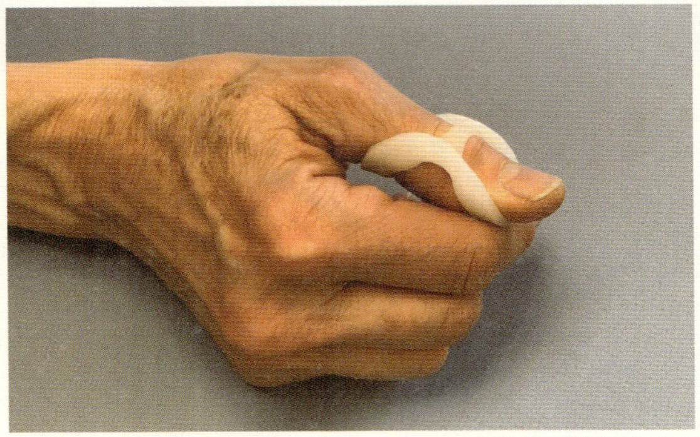	근육 근형 유지, 손허리손가락(metacapophalgneal, MCP)관절의 과도한 폄 방지, 잘못된 움직임 제한, 몸쪽손가락뼈사이(proximal interphalangeal, PIP)관절 굽힘 구축을 방지하기 위해 까마귀 손 변형 예방(anticlaw) 스플린트를 사용한다. 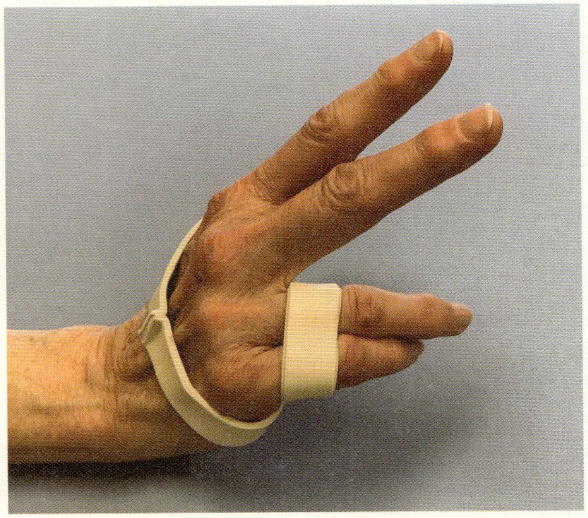

표 17-2 일반 신경 이식(계속)

기능적 손실	일반 신경 이식	보호단계 스플린트	운동 스플린트(선택)	기능적 스플린트(선택)
중앙 신경(AIN 가지)				
2번째와 3번째 손가락의 먼쪽손가락뼈사이(distal interphalangeal, DPI)관절(깊은손가락굽힘근[flexor digitorum profundus, FDP]) 굽힘 엄지 뼈사이관절(긴손가락굽힘근[flexor pollicis longus, FPL]) 굽힘	짧은노쪽손목폄근(extensor carpi radialis brevis, ECRB)에서 앞뼈사이신경(anterior interoseous nerve, AIN)	손목중립스플린트 맞춤 스플린트로 충분하다 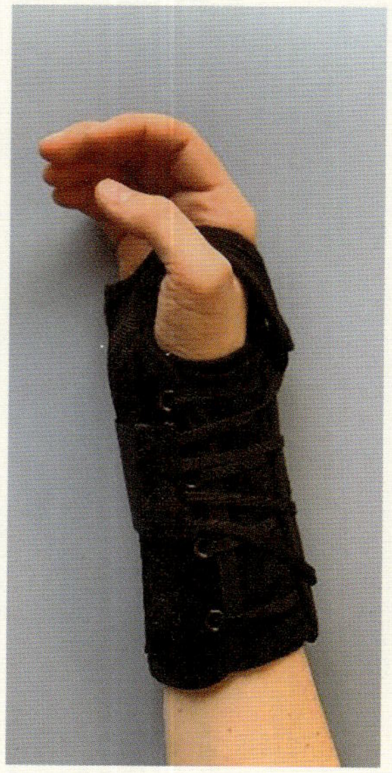	손목 폄과 함께 엄지 굽힘이 협력 효과를 내기 위해 Kleinert 가동 엄지손가락에 부착하는 손목 랩; 인덱스 포함 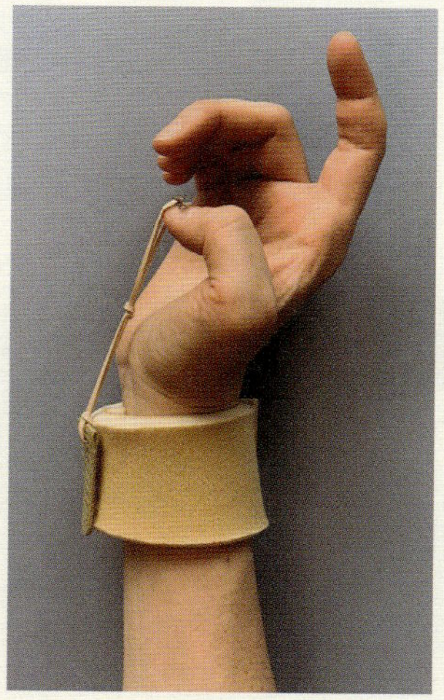	엄지 뼈사이관절, 2번째 손가락 뼈사이관절 과도함 폄, 쥐기의 안전한 집기를 보조하기 위해 8자 모양 스플린트를 사용한다. 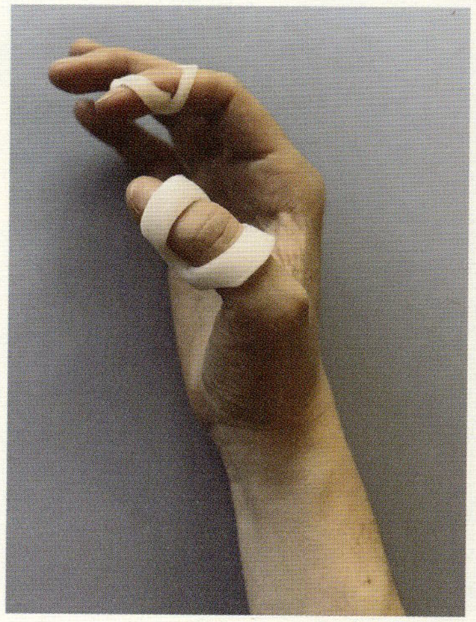

중앙 신경(AIN 가지)				
2번째, 3번째 손가락 굽힘(깊은손가락굽힘근[flexor digitorum profundus, FDP]) 엄지 손가락 뼈사이(interphalangeal, IP)관절 굽힘(긴손가락굽힘근[flexor digitorum longus, FDL])	위팔근에서 앞뼈사이신경(anterior interoseous nerve, AIN)	스플린트는 필요없지만, 팔 안쪽 점액종 절개 위치를 보호하고, 팔꿈치 굽힘을 제한하기 위해 2~3주 동안 팔걸이가 권장된다.	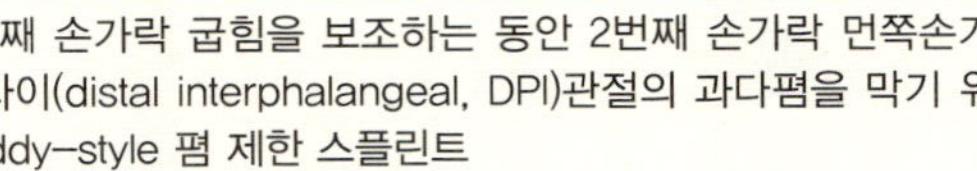 3번째 손가락 굽힘을 보조하는 동안 2번째 손가락 먼쪽손가락뼈사이(distal interphalangeal, DPI)관절의 과다폄을 막기 위한 buddy-style 폄 제한 스플린트 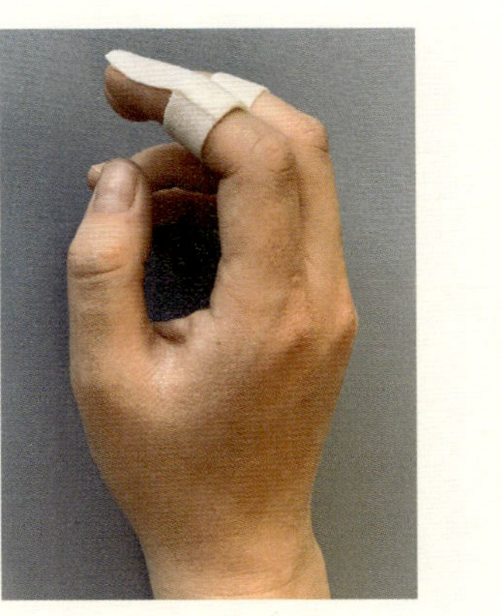	쥐기를 위한 안정적인 잡기를 보조하고, 엄지 손가락뼈사이관절, 2번째 손가락 먼쪽 손가락뼈사이관절 과다폄을 막기 위한 그림-8 스플린트 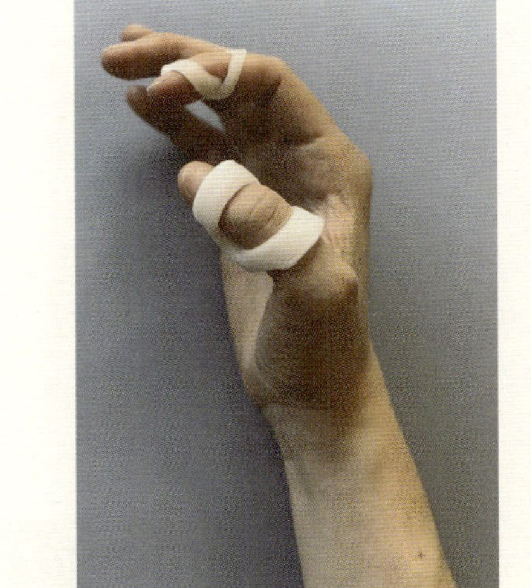
중앙 신경				
엎침 원엎침근(pronator ters, PT), 네모엎침근(pronator quadratus, PQ)	짧은노쪽손목폄근(extensor carpi radialis brevis, ECRB)에서 엎침근	손목 중립 스플린트 맞춤 스플린트로 충분하다. 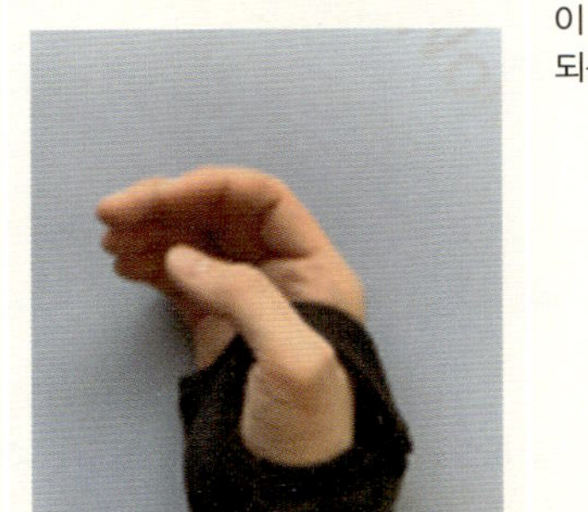	뒤침이 지속되거나, 수동 엎침이 제한되는 한, 스플린트를 추천할 수 없다. 이 경우, 정적으로 진행되는 엎침 스플린트 또는 야간 동안 고정되는 스플린트가 유용할 수 있다.	추천하는 스플린트 없음

(계속)

표 17-2 일반 신경 이식(계속)

기능적 손실	일반 신경 이식	보호 단계 스플린트	운동 스플린트(선택)	기능적 스플린트(선택)
엄지 맞섬근(opponenes pollicis, OP) 손바닥쪽 모음(짧은엄지벌림근[abductor pollicis brevis, APB])	중앙신경 엄지 두덩 운동 가지에서 새끼벌림근(abductor digit minimi, ADM)	엄지손가락을 기반으로 한 아래팔 고정 스플린트	스플린트 추천 없음	기능적 맞섬을 위한 엄지손가락을 기반으로한 손 고정 스플린트

노신경			
손목폄(짧은노쪽손목폄근[extensor carpi radialis brevis, ECRB]) 긴노쪽손목폄근(extensor carpi radialis longus, ECRL), 자쪽손목폄근(extensor carpi ulnaris, ECU)	얕은 손가락 굽힘근(flexor digitorum superficialis, FDS)에서 짧은 노쪽 손목 폄근(extensor carpi radialis brevis, ECRB)	손목 고정 스플린트 맞춤 스플린트로 충분하다 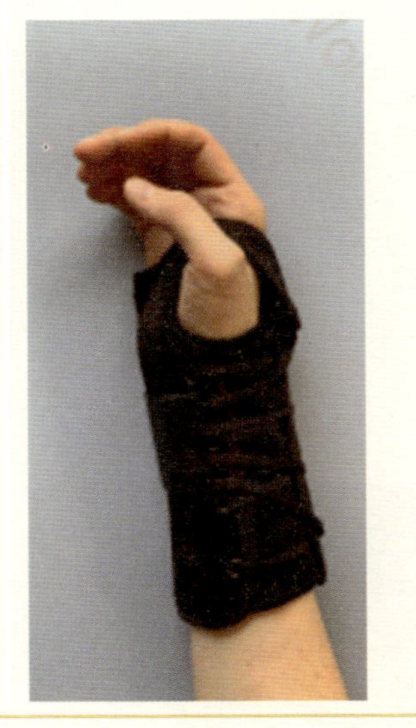	
자신경(PIN BRANCH)			
손가락 2–5번째의 손허리손가락(metacarpopalangel, MCP)관절 폄(손가락폄근[extensor digiroum, EDC]) 엄지 폄(긴엄지폄근[extensor pollicis longus, EPL])	뒤뼈사이신경(posterior interosseous nerve, PIN)에서 덮침근	5번째 손가락과 엄지 손가락 폄을 지원하는 엄지손가락 폄을 구성하는 손허리손가락(MCP)관절 폄 스플린트 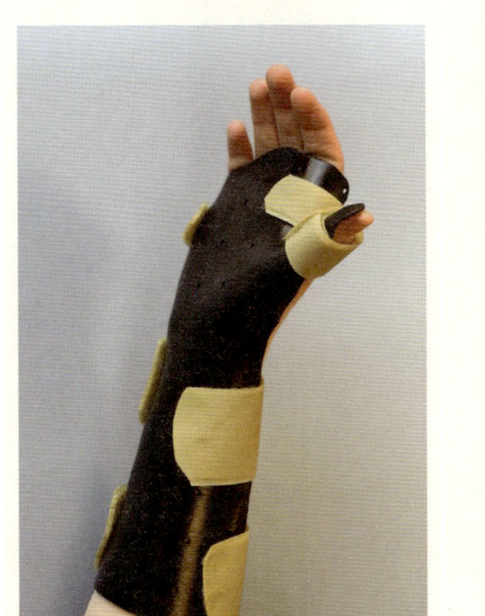 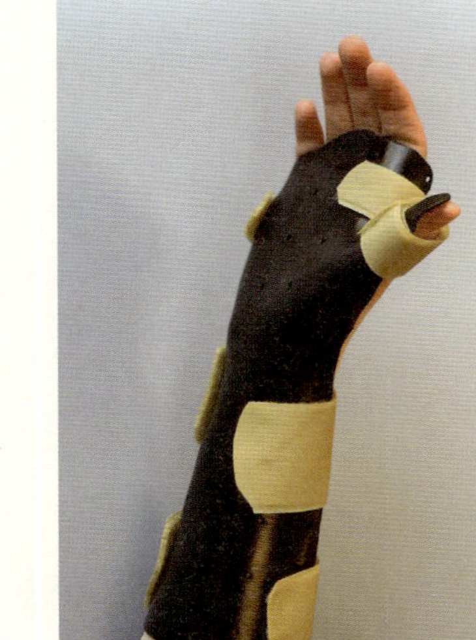	네오프렌 Benik™와 같은 수정가능한 스플린트와 같이 높이가 낮은 아래팔 또는 손을 지원하는 노신경 마비 스플린트(손목 폄 강도에 따라 다름)

(계속)

표 17-2 일반 신경 이식(계속)

기능적 손실	일반 신경 이식	보호단계 스플린트	운동 스플린트(선택)	기능적 스플린트(선택)
자신경(PIN BRANCH)				
손가락 2–5번째 손허리손가락(metacar-popalagneal, MCP)관절 폄(손가락폄근[extensor digitorum, EDC]) 엄지 폄(긴엄지폄근[extneosr pollicis longus])	노쪽손목굽힘근(flexor carpi radialis, FCR)에서 뒤뼈사이신경(posterior interosseeous nerve, PIN)까지	5번째 손가락과 엄지 손가락 폄을 지원하기 위해 엄지손가락 폄을 구성하는 손허리손가락관절 폄 스플린트 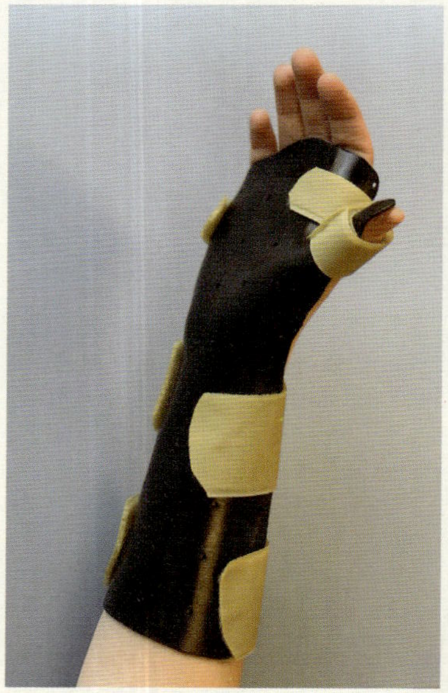	엄지손가락과 5번째 손가락 폄의 협력 효과와 함께 손목 폄을 저항하기 위한 가동 스플린트 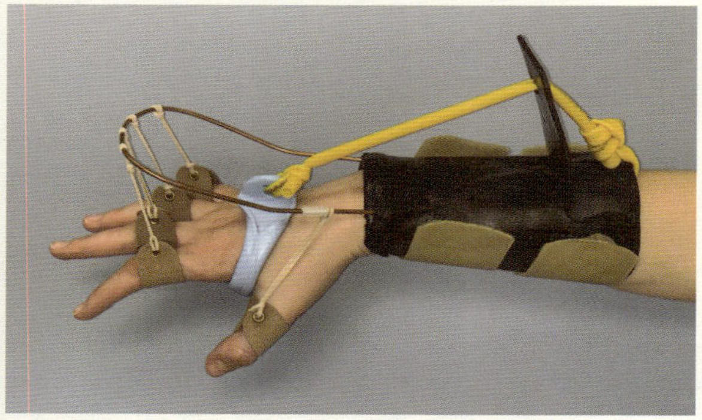 노쪽손목굽힘근(FCR)에 등척성 자기 저항을 가능하게 하는 고정 손허리손가락(MCP)관절 폄 스플린트 (환자에게 스플린트 위치로부터 손허리손가락(MCP)관절 펼 수 있도록 지시함) 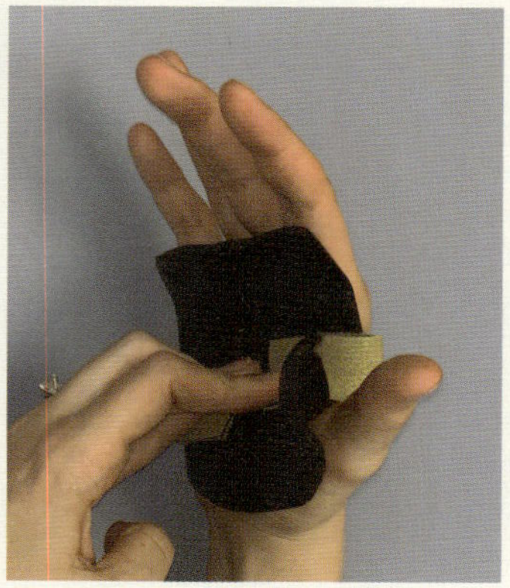	

에 대한 정형외과적 개입에 대한 대안을 제시한다.

스플린트의 역할은 운동 재교육에 도움을 주는 것이다. 운동 재교육은 도움을 주는 수여근육(recipient muscle)과 함께 저항하는 기증근(donor muscle)의 결합된 반복적인 움직임은 초기 공여근 활성화(early donor activation)에 크게 의존한다. 대뇌겉질의 가소성은 뇌가 새롭게 신경이 회복된 수여근육(recipient muscle)을 활성화하기 위해 기증근(donor muscle)을 결합하는 방법을 다시 배워야 하기 때문에 재활 과정에서 큰 역할을 한다. 힘줄 이식의 경우 수술 후 4주 이내에 수여근육(recipient muscle)이 활발하게 움직일 수 있다. 그러나 신경 이식인 경우, 이식에 따라 최소 4개월에서 6개월 동안 수용근에 반응이 없다. 이러한 장기간의 기간 때문에 종종 운동기억 손실에 대한 문제가 있다. 이러한 상황에서, 스플린트를 사용하여 기증근에 활동하도록 기회를 주고 동시에 수여근육의 회복을 위해 분리하여 운동 재교육을 강화할 수 있다. 이상적으로, 이러한 운동 스플린트는 기증근에 저항을 가하면서 탈신경된 근육을 회복하는 데 도움을 줄 것이다(표 17-2 참조, 두 번째 행부터 마지막 행까지)

기능이 없는 근육 이식
FREE FUNCTIONAL TRANSFERS

말초신경 손상은 단독으로 발생하지 않으며 여러 영역에 걸쳐 운동 및 감각의 복합적인 손상을 초래할 수 있다. 위팔신경얼기(brachial plexus) 손상 환자는 하나 이상의 운동 및 감각 손상이 혼합될 수 있으며, 이는 축삭 손상 또는 회복이 예측 가능한 패턴을 따르지 않는다. 이러한 경우 일반적으로 한 번의 재건 또는 단계적 진행으로 수행될 수 있는 다수의 신경 및 힘줄 이식이 필요하다.

완전 박리 손상(complete avulsion injuries)과 같은 팔신경얼기의 심각한 손상은 손기능 회복에 어려움이 있다. 기능이 없는 근육 이식(free functional muscle transfers, FFMT)은 신경 이식이 선택 사항이 아닌 경우 팔꿈치와 손가락의 굽힘을 회복하기 위한 실행가능한 선택 사항이다. FFMT는 팔꿈치와 손가락 폄에 힘을 주기 위해 두덩정강근과 같은 "기능이 없는" 근육 또는 기증근을 사용한다(Seal & Stevanovic, 2011). 일반적으로 갈비사이근(intercostals) , 배곧은근(rectus abdominis)에서 나오는 기증 신경(donor nerves)은 신경 이식을 통해 기증근(donor muscle)으로 전달되며, 궁극적으로 이식된 근육의 수축을 위한 신경을 제공한다(Krauss, More, & Tung, 2016).

스플린트 역할 PREOPERATIVE CONSIDERATIONS

FFMT을 위한 스플린트는 팔꿈치, 손목 및 손가락을 포함하여 이식에 의해 영향을 받는 모든 관절을 보호해야 한다. 착용 계획은 힘줄 또는 신경 이식보다 더 길게 요구된다. 재건에 영향을 받은 관절은 기능과 힘을 증가시키기 위해 약간의 굽힘 구축이 나타날 동안 근육-길이 탄력을 유지하기 위해 6개월에서 12개월 동안 보호 위치에 유지한다. 팔꿈치와 손가락 굽힘을 용이하게 하기 위해 일반적인 두덩정강근(gracilis muscle) 이식과 관련하여, 적절한 스플린트는 두 부분으로 구성된다: (1) 50°~60° 굽힘의 손허리손가락관절, 약간의 굽힘을 가진 몸쪽손가락뼈사이(PIP)관절, 먼쪽손가락뼈사이(DIP)관절을 가진 아래팔 기반 등쪽 스플린트, (2) 그림 17-4와 같이 90° 팔꿈치 굽힘과 뒤침 긴팔 뒤쪽 스플린트(등쪽 고정 스플린트 [blocking orthosis]).

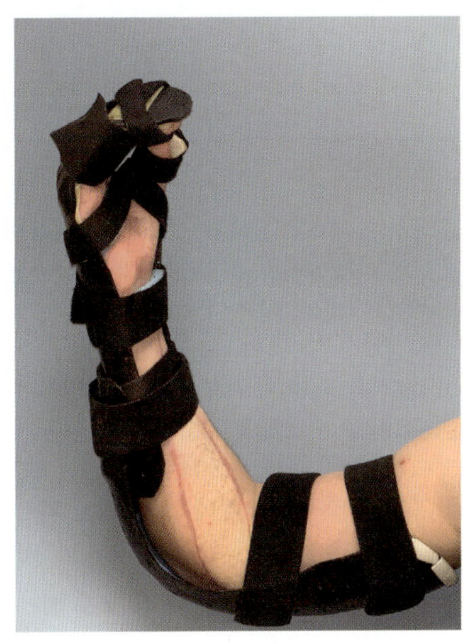

그림 17-4 기능이 없는 근육 이식(FFMT)에 따르면, 팔꿈치 굽힘, 아래팔 뒤침, 손목 중립, 그리고 손가락 굽힘으로 위치되어 두 부위 스플린트(two-part orthosis)로 제작된다. 신경 재생을 기다리는 동안 근육의 길이를 유지하기 위해 장기적으로 스플린트를 사용해야한다.

결론 CONCLUSION

신경 및 힘줄 이식 재건을 받는 사람들의 회복에 있어 스플린트의 개입은 효과적인 도구가 될 수 있다. 스플린트는 중요한 구조를 보호하고 휴식을 취할 뿐만 아니라 잘못된 움직임 패턴을 방지하고, 운동을 재교육하며, 기능적 독립성을 촉진한다. 혁신적인 기술의 재건, 환자 치료에 대한 다학제적 접근 및 수부치료사의 숙련된 중재를 통해 뒤뼈사이신경증후군(PNIS)을 가진 사람들의 삶의 질을 향상시킬 수 있는 유망한 기능적 결과가 있다.

신경 이식과 관련하여 이 장에서 설명하는 교정학적 개입에 대한 개요는 모두 포함되지 않는다. 신경 이식은 초기 단계이다; 신경 이식은 점점 더 많은 관심과 전문지식이 필요한 분야이다. 창의적인 치료사들은 신경 이식 환자와 함께 결과를 최대화하기 위해 정형외과 의사들을 가장 잘 활용하는 방법에 대한 더 많은 예들을 찾을 것이다.

현장 메모: 힘줄 이식 선택: 고려 사항

MaryLynn A. Jacobs, MABA, MS< OTR/L, CHT
Massachusetts

이상적인 상황에서, 수부치료사, 환자, 그리고 수부외과전문의는 가능한 기증근육의 선택에 따라 사용할 수 있도록 회복시킬 수 있는 최고의 기능적 역할이 무엇인지 결정해야 한다. 선택 과정에서는 이식술 후 기증근의 예상 근력, 잠재적 근수축의 능력(excursion), 얼마나 많은 관절을 가로질러야 하는지, 효과적이기 위해서 잡아당겨야 하는 방향 및 사지에 있는 다른 근육/힘줄 단위의 균형과 전반적인 영향 분석이 포함된다(Brand, 1995; Colditz, 1995;Jones, 1994; Mackinnon, 1994; Smith, 1987; Bednar et al. 2010). 외과적 중재 전에 다음과 같은 치료와 고려 사항을 충족해야 한다.

- 수술 전 치료를 제공하거나 손의 기능적 사용을 장려하기 위한 스플린트 제작을 제공함으로써 이식을 기다리는 동안 변형된 움직임이 만들어지거나 진행되지 않도록 방지 또는 최소화한다.
- 관련된 모든 관절의 전체 수동 동작범위(ROM)를 달성하고 유지한다.
- 가능한 경우 모든 비관련 근육, 힘줄 구조의 근력을 안전하게 유지한다.
- 연조직 수축 또는 유착의 발생 방지 또는 최소화한다.
- 관련 피부 및 연조직 유착 및 관절 수축의 조직 길이를 유지하거나 확보한다(Brand, 1995; Colditz, 1995;Jones, 1994; Walsh, 2012).
- 이식을 위해 고려된 기증근의 최대 강도(4+)를 달성하기 위해 노력한다(Brand, 1995; Elfar et al., 2010; Bednar et al., 2010).
- 환자와 보호자에게 수술의 중요성, 수술 후 치료 과정에 대한 이해 및 강력한 스플린트 준수에 대한 중요성을 강조한다.

사례 연구 섹션

여기에 제시된 사례 연구는 교육 지침으로만 제공된다. 치료와 스플린트 착용 프로토콜은 수부외과전문의마다, 그리고 수부치료사마다 크게 다르다. 수부치료사는 추천하는 의사 및 동료와 함께 바람직한 치료법과 적절한 스플린트 개입을 정의하기 위해 확인해야 한다.

사례 연구 : 자신경장애를 가진 큐비탈터널증후군

RK는 팔꿈치 안쪽 외상을 입은 지 10년 만에 심각한 자신경 장애가 발병한 55세 남성이다. 수부외과전문의로부터 검사를 받았을 때, 그는 외재근, 내재근에 작용하는 자신경에서 운동 장애를 모두 보였다. 장악력과 집기 악력은 손상되지 않는 쪽보다 50% 감소되었고 심각한 내재근 손상을 가지고 있었다. 그는 자신경 전이, 가이온 터널의 자신경 방출, 그리고 말단 아래팔의 자신경의 깊은 운동 가지에서 안쪽 뼈사이신경의 네모엎침근 가지 말단으로 신경 이식술을 수행하였다.

수술 3일 후, 첫 번째 수부 치료 시, 그는 손목을 중립(0° 폄)으로 기성품 손목 스플린트를 착용하였다. 그는 스플린트를 하루에 한두 번 위생상으로만 벗는 것 외에는 3주 동안 풀타임으로 착용하라는 지시를 받았다. 팔을 사용하지 말고 높이 들어 유지하라는 지시를 받았지만, 통증이 없는 범위에서 사지를 부드럽게 움직일 수 있었다. 환자는 3주 후에 추적 관찰하고, 손과 관련된 감각 이상 그리고 근력 약화를 설명하였다. 4번째와 5번째 손가락의 가벼운 손톱 기형이 있었고 긴 굽힘근(FDP)이 3개월 후에 근력을 회복하여 심각도가 증가할 수 있다는 경고를 받았다. 이후 능동 ROM, 자신경 미끄러짐, 흉터 관리가 시작되었다. 환자는 또한 매시간마다 아래팔 엎침인 기증근 능동적인 활성 운동에 중점을 두고 신경 이식 운동 재교육을 받았고 손목 스플린트는 더 이상 풀타임으로 필요하지 않지만, 여행이나 과한 활동 중에 팔을 보호하기 위해 가끔 사용될 수 있다.

ROM 지침을 준수함에도 불구하고 3개월 뒤인 후속 검사에서 심각한 발톱 기형이 관찰되었다. 손을 기반으로 만든 까마귀 손 변형 예방(anticlaw) 스플린트는 수정이 가능하며, 5번째 손가락이 완전 능동적으로 IP 관절의 폄을 용이하게 하는 약간의 굽힘, 5번째 손가락의 MCP 관절을 차단하였다. 기능을 개선하고 잠재적인 PIP 관절의 구축 방지를 위해 낮 동안 스플린트를 착용하는 지침을 제공하였다. 능동 보조 손가락 벌림/모음 운동을 검토하였고 손톱이 자라면서, 손가락 폄(튜브) 스플린트는 이러한 운동을 하는 동안에 약화된 뼈사이근을 분리시키는 데 도움이 되도록 제작하였다. 엄지손가락 기반 타원형 8은 잡기 활동 중 긴손가락굽힘근(FPL) 대체를 차단하기 위해 제작될 수 있다. 표 17-2를 참조하도록 한다.

월 단위로 환자를 추적하고, 6개월 후에는 내재근 기능이 향상되면서 까마귀 손 변형이 해결될 수 있다. 까마귀 손 변형 예방 스플린트는 더 이상 필요하지 않았고 아래팔이 엎침될 때, 환자는 손톱을 긁지 않고도 손가락이 모음/벌림할 수 있었다. 가벼운 저항은 퍼티를 사용하여 운동을 진행하였다. 엄지손가락 스플린트는 저항성 집기 근력을 강화하는 동안 모은 엄지 근육을 분리 및 강화하기 위해 계속 사용하였고 긴손가락굽힘근(FPL) 대체 없이 수행할 수 있게 되면, 이 스플린트는 더 이상 사용하지 않고, 환자는 본인의 손 근력 강화 운동을 진행할 수 있을 것이다.

복습 문제 CHAPTER REVIEW QUESTIONS

1. 환자는 왜 힘줄 이식을 받는가?
2. 힘줄 이식 전 환자 스플린트 교육이 중요한 이유는 무엇인가?
3. 환자가 왜 신경 이식을 받는가?
4. 신경 이식 환자의 스플린트 역할의 주요 목표는 무엇인가?
5. 신경 이식의 3가지 이점은 무엇인가?
6. 힘줄과 신경 이식의 차이점은 무엇인가?

CHAPTER

18 운동선수 The Athlete[a]

Kimberly Goldie Staines, OTR, CHT

학습 목표

이 장을 학습한 후 다음의 내용을 수행할 수 있다.

- 스포츠 상지 관련 손상과 진단에 대해 이해한다.
- 임상추론을 통해 가장 적합한 스플린트의 선택을 이해한다.
- 일반인과 운동선수의 상지 관리, 운동 및 치료에 대한 차이점을 이해한다.
- 운동선수의 손상 시 스플린트 중재와 관련된 사항에 대해 이해한다.
- 일반인이 아닌 운동선수들과 같은 특정 집단을 위한 도구와 테크닉을 적용한다.

주요 용어

가쪽 위관절융기염/테니스엘보우(lateral epicondylitis)
경기용 스플린트(playing orthosis)
교차증후군(intersection syndrome)
깊은손가락굽힘근 파열(flexor digitorum profundus avulsion)
노쪽터널증후군(radial tunnel syndrome)
단추구멍 변형(boutonniere deformity)
드퀘르벵 힘줄윤활막염(DeQuervain tenosynovitis)
망치 손가락(mallet finger)
먼쪽 노뼈 골절(distal radius fractures)
먼쪽 자뼈 불안정성(distal ulna instability)
몸쪽손가락뼈사이관절 이탈(pip joint dislocation)
베넷 골절(Bennett fracture)
볼러스 섬(Bowler's thumb)
사이클선수 마비(cyclist palsy)
삼각섬유연골복합체(triangular fibrocartilage complex)
손가락뼈골절(phalangeal fractures)
손목터널증후군(carpal tunnel syndrome)
손배뼈 골절(scaphoid fracture)
손허리뼈 골절(metacarpal fractures)
손허리뼈 불안정성(midcarpal instability)
안쪽 위관절융기염/골프엘보우(medial epicondylitis)
엄지 손허리손가락관절부 염좌(thumb mcp joint sprain)
엎침근 증후군(pronator syndrome)
위팔두갈래근 힘줄 파열(biceps tendon rupture)
큐비탈터널증후군(cubital tunnel syndrome)
팔꿈치 머리돌기 점액주머니염(olecranon bursitis)
핸들바 마비(handlebar palsy)
힘줄증(tendinosis)

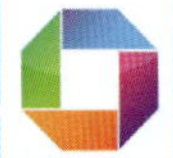

MD 노트

David TJ Netscher, MD
Texas

상지 손상은 운동선수에게 흔히 일어나며, 손상 이전 상태로 회복하기 위해 강한 스트레스에 노출된다. 상지 손상이란 폐쇄성 굽힘근, 폄근 힘줄 손상, 관절 인대 약화, 주요 근육 손상 등을 모두 포함하며, 골절의 경우 내부 외부적으로 손상을 동반하거나 때로는 신경손상까지 동반된다. 심각한 손상으로 더 이상 선수 생활이 불가능한 경우도 있다. 하지만 재활의 필요성은 지속적으로 요구되며, 운동선수의 손상은 더욱더 전문화된 치료가 요구된다.

---

[a]이 장은 Lisa Schulz Slowman, MS, OTR/L, CHT의 첫 번째 감수했던 내용과 David TJ Netscher, MD의 세 번째 감수한 내용으로 구성되었다.

수부치료사는 운동선수의 손상부위에 대한 이해도를 포함하여, 그들의 운동과 포지션에 대한 이해가 뒷받침되어야 한다. 이를 통해 치료사는 그들의 복귀 과정에 중요한 역할을 할 수 있다. 치료 과정에 스플린트의 사용과 보조도구의 사용은 필수적이다.

스플린트는 신체 기능을 고려해야 하며, 선수 본인과 상대방의 상해 위험을 최소화해야 한다. 예를 들어 손허리뼈 보호하는 스플린트의 경우, 낙상 시 선수 먼쪽 골격에 잠재적인 충격과 추가적인 상해를 입힐 수 있기 때문이다.

일반적으로 손상 후 치료 과정으로, 부종과 염증 감소 시기, 신체 분절 고정 시기, 그리고 선택적인 관절가동운동과 근력강화운동이 순차적으로 적용된다. 따라서 스플린트는 손상 분절에 대한 보호와 함께 관절가동성이 확보되어야 한다. 경첩 스플린트의 경우 몸쪽손가락뼈사이관절 또는 팔꿈치관절의 움직임은 허용하지만, 곁인대에 안정성은 최대화하여 추가적인 손상을 막아야 한다. 이를 위해 손목과 먼쪽 노자관절 움직임에 대한 복합적인 이해가 바탕이 되어야 한다.

운동선수의 빠른 복귀를 도모하기 위해 선수 본인, 코치, 수부치료사, 그리고 수부외과전문의 모두 하나의 팀으로 움직여야 한다. 수부 수술은 제2차 세계대전 때부터 시행되었지만, 수부치료는 비교적 최근에 시행되었다. 많은 수부외과전문의들은 수부 손상 환자들의 재활을 돕기 위해, 전문화된 수부치료사들의 필요성을 주장하였으며, 이는 최근 수부치료의 발전에 초석이 되었다. 그들은 집단간, 집단내, 그들의 기술을 심화하여 전문영역으로 발전시켰다. 특화된 수부 수술과 수부치료는 엘리트 운동선수의 손상과 회복에 매우 중요하다. Kimberly Godie Stainess는 교육 , 연구, 논문, 그리고 임상 등 다양한 분야에서 업적을 쌓았다. 이번 단원에서는 Kimberly Godie Saines OTR, CHT가 작성한 매우 포괄적인 부분을 여러분에게 소개하고자 한다.

자주 묻는 질문

운동선수의 치료 과정은 어떻게 다른가요?

운동선수는 손상 후, 경기에 복귀 하기 위해 최선을 다한다. 따라서 그들의 골절 치료 기간과 치료 내용은 매우 중요하며, 주치의와 긴밀한 소통을 통해 최단 시간 운동선수의 경기력을 회복할 수 있도록 노력한다. 초기 스플린트 적용 그리고 회복기에 보호 스플린트 적용 최소화를 통해 빠른 손상회복을 돕는다. 운동 시 착용하는 스플린트 또한 빠른 손상 회복과 경기력 회복을 돕는 하나의 방법이 될 수 있다.

운동선수 스플린트 제작 시 어떠한 재료와 고정(끈)을 선택해야 하나요?

첫째, 운동에 대한 이해와 손상당한 신체 부위 역할에 대한 고찰이 필요하다. 경기 중 사용할 스플린트 제작 시, 경기에 사용하는 장비를 고려하여 제작하며, 재료의 두께는신체 부위에 따라 결정된다. 특히 스플린트 제작 시 천공(땀 배출)은 매우 중요하다. 과거에는 스플린트 고정을 위해 부피가 큰 고리나 루프가 사용되었지만, 현재 상대적으로 최소의 부피가 보장되는 테이프 혹은 장갑을 사용한다. 테이핑 또한 가볍고 충분한 안정성을 제공하여, 선수의 빠른 복귀를 도모한다.

소개 INTRODUCTION

현재 운동에 대한 대중들의 관심과 더불어 선수들의 가치는 올라갔다. 그들의 최상의 경기력을 위한 평가, 관리, 및 치료는 지속적으로 연구되었으며 관련된 의료 질 향상을 도모하였다. 상지 부상이란 팔꿈치뼈 그리고 인대 부상에서 아래팔, 손목, 엄지, 그리고 손가락 손상을 포함하며 이외 연조직 손상도 포함된다. 보호장비의 개선에도 불구하고, 상지 부상은 지속적으로 발생하며, 특히 운동 시 발생하는 상지 손상이 25%로 추정된다(Avery, & Rodner, 2016; Bernadette, Brou, Fields, Erkenbeck, & Comstock, 2017; Hootman, 2007; Rettig, 2003; Rozenbaum, 2017). 대부분의 운동 손상은 하지에서 발생하며(50%), 상지 손상은 상대적으로 흔하지 않다(Hootman, 2007). 하지만 실제 운동경기 시 부상률이 높으며, 가장 흔한 부상으로는 골절(45%), 타박상(11.6%), 인대염좌(9.0%)이다(Hootman, 2007). 이 장의 목표는 운동 시 발생하는 상지 손상에 관심을 기울이고, 상지 스플린트 적용과 선택에 대한 이해도를 높이는 것이다.

스플린트 고려 사항 GENERAL ORTHOTIC CONSIDERATIONS

부상당한 선수를 치료하는 것은 수부치료사에게 있어 매우 중요한 과제이다. 손상에 대한 치료와 관리는 첫째 치료 프로토콜의 선택, 둘째 치료 과정에서 손상 부위에 대한 보호 및 치료 기대효과에 대한 고찰이 요구되며, 마지막으로 추가적 손상이나 재손상을 최소화한 상태에서 경기로 복귀할 수 있게 하는 부분이다.

상지에 손상 이후 회복 단계별 치료 과정을 적용한다. 첫 번째 단계에서는 동작을 제한하고 재활운동에 전념한다. 두 번째 단계에서는 선택적 동작을 허용하며 보조적 재활운동을 적용한다. 세 번째 단계에서는 경기 복귀를 장려하며 조건부 재활운동을 제공한다 (Kibler & Sciascia, 2019).

재활 단계 PHASES OF REHABILITATION

재활 초기 단계에서, 스플린트의 역할은 손상당한 신체 분절의 보호와 안정성을 제공한다. 추가적으로 관절가동범위운동과 연조직 손상 관리가 가능하다. 초기 단계의 가장 큰 치료목적은 부종과 통증 감소이다. 신체 분절의 손상 여부와 관계없이, 움직임을 제한해야 하는 이유는 조직 및 세포의 형태학적, 그리고 생역학적 가소성 변화를 촉진할 수 있기 때문이다. 다만 4주간의 움직임 제한 후 근조직의 소실이 동반되며, 근 단백질 함량이 낮아진다. 이러한 생역학적 변화는 움직임이 제한된 분절에 빠르게 나타나며, 긴 회복기간이 필요하다는 것을 담당 의사는 알고 있어야 한다(Mobach et al, 2019; MacLennan et al., 2020).

회복 단계에서, 스플린트의 역할은 손상 부위 보호와 상지기능 사용 촉진에 있다. 예를 들어, 손허리뼈 골절이 진단된 하키선수의 경우 초기 손허리뼈 골절을 보호하기 위한 고정 스플린트가 필요하며; 선택적 관절가동범위의 허용을 위해 필요하다. 실제 경기 복귀 시, 하키 글러브 안 착용 가능한 스플린트 적용 시, 선수의 복귀가 앞당겨질 수 있다.

1단계–활동제한 및 재활
Phase One—No Activity With Formal Rehabilitation

1단계에서 치료는 부상에 영향을 미칠 수 있는 원인 인자에 초점을 맞추고, 각 신체 분절 기능의 시너지를 위해 몸쪽 및 먼쪽 운동 사슬의 협응을 최대화한다. 이는 자세와 동작의 효율성을 높이며, 손상 부위의 닫힌 사슬 운동과 다양한 면에서 분절의 움직임을 통한 근 동원이 최대화된다(Sciascia, Thigpen, Namdari, & Baldwin, 2012).

스플린트는 선수 자신의 손상 부위 보호와 재손상을 방지하며, 상대방의 안전을 고려해야 한다. 운동마다 요구하는 조건이 차이가 있으며(Bertini et al., 2011)(그림 18-1A,B), Coppage와 Carlson(2017)은 운동 및 경기에 따른 스플린트 사용에 관한 특정 규칙을 제공한다. 규정과 지침에 대한 정보는 인터넷을 참조하며, 연락처는 표 18-1을 참조한다.

2단계–제한된 활동 및 보조적 재활
Phase Two—Limited Activity With Supplemental Rehabilitation

이 단계에서는 "활동 제한" 단계와 큰 차이가 없다고 느낄 수 있다. 하지만 1단계 제한으로 인한 손상 혹은 추가적인 손상에 대한 부분으로 나타난다고 생각할 수 있다. 이차적인 부상(직접적인 기능제한을 하지 않음) 또한 이 단계에서 나타날 수 있다. 팀에 복귀하는 것도 이 시점에서 또 다른 재활의 방법이 될 수 있다. 팀내 제한된 던지기 또는 수비 활동 참여는 실제 경기 복귀 시점을 앞당기는 또 다른 재활의 방법이 될 수 있다. 담당 의사, 트레이너, 그리고 코치간 긴밀한 소통은 신체 분절의 추가손상을 방지하며 안전한 경기복귀를 도모할 수 있다(Singletary & Geissler, 2009). 팀 구성원들은 부상에 관한 중요 정보를 제공하고, 치료사는 해당 운동에 관한 구체적인 이해도를 높여 최적화된 스플린트 제작에 도움을 준다.

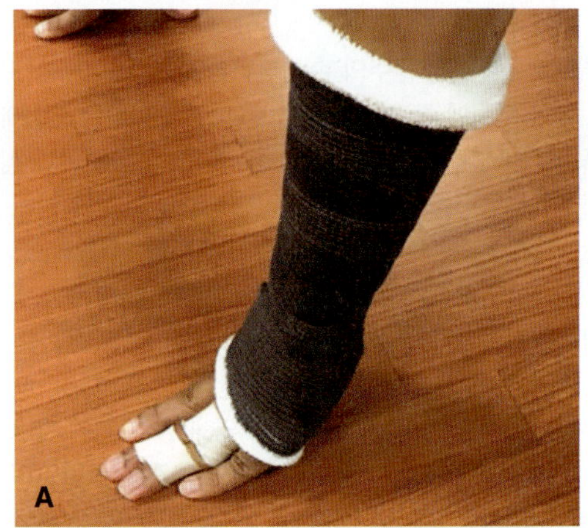
A

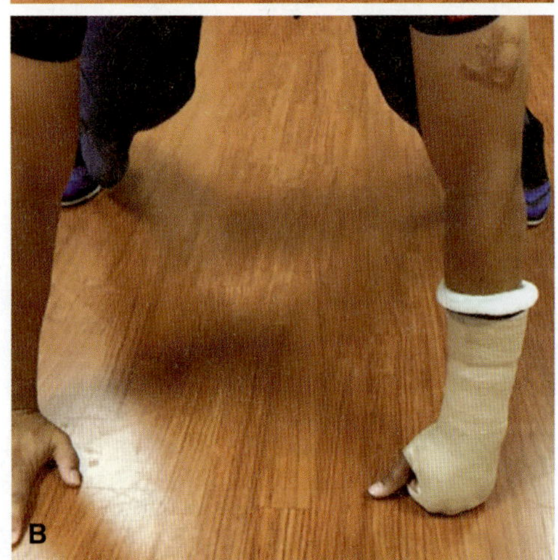
B

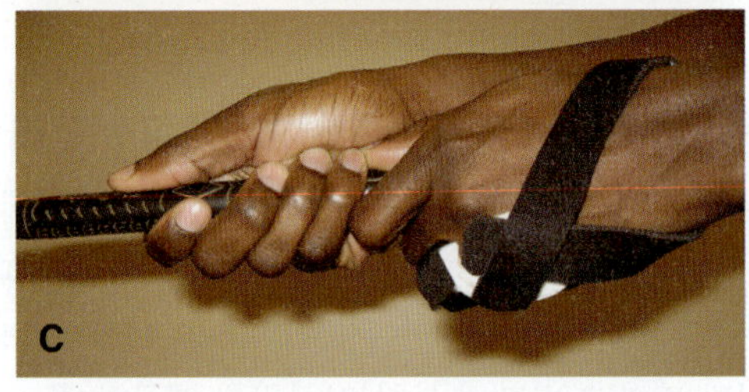
C

그림 18-1 A, 패딩이 있는 손목 캐스트는 대부분의 프로 리그에서 플레이가 허용되지만, 노출된 다른 관절을 보호하기 위해 주위를 기울여야 한다. B, 버디 스트랩의 사용은 노출된 손가락을 측면에서 가해지는 충격으로부터 보호하지만, 주먹을 쥔 상태에서 체중지지 시 MCP 또는 PIP 과다폄으로 인한 손상을 보호하지 못한다. C, 치료사는 스플린트 제작 시 해당 선수의 운동장비의 형태를 고려해야 한다. RF 및 SF 손가락 고정 스플린트는 골퍼의 4번째 손가락 PIP 관절을 보호한다.

표 18-1 운동 규칙과 규정

National Collegiate Athletic Association (NCAA)
6201 College Blvd.
Overland Park, KS 66211-2422
913-339-1906
www.NCAA.org
College sports

National Federation of State High School Associations (NFHS)
P.O. Box 20626 (64195-0626)
11724 Northwest Plaza Circle
Kansas City, MO 64153
816-464-5400
www.NFHS.org
High school sports

American Alliance for Health, Physical Education, Recreation and Dance (AAHPERD)
1900 Association Dr.
Reston, VA 20191
703-476-3400
www.AAHPERD.org
High school sports

이 정보는 신체활동 수준, 운동 종류 및 운동 시 역할이 포함된다. 경기에 지속적으로 참여하기 위해서는 선수의 목표를 아는 것도 중요하다. 예를 들어, 대학 스포츠 장학금을 목표로 하는 고등학교 라크로스 선수는, 고등학교 신입생에 비해 경기로 복귀하고 싶은 욕구가 더 크다.

선수가 장갑이나 기타 장비(막대, 곤봉, 방망이, 버팀대, 핸들바)를 사용하는 경우, 스플린트 제작 시 해당 장비를 지참해야 한다. 이를 통해 치료사는 스플린트 착용 시 손상 부위를 보호하며, 착용 시 과도한 압력 발생 혹은 다른 신체 분절과 충돌을 방지하여 적용 가능하다(그림 18-1C).

3단계-완전한 활동 및 선택적 조절
Phase Three—Full Activity With Supplemental Conditioning

마지막으로 부상 후 경기장으로 완전한 복귀를 위해 기본 지원 및 운동 전/후 혹은 준비 운동이 필요하다. 복귀하는 운동선수가 연부 조직의 과도한 근 긴장도, 근 약화 또는 근 불균형을 일반적으로 호소하며 이러한 근 변화는 통증을 야기시킨다. 스플린트의 목적에 대해 선수와 팀 직원을 교육하는 것은 필수적이다. 운동선수는 스플린트의 목적이 왜 필요한지, 언제, 어떻게 사용하고 관리해야 하는지, 사용 기간 및 스플린트를 떼는 것을 이해해야 한다. 운동선수가 스플린트의 목적을 더 잘 이해할수록 활용도는 높아지고 환자의 재부상 위험은 낮아진다. 선수의 코치, 운동 트레이너, 팀원 및 가족이 선수의 스플린트 사용을 촉진할 수 있으므로, 스플린트의 목적과 중요성을 이해하는 것이 중요하다.

스트레칭, 강화 및 준비 운동은 선수의 복귀에 매우 중요하다. 이 운동에는 편심 및 원심 하중과 운동에 특화된 반복 연습이 포함된다. 치료사 또는 운동 트레이너는 제대로 된 테크닉을 설명하고, 장비 변경에 대한 정보를 제공하고, 부상에 적절한 준비 운동 및 정리 운동을 가르치고, 적절한 경우 운동 중 및/또는 운동 후에 사용할 스플린트 또는 테이핑을 제공한다. 선수는 처음 운동의 강도와 기간을 관찰하고 재발하는 징후와 증상을 보고해야 한다.

의사, 운동선수, 코칭 스태프 및 트레이너와의 의사 소통은 가장 적절한 스플린트 선택을 도와준다. 일반적으로 사용되지 않을 수 있는 조립식 스플린트 또는 스포츠 전용 장비(엄지 MCP 지지대가 있는 스키 장갑)를 사용하여 선수의 요구 사항을 충족할 수 있다(자세한 내용은 기성품 스플린트 9장 참조). 운동선수, 코치 또는 트레이너는 이러한 장비에 익숙하며, 치료사 또한 익숙해야 한다. 다른 선택 사항이 존재할 경우, 치료사는 장비가 운동선수에게 의학적 필요 여부를 판단한다.

어떤 경우에는 테이핑이 손상된 신체 구조를 보호하기 위한 옵션이 될 수 있다(Little & Jacoby, 2011). 예를 들어, 급성기 손바닥면(volar plate) 손상 시, 인접한 손가락을 테이핑하는 것은 과도한 스트레스를 방지하여 손상 회복을 돕는다. 테이핑을 통해서 관절가동범위의 제한과 부종 관리, 해부학적인 안정성 지원 및 재손상으로부터 보호할 수 있는 목표를 이룰 수 있다. 이전에 부상 경험이 있던 선수는 또 다른 부상을 입을 가능성이 4배 정도 더 높다. 그럼에도 부상 후 조기 복귀는 예방이 가능한 합병증과 잠재적인 영구적 후유증을 초래할 수 있다(Coppage & Carlson, 2017). 손목과 엄지, 손가락 부위의 손상 후 테이핑은 맞춤형 열가소성 지지대 유무에 상관없이 적용이 가능하다(10장에 기술된 테이핑 내용을 참조한다)(Porette-Loehrke, 2016; Wegener, Brown, & O' Brine, 2016; Cai, Au, An, & Cheung, 2016).

또한 손을 치료하는 치료사는 운동 관련 산업 변화를 확인하고, 이에 필요한 수정을 통해 보완해야 한다. 그 예로, 천연 잔디와 비교하여 인조잔디는 충격 흡수 능력이 떨어지기 때문에 패딩(속자재)을 증가시키거나 손 및 손목 부상에 대비한 단단한 지지대가 필요할 수 있다(Williams, Hume, & Kara, 2011).

재료 선택 MATERIAL SELECTION

운동선수에게 좋은 선택이 될 수 있는 다양한 재료와 스트래핑 시스템(strapping system)이 있다. 재료 선택은 스플린트의 목적에 따라 달라진다. 재활 초기에서 스플린트의 목표는 일상활동 중 손상 부위를 보호하고 스플린트 제거를 통해 위생과 관절가동범위운동을 허용한다. 일반적으로 1/8″ 재료는 보호 목적의 스플린트 제작에 적합하다. 운동선수가 연습 혹은 경기에 복귀하면 **경기용 스플린트(playing orthosis)**가 적절할 수 있다. 단단한 스플린트의 두꺼운 외부 패딩은 회복에 도움을 주는 구조를 지속적으로 견고하게 보호하면서 충격 흡수를 통해 단계적 스플린트와 같이 작용한다. 약한 정도의 지지만 필요한 경우에는 견고한 지지대가 있거나 없는

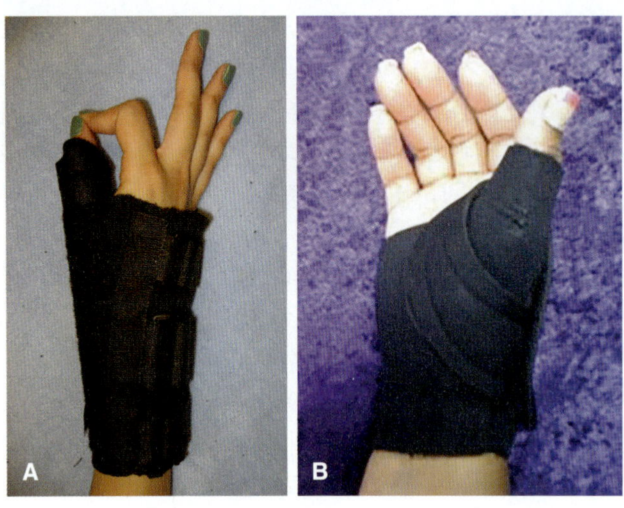

그림 18-2 A, 아래팔 안정성을 기반한 엄지 스플린트. B, 네오프렌 스플린트는 고정, 온열, 그리고 관절 움직임 제한 제공.

네오프렌 또는 부드러운 캔버스 재질의 스플린트가 적절할 수 있다(그림 18-2A,B). 네오프렌은 다양한 두께와 밀도, 탄성 및 천공(구멍을 뚫는 작업)이 가능한 합성(latex-free) 고무 소재이다. 이 소재를 이용하면 조립식 혹은 맞춤형 스플린트를 통해 뛰어난 유연성을 통한 안정성 지원과 압박을 제공할 수 있다.

스플린트가 착용되는 신체 부위도 재료 선택에 영향을 미친다. 얇은 열가소성 플라스틱 재료 1/16″ 또는 3/32″는 손가락 골절 시 선택될 수 있는 고정 스플린트가다(그림 18-3). 이 더 얇은 재료는 손목과 엄지손가락 고정 스플린트에는 적합하지 않을 수 있다. 그 예로, 손배뼈 골절 후 내구도가 더 강하고, 강성 및 보호 효과를 위해 1/8″ 열가소성 플라스틱 재료를 선택해야 한다는 것이다(그림 18-4).

경기에 복귀하는 선수를 위한 스플린트에 사용할 최상의 재료를 결정할 때 치료사는 재료의 강성, 즉 단단한 정도(손상된 구조를 보호하고 안정화할 수 있을 만큼 충분히 강한 정도)와 충격을 흡수하는 재료의 능력(유연성) 및 스포츠 경기 내 규칙을 고려해야 한다(Coppage & Carlson, 2017). 경기 규칙에 관련되어 예를 들면, 전문 및 대학 운동선수는 부드러운 패딩으로 감싸여진 스플린트의 경우 일반적으로 단단한 캐스트나 스플린트를 착용하고 경기에 복귀할 수 있지만 신체 접촉이 있는 고등학교 스포츠 규칙에서는 일반적으로 허용되지 않는다. 스포츠 경기 관리 기관은 패딩 재료의 두께와 유형을 규정할 수 있지만, 일반적으로 최소 3/4″ 두께의 신체 분절을 완전히 감싸는 스플린트에 적합하다. 선수가 경기에서만 패딩(속자재 혹은 충전재)을 필요로 하는 경우 패딩이 움직이지 않게 고정하는 것을 고려해야 하며 경기를 하지 않을 시 제거할 수 있도록 고무줄로 감싼다(그림 18-5A,B).

재료 선택에는 저온 열가소성 플라스틱 재료, 테이프, 유리 섬유 기반의 재료, 가황 처리(room-temperature vulcanizing, RTV) 실

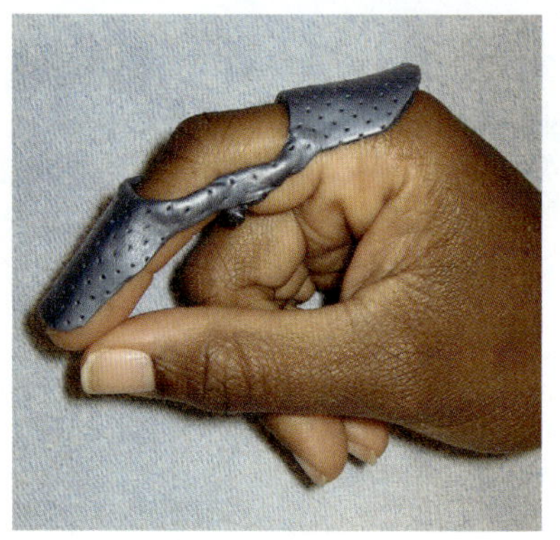

그림 18-3 몸쪽손가락사이(PIP)관절 폄 제한하는 손바닥면 이탈골절 1/16″소재 스플린트.

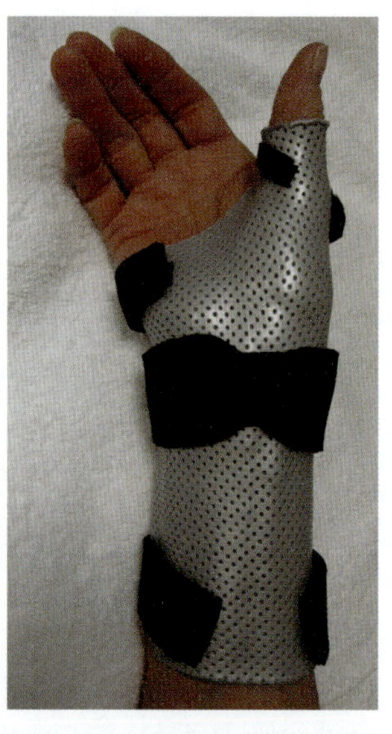

그림 18-4 손배뼈 골절 시 1/8″ 손목과 엄지 제한 스플린트. 손가락뼈사이(IP)관절의 제한은 없다.

리콘 러버, 테이프, 섬유 유리 재질(Scotchcast™ and Plastazote®), Delta-Cast® 편한 캐스팅 테이프가 포함된다. QuickCast 2와 Orficast®는 많은 스플린트의 적용을 단순화시켰다. 이러한 재료로 제작된 스플린트는 스트래핑의 필요성이 없어진다. 스플린트는 라이너 없이 QuickCast 2로 만들어지며, 메쉬소재와 비슷하여 통풍 및 땀배출이 용이하여 캐스트 제거 없이 지속적으로 착용가능하다.

공기가 잘 통하는 이점 외에도 이 소재는 내구성이 매우 뛰어나 운동선수가 땀을 흘려도 괜찮도록 돕는다. 이 재질은 통기성이 뛰어나며 또 다른 장점으로는 매우 견고하고, 선수의 땀, 샤워, 수영 등 수분으로부터 피부 연화 작용을 최소화한다. 이것은 특히 단추구멍 변형과 망치 손가락 손상에 적합하다. 손가락이 젖어도 된다는 장점과 얇게 제작 가능하다는 장점이 있다(그림 18-6 A, B).

추가적으로 스플린트 재료 선택 시 땀 배출을 돕고, 피부 자극을 최소화하기 위한 천공 재료 선택이 고려된다. 유니폼과 일체감을 위해 색이 있는 소재와 스트랩을 사용하는 것도 고려된다. 치료

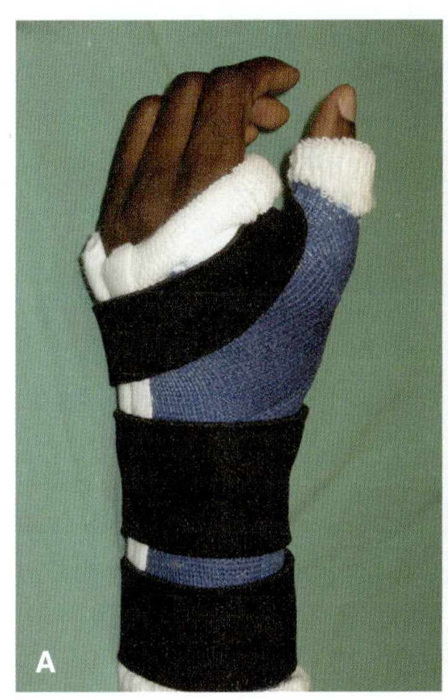
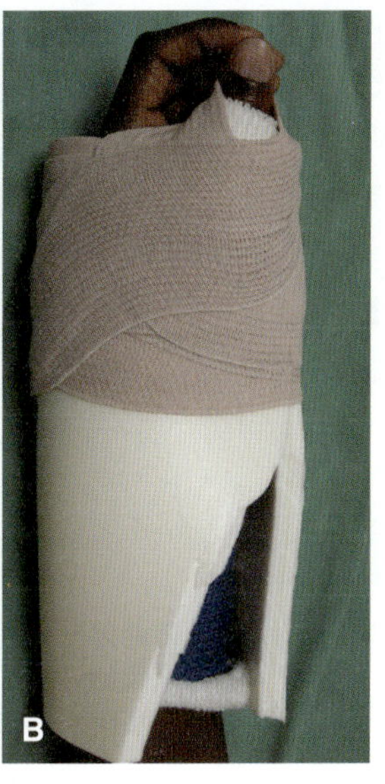

그림 18-5 A, Delta-Cast® 손배뼈 골절 시 엄지손가락와 손목을 감싸주는 스플린트, 밴드형으로 되어 필요 부분에 피부와 부종관리 가능. B, ½″ 폼소재를 스플린트에 감싸 운동으로 복귀 시 사용.

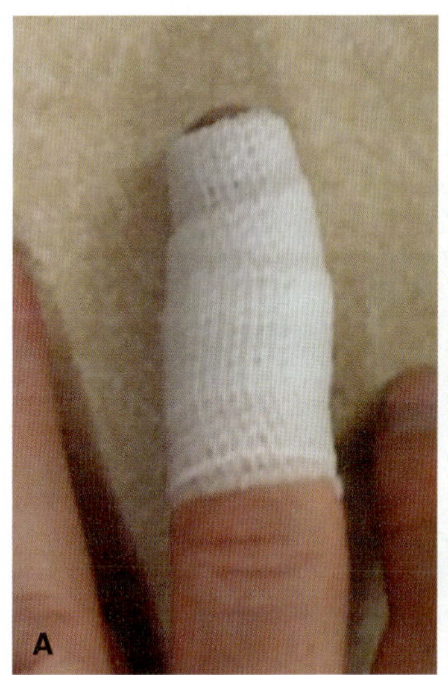
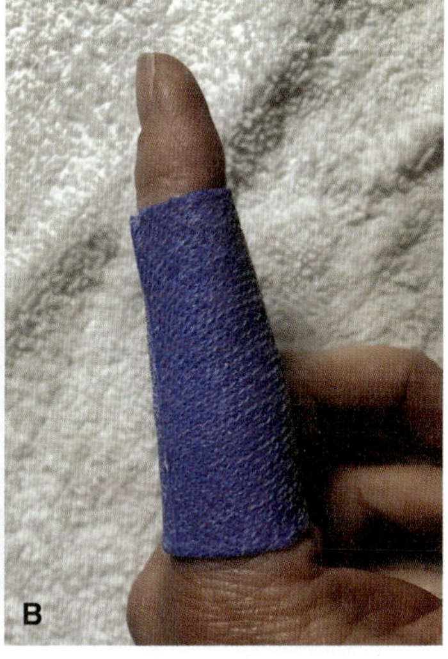

그림 18-6 A, QuickCast 2를 이용한 IP 관절 고정 - 급성 중심 인대 손상 시 스플린트와 함께 적용. B, Orficast® 이용한 몸쪽손가락뼈사이(PIP)관절 고정 스플린트 초기 단추구멍 변형 시 적용.

사는 선수가 스플린트를 착용할 온도와 환경에 대해 알고 있어야 한다. 예를 들어, 다이버는 피부 자극 최소화를 위해 구멍이 뚫린 스플린트가 필요하며, 텍사스 럭비 선수는 열 노출과 습도로 인해 열가소성 물질의 변형 가능성을 알아야 한다.

스트래핑 선택 STRAPPING SELECTION

다른 장비와 함께 사용하는 운동보조를 위한 스트래핑 시스템은 특별하다. 예를 들어, 경기에 복귀하는 모터바이크 레이서를 위해 제작되는 엄지손가락 고정 스플린트에는 스트랩이 필요하지 않으며, 스플린트는 모터바이크 장갑에 삽입된다(그림 18-7). 이러한 경우 스트랩이 필요하지 않으며, 핸들을 잡는 손바닥의 감각 혹은 그립에 방해가 된다. 그러나 장비 아래 스트래핑을 사용하는 경우, 부드러운 스트래핑 재료 또는 테이핑을 사용하여 마찰로 인한 피부 자극의 위험을 최소화할 수 있다.

때때로 스플린트를 고정하기 위하여 주변을 둘러싸는 탄성 붕대(Coban™ 또는 Ace™ Wrap)와 같은 것을 사용하는 것이 적절하다. 이는 압력을 신체 부위에 고르게 분산시키며 스플린트를 고정할 수 있다. 탄력붕대의 사용은 미식축구 선수가 연습 중 사용하는 패드로 된 손목 스플린트를 견고히 고정할 수 있다(그림 18-5B).

테이프는 스플린트 고정의 또 다른 방법이 된다. 테이핑에 대하여 10장을 참조한다. 테이프는 스플린트의 원치 않는 움직임을 제한하는 용도로 사용되며, 다양한 방법으로 적용가능하다. 손가락 스플린트에 1/2″ 종이나 실크테이프를 사용할 수 있는 반면, 운동용 테이프 또는 탄성 테이프는 손 또는 아래팔에 기반하는 스플린트를 고정하는 데 사용할 수 있다. 선택한 테이프가 땀, 물 및 외부 스포츠 장비의 마찰로부터 충분하게 접착을 유지할 수 있는지 확인한다. 운동용 테이프와 같이 고접착 테이프를 사용할 경우 스플린트를 쉽게 탈착하고 재사용할 수 있도록 롤 거즈(Kerlix, Hypafix)를 사용한다(그림 18-8A,B).

스트래핑은 선수의 요구도에 부합해야 한다. 선수는 스플린트 착용 상태에서 장비를 사용한다. 선수는 치료사가 스플린트를 적절하게 조절할 수 있도록 스플린트 착용 후 장비 사용하는 연습을 해야 한다. 치료사는 스트래핑(고정) 시스템을 선수에게 맞추어 조절해주고, 스플린트의 기능을 유지하며, 부상을 방지하며 상지 사용을 가능할 수 있도록 선수와 협력해야 한다. 조정, 카약, 수영, 수구 다이빙과 같은 수중활동을 하는 선수는 스플린트 고정을 위

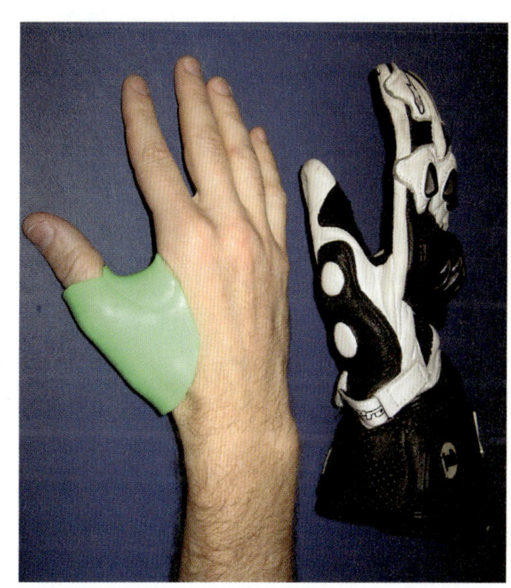

그림 18-7 별도의 스트래핑 고정 없이, 모터바이크 장갑 내부 열가소성 플라스틱 재료를 삽입한 엄지 손허리뼈 고정 장치.

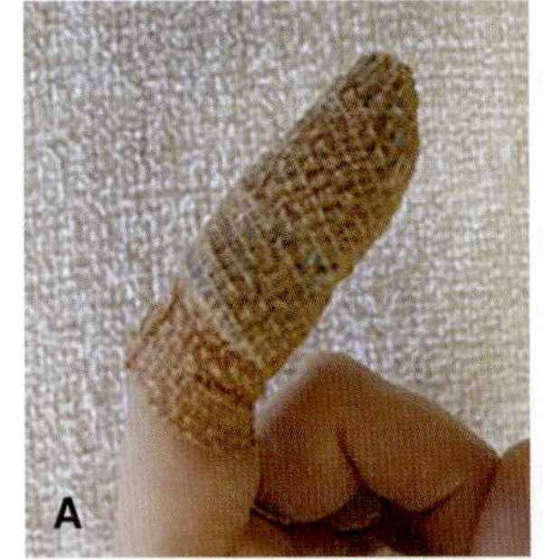
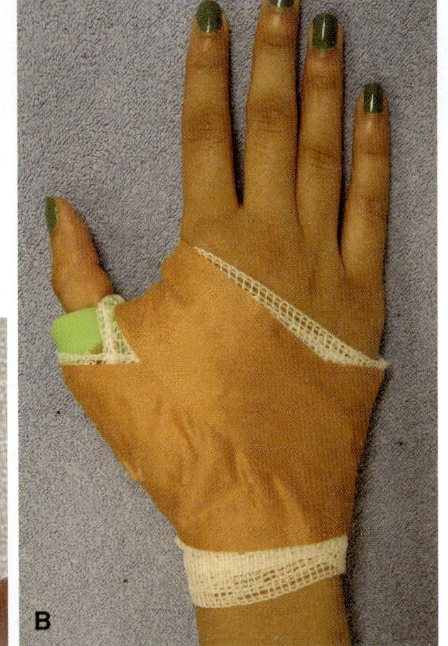

그림 18-8 A, DIP 관절을 유지하기 위한 탄성 랩. B, 스플린트 테이핑 전 거즈 사용은 피부의 염증을 예방할 수 있다.

하여 항상 여분의 마른 끈을 사용할 수 있도록 하여야 한다. 이는 피부가 좋은 상태를 유지하는 데 필요하다.

스플린트 선택 사항 ORTHOSIS OPTIONS

스플린트 제작에는 엄지를 포함하는 팔꿈치(EO), 손목과 손(WHO), 손(HO), 손과 손가락(HFO), 그리고 손가락(FO)과 관련된 관절 및 비관절, 고정 및 제한이 포함된다(Bash et al., 2011). 관절 스플린트는 관절의 움직임을 안정시키거나 움직임을 제한한다. 관절 스플린트는 엄지(MCP) 스플린트(고정 정형술[FO])가 포함되며, 사이클리스트의 자쪽곁인대(UCL)를 보호하는 데 사용된다(그림 18-7). 그리고 PIP 관절의 폄을 제한시켜 축구선수의 발바닥 재부상을 예방할 때 사용한다(그림 18-3). 비관절 스플린트는 관절을 어긋나게 가로지르지 않으면서 물렁조직 및 뼈구조의 부상을 예방해 준다. 예를 들면, 비관절 스플린트는 도르래 링으로 알려진 몸쪽 손가락뼈 스플린트(FO)가 있으며 암벽등반 선수의 굽힘근 힘줄 손상(그림 18-9A,B)으로 보호하기 위한 것과 몸쪽 아래팔 스플린트(EO)가 있다. 또한 가쪽 위관절융기나 안쪽 위관절융기에 가까운 근육들(아래팔 근육)의 힘을 분산시키고 흡수하는 데 사용된다(그림 18-10A,B)(Warme & Brooks, 2000; Whaley & Baker, 2004).

스포츠 관련 부상 SPORT-SPECIFIC INJURIES

특정 일반적인 상지 부상 골절, 탈구, 인대부상, 근육힘줄파열 및 신경 손상의 관리는 이 책에서 자세히 논의된다(12, 14~16장).

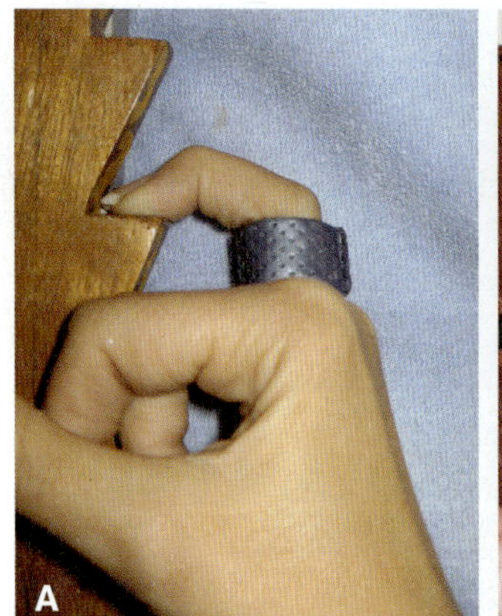
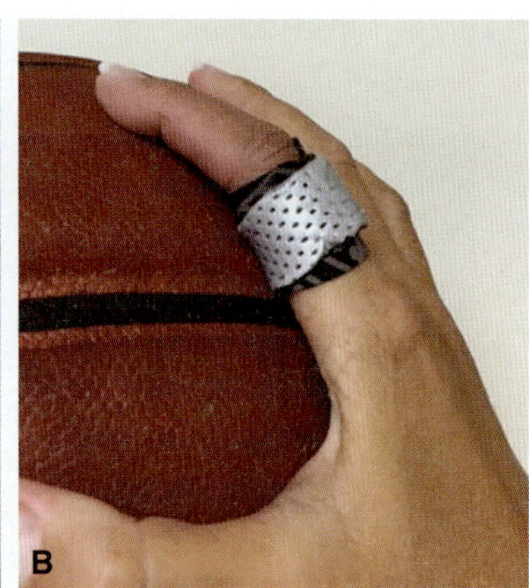

그림 18-9 A, 힘줄 손상 후 운동으로 돌아갈 수 있도록 굽힘근의 움직임을 제한하기 위한 비관절 몸쪽 손가락뼈 스플린트(도르래링). B, 안정성을 더하기 위한 링 스플린트 아래에 가동 테이프 사용 참조.

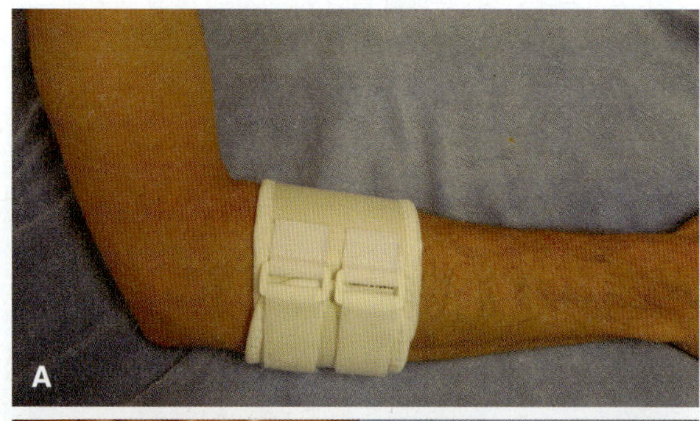
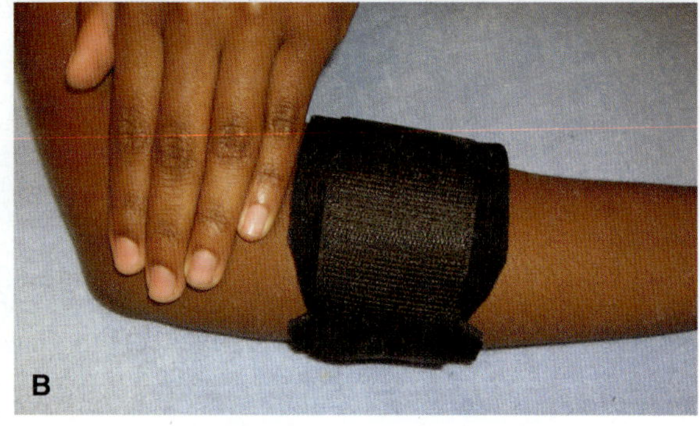

그림 18-10 A, 몸쪽 근육에 착용 시 스트레스를 감소시키는 데 사용되는 몸쪽 아래팔 스플린트(표시: Count-R Force Strap, NorthCoast Medical). B, 카운터포스 스트랩에 2번째 손가락을 위관절융기에 놓으면 5번째 손가락 압력텐트의 올바른 위치를 찾을 수 있다.

가장 흔한 스포츠 부상의 네 가지 주요 메커니즘 비틀기, 체중부하, 던지기 및 충격이 포함된다. 손, 손목, 팔꿈치는 특히 많은 스포츠에서 부상에 노출된 부위다. 하지 부상은 운동선수의 이동을 제한하기 때문에 상지는 고도로 기술적이고 까다로운 작업이 수행되어 종종 보호되지 않은 채 남겨진다. 또한 가족, 부모, 코치, 팬, 팀동료, 학교 관계자, 팀감독, 후원자 및 관리자의 외부압력은 경쟁적인 스포츠와 공격적인 플레이에 대한 고려 사항이 될 수 있다. 스포츠 팀은 환자, 가족, 이사, 치료사, 운동 트레이너 및 코치를 포함하여 치료에 대한 가장 건전한 권장 사항을 결정하고 운동선수가 자신의 필요에 가장 효과적인 것을 선택할 수 있도록 해야 한다. 최악의 가능성이 선수와 함께 검토되어야 하지만 치료와 신체 부위를 위험에 빠뜨리지 않아야 한다(Strickland & Rettig, 1992). 스포츠 의학 팀의 의무에는 선수와 그의 스포츠 팀이 주어진 부상으로 경기에 복귀할 경우 발생할 수 있는 결과를 고려할 수 있는 자세한 정보가 포함되어야 한다. 치료사는 교정 장치 및 보호에 관한 논의에서 결정적인 위험으로부터 보호될 수 있도록 하는 데 결정적인 역할을 한다.

일반적인 스포츠 관련 부상에 대한 간략한 설명은 다음 텍스트에서 보게 된다. 표 18-2는 스포츠 관련 부상에 대한 스플린트 선택 및 제작을 요약한다. 결합 조직 치유, 보호 및 고정에 대한 기초과학 지식에 의존하는 것은 치유의 첫 번째 단계에서 중요하다(Kannus, Parkhari, Jarvinen, Jarvinen, & Jarvinen, 2003).

표 18-2 스포츠 손상을 위한 스플린트

진단	스플린트 옵션	스포츠로의 복귀	고려 사항	경기로의 복귀
먼쪽 노뼈와/또는 자뼈 골절	수술 또는 캐스트 제거 후: • 손목 고정 스플린트	• 손목주변을 둘러싼 스플린트(주로 접촉 스포츠 경기에서 사용) • 네오프렌 손목 스플린트	• 운동선수의 상지 요구에 맞게 스플린트 사용 • 접촉 스포츠 경기를 위해 바깥을 푹신하게 한다.	• 치유가 확인된 상태에서 의사의 권장 사항 및 스포츠별 자세 요구 사항에 따라 2~4주 동안 보호용 스플린트를 착용한다.
손배뼈 골절	수술 또는 캐스트 제거 후: • 손목과 엄지손가락 MCP 고정 스플린트	• 패드를 손목과 엄지손가락 주변을 두른 고정 스플린트 • 네오프렌 손목/엄지 스플린트 • 손목/엄지 테이핑	• 운동선수의 상지 요구 사항에 맞게 스플린트 역할 적응 • 필요한 움직임이 가능하도록 엄지부분의 네오프렌 스플린트를 다듬는다. • 엄지손가락의 전체 움직임을 제한하여 과다폄과 노측으로 기울어지는 힘에 대해서 보호하기 위한 테이핑을 한다.	• 의사별 권장 사항 및 스포츠별 포지션 요구 사항 • 스플린트의 사용은 손배뼈 치유 상태 및 손/손목을 요구하는 스포츠에 따라 달라진다.
손허리뼈 골절	수술 또는 캐스트 제거 후: • 손목 및 MCP 또는 수동 기반 MCP 고정화 스플린트	골절 안정성 및 스포츠별 요구에 따라 다름 • 버디 테이핑(다른 손가락을 부목으로 사용) • 손목 및 MCP 또는 수동 기반 MCP 고정화 스플린트	• 선수가 사용하는 장비(하키 스틱 및 장갑, 자전거 핸들바, 스키 장갑 및 폴)에 맞게 스플린트를 착용해야 한다. • 복귀하여 장비에서 미끄러지는 것을 방지하기 위해 스플린트 외부에 패드를 댄다.	• 의사별 권장 사항 및 스포츠별 포지션 요구 사항 • 골절 치료 및 스포츠 요구 사항에 따라 스포츠 훈련을 통해 복귀할 수 있다.
손가락뼈의 골절	수술 또는 캐스트 제거 후: • 손 기반 손가락 고정 스플린트 • 버디 테이핑	골절 안정성 및 스포츠별 요구에 따라 다름 • 부상당한 손가락만을 위한 손가락 또는 손 고정화 스플린트 • 부상당한 손가락 또는 손 고정화 스플린트와 인접한 손가락 • 인접한 손가락에 버디 테이핑	• 골절을 보호할 수 있는 충분한 안정성을 제공하고 선수가 상지 요구를 충족할 수 있도록 조정되어야 한다. • 필요에 따라 장비를 스플린트에 적용한다.	• 의사별 권장 사항 및 스포츠별 포지션 요구 사항을 확인한다.
PIP 골절과/또는 탈구(volar plate injury)	급성(비수술 관리): • 손의 PIP 폄 제한 스플린트(완전한 폄이 될 때까지 허용되는 폄 범위는 증가된다)	• PIP 폄 제한 스플린트 • 손가락에 인접한 버디 테이핑	• 스플린트는 골절 감소에 의해 결정되는 적절한 굽힘 정도에 PIP를 위치시켜야 한다. • 조기 운동 프로그램 및 부종 관리가 중요하다.	• 초기 2~4주에 사용되는 PIP 폄 제한 스플린트 • 경기 중 4~6개월 동안 버디 테이핑을 지속한다.
중심힘줄파열/단추구멍변형(급성 boutonniere injury)	급성(비수술 관리): • PIP 또는 IP 폄 고정 스플린트 • DIP 굽힘을 허용하는 동안 지속적으로 PIP 관절을 고정시키는 손가락 캐스트	• DIP를 과다폄 손상으로부터 보호하기 위한 PIP 및 DIP 폄 캐스트 • PIP 또는 IP 고정 스플린트 • 테이핑	• 등쪽 PIP 관절의 피부 마름질 또는 파손에 문제가 있는지 관찰한다. • 부종의 변화는 빈번한 조정이 필요하다. • 스플린트는 운동하는 동안 DIP가 능동적으로 굽힘될 때 PIP는 완전한 폄 위치로 유지되어야 한다.	• 4~6주(주야간) 사용 • ROM 연습과 야간 사이에 4~8주 사용한다. • 야간 및 주간 필요에 따라 8주 혹은 그 이상 사용한다.

(계속)

표 18-2 스포츠 손상을 위한 스플린트 (계속)

진단	스플린트 옵션	스포츠로의 복귀	고려사항	경기로의 복귀
말단힘줄파열/망치 손가락 (mallet finger)	급성(비수술 관리): • DIP 폄 고정 스플린트 • 손가락 캐스트는 PIP 굽힘을 허용하는 동안 DIP 관절을 고정	• DIP 폄 고정 스플린트 • 손가락 캐스트는 PIP 굽힘을 허용하는 동안 DIP 관절을 고정 • IP 주변 테이핑 • 네오프렌 DIP 스플린트	• 등쪽 PIP 관절의 피부 마름질 또는 파손에 문제가 있는지 관찰 • 부종의 변화는 빈번한 조정이 필요 • 장갑 아래에서 사용할 경우 실수로 스플린트를 제거하지 않는지 주의	• 6주(주야) 사용한다. • 6~8주 ROM 운동 및 야간 사용한다. • 밤에는 8주 또는 그 이상, 낮에는 필요에 따라 사용한다.
깊은 손가락 굽힘근힘줄 박리 (jersey finger)	• 수술 회복 후: • 손목 굽힘/MCP 굽힘/IP 폄 고정 스플린트	• DIP가 약간 구부러져 있는 등쪽 DIP 고정 스플린트 • DIP 주변 캐스트 • DIP 주변 테이핑	• 회복된 힘줄을 사용하여 프로토콜 주의 사항을 따른다. • 일반적으로, 선수는 최소 12주 동안 경기에 복귀하지 않을 것이다.	• 4~6주(주야) 사용한다. • 추가 보호에만 6~8주 사용한다.
엄지손가락 자쪽 곁인대 손상	수술 후 복원(스너나 손상): • 손목/엄지 손목손허리 관절 고정 스플린트 캐스트 고정 후: • 엄지 고정 스플린트 경기로 복귀: • 손 기반 스플린트(1~2개월) 부분 손상: • 손 기반, 손목손허리 관절 고정 스플린트 • 테이핑	• 손 기반 손목손허리 관절 스플린트 • 네오프렌 손목 스플린트 • 엄지 손목손허리 관절 테이핑	• 운동선수에 맞게 스플린트 조절	• 수술 후: 대략 8주 사용한다. • 캐스팅 후: 6~8주 사용한다. • 부분 손상: 4~6주 사용한다.
안쪽 위관절융기 염(골프엘보우)	• 몸쪽 아래팔 스플린트 (저항 스플린트: 에피트레인, 너슬 저항 스플린트) 혹은 개별 제작된 무관절 손목 스플린트 • 테이핑(10장)	• 몸쪽 아래팔 스플린트(10장) • 테이핑	• 스플린트와 함께, 환자 교육, 염증 관리, 마사지, 아이스, 활동 교정, 그리고 장비 교정(손잡이 너비)이 도움	• 증상에 따라 사용한다.
가쪽 위관절융기염 (테니스엘보우)	• 몸쪽 아래팔 스플린트 – 조립식 혹은 커스터마이징(저항 스플린트: 에피트레인, 너슬 저항 스플린트) • 테이핑	• 몸쪽 아래팔 스플린트 • 테이핑	• 스플린트 관리와 함께[, 환자 교육, 염증 관리, 마사지, 아이스, 활동 교정, 그리고 장비 교정(손잡이 너비, 줄 장력)이 도움	• 증상에 따라 사용한다.
가이온터널 증후군 (handlebar palsy)	초기 증상: • 손목 고정 스플린트 – 중립 혹은 적은 범위의 굽힘과 자쪽 치우침 고정 경기복귀: • 패드 삽입 바이크 글러브	• 패드가 삽입된 바이크 글러브 • 커스텀 스트랩과 패드	• 신경 압박을 줄이기 위한 패드 위치 조정(도넛 모양)	• 증상에 따라 사용한다.
등쪽 충격 증후군(체조 선수 손목)	경기복귀: • 손목 고정 스플린트 – 손목 과다폄 방지 • 네오프렌 스플린트 • 테이핑	• 네오프렌 스플린트	• 스플린트 혹은 스트랩핑과 손바닥 접촉면적을 최소화 • 손 위치 교환 환자교육 그리고 주기적 스트레칭 교육 • 조립식 혹은 네오프렌 스플린트를 통한 과다폄 제한 고려	• 연습 시 혹은 경기중 지속적으로 사용한다. • 매일 활동 시 사용하지 않는다.

골절 FRACTURES

스포츠에서 상지 골절은 하지 골절보다 훨씬 더 흔하게 발생한다. 사지 및 축방향 골격 골절은 스포츠 골절의 76.7%를 차지한다 (Aitken & Court-Brown, 2008). 운동선수를 치료할 때 급성 골절의 경우 치료사는 환자의 안정성을 고려해야 한다. 부상뿐만 아니라 환자의 나이, 경기 수준, 경기 포지션, 경기 복귀 욕구 등도 포함된다. 운동선수가 경기 중에 가벼운 충격으로 입은 골절은 고정으로 안정된 치료를 할 수 있고 빠른 경기 복귀를 위한 스플린트 사용으로 전환할 수 있다(Rettig, 1991). 불안정한 골절을 위한 스플린트 제작은 골절의 몸쪽 및 먼쪽 관절의 안정성을 요구한다. 불안정한 골절의 경우 외과적 중재가 필요하므로 치료 과정이 보다 다양해질 수 있다.

먼쪽 노뼈 골절 Distal Radius Fractures

먼쪽 노뼈 골절은 스포츠 활동에서 흔하며, 부상의 일반적인 메커니즘은 손을 뻗은 상태에서 넘어질 경우 발생한다(FOOSH). 운동선수의 경우, 이러한 부상은 강한 충격으로 인한 골절이며, 관절 표면을 수반하여 먼쪽 노자관절과 먼쪽 노자-손목 관절의 문제를 유발한다(Rettig & Raskin, 2000). 캐스트 제거 후, 원주형으로 설계된 손목 고정화 스플린트는 운동선수가 재활의 후반 단계를 진행 전 손상 부위에 대한 최상의 보호를 제공할 수 있다. 커스터마이징된 이중밸브 또는 지퍼형 스플린트는 연습 경기 참여 혹은 패딩착용과 함께 초기 복귀 시 사용될 수 있다(그림 18-11A,B). 완전한 경기 참여로 복귀하는 것은 스포츠에 특화된 요구 사항과 손상 분절의 사용 여부에 달려 있다. 예를 들어, 축구 선수(골잡이 제외)는 개별적인 상지 기능이 요구되는 미식축구 선수보다 먼저 경기에 복귀할 수 있다

손배뼈 Scaphoid

스포츠에서 손배뼈 골절은 손목이 최대로 폄된 상태에서(축구, 축구, 자전거) 팔을 뻗은 상태에서 넘어지면서 발생할 수 있다. 단순 골절은 종종 긴 팔 또는 짧은 팔 엄지손가락 캐스트(그림 18-12)로 고정되고, 그 후 초기 복귀 동안 스플린트 적용이 이루어진다(그림 18-4)(Rettig & Raskin, 2000). 골절 융합 속도가 느리더라도, 의사와 선수 모두 제한적 수준으로 복귀하는 것이 유익하다는 것에 동의한다면, 적합한 주물 소재와 외부 패딩으로 만들어진 보호 활동용 캐스트가 적절할 수 있다(Canelon & Karus, 1995; Rettig, 1991). 대학 선수나 프로 선수에서, 단순 손배뼈 골절의 경우 경기용 고정형 캐스트 사용으로 경기로 빠른 복귀가 가능하다. 손배뼈 골절이 존재한 상태에서 경기 복귀에 대한 논쟁의 여지는 존재한다. 하지만 스포츠, 선수, 골절의 위치, 골절의 안정성, 그리고 캐스트/보호스플린트에 안전하게 참여할 수 있는 능력에 달려 있다 (Jaworski, Krause, & Brown, 2010).

엄지 손허리뼈 Thumb Metacarpal

첫 번째 엄지 손허리뼈 골절은 엄지가 과도하게 폄된 상태에서의 낙상과 관련 있다(베넷골절). 야구선수가 공을 잡기 위해 다이빙하거나 홈으로 슬라이딩 시 1번째 손허리뼈 기저부로 향하는 긴엄지벌림근(APL) 힘줄의 강한 당김에 의해 발생한다. 운동선수는 일반적으로 손상 초기 고정형 캐스트 착용 후(그림 18-12), 손목과 엄지 고정형 스플린트 착용을 한 후 경기에 복귀한다(그림 18-4). 운동선수 특히 프로 선수의 불안정한 1번째 손허리뼈 골절의 경우 외과적 고정이 스포츠 경기의 조기 복귀를 촉진할 수 있기 때문에 외과적 고정이 치료의 선택이 될 수 있다(Werner et al., 2014).

손가락 손허리뼈 Digit Metacarpals

목, 몸통, 기저부 손허리뼈 골절은 둔탁한 충격으로 발생하며 (라크로스 스틱, 축구 골키퍼 블로킹) 일반적으로 복싱, 가라데, 블로킹

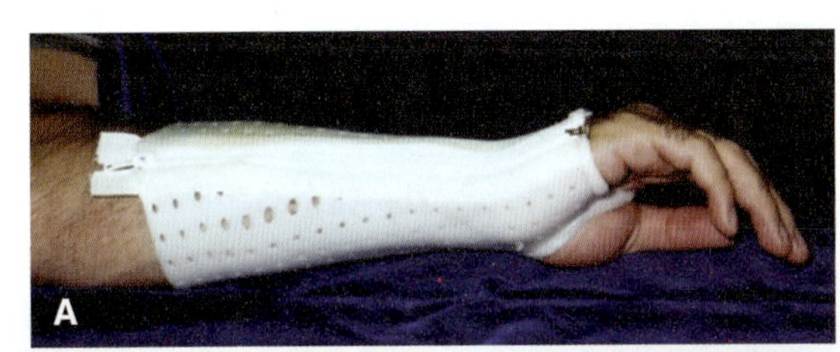

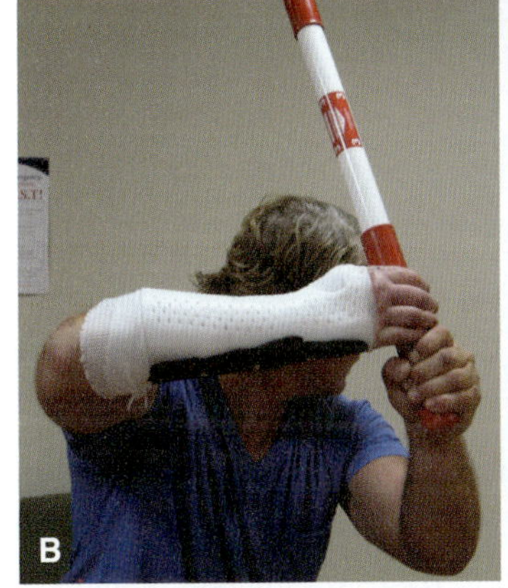

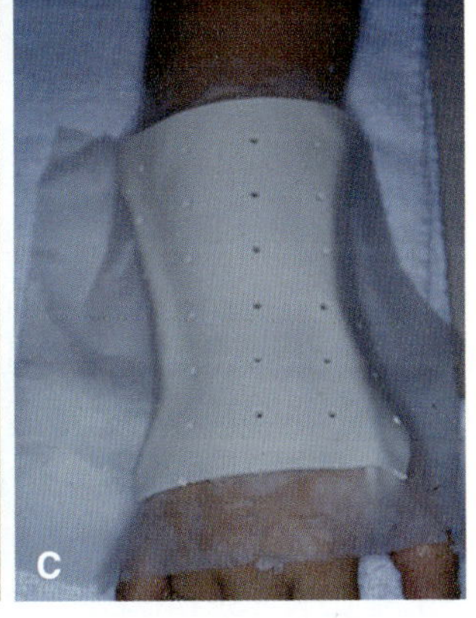

그림 18-11 A 및 B, 손목 주위를 감싸는 스플린트(Rolyan AquaForm™ 지퍼 달린 손목 스플린트). C, 손목 고정 스플린트 – 손바닥과 손등으로 나뉘어져 덮개 형식으로 고정. 제작 시 젖은 종이 타월을 사용하여 눌러 붙는 것을 방지한다.

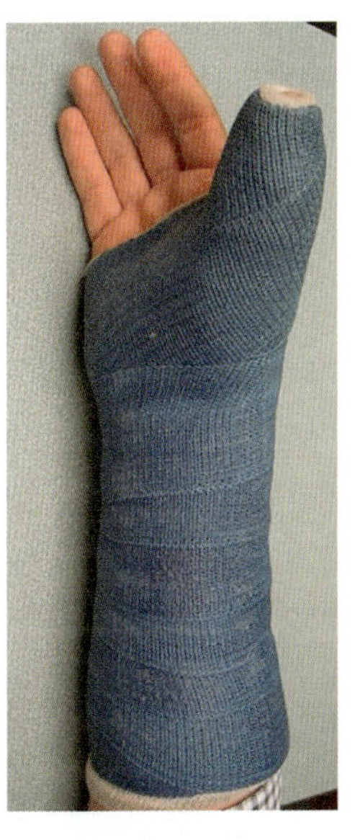

그림 18-12 손배뼈 골절 이후 손목과 엄지손가락 캐스트 적용 시, 의사 지시에 따라 IP 관절까지 캐스트가 적용될 수 있다.

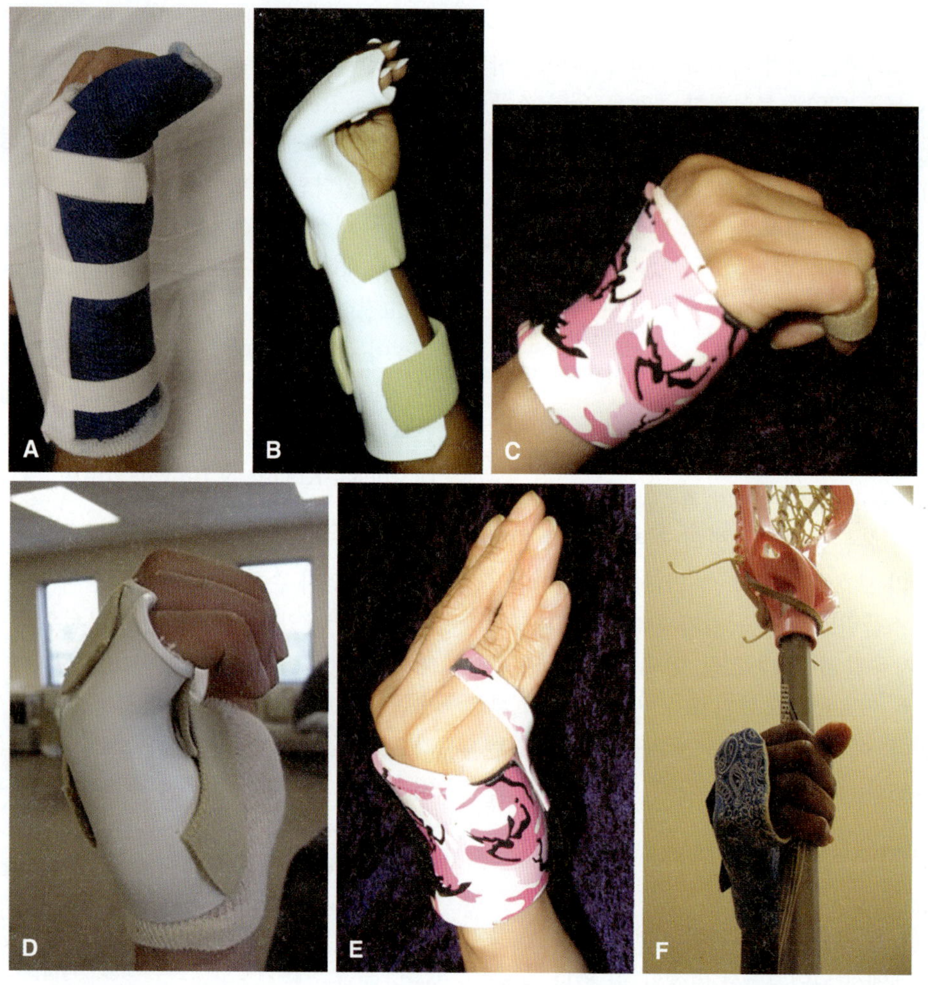

그림 18-13 손배뼈 골절 고정을 위한 다양한 방법. A, 자뼈 안정을 기반 손목과 손가락 고정—Delta-Cast®. B, 아래팔 기반 변형 방지 자세. C, RF/SF 버디 테이핑과 함께 무관절 손배뼈 스플린트. D 및 E, 손 기반 손배뼈 관절 스플린트—먼쪽 손배뼈 추가 손상 방지. F, 라크로스 선수(lacrosse player)에게 적용한 먼쪽 손목 아래팔 기반 스플린트.

과 같은 운동 시 흔하게 발생한다(Shaftel & Capo, 2014). 초기의 손허리뼈 몸통 골절은 손가락과 손목을 포함하여 스플린트와 캐스트로 고정될 수 있다(그림 18-13A,B). 어떤 경우에는 안정된 손허리뼈 골절은 단순한 비관절 손허리뼈 고정 스플린트로 적절하게 치료될 수 있다(그림 18-13C), 이것은 손허리뼈관절을 가로지르고, 구조를 조절한다. 보통, 이 스플린트는 골절 부위의 가쪽 운동 그리고 회전력을 제한하기 위해 버디 테이핑을 제공한다. 어린 운동선수를 치료할 때 치료사는 몸쪽 손가락 스플린트를 고려해야 할 것이다(그림 18-13D,E). MCP 관절의 스플린트를 포함하는 것은 몸쪽 손상 부위는 가쪽에 가해지는 힘에 대항하여 훌륭한 안정성과 보호를 제공한다(Jaworski et al., 2010; Etier, Scillia, Tessier, & Aune, 2015).

4번째 손가락이나 5번째 손가락의 손허리뼈 머리 골절은 3번째 손가락과 함께 MCP 관절을 굽힘으로 위치시킨 자쪽 손배뼈 스플린트를 동반한 캐스트 제거 후에 관리할 수 있다(그림 18-13D). 4번째 손가락과 5번째 손가락은 가운데손가락에 고정하면 손의 자뼈에서의 자연스러운 움직임이 감소한다. 손허리뼈 바닥부의 골절도 같은 방법으로 치료되지만, 스플린트 적용 시 손목을 포함시켜 손가락에 관계없이 적절한 정렬을 제공한다(그림 18-13B,F).

손가락뼈 Phalangeal

몸쪽 또는 중지손가락뼈의 골절은 운동선수에게 흔하게 발생한다(Jaworski et al., 2010). 손가락뼈 골절은 체조, 레슬링, 축구, 라크로스 등 다양한 스포츠에서 발생할 수 있다. 스플린트를 이용한 골절 관리는 부위(관절 vs 비관절), 골절유형, 골절의 안정성, 탈구/부상 유무 및 외과적 중재의 필요성에 따라 달라진다. 정형외과적 중재에는 많은 선택 사항이 있다. 골절 캐스트(fracture bracing)(그림 18-14A,B), 주변부 캐스트(그림 18-6A,B), 제한 스플린트(그림 18-3 및 그림 18-14C,D), 그리고 버디테이핑(buddy taping)(그림 18-14E,F).

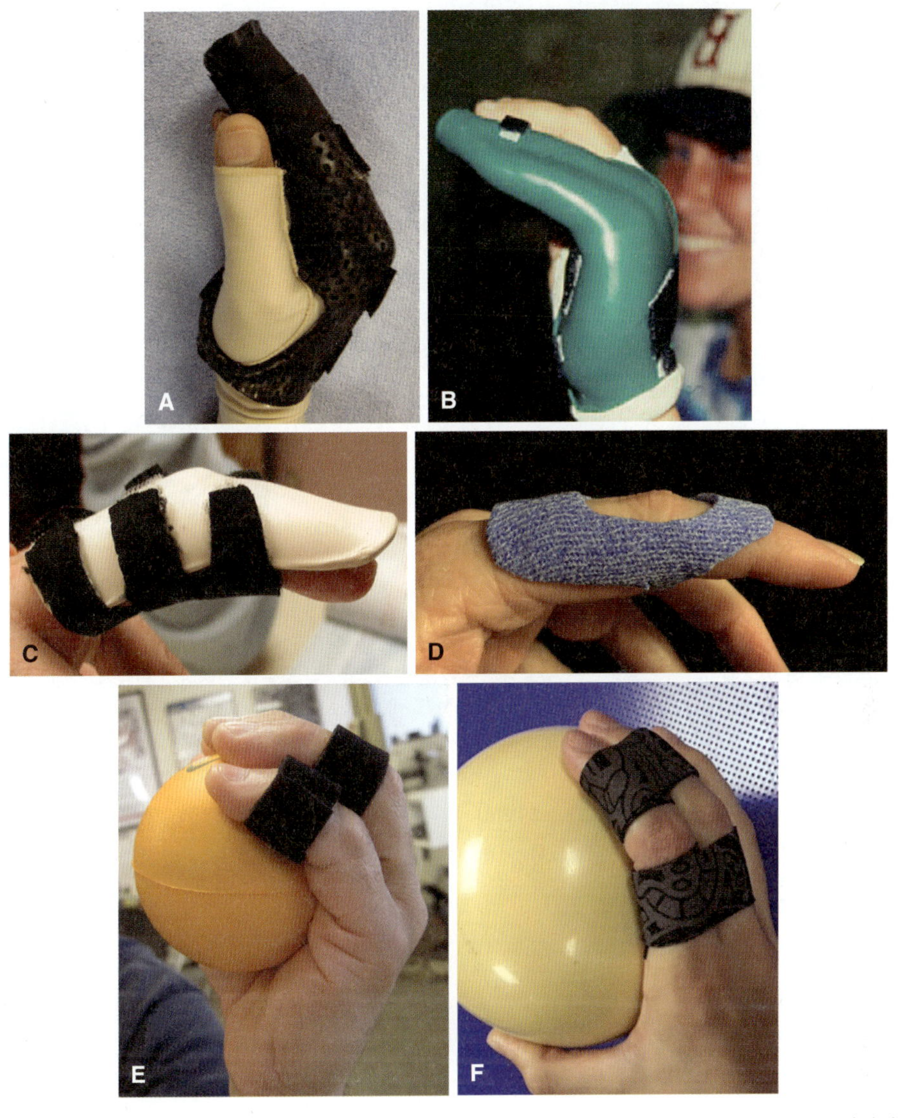

그림 18-14 A, 2-3번째 손가락 PIP 관절 스플린트, 부종 글러브 사용. B, SF PIP 관절 스플린트—2번째 손가락(RF)이 삽입되어 운동선수를 위한 안정성과 보호작용 증진. C, 손바닥면 골절 시 PIP 관절의 폄 제한—스트랩은 능동적인 폄 운동 시 탈부착 가능. D, 손바닥면 골절 시 PIP 관절의 폄 제한을 위한 대체 스플린트—Orificast 사용을 통한 경량화. E, 버디 테이핑을 적용하기에는 4-5번째 손가락 길이 차이로 어려운 점으로, 주문 제작 스트랩(custom straps)을 사용하여 관절가동범위 제한 최소화. F, 치료테이핑 적용을 통한 경량화 및 탈착용이성 증가.

염좌, 인대손상, 탈구
SPRAINS, LIGAMENTOUS INJURIES, DISLOCATIONS

상지의 인대 구조에 대한 부상은 운동선수들에게 흔하다. 부상의 정도는 신체 부위에 가해지는 힘의 양과 관절에 가해지는 힘의 방향에 따라 달라진다. 이 두 가지 요소는 의학적이며 정형외과적인 중재의 권장함에 직접적으로 영향을 준다.

팔꿈치 자뼈 곁인대 손상
Elbow Ulnar Collateral Ligament Injuries

팔꿈치 안쪽 손상은 야구와 같은 머리 위의 어깨 동작을 요구하는 스포츠에서 흔하다(그림 18-15A). Cocking의 마지막 단계와 가속 단계 시작 시 팔꿈치에 가해지는 힘의 결합으로 인해 자뼈 곁인대와 자신경은 상당한 미세 손상을 겪을 수 있고, 이는 자뼈 곁인대의 진행성 퇴화와 같은 급성 및 만성 부상을 초래할 수 있다. 안정(팔꿈치에 대한 옆방향 스트레스를 제한하기 위해 스플린트를 통해 움직임 제한), 뒤이어 굽힘근, 엎침근의 질량 강화, 몸쪽관절의 안정 역학의 평가가 초기 치료 권고 사항이다. 만성의 경우, 자쪽 측인대의 재건술을 수행할 수 있다. 자신경장애의 증상은 종종 동시에 발생한다. 자신경 수술 또는 자신경 위치 변경 시술을 동시에 수행할 수 있다(Alley & Pappas, 1995). 수술 후 관리에는 수술 직후 긴 상지 스플린트의 보호와 부드러운 팔꿈치 굽힘의 시작 직후에 상지 스플린트의 보호를 포함한다. 측면 스트레스에 대한 보호까

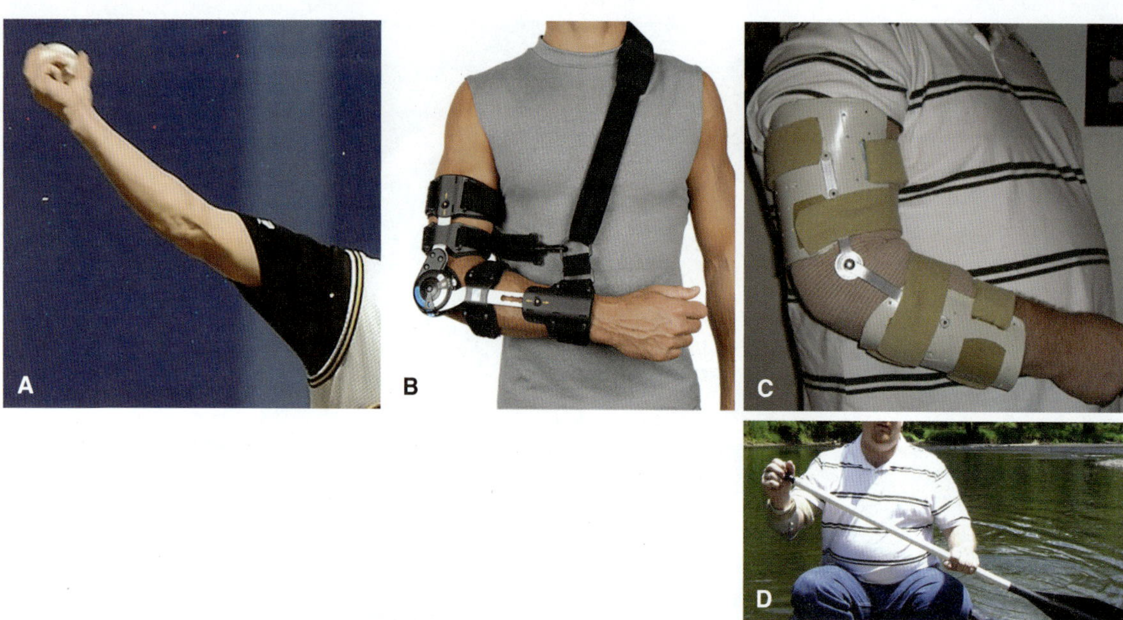

그림 18-15 A, 공을 던질 때 안쪽 위관절융기에 강한 스트레스를 준다. 안쪽 위관절융기에 자신경이 주분지를 이루며 분포한다. B, 이노베이터 X 스플린트는 수술 후 관절가동범위 제한 및 조절을 용이하게 한다. C 및 D, 주문제작 스플린트인 피닉스 팔꿈치 경첩 관절은 외측 스트레스(노 젓기 시)를 최소화한다.

지 측면 스트레스에 대한 보호는 팔꿈치 제한 교정으로 수행된다(경첩)(그림 18-15B~E). 운동선수가 전체 운동 범위를 달성할 때까지 팔꿈치 이동성의 점진적인 증가를 허용할 수 있다.

삼각섬유연골복합체 파열

Triangular Fibrocartilage Complex Tears

삼각섬유연골복합체(triangular fibrocartilage complex, TFCC)는 노자관절의 일차 안정성 구조이며 손상 시 선수에게 상당한 장애를 유발할 수 있다. 손상은 종종 손목이 폄 된 상태에서 넘어졌을 때 나타나며, 아래팔에 무게가 실린 상태에서 자뼈 머리와 손목뼈 사이의 TFCC 압박으로 인해 발생한다(Rettig, 2003). 이 부상은 손으로 넘어지거나(체조선수) 과도한 회전력(예: 라켓과 던지기 스포츠)이 필요한 선수들에게서 나타난다(Howse, 1994). 손상 정도에 따라 수술적 요법과 비수술적 요법을 선택할 수 있다. 스플린트는 재활 계획에 있어 중요한 구성 요소가 될 수 있고, 경기로 복귀할 수 있게 한다. 초기 손상 시 완전한 움직임 제한을 위한 단단한 캐스트가 필요할 수 있다. 기능이 증진됨에 따라, 손목 제한 스플린트를 사용할 수 있으며 테이핑이나 네오프렌과 같은 덜 단단한 지지대를 사용할 수도 있다. 보호된 동작 과정에서 부드러운 지지대를 사용할 수 있다(그림 18-16A,B).

체조를 비롯한 충격에 취약한 스포츠에서 체중을 지탱하는 아래팔과 손목의 동작은 자뼈 충격증후군과 삼각 섬유연골 복합체 손상을 초래할 수 있다. 자뼈 충격증후군에서는 전형적으로 먼쪽 노자관절 또는 반달세모관절에서 부종이 있으며, TFCC 부상에서 비틀림으로 인한 충격은 자쪽 곁인대나 연골 복합체의 파열을 초래할

전문가 핵심 18-1

삼각섬유연골복합체(TFCC) 스플린트

LAURA CARTER, OT
Australia

TFCC 손상은 복합성 손상이다. Wristsidget.com에서 열가소성 플라스틱 재료로 제작할 수 있다. 열성형 시 손목의 굽힘과 폄을 고려하여 스플린트를 제작하고 자뼈머리 위 압력 분산을 위한 패딩 혹은 완충제를 사용하여 손목 중립위치를 유지하며, 손목 회전 시 추가적인 손상을 방지한다.

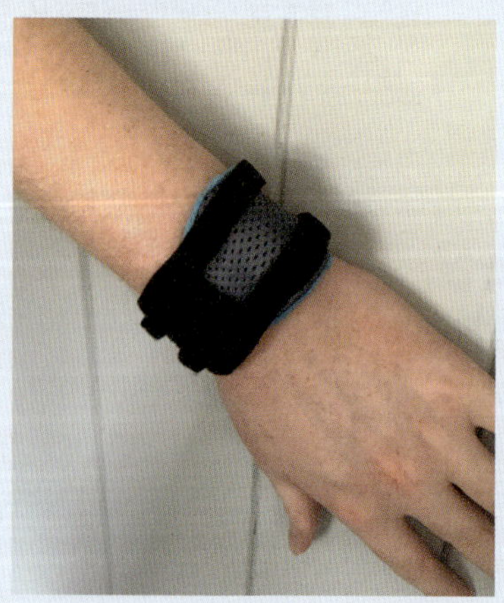

전문가 핵심 18-2

삼각섬유연골복합체를 위한 손목 스트랩

LISA RAY, OTR/L CHT
Virginia

실제 제품을 구매하기 전, 환자에게 검사를 통해 직접 만든 손목 위젯을 제작한다. 부드러운 폼 패딩과 비접착 후크를 사용되었으며 손목에 적합하다. 이 버전은 wristwidget.com을 통해 구입한 제품만큼 내구성이 뛰어나지는 않지만 보다 내구성이 뛰어난 제품과 다른 장점이 있다.

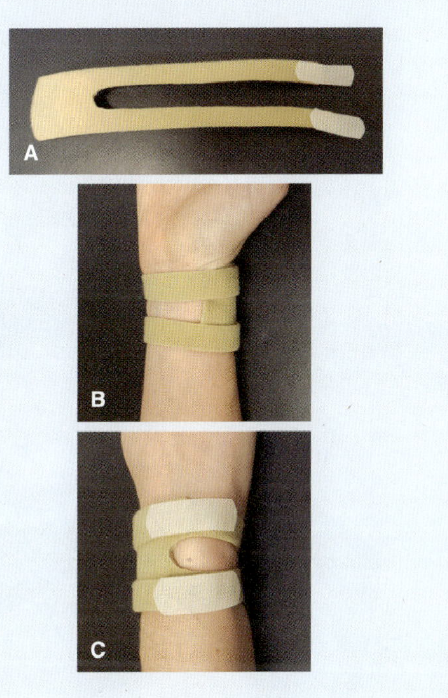

수 있다.

먼쪽 자뼈 불안정성 Distal Ulnar Instability

먼쪽 자뼈 불안정성은 급성 또는 만성일 수 있다. 급성 불안정성은 TFCC의 파괴와 붓돌기의 골절과 종종 관련 있다. 이런 부상의 치료는 외과적 수술이 될 수도 있고 캐스트를 고정하는 데 6주가 걸릴 수도 있다. Millard, Budoff, Paravic 및 Noble(2002)은 조립식 스플린트와 맞춤 제작 스플린트가 관절 안정성에 미치는 영향을 평가하여 컴퓨터 단층촬영을 통해 문서화하였다. 두 스플린트 모두 완전한 내회전과 외회전 모두에서 먼쪽 노자관절(distal radiounalr joint, DRUJ) 움직임을 현저하게 줄였고, 기능적 아래팔 고정이 손목, 아래팔 또는 팔꿈치의 움직임을 크게 제한하지 않고 DRUJ의 불안정성을 줄이는 데 효과적일 수 있다고 하였다. 만성의 불안정성은 "손목 염좌"(체조 선수나 스노보더에게 주로 나타남) 후기 진단에서 종종 비롯된다. 이러한 부상 시, 치료는 일반적으로 수술적이나 수술 후 고정 기간을 포함한다. 손목 고정화 스플린트를 사용한 후, 치료용 테이핑, 네오프렌 또는 맞춤형 비관절 교정기와 같은 소프트 서포트를 권장할 수 있다(Monasterio & Brou, 2007)(그림 18-17A,B). Monasterio DRUJ 안정 스플린트(stability orthosis)의 주목할 점은 무술뿐만 아니라 접촉 스포츠에 효과적이다.

손목의 불안정성 Wrist Instability

손목 불안정성은 손목의 인대 지지력 감소와 관련이 있으며, 아래팔 회전과 함께 손목 치우침을 요구하는 클럽 스포츠(야구, 이아크로스, 골프, 폴로)에서 종종 볼 수 있다. 손목의 불안정성은 종종 가벼운 손상이나 전혀 손상이 없으며, 임상적으로 손목의 통증 및 우발적인 클릭소리로 나타난다. 손목의 이완으로 인하여 외부 인대의 안정성이 손목 불안정성으로 초래할 수 있다(Lichtman & Wroten, 2006). 관리에는 피시폼 부스트 기형술의 제작이 포함

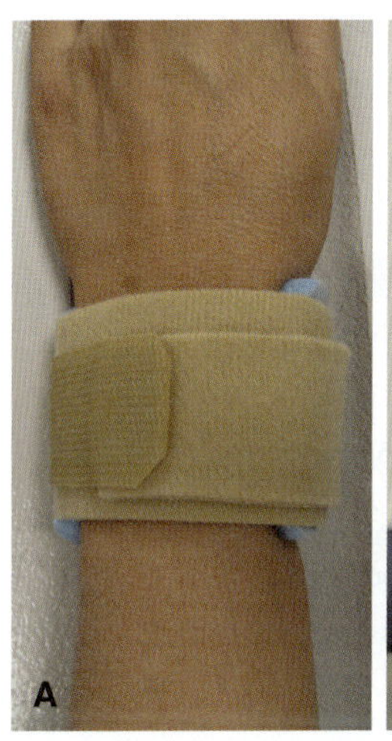

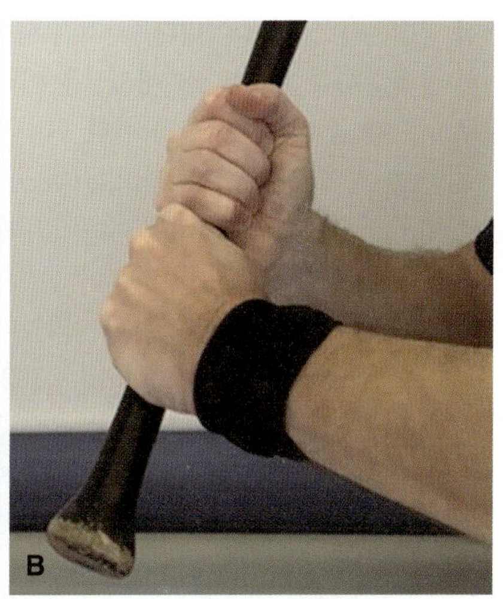

그림 18-16 A, 자전거, 치어리딩, 체조와 같은 강한 활동을 위한 먼쪽 노자관절(DRUJ)을 안정화시키기 위한 맞춤형 비관절 아래팔 스플린트(후크, 루프 및 패딩 사용). B, 이 야구선수의 손목 폄을 허용하면서 TFCC의 안정화를 위한 조립식 스플린트는 헬리와 웨버의 "Squeeze" Ulnar Compression Wrap이다.

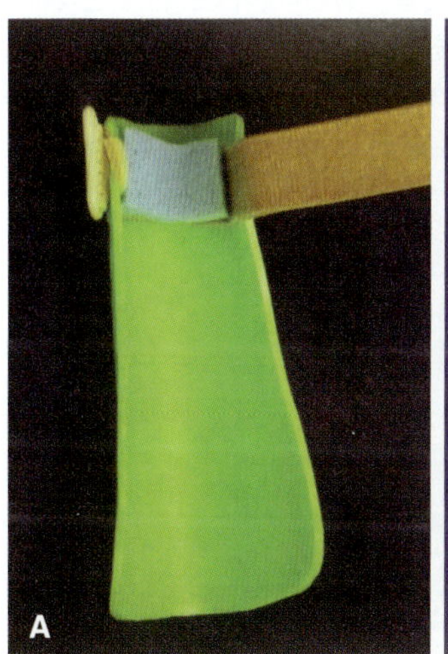

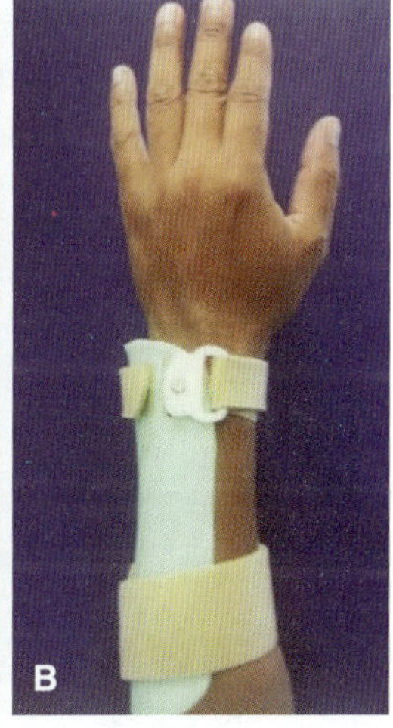

그림 18-17 A 및 B, 내회전을 방지하는 수정된 먼쪽 노자관절(DRUJ) 불안정성 스플린트는 손과 팔꿈치를 자뼈 머리 안정화를 위해 스트랩하는 것으로 사용하여 설계한다(Monasterio & Brou, 2007).

된다(Skirven & DeTulio, 2006). 손목 불안정성 결합 스플린트주상(Staines, Konduris, & O'Brien, 2003; O'Brien, 2013) 또는 자뼈 손목의 안정성을 지원한다(Chinalkar & Yong, 2004)(그림 18-18A~D). 이러한 스플린트는 손목의 가쪽인대를 안정시키기 위해 고안되었으며 움직임 활용 및 강화 운동에 함께 사용된다.

손배반달관절 불안정성 Scapholunate Instability

손배반달관절의 안정성은 손배반달(scapholunate)관절 사이의 골격 인대에 전적으로 의존하는 것이 아니라 손배반달관절 인대 복합체를 형성하는 일차 및 이차 안정성에 모두 의존한다. 손배반달관절 불안정성에 대한 진단은 독특하게 특정한 조직에 치료해야 하며, 단일 시술의 모든 경우에 관절 안정성을 성공적으로 회복할 수 없는 이유를 부분적으로 설명할 수 있다. 모든 반달삼각 인대의 찢겨진 형태는 외상성이 아니다. 찢겨진 형태에서 최적의 치료법은 여전히 불확실하다. 손목관절 내시경은 이러한 이상 현상을 평가하고 치료하는 데 중추적인 역할을 한다.

최근 들어, 다트 던지기(dart thrower's) 스플린트 사용은 초기 재활(Anderson & Hoy, 2016)에서 큰인기를 얻었다(그림 18-19A,B). 정형외과 중재 중 다트던지기 운동은 손배반달관절 손상 치료를 위한 보수적 관리 지침의 일부가 되었다(Tang, Gu, Xu, & Gu, 2011; Bergner, Farrar, & Coronado, 2020). 이 스플린트는 재활에 효과가 있지만, 스플린트만으로는 완전히 회복되지 않는다. 다시 회복하기 위해서는 패딩이 있는 캐스트 또는 1/8″ 열가소성 스플린트가 필요하다. 불안정성이 안정으로 변하면 테이핑이나 네오프렌 지지대를 하는 것이 경쟁에 유리하다.

전문가 핵심 18-3

다트 선수용 경첩 스플린트

JOANNA JOURDAN, OT
Germany

손목에 노뼈의 폄 및 자뼈의 굽힘을 허용한다. 이것은 몸쪽 손목뼈의 움직임을 제한하고 최소화한다. 몸쪽 손목에 손상을 입은 후 초기 제어 동작에 사용할 수 있다. 엄지 너트를 사용하여 이동 가능한 경첩과 코팅되지 않은 열가소성 플라스틱 재료를 제작하여 쉽게 붙일 수 있다.

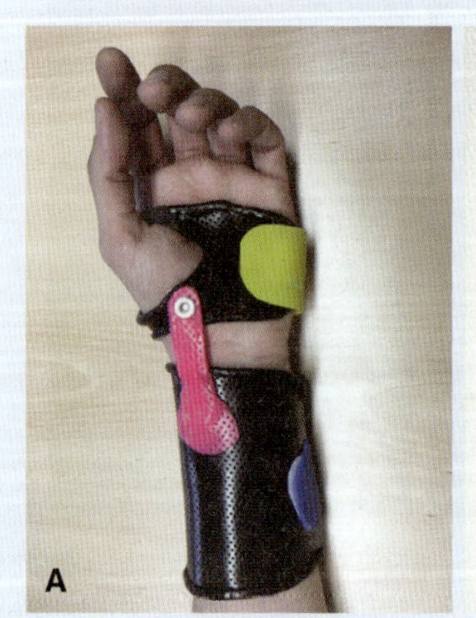
A

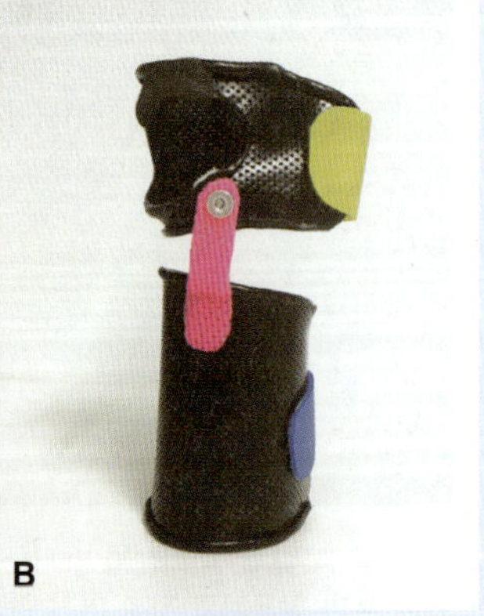
B

전문가 핵심 18-4

손목 경첩

KIMBERLY GOLDIE STAINES, OTR, CHT
Texas

손목과 엄지 스플린트를 제작 시, 손목 굽힘과 폄은 허용하고 노자뼈 치우침은 제한하기 위해 (드퀘르벵 혹은 손배뼈 골절 시)–Aquatube(퍼포먼스 헬스) 중심부를 히팅건 가열 후 니들노즈 플라이어로 구부러 트려서 심플하고, 강한 손목 경첩을 제작한다.

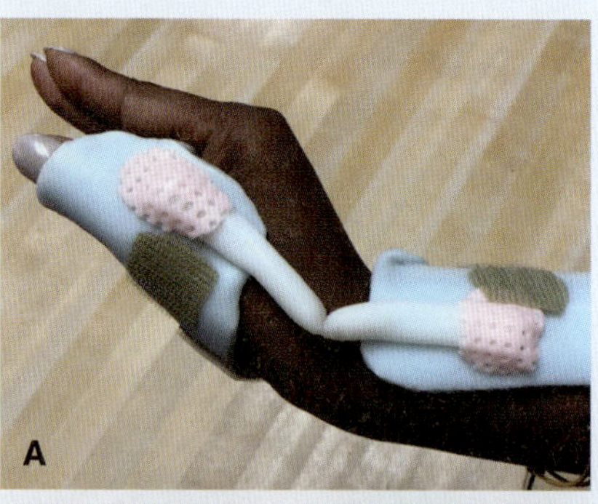
A

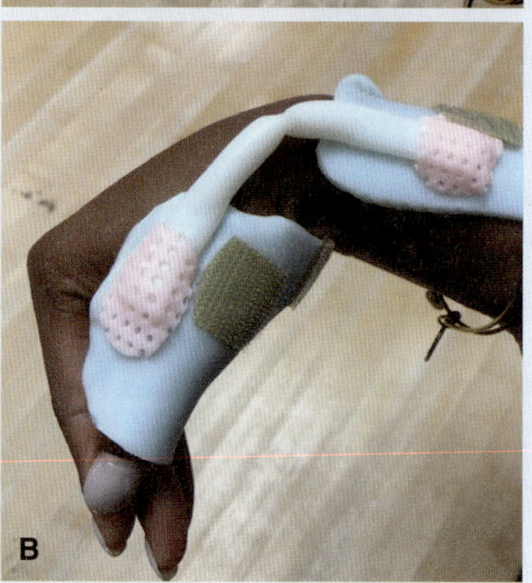
B

엄지 손허리손가락(MCP)관절 손상 Thumb MCP Joint Injury

엄지 손허리손가락(MCP)관절의 염좌는 발생빈도는 높으며, 대부분의 경우 손바닥쪽 탈구가 동반된다. 또한 손허리손가락관절의 과다폄은 곁인대손상을 동반하며, 관절의 불안정성이 촉진한다. 자쪽 곁인대(UCL) 염좌는, 일명 게임키퍼(gamekeeper) 혹은 스키어의 엄지손가락으로 불리며, 스키 폴 또는 라켓을 잡은 상태처럼 엄지손가락이 벌려진 상태로 넘어질 경우 발생한다(Melone, Beldner, & Basuk, 2000)(그림 18-20A). 스플린트는 일반적으로 외부 충격을 보호하고, 조직이 치유되는 과정을 돕는다(그림 18-20B~D). 다른 인내 손상처럼, 손상의 범주는 인대 중심부 파열에서 엄지손가락 몸쪽 손가락뼈에 부착되는 굽힘 골절까지 다양하다. 순수 인대

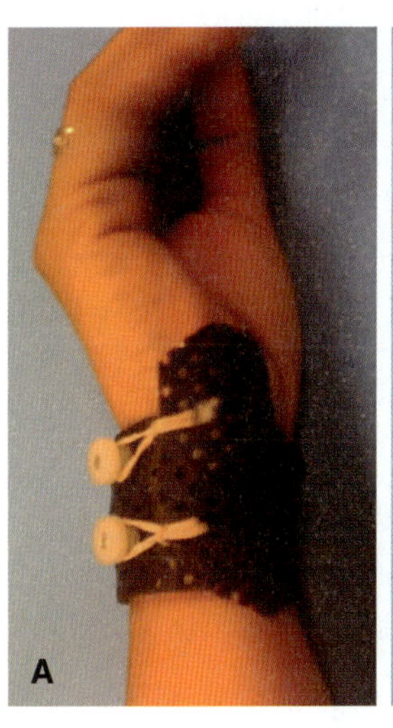

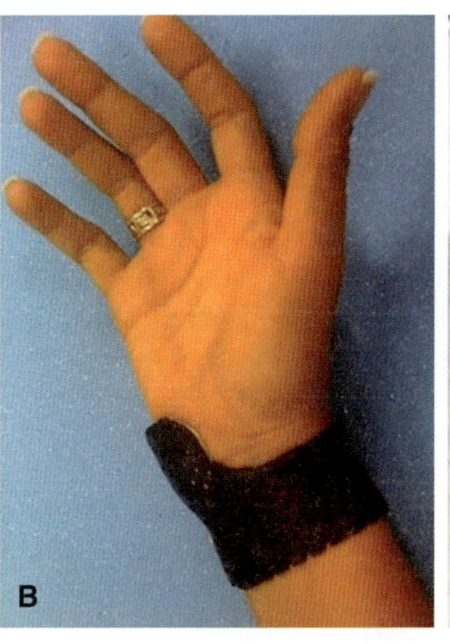

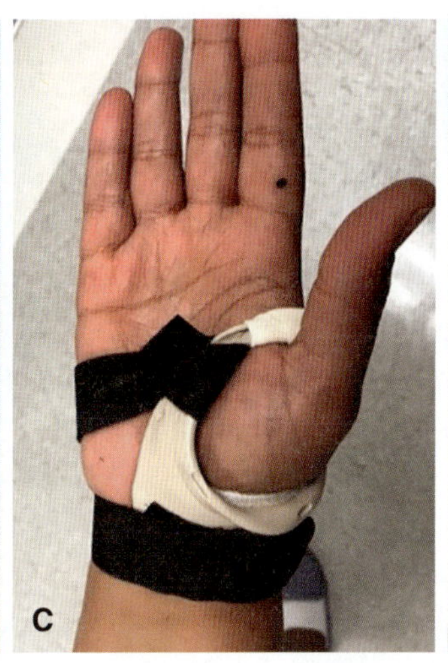

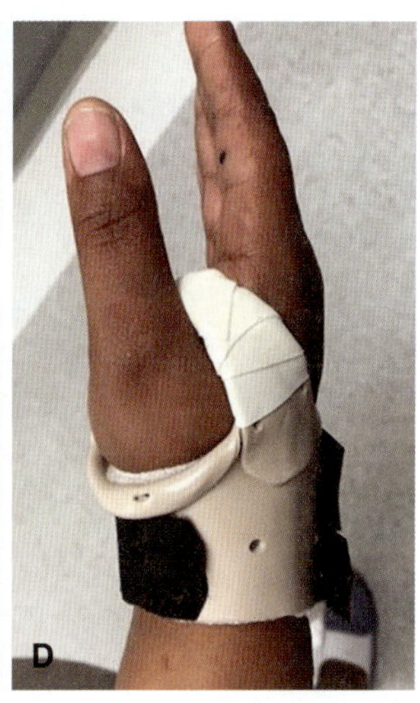

그림 18-18 **A 및 B**, "공알뼈 boost" 그리고 **C 및 D**, 비분리성 손목 불안정성(carpal instability nondissociative, CIND) 스플린트는 손허리뼈 불안정성을 위해 손목의 자뼈측을 안정화시키면서 손목의 폄을 허용한다. C와 D에서 저항 네오프렌을 사용하고 손바닥과 손등쪽 부위를 고정한다.

손상으로 스테나 병변이 발생할 수 있다(모음근은 UCL과 3번째 손가락 사이에 존재함). 회전골절이나 스테나 병변은 일반적으로 수술을 해야 한다(Badia & Khanchandani, 2011; Baskies & Lee, 2009; Melonet al., 2000). 수술이 필요한 환자들은 수술 후 고정화 캐스트 착용 이후, 고정화 스플린트 착용 상태에서 운동으로 복귀하여 추가 상해를 보호한다(Little & Jacoby, 2011). 노쪽곁인대(RCL) 손상도 발생하지만, 빈도수가 적다. 노쪽곁인대 손상 시에도 엄지 고정화 스플린트 착용을 하며 추가적으로 스플린트에 테이핑 혹은 네오프렌 고정을 통해 경기복귀를 촉진한다.

전문가 핵심 18-5

조기 능동 움직임 스플린트

BOB PHILLIPS, OTR/L, CHT

Georgia

엄지 손허리손가락(MCP)관절 안쪽 곁인대 손상 혹은 재건 후 초기 보호와 제한된 움직임을 위해 제작되었다.

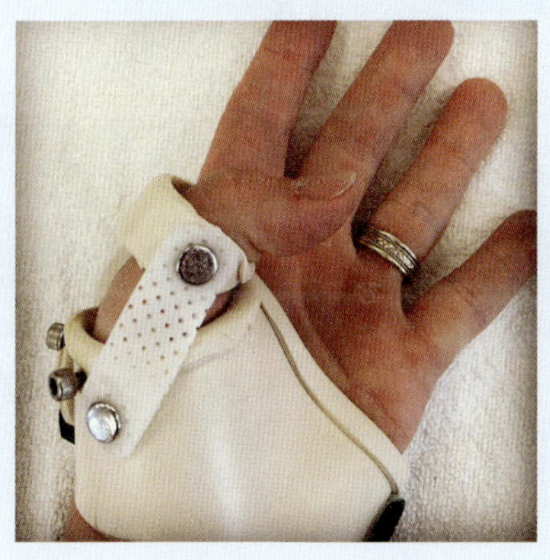

전문가 핵심 18-6

엄지 손허리뼈 스플린트

DIANE COKER, PT, DPT, CHT

California

엄지 손허리뼈 가쪽 인대 손상 혹은 수술 후 스플린트 제작 시, 지지대 설치는 인대 회복 과정에 원치 않은 충격을 제거할 수 있다. 일반적으로 엄지 먼쪽 제한 스플린트는 손허리뼈의 충분한 안전성을 주지 못하고, 구멍이 넓어 인대의 추가적인 손상이 가해질 수 있다. 노뼈 부위 지지대는 안쪽 곁인대 손상 또는 자뼈 부위 지지대는 가쪽 곁인대 손상 회복을 돕는다.

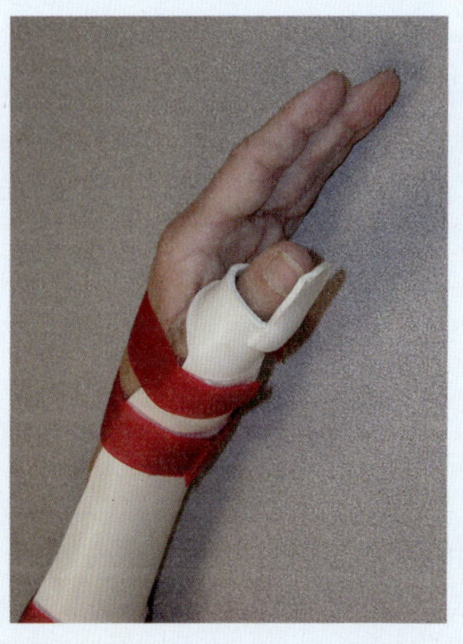

전문가 핵심 18-7

엄지손가락 패드

KIMBERLY GOLDIE STAINES, OTR, CHT
Texas

이것은 자쪽 엄지, 1번째 손가락 사이, 또는 2번째 손가락의 노뼈쪽 MCP(사이공간/자뼈쪽의 패드는 노뼈쪽보다 더 넓다)의 어떤 쥐기 자극과 함께 사용될 수 있다. 스포츠에서, 이것은 연습 중에 타자들을 위해 고안되었고 골프나 원예 장갑에도 사용될 수 있다. 간단히 테이프를 붙이거나 접착 붕대를 사용하여 부위에 고정한다. 이 장치는 대부분의 스포츠 매장에서 미리 제조하거나 1/8″ 네오프렌을 사용하여 핸드메이드로 구입할 수 있다. 환자는 활동 중에 땀이 나기 때문에 하나 이상을 가지고 사용하는 것이 유리할 수 있다.

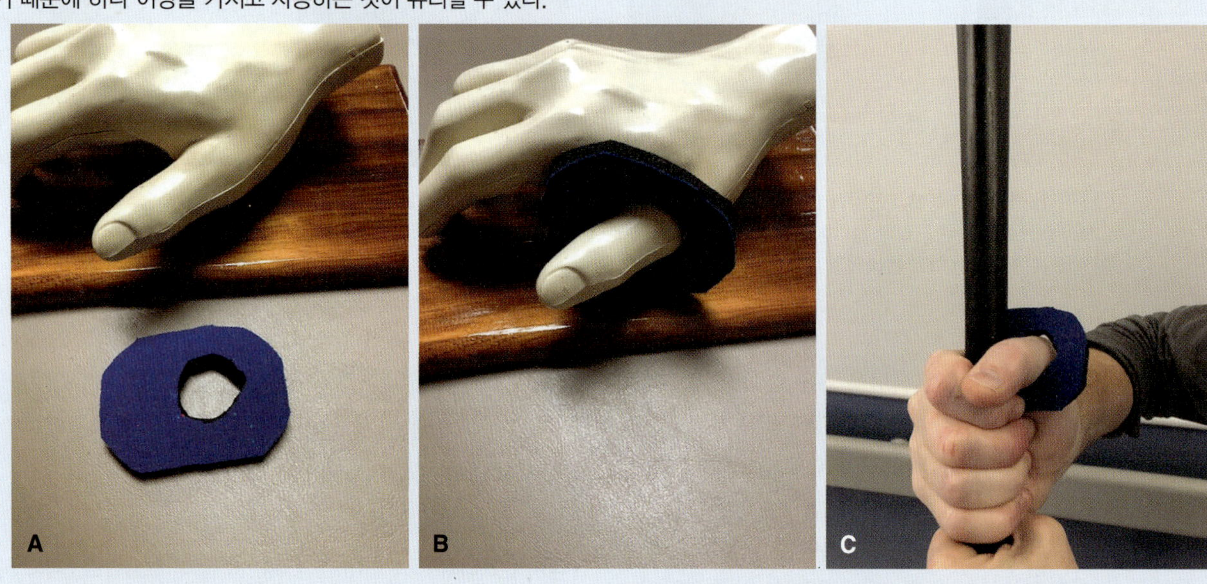

손목손허리(CMC)관절의 탈구 CMC Dislocation

만성 및 급성 환경 모두에서 CMC 탈구, 특히 2번째 손가락과 3번째 손가락 탈구는 손을 주로 쓰는 스포츠에 사용할 때 일반적으로 발생할 수 있는 문제이다. 외과적인 재건술은 일반적으로 경피적 핀 고정 및/또는 CMC 관절고정술을 사용하여 지시된다. 손목 스플린트는 수술 직후에 사용되고, 훈련 복귀를 위해 손 기반으로 주변을 둘러싼 CMC 스플린트가 사용될 수 있다(그림 18-20B). 테이핑 기술은 종종 경쟁 복귀에 도움이 된다.

격투경기에서의 손 부상 예방은 손과 손목 랩/테이핑, 장갑 패딩 및 디자인으로의 수정, 적절한 타격 기술/폼, 그리고 적절한 글로벌 컨디셔닝의 네 가지 주요 개념을 포함한다(Dury, Lehman, & Rayan, 2017).

시상띠 손상 Sagittal Band Injury

"복서스 쿤클(Boxer's Knuckle)"이라는 용어는 시상 띠가 손허리뼈 관절 또는 등쪽 손허리뼈 관절주머니를 통과할 때 통증 또는 불안정성을 초래하는 부상을 설명하기 위해 상호 교환적으로 사용된다(Drury et al., 2017). 손상은 3번째 손가락 손허리뼈관절에 더 자주 영향을 미치는데, 이는 가장 흔하기 때문이다. 3번째 손가락 손허리뼈관절 손가락사이관절에 흔한 손상의 이유로, 해부학적 3번째

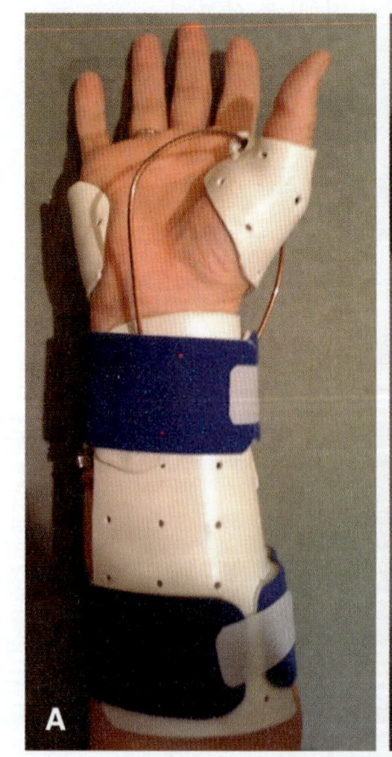

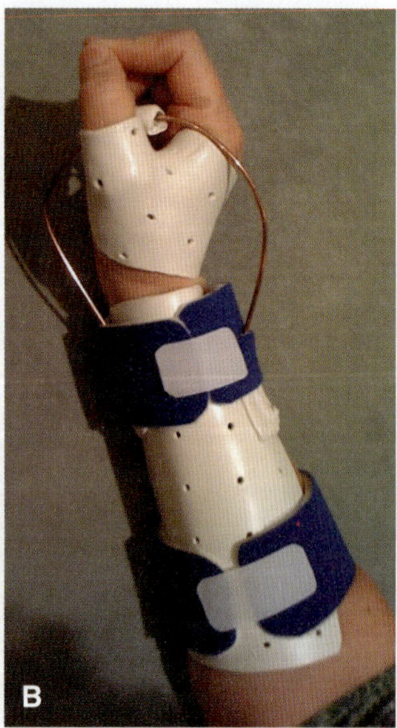

그림 18-19 A 및 B, 손배반달 인대 재건 후 재 훈련에 사용되며 만성 손목의 불안정성을 해결하는 데 사용할 수 있는 던지기 스플린트.

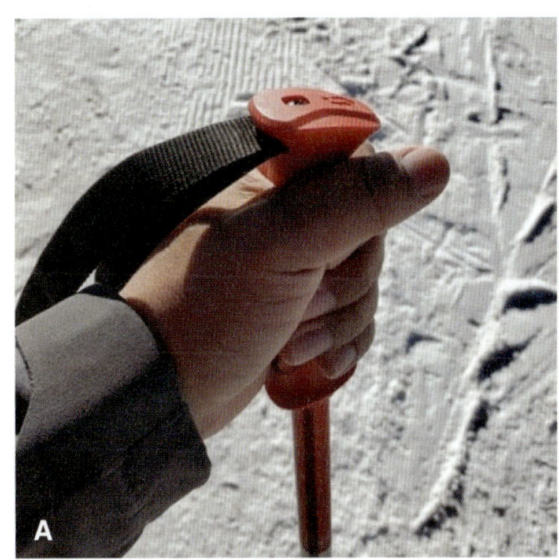
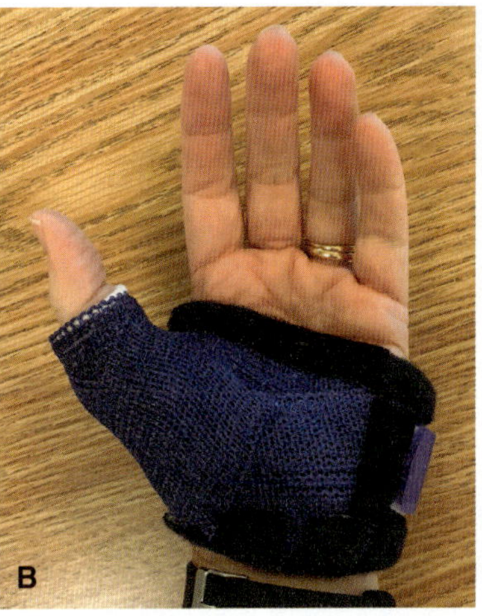
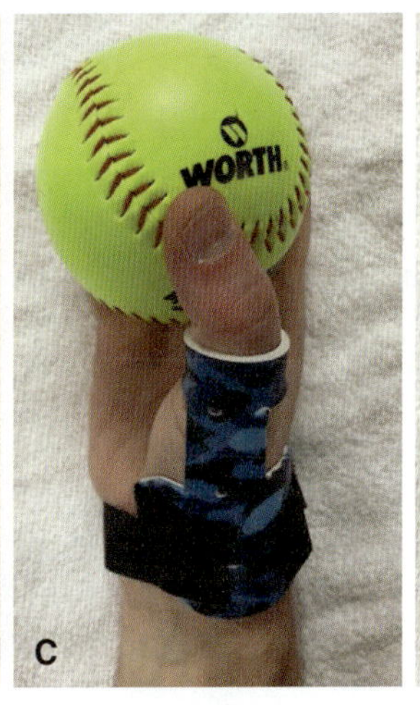

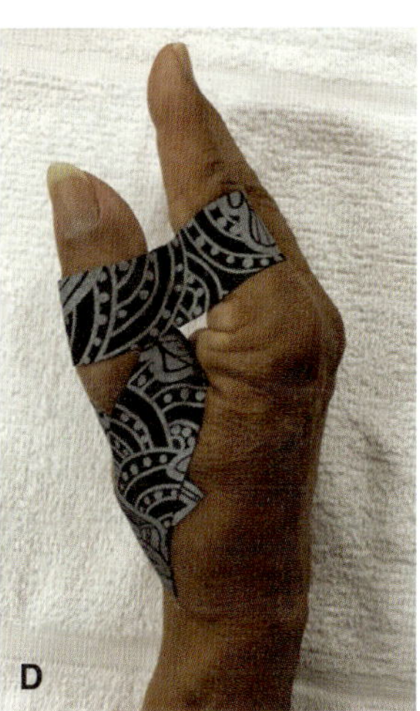

그림 18-20 A, 스키 폴대(pole)를 엄지손가락 손허리뼈관절에 위치하여 손상 방지. 자쪽 곁인대 손상을 보호하기 위한 다양한 설계가 있다. 4주간 완전히 고정 후, 2~4주간 운동 병행을 위한 스플린트 필요. B, 맞춤 제작 스플린트—델타캐스트; C, 엄지 등쪽 기반 스플린트(Galindo & Lim, 2002). D, 딱딱한 스플린트 제거 이후 테이핑을 적용하여 4~6주 적용(가동 테이핑).

손가락 손허리뼈관절 머리의 형태를 들 수 있다. 종종 3번째 손가락 손허리뼈관절의 노쪽 측면이 손상된다. 폄근 힘줄의 불안정성을 동반하거나 동반하지 않는 통증이 있다. 경미한 경우, 이러한 손상은 버디 테이핑 또는 고정에 의해 안정적으로 치료할 수 있지만 심각한 경우 수술이 필요할 수 있다(그림 18-14E,F). 손허리손가락관절 탈구는 흔하지 않으며, 압통이 나타나며, 추가적인 안정성 위해 수술적 중재가 필요할 수 있다. 종종 이러한 손상을 입은 많은 환자는 몇 달 혹은 몇 년간 보존적 치료를 적용하게 되어 예후가 매우 좋지 않다.

몸쪽손가락뼈사이관절 손상
Proximal Interphalangeal Joint Injury

몸쪽손가락뼈사이(PIP)관절의 탈구는 배구, 농구, 축구(주로 골키퍼), 암벽 등반, 체조 등의 스포츠에서 몸쪽손가락뼈사이관절에 걸리는 축방향 부하, 횡방향 회전력 또는 과다폄에 의해 발생할 수 있다(그림 18-21A). 이 손상의 정도는 적용되는 힘의 양과 방향, 골절과 같은 동시 손상에 따라 달라진다(Glickel & Barron, 2000; Little & Jacoby, 2011; Vitale, White, & Strauch, 2011). 손상은 단일 곁인대, 양측 곁인대 및/또는 손바닥면(volar plate)에서 발생할 수 있다. 손바닥면이 파열되면 일반적으로 곁인대 중 적어도 하나 이상이 손상된다. 이 손상에는 손바닥판과 관련된 중간마디뼈의 견연 골절(몸쪽손가락뼈사이관절의 탈구 골절)이 포함될 수 있다.

스플린트의 선택은 손상 정도와 관절 안정성에 따라 영향을 받는다. 곁인대 손상은 인접한 손가락에 대한 버디 테이핑(그림 18-14E,F) 또는 경첩관절 또는 8자형을 포함하는 제한 스플린트(그림 18-21B~E)를 적용할 수 있다; 한편, 손바닥면의 적용에는 일반적으로 등쪽의 몸쪽손가락뼈사이관절 폄 제한이 필요하다(그림 18-14C). 수술 후 스플린트 제작이 필요하며, 수술 방법에 따라 커스

전문가 핵심 18-8

8자 모양 스플린트

EMMA HIRST, OT

New Zealand

오리피캐스트(Orificast)는 수술 전 불안정한 몸쪽손가락뼈사이(PIP)관절의 과다폄을 제한시키고, 경기로 복귀하기 위해 몸쪽손가락뼈사이(PIP)관절의 손바닥면 손상 시 사용할 수 있다. 재료를 가열한 후 세로로 절반으로 접고 오리피캐스트를 손가락에 감아 8자 모양 성형한다. 환자는 이 단계에서 몸쪽손가락뼈사이(PIP)관절을 약 20도까지 구부리고 재료가 경화될 때까지 유지한다.

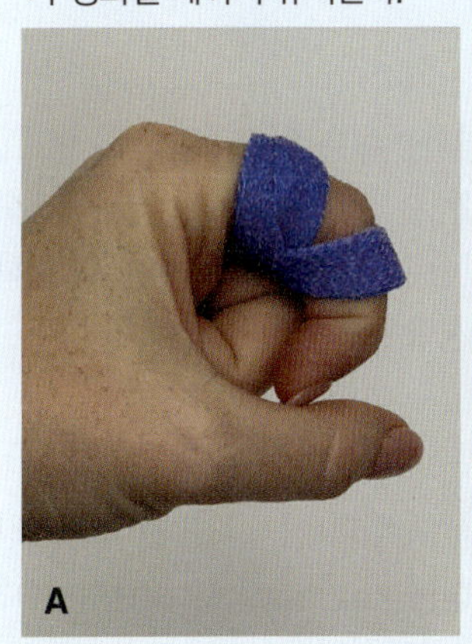
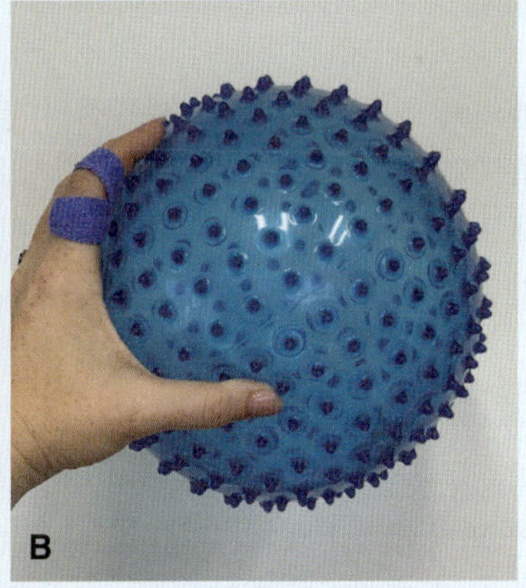

터마이징되어 적용한다.

먼쪽손가락뼈사이관절 손상
Distal Interphalangeal Joint Injury

먼쪽손가락뼈사이(DIP)관절에 대한 강한 충격은 먼쪽손가락뼈사이관절 탈구(Hritcko, 2006; Little & Jacoby, 2011)의 가장 흔한 원

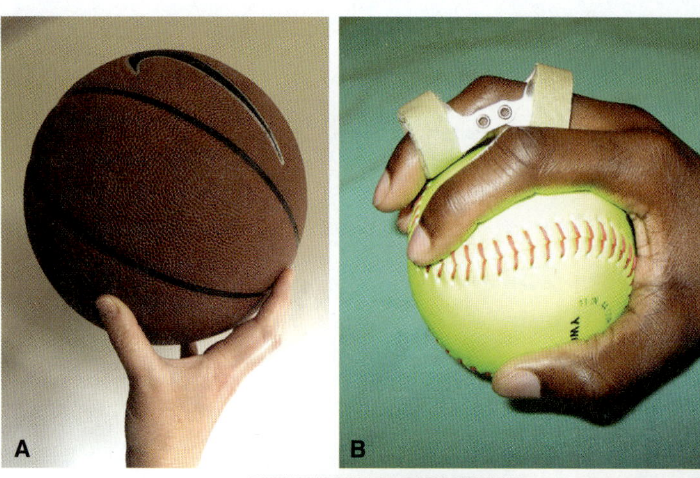
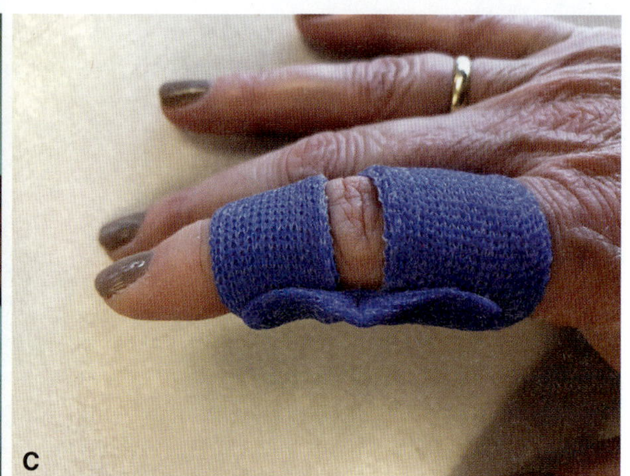
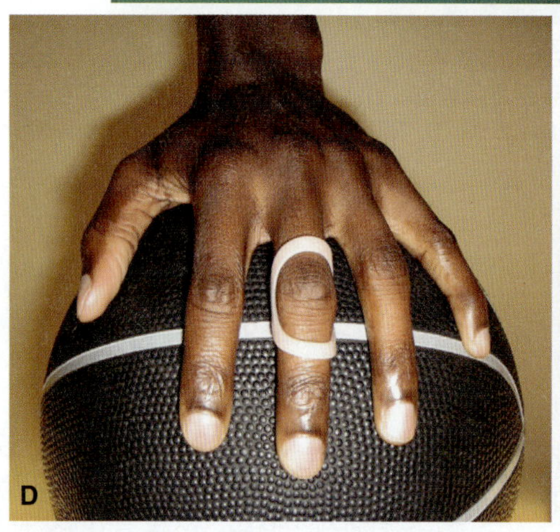
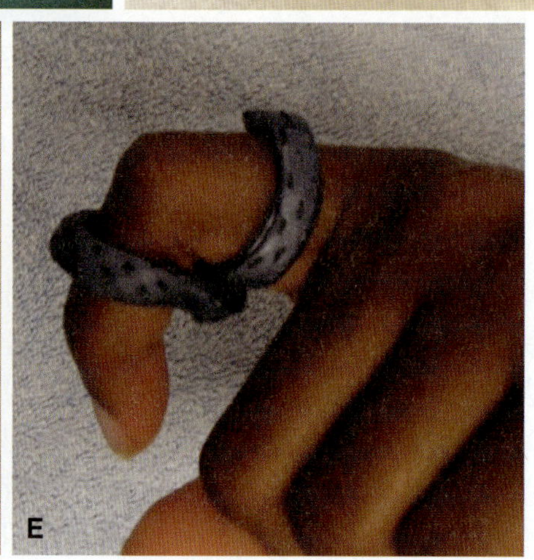

그림 18-21 A, PIP 관절 과다폄 손상은 농구와 배구 선수들에게 흔하다. B, 경첩 포함 PIP관절 스플린트는 가쪽의 응력을 제거하여 곁인대의 회복을 돕는다. C, 주문 제작한 Orificast—둥글고 주름을 이용하여 경첩관절을 포함할 수 있다. D, PIP 관절 폄 제한 스플린트는 운동 시 과다폄을 제한한다—타원형 8자 스플린트(3-포인트 제품). E, 주문 제작 스플린트 1/16″ 열가소성 플라스틱 재료를 통한 편하고 보다 정교한 움직임 제한 제공.

인으로, 먼쪽손가락뼈사이관절의 염좌, 혹은 탈구는 배구, 농구, 축구와 같은 많은 스포츠에서 발생할 수 있다. 열가소성 플라스틱 재료, 테이핑 및 실리콘은 손상된 먼쪽손가락뼈사이관절을 보호하기 위해 사용되는 몇 가지 옵션으로 사용될 수 있다.

힘줄 손상 TENDON INJURIES

힘줄 손상은 모든 스포츠에서 발생할 수 있다(예 : 과도한 부하, 강한 과다폄 또는 과다굽힘). 힘줄 부상에 대한 스플린트 관리에 대한 보다 포괄적인 정보는 14, 15장을 참조한다.

먼쪽 위팔두갈래근 힘줄 파열 Distal Biceps Tendon Rupture

먼쪽 위팔두갈래근 힘줄 파열은 팔꿈치관절이 과다폄된 상태로 넘어지거나 스노우보드, 암벽등반, 레슬링, 보디빌딩과 같은 스포츠 중에 위팔두갈래근에 갑작스런 편심 부하가 가해지면 발생할 수 있다(Bertini et al., 2011; Williams, Hang, & Bach, 1996). 운동선수는 일반적으로 활동 중 근 파열음이 발생하고, 형태적 변형과 함께 통증 그리고 아래팔을 엎침시키는 데 어려움을 나타낸다. 이러한 환자의 관리는 외과적 혹은 비외과적 관리를 적용가능하다. 팔꿈치 굽힘과 엎침 근력을 유지하기 위한 외과적 치료는 운동선수를 위한 한 가지 옵션이다. 파열된 두갈래근 힘줄의 외과적 수술 후 재활 프로토콜은 수술 방법과 안정성에 따라 달라진다. 최신 프로토콜은 경첩형 팔꿈치 제한 스플린트에서 초기의 제한된 가동범위를 지지하는 반면, 구형 프로토콜은 팔꿈치 고정 스플린트를 장기간 착용하는 것을 선호한다. 팔꿈치 제한 스플린트는 허용되는 가동범위의 양을 점진적으로 증가시킨다(그림 18-15B). 부상 전 수준의 경쟁으로 복귀하는 것은 수부외과전문의의 지시를 따르며, 스포츠 참가를 위한 완전한 근력을 회복하기 위해 몇 개월의 재활 기간이 필요할 수 있다(Cohen, 2008; Morrey, 1993). 최근에는, 수술 후에는 빠르면 10일에서 2주까지 보호적 능동 운동을 시작하는 몇 주 동안의 고정만 필요하다(Blackmore, 2011; Ivy & Spencer, 2011).

두갈래근/세갈래 힘줄증 Bicep/Triceps Tendinosis

스포츠에서 힘줄 특이적 염증은 일반적으로 급성(거대외상) 또는 만성(미세 외상성 과사용, 누적 외상 또는 과사용 증후군)으로 특징지어진다(Bertini et al., 2011). 임상적으로 스포츠가 유발하는 연조직 염증은 자연적으로 해결될 수 있으나, 종종 이것은 만성적이며 운동선수에게는 중요한 문제가 될 수 있다. 특히 높이뛰기, 바닥 운동, 링 및 역도 중에 몸을 추진할 때 힘줄에 과도한 힘이 가해진다. 위팔두갈래근 힘줄증은 주로 위팔두갈래근 몸쪽 닿는 곳에 나타나며 반복적인 머리 위로 손을 뻗는 운동(농구, 역도)이나 들고 있는 장비가 저항과 접촉하는 스포츠(라크로스, 골프)에서 흔히 볼 수 있다. 팔꿈치의 "점퍼 무릎(jumper's knee)"이라고도 하는 위팔세갈래근 힘줄증은 팔꿈치머리에 대한 위팔세갈래근의 먼쪽 부착부의 힘줄이 자극을 받은 후 발생한다. 이것은 특히 체조, 육상, 설상 스포츠와 같이 몸을 추진하기 위해 과도한 힘이 필요한 스포츠에서 볼 수 있다(Vidal, Drakos, & Allen, 2004). 노화 과정은 만성 연조직 염증 경향에 기여한다(Leadbetter, 1993). 이러한 부상의 의학적 관리에는 비스테로이드성 및 스테로이드성 사용이 포함되고, 항염증 치료뿐만 아니라 특정구조의 염증을 유발하는 기술을 변경하고, 보족 및 위팔두갈래근/위팔세갈래근 고정 스트랩은 무릎뼈 힘줄염에 Cho-Pat™ 스트랩을 사용하는 것처럼 염증 부위의 부하를 줄여 닳아 없어지고 염증을 제한하는 동시에 경기를 재개할 수 있다(그림 18-18).

위관절융기염 Epicondylosis

안쪽 팔꿈치와 가쪽 팔꿈치 모두에서 근육과 힘줄의 손상이 발생하며 많은 운동선수에게서 나타난다. 손목 폄근 무리(가쪽위관절융기염-"테니스 엘보[tennis elbow]") 또는 굽힘 엎침근 무리(안쪽위관절융기염-"골퍼 골퍼 엘보[golfer's elbow]")에 대한 반복적인 미세 외상(microtrauma)은 부상을 초래할 수 있다. 급성 염증에서 만성 퇴행 및 섬유아세포 변화에 이르기까지 다양하다(Ciccotti, Schwartz, & Ciccotti, 2004; Fedorczyk, 2011; Whaley & Baker, 2004)(그림 18-23A). 보트 타기, 낚시, 수구 및 다이빙에서 이러한 미세 외상은 힘줄증으로 발전하고 스포츠에 대한 접근을 제한할 수 있다. 이러한 부상의 관리는 휴식(운동 금지), 비스테로이드성 항염증제(NSAIDs) 및/또는 주사(코티코스테로이드, 혈소판이 풍부한 혈장 또는 프롤로 치료)에 중점을 둔다(Sanchez, Anitua, Orivc, Mujika, & Andia, 2009). 손목 스플린트 사용 또는 관련 근육 힘줄 단위의 활동을 감소시키기 위한 치료적 테이핑(그림 18-23B)은 비관절의 사용을 포함하여 유익할 수 있다(Borkholder, Hill, & Fess, 2004; Meyer, Pennington, Haines, & Daley, 2002; Struijs et al., 2001)(그림 18-10A,B). 때때로 팔에 대한 밖굽이(valgus) 스트레스를 제한하고 연습과 경기 중 관련 조직의 스트레스를 감소시키기 위해 경첩이 달린 정교한 팔꿈치 지지대가 필요할 수 있다. 운동선수와 치료사는 컨디션(그립 크기, 장비의 장력과 기술)의 발달에 기여할 수 있는 요소를 결정하는 것이 중요하다. 스플린트는 미세한 외상의 진행을 감소시키고 조직의 회복을 도울 수 있지만, 재발을 방지하기 위해 적절한 활동을 수행해야 한다.

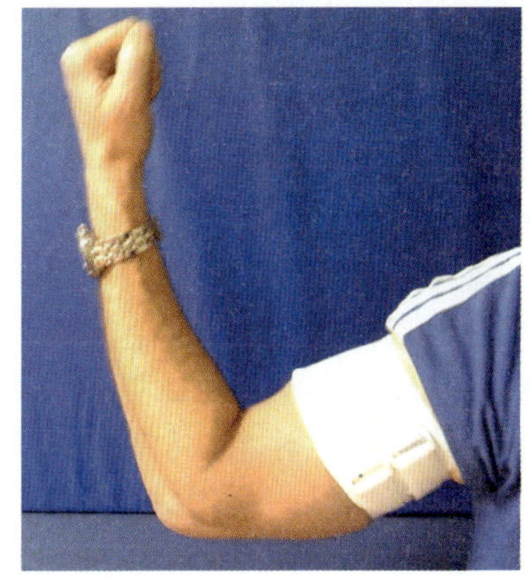

그림 18-22 위팔 무경첩 스플린트(크기가 큰 저항 스플린트) – 두갈래근 힘줄증(tendinosis)에서 저항을 최소화하기 위해 적용.

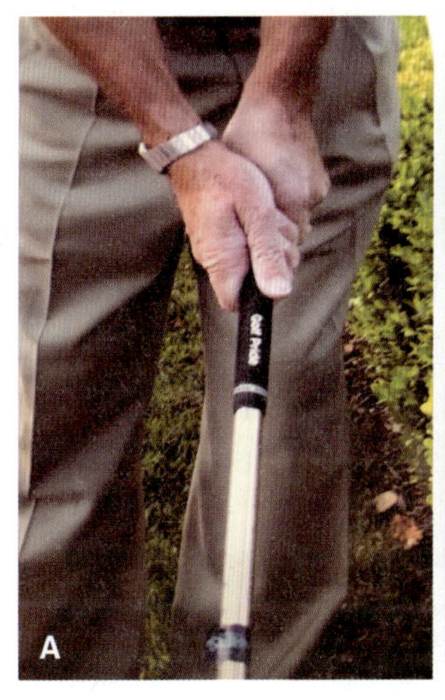

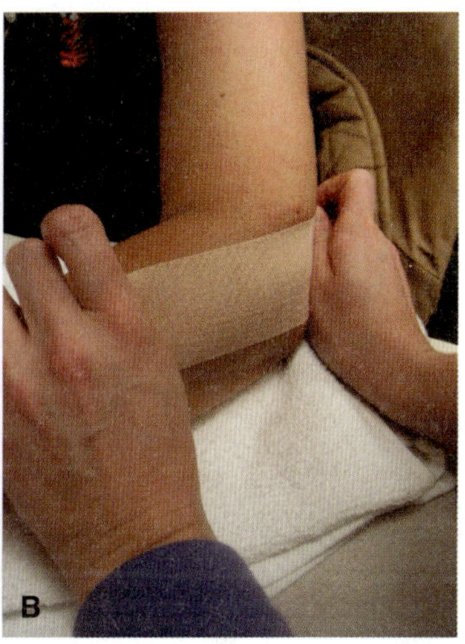

그림 18-23 A, 골프와 테니스 선수의 팔꿈치 통증 치료시, 치료 중재 및 장비 적용에 신중해야 한다. B, 테이핑 적용은 근육 증상을 완화시켜 줄 수 있으며, 적당한 안정성을 제공한다.

위관절융기염(=골프엘보)은 클럽이 공보다 땅을 먼저 쳤을 때 발생하는데, 클럽의 손잡이에서 팔꿈치와 갈고리뼈 영역으로 충격이 전달된다. 이것은 이전에 논의한 것처럼 갈고리뼈의 고리 골절을 유발할 수 있다. 다양한 라켓을 사용하는 스포츠 간의 차이는 관련된 조직과 부상 관리에 있어서 극적인 차이가 나타날 수 있다. 테니스는 손목이 뻣뻣하고 머리 위로 팔을 자주 뻗어야 하는 반면, 스쿼시와 라켓볼과 같은 스포츠는 충격을 주기 위해 빠른 손목 동작과 레버암이 짧은 더 작은 라켓을 사용한다. 팔꿈치머리의 충돌은 영악한 라켓 또는 클럽의 기계적인 구조에서 볼 수 있다. 팔꿈치뼈머리 충돌은 위팔뼈의 팔꿈치오목에 통증을 유발할 수 있다. 충분한 준비가 되지 않은 몸은 통증, 부종, 동작의 제한과 팔꿈치의 잠김을 유발할 수 있다.

자쪽손목폄근 힘줄윤활막염 Extensor Carpi Ulnaris Tenosynovitis

자쪽손목폄근(ECU)의 힘줄은 손목의 폄과 자쪽 편위를 제공하는 중요한 근육이다. ECU의 힘줄윤활막염은 라켓, 스틱, 조정 스포츠 선수에게 나타날 수 있는데, 이는 자쪽 기울어짐을 반복적으로 사용하기 때문이다. 힘줄윤활막염의 관리는 휴식, 장비의 평가와 기술의 수정으로 구성된다. 손목은 ECU 힘줄의 부하를 덜어주기 위해 폄과 약간의 자쪽 기울어짐 위치에 둬야 한다(그림 18-24). ECU 힘줄윤활막염을 앓고 있는 운동선수의 염증과 통증이 조절되면 고정된 자세에서 컨디셔닝 프로그램으로 전환해야 한다.

교차증후군 Intersection Syndrome

교차증후군은 손등쪽 1번째와 2번째 등쪽 구획이 만나는 지점에 염증이나 힘줄윤활막염이 생기는 것이다(Servi, 1997). 교차증후군은 스키를 탈 때 깊은 눈에서 폴을 당기는 등 노쪽손목폄근을 과도하게 사용할 경우 자주 발생한다. 교차증후군은 역도선수, 조정선수와 실내 라켓 스포츠 선수들에게도 나타난다(Servi, 1997). 징후와 증상에는 아래팔 노쪽 손등 부분에 압통, 가려움과 부종이 포함된다. 능동적인 손목의 폄이나 수동적인 움직임에도 염발음 또는 삐걱거리는 소리가 나타날 수 있다. 드퀘르벵 힘줄윤활막염(DeQuervain tenosynovitis)과 치료는 유사하다: 스플린트, NSAIDs(비스테로이드항염증제)와 움직임과 장비의 수정. 스플린트는 일반적으로 엄지손가락을 자유롭게 움직일 수 있는 상태로 손목을 폄 위치에 통합시켜 사용해야 한다(그림 18-24). 극단적으로 30도 이상의 손목폄을 만들어 정중신경을 자극하지 않도록 주의해야 한다.

노뼈 붓돌기 힘줄윤활막염 Radial Styloid Tenosynovitis

노뼈 붓돌기 힘줄윤활막염은 엄지손가락의 두 근육의 힘줄과 활막을 침범한다: 짧은엄지폄근(EPB)과 긴엄지벌림근(APL). 이 힘줄은 공통의 힘줄 윤활막(첫번째 손등 구역)을 공유하고, 손목의 편위로 그립이 요구되는 골프 클럽이나 라켓볼 라켓을 부적절하게 사용하는 것의 결과로 활막 내에 너무 많은 마찰이 생기면 염증이 나타날 수 있다(그림 18-23A). 노뼈 붓돌기 힘줄윤활막염은 클럽을 꽉 쥐고 스윙하거나 손목의 노쪽과 자쪽 편위 때문에 발생할 수 있는 과사용 부상이다. 또한 이 부위에 직접적인 가격은 급성 노뼈 붓돌기 힘줄윤활막염을 초래할 수 있다. 통증은 엄지손가락을 굽혀 손목의 자쪽편위로 움직일 때(핀켈스타인 검사)와 엄지손가락 기둥을 따라 몸쪽 방향으로 위팔로 퍼진다. 관리는 다른 힘줄 병증과 유사하게 휴식(스플린트와 움직임의 수정), NSAIDs, 항염증제 주사를 통해 관리한다. 이 상태에서 적합한 스플린트는 손목과 엄지손가락의 고정 스플린트와 같이 손목과 엄지를 고정시키는 스플린트가다(그림 18-2A 및 18-4). 테이핑과 부드러운 스플린트의 사용도 고려할 수 있다(그림 18-25).

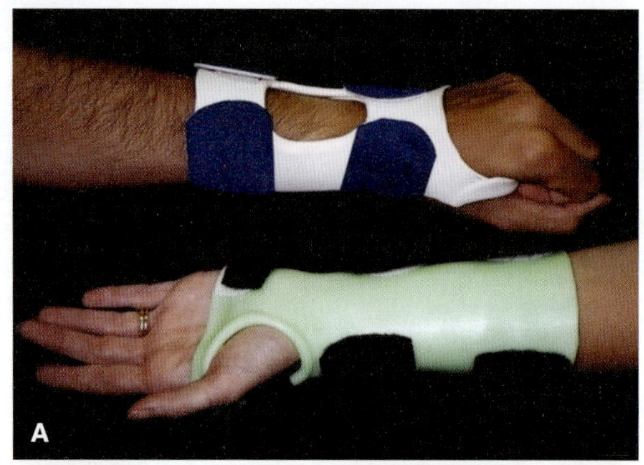

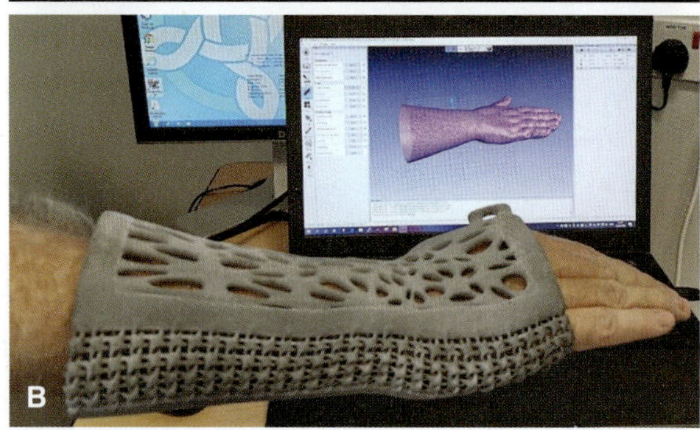

그림 18-24 A, 손목 고정 스플린트는 손목, 아래팔 그리고 팔꿈치 주변 힘줄염에 적용되어 고정 효과를 나타낸다. 고정 위치는 손목 상태에 따라 달라지게 된다. B, 3D 프린트 스플린트.

깊은손가락굽힘근 파열(찢김) Flexor Digitorum Profundus Avulsion

깊은손가락굽힘근(FDP)의 파열(흔히 jersey finger)은 대개 앞쪽으로 이동하는 동안 상대 선수나 선수 유니폼을 잡고 있을 때 손가락 끝이 유니폼에 끼여 발생하는데, 대부분 4번째 손가락(ring finger, RF) FDP 힘줄에서 발생한다(Allan, 2011; Stamos & Leddy, 2000)(그림 18-26). 이 질환은 FDP 기능을 회복하기 위해 외과적 중재가 필요한 심각한 부상으로 치료사의 굽힘근 힘줄 프로토콜에 따라 관리가 되어야 한다(자세한 것은 15장을 참고한다). 프로 운동선수와 유망한 대학 운동선수는 파열된 힘줄을 수술하지 않는 방법을 고려할 수 있다. 운동선수는 복귀할 때 손가락에 테이핑을 필요로 할 수도 있다. 시즌 후나 은퇴를 하게 되면 2차적인 힘줄 수술 옵션이나 DIP를 하나로 합치는 것을 고려할 수 있다.

폄근 힘줄염 Extensor Tendonitis

이것은 다양한 무술 동작으로 인한 충격에 이차적으로 만성적인 긴 손가락 폄근의 힘줄의 비대성 침투적 힘줄염으로 "남용된 가라데 손"이라고 알려져 있다(Drury et al., 2017). 치료는 방아쇠 손가락과 유사하게 휴식, 힘줄 활주와 밤에 휴식용 스플린트와 함께 낮에는 버디 테이핑을 적용한다(그림 18-14E,F).

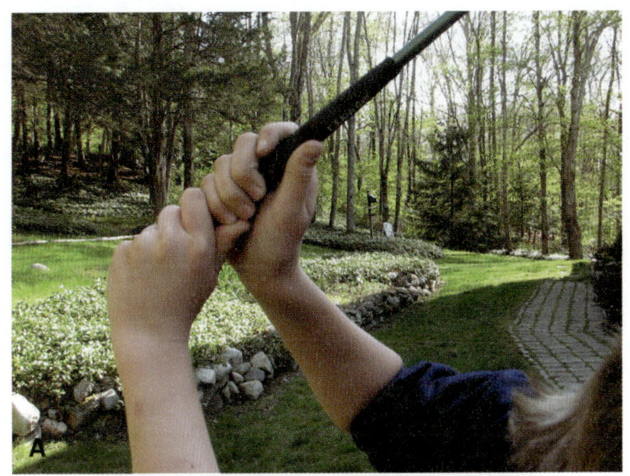

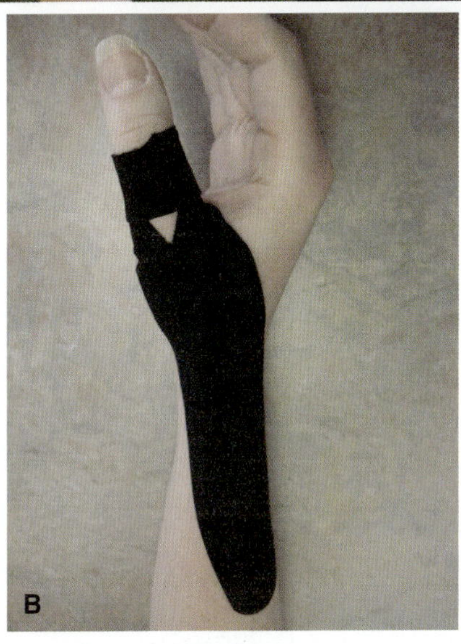

그림 18-25 A, 골프 스윙 평가는 손목 치우침 수준 파악을 위해 필수적이다. B, 테이핑 적용은 거추장스러운 스플린트의 단점을 보완하며, 적절한 안정성을 제공한다.

급성 단추구멍 손상 Acute Boutonniere Injury

손가락의 몸쪽손가락뼈사이(proximal interphalangeal, PIP)관절에서 폄 근육의 파열은 PIP의 굽힘된 자세를 유발할 수 있는데, 이것을 단추구멍 변형이라 한다. 폄 근육의 주된 힘줄의 닿는 곳이 파열되고 가쪽인대(lateral bands)가 손바닥쪽 이동하기 때문에 PIP의 굽힘된 자세가 발생한다(Scott, 2000)(그림 18-27A). 이런 손상들은 낙상 또는 운동선수나 운동장비에 손을 부딪혀서 발생할 수 있다. 6주에서 8주 동안 PIP를 폄 상태로 고정하는 것은 손상에 대한 보존적인 관리를 위해 필요하다. 다양한 스플린트는 보존적인 관리를 이루기 위해 사용될 수 있다. 대부분의 사례에서 먼쪽손가락뼈사이(distal interphalangeal, DIP)관절은 가쪽인대들의 손등쪽 미끄러짐을 촉진하고 유도하기 위해 관절가동범위(range of motion, ROM)상으로 고정하지 않고 자유롭게 설정한다. 스플린트들은 예방조치로 경기 시즌의 휴식기 동안 내내 사용될 수 있다(Marino & Lourie, 2012)(그림 18-27B~E).

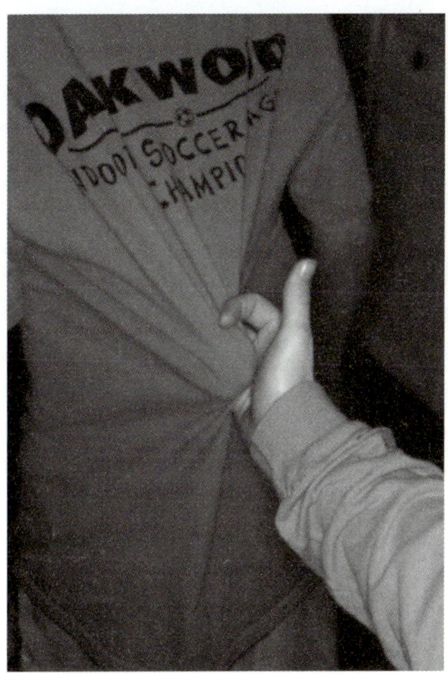

그림 18-26 경기 중 손가락이 다른 운동선수 운동복에 걸렸을 때 상대 선수가 이를 인지하지 못한 채 달리게 되면, 손가락 굽힘근 파열 가능성이 있다.

망치 손가락 손상 Mallet Injury

망치 손가락 손상은 축구, 농구, 야구와 같은 구기종목 스포츠에서 흔하다(Yeh & Shin, 2012). 공이나 다른 운동선수와 직접적 충돌에 의해 폄 상태의 손가락이 과한 굽힘의 힘을 받을 때 발생한다(그림 18-28A). 3번째, 4번째 그리고 5번째 손가락이 가장 흔하게 나타난다. 운동선수는 전형적으로 DIP 관절에서 굽힘 자세가 나타나고 능동적인 폄이 손상된다. Wehbe와 Schneider은 큰 골절조각이 있는 폐쇄 망치 골절, 심지어 먼쪽 손가락의 손바닥쪽 아탈구에 대한 비수술적 관리를 지지한다. 그들은 아탈구된 망치 골절들이 관절 공간의 보존과 함께 DIP 관절의 관절면을 회복시키고 리모델링하는 것을 발견하였다.

완전 폄 상태로 DIP 관절을 고정하는 것은 운동선수들에게 최고의 경기력을 할 수 있도록 하고, 몇몇의 선수들은 치료를 지연시키는 것을 선택하거나 치료를 받지 않을 수도 있다. 폐쇄 망치 골절의 효과적인 치료는 적어도 6주에서 8주 동안 내내 스플린트를 착용하는 것이고 잇달아 비슷한 기간 동안 야간용 스플린트를 착용하는 것이다(Simpson et al., 2001). 운동선수들은 완전 치료 코스에 완전히 집중하고 훈련이나 경기 복귀를 포함한 격렬한 활동 동안 고정을 계속하도록 권유를 받는다. 훈련과 경기를 하는 동안 스플린트 사용은 침연성 변화의 위험, 비가동성의 손실, 다른 관절에 대한 손상을 발생시킬 수 있다. 관절을 고정하는 동안 PIP 관절과 손허리손가락(metacarpophalangeal, MCP)관절의 손상 위험을 제한하기 위해서 QuickCast와 같은 circumferential cast와 버디 테이핑을 사용하면서 스플린트에 인접한 관절들을 포함하여 고려해야 한다. 또한 스플린트 또는 캐스트와 함께 가동 테이프 또는 키네지

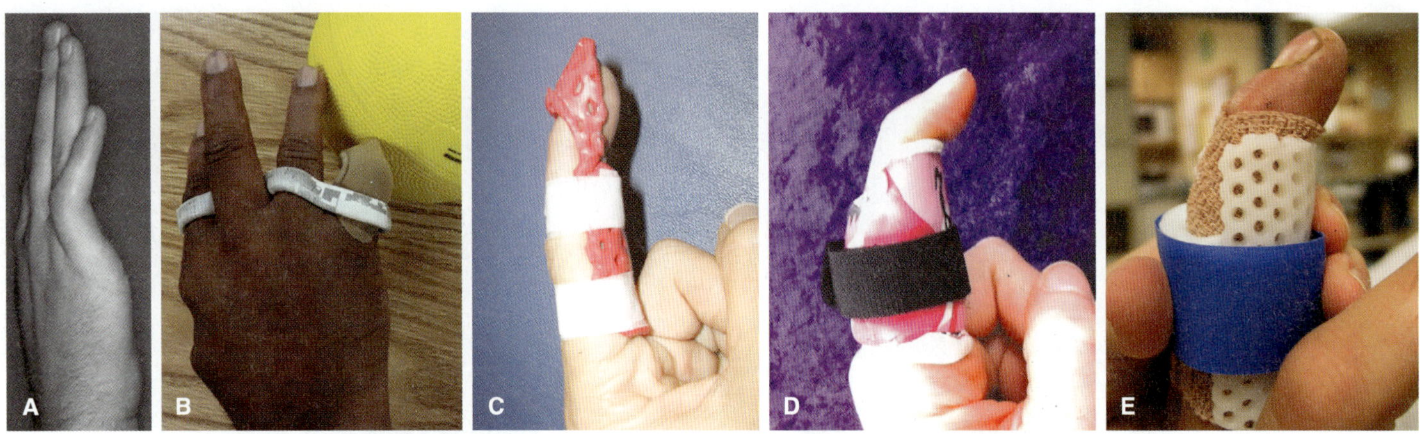

그림 18-27 **A**, 중심 힘줄 손상 시 PIP 관절 정렬. **B**, 굽힘 움직임 스플린트와 부종 조절 슬리브 사용—5번째 손가락. **C**, PIP 관절 고정은 DIP 관절 움직임을 통한 가쪽 밴드 가동허용. **D**, IP 관절 움직임 제한 스플린트(드랍아웃 설계), DIP 관절의 작은 굽힘과 PIP 관절 폄 상태 확인. **E**, 손가락 안쪽 PIP 관절에 폼 사용을 통한 PIP 관절 완전한 폄 상태 유지. 코반 밴드를 사용하여 부종 조절.

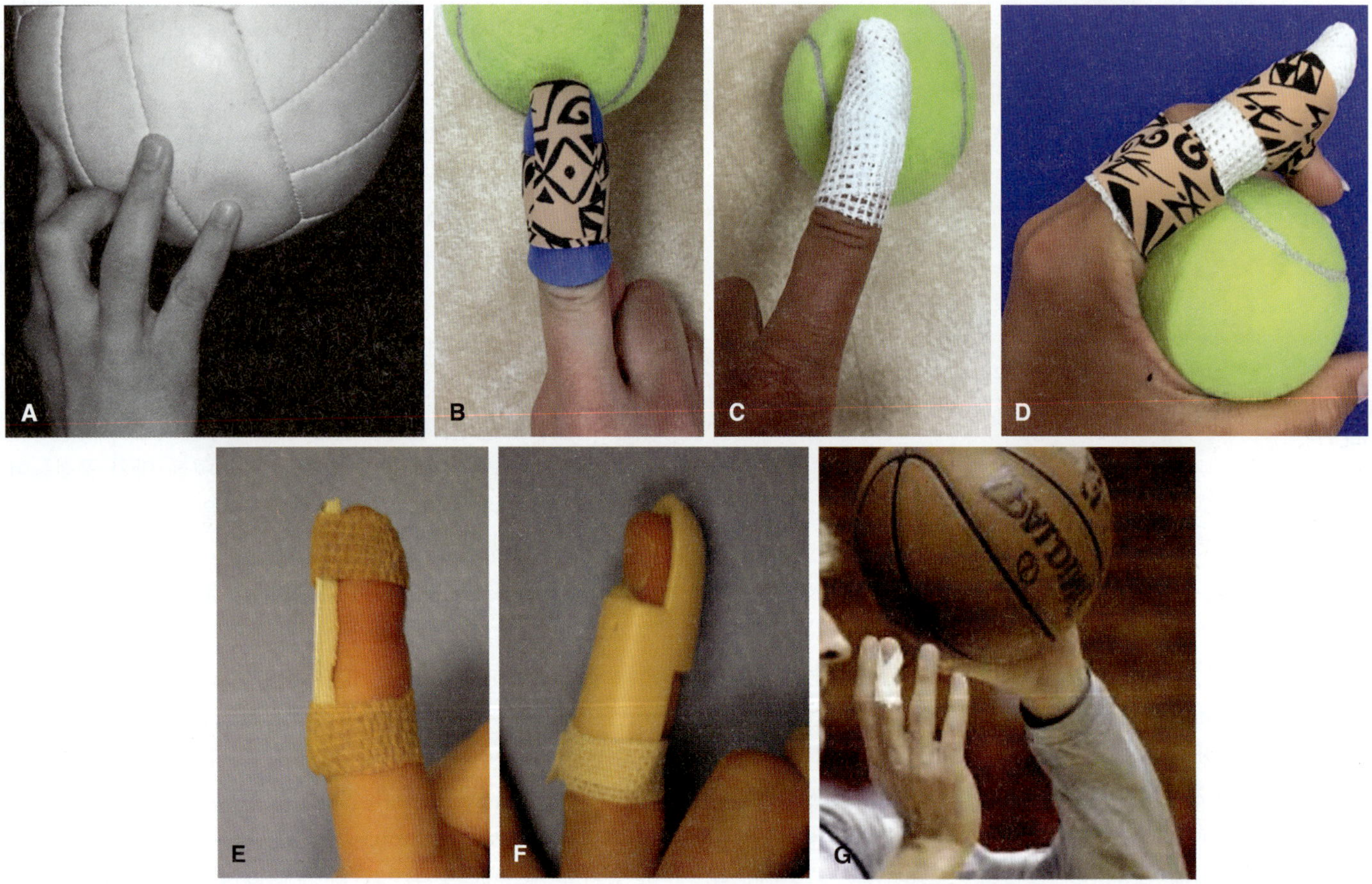

그림 18-28 **A**, DIP 관절의 강한 굽힘성 외력은 망치 손가락 변형을 유발. 망치 손가락 변형을 위한 다양한 스플린트. 얇은 열가소성 플라스틱 재료로 제작. **C 및 D**, 퀵캐스트2(Quickcast 2) 재질. **E**, AlumaFoam®—조립식 스플린트. **F**, 스트랙스(Strax); **G**, 만성 손상 시 테이핑 적용을 통한 운동 복귀에 적용.

오테이프의 사용은 침연성 변화의 위험성을 극적으로 감소시킬 수 있다(McMurtry & Isaacs, 2015; Hovgaard & Klareskov, 2005)(그림 18-11B~F).

만약 선수가 선수 포지션의 요구 때문에 외부 스플린트를 견딜 수 없거나 8주 기간 동안 비가동성을 유지하는 것을 할 수 없다면, 대안 방안으로 피부에 핀을 꽂음으로써 최소 6주 동안 고정하는 내적 고정이 가능하다(경기에는 사용을 금지되지만 스플린트 또는 손가락 캐스트[digit cast]와 함께 훈련에는 적용이 가능한 핀). 그러나 관절의 핀을 부러뜨리거나 핀의 이동을 할 수 있는 다른 손상에 위험이 있다. 비가동성의 중지하게 되면서 선수들은 경기에 복귀할 수 있게 되고 공 핸들링을 다시 재개할 수 있다. 운동선수들은 스플린트 착용을 준수해야 하며 폄근육의 5에서 10도 움직일 수 있다는 점과 손등쪽 관절의 중요성이 있다는 것을 인지해야 한다. 치료가 없다면 영구적인 굽힘 변형, 백조목 변형 또는 먼쪽손가락뼈사이관절의 관절염이 발생할 수 있다.

손상으로부터 4주 이상으로 분류된 만성 망치 손가락 변형은 손상 후에 몇 주 동안 폄 스플린트를 사용하면 성공적으로 치료될 수 있다(Chauhan et al., 2014). 백조목 변형은 몸쪽손가락뼈사이관절의 과다폄으로 나타난다. 백조목 변형은 몸쪽손가락뼈사이관절의 과다폄과 먼쪽손가락뼈사이관절 굽힘이 나타난다. 망치 손가락 치료 실패 시 나타날 수 있으며, 운동선수 중 몸쪽손가락뼈사이관절의 과다폄이 존재 시 흔하게 발생한다. 먼쪽손가락뼈사이관절 폄 그리고 몸쪽 손가락뼈사이관절 굽힘은 4~6주 유지 시행된다. 변형이 교정되기 시작하면 스플린트를 조절해준다. 스플린트 착용은 부분적 혹은 밤시간 때 지속적 착용 등 상황에 따라 달라진다. 망치 손가락 변형이 만성적으로 지속 시, 나선 대각 지지대(spiral oblique retinacular ligament, SORL) 재건술을 시행하거나 중심 슬립 힘줄 절제술(central slip tenotomy)을 고려한다(Chauhan et al., 2014).

전문가 핵심 18-9

망치 스플린트

EMMA HIRST, OT

New Zealand

환자의 몸쪽손가락뼈사이(PIP)관절이 과다폄과 망치 손상이 있을 시 길게 제작된 스플린트로 먼쪽손가락뼈사이(DIP)관절이 폄/과다폄 그리고 PIP 관절이 15~20도 굽힘된 상태로 유지하는 것을 고려한다. 스플린트는 PIP 관절의 과다폄을 제한하고, 스플린트가 올바른 위치에 고정되어 있는지 확인한다.

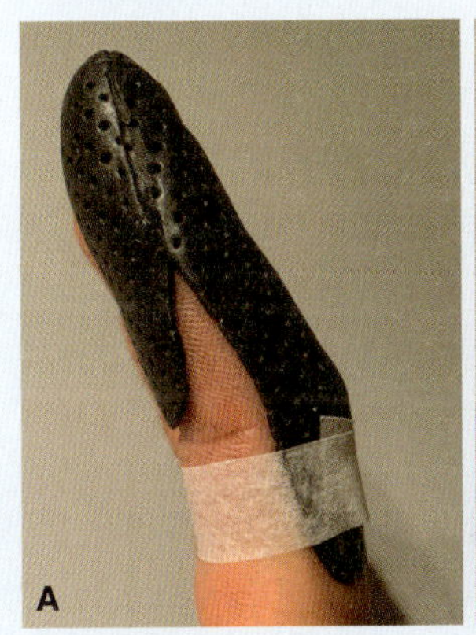
A

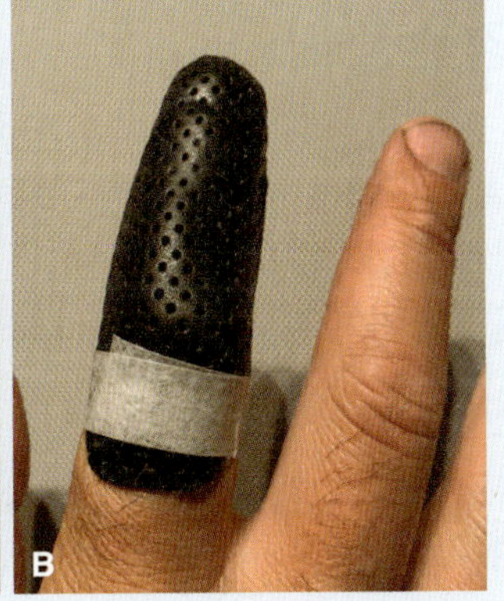
B

전문가 핵심 18-10

백조 손가락 제한 스플린트

ERFAN SHAFIEE, OT

Canada

백조목 변형이 생긴 급성기 혹은 만성기 망치 손가락 변형 환자들에게 사용한다. 몇 주 동안 고정 이후, 일반적인 먼쪽손가락뼈사이관절 스플린트로 교체한다. Orificast가 사용되며, 매우 손쉽게 원하는 포지션으로 제작 가능하다.

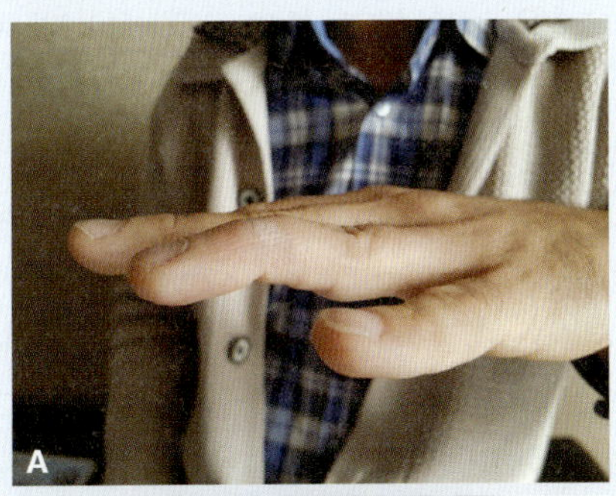
A

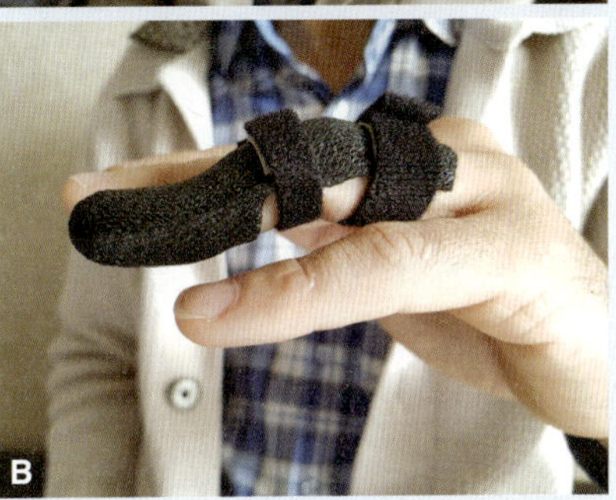
B

다른 연조직 손상 Other Soft Tissue Injuries

운동선수의 과사용 부상은 근육-힘줄 단위의 염증 및 국소 조직 자극 및 손상을 유발하는 반복적인 미세 외상으로 인해 발생할 수 있다. 이러한 부상은 선수가 훈련 모드, 강도 또는 기간을 변경할 때 가장 많이 발생한다. 과도한 훈련으로 인한 부드러운 반복적 스트레스지만 테이핑, 네오프렌 등의 다른 소재에 대한 고려가 필요하다. 이러한 대체 재료는 가벼운 활동으로 돌아가면서 치유를 허용하는 데 중요한 역할을 할 수 있다.

팔꿈치 머리돌기 점액주머니염 Olecranon Bursitis

점액주머니염은 압력이나 팔꿈치 머리돌기에 대한 직접적인 충격으로 인해 염증이 생길 수 있고 결과적으로 점액주머니염과 함께 염증을 일으킬 수 있는 액체로 채워진 주머니이다. 이것은 종종 골퍼 또는 운동 경기 중에 경기 장비(하키 스틱, 야구 방망이, 테니스 라켓)가 이 부위에 직접적인 타격을 가했을 때 볼 수 있다. 치료 방법

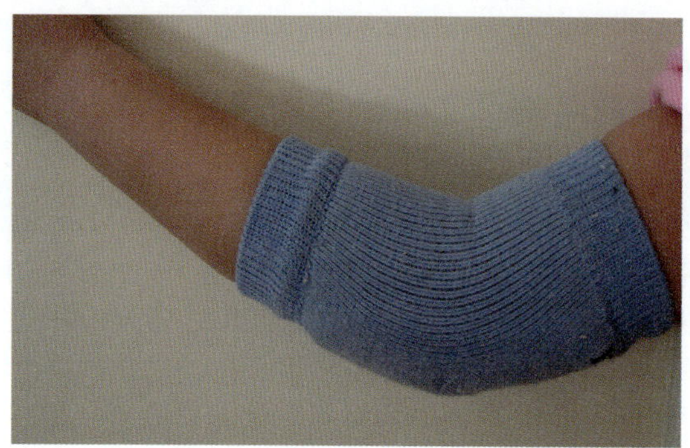

그림 18-29 부드러운 팔꿈치 패드는 후방으로 위치하여 팔꿈치 머리 점액주머니염의 접촉 압력을 줄여준다.

에는 흡인, 코르티손 주사, 부종 조절 기술, 부드러운 팔꿈치 보호 패드(Heelbo®)와 같은 부드러운 압박 스플린트를 사용한다(그림 18-29). 운동선수가 적절한 힘과 통증으로 운동장비를 사용할 수 있을 때 운동으로 복귀하는 것이 좋다. 체중 지지는 그러한 기동이 필요한 스포츠로 돌아가기 전에 통증 없이 수행되어야 한다.

손목 신경절 Wrist Ganglion

등쪽 손목 신경절은 발생한다면 격렬한 스포츠에 참여하는 운동선수의 움직임, 지구력 및 근력에 제한을 일으킬 수 있다. 활동으로 인해 신경절 낭종이 커질 수 있으므로 스플린트로 해당 부위를 일시적으로 고정하는 데 도움이 될 수 있다(그림 18-24). 낭종이 줄어들면서 신경에 가해지는 압력을 풀어 통증을 완화할 수 있다. 닫힌 사슬에서 무게 지지 또는 손목 편위 운동으로 복귀하면 손목 테이프 지지대 또는 네오프렌 지지대가 표시될 수 있다(그림 18-30). 치료사는 신경절 또는 잠복 신경절 낭종의 증상을 재현할 수 있는 다른 진단을 알고 있어야 한다. 손목돌기는 때때로 신경절 낭종으로 오인되는 골성 구조물의 과성장으로 기인한다. 환자는 휴식과 손목 보호대로 치료된다.

작은두덩 망치증후군 Hypothenar Hammer Syndrome

예를 들어, 야구의 포수와 같이 손에 둔기 외상에 노출된 운동선수는 작은두덩 망치증후군이라고 하는 자뼈 동맥 손상의 위험이 있다. 이것은 운동선수 손바닥의 활 구성에 따라 하나 이상의 숫자에 허혈을 초래할 수 있다. 외상과 진동을 최소화하기 위해 장갑에 맞춤 패딩(도넛 모양)을 사용하는 것이 증상 완화를 위해 필요할 수 있다(Mueller, Mueller, Degreif, & Rommens, 2000)(그림 18-31). 사이클리스트의 경우 분배된 장치를 보완하기 위해 핸들의 위치 변경이 필요할 수 있다.

콩알세모뼈관절 윤활막염 Pisotriquetral Joint Synovitis

콩알세모뼈관절 윤활막염 또는 콩알뼈과 세모뼈 사이의 퇴행은 격투기, 체조 및 필드 스포츠와 같이 손바닥의 자뼈 측면을 따라 쥐거나 압력을 가해야 하는 활동에서 통증을 유발할 수 있다. 이 관

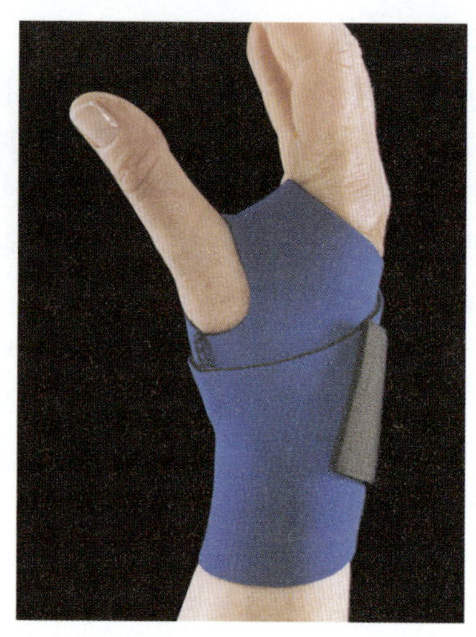

그림 18-30 AliMed® 손목/손 네오프렌은 움직임을 제한하고 보호대 역할을 제공한다.

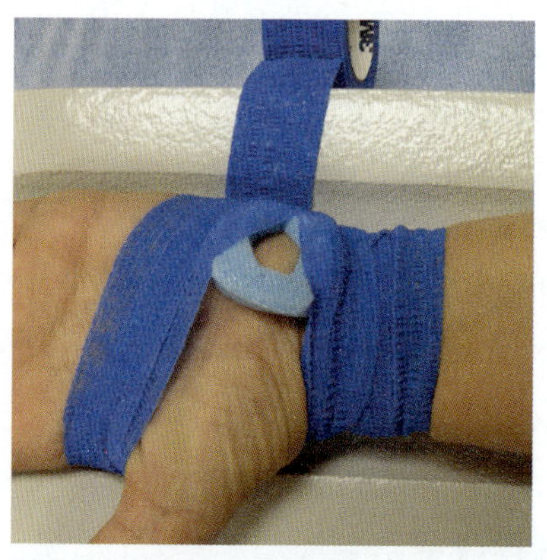

그림 18-31 작은두덩 패딩을 접착성 래핑과 함께 적용하여 압력을 줄인다; 글러브 착용이 용이하다. 주문 제작한 네오프렌 혹은 패딩을 사용하면 일회성이 아닌 지속적인 도움을 줄 수 있다.

절의 관절염 변화는 콩알뼈의 절제를 고려해야 하는 징후가 될 수 있다. 젤 라인(gel-line) 또는 쿠션 스플린트는 경기 중 직접적인 외상으로부터 이 부위를 보호하는 데 도움이 될 수 있다(그림 18-32).

신경 손상 NERVE INJURIES

스포츠와 관련된 신경 손상은 앞에서 설명한 뼈와 연조직 손상만큼 흔하지 않다. 하지만 종종 많은 스포츠 활동은 상지의 신경에 압박과 직접적인 외상을 초래한다. 신경 손상의 교합 관리에 관한 보다 포괄적인 정보는 16장을 참조한다.

자신경 Ulnar Nerve

운동선수의 자신경 부상은 팔꿈치(큐비탈 터널)나 손(핸들바 또는 사이클리스트 마비)에서 가장 흔하게 발생한다(Kennedy, 2008; Wichmann & Martin, 1996). 팔꿈치의 자신경장애는 투수의 후기 피칭 및 코킹 그리고 가속 단계 동안 팔꿈치 및 주변 연조직 구조에

가해지는 바깥돌림 스트레스로 나타난다(그림 18-15A). 전문 및 대학 운동선수에서 자신경 이완 또는 전치 수술은 일반적인 치료 방법이다. 수술 후 스플린트 사용은 시술 유형과 다른 구조(UCL 재구성)의 개입에 따라 달라진다. 종종 손목에 팔꿈치를 고정시키는 스플린트는 재활의 초기 단계에서 사용하기 위해 제작된다. 부드러운 팔꿈치 패트(그림 18-29), 네오프렌 움직임 제한 스플린트 또는 테이핑은 경기장 복귀를 위해 팔꿈치 폄을 제한할 목적으로 사용될 수 있다(그림 18-33).

가이온터널의 자신경 압박은 사이클링에서 가장 흔하게 볼 수 있지만 자쪽 손목이 과도한 압박에 노출되거나 극단적인 손목 폄을 지속하는 다른 스포츠에서도 볼 수 있다. 자전거 주행 시 손잡이에 손을 놓고 압력을 가하는 것은 일반적으로 부상의 신체역학적인 원인이다. 임상 관리는 패딩 사이클링 장갑 또는 맞춤 스플

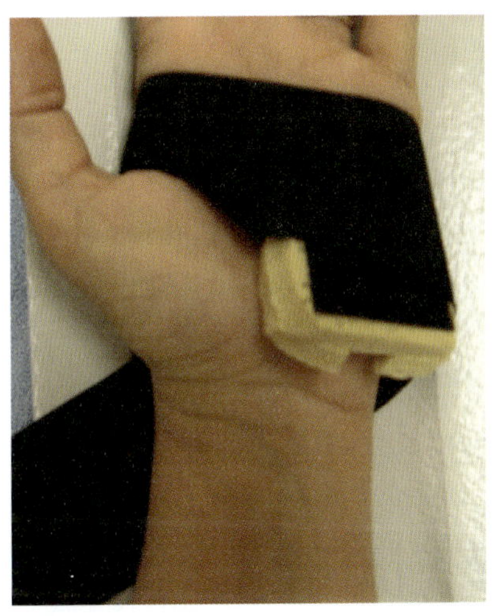

그림 18-32 후크와 루프를 이용하여 부드러운 패딩을 고정한다. 콩알뼈 압력을 줄이고, 염증 부위를 보호할 수 있다.

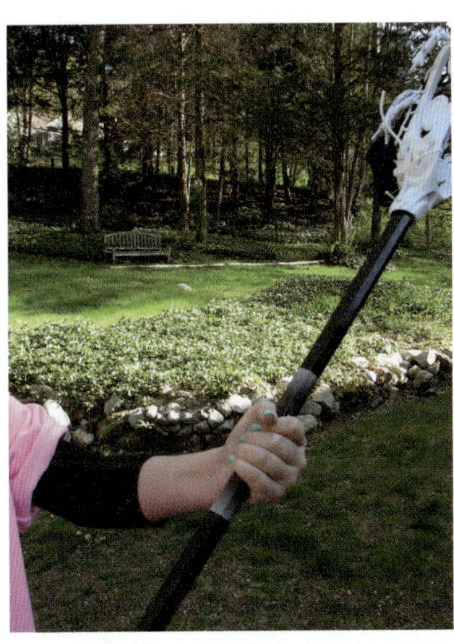

그림 18-33 주문 제작한 팔꿈치 제한 스플린트는 네오프렌으로 제작되어, 조정 선수의 팔꿈치 관절 폄과 팔꿈치 안쪽에 부하되는 스트레스를 줄여준다.

전문가 핵심 18-11

팔꿈치 패드 소매

LISA RAY, OTR/L, CHT
Virginia

겉으로 드러나 있는 팔꿈치 구조, 팔꿈치머리, 안쪽팔꿈치의 자신경 민감성을 보완하기 위한 탄성소매가 있다. 탄성소매는 과도한 압력을 막기 위한 덧대어진 패드를 수용하기 위해 더 넓게 사용해야 한다. 가장자리를 사각으로 자른 후에 먼저 폼을 적용한다. 이후 얇은 선 조각보다 넓은 조각으로 씌운다. 압력을 줄이기 위해 적용하고자 하는 팔 주변에 위치시킨다.

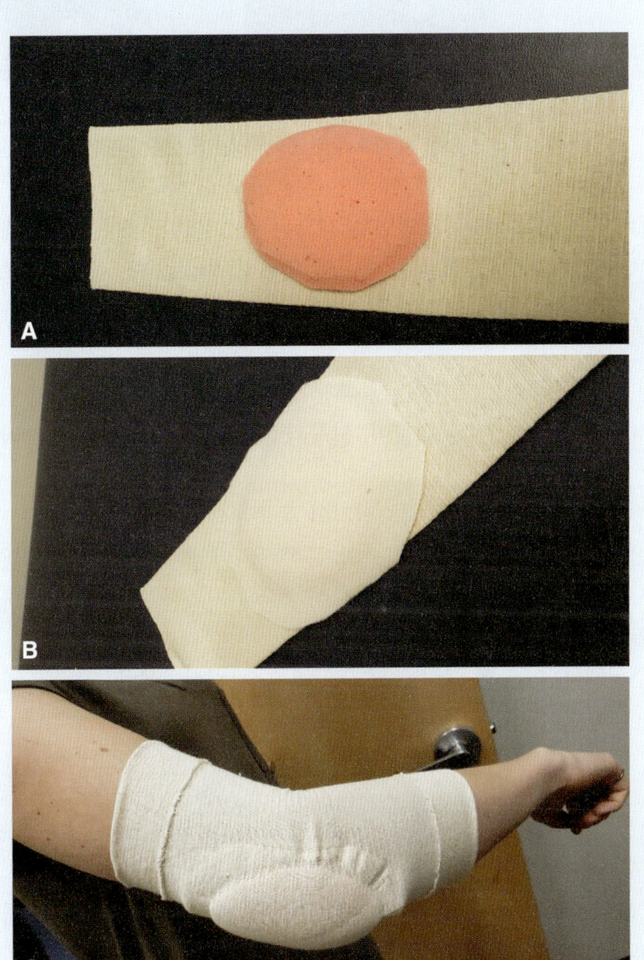

린트를 사용하는 것뿐만 아니라 핸들바의 유형과 위치를 조정하는 것으로 구성된다(Slane, Timmerman, & Ploeg, 2011)(그림 18-34A~C).

정중신경 Median Nerve

손목의 정중신경의 신경병증은 운동선수의 수행능력에 중대한 영향을 미칠 수 있다. 많은 스포츠는 도구를 사용하여 충격을 가하는 것을 포함하여 손목터널증후군의 위험이 있다. 열가소성 플라스틱

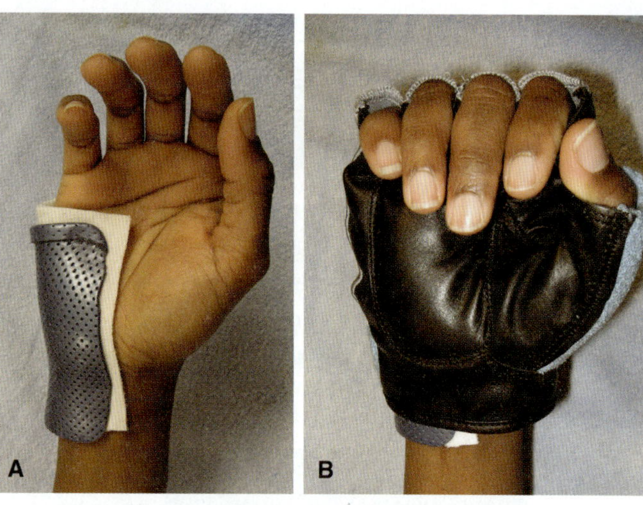

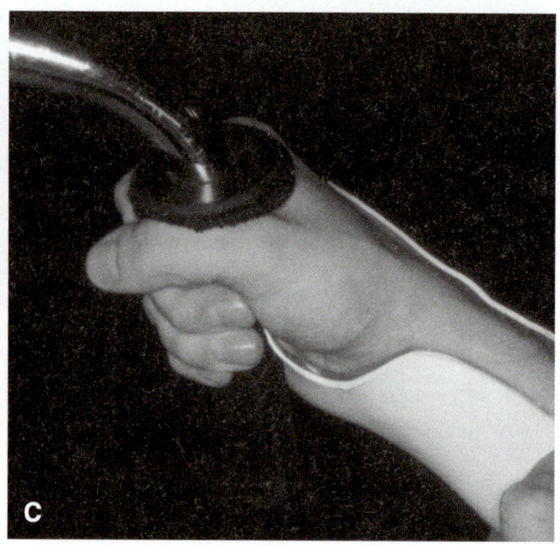

그림 18-34 A 및 B, 주문 제작한 열가소성 플라스틱 인서트는 패드와 함께 사이클 글러브에 삽입된다. C, 체중 이동 시 자뼈 주위 손바닥 스트레스를 줄여주기 위해, 손목주위 열가소성 플라스틱 재료 안에 젤을 삽입한다.

재료가 있거나 없는, 개인별로 제작된 장갑을 사용하는 것은 해결 방법이 될 수 있다. Harold 박사에 의해 제작된 승마, 폴로, 프로야구, 개인별로 제작된 장갑은 이러한 증상에 대하여 극적인 호전을 보여왔다(그림 18-35A,B). 야간에 손목을 중립으로 위치시키는 손목 고정 스플린트는 손목굴증후군의 기초적인 보존적 관리 방법이다(그림 18-24). 이와 더불어, 활동과 도구에 대한 수정도 평가되어야 한다.

아래팔증후군 혹은 정중신경의 몸쪽부의 손상은 원엎침근, 널힘줄섬유, 얕은손가락굽힘근의 몸쪽 등 다양한 부위에서 발생할 수 있다(Servi, 1997). 팔 혹은 아래팔에 기초한 스플린트와 더불어 활동에 대한 수정은 위에서 언급한 구조들을 안정된 위치에 놓는 것에 도움을 줄 수 있다(그림 18-24). 테이핑이나 유연한 재료로 제작되어 가동범위를 덜 제한하는 스플린트는 가동범위를 더 많이 제한하는 스플린트보다 좋은 대안이 될 수 있고 다시 경기장으로 복귀하는 데에 이용될 수 있다.

노신경 Radial Nerve

노신경에 발생하는 급성 외상은 경로에 따라서 다양한 부위에서 나타날 수 있다. 주로 아래팔의 몸쪽부나 위팔의 신경고랑에서 발생한다. 노신경의 압박, 노쪽터널증후군은 신경이 근육사이막으로 들어가는 곳이나 노쪽터널에서 발생할 수 있다. 이러한 부상은 다른 스포츠에서는 흔하지 않으나 반복적인 엎침과 뒤침(Jebsib & Engber, 1997; Long, 1995; Stanley, 2006)을 수행하는 라켓스포츠나, 체조, 필드스포츠 운동선수들에게 보일 수 있다. 회전에 제한을 주는 팔이나 아래팔에 기반을 둔 스플린트는 구조들을 안정상태로 유지할 수 있도록 도움을 줄 수 있다(그림 18-24).

손가락신경 Digital Nerves

손가락신경에서의 신경 병변에서 가장 흔한 부위는 볼링선수의 엄지손가락이다(Sweet, Kroonen, & Weiss, 2011; Wright & Rettig, 1995). 볼링선수의 엄지손가락은 고통스러운 신경종이며 엄지손가락으로 잡거나 공을 놓는 곳에서 발생할 수 있다. 볼링 공에서 엄지손가락을 넣는 구멍의 크기를 확장시켜 신경에 부하되는 압박을 줄이는 것이 필요하다. 엄지의 바닥부분에서 패드, 테이핑, 젤 소매 사용은 이러한 컨디션 관리에 유용하다(그림 18-36).

스포츠 세부적인 정보
SPORT-SPECIFIC INFORMATION

공을 사용하거나 던지는 스포츠
BALL AND THROWING SPORTS

공을 사용하는 스포츠는 프로선수에게 상지 부상에 주된 요인이다(Netscher, Pham, & Goldie Staines, 2013). 공 조절과 맞섬(opposition)에 대한 접촉을 위한 손 사용은 손가락을 부상에 노출시킬 수 있다. 적절한 시기의 치료나 장기간의 기능적 훈련은 가장 까다로운 문제인 경기로 복귀하는 것에 대하여 다양한 요소들을 고려해야 한다. 공을 던지는 선수들의 대부분의 부상은 보편적으로 잘 알려진 안쪽 장력의 과부하로 팔꿈치 안쪽에 발생한다. 이는 야구, 소프트볼, 풋볼, 크리켓에 국한되는 것이 아닌, 여러 던지는 스포츠에서 보인다. 던지기 과정 중 코킹(cocking) 동작은 팔꿈치 안정 구조물(인대, 관절)에 외반 압력을 가하게 된다.

자전거와 바퀴가 있는 스포츠
CYCLE AND WHEELED SPORTS

반복되고 지속된 뻗기와 과도한 진동, 반복적인 잡기(grip), 전환에 의해 사이클 스포츠와 바퀴 달린 스포츠의 상지에는 반복적인 힘이 발생된다. 전동화되거나 힘을 받은 사이클의 인기가 올라가면서 심각한 부상이 더 잦아지고 있다. 해부학적 구조로 가이온터널

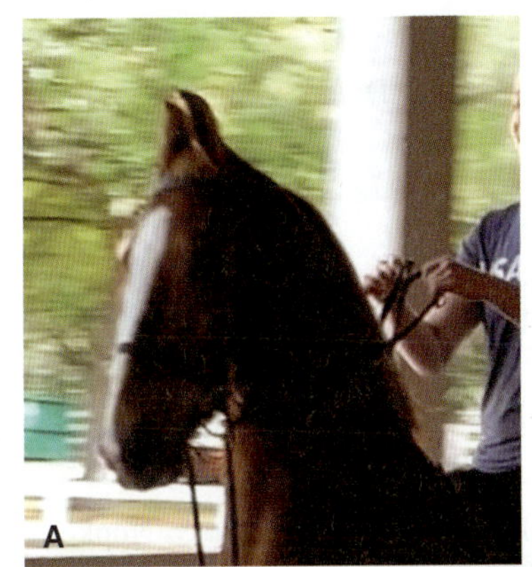

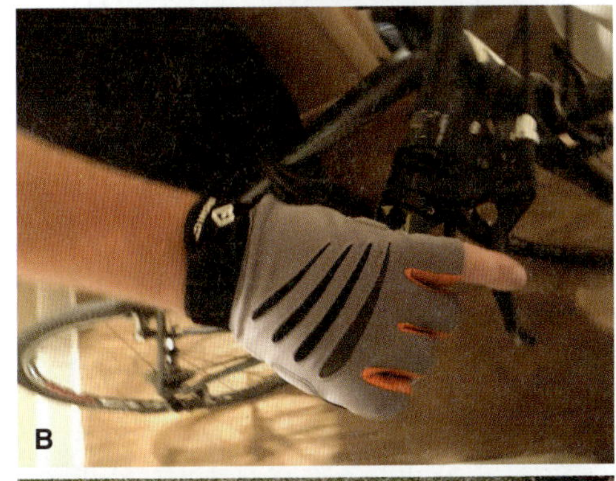

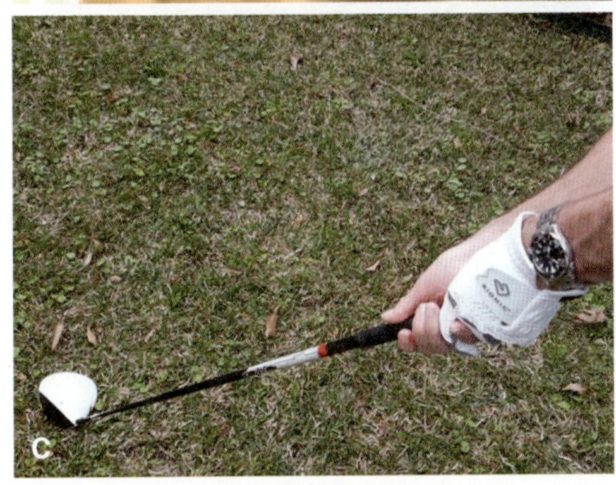

그림 18-35 A, 승마 경기 및 기타 도구를 사용하는 스포츠에서는 지속적인 쥐기와 근 긴장이 손에 있는 많은 연조직의 한계점을 초과하게 된다. 신경과 관절을 보호하기 위해 특별히 고안된 장갑을 사용한다. B 및 C, Dr. Kleinert에 의해 고안된 바이오닉 장갑은 스포츠별로 다양한 설계로 제안된다.

(Guyon canal)에 위치한 자신경은 특히 핸들바를 잡는 스포츠에서는 더 취약하다. 종종 지속된 잡기와 집중적인 라이딩에서 발생된 충격, 사이클 활동이나 장시간의 라이딩 동안 발생한 진동과 손목의 지속된 자세유지의 결과로 손목터널증후군이 발생할 수 있다. 라이딩 동안의 지속된 손목의 폄 자세는 힘줄윤활막염을 유도하고 손목터널 내부의 증가된 압력을 유발할 수 있다.

임팩트 스포츠 IMPACT SPORTS

상지와 손목을 폄상태에서 넘어져 다른 선수나 구조물에 충격을 주는 동작(fall on an outstretched hand, FOOSH)은 축구, 럭비, 체조, 그리고 다른 스포츠에서 일반적인 손상 원인이다. 이로 인해 골절이나 탈구가 발생한다. 손목 골절과 인대부상은 베이스에 미끄러지거나 다른 선수의 운동량을 막아 발생할 수 있다. 흉골 골절은 쉽게 인식되지 않을 수 있으며 종종 손목 염좌로 진단된다.

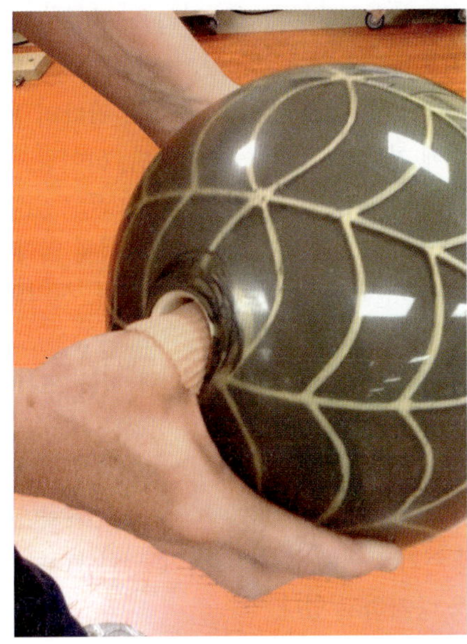

그림 18-36 볼링공을 잡을 때 엄지 MCP 관절 가쪽에 압력이 존재하며, 젤 삽입된 슬리브는 엄지 손허리뼈 주변에 손가락신경의 압력을 줄여준다.

클럽 스포츠 CLUB SPORTS

야구에서, 갈고리뼈(hamate) 골절은 작은두덩의 직접적인 충격으로 인해 발생할 수 있다. 야구 방망이가 갈고리뼈 위에 놓여져 충격 발생 시 갈고리뼈 골절이 생길 수 있다. 골프 스윙이나 라켓 스윙의 반복적인 움직임과 공에 가해지는 충격의 스트레스는 팔꿈치, 손목, 엄지, 손가락의 연조직 손상을 초래할 수 있다.

모험과 그래플링 스포츠 ADVENTURE AND GRAPPLING SPORTS

격투기와 그래플링 스타일의 스포츠에서는 매년 다양한 손과 상지 손상이 보고된다. 2012년에 군사적인 것에 대한 조사, 격투기 참가자들은 격투경기로 인한 상지 부상의 53%가 손과 손목에서 발생했으며, 어깨와 팔꿈치가 각각 27%와 19%인 것으로 나타났다(Diesselhorst et al., 2013). 격투기는 크게 3가지로 분류할 수 있다. 타격 경기, 격투기, 그리고 두 가지 유형의 조합이다. 타격 경기에는 권투, 킥복싱, 가라테, 태권도 등이 있다. 격투기에는 브라질리안 주술과 유도가 포함된다. 이 두 가지 스타일의 혼합에는 상대방의 항복을 달성하기 위한 가격하기, 차기 및 엉켜 싸우기의 조합이 포함된다(Drury et al., 2017). 이러한 카테고리와 관련된 손과 손목의 부상은 격투 방법에 고유한 것이다. Diesselhorst와 동료는 격투기 참가자를 대상으로 한 조사에서 손 보호 장비를 사용하면 참가 중 손 부상의 가능성이 크게 감소한다는 것을 발견하였다. 하지만 이들은 팔꿈치, 팔뚝 및 어깨 부상률이 약간 높다는 점에 주목하고 있으며, 이는 손과 손목 보호의 결과로 팔다리 몸쪽으로의 힘의 전달 가능성에 기인한다. 최근 암벽 등반, 하이킹, 로핑, 승마 스포츠 등 다른 어드벤쳐 활동이 점점 인기를 끌고 있다. 손과 손목 부상은 이러한 스포츠 그립 위치의 고유한 생체 역학적 요구로 인해 특정 부상을 입기 쉽다는 것을 알고 있으며, 산악인들 사이에서 빈번히 발생한다(King & Lien, 2017). 주요 손상은 보고된 모든 등반 손상의 33%를 차지하는 손가락 굽힘근 힘줄 또는 도르래에 대한 것이다(Logan & Makwana, 2004). 이러한 부상은 일반인들 사이에서는 흔하지 않지만 어떠한 스포츠에서라도 굽힘된 손가락에 갑작스런 힘이 가해짐으로써 발생될 수 있다. 마지막으로 여러 국가에서 럭비의 인기로 인해 충돌, 투척 및 엉켜 싸우기와 관련된 상지 부상이 더욱 증가하고 있다.

수상 스포츠 WATER SPORTS

수상 스포츠는 스포츠 전반에 걸쳐 복잡한 작업을 수행하기 위해 큰 힘과 유연성, 고유 감각 및 운동 감각이 필요하다(Haase, 2017). 체조 선수와 마찬가지로 다이버는 고급 기술을 유지해야 한다. 물에 뛰어드는 것은 다이빙으로 인한 부상의 대부분을 차지한다. 한 보고서에 따르면 남성 다이빙으로 인한 부상은 32.0%, 여성 부상은 16.2%이다(Kerr et al.,2015). 수중 스포츠에서는 조직 내성, 항력에 대한 저항, 수중에서 장비 이동 등 장비 사용 및 내성에 대한 특별한 고려가 가장 중요하다. 이러한 모든 문제는 모든 치료 계획에서 특별히 고려해야 한다. 많은 수상 스포츠 선수들은 손목, 팔꿈치 및 어깨를 지지하기 위해 테이핑과 스트랩을 사용하지만 물에 노출되면 테이프 접착력이 문제가 될 수 있다(Berkoff, & Boggess, 2011 ; Doyle, Lastayo, & Damore, 2006).

결론 CONCLUSION

모든 학령기의 아동은 체육 수업 중이든 학교 축구팀의 일원으로든 스포츠에 참여한다. 레크리에이션과 전문 스포츠 선수 외에도 많은 인구가 상지 손상의 위험에 노출되어 있다. 신체활동에는 심폐 기능 개선(Braith & Stewart, 2006), 혈당 조절(Limke, Erbs, & Hambreacht, 2006), 정신 건강(Lawlor & Hopker, 2001) 등 많은 이점이 있음이 잘 입증되어 있다. 상지 부상은 방치하면 영구적인 손상을 일으키고 일상 활동과 운동 능력을 방해할 수 있으므로 선수의 상지 부상은 종종 치료사를 어려운 상황에 직면하게 한다. 휴스턴의 신비와 같은 복잡한 문제도 고려해야 한다. 2019년 2월, 휴스턴 대학의 여성 축구 팀 구성원 12명의 의학적 문제가 공개되었다. 강도 높은 훈련 끝에 십여 명의 팀원들이 가로무늬근융해증 진단을 받았고 한 명의 멤버가 입원하였다(Wojtys. 2019). 가로무늬근융해증 융해증은 의학적 검사로 진단할 수 있지만, 갈색 소변, 극도의 근육통, 탈진, 관련된 팔다리의 ROM 저하로 종종 드러난다. 이것은 일반적이지 않지만 종종 발생하기도 한다. 의사의 소개 없이 치료사에 접근할 수 있게 되면서, 육상 경기 특유의 복잡한 합병증에 대한 지식은 여전히 매우 중요하다. 치료사가 모든 스포츠의 전문가이기를 기대할 순 없지만 스포츠 요구 사항에 대한 지식과 선수 부상의 철저한 이해는 치료사에게 적절한 스플린트 적용 기준을 만들어준다. 이 장에서는 치료사가 임상 현장에서 볼 수 있는 일반적인 부상 몇 가지를 검토하고 교정 개입을 위한 일반적인 지침을 제공한다.

현장 메모: 운동선수와의 협업

Mojca (MO) Herman, MA,OTR
California

수부치료사는 운동 분석 및 운동기구 사용을 통해 선수와 협력하여 치유 조직을 보호하는 동시에 스포츠 고유의 구성 요소를 안전하게 재개 할 수 있는 능력을 제공하는 맞춤형 스플린트를 만들 수 있다.

이것은 올림픽 대표 선수 선발 대회를 위한 훈련을 하던 전문 트랙 사이클선수가 다쳐 왼쪽 삼각형 섬유연골복합체(TFCC) 재건술을 받은 사례이다. 선수는 뮌스터 스플린트의 제작을 위해 수술 후 수부치료로 보내졌다. 전통적인 방법으로 맞춤 스플린트를 하였으나, 수술과 스플린트 착용으로 선수는 조직이 치유될 때까지 모든 종류의 스포츠 관련 활동에 참여할 수 없었고 이로 인해 올림픽 팀 자격을 얻지 못하였다.

치료 방문 중 선수는 올림픽 선발에 대비하여 컨디션을 유지하고 훈련을 시뮬레이션하기 위해 전문 고정식 자전거 트레이너를 사용할 가능성에 대해 의문을 제기하였다. 이 요구에는 의사의 허가가 필요하였다. 또한 일반 패턴으로 핸들바를 잡을 수 있지만 수술부위가 손상되지 않도록 발꿈치의 회전을 제한하는 맞춤형 스플린트 설계가 필요하였다.

선수의 의견을 취합해서, 주문된 스플린트는 특별한 자전거를 타는 동안 트레이너들이 사용될 수 있도록 설계되었다. 열가소성 플라스틱 재료를 이용하여 특별히 고안된 손/손목 스플린트는, 손바닥 쪽으로 비스듬하게 깎아내어 핸들바를 완전히 잡을 수 있도록 설계되었고, 손등 부분은 손목을 고정하고 아래팔 회전을 제한하기 위해 MCP 관절까지 연장되어 스플린트를 제작하였다. 스플린트는 2인치 코반을 사용하여 손과 손목에서 더 안정성을 주었다.

간단한 스플린트 수정은 운동선수에게 정상적인 느낌이 들게 하고, 담당 주치의의 치료 과정 혹은 동작에 영향을 미치지 않았다. 선수는 제작된 스플린트의 사용 때문에 운동에 특화된 훈련과 더 빠른 시간에서의 경쟁을 재개할 수 있었다.

* 운동선수 사진은 교육목적으로 사용되는것에 한해 동의되었다.

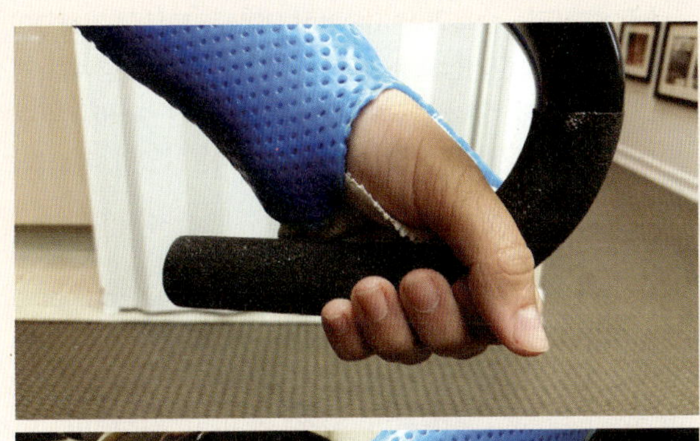

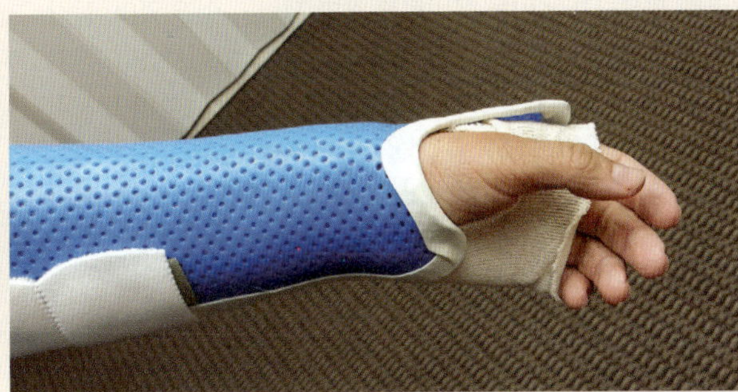

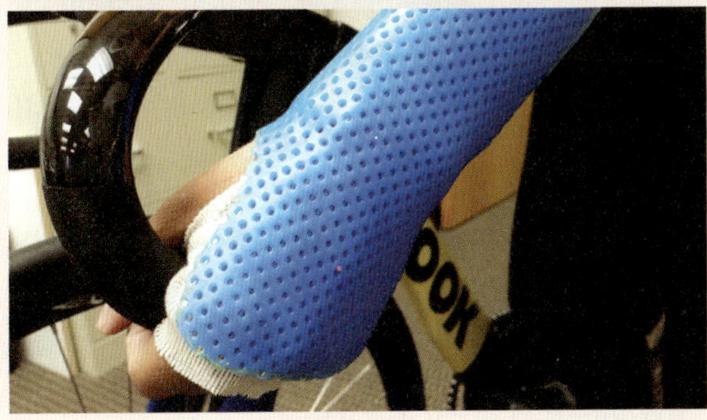

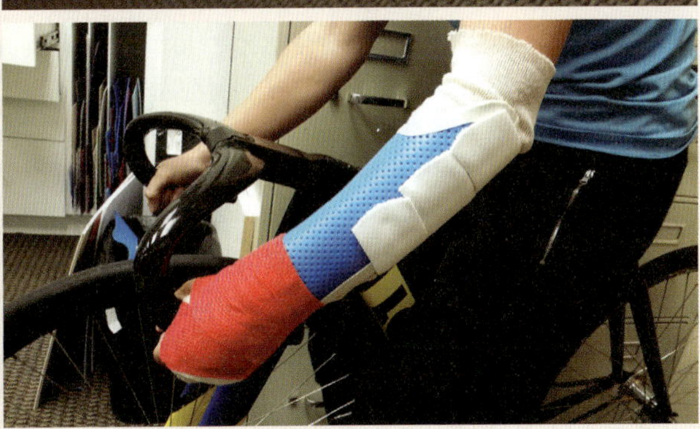

사례 연구 섹션

치료 및 스플린트 적용 프로토콜은 수부외과전문의마다, 그리고 치료사마다 크게 다르다. 치료사는 추천하는 의사 및 동료와 확인하여 선호하는 치료법과 적절한 스플린트 적용법을 정의해야 한다.

사례 연구 1: 5번째 손바닥뼈 골절

RP는 25세의 오른손잡이 프로 하키 선수이다. 그는 경기 중에 5번째 손바닥뼈에 골절상을 입었다. 골절은 캐스트로 고정하여 관리하였다. 환자는 부상 후 3주 후에 수부치료를 받았다. RP는 조기 골절 치유 과정과 내용을 제시하였다.

RP는 자쪽 손목 폄/RF-SF MCP 굽힘 고정 스플린트(손목: 20도 폄, MCP: 60도 굽힘, PIP/DIP: 자유롭게 놓아둠)를 적용하였다(그림 18-13A). 그는 손목과 손가락의 능동 ROM 운동을 위한 스플린트의 착탈에 대한 교육을 받았다. 부상 4주 후, 스플린트는 손부위만 적용되도록 수정되었다. 스플린트는 하키글러브(그림 18-13D)에 들어갈 정도로 작았고 연습하는 동안 보호하기 위해 사용되었고, 최종적으로 경기에 안전하게 복귀하기 위해 사용되었다.

사례 연구 2: 망치 손가락 변형

ML은 28세의 오른손잡이 야구 선수이다. 그는 경기 중에 베이스로 미끄러지는 동안 자신의 왼쪽 MCP에 망치 손가락 변형(폄근 힘줄 끝부위의 파열)을 당하였다. 그는 8주 동안 등쪽 DIP 폄 스플린트에 의해 고정되었다(그림 18-28F). 그 후, 그는 ROM과 수술 부위에 수부치료를 받았고 제한된 DIP 움직임을 수행했지만 DIP의 등쪽을 넘어서지 않도록 하였다. ML을 위해 그의 야구장갑 안에서 쉽게 미끄러지는 DIP 고정 스플린트가 제작되었다(그림 18-28C). 이 작은 스플린트는 환자가 야구를 계속할 수 있도록 해주었고, 새로 치유된 폄근 힘줄 끝부위의 재손상 방지를 하는데 필요한 추가적인 보호를 제공하였다.

사례 연구 3: 엄지 자뼈 방향 곁인대 손상

NA는 34세의 매우 열정적인 조정 경기 선수로 경기 중에 오른쪽 엄지 MCP 관절 UCL이 찢어지는 부상(avulsion injury)을 입었다. 봉합과 피부를 통한 핀 고정을 사용하여 인대를 재건하는 수술이 진행되었다. 수술 후, 그는 2주 동안 손목/엄지에 캐스트를 하였다(그림 18-12).

캐스트 제거 후, NA는 손목/엄지 고정 스플린트(손목: 폄, 손목손허리관절[CMC]: 손허리뼈 벌림, MCP: 약간의 굽힘 및 자뼈 방향 치우침, 손가락뼈사이관절[IP] 자유롭게 놓아둠(그림 18-4))에 배치되었고, 매일 손목과 부드러운 엄지 CMC, MCP 및 IP ROM 운동(노쪽 치우침을 제한)에 대한 교육을 받았다. 교정은 1/8″인치 열가소성 플라스틱 재료로 제작되었다.

약 6주 후에 손목의 움직임이 제한 없이 가능하도록 스플린트가 수정되었다. 재손상의 위험을 최소화하면서 NA를 회복시키기 위해 패딩 장갑에 착용할 1/16″ 열가소성 플라스틱 재료로 엄지손가락 스플린트를 제작하였다(그림 18-7). 장갑과 조정 경기 스틱 둘 다 스플린트 제작을 위해 가져왔다. 이를 통해 치료사는 환자의 장갑 안에 편안하게 적응할 수 있

CHAPTER 18

도록 스플린트를 제작하고 스틱을 올바르게 잡고 제어할 수 있었다. 장갑은 끈이 필요하지 않도록 스플린트를 제자리에 단단히 고정시켰다. 경기하는 동안 선수의 피부를 자극할 수 있는 스플린트의 들쭉날쭉한 모서리를 제거했는지 확인하기 위해 주의를 기울였다. NA는 기능적 손실 없이 경쟁적인 라크로스와 정치 만화가로서의 그의 직업으로 돌아갈 수 있었다

사례 연구 4: 손배뼈 골절

TB는 30세의 프로 축구 선수로, 연습 도중 넘어져 오른쪽 척추뼈 골절상을 입었다. 환자는 골절의 개방정복술 및 내고정술(open reduction and internal fixation, ORIF)을 시행하였다. 골절 간 압박 나사가 사용되고, 봉합 제거 후 손목/엄지 캐스트를 적용하였다(그림 18-12).

수술 후 4주 후, IP 관절을 포함한 원주형 손목/엄지 고정 스플린트에 대한 치료를 TB에게 적용하였다. 제한된 ROM 운동 프로그램과 함께, 스플린트는 손바닥판과 등쪽 판의 두 부분으로 이루어졌으며, 타공 있는 1/8인치 재료로 제작되었다(그림 18-11C). 등쪽 부분은 손바닥판이 제작되고 고정된 후에 추가되었다. 치료사는 등쪽 부분을 적용하기 전에 자뼈 기저부에 패드를 대도록 조치하였다. 이러한 원주 설계방식은 손목이 등쪽의 정중선 밖으로 움직이는 것을 더욱 제한하였다.

6주 후, TB는 손목과 엄지손가락 ROM을 모두 회복하였다. 그 당시에, 환자가 연습과 경기장으로 돌아갈 수 있도록 하는 경기용 캐스트가 제작되었다(그림 18-5A,B). 그는 추가로 3주 동안 축구에 참여하지 않을 때 보호를 위해 열가소성 스플린트를 계속 사용하였다. 캐스트는 축구 시즌의 나머지 기간 동안 사용되었다

사례 연구 5: 손배반달뼈 인대 손상(scapholunate ligament injury)을 동반한 노쪽 붓돌기골절(radial styloid fracture)

손배반달관절 인대 부상을 입은 47세 여성 의료 관리자의 약간의 탈구 및 관절 내 먼쪽 노뼈붓돌기 골절에 대한 기존 움직임을 완전히 제한하는 방법의 대안으로 조기 조절 동작(early controlled mobilization, ECM)을 허용하는 다트 던지기 움직임(dart throwing motion, DTM)이 가능한 트위스트 스플린트가 적용되었다. 통증이 없는 10일째 상태에서 DTM이 적용되었으며(5회/하루), 가동 DTM와 함께 트위스트 스플린트는 3~6주 사이에 적용되어 낮 동안 착용되었다(그림 18-19A,B). 6주 때 대상자는 가정과 직업 활동에 최소한의 제약을 받으며 통증 없는 기능적 움직임과 근력을 회복하였고 3개월 정도에는 정상적인 스포츠 활동으로 복귀하였다. ECM은 8개월 동안 손상에 뚜렷한 영향을 미치지 않으면서 단기간에 정상적인 기능을 빠르게 회복하였다.

복습 문제 CHAPTER REVIEW QUESTIONS

1. 운동선수에게 적용할 가장 적합한 재료 옵션을 설명하고, 이것이 일반인들에게 적용하는 재료와 어떠한 차이가 있는지 설명하시오.
2. 운동스플린트란 무엇인가? 이것을 제작할 때 치료사가 유의할 점을 무엇인가?
3. "저지손가락(jersey finger)"이란 무엇인가? 운동선수는 이 손상 이후 경기로 복귀 가능한가? 가능하다면 그 시점은 언제인가?
4. 손과 아래팔에 가장 일반적인 두 가지 힘줄염에 대하여 이야기하시오. 이러한 진단을 받은 운동선수의 일반적인 치료 적용에 대하여 설명하시오.
5. 망치 손가락이란 무엇인가? 운동선수가 빠르게 경기에 복귀하기 위한 한 가지 옵션에 대하여 설명하시오.

감사의 글 ACKNOWLEDGMENT

이 장을 구성하는 데 도움을 주신 Aida Galindo, OTR, CHT, Gerry Virtanen, OT, and Joshua Kluesner에게 감사의 뜻을 전합니다.

CHAPTER

19 성인 환자의 신경학적 기능장애

Adult Neurologic Dysfunction[a]

Salvador Bondoc, OTD, OTR/L, BCPR, CHT, FAOTA

학습 목표

이 장을 학습한 후 다음의 내용을 수행할 수 있다.

- 신경학적 장애가 있는 환자가 가질 수 있는 근육 및 조직 반응에 영향을 미치는 용어를 정의한다.
- 신경학적 장애가 있는 환자에게 가장 적합한 스플린트를 선택하는 임상적 이유를 설명한다.
- 신경학적 장애가 있는 환자들이 스플린트 재료를 선택하는 근거를 설명한다.
- 신경학적 장애가 있는 환자들의 기능적 독립성을 향상시키는 데 스플린트가 할 수 있는 역할을 분석한다.
- 신경학적 장애가 있는 환자들에 대한 캐스트, 고정 또는 가동 스플린트 사용에 대한 주의 사항을 설명한다.

주요 용어

경직(spasticity)
근육협동장애, 협동운동이상(dyssynergia)
뇌혈관 사고, 뇌졸중(cerebrovascular accident)
다발성 경화증(multiple sclerosis)
대뇌겉질제거(decorticate)
대뇌제거(decerebrate)
떨림, 진전(tremors)
마비(paresis)
반사저하, 반사감약(hyporeflexia)
반사항진, 과다반사(hyperreflexia)
아탈구된 어깨(subluxed shoulder)
약화(weakness)
외상성 뇌손상(traumatic brain injury)
원시반사(primitive reflexes)
의존성 먼쪽 부종(dependent distal edema)
이완(flaccidity)
자세 조절(postural control)
저부하 지속 신장(low-load prolonged stretch)
척수손상(spinal cord injury)
탄성 치료 테이프(elastic therapeutic tape)

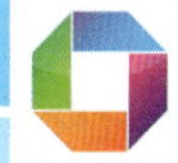

MD 노트

Dr. Alyse Sicklick
Connecticut

신경학적 상지 장애가 있는 환자를 치료하는 재활의학 전문의로서 재활팀과 학제간/전문가간 긴밀한 협력의 중요성은 아무리 강조해도 지나치지 않다. 이 협력이 매우 중요한 영역 중 하나는 경직 관리이다. 의학적/약리학적 개입 외에도, 지속적인 재활 치료는 경직이 통증, 운동범위 상실, 팔과 손의 사용 불능으로 이어지지 않도록 하는 열쇠이다. 상지의 기능적 훈련과 적절한 스플린트 관리의 제공을 위해 작업치료사에게 의뢰하는 것이 종종 필요하다.

---

[a]이 장은 Sue Ann Ordinetz, MS, CAS, OTR/L이 작성한 초판을 기반으로 한다.

자주 묻는 질문

경직으로 인한 구축 환자의 스플린트 착용은 얼마 동안 권장되나요?

착용 일정을 처방할 때 고려해야 할 세 가지 주요 요소가 있다: (A) 경직의 정도와 그것이 어떻게 치료되고 있는지; (B) 구축 자체의 특성; (C) 구축된 신체 부위를 사용할 수 있는 기능의 양. 경직의 다양한 특성 때문에 치료사는 경직을 더욱 두드러지게 만드는 요인(예: 날씨, 감정 상태, 시간, 활동의 특성, 피로 수준 등)을 일정에 고려하고 근육의 긴장도가 더 "이완"되는 시간을 확인해야 한다.

일정에는 장기간의 단일 착용보다 여러 번의 짧은 착용이 포함될 수 있다.

둘째, 구축 부위가 근육힘줄(musculotendinous)인지 관절주머니인지 확인한다. 근육의 단축은 경직의 정도에 악영향을 미친다. 단축된 근육이 많을수록 근육은 신장 반응에 더 민감하다. 이 경우 착용 일정의 목표는 시간이 흐르는 동안 억제하는 것이다. 관절주머니 구조에서는 저부하 지속 신장(low-load prolonged stretch, LLPS) 원칙을 따르는 것이 권장된다(자세한 내용은 11장 참조). 마지막으로, 스플린트 착용은 학습된 비사용(learned nonuse) 또는 미사용에 대한 우려를 고려해야 한다. 상지 경직에 대한 가장 중요한 목표는 기능의 회복이며 가장 효과적인 접근은 자발적 움직임을 통한 것이다.

편마비 환자의 어깨에 어깨걸이를 사용할 때의 위험성과 이점에 대해 많이 상충되는 문헌이 있는데, 어떻게 접근하는 것이 가장 좋을까요? 어깨걸이로 환자를 훈련시킬 가치가 있을까요?

이 장에서는 다양한 어깨걸이 설계에 대한 개요를 제시하였다. 표 19-1은 환자의 상지 특성을 기반으로 한 의사 결정을 안내할 것이다. 근거에 따르면, 보다 현대적인 설계로 환자의 편안함, 유용성, 기능성 및 어깨 아탈구 및 통증을 다루는 전반적인 효과 측면에서 더 나은 것으로 보인다.

심한 경직이 있는 환자를 위한 선택 사항으로 보톡스 주사[보툴리눔 독소 A, Botulinum toxin A(BTA)]를 논의하는 것이 가장 좋은 시점은 언제입니까?

발병이 급성이든 만성이든 회복 단계 전반에 걸쳐 포함 기준(즉, BTA가 금기 사항이 아닌 경우)을 충족하는 환자에 대한 BTA 사용 근거가 있다. 전문가 간 협력은 입원 환경에서 자연스럽게 발생하지만 치료 전체로 확장되어야 한다. 실용적인 측면에서, 초기 주입 동안 의학적 경직 관리에 대한 질문을 포함하고 상지뿐만 아니라 환자의 전반적인 기능에 미치는 영향을 임상적으로 평가하는 것이 좋다.

소개 INTRODUCTION

이 장은 중추신경계(central nervous system, CNS) 장애가 있는 성인을 위한 스플린트 중재를 다룬다(20장에서는 소아 환자를 다룬다). 이 장에서는 신경학적 기능 장애의 일반적인 징후에 대해 논의하고 보조기 적용과 관련하여 임상 추론 및 문제 해결에 대한 임상 지침을 제공한다. 가장 최신의 이론이 이 장에 포함되도록 하였다. 그러나 신경학적 장애가 있는 환자를 위한 스플린트 사용에 대한 문헌이 계속해서 등장함에 따라 치료사들은 이 정보를 최신 상태로 유지하고 비판적으로 생각하는 것이 좋다. 실제로 스플린트를 통합하는 성공의 열쇠는 증거, 이론 및 평가 결과를 기반으로 한 건전한 임상 추론이다.

일반적인 성인의 신경학적 상태 COMMON ADULT NEUROLOGIC CONDITIONS

뇌혈관 사고(cerebrovascular accident, CVA), **외상성 뇌손상(traumatic brain injury, TBI)**, **척수손상(spinal cord injury, SCI)** 및 **다발성 경화증(multiple sclerosis, MS)**은 신체 재활에서 볼 수 있는 4가지 일반적인 성인의 신경학적 상태를 나타낸다. 각 상태에는 고유한 임상적 고려 사항이 있다. 병변 부위와 일차 및 이차 효과에 따라 스플린트가 필요할 수 있다. 스플린트는 상지 구조 및 기능 장애를 해결하는 데 도움이 될 수 있다. CNS 침범에 따른 주요 징후는 근긴장도(즉, **이완[flaccidity]**, **경직[spasticity]**), 신장/심부 힘줄 반사(즉, **반사저하[hyporeflexia]**, **과다반사[hyperreflexia]**), 근력 활성화(즉, **마비[paresis]** 또는 **약화[weakness]**) 및 협응(즉, **떨림[tremors]**, **협동운동이상[dyssynergia]**)이다. 반면, 이차 효과는 일차 효과로 인해 나타나는 현상이다. 경직 또는 이완 및 약화는 이동성 및 기능적 사용의 부족에 기여하여 연조직 구축(contracture), 위축(atrophy), 부종(edema) 및 통증(pain)을 비롯한 합병증을 유발한다. 또한 관절 주변의 정상적인 근육 활성화 패턴의 부족 및 연조직 지지의 손실과 함께 사용하지 않으면 시간이 지남에 따라 관절 변형 또는 불안정성이 발생할 수 있다.

상지 스플린트(upper extremity splint)를 포함하는 중재 계획을 개발할 때 치료사는 발병기간, 상지의 현재 신경기능 상태 및 진행을 고려하는 것이 중요하다. 예를 들어, 긴장도(tone)가 변할 가능성이 있는 회복 초기 단계에서는 스플린트의 필요성도 변할 수 있다. 각 진단 조건에 대해 가장 효과적인 스플린트는 없다. 따라서 치료사는 설계, 제작 및 훈련 과정에서 신체 상태, 상지의 신체역학, 근거, 환자의 배경 및 선호도에 대한 지식을 기반으로 임상 추론을 적용해야 한다.

스플린트 중재에 대한 고려 사항

CONSIDERATIONS FOR ORTHOTIC INTERVENTION

스플린트 중재의 목표에 따라 특정 스플린트가 여러 조건에 적용될 수 있는 경우가 있다. 예를 들어, 가동 스플린트를 사용하여 구축(contracture) 관리(예: 연속 고정 및 고정 진행형 설계)는 LLPS와 동일한 치료 원칙을 따를 수 있다(Glasgow, Tooth, & Fleming, 2010). 그러나 신체 상태에 따라 달라질 수 있는 전형적인 손상 패턴도 있으므로 스플린트 사용에 있어 특별한 고려가 필요하다. 다음에서 이에 대해 설명한다.

뇌졸중, 뇌혈관 사고 cerebrovascular accident, CVA

허혈(ischemia)이나 출혈(hemorrhage)로 인한 손상 후에 뇌졸중 생존자의 뇌는 일련의 생리학적 사건을 겪으며, 이는 자발적 회복의 일부로 간주된다. Teasell과 Hussein(2016a)에 따르면 손상 후 약 4~6주에 발생하는 이 회복 기간은 뇌부종(brain edema)의 해소와 허혈 부위 주변 순환을 회복시킨다. 자발적 회복 기간이 몇 주 동안 계속될 수 있지만 CNS 재구성으로 표시되는 또 다른 회복 기간이 몇 달 동안 지속된다(Teasell & Hussein, 2018). 이 두 회복 기간은 환자의 임상 증상에서 명확히 나타난다.

급성 회복 기간 동안, 허혈 부위를 바로 둘러싸고 있는 대뇌겉질(cortex) 기능은 저하된다. 결과적으로 근긴장도는 이완(flaccid)되고, 신장 반사(stretch reflex)가 없거나 감소하며, 근육 활성화도 없거나 감소한다. 뇌가 회복을 계속하면 근긴장도와 신장 반사가 증가하고 자발적인 근육 활성화가 가능할 수 있다. 자발적 운동 조절의 정도와 경직(spasticity)의 진행 및 그 중증도는 환자마다 다르다. 이를 통해 조기 예측이 가능하므로 치료사들이 심한 경직을 막을 수 있는 조기 개입이 가능한 것이다(Wissel et al., 2010).

이완 기간 동안 손과 팔은 의존적인 위치에 놓일 수 있다. 손과 손목의 폄근 활동이 회복되지 않는 몸쪽 조절로 인해 결과적인 자세는 손목을 떨어뜨리는 배열이 될 수 있다(그림 19-1). 손이 안정적으로 유지되지 않으면 손가락 폄근이 수동 장력에 놓이게 되어 손허리손가락(metacarpophalangeal, MCP)관절이 폄 또는 과도한 폄으로 당겨진다. 이러한 이완 상태에서는 상지의 경직이 나타날 수 있다(Brunnstrom, 1970; Gowland, 1982; Wissel et al., 2010). 경직의 시작은 중증도, 시기 및 위치에 따라 다르다. 그러나 경직이 더 두드러지고 상지가 고정적인 자세로 이어질 수 있는 근육들이 있다. 이 자세는 위팔뼈 모음근, 위팔뼈 안쪽돌림근 및 팔꿈치 굽힘근을 근위부로, 손가락/손목 폄근을 말단부로 포함한다(Teasell & Hussein, 2016b)(그림 19-2). 이러한 고정 자세는 뻗기(reach), 잡기(grasp), 조작(manipulation)의 장애와 관련이 있으며, 팔과 손을 사용하지 않거나 구축 기형 형성의 불가피한 후유증이 된다(Shumway-Cook & Wollacott, 2017).

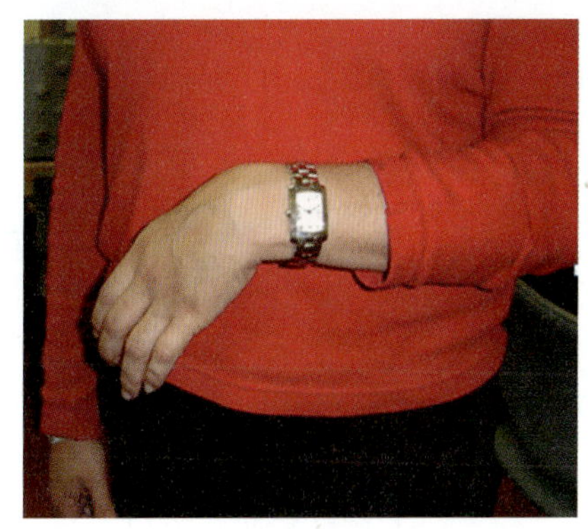
그림 19-1 뇌졸중 후 이완 기간 동안 손목을 떨어뜨리는 환자.

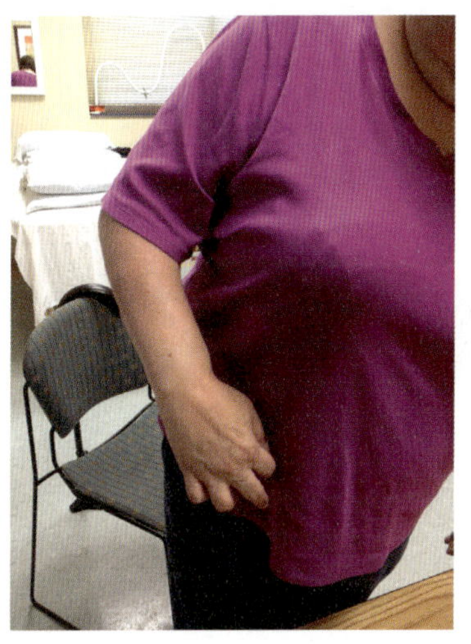
그림 19-2 경직이 더욱 두드러져 상지의 고정적인 자세가 나타난다.

이완기에는 위팔오목관절(glenohumeral joint)에서 세모근(deltoid)과 가시위근(supraspinatus)의 수축성 장력의 상실로 인해 아탈구(subluxation)의 위험이 있다(그림 19-3A~C). 또한 위팔뼈머리(humerus head)가 아래-바깥쪽 또는 아래-앞쪽 방향으로 미끄러지면서 상지 관절주머니(joint capsule) 구조가 과도하게 늘어나게 된다. 경직 단계 동안 어깨 아탈구가 발생할 수 있다. 변형(deformity)은 어깨밑근(subscapularis)과 큰가슴근(pectoralis major)의 경직 증가로 인해 더욱 복잡해진다(Teasell & Hussein, 2016b). Hecht(1995)는 이 근육의 경직이 위팔뼈 올림 동안 바깥돌림을 제한하는 경향이 있기 때문에 어깨 통증을 유발하는 주요 요인이라고 언급하였다. 위팔뼈 올림(예: 벌림) 동안 바깥돌림은 위팔뼈의 큰 결절(greater tubercle)

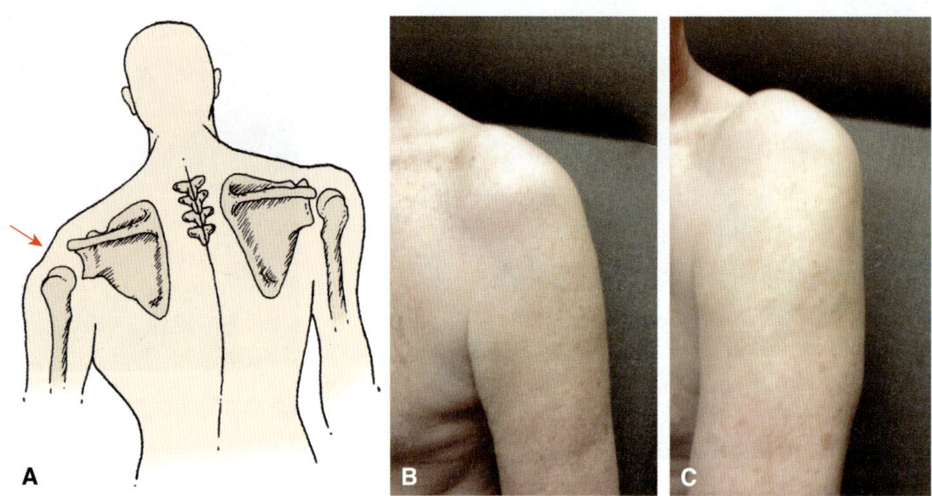

그림 19-3 A, 위팔뼈머리 바로 몸쪽에 톱니 모양으로 있는 세모근과 가시위근의 수축성 장력 손실로 인한 위팔오목관절의 아탈구. B 및 C, 큰가슴근을 사용하여 어깨를 들어올리려고 시도하는 동안 세모근의 위축과 봉우리에 대한 위팔뼈 머리의 손상된 위치변화와 이완된 오른쪽 어깨를 주목한다.

표 19-1 어깨 어깨걸이의 비교

특징	표준 어깨걸이	팔 커프	홀스터 설계	안장 설계
기성품	North Coast Hemi Sling(North Coast Medical, Morgan Hill, CA)	AliMed® Hemi Sling(AliMed, Dedham, MA)	GivMohr® Sling(GivMohr® Corporation, Albuquerque, NM)	Omo Neurexa Plus(Ottobock USA, Minneapolis, MN)
안정 메커니즘	어깨걸이 지지대는 팔꿈치, 아래팔 및 손목에 적용된다; 스트랩은 어깨걸이에 부착되고 등 위를 고리로 둘러서 팔과 아래팔에 위쪽 방향으로 당겨진다.	팔 중간 부분에 커프 지지대가 적용된다; 2~3개의 스트랩이 커프에 부착되어 반대쪽 어깨에 고정된다. 스트랩은 위팔뼈를 뒤쪽 방향으로 당기기 위한 것이다.	손과 아래팔은 플라스틱 실린더를 통해 손을 감싸고 등쪽 손목에서 교차하는 넓은 반탄성 8자형 스트랩으로 지지된다. 스트랩은 등 위쪽을 가로지르는 앞쪽 및 뒤쪽으로 어깨의 몸쪽으로 이어지며 반대쪽 어깨에서 루프로 이어진다. 이완된 사지는 손바닥 표면에서 지지되어 팔의 뼈와 관절을 통해 압축력을 제공하여 어깨 아탈구를 감소시킨다.	아래팔은 두 개의 조절 가능한 나일론 스트랩으로 이루어진 네오프렌 기반 어깨 안장에 부착된 커프에 의해 지원된다. 어깨띠에 대한 상지의 가까운 쪽 근사는 위팔오목관절을 가로질러 대각선으로 배향된 2개의 나일론 스트랩(하나는 앞쪽, 하나는 뒤쪽)을 통해 달성된다. 네오프렌 안장의 앞-뒤쪽 스트랩은 또한 위팔뼈머리의 앞-뒤쪽 변위를 방지한다. 안장은 크로스 바디 스트랩으로 더욱 안전하게 고정된다.
어깨 가동성에 미치는 영향	안쪽돌림 및 모음 시 위팔오목관절을 고정하지만 어깨관절 굽힘은 가능하다.	어깨 벌림은 가능하지만 시상면(굽힘-폄)과 가로면(안쪽-바깥쪽 돌림)의 일부 움직임을 제한한다.	최대 어깨 벌림 및 폄, 적당한 굽힘 및 바깥돌림을 제공한다.	중립 돌림을 유지하면서 시상면과 이마면에서 위팔오목관절을 제한한다.
팔꿈치, 손목, 손에 미치는 영향	팔꿈치는 굽힘 상태에서 고정된다. 손목이 구부러져 있을 수 있다. 손을 사용할 수 없다.	팔꿈치와 먼쪽 관절의 완전한 움직임을 가능하게 한다. 손을 사용할 수 있다.	팔꿈치의 움직임을 허용한다; 손/손목은 반 유연한 플라스틱 튜브에 안장되어 있다. 손 사용이 제한된다.	거의 전체 아래팔과 팔꿈치의 가동 범위를 제공한다. 손목과 손은 자유롭게 움직일 수 있다.
자세 조절과 가동성에 미치는 영향	중력 중심을 위쪽과 앞쪽으로 이동한다.	보행 중 팔 흔들기를 허용한다.	가슴 폄을 촉진한다; 보행 중 팔 흔들기를 가능하게 하거나 촉진한다.	어깨뼈의 안정화를 촉진한다. 보행 시 팔 흔들기를 제공한다.
잠재적 감각 효과	아래팔과 손은 노출되지 않는다.	아래팔과 손이 완전히 노출된다.	외부 환경에 적당한 손과 아래팔 노출; 스트래핑 구성은 부드러운 관절 압축을 제공한다; 동적 압축을 통해 감각 입력을 제공한다.	적절하게 손과 손목이 노출된다.

이 봉우리(acromion)와 밀접하게 접촉하는 것을 제거하여 충돌을 방지한다.

어깨걸이와 어깨 지지대 Sling and Shoulder Support

어깨 아탈구(shoulder subluxation)를 해결하기 위한 다양한 어깨걸이(sling)와 어깨 지지대(shoulder support) 설계가 상업적으로 제작되고 연구되었다. 간단한 **신체역학적 설계**(*biomechanical design*) 비교표가 표 19-1에 제시되었다. 설계와 관계없이 어깨걸이 사용은 그것의 사용과 관련된 일부 위험 때문에 대부분의 경우 자체적으로 논란의 여지가 있다. 치료사는 어깨걸이를 사용하는 환자를 주의 깊게 관찰하여 어깨걸이를 제거하고, 관절과 연조직의 상태를 관찰, 뻣뻣함(stiffness) 및 **의존성 먼쪽 부종(dependent distal edema)**의 합병증을 예방하기 위해 권장되는 운동을 제공해야 한다. Cochrane 체계 고찰에서 Ada, Foongchomcheay, Canning(2005)은 어깨걸이와 위치 지정 장치(예: 어깨 지지대)가 어깨 아탈구를 예방하거나 감소시킨다는 증거가 불충분하다는 것을 발견하였다. 또한 어깨걸이 사용은 환자의 **자세 조절(postural control)** 및 신체 이미지(body image)에 미치는 영향에 대해 비판을 받아 왔다. 그러나 어깨걸이와 어깨 지지대는 **아탈구된 어깨(subluxed shoulder)**와 **이완된 상지(flaccid upper extremity)**에 여전히 임상적으로 유용하다. 팔을 환자의 몸통에 고정하고 팔이 흔들리는 양상을 줄여 특히 이동 및 보행 중 추가 부상을 예방하는 데 도움이 될 수 있다(그림 19-4A,B). 신경근 기능이 향상됨에 따라 치료사는 이러한 장치의 필요성에 대한 판단을 내릴 수 있다. 아탈구된 어깨를 지원하는 데 사용되는 여러 버전의 어깨걸이가 상업적으로 이용 가능하다. 또한 더 큰 안정성을 지원하는 대체 어깨걸이 설계가 있는데 여기에는 GivMohr®Sling(GivMohr® Corporation, Albuquerque, NM)(그림 19-4C)과 Omo Neurexa Plus(Ottobock USA, Minneapolis, MN)(그림 19-4D)가 포함된다. 두 개의 개별 연구에서 GivMohr®(Dieruf, Poole, Gregory, Rodriguez, & Spizman, 2005)과 Omo Neurexa Plus(Hesse et al., 2013)는 X-선 연구를 통한 위팔오목관절(glenohumeral joint)의 수직 변위의 감소를 보여주었다.

GivMohr® 어깨걸이는 손까지 뻗어 있는 두꺼운 탄성 스트랩(elastic strap)을 통해 위쪽으로 힘을 가한 다음 플라스틱 실린더(plastic sylinder)를 통해 8자 모양으로 고리를 만든다. 손은 이 플라스틱 실린더에 있고 손목은 스트랩이 8자 모양으로 교차하는 지점에서 안정화된다. 아래팔은 8자형 고리의 몸쪽 부분을 안정시키는 역할을 하는 수평 스트랩으로 지원된다.

Omo Neurexa Plus는 어깨 안장과 아래팔 커프의 두 가지 주요 요소로 구성된다. 어깨 안장은 쥐기를 보장하기 위해 전략적 영역에 배치된 실리콘 라이닝과 함께 고급 네오프렌 소재로 만들어졌다. 넓은 네오프렌 스트랩은 반대쪽 겨드랑이 아래 몸통 주위를 둘러싸고 있으며 클립은 어깨 안장 앞과 뒤에 있다. 안장은 또한 어깨 관절을 비스듬하게 가로지르는 나일론 스트랩을 가지고 있어 어깨뼈에 대한 위팔뼈의 위쪽 및 안쪽 압축을 보장한다. 커프 구성요소는 아래팔 위치를 지정할 수 있는 뒤-안쪽 및 앞-가쪽 두 개의 조절 및 분리 가능한 나일론 스트랩에 부착되어 손목과 손이 자유롭다. Omo Neurexa Plus와 유사한 설계는 유럽에서만 판매되는 Neuro-Lux II®(Sporlastic GmbH, Nurtingen, Germany)이다. 무작위 대조 연구에서 Neuro-Lux®는 위팔오목관절의 수직 정렬 개선을 촉진했을 뿐만 아니라 어깨 손 증후군의 징후와 증상을 줄이는 데

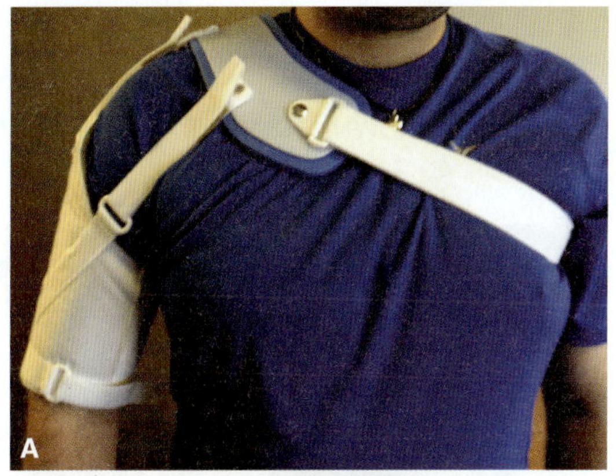

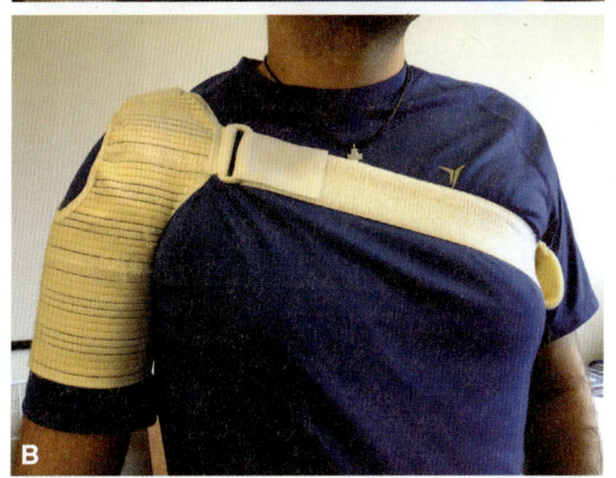

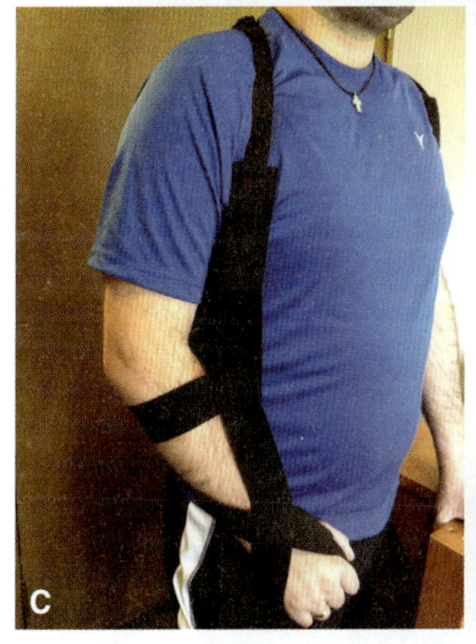

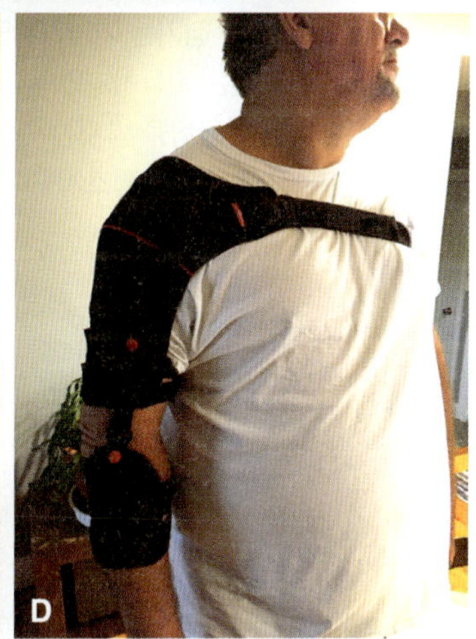

그림 19-4 **A,** AliMed® 한쪽 어깨 보조기(Alimed®, Dedham MA). **B,** Rolyan® MFC 한쪽 어깨 보조기(Performance Health, Warrenville IL). **C,** The GivMohr® 보조기(GivMohr® Corporation, Albuquerque, NM). **D,** Ottobock®Omo Neurexa Plus 어깨 보조기(Ottobock USA, Minneapolis, MN).

전문가 핵심 19-1

심한 경직 관리

CAROLYN BROWN, OTR/L, CLT, OTD CANDIDATE
Connecticut

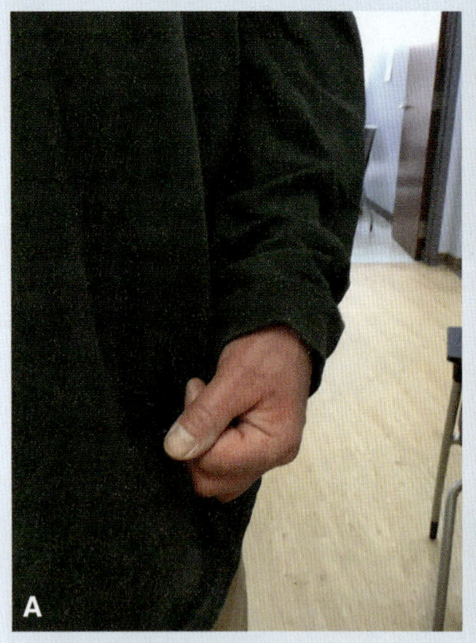

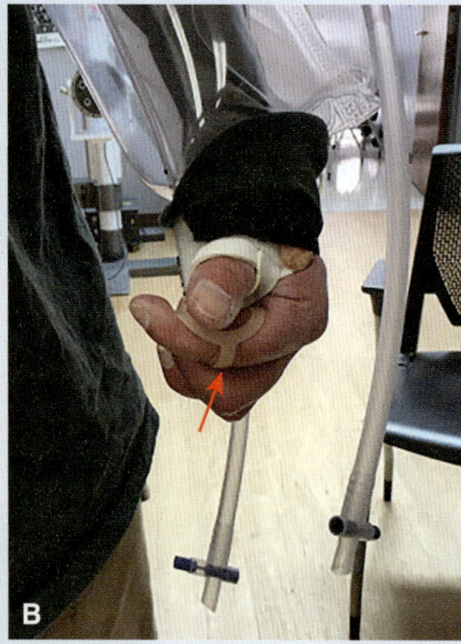

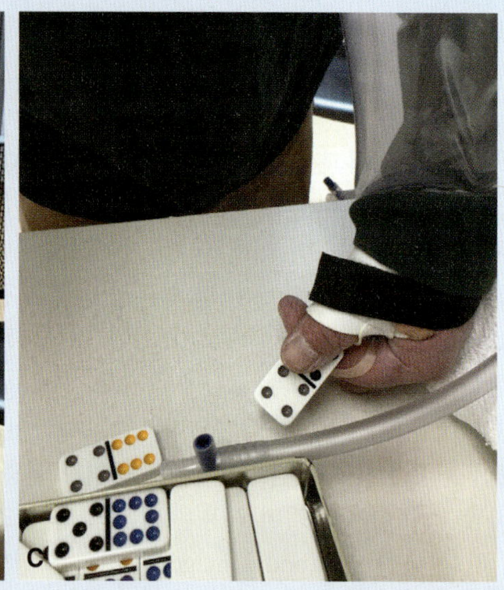

스플린트는 편마비 환자의 기능적인 가쪽 집기 및 놓기를 촉진하기 위해 손가락 굽힘근(finger flexors)과 엄지 맞섬근(thumb opponens)의 과도한 경직을 해결하는 데 사용할 수 있다. 환자는 왼쪽 상지 편마비 및 팔꿈치, 손목, 손가락 굽힘근과 엄지 맞섬근의 심한 경직을 나타낸다. 운동 회복 단계는 Brunnstrom Stage Ⅲ, 큰 잡기는 가능하지만 놓기는 불가능하다. 환자의 목표는 손을 적당한 도움 하에 사용하기 위해 가쪽 집기 및 놓기를 개선하는 것이다. A: 환자는 가쪽 집기는 가능하지만 놓기가 불가능하다. 또한 테이블에 손을 뻗으려고 할 때 공동적인 팔꿈치 굽힘을 보인다. B: PIP 관절에 배치된 타원형 스플린트는 IP 관절 굽힘을 방지한다. 견고한 맞춤형 손 기반 엄지 벌림 스플린트는 엄지 MCP를 고정시키고 엄지 맞섬을 방지한다. 팔꿈치의 에어캐스트는 공동적인 팔꿈치 굽힘을 감소시킨다. C: 이제 환자는 보상적 놓기를 사용하여 중간 정도의 능동 보조 장치로 손을 사용할 수 있다.

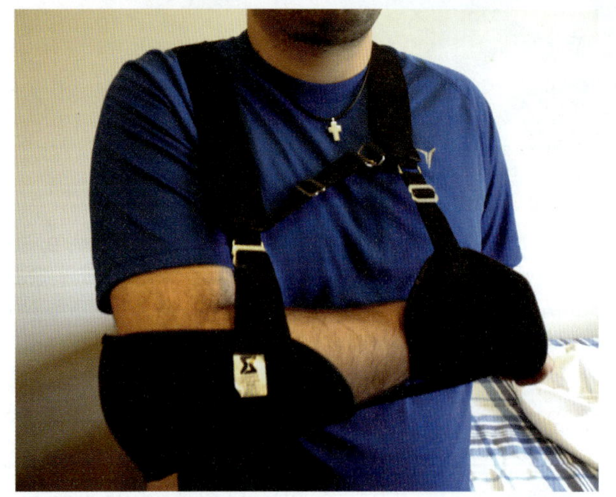

그림 19-5 Rolyan® Universal Sling은 팔꿈치 굽힘뿐만 아니라 어깨 모음 및 안쪽돌림 패턴을 촉진한다(Performance Health).

도움이 되었다(Hartwig, Gelbrich, & Griewing, 2012).

경험에 의하면, 치료사는 어깨 안정화의 근수축 근거를 기록할 때 어깨걸이와 어깨 지지대 사용을 줄여야 한다. 어깨걸이를 지속적으로 사용하면 비사용(nonuse), 통증 및 구축을 유발할 수 있다. 많은 전통적 또는 보편적 어깨걸이 설계가 위팔뼈 모음, 팔꿈치 굽힘과 함께 안쪽돌림에 상지를 배치한다는 점에 유의해야 한다(그림 19-5). 이러한 자세는 앞서 설명한 시너지 패턴(synergy pattern)을 강화시켜 상지 회복에 해로울 수 있다. 대신, 치료사는 **신경근 전기 자극(neuromuscular electrical stimulation, NMES)**, 과제 지향 훈련(task-oriented training) 및 운동과 같은 어깨 스플린트에 대한 다른 근거 기반 중재와 함께 이전에 설명된 더 많은 근거 기반 어깨 스플린트의 사용을 고려해야 한다. 이러한 근거 기반 중재에 대한 정보는 다음 장에서 설명된다.

테이핑 Taping

어깨걸이 사용의 또 다른 대안은 전략적으로 적용되는 테이프이다. 테이프 적용은 치료사가 뼈 구조의 안정성을 지원하는 관절의 부분적 정렬에 직접적인 영향을 줄 수 있다. 어깨 아탈구를 치료하기 위한 테이프의 적용은 논란의 여지가 있다. 테이핑 또는 스트래핑(strapping)에 대한 여러 접근 방식이 제안되었다(Ancliffe, 1992; Hanger et al., 2000; Morin & Bravo, 1997). 그러나 최근 연구(Appel, Mayston, & Perry, 2011; Griffin & Bernhardt, 2006)에서 통증을 관리하기 위한 테이핑이나 스트래핑의 이점을 언급하지만 어깨 아탈구의 개선 여부에 대한 근거는 여전히 제한적이다.

어깨 아탈구에 대한 두 가지 일반적인 테이핑 옵션은 **단단한 테이핑(rigid taping)**과 **탄성 치료 테이핑(elastic therapeutic taping)**이다(자세한 내용은 10장 참조).

단단한 테이핑

일반적으로 사용되는 접근 방식은 피부와 접하는 반탄성 유연 접착층(즉, 언더테이프)과 그 위에 적용되는 단단하고 유연하지 않은 접착층을 결합한 방식이다(그림 19-6). 언더테이프는 갈색(오버테이프) 테이프의 강한 접착력이 피부를 전단력으로부터 보호하기 때문에 매우 중요하다. 일반적으로 단단한 테이핑은 통증을 줄이고 근육 기능과 신체역학을 개선하기 위해 사용된다. 적절한 길이/장력 관계 및 운동 조절(motor control)을 재설정하는 데 중점을 두었으며, 이 효율성을 극대화하려면 기본 병리학(pathology)에 대한 적절한 분석이 필수적이다.

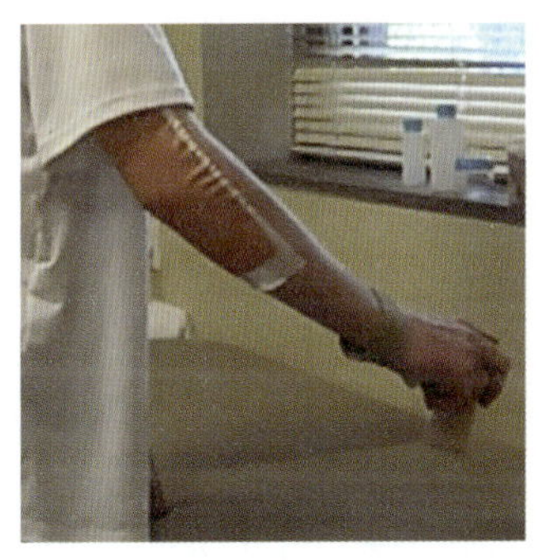

그림 19-6 이 단단한 테이핑 기법을 사용하여 팔꿈치 뒤쪽에 테이프를 붙이면 기능적 뻗기 과제(functional reaching task) 중에 팔이 안정화된다.

어깨에 단단한 테이핑을 부착하면 팔의 무게를 지탱하는 근육의 상태에 따라 때때로 피부 자극이 발생할 수 있다. 수직 스트립은 팔의 무게를 지원하고 위팔뼈를 위로 들어올리는 역할을 하고, 가로 스트립은 관절와(glenoid fossa)에서 위팔뼈머리를 지지하여 앞쪽 인대의 보강 역할을 한다. 뇌졸중, 뇌혈관 사고(cerebrovascular accident, CVA)를 앓고 있거나 세모근(deltoid)이 약해진 환자를 테이핑할 때 두 개의 수직, 평행 및 중첩 스트립을 사용하면 피부에 가해지는 부하를 줄이는 데 도움이 될 수 있다. 이 테이핑은 환자의 연령, 전반적인 건강 상태, 진단 및 피부 상태에 따라 3~4일 동안 유지될 수 있다. 어깨 아탈구를 위한 단단한 테이핑은 테이프 스트립이 수직 관절주머니 지지체를 생성하기 때문에 앞쪽 불안정성에도 효과적이다. 이 경우 봉우리밑 충돌(subacromial impingement)을 유발할 수 있는 위쪽 압축력을 피하기 위해 더 짧은 수직 스트립을 사용할 수 있다.

탄성 치료 테이핑

탄성 치료 테이프는 면으로 만든 테이프로, 선택한 테이프에 따라 늘어나는 정도가 다르다(예: Kinesio® Tape, Balance Tex™ Tape, SpiderTech™ Tape; Patterson Medical, Warrenville, IL, Rocktape®, Durham, NC). 탄성 치료 테이프는 부분적으로 적용이 가능하고 마모의 친화력으로 인기 있는 옵션이 되었다. 적절히 적용된 테이프의 탄성 반동은 표면 근막(fascia)에 영향을 미치고, 테이프가 놓여 있는 조직에 가벼운 피부 "상승"을 만든다. 이러한 반응은 피부아래 조직사이 압력(subcutaneous interstitial pressure)을 감소시키고 림프 배수를 개선할 뿐만 아니라 움직임이 발생함에 따라 피부의 낮은 역치 기계 수용기(threshold mechanical receptor)

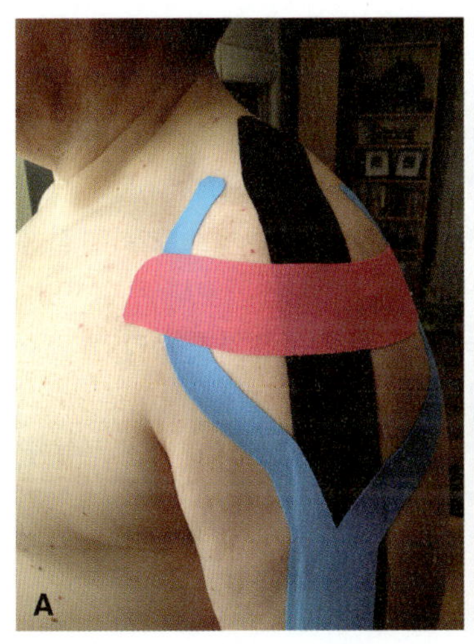

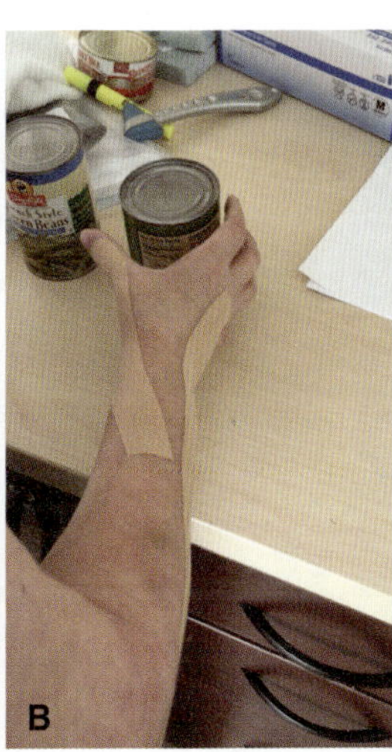

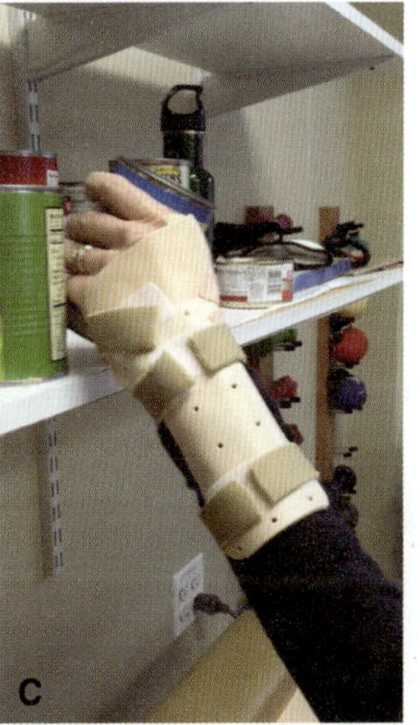

그림 19-7 A, Kinesio® 테이프를 사용한 어깨의 탄성치료 테이핑. B, 손목의 안정화를 용이하게 하고 쥐는 작업 동안 손의 폄 크기를 증가시키기 위해 등쪽 손목과 엄지손가락에 적용되는 탄성 치료 테이핑. C, 테이프는 움직임과 손가락/엄지손가락 정렬을 용이하게 하기 위해 스플린트 아래에 적용할 수 있다.

CHAPTER 19

에 대한 지속적인 촉각 자극을 준다. 이것은 근육을 자극하고 통증을 감소시키며 신경근 재교육을 위한 고유감각(proprioception)을 향상시킨다. 테이프의 높은 탄성 반동은 또한 약한 근육을 지원하여 피로와 과도한 스트레칭을 줄인다(그림 19-7A~C). 테이프의 두께와 무게는 피부와 거의 같기 때문에 환자는 일반적으로 테이프를 인지하지 못한다.

단단한 테이핑 및 탄성 치료 테이핑은 외적 안정성을 제공하고 지지 인대와 관절 구조의 추가 손상이나 스트레칭을 방지하기 위해 관절에 영향을 미치는 근육에 대한 포괄적인 강화 프로그램과 결합되어야 한다. 테이핑을 선택하든 어깨걸이/어깨 지지 장치를 선택하든 치료사는 예방적 자세도 고려해야 한다. 손상측 상지에 대한 일반적인 위치 권장 사항은 팔꿈치/손목 폄 및 어깨 벌림 및 바깥돌림이다. 구축을 방지하고 적절한 정렬을 촉진하는 데 사용할 수 있는 위치 지정 선택 사항에는 조정 가능한 테이블, 무릎 트레이 및 팔 지지대(arm troughs)가 있다.

외상성 뇌손상 TRAUMATIC BRAIN INJURY

외상성 뇌손상(traumatic brain injury, TBI)은 뇌손상을 초래하는 갑작스러운 외상 사건으로 인한 후천성 뇌손상의 한 형태이다. 단순 뇌진탕(cerebral concussion)에서 골절(fracture) 또는 두개골 관통을 수반하는 뇌진탕에 이르기까지 부상 기전에 따라 다양한 유형의 TBI가 있다. 초기 외상 외에도 뇌가 받는 전단력(shearing force), 심한 출혈, 혈종 발생, 산소 공급 감소 또는 부재로 인해 뇌손상이 악화된다(National Institute of Neurological Disorders and Stroke[NINDS], 2019a).

TBI 환자는 중환자실에서 회복 초기 단계부터 개별화된 재활 단계를 볼 수 있다. 회복의 경로는 낮은 수준의 각성(vigilance), 의식(consciousness) 및 제한된 신경운동활동에서 시작하여 의식의 새로운 수준과 경련 및 **원시반사(primitive reflexes)**의 시작까지 점진적일 수 있다. 회복 과정의 초기에 스플린트의 사용은 구축의 적절한 위치와 예방을 돕는다. 또 다른 환자는 자세 또는 경직을 **감소시키고** 체위를 **약화시키는** 것으로 알려진 과도한 전신 고정형 결

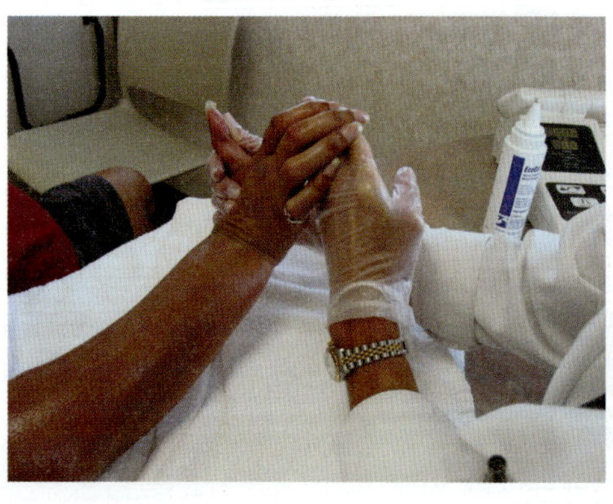

그림 19-8 스플린트를 다시 착용하기 전에 수행되는 손가락 굽힘근(digital flexors)의 수동적 스트레칭.

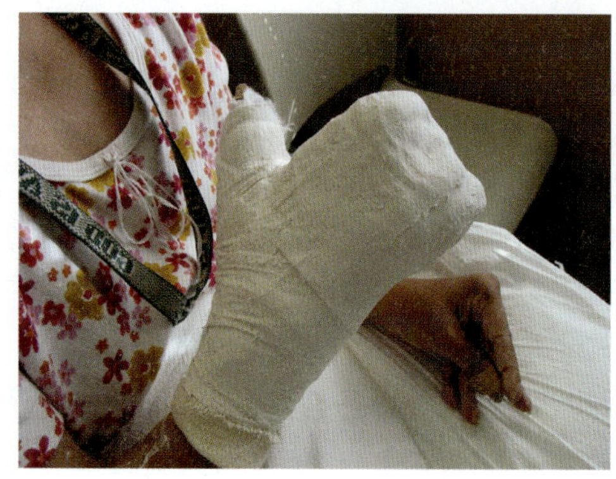

그림 19-9 조밀한 먼쪽 굽힘 구축을 위한 초기 캐스트 적용. 캐스트는 이러한 단단한 조직에 장기간의 부드럽고 지속적인 스트레스를 제공한다. 왼손의 자세에 유의하라.

과를 나타낼 수 있다. 상지에서 겉질제거(decorticate) 경직은 어깨 폄과 안쪽돌림, 팔꿈치 굽힘과 아래팔 엎침, 손가락과 손목 굽힘으로 구성된다. 대조적으로, 뇌가 제거된 경직(decerebrate rigidity)은 팔꿈치가 굽힘되고, 아래팔이 엎침되고, 손가락과 손목이 굽힘된 어깨 모음 및 안쪽돌림으로 나타난다. 근긴장이 경직되면 수동적 움직임에 대한 저항이 강하고 가동범위 전체에 걸쳐 일정하다. 이러한 상태는 환자를 구축 위험에 빠뜨린다. 따라서 치료의 목적과 스플린트 제공은 가동운동범위(range of motion)를 유지 및 증가시키는 것이다(그림 19-8).

구축을 줄이기 위해 장기간에 걸친 스트레칭이 선호될 수 있다. 연속 캐스트를 사용하는 것이 이 문제에 대해 선호되는 치료 방법이다. 한 연구에서는 심한 긴장 유발성 구축에서 ROM을 최대화하고 합병증을 최소화하기 위해 1~4일의 짧은 기간 동안 캐스트(cast)를 적용하는 것이 선호된다고 제안하였다(Pohl et al., 2002)(그림 19-9). 통증, 부기, 조직 파괴 및 구축과 같은 합병증이 발생할 수 있다. 따라서 치료사는 긴장도가 높은 환자에게 캐스트를 적용하거나 제거할 때 각별한 주의를 기울여야 한다. 연속 캐스트의 장점은 주변을 둘러싸는 방향의 압력 또는 힘 적용의 균일성과 근긴장도에 대한 온도 억제 효과에 있다(Colditz, 2000, 2002, 2011). 성인 TBI(Moseley et al., 2008)의 팔꿈치 구축 치료에 대한 무작위 대조 실험에서 연속 캐스트가 관절가동범위(range of motion, ROM) 증가에서 자세잡기보다 우수하였다. 그러나 그 효과는 일시적이거나 4주 후에도 유지되지 않았다. 이것은 TBI의 팔꿈치 구축이 경직에 의해 유발된다는 사실로 설명할 수 있다. 이 문제를 완화하기 위해 휴식 시간 동안 제거할 수 있는 팔꿈치 스플린트를 간헐적으로 적용하고, 환자가 보툴리눔 톡신 A(botulinum toxin A, BTA) 주사 대상인지 여부를 결정할 것을 권장한다. 경직을 관리하기 위한 BTA의 사용은 긴장도 감소를 촉진할 뿐만 아니라 통증 감소, 근력 향상 및 전반적인 기능 증가에 대한 가능성이 있다(Shaw et al., 2010). 또한 환자의 의식 수준이 향상됨에 따라 합병

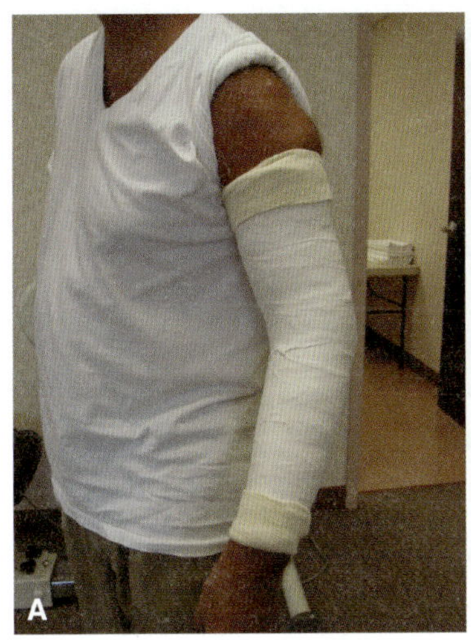

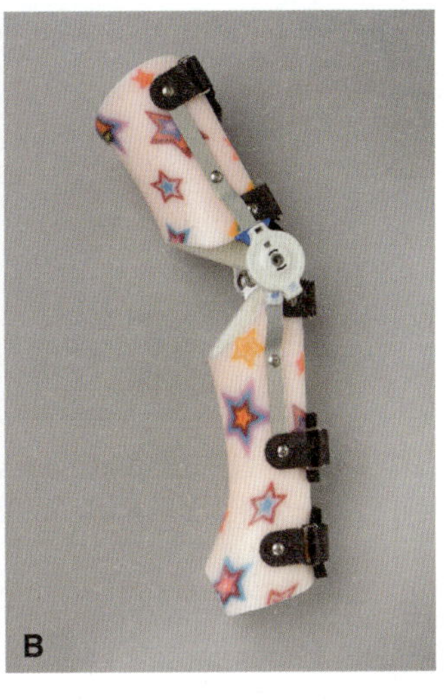

그림 19-10 A, 연속 고정으로 힘을 얻기 위해 석고 붕대를 사용한 연속 고정 팔꿈치 폄 가동 캐스트. B, 굽힘근/엎침근 길이 문제를 보수적으로 관리하는 데 사용되는 Ultraflex™ EWHO(팔꿈치-손목-손) 스플린트. (사진 제공: Ultraflex, Pottstown, PA).

증의 위험이 적은 연속 캐스트를 계속하거나(Pohl, Mehrholz, & Rückriem, 2003)(그림 19-10A), 돌림이 있거나 없는 Ultraflex 팔꿈치-손목-손 스플린트(Ultraflex™, Pottstown, PA)와 같은 경첩 스플린트로 대체할 수 있다(그림 19-10B). 최소한의 조정이 필요한 보다 정교한 설계의 경우 치료사는 인증된 스플린트/보철 전문의와 협력하고 전문 지식을 찾아야 한다.

후천성 뇌손상을 입은 많은 환자는 팔과 손의 기능이 계속해서 회복될 수 있다. 그러나 굽힘근과 폄근의 공동운동 패턴이 결합된 보상 패턴이나 대뇌겉질제거(decorticate)와 대뇌제거(decerebrate)의 결과로 나타나는 자세는 지속될 가능성이 높다(그림 19-11A~E).

척수손상 SPINAL CORD INJURY

척수손상(spinal cord injury, SCI)에서 발견되는 경련 및 과다반사(hyperreflexia)와 같은 일부 신경운동 징후는 뇌 기반 병변(예:

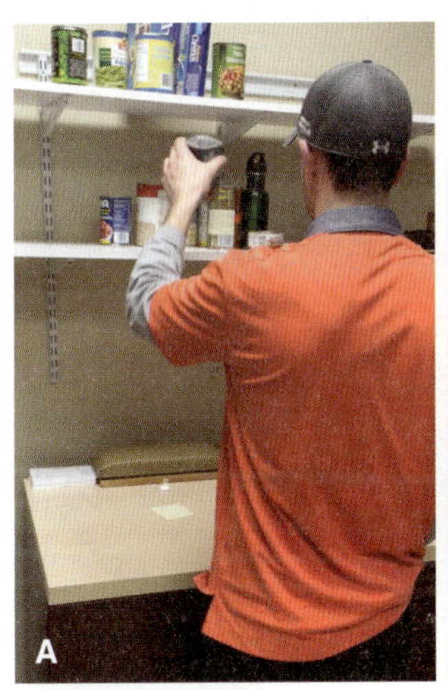

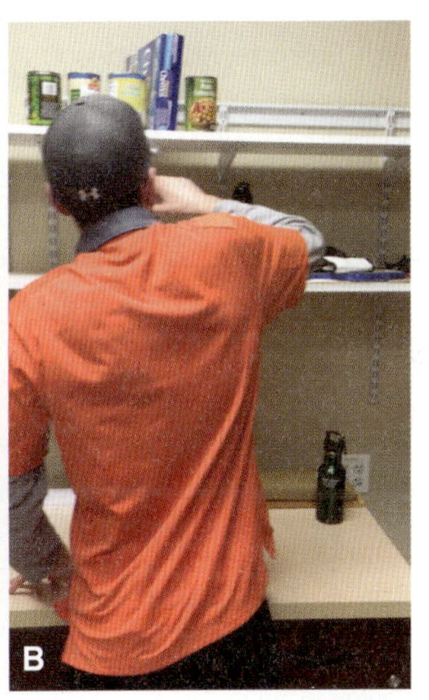

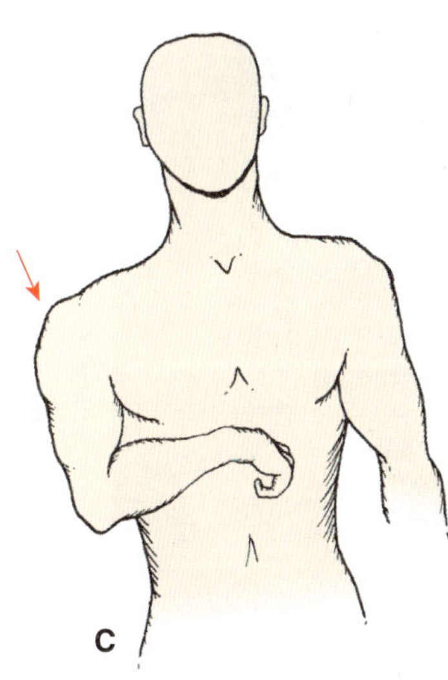

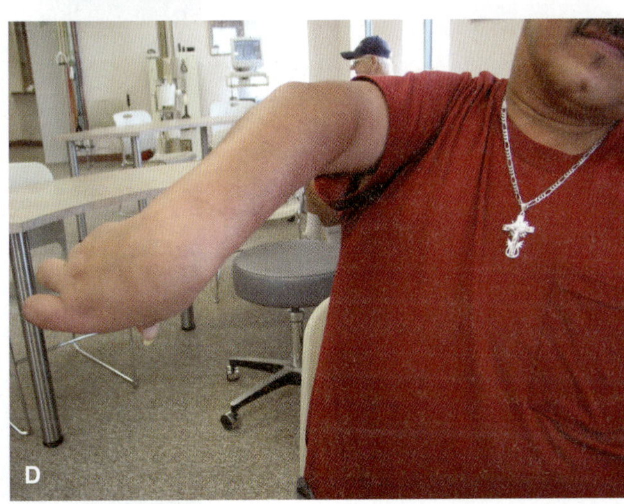

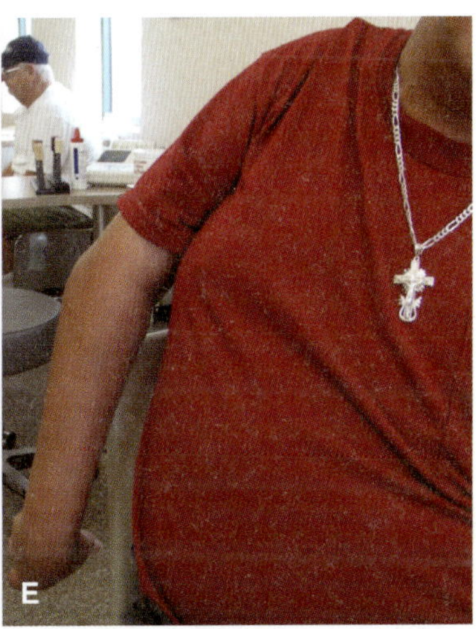

그림 19-11 A 및 B, 앞으로 뻗는 동안 오른쪽(손상된) 상지와 왼쪽(손상되지 않은) 상지 사이의 차이를 확인한다. 오른팔은 어깨 벌림과 안쪽돌림, 팔꿈치 굽힘과 모음, 손의 굽힘근 긴장도 증가(보이지 않음)를 포함하여 결합된 공동운동 효과의 지속적인 패턴을 보여준다. C~E, 어깨 모음 및 안쪽돌림, 팔꿈치 굽힘, 손가락과 손목 굽힘을 사용한 엎침을 포함한 뇌가 제거된 환자의 자세.

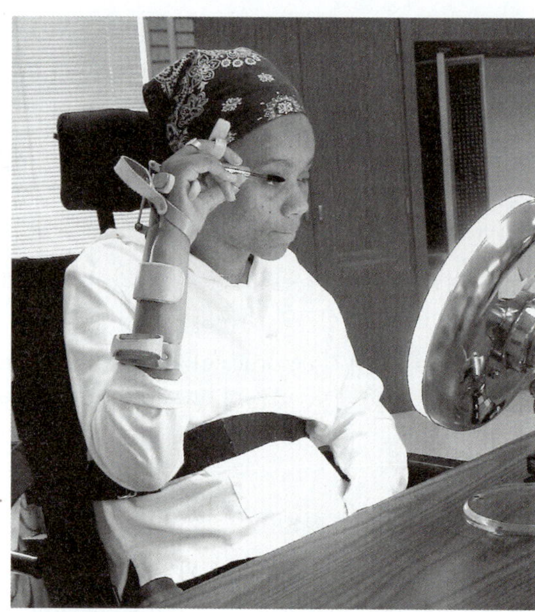

그림 19-12 손목-가동, 손목 스플린트를 사용한 C6 완전 사지 마비. (Reprinted with Radomski, M.V., & Trombley Latham, C.A.(2008)의 허가를 받아 재인쇄. *Occupational therapy for physical dysfunction* (6th ed). Baltimore, MD: Lippincott Williams & Wilkins.)

CVA, TBI)과 유사할 수 있지만 임상 증상의 패턴과 회복 과정은 다르다. SCI에서 기능적 예후는 손상 수준과 직접적으로 연결된다. 이는 Consortium for Spinal Cord Medicine(2000)에서 발행한 일련의 진료 지침에 의해 명확하게 설명된다. 재활의 목표는 신경학적 수준에 해당하는 환자의 기능을 최적화하는 것이다. 부분 보존 영역으로 알려진 신경학적 병변 아래에 부분 신경 분포가 있는 경우 개선 가능성이 있다(McKinley, Jennings, & Pai, 2011). 예를 들어, 신경학적 수준이 C6인 환자는 긴 엄지 손가락 굽힘근(flexor pollicis longus muscle)에서 상당한 힘을 가질 수 있으며, 이는 C8 기능 수준에 해당한다. 따라서 치료사는 예상된 예후를 초과하는 기능회복의 징후가 있는지 정기적으로 환자의 신경근 기능을 검사해야 한다(그림 19-12). 사용 가능한 운동 기능과 예상되는 기능적 예후에 따라 스플린트는 관절의 안정성을 지원하고 탈신경(denervation) 근육을 대체함으로써 기능적 훈련의 보조 수단으로 사용될 수 있다. 다음은 다양한 수준에 대한 스플린트 중재의 예시를 제공한다.

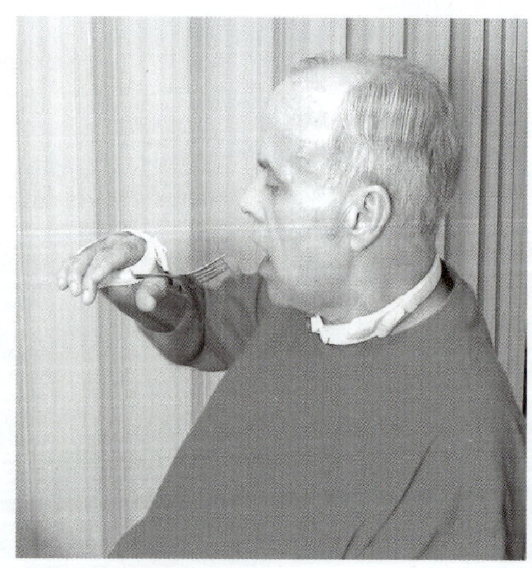

그림 19-13 손목 고정 스플린트의 일부로 유니버셜 커프를 사용하는 C5 사지 마비. (Reprinted with Radomski, M.V., & Trombley Latham, C.A.(2008)의 허가를 받아 재인쇄. Occupational therapy for physical dysfunction (6th ed). Baltimore, MD: Lippincott Williams & Wilkins.)

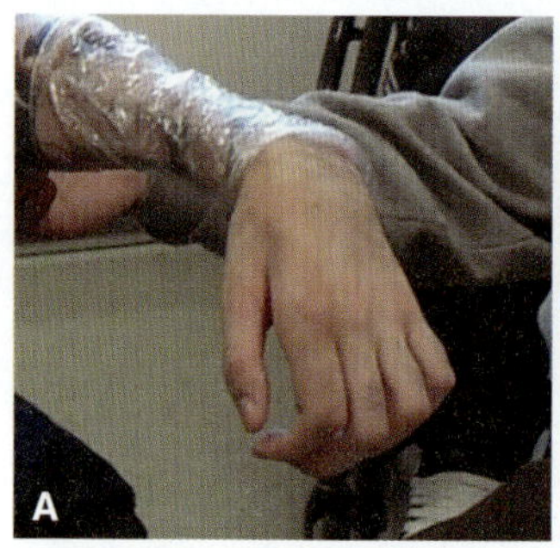

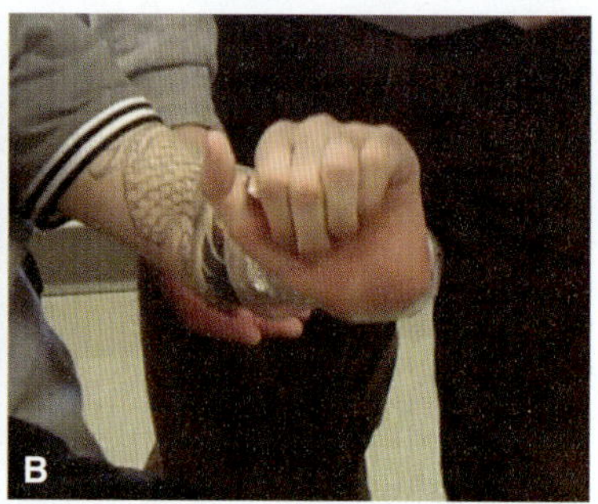

그림 19-14 **힘줄고정(술)(tenodesis). A,** 구부릴 때 손목의 자세에 유의하라: 펴진 MCP 관절과 굽힘된 IP. **B,** 손목을 펴면 MCP 관절은 IP와 마찬가지로 굽힘된다.

- 손을 조작할 수 있는 기능적 능력이 없는 C5 사지 마비—손목 고정 스플린트는 유니버셜 커프(universal cuff) 부착과 함께 사용할 수 있다(그림 19-13). 이러한 적응은 손목 폄이 없을 때 손목을 지지하고 어깨 올림과 팔꿈치 굽힘 근력이 적절할 수 있기 때문에 환자가 유니버셜 커프를 통해 스스로 식사를 할 수 있게

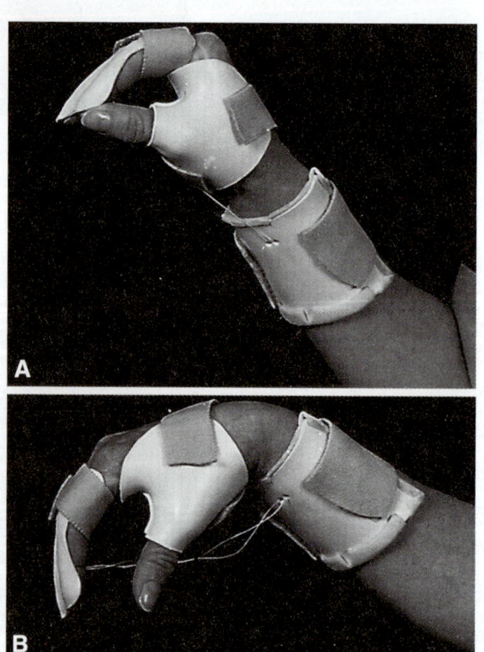

그림 19-15 **A 및 B,** 상호적 힘줄고정 스플린트(reciprocal tenodesis orthosis)는 노뼈 신경의 힘을 이용하여 가벼운 기능적 쥐기/사용을 가능하게 한다. 손목 폄은 손가락 굽힘을 제공하고 손목 굽힘은 손가락 폄을 가능하게 한다.

한다.

- C6 및 C7 사지 마비—신경분포된 노뼈 손목 폄근의 존재는 움켜잡기 위해 힘줄 작용을 사용할 수 있게 한다(그림 19-14A,B). Harvey(1996)는 힘줄 움켜쥐기의 발달을 촉진하기 위해 점진적인 스플린트 중재의 사용을 주장하였다. 시카고 재활 연구소(Rehabilitation Institute of Chicago, RIC) 힘줄 스플린트(Michela, Sabine, & Sammons, 1959)의 독창적인 설계를 기반으로 하는 손목-구동 손목-손 스플린트는 특히 잡는 것이 필요할 때 제공될 수 있다(그림 19-15A,B).
- C8 사지마비는 신경분포된 외재 손가락과 엄지손가락 굽힘근 및 폄근의 가용성을 기반으로 하는 손 기능과 함께 나타난다. 내재근의 기능이 없을 수 있어 손 기민성(dexterity)이 제한된다. 쥐는 동안 내재적인 힘이 없으면 손은 MCP 관절을 과도한 폄 상태로, IP 관절을 굽힘 위치로 지정하는 근육의 영향을 받는다. 이 손갈퀴손 또는 내재근 마이너스(intrinsic minus) 자세는 특히 원통형 잡기(cylindrical grasp) 패턴(예: 컵 잡기) 과제 시 작동하지 않는다. 맞섬(opposition) 구성 요소가 있는 MCP 굽힘 고정 스플린트는 내재근의 신경 분포 부족을 증가시키는 데 사용되는 스플린트 중 하나일 수 있다(그림 19-16A,B).

다발성 경화증 MULTIPLE SCLEROSIS

다발성 경화증(multiple sclerosis, MS)은 뇌와 척수의 수초(myelin sheath)를 특이적으로 부착시키는 자가면역 질환으로 여겨지는 예측할 수 없는 CNS 상태이다(NINDS, 2019b). 처음에 MS로 진단된 대부분의 환자는 균형과 조작에 영향을 미치는 시각/시각 운동 증상 및/또는 운동 기능 장애를 경험한다. 다른 징후로는 인지(cognition), 체감각(somatosensory) 및 심리사회적(psychosocial) 손상이 있다. 상지에서 MS과 관련하여 더 두드러진 두 가지 장애는 특히 어깨띠에서 협응(coordination) 및 관절 위치 감각의 상실이다(Ünlüer, Ozkan, Yasa, Ates, & Anlar, 2019). MS의 예측할 수 없는 특성 때문에 손과 상지의 기능은 환자마다 다르다. 6명의 MS 환자가 참여한 소규모 연구에서 상업용 손목 스플린트는 떨림(tremor)을 제한하고 손 기능을 향상시키는 많은 전략 중 하나로 사용되었다(Hawes, Billups, & Forwell, 2010). 연구의 참가자와 검사자 모두 중재 효과에 대해 혼합된 반응을 보였다.

구축 또는 기능적 손 기형의 존재는 다양하며 때로는 말초신경 손상과 비슷하다. 현재까지 손의 손상을 피할 수 있는 "가장 효과적인" 스플린트는 없다. 해당 환자에게 가장 효과적인 중재 도구(스플린트)를 결정하는 데 가장 중요한 것은 손 신체역학, 운동 조절 및 과제 분석에 대한 지식을 기반으로 하는 치료사의 임상 추론이다. 예를 들어, MS 환자의 일반적인 문제 중 하나는 칫솔이나 도구를 잡는 것과 같은 개인위생에 참여하는 능력을 최소화시키는 외재 굽힘근과 손목 폄근의 약화로 인한 악력 상실이다; 치료사는 쥐기 조절을 최적화하기 위해 손목을 20° 폄시키는 손목 고정 스플린트를 사용할 수 있다(그림 19-17A). 또 다른 일반적인 문제는 손의 내재성 근육의 손실로 인해 손이 편평해지고 엄지손가락 맞섬 방향이 상실되는 것이다. 결과적으로, 이러한 문제가 있는 환자는 미세한 쥐기 움직임(예: 3점 집기[three point pinch] 또는 손끝 집기

전문가 핵심 19-2

쓰기 스트랩

DEBBIE FISHER, MS, OTR, CHT
Texas

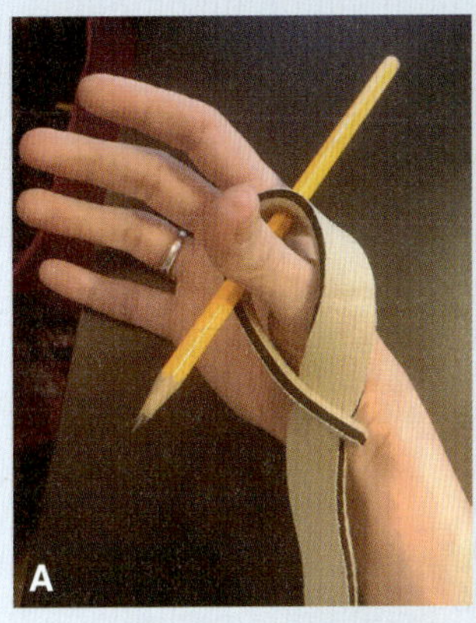

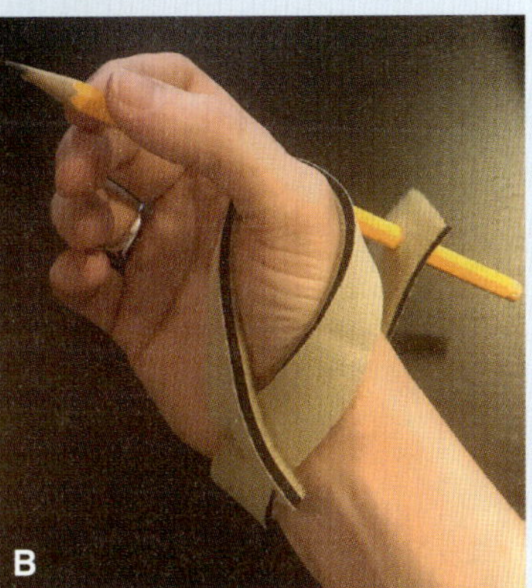

이 적응형 장치는 3점 집기(three point pinch)를 유지하는 능력이 제한된 환자에게 이상적이다. 손목 주위의 3.175mm 네오프렌 조각을 측정하고 두 배로 늘린 다음 한쪽 끝을 자르고 다른 쪽 끝에 작은 구멍을 펀칭하라. 연필이나 펜을 먼저 삽입한 다음 스트랩을 그림과 같이 엄지와 손목에 감는다.

전문가 핵심 19-3

적응형 스트랩

DEBBIE FISHER, MS, OTR, CHT
Texas

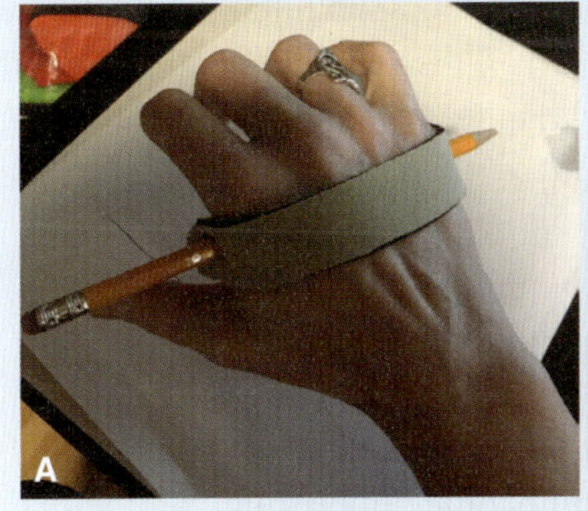

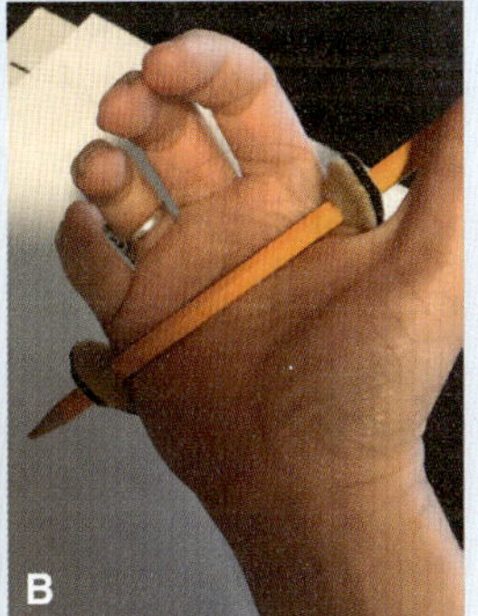

이 스트랩은 크게 잡기 위해 도움이 필요한 환자를 위한 것이다. 수정된 쓰기 외에도 은식기류, 칫솔 및 일반적으로 유니버설 커프와 함께 사용되는 기타 품목과 함께 사용할 수 있다. 네오프렌 조각을 자르고 각 끝에 작은 구멍을 뚫어 원하는 장치를 단단히 고정하기만 하면 된다.

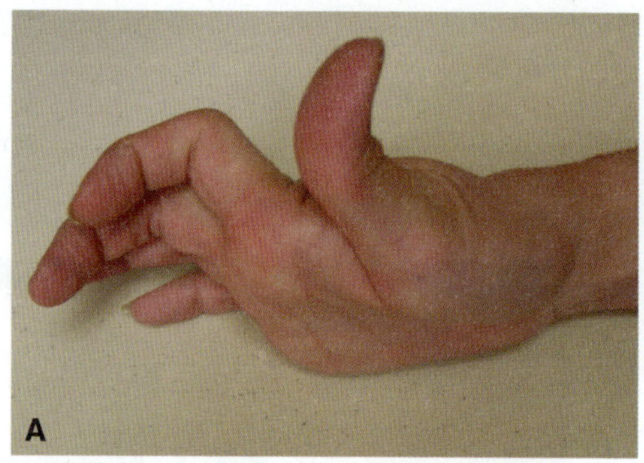

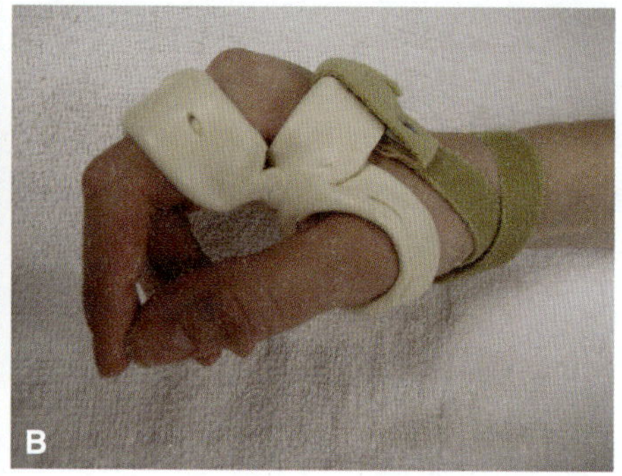

그림 19-16 A, 장기간 지속되는 위팔얼기신경(brachioplexopathy)로 인한 심각한 갈퀴손 변형. B, MCP 관절 및 엄지 MCP 폄 제한 스플린트. 기능적 사용을 시도할 때 스플린트가 더 나은 위치에 손가락을 배치하는 방법에 유의하라.

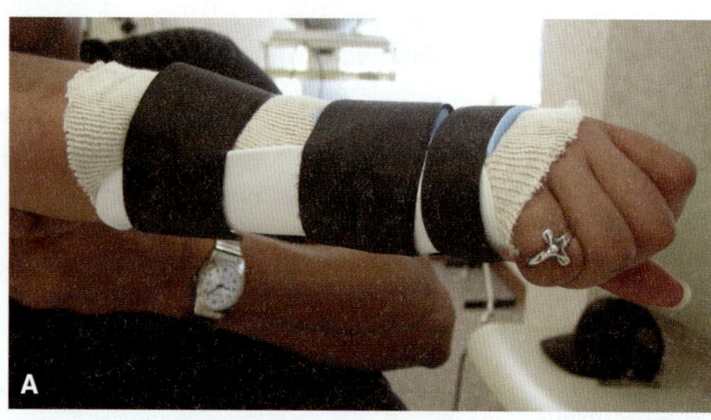

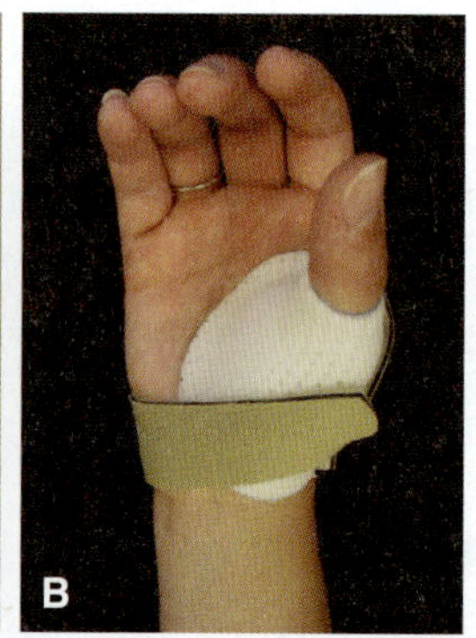

그림 19-17 A, 손목 고정 스플린트는 손목의 과도한 굽힘을 방지하여 기능적 잡기가 가능하다. B, 기능을 위해 첫 번째 손갈퀴막 공간(web space)을 유지하고 엄지를 최적으로 위치시키기 위한 엄지 손목손허리뼈 고정 스플린트.

[tip pinch])에 어려움을 겪을 수 있다. 간단한 해결책은 정확한 손 열기를 위한 첫 번째 손갈퀴막 공간(web space)을 유지하면서 엄지와 검지의 먼쪽 부분을 가깝게 할 수 있는 손-기반 손목손허리뼈(carpometacarpal, CMC) 고정 스플린트를 환자에게 제공하는 것이다(그림 19-17B).

성인 신경계 질환에서 스플린트 사용에 대한 임상 추론 CLINICAL REASONING ON THE USE OF ORTHOSES IN ADULT NEUROLOGIC CONDITIONS

성인의 신경학적 질환에서 스플린트를 사용하는 일반적인 목적은 세 가지이다.

1. 기존의 구축/기형을 예방하거나 관리하기 위해
2. 근력 약화로 인한 관절 지지를 제공하기 위해
3. 신경근 재교육을 돕기 위해

이러한 목적은 서로 연관이 있다. 한 가지 유형의 스플린트는 두 가지 이상의 목적을 충족하는 데 사용할 수 있다. 또한 환자는 다음과 같은 다양한 목표/목적을 달성하기 위해 여러 스플린트의 사

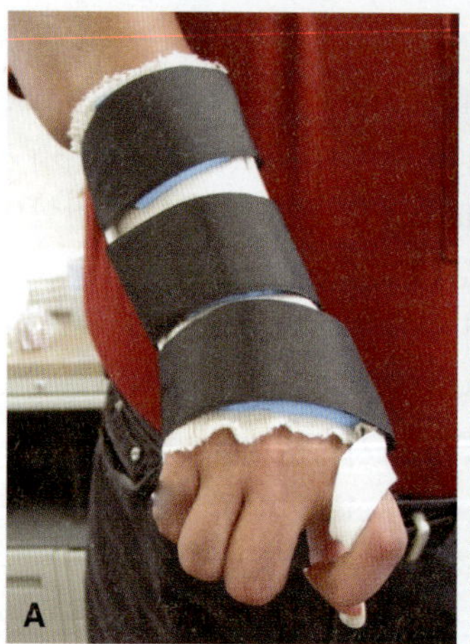

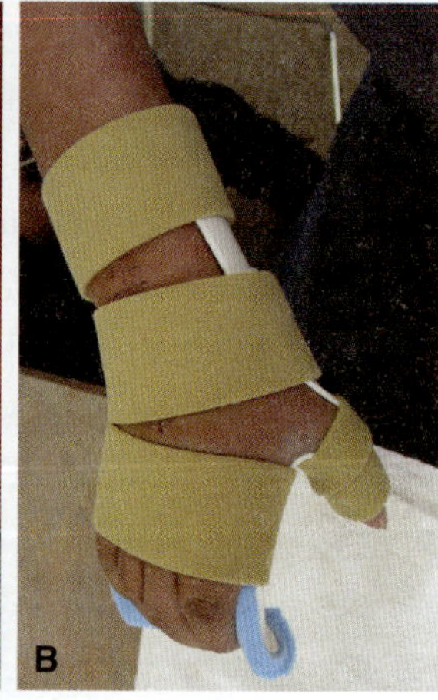

그림 19-18 A, 손목을 안정화하는 맞춤형 수술 후 스플린트. 추가적인 2-3번째 손가락의 손갈퀴막 공간에 열가소성 플라스틱 재료로 만든 "스트럿(strut)"은 가벼운 기능 사용을 지원하기 위해 2번째 손가락을 맞섬 방향으로 정렬하기 위해 추가되었다. B, 휴식 기간 동안 최적의 자세를 취하기 위한 수술 후 손목/손/엄지 스플린트.

용이 필요할 수 있다.

- 조작을 재훈련하는 동안 손목의 안정성 지원(그림 19-17A).
- 일부 기능적 사용을 제공하면서 수술 후 절차를 보호하고 안정성 지원(그림 19-18A,B).
- 팔꿈치와 손목, 손에 별도의 스플린트를 설치하여 경직에 의한 구축(contracture)을 예방(그림 19-9, 19-10).

경직으로 인한 구축 관리 MANAGING CONTRACTURES CAUSED BY SPASTICITY

구축은 조직 및 관절 가동성의 손실을 초래하는 조직의 확장성 손실로 정의될 수 있다. 상위운동신경원 병변(upper motor neuron lesion)이 있는 환자의 구축은 근육의 탄성 및 수축 특성의 퇴행성 변화로 인해 발생하는 것으로 제안된다(Wissel et al., 2010). 경직은 운동의 조절을 상당히 제한하기 때문에 신경학적 손상이 있는 환자에게서 구축 또는 기형의 발병은 주로 경직으로 인한 운동 제한으로 인해 발생한다. 이것은 경직의 존재가 구축의 시작을 결정한다는 것을 암시하는 것이 아니다. 구축은 특성에 따라 예방할 수 있다. 이는 근육의 수축성(예: 근절) 또는 결합 조직 요소 중 하나 또는 둘 모두에서 발생할 수 있다. 근육이 고정되고 사용되지 않으면 길이나 단면에서 근절의 감소로 인해 수축 요소가 위축된다(Farmer & James, 2001). 한편, 고정되고 사용되지 않는 근육 내에 있는 결합 조직은 섬유 사이의 비정상적인 교차 결합으로 인해 더 느린 속도로 손실되고 두꺼워지는 경향이 있다(MacDougall, 1986). 경직은 근육이 늘어나거나 활성화되지 않으면 생산적인 움직임과 관절/조직 구축의 손실을 초래한다.

움직임 상실은 활동적인 운동 중에 근육 움직임을 제한할 수 있기 때문에 경직과 혼동된다. 능동적인 움직임이나 상대적인 부동성(immobilization)이 없는 경우, 경직은 근육 불균형을 더욱 유발할 수 있으며, 이는 사지의 고정된 자세를 유도하여 시간이 지남에 따라 근육을 더 많이 사용하지 않고 단축시킨다. 일반적으로 길항근(antagonist) 그룹에서 경직의 정도는 근육 그룹 중 하나에서 더 크거나 더 두드러진다. 예를 들어, 경직과 과다반사증은 팔꿈치 굽힘근과 폄근 모두에서 임상적으로 평가될 수 있지만, 팔꿈치 굽힘근 경직은 팔꿈치 폄근에서보다 더 뚜렷할 수 있으며, 결과적으로 고정적인 팔꿈치 굽힘 자세를 초래할 수 있다.

일반적으로 널리 받아들여지는 경직의 임상적인 정의는 긴장성 신장 반사(근육 긴장도)의 속도 의존적 증가를 특징으로 하는 운동 장애로, 신장 반사의 과흥분성으로 인해 발생한다(Lance, 1980). 근육이 수동적으로 늘어나거나 관절 운동이 가속화되어 길항근(경직)이 신장 반사를 유발할 때 저항이 느껴지거나 관찰될 수 있다. 예를 들어, 능동 팔꿈치 폄이 있는 환자에게서 빠른 팔뻗기는 팔꿈치 굽힘근의 과민성 폄 반사를 유발하여 팔꿈치 폄이 끝 범위로 제한된다. 따라서 경직도 속도 의존적이다. 경직의 본질에 대해 몇 가지 이론이 있다. 그러나 복잡성을 포괄하는 임상적인 정의에 대한 합의는 여전히 부족하다(Thibaut et al., 2013).

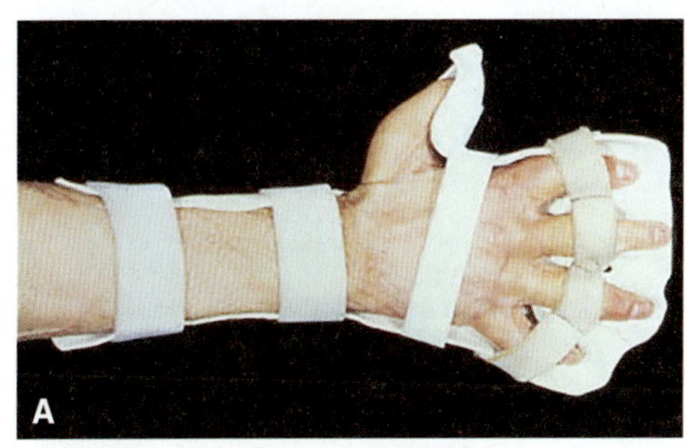

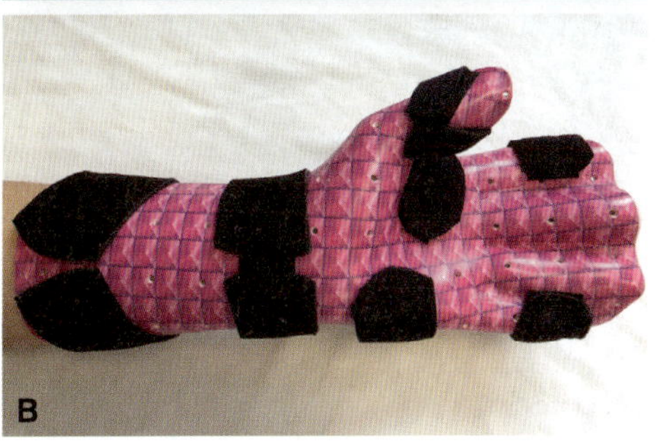

그림 19-19 A 및 B, 이러한 유형의 스플린트를 설명하기 위해 손가락 스프레더, 손 벌림 스플린트 또는 경직 방지 스플린트와 같은 여러 이름이 사용되었다.

중추신경 손상 환자의 긴장도를 억제하거나 구축 형성을 해결하기 위해 스플린트를 사용하는 것은 이러한 장치에 관한 적절한 명명법에 대해 혼란을 야기한다(그림 19-19A,B). 다양한 정량적 방법론과 연구의 질에 대한 21개의 연구로 구성된 체계고찰연구에는 긍정적인 결과와 그렇지 않은 결과가 혼재되어 제시되었다(Lannin, Horsley, Herbert, McCluskey, & Cusick, 2003). 스플린트 설계, 중재 방법 및 연구 집단의 이질성은 이 체계적 고찰 논문 권장 사항의 일반화를 제한한다. 근거 기반 치료 관점에서 치료사가 편견 없이 문헌을 **비판적으로 평가**(*critically appraise*)하는 능력은 일상 치료에서 근거의 유용성을 판단하는 데 매우 중요하다.

스플린트 설계 DESIGNS OF ORTHOSES

경직된 상지에 스플린트를 제작하기 위한 결정 사항은 두 가지 일반적인 기준에 속할 수 있다.

1. 긴장도 억제의 신경 생리학적 접근
2. 조직 연장 또는 수축 방지의 신체역학적 접근

긴장도 감소 Tone Reduction

긴장도 감소를 목표로 하는 설계는 다음과 같다(Jamison & Dayoff, 1980; Langlois, Pederson, & Mackinnon, 1991; Mathiowetz, Bolding, & Trombly, 1983):

- 원뿔 스플린트(그림 19-20A,B)
- 안정기/고정 스플린트(그림 19-21A~E)

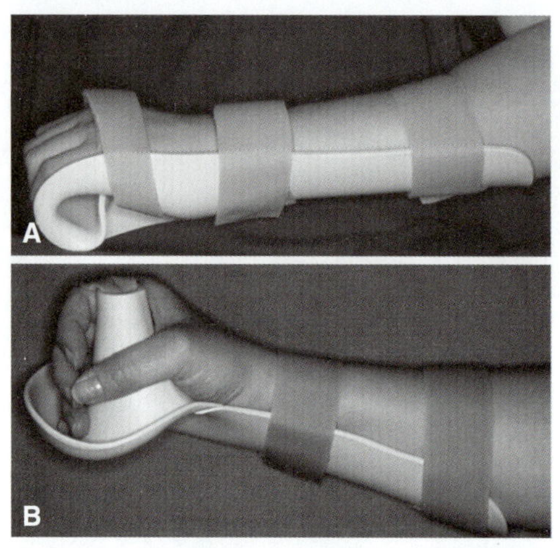

그림 19-20 손목/손 고정 스플린트(A)에서 손가락 플랫폼을 굴리거나 스플린트의 손 부분에 원뿔형(B)을 형성하면 경직된 먼쪽 굽힘근을 과도하게 늘리지 않고 저부하로 신장을 연장할 수 있다. B는 Powell, TN에 소재한 DeRoyal의 Preformed Spasticity Splint.

• 손가락/아래팔 벌림 스플린트(그림 19-19A,B 및 19-22A,B)

대부분의 경우, 휴식 상태의 손의 위치는 다음과 같은 특징이 있는데, 첫 번째 손갈퀴막 공간을 유지하기 위해 손목을 10°와 30° 사이의 폄, MCP 관절의 40°에서 45° 굽힘, IP 관절 중립 폄에서 20° 굽힘, 엄지손가락을 손바닥 중앙 및 노뼈 벌림으로 배치한다. 이러한 스플린트 설계의 여러 변형은 스플린트 시장 및 문헌을 통해 존재한다.

이러한 스플린트가 어떻게 긴장도를 정확히 억제하는지에 대한 메커니즘은 이론적으로 기반을 두고 있다. 자세한 내용은 Rood(1954) (1956) 및 Brunnstrom(1961) (1970)을 포함한 신경근 재활 분야의 선구자들의 독창적인 연구를 참조한다. 이러한 이론은 수년에 걸쳐 다양한 설계를 일축하였다. 설명하기 위해 Rood(1954)는 힘줄 삽입에 대한 압력이 억제 효과가 있다고 믿었다. 이러한 이론적 영향은 경직성 굽힘근의 힘줄 삽입에 대한 압력 적용이 억제 반응을 유발할 수 있는 손바닥 스플린트 또는 원뿔 스플린트 설계에서 볼 수 있다(그림 19-20). 반면에 Bobaths는 벌어진 손가락과 엄지손가락을 유지하는 것이 "반사 억제(reflex inhibition)" 효과가 있다고 믿었다. 엄지가 벌림 위치에 있는 휴식 손 스플린트(resting hand splint) 설계 및/또는 손바닥 기반 손가락 벌림 스플린트 설계는 벌어진 손가락을 모음시키는 것을 목표로 한다(그림 19-19A,B 및 19-22A~C). 원뿔형 및 손가락 벌림 스플린트 설계와 다양한 수정된 스플린트는 공급업체 상품안내서에 상업적으로 존재하는 것으로 표시된 대로 여전히 인기가 있다.

휴식 손 스플린트 사용에 대한 논쟁은 치료사의 휴식 손 스플린트의 손바닥쪽과 손등쪽 적용 사이의 선호도 차이로 인해 더욱 복잡해졌다. 손바닥쪽 및 손등쪽 적용 선택에 대한 합리화는 추가 연구가 필요하다. 연구들은 연대가 있으며 한 접근 방식이 다른 접근 방식보다 뚜렷한 이점을 나타내지 않는다(McPherson, Kreimeyer, Aalderks, & Gallagher, 1982; Rose & Shah, 1987; Takami, Fukui, Saitou, Sugiyama, & Terayama, 1992; Woodson, 1988). 설계 수정은 등쪽 아래팔 기반 손바닥형 손 지지대가 포함된다(그림 19-19A,B). 굽힘근에서 발생하는 변형력은 매우 안정적인 손목을 유지하면서 아래팔에 적용된 반대 지레에 의해 균형을 이룬다. 순전히 바닥형 또는 순전히 등쪽 스플린트에서 반력은 스트랩이 얼마나 안전한지에 따라 결정된다. 심한 경직의 경우, 가장 잘 맞음에도 불구하고 손목은 손바닥 설계에서 굽힘으로 구부러지는 경향이 있다. 반면 등쪽 설계에서는 손가락이 굽힘으로 구부러지는 경향이 있어 스플린트의 먼쪽 이동을 유발한다(그림 19-24).

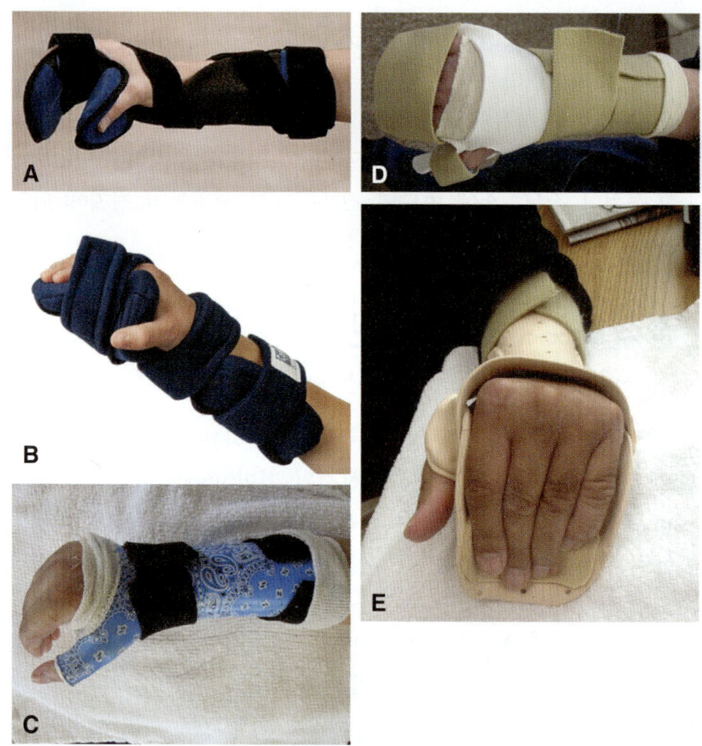

그림 19-21 A, 부드러운 고정 스플린트는 종종 단단한 열가소성 플라스틱 제품보다 더 편안함을 줄 수 있다. 이 Rolyan® Kwik-Form™ 기능적인 휴식 손 스플린트는 치료사가 관절 위치를 조정할 수 있도록 한다. (사진 제공: Performance Health, Warrenville, IL, Rolyan은 Performance Health의 등록 상표). B, 이 Comfy™ 손/엄지 스플린트는 세탁할 수 있고 쉽게 환자 맞춤형이 가능하도록 수정된다. 엄지 및 등쪽 기반 설계를 포함하여 많은 옵션을 사용할 수 있다. (사진 제공: Comfy Splints, Gardena, CA.) C, 때때로 중추신경손상 환자에 대해 맞춤형 접근이 필요하다. 수술 후 3/32″ 재료는 지속적인 긴장으로 인해 손목 융합 및 힘줄 이식을 받은 환자를 위한 맞춤형 손목/엄지 스플린트(등쪽 접근)를 제작하는 데 사용된다. 이 고정 스플린트는 융합된 손목과 엄지 이동을 안전한 휴식 위치에 배치하여 엄지손가락뼈사이 및 관련되지 않은 손가락의 부드러운 기능적 사용을 권장한다. D, 손등 부분이 부분적으로 노출되어 있다. 스플린트 설계는 쉽게 착용/벗을 수 있다. E, 이 스플린트에서 손가락은 MCP 관절에서 최대 확장 위치에 있다. 추가 확장은 먼쪽에서 굽힘근 긴장도의 증가를 유도한다.

신체역학 접근에서 스플린트의 목적은 굽힘근과 폄근, 그리고 손의 내재근과 외재근 사이의 균형을 가능한 한 많이 유지하는 것

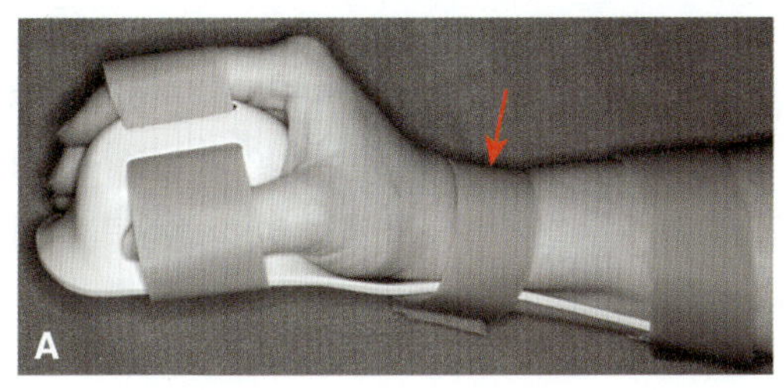
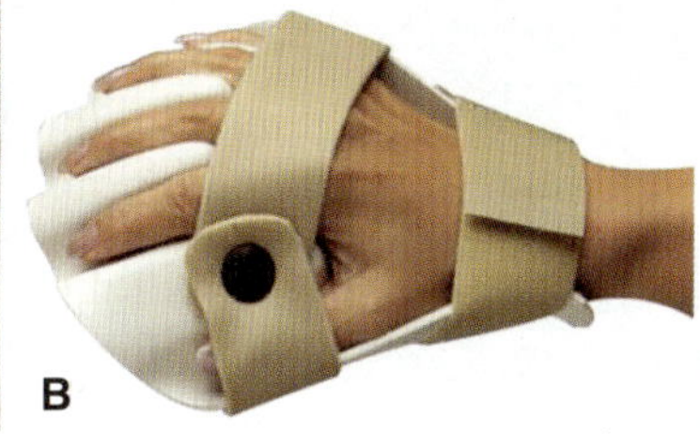
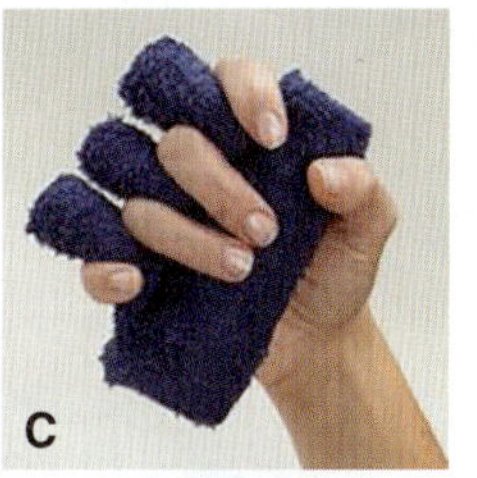

그림 19-22 A, 엄지 MCP 관절 바로 근처에 배치된 등쪽 손목 스트랩은 스플린트 이동을 방지하는 데 도움이 될 수 있다. 여기에 표시된 것은 DeRoyal의 Preformed Neutral Position 손 스플린트이다. B, DeRoyal의 손 기반 항경련 공 스플린트. C, The Rolyan® Cone with Finger Separator는 손가락 끝이 손바닥으로 파고드는 것을 방지하고 손바닥과 손가락 사이의 침용을 방지할 수 있다. (사진 제공: Performance Health, Rolyan은 Performance Health, Warrenville, IL의 등록 상표.)

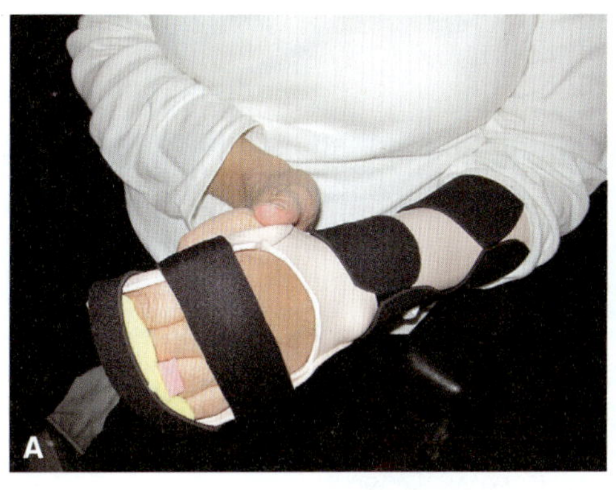
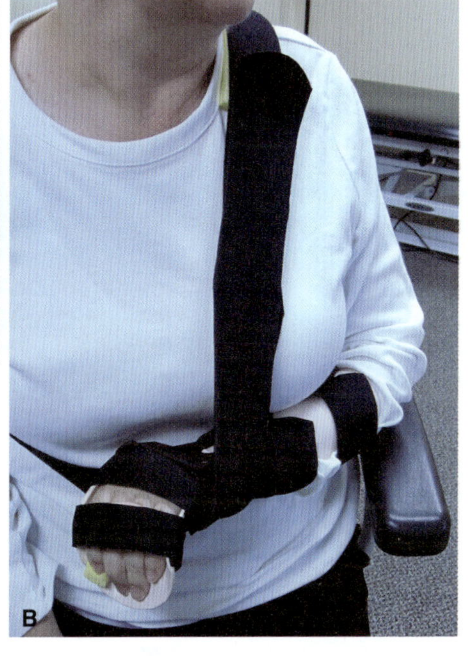

그림 19-23 A, 부드러운 폐쇄용 네오프렌 스트랩을 사용한 등쪽/바닥쪽 설계. B, 환자가 사지를 최소한으로 능동적으로 제어할 수 있기 때문에 스플린트/상지의 무게를 지탱할 수 있도록 맞춤형 네오프렌 어깨 지지대를 제공하였다.

이다(Bondoc, 2005). 길항근에 대한 운동 조절의 고르지 못한 회복은 근육 불균형을 초래한다. 그러나 한 근육군의 근육 단축과 반대 근육군의 수동적 신장으로 인한 구축의 시작은 악순환이 될 수 있으므로 즉각적인 중재가 필요하다. 치료사는 지속적으로 근육 길이를 평가하여 구축의 시작을 결정하고 구축과 긴장도를 구별하기 위한 진단 추론을 사용해야 한다. 손상의 존재를 추가로 결정하기 위해 더 많이 손상된 쪽과 손상되지 않은 쪽 또는 덜 손상된 쪽을 비교하는 것이 가장 좋다.

- 긴장도(*tone*)는 빠른 수동적 신장에 민감하다. 따라서 관절가동범위(range of motion, ROM) 내의 어느 지점에서나 저항이 느껴질 수 있다.
- 구축(*contracture*)은 일반적으로 끝 범위에서 수동적 신장에 대한 저항으로 느껴진다. 인대 구조의 구축을 다루는 경우 치료사는 관절이 느슨하고 꽉 조인 위치에 있는지도 고려해야 한다. 관절이 느슨한 위치에 있을 때 생성될 수 있는 더 큰 보조 운동(예: 중앙가쪽 활주)이 있다. 구축이 있는 관절은 보조 동작이 감소할 것이다.

치료사는 또한 CNS 병변에 따른 상지의 전형적인 회복 패턴 또는 진행에 유의하면서 조건부 추론을 적용해야 한다. 예를 들어, 이완된 긴장도로 시작한 CVA 환자는 사지의 고정적인 자세와 함께 경직된 굽힘 긴장으로 진행될 수 있다. 이러한 경우, 팔과 손의 자세에 대한 예상이 스플린트 설계를 선택하는 데 지침이 되어야 한다. 이완기 동안 권장되는 스플린트 위치는 손가락과 엄지손가락을 복합적으로 펴하면서 손목을 20°~30° 폄시키는 것이다(그림

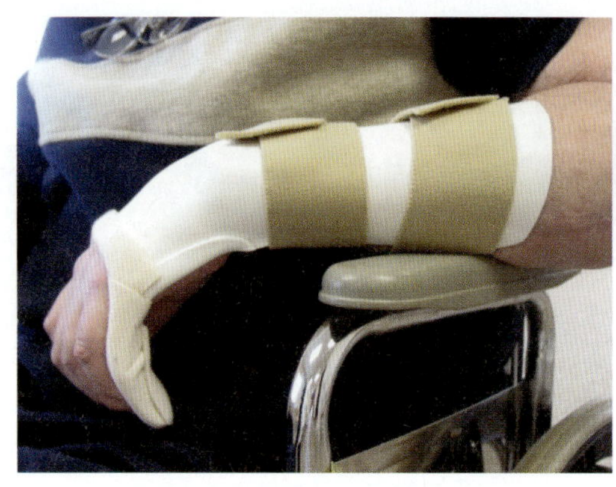

그림 19-24 손등쪽/손바닥쪽 설계. 단단한 굽힘 힘줄로 인해 손가락의 스플린트와 굽힘 자세를 통해 생성된 반력에 주목한다. 시간이 지남에 따라 스플린트는 힘줄을 늘리기 위해 더 폄되도록 연속적으로 배치될 수 있다.

19-25A,B). 이 자세는 손목과 손가락 폄근이 과도하게 늘어나는 것을 방지하여 환자가 손의 더 많은 운동 회복을 시작할 때 도움이 될 수 있다. 환자가 계속해서 회복을 경험함에 따라 치료사는 지속적인 관찰을 수행하고 필요한 경우 스플린트 설계 및 중재 계획을 조정해야 한다.

전문가 핵심 19-4

손갈퀴막 공간 스플린트

KIMBERLY GOLDIE STAINES, OTR, CHT
Texas

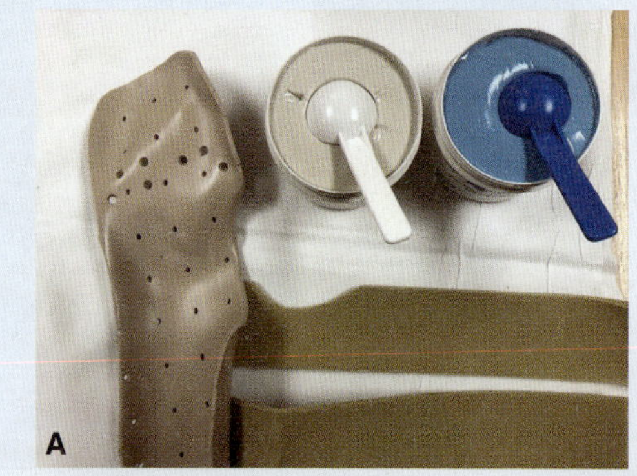

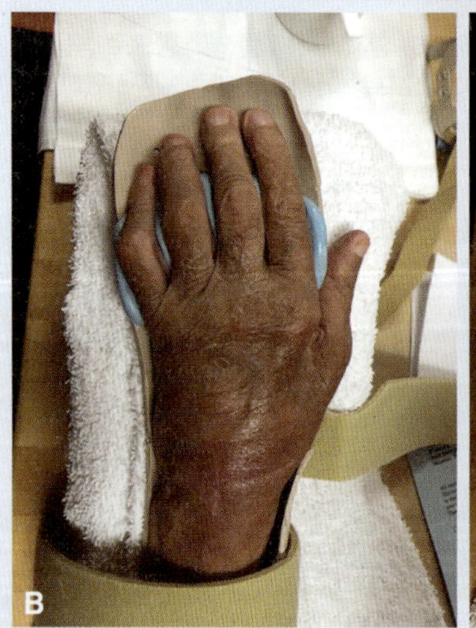

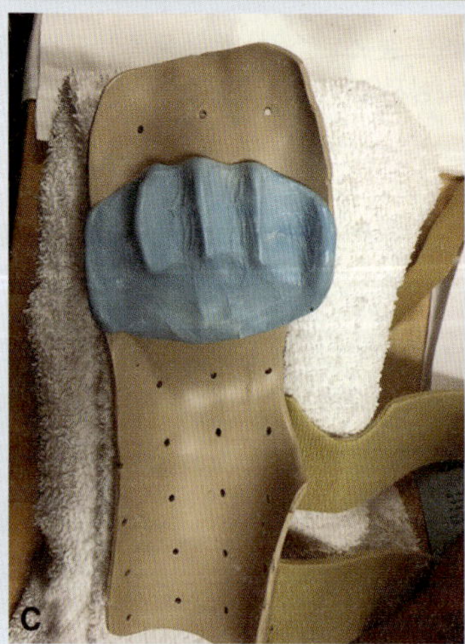

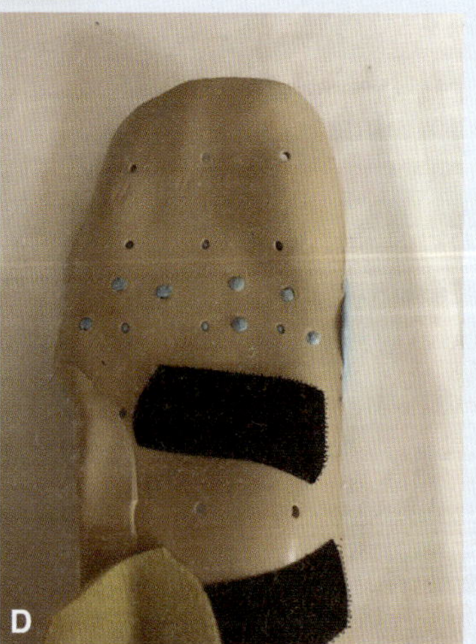

손 스플린트에서 손가락을 배치하는 대안적인 방법은 탄성 퍼티(putty)를 사용하여 손갈퀴막 공간(web space)의 성형을 만드는 것이다. 열가소성 플라스틱 재료의 타공이 있는 곳에 퍼티를 밀어 넣어 고정시킨다.

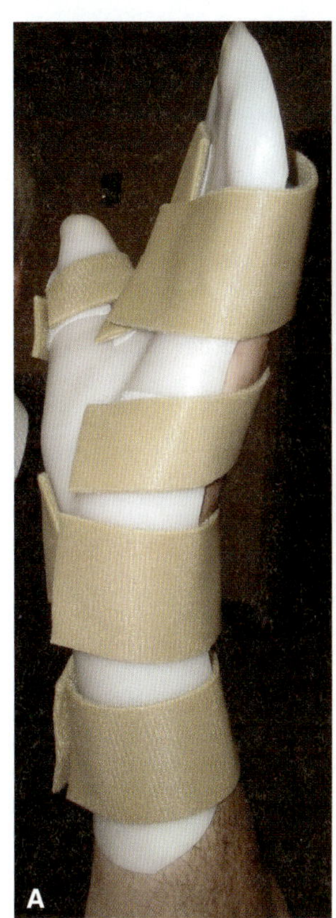
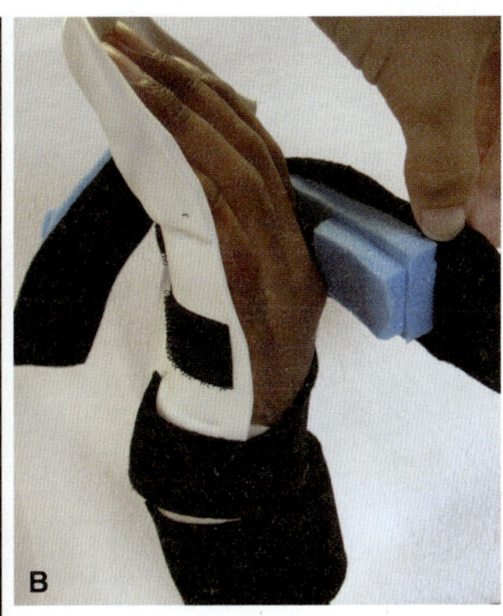

그림 19-25 A, 손목/손 펌 고정 스플린트는 중추신경 손상 직후 근육 힘줄 길이를 보존하는 데 사용된다. B, 넓은 폭의 모형을 손가락의 등쪽에 배치하여 굽힘 힘줄에 부드러운 스트레칭을 제공할 수 있다. 환자는 스트랩을 조정하여 전달되는 장력의 양을 도울 수 있다.

구축 방지 Contracture Prevention

구축을 치료하거나 예방하기 위해 스플린트를 사용하는 것은 LLPS 개념을 기반으로 한다. LLPS 기반은 동물 연구에서 나왔지만, Tardieu, Lespargot, Tabary 및 Bret(1988)는 정상적인 생리학적 길이를 유지하기 위해 최소 6시간의 지속적인 스트레칭이 필요하다는 인간의 경직된 근육으로 설명하였다. 그러나 경직으로 인한 구축의 치료나 예방은 스플린트를 사용하여 간단히 해결할 수 없다. 뇌졸중(cerebrovascular accident, CVA) 후 손목 펌을 할 수 있는 능력에 대한 스플린트의 효과에 대한 무작위 대조 연구(randomized controlled trial, RCT)를 수행한 Lannin, Cusick, McCluskey, and Herbert(2007)는 손목을 중립 또는 펌 시킨 위치에서 스플린트를 제작하는 것이 아무런 이점이 없다는 것을 발견하였다. 또한 뇌졸중 후 스플린트 중재를 중단해야 한다고 결론지었다. 그러나 연구의 한 가지 중요한 결점은 외재 굽힘근들의 "신장(stretch)"이 6주 연구 기간 동안 수행되지 않았다는 점이다(Lannin et al., 2007). 따라서 구축을 관리하기 위해 스플린트 사용과 함께 스트레칭 및 통증을 조절하는 물리 치료(예: 열)도 고려해야 한다.

스플린트 사용은 제한의 심각성을 고려해야 한다. 앞서 언급한 전통적인 개입으로는 충분하지 않을 수 있다. 또한 구축 상태의 제한으로부터 긴장도를 조절하기 어렵기 때문에 심한 경직을 다룰 때 특별한 고려가 주어져야 한다. 환자가 보툴리눔 톡신 A(botulinum toxin A, BTA) 주사 또는 경직을 표적으로 하는 단트롤렌(dantrolene) 및 바클로펜(baclofen)과 같은 경구 약을 포함하여 약리적 개입의 대상인지 여부를 결정하기 위해 전문의(예: 재활의학과, 신경과 전문의)에게 의뢰하는 것이 적절하다(Kheder & Nair, 2012). 환자와 이러한 문제를 논의하기 전에 신뢰할 수 있는 출처 및 물리치료 전문가와 상의하는 것이 좋다. 환자가 약물 관리를 받는 경우에도 스플린트의 사용은 구축 관리에 최대 효과를 계속 달성할 수 있다. 어떤 경우에는 석고(cast) 고정을 사용하여 스플린트 및 약리학적 개입을 보완하거나 대안을 제공한다.

캐스트 고정

골절 및 탈구를 관리할 때 캐스트를 사용하는 것이 일반적이다. 움직임을 제한하고 치유를 제공하기 위해 건전한 신체역학 원리를 기반으로 한다. 구축 및 경직을 관리하기 위해 캐스트를 사용하는 것은 지난 수십 년 동안 상당한 주목을 받았다(Mayer, Esquenazi, & Keenan, 1996; O'Dwyer, Ada, & Neilson, 1996; Pohl et al., 2002). 경직으로 인한 굽힘 구축을 관리하기 위한 캐스트는 굽힘된 관절을 수동적으로 늘리고 주조물이 고정될 때까지 최대 허용 확장으로 사지에 주조 재료를 원주로 적용해야 한다. 체감각(somatosensory) 기능이 손상된 환자의 경우 피부색과 촉지 근육 긴장을 검사하여 신장의 적절성을 결정하기 위해 추가 예방 조치를 취해야 한다. 굽힘 저항이 꾸준히 증가하는 것을 발견하면 약간 더 적은 펌이 나타날 수 있는데, 이것은 신장 반사 활성화의 지표이며, 캐스트 적용 후 계속해서 일부 합병증을 유발할 수 있다.

최대 표면 접촉 및 최소 전단을 달성하기 위해 최소한의 패딩(padding)을 적용하는 것이 좋다. 젤 패딩은 추가적인 예방 조치로 뼈 돌출부에 전략적으로 적용될 수 있다. 캐스트는 며칠(예: 4~7일) 동안 그대로 두었다가 제거한 다음 더 큰 관절 확장으로 다시 적용한다. 환자가 ROM 증가 측면에서 정체 상태에 있거나 더 이상 임상적으로 의미있는 변화가 없을 때 캐스트를 중단한다. 캐스트는 여전히 이점을 유지하는 적절한 방법일 수 있다. 환자나 간병인이 피부 검사, 적절한 경우 ROM 운동 및 위생 목적을 위해 캐스트를 제거하고 다시 적용할 수 있도록 석고 붕대 구성이 권장된다 (그림 19-26A,B).

캐스트 적용 중에 ROM 운동과 기능 훈련(적절한 경우)이 권장된다. 또한 캐스트를 적용하는 동안과 후에 그리고 다시 적용하기 전에 캐스트로 인한 통증, 부기, 욕창 또는 피부 손상이 있는지 살펴야 한다. 이러한 합병증의 존재는 캐스트 재배치 및 마모 기간 조정 (또는 캐스트 중단)이 필요할 수 있다. 선행연구(Pohl et al., 2003)에서 합병증 비율은 검토된 사례의 8~25%였다. 치료사는 구축에 대한 중재 방식으로 캐스트를 사용할 때 판단과 주의를 기울여야 한다. 환자는 캐스트 마모에 대한 조직 반응 관찰에 정확하게

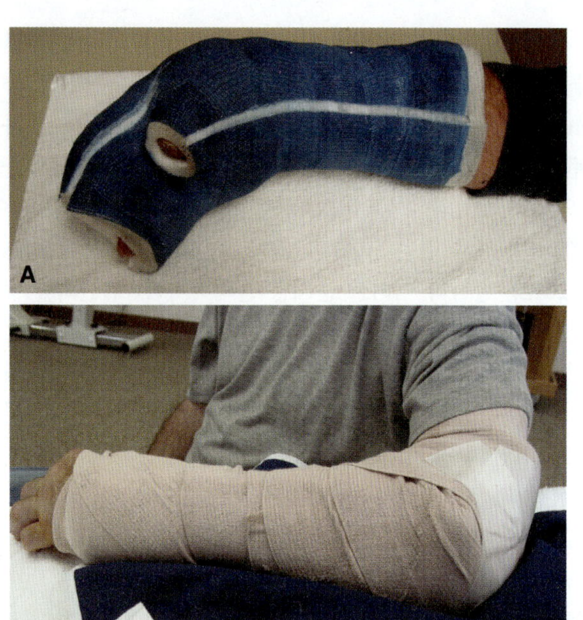

그림 19-26 A, 입고 벗을 수 있는 바이발브(bivalve) 캐스트 B, 바이발브 팔꿈치 캐스트를 제거할 수 있도록 신축성 있는 랩을 사용하는 것에 주목한다.

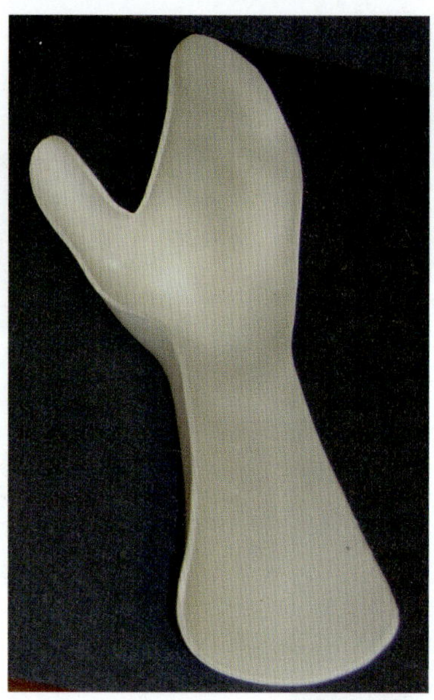

그림 19-27 재가열이 가능하고 환자에 맞게 맞춤 제작된 기성 스플린트.

참여하기 위해 앞서 언급한 합병증에 대해 잘 알고 있어야 한다.

관절의 안정성 제공하기 PROVIDING JOINT SUPPORT

특히 약화와 근육 긴장 저하 또는 이완과 관련된 운동 조절의 상실은 관절을 불안정하게 만든다. 스플린트 사용의 목표는 안정성을 제공하여 관절 안정성을 만드는 것이다. 경미한 CVA 또는 외상성 뇌손상(traumatic brain injury, TBI) 환자의 경우 운동 회복이 예상되는데 이때 치료사는 목표 부위를 고정하기 위해 제한을 최소로 하는 스플린트를 고려해야 한다. 예를 들어, 환자가 손목을 잘 조절하지 못하지만 부분적으로 잡고 놓을 수 있는 능력이 있는 경우 손목 고정 스플린트로 충분할 수 있다(그림 19-17). 그러나 운동 회복이 예상되지 않는 경우 목표는 보호 및 예방 이 될 수 있다. 손과 팔은 근육과 힘줄의 균형을 유지하고 최적의 근골격 기능을 촉진하는 휴식 위치에 있어야 한다(그림 19-19).

조립식 또는 기성품 고정 스플린트는 때때로 비용 절감 수단으로 제작되며 맞춤 스플린트를 제작하기가 어려운 환자를 위해 사용된다. 9장에서는 이러한 많은 스플린트를 더 자세히 검토한다.

- 형태를 기억하는 특성이 있는 **기성품**(*preformed*) 열가소성 플라스틱 재료로 제작된 스플린트는 전체 스플린트 모양이 그대로 유지되고 가열을 통해 치료사가 환자에게 직접 맞춤을 조정할 수 있기 때문에 선호된다(그림 19-20B, 19-22A,B 및 19-27).
- **조립식**(*prefabricated*) 스플린트는 일반적으로 더 대중적이고 조절 가능한 착용감으로 부드럽고 편안하다. 일부는 조정할 수 있는 제거 가능한 조각 또는 와이어 폼 삽입물이 있다(그림 19-21A,B). 다른 스플린트는 손목 및 손가락에 부드러운 스트레칭을 제공하기 위해 팽창될 수 있는 공기 주머니를 포함한다. 조립식 스플린트는 노인과 같이 민감하거나 연약한 피부를 가진 환자에게 적합할 수 있다. 그러나 더 부드러운 스플린트는 신체 부위가 크거나 무거운 환자에게 적절한 지원을 제공하지 못할 수 있다.

환자에게 기성품 스플린트 또는 조립식 스플린트 적용에 있어 적절한 적합성을 평가할 때 주의를 기울여야 한다. 적절한 맞춤은 착용 중 스플린트 이동/미끄러짐을 방지한다. 손목 스트랩의 적절한 배치의 중요성은 아무리 강조해도 지나치지 않는다. 이러한 스트랩은 전략적으로 배치될 때 이동을 방지하는 데 도움이 되는 스플린트의 전반적인 효율성에 중요한 역할을 한다(그림 19-22A).

외부 운동 관절 지원의 제약 CONSTRAINING EXTRANEOUS MOVEMENT JOINT SUPPORT

먼쪽 관절의 조절 부족은 경직 및 약화가 있는 환자의 손 기능을 달성하는 데 어려움을 준다. 외재성 굽힘근과 폄근 사이, 그리고 손의 외재근과 내재근 사이의 섬세한 균형은 종종 과도한 근긴장도 및 근력 부족으로 인해 붕괴된다. 그 결과, 환자는 망치 손가락(mallet finger), 단추구멍(boutonniere deformity), 또는 백조목 변형(swan-neck deformity)의 손가락의 기능적 형태로 나타난다. 이러한 경향을 다루기 위해 치료사는 잡기를 용이하게 하는 데 필요한 특정 동작을 제한하기 위해 맞춤 제작하거나 버디 스트랩(buddy strap), 8자형 스플린트와 같은 상업적으로 미리 제작된 손가락 스플린트를 사용할 수 있다.

약화된 신경근의 촉진
PROMOTING NEUROMUSCULAR REEDUCATION

신경학적 장애 환자를 위한 스플린트는 전형적으로 근긴장도에 영향을 미치고, 구축을 예방하고, 관절을 지지하도록 설계되었다. 임상 신경 과학 및 신경 재활의 최근 근거로 인해, 손과 팔의 적극적인 사용을 촉진하여 잠재적인 장기간의 운동 변화로 신경 가소성(neuroplasticity)을 촉진할 수 있는 스플린트의 설계 및 사용에 대한 관심이 꾸준히 증가하고 있다(Hoffman & Blakey, 2011). 이러한 장치의 예로는 Saebo 제품군(SaeboFlex®, SaeboReach®, SaeboStretch®® 및 SaeboGlove®, Saebo, Inc, Charlotte, NC) 및 Bioness H200 손 재활 시스템(Bioness Inc, Valencia, CA)이 있다.

SAEBOFLEX® (SAEBO, INC)

SaeboFlex®는 최적의 폄 상태로 손목을 고정으로 위치시키고 기능적 활동을 준비하기 위해 스프링이 장착된 견인력으로 손가락을 동적으로 폄시키는 가동 스플린트이다(그림 19-28A~C). 사용자는 자발적으로 손가락을 구부려 물체를 잡을 수 있다. 확장 스프링 체계는 손을 다시 열어 물체를 놓는 데 도움이 된다. 장력의 양은 다양한 정도의 굽힘근 경직을 수용하도록 조정될 수 있다. 이 스플린트는 뇌졸중과 같은 질병과 신경 장애로 고통받는 환자에게 약해진 손목, 손, 손가락을 지지함으로써 치료와 가정에서 손을 기능적으로 통합하는 능력을 허용한다.

SAEBOREACH® (SAEBO, INC)

환자가 팔을 뻗는 동안 손상측의 강한 굽힘근 시너지 효과가 있고 팔꿈치에 대한 폄 보조가 필요한 경우, 치료사는 맞춤형 팔꿈치 폄 스플린트를 제작하거나 대체 선택 사항을 제공할 수 있는 SaeboReach®를 고려할 수 있다(그림 19-29). SaeboReach®는 가동 팔꿈치 폄 부품이 장착된 SaeboFlex® 장치이다. 그러나 SaeboFlex® 또는 SaeboReach® 스플린트는 기능 상실을 대체하기 위한 장치가 아니라 환자가 최소한의 지원 없이 또는 최소한의 지원으로 기능적 작업을 수행할 수 있도록 준비시키는 훈련 장치로 설계되었다는 점에 유의해야 한다. 환자를 위한 훈련 프로그램은 스플린트를 사용하여 팔과 손 작업의 고도로 반복적인 연습을 포함한다(Hoffman & Blakey, 2011). 환자가 적극적인 사용으로 인해 굽힘근 긴장도가 상당히 억제되고 약간의 이완이 있을 때 환자는 장치 없이 팔과 손을 사용하는 것이 좋다. 관련된 예비 연구가 뇌졸중 환자에게 유망한 결과를 보여주었다(Butler, Blanton, Rowe, & Wolfe, 2006; Farrell, Hoffman, Snyder, Giuliani, & Bohannon, 2007).

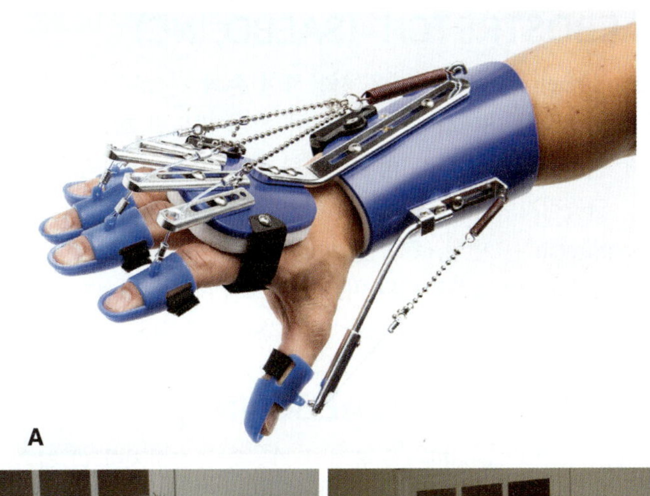
A

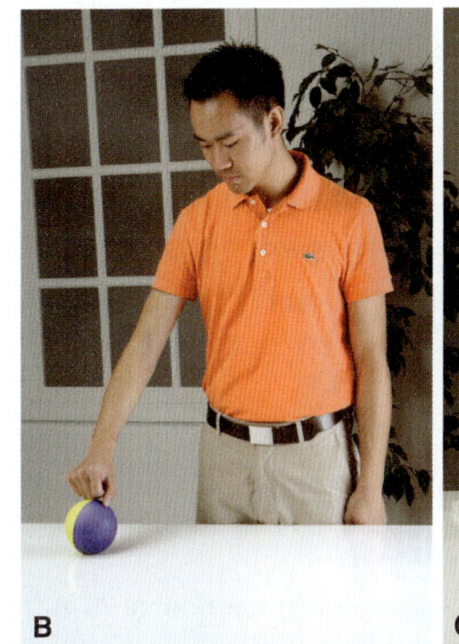
B

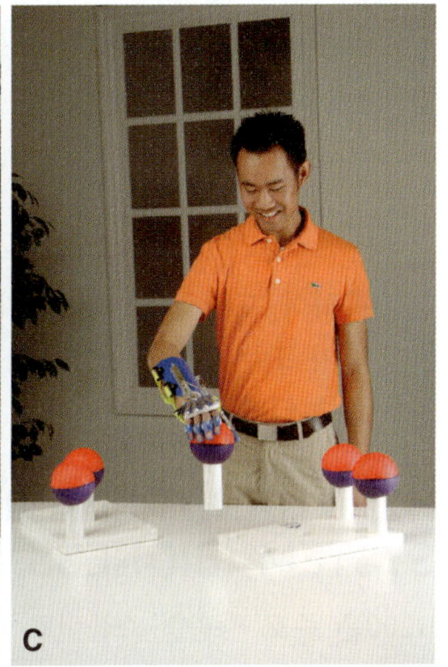
C

그림 19-28 A, SaeboFlex®. B, 쥐기 없는. C, 손가락의 가동 폄과 쥐기 및 놓기 활동을 허용하는 SaeboFlex®. 크게 쥐기는 가능하나 놓기 능력이 부족하거나 전혀 없는 환자를 위해 이러한 장치를 통해 놓기를 보조하여 손을 사용할 수 있다. (사진 제공: Saebo, Inc., Charlotte NC.)

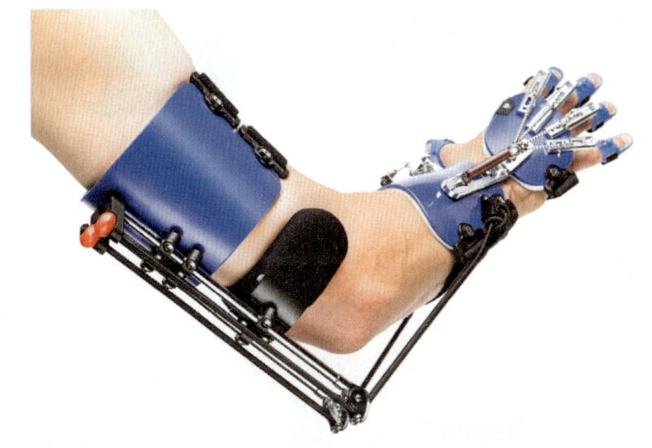

그림 19-29 SaeboReach®는 팔꿈치와 손의 손상을 모두 해결한다. 이 장치에 대한 교육은 병원 및 가정 프로그램의 일부이다. 훈련에는 반복적인 작업 지향 활동(task-oriented activity)이 포함된다. (사진 제공: Saebo, Inc.)

SAEBOSTRETCH® (SAEBO, INC)

SaeboStretch®는 "펌 기술"을 사용하여 손의 긴장도가 증가할 때 손가락이 장치 내에서 구부러지도록 하여 과도한 힘으로부터 손가락 관절을 보호한다(그림 19-30A,B). 그것은 손가락을 펌 상태로 되돌리기 위해 낮은 하중, 긴 시간의 스트레칭을 사용한다. SaeboStretch®는 변형, 관절 손상, 과운동성 및 구축과 같은 문제를 해결한다. 이 스플린트는 치료사가 스플린트를 맞춤화할 수 있도록 다양한 저항을 가진 3개의 손 조각을 포함한다.

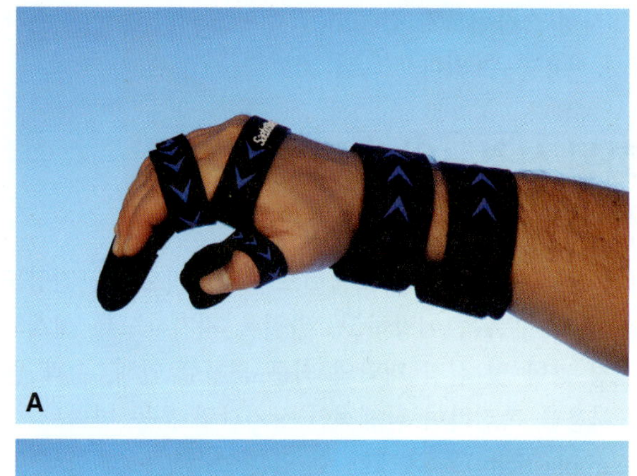

A

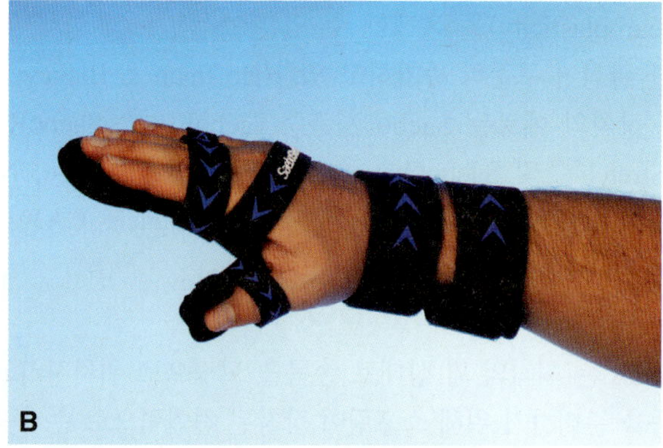

B

그림 19-30 A 및 B, SaeboStretch® 라이너는 일상적인 청소를 위해 쉽게 제거할 수 있다. 스트랩은 미끄럼 방지 소재로 만들어져 이동을 방지한다. (사진 제공: Saebo, Inc.)

SAEBOGLOVE® (SAEBO, INC)

SaeboGlove는 SaeboFlex와 유사한 기능을 공유하지만 더 적은 저항을 제공하며 손가락에서 관절 운동의 더 큰 편위를 허용하는 가볍고 눈에 띄지 않는 가동 스플린트이다. 스프링 장착 견인 대신 SaeboGlove 실리콘 기반 탄성체는 단단한 플라스틱 베이스에 근위부로 부착되고 네오프렌 장갑에 내장된 후크에 말단부로 부착된다(그림 19-31A~C). SaeboGlove는 경미한 경직이 있는 환자에게 가장 유용하다. 또한 뒤쪽 뼈사이/자뼈 신경 마비, C7형 척수/척수근 손상 환자 또는 폄근의 힘이 감소하지만 쥐는 능력이 있는 환자도 사용할 수 있다.

H200 HAND REHABILITATION SYSTEM®(BIONESS, INC.)

H200은 주로 맞춤형 스플린트 바닥에 내장된 기능적 전기 자극(functional electrical stimulation, FES) 시스템이다. 스플린트는 최

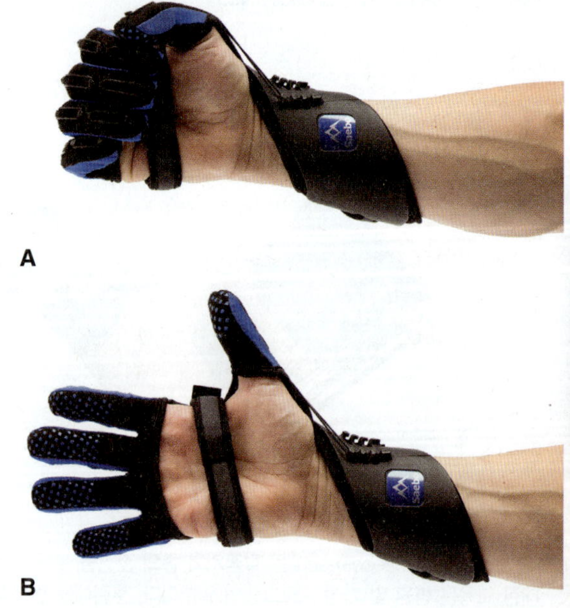

A

B

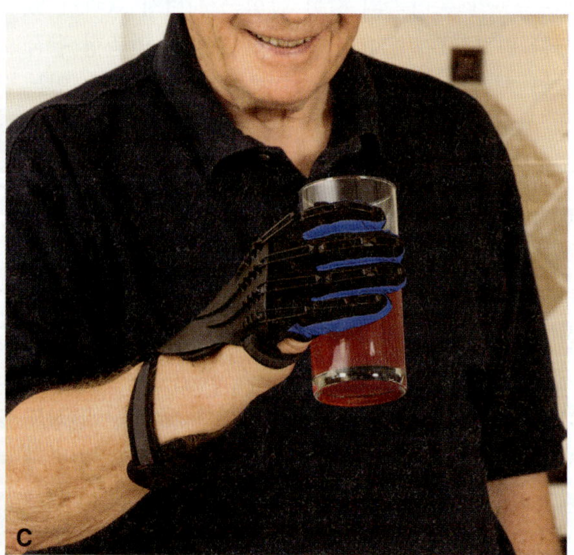

C

그림 19-31 A~C, SaeboGlove®는 신경 및 정형외과 손상으로 고통받는 환자가 치료와 가정에서 손을 기능적으로 통합할 수 있도록 돕는다. (사진 제공: Saebo, Inc.)

적의 자극을 위해 재배치될 수 있는 전기 패드를 포함한다. 무선 제어를 통해 H200은 손, 손목 및 팔꿈치의 위치를 최적으로 조정하면서 기능적인 손 훈련 장치로 사용할 수 있다. H200은 후천성 뇌손상 환자가 사용하도록 고안되었지만(Alon, Sunnerhagen, Geurts, & Ohry, 2003; Ring & Rosenthal, 2005) FES가 표시되는 척수 손상(spinal cord injury, SCI) 또는 기타 신경학적 상태를 가진 환자에게도 사용할 수 있다(그림 19-32).

신경 통합 기능 재활과 훈련(NEURO-IFRAH®) NEURO-INTEGRATIVE FUNCTIONAL REHABILITATION AND HABILITATION (NEURO-IFRAH®)

(Waleed Al-Oboudi, MOT, OTR/L의 접근법)

상업적으로 이용 가능한 스플린트 및 치료 장비의 또 다른 제품군은 Neuro-IFRAH® Products(San Diego, CA)로 알려져 있다. Neuro-IFRAH® 스플린트 및 치료 장비는 Neuro-IFRAH® 접근 방식의 보조 장치로 사용하도록 설계되었다. 이러한 장치는 자명한 재활 원칙으로 고유한 Neuro-IFRAH® 접근 방식 개념과 응용 프로그램을 통합하여 운동 회복을 돕는다. 이러한 제품에는 뇌줄기(brain stem) 수준 이상의 병변에 의해 손상을 받은 환자의 비정상적인 근육 활동의 이차 효과를 예방하고 해결하도록 설계된 맞춤형 및 기성품 스플린트가 포함되지만 이에 국한되지 않는다. 예를 들어, 기성품 EWHO(팔꿈치-손목 경첩 스플린트) 및 WHO(손목 스플린트)는 복합 손목-손(손가락)과 팔꿈치-손목 폄을 제공하고 굽힘근의 비정상적이며 비자발적 활동에 대응하도록 조정될 수 있다(그림 19-33A). 독특한 편평 손 주걱(paddle) 설계는 특정 프로토콜 및 전략에 따라 곡선 설계로 번갈아 나타난다. 이 회사는 또한 어깨 지지대(sling) 및 위팔뼈 바깥돌림 장치와 같은 어깨 스플린트를 제공한다. 어깨 지지대는 환자가 착용하는 벨트에 걸 수 있는 아래팔 커프로 구성된다. 아래팔 지지대는 정렬 및 지지를 위한 다양한 옵션을 제공하고 다양한 각도로 조정할 수 있다. 기대 효과는 환자의 어깨를 보호하기 위해 팔의 무게를 지원하는 것이다. 한편, 위팔뼈 바깥돌림근은 환자의 허리에 고정된 반원통형 플레이트까지 확장되는 L-바에 의해 지지되는 아래팔 골로 구성된다(그림 19-33B). 이 장치는 위팔뼈를 몸통의 측면에 위치시키고 위팔뼈 시상면의 측면으로 바깥돌림시켜 뇌졸중 또는 뇌손상을 입은 환자의 위팔뼈 안쪽돌림근의 비정상적으로 증가된 활동을 방지하기 위한 것이다. 그들의 웹사이트에 있는 모든 장치는 본질적으로 독점

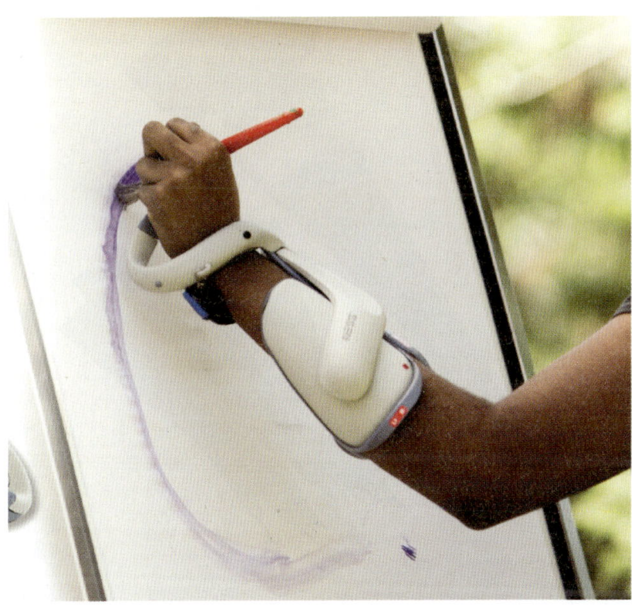

그림 19-32 H200 무선 손 재활 시스템(Bioness®)은 기능적인 위치에서 손목을 지지하므로 손을 뻗고, 잡고, 집는 동안 손가락과 엄지손가락이 효율적으로 움직일 수 있다. 이것은 손 기능 회복을 촉진하고 치료 프로그램을 보완할 수 있다. H200 무선 손 재활 시스템은 (1) 기능적 자극 지지대(스플린트) 및 (2) 제어 장치(마이크로프로세서)의 두 가지 주요 부분으로 서로 무선으로 통신한다. (사진 제공: Bioness, Valencia, CA.)

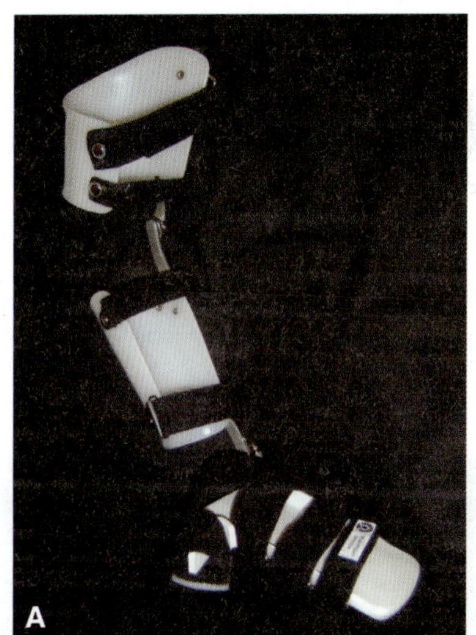

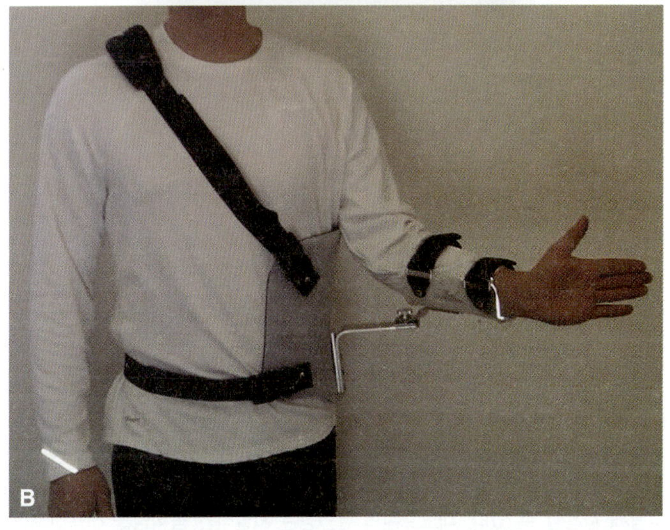

그림 19-33 **A,** 굽힘근의 과긴장성을 감소시키고 폄으로의 수동적 이동성을 증가시키도록 설계된 조립식 EWHO(팔꿈치-손목 경첩 스플린트). **B,** 위팔 바깥돌림 장치를 사용하여 높이, 각도 및 허리 둘레를 조정할 수 있다. (사진 제공: Neuro-IFRAH® Organization, La Jolla, CA.)

CHAPTER 19

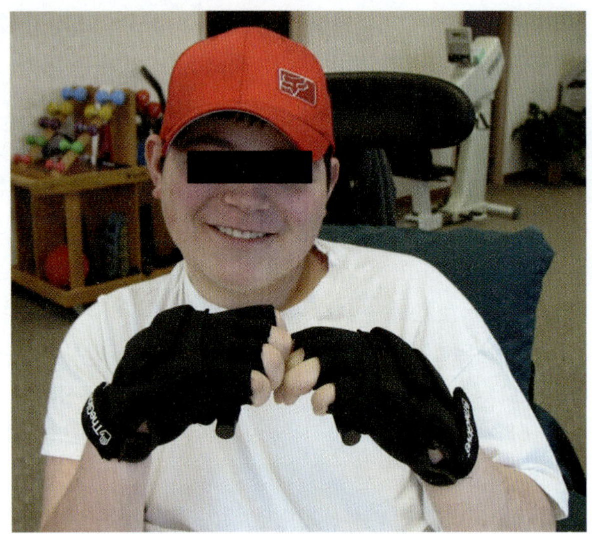

그림 19-34 이 16세 척수 손상 환자의 두꺼운 네오프렌 및 라이크라 장갑은 MCP 관절의 안정성과 엄지손가락의 위치를 지원한다.

적이라고 말한다. Neuro-IFRAH® 접근법의 창시자는 모든 Neuro-IFRAH® 제품이 부속물이고 고도로 개별화된 전인적 접근법의 일부이며 따라서 모든 제품은 다른 프로토콜이나 접근 방식에 사용, 연구 또는 포함되어서는 안 된다고 한다. 이 치료법 및 제품에 대한 추가 정보는 www.neuro-ifrah.org에서 Neuro-IFRAH® 기관에 문의하도록 한다. 현재 이러한 제품의 효능을 직접적으로 평가한 발표된 연구는 없다.

대안 스플린트 ALTERNATIVE ORTHOTIC DEVICES

상업적으로나 연구에서 발견된 스플린트와 유사한 다른 옵션은 네오프렌, 라이크라 및 탄성과 같은 재료 또는 그 조합으로 만들어진 옵션이다. 이러한 유형의 대안은 신체의 윤곽을 잘 잡고 관절을 실질적으로 **지원**하거나 특정 움직임 및 위치 지정을 **제한**하는 견고한 신장 소재로 가장 많이 만들어진다(그림 19-34). 벌림이나 폄을 할 때 엄지손가락을 지원하는 옵션은 손 기반이거나, 엄지의 벌림과 폄 그리고 아래팔의 뒤침 또는 엎침을 역동적으로 보조하는 나선형 랩을 포함하는 아래팔 기반으로 지원된다(그림 19-35). Wilton(1997)은 또한 소매 길이(겨드랑이에서 손목까지) 가동 보조(팔꿈치 폄, 아래팔 뒤침 또는 팔꿈치 굽힘, 아래팔 엎침) 모델, 엄지 벌림 소매가 있는 스타일과 전체 장갑 스타일의 건틀렛(gauntlet)을 포함하여 상지의 보다 정상화된 활성 움직임 패턴을 달성하기 위해 라이크라 스플린트를 사용한다고 설명한다. 증가된 긴장도/경직을 위한 라이크라 또는 네오프렌 기반 스플린트의 사용에 대한 최근 연구는 뇌성 마비(cerebral palsy, CP) 아동을 대상으로 진행되었다(Elliott, Reid, Alderson, & Elliott, 2011). 상업적으로 이용 가능한 안정 스플린트도 이용 가능하며 손가락에 LLPS를 제공할 수 있다. 신장은 손바닥 롤에 배치된 공기 주머니의 점진적 팽창으로 조정할 수 있다(그림 19-36).

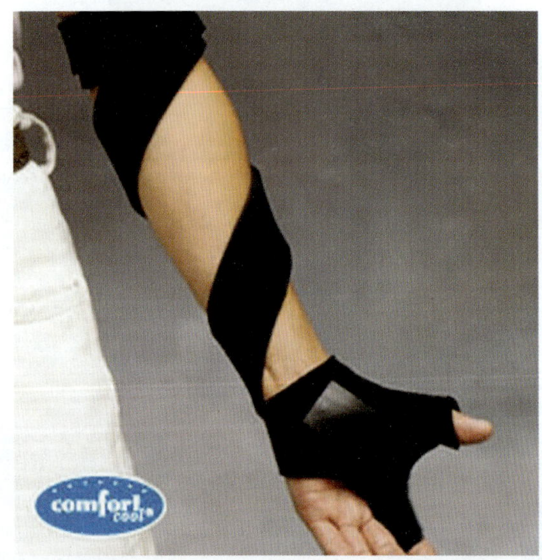

그림 19-35 Comfort Cool® 엎침-뒤침 스플린트는 네오프렌으로 만들어졌으며 모든 연령대의 환자에게 뒤침 또는 엎침 방식으로 적용된다. 네오프렌 스트랩은 포함된 장갑 구성품 또는 맞춤형 열가소성 플라스틱 재료로 제작된 손목 지지대와 함께 사용할 수 있다. 네오프렌의 유연성은 자발적인 움직임을 허용하지만 탄성 특성은 경직 패턴에서 멀어지는 움직임을 촉진한다. (사진 제공: North Coast Medical, Morgan Hill, CA.)

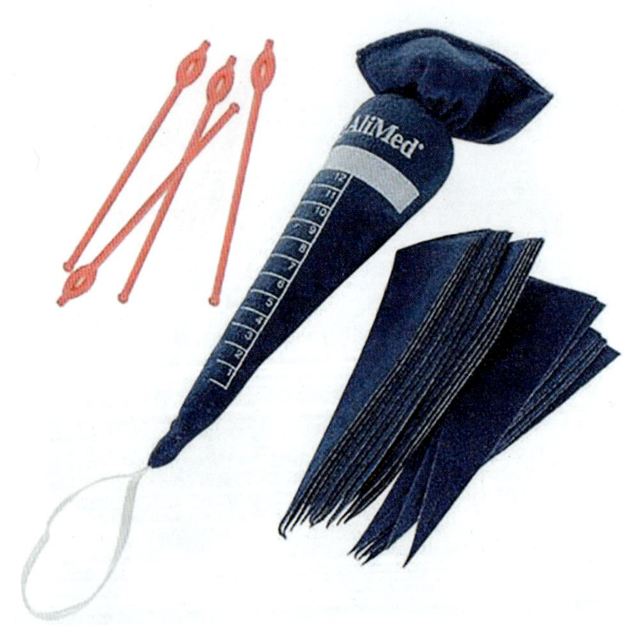

그림 19-36 Alimed® 손 구축 스플린트 및 위생 키트는 빠른 해결을 위해 권장되거나 또는 보다 전통적인 스플린트가 필요하지 않은 경우 권장된다. (사진 제공: Alimed, Dedham, MA.)

전문가 핵심 19-5

손과 마음의 연결을 유지하기 위한 조언

HandLab: Clinical Pearls

KAROL YOUNG, OTD, OTR/L, CHT
North Carolina

기능적 움직임이 있는데도 손가락을 사용하지 못하는 환자를 본 적이 있는가? 환자는 치료에서 특정 운동을 수행하는 동안 손가락을 움직일 수 있지만, 퇴원 후에는 보상 기술에 의존하고 자동차 열쇠나 약속 카드를 집기 위해 손가락을 사용하는 것을 회피한다.

근육, 연조직 및 관절에 부정적인 영향을 미치는 손의 고정 외에도 이러한 고정이 뇌에 부정적인 영향을 미치는 방식도 고려해야 한다. 뇌의 많은 부분이 감각과 운동 기능을 위해 손에 할당된다. 이미지 1 참조. 손을 사용하지 않으면 뇌의 이러한 영역이 변하기 시작한다. 24시간 동안 사용하지 않거나 고정하면 운동 겉질의 흥분이 감소하고 체감각 겉질(somatosensory cortex)의 활성화가 감소한다. 시간이 지남에 따라 운동 계획, 감각 변화 및 통증을 느끼는 것이 어려워질 수 있다(Burianov® et al., 2016; Lissek et al., 2009).

좋은 소식은 우리가 환자의 뇌를 참여시킬 때 통증을 줄이고 감각을 개선하며 운동 회복을 증가시킨다는 것이다. 고정화의 부정적인 영향을 되돌리기 위해 뇌를 참여시키기 위한 몇 가지 제안이 있다.

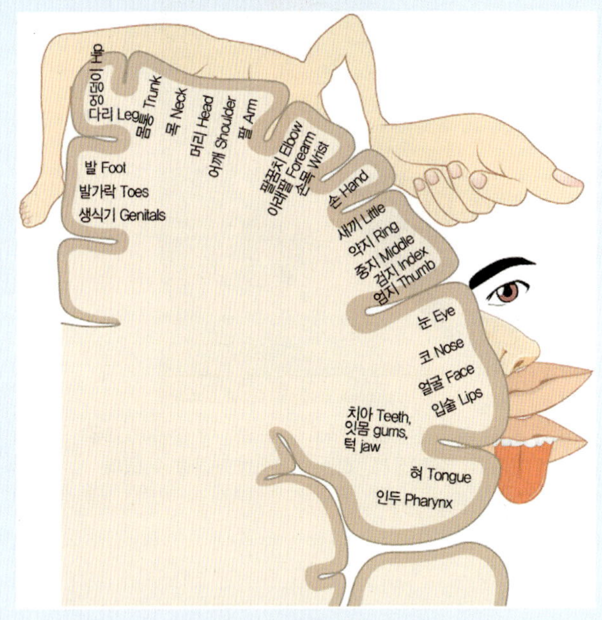

1. 인간 두뇌의 호문큘러스(wikipedia.org)

일찍 시작하고 긍정적으로

초기의 역동적인 활동은 연조직, 근육, 힘줄의 활주를 유지하는 데 도움이 될 뿐만 아니라 뇌에도 좋다. 적절한 치료를 위해 고정 기간이 필요한 환자는 상상된 동작으로 유도 이미지를 사용하고, 오른쪽 및 왼쪽 사지의 이미지를 식별하여 한쪽 훈련을 수행하고, 뇌를 계속 참여시키기 위한 거울 요법으로 훈련함으로써 초기에 시작할 수 있다(Bassolino, Campanella , Bove, Pozzo, & Fadiga, 2014; Gandolaa et al., 2019).

눈을 떴다가 감은 상태에서 팔, 다리를 다양한 질감에 노출시켜 조기에 촉각 자극을 포함한다. 통증 대신 "불편함"이라는 용어를 사용하여 치료에 대한 격려적인 강조를 유지하고 치료에서 얻은 가장 작은 이득에도 긍정적으로 집중하라(Fredrickson, 2009).

기능적으로 만들기

가능한 한 빨리 기능적 작업 훈련을 사용하라. 감각 및 운동 구성 요소를 모두 포함하는 의미있는 활동을 수행하면 기능적 결과가 향상된다(Che Daud et al., 2016; Lissek et al., 2009). 반드시 작업을 간단한 단계로 나누어 적용하도록 한다.

선행연구에서 뇌의 반대쪽을 운동하면 관련된 팔, 다리의 감각운동 겉질도 자극할 수 있다(Lee, Gandevia, & Carroll, 2009). 따라서 빨래를 접고 잡지를 읽는 등 일상생활에서 일상적인 활동을 할 때 양쪽 팔, 다리의 사용을 장려하는 것이 중요하다.

고유감각 포함시키기

상당한 고유감각 입력을 제공하는 활동은 말초신경계(peripheral nerve system, PNS)와 중추신경계(central nerve system, CNS)를 모두 자극한다. 관절 위치와 관절 동작에 대한 인식에 도전하는 활동의 예로는 닫힌 사슬 운동(closed-chain exercise), 체중 지원 및 이동, 어깨뼈 안정화, 섬세한 동작(정규 운동의 작은 변화) 및 등척성 운동(isometric exercise)이 있다(Karagiannopoulos & Michlovitz, 2016). 이미지 2와 3을 참조하라.

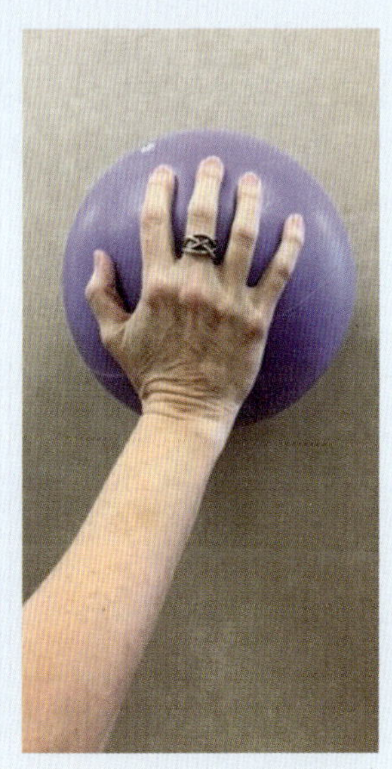

2. 공을 이용한 닫힌 사슬 운동

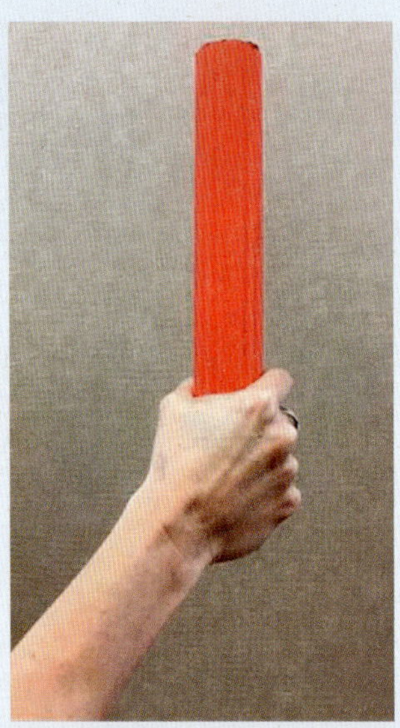

3. 이 부드러운 롤은 빠르게 움직일 때 손목에 고유 감각 입력을 제공하는 섬세함을 제공할 수 있다.

참고문헌

Bassolino, M., Campanella, M., Bove, M., Pozzo, T., & Fadiga, L. (2014). Training the motor cortex by observing the actions of others during immobilization. *Cerebral Cortex*, 24(12), 3268-3276.

Burianová, H., Sowman, P. F., Marstaller, L., Rich, A. N., Williams, M. A., Savage, G., ... Johnson, B. W. (2016). Adaptive motor imagery: A multimodal study of immobilization-induced brain plasticity. *Cerebral Cortex*, 26, 1072-1080.

Che Daud, A. Z., Yau, M. K., Barnett, F., Judd, J., Jones, R. E., & Muhammad Nawawi, R. F. (2016). Integration of occupation based intervention in hand injury rehabilitation: A randomized controlled trial. *Journal of Hand Therapy*, 29(1), 30-40.

Fredrickson, B. (2009). *Positivity*. New York, NY: Crown.

Gandolaa, M., Zapparolib, L., Saettac, G., De Santisb, A., Zerbib, A., Banfib, G., ... Paulesub, E. (2019). Thumbs up: Imagined hand movements counteract the adverse effects of post-surgical hand immobilization. Clinical, behavioral, and fMRI longitudinal observations. *NeuroImage: Clinical*, 23, 101838. doi: 10.1016/j.nicl.2019.101838.

Karagiannopoulos, C., & Michlovitz, S. (2016). Rehabilitation strategies for wrist sensorimotor control impairment: From theory to practice. *Journal of Hand Therapy*, 29, 154-165.

Lee, M., Gandevia, S. C., & Carroll, T. J. (2009). Unilateral strength training increases voluntary activation of the opposite untrained limb. *Clinical Neurophysiology*, 120, 802-808.

Lissek, S., Wilimzig, C., Stude, P., Pleger, B., Kalisch, T., Maier, C., ... Dinse, H. (2009). Immobilization impairs tactile perception and shrinks somatosensory cortical maps. *Current Biology*, 19, 837-842. doi 10.1016/j.cub.2009.03.065.

결론 CONCLUSION

신경학적 장애가 있는 성인에게 스플린트 사용의 결정은 복잡하다. 치료사는 환자의 진단 및 회복 과정, 현재 및 예상되는 기능적 능력, 환자의 목표와 동기, 스플린트의 목적, 중재를 수행할 수 있는 환자 또는 간병인의 능력을 포함한 다양한 요인을 고려해야 한다. 치료사는 또한 사용 가능한 최신 이론적 지식 및 현재 증거에 기반하여 판단을 내려야 한다.

신경학적 기능 장애를 해결하기 위한 스플린트의 사용을 지지하거나 반박할 설득력 있는 증거의 부족은 치료사와 연구자 모두에게 계속 논란의 원인이 되고 있다. 많은 대규모 연구와 체계적인 검토에서 신경학적 환자를 위한 스플린트 사용에 대한 과학적 의심이 제기되었다. 그러나 신경 재활은 고도로 개별화된 관행이며 한 가지 중재 방법이 두 명의 유사한 환자에게 항상 효과가 있는 것은 아니다. 스플린트 중재의 치료 효과도 예외가 아니다. 다른 많은 치료 방법과 마찬가지로 스플린트는 단독 치료로 사용되어서는 안 된다. 치료사는 스플린트 사용의 근거를 정당화하고 명확하게 설명하는 숙련된 근거로 건전한 추론을 사용하는 것이 권장된다. 상지 운동 조절의 재활에 대한 근거가 계속해서 등장함에 따라 치료사는 환자에게 최상의 서비스를 제공하기 위해 과학적 발전에 뒤지지 않도록 연구해야 한다.

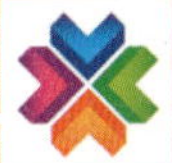

현장 메모: 경직성 편마비 손목과 손의 관절 변형

Carolyn Brown, OTR/L, CLT, OTD Candidate
Connecticut

상지 경직은 능동 및 수동 ROM을 제한하여 기능을 손상시켜 통증 및 관절의 변형을 포함한 일련의 이차 손상을 초래한다. 두 관절을 가로지르는 근육은 경직에 의해 불균형적으로 영향을 받는 경향이 있다(Black & Gaebler-Spira, 2018). 편마비 환자의 손목과 손의 관절은 관절에 스트레스를 주고 근육 불균형으로 인해 변형될 수 있다. 관절의 변형은 부적절하게 장착된 스플린트로 인해 발생할 수도 있다. 이 사례에서 볼 수 있는 일반적인 관절 변형은 손목 불안정성(A), 백조목 변형(B), 망치 손가락(C) 및 손가락의 자뼈쪽으로 기울어짐 등이 있다.

치료사는 맞춤형 스플린트를 제작하거나 조립식 스플린트를 선택할 때 관절 기형을 해결하는 것이 필수적이다. 치료사는 관절 안정성을 촉진하고 추가 변형을 방지하기 위해 창의적인 스플린트 제작 전략을 적용해야 할 수도 있다. 예를 들어, 등쪽 손목을 가로지르는 X자 패턴의 패딩 스트랩, 손가락의 자뼈 치우침을 방지하기 위한 버디 스트랩 또는 손가락 분리기, 백조목 변형과 망치 손가락을 줄이기 위한 링 스플린트, 관절 정렬을 촉진시키고 피부 파괴를 피하기 위해 스플린트에 부착된 조밀한 형태의 패딩이 포함된다.

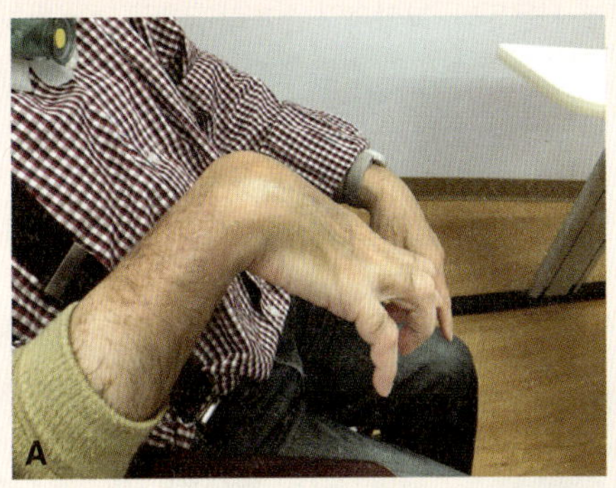

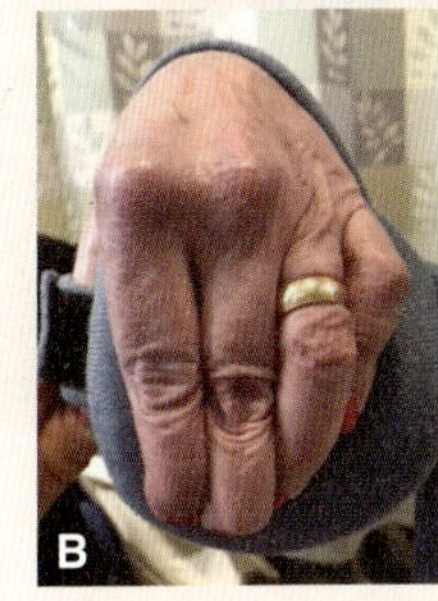

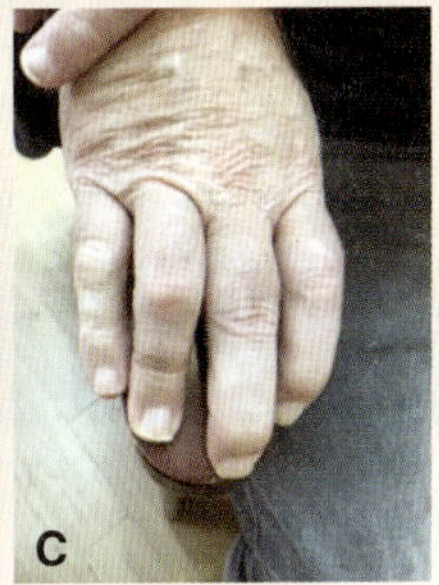

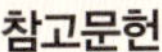

참고문헌

Black, L., & Gaebler-Spira, D. (2018). Nonsurgical treatment options for upper limb spasticity. Hand Clinics, 34(4), 455-464.

현장 메모: 신경학적으로 영향을 받는 손에 대한 스플린트 고려 사항

Debbie Fisher, MS, OTR, CHT
Texas

신경학적 손상이 있는 환자를 치료하는 것은 여러 수준에서 어려울 수 있다. 손 기능을 제한할 수 있는 일반적인 임상 문제에는 연조직 단축, 통증, 관절 구축, 약화, 경직, 긴장도, 자발적 조절 부족이 포함되지만 이에 국한되지는 않는다.

뇌졸중과 같은 신경학적 상태에 대한 스플린트를 선택할 때 편안함과 안전성을 고려해야 한다. 특히 불수의적인 긴장도가 발생할 수 있다는 점에서 관절을 너무 딱딱한 재질로부터 보호하는 것이 중요하다. 환자가 기침, 재채기를 하거나 혹은 웃을 때, 딱딱한 휴식 손 스플린트로 환자의 손이 불수의적으로 구부러지는 경우를 생각해보자. 부적합한 재료로 구부러지는 손가락의 반대 힘은 시간이 지남에 따라 고통스럽고 심지어 관절 기형을 유발할 가능성이 있어 해로울 수 있다. 연조직 단축을 제한하도록 설계된 맞춤형 스플린트의 한 예는 Saebo Stretch이다. 이것은 경미하거나 중간 정도의 긴장도를 가진 환자를 위한 것이며 유연성 수준이 다른 3개의 가변 손 플레이트가 함께 제공된다. 이것은 필요할 때 손가락이 움직일 수 있게 하고 환자가 이완될 때 폄 상태로 되돌아온다. 또 다른 선택사항은 손가락이 불수의적으로 구부러질 때 재료에 약간의 영향을 주는 두께를 가진 재료로 맞춤형 스플린트를 제작하는 것이다. 더 얇고 탄력있는 소재를 사용하여 손가락을 지지할 수 있으므로 긴장도가 활성화되면 일부가 허용된다. 손목과 아래팔을 안정시키기 위해 약간 더 단단한 재료를 가까운 쪽에 사용할 수 있다.

반복적인 기능적 쥐고 놓기를 용이하게 하는 스플린트를 고려할 때 그림과 같은 가동 스플린트는 매우 효과적인 도구가 될 수 있다. 이 맞춤형 스플린트는 전통적인 노신경 마비 스플린트와 Saebo Flex(A~C) 모두에서 영향을 받았다. 연조직 단축, 능동적인 손가락 굽힘, 팔꿈치와 어깨의 기능적 ROM이 없거나 전혀 없는 신경학적 환자를 대상으로 한다. 노신경 마비 스플린트와 유사하게 능동적인 손가락 굽힘을 허용하면서 수동적인 손가락 폄을 제공한다. 대조적으로, 당기는 선이 먼쪽 손가락뼈사이(distal interphalangeal, DIP)관절에서 어떻게 나오고 손허리손가락

(metacarpophalangeal, MCP)과 DIP 굽힘이 제한되는지 주목한다. 이 설계는 전체 손이 완전한 주먹으로 들어가는 경향을 제한하여 손이 폄 상태로 재설정되는 것을 어렵게 만들 수 있다. 이 때문에 일반적으로 적응 스플린트나 미세 운동 작업에 사용되지 않고 반복적인 쥐고 놓기 활동을 위한 도구로 사용된다. 복합적인 손가락 굽힘을 최소화함으로써 일반적으로 일정 시간 동안 속도와 반복 횟수가 더 높아진다. 이것은 신경학적 손상에서 반복의 중요성과 그것이 겉질 가소성에 어떻게 영향을 미칠 수 있는지를 포함하여 여러 가지 이유로 바람직하다. 치료사의 적절한 훈련과 지시를 받으면 이 스플린트는 또한 환자가 이완 단계에서 요구되는 손가락 굽힘을 억제하고 이완하는 것을 가르치는 데 도움이 될 수 있다. 이는 본질적으로 굽힘 패턴을 차단하는 것이다. 스플린트와 독립적으로 이 작업을 수행하기 위해 손을 재훈련하는 과정은 굽힘근을 피로하게 한 후 자주 시도해야 한다. 스플린트에 적응하는 것은 많은 요인에 따라 사람마다 크게 다를 수 있다.

이 장치를 구성하는 요소에는 Digitech outrigger kit(Performance Health), 엄지손가락용 다이내믹 스트래핑(네오프렌), 손가락용 고정 스트래핑, 각각 별도의 부착 위치가 있는 가변 장력 고무 밴드가 포함된다. Orficast(Orfit)는 손가락 DIP 구성요소(D)를 제작하는 데 활용될 수 있다.

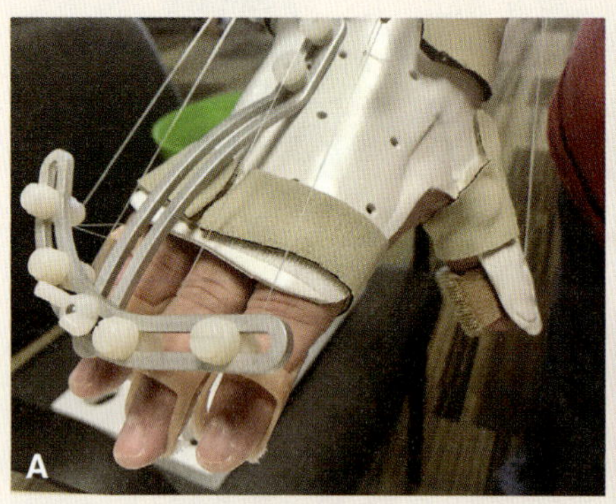
A

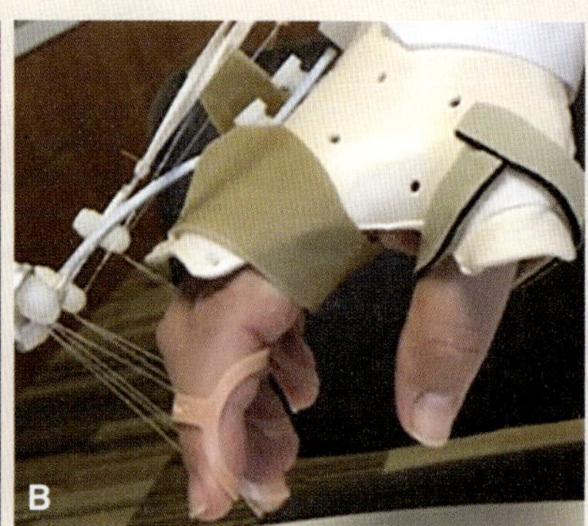
B

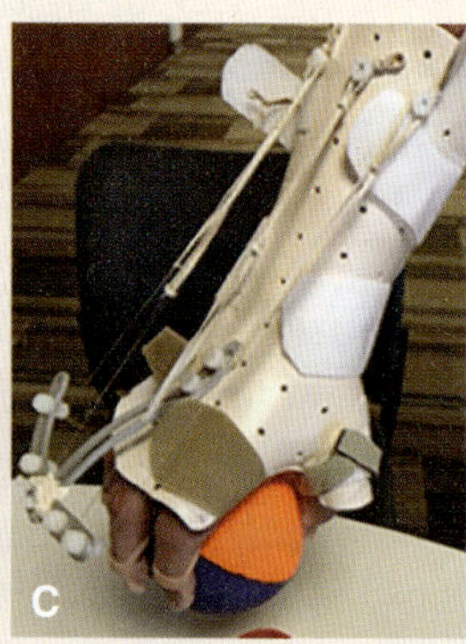
C

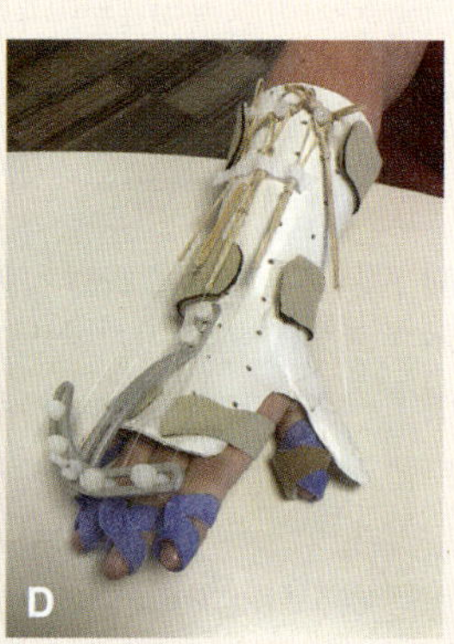
D

사례 연구 섹션

여기에 제시된 사례 연구는 훈련 지침으로만 사용된다. 치료 및 스플린트 프로토콜은 수부외과전문의마다, 수부치료사마다 크게 다르다. 치료사는 선호하는 치료와 적절한 스플린트 개입을 정의하기 위해 담당 의사 및 동료와 확인해야 한다.

사례 연구 1

파트 1: 급성 뇌혈관 사고 – 입원 환자 재활

Thomas는 63세 남성으로 왼쪽 중간대뇌동맥(middle cerebral artery, MCA) 경색으로 인해 오른쪽 편마비와 표현성 실어증(expressive aphasia)이 발생하였다. 과거 병력은 고혈압에 대해 주목할 만하다. 그는 소방서에서 일했으며 뇌졸중 이전에는 상당히 육체적으로 활동적이었다. 며칠간의 급성 입원 후, 그는 집중적인 작업, 물리, 언어 치료를 위해 입원 재활 시설로 이동하였다. 초기 평가에서 Thomas는 자기 관리와 기능적 이동에 최대한의 도움을 받는다고 하였다. 그는 감독 하에 침대/매트 가장자리에 앉을 수 있고, 앉은 상태에서 서 있는 상태로 전환하고, 오른쪽에서 중등도의 도움을 받으면 최대 90초 동안 서 있는 것을 유지할 수 있다.

상지에서 Thomas는 어깨뼈 올림과 팔꿈치와 손의 굽힘근 활동이 나타났다. 손목과 손의 폄근 활동은 없었다. 손과 손목은 경직이 나타나기 때문에 앉거나 서 있는 동안 부분적으로 굽힘되었다. 손목 굽힘근의 빠른 신장시 경미한 간대성 경련(clonus)이 느껴졌다. 움직임이 없기 때문에 손에 의존성 부종(dependent edema)이 있었다. Thomas는 중립 위치를 지나는 손목과 손가락의 수동적인 복합 폄으로 둔한 통증을 보고하였다. 오른팔과 손을 적극적으로 사용하는 것이 제한되어, 상지는 어깨뼈와 위팔뼈 올림, 팔꿈치 굽힘과 아래팔 뒤침, 손가락/손목 굽힘의 전형적인 굽힘근 공동 운동 패턴으로 움직였다.

작업치료 중재 계획의 일환으로, 앉은 상태에서 손바닥 굽힘 스트레칭과 체중 지지 프로그램은 오른쪽 상지의 밀고 당기기 운동의 반복적인 작업 훈련을 위한 준비 과정으로 시작되었다. 팔꿈치, 손목, 손가락 및 엄지 폄근의 신경근전기자극(neuromuscular electrical stimulation, NMES)도 작업 지향 훈련을 보완하기 위해 치료에 추가되었다. NMES 일주일 후, 근수축이 없던 근육은 폄근의 신장 반사 반응에 따라 가능해졌다. 그러나 손목과 손가락의 굽힘 경직은 상당히 증가하였다. 폄근 활동의 증가를 유지하기 위해 작업치료사는 치료 계획에 스플린트 개입을 추가하였다. 손목과 손의 굽힘근과 폄근의 균형을 유지하기 위해 등쪽 아래팔과 손 기반 고정 스플린트를 Thomas가 활동하지 않을 때와 수면 시에 착용하도록 제작하였다(그림 19-37A).

처음에 Thomas는 스플린트를 적용하는 데 최소한의 도움이 필요하였다. 작업치료사는 착용 일정의 이월을 보장하고 Thomas에게 초기 지원을 제공하기 위해 간호사와 협력하였다. 결국 Thomas는 스플린트를 독립적으로 착용할 수 있었고 착용 및 스트레칭 일정을 일관되게 준수할 수 있었다.

4주간의 집중 재활이 끝나고 Thomas는 외래 치료 서비스 계획을 가지

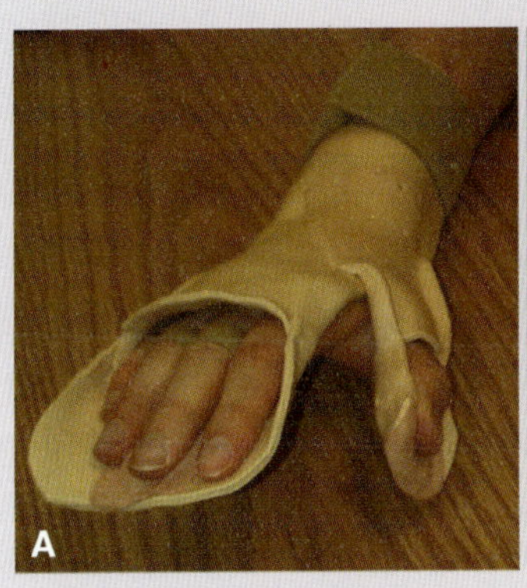

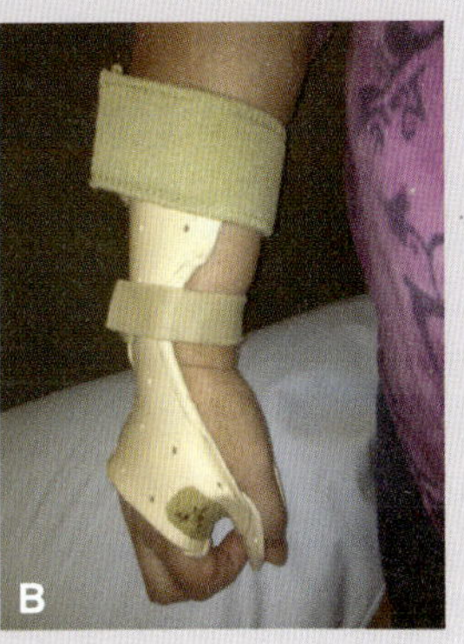

그림 19-37 **A,** 몸쪽 IP 관절이 구부러져 결국 단추구멍 변형(boutonniere)을 유발할 수 있는 경향을 방지하기 위해 추가된 손가락 고정 스트랩에 주목한다. **B,** 엄지 위치를 포함한 등쪽 기반 손목 고정 스플린트.

고 집으로 퇴원하였다. 퇴원 시 Thomas는 수정된 독립성으로 옷을 입고 화장실을 다닐 수 있었다. 그는 계속해서 무거운 옷을 입고 목욕을 하는 데 최소한의 도움이 필요하였다. 그는 안전을 위해 네발지팡이와 접촉 가드 스플린트로 최소 300피트를 걸었다. 그는 ~25%의 능동적 어깨 올림, ~75%의 능동적 팔꿈치 굽힘, 손의 굽힘 및 부분적 놓기 동안 <25% 폄으로 입증된 바와 같이 상지의 자발적인 조절이 더 증가되었다.

입원 기간의 마지막 주 동안 Thomas는 작은 공이나 원통형 물체를 잡고 갈고리 손잡이를 사용하여 작은 가방이나 무게를 나르는 것과 같은 더 큰 기능을 가진 굽힘을 사용하도록 훈련되었다. 그러나 손목 폄근의 힘이 약하기 때문에 기능적 손목 폄을 유지함으로써 수동적 손목 굽힘근 자세를 방지하고 작업 훈련 중 능동적 쥐기를 위한 안정성을 제공하기 위해 등쪽 손목 폄 스플린트가 제작되었다(그림 19-37B). Thomas는 굽힘 구축 발달을 방지하기 위해 야간에 고정 스플린트를 계속 사용하였다. 손의 굽힘근 긴장도가 증가함에 따라 손목 폄 및 엄지 벌림 각도를 점진적으로 증가시켜 수정이 이루어졌다.

파트 2: 급성 뇌혈관 사고 – 외래 환자 재활

Thomas는 외래 치료 과정을 통해 회복을 계속하는 매우 의욕적인 환자였다. 외래 작업치료는 집중적인 작업 훈련을 통해 Thomas의 상지 기능을 회복하는 데 초점을 맞추었다. 초기 평가 후 그는 SaeboFlex® 교육 프로그램의 최소 기준을 충족하였다(그림 19-28). 상당한 팔의 올림과 팔꿈치의 굽힘, 폄이 되는 것 외에도, 대동작 쥐기와 능동적 놓기를 보여주었다. 그는 손목과 손가락을 복합 폄 상태로 유지하는 고정 스플린트의 내성을 보였다. 가장 중요한 것은 Thomas가 가정 프로그램을 수행할 동기와 능력을 보여주었다는 것이다.

Thomas는 뇌졸중 이전에 알려진 심장 병력이 없었다. 그러나 작업치료사의 추천과 주치의의 동의로 그는 스트레스 테스트를 받았다. 테스트 결과 4주간의 외래 물리치료 후 체력단련 프로그램을 시작하기에 매우 유리하였다. 물리치료를 마치고 퇴원한 그는 작은 기저면의 네발지팡이와 발목 스플린트로 평평한 면을 걷고 있었고 연석과 고르지 않은 지면에서는 세심한 감독을 받았다. 그는 누워 있는 자전거와 손 스트랩이 부착된 에르고미터(ergometer)를 함께 사용하여 30분간의 유산소 운동을 견딜 수 있었다.

Thomas는 그의 보험에 의해 총 20회의 외래 작업치료 방문에 대한 승인을 받았다. 치료 계획은 Thomas가 10주 동안 일주일에 두 번 치료를 받도록 수립되었다. 그는 코스 시작 2.5주 후에 SaeboFlex® 프로그램을 시작하였다. 프로그램 참여의 주요 목적은 Thomas가 필요한 집에서 손을 뻗어 쥐기와 옮기고 놓기 훈련을 반복하는 것이었다. 치료사의 역할은 훈련의 전이를 용이하게 하는 것이었다. 병원에서 SaeboFlex® 운동은 폄근의 도움 없이 손을 사용하는 능동적인 연습의 전조로도 사용되었다. 저항에 대한 반복적인 쥐기 및 놓기는 수축-유지-이완의 고유감각 신경근 촉진 기술(PNF)을 모방하였다. SaeboFlex® 스플린트를 뺀 상태에서 Thomas는 손의 자뼈 쪽으로 테니스 공을 잡았다 놓을 수 있었다. 그는 대동작 쥐기 및 놓기 기능이 향상되었으며 덜 보상적인 움직임으로 물체에 도달하고 신체에서 멀리 떨어뜨릴 수 있었다. Thomas가 만든 가장 큰 이점은 팔을 동측으로 옆으로, 앞으로 및 뒤로 움직일 수 있는 능력이었다.

Thomas의 다음으로 큰 장벽은 손의 노뼈 쪽을 더 기능적으로 사용할 수 있는 능력이었다. SaeboFlex® 스플린트를 사용한 대부분의 훈련은 총체적으로 쥐고 놓는 기능에 관한 것이기 때문에 손가락과 엄지의 개별 기능은 추가 훈련이 필요하였다. 대부분의 중대뇌동맥(MCA) 뇌졸중에서, 2번째 손가락 굽힘근 긴장도와 함께 엄지 모음 및 굽힘 긴장도는 특히 정밀한 쥐기 및 원통형 쥐기를 포함하는 손 기능 증가에 가장 중요한 장벽으로 남아 있다. 쥐기 전 요구되는 손의 벌림과 정확한 손가락 패턴을 가정하는 능력은 엄지-검지 과긴장도 현상에 의해 크게 영향을 받는다. 엄지손가락과 2번째 손가락의 굽힘근과 모음근 긴장도는 손의 미세 운동 조절 기능을 직접적으로 다루기 위해 기능성 스플린트를 사용하여 억제될 수 있다. 따라서 작업치료사는 (1) PIP 제한 스플린트와 (2) 첫 번째 손갈퀴막 공간 중간손바닥/노뼈 모음(web space midpalmar/radial abduction) 스플린트의 두 가지 스플린트를 제작하였다(그림 19-38). 이러한 맞춤형 스플린트는 수정된 강제유도운동치료(CIMT) 또는 반복적인 작업 훈련과 같은 집중적인 사용 중재의 보조 장치로 사용된다. 더 구체적으로, 이러한 스플린트를 통해 Thomas는 수행할 수 있는 작업의 반경을 확장할 수 있었다.

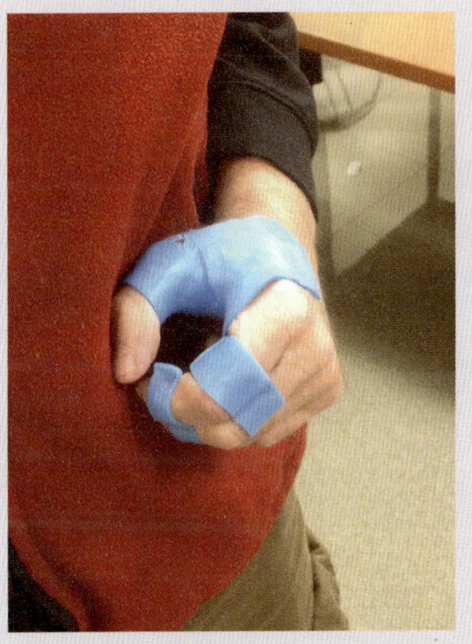

그림 19-38 일상 과제를 완료할 때 왼손 사용을 개선하기 위해 사용되는 기능 스플린트.

Thomas는 정육면체 모양의 물체에서 시작하여 더 작은 물체로 진행하는 보다 정밀한 쥐기 활동을 연습하기 위해 엄지 벌림 스플린트만 착용하는 것으로 전환하였다. 10주의 기간이 끝날 때 Thomas는 기본적인 손끝 집기와 삼점집기를 모방하는 보다 발전된 외측 잡기가 가능하였다. 지속적인 연습으로 Thomas는 더 많은 기능적 이득을 얻을 것이다.

추가 사례 연구는 Point의 웹사이트에서 찾을 수 있다.

사례 연구 2: 만성 뇌졸중

Lillian은 다발성 경색 혈관성 치매의 병력이 있는 72세 여성이다. 그녀는 거주 요양 시설에 거주하며 이동과 자기 관리에 대한 면밀한 감독을 받는다. Lillian은 지팡이를 짚고 거실에서 짧은 거리의 균형을 유지하기 위해 최소한의 도움을 받으며 걸었다. 그녀는 옷 입기, 식사 준비하기, 배변을 위한 감독, 목욕을 위한 중간 정도의 도움이 필요하였다.

3년 전, Lillian은 뇌졸중으로 오른쪽 편마비가 발생하였다. 치료 의뢰 이전에 간병인과 친척은 그녀가 오른손잡이였다고 보고하였다. 그러나 뇌졸중 이후 그녀의 상지는 경직으로 인한 굽힘근의 긴장과 변형이 나타날 때까지 점점 덜 사용되었다. 학습된 미사용, 근력 약화, 경직으로 인한 생체역학적 장벽이 그녀의 상지 기능 장애에 기여한 요인이었다.

초기 평가에서 Lillian은 어깨 모음과 안쪽돌림, 팔꿈치 굽힘과 아래팔 뒤침, 복합 굽힘에서 손목과 손가락의 전형적인 상지 자세를 보였다(그림 19-39A). Lillian은 몸쪽 관절에 약간의 자발적인 움직임이 있었지만 그녀의 어깨와 팔꿈치는 목욕과 옷 입는 데 도움이 필요할 만큼 불편함이 있었다. 그녀의 손목과 손가락은 심하게 수축되어 손바닥이 으스러질 정도였다. 손톱은 다듬어지지 않고 손바닥을 파고들면서 안쪽으로 휘어져 있었다. 손은 위생 상태가 좋지 않았고 악취가 났다. Lillian의 주거 요양 시설에서 피부 간호는 환자나 환자의 가족이 요청하지 않는 한 필수 서비스가 아니어서 전문가가 설정한 의학적 수정이 필요하였다. Lillian에게 간호사는 손바닥에 수건을 말아서 쥐고 있으라고 지시하였으나, 기억력이 손상되어 이월 효과가 나타나지 않았다. Lillian의 치료 목표는 효율적이고 통증 없는 위생(손 씻기 및 손톱 다듬기 포함)을 가능하게 하기 위해 손 벌림을 증진시키는 것이었다.

Lillian은 말하는 것이 유창했지만 단어를 찾는 데 어려움이 있었다. 그녀는 의식이 뚜렷하였고 장소와 친숙한 사람에 대한 지남력이 좋았으나 하루의 시간에 대한 단서가 이따금씩 필요하였다. 평가에서 팔꿈치를 굽히고 손목을 수동적으로 50° 이상 굽힌 상태에서 MCP와 DIP 관절은 중립 폄에 위치할 수 있는 반면, PIP 관절은 다음과 같이 수동적으로 폄될 수 있는 것으로 평가되었다: 2번째 −45°; 3번째 −55°; 4번째 −60°; 5번째 −30°. 손목은 복합적으로 굽힘된 손가락과 함께 −20°까지 수동적으로 폄되었다. 작업치료사는 적절한 손 위생을 제공하기 위해 손을 가장 잘 위치시키는 방법에 대해 간호사 및 Lillian의 간병사와 협력하였다. 과긴장성 때문에 수건에 감싼 작은 실린더가 적용되어 임시적인 치료가 진행되었다. Lillian은 보톡스 주사를 제공할 수 있는 전문가에게 의뢰되었다. 한편, 치료의 초점은 손바닥의 피부 치유를 촉진하고 PIP 관절의 관절 범위를 증가시키며 손가락과 손목 굽힘근의 지속적인 스트레칭에 대한 Lillian의 내성을 점진적으로 증가시키는 것이었다. 이를 위해 손바닥에 감은 수건과 함께 굽힘을 30°~40°로 제한하는 등쪽 손목 고정 스플린트를 제작하였다.

치료사와 의사의 협력을 통해 Lillian은 손의 깊은 내재근뿐만 아니라 손목과 손가락의 굽힘근에 첫 번째 보톡스 주사를 맞았다. 보톡스를 맞은 지 일주일 이내에 작업치료사는 캐스트(파리 석고)를 3~4층을 사용하여 각 개별 손가락에 제공하였다(그림 19-39B,C). 보톡스의 최대 효능은 일반적으로 한 달이 지나야 나타나기 때문에 캐스트 진행은 천천히 시작되었고, 즉, 손가락을 휴식시 폄 상태보다 약 15°에서 20° 더 크게 만들었다. 작업치료사는 5~7일마다 캐스트를 변경하였다. 주사 후 4주까지, 캐

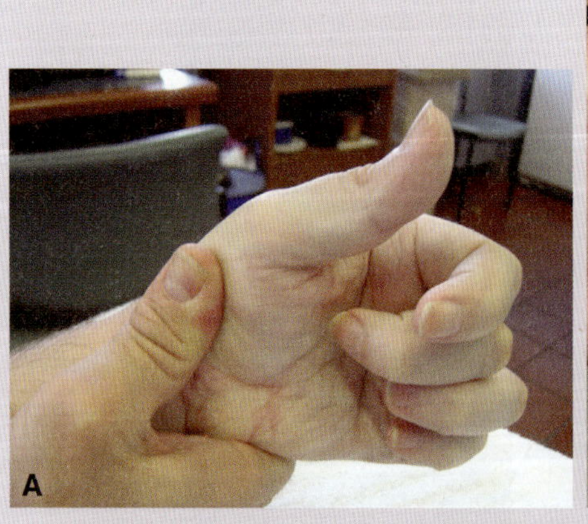
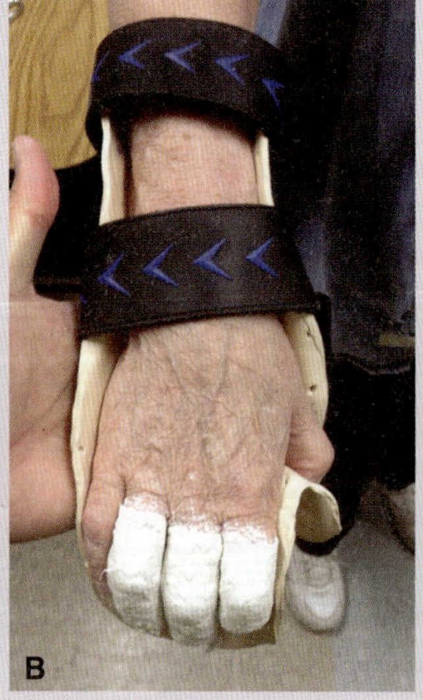
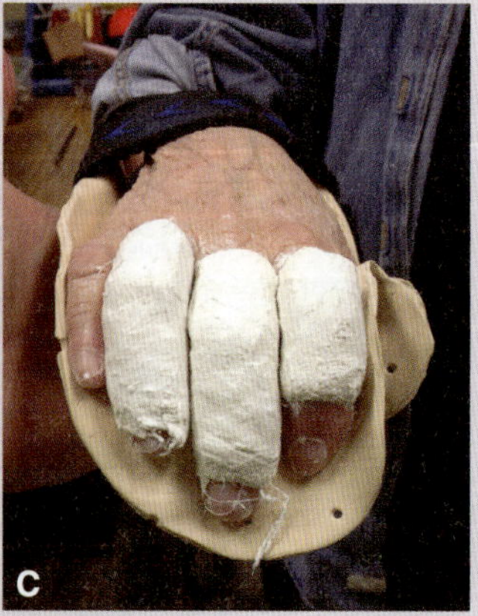

그림 19-39 **A**, 손가락의 굽힘 변형. **B**, 뻣뻣한 굽힘근을 늘리기 위한 손바닥쪽 손목-손 고정 스플린트와 함께 결합된 초기 손가락 캐스트. **C**, 캐스트에서 몸쪽 손가락사이 폄의 더 많은 진행. 2번째 손가락의 긴장도가 자뼈쪽 손가락보다 얼마나 큰지 주목한다.

스트 변경은 필요에 따라 매주 2회 수행되었다. 초기 평가로부터 8주 후, Lillian의 PIP 관절은 다음과 같이 손목이 −10° 펴되고 MCP 관절이 중립인 상태에서 수동적으로 통증 없이 확장될 수 있게 되었다. 2번째 손가락 −10°; 3번째 손가락 −20°; 4번째 손가락 −15°; 그리고 5번째 손가락 0°. 간병인과 Lillian은 스스로 효율적으로 손을 씻을 수 있었고, 쉽게 간단한 매니큐어를 바를 수 있게 되었다. 작업치료사는 손목 고정 스플린트를 빼고 경직된 손목과 아래팔을 지원하고 환자가 걸을 때 긴장의 변화를 수용하고자 손을 경직을 조절하는 부드러운 조립식 고정 스플린트로 교체하였다. 사용된 스트래핑 재료는 유연하면서도 관절 부분을 효과적으로 고정하기에 충분한 강도로 제공하였다.

복습 문제 CHAPTER REVIEW QUESTIONS

1. 신경 기능 장애가 있는 성인에서 스플린트를 사용하는 일반적인 목적은 무엇인가?
2. 이 환자를 치료하는 데 테이핑이 어떤 역할을 할 수 있을까?
3. Saebo 제품의 사용 원리는 무엇인가?
4. 관절 구축 관리에 사용하도록 표시될 수 있는 몇 가지 조립식 스플린트를 나열하시오.
5. 치료사는 이러한 장치를 공급할 때 어떤 예방책을 염두에 두어야 할까?

두 번째 판에서 감사의 말 ACKNOWLEDGMENT FROM SECOND EDITION

이 장에 포함된 제품/접근 방식에 대한 의견을 제공해 주신 Paul Mohr, PT(GivMohr® Corporation) 및 Waleed Al-Oboudi, MOT, OTR/L(Neuro-IFRAH® Organization)에 진심으로 감사드립니다.

CHAPTER

20 소아 환자 The Pediatric Patient[a]

Jill Peck-Murray, MOTR/L, CHT

학습 목표

이 장을 학습한 후 다음의 내용을 수행할 수 있다.

- 소아 환자를 위한 스플린트를 제작할 때 발달 수준 및 환경적 사항을 이해한다.
- 소아 환자의 스플린트 중재 근거를 설명한다.
- 소아 환자에 대한 몇 가지 일반적인 진단과 적절한 스플린트 중재를 적용한다.
- 다양한 연령대의 아동을 위한 맞춤형 스플린트 및 기성품 스플린트 설계를 위한 고려 사항을 설명한다.
- 소아와 가족들의 적절한 스플린트 사용 준수를 위한 교육을 수행한다.

주요 용어

소아용 스플린트(pediatric orthoses)
소아 상지 기능 질환(pediatric upper extremity conditions)
손 기술 발달(hand skill development)
신생아 스플린트(neonate orthoses)
스플린트 정렬(orthosis alignment)
스플린트 순응도(orthosis compliance)

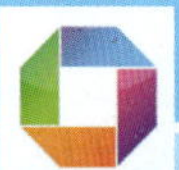

MD 노트

C. Douglas Wallace, MD
California

소아 환자를 치료하는 수부치료사(hand therapist)의 역할과 소아 환자를 위한 최선의 상지 관리는 아무리 강조해도 지나치지 않다. 다양한 소아 환자의 상지 기능 질환에 대한 기술과 지식, 환자를 위한 치료 및 가정 프로그램을 흥미있게 만드는 치료 전략은 매우 중요한 요소이다. 소아 환자는 정서 및 근골격계 연령과 성숙도에 따라 많은 요구 사항, 변화 및 도전 과제가 있다. 스플린트 적용을 위해 노력하고 적절한 신체 역학 치료 원칙을 준수하면서 환자별 요구 사항을 관리하는 것은 의미있는 작업이다.

효과적인 스플린트는 소아 환자에게 편안하고 적절한 안정성과 기능을 제공한다. 수부외과전문의이자 전문가로서 나는 항상 더 나은 제작 방법을 찾고 있다. 스플린트 설계의 선택 사항에 대한 공통 목표를 치료사와 상의하면 적합성과 기능적인 면에서 최적의 결과를 얻을 수 있다. 나는 모양, 구성 및 독특한 설계 아이디어를 수정하는 방법에 대해 치료사들과 종종 의료수렴 과정을 가진다. 하나의 예로 스플린트에 구멍을 내어 스트랩을 사용하여 손가락을 최상의 위치에 고정할 수 있었다. 스플린트에서 내가 가장 좋아하는 설계는 지렛대 원리를 사용하여 신체 일부(손목 또는 손가락)의 폄 자세를 유지하는 것이다. 스플린트의 내구성은 또 다른 주요 특징이지만 가장 중요한 것은 아동이 착용하고 싶은 친숙한 설계로 만드는 것이 중요하다.

스플린트 사용, 치료, 가정 프로그램과 상호작용하기 위한 창의성은 소아 수부치료사에게 중요한 역량이다. 나는 치료사들의 모든 노력에 감사하며 그들의 역할이 내 환자를 돌보는 데 중요하다고 생각한다.

[a]이 장은 Elaine Charest, MA, MBA, OTR/L이 작성한 초판과 본 저자가 개정한 제2판을 기반으로 한다.

자주 묻는 질문

소아 환자를 처음 치료하는 치료사에게 어떤 조언을 해주나요?

a. 문제점을 확인하고 해결하기 위해 최선의 중재를 하기 위해 노력한다.
b. 소아는 좋은 자세를 유지하는 것이 어렵다. 유아는 장시간 의자에 가만히 앉아 있지 않을 것이다. 약간의 울음과 눈물로 영유아가 자신의 문제를 표현하는 방법일 수 있다.
c. 스플린트를 제작하는 동안 아동이 다른 놀이에 집중할 수 있도록 준비한다.
d. 아동과 가족이 스플린트 제작 과정에 대해 불안해할 수 있다는 점을 인식하고 스플린트 샘플을 통해 이해하기 위한 충분한 설명을 한다.
e. 스플린트의 적용 및 관리 방법과 관련하여 본 교재의 내용을 참고한다.
f. 보호자에게 스플린트의 적용 및 사용 방법에 대하여 철저히 설명한다.
g. 아동이 가정 및 일상생활에서 스플린트를 착용한 것에 대하여 칭찬한다.

소아가 스플린트를 제거하는 것을 방지하는 방법은 무엇인가요?

a. "스플린트 착용해"라고 단호하게 말한다.

환자가 스플린트 착용을 거부하면 어떻게 하나요?

a. 거절의 원인이 되는 문제가 무엇인지 파악하고 해결한다.
- 불편한가? 필요에 따라 편안하게 조정한다.
- 땀을 흘리게 하는가? 스플린트가 피부에 닿는 면에 얇은 패드를 놓는다.
- 스플린트를 스스로 착용할 수 있는가? 상황에 따라 조절할 수 있는가?
- 기능적 움직임을 제한하지는 않는가? 밤에만 사용 가능한가?
- 스플린트 착용 후 잠을 자는데 문제가 있는가? 낮에만 사용한다.

b. 스플린트가 항상 치료 목표를 달성하는 열쇠가 아님을 기억한다.

소개 INTRODUCTION

소아 환자는 단순한 "작은 성인"이 아니다. 그들은 활동적이며, 성장하고, 지속적으로 변화하며 새로운 발달 기술을 습득한다. 치료 및 스플린트 적용은 아동에게 고유한 요소를 고려하여 각각 아동의 특성에 맞게 조절되어야 한다. 스플린트의 용도와 종류는 성인용 스플린트와 비슷하지만 설계, 소재 선택, 스트랩, 패딩 적용 등에 차이가 있는 경우가 많다. 이 장에서는 특정 소아 질환 환자의 상태를 다루고 기능 및 발달 기술을 향상시키며, 편안함과 보호를 제공하기 위해 스플린트가 다양한 치료 중재 중 한 방법이라는 것을 설명한다. 스플린트를 쉽게 벗지 않도록 이를 방지하고 스플린트 순응도를 개선하기 위한 제안을 제공한다. 또한 이 장에서는 유아 또는 영유아의 스플린트 제작 및 적용 문제를 해결하기 위한 제안과 함께 스플린트 제작을 위한 일반적인 내용을 설명한다. 이 장의 마지막 부분에서는 일반적인 소아 환자에 대한 사례 연구와 보조에 적용 가능한 선택 사항과 권장 사항을 제시한다. 각각의 아동에게 적절한 스플린트 중재를 공식화하기 위해 손 기능 평가를 지원하는 도구와 지식을 제공하고자 하지만 아동의 손을 치료하기 위한 다양한 문헌자료와 모든 스플린트를 설명하는 것은 이 장의 범위를 벗어나 이를 제외하도록 한다.

소아 환자를 위한 스플린트의 목적 PURPOSES OF ORTHOSES FOR THE PEDIATRIC PATIENT

소아 환자를 위한 스플린트의 주요 목적은 안정성 지원과 보호를 제공하고 움직임을 개선/유지하며 기능과 발달을 향상시키는 것이다(Hogan & Uditsky, 1998). 아동이 수술을 받거나 부상을 입은 후 의사는 결합조직 회복, 피부, 힘줄, 신경, 관절 및 근육을 보호하기 위해 스플린트를 처방할 수 있다. 고정형 스플린트(제작 매뉴얼의 1장 참조)는 적절한 지원과 위치를 제공하기 위해 일반적으로 아동에게 사용된다(그림 20-1A~C). 아동을 위한 맞춤형 또는 기성품 스플린트 형태가 있다.

특정 선천적 장애를 가진 소아 환자에게는 외과적 수술이 있을 때까지 수동적인 움직임을 유지할 필요가 있다. 예를 들어, IV형

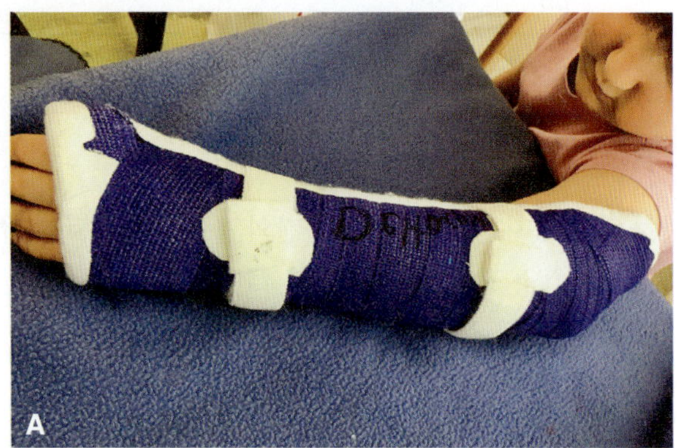
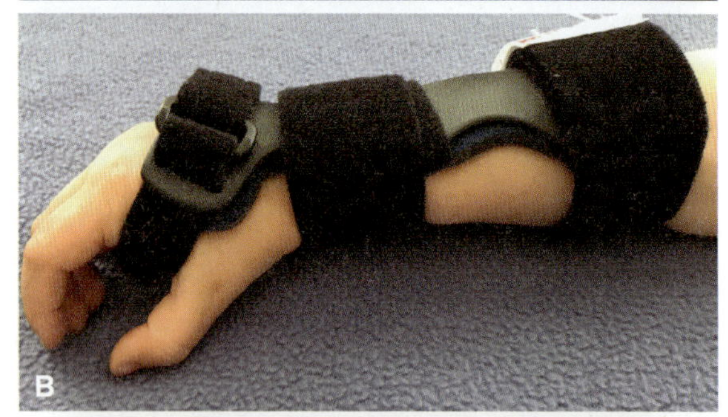
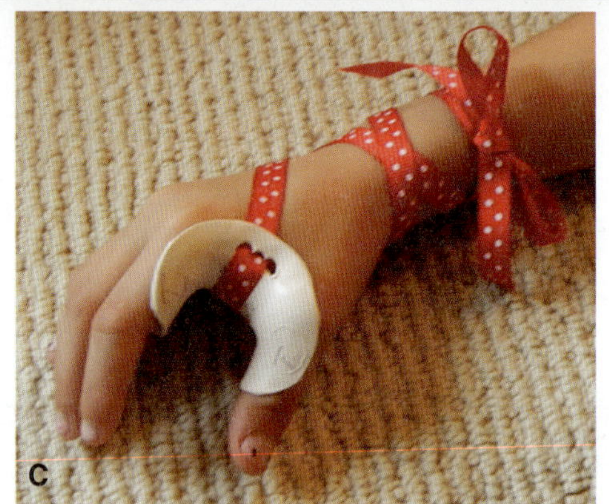

그림 20-1 A, 원주형 스플린트는 아래팔 골절 후 안정성과 보호를 제공한다. B, 손등 기반 기성품 스플린트는 손목을 안정화시키며 손가락과 엄지손가락의 기능적 움직임은 허용한다. C, 이 스플린트의 열가소성 플라스틱 재료는 엄지손가락과 2번째 손가락의 손갈퀴막 공간(web space)에 적용이 용이하며 엄지손가락과 2번째 손가락의 안정성을 지원한다.

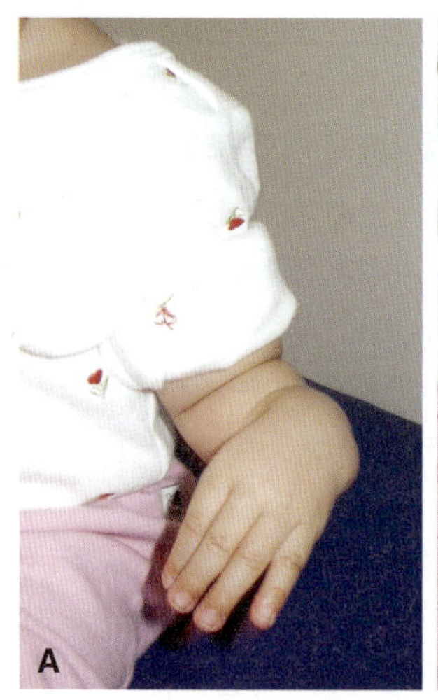
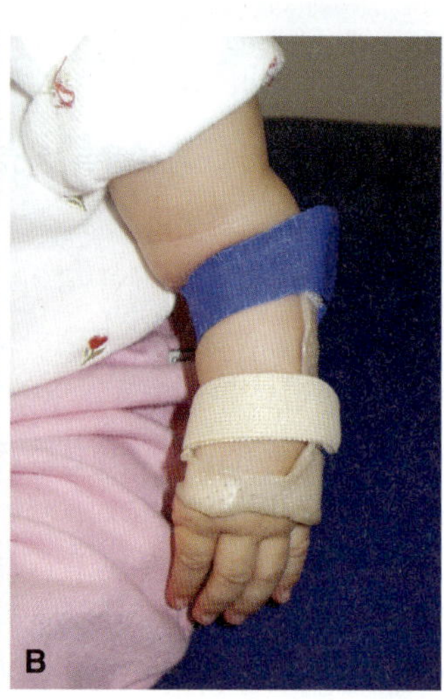

그림 20-2 A, 노뼈 길이 결손(radial ray deficiency)을 가진 아동은 아래팔의 노뼈의 구조가 제대로 발달되지 않아 상당한 노쪽치우침(radial deviation)이 나타난다. B, 자뼈쪽 기반 스플린트는 사용 가능한 수동 움직임을 유지하기 위해 손목을 중립 위치에 위치하는 데 필요한 지렛대를 제공한다. 편안함을 향상시키기 위해 몸쪽 스트랩에 작은 수직 스트랩이 추가되었다.

노뼈 길이 결손(radial ray deficiency)이 있는 영아는 상당한 손목 노쪽 치우침을 보인다(그림 20-2A). 관절 유연성을 최적화하기 위해 부모는 기저귀를 갈 때마다 스트레칭 프로그램을 수행하고 더불어 손목 스플린트를 사용하는 것이 좋다(그림 20-2B)(Moran & Tomhave, 2011).

스플린트는 종종 수동적인 움직임을 얻기 위한 치료적 개입 계획의 일부이다. 캐스트로 장기간 고정된 후에도 경직(spasticity)이 지속되는 아동은 고정 진행형 가동 스플린트의 이점을 얻을 수 있다(그림 20-3A,B). 손가락굽음증(camptodactyly) 또는 관절굽음증(arthrogryposis)과 같은 조건에서 선천적으로 뻣뻣함을 가진 아동은 연속형 고정(그림 20-4A,B) 또는 연속 캐스트 접근(그림

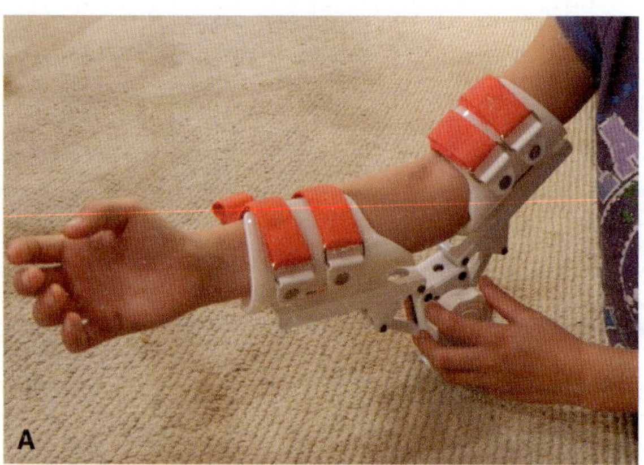
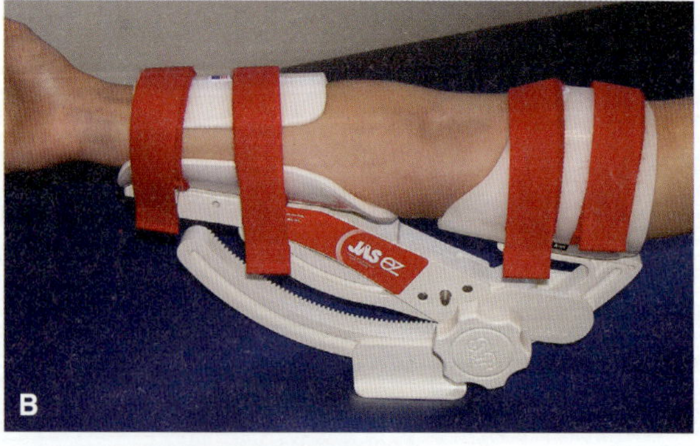

그림 20-3 A, 팔꿈치관절 가동 스플린트(JAS®)는 팔꿈치관절에 있는 손잡이를 돌려 장력을 증가시킬 수 있어, 환자 스스로 조절하는 고정 진행형 스트레칭을 제공한다. B, 스플린트 사용 1개월 이내에 팔꿈치관절이 완전히 펴되었다. Joint Active Systems®.

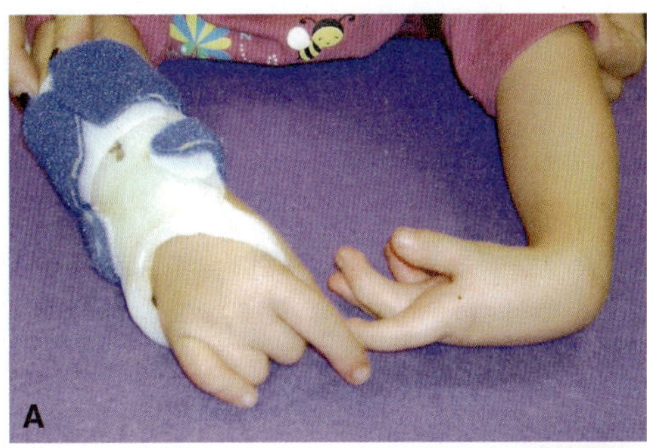
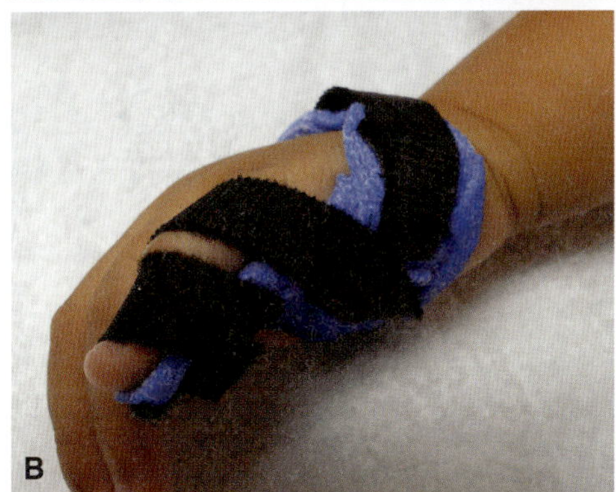
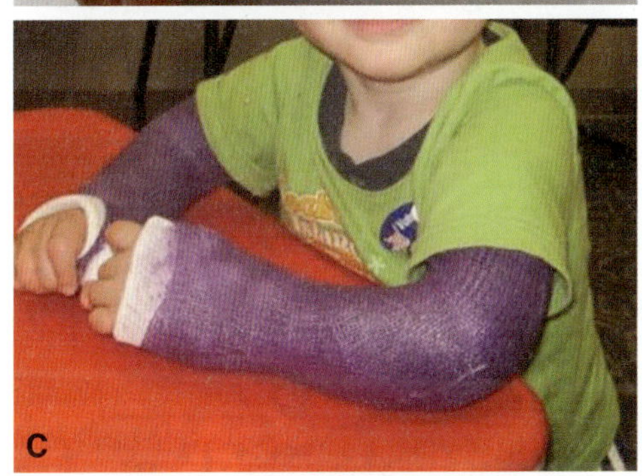

그림 20-4 A, 관절염이 있는 아동은 능동적인 손목 폄을 할 수 없다. 손목 스플린트는 연속 고정 형태로 능동 움직임을 개선할 수 있다. B, Orficast®로 만든 손 기반 가동 스플린트는 연속 고정 형태(Orfit)로 매주 변경하여 PIP 관절의 폄 동작을 개선한다. C, 관절염으로 인한 선천성 팔꿈치관절 폄 상태의 구축이 있는 아동에게 매주 교체하는 원주형 캐스트가 굽힘 동작을 개선할 수 있다.

20-4C)이 있는 스플린트를 사용하는 것이 좋다. 이러한 유형의 가동 스플린트는 낮은 부하의 지속적인 신장(low-load, prolonged stretch, LLPS)을 제공함으로써 조직 길이를 최대화하여 수동 관절가동범위 운동에 기여한다(Duff & Charles, 2004; Yasukawa & Cassar, 2009; Schwartz, 2016; Grenier & Shankland, 2018).

경직, 비정상적인 긴장 또는 말초신경 손상으로 인한 근육 불균형은 이차적인 관절 구축을 유발할 수 있다(Yasukawa & Cassar, 2009). 정상적인 해부학적 자세를 유지하면 조직 길이를 유지하는 데 도움이 된다. 관절을 정렬하기 위한 적절한 위치를 제공함으로써 스플린트는 연부조직의 단축을 방지하는 데 도움이 된다(그림 20-5A,B)(상자 20-1). (Schoen & Anderson, 1999).

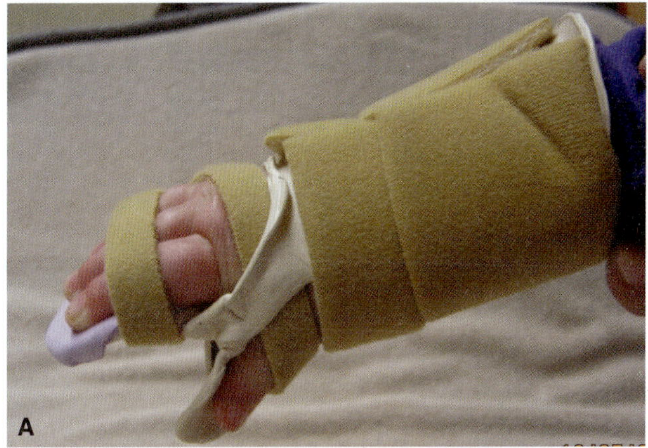
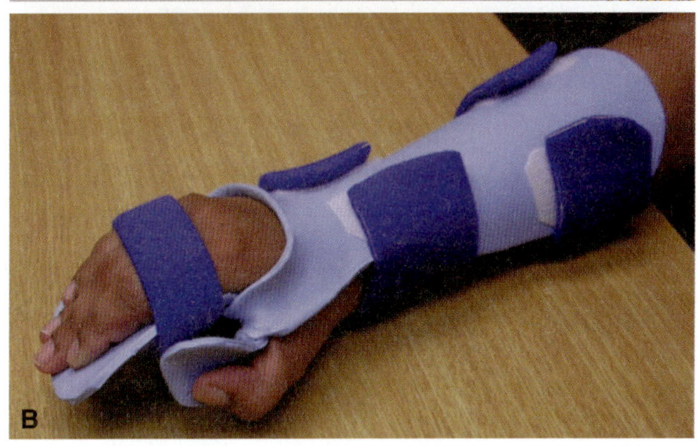

그림 20-5 **손바닥/손등 손목 및 손 고정 스플린트.** A, 아래팔의 등쪽과 손바닥쪽 조각들의 결합으로 유아 크기 맞춤 스플린트. B, 아래팔의 등쪽과 손바닥쪽 조각이 결합된 고정 스플린트는 관절의 정렬과 구축을 예방하는 데 도움이 되는 적절한 위치를 제공할 수 있다.

또한 근육의 불균형은 상지 정렬에 영향을 미치고 궁극적으로 기능적 사용과 정상적인 발달을 방해한다(Yasukawa & Cassar, 2009). 신축성 있는 재료로 만든 스플린트는 약한 근육 그룹을 돕기 위한 가동 구성 요소를 제공할 수 있다. 그림 20-6A는 손 사용 및 손가락의 민첩성 향상과 아래팔의 뒤침 자세를 유지하기 위해 Fabrifoam®으로 만든 가동 스플린트이다(Azzam, 2012). 그림 20-6B는 스플린트가 체중을 지탱하고 기어가기에 적절하게 팔을 배치하는 방법을 보여준다. 기어가기는 뇌 발달과 손 사용의 많은 영역을 촉진하는 중요한 기술이다(Clearfield, 2004; Visser & Franzsen, 2010). 아동의 손이 주먹을 쥐는 경향이 있는 경우 대체 스타일 스플린트는 열린 손으로 체중을 지지하는 자세를 용이하게 한다(그림 20-6C).

선천성 질환을 가지고 태어나거나 인대, 힘줄, 관절, 신경 및 혈관 구조에 손상을 입는 아동은 관절 안정성에 문제가 있을 수 있다. 불안정한 관절은 손이나 팔의 신체역학적 문제로 기능 활동에 영향을 미친다. 예를 들어, 엄지손가락 형성저하증(thumb hypoplasia) 또는 뇌성마비(cerebral palsy) 아동은 엄지손가락의 손허리손가락(MCP)관절의 불안정성으로 물건이나 음식을 적절하게

상자 20-1 손바닥/손등 손목 및 손 고정 스플린트

1. 먼저 작은 손 부분을 가열한다.
2. 손목을 구부린 상태에서 손가락은 폄하도록 아동의 손을 위치시킨다.
3. 손바닥 활과 일치하도록 재료를 손에 놓는다.
4. 엄지손가락을 벌림과 폄 상태로 유지하면서 부드러운 압력으로 엄지손가락 부분 스플린트를 만들어 엄지손가락이 안정된 위치로 유지한다.
5. 손목이 약간 구부러진 상태를 유지하면서 손가락사이(interphalangeal, IP)관절은 폄, 손허리손가락(metacarpophalangeal, MCP)관절은 약간 굽힘되도록 위치시킨다(손 외재근의 짧아짐을 제외하고, 손목은 폄, 손가락은 필요에 따라 굽힘되도록 허용해야 함).
6. 손 부분을 제거하고 더 큰 아래팔 등쪽 부분 재료를 가열하고 제작할 준비를 한다.
7. 손목은 폄, 손가락은 굽힘하여 아동의 팔을 위치시킨다.
8. 아래팔 등쪽에 재료를 놓고 양쪽 측면으로 부드럽게 재료를 제작한다. 손등쪽 말단 가장자리는 손허리뼈 중간부분에서 마무리된다.
9. 손바닥 말단부분 재료(날개)는 자쪽 5번째 손가락의 기저부에서 노쪽 손갈퀴막 공간(web space)으로 이어지며 재료가 고정되는 동안 "매달려" 있도록 한다.
10. 아래팔 부분을 제거한다.
11. 손바닥 재료 부분을 올려 놓고 손목을 최대한 폄시킨다.
12. 아래팔 재료 부분의 양쪽 가장자리("날개") 부분을 물에 넣고 다시 가열하여 약간 부드럽게 만든다.
13. 아래팔 등쪽 부분을 올려 놓고 손바닥 부분과 붙이기 위해 손바닥 재료의 양쪽 가장자리("날개") 부분를 부드럽게 제작한다. 재료들이 겹치는 지점을 표시한다.
14. 두 부분을 영구적으로 함께 부착한다. (재료의 접합되는 지점의 코팅을 제거하기 위해 솔벤트를 사용하거나 칼로 긁어낸 후 열선 총으로 접착할 부분을 가열한다.)
15. 그림 20-5A,B와 같이 후크와 루프 스트랩을 적용한다.
16. 손목 스트랩의 장력은 고정력을 결정하므로 단단히 고정할 수 있도록 한다.
17. 제작 과정에서 부주의한 접착을 방지하기 위해 보호 코팅이 된 재료를 선택한다.

잡지 못할 수 있다. 스플린트는 기능을 최적화하기 위해 엄지손가락 끝을 보조하여 신체역학적인 정렬을 제공할 수 있다(Keklicek, Uygur, & Yakut, 2015). 이것은 치료용 테이프, 네오프렌(그림 20-7A,B) 또는 엄지손가락의 손갈퀴막 공간(web space)에 열가소성 플라스틱 재료(그림 20-7C)와 같은 부드러운 재료를 사용하여 적용할 수 있다(상자 20-2).

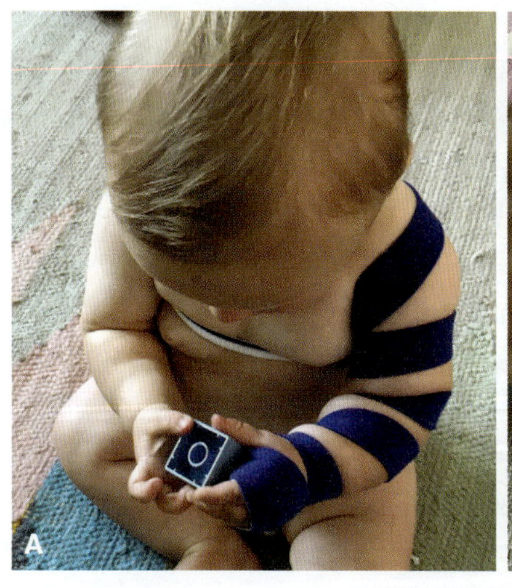
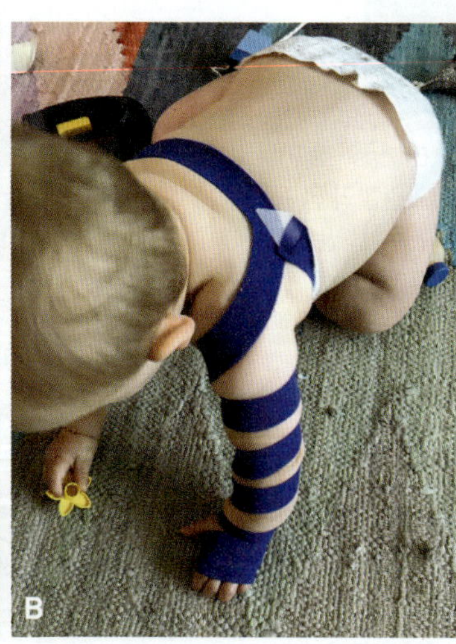
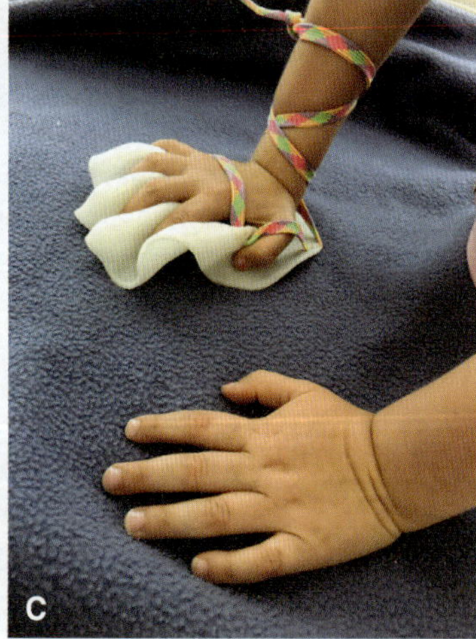

그림 20-6 **A,** Fabrifoam®(North Coast Medical, Morgan Hill CA)으로 제작된 이 가동 스플린트는 기능적인 손 사용을 위해 아래팔 뒤침 및 어깨관절 바깥돌림(forearm supination and shoulder external rotation)을 보조한다. **B,** 긴 스트랩 재료인 Fabrifoam®을 사용하여 기어가기 또는 손 체중 지원을 위해 전체 팔의 위치를 조절할 수 있다. **C,** 손바닥쪽의 엄지손가락 손갈퀴막 공간 사이에 성형된 열가소성 플라스틱 재료는 손 체중을 지탱할 수 있도록 손을 위치시키는 데 도움을 줄 수 있다. 8자 모양으로 엄지손가락과 다른 손가락, 손목에 감긴 다양한 색상의 신발끈 재료로 만든 스플린트를 통해 기어 다닐 수 있도록 안정성을 제공한다.

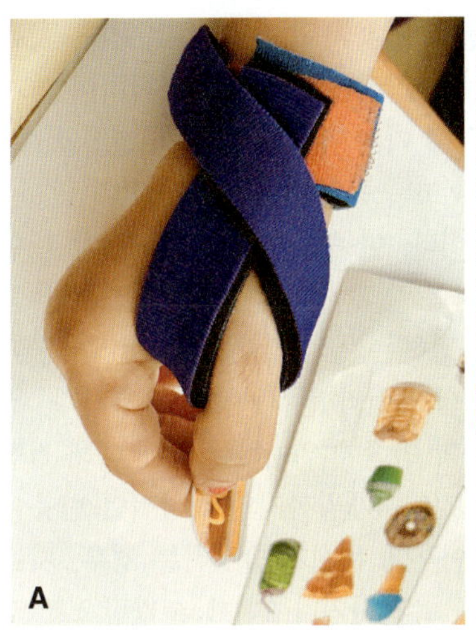
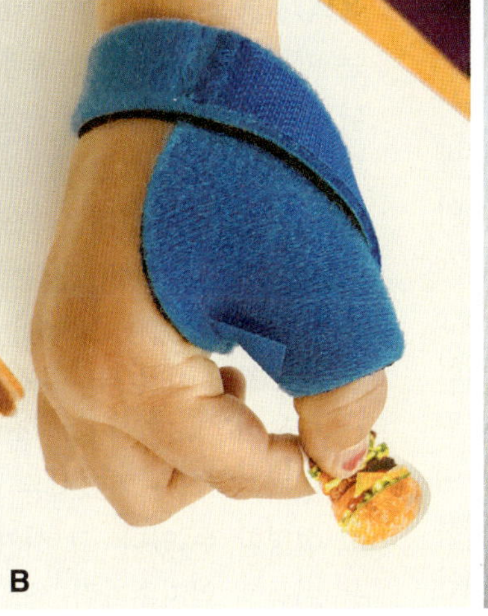
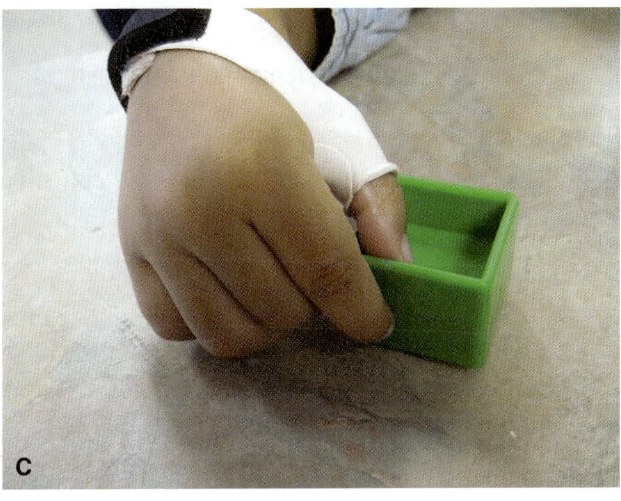

그림 20-7 **A,** Joe Cool 엄지손가락 스플린트는 엄지손가락 벌림 스플린트(The Joe Cool Company, South Jordan, UT)로 엄지손가락을 사용할 수 있도록 적절한 안정성과 위치를 제공한다. **B,** The McKie Thumb Splint는 네오프렌 재질의 엄지손가락 벌림 스플린트(McKie, Duluth, MN)로 엄지손가락의 잡기 동작에서 더 많은 안정성을 제공한다. **C,** 얇은 열가소성 플라스틱 재료로 만든 스플린트로 엄지손가락의 MCP 관절을 조절하기 위해 더 견고한 안정성을 제공한다.

상자 20-2 체중 지원 스플린트

1. 아동의 손보다 2인치 넓고 긴 3/32인치 열가소성 플라스틱 재료를 사용한다.
2. 접착되지 않은 재료에 치료용 고무찰흙으로 만든 볼을 올려놓는다.
3. 열가소성 플라스틱 재료를 가열하여 소아의 뒤침된 손바닥 위에 올려서 손바닥 부분 스플린트를 제작한다.
4. 2번째손가락과 엄지손가락을 벌림시키고 사이의 손갈퀴막 공간에 재료를 몰딩하여 손가락들의 분리된 위치를 형성한다.
5. 재료가 부분적으로 설정되면 조심스럽게 손을 엎침시켜 체중지지 자세를 하고 고무찰흙 볼을 누른다.
6. 스플린트 재료의 제작이 완성될 시기에는 자뼈와 노뼈의 가장자리 면의 닿는 부분의 제작을 집중하여 적합성을 향상시킨다.
7. 제작 후 구멍 펀치를 사용하여 스플린트에서 다음 4개의 구멍을 만든다.
   a. 엄지손가락과 2번째 사이의 손갈퀴막 공간(web-space)
   b. 2번째 손허리손가락(metacarpophalangeal, MCP)관절
   c. 엄지손가락 손허리손목(carpometacarpal, CMC)관절
   d. 5번째 손가락 손허리손가락(metacarpophalangeal, MCP)관절
8. 적절한 길이의 재료(예: 리본 또는 펠트)를 사용하여 구멍을 통해 그림 20-6C, 20-12D와 같이 손목 주위에 8자 모양으로 고정하기 위해 묶는다.
9. 또 다른 선택 사항에는 전통적인 후크와 루프 스트랩을 사용하여 부착할 수 있다.

전문가 핵심 20-1

맞춤형 연필잡기 스플린트

ANGELA FRIGERIO, OT, CHT

Australia

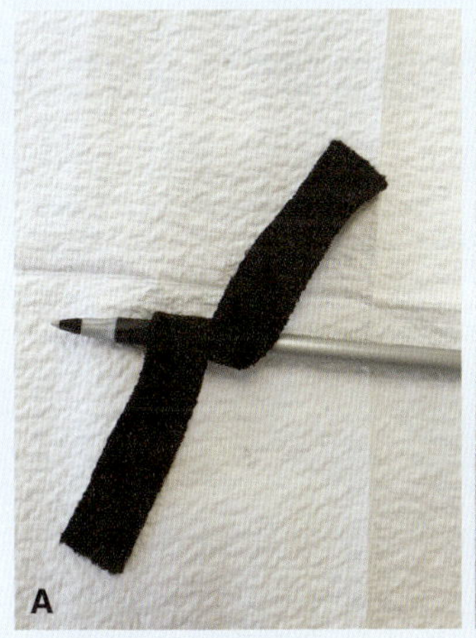
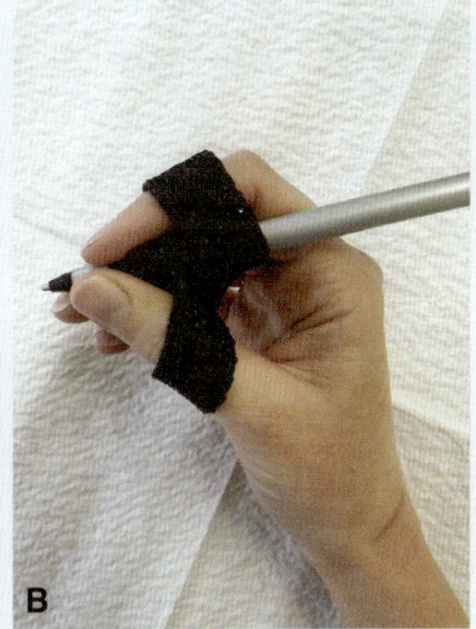

Orficast More 3cm 열가소성 테이프 재료를 잘라서 사용한다. 연필에 테이프를 감은 다음 2번째의 중간 손가락뼈와 엄지손가락 몸쪽 손가락뼈에 "8자형" 패턴으로 붙인다. 환자의 연필 잡기의 편안함에 따라 테이프 위치를 조절한다.

소아를 위한 스플린트 중재 계획
PLANNING ORTHOTIC INTERVENTION FOR THE CHILD

소아 환자 개개인의 문제를 파악하는 것은 스플린트 적용의 성공에 매우 중요하다. 소아 환자들의 해부학적 특징은 성인보다 작다. 아동들은 급속한 성장과 발달의 단계를 거치며 활동적인 생활 방식을 습득한다. 선천성 기형(congenital anomalies), 뇌성마비(cerebral palsy), 소아 관절염(juvenile arthritis)과 같이 소아 질환에는 특정한 진단에 따라 징후가 다르게 나타난다. 치료적 중재와 특정 스플린트의 사용에 대한 근거에 기반한 문헌 고찰에서 제시한 내용은 이번 장에서는 논의하지 않는다. 단지 표 20-1은 참고문헌을 제시하여 일반적인 소아 환자의 상지 기능 상태, 가능한 치료 방법, 제안된 스플린트(맞춤형 또는 기성품)에 대한 간략한 설명을 제공한다.

치료사는 소아 환자들의 진단에 따른 특징을 잘 이해하는 것 외에도 신체 조직의 문제(힘줄, 근육, 신경, 인대 및 뼈)에 대한 정확한 평가를 통해 가장 적절한 유형의 스플린트를 선택해야 한다. 예를 들어, 어린 10대의 체조선수가 손목에서의 통증을 호소한다면 체중을 많이 실리는 체조 동작으로 인해 손목 인대에 과긴장을 발생시켜 통증이 발생할 수 있다고 평가할 수 있다(Trevithick, Mellifont, & Sayer, 2019). 그리고 치료사는 등척성 운동 프로그램을 시작하기 전에 몇 주 동안 손목 고정 스플린트 적용으로 손목의 사용을 제한하여 치료를 촉진하기로 결정할 수 있다. 치료사는 아동의 신체발달 관점과 해부학적인 관점에서 포함하여 평가한다면 스플린트 적용을 포함하여 가장 적절한 중재를 결정할 수 있다(Ho, 2010). 표 20-2는 생후 6년 동안의 정상적인 잡기 및 손 기술 발달에 대한 간략한 요약이다. 아동의 현재 상태 및 발달 수준을 평가함으로써 치료사는 다음 발달 단계를 증진하기 위한 중재를 계획할 수 있다. 표에서 설명하는 바와 같이 생후 첫 몇 개월 동안 정상적인 신경생리학적 굽힘 패턴과 원시반사가 우세하다. 부모는 유아의 엄지손가락이 손바닥 안쪽에 위치하는 것에 대해 걱정할 수 있다. 그러나 치료사는 이것이 4개월까지의 정상적인 반응이라고 설명할 수 있다. 그 시기 이후에 문제가 발생하는 경우, 치료사는 아동의 엄지손가락 사용을 촉진하거나 2번째 손가락으로 맞섬을 하도록 엄지손가락의 안내하도록 하고 부드러운 네오프렌 엄지손가락 스플린트를 사용하여 정상적인 잡기 기능을 촉진한다(그림 20-7A~C). 3세 이전에 정상적인 기능적 뇌 활성화를 촉진하기 위해 감각 및 운동 피드백을 제공하여 엄지손가락을 좋은 자세로 유지하는 것은 중요하다(Cheney, 2002).

스플린트를 성장기 아동의 기능 향상을 위해 적용할 수 있는지에 대한 여부를 결정하려면 적절한 기능적 상태의 평가를 통해 아동의 기능적 능력과 개선될 수 능력에 대한 평가를 완료해야 한다. 기능적인 스플린트는 손 기능을 향상하기 위해 몸쪽 신체 부분(즉,

표 20-1 일반적인 소아 질환에 대한 스플린트 중재

질환	치료적 중재	스플린트 중재
관절염(arthrogryposis) 관절 구축 및 약화를 특징으로 하는 선천적인 상태	관련된 관절의 움직임을 얻기 위한 장기간의 스트레칭 손을 사용하도록 적절한 손목 위치 제공	**맞춤형:** 연속형 제작(그림 20-4C); 연속 고정(그림 20-4A); 가동 진행형 스플린트 **기성품:** JAS® 팔꿈치 스플린트(Effingham, IL)(그림 20-4A); Comfy™ 소아용 각도 측정 팔꿈치관절 스플린트; Comfy™ 소아용 손가락 폄 스플린트 (Lenjoy Med. Eng. Inc, Gardena, CA) **맞춤형:** 등쪽 손목 스플린트(그림 20-6A) **기성품:** RCAI® 손목 터널 스플린트(Restorative Care of America, St Petersburg, FL)
팔얼기신경 마비(brachial plexus palsy) 위팔얼기신경의 과신장에 의한 손상으로 관련된 팔의 단계적 약화	아래팔과 어깨관절의 적절한 위치 제공 팔꿈치관절의 굽힘 구축 감소	**맞춤형:** Sup-ER 스플린트(Durlacher, Bellows, & Verchere, 2014); 가동 뒤침/가쪽돌림 스트랩(그림 20-6A,B) **맞춤형:** 연속형 고정 팔꿈치관절 폄 스플린트(그림 20-13B); 연속 제작(그림 20-4A) **기성품:** JAS® 팔꿈치(그림 20-3A); Comfy™ 소아 각도 측정 팔꿈치관절 스플린트
손가락굽음증(camptodactyly) 5번째 손가락의 몸쪽손가락사이(PIP)관절의 구축	몸쪽손가락뼈사이관절(proxmial interphalangeal joint, PIP joint)의 굽힘 구축 감소	**맞춤형:** 손가락 폄 위한 연속형 고정 스플린트(그림 20-4B); 손허리손가락(MCP)관절 제한 스플린트(그림 20-13); 운동 관련 가동 스플린트 **기성품:** **나이가 많은 아동** 전용: OrthoFoam™ PIP 관절 폄 스플린트(North Coast Medical)

(계속)

표 20-1 일반적인 소아 질환에 대한 스플린트 중재(계속)

질환	치료적 중재	스플린트 중재
뇌성마비(cerebral palsy) 비정상적인 근긴장도, 근 약화 및 진행성 관절 구축을 특징으로 하는 비가역적인 상위 운동신경원 장애로 발달 중인 뇌의 손상으로 인한 비진행성 운동 장애	팔꿈치관절의 최대 길이 유지 구축을 방지하는 데 도움이 되도록 손, 손목 및 아래팔의 적절한 위치를 제공	**기성품:** Posey® Pediatric Secure Sleeve®(Posey, Arcadia CA); Comfy™ 소아용 각도 측정 팔꿈치관절 스플린트; Progress™ 소아용 팔꿈치관절 스플린트(North Coast Med.)
	손 기능 향상을 위한 손과 아래팔의 뒤침 기능 손 기능 향상을 위한 손목에 적절한 위치 제공 손 기능 향상을 위한 엄지손가락에 적절한 위치 제공	**맞춤형:** 손바닥 또는 손바닥/손등 손/손목 스플린트(그림 20-5B) **기성품:** Comfy™ 소아용 엄지손가락 스플린트; Progress™ 소아용 기능 스플린트(North Coast Medical); RMI® Neuroflex™ 소아 굽힘 손 회복 스플린트(그림 20-10C); Benik 손바닥 폄 스플린트(Silverdale, WA)(그림 20-10A)
		맞춤형: 네오프렌 또는 Fabrifoam®으로 만든 띠 형태의 아래팔 스트랩(그림 20-6A,B) **기성품:** Pediatric Comfort Cool® 뒤침 스플린트(North Coast)
		맞춤형: 손등 손목 스플린트(그림 20-9A 및 20-12A) **기성품:** RCAI® 손목 터널 스플린트(그림 20-8); North Coast Liberty™ 손목 스플린트(그림 20-9B); Benik 네오프렌 손목 스플린트; RCAI 소아 손목 아래팔 스플린트
		맞춤형: 손갈퀴막 공간 또는 엄지손가락 스플린트(그림 20-1C 및 20-7C) **기성품:** Joe Cool 엄지손가락 스플린트(South Jordan, UT)(그림 20-7A); McKie 엄지손가락 스플린트(Duluth, MN)(그림 20-7A); Benik 엄지손가락 스플린트; RCAI®엄지손가락 벌림 보조 스플린트; RCAI 네오프렌 탄성 엄지손가락 스플린트
샤르코-마리-투스병(Charcot-Marie- Tooth disease) 주로 손 내재근에 진행성 약화가 있는 유전성 감각 운동 다발신경병증	기능 향상을 위한 손가락 위치 제공 손의 기능적인 사용을 위한 엄지손가락 또는 손가락 위치 제공	**맞춤형:** 8자 스플린트; 운동성 스플린트; MCP 제한 스플린트(그림 20-13C) **기성품:** JAS® 소아용 손가락 스플린트(3-Point Products, Stevensville, MD)
		맞춤형: 손갈퀴막 공간 스플린트(그림 20-1C); 네오프렌 엄지손가락 벌림 스플린트 **기성품:** Joe Cool 엄지손가락 스플린트(그림 20-7A); McKie Web Stay 엄지손가락 스플린트(그림 20-7B); RCAI® 엄지손가락 벌림 보조
뒤센 근위축증(Duchenne muscular dystrophy) 서서히 진행되는 신체 몸쪽에서 먼쪽까지의 근육 약화가 나타나며 마지막에는 호흡기 근육을 포함함	팔꿈치관절 구축을 방지하기 위한 위치 제공 손목과 손의 구축을 방지하기 위한 위치 제공 기능적인 손목 사용을 위한 위치 제공	**맞춤형:** 팔꿈치관절 폄 스플린트(그림 20-13B) **기성품:** Posey® 부드러운 재질의 팔꿈치관절 스플린트; Comfy™ 소아용 각도 측정 팔꿈치관절 스플린트; Progress™ 소아용 팔꿈치관절 스플린트
		맞춤형: 손바닥 또는 손바닥/손등 고정 스플린트(그림 20-5B 및 20-14A) **기성품:** Comfy™ 소아용 엄지손가락 스플린트; Progress™ 소아용 기능적 스플린트; RMI® Neuroflex™ 소아용 굽힘 손 스플린트
		맞춤형: 손등 손목 고정 스플린트(그림 20-9A) **기성품:** North Coast Liberty™ 손목 스플린트(그림 20-9B); Benik 네오프렌 손목 스플린트; RCAI®의 손목 터널 스플린트(그림 20-8)

표 20-1 일반적인 소아 질환에 대한 스플린트 중재(계속)

질환	치료적 중재	스플린트 중재
골절(fractures) 가장 흔한 소아 골절 부위: 팔꿈치관절	수술 후 또는 캐스트 제거 후 나타나는 뻣뻣함 감소	**맞춤형:** 연속형 고정(그림 20-13B); 연속형 고정(턴버클) 가동 스플린트 **기성품:** Ultraflex(Pottstown, PA); 또는 JAS® 팔꿈치관절; Comfy™ 소아용 각도 측정 팔꿈치관절 스플린트; Progress™ 소아용 팔꿈치관절 스플린트
뇌졸중(stroke) 또는 외상성뇌손상(traumatic brain injury, TBI)으로 인한 편마비(hemiplegia) 손상측 상하지 근 약화 및 긴장도 변화	어깨, 팔꿈치관절의 약한 근육을 보조 손의 사용을 위한 적절한 손목/엄지손가락 위치 제공	**맞춤형:** 네오프렌 또는 Fabrifoam®으로 만든 스트랩 형태의 스트랩(그림 20-7B) **기성품:** Pediatric Comfort Cool® 뒤침 스플린트 **맞춤형:** 손등 고정 손목 스플린트(그림 20-9A); 체중부하 스플린트(그림 20-6C) **기성품:** RCAI®의 손목 터널 스플린트; North Coast Liberty™ 손목 스플린트(그림 20-8); Benik 네오프렌 손목 스플린트 **맞춤형:** 손갈퀴막 공간 또는 엄지손가락 스플린트(그림 20-1C 및 20-7C) **기성품:** Joe Cool Thumb 스플린트(그림 20-7A); McKie 엄지손가락 스플린트(그림 20-7B); Benik 엄지손가락 스플린트
소아 관절염(juvenile arthritis) 16세 이전에 시작된 관절의 지속적인 부종	야간에 적절한 관절 위치 제공 움직임 제한을 예방하기 위한 손목의 폄 위치 제공	**맞춤형:** 손목/손 고정 스플린트(그림 20-12B) **맞춤형:** 손목 고정 스플린트(그림 20-9A) **기성품:** North Coast Liberty™ 손목 스플린트(그림 20-9B); Benik 손바닥 고정 폄 스플린트(그림 20-10A); RCAI®의 손목 터널 스플린트(그림 20-1B)
말초신경 손상(nerve injuries) 노신경 손상 자신경 손상	구축 예방을 위한 위치 제공	**맞춤형:** 손목 고정 스플린트(그림 20-9A) **기성품:** Benik 노신경 터널 스플린트®; Liberty™ 손목 스플린트(그림 20-9B); RCAI®의 손목 터널 스플린트(그림 20-1B) **맞춤형:** 손허리손가락(MCP)관절 제한 스플린트(그림 20-13C), 가동 스플린트
불완전뼈형성증(osteogenesis imperfecta) 뼈가 약해지는 유전성 결합조직 장애	골절 예방 위한 보호, 관리	**맞춤형** 골절 부위를 지지하거나 약한 부위를 보호하는 고정 스플린트 **기성품:** RCAI® 위팔뼈 골절 예방 스플린트; RCAI® 손목 골절 예방 스플린트
노뼈 길이 결손(radial ray deficiency) 노뼈 선천성 기형	손목 노쪽치우침 자세로 인한 연부조직 압박 최소화	**맞춤형:** 원주형 소프트 스플린트(그림 20-17A); 자뼈쪽 기반 손목 고정 스플린트(그림 20-2B) **기성품:** Benik 스플린트; Comfy™ 손목 치우침 손 스플린트
레트 증후군(rett syndrome) 특징적인 손 비틀기와 운동실조, 수의적인 손 사용의 상실을 동반한 진행성 뇌병증	과도한 손 비틀기 또는 손에서 입으로의 행동을 방지하기 위한 위치 제공	**맞춤형:** 팔꿈치관절 고정 스플린트 **기성품:** Posey® Pediatric SecureSleeve®; Benik 네오프렌 팔꿈치 스플린트; Comfy™ 소아용 팔꿈치관절 스플린트; Progress™ 소아용 팔꿈치관절 스플린트; RCAI 소아용 팔꿈치관절 안정 스플린트, Benik 소아용 경첩 팔꿈치관절 스플린트
손발가락붙음증(syndactyly) 손가락, 피부 및/또는 뼈의 분리 제한	수술 후 흉터 관리 및 손가락 폄 유지	**맞춤형:** 실리콘 찰흙으로 제작한 손가락 폄 스플린트
스포츠 부상 및 힘줄염(sports injuries and tendonitis) 과사용으로 인한 움직임 제한, 부종, 통증	부종 및 통증 감소 위한 보호	**맞춤형 또는 기성품:** 손상된 부위의 고정 스플린트

표 20-1 일반적인 소아 질환에 대한 스플린트 중재(계속)

질환	치료적 중재	스플린트 중재
엄지손가락 형성저하증(thumb hypoplasia) 엄지손가락이 없거나 약화로 인한 발달 제한	엄지손가락 사용을 위한 손갈퀴막 공간 보조 수술 후 보조	**맞춤형:** 엄지손가락 스플린트(그림 20-7C) **기성품:** Joe Cool 엄지손가락 스플린트(그림 20-7A); McKie 엄지손가락 스플린트(그림 20-7B); Benik 엄지손가락 스플린트 **맞춤형:** 엄지손가락 고정형 스플린트 **기성품:** Joe Cool 엄지손가락 스플린트(그림 20-7A); McKie 엄지손가락 스플린트(그림 20-7B); Benik 엄지손가락 스플린트
손바닥 안 엄지손가락 변형(thumb-in- palm deformities) 엄지손가락 폄 근육 약화로 인한 굽힘된 엄지손가락	야간에 완전 폄 자세 유지 움직임을 위한 엄지손가락 움직임 보조	**맞춤형:** 엄지손가락 폄 고정 스플린트(그림 20-7C) **맞춤형:** 맞섬 엄지손가락 스플린트; 손갈퀴막 공간 보조기(그림 20-1C); 맞춤형 네오프렌 스플린트 **기성품:** Benik 엄지손가락 벌림 스플린트; Joe Cool 엄지손가락 스플린트(그림 20-7A); McKie 엄지손가락 스플린트(그림 20-7B)

Modified from Charest, E. (2003). The pediatric patient. In Austin N. & Jacobs M. (Eds.), Splinting the hand and upper extremity: Principles and process. *Baltimore, MD: Lippincott Williams & Wilkins; Ho, E., Roy, T., Stephens, D., & Clarke, H. M. (2010). Serial casting and splinting of elbow contractures in children with obstetric brachial plexus palsy.* Journal of Hand Surgery, *35A, 84-91; Fuller, M. (1999). Treatment of congenital differences of the upper extremity: Therapist'|'s commentary.* Journal of Hand Therapy, *12(2), 174-177; Moran, S. L., & Tomhave, W. (2011). Management of congenital hand anomalies. In Skiven T., Osterman L., Fedorczyk J., & Amadio P. (Eds.),* Rehabilitation of the hand and upper extremity *(6th ed., pp. 1631-1646). Philadelphia, PA: Mosby.*

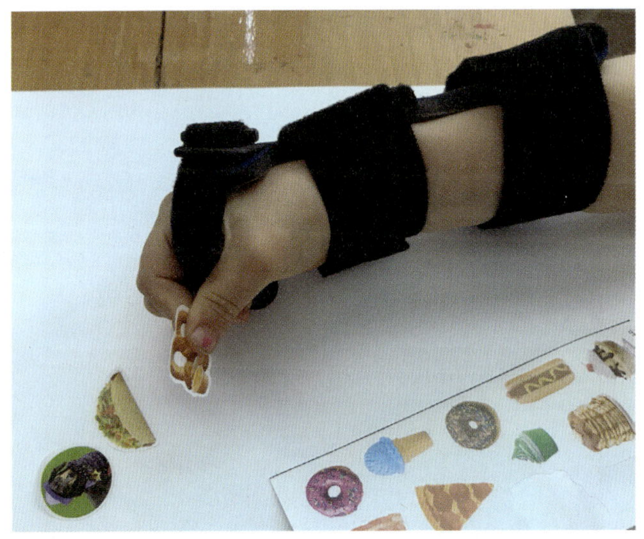

그림 20-8 손등 손목 터널 스플린트는 기성품 손목 스플린트(Restorative Care of America, St Petersburg, FL)로 손목을 지원하지만 손 움직임은 허용한다.

약한 손목)의 안정성을 지원할 수 있다(그림 20-4A 및 20-8). 스플린트는 변형된 자세의 저항으로 인해 항상 기능을 향상시킬 수 있는 중재가 아닐 수도 있다(Ten Berge et al., 2012). 치료사는 아동이 기능적 목표를 달성하는 데 도움이 되는지 결정하기 위해 스플린트를 사용하거나 또는 사용하지 않거나 두 가지 모두 경험할 기회를 제공해야 한다(Jackman, Novak, Lannin, & Galea, 2019). 마지막으로, 스플린트 사용에 대한 아동와 가족의 노력은 스플린트 적용에 대한 전반적인 치료적 효과에 영향을 미칠 수 있을 것이다.

소아 환자를 위한 적절한 선택/설계

PROPER SELECTION/DESIGN FOR PEDIATRIC PATIENTS

스플린트는 적절한 신체역학적 원리에 근거하여 설계되어야만 소아 환자의 문제를 잘 해결할 수 있다(4장 참조). 위치, 너비 및 길이에 대한 적절한 결정은 특히 아동의 경우 설계 계획에서 매우 중요하다. 성인용 스플린트 패턴을 더 작은 크기로 조정하면 성장하는 아동에게 필요한 맞춤화가 허용되지 않는다. 세 개의 압력점(한 방향으로 양쪽 끝에 하나씩, 다른 방향으로 중간에 하나씩)의 사용과 1형 지렛대 원리의 사용과 같은 설계 원리는 소아용 스플린트에 유용할 것이다. 스트랩이 신체 부위를 제자리에 고정시키는 대신 신체 부위를 들어 올리면 환자나 가족이 더 쉽게 부착할 수 있다(그림 20-1B, 20-2B 및 20-4A). 소아에서는 신체 부위가 성인보다 작은 경우가 많기 때문에 치료사는 스플린트의 너비와 길이를 측정해야 한다. 스플린트의 너비는 아래팔, 손목, 손가락, 엄지손가락 등 신체 부위 둘레의 절반 이상이어야 한다(그림 20-9A). 이렇게 하면 적용할 때 스트랩을 최대한 제어할 수 있다. 길이는 적절한 압력을 분배하는 데 필요한 만큼 길어야 한다.

특히 관절 주름을 가이드로 사용하여 레버의 최대 길이를 제공한다. 스플린트가 아래팔 기반인 경우 팔 길이의 2/3로 제작해야 한다(그림 20-9A). 스플린트는 영향을 받지 않는 관절의 움직임을 허용하면서 필요한 모든 관절에서 안정성이 지원되도록 설계되어야 한다(그림 20-9B).

표 20-2 잡기 및 손 기술 발달

연령	발달 단계
0~2개월	**반사 잡기** • 손바닥에 놓은 물건을 손으로 잡음 • 갑작스러운 폄 및 놀란 상황을 제외하고 정상적인 손가락 굽힘(손에 주먹을 쥔 상태)
2~3개월	**자쪽 손바닥 잡기** • 손의 자쪽에 장난감이나 블록을 손에 잡고 있음 • 누운 자세에서 팔을 머리 위로 움직이거나 가슴에 손을 가져감
4개월	**엉성한 손바닥 잡기** • 손바닥 표면으로 장난감 잡기 • 엎드린 자세에서 아래팔 자쪽에 체중지지하여 고개 들기 조절 • 손바닥쪽으로 엄지손가락이 굽힘되지 않기 위한 잡기 반사 감소
5개월	**손바닥 잡기** • 엄지손가락이 모음된 상태에서 장난감을 잡고 있음 • 엎드린 상태에서 팔을 쭉 뻗은 푸쉬업 자세 • 바로 누운자세에서 부분적 아래팔 뒤침으로 병을 잡을 수 있음
6개월	**빠른 잡기** • 모든 손가락을 사용하여 작은 물건을 손바닥으로 가져옴 • 엎드린 자세에서 팔을 뻗으면 체중이동 • 독립적으로 앉은 상태에서 손을 자유롭게 사용할 수 있음 • 목적에 따라 손 잡고 놓기 가능
7개월	**노쪽 손바닥 잡기** • 장난감이나 블록을 노쪽으로 잡기 • 엎드린 자세에서 회전 및 빠르게 기어가기 • 앉은 자세에서, 한 손으로 물건을 다른 곳으로 옮기기
8개월	**발전적 가위 잡기** • 엄지손가락과 2번째 손가락의 노쪽으로 작은 물체 잡기 • 어깨, 팔꿈치, 손목에 체중지탱하여 기어가기
9개월	**아래쪽 집게 손 잡기** • 엄지손가락과 폄된 2번째 손가락의 노쪽으로 작은 물체 잡기 • 팔 뻗기에서 능동적인 아래팔의 뒤침 • 엄지손가락과 다른 손가락의 손끝으로 장남감이나 블록 잡기
10개월	**2번빼 손가락 손 잡기** • 엄지손가락과 2번째 손가락 손끝 면으로 작은 물체 잡기 • 물체 세우기와 옮기기 • 2번째 손가락을 사용한 포크 잡기 • 도구 사용하기(수저)
12개월	**정확한 집게 손 잡기** • 엄지손가락과 2번째 손가락의 먼쪽손가락사이(PIP)관절이 굽힘된 상태에서 작은 물체 잡기 • 독립적인 걷기에서 손 사용이 많아짐 • 손 사용에 있어 양손 협응 능력 증가(한 손은 안정성, 다른 손은 운동성 제공)
15개월	**아래팔 중립 위치에서 손바닥 잡기** • 아래팔 중립 위치에서 펜 잡기 • 손목 폄된 상태에서 잡고 있는 물체를 바구니에 넣기 • 두 개의 블록 쌓기 • 양손에 공 들기

표 20-2 잡기 및 손 기술 발달(계속)

연령	발달 단계
2~3년	**엎침된 상태에서 잡기** • 아래팔의 업침된 상태에서 엄지손가락과 다른 손가락의 펜 잡기 • 정교한 잡기로 작은 구멍에 작은 물체 넣기 • 3~6개의 블록 탑 쌓기
3.1~4년	**고정 세 손가락 잡기** • 엄지손가락, 집게, 가운데 손가락으로 펜 잡기 • 7~9개의 블록 탑 쌓기 • 도형을 그릴 수 있음 • 가위질 통한 자르기
4.5~6년	**가동 세 손가락 잡기** • 엄지손가락, 집게, 가운데 손가락으로 펜 잡고 글 쓰기 • 10~12개의 블록 탑 쌓기 • 편지 쓰기

Modified from Charest, E. (2003). The pediatric patient. In Austin N. & Jacobs M. (Eds.), Splinting the hand and upper extremity: Principles and process. *Baltimore, MD: Lippincott Williams & Wilkins; Ho, E. S. (2010). Measuring hand function in the young child.* Journal of Hand Therapy, *23(3), 323-328; Erhardt, R., & Lindley, S. (2000). Functional development of the hand. In Gupta A., Kay S., & Scheker L. (Eds.),* The growing hand: Diagnosis and management of the upper extremity in children. *London, United Kingdom: Mosby and McCoy-Powlen, J., Buckland Gallen, D., Edwards, S. (2017). Hand Development. In Wagenfeld A., Kaldenberg J., Honaker D. (Eds.)* Foundations of pediatric practice for the occupational therapy assistant, *2nd ed. pp. 263-279), Thorofare, NJ, SLACK Inc.*

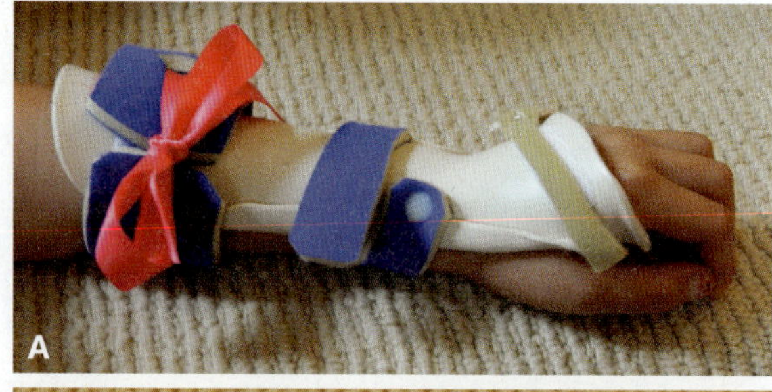

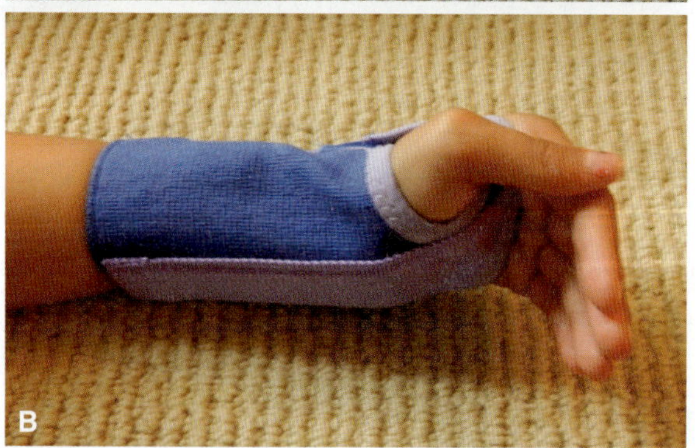

그림 20-9 **A,** 손목 스플린트는 팔 길이의 2/3, 팔 너비의 1/2로 제작하고 스플린트 또는 팔에 가해지는 스트랩의 압력을 분산한다. **B,** 노신경 손상이 있는 아동은 능동적인 손목 폄을 할 수 없다. 이 기성품 Liberty™ 손목 스플린트(North Coast Medical)는 손목의 안정성을 지원한다. 스플린트는 손허리손가락(MCP)관절의 가로 몸쪽손바닥 주름을 제한하지 않기 때문에 자유롭게 움직일 수 있다.

전문가 핵심 20-2

소아 환자를 위한 제작 조언

GINNY GIBSON OTD, OTR/L, CHT
California

소아 환자는 활동성이 강하며, 지시 사항 이행이 어려울 수 있어 열가소성 플라스틱 재질의 스플린트 제작과 한번의 과정으로 전체 스플린트 제작은 제한적이다. 제작 과정에는 용이성, 정밀도, 미용적인 면을 고려한 스플린트 제작은 단계적으로 하는 것이 최선의 방법일 수 있다. 아래는 4번째-5번째 선천적 굽힘증(finger camptodactyly)을 가진 소아용 스플린트를 제작하기 위한 일련의 과정이다.

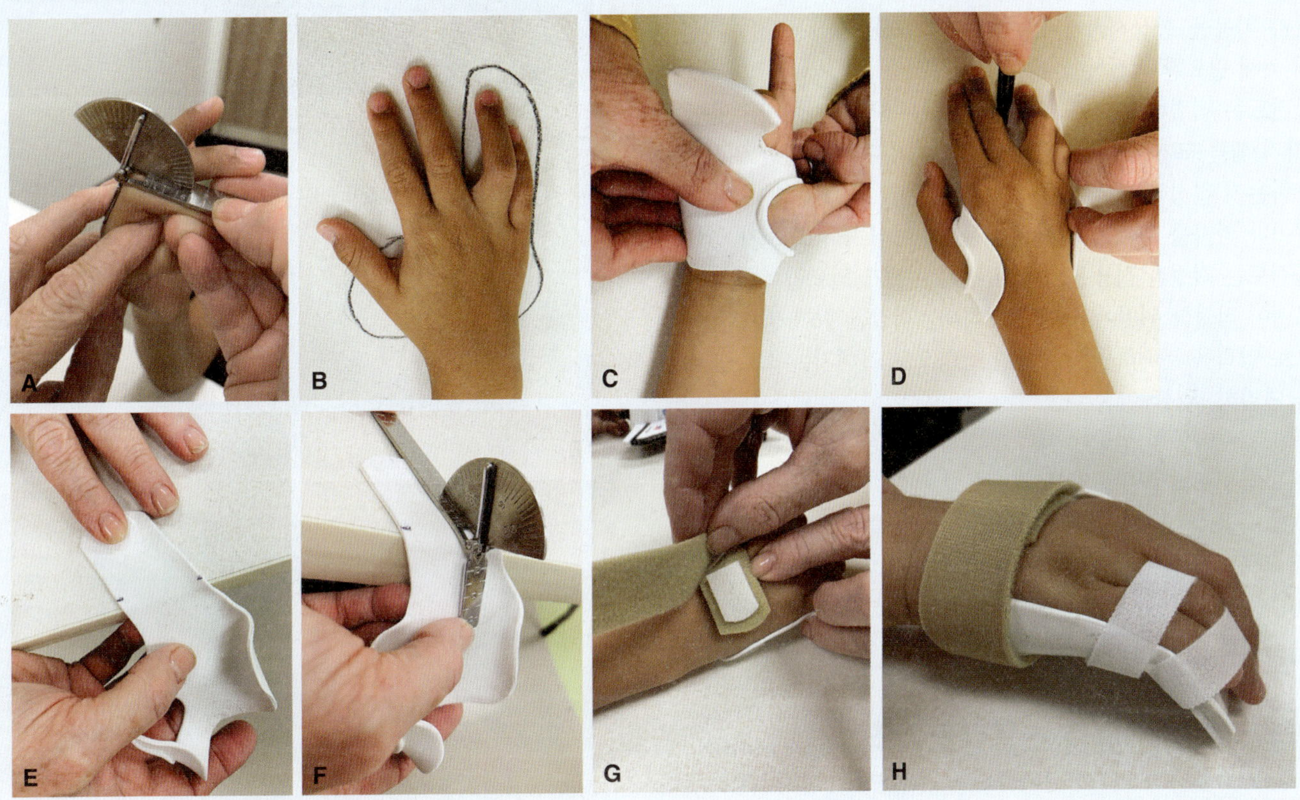

A. 굽힘 변형 각도를 측정하고 제한 정도를 기록한다.
B. 패턴을 그리고 열가소성 플라스틱 재료를 잘라낸다.
C. 엄지손가락과 손바닥에 따뜻한 열가소성 플라스틱 재료를 올려놓고 제작한다(손가락에 닿는 재료의 완성된 모양은 아니다). 시간이 지난 후 냉각된 재료를 제거한다. 손가락 바닥쪽에 평평하게 지지될 재료 부분을 재가열한다.
D. 냉각된 재료를 다시 손가락에 댄 후 몸쪽손가락사이(proximal interphalangeal, PIP)관절의 가장자리를 표시한다.
E. 가장자리에 표시된 깊이로 재료를 뜨거운 물에 담가 재가열한다.
F. 재료를 굽힘 변형된 각도보다 5° 또는 10° 작은 각도로 구부린다.
G. 엄지손가락 등쪽 부분 주위에 몸쪽 스트랩으로 감싸고 편안한 착용감을 최적화하기 위해 벨크로(소아용) 또는 바느질(영유아용)의 스트랩으로 부착한다.
H. 스플린트의 최종 맞춤.

소아 환자를 위한 기성품 스플린트의 선택 SELECTION OF PREFABRICATED ORTHOSES FOR THE PEDIATRIC PATIENT

다행히도 최근에는 소아용 크기의 기성품 스플린트 선택 사항이 더 많아졌다. 기성품 스플린트를 위한 여러 정보가 있다(웹 사이트를 포함하여 이 장의 끝에 있는 목록 참조). 치료사는 환자에게 제공하거나 주문하기 전에 기성품 스플린트를 비판적 사고로 평가해야 한다(9장 참조). 다음과 같은 문제를 고려해야 한다.

- 환자가 기능을 향상시키거나, 지원을 제공하거나, 동작을 개선하기 위해 필요한 적절한 설계가 있는가?
- 스플린트는 적절한 크기로 주문할 수 있는가? 환자에게 적용할 몇 가지 샘플 크기를 갖는 것은 기능을 돕기 위해 적절한 위치를 제공하는지 결정하는 데 도움이 될 것이다.
- 가족이나 환자를 위해 신청하기 쉬운가? 여러 구성 요소가 있는 스플린트는 적절한 적용을 위해 완전한 이해가 필요할 수 있다.
- 스트랩이 적절한 위치에 놓이도록 하나? 적절한 힘이 필요한 방향으로 압력을 분배하면서 정확한 방향으로 가해지는 스트랩 배치를 면밀히 조사해야 한다.
- 스플린트는 아동의 성장에 따라 적절하게 조절할 수 있는가? 새로운 스타일 중 일부는 얇은 열가소성 플라스틱 재료(그림 20-10A), 순응성 금속(그림 20-10B) 또는 플라스틱(그림 20-10C)으로 내장되어 있기 때문에 조절 가능하다.
- 적절하게 청소할 수 있는가? 스플린트는 특히 장기간 사용하는 경우 세척할 수 있고 내구성이 있어야 한다.

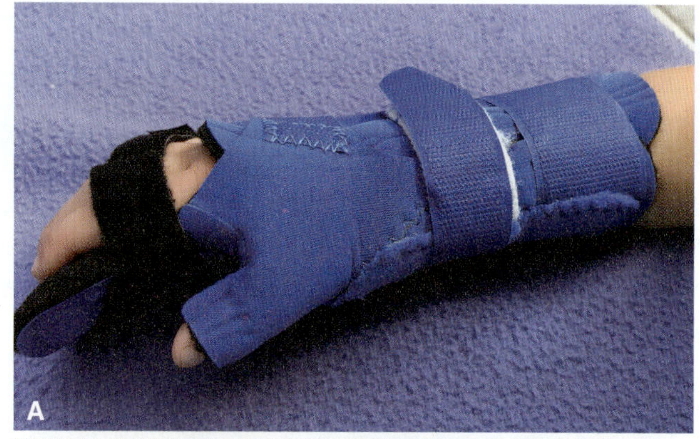

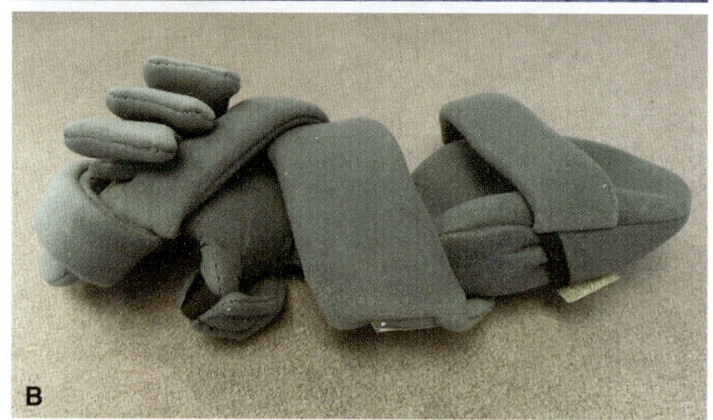

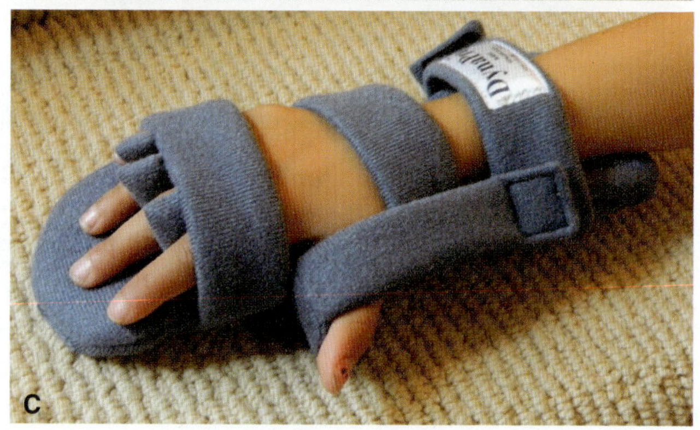

그림 20-10 **A,** Benik 손목 보조 및 손바닥 폄 스플린트(Benik Corporation Silverdale, WA)는 적절한 위치로 제작할 수 있는 네오프렌 재질의 얇은 열가소성 플라스틱 재료가 내장되어 있다. **B,** HAZ WFHO™(Performance Health, North Coast Medical)는 외부는 천 재질로 되어 있으며, 내부는 패딩이 덧되어진 가변성 금속을 가지고 있다. 손가락, 엄지손가락, 손목에 맞게 쉽게 구부릴 수 있다. **C,** DynaPro 손가락 굽힘 스플린트(Alimed Dedham, MA)는 얇은 플라스틱 삽입물을 사용하여 연부조직 길이를 유지하고 경직에 따른 변화를 조절할 수 있는 위치를 제공하는 기성품 스플린트이다.

소아 환자를 위한 맞춤 스플린트 제작 FABRICATION OF CUSTOM ORTHOSES FOR THE PEDIATRIC PATIENT

재료 선택

5장에 설명된 대로 스플린트에 사용할 수 있는 재료 선택 사항이 많이 존재한다. 아동의 경우 가능한 한 가장 부드럽고 얇고 가벼운 재료부터 시작하여 필요에 따라 더 단단한 재료를 선택하는 것이 중요하다. 연질 재료의 예로는 네오프렌, Velfoam®, Fabrifoam®, Plastazote® 및 실리콘 기반 퍼티가 있다. 폼 실린더(풀 누들 또는 원통형 튜브)는 부드러운 손 스플린트 또는 아래팔 기반 스플린트의 손 부분에 사용할 수 있다. 가장 단단한 재료에는 석고, 폴리에스터 테이프 또는 열가소성 테이프(Orficast®)와 같은 재료가 포함된다. 재료는 단단하고 내구성이 있으며 원주형이다(그림 20-1A). 그들은 특히 관절염(arthrogryposis)(그림 20-4C) 또는 선천성 가락굽음증(camptodactyly)(그림 20-4B) 환자의 수동적인 움직임의 연속적인 개선에 사용된다. 일부 재료는 아동이 수영이나 목욕을 하기 위해 젖게 할 수 있다는 장점이 있다.

열가소성 플라스틱 재료는 내구성이 높고 쉽게 수정할 수 있기 때문에 소아용 스플린트에 일반적으로 사용되고 다양한 유형, 색상 및 두께로 제공된다(그림 20-1C, 20-5A, B, 25-7C 및 20-9A). 재료의 선택은 치료 개입 계획의 일부로 스플린트의 요구 사항에 따라 다르다. 대부분의 재료는 1/16″, 3/32″ 및 1/8″의 다양한 두께로 제공된다. 1/16인치 두께의 재료는 근육이 약한 신생아나 아동에게 적합한 가벼운 스플린트를 제작하는 데 도움이 된다. 동일한 두께로 원주형 손목 스플린트를 제작할 수 있으며, 이는 내구성이 좋아 나이가 많은 아동에게 적용하기 쉽다. 원주형 설계는 스플린트가 곡선 모양일 때 단단해지기 때문에 더 얇은 재료를 사용할 수 있다. 대부분의 소아용 스플린트는 더 얇은(1/16″ 또는 3/32″) 재료로 만들어진다. 5장에서 재료 및 스트랩 선택에 대해 자세히 설명하였기에 이를 참고하도록 한다.

각 유형의 열가소성 플라스틱 재료는 특성이 다르므로 스플린트를 올바르게 형성하는 데 필요한 것을 기준으로 선택해야 한다. Armstrong(2005)은 네 가지 주요 유형의 열가소성 플라스틱 재료와 질환별 소아 환자에게 어떻게 사용될 수 있는지 설명한다. 플라스틱 기반 열가소성 플라스틱 재료(Polyform, Mulitform)는 순응성이 뛰어나지만 쉽게 늘어나기 때문에 엄지손가락이나 손갈퀴막(web space) 공간의 작은 스플린트에 가장 적합하다. 탄성 기반 열가소성 플라스틱 재료(Orfit®, Aquaplast®)는 높은 수준의 메모리 기능과 우수한 순응성을 가지고 있다(그림 20-2B, 20-4A 및 20-6C). 이러한 메모리 기능으로 스플린트 전체를 다시 제작할 수 있지만 부분을 수정하고 가장자리를 부드럽게 만드는 것이 어려울 수 있다. 보호 코팅이 된 재료를 사용할 때 항중력 위치에서의 임시 결합 능력은 스플린트를 제작할 때 도움이 된다. 그러나 더 긴 설정 시간은 어린아동들에게는 제작을 어렵게 만들 수 있다. 고무 기반 열가소성 플라스틱 재료(Ezeform, Omega Plus)는 신축성에 대한 저항성이 높고 순응성이 최소화되어 단단한 스플린트에 적합하다(그림 20-5A,B). 결합된 고무/플라스틱 기반 열가소성 플라스틱 재료(Tailorsplint, NCM Preferred)는 균형 잡힌 순응성과 함께 내구성이 있다. 신축성에 대한 저항성이 약하거나 중간 정도이며 재성형 및 가장자리 제작이 용이하다. 작업 및 설정 시간이 비교적 짧기 때문에 소아 환자에게 적합하다(그림 20-1C, 20-7C 및 20-9A).

스플린트 재료의 색상은 착용 동기를 최대화하는 데 기여할 수 있다. 어린아동은 색상이 다양하거나 무늬가 있는 재료로 만든 스플린트를 착용하는 데 더 많은 동기 부여를 받을 수 있다. 특히 선택한 재료가 있는 경우 더욱 그렇다. 십대는 종종 검은색 스플린트나 검은색 스트랩이 있는 중성 색상을 더 좋아한다. 색상이나 패턴이 포함된 일부 열가소성 플라스틱 재료는 제조 과정에서 다르게 반응하여 신체 부위에 맞는 방식으로 잠재적인 변화를 일으킬 수 있다.

패드 선택 Padding Selection

일부 치료사는 가죽이나 부드러운 패드 재료를 사용하여 유아나 아동의 스플린트를 제작해야 할 필요성을 느낀다. 불행히도 박테리아, 먼지 및 습기는 개방형 패드에 의해 흡수될 수 있다. 스플린트가 올바르게 형성되면 패딩되지 않은 상태로 두어야 한다. 이렇게 하면 스플린트를 매일 깨끗하게 닦을 수 있다. 더 부드러운 내부 느낌을 원하는 경우 스플린트 아래의 신체 부위에 스타킹 슬립(부드러운 천) 또는 적절한 길이의 얇은 양말을 적용할 수 있다. 땀을 흡수할 필요가 있는 경우 스플린트 내부에 얇은 천를 사용하면 쉽게 제거하고 교체할 수 있으므로 도움이 된다(그림 20-11A).

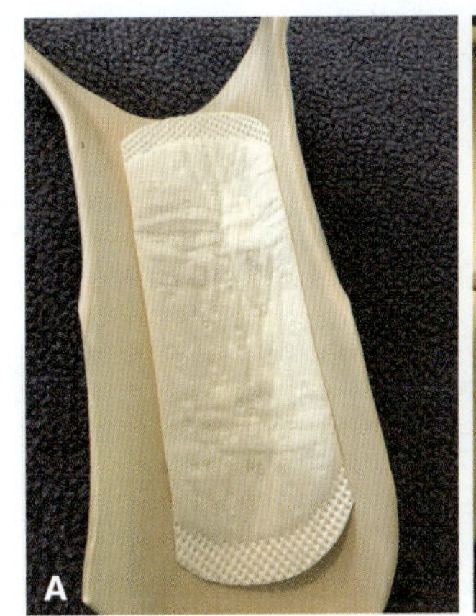

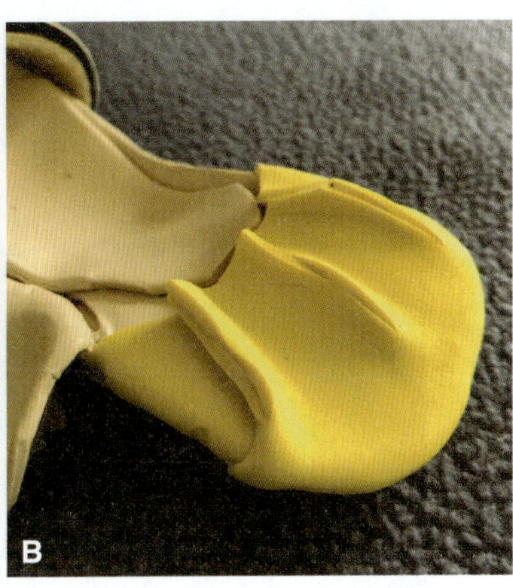

그림 20-11 A, 일반적으로 스플린트의 안쪽에는 패드를 두지 않는 것이 좋다. 땀을 흡수할 필요가 있는 경우 스플린트 내부에 얇은 천을 사용하면 쉽게 제거하고 교체할 수 있기 때문에 도움이 된다. B, 패딩이 필요한 경우 폐쇄 셀 패딩을 사용하는 것이 좋다. 다양한 색의 패딩으로 사용하거나 편안한 손가락 장갑 형태를 만들 수 있다. 열선 총(heat gun)으로 가장자리를 가열하여 스플린트를 제작하고 부착하는 데 도움을 줄 수 있다. 매우 저렴하고 편안하며 제거 및 교체가 쉽다.

노뼈 길이 결손(radial ray deficiency)이 있는 환자의 자뼈 붓돌기(ulnar styloid process) 같은 돌출 부위의 압력 완화를 제공하기 위해 손가락 또는 뼈 돌출부에 패딩이 필요할 수 있다. 폐쇄 셀 패딩은 청소가 쉽고 편안해서 아동에게 좋은 선택이다. 저렴하고 다채로운 패드는 접착력이 있는 크래프트 폼으로 만들 수 있다(그림 20-11B).

스트랩 선택 및 적용 Strapping Selection and Placement

스트랩은 스플린트를 적절한 위치에 고정하기 때문에 특히 아동에게 중요하다. 치료사는 스트랩의 너비, 강도, 내구성, 탄성 및 질감을 고려해야 한다(Gabriel, 2008). 올바른 선택은 스트랩이 자극이나 과도한 압력을 유발하지 않아야 한다. 스트랩의 가장자리가 문제를 일으키는 경우 세로로 자르면 가장자리가 부드러워지고 벌려지는 데 도움이 될 수 있다(그림 20-12A). 소아 환자는 가능한 한 부드러우면서도 내구성이 뛰어난 스트랩(Neoloop, Fabrifoam®, 소프트 스트랩)의 이점을 누릴 수 있다. 스트랩은 종종 힘을 가하는 3점압 원리를 이용하기 때문에 스트랩의 너비는 압력을 최대한 분산하여 신체 부위의 크기에 적절해야 한다. 손가락이나 유아용 스플린트는 종종 1/2″ 스트랩(R-Thin® 스트랩)으로 고정된다(그림 20-4B). 손목을 가로지르는 스트랩은 종종 1인치 스트랩으로 고정되며 팔꿈치관절과 위팔 부위는 2인치 이상으로 고정하여 아동에게 적절하게 압력을 분산시킬 수 있다(그림 20-12A). 스플린트의 적절한 정렬을 유지하는 것은 활동적인 아동에게 매우 중요하다. 바닥쪽 표면의 스트랩은 손목 주름 바로 말단에 위치해야 하며 스플린트의 이동을 방지하기 위해 몸쪽 부위에 고정되어야 한다(그림 20-12A). 스트랩에서 정확한 힘을 제공하는 것은 어려울 수 있다. 스트랩을 약간 대각선으로 배치하면 도움이 될 수 있으며 종종 "X"

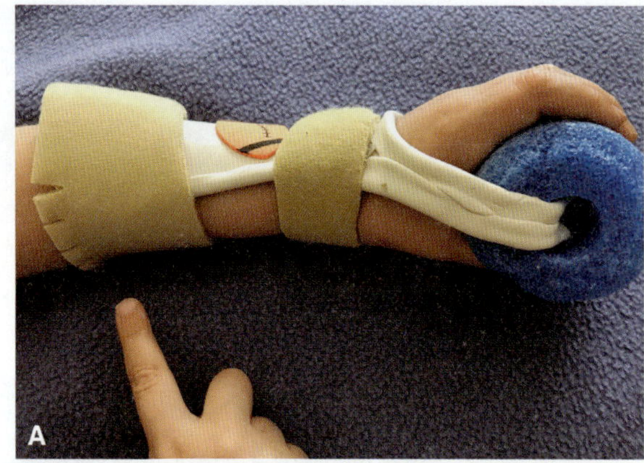
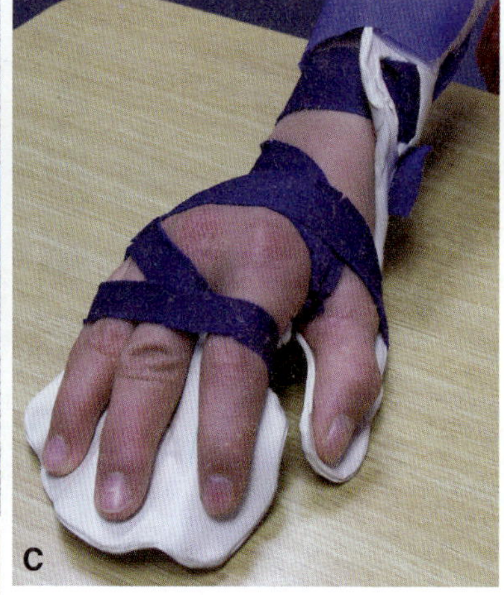
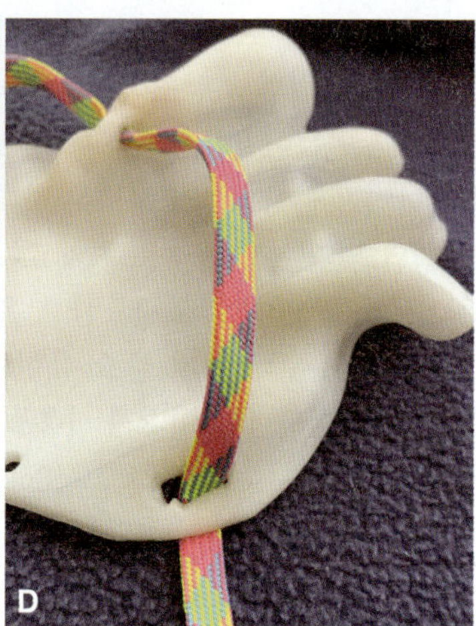
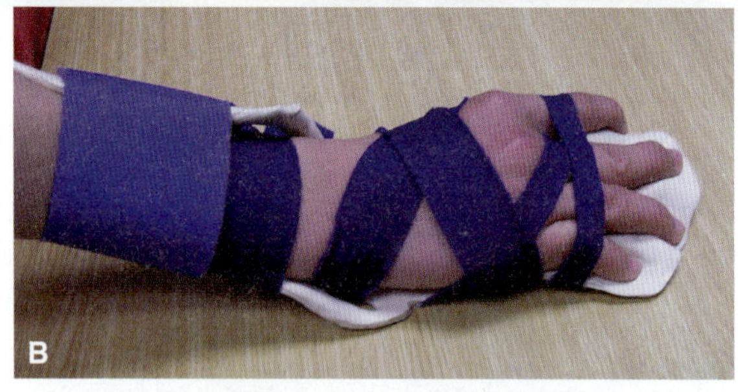

그림 20-12 **스트랩 배치.** A, 2인치 너비의 부드러운 스트랩은 스플린트를 고정하기 위해 아래팔에 정확한 압력을 제공한다. 스트랩 가쪽에 여러번의 작은 가위질을 통해 아래팔의 피부와 잘 맞도록 하였다. 또한 손목 주위의 1인치 스트랩은 스플린트의 아래쪽 이동을 방지하기 위해 손목 주름 바로 옆에 배치하였다. B 및 C, 세 번째는 종종 사용되는 스트랩으로, 손목 부위에 스플린트를 잘 고정하기 위해 교차 스트랩을 사용하였다. D, 스트랩이 통과할 수 있는 구멍을 사용하면 스트랩을 신체 부위에 더 가깝게 배치하는 데 도움이 되며 신체 부위를 스플린트에 고정하는 "안장띠" 효과(cinch effect)를 제공할 수 있다.

패턴으로 두 개의 겹치는 대각선이 등쪽 면을 잘 고정할 수 있다(그림 20-12B,C). 손가락 위치를 고정하려 할 때는 관절 바로 근처에 배치되는 나선형 손가락 스트랩을 고려하는 것이 좋다(그림 20-4B).

스플린트를 제자리에 고정하기 위한 "안장띠" 효과(cinch effect)를 제공하기 위해 D-링 스타일 스트랩을 사용하는 것은 특히 원주형 스플린트에 적합하다(그림 20-3A 및 20-8). 스트랩이 통과할 수 있도록 재료에 구멍이나 슬릿을 만들어 동일한 효과를 얻을 수 있다(그림 20-12D). 이렇게 하면 조절이 필요한 신체 부위에 스트랩을 더 가깝게 배치할 수 있다(그림 20-6C).

다채로운 스트랩은 아동이 스플린트를 착용 순응도를 높이는 데 도움이 될 수 있다. 루프 재료는 다양한 색상으로 제공된다(그림 20-4B, 20-5B). 또한 다양한 유형의 부드러운 스트랩 재료를 사용할 수 있어 편안함, 순응도를 높이고 피부 민감성 문제를 줄일 수 있다(그림 20-12B,C). 리본이나 신발스트랩은 스트랩 재료 대신에 또는 추가로 사용할 수도 있다(그림 20-1C 및 20-6C).

전문가 핵심 20-3

엄지손가락 고정 스플린트

KIMBERLY GOLDIE STAINES, OTR, CHT

Texas

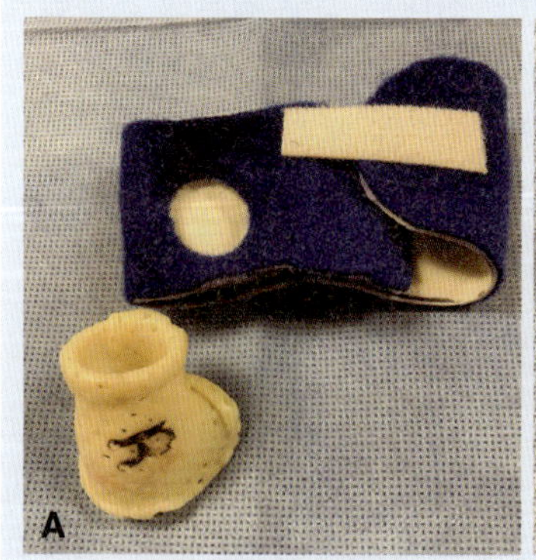
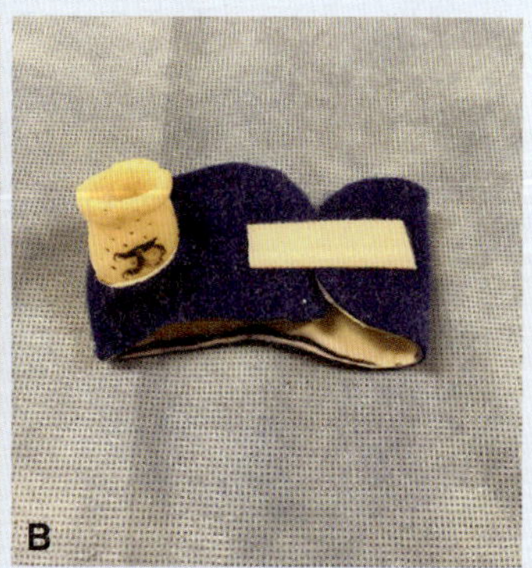

손이 작은 경우 전통적인 후크 앤 루프를 사용하여 스플린트를 고정하는 것이 어려울 수 있다. 네오프렌을 사용하여 구멍을 뚫고 엄지손가락 스플린트를 넣는다. 손에 스플린트를 고정하는 것 외에도 네오프렌은 가벼운 압박 자극을 줄 수 있다.

스플린트 사용 및 규정 준수 향상
Enhancing Orthosis Use and Compliance

치료사는 아동의 스플린트 적용 순응도를 높이기 위해 다각적인 접근 방식을 취해야 한다. 스플린트의 사용 이유, 착용 일정, 적용 등을 포함하여 스플린트 사용을 준수하기 위해서는 아동과 가족의 명확한 이해와 순응이 필요하다. 스플린트의 적절한 적용을 권장하기 위해 스플린트의 위치(즉, 오른쪽 손목 뒤쪽)에 이름표를 부착하는 것이 도움이 된다. 후크 및 루프 위치에 스플린트 명칭이나 번호를 지정하여 적용하기 쉽도록 할 수 있다(그림 20-13A). 보호자에게 아동의 스플린트 사진을 제공하거나 휴대폰 카메라로 사진이나 동영상을 찍어달라고 요청하는 것이 좋다. 스플린트를 탁자 또는 환자의 베개와 같이 눈에 잘 띄는 장소에 보관하면 야간 사용이 용이할 수 있다. 착용 시간을 추적하기 위해 가정 프로그램 준수 체크리스트를 사용하면 치료사가 스플린트 사용을 포함하여 가정 프로그램에 참여하는 아동을 보상하거나 칭찬할 수 있다.

스플린트를 독특하게 만드는 것은 스플린트의 순응도와 수용도를 향상시키는 데 필수적이다. 예를 들어, 치료사는 열가소성 플라스틱 재료, 스트랩 및 장식 선택 사항에 대한 색상 선택을 제공할 수 있다. 열가소성 플라스틱 재료는 뒷면에 접착력이 있는 폼 모양, 스티커, 영구 마커, 패브릭 페인트, 보석, 구슬 등으로 장식할 수 있다(그림 20-13A~C). 모든 장식은 특히 스플린트를 입에 넣으려는 아동들이 있어 단단히 부착되어야 한다. 스트랩에 직접 꿰매는 리본, 리본, 단추 및 레이스를 사용하여 장식적인 액센트를 추가할 수 있다(그림 20-14A~C). 아동에게 친화적인 이름으로 스플린트의 이름을 지정하는 것도 순응도에 도움이 될 수 있다. 예를 들어, 아동의 "로켓 우주선" 내부에 우주비행사로 장식된 팔꿈치 스플린트는 아동이 스플린트를 착용하도록 동기를 부여하는 데 도움이 될 수 있다(그림 20-13B).

전문가 핵심 20-4

소아용 스플린트

LAURA CARTER, OT

Australia

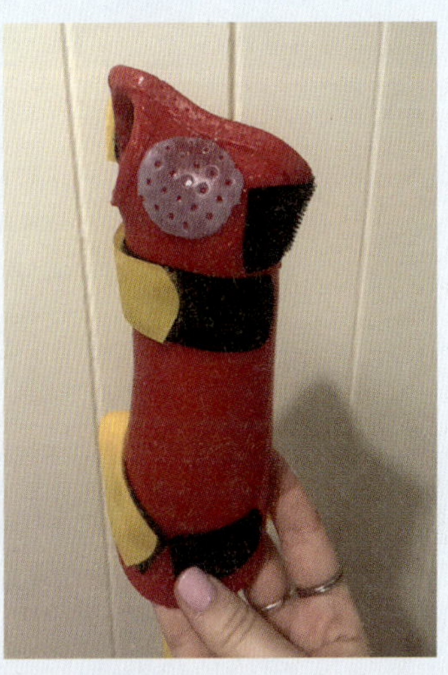

다양한 재료를 구할 수 있다면, 창의적인 소아용 스플린트를 제작을 통해 스플린트 착용과 순응도를 높이는 데 도움이 될 수 있다. 영화 "아이언맨"에서 영감을 얻어 제작한 스플린트는 소아 환자가 광선을 쏠 수 있는 파란색 "레이저 불빛"을 적용할 수 있다.

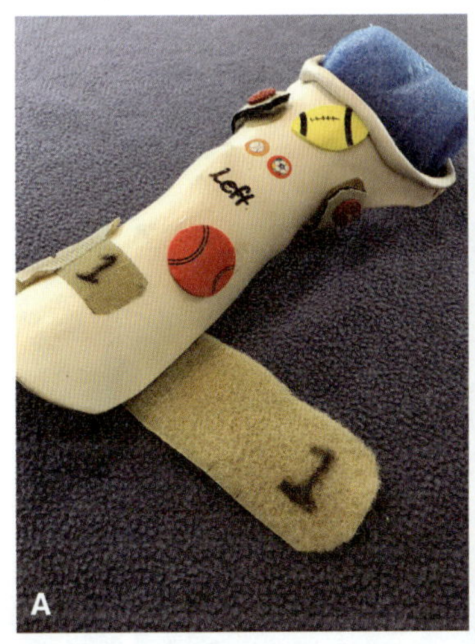

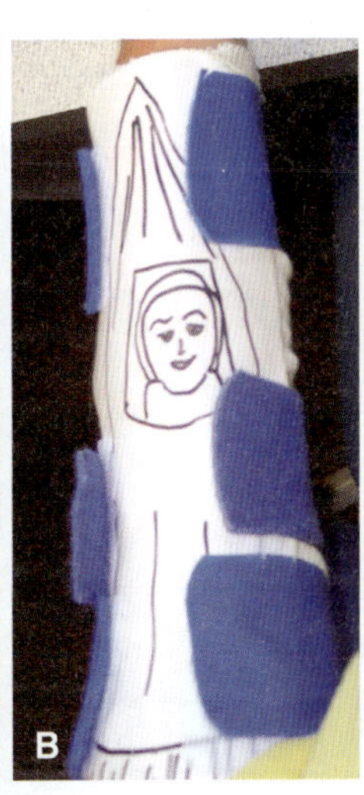

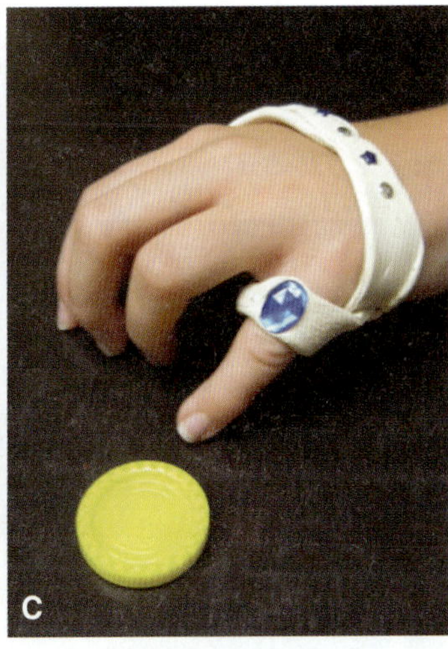

그림 20-13 **스플린트 착용 및 순응에 도움이 되는 아이디어.** A, 후크 및 루프 스트랩에 숫자로 써 놓으면 착용이 용이하다. 또한 종이 스티커와 같은 장식 추가와 스트랩에 단추를 적용할 수도 있다. B, 소아 환자만의 그림이나 표시를 해놓으면 스플린트를 자신만의 것으로 표현할 수 있다. 그림에서 보듯이 우주 비행사와 "로켓 우주선"은 어린 소년의 스플린트 착용에 대한 동기부여를 제공하였다. C, 스플린트는 PIP 관절 폄의 움직임을 하는 동안 MCP 관절의 과다 폄을 제한한다(원형 물체를 밀기). 환자가 선택한 색상의 보석을 접착제로 붙여 착용을 촉진하였다.

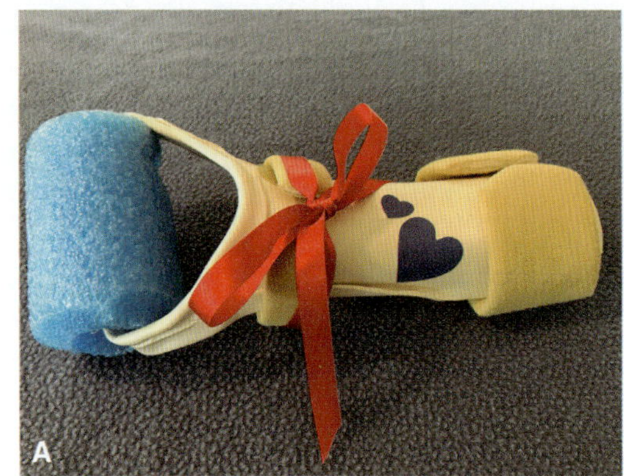
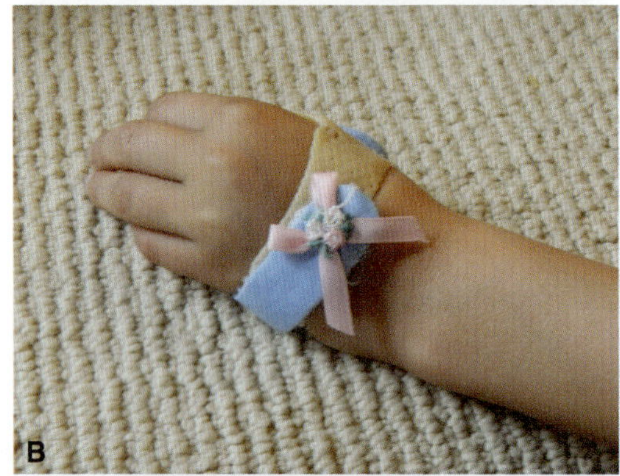
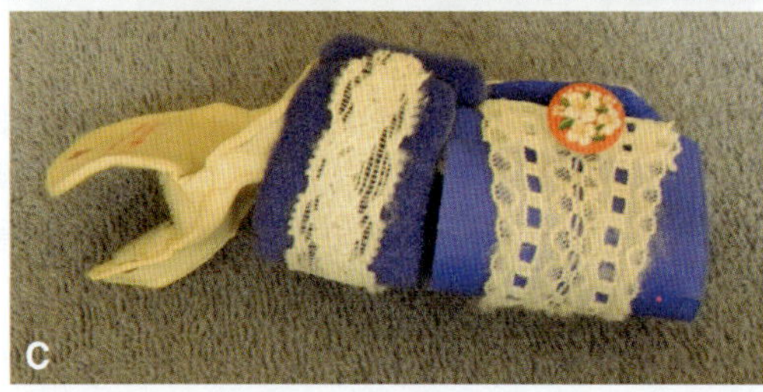

그림 20-14 A, 손등 스플린트는 스티로폼 재질로 만든 손잡이를 제공하여 편안한 착용감을 준다. 리본은 스트랩에 부착되어 장식 및 자가 제거를 방지한다. B, 어린 소녀의 스플린트 착용 동기부여를 위해 스트랩에 핑크색 리본을 제공하였다. C, 레이스와 단추를 사용하여 스플린트를 장식하여 착용 순응도를 높였다.

소아 환자에 대한 스플린트 제공의 어려움

CHALLENGES OF ORTHOSIS PROVISION FOR A PEDIATRIC PATIENT

자기 제거 방지 PREVENTING SELF-REMOVAL

아동이 스플린트를 착용하는데 도움이 되는 다양한 기술이 있는데 첫 번째는 스트랩이다. 불행히도 간단한 후크 및 루프 스트랩은 모든 연령대의 아동이 쉽게 풀 수 있다. 일부 스트랩의 크기가 작기 때문에 삼킬 경우에 영유아가 질식할 위험이 있다. 루프 스트랩의 구멍에 삽입된 리벳(그림 20-15A)을 사용하여 스트랩의 한 쪽 끝을 열가소성 플라스틱 재료에 고정한 다음 끝 부분을 가열하여 자체 접착식 후크 스트랩의 밑에 있는 부분을 누르도록 하는 것이 좋다(그림 20-15C). 스플린트에서 이러한 선택 사항을 선택하면 스트랩이 잘못 배치될 가능성이 줄어든다. 스플린트를 자기 스스로 제거하지 못하도록 하기 위하여 스트랩의 다른 쪽 끝을 "이중 잠금" 방법을 사용하여 부착할 수 있다(Peck-Murray, 2016)(그림 20-15A~D). 전체 스플린트 주위에 자체 접착형 붕대를 사용할 수 있지만, 혈액순환 제한을 피하기 위해 강하게 압박하지 않고 적용해야 한다(그림 20-16A). 전체 스플린트 위에 양말이나 손가락 없는 장갑을 놓는 것은 스플린트 착용을 거부하는 아동들에게 도움이 될 수 있다(그림 20-16B,C). 스트랩 재료를 바꾸거나 신발스트랩이나 리본을 추가하면 매듭을 묶어서 더 안전하게 고정할 수 있다(그림 20-1C, 20-6C, 20-9A, 20-14A). 스트랩에 플라스틱 걸이가 있는 우정 팔찌를 적용하는 것은 큰 아동들에게 또 다른 제안이다(Armstrong, 2005)(그림 20-16D).

원시반사 및 비정상적인 근긴장도 조절

ADDRESSING PRIMITIVE REFLEXES AND ABNORMAL TONE

원시반사의 존재는 스플린트의 적용에 영향을 미칠 수 있다. 예를 들어, 비대칭긴장목 반사(asymmetrical tonic neck reflex, ATNR)

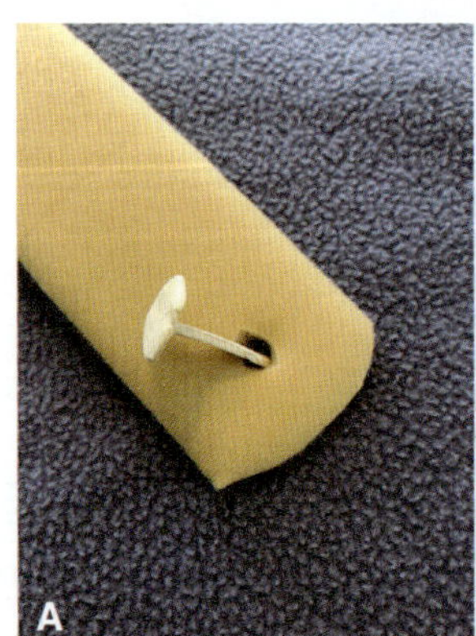
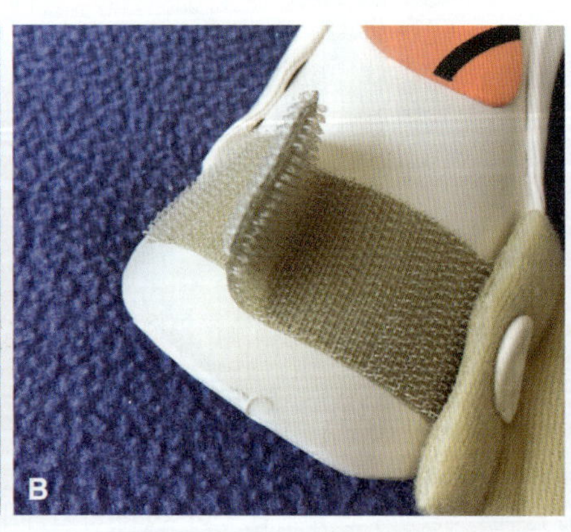
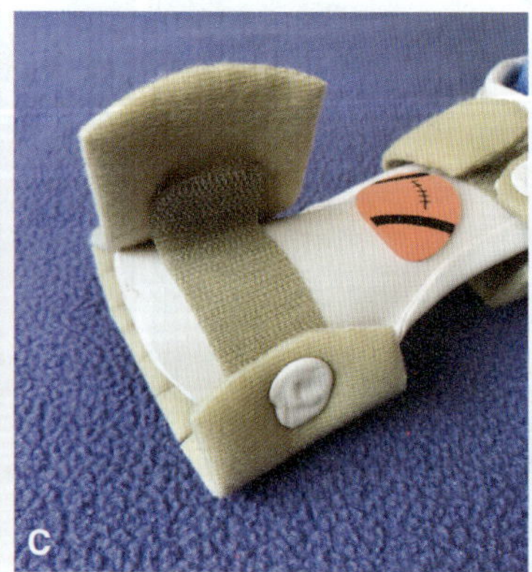
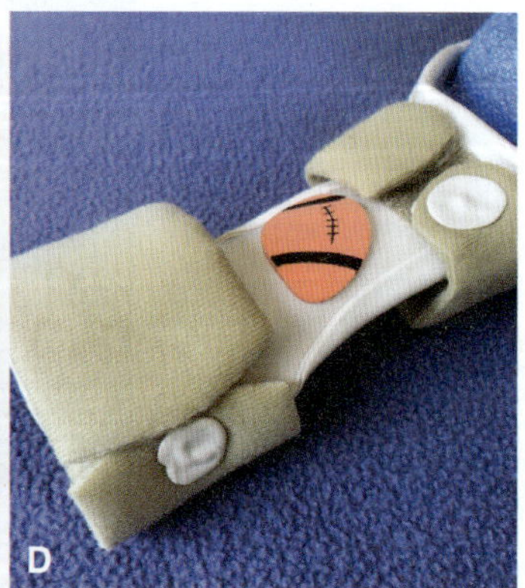

그림 20-15 **스플린트에 스트랩 고정.** A, 열가소성 플라스틱 재료로 압정 모양의 리벳을 제작하여 루프 스트랩의 구멍을 통해 삽입한다. B, 자체 접착식 후크 스트랩의 긴 조각을 겹쳐서 탭을 만든다. 그런 다음 루프 스트랩에 고정된 리벳의 끝을 가열하여 후크 스트랩의 한쪽 가장자리에 부착시킨다. C와 D, 루프 스트랩은 겹쳐진 탭 위의 팔 주위와 스플린트의 나머지 부분에 배치시킨다. 한 손으로 제거하기 어렵기 때문에 스플린트의 자가 제거를 방지할 수 있다.

는 팔꿈치를 펴고 머리가 팔 쪽으로 움직일 때 손을 벌리는 데 사용할 수 있다. 뇌성마비(cerebral palsy) 또는 편마비(hemiplegia)와 같은 질환에서 근긴장도 문제(저긴장성 또는 과긴장성)가 나타날 수 있다. 스플린트는 비정상적인 근긴장의 원인을 치료할 수 없지만 구축을 예방하거나(그림 20-5B) 기능을 향상시키기 위한 몸쪽 신체 부위를 위치하는데 도움이 된다(그림 20-8). 환자의 불규칙적인 경련 반응의 특성은 가장 경험이 풍부한 치료사에게도 어려운 치료가 될 수 있다(Fess, Gettle, Philips, & Janson, 2005). 스플린트를 제작하거나 적용하기 전에 근이완 기술을 사용하면 최상의 위치를 잡을 수 있다. 변동성 경직이 있는 아동을 위한 맞춤형 스플린트는 관절에 스트레스를 주지 않고 최적의 위치를 잡을 수 있도록 추가적인 제작이 포함된 견고한 재료가 필요할 수 있다(그림 20-5B). 특정 유형의 기성품 스플린트(그림 20-10C)에는 유연한 플라스틱 삽입물이 내장되어 부드러운 신축성을 제공하는 스프링백 효과를 제공한다.

전문가 핵심 20-5

강제유도 운동치료

LAURA CARTER, OT

Australia

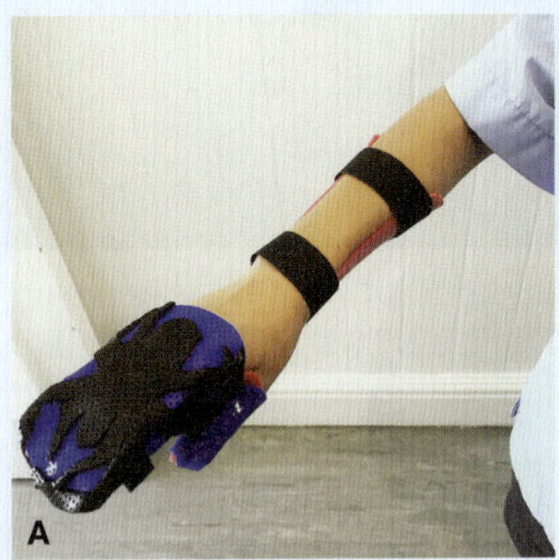

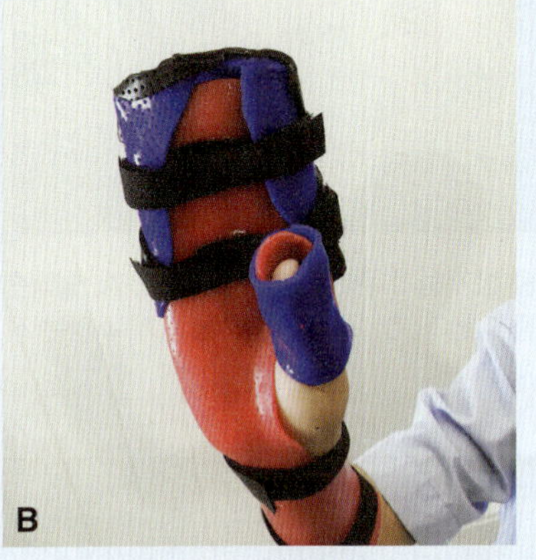

뇌성마비(cerebral palsy, CP) 아동은 정상측에서 중간 정도의 경련을 보여 팔에 스플린트를 더 견고하게 고정해야 한다. 먼저 손바닥쪽 부분 스플린트를 제작한 후, 손등쪽 부분을 제작하였다. 손등쪽 부분은 탈부착이 용이하도록 제작하였고 "스파이더맨" 연상하게 하는 색상을 사용하여 스플린트 착용에 대한 순응도를 높였다.

취약한 유아를 위한 특별 고려 사항

SPECIAL CONSIDERATIONS FOR THE FRAGILE INFANT

신생아 집중치료실(neonatal intensive care unit, NICU)에서 일하는 치료사는 유아의 허약한 상태, 환경 문제 및 간호 제약을 고려하여 설계, 재료 및 스트랩을 결정해야 한다(Tecklin, 2007). 또한 치료사는 제작 및 적용에 특별한 주의를 기울여야 한다. 영아는 신경/관절/피부를 다루거나 당기는 것을 견디지 못할 수 있으며 골절, 탈구 및 피부 손상의 위험이 더 높다(Anderson & Anderson, 1988). 치료사에 영향을 미치는 다른 문제로는 시간 제약, 아동에게 해를 끼치는 것에 대한 두려움, 가족 참여 부족 및 간호 준수 문제가 있다.

스플린트에 사용되는 재료는 부드럽고 지지력이 있어야 한다. 그림 20-17A는 형성저하증(hypoplasia)을 가진 신생아의 구부러진 팔을 위치하는 데 사용되는 3인치 너비의 Velfoam®으로 만든 부드러운 팔꿈치/손목 지지대를 원주형으로 감싼다. **신생아를 위한 부드러운 손 지지대(soft hand supports for neonates)**는 1/2″ 부드러운 스트랩이 있는 원통형 폼 튜브로 만들어 8자 모양 패턴으로 손목 주위를 고정하거나(그림 20-17B) 다음과 같은 유동성 폼 IV 보드로 구성할 수 있다. Accuboard(그림 20-17C)는 연약한 피부를 보호하기 위해 폐쇄 셀 패딩으로 1/16" 열가소성 플라스틱 재료로 더 단단한 지지대를 만들 수 있다. 스플린트 적용에 대한 간단한 지침은 관리 계획의 일부로 사진과 함께 침대 옆에 게시해야 한다. 수유 시간과 함께 착용 일정을 조정하면 간호사가 착용 일정을 더 쉽게 준수할 수 있다.

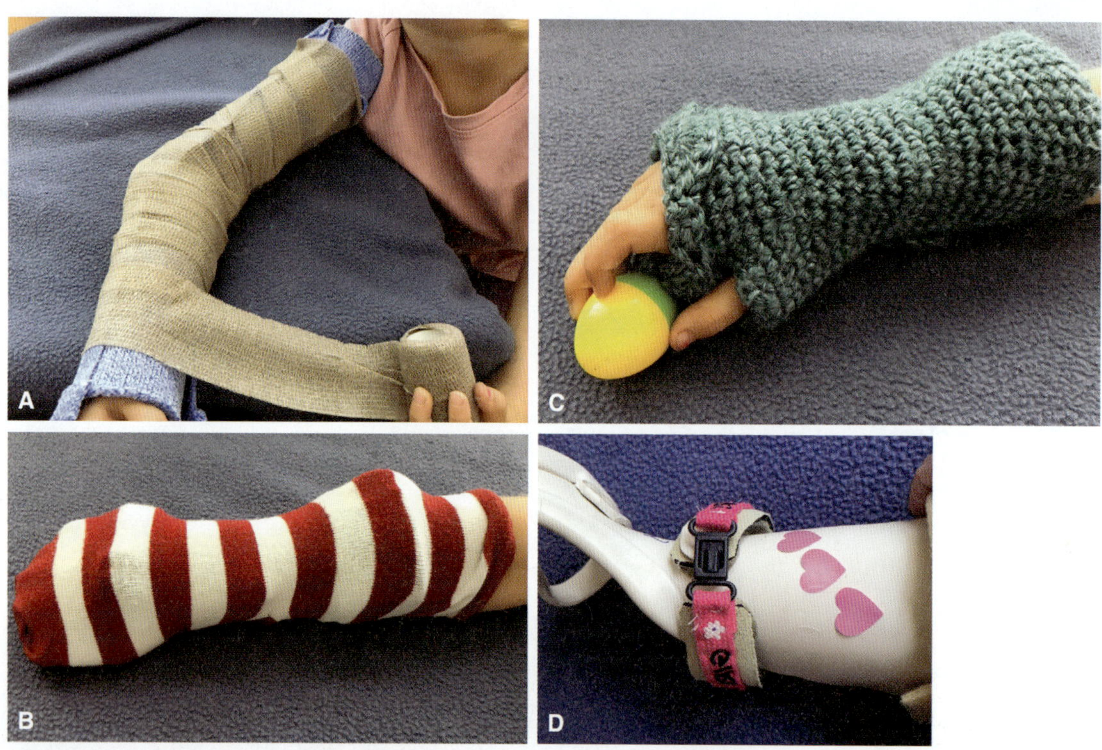

그림 20-16 **스플린트의 자가 제거를 방지하기 위한 추가 아이디어.** A, 혈액순환 장애를 피하기 위해 강한 압력 없이 적용되는 전체 스플린트 둘레에 자체 접착 붕대를 적용한다. B, 양말로 스플린트 전체를 감싼다. C, 스플린트 위에 손가락 없는 장갑이나 절단된 양말을 착용하면 손을 사용할 수 있다. D, 스트랩에 꿰매어 놓은 플라스틱 잠금 장치가 있는 우정 팔찌.

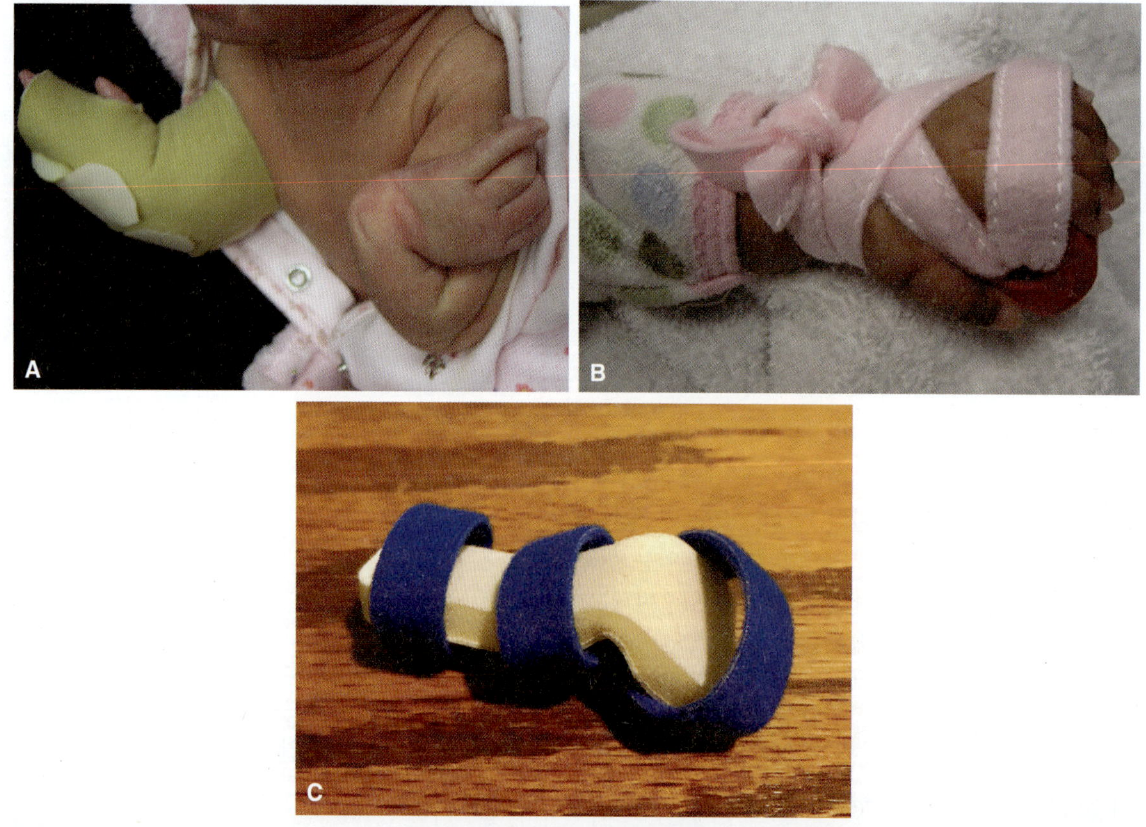

그림 20-17 A, 양측 노뼈 형성저하증(hypoplasia)이 있는 신생아는 팔꿈치관절, 손목 및 손의 폄을 유지하기 위해 넓은 Velfoam®의 부드러운 원형 랩 형태의 스플린트를 오른쪽 상지에 적용하였다. B, 손에 잡히는 원통형 스티로폼 스플린트에 부드러운 리본 형태의 스트랩으로 부착하여 신생아의 손을 부드럽게 지원할 수 있다. C, 스티로폼 패딩 안에 가변성 금속이 내장되어 있어 적절한 스플린트 형태를 제작할 수 있다. Accuboard®(Kentec Medical, Irvine, CA).

전문가 핵심 20-6

제작 팁

LAURA CARTER, OT
Australia

#1 스트랩에 구멍을 뚫어서 스플린트에 부착할 수 있다.

스플린트에 구멍을 뚫는다. 스트랩 끝 부분에도 구멍을 뚫고 스플린트에 삽입하고 단단히 당겨서 자체적으로 고리를 만든다.

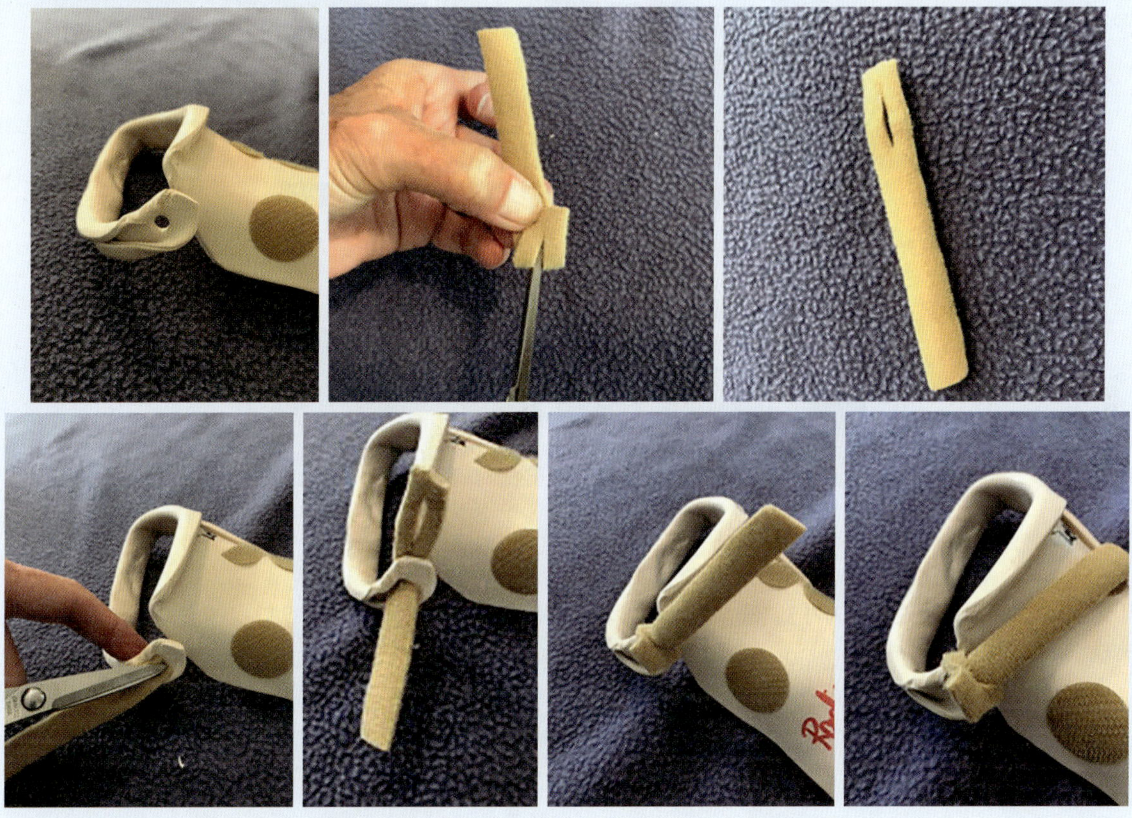

#2 열가소성 스플린트 재료로 압정 모양의 리벳을 만들어 스플린트에 스트랩을 부착할 수 있다.

1단계. 길고 얇은 재료 조각을 사용한다. 가위로 끝까지 잡고 끝을 열선 총(heat gun)으로 가열한다. 가열된 끝을 작은 공처럼 만든 후 손가락으로 꾹 눌러서 납작하게 펴서 "압정" 모양을 만든다.

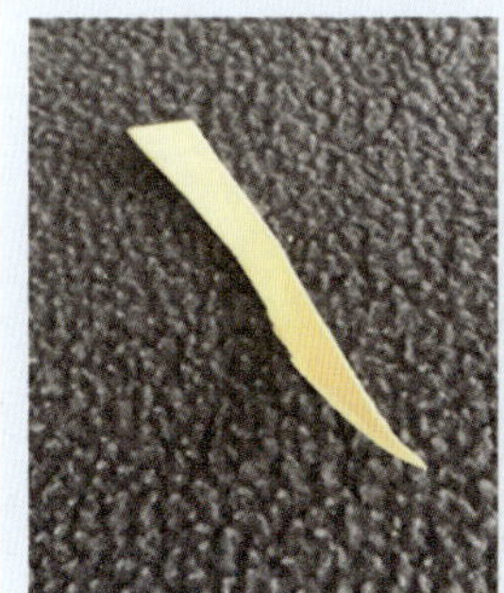
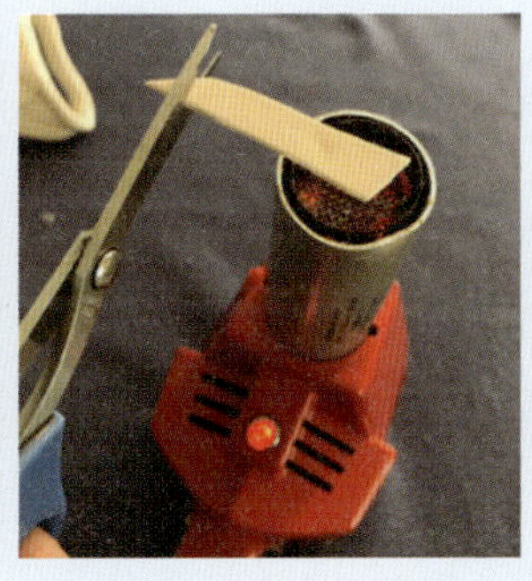
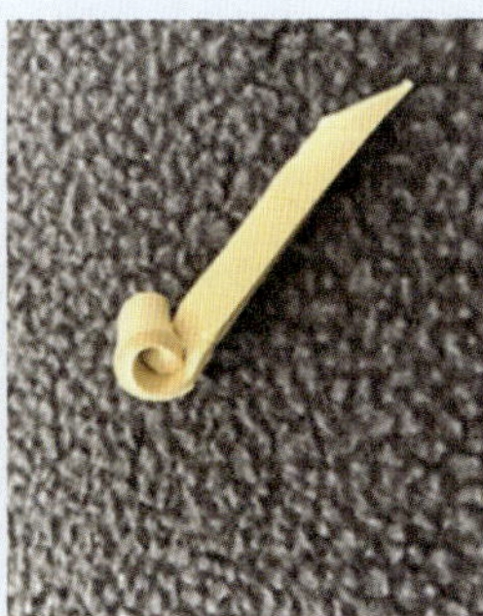
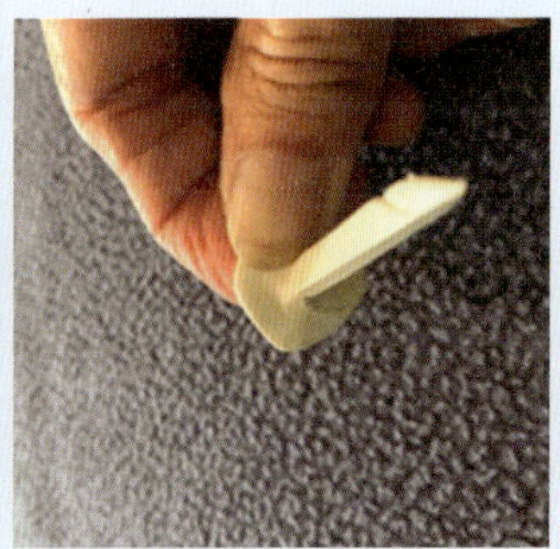
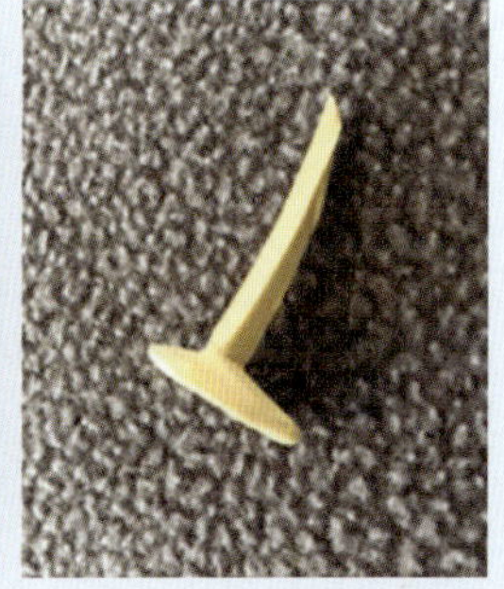

2단계. 스트랩에 자른 구멍에 압정 모양의 리벳을 넣는다. 스트랩을 태우지 않고 끝 부분을 조심스럽게 가열한다. 가열된 끝을 스플린트에 부착된 후크 스트랩에 단단히 눌러 고정한다.

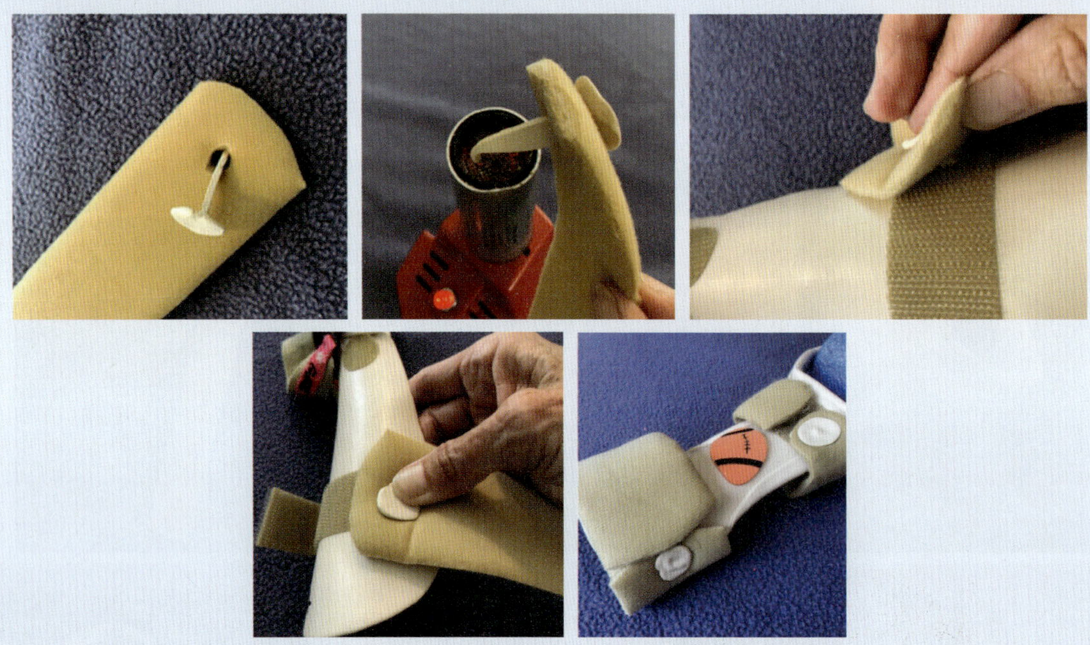

#3 스트랩을 잘 고정하고 추가로 소아 환자가 자가 제거를 예방하기 위하여 "이중 잠금" 방식을 사용할 수 있다.

긴 접착 후크 조각을 스플린트 위에 놓고 탭을 만들어 자체적으로 붙인다. 이 탭은 루프 스트랩의 단단히 고정하여 스플린트를 가로질러 2/3가 넓이로 부착되고 스플린트에 부착된 나머지 루프 스트랩에 붙인다.

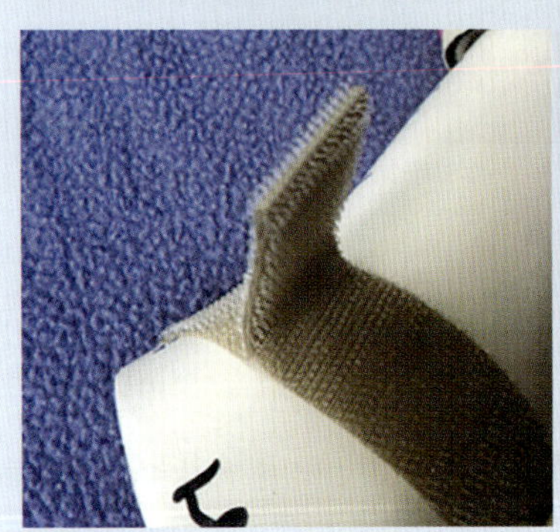
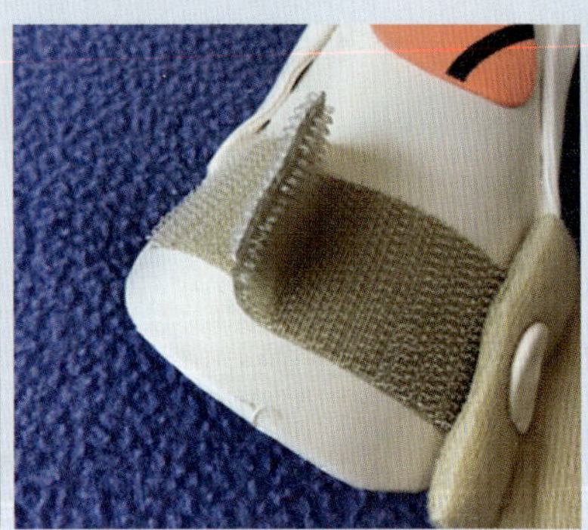
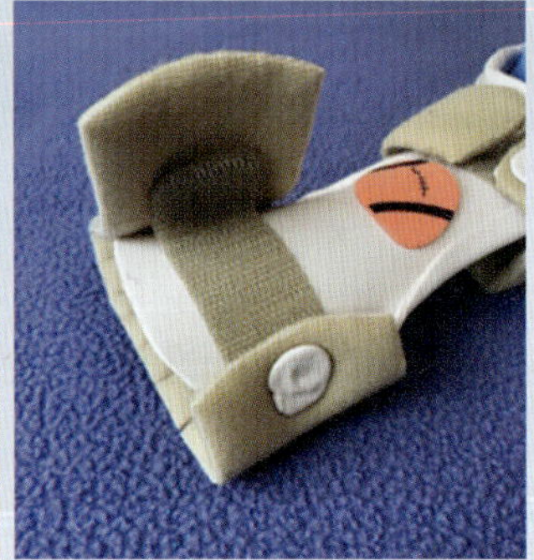
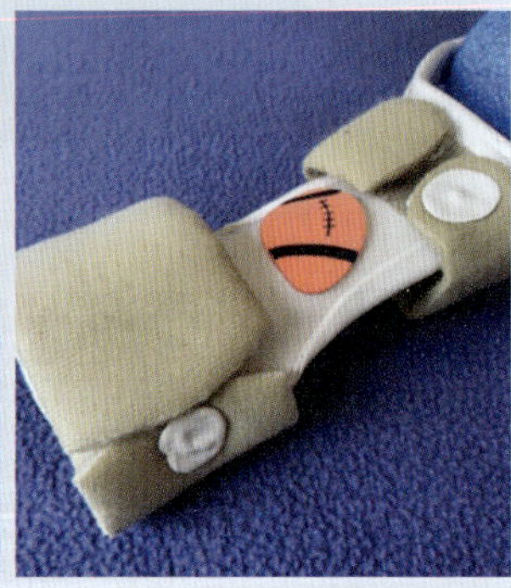

#4 신축성 있는 스트랩 재료는 능동적인 움직임에서 약한 근육을 보조하고 기능적 사용에서 다른 신체 부위에 안정성을 제공할 수 있다.

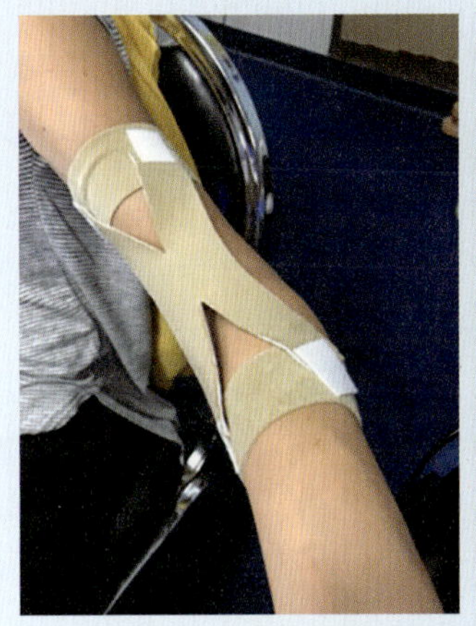

팔꿈치관절 굽힘 보조

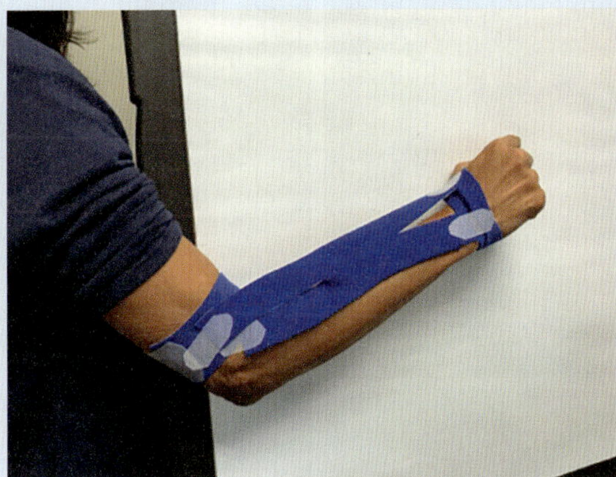

손목 폄 보조

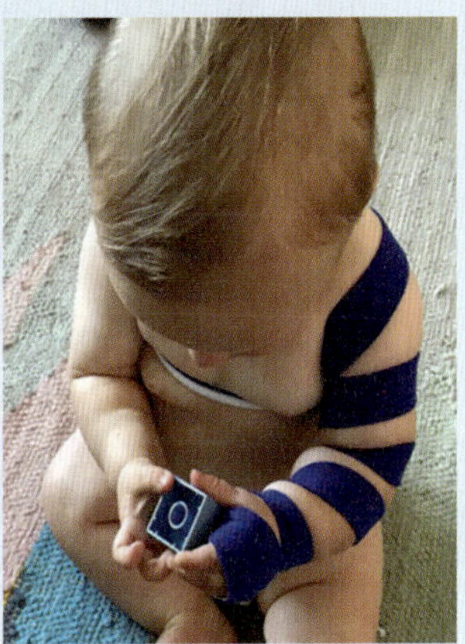

아래팔 뒤침 및 어깨관절 가쪽돌림 보조

소아 환자를 위한 스플린트 제작의 일반 과정

TYPICAL SESSION OF ORTHOTIC FABRICATION FOR A PEDIATRIC PATIENT

스플린트 제작 과정에서 특히 영유아인 경우 여러 문제가 발생할 수 있다. 환경 및 제작 공정의 변화를 통해 공정을 더 쉽게 할 수 있다. 스플린트 적용을 포함할 수 있는 제작 과정은 편안한 위치 지정 및 주의 분산을 사용하는 것이 좋다(Dastgheyb, Fishlock, Daskalakis, Kessel, & Rosen, 2018). 유아에게 노리개 젖꼭지나 젖병을 주는 것은 유아에게 좋은 주의를 분산시킬 수 있다(그림 20 18A). "곰 포옹" 자세로 영유아를 안는 것은 부모의 무릎에 편안함을 제공하는 동시에 손을 부모 등 뒤에 보이지 않는 위치에 놓이게 한다(그림 20-18B). 더 큰 아동은 해당 지역에 날카로운 물건과 인상적인 장비가 없으면 덜 위협을 느낄 수 있다. 몇 가지 장난감이나 퍼즐을 제공하면 제작 공간이 더 친근하고 편안하다. 샘플 스플린트를 사용하면 아동와 부모가 스플린트 착용을 예상할 수 있다(그림 20-18C). 아동이 제작하기 전에 부드러운 재료를 가지고 놀 수 있도록 하면 나중에 따뜻한 재료를 물에서 꺼내어 팔에 올려놓을 때 아동이 덜 두려워할 수 있다(Schwartz, McKie, & Gabriel, 2015).

가능하다면 아동의 손을 종이 타월이나 좀 더 튼튼한 타올 위에 올려 놓아 패턴을 그린다. 수건의 패턴을 오려낸 다음 재료를 자르기 전에 아동에게 잘 맞는지 확인하도록 올려놓는다. 재수정을 위해 따뜻한 재료를 아동에게 놓는 횟수를 최소화하기 위해 필요에 따라 이 종이 패턴을 수정한다.

그런 다음 치료사는 아동에게 적합한 두께와 특성을 가진 스플린트 재료를 선택해야 한다. 가능하면 아동이 색을 고를 수 있도록 한다. 재료는 정확한 온도의 물에 넣어야 한다(대부분의 플라스틱/고무 기반 재료의 경우 150°F, 탄성 기반 재료의 경우 160°F). 재료가 부드러우면 물에서 꺼내 수건에 올려 식힐 수 있다. 보호 층을 제공하기 전에 1인치 또는 2인치 스타킹을 아동의 팔에 놓을 수 있다.

스플린트를 형성할 때 치료사는 가능한 경우 중력을 사용하여 재료를 팔이나 손에 올려놓아야 한다(그림 20-18D). 신속하게 작업하려면 스플린트가 형태를 유지할 수 있을 만큼 충분히 단단해져야 한다. 탄성 기반 재료는 수축을 방지하기 위해 완전히 냉각될 수 있도록 더 오래 그대로 두어야 한다. 얼음물에 적신 수건과 같은 차가운 것을 갖다 대거나 얼음 봉지를 덧대어서 이 과정을 빠르게 하는 것이 좋다. 재료가 굳은 후에는 열선 총(heat gun)으로 가장자리를 매끄럽게 할 수 있다. 마지막으로 스트랩 위치를 적절하게 조절할 수 있도록 특별한 주의를 기울여 적용해야 한다. 가능하면 아동이 스트랩의 색상을 선택하게 한다.

최종 조정 후 치료사는 스플린트를 장식하고 스트랩의 위치를 표시하여 착용하는 데 재미를 더할 시간을 허용해야 한다. 가족이나 간병인은 스플린트 적용 및 스트랩 사용에 대해 교육을 받아야 한다. 스플린트 착용/탈의를 관찰해야 하며 질문이 있으면 문의해야 한다. 치료사는 착용 일정을 제공하고 보호자에게 스플린트의 압력 문제를 기록하도록 요청하고 수정을 위해 방문할 때마다 스플린트를 다시 가져오도록 상기시켜야 한다.

소아용 기성품 스플린트 공급 회사

PEDIATRIC PREFABRICATED ORTHOSES SUPPLIERS

Accuboard (moldable IV board) www.KentecMedical.com.

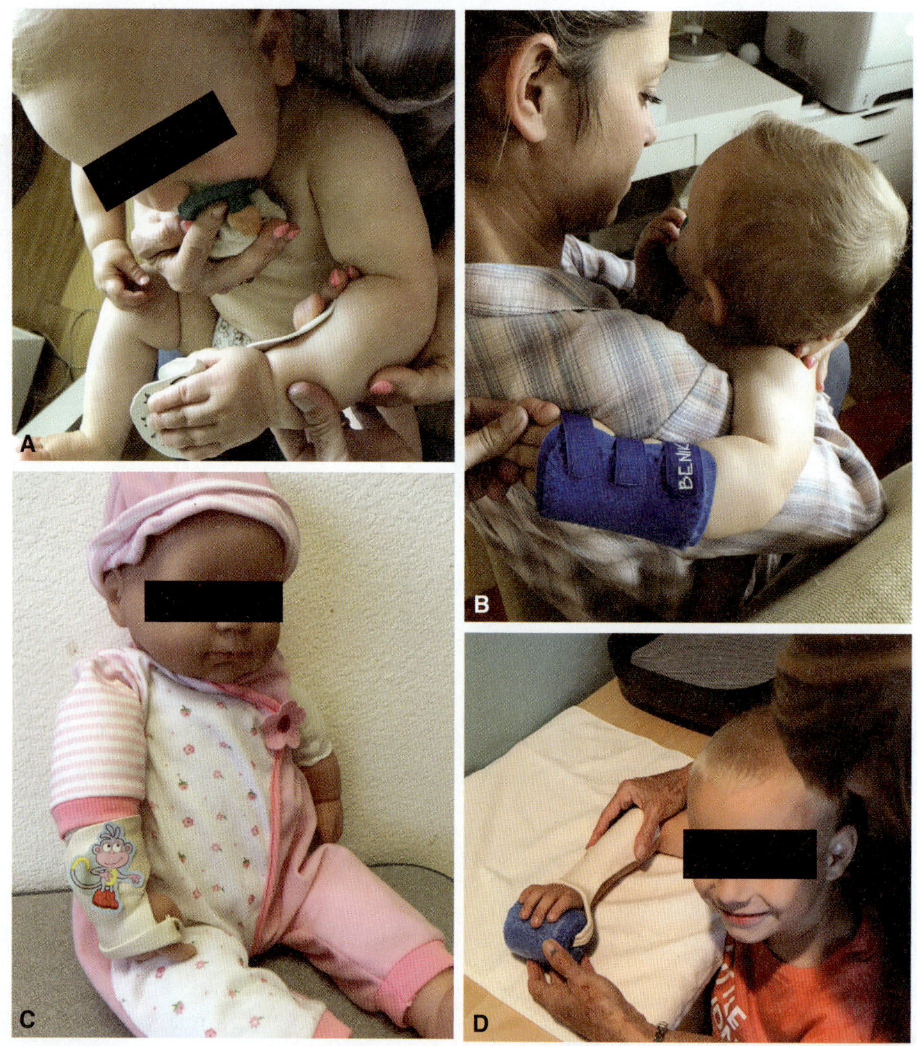

그림 20-18 **A**, 노리개 젖꼭지나 젖병과 같은 도구를 제공하여 관심을 다른 곳으로 돌려 유아가 스플린트 제작 과정을 잘 견디도록 할 수 있다. **B**, "곰 껴안기" 자세로 아동을 안고 있는 것은 유아의 시야에서 부모가 위로하며 등 뒤에 위치한 손에 스플린트를 제작할 수 있다. **C**, 완성된 스플린트의 샘플을 인형에 부착하면 유아와 가족이 최종 결과물인 스플린트 착용을 이해하는 데 도움이 된다. **D**, 협조적인 아동은 제작 과정에 큰 도움이 될 수 있다. 팔을 테이블 위에 놓을 수 있으면 치료사가 중력을 사용하여 제작하는 데 도움이 된다.

3-Point Products (888) 378-7763 www.3pointproducts.com.

Benik Corporation (800) 442-8910 www.benik.com.

Bird & Cronin, Inc (800) 328-1095 www.birdcronin.com.

Comfy Splints (800) 582-5332 www.comfysplints.com.

Joe Cool Company (800) 399-2495 www.joecoolco.com.

Joint Active Systems (800) 879-0117 www.jointactivesystems.com.

McKie Splints (888) 477-5468 www.mckiesplints.com.

North Coast Medical (800) 821-9319 www.ncmedical.com.

Performance Health (800) 323-5547 www.performancehealth.com.

Restorative Care of America, Inc (800) 354-9321 www.rcai.com.

Restorative Medical (800) 793-5544 www.restorativemedical.com.

결론 CONCLUSION

소아 환자를 위한 스플린트 적용은 여러 문제점이 발생할 수 있다. 치료사는 각각의 유아와 아동에게 가장 적합한 맞춤형 또는 기성품 스플린트를 설계하는 데 도움이 되는 우수한 신체역학 원리에 기반한 문제해결 능력을 사용하여 문제를 해결할 수 있다. 또한 스플린트사용 및 순응도를 높이고 자가 제거를 방지하고 원시반사 또는 비정상적인 근긴장도를 조절하고 취약한 유아를 보호하는 방법을 포함하여 소아의 고유한 특정 요소에 대한 특별한 고려가 있어야 한다. 치료사는 적절한 치료적 개입을 설계하기 위해 다양한 소아 상태에 대한 기본적인 이해를 가지고 있어야 한다. 이 치료 프로그램은 기능적 사용을 향상시키고, 적절한 위치를 제공하거나, 필요한 외과적 중재 전후에 보호를 제공하기 위해 스플린트를 사용하는 것을 포함할 수 있다.

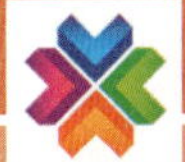

현장 메모: 엄지손가락 변형이 있는 아동을 위한 스플린트

Ginny Gibson OTD, OTR/L, CHT
California

엄지손가락의 굽힘 변형을 처음 인지했을 때 유사하게 보일 수 있는 세 가지 병리학적 상태에는 긴엄지손가락굽힘근(flexor pollicis longus, FPL)의 건 확대로 인한 방아쇠 엄지손가락(trigger thumb finger), 엄지손가락 폄 외재근의 형성저하증(hypoplasia)으로 인한 접힌 엄지손가락, 근 과긴장증으로 인한 손바닥 안 엄지손가락 변형(thumb-in-palm deformities) 포함된다. 이 세 가지 조건을 가진 아동의 스플린트 중재는 다르다. 따라서 엄지손가락 변형의 문제를 식별하기 위한 주의 깊은 관찰이 필수적이다. 방아쇠 엄지손가락은 손가락사이(interphalangeal, IP)관절이 구부러져 있기 때문에 엄지손가락의 다른 굽힘 변형과 구별된다.[1] 반면, 손목손가락사이(carpometacarpal, CMC)관절의 모음과 함께 과도한 손허리손가락(metacarpophalangeal, MCP)관절 굽힘의 접힌 엄지손가락은 긴엄지손가락폄근(extensor pollicis longus, EPL) 또는 짧은엄지손가락폄근(extensor pollicis bravis: EPB)의 형성저하증(hypoplasia),[2,3] 또는 과긴장을 동반한 뇌성마비(cerebral palsy)로 손바닥 안 엄지손가락 변형의 유형이 특징이다.[4]

방아쇠 엄지손가락은 A1 도르래[5] 영역에서 FPL[6] 힘줄이나 힘줄집, FPL의 신경절이 두꺼워져서 발생하며 종종 MCP 관절에서 보상적인 과도한 폄으로도 나타난다.[7] EPL 또는 EPB의 형성저하증으로 인해 IP 또는 MCP 관절에서 폄 동작이 제한적일 수 있다.[3,8] 즉, 능동 관절가동범위(range of motion, ROM)는 불완전하지만 수동 관절가동범위는 가능하다. 뇌성마비로 인한 손바닥 안 엄지손가락 변형이 있는 아동은 다양한 수축 패턴을 보일 수 있지만 근긴장도가 증가한다.[4]

앞서 언급한 엄지손가락 관련 병리의 다양한 원인에도 불구하고, 성장 지연으로 인한 방아쇠 엄지손가락 또는 접힌 엄지손가락과 관련된 통증 또는 구축을 줄이거나 예방하기 위한 스플린트는 매우 유사해 보일 수 있으며(그림 FN20-1 참조), 근 과긴장증으로 인한 엄지손가락 스플린트에서는 더 큰 변동성을 볼 수 있다(그림 FN20-2 참조). 또한 방아쇠 엄지손가락 또는 엄지손가락 형성저하증(thumb hypoplasia)이 있는 아동의 스플린트 사용은 시간 제한이 있을 수 있다. 반면, 근긴장 이상을 동반한 뇌성마비로 인한 엄지손가락 만성적 기형에서는 스플린트의 장기 사용이 필요할 수 있다.

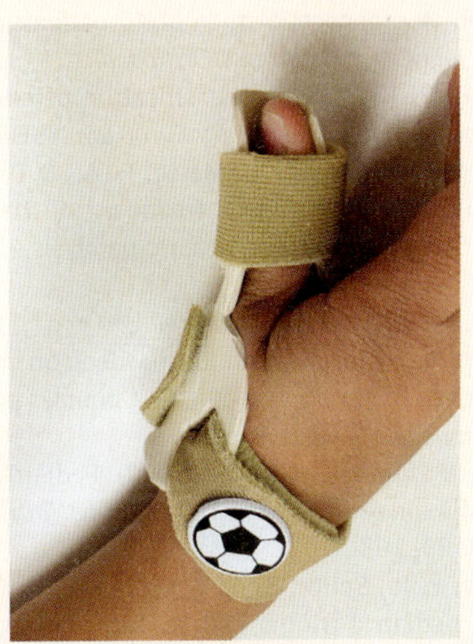

그림 FN20-1 방아쇠 엄지손가락 또는 형성저하증에 적용 가능한 열가소성 재질 스플린트.

방아쇠 엄지손가락용 스플린트

방아쇠 엄지손가락에 스플린트를 적용하는 것은 편안함을 위해, 방아쇠 엄지손가락을 감소시키기 위해, 그리고 성장 동안 ROM을 유지하거나 증가시키기 위함이다. IP 관절은 일반적으로 굽힘 상태로 고정되어 있기 때문에 MCP 관절과 IP 관절은 모두 엄지손가락의 손바닥 표면을 따라 교차된다. 두 가지 유사한 연구의 결과는 경과를 지켜보는 것보다 빠른 스플린트 중재가 효과적이라는 근거를 보고하였다. Koh 교수는 IP 관절이 굽힘된 아동에 대하여 야간에 IP 관절을 폄시키기 위한 코일 스플린트를 적용하는 것과 적용하지 않은 집단 간의 비교 연구를 실시하였다.[9] 코일 스플린트 치료를 받은 아동 집단에서 효과적인 결과를 보고하였다. 그러나 4명의 환자(각 집단별 2명)를 제외한 모든 환자가 긍정적 효과를 가져왔다. Lee의 연구에서 실험군은 IP 관절의 능동적인 폄이 이루어질 때까지 6~12주간 하루 종일 스플린트를 착용하였고 대조군은 밤에만 스플린트를 착용하였다.[10] 연구 결과 하루 종일 스플린트를 착용한 실험군에서 능동적 폄의 더 큰 향상을 보였다. 두 연구 모두에서 연구자들은 엄지손가락의 IP 관절 폄 역할을 하는 스플린트를 적용하였다. 치료사들에 의해 스플린트 중재를 하지 않는 선택을 하게 된다면 2년에 걸쳐 63%와 75.9%의 엄지손가락에서 능동적인 움직임 개선을 보인 두 연구의 결과를 고려해야 한다.[1,11]

형성저하증으로 인한 엄지손가락 고정 스플린트

기능 향상과 ROM의 유지를 증가시키기 위해 EPL 및 EPB 형성저하증이 있는 엄지손가락에 폄 스플린트를 적용한다. EPL과 EPB가 모두 형성저하증으로 보이면 치료사는 수면 중에 IP 관절과 MCP 관절을 모두 고정하기로 결정할 수 있으며 때때로 아동이 앉아 있지 않을 수도 있지만 아동이 더 활동적일 때는 MCP 관절만 하기로 결정할 수 있다.

두 개의 오래된 연구에서는 수동적으로 교정 가능한 엄지손가락 형성저하증이 있는 아동이 스플린트의 도움을 받을 수 있다고 제안한다.[12,13] 엄지손가락의 외재성 폄근의 형성저하증으로 인해 엄지손가락 IP 관절, MCP 관절 또는 두 관절에서 폄 제한이 있는 17명의 대상자에게 짧은 맞섬 스플린트를 적용였고 15명의 대상자에게 적용한 Lin 등의 연구에서도 긍적적인 연구 결과로 엄지손가락에 대한 기능 평가에서 향상된 결과를 얻었다. Tsuyuguchi 등[13]의 연구에서는 (1) 고정 구축은 없지만 굽힘 변형이 있는 아동, (2) 구축이 있는 아동, 또는 (3) 선천적 다발성 관절굽힘증(arthrogryposis multiplex congenital)이 있는 것으로 간주되는 세 집단의 아동을 대상으로 연구한 결과, 스플린트 적용으로 가장 많은 이점을 얻은

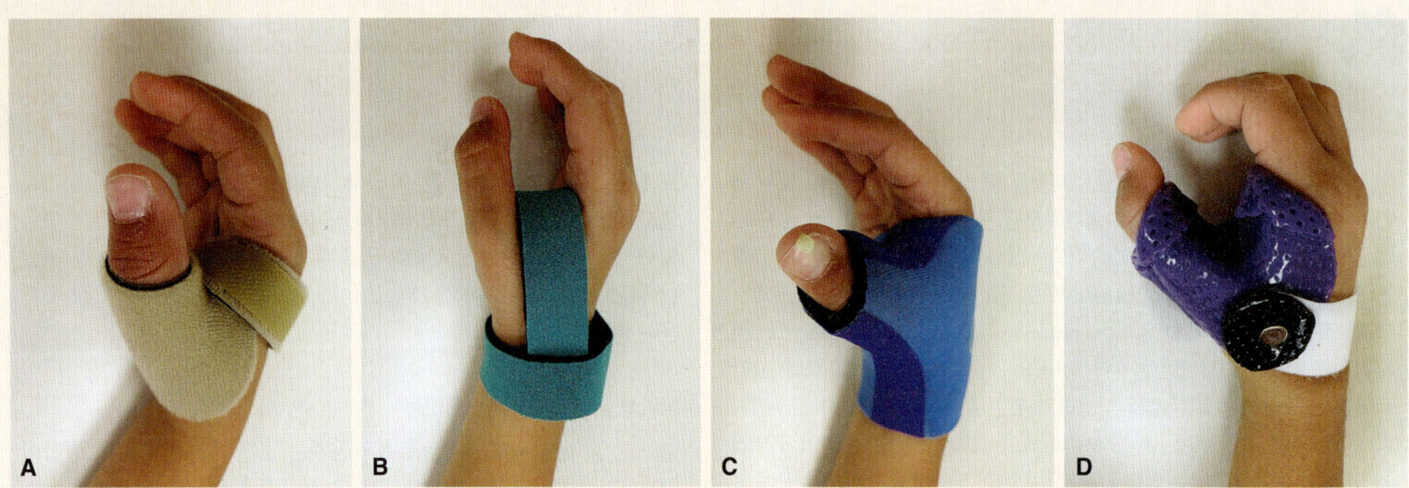

그림 FN20-2 손바닥 안 엄지손가락 기형에 사용되는 4개의 스플린트: (A) Mckie 스플린트, McKie Splints, LLC, PO Box 242, Duluth, MN 55801 ~ 0242, (B) Joe Cool 스플린트. The Joe Cool Company, 9448 Lady Dove Lane, South Jordan, UT 84095; (C) Benik 스플린트. Benik Corporation, 11,871 Silverdale Way NW #107, Silverdale, WA 98383 USA; (D) 열가소성 재질 짧은 맞섬 스플린트.

집단은 고정 구축이 없는 아동이었다. Ghani 등[6]의 최근 연구에서 수동적으로 교정할 수 있는 엄지손가락을 가진 1세 이하(유형 I)는 스플린트의 적용을 통해 긍정적 효과를 보였다. 이 영아들은 6개월 동안 스플린트를 하루 종일 적용한 후 6개월 동안 야간에 스플린트를 적용하여 완전한 능동적인 폄이 가능해졌다. 유형 II의 접힌 엄지손가락(구축이 있음)을 가진 영아는 효과적이지 않았다.[6]

과긴장증으로 인한 손바닥 안 엄지손가락 변형에 대한 스플린트

기성품 및 맞춤형 스플린트 모두에서 설계의 가변성은 뇌성마비(cerebral palsy)로 인한 엄지손가락 변형이 있는 아동의 경우 고려될 수 있다. 그러나 이 논의의 목적을 위해 엄지손가락 스플린트만 고려하였다. 연구자들이 뇌성마비 아동을 위해 엄지손가락만 사용한 스플린트를 평가한 3개의 초기 연구가 있다.[14~16] Currie와 Mendiola[16]는 뇌성마비로 인한 경직성 편마비가 있는 20~26개월 아동 5명의 대상자에게 엄지손가락 위치를 최적화하고 기능을 개선하기 위해 엄지손가락에 열가소성 플라스틱 재료를 적용하였다. 연구 시작점에서 모든 아동은 쉬고 있을 때, 손을 뻗는 동안이나 자뼈쪽으로 물건을 잡을려고 할 때 손바닥 안 엄지손가락 변형을 보였다. 스플린트를 적용한 후 모든 아동은 엄지손가락과 다른 손가락 사이에 물건을 잡을 수 있도록 손의 노뼈 쪽을 사용하여 잡기 시작했으며 두 손으로 장난감을 탐색하기 시작하였다.[16] Goodman과 Bazyk[15]은 AB 단일 실험군 설계 설계를 사용하여 뇌성마비를 가진 아동에게 열가소성 짧은 엄지손가락 스플린트를 하루 6시간 적용의 효과를 연구하였다. 연구원들은 박스 앤 블럭(Box and Blocks) 테스트, 손 잡기, 측면 잡기, 손끝 잡기, 능동적 엄지손가락과 다른 손가락의 맞섬, 노측 벌림, 손바닥쪽 벌림 동작에서 임상적으로 상당한 효과를 보고하였다.[15] Ten Berg 등[14]은 뇌성마비로로 인한 손바닥 안 엄지손가락 변형(thumb–in–palm deformities)을 가진 2세에서 7세 사이의 아동 7명을 대상으로 네오프렌 엄지손가락 맞섬 스플린트를 적용하였다. 목표 달성 척도(goal attainment scaling)를 사용하여 평가하였으며, 하루 4시간, 매일, 2개월 동안 적용하였다. 4명의 아동이 스플린트를 착용하거나 착용하지 않은 상태에서도 기능적 향상을 보였다. 반면에 두 아동은 스플린트를 착용한 상태에서만 기능적인 효과를 보였다.[14]

참고문헌

1. Baek, G. H., Kim, J. H., Chung, M. S., Kang, S. B., Lee, Y. H., & Gong, H. S. (2008). The natural history of pediatric trigger thumb. *Journal of Bone and Joint Surgery*, 90(5), 980-985.
2. Ghani, H. A., El-Naggar, A., Hegazy, M., Hanna, A., Tarraf, Y., & Temtamy, S. (2007). Characteristics of patients with congenital clasped thumb: A prospective study of 40 patients with the results of treatment. *Journal of Children's Orthopedics*, 1, 313-322.
3. Tonkin, M. A. (2013). On the classification of congenital thumb hypoplasia. *Journal of Hand Surgery European*, 39E(9), 948-955.
4. Sakellarides, H. T., Mital, M. A., Matza, R. A., & Dimakopoulos, P. (1995). Classification and surgical treatment of the thumb-in-palm deformity in cerebral palsy and spastic paralysis. *Journal of Hand Surgery*, 20(3), 428-431.
5. Khoshhal, K. I., Jarvis, J. G., & Uhthoff, H. K. (2012). Congenital trigger thumb in children: Electron microscopy and immunohistochemical analysis of the first annular pulley. *Journal of Pediatric Orthopedics*, 21(4), 295e-299e.
6. Murgai, R. R. & Lightdale-Miric, N. (2020). Pediatric trigger thumb caused by a flexor tendon sheath ganglion. *Journal of Pediatric Orthopedics* B, 29, 203-205.
7. Li, Z., Wiesler, E. R., Smith, B. P., & Koman, L. A. (2009). Surgical treatment of pediatric trigger thumb with metacarpophalangeal hyperextension laxity. *Hand*, 4(4):,380-384.

(계속)

8. Goldfarb, C. A., Wustrack, R., Pratt, J. A., Mender, A., & Manske, P. R. (2007). Thumb function and appearance in thrombocytopenia: Absent radius syndrome. *Journal of Hand Surgery*, 32(2), 157-161.
9. Koh, S., Horii, E., Hattori, T., et al. (2012). Pediatric trigger thumb with locked interphalangeal joint: Can observation or splinting be a treatment option? *Journal of Pediatric Orthopedics*, 32(7), 724-726.
10. Lee, Z., Chang, C., Yang, W., Hung, S., & Shih, C. (2006). Extension splint for trigger thumb in children. *Journal of Pediatric Orthopedics*, 26(6),785-787.
11. Baek, G. H. & Lee, H. J. (2011). The natural history of pediatric trigger thumb: A study with a minimum of 5 years follow-up. *Clinics in Orthopedic Surgery*, 3, 157-160.
12. Lin, S. C., Huang, T. H., Hsu, H. Y., Lin, C. J., & Chiu, H. Y. (1999). A simple splinting method for correction of supple congenital clasped thumbs in infants. *Journal of Hand Surgery British*, 24(5),612-614.
13. Tsuyuguchi, Y., Masada, K., Kawabata, H., Kawai, H., & Ono, K. (1985). Congenital clasped thumb: A review of forty-three cases. *Journal of Hand Surgery American*, 10(5), 613-618.
14. Ten BergeBoonstra, S. R.A. M., Dijkstra, P. U., Hadders-Algra, M., Haga, N., Maathuis, C. G. (2012). A systematic evaluation of the effect of thumb opponens splints on hand function in children with unilateral spastic cerebral palsy. *Clinical Rehabilitation*, 26(4), 362-371.
15. Goodman, G. & Bazyk, S. (1991). The effects of a short thumb opponens splint on hand function in cerebral palsy: A single-subject study. *American Journal of Occupational Therapy*, 45(8), 726-731.
16. Currie, D. M., & Mendiola, A. (1987). Cortical thumb orthosis for children with spastic hemiplegic cerebral palsy. *Archives of Physical Medicine and Rehabilitation*, 68(4), 214-216.

사례 연구 섹션

여기에 제시된 사례 연구는 교육 지침으로만 사용된다. 치료 및 스플린트 프로토콜은 수부외과전문의마다, 치료사마다 크게 다를 수 있다. 치료사는 선호하는 치료와 적절한 스플린트 중재를 정의하기 위해 담당 의사 및 동료와 논의해야 한다.

사례 연구 1: 손가락 굽음증(camptodactyly)

Jamie는 11세 소녀로, 지난 몇 년 동안 양손의 5번째 손가락에서 굽힘 구축이 증가하는 것을 발견하였다. 아동은 이러한 PIP 구축을 일으킬 수 있는 과거 병력은 없었다. 아동은 최근에 수부외과전문의에게 이러한 구축이 손가락 굽음증 청소년기 형태로 인한 것이라고 진단받았다. 그는 원인이 명확히 알 수 없지만 벌레근(lumbricals)의 이상 또는 굽힘 힘줄의 단축과 관련이 있다고 설명하였다. 의사는 굽힘 동작의 상실과 같은 합병증의 위험이 있어 수술은 고려하지 않았다. 그는 아동이 더 신중하게 치료적 중재를 적용되기를 원하였다.

처음 내원했을 때 아동은 양손의 5번째 손가락이 굽힘된 상태로 손의 모양에 대해 인지하며 걱정스럽게 스웨트셔츠 소매 아래에 손을 숨기고 다녔다. 처음 평가에서 5번째 손가락의 ROM 제한을 제외하고 다른 손가락 움직임은 정상이었다. 5번째 손가락의 ROM 평가에서 AROM은 45°, PROM은 28°의 PIP 관절 폄 각도의 제한이 있었고 악력 평가는 오른쪽 20파운드, 왼쪽 18파운드였다. 벌레근의 맨손근력검사(manual muscle testing, MMT)는 3등급이었다. 아동은 주머니에 손을 넣거나 테이블 위에 손을 완전히 평평하게 놓는 것이 어렵다는 것을 제외하고는 일상활동에서는 손을 사용하는 데 어려움이 없다고 말하였다. 아동은 지난 몇 년 동안 농구를 하면서 공을 손바닥으로 만지는 능력이 감소하였다고 느꼈다.

아동의 PIP 관절에서 PROM이 30° 미만으로 저하될 수 있기 때문에 연속형 고정 유형의 가동 스플린트를 적용하였다(그림 20-4B). 아동은 적어도 10시간 동안 밤마다 착용하였고 온열 신장 중재, 능동적인 폄 운동, 손허리손가락(metacarpophalangeal, MCP)관절 제한 스플린트를 착용한 상태에서 "페니 축구"와 같은 활동을 포함하는 홈 프로그램에 참여하였다(그림 20-13C). 아동은 파라핀, 수액 치료, 내재근 강화 훈련, 고무찰흙을 이용한 손가락 폄 강화 운동을 매주 수행하였다. 아동의 스플린트는 방문할 때마다 더 폄된 상태로 수정되었다. 3개월 후, 완전 폄 각도에서 8° 제한된 정도의 관절가동범위로 개선되었다. 아동의 방문 치료는 중단했지만 가정 프로그램을 계속하라는 처방을 받았다. 아동은 골격이 성숙할 때까지 스플린트를 착용하는 것이 좋기 때문에 성장에 맞게 수정하기 위해 몇 달에 한 번씩 방문하였다.

사례 연구 2: 오른쪽 편마비(right hemiplegia)

Lilly는 14개월 전에 오른쪽 편마비 진단을 받은 뇌졸중 환자이다. 신경과 전문의는 작업치료사의 평가와 치료를 위해 아동을 의뢰하였다.

첫 방문에서 아동의 부모는 어렸을 때 오른팔 사용이 제한적이었다고 보고하였다. 아동은 기어가기를 하지 않고 일찍 걸었다고 한다. 인지적 또는 언어적 문제는 없었다. 신체적으로는 어깨관절의 약간 안쪽돌림, 약간 팔꿈치관절 굽힘, 아래팔 엎침, 엄지손가락은 손바닥 모음 및 굽힘된 상태에서 오른쪽 팔을 유지하는 경향을 보였다. 오른팔 ROM 평가에서 팔꿈치관절 15°의 폄 제한을 제외하고는 PROM은 정상이었다. AROM 평가에서는 어깨관절 100° 굽힘, 팔꿈치관절 30°에서 120°, 아래팔 뒤침 10°, 손목 폄 30°의 움직임을 보였다. 손을 펴하라고 요청했을 때, 손목과 손가락에서 굽힘되었다(손가락과 손목 폄 0°). 손목에서 굽힘되었을 때 엄지손가락 손허리손가락(MCP)관절에서만 폄되었다. 아동은 모든 작업에서 왼쪽 상지를 사용하였다. 일상생활에서 대부분 오른쪽 상지의 사용을 회피하였다. 언어적 격려를 받거나 왼쪽이 사용 제한된 상태에서만 오른쪽 상지를 사용하려고 시도하였다. 아동은 물건을 잡을 수 있었지만 엄지손가락이 굽힘되어 엄지손가락 등쪽면으로 물체를 잡았다. 손목을 굽힘해야만 손가락을 폄 시킬 수 있었다. 팔을 들어 올려서 어깨 높이에 있는 물체를 옮길 수 있으며, 아래팔은 엎침, 손목은 중립 자세였다. 옆으로 앉거나 네발기기 자세를 했을 때 오른쪽 팔에 체중지원을 하였다. 공놀이 할 때는 손으로 잡을 수 있었지만 손의 등쪽 부분을 사용하였다.

PROM에는 큰 문제가 없었으나, 굽힘근의 뻣뻣함과 구축이 발생할 위험성이 있었다. 야간 사용을 위해 두 부분으로 된 손등/손바닥 고정 스플린트를 제작되었다(그림 20-14A). 기능적 사용을 향상시키기 위해 다양한 대안이 고려되었다. Fabrifoam®은 긴 스트랩 형태로(그림 20-6A) 기능적인 활동에서 손과 아래팔의 좋은 위치를 제공하기 위해 사용되었다. 체중지원 스플린트의 사용은 몸쪽 부위 근력 강화를 위해 손을 벌린 상태에서 적용하였다(그림 20-6C). 손등 손목 스플린트는 손 사용에 있어 손목에 더 나은 폄 상태를 유지하기 위해 사용되었다(그림 20-8). 손바닥 표면으로 물체를 잡기 위한 좋은 엄지손가락의 위치를 보조하기 위한 여러 가지 선택 사항이 시도되었다(그림 20-7A,B).

사례 연구 3: 팔꿈치 골절

필립은 스케이트보드를 타다가 넘어져 왼쪽 위팔뼈의 안쪽 위관절융기(medial epicondyle) 골절상을 입은 14세 소녀이다. 개방정복고정술(open reduction and internal fixation, ORIF)을 받았고 4주 동안 캐스트를 착용하였다. 후에 정형외과를 방문했을 때 자신경 차단(neuropraxia)으로 팔꿈치와 아래팔의 움직임에 제한이 있어 치료를 의뢰하였다.

Philip은 스케이트보드, 서핑, 축구를 좋아하는 활동적인 10대의 고등학교 1학년 학생으로 가능한 빨리 이러한 활동으로 돌아가기를 열망하였다. 상지를 신장시켰을 때 시각적 아날로그 척도(visual analog scale)에서 10점 만점에 4점의 통증을 언급한 것 외의 통증은 없었다. 그는 5번째 손가락과 4번째 손가락의 자측에서 저린감을 호소하였다. PIP 관절 굽힘과 MCP 관절의 과다폄이 보였다. 수술 절개 부위가 잘 회복되었고 팔꿈치 주위에 약간의 부기가 있었다. 팔꿈치관절에서 50°~90°, 아래팔 뒤침 20°에서 움직임 제한을 보였고 우세손이 오른손으로 기능적 사용의 어려움을 부인했지만 왼손에서 무거운 물건을 잡거나 나르는 데 제한이 있었다. 주치의로부터 과격한 스포츠를 피하라는 지시를 받았고 2개월 동안 체육 수업에 복귀할 수 없었다.

Philip은 부드러운 스트레칭과 단계별 강화에 중점을 둔 치료 프로그램을 시작하였고 자측 손가락에서 구축이 발생할 위험이 있어 하루 종일 착용하는 부드러운 스트랩 형태의 자신경 스플린트를 적용하였다. 또한 운동 중 사용하기 위해 MCP 관절 제한 스플린트도 제작하였다(그림 20-13C와 유사). 하루에 여러 번 할 수 있는 가정 프로그램을 훈련받았다.

치료 두 번째 주까지 팔꿈치와 아래팔의 움직임에 좋은 개선을 보였으나 팔꿈치를 구부린 자세로 잠을 잔다고 보고하였다. Philip은 밤에 착용할 맞춤형 팔꿈치 폄 가동 스플린트(연속형 고정)를 적용하였는데 방문할 때마다 팔꿈치 폄을 위해 수정되었다(그림 20 13B와 유사).

치료 한 달 후에도 팔꿈치의 완전한 굽힘과 폄이 제한되어 JAS®(Joint Active Systems) 스플린트의 사용을 권장하였다(그림 20-3A). Philip은 각 방향으로 하루에 세 번, 30분 동안 착용하는 것을 준수하였고 3개월이 지나자 그는 모든 움직임을 할 수 있었고 스포츠 활동도 가능해졌지만 스케이트보드를 탈 때는 더 조심하기로 동의하였다(그림 20-3B).

사례 연구 4: 노뼈 길이 결손(radial ray deficiency)

Abigail은 5주 일찍 태어났으며 팔에 심각한 기형, 엉덩관절 형성저하증 및 낮은 혈소판 수치를 보여줬다. 영아는 지역 아동 병원의 신경과중환자실(NICU)로 이송되었고 혈소판 감소증(thrombocytopenia-absent radius, TAR) 진단을 받았다. 치료를 위한 영아의 첫 번째 처방은 NICU에 있는 동안 생후 2주였다. 작업치료사는 식이를 위한 삼킴 중재와 신체 관리에 중점을 뒀다. 영아는 스플린트 적용에 대해 소아 수부치료사(hand therapist)와 상담을 요청하였다. 첫 평가에서는 상지에서 어깨관절 모음, 팔꿈치관절 굽힘, 손목 굽힘과 노쪽치우침, 손가락은 MCP 굽힘, 손가락사이(interphalangeal, IP)관절 폄된 상태로 관찰되었다. PROM 평가에서는 팔꿈치관절 폄 100°, 손목 중립 위치로부터 50°, 손가락은 MCP 폄에서 25°의 제한이 있었다.

영아가 1세가 될 때까지는 외과적 수술이 필요하지 않기 때문에 그때까지 연부조직의 길이를 유지할 필요가 있었다. 영아의 골절, 탈구 및 연약한 피부의 손상 위험이 더 크기 때문에 소아 담당 치료사는 부드러운 원주형 랩 형태의 스플린트를 제작하였고(그림 20-17A). 생후 6개월에 자뼈쪽 기반 스플린트로 변경하였다(그림 20-2B).

복습 문제 CHAPTER REVIEW QUESTIONS

1. 이 장에서 검토한 소아 환자에게 적합한 세 가지 스플린트 재료를 설명하시오. 이러한 재료 선택에 대한 근거를 설명하시오.
2. 소아 환자에게 스플린트를 적용할 때 특별한 발달 및 환경적 고려 사항 중 세 가지를 설명하시오.
3. 창의적이고 제거하기 어려운 소아용 스플린트 스트랩 적용의 두 가지 예를 제시하시오.
4. 소아 환자의 기능을 향상시키는 스플린트의 예를 설명하시오.
5. 치료사는 (환자와 가족) 소아 환자에게 스플린트에 대한 순응도와 사용을 권장하는 방법에 대한 두 가지 예를 제시하시오.

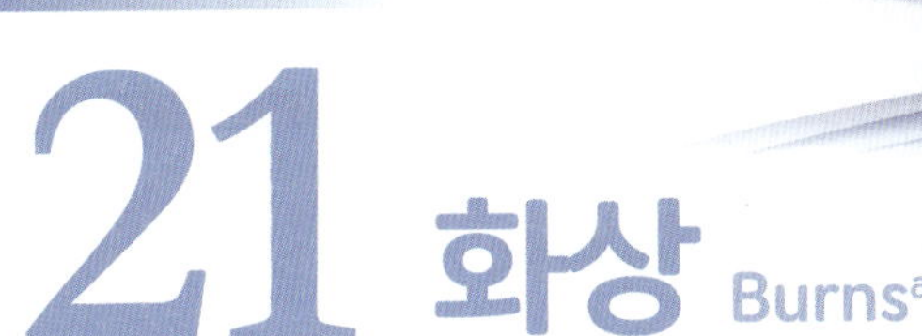

CHAPTER 21 화상 Burns[a]

Courtney Condon, MEd, OTR/L
Katherine Hartigan Norris, MS, OTR/L

학습 목표

이 장을 학습한 후 다음의 내용을 수행할 수 있다.

- 화상 부위에 대한 이해: 심각도, 표면적, 상처깊이, 치유 단계, 장기 후유증 등을 설명한다.
- 화상 환자의 스플린트 개입에 대한 고려 사항을 설명한다.
- 화상을 입은 팔, 다리에서 볼 수 있는 가장 흔한 구축을 확인한다.
- 화상으로 인한 자세 조절 시 재료 선택의 중요성을 이해한다.

주요 용어

구축(contracture)
기능 자세 스플린트(position of function orthoses)
딴곳뼈되기(heterotopic ossification, HO)
변형 방지 스플린트(antideformity orthoses)
부분 두께, 부분 화상(partial thickness)
부상 깊이(depth of injury)
신경병증(neuropathies)
압박의복(compression garments)
염증 단계(inflammatory stage)
전체 두께, 전층 화상(full thickness)
전체 신체 표면적(total body surface area, TBSA)
진피 아래(subdermal)
표면 깊이(epidermal depth)
표면 두께, 표면 화상(superficial thickness)
피부 기능 단위(cutaneous functional units)
피부 이식(skin graft)

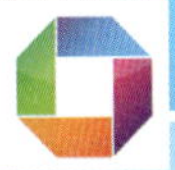

MD 노트

Robert L. Sheridan, MD
Massachusetts

손의 화상은 손의 기능과 삶의 질에 큰 악영향을 미친다. 수술만으로 좋은 결과가 나오지 않고, 수술과 숙련된 스플린트 중재 및 치료가 결합되어야 더 나은 결과가 도출된다. 위와 같은 구성 요소들은 미래를 위해 현재의 불편함을 참고 견뎌야 하는 하는 것이 전제이나 장기적 안목을 갖기 어려운 아동에게 스플린트 중재는 특히나 어려운 일이다. 아동들에게 장기적으로 최적화된 결과를 제공할 수 있도록 인도적이고 효과적인 치료를 하는 것은 매우 어렵기도 하지만 보람 있는 일이다. 이러한 일을 할 수 있는 치료사는 드물기에 가치가 있다. 이 장의 저자들은 이러한 일을 할 수 있는 전문가로 그들의 고유의 노련한 기술과 기량을 공유한다.

---

[a]이 장은 Reg Richard, MS, PT, and Jonathan Niszczak, MS, OTR/L. 의하여 작성된 2번째 편집본에 기초하였다.

자주 묻는 질문

화상치료의 진행절차에서 피부 이식(graft) 후 7일까지 관절가동범위(range of motion, ROM) 운동을 허용하지 않는다. 그렇다면 그 기간 동안 치료사는 무엇을 해야 하나요?

일부 수부외과전문의들은 성공적인 피부 이식을 위해 매우 엄격한 프로토콜(protocol, 치료절차법)을 사용하지만 그 와중에도 작업치료사와 물리치료사는 중요한 역할을 할 수 있다. 환자에게 스플린트가 처방되면 압박 부위가 발생하지 않도록 매일 압박 부위를 확인하고 스플린트를 제거하여 세척하고 착용하며 기능적 자세를 확보할 수 있도록 한다. 만약 스플린트가 제거되었을 경우 치료사는 목, 손목, 무릎 및 발목을 포함하여 구축(contracture) 위험이 있는 관절을 확인하고 편안하게 위치하도록 할 수 있다.

시간을 절약하기 위해 조립식 스플린트를 사용하는 것이 나은가요?

비행모양 화상 스플린트(airplane orthoses)와 같은 조립식 스플린트는 시간과 재료를 절약할 수 있지만 가끔 매우 비싸기도 하며 화상 상처의 소독 범위를 변경하고 치료 목표를 최대화하기 위한 수정이 어려울 수 있다. 치료사에게 능력이 있다면 환자는 적합하게 제작된 스플린트를 사용하는 것이 좋다.

화상 스플린트를 제작하려면 어떤 재료를 선택해야 하나요?

재료에 대해 다양한 의견이 있지만 이상적으로는 저온, 기억형상력(memory material)이 높은 천공 재료가 이 화상환자에게 가장 적합하다. 기억 형상력이 높은 재료는 잦은 수정이 가능하고 천공은 삼출물(exudate) 배수를 더 잘 허용한다.

소 개 INTRODUCTION

화상치료는 의료종사자들 사이에서 경험적인 중재와 합의를 기반으로 하는 최고의 실천을 기반으로 끊임없이 진화하는 분야이다. 화상환자를 치료하기 위해 사용되는 특수 스플린트는 환자의 재활에 사용할 수 있는 한 가지 접근 방식이다. 전반적으로 치료사는 급성 및 재건 화상 질환(reconstructive burn populations)에 대한 스플린트 중재가 장기적으로 관절운동범위(range of motion, ROM)와 기능적 움직임에 긍정적인 영향을 미친다. 화상 스플린트의 제작은 섹션 I에 설명된 기본 스플린트 원리를 사용하며 이번 장에서는 화상 환자의 성공적인 예후에 기여 할 수 있는 원칙의 이해와 화상 질환의 이해에 집중하도록 한다. 화상 환자를 위해 제작된 스플린트의 가장 큰 특징은 환자 개개인의 특성에 맞게 상세하게 평가한 뒤 변형 방지 및 **구축(contracture)** 방지를 위해 맞춤 제작된다는 점이다. 또한 화상 환자를 위한 최상의 스플린트 절차를 결정하기 위하여 연구에서 제시된 내용과 의료팀간의 협력의 중요성을 이해하도록 한다.

화상의 고려 사항 BURN INJURY CONSIDERATIONS

화상 스플린트를 제작할 때 주요 고려 사항은 다음과 같다.

- 화상 흉터의 구축 변형을 방지하기 위해 팔다리의 기능적 위치를 제공한다.
- 화상부상 및 외과 수술 후에 ROM을 보존한다.
- 점차적으로 ROM을 증가시키며 흉터 및 구축에 대한 치료 중재를 제공한다.
- 노출된 힘줄, 혈관, 신경, **피부 이식(skin grafts)** 및 피부판(skin flaps)을 보호한다.
- 통증의 감소(Richard & Ward, 2005).

숙련된 치료사는 환자의 의료정보를 기반으로 최적의 스플린트를 선택할 때 여러 요소를 고려한다. 예를 들면 목, 어깨, 손의 화상은 가슴만 화상을 입는 것보다 기능적 영향이 크며 더 많은 고려요소를 포함한다. 화상을 입은 환자를 위한 스플린트 제작은 주로 다음과 같은 측면을 기반으로 하며 화상 자체와 직접적인 관련을 내포하고 있다.

- 스플린트 착용을 이해하는 환자의 연령
- 상처 치유의 예상 시간을 포함한 화상의 깊이와 심각도
- 환자가 예상하는 상처 치유 및 외과적인 중재의 시간
- 화상 및 화상 분포의 전체 신체 표면적(total body surface area, TBSA)을 고려한 환자의 전반적인 의학적인 복잡성
- 치료 과정에서 환자의 이동성
- 화상 치료를 받는 동안 환자 스스로가 책임질 수 있는 독립성의 수준(즉, 환자 스스로 관리 활동에 참여할 수 있나?)
- 스플린트 사용에 영향을 줄 수 있는 동반 질환과 감각 장애와 관련된 질환
- 환자의 고통과 불안 부담과 이를 관리하는 화상관리팀의 능력

• 환자와 가족의 이해 수준

국가 통계에 따르면 지난 20년 동안 미국에서 심각한 화상 건수가 크게 감소하였다(American Burn Association). 화상 치료사가 스플린트의 올바른 계획을 세우고 정확하게 인식하는 능력은 특히 손과 어깨에 관련된 부상의 경우 중요하다. 적절한 시기에 임상적으로 알맞은 중재는 환자의 예상되는 기능적 결과와 전반적인 화상에 대한 만족도 및 삶의 질 개선에 직접적인 영향을 미칠 수 있다(Richard et al., 2009). 화상치료에 대한 다양한 협회를 통하여 화상 질환을 이해하는 데 도움이 될 수 있다(상자 21-1).

화상 상처의 심각도 BURN WOUND SEVERITY

화상 상처의 심각도는 일반적으로 화상의 분포, **부상 깊이(depth of injury)** 및 위치를 고려한 **전체 신체 표면적(total body surface area, TBSA)** 계산을 사용하여 결정된다(그림 21-1A,B). 전체 신체 표면적과 예상되는 흉터 구축의 사이에는 직접적인 상관관계가 있다(Parry et al., 2019). 화상의 깊이는 흉터에 직면하여 잠재적 기능 손실의 평가하는 데 중요하며 아래에 설명된 네 가지 손상 수준 중 하나로 분류된다(Richard, 2000). 재활의 관점에서 화상 부상의 위치는 관절 부위나 또는 인접 부위에 피부 주름이 있는 경우 문제가 된다(Richard et al., 2009; Whitehead & Serghiou, 2009). 특히, 피부 동원(**피부 기능 단위[cutaneous functional units, CFUs]**로 식별)은 화상 흉터가 형성되기 쉬운 특정 관절의 움직임에 영향을 미친다. CFU는 관절 자체의 근접성을 훨씬 넘어 확장되는 피부 영역을 포함하고 특정 ROM을 생성하기 위해 사용 가능한 피부의 평균 최대 80%를 사용한다(Richard et al., 2009).

상자 21-1 화상치료 관련 협회

미국 화상 협회	www.ameriburn.org
호주 뉴질랜드 화상 협회	www.anzba.org.au
바이오-컨셉, 주식회사 (Bio-Concepts, Inc)	www.bio-con.com/custom.html
바이오 메디 사이언스, 주식회사 (Bio Med Sciences, Inc)	www.silon.com
화상 엔진(Burn Engine)	www.repar.veille.qc.ca/burnengine
화상 수술 협회	www.burnsurgery.org
화상 생존자 협회	www.burnsurvivor.org
화상 치료사 협회	www.burntherapist.com
화상 유럽연합	www.euroburn.org
국제 화상 협회	www.worldburn.org
북미화상 협회	www.nabsociety.org
피닉스 화상생존자 협회 (The Phoenix Society for Burn Survivors)	www.phoenix-society.org
토르봇 그룹, 주식회사 (Torbot Group Inc)	www.torbotgarments.com

화상은 피부의 깊이와 단계(표면 깊이, epidermal depth)에 따라 분류된다. **표면[표면 화상(superficial)], 부분 두께[부분 화상(partial**

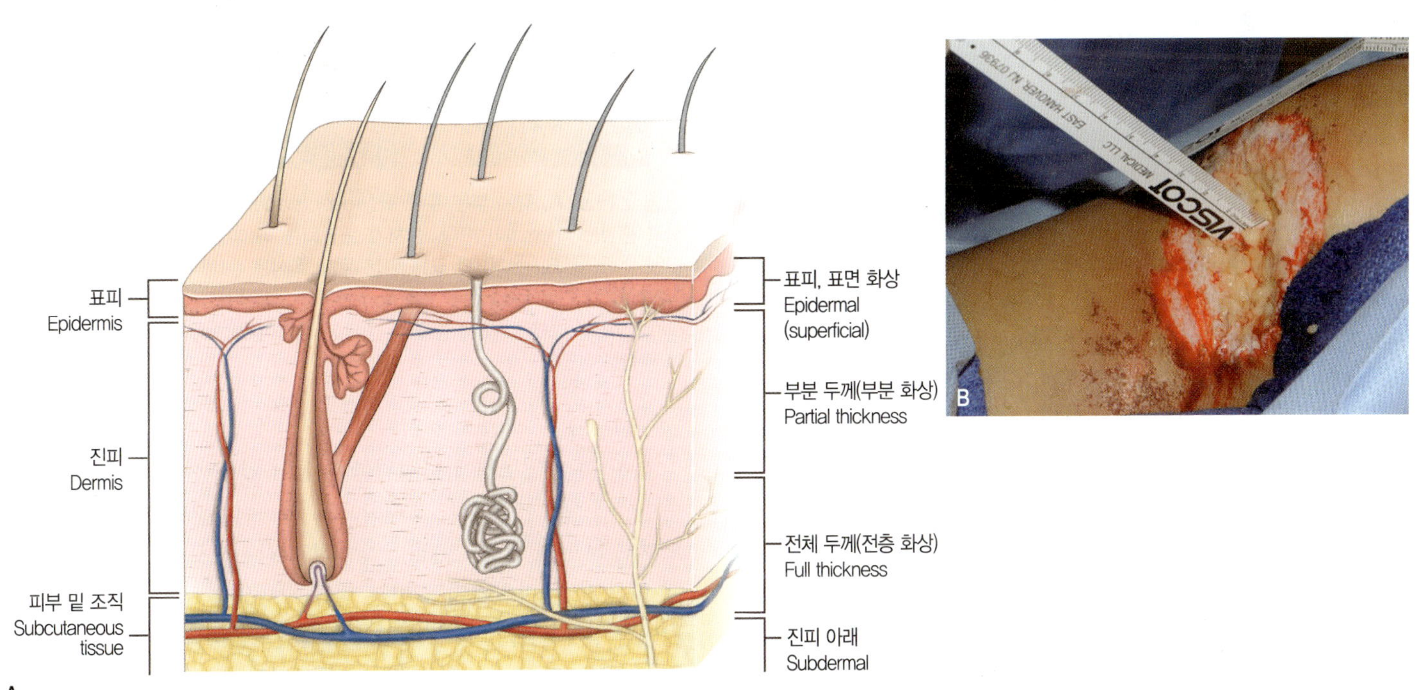

그림 21-1 **A**, 화상으로 인한 피부층 및 조직 손상 깊이. **B**, 깊이 측정에 사용되는 눈금자. (Modified from Timby, B. K., Smith, N. E. (2018). *Introductory medical-surgical nursing* (12th ed.). Philadelphia, PA: Wolters Kluwer.)

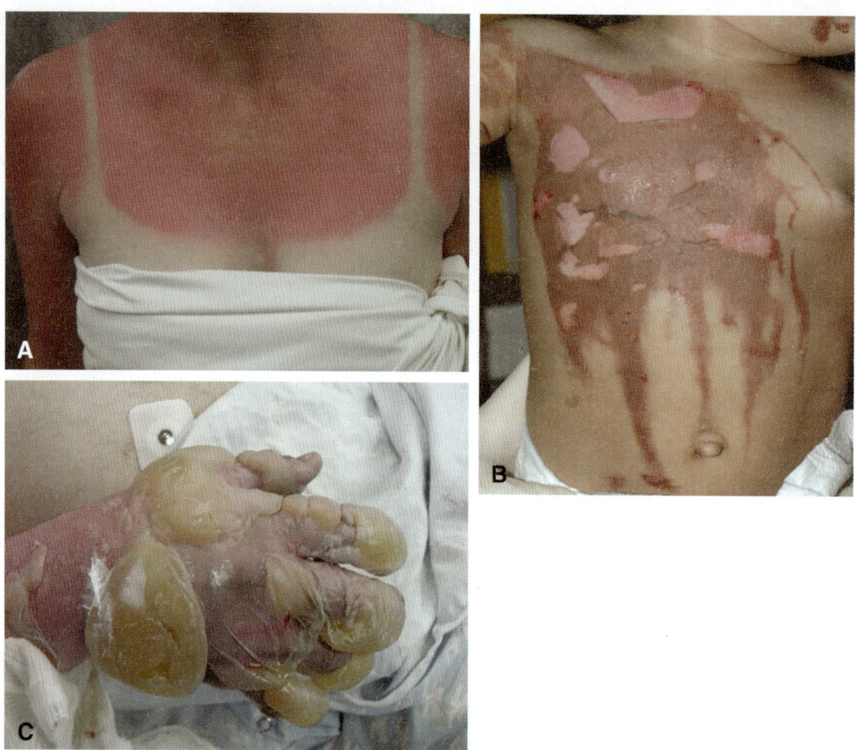

그림 21-2 A, 극심한 햇볕에 노출되는 경우 흔히 볼 수 있는 표면 화상(epidermal burn). B, 소아과에서 흔히 볼 수 있는 뜨거운 물에 데인 표면 화상 손상 분포. C, 표면-부분 두께 화상(superficial-partial thickness burn). 홍반, 물집이 잡힌 손 외형에 주목한다.

thickness)], 전체 두께[전층 화상(full thickness)] 및 진피 아래 화상 (subdermal) 손상 깊이에 따라 1도, 2도, 3도, 4도 화상으로 분류된다. 상처 치유와 관련하여 부분 화상 상처는 관련된 진피의 양에 따라 표재성 상처와 깊은 상처로 나눌 수 있다(Rutan, 1998). 상처의 깊이는 흉터 형성 및 차후 구축 발생 가능성과 관련이 있기 때문에 상처 치유 관점에서 중요하다.

표면 화상은 기능적 위치 결정 및 치유를 고려할 때 별 의미가 없다(그림 21-2A~C). 대부분의 1·2도 화상은 부상 후 14일 이내에 낫고 흉터가 구축될 위험이 적다. 소아 환자의 손바닥 표면 부분 두께(superficial-partial thickness) 화상은 치료 중 적절한 위치에 있지 않으면 기능에 위험을 초래할 수 있다(Greenhalgh & Stanley, 1994)(그림 21-3A~C). 화상 깊이가 흉터 형성에 영향을 미치지는 않지만, 함께 치유될 수 있는 손바닥 주름은 화상상처 치유를 지연시키고 어린이의 일생에 걸쳐 손 기능과 성장에 잠재적으로 영향을 미칠 수 있다(그림 21-4A~C).

주로 외과적 중재 없이 치유되는 깊은 피부의 화상은 잠재적으로 움직임을 억제할 수 있는 흉터 조직의 형성을 통해 치유된다(Richard & Staley 1994b). 2차적 의도(즉, 수술 봉합 없이 아래에서 위쪽으로)에 의해 치유되는 2-3도 화상은 조밀한 흉터 조직의 생성에 의해 이루어진다. 상처 봉합을 위해 피부 이식이 필요한 전체 두께 화상뿐만 아니라 깊은 부분 두께 화상은 흉터 구축 형성에 상당한 영향을 주어 위험을 초래한다(Goverman et al., 2017)(그림 21-5A~C).

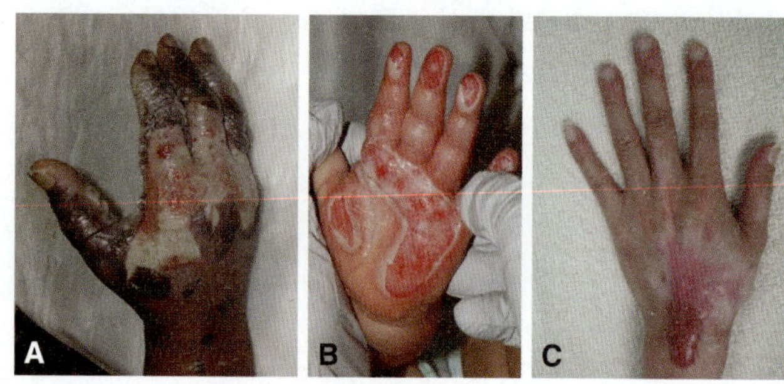

그림 21-3 A, 깊은 부분 두께 화상(deep partial thickness burn); 피부가 창백하고 홍반(erythema)이 적다. 상처가 봉합되는 데 14일 이상이 걸리므로 흉터가 보일 수 있다. B, 손바닥의 표면 부분 두께 화상은 손바닥 폄 스플린트가 필요하다. C, 이차 치유(secondary intention)에 의해 회복된 깊은 부분 두께 손상(deep partial thickness injury); 주변 등쪽 피부에 장력이 있는 두꺼운 흉터가 손목 굽힘에 영향을 미친다.

특히 피부 밑조직에 광범위한 손상이 있는 진피 아래 화상은 구축형성에 상당한 위험을 초래함으로 스플린트 제작이 필요할 수 있으며(Leblebici et al. 2006). 일반적인 감전으로 야기되는 진피 아래 화상 또한 마찬가지로 피부 밑에 광범위한 조직 손상을 나타나 기능적 장애를 일으킬 수 있기에 스플린트를 필요로 한다(그림 21-D).

화상 스플린트 제작의 중요한 원칙은 치유 단계에서 기능적 위치를 확보하기 위해 변형 방지 스플린트를 조기에 적용하는 것이

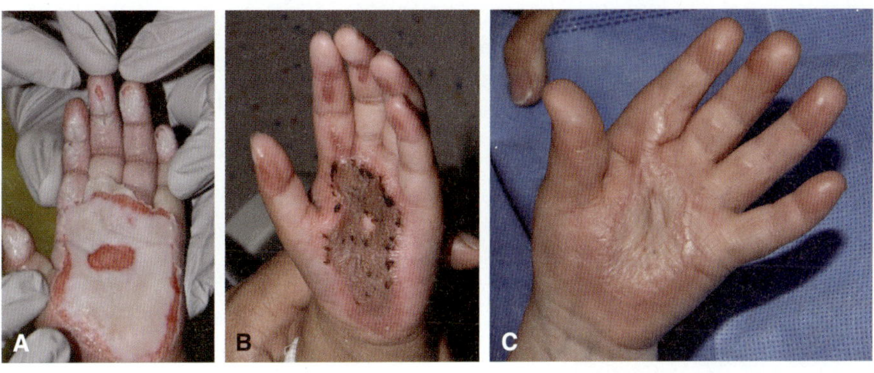

그림 21-4 A~C, 분할 피부 이식(split thickness skin graft, STSG)으로 치유된 전체 두께 화상. 스플린트 중재를 준수하지 않아 엄지손가락 쪽 근육 융기(eminence)의 긴장과 수축된 5번째 손가락을 확인한다.

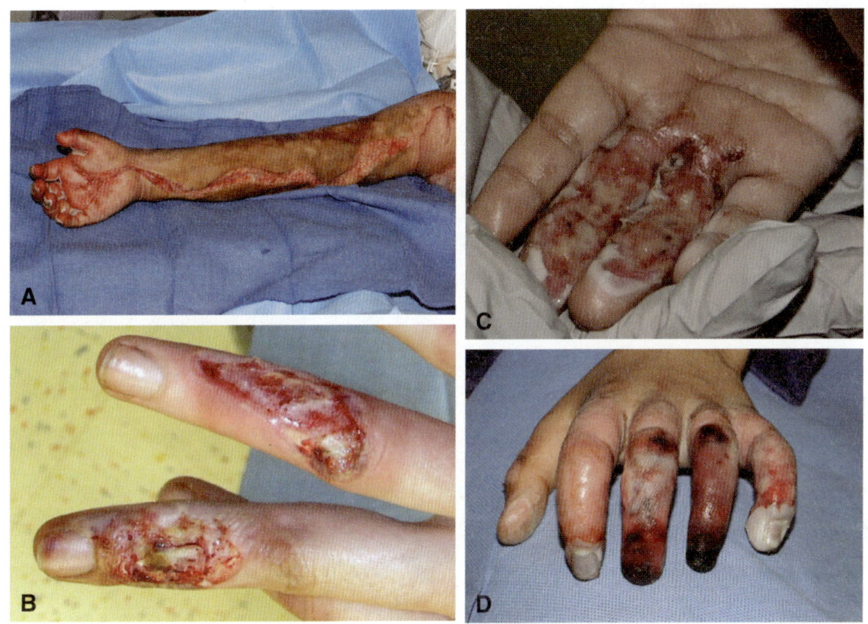

그림 21-5 A, 어깨와 손 전체에 전체 두께화상으로 빨갛게 변화된 손상도. 구획 증후군(compartment syndrome)을 예방하고 치료하기 위해 전체 두께(3도) 주변 화상을 치료하는 절차 과정으로 근막 절제술(fasciotomy)을 시행하였다. B, 화상 흉터 구축을 예방하기 위해 손가락을 고정해야 하는데 고정의 문제로 마찰(friction)부상(트레드밀 부상) 등이 소아에서 흔하게 나타난다. 트레드밀에서 발생되는 마찰부상으로 힘줄과 인대가 노출되었다. C, 전체 두께 화상; 심각한 구축 및 기능 상실의 가능성에 영향을 주는 손바닥 측면의 깊이에 주목한다. D, 화상 후 2일, 감전에 의한 부상으로 먼쪽손가락뼈사이관절에서 괴사된(necrotic) 손가락이 관찰된다.

다. 붓기(swelling) 또는 지속적인 체액 이동으로 인해 혈류가 감소할 가능성이 있으므로 스플린트 적용 시기를 능숙하게 판단해야 한다. 2도(부분 두께, 부분 화상) 또는 3도(전체 두께, 전층화상) 화상은 손상 후 48시간에서 72시간 내에 부종(edema)에 상당한 변화가 있을 수 있다(그림 21-6A,B). 이미 손상된 혈류는 화상 과정에서 너무 빠른 시기에 스플린트를 적용하면 조직에 손상을 일으킬 수 있어 고정 보조 장치를 제외하고 스플린트 적용은 상처가 스스로 드러나고 화상의 범위가 명확하게 구분될 때까지 보류하도록 한다(Holavanahalli, Helm, Parry, Dolezal, & Greenhalgh, 2011; Richard et al. , 2009).

더 깊은 화상이 있는 경우 힘줄, 관절주머니(joint capsule), 인대 및 신경혈관(neurovascular) 구조를 포함한 기본 구조의 침범 위험이 증가한다. 직접적인 의학적 금기가 없는 한 구조적 붕괴를 방지하고 기능적인 위치를 유지하기 위해 가장 스트레스가 적은 위치에 구조물을 배치하는 것이 중요하다(Puri et al., 2013). 일반적으로 스플린트는 상처의 온전한 상태를 방해하지 말고, 기능적인 위치를 유지할 수 있도록 과도한 스트레스를 방지하도록 한다.

스플린트는 화상의 표면인 피부에 적용되어 예상되는 변형의 방향에 반대로 적용한다. 예를 들어, 팔꿈치 팔오금(antecubital) 표면 피부 화상은 팔꿈치 굽힘 **구축(contracture)**이 발생하는 것을 방지

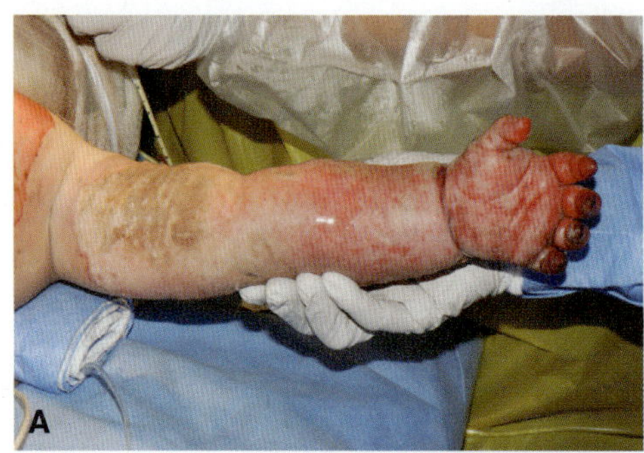

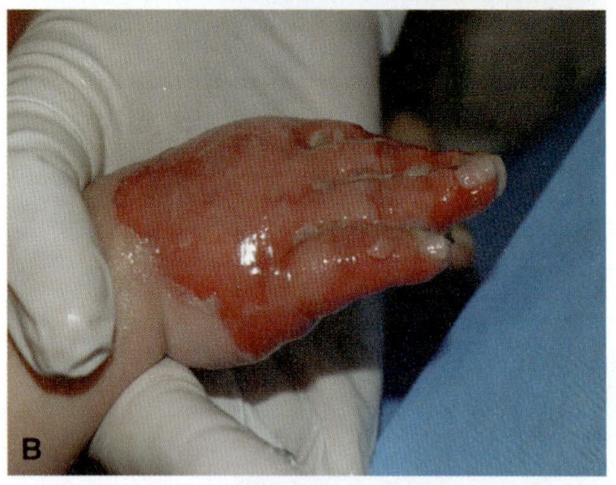

그림 21-6 A, 화상 딱지(eschar)를 제거하기 전 손과 팔에 심각한 부종. B, 화상의 결과로 부종이 증가하면 손갈퀴손 변형([claw hand deformity], 손허리손가락 폄, 손가락 간 굽힘)이 발생할 수 있다.

하기 위해 위팔 앞쪽 피부에 팔꿈치 폄 고정 스플린트를 필요로 한다(그림 21-7A).

화상 주변 또는 등쪽 손 화상의 구조가 이미 파괴된 경우 구조물의 보전성을 방해할 수 있는 과도한 부하를 방지하고 기능적인 위치를 유지할 수 있도록 구조를 배치해야 한다. 폄근 힘줄의 온전한 상태가 의심스러운 경우 등쪽 화상은 고려해야 할 많은 문제가 많다. 이상적으로는 손목과 MCP 관절은 힘줄이 느슨한 위치(손목 및 MCP 폄)에 놓이도록 위치해야 한다. 그러나 이 위치는 손목 및 MCP 관절 폄 구축의 기능적 합병증을 초래한다(그림 21-7B). 최적의 관절가동범위, 기능적인 움직임 및 스플린트 위치에 대한 일일평가는 최적의 환자 회복을 위한 모든 목표가 충족되고 있는지 확인할 수 있다(Richard et al., 2009). 치료사들은 임상 판단을 사용하고 조직 치유가 됨에 따라 변하게 되는 환자의 요구를 지속적으로 재평가해야 한다. 숙련된 치료적 수동/능동 관절가동범위 운동은 상처 소독, 상처 관리, 스플린트 착용과 범위 등을 고려하여 진행한다. 치료사는 화상 조작에 있어 약을 함께 사용하는 클러스터링 케어(clustering care)을 고려하도록 한다.

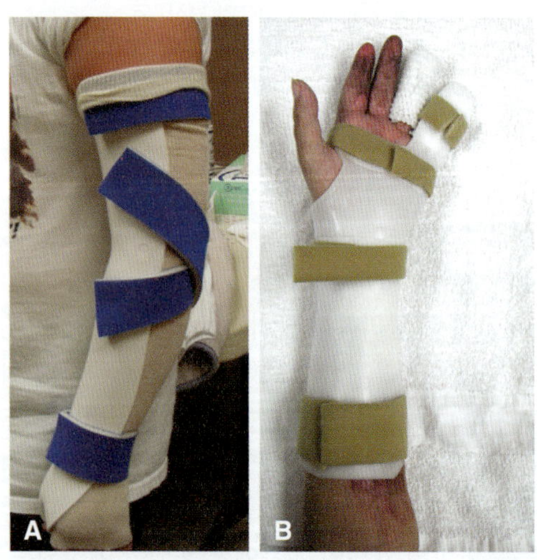

그림 21-7 A, 피부 이식 위에 직접 적용된 팔꿈치 폄 고정 스플린트. B, 스플린트는 손가락 폄근과 관련된 등쪽 화상에 대한 과도한 스트레스를 방지하기 위해 폄된 손목과 손가락을 배치한다.

화상 환자에게 스플린트를 사용할 때 고려해야 할 또 다른 측면은 **신경병증(neuropathies)**의 발병이다. 스플린트의 착용으로 어깨와 위팔의 팔신경얼기 신경에 문제가 자주 발생한다. 수평 벌림 고정 또는 비행모양 화상 스플린트(airplane orthosis)에서 환자의 어깨 위치는 신경병증의 위험을 증가시킬 수 있다(그림 21-8A). 환자가 어깨 벌림 상태에서 오랜시간 놓여 있을 때 팔신경얼기(brachial plexus) 손상이 발생할 수 있다. 일반적으로 치료사는 90° 벌림에서

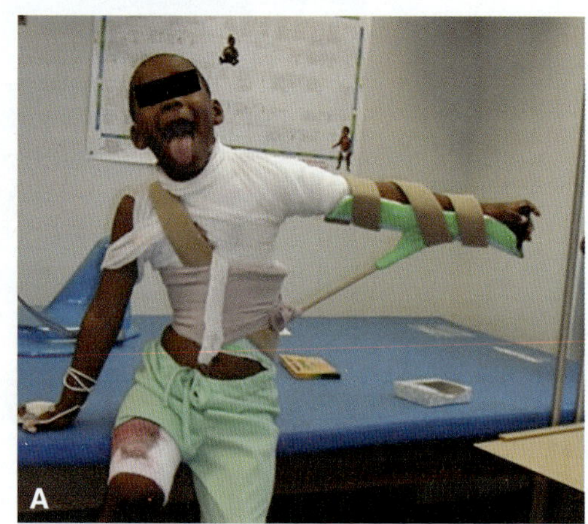

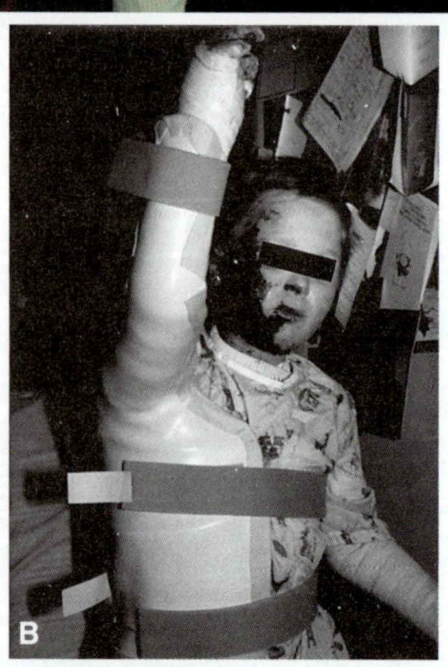

그림 21-8 A, 90°로 제작된 소아 겨드랑이 또는 비행기 형태 화상 스플린트(어깨 벌림/팔꿈치 폄 고정 스플린트)(피부 기증 부위 – 오른쪽 허벅지 참고). B, 소아 환자에서 사용되는 어깨 굽힘 및 벌림의 90° 이상으로 제작된 겨드랑이 스플린트.

의 어깨의 위치를 권장하지만, 어깨를 수평으로 10°에서 15°까지 모음시킴으로써 팔신경얼기에 가해지는 압력을 완화시킬 수 있다. 그러나 소아환자의 환경에서는 보고된 영향 없기에 아동은 90° 벌림보다 높은 위치에 놓도록 한다(그림 21-8B).

화상 후 설계된 스플린트는 화상 분포에 따라 개별적인 설계와 구성 그리고 착용 일정을 개별화한다. 문제가 있는 구축은 조기 스플린트 개입과 변형 방지 위치 지정으로 예방할 수 있다. 표 21-1은 어깨와 위팔, 손 화상에 사용하도록 제안된 스플린트 설계를 간략하게 보여준다.

어깨와 위팔, 손 화상과 관련된 가장 흔한 구축은 다음과 같다.

- 어깨 모음/폄
- 어깨 안쪽돌림
- 팔꿈치 굽힘
- 아래팔 엎침
- 손목 굽힘
- 손허리손가락(metacarpophalangeal, MCP)관절 폄
- 손가락뼈사이(interphalangeal, IP)관절 굽힘
- 엄지손가락 모음

팔다리가 며칠 동안 움직이지 않으면 아동이라도 관절주머니(capsular) 주요 관절을 가로지르는 힘줄과 근육들의 구축이 발생한다. 지나치게 과한 수동 관절가동범위 운동이 **딴곳뼈되기(heterotopic ossification, HO)**을 유발할 수 있는데 특히 팔꿈치에서 발생할 수 있어 주의하도록 한다.

화상 수축에 대처하기가 매우 어려울 수 있지만, 화상 치료실 내 치료사의 고려 사항은 폄(한 번 손실된)을 회복하는 것이 굽힘을 회복하는 것보다 훨씬 더 어렵다는 것이다. 이러한 근거로 신경혈관 다발(neurovascular bundle)이 일단 짧아지면 집중적이고 고통스러운 개입을 통해서만 폄에 대한 조직들이 연장될 수 있는 반면 굽힘은 가동화, 기능적 사용 및 체중 부하와 같은 활동에서 자연스럽게 회복하는 연구로 제시되었다(Puri et al. 2013).

이에 대한 예외로 팔꿈치에 HO이 의심되는 경우이다. 임상적으로 크고 깊은 화상이 있는 경우 HO을 진단하기 어려울 수 있다. 그러나 관절가동운동 후의 통증 증가 또는 관절가동범위 운동 중 딱딱한 끝 범위의 느낌으로 인해 의사가 팔꿈치 관절을 HO으로 의심하는 경우, 최소한 12시간마다 교대로 팔꿈치 굽힘/폄 스플린트 프로토콜(치료절차법)을 즉시 시작하도록 한다.

표 21-1 어깨와 팔에 대한 일반적인 화상 스플린트

화상 상처 부위	일반적인 스플린트 이름	참고문헌
어깨나 겨드랑이	• 비행기 모양(airplane) • 컴포머(conformer)/피규어 8 (figure of 8) • 어깨벌림 웨지(wedge) • 빗장 스트랩(clavicular strap)	• Malick and Carr (1982), Richard and Stanley (1994b), Walters (1987), Richard et al. (2005), Manigandan et al. (2005), and Chow (2006) • Malick and Carr (1982), Richard and Stanley (1994b), Walters (1987), Obaidullah et al. (2005), and Richard et al. (2005) • Malick and Carr (1982), Richard & Stanley (1994b), and Richard et al. (2005) • Malick and Carr (1982), Richard and Stanley (1994b), Walters (1987), and Richard et al. (2005)
팔꿈치	• 가동(dynamic) • 거터(gutter)나 지지대trough) • 컴포머 • 3점(three point)	• Richard et al. (1995) and Richard et al. (2005) • Richard et al. (1994) and Richard et al. (2005) • Richard et al. (1994), Malick and Carr (1982), Walters (1987), and Richard et al. (2005)
손목과 손	• 나선형(spiral) • 손바닥 팬(palmar pan) • 기능적인 자세 • 변형 방지용 • 엄지손가락 고정(thumb's spica) • C-bar 엄지손가락 손갈퀴막 공간 • 손바닥(palmar)이나 손등 폄 (dorsal extension) • 견인(traction)이나 밴조(banjo) • 할로(halo) • 굽힘 장갑 • 샌드위치(sandwich) • 석고용(bivalve) • 거터(gutter)	• Richard et al. (1994), Malick and Carr (1982), Richard et al. (2005), and Wallace et al. (2009) • Richard et al. (1994) and Richard et al. (2005) • Richard et al. (1994), Malick and Carr (1982), Walters (1987), Richard et al. (2005), and Agrawal and Bhattacharya (2011) • Richard and Staley. (1994a), (1994b), Van Straten and Sagi (2000), Richard et al. (2005), and Kaine et al. (2008) • Richard and Staley. (1994a), (1994b), Van Straten and Sagi (2000), Richard et al. (2005), and Kaine et al. (2008) • Daugherty and Carr-Collins (1994), Richard et al. (1994), and Richard et al. (2005) • Richard et al. (1994), Walters (1987), and Richard et al. (2005) • Malick and Carr (1982), Richard et al. (1994), Schwanholt et al. (1992), Yotsuyanagi, Yokoi, and Omizo (1994), and Richard et al. (2005) • Malick and Carr (1982), Richard and Stanley (1994b), and Richard et al. (2005) • Richard et al. (1994), Walters (1987), and Richard et al. (2005) • Richard et al. (1994), and Richard et al. (2005) • Gilliam et al. (1993), Richard et al. (1994), Walters (1987), and Richard et al. (2005) • Richard et al. (1994), and Richard et al. (2005) • Rivers, Collin, Fisher, Solem, and Ahrenholz (1984), and Richard et al. (2005)

화상 기본 스플린트 BASIC BURN ORTHOSES

"올바른" 화상 스플린트에 대해 연구로 합의하기가 아직 부족하지만, 화상 전문치료사 커뮤니티에서는 스플린트를 제작하고 실행할 때 두 가지 목표를 염두에 두고 있는데 이는 기능적 자세와 변형의 위험을 줄이기 위한 자세조절의 설정이다(Whitehead & Serghiou, 2009). 특히 아동의 관절은 많은 가동성으로 인해 아동과 성인 간의 기능적 고려의 위치가 크게 다르다(Cooney, 1984). 따라서 성인에서 화상 치료사가 특히 손과 손목 스플린트를 제작할 때 기본적인 신체역학적 원리(biomechanical principles)를 고려하는 것이 중요하다(Daugherty & Carr-Collins, 1994).

적절한 화상 손 스플린트를 선택, 구현 및 설계하는 것은 화상 치료사가 치료를 제공하는 데 매우 중요하다(Richard et al., 2009). 이러한 범주의 스플린트는 다양한 이름으로 불리지만 기본적으로 위치를 잡아주는 **기능 자세 스플린트(position of function orthoses)**와 **변형 방지 스플린트(antideformity orthoses)**로 분류하여 설명한다(그림 21-9).

두 가지 유형의 스플린트는 손목을 약간의 폄 위치에 놓는다. 일반적으로 기능 자세 스플린트의 위치는 몸쪽손가락뼈사이(proximal interphalangeal, PIP) 및 먼쪽손가락뼈사이(distal interphalangeal, DIP)관절에서 어느 정도 굽힘을 허용하는 반면, 변형 방지 스플린트는 이러한 관절을 폄 상태로 유지한다. 스플린트의 구별 요소는 MCP 관절에서 허용되는 굽힘의 정도이다 기능 스플린트의 관절 자세는 MCP 관절 굽힘이 60° 이하인 반면, 변형 방지 스플린트는 MCP 관절의 굽힘이 60° 이상이다. 스플린트의 제작은 화상의 심각도와 손가락의 자세는 물론 기본 구조에 대한 위험에 따라 개별적으로 제작된다. 변형 방지 자세를 고려할 때 치료사는 환자의 활동 수준과 각성을 고려하여 기능적인 자세를 결정하는 것이 중요하다. 특히 발목과 손목의 경우, 영향을 받지 않더라도 급성기가 지나면 발이나 손목이 떨어질 위험을 줄이기 위해 변형 방지 스플린트를 고려해야 한다(Richard & Ward, 2005). 엄지손가락에 대한 몇 가지 제안된 자세가 기록되었으며, 이는 임상 경험에 기초한 화상 위치와 일치하였다.

화상부위 위치와 관련된 추가 고려 사항은 부상이 여러 개의 연속 관절에 피부 주름을 확인하는 경우이다. 선행연구에서 인접한 관절의 위치가 연속해서 다음 관절의 피부 이동에 영향을 주었다고 설명하였다(Richard et al., 1994). 치료사는 여러 개의 연속된 관절의 피부주름과 해당 영역의 폄에 대한 스트레스를 적용한 후 스플린트 중재의 최대 이점을 보장하기 위해 모든 관련 영역과 통합하도록 설계를 고려해야 한다(Cooney, 1984).

특히 전체 손 화상의 경우 모든 손가락에 특별한 주의를 기울여야 한다. 이는 흉터 조직의 발달과 역동적으로 당기는 힘(dynamic pulling forces)과 각 손가락 내 여러 움직임이 지속적이지 않을 경우 심각한 장기적 합병증을 유발할 수 있기 때문이다. 스플린트의 정확한 관리는 신중하게 안내된 재활을 통해 관찰하도록 한다.

상처 치유 단계 WOUND HEALING PHASES

상처 치유는 어느 정도 중첩되는 세 단계로 나눌 수 있다(자세한 내용은 3장 참조)(Greenhalgh & Staley, 1994).

염증 단계(inflammatory stage) 또는 초기 단계에서 상처 회복 기간은 정상적인 상황에서 3~5일 지속된다. 화상 분포에 따라 관절을 안정시킬 필요가 없는 한 되도록 스플린트는 주로 두 가지 이유로 기피해야 한다. 첫째는 스플린트를 너무 일찍 제작하여 적용하면 부종이 증가할 때 혈관 손상을 일으키고 스플린트가 나중에는 너무 작게 느껴질 수 있다. 치료사는 기존의 고리 형태의 스트랩 대신 거즈 롤을 사용하여 스플린트를 감싸는 것을 고려한다(그림 21-10A). 이와 같은 이유로 스플린트로 고정시킬 때 사용되는

그림 21-9 **A**, 기능 자세 스플린트. **B**, 변형 방지 스플린트. MCP 관절 및 IP 관절 굽힘 정도의 차이 확인.

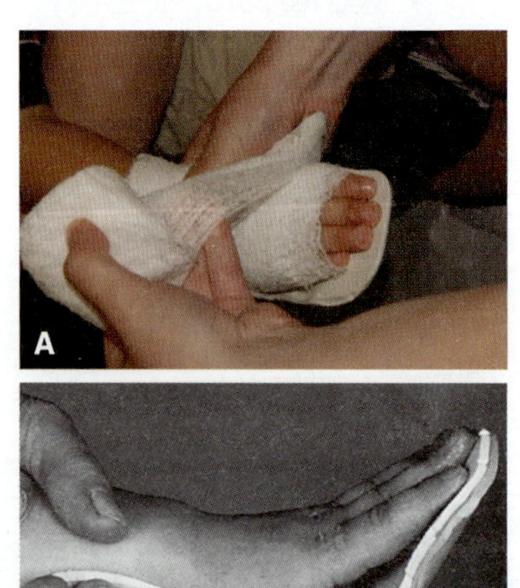

그림 21-10 **A**, 거즈 롤(Kerlix)로 착용한 소아 손바닥 폄 스플린트. **B**, 손바닥 스플린트; 손목 폄과 엄지손가락 벌림 주목.

스트랩의 압박으로 순환을 방해할 수 있어 급성기(acute phase)에서 스플린트를 사용하는 경우 부종의 변화를 확인하도록 한다(그림 21-10B).

치료의 초기 단계를 넘어 **증식(proliferation)** 및 **상처 성숙 단계(wound maturation phases)**로 이동한 환자에 대한 스플린트 사용은 몇 가지 요인에 따라 달라진다(Richard, Staley, Miller, & Warden, 1996, 1997 Richard et al., 2009). 구축 발생 위험이 높은 화상의 경우 입원 또는 치료 초기에 스플린트를 제작하여 피부 이식(skin graft)이 치유될 때까지 상시 사용하는 것이 일반적이고 매일의 능동 및 수동 관절가동범위 운동에 중점을 둔다.

전문가 핵심 21-1

수술 튜브를 사용한 상처 소독 방법의 변화

BOB PHILLIPS OTR/L, CHT

Georgia

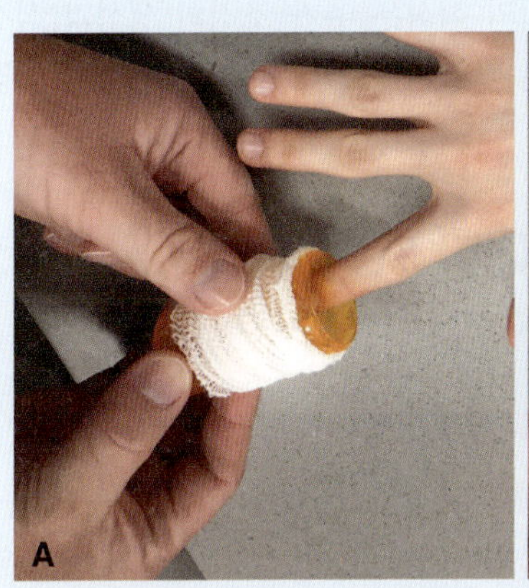

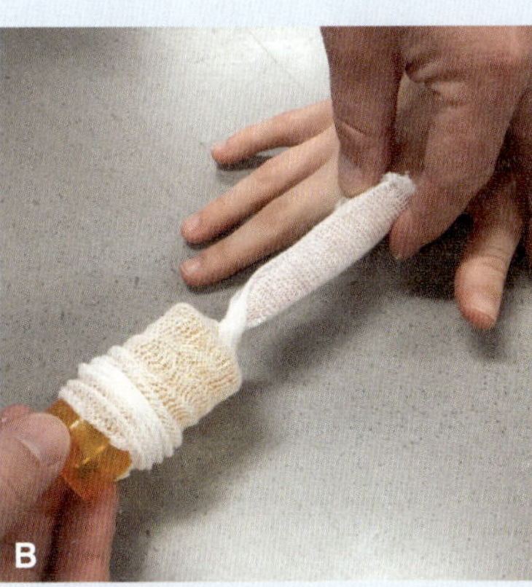

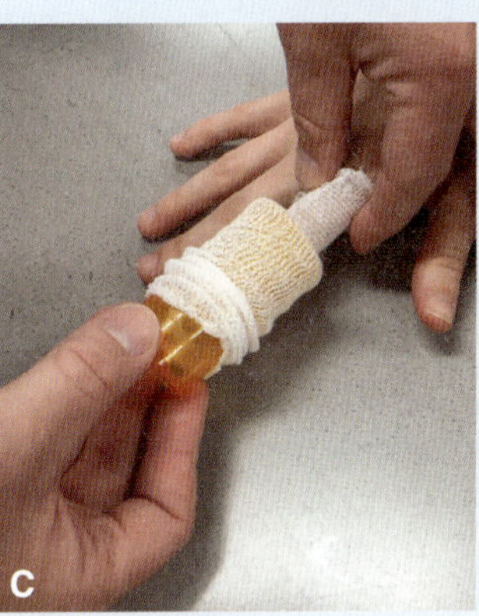

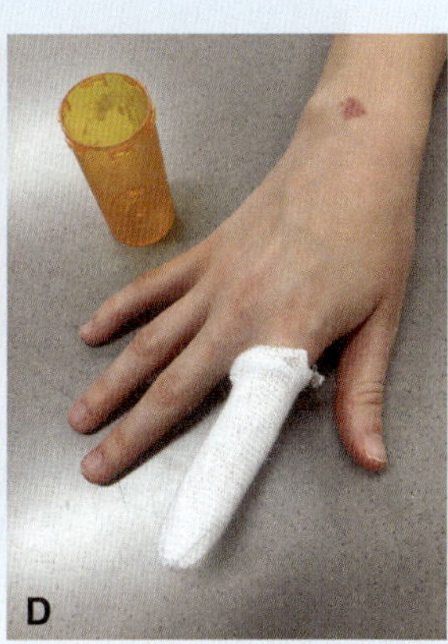

수술 튜브나 이와 유사한 튜브 제품은 적용하기 좋게 자르기 편하다. 쉽게 착용할 수 있도록 라벨 없이 사용한다.

전문가 핵심 21-2

붕대 위 스플린트 제작

THERESA BELL-NAGLE, OTR/L, CHT

Massachusetts

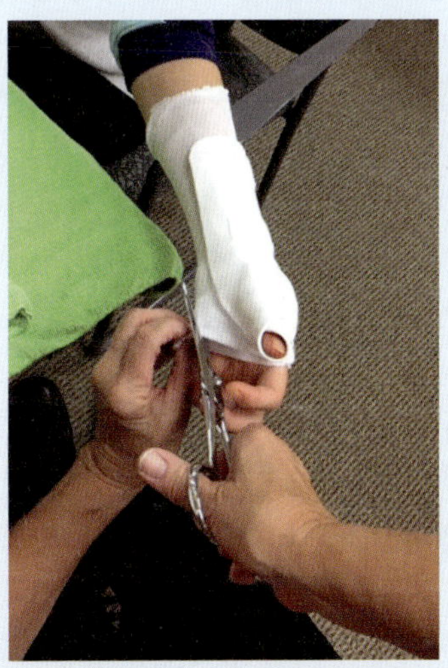

상처 소독(dressing) 부위에 재료가 쉽게 붙지 않도록 붕대를 한 겹 더 덮어 상처 소독을 한 다음 붕대를 자르고 소독을 방해하지 않고 스플린트를 쉽게 제거한다.

일반적으로 고정 스플린트는 흉터 구축을 예방하기 위해 사용되는 반면, 가동스플린트는 기존의 흉터 구축을 교정하기 위해 사용된다(Richard et al., 2009; Richard, Shanesy, & Miller, 1995). 이러한 근거는 스플린트의 기본이 되는 신체역학적인 원리에 기초한다.

감염 조절 간호팀 Bacteria-Controlled Nursing Unit

감염 조절 간호팀(bacteria-controlled nursing unit, BCNU)은 박테리아 세균의 교차 감염으로부터 환자를 보호하는 팀이며 다양한 시설에서 활용된다. BCNU는 환자의 병실 전체가 제어되는 것이 아니라 환자의 침대를 기준으로 182 cm × 304 cm 영역의 엄격한 환경 제어에 있도록 한다(그림 21-11A). BCNU는 상처관찰, 생명유지장치 및 정맥주사 장비를 통제, 유지하고 보호 환경에 들어가지 않고도 모든 의료 서비스를 제공할 수 있다. 화상환자 치료에 있어 이러한 체계의 임상적 효과를 화상 격리 병동에 대한 단일 병실 격리 및 개방 화상 병동에 대한 기존 격리 기법과 비교하였는데 연구에서 BCNU는 2주 및 4주 기간(Glenn, Burke)에 걸쳐 기존(3.8% 대 13.1%, $P < .001$ 및 8% 대 22.8%, $P < .001$)보다 세균 교차 오염(bacterial cross-contamination)을 예방하는 데 상당히 효과가 있다고 제시하였다(그림 21-11B).

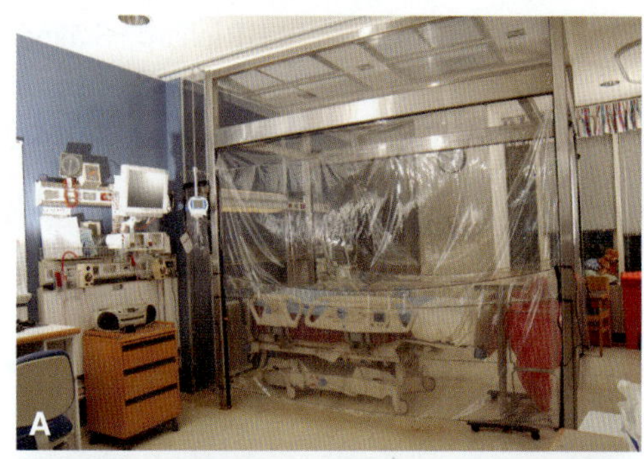

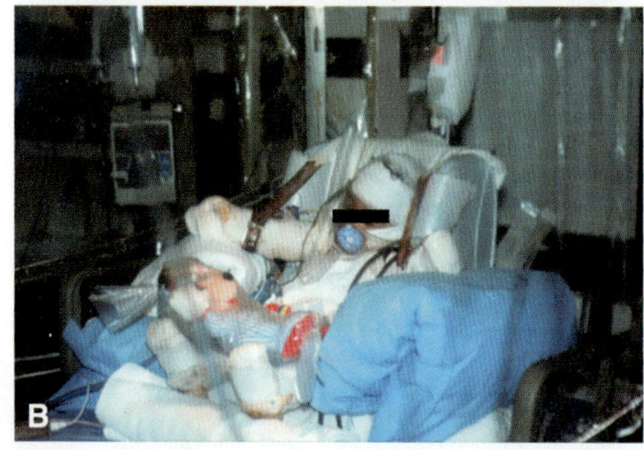

그림 21-11 A, 감염 조절 간호팀(bacteria-controlled nursing unit, BCNU)은 격리가 필요한 환자를 위한 엄격한 치료 공간이다. B, BCNU 공간벽에서 초기의 움직임이 제한되고 이에 맞는 자세를 설정하도록 한다.

신체역학 원리 BIOMECHANICAL PRINCIPLES

관절을 특정 위치에 정적으로 위치시키는 고정 스플린트는 흉터 조직의 스트레스를 완화하는 원칙을 사용한다(Richard & Staley, 1994a). 이 원칙에 따라 주어진 각도의 위치를 유지하는 데 필요한 힘의 양은 시간이 지남에 따라 감소한다(그림 21-12). 본질적으로 조직은 가해지는 응력(stress) 적응한다. 화상 상처는 수축성이 높기 때문에 상처가 나타나는 즉시 치료사가 제작한 스플린트를 적용하는 것이 중요하다. 치유 과정에서 아물지 않은 화상 상처는 고통스러우며 강한 압박은 환자가 경험하는 통증의 양을 증가시킬 수 있다. 고정 스플린트를 환자에게 처음 적용할 때 약간의 불편함이 있지만 조직의 수용으로 인해 단기간에 완화된다. 민감하고 연약한 조직에 너무 많은 응력을 주지 않기 위해, 이 시기에는 가동 스플린트보다 고정 스플린트를 더 많이 사용하는 경향이 있다.

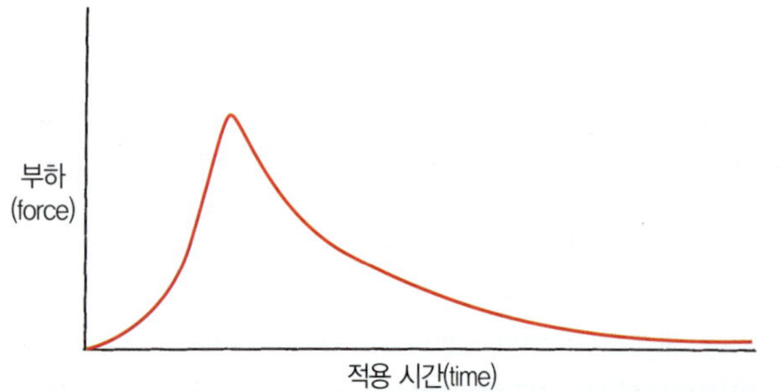

그림 21-12 연조직 부하 완화 고정 스플린트를 적용함으로써 최대 부하(peak stress)에 도달한 후, 조직에 의해 경험되는 부하의 양은 감소한다. (Reprinted with permission from Richard, R. L., & Staley, M. J. (1994). Biophysical aspects of normal skin and burn scar. In Richard R. L. & Staley M. J. (Eds.), *Burn care and rehabilitation – Principles and practice* (pp. 65). Philadelphia, PA: Davis.)

화상 상처 봉합 후, 흉터 조직이 계속 회복되고 수축함에 따라 생물학적 힘은 동등하거나 더 큰 힘으로 상쇄되어야 한다. 일단 화상 상처가 새로운 조직으로 덮이면 통증의 주요 원인이 본질적으로 제거되고 불편감이 감소되어 조직에 더 많은 요구를 할 수 있다. 환자가 이 흉터 회복 단계에서 흉터 조직 구축이 발생한 경우 조직 크리프의 원리에 따라 작동하는 가동 스플린트를 제안한다. 조직 크리프(tissue creep)란 장력이 일정하게 유지되고 장기간에 걸쳐 유지되면 생물학적 조직의 길이가 계속 늘어나는 과정이다(Richard & Staley, 1994b). 이러한 원리의 핵심은 추가 조직의 생성과 성장에 의해 조직이 길어질 수 있는 자극을 제공하는 지속적인 힘의 적용이다.

스플린트 중재에 대한 영향
IMPLICATIONS FOR ORTHOTIC INTERVENTION

일반적인 고려 사항 GENERAL CONSIDERATIONS

치료사는 환자에게 가장 적합한 치료법을 선택할 수 있는 많은 선택권을 가진다. 스플린트와 관련한 교재는 일반적으로 환자에게 맞춤된 스플린트와 일반적인 보통의 크기로 사전 제작이 된 조립식 기성품 스플린트로 두 스플린트가 구별된다(Parry et al. 2019). 일반 크기로 제작된 조립식 기성품 스플린트를 상처소독 부위 위에 적용할 때는 더 일반화된 모양으로 인해 스플린트 경계를 따라 과도한 압력을 유발할 수 있어 주의해야 한다. 맞춤형이 아닌 스플린트나 기성품 스플린트는 상업적으로 여러 관절에 대해 널리 사용할 수 있어 평균적인 측정을 사용하여 크기가 결정된다. 조립식의 기성품 스플린트를 사용하는 긍정적인 측면은 응급 상황에서 의사가 쉽게 사용할 수 있고 야간, 주말 및 휴일과 같이 치료사가 없을 때 유용할 수 있다는 것이다. 맞춤 스플린트는 치료사가 환자에게 직접 또는 환자로부터 몇 차례 측정하여 제작한다. 이렇게 제작된 스플린트는 일반적으로 압력의 분포가 개선되고 올바르게 적용되면 자세 위치가 이동되는 경향이 감소한다. 잘 만들어진 맞춤 스플린트는 환자에게 개인화될 수 있으므로 보다 효과적인 변형 방지 자세를 제공할 수 있다. 또한 스플린트를 제작할 때 뼈 돌출부위에 피부 손상을 방지하기 위해 특별한 주의를 기울여야 한다. 이러한 스플린트는 간호사가 범위가 넓은 상처 소독을 할 때 비교적 안전하게 적용할 수 있다. 안전하고 효과적인 맞춤 스플린트를 제작하려면 환자의 자세 위치 조정, 스플린트 재료 조작, 스트랩 또는 붕대 사용 시 올바른 적용에 대한 경험과 기술이 필요하다. 이를 취급하는 직원은 제작된 스플린트의 적절한 적용, 적합 및 주의 사항에 대해 교육을 자주 실시하고 환자에게 문제가 발생하지 않는지 관찰하도록 한다(Manigandan et al, 2005).

일부에서는 이식된 피부 위에 적용된 스플린트가 피부 이식편과 상처 봉합에 영향을 미칠 수 있다. 피부 이식과 혈관에 문제되지 않도록 기능 자세 스플린트를 사용하도록 한다(Richard et al., 1997)(그림 21-13). 치료사는 스플린트를 착용하고 벗을 때 이식된 부위에 전단력전단력(shear)이나 압력을 증가시키지 않도록 해야 한다. 가능하면 스플린트는 수술 직후 피부 이식의 위치를 고려하여 고정하고록 한다. 피부 이식의 부위가 큰 부위의 수술과 상처소독을 위하여 기능 또는 변형 방지용 자세 스플린트의 사용을 가능한 한 제한한다(Schwanholt, Daugherty, Gaboury, & Warden, 1992).

수술 후 스플린트의 착용 일정은 전문의와의 협의를 통해 진행되고 기관의 프로토콜에 따라 차이가 있을 수 있다. 치료사는 환자의 나이, 관절염과 같은 기존 상태, 의사의 설명 등을 포함한 여러 지표를 고려해야 한다(Daugherty & Carr-Collins, 1994). 예를 들어, 아동은 일반적으로 유연한 관절을 가지고 있고 손바닥 화상이 있을 때 손허리손가락 관절의 과한 폄 위치가 손허리손가락관절 폄 및 구축을 유발가능성을 낮출 수 있다(Schwanholt et al., 1992)(그림 21-10B).

화상 상처 봉합 후에 신체 구조는 움직임에 부정적인 영향을 미칠 시 흉터 조직을 생성하여 스스로 치유를 계속하기 때문에 흉터 조직의 계속적인 성숙과 수축 과정에서는 흉터 관리, 이동성 증대, 기능 보존에 중점을 두며 치료하도록 한다. 환자가 흉터 성숙 단계에서 흉터 조직 수축이 발생한 경우 조직 크리프의 원리(principle of tissue creep)에 따라 작동하는 가동 스플린트를 제안한다. 조직 크리프의 원리란 장력이 일정하게 장기간에 유지되면 생물학적 조직의 길이가 계속 연장되는 과정이다(Richard & Staley, 1994b). 이 원리의 핵심은 추가 조직의 생산과 성장에 의해 조직이 길어질 수 있는 자극을 제공하는 지속적인 힘의 적용이다. 관절의 가동범위가 개선됨에 따라 치료사나 환자가 움직이거나 또는 가동 스플린트의 자세를 진행할 수 있다.

스플린트를 착용하는 최적의 시간은 아직 정해지지 않았다(Richard et al., 2009). 그 이유는 환자마다 제시방법이 다르므로 개별적으로 접근해야 하기 때문이다. 스플린트 착용 초기에는 성인과 아동 모두 항상 스플린트를 착용하고 기능 활동 또는 능동 및 수동 관절가동범위 운동 때에만 제거하도록 한다. 손에 화상을 입은 환자에게 나타나는 흉터 구축 문제는 손갈퀴막 공간(web spacer)에서 나타나는데 공간이 붙는 이러한 상태는 두 손가락 사이의 손등에서 발생할 수 있지만 기능적으로 첫 번째 손갈퀴막 공간에서 가장 큰 문제가 된다. 이 부위에 화상을 당하면 엄지손가락이 모음 또는 과도한 폄으로 수축될 수 있다. 엄지손가락에 스플린트를 적용할 때 가쪽 인대(collateral ligaments)의 손상과 그에 따른 엄지손가락의 불안정성을 방지하고 크리프(creep)를 방지하기 위해 첫 번째 손갈퀴막 공간을 최대화하는 것을 목표로 하는 주의가 필요하다(그림 21-14).

의식이 없는 환자는 화상 스플린트가 필요할 수도 있고 필요하지 않을 수도 있다(그림 21-15A,B). 그러나 의식이 없는 환자는 발목처짐(foot drop) 이 발생하지 않도록 항상 발목을 보호해야 한다. 발목 처짐은 발이 화상을 입지 않은 경우에도 장기간 침상 안정을 취할 시에 기능적으로 좋지 않은 결과를 초래할 수 있다(현장 메모 참조). 이 환자들은 구축이 발생할 위험이 높으며 적절한 위치, 스플린트 사용 및 운동에 대해 치료사의 주의가 필요하다. 화상 치료사의 핵심 원칙은 "편안한 자세는 구축의 자세"라는 것이다. 화상 치료 중재는 지속적으로 주의 깊게 관찰하면서 장기적인 기능회복과 결과를 달성하는데 도움이 된다는 것이다.

목 앞쪽이나 옆쪽의 깊은 화상을 치료하지 않고 방치하면 피부가 수축과정에 수축하면서 상당한 기능적 결함을 일으킬 수 있다. 때때로 중환자실(intensive care unit, ICU)에서의 치료적 개입은 환자의 복잡한 의학적 상태에 따라 제한되지만 장기적인 결과는 고의적인 변형 방지 자세, 규칙적인 관절가동범위 운동 활동 및 환자의 의학적인 치료를 방해하지 않는 적절한 스플린트로 기능적 향상을 이룰 수 있다.

목뼈 구축이 있는 환자는 간호사가 자주 환자의 자세를 재배치를 해야 한다. 치료사는 목뼈의 구축을 예방하기 위해 간호사에게 위치 및 스플린트 착용 일과에 관한 적절한 교육을 제공할 책임이 있다. 흉터 구축 형성을 예방하는 데 도움이 되는 것으로 입증된 스플린트는 와투시 칼라(Watusi collar)이다(그림 21-15C). 이 스플

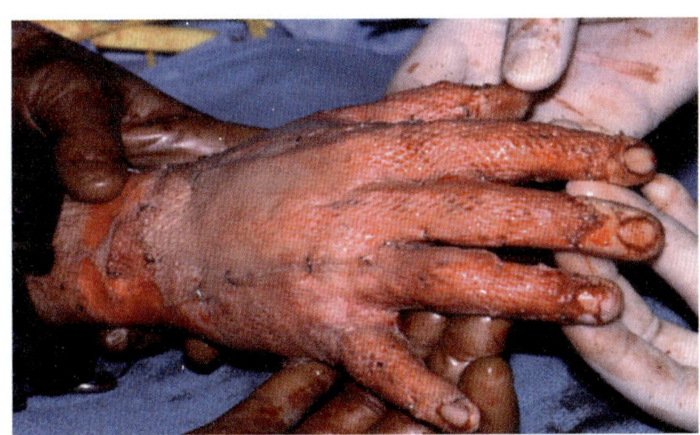

그림 21-13 피부 이식의 손실을 방지하기 위해 수술 후 즉시 격자형의 그물 모양(mesh) 스플린트로 고정.

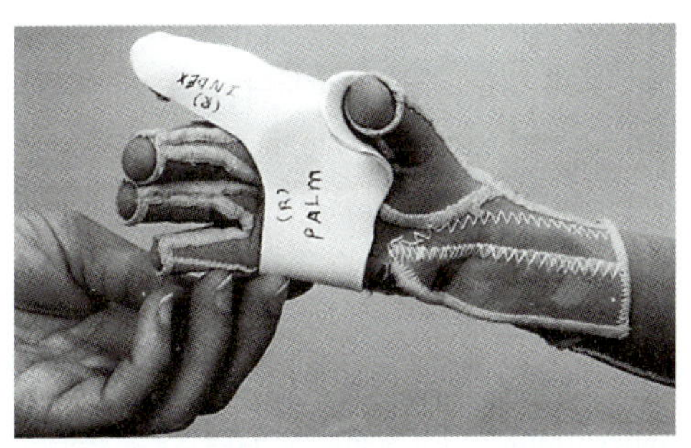

그림 21-14 소아용 손목허리손가락 벌림 고정, 첫 번째 손갈퀴막 공간(web spacer)에 화상을 치료하기 위한 C-bar 스플린트.

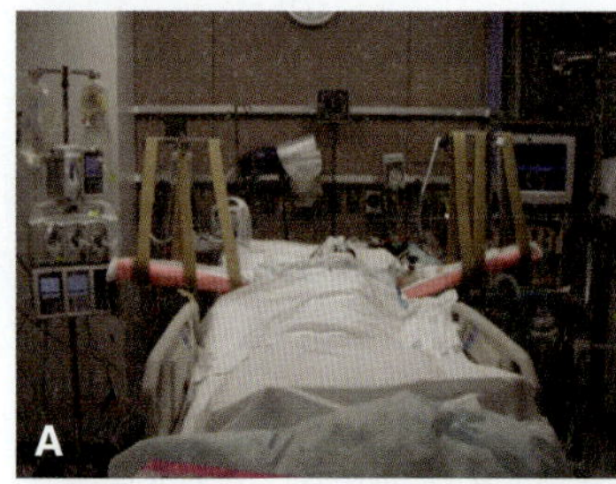

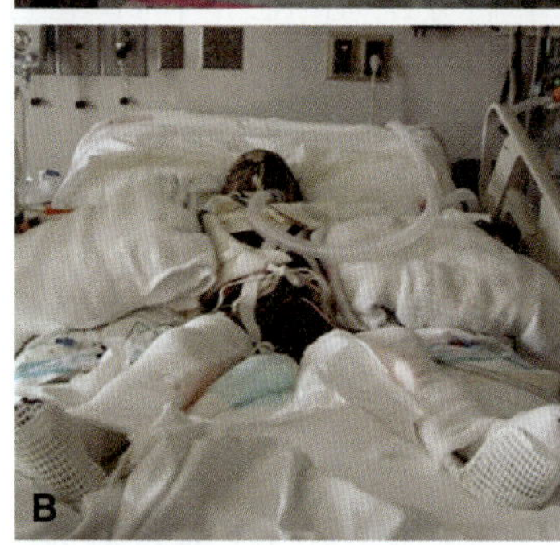

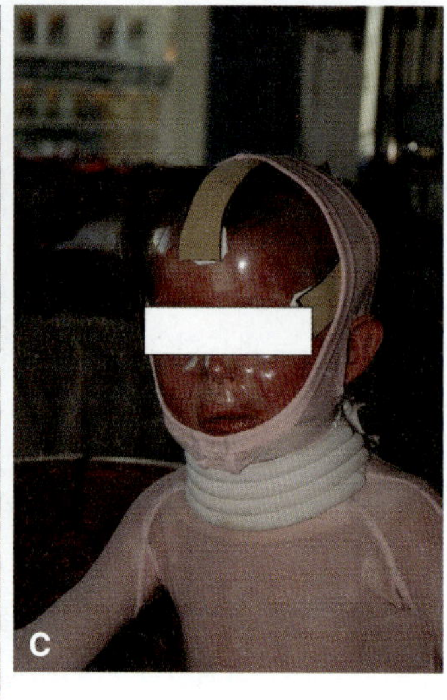

그림 21-15 **A,** 정맥(intravenous, IV) 폴대에 양쪽으로 매달린 변형된 양측 어깨 벌림 스플린트. 이 장치는 비행기 모양 스플린트보다 더 쉽게 이동할 수 있으며 인공호흡기, 여러 IV 펌프를 간호관리를 통해 쉽게 위치를 지정할 수 있다. **B,** 다양한 재료를 사용하여 환자 자세 지정: 어깨 및 무릎용 베개. 발목 스플린트는 발과 발목 위치에 사용되며 머리를 중립 위치에 유지하기 위해 머리 뒤에 베개가 없도록 한다. **C,** 와투시 칼라(Watusi collar) 목 구축 및 자세에 대한 관리를 한다.

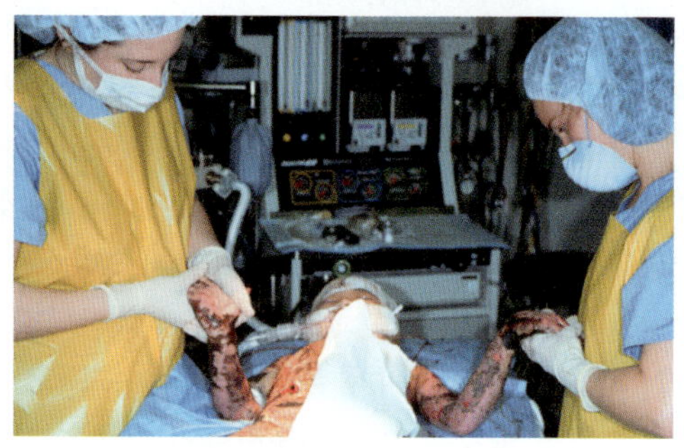

그림 21-16 움직일 수 없는 환자는 관절가동 운동범위를 유지하고 단축이 발생하는 것을 방지하기 위해 수동적인 관절가동범위 운동을 시행해야 한다.

린트는 저렴하고 천, 고리 끈 및 상업용 플라스틱 튜브를 사용하여 쉽게 만들 수 있다. 일반적으로 이 스플린트는 환자가 착용하기에 편안하고 목뼈 회전이 가능하여 지역사회 이동 중에 안전을 보장한다. 와투시 칼라는 치료사가 튜브에 링을 추가하여 제작할 수 있고 컨포머(conformers) 및 실리콘 시트가 있는 보조 압력 장치에도 사용할 수 있다.

또 스플린트가 적합한지 자주 점검하고 상태에 맞게 수정하도록 한다. 낮 동안에는 환자의 이동이 적절하게 권장되어야 한다. 그러나 스플린트 착용은 노출된 관절이 있거나 이미 구축이 있는 경우 상처 소독(dressing)을 제외하고는 계속되어야 한다. 임상적으로 환자의 관절가동범위를 확인하고 스플린트 착용 일정을 안내한다. 환자의 관절가동범위가 감소하는 경우 스플린트 사용 시간을 다른 모든 치료 중재 및 활동 프로그램 고려 사항과 함께 늘려야 한다**(그림 21-16)**. 스플린트의 소독제 세척(disinfectant cleaning)은 화상 스플린트의 경우 공기 건조보다 더 효과적이다(Richard & Staley, 1994a; Staley, Richard, Daugherty, & Warden, 1991).

흉터는 일반적으로 상처 봉합 후 처음 몇 주 이내에 발생하며 흉터가 생길 사람을 미리 예측하기는 어렵다. 흉터는 6개월에 가장 심하게 나타나고 12~18개월 사이에 성숙된다. 흉터가 성숙함에 따라 색이 피부색과 비슷해지고 유연성이 증가하며 덜 민감해진다. 비대 화상 흉터(hypertrophic burn scars)는 원래 화상 부위에 남아 질감이 있고 솟아오르며 색상이 빨간색/보라색으로 나타난다. 비대 화상 흉터(hypertrophic burn scars)는 콜라겐 섬유가 매우 무질서한 방식으로 놓여 있을 때 발생한다. 환자는 종종 화상을 입은 후 땀샘(gland)의 분비로 인해 심한 가려움증(itching)을 겪는 경우가 있다. 환자는 하루 종일 수분 함량이 높은 로션을 자주 바르는 것이 좋다. 화상 흉터가 성숙해지면 로션을 적절한 압력으로 마사지하여 흉터를 부드럽게 풀어주는 데 도움을 주어야 한다.

압박의복(pressure garments)이 환자의 흉터 관리 일상에 포함될 때 스플린트를 고정하기 위해 의복 재료에 고리 끈 조각을 꿰매어 고정할 수 있다. 종종 화상이 여러 부위에 영향을 미칠 때 여러 스플린트를 하나의 디자인 패턴으로 통합하거나 각 스플린트를 다른 것과 정확하게 맞도록 제작하는 것이 도움이 된다. 스플린트가 많을수록 스플린트를 착용하기 어려울 확률이 높지만, 일체형 스플린트는 간병인이 스플린트를 더 쉽게 착용할 수 있는 장점이 있다. 예를 들어 아동의 경우 어깨 벌림과 팔꿈치 폄 고정 스플린트를 결합할 수 있다**(그림 21-8A)** (Richard, Schall, Staley, & Miller, 1994). 또 다른 예로 손, 손목, 팔꿈치가 하나의 스플린트에 통합될 수 있다(Richard et al., 1994). 양쪽 겨드랑이 화상을 동시에 치료하는 새로운 스플린트는 T-셔츠 스플린트이다**(그림 21-17)**(Daugherty & Carr-Collins, 1994; Manigandan, Gupta, Venugopal, Ninan, & Cherian, 2003). 스플린트는 몸통 앞쪽에 착용되고 등을 가로지르는 끈으로 고정된다.

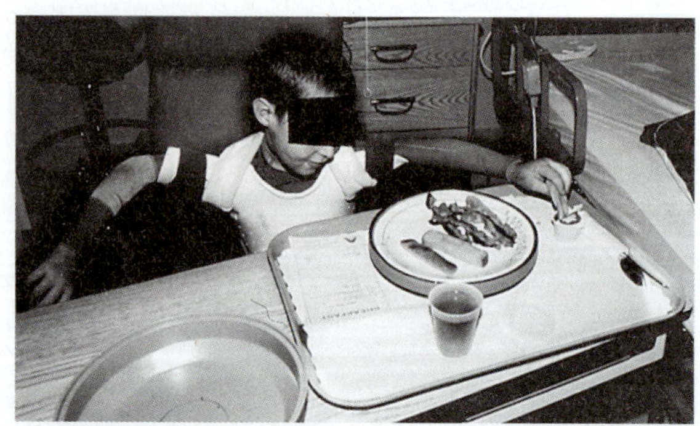

그림 21-17 화상 후 양쪽 겨드랑이를 위치시키는 데 사용되는 T-셔츠 스플린트(양쪽 벌림 고정 스플린트).

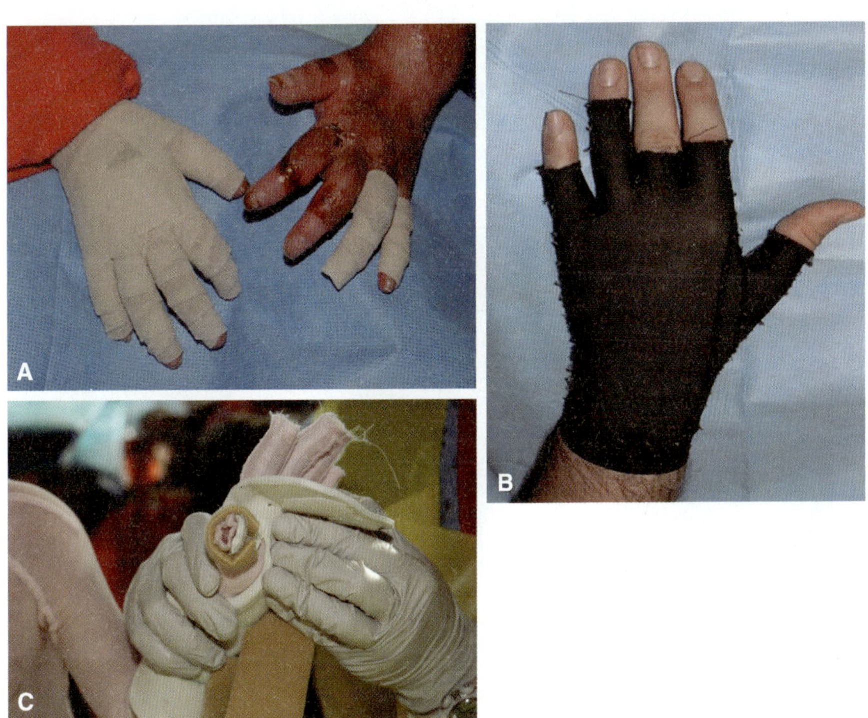

그림 21-18 압박의복(pressure garments)은 화상 후 흉터를 관리하고 흉터가 성숙해지도록 도와주며 전체적인 외관을 개선하기 위해 착용한다. A, 최소한의 원단 박음질만을 허용하는 천을 둘러 적용되는 임시 압박의복(Coban). B, 맞춤형 압박의복은 환자의 측정 및 화상 분포에 맞게 설계된다. C, 재활의 흉터 리모델링 단계 동안 손 스플린트가 있는 맞춤형 압박의복.

흉터관리를 위한 압박치료는 상처 봉합 후 흉터 조직 형성을 조절하는 데 매우 중요하다. 압박의복은 콜라겐 생성과 흉터 조직의 발달을 방해하여 흉터의 발달을 최소화한다. 압박의복은 또한 연약한 피부를 보호하고, 비대 화상 흉터(두껍고 단단한 흉터, hypertrophic burn scars)의 위험을 줄이고, 가려움증(itching)을 줄이는 데 사용할 수 있다. 압박의복은 피부 물집이 없고 옷을 입고 벗을 수 있을 만큼 충분한 화상부위에 내구성이 있을 때 시작된다. 특히 처음 며칠 동안 환자의 일상생활 움직임 및 지속적인 체액 이동에 대하여 견딜 수 있도록 하기 위하여 영향을 받는 부위에 대해 면밀히 관찰해야 한다. 화상 치료사는 일반적으로 에이스(Ace)붕대와 같이 압력에 의해 부러지거나 물집을 일으킬 위험이 가장 적은 중재를 사용하여 압박 치료를 시작한다. 이에 대한 내성이 있으면 환자를 컨포머(Conform), 자가 접착 랩(Coban, CoWrap), 탄성 관형 붕대(Tubigrip, Spandagrip), 임시 압박의복 및 맞춤형 고무줄 같은 탄력 있는 거즈를 포함하여 보다 적극적인 개입으로 진행할 수 있다(그림 21-18A). 임시 압박의복은 기성품품으로 구할 수 있으며 임시 압박의복이 환자의 치수와 화상 분포에 맞게 만들어질 때까지 임시용으로 사용된다(그림 21-18B). 톰 피팅(Tom fitting) 의류를 사용할 수 있으며, 맞춤형 압박의복은 맞춤 의류 회사에서 환자가 색상을 선택할 수 있도록 하여 환자가 압박의복에 대한 순응도를 높일 수 있게 한다.

효과를 극대화하기 위해 압박의복은 가능한 한 많이 착용해야 하며, 이상적으로 일주일에 7일, 매일 23시간 착용해야 한다. 환자는 목욕, 보습 및 흉터 마사지의 흉터 관리 일과를 완료하기 위해 압박의복을 벗는다(그림 21-18C). 압박의복은 의사의 판단에 따라 흉터가 성숙할 때까지 착용한다. 성숙한 흉터는 일반적으로 부드럽고, 유연하며, 평평하며, 정상적인 혈관을 가지고 있다. 압박치료의 일반적인 과정은 상처 봉합 후 후 8개월에서 1년에서 2년 사이에 지속된다. 실리콘 시트(silicone sheeting), 폼(foam), 엘라스토머(elastomer) 또는 기타 재료는 **압박의복(compression garments)** 아래에 놓아 적응력을 개선하고 비대해진 부위에 추가 압력을 가할 수 있다. 시간이 지남에 따라 흉터 조직이 성숙해짐에 따라 환자의 흉터 관리 일과를 자주 평가하고 진행하는 것이 중요하다.

전문가 핵심 21-3

흉터 관리

ANNA OVSYANNIKOVA, MD, HAND THERAPY
Russia

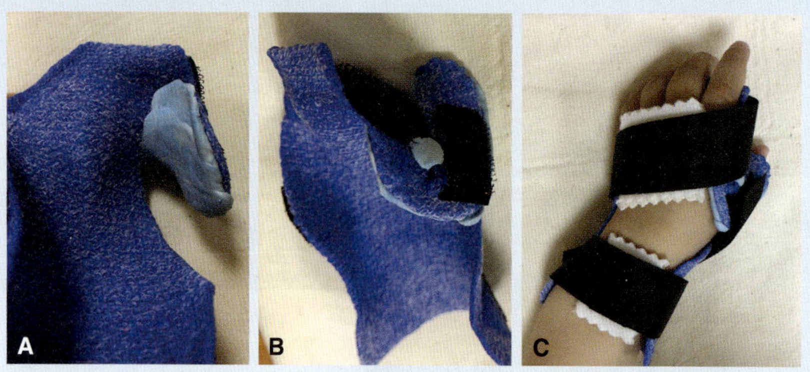

스플린트로 흉터 틀 고정하기: 홀 펀치(hole punches) 가위를 사용하여 스플린트에 한두 개의 작은 구멍을 만든다. 실리콘을 준비하고, 굳는 동안 구멍에 밀어 넣고 내부 표면을 성형한다.

전문가 핵심 21-4

맞춤형 압박 장갑

TRISH GRIFFITHS, OT
South Africa

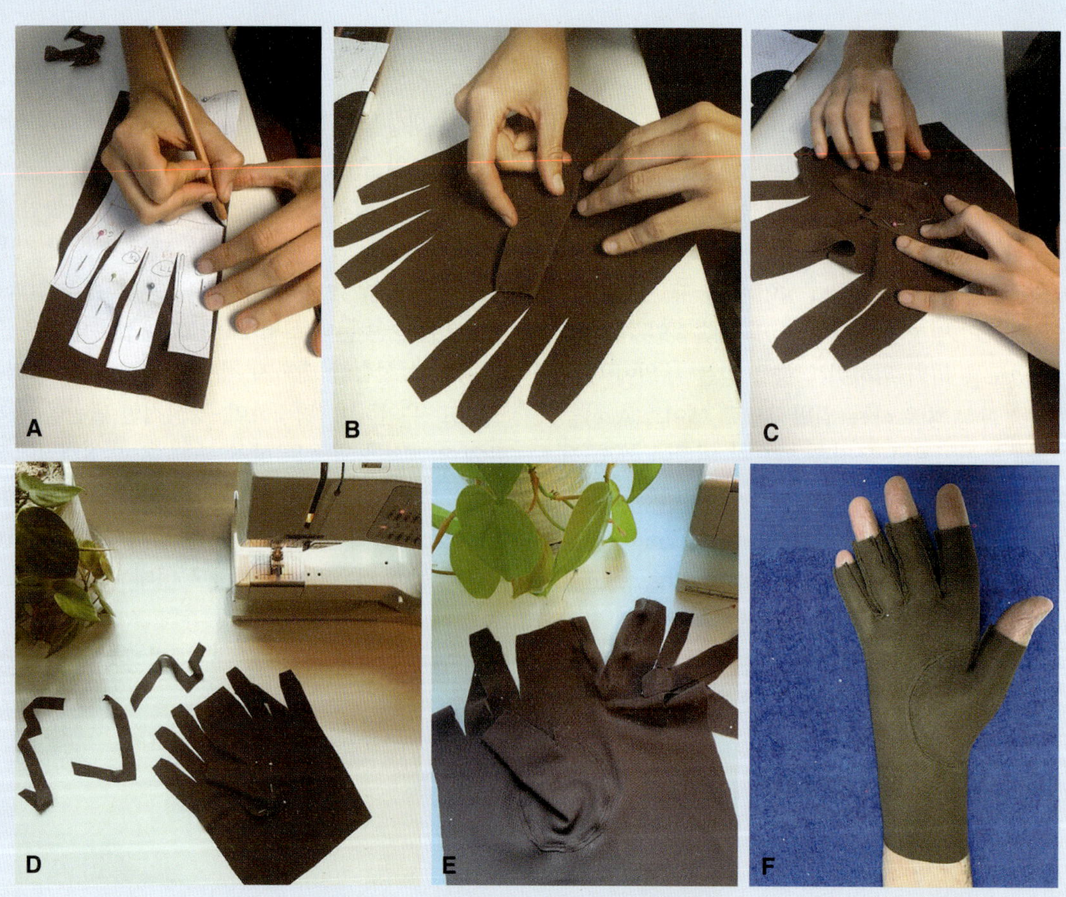

압박 장갑을 제작하는 단계:

- 한 방향 신축성이 있는 탄성 소재를 사용하기(여기서는 엘라스토넷[Elastonet] 사용)
- 환자의 손과 손목, 먼쪽 손바닥 주름 및 몸쪽 손가락뼈에서 측정된 패턴
- 2번째 손가락의 테두리를 따라 접힌 소재
- 장갑은 손목 둘레의 85%에서 제작되며 따라서 패턴을 재료로 옮기기 전에 손목과 먼쪽 손바닥 주름에서 15%를 뺀 후 소재에 패턴을 그린다.
- 엄지손가락 부분을 먼저 꿰매고 장갑에서 약간 맞섬되는 안정 자세(resting position)를 허용하기 위해 손바닥 부분 쪽으로 1cm를 꿰맨다.
- 손갈퀴막 공간(web spacer)을 유지하기 위해 1.5cm의 손가락 옷감(gussets)을 등면의 소재에 재봉한다. 손가락 주위의 압력은 옷감을 고려하여 다음 공식을 사용하여 측정된다.
  - 2번째 손가락: (손가락 둘레—1.5cm 옷감)/2
  - 3번째 손가락 및 4번째 손가락: (손가락 둘레—[1.5cm X 2])/2
- 소재의 손바닥 부분과 장갑의 자뼈 경계에 부착되는 옷감을 함께 꿰매기

재료 선택 MATERIAL SELECTION

급성 화상환자를 위한 스플린트를 제작할 때 기본 조직을 보호하는 데 고려해야 할 상처 부위의 크기는 물론 상처소독 범위의 잠재적인 변화를 고려하는 것이 중요하다. 옷을 입은 팔다리의 둘레는 부종(edema), 근육 위축(muscle atrophy), 출혈(bleeding) 또는 심지어 입원환자의 선호에 따라 입원 기간 동안 규칙적으로 변할 수 있다. 치료사는 환자의 제공자, 치유 과정 및 상태에 따라 상처소독 크기를 관찰한다(Richard &Staley, 1994). 따라서 영향을 받는 부위에 대한 순응도를 향상시키기 위해 스플린트 수정을 자주할 수 있도록 형상 기억 능력이 좋은 재료를 선택하는 것이 중요하다. 화상 전담팀과 치료사는 선호하는 스플린트 재료가 있지만, 일반적으로 치료사는 특정 신체 부위에 알맞은 재료를 선택하여 스플린트 중재를 제공한다(Staley et al, 1991). 스플린트 재료 선택 시 고려 사항에는 강도(strength), 단단함(rigidity), 내구성, 형상 기억력, 적합성 및 제작 용이성이 포함된다(Canelon, 1995). 또는 올바르지 않은 스플린트는 반흔 조직 구축을 촉진하는 위치에 신체를 배치될 수 있으며, "부적절하게 장착된 스플린트는 스플린트 안하는 것보다 더 나쁘다"는 격언을 유의해야 한다(그림 21-19). 모범 사례를 위해 모든 스플린트에는 환자의 이름과 병원에서 승인한 식별 방법이 표시되어 있어야 한다.

1세 미만의 유아는 해부학적 구조가 작기 때문에 스플린트 제작이 어렵고 성공적인 결과를 얻기 위해서는 경험이 필요하다. 아동의 체격에 따라 스플린트 대신 부피가 큰 붕대나 엘라스토머(elastomer)나 폼(foam)과 같은 부속물을 사용하여 팔다리를 위치시키는 것이 더 쉬울 수 있다.

성인 및 고령, 소아 환자의 신체에 적용되는 스플린트는 무거운 부속물의 큰 하중을 견딜 수 있어야 하고 부속물의 크기와 모양이 변화함에 따라 쉽게 재성형할 수 있어야 하며, 약품이 스며들고 상처 삼출물이 통과할 수 있도록 구멍을 뚫어야 한다. 대부분의 치료사는 중간에서 높은 형상 기억력과 중간 정도의 적합성을 가진 1/8″ 타공이 있는 열가소성 스플린트 재료를 선택한다(Richard & Staley 1994a, 1994b). 모범 사례를 위해 모든 스플린트에는 환자의 이름과 병원에서 승인한 환자식별 방법 및 예정된 치료 시간 외에 스플린트 착용을 돕는 직원의 스플린트 방향이 표시되어 있어야 한다. 대부분의 스플린트 재료는 상처소독 용품과 같은 색상을 사용하는 경향이 있으므로 색상을 사용하거나 가능하면 환자가 스플린트를 개별화하도록 하는 것이 좋다.

치료사가 환자 입원 중 초기에 맞춤 제작을 하는 경우, 부종과 붕대 두께의 변동을 변경하는 수정 횟수가 많기 때문에 자주 다시 성형할 수 있는 재료가 권장된다. 1969년에 화상 스플린트를 맞춤화하기 위한 열가소성 플라스틱 재료(thermoplastic material)가 처음으로 사용되었다(Willis, 1969). 그 이후로 스플린트용 재료가 많이 제안되어 사용되고 있다(Cox, Taddonio, & Thompson, 1991; Richard & Staley, 1994a; Willis, 1970). 일반적으로 1/16″ 소재는 아동 질환과 손가락이 얇은 환자를 위하여 사용할 수 있다. 성인용

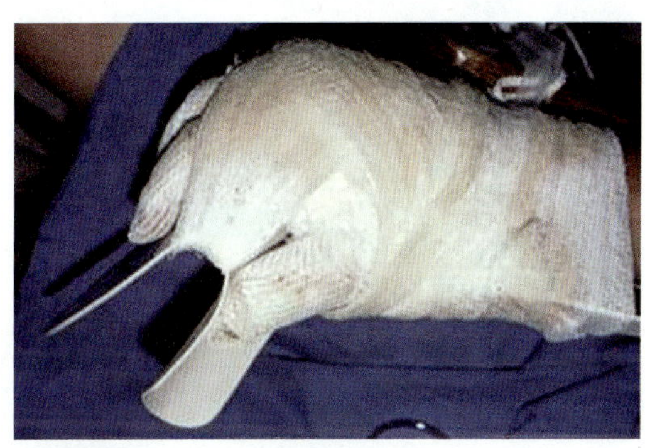

그림 21-19 부적절하게 적용된 스플린트는 원치 않는 위치와 구축에 영향을 줄 수 있다. 스플린트 플랫폼(platform)을 기준으로 비교하여 MCP 및 PIP 관절 사이의 위치를 자세히 살펴보아야 한다. 내재근 플러스 자세(intrinsic plus)나 변형 방지 자세(antideformity)가 아닌 내재근 마이너스(intrinsic minus) 자세로 되어 이는 까마귀 손(claw hand)을 만들어 부정적인 영향을 준다.

스플린트뿐만 아니라 팔꿈치, 무릎, 겨드랑이와 같이 더 큰 관절을 가로지르는 소아용 스플린트의 경우 적절한 위치에 단단한 스플린트를 보장하기 위해 1/8″의 더 두꺼운 재료를 사용한다. 화상 치료사가 선택하는 재료는 상처 치유 과정의 현재 단계에 크게 좌우된다. 이상적으로는 천공이 있지만 위치하는 힘에 대응하기 위한 강성을 유지하는 중간 정도의 형상 기억력을 가진 열가소성 플라스틱 재료가 치유 및 피부 이식의 초기 단계에서 상처소독 및 붕대 적응에 필요한 수정을 지원하는 데 필수적이다. 화상 환자를 위한 상지 스플린트 제작은 다양한 유형의 재료(알루미늄, 목재, 고온 폴리카보네이트[polycarbonates], 열성형 발포체[thermoformable foams] 포함)를 포함할 수 있으며 최적의 선택은 치료사의 상처 및 흉터에 대한 상상력과 지혜에 달려 있다(Agrawal & Bhattacharya, 2011; Forbes-Duchart & Niszczak, 2010).

타공 또는 개방형 직물은 상처 삼출물 또는 삼출물이 많은 환자나 국소 항생제 용액을 사용할 때 가장 잘 사용된다. 타공을 통해 삼출물이 빠져나가고 약이 상처소독을 통해 침투할 수 있다. 또한 이러한 일반 열가소성 플라스틱(폼(foam), 패딩(padding) 또는 항생제 특성 조합 없음)은 쉽게 적용할 수 있고 붕대나 압박의복과 함께 잘 맞는 스플린트를 만들기 위해 더 일반적으로 사용된다. 또한 타공이 있는 소재는 공기가 상처소독 부위에 도달하도록 하여 상처부위를 건조시키고 상처가 습해지는 것을 방지한다.

전통적인 석고붕대 재료는 경우에 따라 열가소성 플라스틱 재료를 대체할 수 있는 비용 효율적인 대안을 제공한다. 기타 석고붕대 유형 재료(3M™ Scotchcast™ 유리섬유[fiberglass], Hexalite® 및 Delta-Cast® 호환 폴리에스테르 테이프[polyester tape] 등)는 기존 석고붕대와 유사한 방식으로 사용되어 최적의 연장 위치(prolonged position)를 지원하고 경량 안정성을 제공한다(그림 21-20A,B). 이러한 기술과 재료는 잦은 석고붕대 변경이 필요하기 때문에 상처 치료의 급성 단계에서는 최선의 선택이 아닐 수 있다. 석고 붕대 물질은 상처의 삼출물을 흡수하는 경향이 있어 제거하고 새 장치를 적용해야 한다. 그러나 환자의 순응도가 문제인 경우 석고붕대가 열가소성 스플린트 사용보다 더 효과적인 매체가 될 수 있다. 또한 스플린트 위생이 문제인 경우 열가소성 플라스틱 재료를 고려해야 한다. 이러한 재료는 쉽게 닦고 소독하며 팔다리에 다시 도포할 수 있다. 석고붕대는 상처 치유의 후반 단계에서 지속적인 고정 응력(stress)을 사용하여 가동 스플린트를 위한 관절의 위치를 지정하여 장기적으로 관절가동범위를 개선하고 촉진하는 데 도움이 될 수 있다(Daugherty & Carr-Collins, 1994).

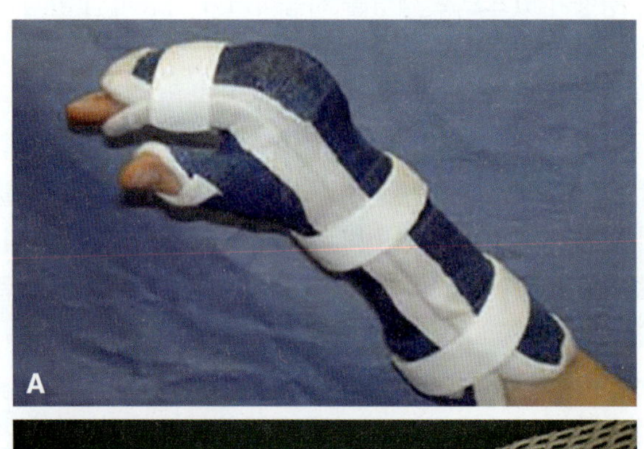
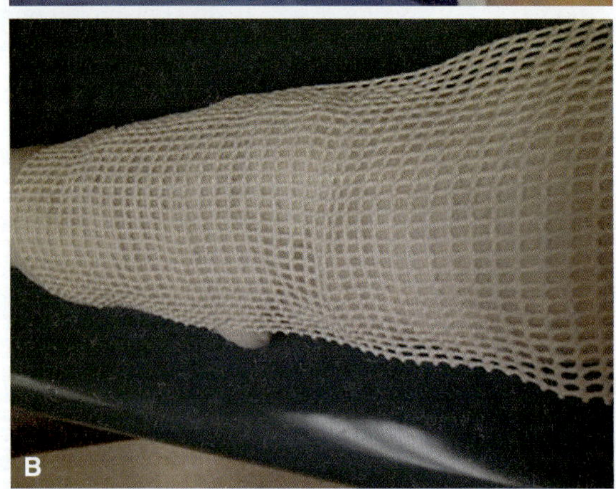

그림 21-20 **A**, 화상 손을 위한 석고용 붕대 고정 스플린트(Essity, Charlotte NC). **B**, 이 팔꿈치 폄 스플린트는 헥사라이트(Hexalite)로 만들어졌다. 개방형 직물은 통기성 제품을 제공하고 삼출물을 통과시킬 수 있다.

전문가 핵심 21-5

손갈퀴막 공간(Web Space)의 단축

SHERI B. FELDSCHER, OTR/L, CHT
Pennsylvania

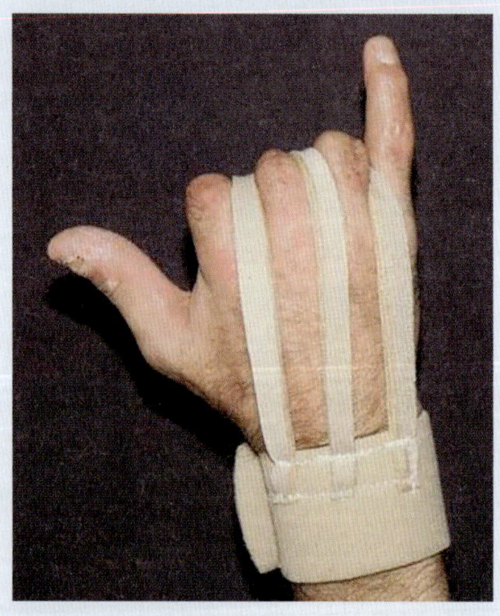

벨폼(velfoam)은 손갈퀴막 공간(web space)에 장시간의 낮은 부하 스트레스를 적용하며 빠르고 쉽게 만들 수 있다. 흔히 손가락의 갈퀴막 공간에 사용된다. 손가락의 표면적을 증가시켜 충분한 길이를 만들어 보장구의 적용 및 사용을 유도한다.

스트랩 선택 STRAPPING SELECTION

성인 및 소아 질환에 사용되는 스트랩 방법은 다를 수 있지만, 급성 단계에서는 거즈를 감아 사용하여 스플린트를 효과적으로 고정할 수 있다. 약을 적시거나 상처 삼출물로 인해 상처소독 거즈가 축축하거나 상처소독이 자주 제공되어야 하는 급성 환자는 스트랩이 재정적으로 적합하지 않다.

급성기의 경우 스플린트의 적합성을 확보하고 증가시키기 위해 신축성이 없거나 탄성이 없는 붕대 재료를 사용하는 것이 좋다. 붕대 재료를 사용하면 쉽고 비용 효율적인 스플린트 관리가 가능하며 화상팀의 모든 구성원이 제품 사용에 익숙하다는 추가 이점이 있다(그림 21-21A). 소아 질환에서 스플린트를 고정하는 이 방법을 사용하면 과도한 압력 지점 없이 올바른 위치를 지정할 수 있다. 이러한 방법은 스플린트를 소아가 제거하기 어려운지 확인하고 중재에 대한 순응도를 향상시킬 수 있다(Serghiou & Niszczak, 2011).

일단 환자가 급성기에서 벗어나거나 환자가 운동이나 기능적 사용을 위해 스플린트를 자주 벗거나 착용해야 하는 경우 스플린트의 스트랩이 필요할 수 있다(그림 21-21B). 성인의 경우, 감긴 거즈 붕대, 탄성 랩(Wrap)(예: Ace 또는 Coban) 또는 폼 스트랩(예: Velfoam)은 스플린트를 고정하는 효과적인 수단을 제공한다(그림 21-21C). 한 방법은 샌드위치 스플린트를 사용하는 것이다(Gilliam, Hatler, Adams, & Helm, 1993; Ward, Schnebly, Kravitz, Warden, & Saffle, 1989). 손과 함께 사용하도록 권장되는 이러한 유형의 스플린트를 사용하면 스트랩은 손을 감싸는 등쪽 및 손바닥 부분이 만들어진다. 대안으로 석고용 손 붕대는 일종의 샌드위치 스플린트 역할을 할 수 있다. 소아 환자는 스플린트 위치로 인해 손상된 혈류의 결과로 통증이나 따끔거림(tingling)을 정확하게 설명하지 못하는 경우가 있다는 점을 항상 고려하는 것이 중요하다. 따라서 치료사는 이러한 스플린트를 면밀히 관찰해야 한다. 증가된 압박으로 인해 소아 및 비순응 환자의 스플린트를 고정하기 위해 탄성 랩(wrap)을 사용할 때 상당한 주의를 기울여야 한다. 스트랩 재료를 선택할 때, 감염 위험을 줄이고, 고정하며, 잘 일치하는 것에 대한 적합성을 제공하기 위해 재료를 세척하기 쉬운 것을 선택하는 것은 중요하다(Wright, Taddonio, Prasad, &Thompson, 1989).

스플린트를 제자리에 고정하고 끝 부분의 미끄러짐을 방지하기 위해서 미끄럼 방지 재료를 사용하여 스플린트를 정렬하는 것이다. 이 미끄럼 방지 재료는 스플린트와 접촉하는 재료로 특히 화상 관리에 일반적으로 사용되는 매끄러운 압박의복 사이에서 좋은 상호작용 역할을 한다. 마지막으로, 적절한 경우 손 스플린트에서 손목 폄 각도를 단순히 늘리면 스플린트 끝을 넘어 손의 먼쪽 이동을 방지할 수 있다. 이 모든 방법을 사용하여 간병인에게 스플린트가 올바르게 배치되었을 때 어떤 모양인지 가르치고 적절한 경우 스플린트를 재배치하도록 간병인 교육을 제공하는 것이 중요하다.

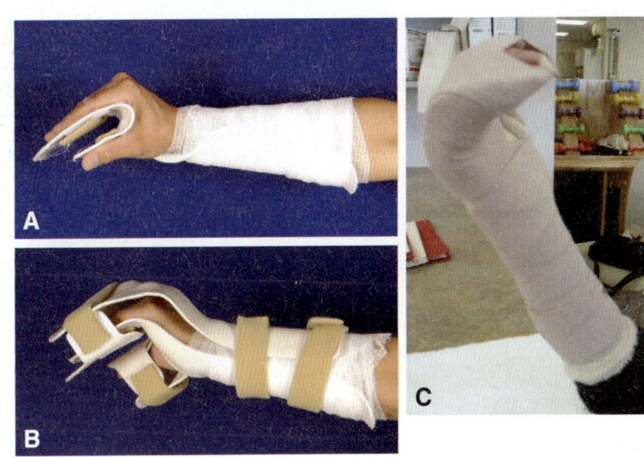

그림 21-21 A, 스플린트를 고정하는 데 사용되는 원주형 붕대 재료. B, 갈고리(hook) 및 루프(loop) 스트랩은 환자 및 관리 제공자가 이 "클램쉘(clamshell)" 스플린트를 착용하고 벗을 때 더 쉽게 사용할 수 있도록 한다. C, 원주형 탄성 붕대를 사용한 손목/손 고정 스플린트.

결론 CONCLUSION

숙련된 화상 치료사는 화상 치료의 급성 단계에서 관절위치 지정 및 스플린트 선택에 대한 통찰력을 제공하는 화상 부서 간 팀의 귀중한 구성원이 될 수 있다. ICU의 조기 중재는 환자가 장기적으로 기능적 결과를 극대화하고 외래 치료로의 전환을 용이하게 하는 데 도움이 될 수 있다. 화상 환자의 재활에 스플린트를 사용하는 것은 포괄적인 치료 프로그램의 필수적인 부분이다. 모든 기능적 및 외과적 목표가 충족되도록 하기 위해 언제, 어떻게, 어떤 스플린트를 제작할지 결정하려면 경험과 임상 전문 지식이 필요하다. 치료사는 화상 위치, 깊이, 기전뿐만 아니라 환자의 연령 및 기타 여러 요인을 주의 깊게 고려해야 한다. 이 모든 것이 결과에 상당한 영향을 미칠 수 있기 때문이다. 치료 목표에 따라 생체역학적 원리를 고려해야 하며, 소아 및 노인 환자에게도 특별한 고려 사항을 적용해야 한다.

성공적인 전략을 위해서는 스플린트를 맞춤 제작할 것인지 아니면 조립식 또는 상업적으로 이용 가능한 스플린트를 사용할 것인지에 대한 결정이 필요하다. 스플린트를 맞춤 제작하는 경우 선택한 재료의 유형과 디자인에 주의를 기울여야 한다. 적용 시간, 사용 기간 및 기성품의 조립식 스플린트 대 맞춤형 제작 스플린트의 이점에 대한 많은 연구가 여전히 남아 있지만, 이 장은 화상에 적용되는 스플린트 사용에 대한 방향성을 제공하기 위함이다.

현장 메모: 다리 화상 부상

Aimee Chiasson, PT, DPT
Massachusetts

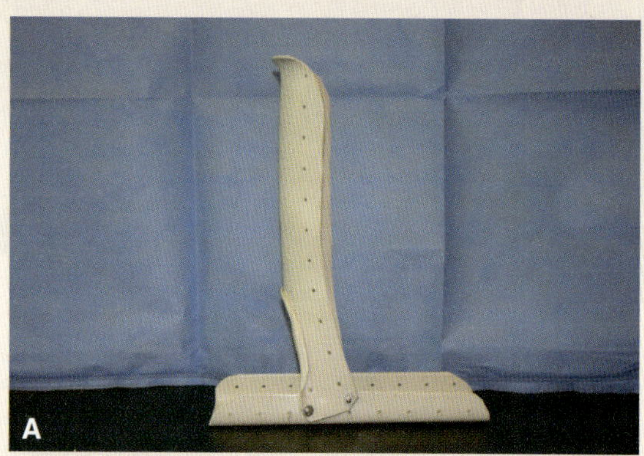

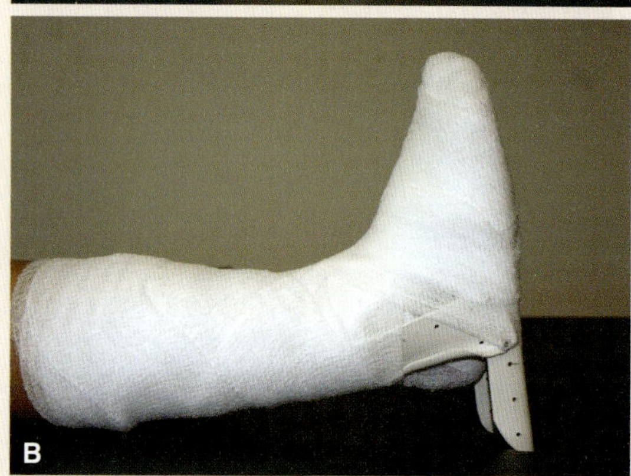

화상 환자는 신체의 여러 부위를 침범할 수 있어 다리가 영향을 받는 경우가 흔하다. 급성기에서 하지 스플린트는 잠재적인 흉터 구축을 방지하기 위해 위치를 잡아줘야 할 뿐만 아니라 체중 부하가 나타나면 적절한 관절운동을 적용해야 한다(그림 A, B). 예를 들어, 발목 앞 부분에 화상을 입은 환자를 치료할 때에는 치료사는 구축을 방지하는 자세(발바닥쪽 굽힘)와 체중 부하를 지탱하는 자세(발목 중립 자세)를 모두를 고려해야 한다. 스플린트는 화상 부상과 관련된 모든 관절의 적절한 정렬과 위치를 유지하기 위해 먼쪽 관절에서 몸쪽 관절까지 팔다리에 적용된다. 하지 스플린트는 발의 구축, 특히 발허리발가락 관절의 구축을 예방 및 치료하기 위해 부속품을 덧대거나 압박치료와 함께 사용할 수 있다. 상처 봉합 시, 반강성 석고붕대(semirigid casting)는 무릎 및 발목 구축의 고정 진행형 교정에도 사용할 수 있다. 장기간 부동의 영향에 대한 예방책으로 화상 부상의 영향을 받지 않는 부위에 환자가 하지 스플린트를 필요로 할 수 있다는 점을 유의해야 한다. 이러한 시나리오에서 스플린트는 종종 근육 긴장(예: 발바닥쪽 굽힘 구축)을 예방하거나 압력을 완화하고 욕창(ulcer)을 예방하는 데 사용된다. 아래는 이 환자 모집단에 대한 특별한 고려 사항뿐만 아니라 위치 결정의 목적에 초점을 맞춘 일반적인 하지 스플린트에 대한 설명이다.

스플린트	목적	특별한 고려 사항
2조각 발목 스플린트 (two piece foot)	• 발목을 기능적인 위치에 유지하고 발바닥쪽 굽힘 구축/기형을 방지하는 데 사용되는 경첩 스플린트. • 디자인은 발뒤꿈치에 무게를 덜어 압력을 줄이고 피부 손상 가능성을 감소시킨다.	• 발바닥 구축이 진행 중인 환자를 위해 맞춤제작될 수 있다. • 환자는 이 스플린트를 착용할 때 서 있을 수 없거나 체중을 견딜 수 없다. • 환자가 상처소독(dressing) 치료를 받거나 상당한 상처 배액이 있을 때 멀티 포더스(Multi Podus) 부츠에 비해 내구성이 향상되었다.
무릎 폄	• 이식편 보호를 위해 무릎 굽힘을 방지하고 관절을 고정하기 위해 무릎을 확장된 위치로 유지한다. • 또한 엉덩관절 굽힘 운동량을 줄여 적절한 엉덩관절 정렬을 유지하는 데 도움을 줄 수 있다.	• 지속적인 무릎 굽힘 구축이 있는 환자를 위해 맞춤화될 수 있다. • 환자가 상처소독(dressing) 치료 중이거나 상당한 상처 배액이 있는 동안 무릎 고정 장치에 대한 내구성이 향상되었다.
엉덩관절 벌림 웨지 (wedge)	• 피부 수축, 근육 긴장을 방지하고 이식편 보호를 위해 엉덩이를 벌림 자세로 유지한다.	• 엉덩관절 모음은 제한하지만 엉덩관절 굽힘은 제한하지 않는다. • 가장 일반적으로 사타구니 부위의 이식편 보호에 사용된다. • 화장실 사용 및 이동성을 위해서는 제거되어야 한다.
엉덩관절 스피카 (hip spica)	• 엉덩관절을 중립 위치 및 또는 벌림 상태로 유지한다. • 주로 엉덩관절 굽힘/모음 구축 방지 및 또는 이식편 보호에 사용된다.	• 엉덩관절 굽힘을 제한하고 환자를 엉덩관절 벌림의 다양한 각도에 배치하도록 제작할 수 있다. • 화장실 사용 및 이동성을 위해서는 제거되어야 한다.

사례 연구 섹션

여기에 제시된 사례 연구는 교육 지침으로만 제공된다. 치료 및 스플린트 프로토콜(치료절차법)은 수부외과전문의, 수부치료사마다 크게 다르다. 치료사는 선호하는 치료와 적절한 스플린트 개입을 정의하기 위해 담당 의사 및 동료와 확인해야 한다.

사례 연구 1: 피부 이식을 고려한 위팔 화상

왼손잡이 성향의 여성 MJS(41)는 저녁 식사를 준비하던 중 야외 바비큐 그릴에서 숯을 피우기 위한 숯 촉진제를 사용하다가 갑자기 불길에 휩싸였다.

이전에 건강했던 MJS는 어깨부터 손까지의 7% 표면적 화상을 입게 되었다. 그녀는 손바닥과 위팔의 안쪽 피부 부분을 제외하고 전체적으로 깊은 화상과 전체 두께 화상이 혼합된 것으로 진단받았다(그림 21-22). 부상 다음날 아침, 치료사가 환자를 처음 평가했을 때 환자의 손과 위팔은 현저하게 부종이 있었고 손과 손가락은 약간 구부러진 위치에 있었다. 부종과 통증에 의한 부수적인 문제로 관절운동 또한 제한되었다. 손상 후 2일 동안 전체 두께 손상 부위에 피부 이식편을 적용하는 수술이 예정되어 있었다. 수술이 임박했기 때문에 치료사는 MJS에게 부종 감소를 위해 팔을 높은 위치에 놓는 방법과 관절가동범위 유지에 도움이 되는 능동 관절가동범위 운동을 수행하도록 지시하였다.

수술할 때쯤에는 부종이 눈에 띄게 가라앉았고, 전체 두께 화상 부위가 뚜렷이 나타나 팔과 아래팔의 팔오금 부위에 국한되어 있었다. 이 부위는 절제되었고 위-뒤쪽 허벅지 부위에서 채취한 피부 이식편으로 덮여 있었다. 수부외과전문의는 수술실에 치료사의 참석을 요청했는데, 그곳에서 부분 두께 화상을 입은 관절의 위치를 고정하기 위한 기능적 자세 손 스플린트를 제작하고 팔꿈치 폄을 유지하는 스플린트를 중재하였으며 상처 소독을 적용하였다. MJS의 팔꿈치 부위는 피부 이식편이 부착될 수 있도록 5일 동안 고정 상태를 유지하였다.

수술 후 MJS의 남은 입원 기간 동안 손 스플린트는 더 많은 변형 방지 자세로 수정되었다(그림 21-23). 점진적 운동 프로그램을 통해 환자의 손가락 관절가동범위가 증가하였다. 수술 2주 후 환자는 정상 범위 내에서 관절가동범위와 근력을 보여 밤에만 적용하는 스플린트로 전환하였다. 스플린트 일정은 환자가 병원에서 퇴원한 후 필요에 따라 진행되었다.

이식 수술 후 팔꿈치 부위를 고정하는 스플린트를 제거한 뒤 관절가동범위 운동을 다시 시작하였고 환자는 움직임의 부하가 가해질 때 피부 이식이 눈에 띄게 하얗게 변하면서 팔꿈치 폄 각도가 25° 부족함을 확인하였다. 수술실에서 부피가 큰 붕대를 감았을 때 팔꿈치가 약간 구부러진 것 같았지만, 육안 검사로는 확인되지 않았다. MJS의 기존 수술 후 팔꿈치 스플린트를 변형하여 팔꿈치 폄 가동 스플린트를 만들었다(그림 21-7A).

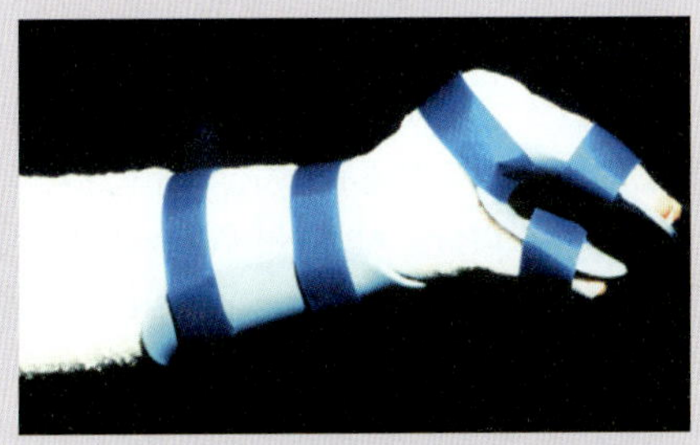

그림 21-23 변형 방지용 자세 스플린트.

MJS는 1일 2회 치료를 받았다. 그녀는 관절가동범위에서 최소한의 개선을 보였고 스플린트는 필요에 따라 수정되었다. 간호사들은 밤에 팔꿈치 굽힘의 압박감이 증가하여 밤에 스플린트를 교정하는 데 어려움을 겪기 시작하였다. 치료를 위한 휴식 시간을 두고 항상 스플린트를 착용하는 것으로 중재를 변경하였다. 치료 중 근력강화와 관절가동범위 운동 활동에 참여할 수 있는 동시에 MJS가 밤낮으로 일관되게 가해지는 부하를 받을 수 있다는 것이 근거였다. 그녀가 완전한 팔꿈치 관절의 가동범위를 회복하자 스플린트 일정은 밤에만 적용되었다.

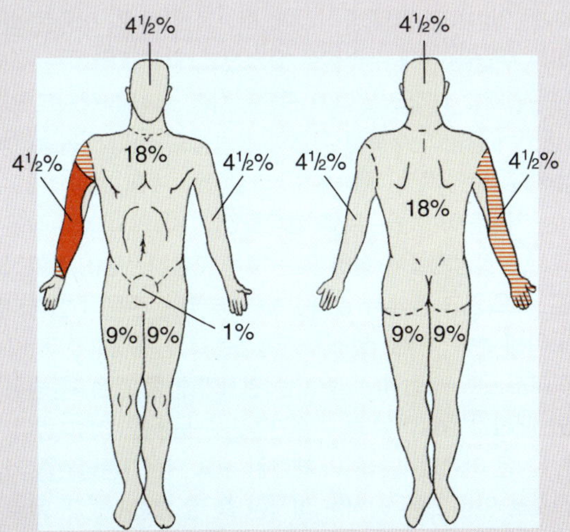

그림 21-22 화상의 분포와 깊이. 빗금 친 영역은 부분 피부 화상(partial thickness burns)을 나타내고, 실선 영역은 전체 두께 화상(full thickness burns)을 나타낸다.

사례 연구 2: 양측 어깨, 위팔 및 손 화상, 흡입 화상 및 피부 이식

CS는 40세의 왼손잡이 여성으로 집 화재로 인해 양쪽 어깨부터 손, 앞가슴, 목, 얼굴 및 손에 20%의 전체 신체 표면적(TBSA) 화상을 입었다. CS는 또한 상당한 화재 연기 흡입을 겪었고 화염을 피하기 위해 2층 창문에서 뛰어내림으로써 화재에서 살아남았다. 화상 중환자실(BICU)에 처음 내원했을 때, 그녀는 기도삽관을 하고 인공호흡기를 사용하였다. 초기 엑스레이와 MRI는 다른 어떤 골절이나 외상은 없었지만, 그녀는 손과 위팔에 깊은 피부 손상이 있어 피부 이식을 필요로 하였다. 그녀의 화상 나머지 부분은 표면 부분 두께 화상으로 이식이 필요하지 않았다. 내원 3일째에 CS는 화상 부위에 피부 이식을 시행하고 즉시 상지 스플린트와 손 스플린트를 장착하여 이식된 피부를 안정화되게 지원하고 부종을 최소화하며 기능적 자세를 유지하였다(그림 21-24A). 수부외과전문의는 수술실에서 치료사가 참관하기를 요청했는데, 치료사가 손 이식편이 깊은 부분 두께의 화상 부위에 최적으로 이식이 될 수 있도록 손 스플린트 기능적 위치를 조정하는 역할을 하였다. CS가 인공호흡기를 뗄 때 동안 치료는 이식 후 어깨와 위팔에 위치를 시키고 침대에서 사용 가능한 관절가동범위를 유지하기 위한 스플린트 사용에 중점을 두었다. CS가 화상 후 7일째에 인공호흡기를 제거하고 능동적인 관절가동범위 운동 및 일상생활활동(activities of daily living, ADL) 기술에 참여할 수 있는 치료에 중점을 두었다. 재활은 정상적인 심폐 지구력을 회복하기 위한 양호한 폐 기능을 위해 심혈관 조절을 중점으로 진행하였다. 가슴우리와 양쪽 겨드랑이, 어깨와 위팔, 목, 얼굴의 상처는 흉터 형성이 적으면서도 빠른 내적 치유의 징후를 보였으며 손과 먼쪽 아래팔의 피부 이식 또한 모두 좋은 치유를 보여주었다. 그러나 왼손 등쪽은 이식이 최적화되지 않아 작은 상처를 갖게 되었다(그림 21-24B). 화상 후 9일째에 CS는 위팔의 완전한 능동적인 관절가동범위(왼손 제외), 일상생활을 참여할 수 있는 좋은 기능적 사용, 움직임을 보여줄 수 있었다. 스스로 능동적인 자세와 관절의 움직임을 가져갈 수 있었으나 왼손의 경우 밤에 여전히 스플린트를 사용하고 부수적인 상처로 인하여 능동적인 관절 움직임에 제한이 있었다.

CS는 오른손의 사용을 선호했는데, 왼손은 치유가 약간 지연되고 오른쪽보다 움직이는 것을 더 고통스러워했으며, 특히 모든 손가락 굽힘의 경우 더욱 그러하였다. CS는 3주 만에 중환자실에서 집으로 직접 퇴원하였고 상처를 치료하고 피부 이식을 치유하기 위해 즉시 외래 치료를 시작하였다. 첫 외래 방문에서 CS는 오른손에는 압박장갑을 착용하였으나 그녀의 왼손에는 안타깝게도 여전히 개방된 상처가 많았고 압박장갑을 견딜 수 없어 일회용 자가 접착 탄성 붕대(self-adherent elastic bandage) 형태의 압박 치료를 시작하였다. 야간에 손의 위치 조정을 위한 스플린트 사용은 계속되었으며, 이는 구축과 관절가동범위 상실을 제한하기 위한 것이었다.

CS는 외래 환자로 계속 치료를 받았지만 그녀의 왼손은 상처 치유와 통증으로 계속하여 움직임이 제한되었다. CS는 왼손에 스플린트 착용을 거부하였으며 상처 봉합을 촉진하기 위해 다른 피부 이식을 고려하지는 않았다. 개방된 상처는 특히 등쪽 손가락의 몸쪽손가락뼈사이관절에서 계속 문제가 되었고, 결과적으로 관절 수축(손허리손가락관절 폄 및 몸쪽손가락뼈사이관절 굽힘)과 손 기능의 상당한 손실을 초래하였다. 환자는 흉터 조직을 절제하고, 모든 몸쪽손가락뼈사이관절을 폄하여 핀으로 고정하는 등쪽 손가락 피부 이식을 받았다. 이식을 지원하고 몸쪽손가락뼈사이관절의 폄 위치를 유지하기 위하여 손허리손가락관절 굽힘과 몸쪽손가락뼈사이관절의 폄을 지원하는 변형 방지 스플린트를 수술 중에 제작하였다. 압박 부위와 피부 손상 가능성을 평가하기 위해 스플린트를 매일 교체하고 재적용 전에 부드러운 관절가동범위 운동을 수행하였다. 피부 이식편은 잘 치유되었으며 10일 후에 몸쪽손가락뼈사이관절이 점진적으로 움직일 수 있도록 핀을 제거하였다. 압박의복을 입기에는 피부가 너무 약해서 코반(Coban™)을 사용하여 감싸도록 하였다.

손허리손가락관절을 굽힘 위치시키는 동시에 손바닥 등쪽 이식 부위의 압력을 유지하기 위해 손등에 기초한 스플린트가 선택되었다. 이 기능적 자세 스플린트는 특정 일상생활활동과 목욕을 제외하고 하루 종일 사용되었다. 이 스플린트는 더 이상의 폄을 차단함으로써 흉터가 손허리손가락관절을 폄 방향으로 당기고 몸쪽손가락뼈사이관절을 다시 굽힘으로 당기는 것을 방지하였다. CS는 치료에 부지런히 참여했으며 스플린트 일정을 준수하였다. CS는 양측 손사용, 왼손 가동성 증가, 압박의복 모니터링 및 흉터 관리에 중점을 둔 치료를 계속하였다.

초기 손상 및 이식 수술 후 18개월이 지난 후에는 CS는 손을 완전히 사용하고, 흉터 형성 최소화와 완전한 상처 봉합 및 기능적 관절가동범위를 보여주며 치료에서 성공적으로 퇴원하였다. CS의 왼손은 여전히 부상 전 수준의 손가락을 펼 수 있는 능력이 부족했지만 손의 사용을 성공적으로 회복하고 독립적으로 일상생활을 수행하였다.

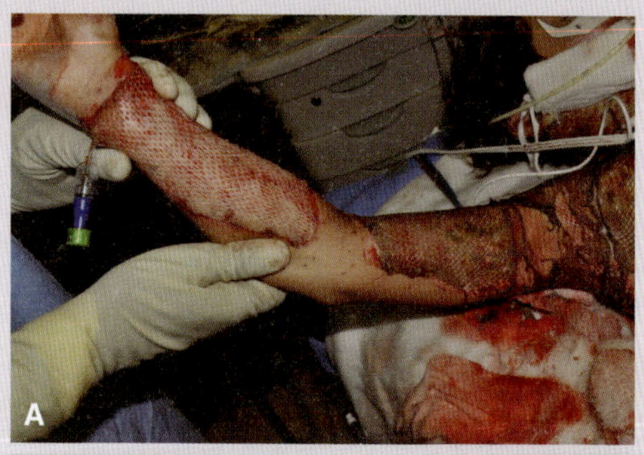

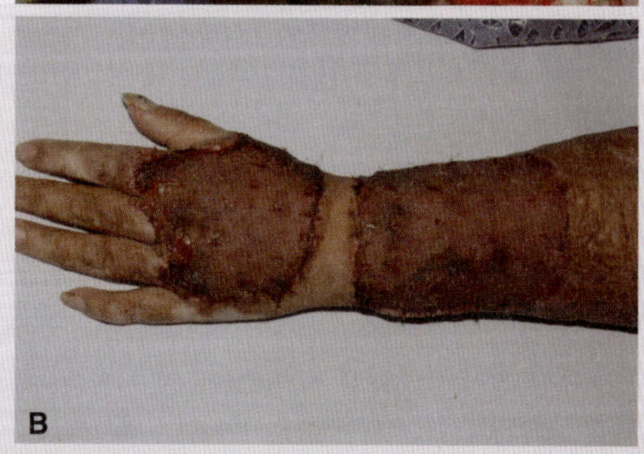

그림 21-24 화상 후 3일 (A) 및 등쪽 아래팔/손에 (B) 치유된 메쉬(meshed) 부분층(split thickness) 피부 이식 수술.

사례 연구 3: 소아 사례

KN은 2살 때 조부모와 같이 살고 있었는데 뜨거운 커피포트를 쏟는 바람에 전체 신체 표면적(TBSA) 21%에 해당하는 2도 및 3도 화상을 얼굴, 목, 오른쪽 겨드랑이, 그의 오른쪽 등쪽 손 및 오른쪽 팔에 입었다. 이 화상 이전에 KN은 일반적인 발달 중이었다. 소아과 입원 후, 아동은 화상 평가와 동종이식 수술을 위해 수술실로 옮겨졌고, 당시 치료사는 KN이 완전한 관절가동범위를 가지고 있다고 판단했지만, 화상 부상으로 인해 겨드랑이 및 팔꿈치 굽힘이 수축될 위험의 가능성도 있었다. 동종이식 후 수술실에서 치료사는 KN 어깨를 벌림, 바깥돌림, 수평 벌림의 90° 각도로 위치시키는 겨드랑이 스플린트를 제작하였다. KN의 나이와 작은 체구로 인해 치료사는 팔꿈치를 완전히 펴는 것을 포함하는 겨드랑이 스플린트를 제작할 수 있었고 몸에서 멀어진 위치에 있는 손목이 떨어지는 것을 방지하기 위해 손목 콕업(cock-up) 스플린트를 제작하였다. KN을 5일 동안 움직이지 못하게 한 후 치료사는 환자가 능동 관절가동범위 운동을 할 수 있을 때까지 완만한 수동 관절가동범위 운동을 시작하였다.

2주 후, KN은 어깨와 팔꿈치의 제한된 능동 관절가동범위를 가지긴 했어도 화상으로 인한 모든 상처는 이식된 후 잘 봉합되었다. 치료사는 부모에게 임시 압력 조끼와 소매가 긴 옷을 항상 착용해야 된다는 것과, 놀이를 위해서는 아침과 저녁에는 스플린트를 잠깐 벗어도 된다는 것을 교육하였다.

복습 문제 CHAPTER REVIEW QUESTIONS

1. 치료사가 화상 환자에게 스플린트 적용을 요청할 때 고려해야 할 중요한 내용은 무엇인가? 피부조직에 대한 고려 사항과 스플린트 재료 선택에 대하여 논의하시오.
2. 화상 손상 깊이가 스플린트 중재와 어떤 관련이 있는지 설명하시오.
3. 피부 주름 위에 있는 화상 손상이 중요한 이유는 무엇이며 이러한 상황에서 어떠한 관리가 필요한가?
4. 손 전체의 화상을 어떻게 관리해야 하는가? 각 관절의 위치를 설명하고 확인해야 할 주의 사항을 나열하시오.
5. 손갈퀴막 공간(web spacer) 합지증(syndactyly)이란 무엇인가? 이것이 중요한 이유는 무엇이며 이 상태를 어떻게 관리할 수 있는가?

CHAPTER

22 뮤지션 The Musician[a]

Aviva Wolff, EdD, OT/L, CHT

학습 목표

이 장을 학습한 후 다음의 내용을 수행할 수 있다.

- 손상이 있는 뮤지션에 대한 개별적 평가 및 치료 방법을 이해한다.
- 뮤지션을 위한 스플린트 및 테이핑 기법 사용에 대하여 인지하도록 한다.
- 뮤지션에게 손상이 생기는 두 가지 종류에 대하여 다양한 치료 접근법을 이해한다: 외상성 손상과 공연 관련 근골격계 손상
- 악기 다루기 관련 손상을 위한 스플린트 제작과 노화 문제를 위한 연주용 스플린트에 대해 설명한다.

주요 용어

기능적인 동작 분석(functional movement analysis)
연주 스플린트(playing orthoses)
연주 관련 근골격계 부상(performance-related musculoskeletal injuries)
외상성 손상(traumatic injuries)
훈련 스플린트(training orthosis)

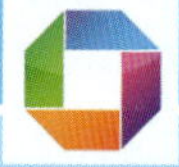

MD 노트

Alfred Gelhorn, MD
New York

스포츠의학 분야에서 인증을 받은 생리학자로서, 다양한 급성 및 만성적 손상을 입은 많은 공연 예술가들을 치료하고 있다. 이러한 손상의 대부분은 나쁜 자세, 국소적인 약화, 악기 연주와 관련된 관절의 문제들을 포함한 좋지 않은 근골격계 연습 패턴의 결과이다. 이러한 공연 예술가들에게 일반 손상이 생기면 치료하는 것뿐만 아니라 역사적으로 뮤지션 훈련 커리큘럼에서 우선 순위가 낮은 부상 예방의 목표를 위해 노력하는 것이 나의 연구이자 임상적 우선순위이다. 다학문적 접근은 이러한 손상을 치료하고 예방하는 데 가장 효과적이며, 나는 물리치료 및 작업치료사들과 긴밀하게 협력하여 그들의 평가 및 권고 사항에 많은 도움을 받는다. 나는 기능적인 작업 분석과 근골격계 평가 및 스플린트 제작을 통해 수부치료사들의 전문성과 전문 기술에 의존하여 환자에게 포괄적인 치료를 제공하여 회복할 수 있도록 진료하고 있다. 잘못된 자세를 교정하기 위해 피드백을 제공하거나 손상된 구조물에 추가적인 지지를 제공함으로써 손상된 곳을 보호할 수 있도록 수부치료사가 맞춤형 스플린트를 제작하는 것은 뮤지션 환자들이 보다 안전하게 연주할 수 있도록 해준다. 연주 자세와 수행에 대한 종합적인 비디오 분석을 통해 치료사와 함께 공유한 정보는 우리 팀이 공동으로 문제를 해결하고 부상의 근본 원인을 해결할 수 있도록 하는 귀중한 정보를 제공한다. 이 정보가 없으면, 원인 없이 증상을 치료하게 된다. 우리는 잘못된 연주자세와 근골격계 불균형을 해결하여 뮤지션들의 근골격계 건강과 연주 수명을 최적화할 수 있는 건강한 연습 습관을 제공한다.

[a]이 장은 Caryl Johnson, OTR/L, CHT 및 Coleen Lowe, MPH, OTR/L, CHT가 작성한 이전 버전을 기반으로 한다.

자주 묻는 질문

비특이적 근골격계 통증과 과사용에 대해서 제공하는 고정/안정성 지원 수준을 어떻게 결정하나요?

준비운동, 속도조절(pacing), 연주 일정으로의 복귀, 현명한 연습 습관과 종종 몸쪽 안정화 운동에 대한 교육을 포함하는 다각적 접근 방식을 활용한다. 연주하는 동안 신체의 안정성 지원을 위해, 통증 수준을 최소에서 최대까지 평가하는 것을 선호한다. 먼저 탄성 스토키네트(elastic stockinette) 또는 탄성 테이핑을 통해 부드럽고 느리며 짧은 부분의 연주를 평가한다. 만약 이러한 방법이 통증을 완화시키기에 충분하지 않다면, 유연한 기성품 네오프렌 타입 랩이나 하이브리드 패브릭 소재로 만든 스플린트를 추가한다. 그리고 비탄성 테이프를 추가한 다음 얇은 열가소성 재료로 진행할 수도 있다.

뮤지션이 휴식을 취하면 도움이 되겠지만 만약 중요한 일정을 위해 연주를 해야 하는 경우 급성건염에 어떻게 대처하나요?

뮤지션이 절대적으로 연주를 해야 하는 상황이라면, 뮤지션이 사용하고자 하는 만큼 많은 지원과 함께 가장 최소한의 연주를 하도록 한다. 나는 항상 다음과 같이 말한다: "나의 임상적 권고 사항은 휴식을 취하고 연주를 하지 않는 것이다". 때때로 이것은 선택 사항이 아니며, 그러한 경우 나는 연주가가 실제로 악기 줄에 어떠한 압력도 가하지 않는 "쉐도우 연주(shadow playing)" 또는 "고스팅(ghosting)"을 통한 정신적 상상훈련과 반대쪽 손을 사용하는 연습을 추천한다. 실제 연주를 위해서는 연주 전에 상처 부위를 따뜻하게 하고 피부색에 맞는 탄성 테이핑 적용을 권장한다.

소개 INTRODUCTION

손상을 입은 뮤지션은 악기의 복잡성과 범위, 악기 연주에 대한 근골격계 요건 및 관련된 높은 위험 때문에 스플린트 제작에 대한 특별한 어려움들을 겪는다. 연주에 대한 약속과 직업상의 위험에 대한 두려움으로 인해 뮤지션들은 종종 고통을 받거나 손상이 있는 상태에서 계속 연주하게 된다. 스플린트는 보호, 교정 및/또는 지지과 같은 여러 목적으로 다양한 부상을 위해 제작될 수 있다(Boyette, 2005). **연주 관련 근골격계 장애(performance-related musculoskeletal disorders, PRMD)**는 음악가의 손과 팔에 영향을 미치는 가장 흔한 손상이며 과사용과 잘못된 사용을 통한 손상을 포함한다. 실제로 모든 뮤지션에게 영향을 미치는 PRMD의 유병률은 93%이다(Ackermann, 2012). 뮤지션들에게서 관찰되는 다른 손상 종류 및 상태는 과운동성(hypermobility), 급성 손상 및 뮤지션 근긴장이상(musician dystonia)이 포함된다. 손상의 유형과 상태에 따라 평가 및 중재 방법, 적절한 스플린트의 선택에 대한 접근법이 결정된다. 손상의 유형과 단계에 따라 목적과 재료 선택이 달라진다. 급성 또는 PRMD 손상이 있는 경우 스플린트는 손상된 구조물을 보호하는 동시에 연주가 필요한 상황에서 보호된 범위에서 연주를 할 수 있도록 하는 데 적용된다. 이러한 경우 스플린트 제작은 악기의 특징과 연주 자세를 고려해야 한다. 마찬가지로, 부적절하거나 과도한 관절 위치를 교정하기 위해 다른 유형의 스플린트가 선택된다. 근긴장이상 움직임(dystonic movement)을 위한 스플린트는 감각 운동 입력을 제한하거나 제어하도록 설계되어 있다.

이 장에서는 사용 가능한 스플린트의 범위와 각 부상 범주에 대한 평가 및 치료 접근 방식에 대한 단계별 접근 방식을 제공하여 손상을 입은 뮤지션에게 올바른 스플린트를 선택하는 방법을 검토할 예정이다. 이 장의 첫 번째 부분에서는 뮤지션의 의료 및 연주 이력, 근골격계 검사, 연주 자세 및 자세 분석 등 뮤지션의 평가에 대해 철저히 검토할 것이다. 두 번째 부분에서는 가능한 음악 작업을 방해하지 않고 치료 목표를 달성하기 위해 적절한 설계와 재료를 선택하는 방법을 포함하여 일반적인 뮤지션 손상 및 관련 스플린트를 다룰 것이다. 스플린트의 손상이나 목적과 상관없이, 스플린트 제작에는 악기 연주자만을 위한 특별한 고려 사항이 포함된다. 이 내용에 대해서는 아래에서 논의될 것이다.

평가와 치료적 접근 EVALUATION AND TREATMENT APPROACH

손상은 손상의 유형과 빈도, 위치, 유형에 따라 연주되는 악기에 의해 다양하게 나타난다. 가장 높은 수준의 PRMD는 현악기 연주자에게서 발생하는 것으로 보고되며 가장 자주 영향을 받는 부위는 목, 턱, 어깨, 팔 등이다. 장기간에 걸친 반복적인 움직임을 포함하여 광범위한 위험 요소가 PRMD의 발달과 관련되어 있다. 이는 종종 연습 일정, 레퍼토리 및 기술의 갑작스러운 변경으로 인해 더욱 악화된다(Brandfonbrener, 2003). 악기의 모양과 무게에 따라 불편한 자세가 요구되며 비대칭 자세가 길어지는 경우가 많다. 예를 들어, 악기 연주자에게 요구되는 비대칭 연주 자세는 종종 목과 어깨 통증을 유발한다(Rensing, Schemmann, & Zalpour, 2018). 뮤지션의 부상을 효과적으로 치료하려면 치료사는 해부학 및 운동학에 대한 철저한 이해와 기능 장애 운동 패턴 및 근육 불균형을 관찰하고 분석하는 예리한 능력이 있어야 한다.

평가 ASSESSMENT

평가는 다음과 같은 요소를 포함한다: 의료 및 연주 경력, 근골격계 및 기능 평가, 연주 자세 및 연주자세 및 수행 분석. 일반적인 병력 외에도 연주 경력에 대한 정보는 뮤지션들을 평가할 때 귀중한 정보가 된다. 연주 경력은 연주자의 연습 이력과 습관에 대한 정보를 수집하도록 설계되었으며 연습 일정, 준비운동 및 연습 시간과 관련된 질문을 포함한다. 연주 시간, 기술, 레슨선생님, 스타일 또는 레퍼토리의 최근 변화를 기록해야 한다. 뮤지션의 예술성, 일, 여가 및 개인 생활의 변화에 대한 추가 질문들도 음악가의 신체적 웰빙과 회복에 기여할 수 있기 때문에 중요하다.

뮤지션의 손상을 치료할 때 악기를 사용하거나 사용하지 않는 자세에 대한 철저한 검사가 필수적이다(그림 22-1A~D). 치료사는 임상적 문제 해결 방법과 표준 자극 테스트를 사용하여, 상지와 목뼈 부위의 충돌징후(impingement) 및 신경압박, 힘줄/인대의 손상과 불안정성에 대하여 선별(screening)을 한다. 근골격계 및 기능적 검사는 신경 긴장 검사(neural tension test)뿐만 아니라 몸쪽 근육의 불균형에 대한 관찰 및 검사에 중점을 두어 철저히 해야 한다. 근육의 긴장과 약화에 대한 검사를 통해 스트레칭과 근력 운동의 치료적 목표가 될 특정 근육을 식별할 수 있다.

휴식 자세는 어깨, 어깨뼈 및 목 위치의 비대칭을 확인하기 위해 앉고 서 있을 때 평가된다. 머리를 앞으로 기울이거나(forward head), 옆으로 기울이거나(lateral tilt), 어깨를 앞쪽으로 돌리거나(shoulder anterial rotation), 어깨뼈를 뒤로 움직이거나(scapular winging) 앞으로 당기는(scapular protraction) 것과 같은 비정상적인 자세에 주의해야 한다. 휴식 연주자세를 관찰하며 비정상적 움직임과 비대칭적 움직임을 기록한다.

연주 자세를 관찰하는 것은 뮤지션들에게 알맞은 적절한 평가와 효과적인 치료 모두에 중요하다. 이 작업은 악보 및 악보 스탠드의 적절한 설정, 위치 및 배치를 결정하기 위해 가능한 자연스러운 연주 환경에서 악기를 사용하여 수행해야 한다. 연주 자세는 느리고 쉬운 구간에서 먼저 평가되고 그 다음에는 빠르고 기술적으로 더 어려운 구간에서 평가된다. 평가는 두 위치에서 연주하는 뮤지션의 경우, 앉은 자세와 서 있는 자세 모두에서 수행해야 한다. 마찬가지로 뮤지션이 여러 악기를 연주하는 경우, 각 악기를 개별적으로 평가해야 한다. 연주 평가 동안 각 관절은 비정상적이거나 부적절한 자세 또는 과도한 움직임을 보이는지 관찰한다. 가능하다면

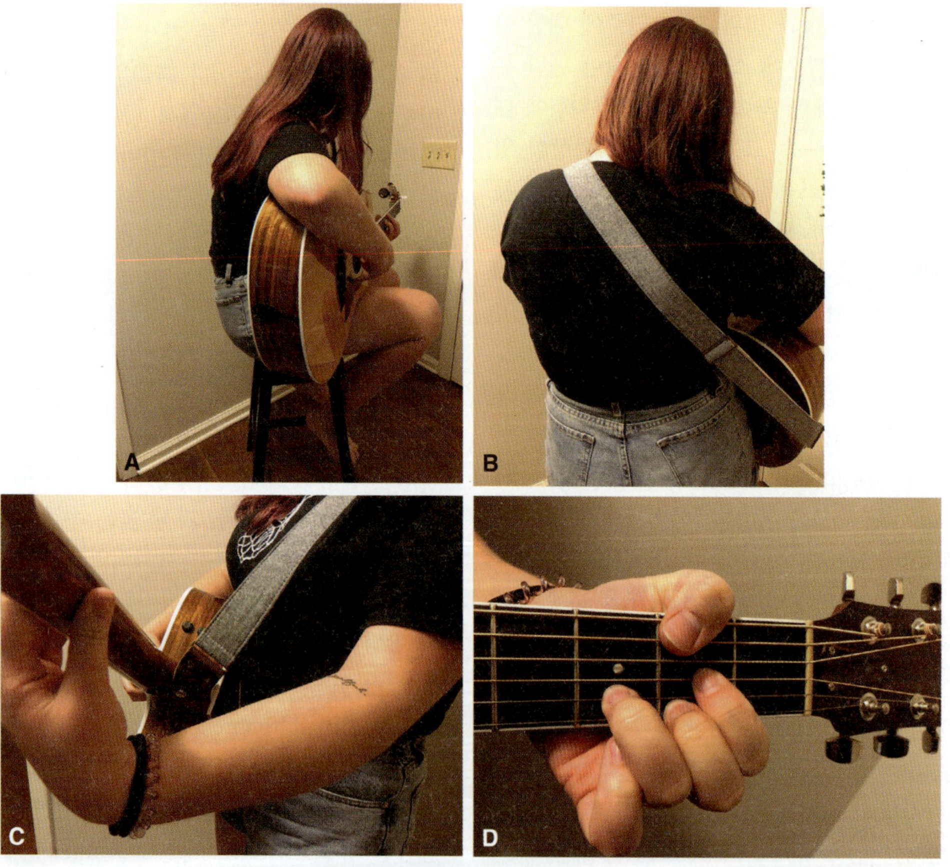

그림 22-1 **A.** 허리척추의 앞굽이 감소(decreased lumber lordosis), 굽은 어깨(rounded shoulder), 앞으로 당겨진 어깨뼈(protracted scapulae)를 보이는 앉은 자세에서의 기타리스트 자세 평가. **B,** 기타리스트의 왼쪽에서 우려되는 부분은 빗장뼈를 가로지르는 압박 스트랩과 다소 한쪽으로 치우쳐진 목뼈를 포함한다. **C,** 측면에서 보면 손목 굽힘 상태를 지속되고 있음. **D,** 기타줄에 의해 손가락 끝의 연조직이 영향을 받는다.

비디오를 통해 과도한 움직임 및 관절 각도를 촬영하는 것이 바람직하다. 연주에 대한 360도 비디오 촬영을 통해 다각도에서 악기와 접할 때 각 관절을 관찰할 수 있다. 이것은 녹화하는 동안 무대 주변을 걸어다니며 휴대폰 카메라를 사용하여 쉽게 수행할 수 있다. 비디오 녹화는 세부 사항과 슬로우 모션을 검토할 수 있게 하며 요인이 되는 비정상적인 자세를 식별하는 데 도움이 된다. 각 악기의 특성과 필요한 자세에 대한 지식은 뮤지션과 악기 간의 인터페이스에서 요구되는 고유한 연주 요건을 이해하는 데 중요하다.

치료 TREATMENT

통증이나 손상의 원인이 확인되면, 즉각적인 증상과 문제의 원인을 해결하기 위한 치료 계획을 세워야 한다. 급성 증상의 초기 치료에는 통증과 부종 조절이 포함되며 가능하면 고정이 뒤따르는 점진적 가동 및 점진적인 연주 일정으로의 복귀가 포함된다. 급성 증상이 진정되면 치료사는 연주 및 연습할 때 뮤지션에게 균형 있고 효율적인 신체 역학을 교육하고 뮤지션과 협력하여 추가 손상이나 손상을 방지하기 위한 현실적인 장기적 강화 및 상태유지(conditioning) 프로그램을 시작한다. 일반 뮤지션 건강 교육도 다루며 연주 전 신체 준비운동, 스트레칭, 속도 조절, 팔의 순환을 증가시키고 근골격계 피로를 피하기 위한 방법에 대한 정보를 포함한다.

뮤지션들을 대하는 것과 운동선수들의 치료 사이에 도움이 되는 몇 가지 유사점이 있을 수 있다. 악기를 연주하는 데 필요한 소운동 조절과 정교한 협응은 스포츠에서 엘리트 기술을 달성하는 데 필요한 것과 같이 정기적인 신체 컨디셔닝과 훈련이 필요하다. 뮤지션과 운동 선수는 특정 신체 기술을 향상시키고 타고난 재능 활성화, 개인 및 목적에 따라 고유한 효율적인 근육의 협력을 향상시키기 위해 매일 많은 시간을 훈련한다(Safavynia, Torres-Oviedo, & Ting, 2011; Ting & McKay, 2007). 이 두 그룹 모두, 경기(연주) 성공에 대한 외부 및 내부 요건은 상태유지의 내성 및 능력을 초과하여 부상을 초래할 수 있다. 환자의 악기에 대한 올바른 연주 위치, 환자의 기술 수준, 레퍼토리의 필요 사항, 음악이 자신의 삶에 어떠한 역할을 하는지 등에 대한 정보를 수집하는 것은 치료사가 치료 계획을 개발하는 데 도움이 된다. 부상을 치료하는 것만으로는 뮤지션이 연주를 재개할 수 없다. 자세, 신체 역학 및 유연성에 대한 철저한 환자 교육과 함께 전반적인 근력과 지구력을 향상시키기 위해 전신 컨디셔닝 프로그램을 시행해야 하며, 일과 여가의 균형은 뮤지션이 손상을 피하는 방법을 이해하는 데 중요하다(그림 22-2A,B).

성공적인 회복을 위한 또 다른 중요한 측면은 차등화된 계획과 악기로 복귀하는 일정이다. 뮤지션에게 천천히 연주를 재개하라고 말하는 것만으로는 충분하지 않다. 연주의 양은 손상, 조직 치유 단계, 손상 전 연습 습관, 일반적인 신체 상태에 따라 점진적이어야 한다. 학생에서 아마추어, 전문 연주자에 이르기까지 뮤지션은 종종 악기를 연주하려는 강한 감정적 충동을 가지고 있으며, 이는 연주능력을 상실하고 예술적 표현을 잃는 것에 대한 두려움을 포함하여 그들의 부상에 대한 반응에 불안감을 더하게 된다. 심리적 안정, 조직 치유 및 타이밍에 대한 교육, 악기의 완전한 연주를 재개하는 방법에 대한 지침, 재활 과정 동안의 지원은 음악가의 회복에 중요하다.

스플린트 중재의 적용 INDICATION FOR ORTHOTIC INTERVENTION

손상 유형에 관계없이 모든 수준의 뮤지션들(일반 사람들과는 달리 운동선수와 유사)은 계속 연주하거나 가능한 한 빨리 연주에 복귀해야 한다는 엄청난 압력에 직면해 있다(Norris, 2002; Wilson, 1998). 연주 시간의 제한은 심각한 재정적, 심리적 손실을 초래할

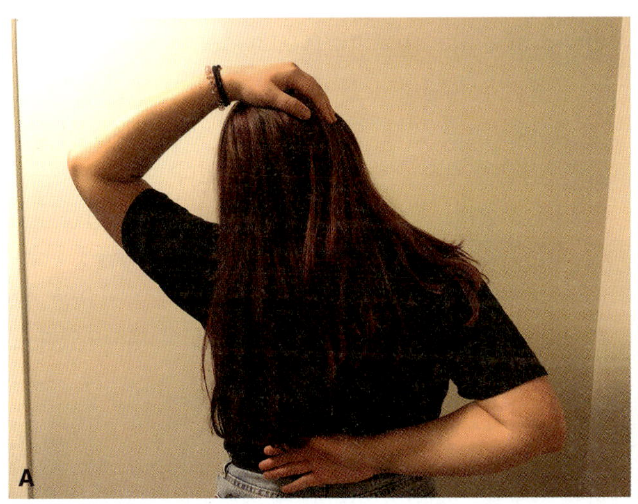

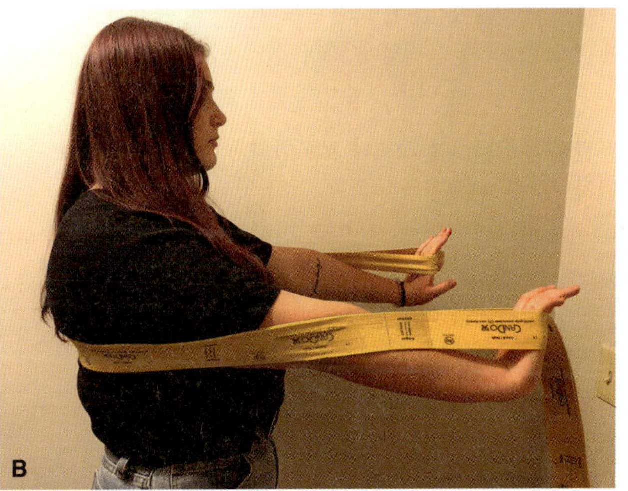

그림 22-2 A, 바깥쪽 목뼈 및 관련 근육의 스트레칭과 (B) 상지의 몸쪽 약화를 해결하기 위한 앞톱니근(serratus anterior) 근력 운동.

수 있다. 따라서 조기 복귀를 허용하는 스플린트를 사용하기 위한 접근과 의사 결정 과정은 다면적이며 기대치, 규칙, 지침, 연주계약 및 악기의 특정 요건을 고려해야 한다. 첫 번째 우선순위는 손상 및 치료 구조물을 보호하는 것이다. 고정 및 보호에 대한 결정은 건강 상태 평가를 기반으로 하며 의료 및 연주 이력, 신체 검사, 영상 결과, 담당 의사와의 의사 소통에서 수집된 정보를 통해 이루어진다. 다음 단계는 연주/참가 위험을 평가하는 것이다. Creighton, Schrier, Shultz, Meeuwisse 및 Matheson(2010)은 뮤지션에게 적용할 수 있는 스포츠 부상에 대한 알고리즘을 통해 의사 결정 복귀를 제안하였다. 그들의 이론에서 참가 위험은 스포츠/악기의 유형, 연주하는 위치, 우세 사지(limb dominance), 경쟁 수준 및 연주하는 동안 보호하는 능력 등으로 평가된다(Creighton et al., 2010). 의사 결정에 영향을 미치는 추가 요소에는 연주 시기, 시즌(연주 요건), 연주자의 압박감, 외부 스트레스, 손상 마스킹(masking of the injury), 법적 문제 등이 있다.

치료 중 악기 연주자가 착용할 수 있는 스플린트는 성공적으로 사용될 수 있다. 이 장에서는 악기를 연주할 때 착용하고 사용하도록 만들어진 스플린트인 연주자를 위한 **연주 스플린트(playing orthoses)**를 만들 수 있는 가능성과 임상적 고려 사항에 대해 설명하고자 한다. 스플린트를 사용은 다음의 사지 기능을 극대화한다.

- 치료구조물 고정 및 보호
- 관절 안정화
- 변형력 재조정
- 관절 정렬 개선
- 근육 활동 보조 및 훈련
- 비정상적인 위치 또는 과도한 관절 움직임 교정
- 비정상적인 움직임 교정

연주 스플린트는 가동 기능을 제공하는 고정, 지지, 제한하는 장치 또는 보조 도구이다. 팔꿈치, 손목, 손, 손가락 또는 엄지손가락을 위해 만들어질 수 있다. 스플린트의 임상적 목적과 함께 악기 연주에 필요한 상지 움직임에 따라 설계를 결정한다(Johnson, 1992a). 연주 스플린트는 다음을 수행하도록 설계되었다.

- 필요한 관절 운동을 제한하거나 보조한다.
- 몸에 밀착되도록 한다.
- 연주의 신체 움직임을 최소한으로 방해한다(Van Lede& Van Veldhoven, 1998).
- 피부를 상하게 하거나 뼈의 돌출부에 마찰되지 않도록 한다.
- 최대한 가벼워야 한다.
- 스트랩(끈)을 최소화하거나 사용하지 않는다.
- 악기를 만지거나 움직이는 부분을 방해하지 않는다.

연습용과 연주용을 위한 스플린트를 구별해야 한다. 연습 스플린트는 연습 중에 개인적으로 사용하므로 추가 보호를 위해 약간 더 커질 수 있다. 연습용 스플린트는 연주자가 악기를 연주하려고 할 때 사용하는 첫 번째 스플린트로 추가 보호를 위해 위와 아래에 관절을 포함할 수 있다. 연주용 스플린트는 공연 중 공개적으로 사용되므로 부피를 최소화하고 안정성을 추가하기 위해 스트랩 대신 테이핑 뿐만 아니라 얇고 눈에 잘 띄지 않는 소재가 필수적이다.

연주 관련 근골격계 손상을 위한 스플린트 제작 Orthotic Fabrication for Performance-Related Musculoskeletal Injuries

뮤지션은 악기를 장시간 유지하거나 들고 있을 때 빈번하게 근육과 힘줄의 염증(보통 불충분한 컨디셔닝 또는 사용, 힘 증가와 관련됨), 압박 신경병증(극한 관절 각도에서 반복적인 동작과 관련됨) 및 연조직 손상(어깨뼈 모음근과 돌림근띠[rotator cuff]와 같은 근육들이 정적으로 스트레칭되는 것과 관련되거나 손바닥이나 근육에 대한 반복적인 충격과 관련됨)과 같은 악기 연주로 인한 증상을 자주 보인다(그림 22-1A~D). 가장 흔한 연주 관련 손상은 건염, 활막염, 신경 압박 또는 모호한 비특이적 통증으로 나타나며 일반적으로 상지의 부적절한 사용 또는 연주가에게 가해지는 신체적 요건에 대한 불충분한 컨디셔닝의 결과로 발생한다(예: 연주 시간 증가 및 오디션이나 공연 전의 강도, 먼쪽 근육 과도한 사용, 몸쪽 근육 과소 사용). 근육 협응과 뮤지션의 몸과 상지의 특수한 반복 사용은 강한 몸통 근육, 안정적인 골반과 어깨띠, 유연하고 이완된 아래팔(forearm)과 손으로 이루어진 강한 지지 틀에서 비롯하여 악기에서의 좋은 자세와 근육의 균형, 부상을 방지하기 위한 전반적인 힘과 지구력을 필요로 한다.

힘줄염, 활액막염, 근육염, 압박 신경병증을 포함한 **반복적인 스트레스 손상(repetitive stress injury)**은 뮤지션에게 흔히 진단된다(Johnson, 1992a; 1992b). 열/얼음, 연조직 및 관절 가동, 치료적 운동 및 스플린트를 포함한 광범위한 치료 중재가 이러한 상태를 치료하기 위해 사용될 수 있다. 완전한 고정은 염증 조직을 쉬게 하고 자극적인 움직임을 억제하기 위한 조기 개입으로 때때로 사용된다. 급성기 후 통증과 붓기가 감소하면 점차적으로 연주로의 복귀 일정과 함께 연주 스플린트를 사용하여 극단적이거나 증상을 유발하는 동작을 차단하고 환자가 점차적으로 자신의 악기로 돌아갈 수 있도록 할 수 있다. 연주 계약으로 인해 뮤지션이 엄격한 "연주 금지" 기간을 준수할 수 없는 경우가 있다. 이러한 경우, 급성 손상 시 연주 스플린트를 위한 스플린트 권장 사항은 다음과 같다. 안쪽 및 바깥쪽 상과염 및 자뼈 손목 통증과 같은 비급성 반복적 스트레스 부상에 대한 연주용 스플린트 및 지지대는 필요한 지원을 제공하면서 동시에 최대의 이동성을 허용하도록 제작되었다. 소재는 가능한 한 얇고 유연해야 하며 얇은 끈이나 테이프로 적용하여 부피를 최소화하고 안정성을 추가해야 한다.

자쪽손목폄근(extensor carpi ulnaris, ECU) 힘줄염이 있는 연주가는 손목을 고정하기 위해 연주 스플린트를 장착할 수 있다. 손목은 20° 연장선상에 위치하며 스플린트는 자뼈 기울임을 제한하기 위해 5번째 손가락 두덩 주위에 넉넉하게 만든다. 이 스플린트는 손목을 폄 상태로 안정성을 지원하고 ECU를 느슨하게 하는 반복적인 자뼈 기울임을 방지한다. 스플린트는 촉각 감각되먹임(tactile biofeedback)을 제공함으로써 연주자가 연주할 때 자뼈 기울임을 피하도록 교육하는 데 도움이 된다(그림 22-3A). 바람직한 경우 탄성 테이프를 사용하여 ECU를 지원하고 손목 굽힘 및 자뼈 기울임을 제한하는 동시에 악기 연주자가 안전한 위치에서 연주하도록 교육하는 동안 촉각 감각되먹임을 제공할 수 있다(그림 22-3B). 바이올리니스트와 함께 탄성 테이프를 사용하여 앞으로 숙이는 동안 오른쪽 손목의 통증이 있는 자뼈 쪽을 지지하고 손가락을 사용하는 동안에 왼쪽 손목 굽힘과 자뼈 기울임을 방지할 수 있다(그림 22-4A,B). 타악기 연주자의 경우 탄성 테이프가 자뼈 손목을 지지하고 과도한 자뼈 기울임을 방지할 수 있다(그림 22-4C). 일부 악기 연주자는 손상에 대한 주의를 피하기 위해 자연스러운 색의 테이프 또는 스플린트를 선호할 것이다.

진행성 인대 손상(progressive ligament injury)은 장기간의 연주와 부적절한 자세에서 손가락과 엄지 관절에 장기간의 스트레스로 인해 발생할 수 있다. 엄지손가락 손허리손가락사이(MCP)관절 인대 손상과 관절 통증은 기타, 첼로 또는 베이스 넥에 엄지손가락이 너무 많은 장력을 생성할 때 기타리스트와 낮은 현악기 연주자 및 목관 악기 연주자들에게서 흔히 볼 수 있다(그림 22-5). 오른손 엄지로 악기를 지지하는 목관악기와 금관 연주자는 악기

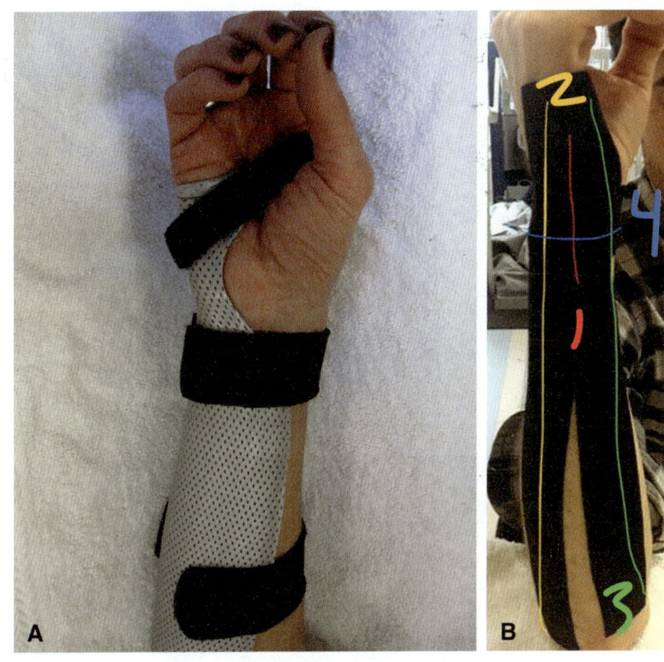

그림 22-3 A, 가볍고 약간의 유연성을 가지고 있기 때문에 이 손목 고정 스플린트는 약간의 자뼈 기울임에서 손목의 안정성을 지원하기 위해 메모리가 있는 0.06인치(1.5mm) 타공 재료를 사용하였다. 손허리뼈관절과 엄지손가락 근육의 완전한 제거에 주의한다. 네오프렌 소재는 스트랩으로 묶인 상태에서 근육을 움직일 수 있도록 사용된다. B, 자뼈 손목에 적용되는 탄성 치료 테이프는 자뼈 폄근을 지지하고 과도한 자뼈 기울임을 피하기 위해 감각되먹임을 제공한다. 스마트폰 마크업 애플리케이션을 사용하여 셀프 테이핑에 대한 지침을 위해 테이프 스트립에 번호를 매길 수 있다.

CHAPTER 22

전문가 핵심 22-1

몸쪽손가락사이(PIP)관절 굽힘 방지

DEBBIE FISHER, MS, OTR, CHT

Texas

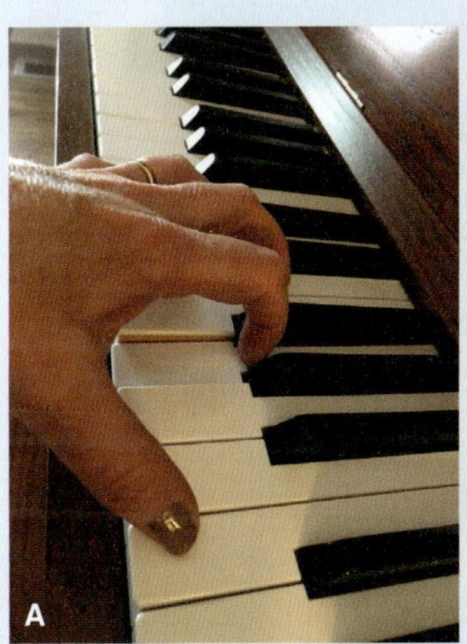

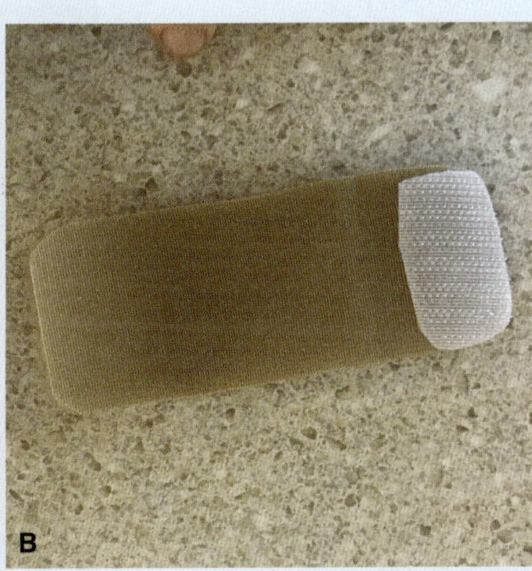

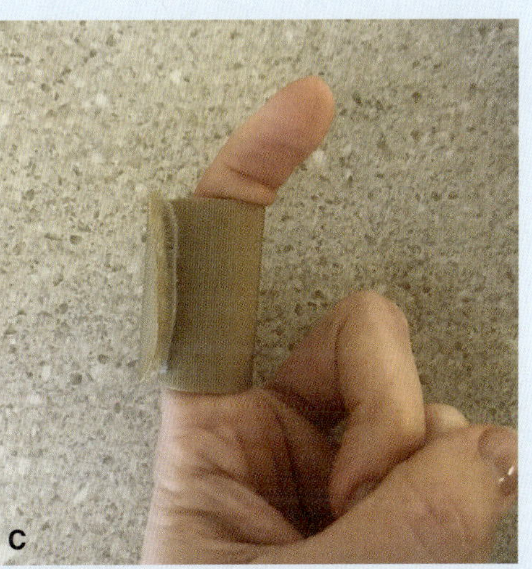

루프 스트랩 재료와 잠그기를 위해 뒷면에 고정된 작은 접착 후크 스트립으로 제작되었다. 반복적인 피아노 연주로 방아쇠 손가락이 악화된 환자를 위한 야간 사용의 대안으로 활용되고 편안함과 부종을 위해 조절이 가능하다.

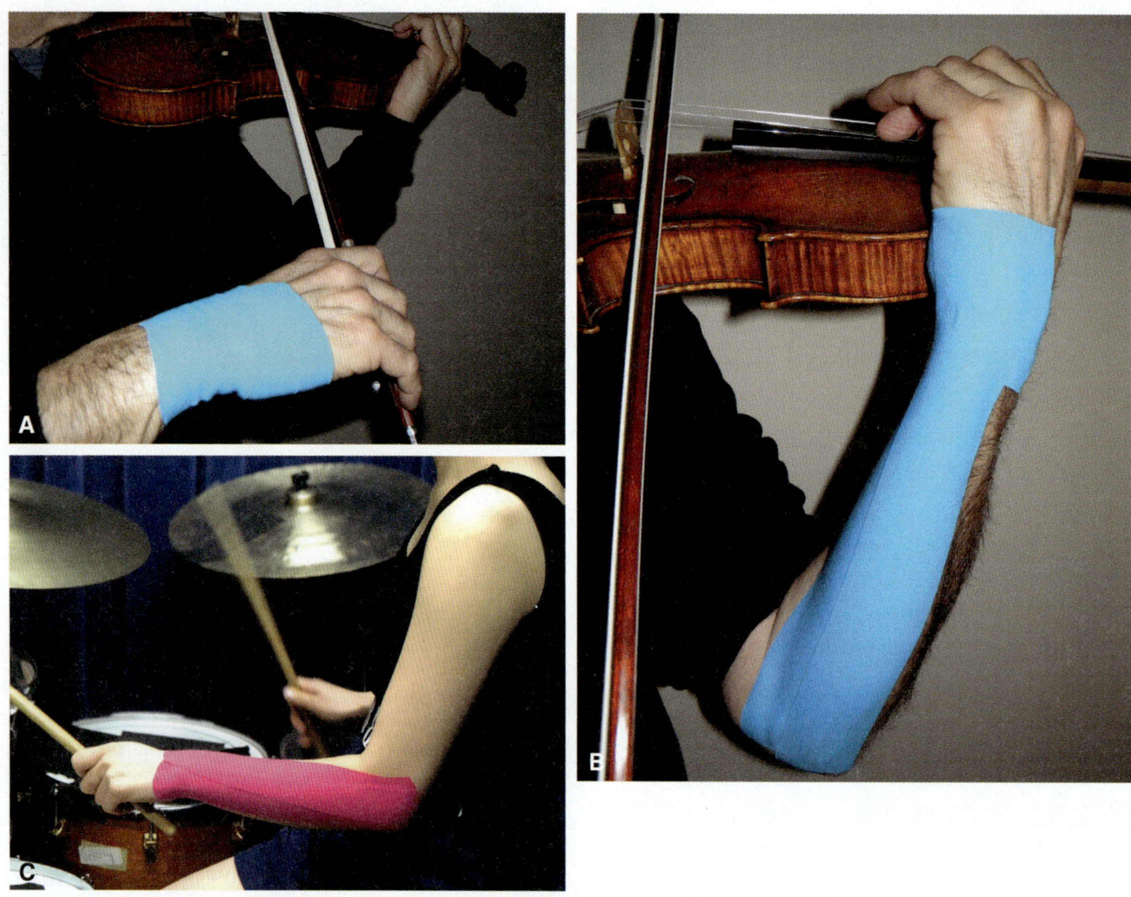

그림 22-4 A, 오른쪽 손목에 붙이는 탄력적인 치료용 테이프는 자뼈의 주름에 붙이고 손등 주위를 단단히 잡아당겨 자뼈 손목뼈와 먼쪽 노자뼈 관절을 지원한다. B, 왼쪽 손목과 자뼈 아래팔에 적용된 탄성 테이프는 자뼈 손목폄근과 손목과 아래팔의 자뼈 측을 지원하여 뮤지션이 손목을 구부리고 자뼈가 너무 많이 기울임될 때를 인식하는 데 도움이 되는 촉각 감각되먹임을 제공한다. C, 팔꿈치 바깥쪽 통증이 있는 타악기 연주자에게 외부 지원을 제공하기 위해 손목 폄근 근육을 따라 탄성 테이프가 적용된다.

의 무게가 엄지손가락에 놓이거나 MCP 관절에서 엄지손가락이 반복적으로 늘어나 만성적인 자뼈 곁인대 손상을 일으킬 수 있다(그림 22-6A,B). 손가락 젤 캡은 피드백을 제공하고 연주자에게 긴장을 줄이고 악기 무게를 줄이고 초기 단계의 손상과 통증을 인식시키기 위해 예방적으로 사용할 수 있다(그림 22-6C,D). 고정 및 보호가 필요한 손상이 보다 진행된 경우, 낮은 형태(low-profile)의 엄지 MCP 고정 연주 스플린트는 고정하여 정렬화하고 정렬과 엄지 MCP 관절을 추가적으로 보조한다(그림 22-7A~D). 지시가 있는 경우 손가락사이(IP)관절도 포함될 수 있다. 이 스플린트는 첼리스트에서 볼 수 있듯이 엄지손가락 MCP 관절에서 염증을 감소시키고 외부 변형력을 감소시키는 기능을 한다.

사용가능한 엄지 MCP 고정 연주 스플린트는 다양한 형태가 있다. 연주 스플린트는 측면 또는 길이 방향으로 엄지손가락관절이 안정화되도록 구성할 수 있다. 손목손허리골(CMC)관절은 과도한 내전 및 등쪽 아탈구(dorsal subluxation)로부터 차단될 수 있으며, MCP 및 IP 관절은 곁인대에 대한 스트레스를 방지하기 위해 측면으로 안정화할 수 있다(Bean, Tencer, & Trumble, 1999;

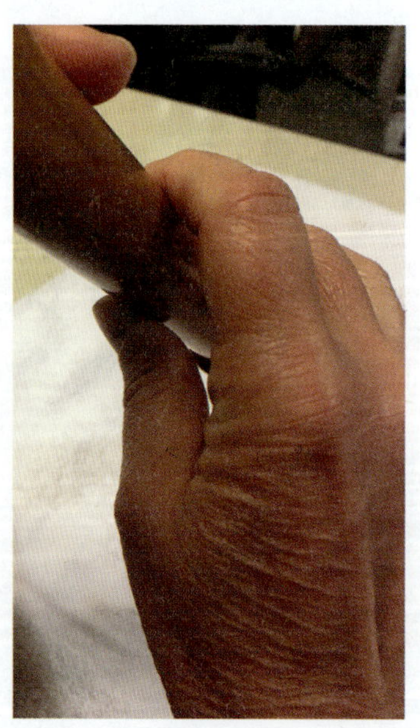

그림 22-5 리코더에 대한 엄지 잡기에 의해 생성된 긴장은 엄지손가락 IP와 MCP 관절을 가로질러 측면 스트레스를 만든다.

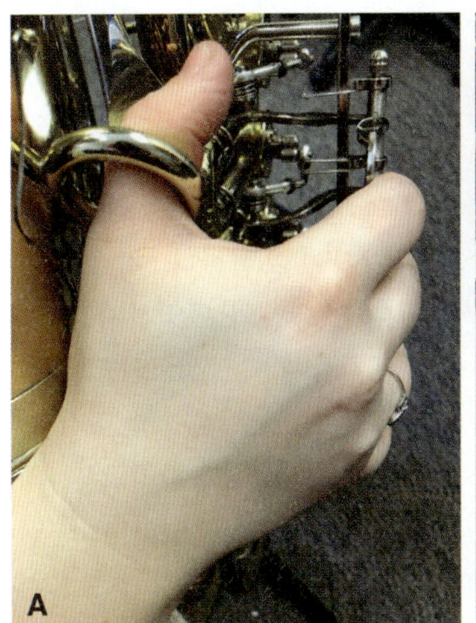
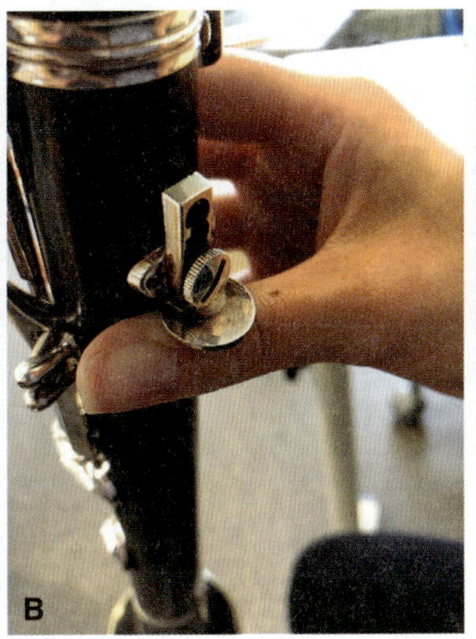
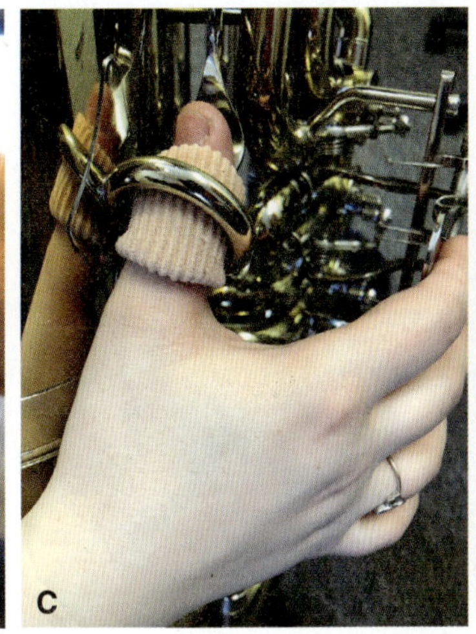
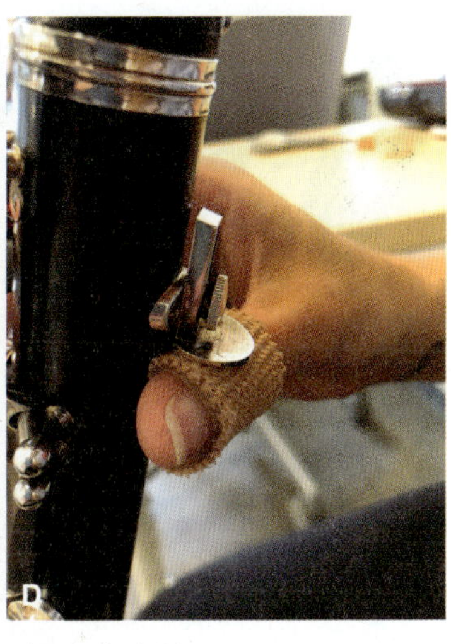

그림 22-6 튜바(A)와 클라리넷(B)의 무게는 오른쪽 엄지 MCP 관절을 가로질러 자뼈 스트레스를 만든다. 손가락 젤 캡은 튜바 연주자(C)와 클라리넷 연주자(D)의 악기 무게를 줄이기 위해 연주자에게 피드백을 준다. 이것은 또한 초기 통증과 손가락 신경 자극을 완화하는 데 사용할 수 있다.

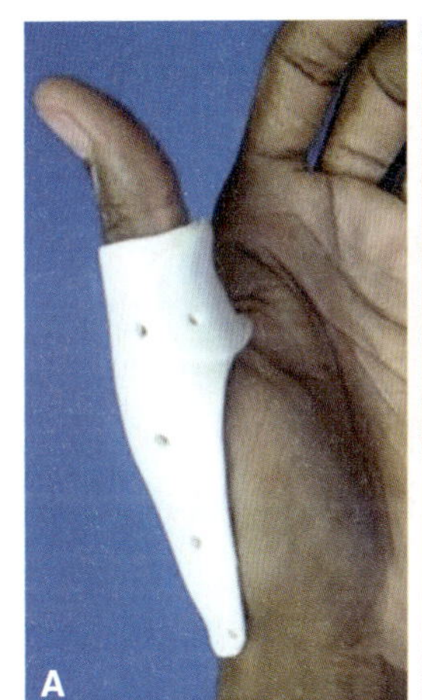
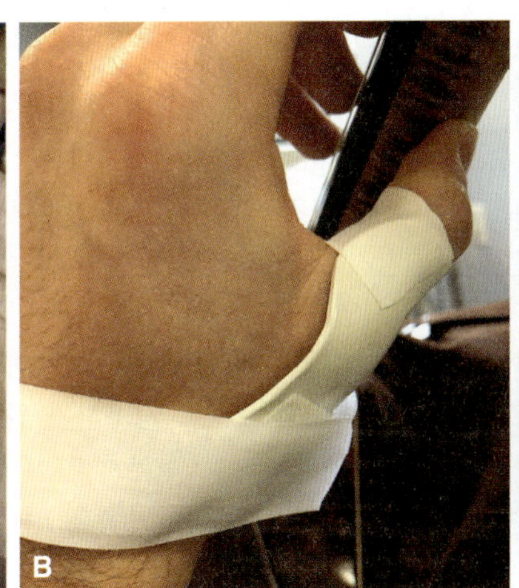
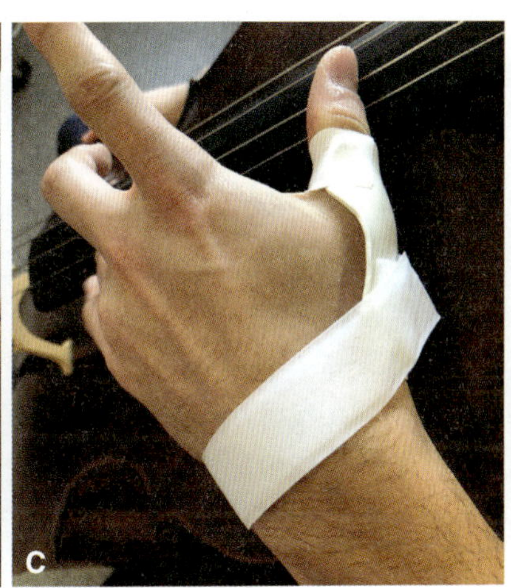
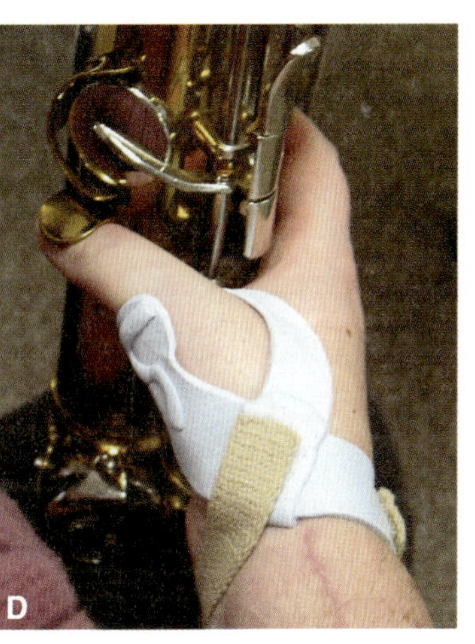

그림 22-7 **A,** 자뼈 곁인대 손상을 위한 엄지 MCP 관절 고정 스플린트는 연주를 방해하지 않으면서 안정성을 제공하기 위해 최소한의 재료를 사용한다. **B 및 C,** 첼리스트의 외부 변형력을 감소시키기 위해 엄지 MCP 관절에 단단한 안정성을 제공하는 열가소성 플라스틱으로 제작된 스플린트. 스플린트 고정을 위해 기존 고리에 비해 말단에서 테이프를 사용한다. **D,** 이 연주 스플린트는 스플린트의 먼쪽 노뼈 부분을 통해 과도한 노뼈 기울임 및 과다폄을 제한하여 엄지 CMC 및 MCP 관절을 모두 지원한다. 스플린트가 제작되는 방식에서 엄지 CMC 관절의 등쪽 손바닥의 안정화도 제공한다.

Brandsma, Oudenaarde, & Oostendorp, 1996; Glickel, Malerich, Pearce, & Littler, 1993; Haelterman, 1996; Heyman, Gelberman, Duncan, & Hip, 1993).

손가락 IP 관절은 특히 타악기 연주자에게 반복적인 연주로 인하여 인대 손상이 생길 수 있다. 그림 22-8은 타악기 레퍼토리를 장기간 과도하게 연습한 후 오른쪽 2번째 손가락(IF)와 3번째 손가락(MF)를 다친 피아니스트의 경우를 나타낸다. 특정 소리를 내기 위해 그녀는 몸쪽손가락사이(PIP)관절을 가로질러 폄을 통해 힘을 만드는 아래쪽으로 움직이는 강력한 기술을 시도하고 있다. 오른쪽 왼쪽 2번째와 3번째 손가락의 PIP 관절에서의 지속적인 통증은 PIP 폄(extention)을 통한 이러한 움직임으로 인해 악화되었다. 그녀는 PIP 폄 제한 또는 염증이 있는 관절을 약간의 굽힘과 제한된 과다폄으로 위치시킴으로써 통증없이 연주할 수 있었다(그림 22-8).

연조직 충격 손상(soft tissue impact injury)은 뮤지션에게도 나타난다. 손바닥 피부, 손가락 끝 및 손가락 측면은 일부 악기에서 반복적인 기계적 스트레스를 받는 영역이다. 그들은 반응성 손상, 고통스럽고 염증이 있는 연조직, 손가락 신경 자극 또는 작은 덩어리의 발달을 겪을 수 있다. 연주가의 손가락이나 손가락 끝의 반응성 연조직 문제는 탄성 테이프와 같은 부드러운 재료로 성공적으

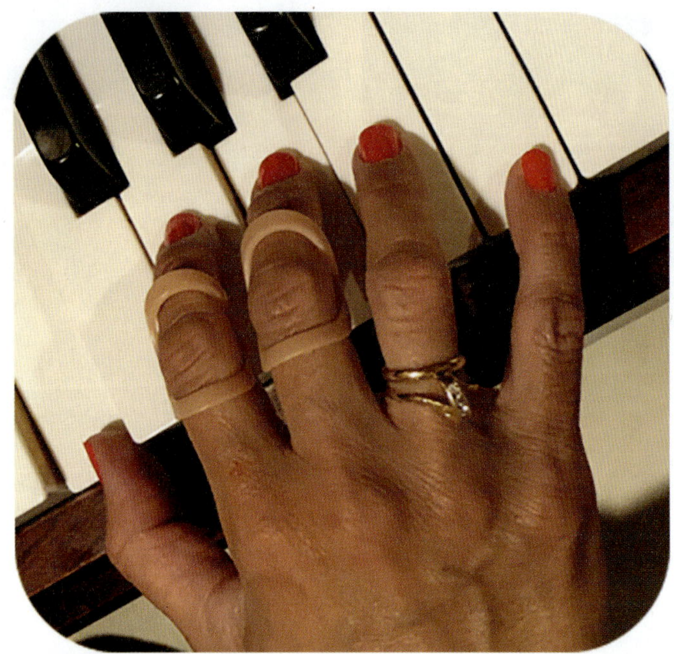

그림 22-8 피아니스트의 오른손 2-3번째 손가락 PIP 관절에 Oval-8® 손가락 스플린트를 사용하여 연주 중 과다폄을 방지하고 통증을 줄인다(3-Point Products®).

로 보호될 수 있다(그림 22-9A,B). 낮은 현악기 연주자(베이스 및 첼로)는 두꺼운 금속 현에 대한 반복적인 압력으로 인해 왼손 손가락 패드에 통증이 있는 손가락 끝 캘러스 수포(subcallus blisters), 신경종 또는 작은 사구체 종양에 특히 취약하다. 굳은살 손상은 더 이상 자극을 받지 않으면 몇 달에 걸쳐 해결되는 경향이 있다. 손가락 끝에 어떤 재료를 사용하는 것이 일부 연주자들에게는 용납되지 않을 수 있지만 콘서트에서 일부 음악가는 종종 손가락 젤 캡(그림 22-9C)이나 Orficast®와 같은 매우 얇은 재료의 사용을 용인하기도 한다(그림22-9D).

외상성 손상을 위한 스플린트 제작

Orthotic Fabrication for Traumatic Injuries

뮤지션들은 일반사람들과 동일한 범위의 급성 손 부상에 취약하며 여기에는 골절, 염좌, 열상, 압착 및 타박상이 포함한다. 치료의 초기 단계는 모든 환자의 유사한 부상에 대한 단계와 동일하지만, 연주 복귀 요건과 계약 및 재정적 의무는 치료에 복잡성과 어려움을 가중시키기도 한다. 손상 및 치료된 구조물의 보호는 항상 조기 복귀보다 우선시되며 모든 요소를 고려하여 뮤지션, 수부치료사, 의사 및 음악 교사 간의 공동 결정으로 이루어진다. 무엇보다도, 연주 복귀는 손상의 안전과 안정성에 따라 영향을 받는다. 다른 요인으로는 다가오는 계약, 계약상의 의무, 손상 시즌이 포함된다. 연주 복귀 지연에 대한 두려움과 회복에 대한 불안은 악기 연주자들 사이에서 일반적이다.

미배치 및 안정적인 상지 골절을 포함한 **외상성 손상(traumatic injury)**이 있는 환자는 변형력에 대해 골절을 기반하는 연주 또는 상지 골절을 고정하는 연주를 할 수 있다. 스플린트는 악기를 연주할 때 안전하게 사용할 수 있도록 치료하는 뼈를 안정화하고 고정할 수 있다. 거터(gutter) 연주 스플린트(삼면, U자형 스플린트)는 긴 뼈(먼쪽 노뼈 및 자뼈), 손허리골 및 손가락뼈에 사용할 수 있다. 정렬이 방해받지 않으면 세로 방향 힘이 캘러스 형성을 촉진할 수 있다는 증거가 있다(Schenk, 1992). 비관절 스플린트는 연주를 가능하게 하고 골절에 추가적인 세로 지지대를 제공한다. 고정 스플린트는 환자가 지지와 보호를 제공하기 위해 연주하지 않을 때 착용한다.

예를 들어, 변위되지 않은 먼쪽 노뼈 골절이 있는 기타 연주자는 운동을 위해서만 제거되는 아래팔 스플린트(forearm-based

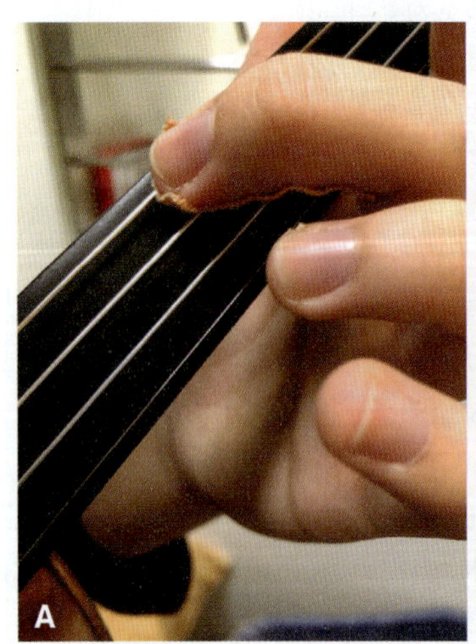

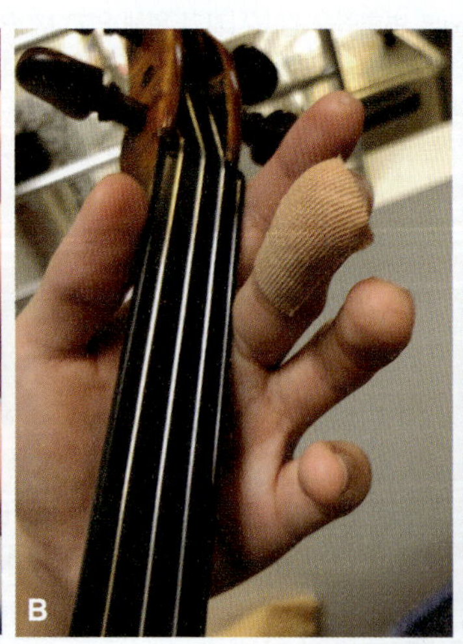

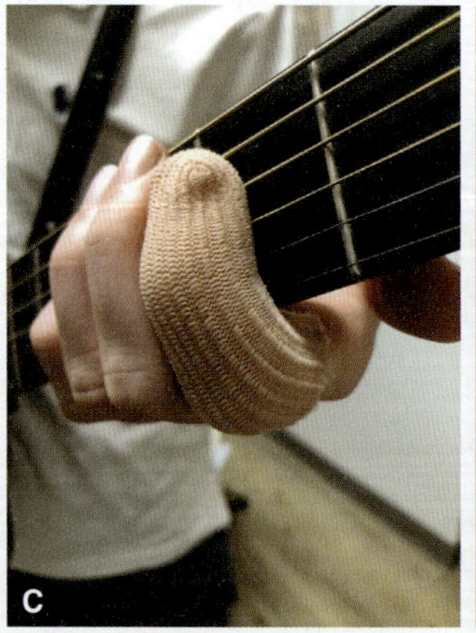

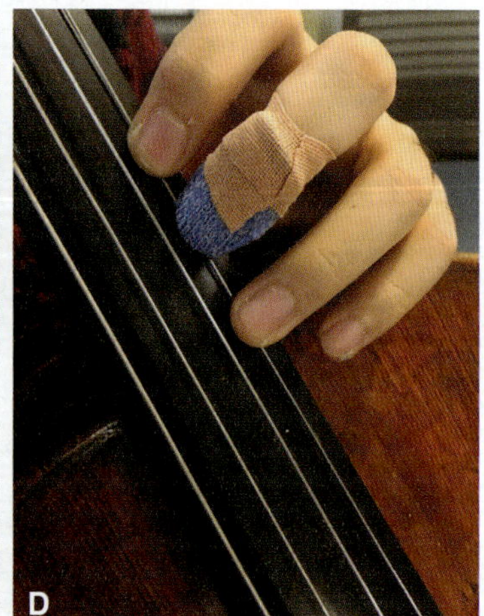

그림 22-9 **A 및 B,** 첼리스트의 손가락 끝에 탄성 테이프를 사용하여 현을 과도하게 세게 눌러 손가락 신경에 자극을 준다. **C,** 2번째 손가락 신경종이 있는 기타리스트를 보호하기 위해 사용하는 손가락 젤 캡. 슬리브는 더 큰 움직임을 자유롭게 허용하기 위해 DIP 관절 또는 PIP 관절간 주름까지 다듬어준다. **D,** Orficast®는 탄성 테이프(Orfit Industries)를 가지고 놀 수 없는 손가락 끝 통증이 있는 첼리스트의 3번째 손가락에 사용된다.

orthosis)로 고정될 수 있다. 치료의 후기 단계에서 환자는 골절된 부위를 지지하기 위해 기성품 손목 스플린트를 장착함으로써 안전하게 악기를 연주할 수 있다(그림 22-10A,B).

대부분의 외상성 인대 손상은 연주자가 연주를 계속할 수 있는 방식으로 스플린트를 제작할 수 있다. 불안정성의 정도나 성질, 정렬, 부종의 정도에 따라 스플린트의 설계가 결정된다(Fess, 2002; Mayer & McCue, 1990; Sadler & Koepfer, 1992). 급성 및 만성 삼각 섬유연골 복합(chronic triangular fibrocartilage complex, TFCC) 손상은 자뼈 거터 유형 스플린트로 고정할 수 있으며, 연주를 위한 지지용 손목 스트랩으로 교체할 수 있다(그림 22-11).

급성 손상에 사용되는 스플린트는 적절한 맞춤을 위해 부기와 윤곽이 변할 때 적용되어야 한다. 연주로 더 일찍 복귀할 수 있는 뮤지션은 손상으로 인한 심리적 상실감에 더 잘 대처할 수 있지만 스플린트 사용은 정렬, 뼈 감소 또는 치유에 지장을 주지 않아야 하고 스플린트는 기능적 움직임 패턴의 역학적 구조에서 손상의 몸쪽 또는 먼쪽에 보상 또는 대체 움직임을 만들 수 있어야 한다. 열상 또는 기타 피부 병변은 상처조직을 자극하지 않도록 접촉해야 하며, 압력 또는 충격으로부터 상처를 보호하도록 제작된 스플린트가 필요할 수 있다.

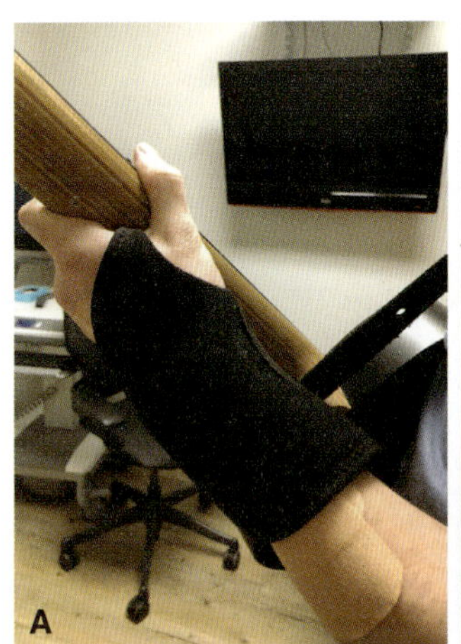

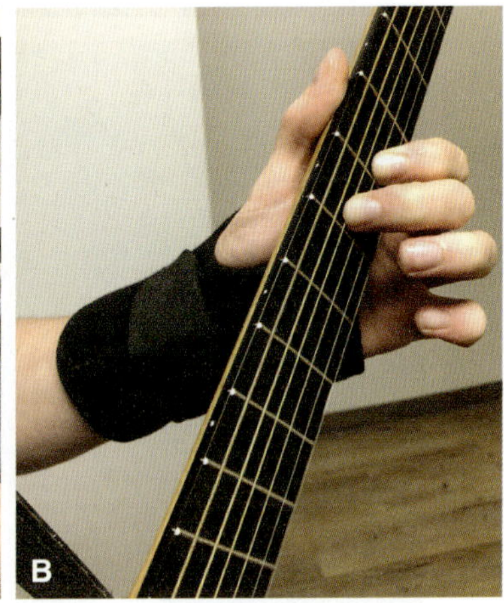

그림 22-10 A 및 B, 치료 마지막 단계에 안정적인 먼쪽 노뼈 골절이 있는 기타 연주자의 왼쪽 손목을 위한 기성품 손목 고정 스플린트.

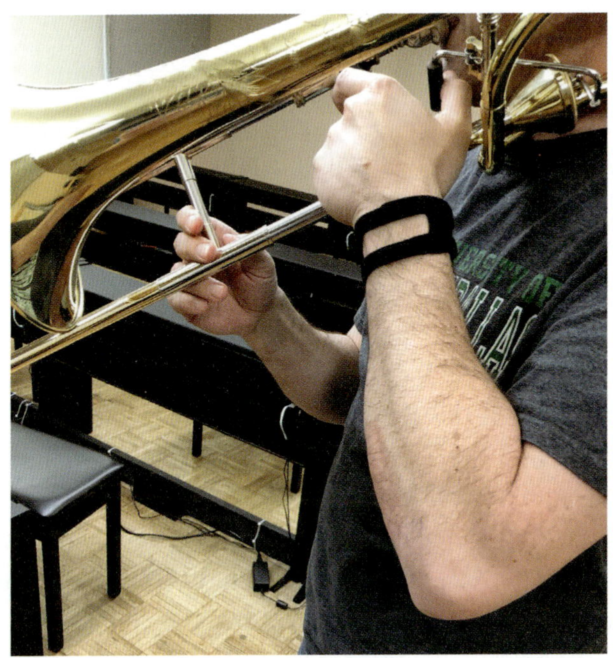

그림 22-11 자뼈 방향의 힘과 트롬본의 무게로부터 자뼈 손목의 안정성을 지원하고 보호하기 위한 기성품 손목 스트랩. 이 그림에 나온 것은 WristWidget®.

악기 취급과 관련된 손상에 대한 스플린트 제작

Orthotic Fabrication for Injuries Related to Handling Instruments

대부분의 악기는 연주를 위해 입에 대거나 어떤 방식으로든 들어올려야 하므로 악기를 들어올리거나 위치를 잡는 것과 관련된 손상을 입을 수 있다. 목관 악기가 좋은 예이다; 모든 악기는 연주하기 위해 몸과 입 근처에서 잡아서 유지되어야 한다. 이러한 악기의 무게를 들어올리면 상지, 특히 엄지손가락 관절에 스트레스가 가해진다. 연주용 스플린트는 악기 무게의 일부를 몸쪽 관절과 근육 그룹으로 이동시켜 악기를 들 수 있다(Johnson, 1992a). 목관 연주자가 악기를 드는 데 도움이 되도록 두 가지 유형의 엄지손가락용 맞춤형 연주 스플린트를 제작할 수 있다. 보다 많은 안정성을 지원하는 스플린트는 엄지손가락에서 등쪽 자뼈 손목으로 기구 무게의 일부를 전달하는 손목/엄지 고정 스플린트의 변형이다(그림 22-12A). 다른 스플린트는 자뼈에서 노뼈까지 그리고 엄지 주위를 감싸는 손 기반의 엄지 MCP 고정 스플린트이다(그림 22-12B~D). 지지 스플린트를 제작할 때 고가의 악기 마감재가 손상되지 않도록 악기에 직접 재료를 제작하지 않도록 주의해야 한다. 악기와 직접 접촉하는 스플린트는 악기를 손상시키거나 소리 생성을 방해하지 않도록 주의하여 제작해야 한다(Boyette, 2005).

기성품 스플린트 맞춤 제작된 스플린트에서 얻을 수 있는 밀착된 느낌에 비해 악기 지지에 완벽하게 맞추기가 어려울 수 있다. 맞춤형 옵션이 없는 경우, 형태에 맞는 기성품 손목 또는 엄지 스플린트가 손목, MCP 및/또는 IP 관절을 부분적으로 지원할 수 있다(그림 22-10A,B). 기성품 스플린트를 선택할 때 맞춤형 스플린트를 설계할 때와 동일한 요소를 고려하는 것이 도움이 된다. 악기 또는 움직이는 부품에 방해가 되지 않도록 하고 연주자의 일반적인 손과 손목 위치를 고려해야 한다. 맞춤형 네오프렌 스플린트는 추가 옵션이다.

악기 지원에 사용되는 그외로 상업적으로 이용 가능한 적응 장치에는 넥 스트랩(그림 22-13A), 오보에 또는 잉글리시 호른 지지대(의자에 놓이고 단단한 줄기에 악기를 지원함), 포스트(악기에서 악기를 플레이어의 복부에 고정된 몸)가 있다. 다양한 스트랩, 스탠드, 악기 지지대 및 뮤지션이 손상을 예방하는 데 도움이 될 수 있는 다른 액세서리를 제공하는 여러 웹사이트가 있다. 조정 가능한 엄지 받침대는 엄지 IP 관절과 말단 손가락뼈에 가해지는 압력

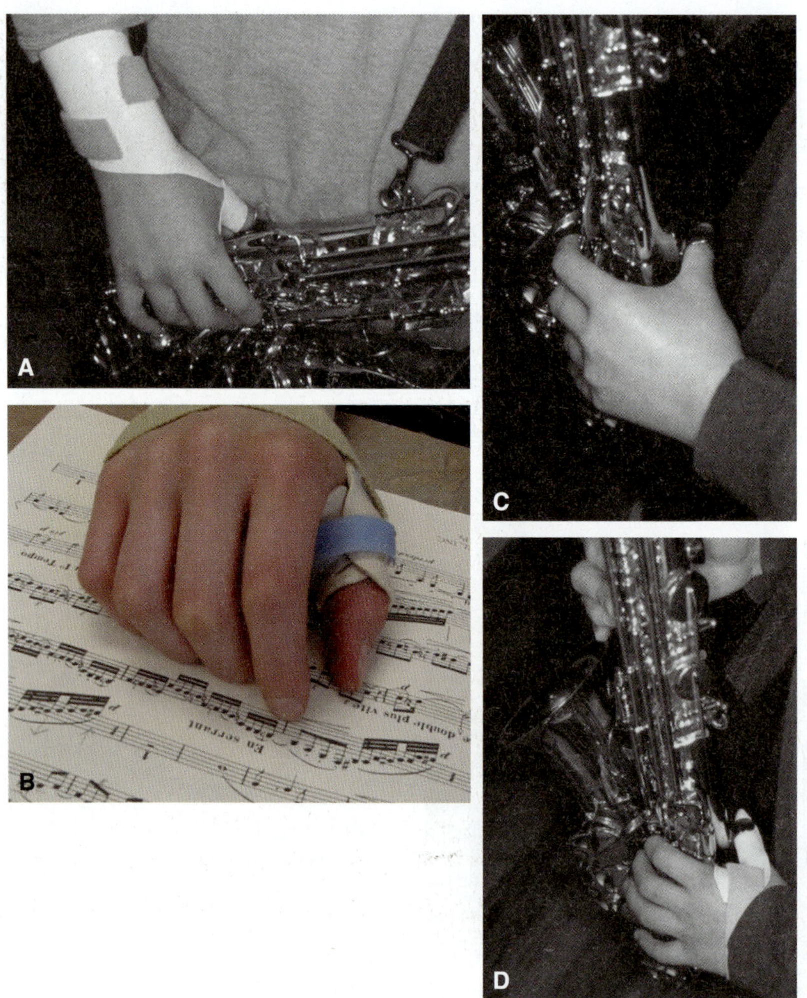

그림 22-12 A, 손목/엄지 고정 스플린트의 나선형 설계는 이 색소폰 연주자의 엄지에 가해지는 측면에 가해지는 응력을 감소시킨다. B, 상처 조직에 대한 측면 응력을 방지하기 위한 자뼈 곁인대 손상에 대한 엄지손가락 MCP 관절 고정 스플린트. C 및 D, 악기의 무게를 지원하는 데 도움이 되는 IP 관절을 포함하는 손 기반 고정 스플린트와 색소폰을 잡을 때 엄지손가락의 MCP 관절에 가해지는 측면 응력에 주의해야 한다.

을 제거하기 위해 기구의 무게를 더 몸쪽으로 이동시킨다(그림 22-13B).

노화와 관련 문제에 대한 연주 스플린트

Playing Orthoses for Age-Related Problems

퇴행성 골관절염(osteoarthritis, OA)의 발병과 같은 노화 관련 변화는 음악과 음질, 재생 속도 및 특정 음에 도달하는 능력에 중대한 영향을 미칠 수 있다. IP 관절의 OA는 종종 노뼈 및 자뼈 기울임을 초래한다. 이러한 작은 관절 변위는 대부분의 악기를 연주하는 데 필요한 미세하고 정확한 손가락 협응에 어려움을 야기한다. 등쪽으로 적용되는 손가락 거터 스플린트는 관절을 더 잘 정렬하고 지판과 키보드에 숫자를 배치할 수 있다. 탄성 테이핑은 특히 스트럼밍(strumming)과 피킹(picking)에 효과적이다. 그림 22-14A는 첼리스트의 왼쪽 3번째 손가락 먼쪽손가락사이(DIP)관절을 위한 등쪽 기반 스플린트의 사용을 나타낸다. 자뼈 기울임이 있는 왼쪽 3번째 손가락 DIP 관절에 골관절염이 있고 PIP 관절이 방사형으로 회전하여 현에 손가락을 올바르게 내려놓는 것을 방지하여 음의 소리에 영향을 미친다. 또한 손가락 사이의 공간을 유지할 수 없어 정확한 음표에 도달하는 능력에 영향을 준다. 이를 개선하고자 첼로 현에 손가락을 위치시킬 때 성형된 등쪽 PIP 및 DIP 관절 스플린트를 장착하였다(그림 22-14A). 스플린트는 DIP 관절이 이탈하는 것을 방지하고 PIP 및 DIP 관절의 정렬이 개선되어 손가락이 현에서 정확한 간격을 유지할 수 있도록 한다. 그림 22-14B는 유사한 상태를 가진 기타리스트의 PIP 관절에서 노쪽 당김과 올바른 자뼈 편차를 제공하기 위해 탄성 테이프를 사용하는 것을 나타낸다(그림 22-14B). 연주하지 않을 때는 정렬을 좋게 하기 위해 밤에 volar gutter orthosis를 착용하고 연주 시에는 탄성 테이핑을 하였다.

CMC 관절에 통증이 있는 OA는 뮤지션에게 흔하다. MCP 관절을 포함하지 않는 맞춤형 엄지 CMC 관절 고정 스플린트(Colditz,

전문가 핵심 22-2

기능적인 스플린트

ANNE WAJON, PT
Australia

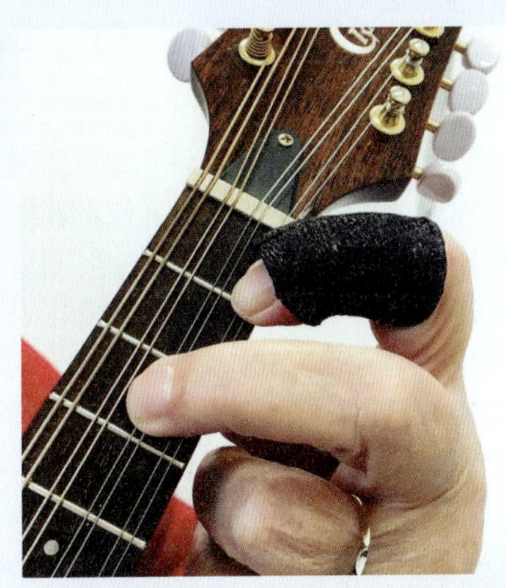

OA로 인한 DIP 관절 통증이 있는 만돌린 연주자를 위해 제작되었다. Circumferential 스플린트는 Orficast 열가소성 테이프로 만들어졌으며 DIP를 약간 구부러진 상태로 배치하여 연주할 수 있도록 한다.

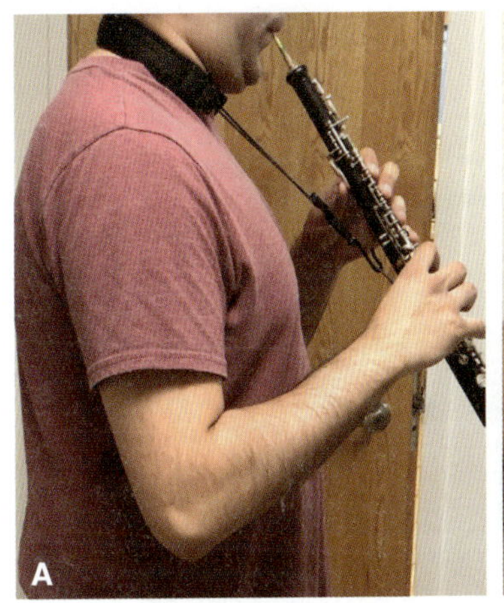

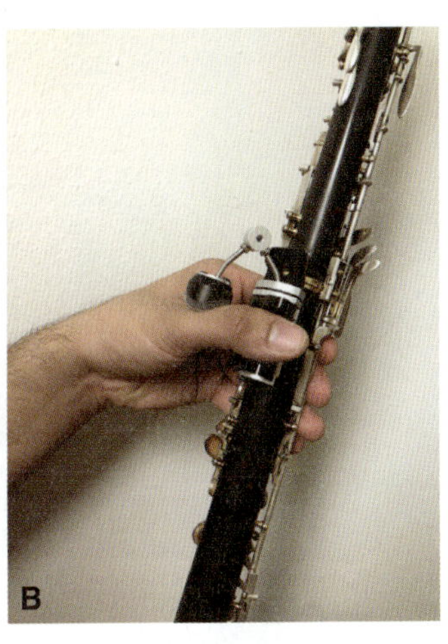

그림 22-13 A, 오보에의 무게를 지탱하는 목 스트랩. B, 오보에 무게를 더 몸쪽으로 향하게 하고 엄지손가락 IP 관절과 먼쪽 손가락뼈에서 압력을 분산시키기 위해 조정 가능한 엄지 받침대.

2000)는 연습 세션 동안 일부 뮤지션에게 도움이 되었지만 연주 중에는 너무 제한적인 것으로 나타났다(그림 22-15A,B). 푸시 CMC 스플린트는 엄지손가락 CMC 관절에 안정성을 제공하면서 더 많은 유연성을 허용한다(Colditz & Koekebakker, 2010). 일부 뮤지션은 이 스플린트를 사용하여 연습할 수 있지만 대부분은 연주에 필요한 속도와 유연성이 사용으로 인해 억제된다고 보고되고 있다. 또한 많은 뮤지션들은 손상에 집중되는 것을 피하기 위해 아무것도 없이 연주하는 것을 선택하기도 한다.

연주용 스플린트 만들기 Constructing a Playing Orthosis

위의 평가 섹션에서 언급한 바와 같이, 연주 스플린트의 구성에 앞서 철저한 물리적, 음악적 이력 및 평가(악기가 있든 없든)가 선행되어야 한다. 환자가 급성 또는 외상성 손상을 입은 경우 두세 개의 스플린트가 필요하다: 휴식 또는 보호 스플린트, 손상이 허용하는 경우 악기로의 복귀를 돕기 위한 연습 및 연주 스플린트. 환자에게 염증성 또는 만성 문제가 있는 경우, 뮤지션이 자신의 악기를 연주하는 모습을 관찰하는 것이 평가의 일부로 포함되어야 한다. 이러한 관찰 방법을 종종 **기능적인 동작 분석(functional movement analysis)**이라고 한다. 악기를 사용한 이 기능적 움직임 분석 중에 다음의 정보가 포함된다.

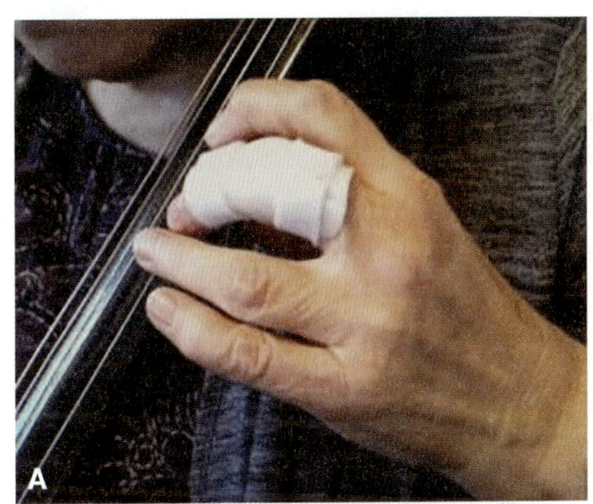

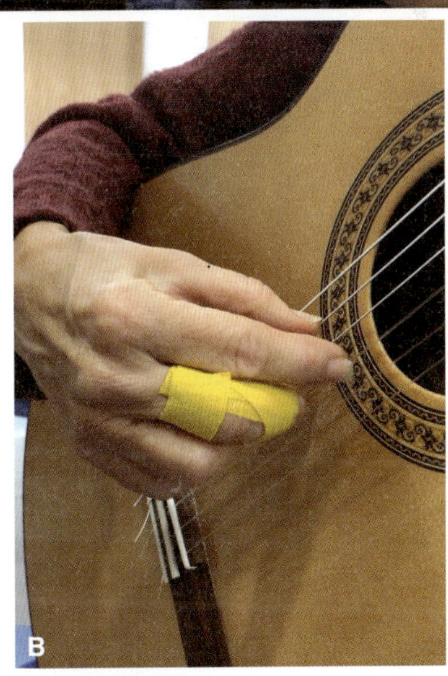

그림 22-14 A, 퇴행성 골관절염(OA)이 있는 관절을 더 나은 연주 위치로 정렬하기 위한 PIP 관절 및 IP 관절 사이에 적용된 스플린트의 측면사진. B, 탄성 테이프는 3번째 손가락의 PIP 관절에서 OA가 있는 이 기타리스트의 자뼈 편차에 대응하기 위해 노쪽 방향의 힘을 제공한다.

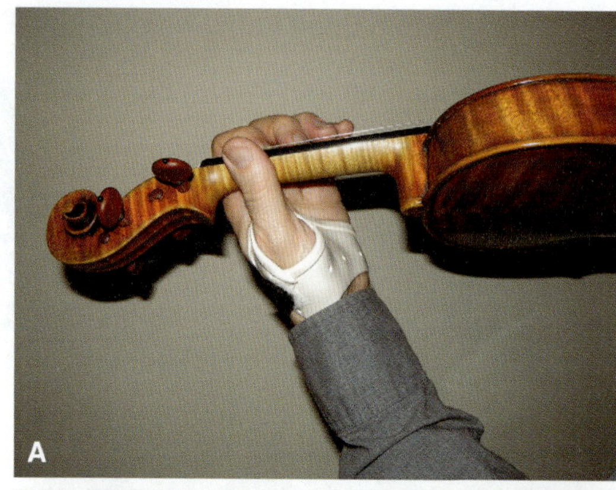
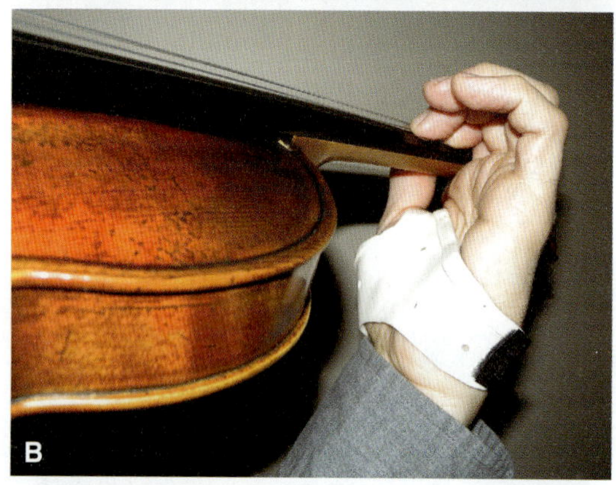

그림 22-15 **A 및 B,** CMC 관절 통증을 줄이기 위한 A 엄지손가락 CMC 관절 고정 스플린트. 이러한 설계는 엄지손가락 MCP 관절의 움직임을 제한하지 않는 방법에 주목해야한다.

- 뮤지션의 자세
- 머리 위치
- 상지 균형 및 불균형
- 연주 중 관절 위치
- 신체 역학
- 근육의 과도한 긴장
- 신체 또는 얼굴의 긴장 증가
- 연주 지구력
- 기능적 움직임의 정확성
- 대체 및/또는 보상 움직임을 기록(특히 반복 사용에 대한 손상의 경우, 뮤지션을 교육해야 함)

치료사는 이러한 관찰을 분석한 다음 다면적 치료 계획을 세워야 한다. 종합적인 치료 계획에는 일반적인 음악적 건강 습관에 대한 교육이 포함된다: 준비운동, 페이싱, 연습 습관, 단단한 근육을 위한 스트레칭, 약한 근육을 위한 강화 운동, 위치와 자세에 대한 인체공학적 및 생체역학적 수정, 그리고 임상적으로 가능한 한 빨리 연주 스플린트 사용. 연주 스플린트가 적절하다면 제한이나 금기에 대해 의사와 상담하는 것이 중요하다(Norris, 2002; Stephens & Leilich, 1998; Stotko, 1998). 환자는 스플린트 제작 시 악기를 가져와야 하고 치료사는 가능한 한 충분한 시간을 예약해야 한다. 표 22-1은 연주 스플린트의 평가 및 제작을 위한 단계별 절차를 요약한 것이다.

스플린트 제작 ORTHOTIC FABRICATION

재료의 선택 Material Selection

작업 시간이 더 길고 메모리가 적은 열가소성 재료는 일반적으로 스플린트를 연주하는 데 선호된다. 편안함과 최적의 착용감을 보장하려면 높은 수준의 적합성이 필요하다. 작업 시간이 길어지면 스플린트의 위치가 확정되기 전에 조정할 수 있다. 어느 정도 적합성이 있는 더 두꺼운 열가소성 플라스틱 재료(0.125인치, 3.175mm)는 손목을 가로지르는 기구 중량 지원 스플린트 및 스플

표 22-1 연주용 스플린트 평가와 제작

1. 가능하다면 환자가 악기를 연주하는 모습을 관찰한다. 기구와 관련된 뼈, 관절, 연조직의 상승적인 움직임 패턴에 주목한다.
2. 진단, 치료 또는 증상의 단계, 치료 계획에 따라 재생 스플린트의 목표를 고려하여 적절한 스플린트 패턴을 결정한다.
3. 필요한 기능과 착용에 따라 적합한 재료를 선택한다.
4. 종이 타월로 스플린트 패턴을 만드는 것을 측정한다.
5. 다시 한번 환자가 악기를 연주하는 것을 관찰하고 설계에 대한 근거를 검토한다. 환자에게 패턴을 시도하고 악기 부품과의 접촉을 테스트한다.
6. 재료를 잘라 준비한다. 환자는 피팅을 위해 악기를 연주할 준비가 되어 있어야 한다.
7. 환자가 악기로 연주 자세를 유지하는 동안 사지에 재료를 성형한다. 손과 기구의 움직이는 부분을 피하기 위해 재료를 맞출 때 세심한 주의를 기울여야 한다.
8. 필요한 경우 스트랩이나 테이프를 붙이고 손이나 도구를 방해하지 않도록 한다. 사용된 재료는 환자가 선택해야 한다.
9. 스플린트를 테스트한다. 환자에게 스플린트를 제자리에 단단히 고정한 상태로 연주해 보라고 한다. 연주에 불편하거나 방해가 되는 부분을 식별하도록 한다. 이 단계에 시간을 할애해야 한다. 환자가 스플린트를 가지고 연주할 수 없으면 사용하지 않을 가능성이 높으며 치료 과정을 늦추거나 방해할 수 있다.
10. 느린 악절, 빠른 악절 및 기술적으로 까다로운 부분과 같은 여러 음악적 상황에서 환자가 연주하는 동안 스플린트를 검사한다. 참고: 일부 연주자는 공연 중 악기를 바꾸거나 복장을 변경해야 한다. 환자의 스플린트 제거 및 부착 능력을 확인한다.
11. 스플린트가 편안하고 잘 맞고 연주 능력을 방해하지 않고 지지, 보조 및/또는 움직임 제한의 목적을 달성하는 것으로 결정되면 스플린트를 착용이 상지의 움직임에 미치는 일반적인 영향을 확인한다. 스플린트는 다른 근골격계 문제를 일으킬 수 있는 비정상적인 움직임, 보상 및/또는 대체를 유발하는가? 그렇다면 이동 문제의 원인을 식별하고 해결해야 한다.
12. 환자가 필요한 변경을 하기 위해 악기를 가지고 추후 방문을 계획한다. 환자가 스플린트에서 자신의 능력 수준에서 연주할 수 있는지 확인한다.

린트용으로 가장 잘 사용된다. 더 두꺼운 재료는 더 큰 손에도 적합하다. 0.06인치(1.5mm) 및 0.094인치(2.388mm)와 같은 더 얇은 열가소성 플라스틱 재료는 손가락 및 엄지 스플린트 및 **훈련 스플린트(training orthoses)**에 가장 적합하다. 강성을 제공하는 것이 아니라 적절한 관절 위치에 대한 부드러운 알림(촉각 감각되먹임) 역할을 한다.

타공(구멍이 뚫린) 또는 타공이 없는 열가소성 플라스틱 재료의 선택은 스플린트의 목적과 기능, 제작에 필요한 조정 시간에 따라 다르다. 타공 재료는 호흡을 허용하는 것이 바람직하지만 더 빨리 제작되는 경향이 있으며 연주 스플린트를 편안하게 만들 때 필요한 여러 조정을 허용하지 않을 수 있다. 코팅된 재료와 코팅되지 않은 재료의 선택은 설계와 스플린트의 어떤 부분이 결합을 필요로 하는지 여부에 따라 달라진다(Austin, 2003; Breger-Lee & Buford, 1992; Moberg, 1984). 재료를 선택할 때 또 다른 고려 사항은 연주자가 스플린트를 착용하고 대중 앞에서 공연하는 모습을 최소화하기 위하여 피부색과 혼합되는 재료를 고려해야 한다. 섬유와 같은 열가소성 재료를 결합한 새로운 하이브리드 재료(벨기에 Orficast® Orfit Industries)는 얇고 가벼우며 유연하고 부피가 크지 않아 적절한 경우 뮤지션에게 적합한 선택일 수 있다(그림 22-9D).

스트랩 선택 Strapping Selection

스트랩은 보호를 위해 견고한 안정성이 필요할 때 기존의 후크와 루프로 만드는 것이 가장 좋다. 테이핑과 탄성 랩은 스플린트의 부피를 최소화하기 위해 항상 선호된다(그림 22-7B,C). 연조직이 스트랩 아래로 이동해야 하는 경우 탄성, 네오프렌 또는 폼과 같은 더 부드러운 재료가 더 적절하다(그림 22-3A). 안정화가 필요한 손가락 스플린트는 탄성 랩이나 탄성 테이프로 적용할 수 있다(그림 22-9D). 신경 혈관 구조의 압박을 피하기 위해 너무 많은 장력을 가하지 않고 이러한 재료를 감싸는 데 주의를 기울여야 한다.

움직임을 위해 가벼운 지원이나 부드러운 감각되먹임이 필요할

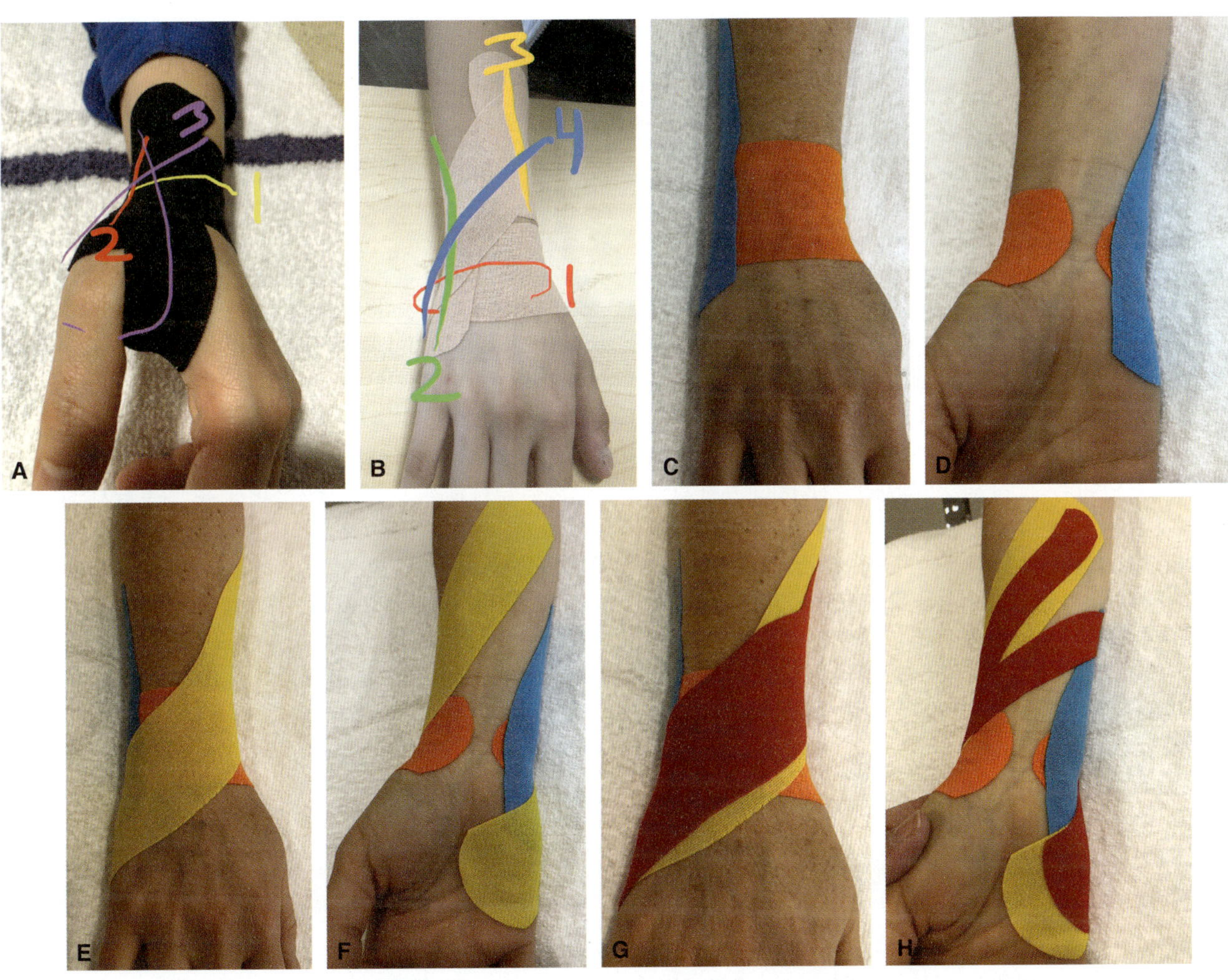

그림 22-16 **A,** 그림 8 어쿠스틱 기타리스트의 엄지손가락 CMC 관절의 시행된 CMC 테이핑 기법. **B,** 과도한 자쪽 기울임(ulnar deviation)을 교정하기 위한 피아니스트의 탄성 테이핑 기법(셀프 테이핑 가이드를 위해 이미지에 레이블 적용함). **C 및 D,** 자뼈 손목 통증 및 과도한 자뼈 이탈 방지를 위한 테이핑: 손바닥쪽 손목 및 자뼈 세로 스트립(longitudinal strip); **E와 F,** 깊은 사선 스트립(deep oblique strip); **G와 H,** 표면 사선 스트립(superficial oblique strip).

때 스플린트 대신 탄성 테이프 또는 고정 테이프와 같은 테이핑 기술을 사용할 수 있다. 테이핑은 연주자에게 지원을 제공하면서 최소한의 제한으로 연주할 수 있게 한다. 테이핑은 또한 연주자가 손상이 있는 상태에서 연주를 해야 할 때 단기적인 비상 해결책으로 적절할 수 있다. 뮤지션에게 유용한 테이핑 패턴은 안정화되는 동안 관절이 움직일 수 있도록 8자 모양의 테이핑을 적용한다. 그림 22-16A는 경미한 CMC OA 관절 통증이 있는 어쿠스틱 기타리스트의 왼손에 대한 엄지 CMC 관절에 8자 기법을 사용하는 것을 나타낸다. 그림 22-16B~H는 건반 중앙을 연주하는 동안 과도한 손목 자뼈 기울임으로 인한 자뼈 손목 통증이 있는 피아니스트를 위한 테이핑 기법을 나타낸다. 이 기술은 반대 방향으로 저항을 제공하여 자뼈 기울임에서 움직임을 부드럽게 한다. 스마트폰 그리기 기능을 사용하여 테이프 스트립에 라벨을 붙이고 셀프 테이핑을 위한 환자 교육 가이드로 주문할 수 있다. 테이핑은 빈번하고 때로는 전문적인 적용이 필요하기 때문에 음악가를 위한 장기 솔루션으로 권장되지 않는다. 장기간 사용하면 피부를 자극할 수도 있다(Reese, Burruss, & Patten, 1990).

결론 CONCLUSION

손상이 있는 뮤지션들을 위한 스플린트 제작에는 지식, 기술, 전문지식 및 창의성 등 복합적 전문성이 필요하다. 손과 상지의 해부학과 역학에 대한 올바른 이해는 연주자의 독특한 특성과 함께 악기 설계 및 요구 사항에 대한 이해와 결합되어야 한다. 또한 손상의 수행 약속과 심리적 영향도 고려하고 해결해야 한다. 적절한 스플린트 설계와 제작은 음악적 성능과 물리적 구조가 부정적인 영향을 받지 않도록 하기 위해 이러한 요소를 기반으로 한다. 적절한 설계, 적절한 재료 선택, 사려 깊은 전달 및 접근 방식을 통한 철저한 평가는 상처 구조와 음악 품질을 위태롭게 하지 않으면서 최상의 결과와 규정 준수를 보장한다.

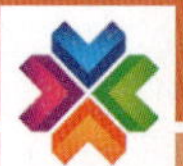

현장 메모: 관계 형성

Aviva Wolff, EdD, OT/L, CHT
New York

신뢰할 수 있는 치료사와 환자 관계를 구축하는 것이 중요하다. 성공적인 관계를 구축하기 위해서는 뮤지션의 심리를 잘 아는 것이 중요하다. 뮤지션들은 본질적으로 생리학적, 감정적, 연주적 관점에서 능력의 한계를 뛰어넘는 데 익숙하다. 뮤지션은 연주를 위해 고도의 훈련을 경험한다. 손 손상은 아무리 경미하더라도 지각된 실제 단기 및 장기 결과에 대해 이해할 수 있는 불안과 고통의 근원을 만든다. 공연이 취소될 수 있고 생계에 영향을 미칠 수 있으며, 직업상 위험의 잠재력은 상당하다. 또한 부상에 대한 인식과 관련된 오명이 있으며 많은 음악가는 어떤 희생을 치르더라도 자신의 부상을 동료와 대중에게 숨기려고 노력할 것이다. 따라서 수부치료사는 기대치를 설정하고 두려움을 완화시키는 중요한 위치에 있다. 공감은 음악가가 인정받고 이해받고 있다고 느끼게 만드는 데 중요하다. 치료사가 자신의 직업과 일정에 따른 요구 사항을 이해하는 뮤지션은 당신의 보살핌을 신뢰하고 치료 프로그램을 잘 따라올 것이다. 초기 방문 동안 치료사는 우려 사항을 논의하고 부상(손상)과 재활/보호/재활 과정을 설명하는 데 상당한 시간을 할애할 수 있다. 적절한 경고와 함께 구체적인 일정을 제공하는 것은 관점을 제공하고, 기대치를 설정하며, 가능한 경우 회복 및 완전한 복귀를 위해 필요한 안심과 희망을 제공하는 데 도움이 된다.

일단 신뢰 관계가 형성되면 뮤지션을 위한 보호 또는 연주 스플린트를 제작하는 문제 해결 과정은 연주장소에서 경쟁하는 뮤지션을 위한 보호 장비를 제공하는 것과 유사하다. 목표는 추가 부상을 방지하고 치료/손상된 구조물을 보호하며 편안함을 증진하는 것이다. 접근 방식도 비슷하다. 치료 및 손상된 구조물을 보호하는 것이 항상 우선순위이지만, 보호 방법 및 스플린트 사용 시기를 결정할 때 개별 요소 및 계약/재정적 의무도 크게 고려된다.

사례 연구 섹션

여기에 제시된 사례 연구는 교육 지침으로만 제시하였다. 치료 및 스플린트 프로토콜은 수부외과전문의마다, 수부치료사마다 크게 다르다. 치료사는 선호하는 치료와 적절한 스플린트 개입을 정의하기 위해 담당 의사 및 동료와 함께 확인해야 한다.

사례 연구 1: 손목 힘줄염이 있는 기타리스트

19세 재즈기타 음악원 학생은 왼쪽 손목과 아래팔의 통증을 주소로 내원하였다. 증상과 발병은 지난 몇 달 동안 진행되었으며, 그 기간 동안 그의 연주 일정은 음악원의 새 학생으로서 극적으로 증가하였다. 연주 자세 분

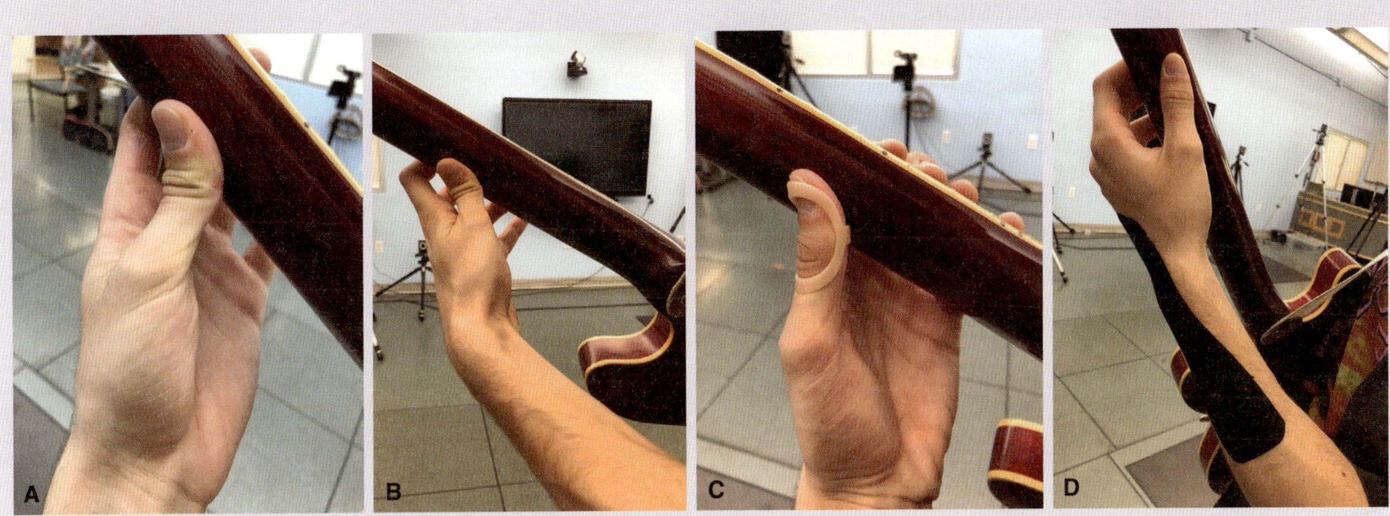

그림 22-17 A, 왼쪽 손목 통증과 (B) 과도한 손목 굽힘(flexion)이 있는 어쿠스틱 기타리스트의 과도한 엄지손가락 IP 관절의 과도한 폄(extension). C, Oval-8 스플린트로 엄지손가락 IP 관절의 과도한 폄 교정 및 (D) 손등쪽으로 부착한 손목의 과도한 굽힘 교정을 위한 탄성 테이프.

석 중 그는 과도한 왼쪽 엄지손가락 IP 과다폄과 과도한 왼쪽 손목 굽힘을 보여 손목과 엄지손가락 굽힘근 힘줄과 근육 배에 과도한 긴장을 유발하였다(그림 22-17A,B). 추가적인 신체기능 검사에서 엄지손가락 관절의 과다폄의 원인으로 엄지손가락 관절의 과가동성이 밝혀졌다. 엄지손가락을 위한 타원형 8 플레이 스플린트는 과다폄을 방지하고 장력을 줄이기 위해 엄지손가락 IP 관절을 보다 중립적인 위치로 재배치하는 데 도움이 되었다(그림 22-17C). 등쪽 탄성 테이핑은 연주하는 동안 과도한 손목 각도를 피하기 위해 감각되먹임을 제공하였다(그림 22-17D).

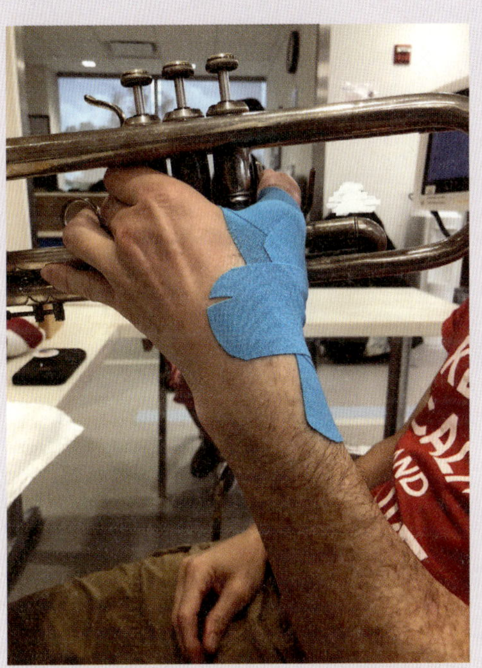

그림 22-18 엄지손가락 몸쪽 손가락뼈 골절 후 회복 중인 트럼펫 연주자의 엄지손가락 MCP 관절 및 CMC 관절의 8자 모양 테이핑.

사례 연구 2: 몸쪽 손가락뼈 골절이 있는 트럼펫 연주자

49세의 프로 트럼펫 연주자가 소프트볼을 하다가 넘어져 왼쪽 엄지손가락의 몸쪽 손가락뼈가 골절되었다. 그는 수술 후 개방 정복 내부 고정으로 수술을 받았고 손바닥 아래팔 기반 엄지 스피카 스플린트(thumb spica orthosis)를 적용하였다. 그는 수술 후 5주 동안 점진적으로 연주에 복귀할 수 있었다. 처음에는 엄지손가락을 안정화하는 연주용 스플린트로 짧은 엄지맞섬 스플린트(short opponens orthosis)를 제작하였지만 악기를 잡고 연주할 수 있는 유연성이 충분하지 않았다. 연주 복귀 일정 동안 안정성을 제공하기 위해 노뼈 손목을 가로질러 추가 측면 조각과 함께 엄지 MCP 및 CMC 관절에 8자 모양의 탄성 테이핑을 적용하였다(그림 22-18).

복습 문제 CHAPTER REVIEW QUESTIONS

1. 뮤지션의 연주 스플린트의 주요 목적은 무엇인가?
2. 아래팔의 반복적인 외상을 겪은 뮤지션에 대한 고려 사항과 교정 중재를 설명한다. 치료 과정 전반에 걸쳐 어떤 스플린트 또는 테이핑 기술을 적용할 수 있는지를 포함한다.
3. 목관악기 연주자가 흔히 엄지손가락에 어떤 손상이 생기는가? 왜 이런 일이 생기며 이 손상을 어떻게 관리할 수 있는가?
4. 어떤 뮤지션이 연조직 손상이 생길 수 있는가? 이러한 손상의 두 가지 예는 무엇이며 각각에 대한 적절한 교정 중재 선택은 무엇인가?
5. 악기로 기능적 움직임을 분석하는 동안 스플린트를 포함하는 가장 적절한 치료 계획을 세우기 위해 어떤 정보를 수집해야 하는가?

부록 A

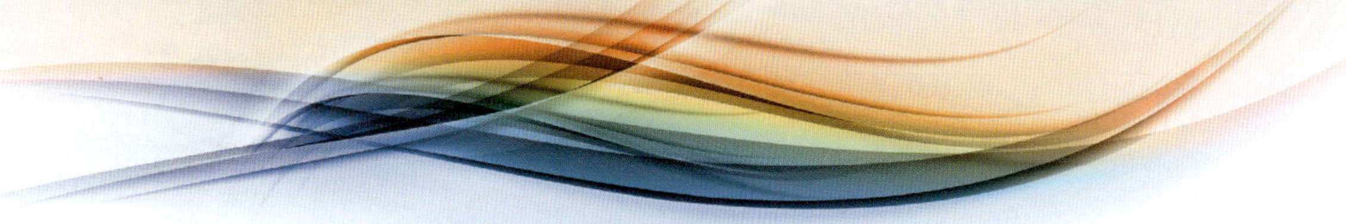

스플린트 재료 및 제작 회사 소개

AliMed
297 High Street, Dedham, MA 02026
800 - 225-2610
www.alimed.com

Chesapeake Medical Products
9629 Philadelphia Road, Suite 110, Baltimore, MD 21237
888-560-2674
www.chesapeakemedical.com

DeRoyal Industries
200 DeBusk Lane, Powell, TN 37849
800-251-9864
www.deroyal.com

Kinetec USA
W225N16708 Cedar Park Court, Jackson, WI 53037
262-677-1248
www.kinetecusa.com

North Coast Medical
18305 Sutter Blvd, Morgan Hill, CA 95037
800-821-9319
www.ncmedical.com

Orfit Industries America
810 Ford Drive, Norfolk, VA 23523
516-935-8500
www.orfit.com

Performance Health
28100 Torch Parkway, Suite 700, Warrenville, IL 60555
800-323-5547
www.performancehealth.com

부록 B

작업치료/물리치료 평가지

환자: ______________________ **환자번호(P#)** ________ **연령:** ________ **날짜:** ________
담당의사: ______________ **온라인고유번호(DOI):** ________ **DOS:** ______________ **우세손(DOM): 오른쪽/왼쪽**
진단명/수술명: 우/좌/양측 ____
____ 집도의: ________
현재 상태 및 과거력: ____
____
____
진단 검사: ____
예방 조치: ____
병력/약 복용 및 복용량: ____
키: ____________ **몸무게:** ____________ **혈압(BP):** ________ **체지방 지수(BMI):** ________
치료계획: ____
사회경력
____

직업/취미 정보

취업 / 월급액 / 비정규직 / 전일 근무 / 취업중 / 무직 / 실직상태 / 장애 / 퇴직 / 학생

직업: ____
업무내용: ____
흥미분야/취미/기타 관심사: ____

기능 수준 (보조가 필요한 범위하까지 포함하여 설명) DASH **평가점수:** ________

자기 관리:	활동 ______________	최소/중간/최대	활동 ______________	최소/중간/최대
업무:	활동 ______________	최소/중간/최대	활동 ______________	최소/중간/최대
레저:	활동 ______________	최소/중간/최대	활동 ______________	최소/중간/최대
기타:	활동 ______________	최소/수정/최대	활동 ______________	최소/수정/최대

통증 최근: ________ 가장 심할때: ________ 가장 좋을때: ________ 통증부위: ______________
____

____ 간헐적인 통증	____ 날카로운 통증	____ 총맞은듯한 통증	____ 불타는 통증	____ 부드러운 통증
____ 지속적인통증	____ 둔한 통증	____ 쑤시는 통증	____ 욱신거리는 통증	____ 통증없음 c/o

부종(EDEMA) 위치/측정: ____

____ 없음 ____ 최소 ____ 중간 ____ 많음

감각(SENSATION) 위치/측정: ____

____ 무감각	____ 핀/바늘	____ 과민감각
____ 간헐적인	____ 지속적인	____ 이상없음 c/o

연조직/상처
____
____

상처소독 / 스플린트
____
____

특별 검사
____
____

환자 이름: ______________________ **환자번호(P#)** ______________

운동 범위/근력

	오른쪽	왼쪽	도수근력평가(MMT)
어깨			
폄/굽힘		/	
벌림/모음		/	
안쪽돌림/가쪽돌림	//		
발꿈치			
폄/굽힘		/	
아래팔 뒤침/앞침		/	
손목			
폄/굽힘		/	
노뼈 치우침/ 자뼈 치우침	//		

	오른쪽	왼쪽
엄지		
손허리	//	
손가락사이	//	
맞섬		
2번째		
손허리손가락	/	/
몸쪽손가락사이 먼쪽	/	/
먼쪽손가락사이	/	/
DPC	(cm)	(cm)
3번째		
손허리손가락	/	/
몸쪽손가락사이 먼쪽	/	/
먼쪽손가락사이	/	/
DPC	(cm)	(cm)
4번째		
손허리손가락	/	/
몸쪽손가락사이 먼쪽	/	/
먼쪽손가락사이	/	/
DPC	(cm)	(cm)
5번째		
손허리손가락	/	/
몸쪽손가락사이 먼쪽	/	/
먼쪽손가락사이	/	/
DPC	(cm)	(cm)

좌/우
손바닥
손등

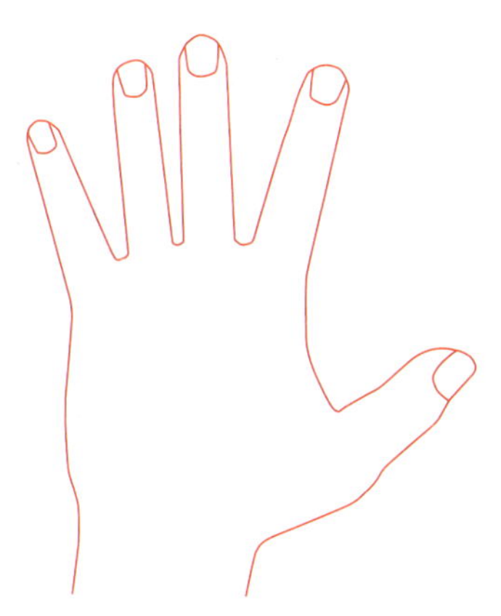

좌/우
손바닥
손등

근력 ________ (진단/수술 후 이차적으로 검사하지 근력)

	오른쪽	왼쪽
집기(번호) (발꿈치 굽힘 자세)	(kg)	(kg)
집기(번호) (발꿈치 굽힘 폄자세)	(kg)	(kg)
집기(번호) (발꿈치 굽힘 자세)	(kg)	(kg)
세손가락 집기(3-POINT PINCH)	(kg)	(kg)
손끝 집기(TIP PINCH)	(kg)	(kg)

환자 이름: ______________________________ **환자번호(#)** ______________

작업치료/물리 치료 시 문제점

_______ 치유상처/절개
_______ ↑부종증가 관절범위
_______ ↑감각 저하
_______ ↓연조직의 저하/흉터
_______ ↑관절범위의 증가/과운동성(Hypermobility)
_______ ↓관절범위 감소/저이동성 자세 인식 저하
_______ ↓근력저하
_______ ↓가동성 저하
_______ ↓기능저하
_______ ↓통증 증가/과민성
_______ 기타: ______________________________

단기 목표 (( ) 주 안에 달성될 목표)

_______ 상처/절개 봉합
_______ ↓부종감소: 없음/최소/중간
_______ 자세 인식 증가
_______ 관절범위: _______평가/ 시작 날짜 ______________________________
____
____
_______ ↓통증감소/( )에 대한 과민증: _______
_______ ↑연조직 증가 /흉터 이동성 증가 : _______
_______ ↑유연성 증가 _______평가/시작 날짜

_______ ↑근력 증가: _______평가/시작날짜 ______________________________
____
____

_______ ↑기능의 증진:
활동 ______________ 없음/최소/중간 활동 ______________ 없음/최소/중간
활동 ______________ 없음/최소/중간 활동 ______________ 없음/최소/중간
활동 ______________ 없음/최소/중간 활동 ______________ 없음/최소/중간
_______ 기타: ______________________________

장기 목표 (( ) 주 안에 달성할 수 있는 목표)

_______ 가정 프로그램의 독립성
_______ 부종: 없음/최소/중간
_______ ↑관절운동범위 증가: _______ WFL _______ WNL
____
____
_______ ↓에 대한 통증감소 / 민감성감소 _______
_______ ↑연조직 증가 / 흉터 이동성 증가 _______

_______ ↑근력의 증가 : _______ WFL _______ WNL
____
____

_______ ↑Function : _______ **Full use (with modification / without modification)** _______ RTW
활동 ______________ 없음/최소/중간 활동 ______________ 없음/최소/중간
활동 ______________ 없음/최소/중간 활동 ______________ 없음/최소/중간
활동 ______________ 없음/최소/중간 활동 ______________ 없음/최소/중간
_______ 기타: ______________________________

직업치료/물리치료의 관리 계획 OCCUPATIONAL/PHYSICAL THERAPY PLAN OF CARE

_______ 통증관리
_______ 관절범위 증진 운동
_______ 근력 운동
_______ 부종 관리
_______ 환자 교육
_______ 흉터 관리
_______ 통증 관리
_______ 기능활동
_______ 도수기법(Manual Techniques)
_______ 근무 환경 및 조건
_______ 스플린트/보조기
_______ 상처 관리
_______ 가정 프로그램
_______ 자세/인간공학 교육
기타: _______________

빈도/기간: 회기 표시 1 2 3X / 주(WK) 1 2 3 4 5 6 7 8 주 기준

______________________________ ______________________________
작업치료사/ 물리치료사 서명 의사 서명(필요한 경우)

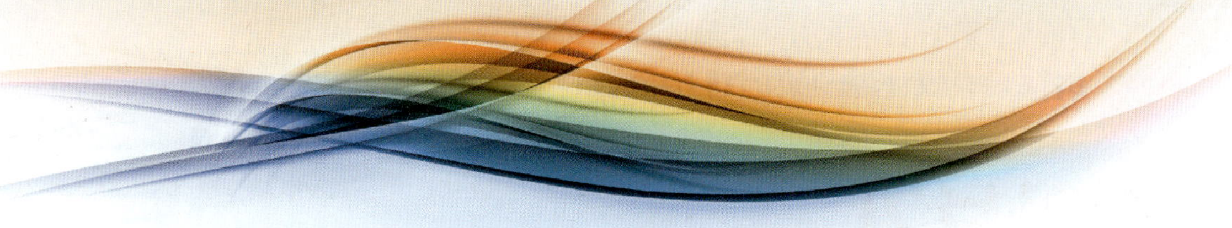

부록 C

맞춤형 스플린트의 관리 및 사용

____의 목적으로 맞춤형 스플린트가 제작되었습니다:
스플린트의 맞춤 목적은 다음과 같습니다. ____
스플린트의 착용방법은 다음과 같습니다. ____
____

- 다음 사항을 발견하시면 담당 작업치료사에게 알려주시기 바랍니다.
  - 통증의 증가
  - 스트랩으로 인한 부종의 증가
  - 손가락의 피부색이 변화하거나 온도가 변화될 때
  - (가장자리 또는 뼈의 돌출 부위에서 과도한 압력으로 일부에서 빨간색으로 변화할 때
  - 손이나 손가락이 저리거나 따끔거릴 때
  - (발진, 가려움증, 기미 등으로 피부 자극이 발생할 때
- 낮시간 동안 스트랩을 너무 꽉 조이게 착용하지 마시고 만약 통증/부종이 발생하면 이를 수정하도록 합니다.
- 땀이 많이 발생하는 경우 스플린트르 착용하기전에 스타킹을 착용하여 피부관리에 도움을 주도록 합니다.

가장 중요한 내용으로 담당 작업치료사와 의사가 처방한 지시한 착용 일정으로 스플린트를 착용하도록 합니다!

만약 낮 시간에 스플린트를 착용하지 않는다면 다음의 사항을 기억하여 주시기 바랍니다.

- 스플린트를 뜨거운 곳이나 장치(라디에이터, 오븐, 자동차의 직사광선)에 가까이에 두지 마시기 바랍니다. 모양이 변경될 수 있습니다.
- 스플린트는 비누/따뜻한 물 또는 소독용 알코올/소독용 물티슈로 닦을 수 있습니다.
  세척한 후에는 착용 전에 반드시 헹구어 물기를 제거하여 주시기 바랍니다.
- 스플린트를 고정하는 스트랩은 손으로 직접 세탁하고 자연 건조하도록 합니다.
- 가족이나 환자 본인이 스플린트를 직접 수정하지 마시기 바랍니다.

기타 맞춤형 스플린트의 관리 및 사용에 관련한 질문이나 사항은 스플린트를 제작한 작업치료사 또는 책임자에게 문의하여 주시기 바랍니다.

담당 작업치료사 성명: ____________________________ 전화번호: ____________________________

찾아보기

한글 찾아보기

ㄱ

ㄴ

ㄷ

ㅇ

ㅎ

기타 찾아보기

영문 찾아보기

A

B

C

D

E

F

S

T

U

V

W

Z